ᠦᠨᠳᠦᠰᠦᠲᠡᠨ ᠦ ᠬᠡᠪᠯᠡᠯ ᠦᠨ ᠬᠣᠷᠢᠶ᠎ᠠ

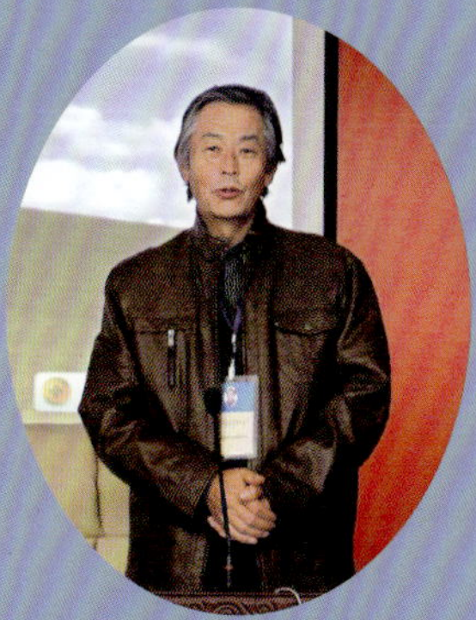

[illegible] 《 [illegible] 》 [illegible]
[illegible] 《 [illegible] 》 [illegible] ·
[illegible] :: 1951
ᠣᠨ ᠳᠤ [illegible] · 1963 ᠣᠨ [illegible] ·
1968 ᠣᠨ [illegible] 《 [illegible] 》 [illegible] · 1980 ᠣᠨ ᠳᠤ [illegible] · 1988 ᠣᠨ [illegible]
[illegible] · 1994 ᠣᠨ [illegible]
[illegible] · 2004 ᠣᠨ ᠳᠤ [illegible] 400 [illegible] · 《 [illegible] 》 [illegible] ·
[illegible] 《 [illegible] 》 · 《 [illegible] 》 ([illegible]) · 《 [illegible] 》 · 《 [illegible] 》 · 《 [illegible]
[illegible] 》 · 《 [illegible] 》 · 《 [illegible] 》 · 《 [illegible] 》 · 《 [illegible] 》 · 《 [illegible] 》 [illegible]
[illegible] · [illegible] ::

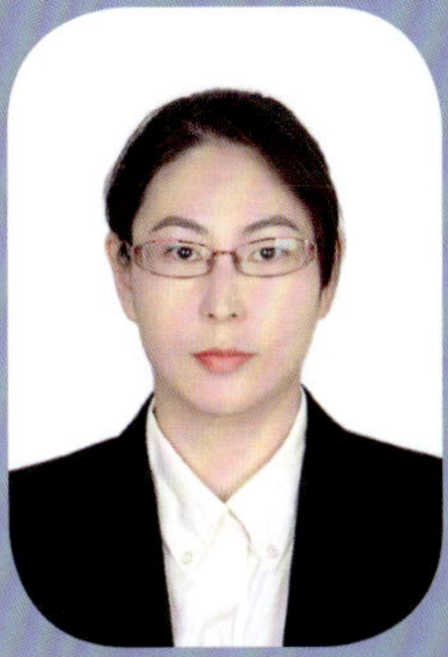

[illegible] 2006 ᠣᠨ ᠳᠤ [illegible] · 2011 ᠣᠨ ᠳᠤ
[illegible] · 2011 — 2017 ᠣᠨ [illegible]
[illegible] · 2017 ᠣᠨ ᠤ 10 [illegible]
[illegible] 36 [illegible] SCI [illegible] ::

ᠬᠤᠭᠤᠷᠴᠢᠨᠠᠷ ᠤᠨ ᠳᠠᠭᠤᠨ ᠪᠠ ᠬᠦᠭ ᠦᠨ ᠳᠠᠭᠤᠨ ᠬᠤᠪᠢᠷᠠᠯ ᠃ ᠬᠤᠭᠤᠷ ᠳᠠᠭᠤᠨ ᠤ 《 ᠬᠤᠭᠤᠷᠴᠢᠨᠠᠷ
ᠤᠨ ᠲᠡᠦᠬᠡ 》 ᠡᠴᠡ ᠰᠢᠯᠢᠭᠰᠠᠨ ᠃

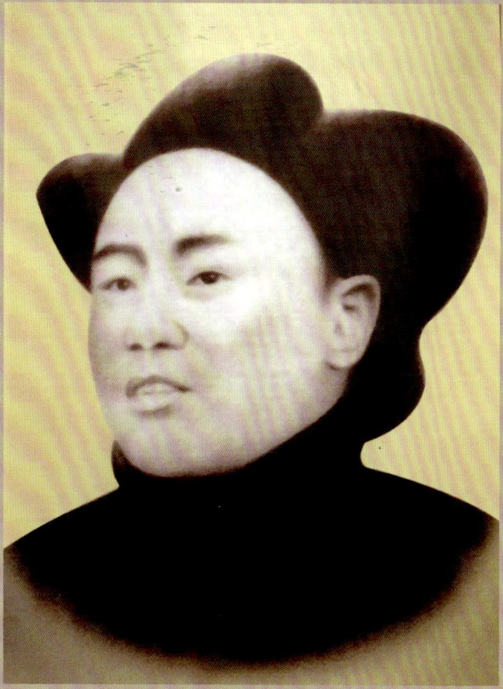

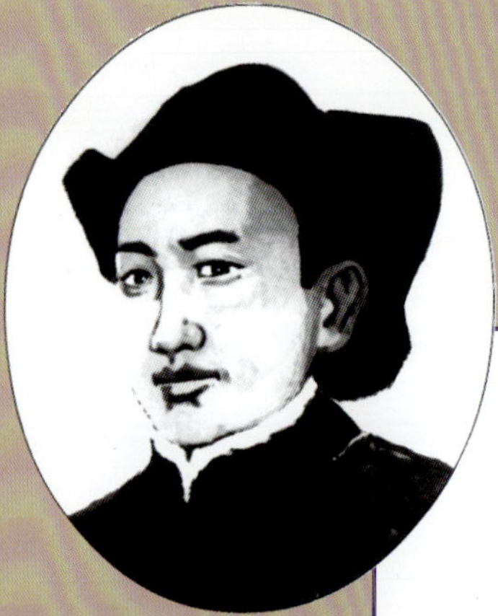

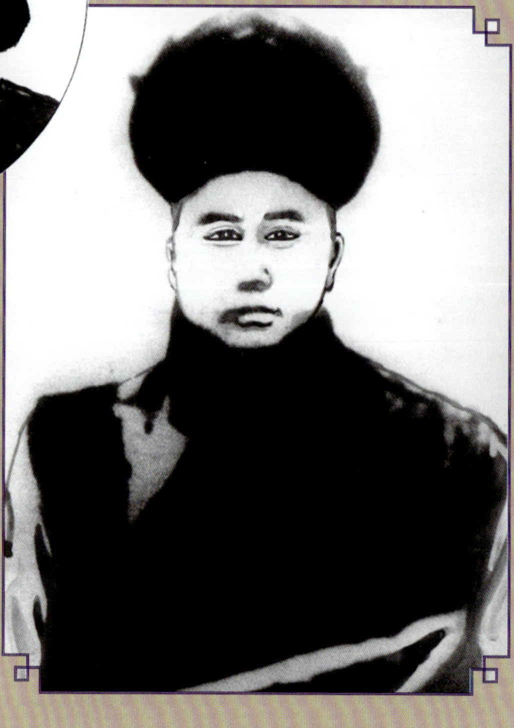

ᠬᠤᠭᠤᠷᠴᠢᠨ

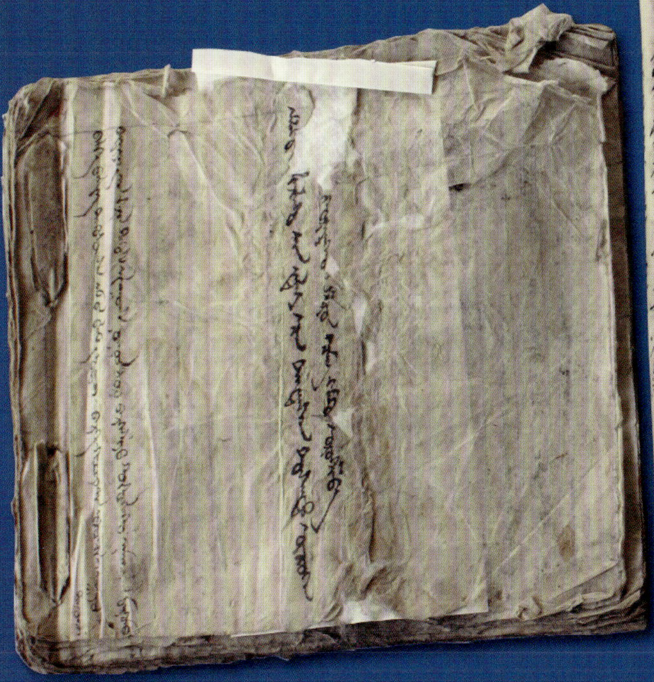
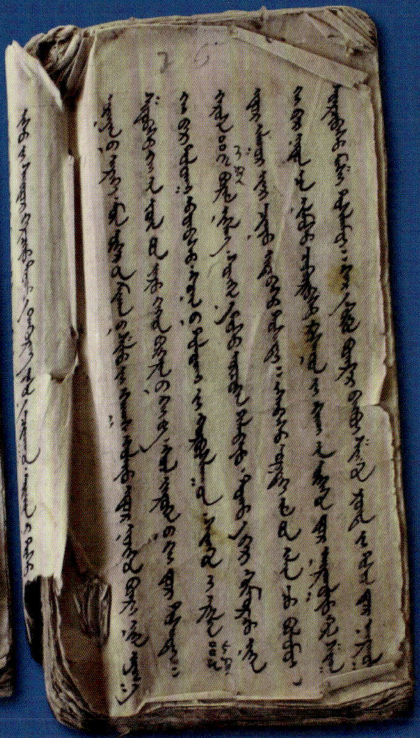
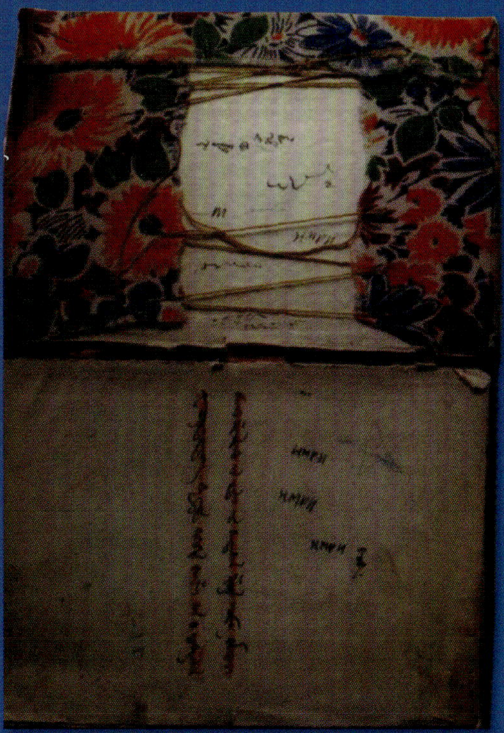
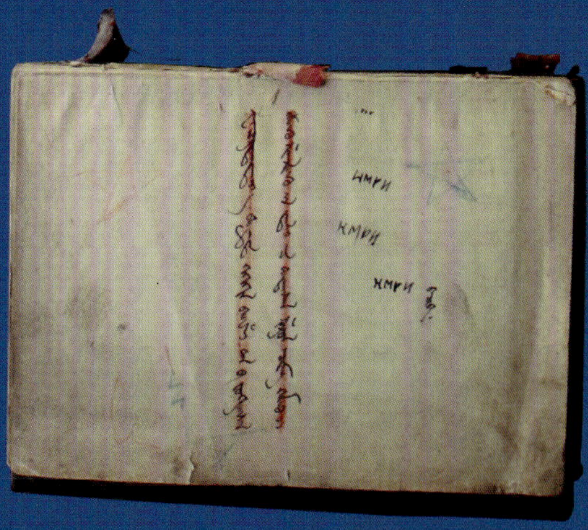

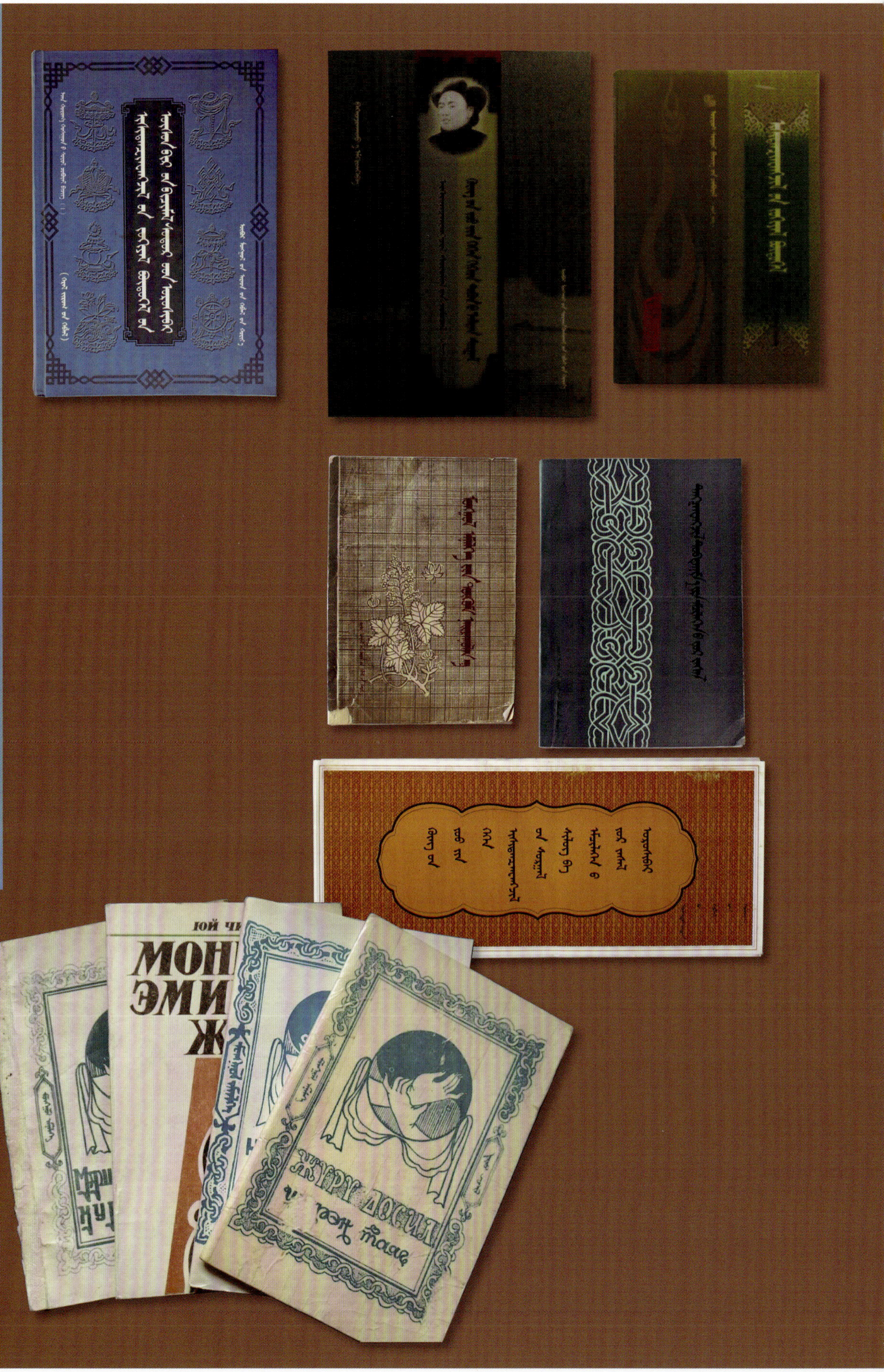

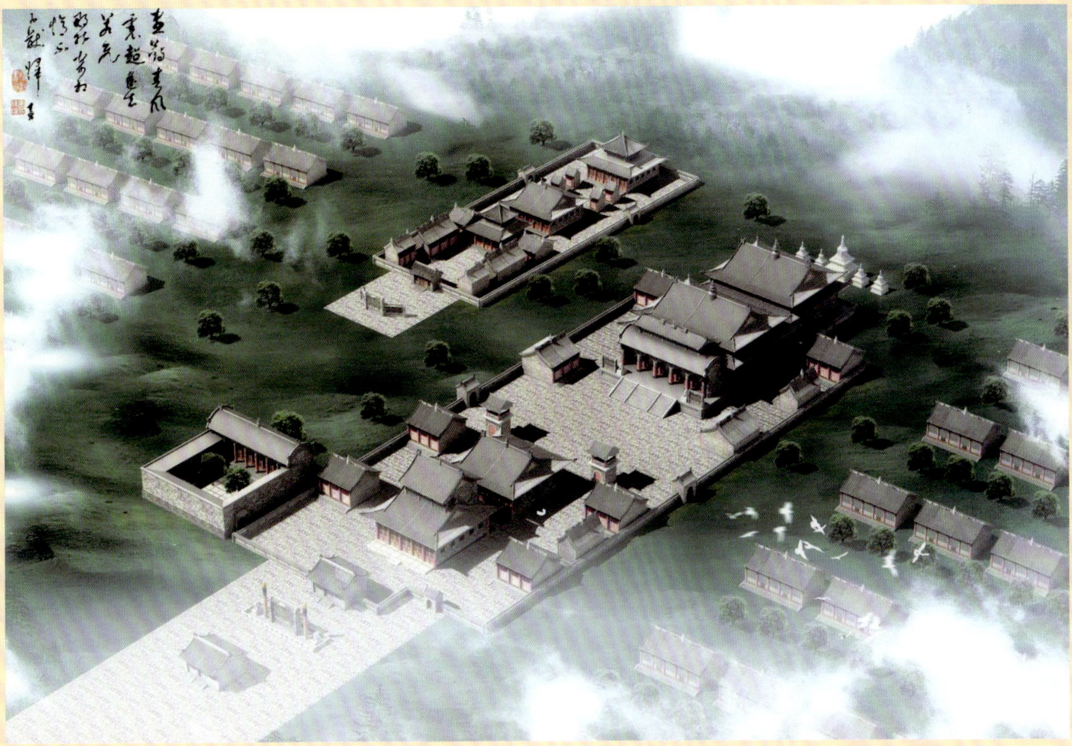

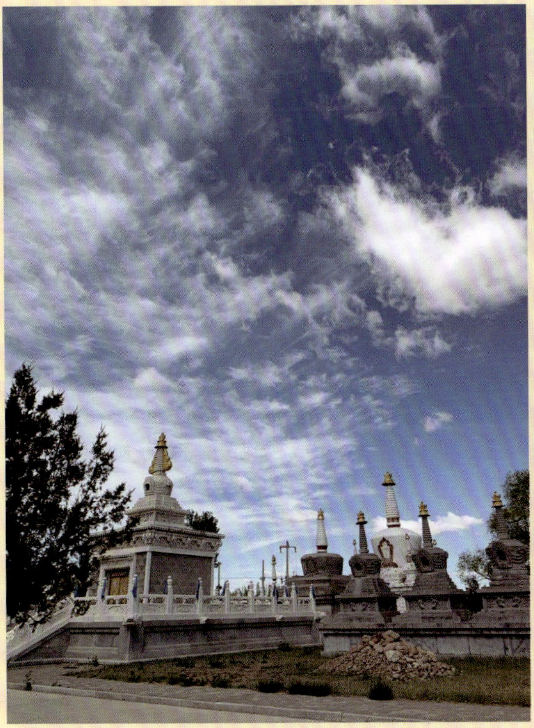

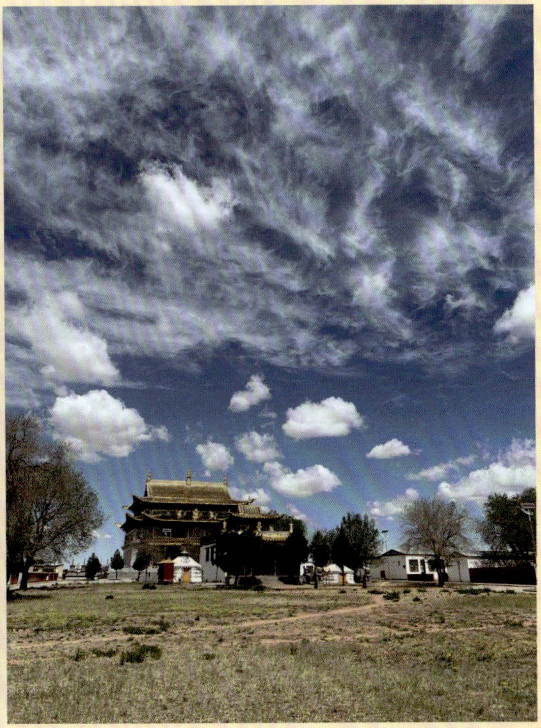

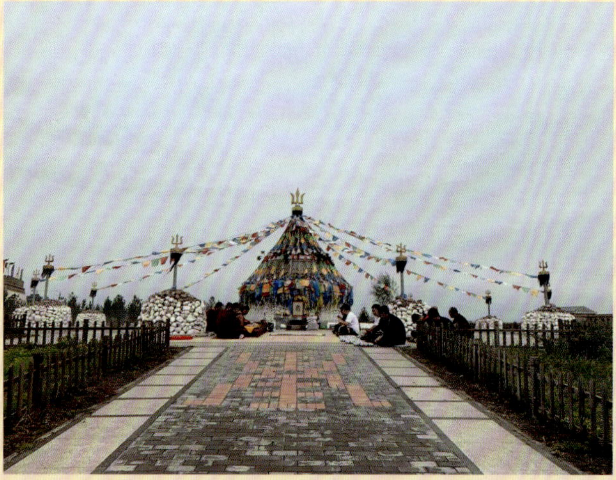
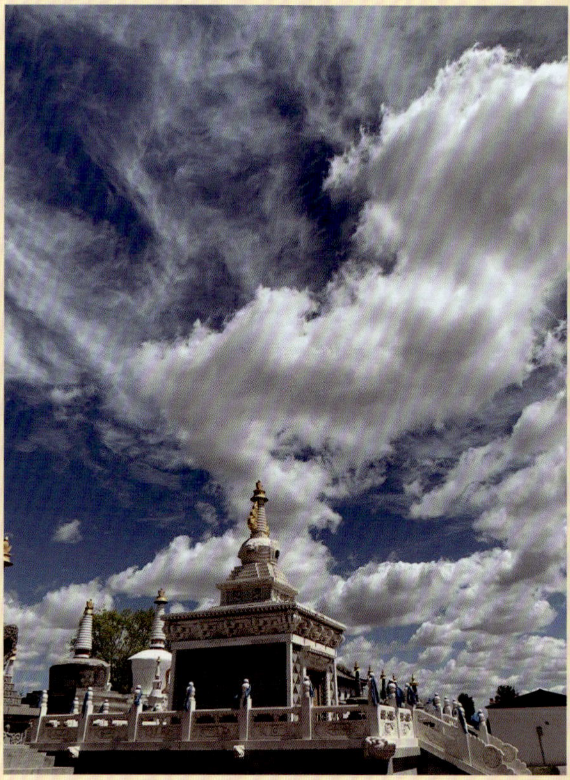
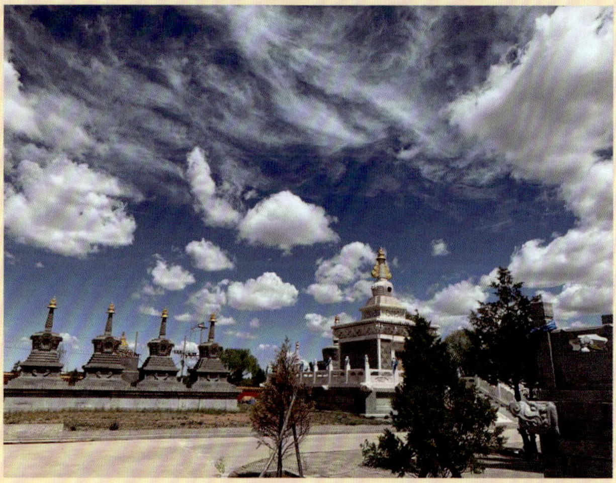
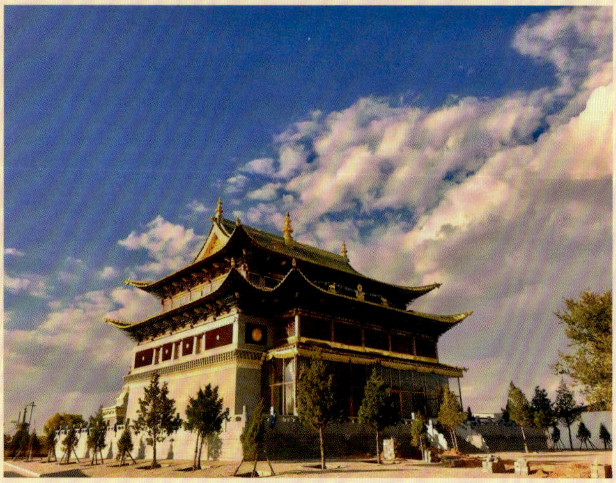

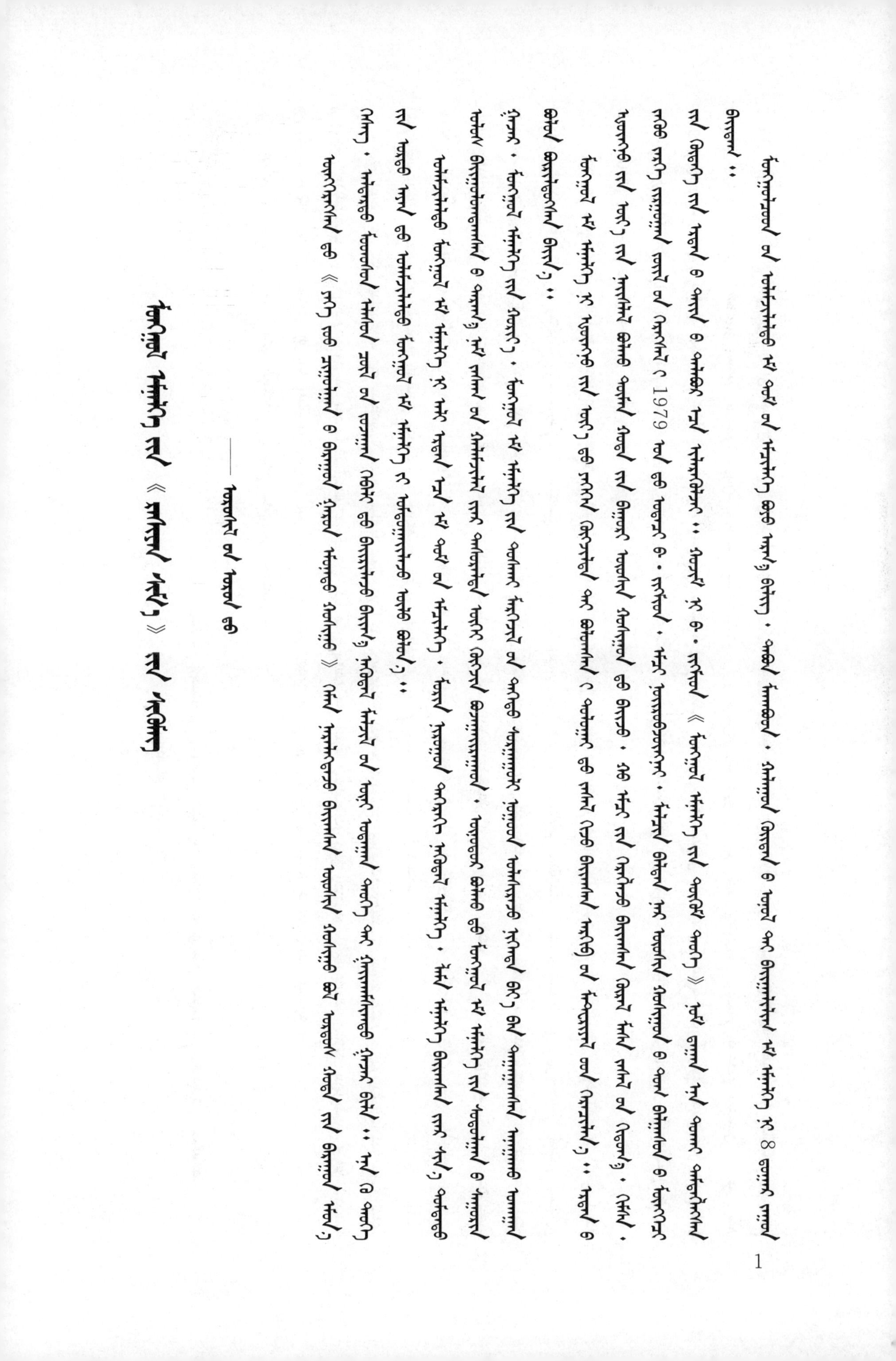

ᠮᠣᠩᠭᠣᠯ ᠦᠯᠢᠭᠡᠷ ᠦᠨ 《[illegible]》 ᠦᠨ ᠲᠤᠬᠠᠢ

—— [illegible]

[illegible] 1979 [illegible]

[illegible] 8 [illegible]

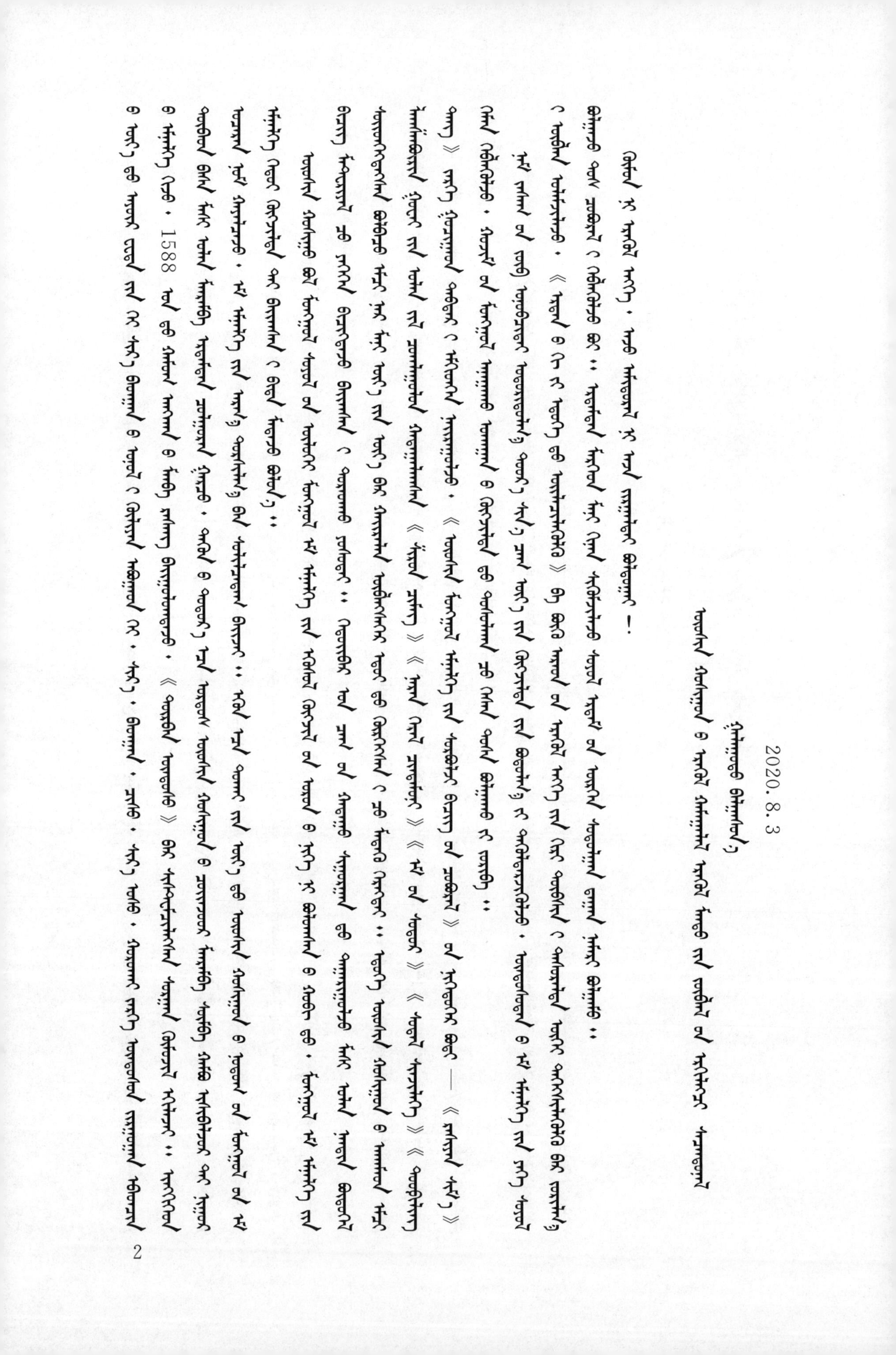

[illegible] ᠄ —

[illegible] ᠃

[illegible] 《 [illegible] 》 [illegible]

[illegible] ᠃

[illegible] 《 [illegible] 》 [illegible] 《 [illegible] 》 [illegible] — 《 [illegible] 》 [illegible] 《 [illegible] 》《 [illegible] 》《 [illegible] 》《 [illegible] 》《 [illegible] ᠃

[illegible] ᠃

[illegible] ᠃

[illegible] 1588 [illegible] 《 [illegible] 》 [illegible] ᠃ [illegible]

[illegible]

2020. 8. 3

ᠭᠠᠷᠴᠠᠭ

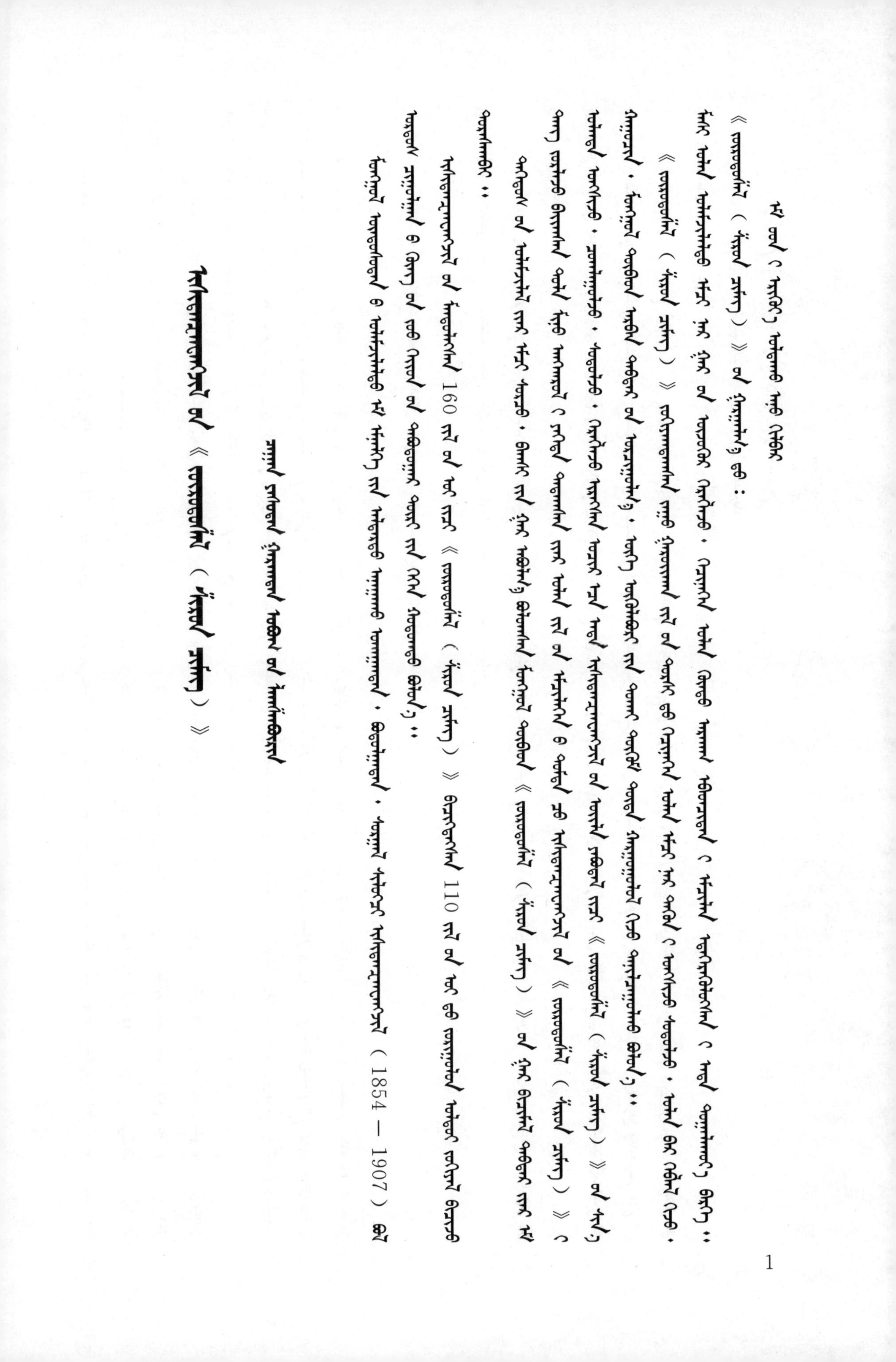

[illegible] 《[illegible] ([illegible])》

[illegible]

[illegible] 《[illegible] ([illegible])》 [illegible] ([illegible] 1854 — 1907) [illegible]

[illegible] 160 [illegible] 《[illegible] ([illegible])》 [illegible] 110 [illegible] ᠃

[illegible] 《[illegible] ([illegible])》 [illegible] ᠃

[illegible] 《[illegible] ([illegible])》 [illegible]:

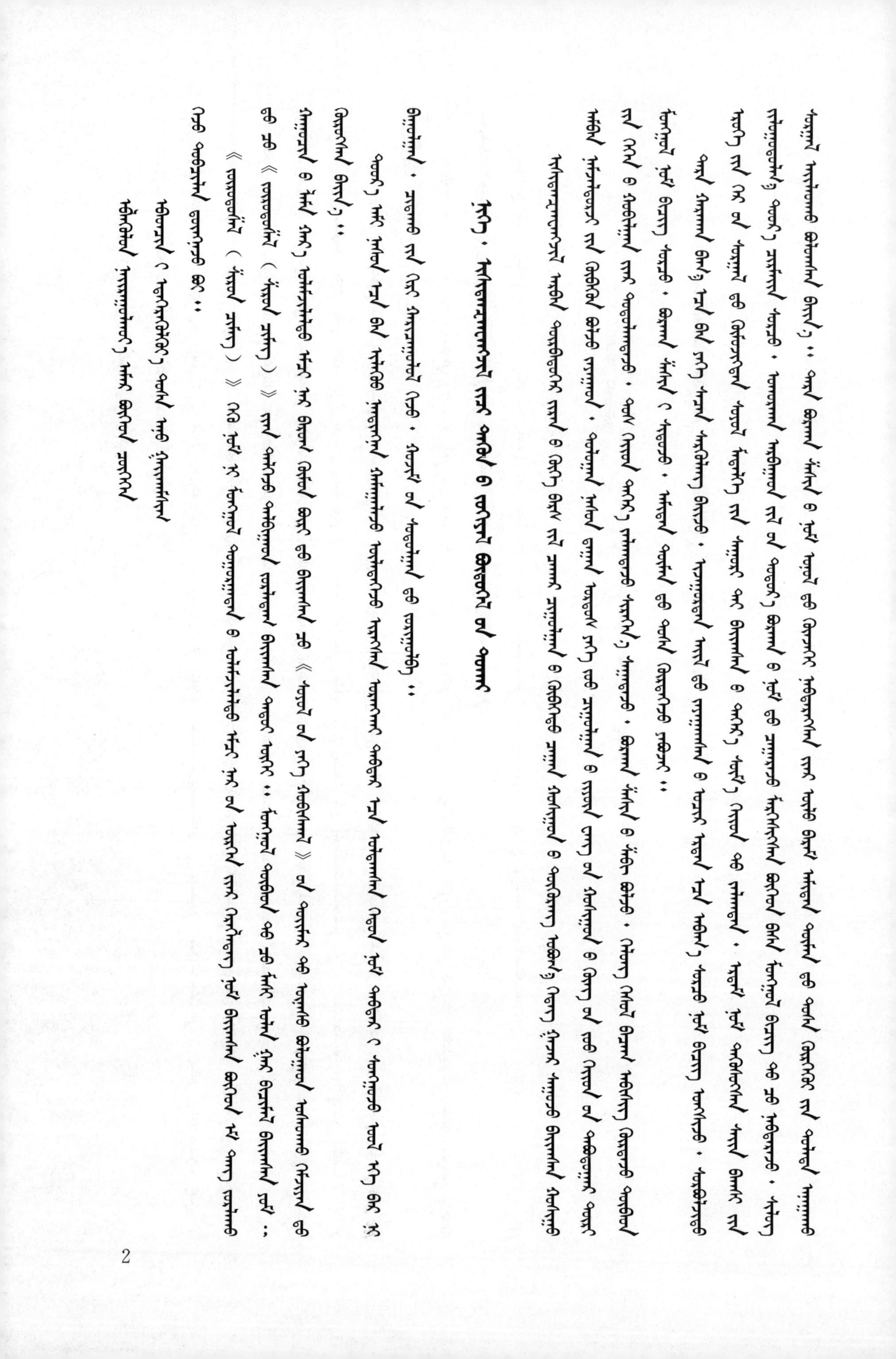

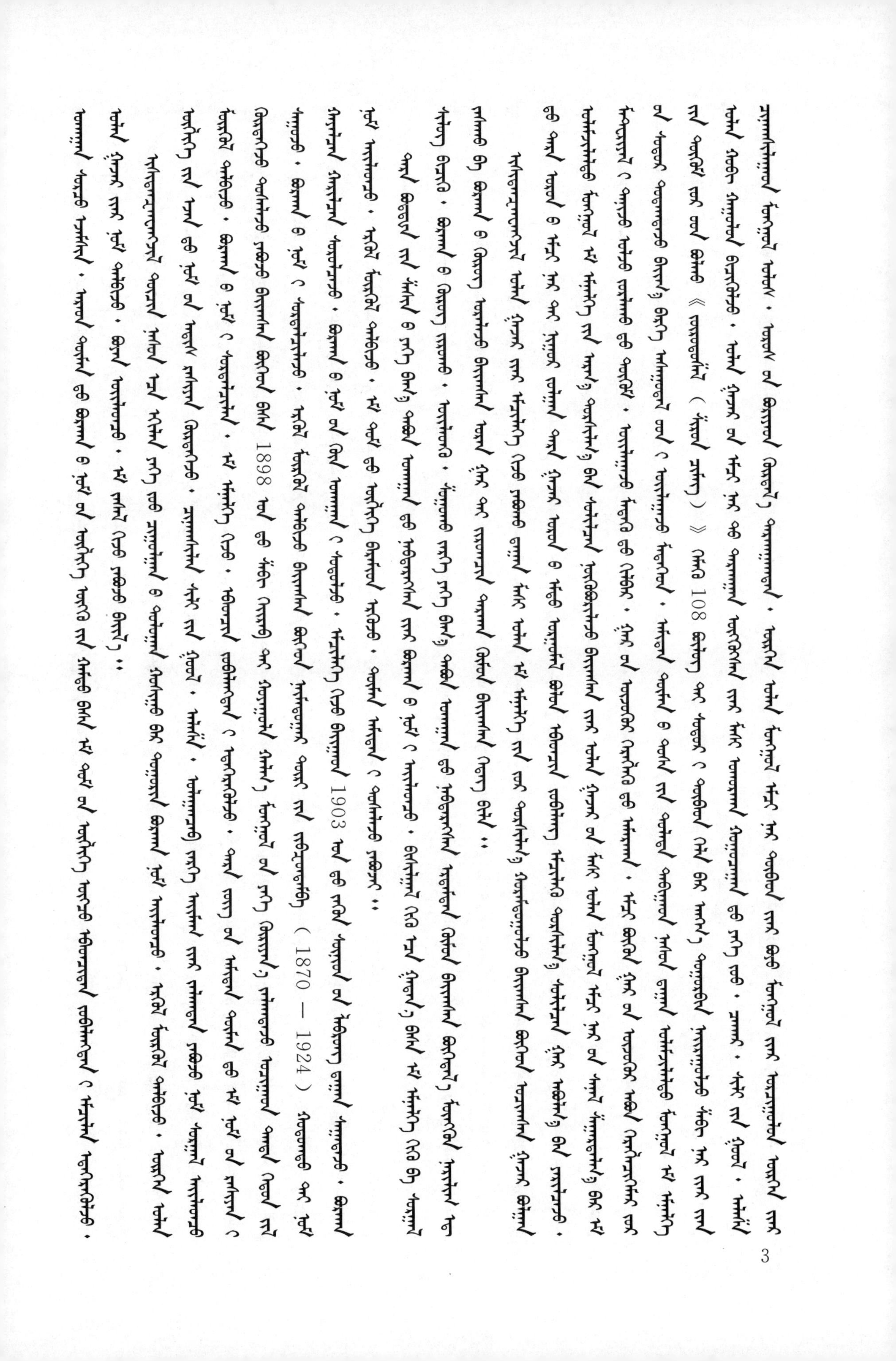

ᠲᠣᠳᠣ ᠬᠡᠷᠡᠭᠯᠡᠭᠳᠡᠭᠰᠡᠨ ᠪᠣᠯᠵᠠᠢ ᠃ ᠡᠨᠡ ᠡᠷᠳᠡᠮ ᠤᠨ ᠰᠠᠯᠪᠤᠷᠢ ᠶᠢᠨ ᠬᠥᠭᠵᠢᠯ ᠢ ᠲᠣᠭᠲᠠᠭᠠᠬᠤ ᠳᠤ ᠴᠢᠬᠤᠯᠠ ᠦᠢᠯᠡ ᠶᠢ ᠭᠦᠢᠴᠡᠳᠬᠡᠭᠰᠡᠨ ᠪᠣᠯᠤᠨ᠎ᠠ ᠃ ᠡᠨᠡ ᠨᠢ

(1904 ᠣᠨ) ... « ... » ...

[illegible]

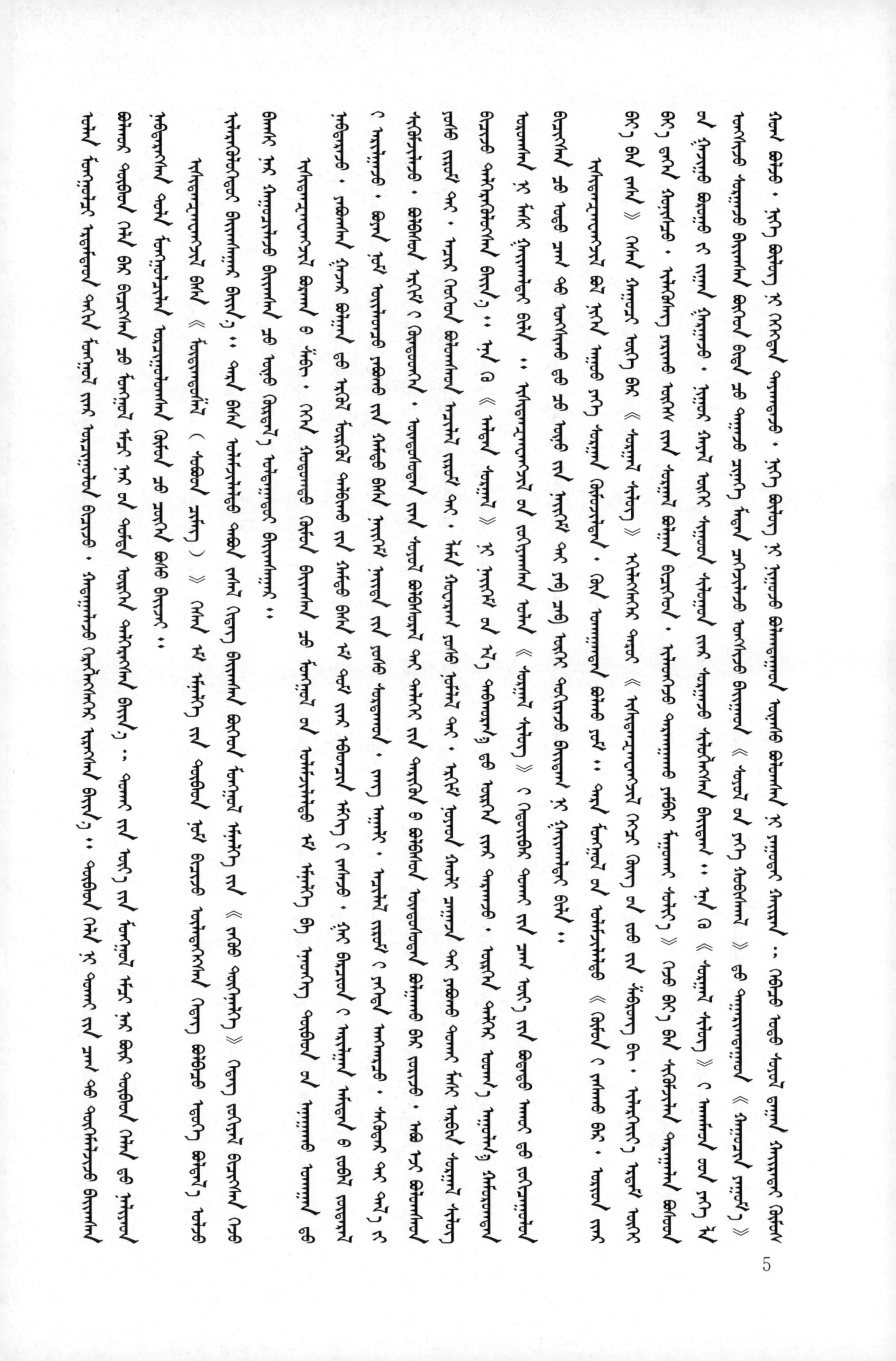

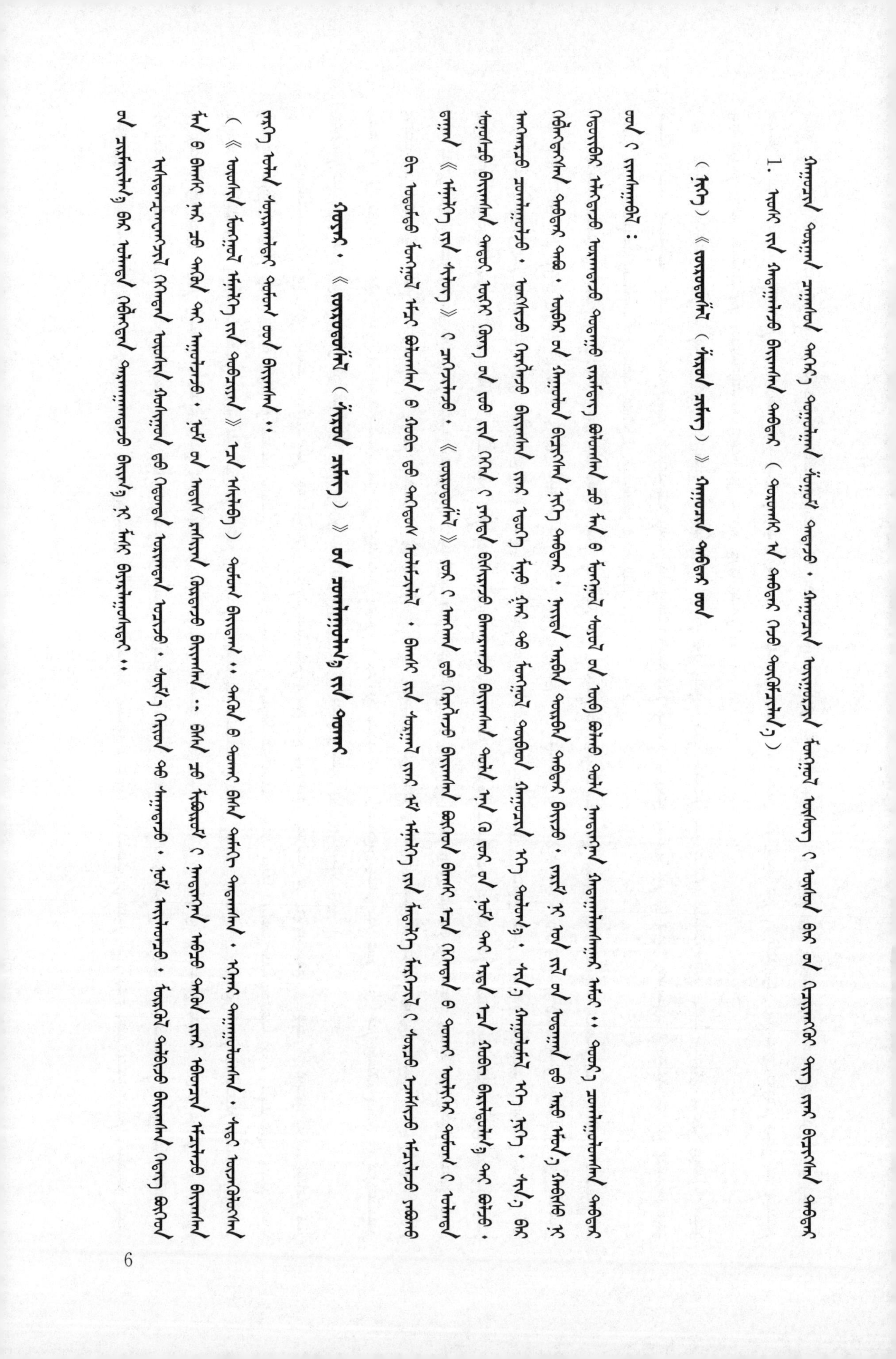

1.

ᠪᠣᠯᠤᠨ ᠨᠢᠭᠤᠷ ᠤᠨ ᠬᠡᠪᠯᠡᠯ ᠲᠡᠢ ᠂ ᠪᠠᠭᠠᠷᠢᠨ ᠂ ᠬᠠᠷᠠᠴᠢᠨ ᠨᠠᠮᠵᠢᠯ (1897 — 1971) ᠤᠨ ᠲᠤᠷᠰᠢᠯᠲᠠ ᠪᠢᠴᠢᠭᠯᠡᠯ ᠬᠡᠪᠯᠡᠯ ᠪᠣᠯᠤᠨ᠎ᠠ ᠃ ᠡᠨᠡ ᠬᠡᠪᠯᠡᠯ ᠪᠣᠯ ᠬᠡᠪᠲᠡᠭᠡ ᠂ ᠦᠨᠳᠦᠷ ᠨᠢ 26cm ᠂ ᠥᠷᠭᠡᠨ ᠨᠢ 13cm ᠂ ᠨᠢᠭᠤᠷ ᠪᠦᠷᠢ 7 ᠮᠥᠷ ᠂ ᠮᠥᠷ ᠪᠦᠷᠢ 15 — 16 ᠦᠰᠦᠭ ᠲᠡᠢ ᠂ ᠲᠣᠪᠴᠢᠶᠠᠨ ᠦᠰᠦᠭ ᠲᠡᠢ ᠬᠡᠪᠯᠡᠯ ᠃ ᠡᠨᠡ ᠬᠡᠪᠯᠡᠯ ᠢ ᠪᠦᠲᠦᠨ ᠭᠠᠷᠴᠠᠭ ᠤᠨ ᠬᠠᠮᠲᠤ 74 ᠳᠡᠪᠲᠡᠷ ᠂ 147 ᠨᠢᠭᠤᠷ ᠲᠠᠢ ᠂ ᠮᠣᠩᠭᠣᠯ ᠰᠤᠷᠭᠠᠭᠤᠯᠢ ᠶᠢᠨ ᠨᠣᠮᠤᠨ ᠰᠠᠩ ᠳᠤ ᠬᠠᠳᠠᠭᠠᠯᠠᠭᠳᠠᠵᠤ ᠪᠠᠢ᠌ᠨ᠎ᠠ ᠃

ᠪᠢᠴᠢᠭ ᠂ ᠦᠨᠳᠦᠷ ᠨᠢ 24cm ᠂ ᠥᠷᠭᠡᠨ ᠨᠢ 14cm ᠂ ᠬᠠᠮᠲᠤ 92 ᠳᠡᠪᠲᠡᠷ ᠂ 184 ᠨᠢᠭᠤᠷ ᠲᠠᠢ ᠂ ᠨᠢᠭᠤᠷ ᠪᠦᠷᠢ 8 ᠮᠥᠷ ᠂ ᠮᠥᠷ ᠪᠦᠷᠢ 10 — 12 ᠦᠰᠦᠭ ᠲᠡᠢ ᠂ ᠲᠡᠭᠦᠰᠦᠭᠰᠡᠨ

ᠲᠡᠭᠦᠨ ᠦ 36cm᠂ ᠥᠷᠭᠡᠨ ᠨᠢ 10cm᠂ ᠨᠢᠭᠤᠷ 33 ᠰᠠᠨᠲᠢᠮᠧᠲ᠋ᠷ᠂ 65 ᠨᠢᠭᠤᠷ ᠲᠠᠢ ᠃ ᠡᠨᠡ ᠪᠣᠯ ᠮᠠᠰᠢ ᠰᠠᠶᠢᠨ ᠰᠤᠷᠭᠠᠮᠵᠢᠲᠤ ᠪᠢᠴᠢᠭᠰᠡᠨ ᠵᠢᠷᠤᠭ ᠃ ᠪᠢᠴᠢᠭ ᠪᠡᠷ ᠪᠠᠨ ᠤ

（ ᠡᠨᠡ ᠨᠢᠭᠤᠷ ᠡᠬᠢᠯᠡᠨ ᠲᠡᠭᠦᠨ ᠪᠠᠶᠠᠷ ᠤᠨ ᠡᠪᠬᠡᠨ ᠲᠠᠢ ） ᠪᠣᠯᠤᠨ᠎ᠠ ᠃ ᠲᠡᠭᠦᠨ ᠦ 23cm᠂ ᠥᠷᠭᠡᠨ ᠨᠢ 9cm᠂ ᠨᠢᠭᠤᠷ 65 ᠰᠠᠨᠲᠢᠮᠧᠲ᠋ᠷ᠂ 128 ᠨᠢᠭᠤᠷ ᠲᠠᠢ᠂ ᠪᠢᠴᠢᠭ ᠨᠢ ᠤᠨ

ᠪᠢᠴᠢᠭᠰᠡᠨ ᠪᠡᠷ ᠢ ᠬᠠᠳᠠᠭᠠᠯᠠᠭᠰᠠᠨ ᠬᠤᠪᠢ ᠶᠢ ᠨᠣᠮᠣᠯᠠᠭᠳᠠᠯ ᠲᠥᠷᠥᠯ ᠦᠨ ᠰᠤᠷᠠᠭᠰᠠᠨ ᠪᠠᠢᠳᠠᠯ ᠵᠢᠷᠤᠭ ᠪᠣᠯᠤᠨ᠎ᠠ ᠃ ᠡᠨᠡ ᠵᠢᠷᠤᠭ ᠤᠨ ᠦᠨᠳᠦᠷ ᠨᠢ 18cm᠂ ᠥᠷᠭᠡᠨ ᠨᠢ 11cm᠂ ᠨᠢᠭᠤᠷ

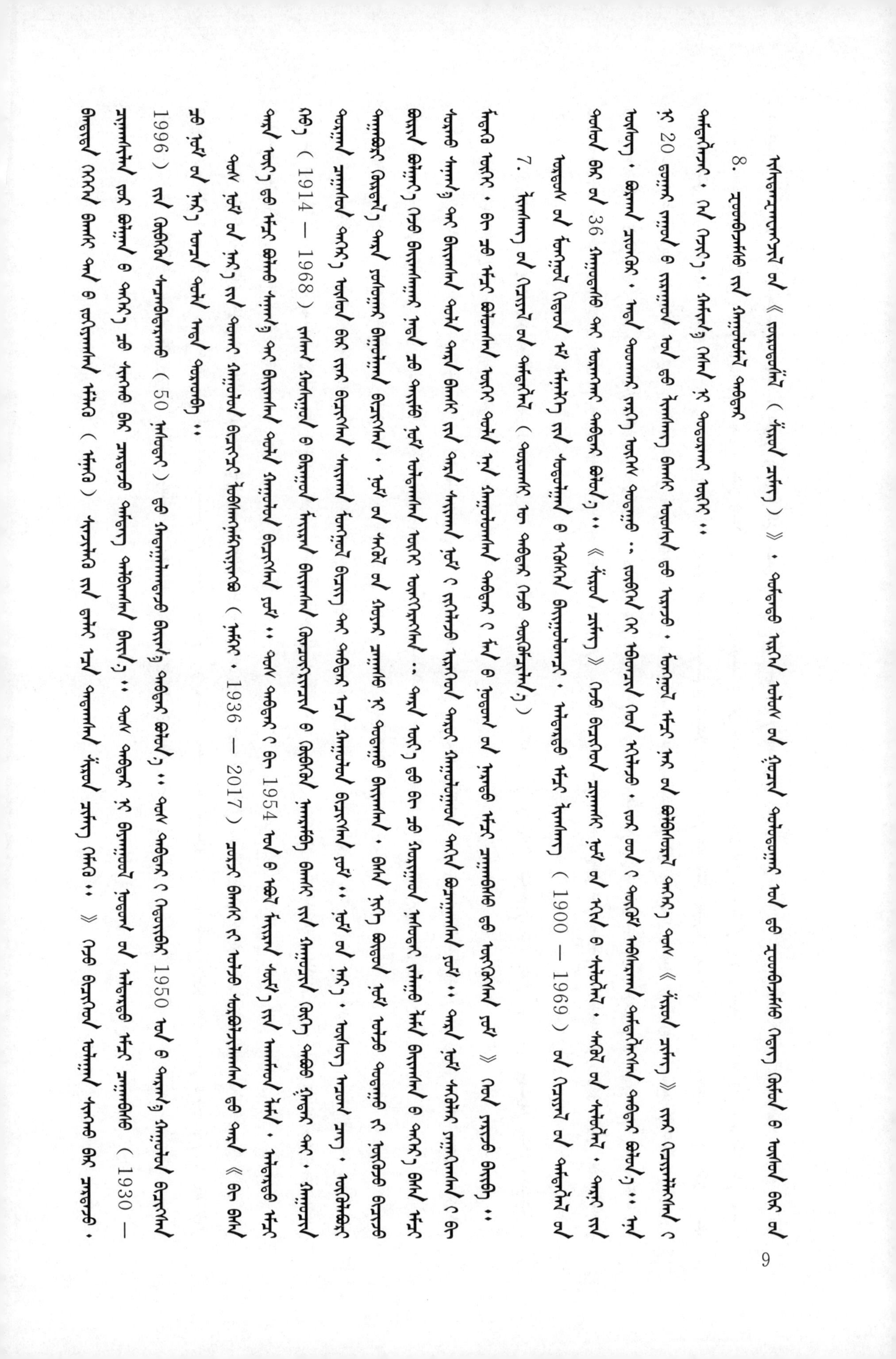

ᠡᠨᠡ ᠨᠣᠮ ᠤᠨ ᠤᠷᠲᠤ ᠨᠢ 34cm · ᠥᠷᠭᠡᠨ ᠨᠢ 6cm · 16 ᠨᠢᠭᠤᠷ · 31 ᠮᠦᠷ ᠲᠡᠢ ᠬᠡᠪᠯᠡᠭᠰᠡᠨ

ᠭᠠᠳᠠᠷᠭᠤ ᠶᠢᠨ ᠬᠡᠪᠯᠡᠭᠰᠡᠨ ᠬᠠᠪᠲᠠᠰᠤ ᠨᠢ · ᠤᠷᠲᠤ ᠨᠢ ᠴᠠᠭᠠᠰᠤ ᠶᠢᠨ ᠬᠡᠮᠵᠢᠶ᠎ᠡ ᠪᠠᠢᠨ᠎ᠠ · ᠬᠡᠪᠯᠡᠭᠰᠡᠨ ᠬᠡᠮᠵᠢᠶ᠎ᠡ ᠪᠠᠢᠨ᠎ᠠ · 25 — 26cm · 39 ᠨᠢᠭᠤᠷ · 75 ᠮᠦᠷ

(ᠪᠠᠷᠢᠮᠲᠠ) 《ᠮᠣᠩᠭᠣᠯᠴᠤᠳ (ᠳᠡᠭᠡᠳᠦ ᠳᠡᠪᠲᠡᠷ)》 ᠤᠨ ᠵᠢᠱᠢᠶ᠎ᠡ ᠪᠠᠷ ᠵᠢᠱᠢᠶᠡᠯᠡᠭᠰᠡᠨ ᠬᠡᠯᠪᠡᠷᠢ ᠦᠭᠡ

1. 《ᠮᠣᠩᠭᠣᠯ ᠬᠡᠯᠡᠨ ᠦ ᠳᠦᠷᠢᠮ ᠵᠦᠢ》 (ᠬᠡᠪᠯᠡᠯ A ᠭᠡᠵᠦ ᠲᠣᠪᠴᠢᠯᠠᠨ᠎ᠠ) : ᠥᠪᠦᠷ ᠮᠣᠩᠭᠣᠯ ᠤᠨ ᠶᠡᠬᠡ ᠰᠤᠷᠭᠠᠭᠤᠯᠢ ᠶᠢᠨ ᠮᠣᠩᠭᠣᠯ ᠬᠡᠯᠡ ᠶᠢᠨ ᠰᠤᠳᠤᠯᠤᠯ ᠤᠨ ᠲᠠᠰᠤᠭ ᠤᠨ ᠨᠠᠶᠢᠷᠠᠭᠤᠯᠤᠯ᠃ ᠥᠪᠦᠷ ᠮᠣᠩᠭᠣᠯ ᠤᠨ ᠠᠷᠠᠳ ᠤᠨ ᠬᠡᠪᠯᠡᠯ ᠦᠨ ᠬᠣᠷᠢᠶ᠎ᠠ 1976 ᠣᠨ ᠳᠤ ᠬᠡᠪᠯᠡᠪᠡ᠉

2. 《[illegible] ᠶᠢᠨ [illegible]》 (ᠬᠡᠪᠯᠡᠯ B ᠭᠡᠵᠦ ᠲᠣᠪᠴᠢᠯᠠᠨ᠎ᠠ) : ᠣᠯᠠᠨ ᠲᠣᠭ᠎ᠠ ᠶᠢᠨ ᠮᠣᠩᠭᠣᠯ ᠬᠡᠯᠡ ᠶᠢᠨ ᠰᠤᠳᠤᠯᠤᠯ ᠤᠨ [illegible]᠃ ᠥᠪᠦᠷ ᠮᠣᠩᠭᠣᠯ ᠤᠨ ᠠᠷᠠᠳ ᠤᠨ ᠬᠡᠪᠯᠡᠯ ᠦᠨ ᠬᠣᠷᠢᠶ᠎ᠠ 1994 ᠣᠨ ᠳᠤ ᠬᠡᠪᠯᠡᠪᠡ᠉

3. 《[illegible]》 (ᠬᠡᠪᠯᠡᠯ C ᠭᠡᠵᠦ ᠲᠣᠪᠴᠢᠯᠠᠨ᠎ᠠ) : [illegible]᠃ ᠥᠪᠦᠷ ᠮᠣᠩᠭᠣᠯ ᠤᠨ ᠰᠤᠷᠭᠠᠨ ᠬᠦᠮᠦᠵᠢᠯ ᠦᠨ ᠬᠡᠪᠯᠡᠯ ᠦᠨ ᠬᠣᠷᠢᠶ᠎ᠠ 2004 ᠣᠨ ᠳᠤ ᠬᠡᠪᠯᠡᠪᠡ᠉

4. 《[illegible]》 ᠤᠨ ᠬᠠᠪᠰᠤᠷᠤᠯ ᠪᠣᠯᠬᠤ 《[illegible]》 (ᠳᠡᠭᠡᠳᠦ ᠳᠡᠪᠲᠡᠷ) (ᠬᠡᠪᠯᠡᠯ D ᠭᠡᠵᠦ ᠲᠣᠪᠴᠢᠯᠠᠨ᠎ᠠ) : [illegible]᠃ ᠥᠪᠦᠷ ᠮᠣᠩᠭᠣᠯ ᠤᠨ ᠰᠤᠷᠭᠠᠨ ᠬᠦᠮᠦᠵᠢᠯ ᠦᠨ ᠬᠡᠪᠯᠡᠯ ᠦᠨ ᠬᠣᠷᠢᠶ᠎ᠠ 2006 ᠣᠨ ᠳᠤ ᠬᠡᠪᠯᠡᠪᠡ᠉

[illegible] 《ᠮᠣᠩᠭᠣᠯᠴᠤᠳ (ᠳᠡᠭᠡᠳᠦ ᠳᠡᠪᠲᠡᠷ)》 [illegible] 1950 [illegible] 《[illegible]》 ᠢ ᠬᠡᠪᠯᠡᠭᠰᠡᠨ ᠪᠠ᠂ 1962 ᠣᠨ ᠳᠤ 《ᠮᠣᠩᠭᠣᠯ ᠬᠡᠯᠡ》 ᠢ ᠬᠡᠪᠯᠡᠭᠰᠡᠨ ᠪᠠ᠂ 1950 [illegible] 1950 ᠣᠨ ᠳᠤ [illegible] 《[illegible]》᠂ [illegible] 《[illegible]》 ᠢ ᠬᠡᠪᠯᠡᠭᠰᠡᠨ ᠪᠠ᠉ [illegible]

D ᠰᠣᠩᠭᠣᠯᠲᠠ : ᠰᠠᠭᠠᠩ ᠰᠡᠴᠡᠨ ᠦ 《ᠶᠤᠸᠠᠨ ᠤᠯᠤᠰ ᠤᠨ ᠨᠢᠭᠤᠴᠠ ᠲᠦᠭᠦᠬᠡ》 ᠪᠣᠯᠤᠨ᠂ 《ᠬᠠᠭᠠᠳ ᠤᠨ ᠦᠨᠳᠦᠰᠦᠨ ᠦ ᠡᠷᠳᠡᠨᠢ ᠶᠢᠨ ᠲᠣᠪᠴᠢ》 ᠢ ᠰᠣᠩᠭᠣᠭᠰᠠᠨ ᠪᠠᠶᠢᠨᠠ ::

C ᠰᠣᠩᠭᠣᠯᠲᠠ : 《ᠶᠤᠸᠠᠨ ᠤᠯᠤᠰ ᠤᠨ ᠨᠢᠭᠤᠴᠠ ᠲᠦᠭᠦᠬᠡ》 ᠪᠣᠯᠤᠨᠠ ::

B ᠰᠣᠩᠭᠣᠯᠲᠠ : 《ᠮᠣᠩᠭᠣᠯ ᠤᠨ ᠬᠠᠭᠠᠳ ᠤᠨ ᠦᠨᠳᠦᠰᠦᠨ ᠦ ᠲᠦᠭᠦᠬᠡ ᠶᠢᠨ ᠲᠣᠪᠴᠢᠶᠠᠨ (ᠲᠣᠪᠴᠢᠶᠠᠨ)》 ᠪᠣᠯᠤᠨᠠ ::

A ᠰᠣᠩᠭᠣᠯᠲᠠ : 《ᠴᠢᠩᠭᠢᠰ ᠬᠠᠭᠠᠨ ᠤ ᠲᠦᠭᠦᠬᠡ》 ᠪᠠ 《ᠲᠣᠪᠴᠢᠶᠠᠨ — ᠨᠢᠭᠤᠴᠠ ᠲᠣᠪᠴᠢᠶᠠᠨ》 ᠪᠣᠯᠤᠨᠠ ::

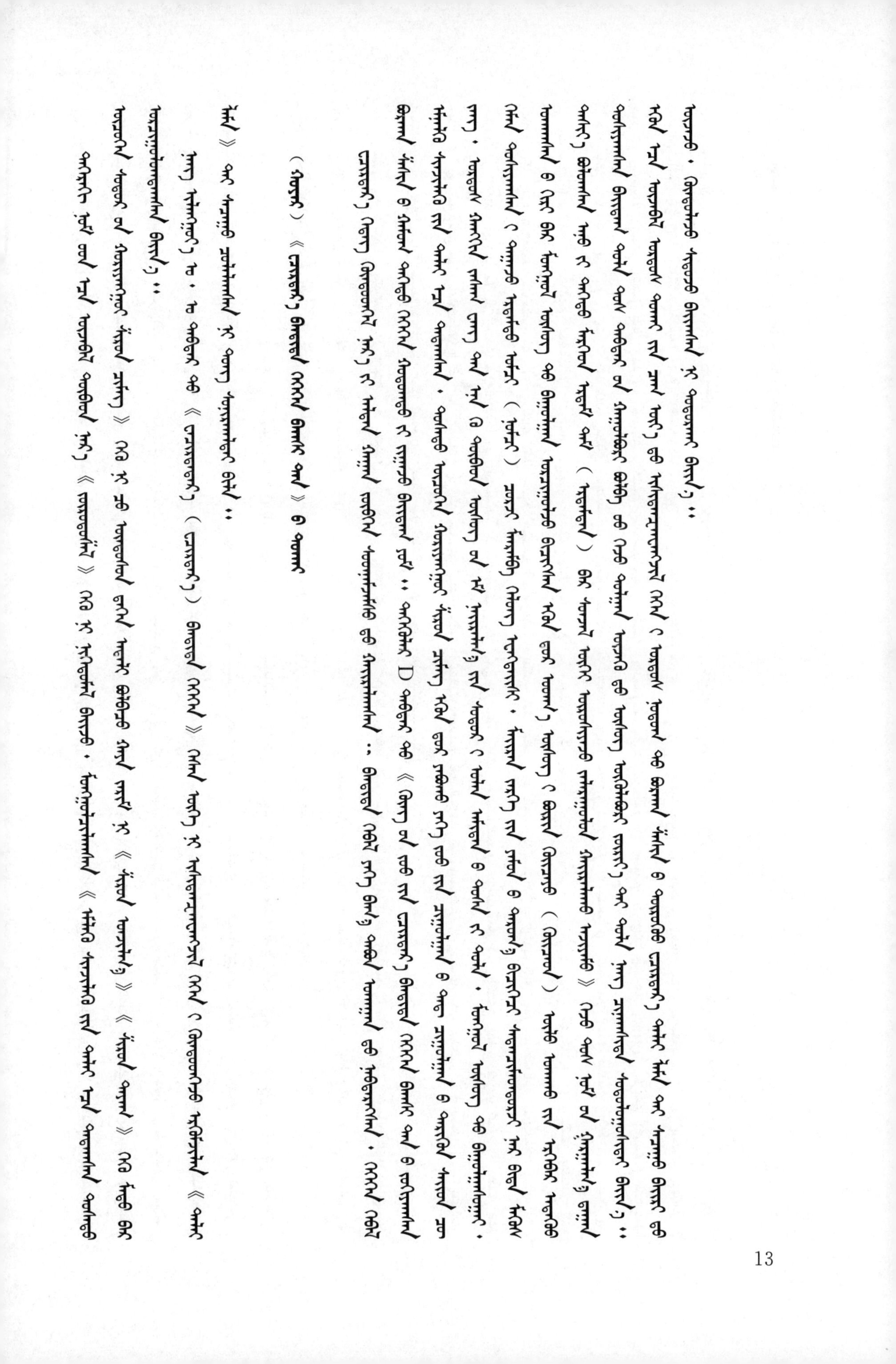

[illegible]

[illegible]

[illegible]

[illegible]

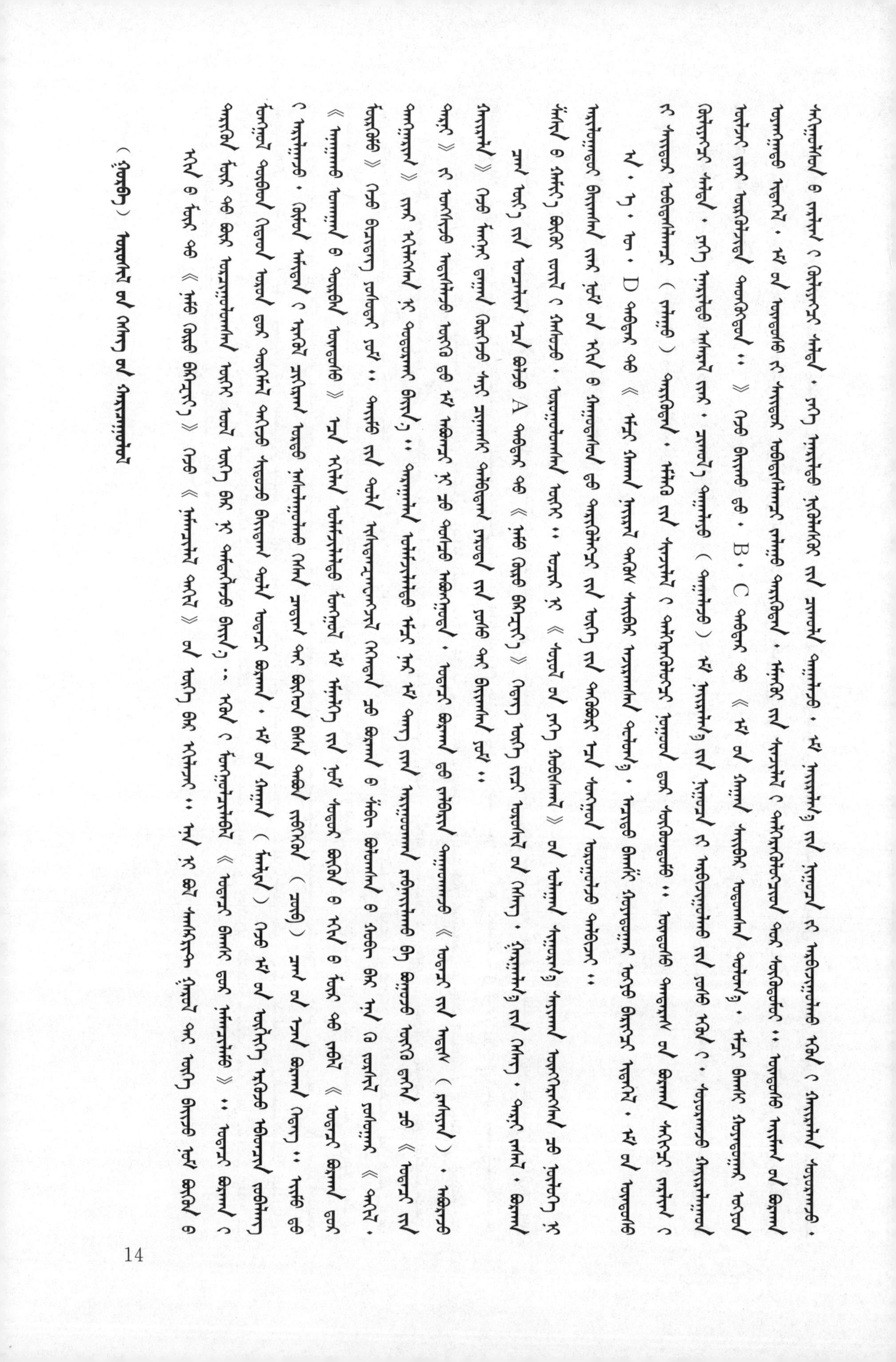

《ᠷᠭᠢᠤᠳ ᠪᠵᠢ》 ᠭᠡᠵᠦ᠂ ᠪᠦᠷᠢᠨ ᠨᠡᠷ᠎ᠡ ᠪᠡᠨ 《ᠷᠭᠢᠤᠳ ᠪᠵᠢ ᠰᠢᠨᠢ》 ᠭᠡᠵᠦ ᠲᠡᠮᠳᠡᠭᠯᠡᠭᠰᠡᠨ ᠪᠠᠢᠳᠠᠯ᠂ ᠬᠡᠪᠯᠡᠯ 《ᠲᠡᠷᠡ ᠪᠤ》 ᠭᠡᠳᠡᠭ ᠲᠡᠭᠦᠨ ᠦ ᠰᠤᠳᠤᠷ᠂ ᠮᠡᠳᠡ ᠲᠡᠭᠦᠨ ᠦ ᠪᠦᠯᠦᠭ
C ᠬᠡᠪᠯᠡᠯ ᠳᠦ 《ᠲᠠᠷᠨᠢ ᠪᠤᠯᠤᠰᠠᠨ ᠲᠠᠯᠠ ᠶᠢᠨ ᠰᠤᠳᠤᠷ ᠤᠨ ᠤ ᠰᠢᠨ᠎ᠡ ᠬᠡᠮᠡᠨ ᠰᠢᠨᠡᠯᠡᠭᠰᠡᠨ ᠪᠤᠢ》 ᠭᠡᠵᠦ ᠲᠡᠮᠳᠡᠭᠯᠡᠭᠰᠡᠨ ᠪᠠᠢᠨ᠎ᠠ ᠃ A ᠬᠡᠪᠯᠡᠯ ᠳᠦ ᠡᠨᠡ ᠪᠦᠯᠦᠭ ᠦᠨ ᠨᠡᠷ᠎ᠡ ᠶᠢ
ᠭᠡᠵᠦ ᠲᠡᠮᠳᠡᠭᠯᠡᠭᠰᠡᠨ ᠪᠠᠢᠭᠰᠠᠨ ᠦᠭᠡᠢ ᠃ ᠹ᠂ ᠺ᠂ ᠻ᠂ D ᠬᠡᠪᠯᠡᠯ ᠳᠦ 《ᠲᠠᠷᠨᠢ ᠶᠢᠨ ᠦᠨᠳᠦᠰᠦᠯᠡᠯ ᠲᠠᠯᠠ ᠶᠢᠨ ᠰᠤᠳᠤᠯᠭᠠᠨ ᠤ ᠰᠢᠨ᠎ᠡ ᠶᠢ ᠬᠤᠷᠢᠶᠠᠭᠰᠠᠨ ᠲᠤ ᠰᠢᠨᠡᠯᠡᠭᠰᠡᠨ ᠪᠤᠢ》 ᠭᠡᠵᠦ᠂ B᠂
ᠹ᠂ ᠻ᠂ D ᠬᠡᠪᠯᠡᠯ ᠳᠦ 《ᠬᠡᠮᠵᠢᠶ᠎ᠡ》 ᠭᠡᠵᠦ᠂ B᠂ C ᠬᠡᠪᠯᠡᠯ ᠳᠦ 《ᠲᠠᠷᠨᠢ》 ᠭᠡᠵᠦ᠂ ᠲᠠᠷᠨᠢ ᠪᠠ ᠲᠡᠭᠦᠨ ᠦ ᠪᠦᠯᠦᠭ ᠳᠦ 《ᠬᠡᠮᠵᠢᠶ᠎ᠡ（ᠬᠡᠮᠵᠢᠶ᠎ᠡ）ᠤᠨ ᠤ ᠲᠠᠷᠨᠢ》
ᠪᠡᠷ ᠪᠢᠴᠢᠭᠰᠡᠨ ᠪᠡᠷ ᠲᠡᠮᠳᠡᠭᠯᠡᠭᠰᠡᠨ ᠪᠠᠢᠨ᠎ᠠ ᠃ B᠂ C ᠬᠡᠪᠯᠡᠯ ᠳᠦ 《ᠮᠡᠳᠡᠭᠰᠡᠨ》 ᠭᠡᠵᠦ ᠲᠡᠭᠦᠨ ᠢ ᠲᠠᠯ᠎ᠠ ᠪᠢᠴᠢᠭᠰᠡᠨ ᠪᠡᠷ ᠲᠡᠮᠳᠡᠭᠯᠡᠭᠰᠡᠨ ᠪᠠᠢᠨ᠎ᠠ ᠃ ᠰᠠᠶᠢᠨ ᠰᠠᠶᠢᠨ ᠬᠡᠪᠯᠡᠯ ᠳᠦ 《ᠬᠡᠮᠵᠢᠶ᠎ᠡ》᠂
ᠪᠠᠷᠢᠯᠲᠠ ᠲᠠᠷᠨᠢ》 ᠭᠡᠵᠦ᠂ B᠂ C ᠬᠡᠪᠯᠡᠯ ᠳᠦ 《ᠲᠠᠷᠨᠢ ᠲᠠᠯᠠᠭᠰᠠᠨ ᠲᠠᠷᠨᠢ》 ᠭᠡᠵᠦ᠂ ᠰᠠᠶᠢᠨ ᠹ᠂ ᠺ᠂ ᠻ᠂ D ᠬᠡᠪᠯᠡᠯ ᠳᠦ 《ᠮᠠᠨᠯᠠ（ᠮᠠᠨᠯᠠ）》 ᠭᠡᠵᠦ ᠲᠠᠷᠨᠢ
ᠲᠠᠯᠠ ᠪᠠᠷ ᠲᠡᠮᠳᠡᠭ ᠪᠠᠢᠳᠠᠯ᠂ ᠡᠨᠡ ᠶᠢ ᠲᠠᠷᠨᠢ ᠪᠤᠰᠤᠳ ᠤᠨ ᠰᠠᠨᠠᠭ᠎ᠠ ᠪᠢᠷ ᠰᠤᠷᠤᠯᠴᠠᠯᠠᠭᠰᠠᠨ ᠪᠤᠯ ᠰᠢᠨᠵᠢᠯᠡᠬᠦ ᠪᠠᠢᠳᠠᠭ ᠪᠦᠬᠦᠨ ᠬᠡᠮᠡᠨ ᠲᠠᠨ ᠹ᠂ ᠺ᠂ ᠻ᠂ D ᠬᠡᠪᠯᠡᠯ ᠳᠦ 《ᠲᠠᠷᠨᠢ
ᠹ᠂ ᠺ᠂ ᠻ᠂ ᠬᠡᠪᠯᠡᠯ ᠳᠦ 《ᠲᠠᠷᠨᠢ ᠪᠠᠢᠳᠠᠯ》 ᠭᠡᠵᠦ᠂ B᠂ C᠂ D ᠬᠡᠪᠯᠡᠯ ᠳᠦ 《ᠮᠠᠨᠯᠠ ᠪᠠᠢᠳᠠᠯ》 ᠭᠡᠵᠦ ᠲᠡᠮᠳᠡᠭᠯᠡᠭᠰᠡᠨ ᠪᠠᠢᠨ᠎ᠠ ᠃ ᠰᠠᠶᠢᠨ 《ᠰᠤᠷᠭᠠᠭᠤᠯᠢ》 ᠭᠡᠳᠡᠭ
ᠲᠠᠷᠨᠢ ᠪᠢᠴᠢᠭ ᠦ ᠲᠡᠮᠳᠡᠭᠯᠡᠭᠰᠡᠨ ᠪᠠᠢᠳᠠᠯ ᠢ ᠰᠢᠨᠵᠢᠯᠡᠨ ᠲᠠᠯᠠᠭ᠃
ᠪᠠᠢᠳᠠᠯ ᠢ ᠬᠠᠷᠭᠤᠯᠵᠠᠭᠤᠯᠤᠭᠰᠠᠨ ᠪᠠᠢᠨ᠎ᠠ ᠃ ᠲᠡᠷᠡ ᠲᠠᠷᠨᠢ ᠪᠠᠢᠳᠠᠯ ᠢ ᠲᠠᠢᠯᠪᠤᠷᠢᠯᠠᠪᠠᠯ᠂ ᠲᠤᠬᠠᠢᠯᠠᠪᠠᠯ ᠡᠮ ᠲᠠᠷᠨᠢ ᠲᠠᠷᠨᠢ ᠶᠢ ᠲᠡᠮᠳᠡᠭᠯᠡᠭᠰᠡᠨ ᠪᠠᠷ ᠲᠠᠷᠨᠢ ᠰᠤᠳᠤᠷ ᠪᠠᠷ ᠲᠡᠮᠳᠡᠭᠯᠡᠭᠰᠡᠨ ᠲᠤᠰ ᠲᠠᠷᠨᠢ ᠳᠤ
《ᠮᠠᠨᠯᠠ ᠬᠡᠮᠵᠢᠶ᠎ᠡ》 ᠪᠤᠶᠤ 《ᠮᠠᠨᠯᠠ ᠬᠡᠮᠵᠢᠶ᠎ᠡ》 ᠭᠡᠵᠦ᠂ 《ᠬᠤᠪᠢᠯᠭᠠᠨ》 ᠭᠡᠵᠦ ᠪᠠᠢᠳᠠᠯ ᠬᠤᠪᠢᠯᠭᠠᠨ ᠲᠤᠰ ᠳᠤ 《ᠮᠡᠳᠡᠯ》 ᠭᠡᠵᠦ ᠪᠠᠢᠳᠠᠯ ᠬᠡᠮᠡᠨ 《ᠬᠤᠪᠢᠯᠭᠠᠨ ᠲᠠᠷᠨᠢ ᠪᠢᠴᠢᠭ》 ᠲᠡᠨ ᠮᠡᠳᠡᠭᠰᠡᠨ
ᠺ᠂ ᠬᠡᠪᠯᠡᠯ ᠳᠦ 《ᠮᠠᠨᠯᠠ ᠬᠡᠮᠵᠢᠶ᠎ᠡ ᠶᠠᠷᠢᠯᠲᠠ ᠲᠠᠷᠨᠢᠯᠠᠭᠰᠠᠨ ᠬᠤᠪᠢᠯᠭᠠᠨ》 ᠭᠡᠵᠦ ᠪᠠᠢᠳᠠᠯ ᠳᠤ᠂ B᠂ C ᠬᠡᠪᠯᠡᠯ ᠳᠦ 《ᠮᠠᠨᠯᠠ ᠬᠡᠮᠵᠢᠶ᠎ᠡ ᠶᠠᠷᠢᠯᠲᠠ ᠲᠤᠭᠤᠷᠢᠭᠰᠠᠨ ᠬᠤᠪᠢᠯᠭᠠᠨ》 ᠭᠡᠵᠦ᠂
ᠪᠠᠢᠨ᠎ᠠ ᠃
ᠡᠮ ᠬᠡᠮᠡᠨ ᠲᠤᠷᠰᠢᠯᠲᠠ ᠮᠠᠨᠯᠠᠯᠠᠭᠰᠠᠨ ᠲᠠᠢ ᠪᠠ ᠲᠠᠷᠨᠢ ᠶᠢ ᠡᠮ ᠦᠨ ᠬᠠᠭᠠᠨ（药王）ᠭᠡᠵᠦ᠂ ᠮᠠᠨᠯᠠᠯᠠᠭᠰᠠᠨ ᠡᠮᠴᠢ ᠶᠢᠨ ᠬᠠᠭᠠᠨ ᠤ 药圣 ᠭᠡᠵᠦ᠂ ᠮᠡᠳᠡᠯᠡ ᠪᠤᠷᠬᠠᠨ ᠤ 药师佛 ᠭᠡᠳᠡᠭ
ᠡᠮᠴᠢ ᠮᠠᠨᠯᠠ ᠲᠠᠢ 《ᠡᠮ ᠦᠨ ᠬᠠᠭᠠᠨ ᠤ ᠰᠢᠨᠵᠢᠯᠡᠯ ᠪᠢ》 ᠭᠡᠵᠦ ᠲᠡᠮᠳᠡᠭᠯᠡᠭᠰᠡᠨ ᠳᠦ ᠪᠠᠢᠯᠭᠠ ᠲᠤᠰᠢᠶᠠᠯ ᠢ 《ᠮᠠᠨᠯᠠ ᠲᠡᠨ》 ᠭᠡᠵᠦ ᠲᠡᠮᠳᠡᠭ ᠢ ᠲᠤᠰᠢᠶᠠᠵᠤ ᠃ ᠲᠡᠷᠡ ᠮᠠᠨᠯᠠᠯ ᠳᠤ ᠬᠠᠮᠤᠭ ᠲᠤᠬᠠᠢᠯᠠᠨ
ᠤ ᠰᠤᠳᠤᠷ ᠪᠢᠴᠢᠭᠰᠡᠨ ᠃ ᠲᠤᠢᠯᠪᠤᠷᠢᠯᠠᠯᠲᠠ ᠲᠤᠬᠠᠢᠯᠠᠨ ᠬᠡᠪᠯᠡᠭᠰᠡᠨ ᠡᠮ ᠮᠠᠨᠯᠠᠯ ᠲᠠᠢ 《ᠬᠡᠮᠵᠢᠶ᠎ᠡ ᠲᠤᠬᠠᠢᠯᠠᠯ》 ᠳᠤ 《ᠮᠠᠨᠯᠠ ᠶᠢᠨ ᠡᠮ ᠦᠨ ᠬᠠᠭᠠᠨ》 ᠭᠡᠵᠦ ᠲᠡᠮᠳᠡᠭ ᠦᠭᠡᠢ ᠃ ᠲᠤᠢᠯᠪᠤᠷᠢᠯᠠᠯᠲᠠ ᠲᠤᠬᠠᠢᠯᠠᠨ
ᠹ᠂ ᠺ᠂ ᠻ᠂ D ᠬᠡᠪᠯᠡᠯ ᠳᠦ 《ᠮᠠᠨᠯᠠ ᠬᠠᠭᠠᠨ》 ᠭᠡᠵᠦ 《ᠮᠡᠳᠡᠯᠡ ᠪᠤᠷᠬᠠᠨ》 ᠤ ᠰᠤᠳᠤᠷ ᠪᠢᠴᠢᠭ ᠳᠤ᠂ B᠂ C ᠬᠡᠪᠯᠡᠯ ᠳᠦ 《ᠡᠮ ᠦᠨ ᠬᠠᠭᠠᠨ》 ᠭᠡᠵᠦ 《ᠮᠠᠨᠯᠠ》
ᠬᠡᠮᠡᠨ ᠬᠡᠮᠡᠨ ᠲᠡᠮᠳᠡᠭᠯᠡᠭᠰᠡᠨ ᠪᠠᠢᠨ᠎ᠠ ᠃
ᠬᠡᠪᠯᠡᠯ ᠦ᠂ ᠡᠮ ᠦᠨ ᠰᠤᠳᠤᠯᠭᠠᠨ ᠤ ᠲᠤᠬᠠᠢ ᠶᠢᠨ᠂ ᠡᠮ ᠦᠨ ᠲᠤᠰᠬᠠᠯ ᠤᠨ ᠬᠡᠮᠵᠢᠶ᠎ᠡ ᠪᠠᠷᠢᠮᠲᠠᠯᠠᠭᠰᠠᠨ ᠰᠢᠨᠵᠢ ᠬᠡᠮᠵᠢᠶ᠎ᠡ᠂ ᠡᠮ ᠦᠨ ᠲᠠᠯ᠎ᠠ ᠶᠢᠨ ᠬᠡᠷᠡᠭᠯᠡᠭᠰᠡᠨ ᠰᠤᠳᠤᠷ ᠬᠡᠮᠡᠨ ᠲᠤᠭᠤᠷᠢᠭᠰᠠᠨ 《 ᠭᠡᠵᠦ
ᠲᠤᠬᠠᠢ ᠪᠠᠷ ᠲᠤᠭᠤᠷᠢᠭᠰᠠᠨ ᠬᠡᠮᠵᠢᠶ᠎ᠡ》 ᠭᠡᠵᠦ ᠲᠡᠮᠳᠡᠭᠯᠡᠭᠰᠡᠨ ᠪᠠᠢᠨ᠎ᠠ ᠃ 《ᠮᠠᠨᠯᠠᠯᠠᠭᠰᠠᠨ ᠶᠢᠨ ᠲᠤᠬᠠᠢ ᠶᠢᠨ ᠪᠤᠯᠤᠨ》 ᠤᠨ ᠲᠦᠷᠦ ᠳᠦ 《ᠡᠮ ᠦᠨ ᠬᠠᠭᠠᠨ ᠬᠡᠮᠵᠢᠶ᠎ᠡ ᠮᠠᠨᠯᠠᠯ ᠶᠠᠷᠢᠯᠲᠠ ᠶᠢᠨ ᠲᠤᠬᠠᠢ

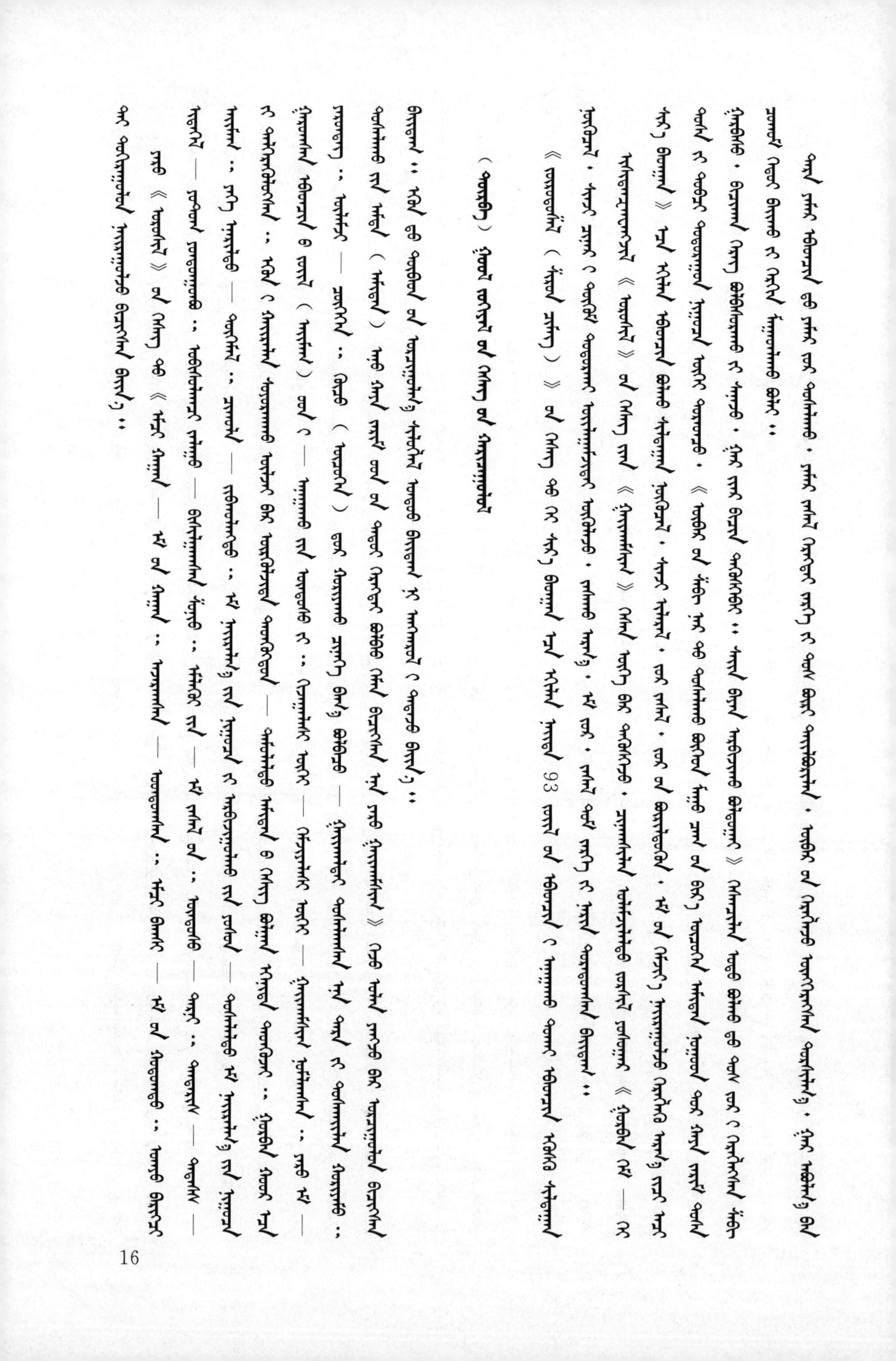

ᠬᠡᠷᠡᠭᠯᠡᠬᠦ ᠪᠠᠢᠳᠠᠯ ᠢ ᠰᠢᠨᠵᠢᠯᠡᠬᠦ ᠳᠦ ᠲᠤᠰᠠ ᠶᠢᠨ ᠬᠡᠮᠵᠢᠶ᠎ᠡ ᠪᠣᠯᠤᠨ᠎ᠠ ::

2. ᠮᠣᠩᠭᠣᠯ ᠬᠡᠯᠡᠨ ᠦ ... A · B · C · D ...

... ᠪᠠ 23 ᠳᠤᠭᠠᠷ ... A · B · C ... 24 ... —24 ...

《 ... 》 ...

1. ... 《 ... 》 ... D ... ::

D ᠰᠣᠩᠭᠣᠭᠴᠢ ᠳᠤ《ᠰᠣᠩᠭᠣᠯᠲᠠ ᠶᠢᠨ ᠲᠣᠭᠠᠴᠠᠭᠠ ᠬᠣᠶᠠᠷ ᠬᠡᠯᠡᠨ ᠦ ᠲᠡᠷ ᠵᠦᠢ ᠶᠢᠨ ᠬᠠᠷᠢᠴᠠᠭᠤᠯᠤᠯ》ᠤᠨ ᠂ A ᠰᠣᠩᠭᠣᠭᠴᠢ ᠳᠤ《ᠬᠡᠯᠡᠨ ᠦ ᠰᠣᠩᠭᠣᠯᠲᠠ ᠶᠢᠨ ᠲᠣᠭᠠᠴᠠᠭᠠ ᠲᠡᠷ ᠵᠦᠢᠯ ᠦᠨ ᠬᠠᠷᠢᠴᠠᠭᠤᠯᠤᠯ》ᠤᠨ ᠂ ᠪ ᠂ ᠭ ᠂

5. ᠳᠣᠣᠷᠠᠬᠢ ᠮᠣᠩᠭᠣᠯ ᠤᠨ ᠬᠠᠷᠢᠴᠠᠭᠤᠯᠤᠭᠴᠢ ᠳᠤ ᠲᠡᠷ ᠂ B ᠂ C ᠰᠣᠩᠭᠣᠭᠴᠢ ᠳᠤ《ᠰᠣᠩᠭᠣᠯᠲᠠ ᠶᠢᠨ ᠲᠣᠭᠠᠴᠠᠭᠠ ᠬᠣᠶᠠᠷ ᠬᠡᠯᠡᠨ ᠦ ᠲᠡᠷ ᠵᠦᠢᠯ ᠦᠨ ᠬᠠᠷᠢᠴᠠᠭᠤᠯᠤᠯ》ᠤᠨ ᠂ A ᠰᠣᠩᠭᠣᠭᠴᠢ ᠳᠤ《ᠬᠡᠯᠡᠨ ᠦ ᠲᠡᠷ ᠵᠦᠢᠯ ᠦᠨ ᠬᠡᠯᠡᠯᠴᠡᠭᠡᠨ ᠰᠣᠩᠭᠣᠭᠰᠠᠨ》ᠤᠨ ᠂ ᠪ ᠂ ᠭ ᠂
ᠤᠨ ᠂ B ᠂ C ᠰᠣᠩᠭᠣᠭᠴᠢ ᠳᠤ《ᠰᠣᠩᠭᠣᠯᠲᠠ ᠶᠢᠨ ᠲᠣᠭᠠ》《ᠬᠡᠯᠡᠨ ᠦ ᠲᠣᠭᠠ》ᠤᠨ ᠲᠡᠷ ᠲᠡᠷ ᠬᠡᠯᠡᠯᠴᠡᠭᠡᠨ ᠪᠠᠶᠢᠳᠠᠯ ᠪᠣᠯᠤᠨ᠎ᠠ ᠄᠄
ᠬᠡᠯᠡᠨ ᠮᠣᠩᠭᠣᠯ ᠰᠣᠩᠭᠣᠭᠴᠢ ᠳᠤ《ᠮᠣᠩᠭᠣᠯ ᠰᠣᠩᠭᠣᠯᠲᠠ ᠶᠢᠨ ᠬᠡᠯᠡ》《ᠬᠡᠯᠡᠨ ᠦ ᠲᠣᠭᠠ》ᠤᠨ ᠂ A ᠰᠣᠩᠭᠣᠭᠴᠢ ᠳᠤ《ᠬᠡᠯᠡᠨ ᠰᠣᠩᠭᠣᠯᠲᠠ ᠶᠢᠨ ᠲᠡᠷ》《ᠬᠡᠯᠡᠨ ᠦ ᠲᠣᠭᠠ ᠶᠢᠨ ᠬᠡᠯᠡ》

ᠬᠡᠯᠡᠨ ᠬᠡᠯᠡᠯᠭᠡ ᠶᠢᠨ ᠰᠣᠩᠭᠣᠭᠰᠠᠨ ᠂ ᠡᠨᠡ ᠪᠣᠯ ᠲᠡᠷ ᠬᠡᠯᠡᠯᠴᠡᠭᠡ ᠶᠢᠨ ᠬᠡᠯᠡᠨ ᠦ ᠰᠣᠩᠭᠣᠭᠰᠠᠨ ᠬᠡᠯᠡᠯᠴᠡᠭᠡᠨ ᠄᠄ ᠲᠡᠷ ᠮᠣᠩᠭᠣᠯ ᠰᠣᠩᠭᠣᠯᠲᠠ ᠶᠢᠨ ᠲᠣᠭᠠ ᠂ ᠪ ᠂ ᠭ ᠂ ᠳ ᠂ D

ᠪᠣᠯᠤᠨ᠂ ᠦᠷᠭᠦᠯᠵᠢᠯᠡᠬᠦ ᠶᠢᠨ ᠪᠠᠶᠢᠳᠠᠯ ᠢ ᠲᠤᠰᠬᠠᠭᠰᠠᠨ ᠵᠦᠢᠯ ᠪᠣᠯ᠃ ᠬᠠᠷᠢᠨ ᠲᠡᠭᠦᠨ ᠦ ᠪᠠᠶᠢᠷᠢ ᠰᠠᠭᠤᠷᠢ ᠶᠢ ᠲᠣᠳᠤᠷᠬᠠᠶᠢᠯᠠᠬᠤ᠂ ᠬᠡᠯᠡᠨ ᠪᠢᠴᠢᠭ᠌ ᠦᠨ ᠰᠣᠶᠣᠯ ᠤᠨ ᠦᠨᠳᠦᠰᠦ
ᠪᠢᠴᠢᠭ ᠦᠨ ᠰᠣᠶᠣᠯ ᠤᠨ ᠪᠦᠲᠦᠭᠡᠯ ᠦᠨ ᠬᠡᠮᠵᠢᠶ᠎ᠡ ᠲᠡᠭᠦᠨ ᠦ ᠬᠠᠷᠢᠴᠠᠯ᠎ᠠ ᠶᠢ 《 ᠮᠣᠩᠭᠣᠯ ᠤᠨ ᠨᠢᠭᠤᠴᠠ ᠲᠣᠪᠴᠢᠶᠠᠨ 》 ᠳᠤ ᠪᠠᠶᠢᠭᠤᠯᠤᠭᠰᠠᠨ᠂ B · C ᠰᠣᠩᠭᠣᠯᠲᠠ ᠳᠤ 《 ᠮᠣᠩᠭᠣᠯ ᠤᠨ ᠨᠢᠭᠤᠴᠠ ᠲᠣᠪᠴᠢᠶᠠᠨ 》 ᠶᠢᠨ ᠦᠭᠡ ᠶᠢᠨ ᠰᠢᠨᠵᠢ ᠪᠡᠷ ᠲᠣᠳᠤᠷᠬᠠᠶᠢᠯᠠᠭᠰᠠᠨ ᠪᠠᠶᠢᠨ᠎ᠠ᠂
(ᠵᠢᠷᠭᠤᠭᠠᠨ ᠪᠣᠯ) · ᠲᠡᠭᠦᠨ ᠦ ᠲᠡᠦᠬᠡ ᠶᠢᠨ (ᠲᠡᠦᠬᠡ᠂) ᠶᠢᠨ ᠬᠡᠯᠡᠯᠴᠡᠭᠡ ᠳᠦᠷᠰᠦ᠂ ᠰᠣᠶᠣᠯ (ᠰᠣᠶᠣᠯ ᠤᠨ) ᠬᠡᠯᠡᠨ ᠦ ᠬᠡᠯᠡᠯᠴᠡᠭᠡ ᠶᠢᠨ ᠬᠡᠯᠪᠡᠷᠢ ᠨᠢ ᠲᠡᠭᠦᠨ ᠦ ᠲᠡᠦᠬᠡ ᠶᠢᠨ

8. ᠮᠣᠩᠭᠣᠯᠴᠤᠳ ᠤᠨ ᠶᠠᠮᠠᠷ ᠪᠢᠴᠢᠭ ᠦᠨ ᠬᠡᠯᠡ ᠶᠢᠨ ᠨᠢ ᠲᠡᠭᠦᠰᠬᠡᠯ ᠦᠨ ᠬᠡᠮᠵᠢᠶ᠎ᠡ ᠨᠢ᠂ D ᠰᠣᠩᠭᠣᠯᠲᠠ ᠳᠤ 《 ᠨᠢᠭᠤᠴᠠ ᠲᠣᠪᠴᠢᠶᠠᠨ 》 (ᠲᠣᠪᠴᠢᠶᠠᠨ) ᠲᠣᠳᠤᠷᠬᠠᠶᠢᠯᠠᠭᠰᠠᠨ ᠶᠢᠨ ᠬᠡᠮᠵᠢᠶ᠎ᠡ ᠶᠢᠨ ᠲᠣᠭᠠᠭᠠ
ᠪᠣᠯᠤᠨ᠎ᠠ ᠃

ᠪᠣᠯᠤᠨ᠎ᠠ ᠃ ᠮᠣᠩᠭᠣᠯᠴᠤᠳ ᠤᠨ ᠰᠤᠷᠭᠠᠯ ᠮᠡᠳᠡᠯᠭᠡ ᠶᠢᠨ ᠪᠢᠴᠢᠭ ᠦᠨ ᠬᠦᠮᠦᠨ ᠪᠠᠷ ᠪᠠᠶᠢᠭᠤᠯᠤᠭᠳᠠᠭᠰᠠᠨ ᠃ ᠮᠣᠩᠭᠣᠯ ᠪᠢᠴᠢᠭ ᠦᠨ ᠰᠤᠷᠭᠠᠭᠤᠯᠢ ᠶᠢᠨ ᠰᠠᠭᠤᠷᠢ ᠨᠢ ᠬᠡᠯᠡᠨ ᠦ ᠲᠠᠯ᠎ᠠ ᠶᠢᠨ ᠰᠤᠳᠤᠯᠤᠯ ᠤᠨ ᠲᠡᠦᠬᠡᠨ
ᠰᠤᠳᠤᠯᠬᠤ ᠬᠡᠷᠡᠭ᠂ ᠰᠣᠶᠣᠯ ᠤᠨ ᠮᠡᠳᠡᠯᠭᠡ ᠶᠢᠨ ᠰᠤᠳᠤᠯᠬᠤ ᠬᠡᠷᠡᠭ ᠳᠦ ᠪᠡᠨ ᠪᠣᠯᠪᠠ ᠃ ᠤᠯᠠᠮᠵᠢᠯᠠᠯᠲᠤ ᠳᠤ ᠪᠡᠨ ᠰᠤᠳᠤᠯᠬᠤ ᠬᠡᠷᠡᠭ ᠰᠤᠷᠭᠠᠭᠤᠯᠢ ᠪᠡᠨ ᠲᠣᠭᠲᠠᠭᠠᠨ ᠬᠦᠭᠵᠢᠭᠦᠯᠪᠡ ᠲᠡᠷᠢᠭᠦᠨ
ᠰᠤᠳᠤᠯᠬᠤ ᠬᠡᠷᠡᠭ ᠳᠦ ᠶᠢᠨ ᠰᠤᠳᠤᠯᠬᠤ ᠬᠡᠷᠡᠭ᠂ ᠪᠣᠯᠤᠨ ᠰᠤᠳᠤᠯᠬᠤ ᠬᠡᠷᠡᠭ᠂ ᠲᠡᠦᠬᠡ ᠶᠢᠨ ᠬᠡᠯᠡ ᠰᠤᠳᠤᠯᠬᠤ ᠬᠡᠷᠡᠭ᠂ ᠰᠣᠶᠣᠯ ᠬᠡᠯᠡᠨ ᠦ ᠶᠢᠨ
ᠲᠡᠭᠦᠨ ᠦ ᠲᠡᠦᠬᠡ ᠶᠢᠨ ᠬᠦᠮᠦᠨ ᠢ ᠬᠠᠮᠤᠭ ᠤᠨ ᠡᠬᠢᠨ ᠦ ᠰᠤᠳᠤᠯᠤᠯ ᠤᠨ ᠲᠡᠭᠦᠨ ᠳᠦ ᠦᠯᠦ ᠲᠡᠭᠦᠰᠬᠡᠭᠰᠡᠨ ᠦ 19 ᠳᠦᠭᠡᠷ ᠵᠠᠭᠤᠨ ᠤ ᠡᠬᠢᠨ ᠳᠦ ᠲᠣᠭᠲᠠᠪᠠ ᠃
ᠰᠤᠷᠭᠠᠭᠤᠯᠢ ᠶᠢᠨ ᠦᠶ᠎ᠡ ᠳᠦ ᠬᠦᠷᠲᠡᠯ᠎ᠡ ᠪᠢᠴᠢᠭ᠌ ᠦᠨ ᠵᠣᠬᠢᠶᠠᠯ ᠃ ᠰᠣᠩᠭᠣᠯᠲᠠ ᠶᠢᠨ 〈 ᠨᠢ ᠨᠢ ᠬᠡᠯᠡᠯᠴᠡᠬᠦ 〉 ᠲᠡᠭᠦᠨ ᠦ ᠦᠭᠡ ᠪᠣᠯ ᠲᠣᠳᠤᠷᠬᠠᠶᠢᠯᠠᠭᠰᠠᠨ ᠪᠣᠯᠤᠨ᠎ᠠ 》 ᠭᠡᠵᠡᠢ ᠃ ᠲᠡᠷᠡ
ᠰᠤᠳᠤᠯᠬᠤ ᠶᠢᠨ ᠰᠡᠳᠦᠪ 《 ᠬᠡᠯᠡᠨ ᠦ ᠰᠤᠳᠤᠯᠤᠯ 》 ᠳᠤ ᠪᠠᠨ ᠲᠣᠭᠲᠠᠭᠰᠠᠨ ᠪᠠᠶᠢᠨ᠎ᠠ ᠃ ᠲᠡᠭᠦᠨ ᠢ ᠪᠡᠷ 《 ᠪᠢᠴᠢᠭ᠌ ᠦᠨ ᠰᠤᠳᠤᠯᠬᠤ (ᠰᠤᠳᠤᠯᠬᠤ) ᠬᠡᠷᠡᠭ᠂ ᠪᠢᠴᠢᠭ᠌ ᠦᠨ — ᠰᠤᠷᠭᠠᠯ ᠰᠤᠳᠤᠯᠬᠤ ᠃
ᠲᠡᠷᠡ ᠨᠢᠭᠡᠨ ᠰᠣᠶᠣᠯ ᠤᠨ ᠪᠠᠶᠢᠭᠤᠯᠤᠯᠭ᠎ᠠ ᠪᠣᠯᠪᠠ ᠃ ᠲᠡᠷᠡ ᠰᠣᠩᠭᠣᠯᠲᠠ ᠳᠤ 《 ᠰᠤᠷᠭᠠᠯ ᠰᠤᠳᠤᠯᠬᠤ 》 ᠶᠢᠨ · ᠲᠡ · D ᠰᠣᠩᠭᠣᠯᠲᠠ ᠳᠤ 《 ᠰᠤᠷᠭᠠᠯ ᠰᠤᠳᠤᠯᠬᠤ 》 ᠶᠢᠨ ᠪᠣᠯ ᠃
ᠰᠤᠳᠤᠯᠬᠤ ᠶᠢᠨ ᠬᠡᠷᠡᠭᠵᠢᠭᠦᠯᠬᠦ ᠪᠣᠯᠪᠠ ᠶᠢᠨ ᠪᠦᠲᠦᠭᠡᠯ ᠪᠣᠯᠤᠭᠰᠠᠨ ᠪᠣᠯᠪᠠ ᠃ ᠲᠡᠷᠡ ᠰᠤᠳᠤᠯᠬᠤ ᠶᠢᠨ ᠰᠤᠳᠤᠯᠤᠯ ᠤᠨ ᠲᠦᠷᠦᠯ ᠦᠨ ᠪᠦᠲᠦᠭᠡᠯ᠂ ᠲᠡᠭᠦᠨ ᠪᠣᠯᠤᠭᠰᠠᠨ ᠡᠬᠢᠯᠡᠯ ᠰᠤᠳᠤᠯᠬᠤ
ᠬᠡᠯᠡᠯᠴᠡᠭᠡᠨ ᠪᠣᠯᠤᠨ᠎ᠠ ᠃ ᠲᠡᠷᠡ ᠬᠡᠯᠡ 《 ᠰᠤᠳᠤᠯᠬᠤ ᠶᠢᠨ ᠲᠡᠦᠬᠡ ᠶᠢᠨ ᠲᠣᠭᠲᠠᠭᠠᠯ 》 ᠶᠢᠨ ᠰᠤᠳᠤᠯᠤᠭᠰᠠᠨ ᠃ ᠰᠤᠷᠭᠠᠯ ᠰᠤᠳᠤᠯᠬᠤ ᠶᠢᠨ ᠲᠣᠭᠲᠠᠭᠠᠯ ᠬᠡᠯᠡᠨ ᠦ ᠰᠤᠳᠤᠯᠤᠯ

7. ᠮᠣᠩᠭᠣᠯᠴᠤᠳ ᠤᠨ ᠨᠢ 《 ᠲᠣᠪᠴᠢᠶᠠᠨ (ᠲᠡᠦᠬᠡ ᠶᠢᠨ) 》 ᠳᠤ ᠪᠢᠴᠢᠭ ᠦᠨ ᠦ ᠰᠣᠶᠣᠯ ᠤᠨ ᠰᠤᠳᠤᠯᠤᠯ ᠤᠨ ᠪᠣᠯᠤᠭᠰᠠᠨ ᠤ ᠬᠡᠯᠡᠨ ᠦ ᠲᠦᠷᠦᠯ ᠢ ᠪᠣᠯᠤᠨ᠎ᠠ ᠬᠡᠯᠡᠨ
C ᠰᠣᠩᠭᠣᠯᠲᠠ ᠳᠤ 《 ᠲᠣᠪᠴᠢᠶᠠᠨ ᠤ ᠬᠡᠯᠡᠨ ᠦ 》 ᠶᠢᠨ ᠪᠣᠯᠤᠨ᠎ᠠ ᠃ ᠲᠡᠷᠡ ᠪᠣᠯᠤᠨ ᠳᠤ ᠮᠣᠩᠭᠣᠯᠴᠤᠳ ᠤᠨ ᠲᠣᠭᠲᠠᠭᠠᠯ ᠬᠡᠯᠡᠨ ᠦ ᠰᠤᠳᠤᠯᠬᠤ ᠶᠢᠨ ᠰᠤᠷᠭᠠᠭᠤᠯᠢ ᠪᠣᠯᠤᠨ᠎ᠠ ᠃
ᠪᠣᠯᠤᠨ — ᠪᠢᠴᠢᠭ᠌ ᠦᠨ ᠪᠠᠶᠢᠨ᠎ᠠ ᠤ ᠰᠤᠷᠭᠠᠭᠤᠯᠢ ᠰᠤᠷᠭᠠᠭᠤᠯᠢ ᠰᠣᠩᠭᠣᠯᠲᠠ ᠨᠢ · ᠲᠡ · D ᠳᠤ 《 ᠲᠣᠪᠴᠢᠶᠠᠨ ᠤ ᠬᠡᠯᠡ ᠶᠢᠨ · ᠪᠢᠴᠢᠭ᠌ ᠦᠨ ᠲᠣᠪᠴᠢᠶᠠᠨ ᠶᠢᠨ · ᠲᠣᠪᠴᠢᠶᠠᠨ ᠤ ᠬᠡᠯᠡ ᠶᠢᠨ 》 ᠶᠢᠨ ᠪᠣᠯᠤᠨ A · B ·
《 ᠲᠣᠪᠴᠢᠶᠠᠨ (ᠲᠡᠦᠬᠡ ᠶᠢᠨ) 》 ᠳᠤ ᠰᠤᠳᠤᠯᠤᠭᠰᠠᠨ ᠨᠢ ᠶᠢᠨ ᠪᠣᠯᠤᠨ ᠪᠢᠴᠢᠭ᠌ ᠦᠨ · ᠶᠢᠨ ᠲᠣᠭᠲᠠᠭᠠᠯ ᠪᠣᠯᠤᠨ᠎ᠠ · ᠰᠤᠳᠤᠯᠬᠤ ᠪᠢᠴᠢᠭ ᠢ ᠬᠡᠯᠡ ᠰᠤᠳᠤᠯᠤᠭᠰᠠᠨ ᠪᠣᠯᠤᠭᠰᠠᠨ ᠪᠣᠯᠪᠠ ᠃ ᠲᠡᠷᠡ
ᠲᠣᠭᠲᠠᠭᠰᠠᠨ ᠰᠤᠳᠤᠯ ᠬᠡᠯᠡᠨ ᠳᠤ ᠰᠤᠳᠤᠯᠤᠭᠰᠠᠨ ᠪᠣᠯᠤᠨ ᠲᠣᠭᠲᠠᠭᠠᠯ ᠲᠡᠷᠡ ᠃
ᠪᠢᠴᠢᠭ᠌ ᠦᠨ ᠰᠣᠶᠣᠯ ᠤᠨ ᠤᠯᠠᠮᠵᠢᠯᠠᠯ ᠪᠣᠯᠤᠨ᠎ᠠ ᠃ ᠮᠣᠩᠭᠣᠯᠴᠤᠳ ᠤᠨ ᠬᠡᠯᠡᠨ ᠦ ᠲᠡᠭᠦᠨ ᠬᠦᠮᠦᠨ ᠨᠢ ᠪᠣᠯ ᠶᠠᠮᠠᠷ ᠰᠣᠶᠣᠯ᠂ ᠲᠡᠦᠬᠡ᠂ ᠤᠯᠠᠮᠵᠢᠯᠠᠯ᠂ ᠦᠨᠳᠦᠰᠦᠨ᠂ ᠰᠣᠶᠣᠯ ᠤᠨ ᠰᠤᠳᠤᠯᠬᠤ

(3) ᠲᠡᠷᠡ ᠬᠡᠯᠡᠯᠲᠡ ᠳᠦ 《ᠰᠠᠷᠠᠯ ᠮᠣᠷᠢ》 ᠭᠡᠵᠦ᠂ ᠡᠨᠡ ᠬᠡᠯᠡᠯᠲᠡ ᠳᠦ 《ᠬᠦᠷᠡᠩ ᠦᠨ ᠮᠣᠷᠢ》 ᠭᠡᠵᠦ᠂ ᠰᠠᠷᠠᠯ ᠪᠣᠯᠪᠠᠰᠤ ᠶᠢ ᠮᠣᠩᠭᠣᠯ ᠳᠤ ᠪᠡᠷ 《ᠰᠠᠷᠠᠯ ᠤᠨ ᠪᠠᠭᠠᠲᠤᠷ ᠮᠣᠷᠢ》 ᠶᠢ ᠮᠣᠩᠭᠣᠯ ᠳᠤ 《ᠬᠠᠷᠠ ᠮᠣᠷᠢ — ᠬᠠᠷᠠᠯᠲᠠ ᠪᠡᠶ᠎ᠡ ᠲᠡᠢ ᠬᠤᠷᠳᠤᠨ ᠮᠣᠷᠢ ᠶᠢ ᠬᠡᠯᠡᠨ᠎ᠡ》 ᠭᠡᠵᠦ ᠪᠠᠢ᠃

(2) ᠲᠡᠷᠡ ᠮᠣᠩᠭᠣᠯ ᠳᠤ 《ᠲᠠᠩᠭᠠᠷᠢᠭ ᠰᠠᠬᠢᠬᠤ》 ᠪᠣᠯᠤᠨ ᠡᠨᠡ ᠮᠣᠩᠭᠣᠯ ᠳᠤ 《ᠬᠠᠷᠠᠯ ᠤᠨ ᠮᠣᠷᠢ》 ᠪᠠ 《ᠲᠠᠩᠭᠠᠷᠢᠭ ᠬᠠᠷᠠᠯ ᠤᠨ ᠰᠠᠬᠢᠭᠰᠠᠨ ᠮᠣᠷᠢ》 ᠭᠡᠵᠦ᠂ ᠪᠢᠴᠢᠭᠰᠡᠨ ᠦ ᠰᠤᠳᠤᠯᠤᠭᠴᠢ ᠨᠠᠷᠢᠯᠢᠭ ᠰᠢᠨᠵᠢᠯᠡᠭᠡ ᠬᠢᠵᠦ ᠪᠡᠷ ᠲᠠᠶᠢᠯᠪᠤᠷᠢ ᠲᠠᠢᠯᠪᠤᠷᠢ ᠪᠡᠷ ᠰᠢᠨᠵᠢᠯᠡᠭᠡᠨ ᠲᠠᠶᠢᠯᠤᠨ ᠲᠣᠳᠤ ᠪᠣᠯ ᠲᠠᠶᠢᠯᠪᠤᠷᠢᠯᠠᠭᠰᠠᠨ ᠰᠢᠨᠵᠢᠯᠡᠭᠡᠨ》 ᠭᠡᠪᠡ᠃

(1) ᠲᠡᠷᠡ ᠮᠣᠩᠭᠣᠯ ᠳᠤ 《ᠬᠠᠭᠠᠨ ᠤ ᠬᠣᠲᠠ ᠪᠠᠨ ᠰᠠᠬᠢᠭᠤᠯᠤᠭᠰᠠᠨ᠂ ᠪᠠᠶᠠᠯᠢᠭᠤᠯᠤᠭᠰᠠᠨ᠂ ᠲᠦᠷᠦ ᠶᠢᠨ ᠲᠠᠶᠢᠯᠪᠤᠷᠢᠯᠠᠭᠰᠠᠨ ᠰᠢᠨᠵᠢᠯᠡᠭᠡᠨ》 ᠭᠡᠵᠦ ᠲᠠᠶᠢᠯᠪᠤᠷᠢᠯᠠᠭᠰᠠᠨ ᠪᠠᠶᠢᠨ᠎ᠠ ᠡᠨᠡ ᠮᠣᠩᠭᠣᠯ ᠳᠤ 《ᠪᠣᠯᠤᠨ ᠬᠠᠭᠠᠨ ᠤ ᠲᠦᠷᠦ ᠶᠢᠨ ᠰᠠᠬᠢᠭᠤᠯᠤᠭᠰᠠᠨ》 ᠳᠤ:

9. ᠡᠨᠡ ᠬᠦ ᠰᠤᠳᠤᠯᠤᠯ ᠤᠨ ᠲᠠᠶᠢᠯᠪᠤᠷᠢ ᠬᠡᠰᠡᠭ ᠲᠦ ᠲᠣᠭᠠᠴᠠᠬᠤ ᠭᠠᠵᠠᠷ ᠤᠨ ᠨᠡᠷᠡᠶᠢᠳᠦᠯ᠂ ᠲᠣᠭᠠᠴᠠᠭᠠᠳ ᠲᠡᠭᠦᠨ ᠦ ᠲᠠᠶᠢᠯᠪᠤᠷᠢᠯᠠᠬᠤ ᠰᠢᠨᠵᠢᠯᠡᠭᠡᠨ 《ᠮᠣᠩᠭᠣᠯ ᠤᠨ ᠨᠢᠭᠤᠴᠠ ᠲᠣᠪᠴᠢᠶᠠᠨ》 ᠤ ᠪᠢᠴᠢᠭᠯᠡᠯ᠂ ᠲᠠᠶᠢᠯᠪᠤᠷᠢ ᠪᠣᠯᠤᠨ ᠲᠡᠭᠦᠨ ᠦ ᠰᠤᠳᠤᠯᠤᠯ ᠳᠤ ᠪᠢᠴᠢᠭᠰᠡᠨ》 ᠭᠡᠵᠦ ᠲᠠᠶᠢᠯᠪᠤᠷᠢᠯᠠᠨ ᠪᠢᠴᠢᠪᠡ᠃
《ᠲᠣᠪᠴᠢᠶᠠᠨ ᠬᠠᠭᠠᠨ ᠤ ᠲᠡᠦᠬᠡ ᠶᠢᠨ ᠪᠢᠴᠢᠭᠰᠡᠨ ᠰᠤᠳᠤᠯᠤᠯ ᠶᠢᠨ᠂ ᠪᠠᠷᠢᠮᠲᠠ ᠶᠢᠨ ᠲᠠᠶᠢᠯᠪᠤᠷᠢ ᠳᠤ ᠨᠡᠷᠡᠶᠢᠳᠦᠯ᠂ ᠮᠣᠩᠭᠣᠯ ᠤᠨ ᠨᠢᠭᠤᠴᠠ ᠲᠣᠪᠴᠢᠶᠠᠨ ᠤ ᠲᠠᠶᠢᠯᠪᠤᠷᠢ ᠶᠢᠨ ᠬᠡᠰᠡᠭ ᠲᠦ ᠲᠠᠶᠢᠯᠪᠤᠷᠢᠯᠠᠬᠤ ᠮᠥᠷ ᠦᠨ ᠪᠢᠴᠢᠭᠯᠡᠯ᠂ ᠪᠢᠴᠢᠭᠰᠡᠨ ᠨᠢ ᠮᠠᠰᠢ ᠲᠣᠳᠤ᠂ ᠲᠡᠭᠦᠨ ᠦ ᠲᠠᠶᠢᠯᠪᠤᠷᠢᠯᠠᠭᠰᠠᠨ》 ᠭᠡᠵᠦ᠂ 《ᠮᠣᠩᠭᠣᠯ ᠤᠨ ᠨᠢᠭᠤᠴᠠ ᠲᠣᠪᠴᠢᠶᠠᠨ ᠤ ᠲᠠᠶᠢᠯᠪᠤᠷᠢ》 ᠳᠤ ᠪᠢᠴᠢᠭᠰᠡᠨ ᠲᠣᠳᠤᠷᠬᠠᠢ ᠶᠢᠨ ᠲᠠᠶᠢᠯᠪᠤᠷᠢ ᠪᠢᠴᠢᠭᠰᠡᠨ᠃ ᠡᠨᠡ ᠬᠦ ᠨᠢ ᠮᠣᠩᠭᠣᠯ ᠤᠨ ᠨᠢᠭᠤᠴᠠ ᠲᠣᠪᠴᠢᠶᠠᠨ ᠤ ᠲᠠᠶᠢᠯᠪᠤᠷᠢ ᠳᠤ ᠪᠢᠴᠢᠭᠰᠡᠨ ᠮᠥᠷ ᠢ ᠲᠠᠶᠢᠯᠪᠤᠷᠢᠯᠠᠨ ᠲᠠᠶᠢᠯᠪᠤᠷᠢᠯᠠᠭᠰᠠᠨ ᠪᠠᠢᠨ᠎ᠠ ᠲᠠᠶᠢᠯᠪᠤᠷᠢ ᠪᠢᠴᠢᠭᠰᠡᠨ ᠳᠤ ᠪᠢᠴᠢᠭᠰᠡᠨ ᠲᠠᠶᠢᠯᠪᠤᠷᠢ᠂ ᠪᠢᠴᠢᠭᠰᠡᠨ ᠲᠡᠦᠬᠡ ᠶᠢᠨ ᠰᠤᠳᠤᠯᠤᠯ ᠤᠨ ᠲᠠᠶᠢᠯᠪᠤᠷᠢ ᠶᠢᠨ ᠪᠢᠴᠢᠭᠯᠡᠯ᠂ ᠲᠠᠶᠢᠯᠪᠤᠷᠢ ᠶᠢᠨ ᠪᠢᠴᠢᠭᠯᠡᠯ ᠳᠦ ᠪᠢᠴᠢᠭᠰᠡᠨ ᠮᠥᠷ ᠦᠨ ᠲᠠᠶᠢᠯᠪᠤᠷᠢ》 ᠭᠡᠵᠦ᠂ B᠂ C ᠰᠣᠩᠭᠣᠯᠲᠠ ᠳᠤ 《ᠮᠣᠩᠭᠣᠯ ᠤᠨ ᠨᠢᠭᠤᠴᠠ ᠲᠣᠪᠴᠢᠶᠠᠨ ᠤ ᠲᠠᠶᠢᠯᠪᠤᠷᠢ ᠶᠢᠨ ᠪᠢᠴᠢᠭᠯᠡᠯ》 ᠪᠢᠴᠢᠭᠰᠡᠨ ᠲᠠᠶᠢᠯᠪᠤᠷᠢ ᠶᠢᠨ ᠮᠥᠷ ᠦᠨ ᠲᠠᠶᠢᠯᠪᠤᠷᠢ ᠪᠢᠴᠢᠭᠰᠡᠨ ᠲᠡᠦᠬᠡ ᠶᠢᠨ ᠰᠤᠳᠤᠯᠤᠯ ᠤᠨ ᠲᠠᠶᠢᠯᠪᠤᠷᠢ᠂ ᠲᠠᠶᠢᠯᠪᠤᠷᠢ ᠶᠢᠨ ᠪᠢᠴᠢᠭᠯᠡᠯ ᠳᠦ ᠪᠢᠴᠢᠭᠰᠡᠨ᠃
ᠰᠣᠩᠭᠣᠯᠲᠠ ᠶᠢᠨ ᠬᠠᠷᠢᠭᠤ᠂ A᠂ D ᠰᠣᠩᠭᠣᠯᠲᠠ ᠳᠤ 《ᠮᠣᠩᠭᠣᠯ ᠤᠨ ᠨᠢᠭᠤᠴᠠ ᠲᠣᠪᠴᠢᠶᠠᠨ ᠤ ᠲᠠᠶᠢᠯᠪᠤᠷᠢ ᠶᠢᠨ ᠪᠢᠴᠢᠭᠯᠡᠯ ᠤᠨ ᠮᠥᠷ ᠦᠨ ᠲᠠᠶᠢᠯᠪᠤᠷᠢ (ᠲᠠᠶᠢᠯᠪᠤᠷᠢ) ᠲᠠᠶᠢᠯᠪᠤᠷᠢᠯᠠᠭᠰᠠᠨ ᠪᠢᠴᠢᠭᠰᠡᠨ ᠲᠠᠶᠢᠯᠪᠤᠷᠢ ᠶᠢ ᠲᠣᠳᠤᠷᠬᠠᠢᠯᠠᠨ ᠪᠢᠴᠢᠭᠰᠡᠨ᠃
ᠲᠠᠶᠢᠯᠪᠤᠷᠢᠯᠠᠭᠰᠠᠨ ᠪᠠᠢᠨ᠎ᠠ᠃ ᠡᠨᠡ ᠬᠦ ᠲᠠᠶᠢᠯᠪᠤᠷᠢ ᠳᠤ ᠡᠨᠡ ᠨᠢ ᠲᠠᠶᠢᠯᠪᠤᠷᠢᠯᠠᠭᠰᠠᠨ ᠰᠢᠨᠵᠢᠯᠡᠭᠡ᠂ ᠡᠨᠡ ᠨᠢ ᠲᠠᠶᠢᠯᠪᠤᠷᠢᠯᠠᠭᠰᠠᠨ ᠰᠢᠨᠵᠢᠯᠡᠭᠡ᠂ ᠡᠨᠡ ᠨᠢ ᠰᠢᠨᠵᠢᠯᠡᠨ ᠲᠠᠶᠢᠯᠪᠤᠷᠢᠯᠠᠬᠤ ᠰᠢᠨᠵᠢᠯᠡᠭᠡ ᠶᠢ ᠬᠡᠯᠡᠪᠡᠯ ᠲᠠᠶᠢᠯᠪᠤᠷᠢ ᠶᠢᠨ ᠮᠥᠷ ᠦᠨ ᠪᠢᠴᠢᠭ᠂ ᠪᠢᠴᠢᠭᠰᠡᠨ ᠨᠢ ᠲᠡᠦᠬᠡ ᠶᠢᠨ ᠲᠠᠶᠢᠯᠪᠤᠷᠢ ᠲᠠᠶᠢᠯᠪᠤᠷᠢᠯᠠᠭᠰᠠᠨ ᠪᠢᠴᠢᠭᠰᠡᠨ ᠲᠠᠶᠢᠯᠪᠤᠷᠢ》 ᠭᠡᠵᠦ ᠡᠨᠡ ᠲᠠᠶᠢᠯᠪᠤᠷᠢ
ᠲᠠᠶᠢᠯᠪᠤᠷᠢ》 ᠭᠡᠵᠦ ᠰᠢᠨᠵᠢᠯᠡᠭᠰᠡᠨ᠂ 《ᠮᠣᠩᠭᠣᠯ ᠤᠨ ᠨᠢᠭᠤᠴᠠ ᠲᠣᠪᠴᠢᠶᠠᠨ ᠤ ᠲᠠᠶᠢᠯᠪᠤᠷᠢ》 ᠪᠣᠯᠤᠨ ᠮᠣᠩᠭᠣᠯ ᠳᠤ 《ᠲᠡᠦᠬᠡ ᠶᠢᠨ ᠪᠢᠴᠢᠭᠯᠡᠯ ᠡᠨᠡ ᠬᠦ ᠡᠨᠡ ᠳᠦ᠂ ᠲᠠᠶᠢᠯᠪᠤᠷᠢ ᠮᠥᠷ ᠦᠨ ᠲᠠᠶᠢᠯᠪᠤᠷᠢ ᠲᠠᠶᠢᠯᠪᠤᠷᠢ ᠶᠢ

20

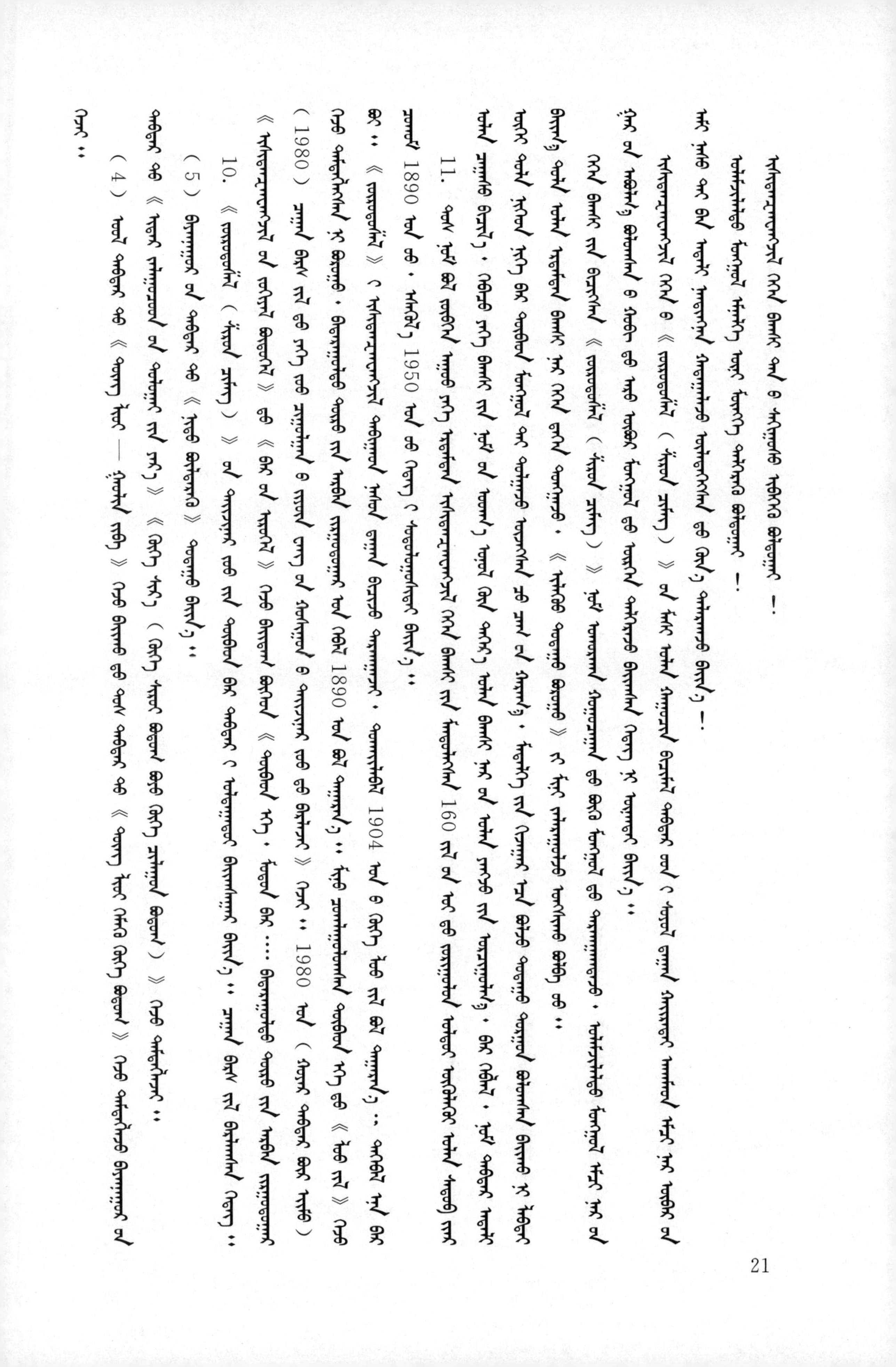

[illegible] —.

[illegible] —.

[illegible] —.

[illegible] 《 [illegible] ([illegible]) 》 [illegible]

[illegible] 《 [illegible] ([illegible]) 》 [illegible] 《 [illegible] 》 [illegible]

11. [illegible] 160 [illegible] 1890 [illegible] 1950 [illegible]

[illegible] 《 [illegible] 》 [illegible] 1904 [illegible] 1890 [illegible] 《 [illegible] 》 [illegible] (1980) [illegible] 1980 [illegible] ([illegible]) 《 [illegible] 》 [illegible] 《 [illegible] 》 [illegible]

10. 《 [illegible] ([illegible]) 》 [illegible]

(5) [illegible] 《 [illegible] 》 [illegible] 《 [illegible] 》 《 [illegible] ([illegible]) 》 [illegible]

(4) [illegible] 《 [illegible] — [illegible] 》 [illegible] 《 [illegible] 》 [illegible]

4. ᠳ · ᠴᠣᠢᠵᠢᠯᠰᠦᠷᠦᠩ : 《 ᠮᠣᠩᠭᠣᠯ ᠬᠡᠯᠡ ᠪᠢᠴᠢᠭ ᠦᠨ ᠰᠤᠳᠤᠯᠭ᠎ᠠ 》 · ᠦᠪᠦᠷ ᠮᠣᠩᠭᠣᠯ ᠤᠨ ᠠᠷᠠᠳ ᠤᠨ ᠬᠡᠪᠯᠡᠯ ᠦᠨ ᠬᠣᠷᠢᠶ᠎ᠠ · 1982 ᠣᠨ ᠃

3. ᠴᠣᠭᠲᠣ · ᠪᠠᠳᠤ ᠨᠠᠷᠠᠨᠲᠣᠶ᠎ᠠ : 《 ᠮᠣᠩᠭᠣᠯ ᠬᠡᠯᠡᠨ ᠦ ᠦᠰᠦᠭ ᠪᠢᠴᠢᠭ 》 · ᠬᠡᠯᠡᠨ ᠦ ᠰᠣᠶᠣᠯ ᠤᠨ ᠰᠤᠷᠬᠤ ᠪᠢᠴᠢᠭ (ᠬᠣᠶᠠᠷ ᠳᠤᠭᠠᠷ) · ᠦᠪᠦᠷ ᠮᠣᠩᠭᠣᠯ ᠤᠨ ᠰᠤᠷᠭᠠᠨ ᠬᠦᠮᠦᠵᠢᠯ ᠦᠨ ᠬᠡᠪᠯᠡᠯ ᠦᠨ ᠬᠣᠷᠢᠶ᠎ᠠ · 2011 ᠣᠨ ᠃

2. ᠰᠠᠢᠨᠪᠠᠶᠠᠷ ᠪᠠ ᠨᠠᠷᠠᠨᠲᠣᠶ᠎ᠠ : 《 ᠬᠡᠯᠡᠨ ᠦ ᠰᠣᠶᠣᠯ ᠮᠣᠩᠭᠣᠯ 》 · 《 ᠬᠡᠯᠡ ᠵᠣᠬᠢᠶᠠᠯ 》 ᠬᠡᠪᠯᠡᠯ ᠦᠨ ᠬᠣᠷᠢᠶ᠎ᠠ · 1987 ᠣᠨ ᠃

1. ᠴ · ᠪᠠᠶᠠᠷ : 《 ᠮᠣᠩᠭᠣᠯ ᠬᠡᠯᠡᠨ ᠦ ᠳᠦᠷᠢᠮ ᠦᠨ ᠪᠢᠴᠢᠭ 》 · ᠦᠪᠦᠷ ᠮᠣᠩᠭᠣᠯ ᠤᠨ ᠰᠤᠷᠭᠠᠨ ᠬᠦᠮᠦᠵᠢᠯ ᠦᠨ ᠬᠡᠪᠯᠡᠯ ᠦᠨ ᠬᠣᠷᠢᠶ᠎ᠠ · 1993 ᠣᠨ ᠃

ᠳᠠᠰᠬᠠᠯ ᠰᠤᠷᠭᠠᠭᠤᠯᠢ

ᠮᠣᠩᠭᠣᠯ ᠬᠡᠯᠡᠨ ᠦ ᠲᠣᠭᠠ ᠶᠢᠨ 9 ᠠᠪᠢᠶᠠᠨ ᠢ ᠪᠢᠴᠢᠭᠡᠷᠡᠢ !

ᠦᠭᠡ ᠶᠢᠨ ᠡᠬᠢᠨ ᠳᠤ ᠪᠠᠢᠬᠤ · ᠬᠣᠶᠠᠷ ᠳᠤᠭᠠᠷ ᠦᠶ᠎ᠡ ᠶᠢᠨ ᠪᠢᠴᠢᠭᠡᠷᠡᠢ !

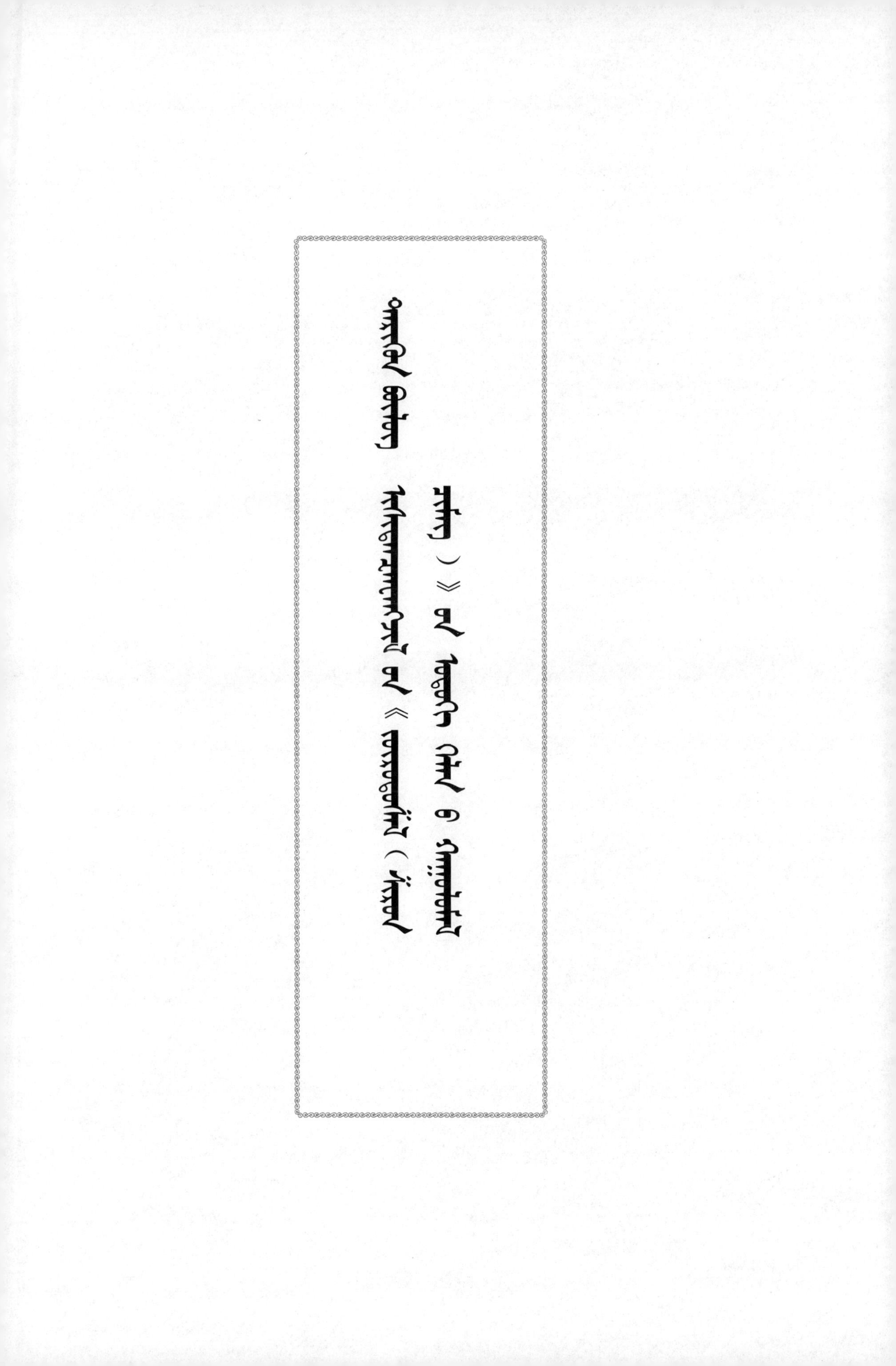

ᠳᠦᠷᠪᠡᠳᠦᠭᠡᠷ ᠪᠦᠯᠦᠭ [illegible] ᠤᠨ «[illegible]» ᠤᠨ [illegible] ᠤ [illegible]

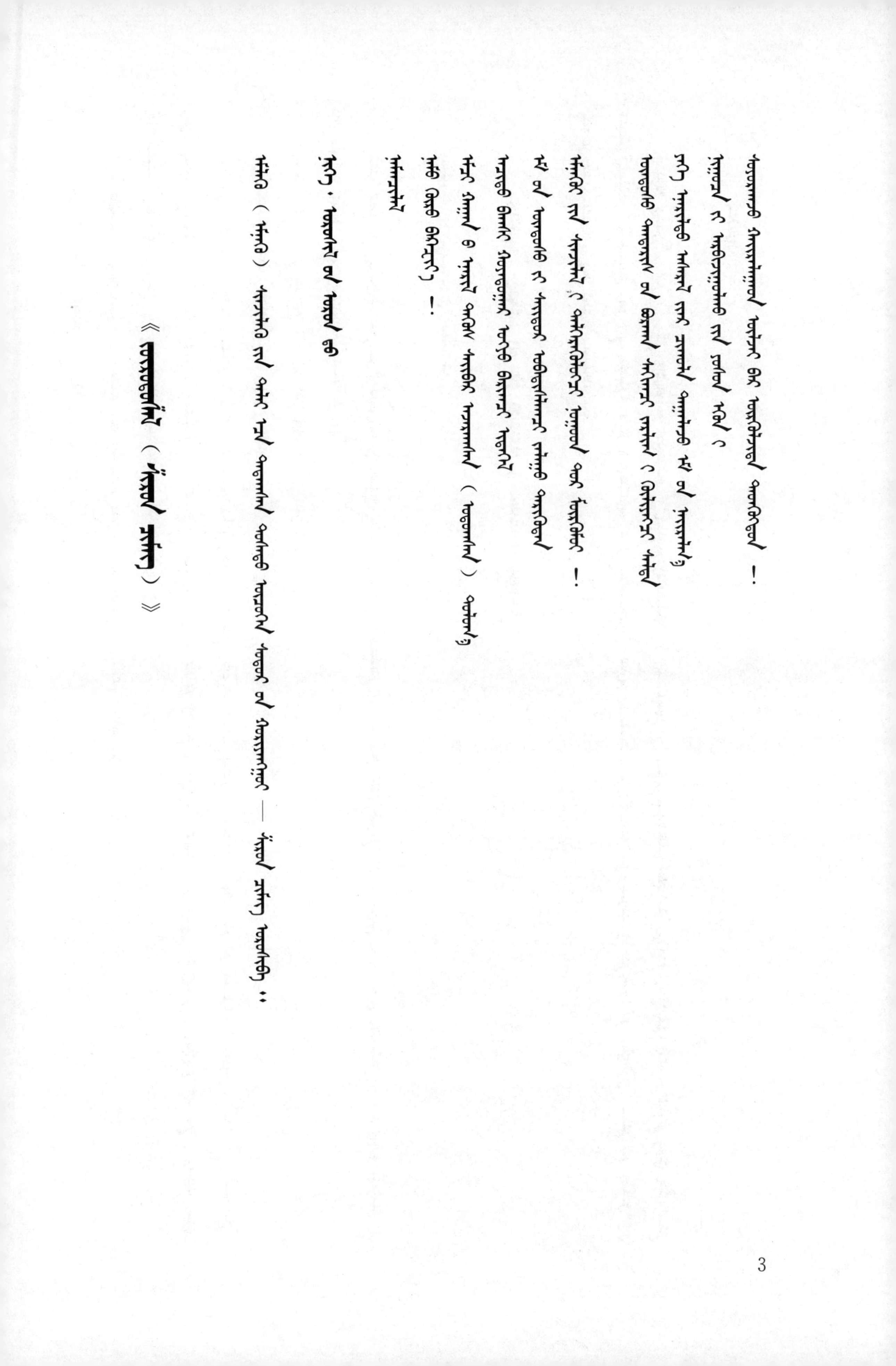

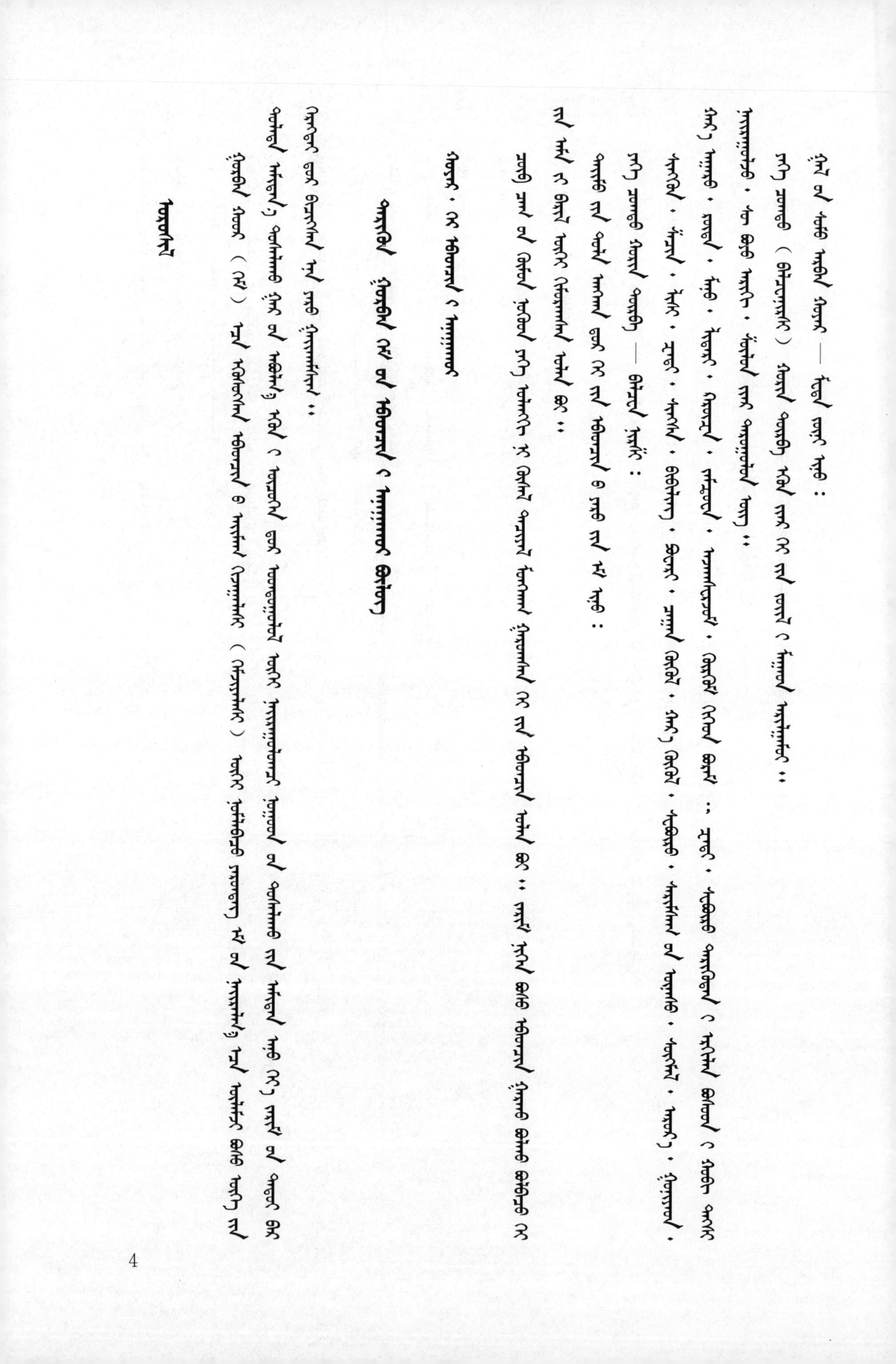

ᠤᠳᠤᠷᠢᠳᠬᠠᠯ

[illegible]

[illegible]

ᠨᠢᠭᠡ ᠂ [illegible]

[illegible]

[illegible]

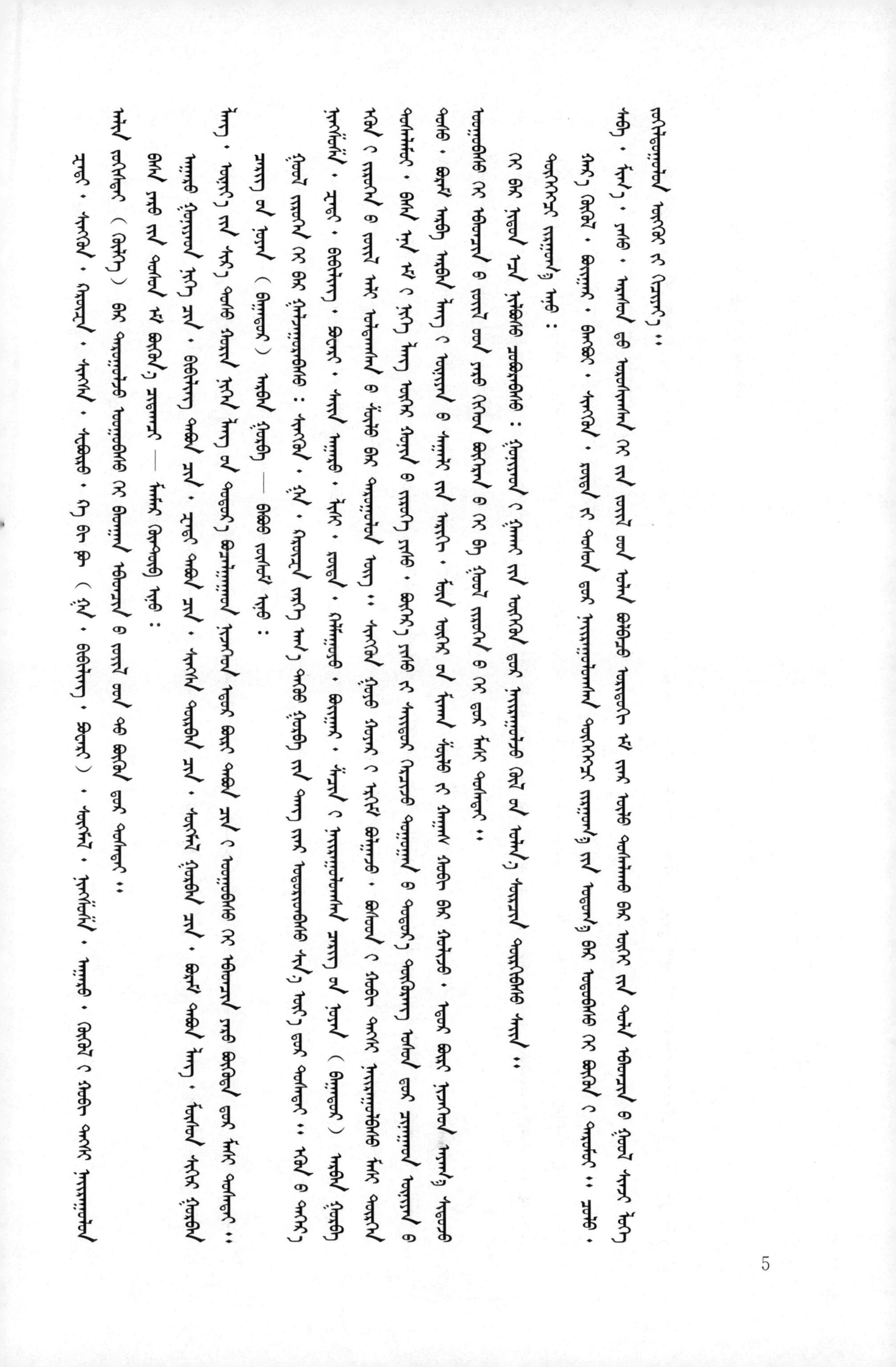

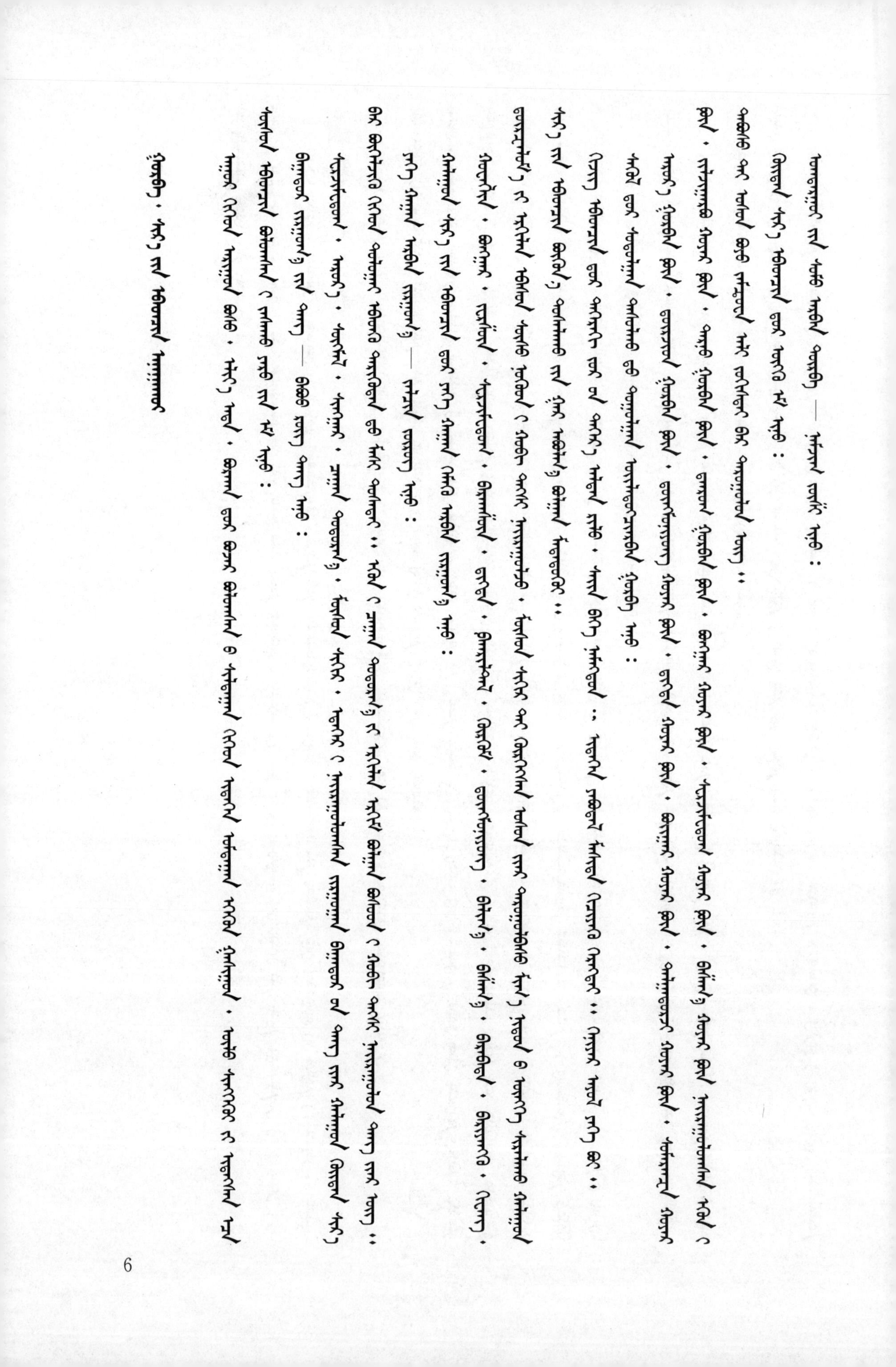

[illegible]

[illegible] :

[illegible] — [illegible] :

[illegible] ::

[illegible] — [illegible] :

[illegible] :

[illegible] ::

[illegible] ::

[illegible] :

[illegible] ::

[illegible] :

[illegible] — [illegible] :

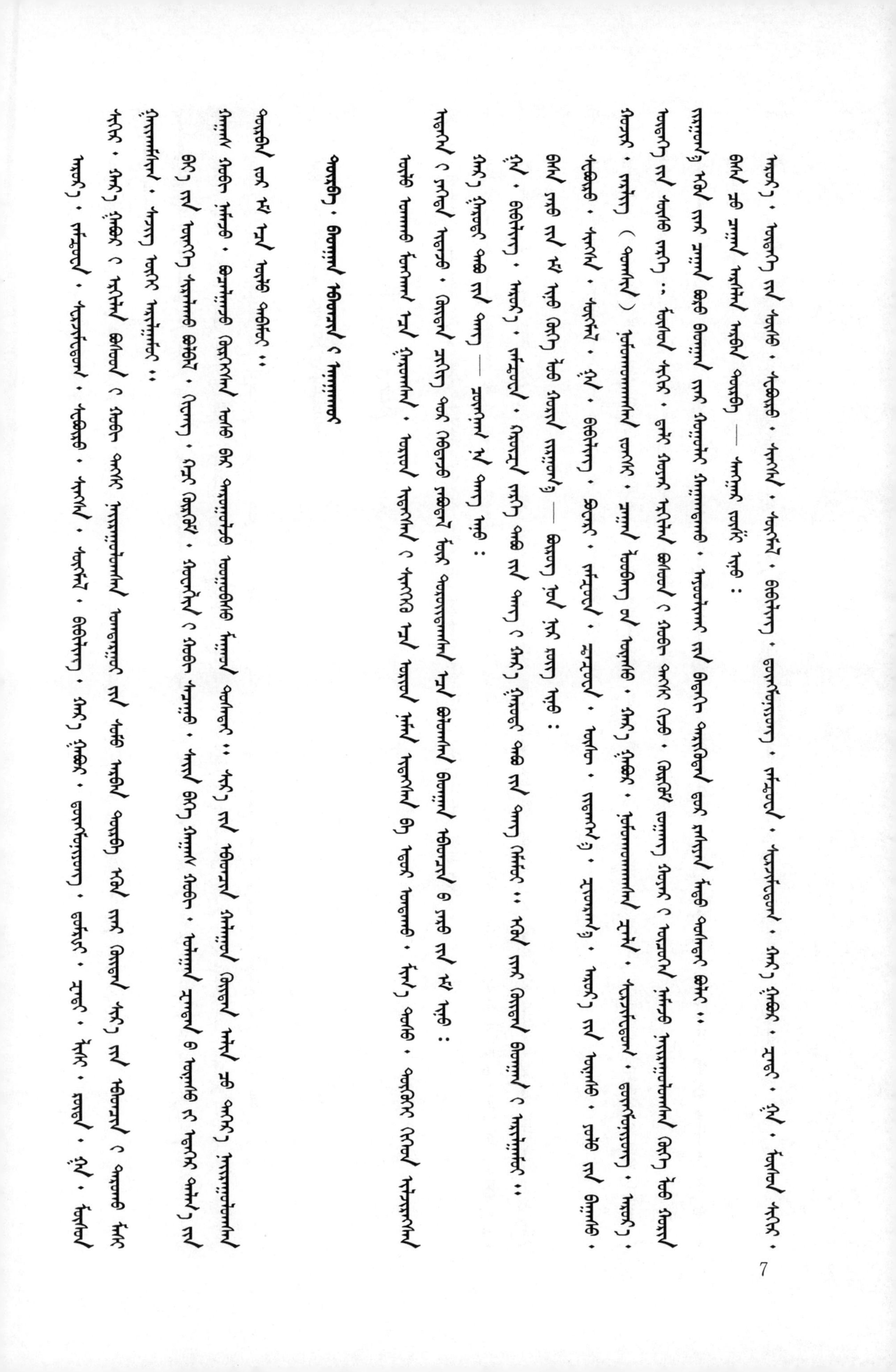

[illegible]

[illegible]

[illegible]

[illegible]

[illegible]

[illegible]

[illegible]

[illegible]

[illegible]

[illegible]

[illegible]

[illegible]

[illegible]

[illegible]

[illegible]

[illegible]

[illegible]

[illegible]

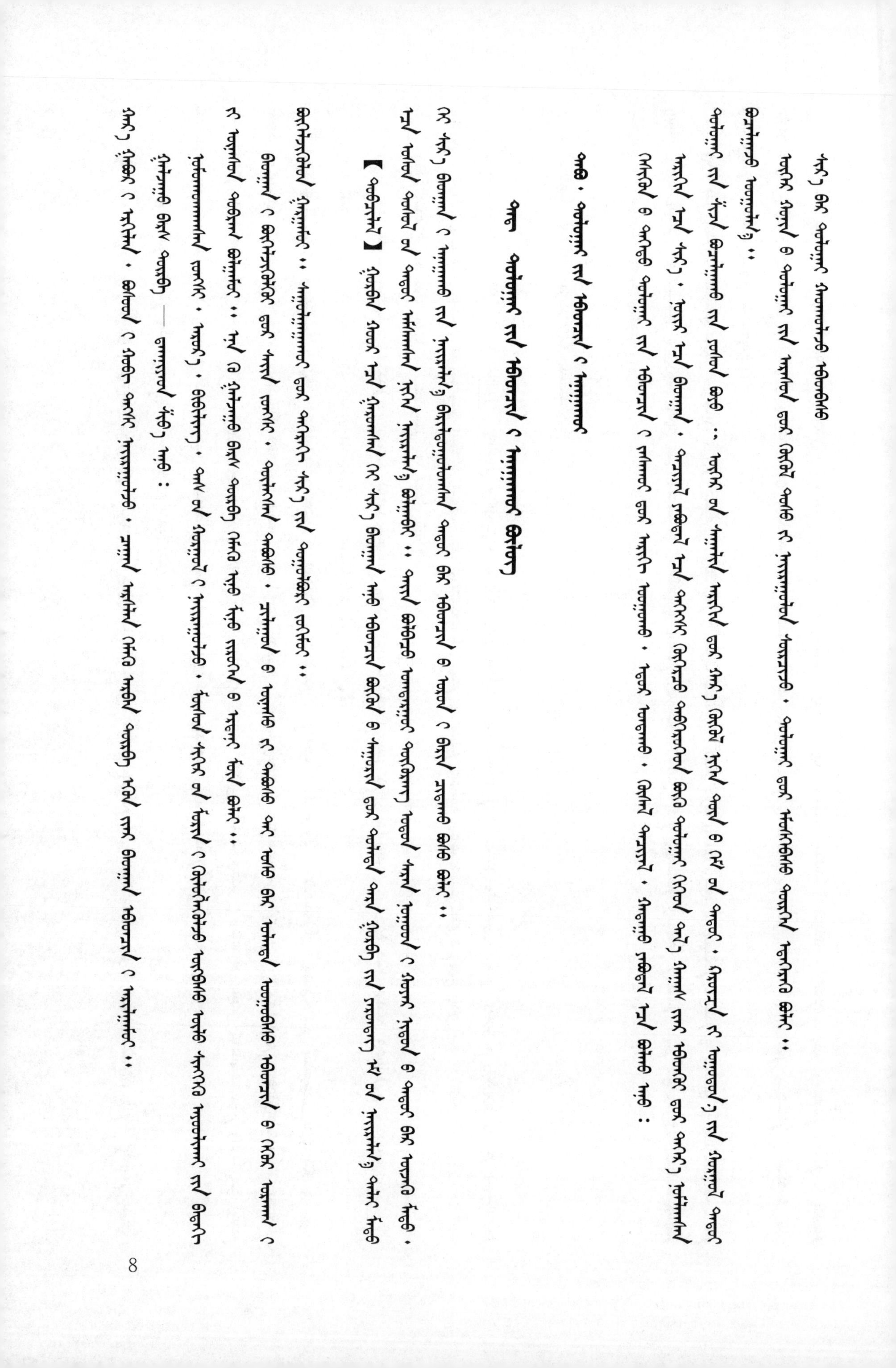

[illegible]

[illegible]

[illegible]

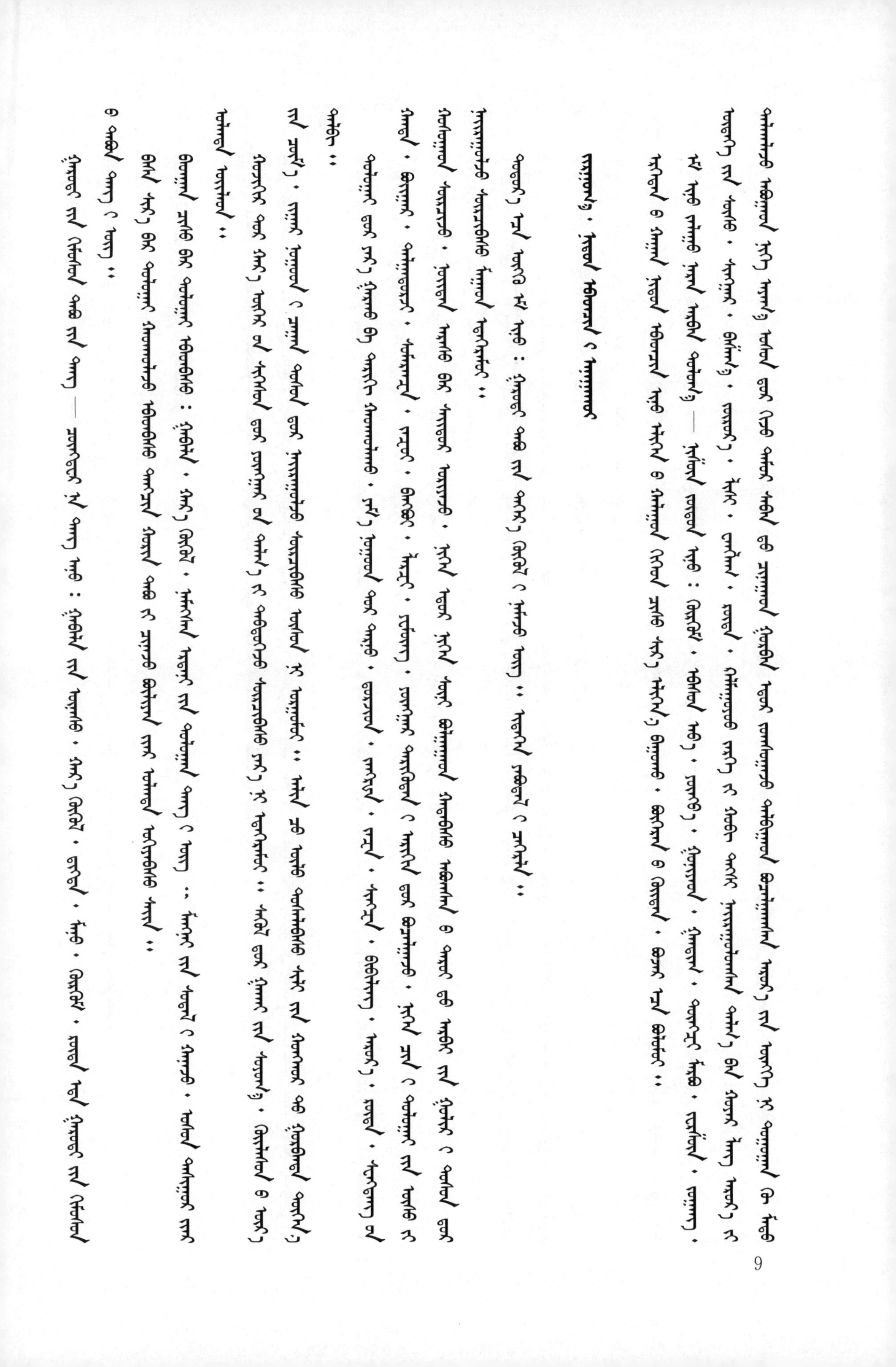

9

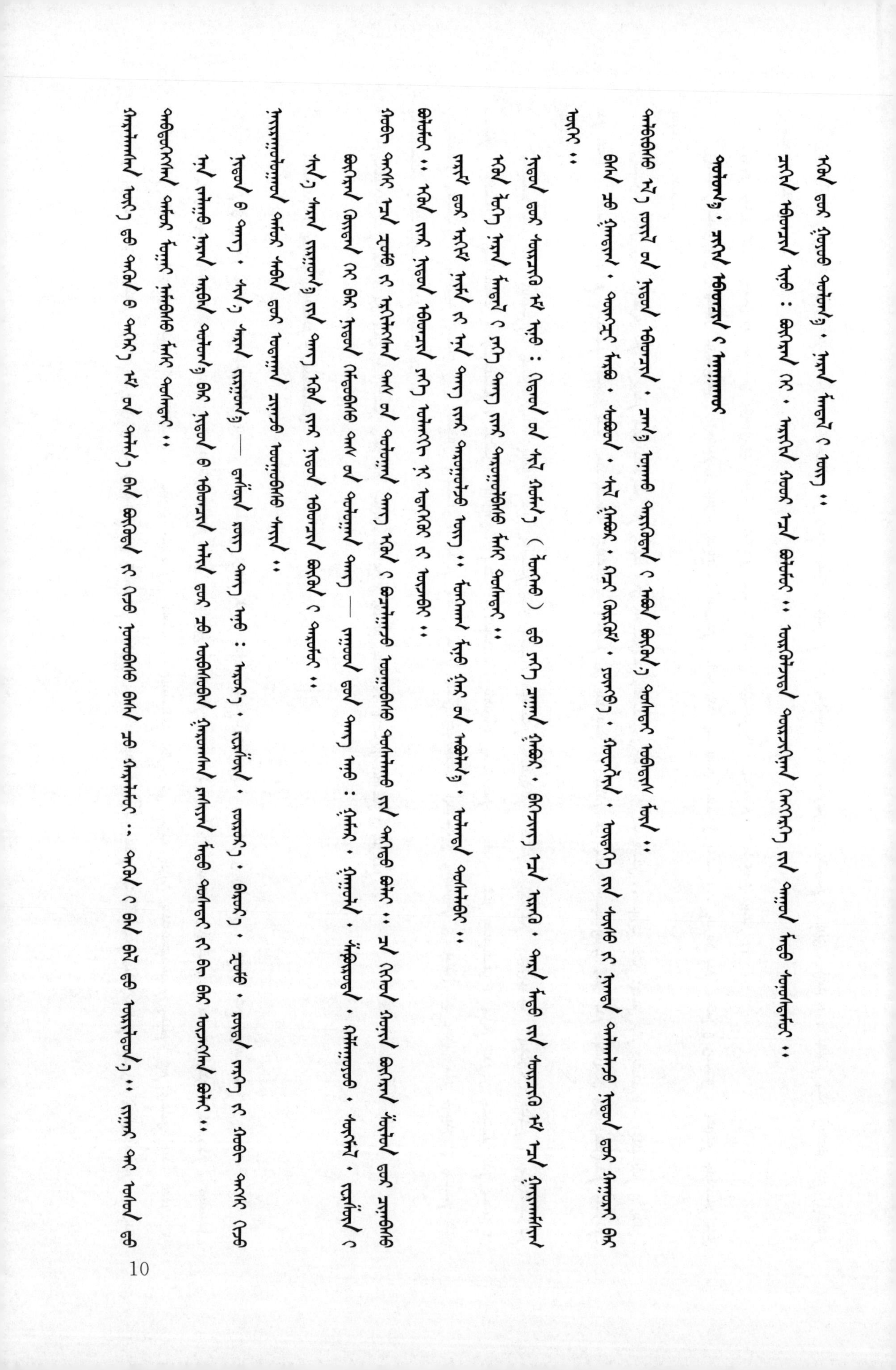

[illegible]

[illegible]

[illegible]

[illegible]

[illegible]

[illegible]

[illegible]

[illegible]

[illegible]

[illegible]

[illegible]

[illegible]

[illegible]

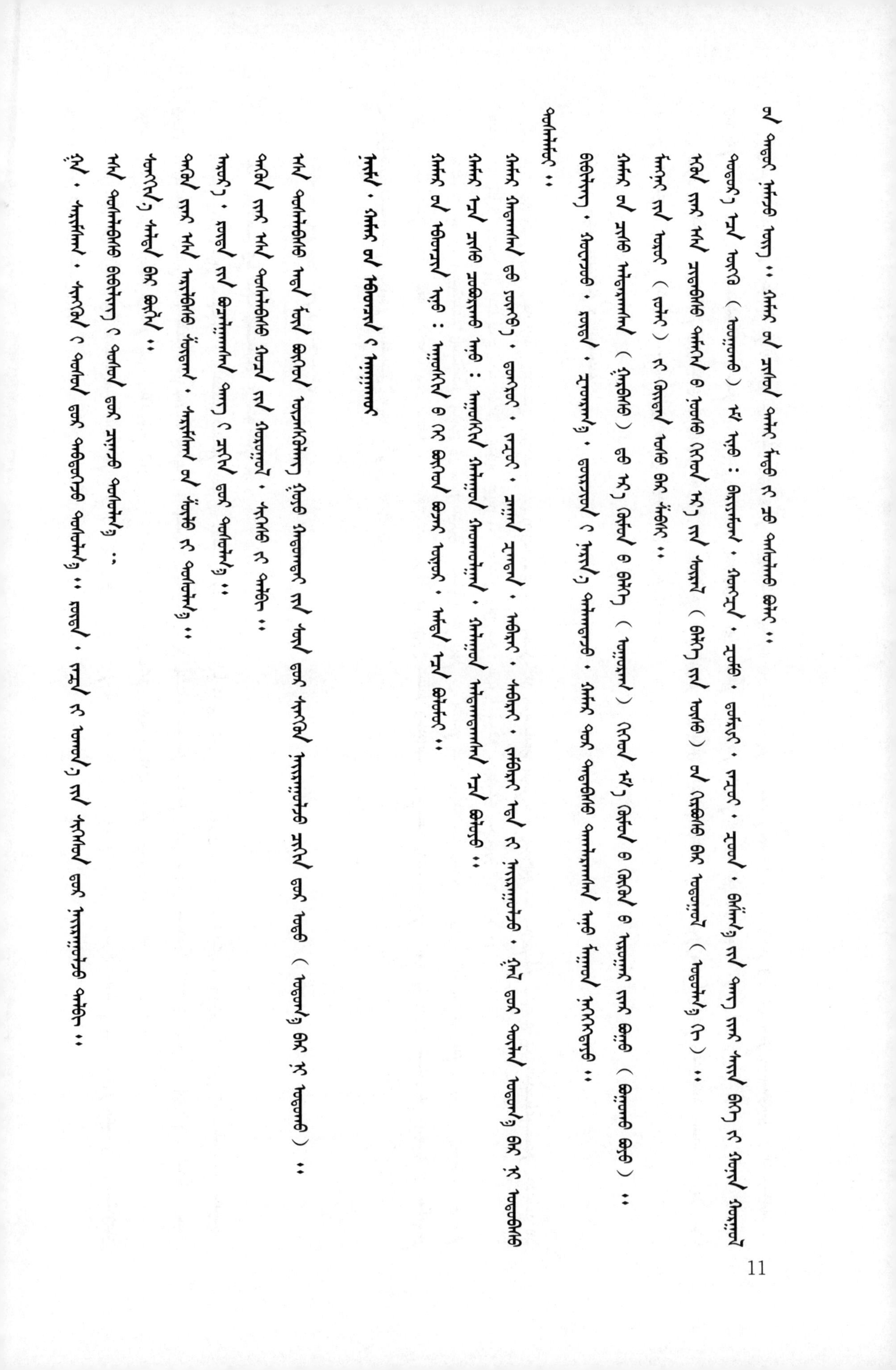

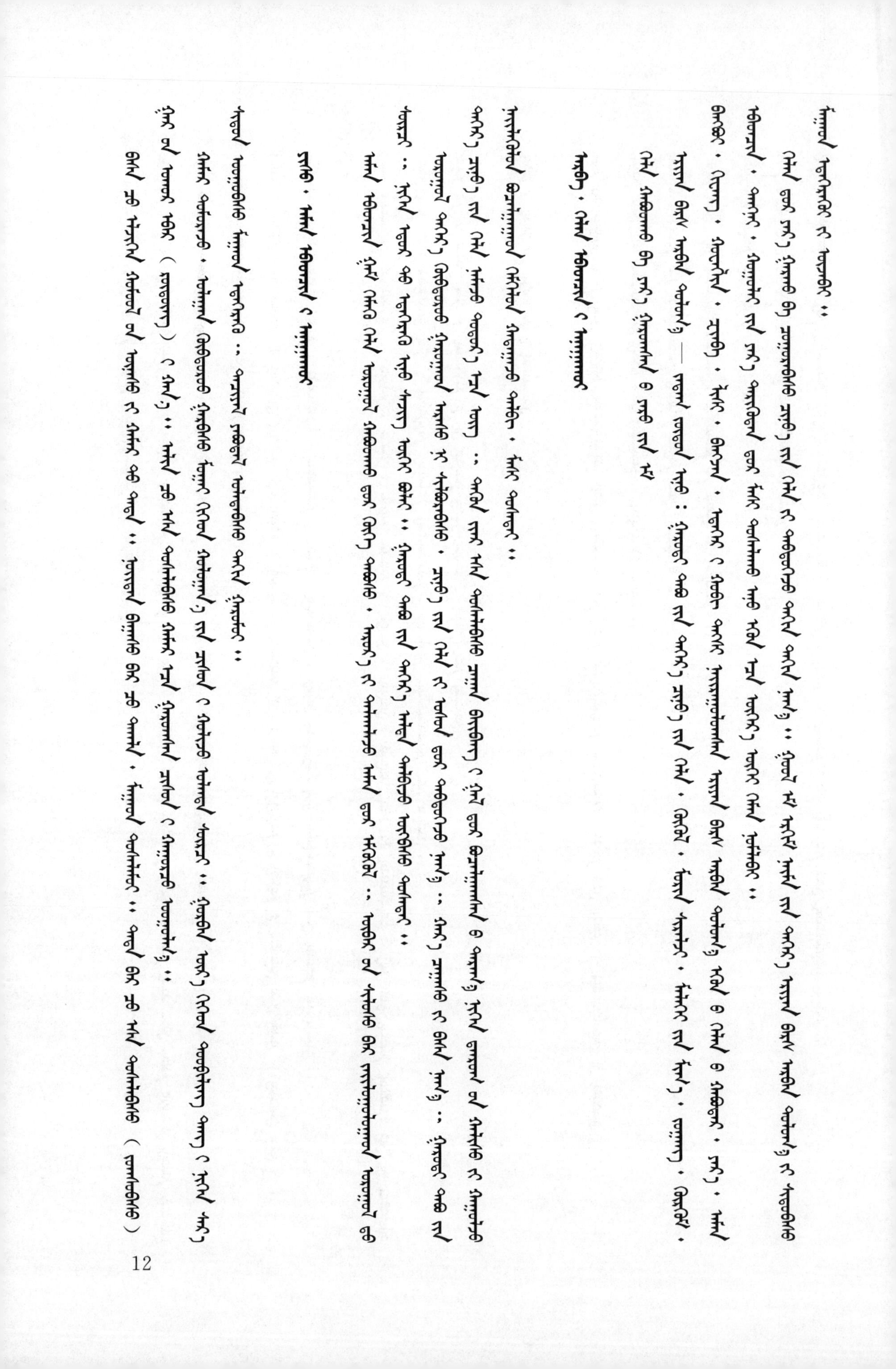

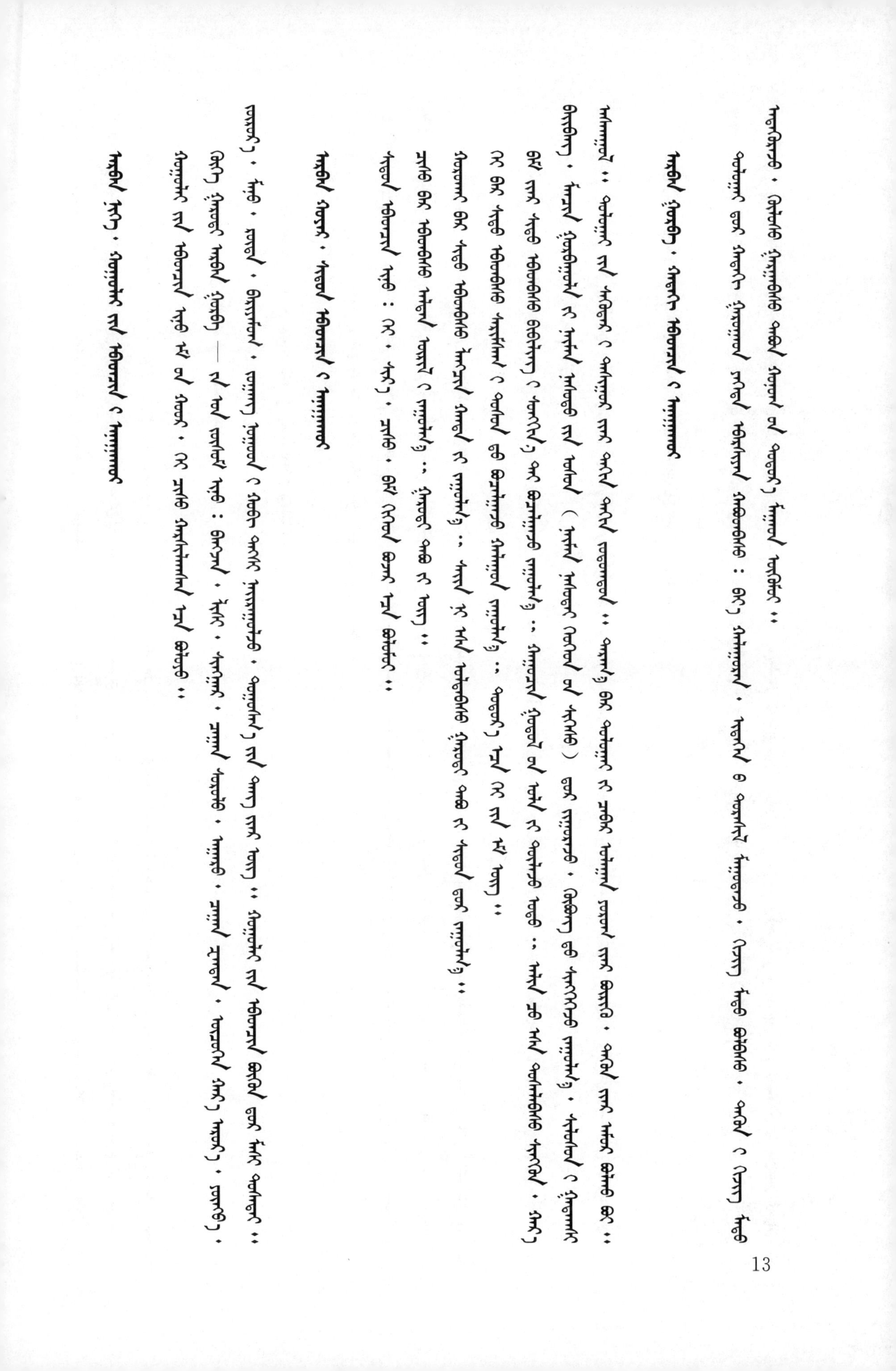

ᠪᠦᠯᠦᠭ ᠭᠤᠷᠪᠠ᠂ ᠠᠰᠠᠭᠤᠯᠲᠠ ᠲᠡᠮᠳᠡᠭ ᠦᠨ ᠬᠡᠷᠡᠭᠯᠡᠭᠡ

ᠪᠦᠯᠦᠭ ᠳᠦᠷᠪᠡ᠂ ᠠᠶᠠᠯᠭᠤ ᠲᠡᠮᠳᠡᠭ ᠦᠨ ᠬᠡᠷᠡᠭᠯᠡᠭᠡ

ᠪᠦᠯᠦᠭ ᠲᠠᠪᠤ᠂ ᠵᠢᠷᠤᠯᠲᠠ ᠶᠢᠨ ᠲᠡᠮᠳᠡᠭ ᠦᠨ ᠬᠡᠷᠡᠭᠯᠡᠭᠡ

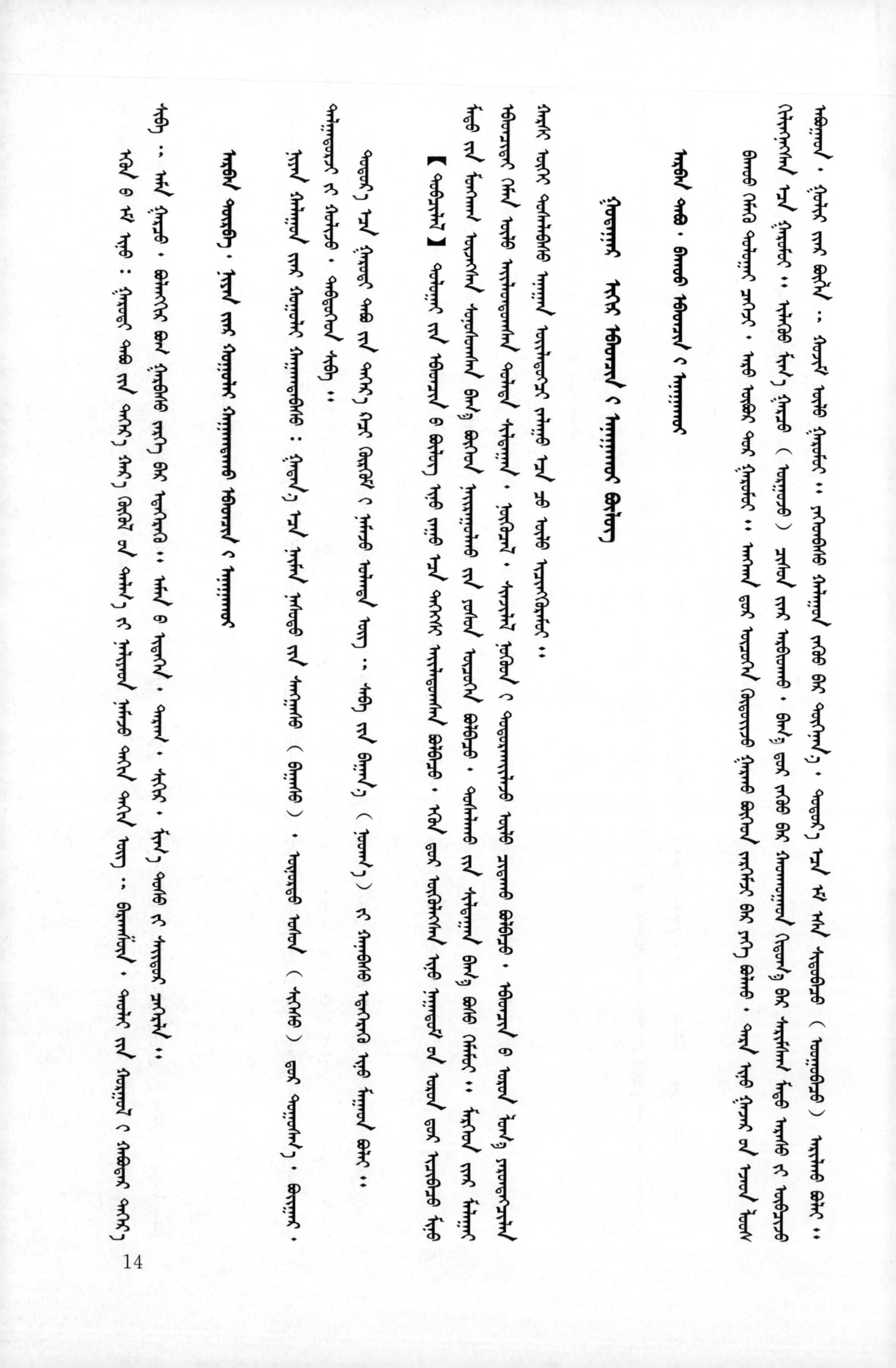

[illegible]

[illegible]

[illegible]

[illegible]

[illegible]

[illegible]

[illegible]

[illegible]

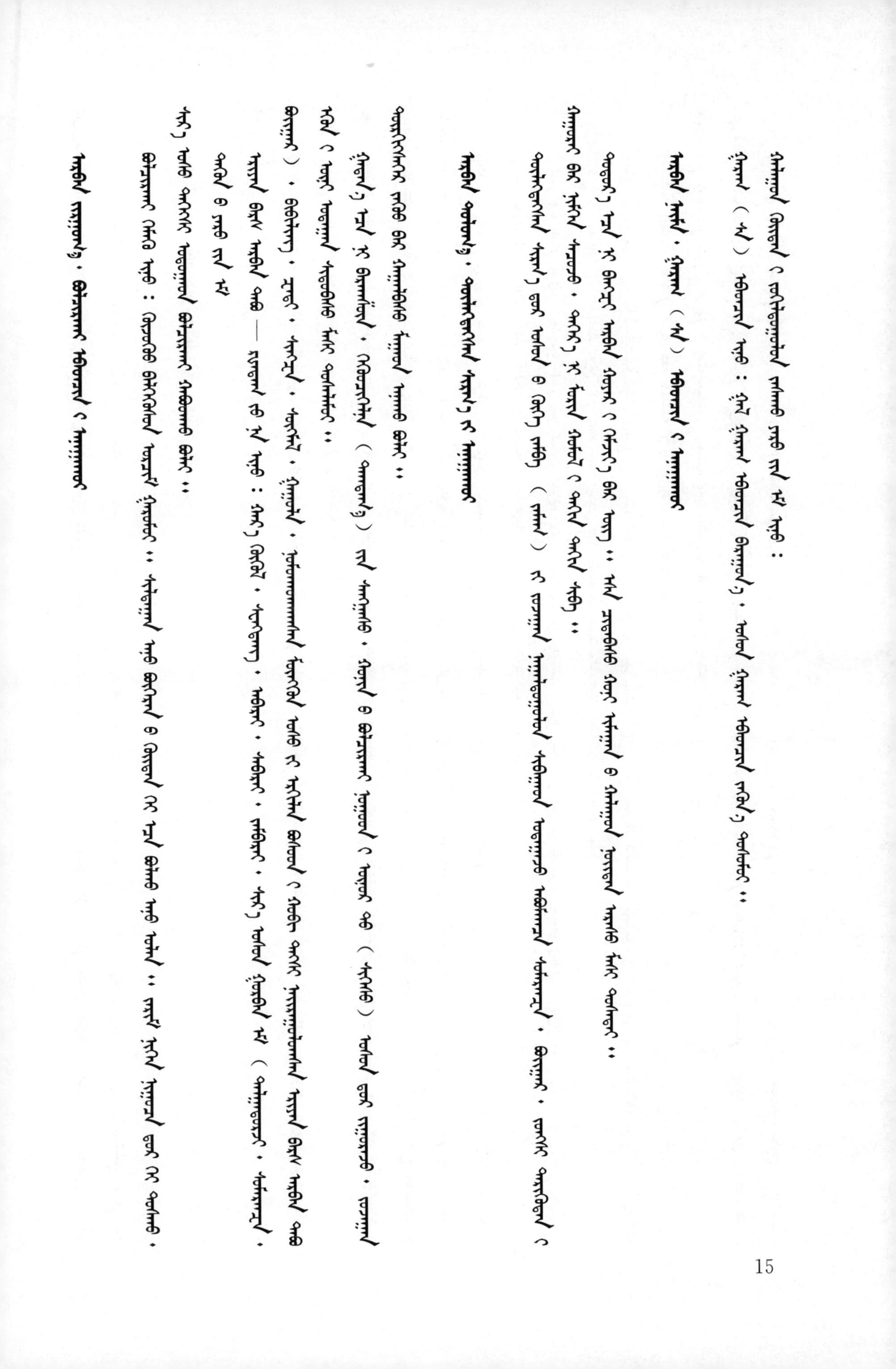

[illegible]

[illegible] : [illegible] ᠄ [illegible] ::

[illegible]

[illegible] — [illegible] : [illegible] ([illegible]) [illegible] ::

[illegible] ([illegible]) [illegible] ([illegible]) [illegible] ::

[illegible]

[illegible] ([illegible]) [illegible] ::

[illegible] ::

[illegible] ([illegible]) [illegible]

[illegible] ([illegible]) [illegible] : [illegible] ::

[illegible] :

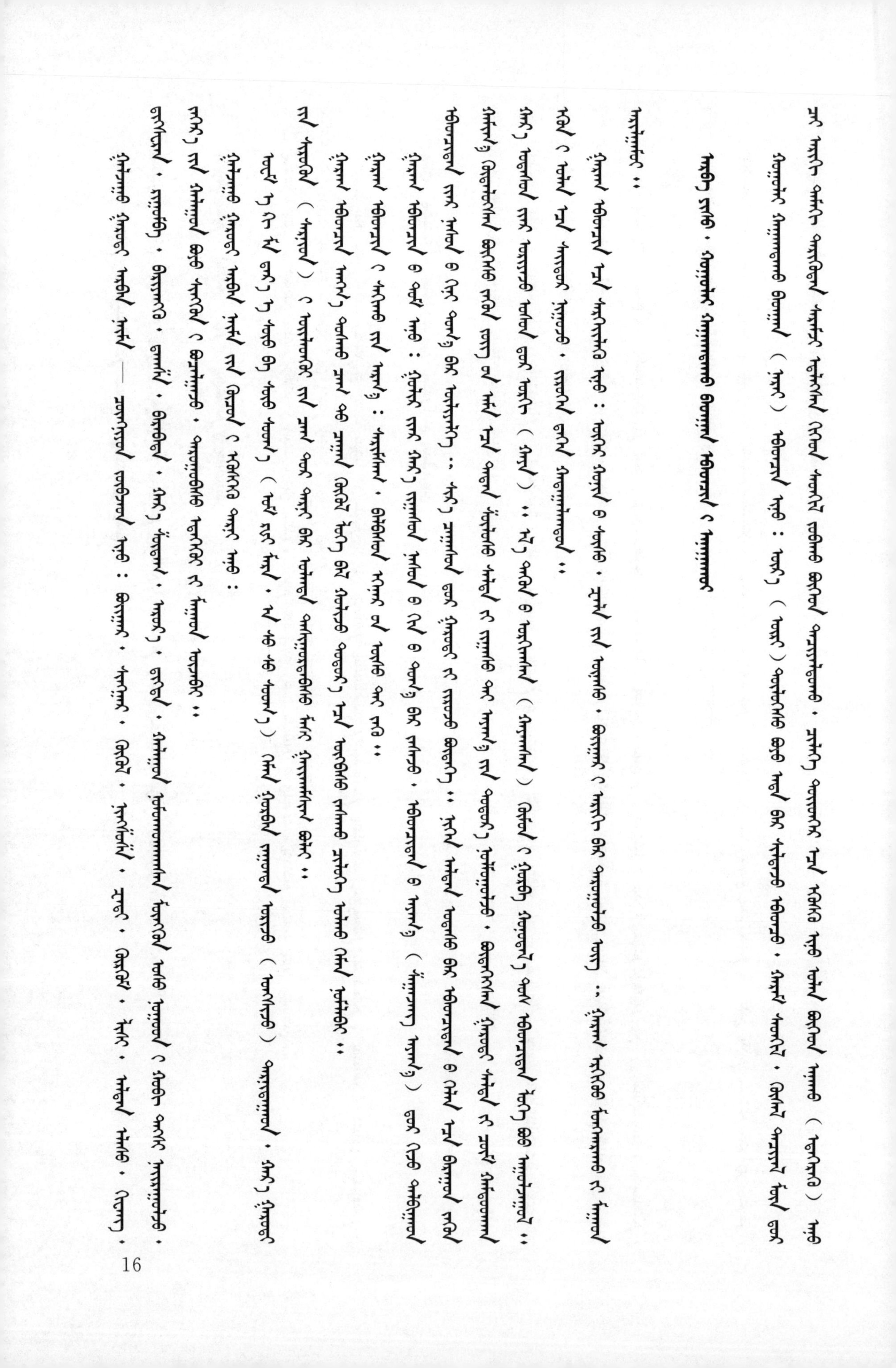

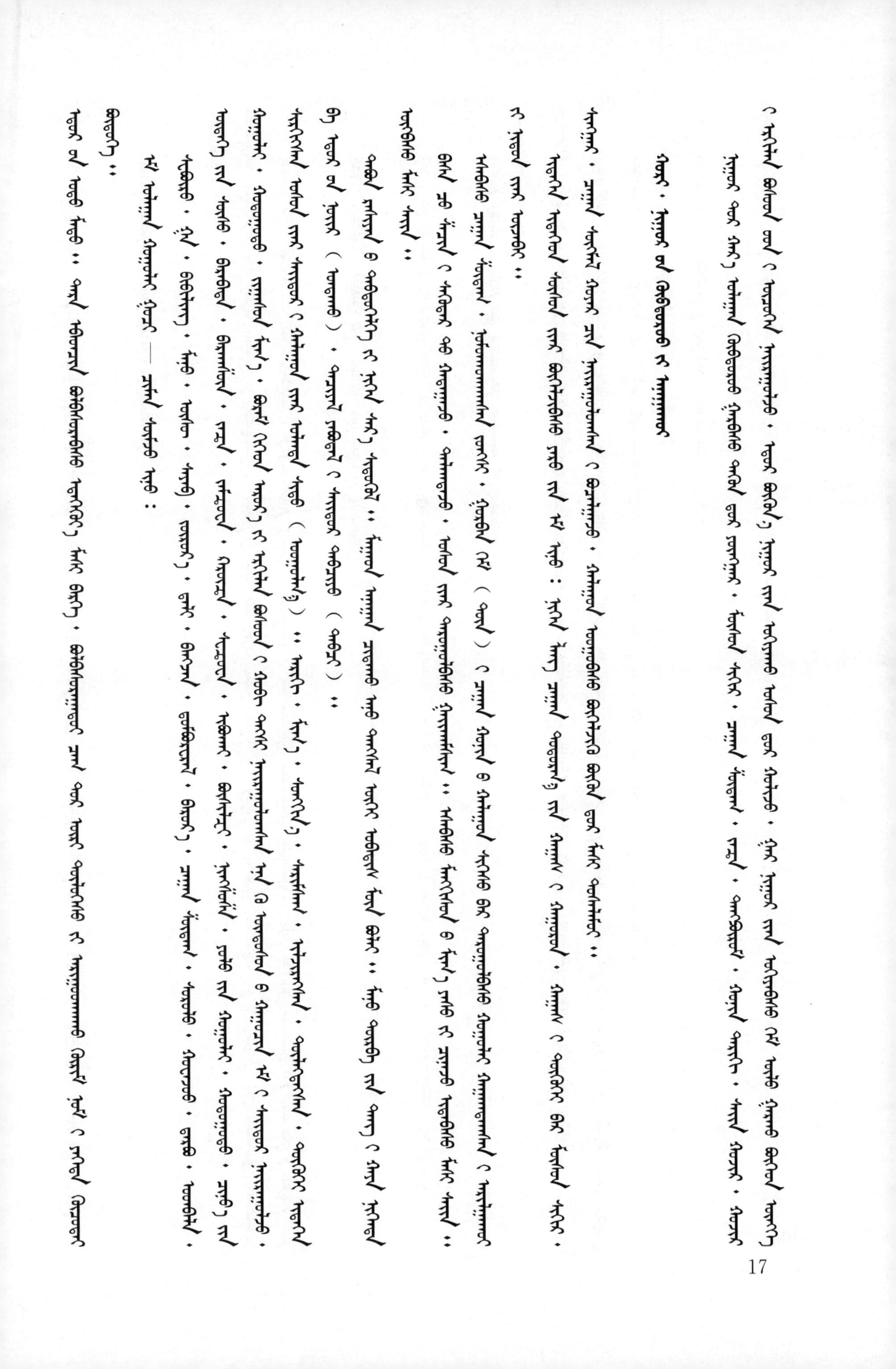

ᠭᠤᠷᠪᠠ᠂ ᠨᠡᠢᠭᠡᠮ ᠦᠨ ᠪᠠᠶᠢᠭᠤᠯᠤᠯᠲᠠ ᠶᠢᠨ ᠰᠢᠨᠵᠢ

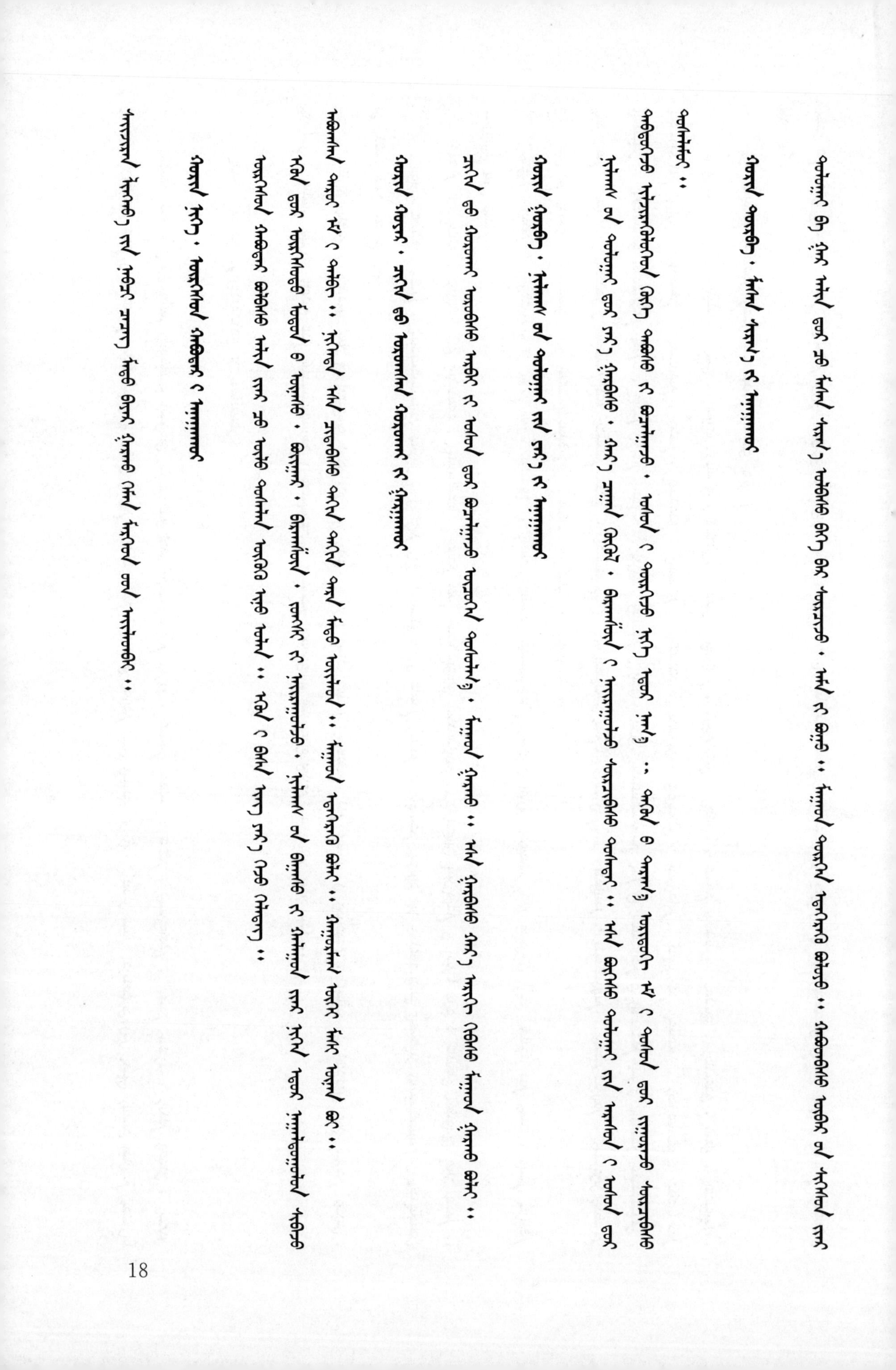

[illegible]

ᠠᠯᠬᠤᠮ ᠨᠢᠭᠡ᠂ [illegible]

[illegible]

ᠠᠯᠬᠤᠮ ᠬᠣᠶᠠᠷ᠂ [illegible]

[illegible]

ᠠᠯᠬᠤᠮ ᠭᠤᠷᠪᠠ᠂ [illegible]

[illegible]

ᠠᠯᠬᠤᠮ ᠳᠥᠷᠪᠡ᠂ [illegible]

[illegible]

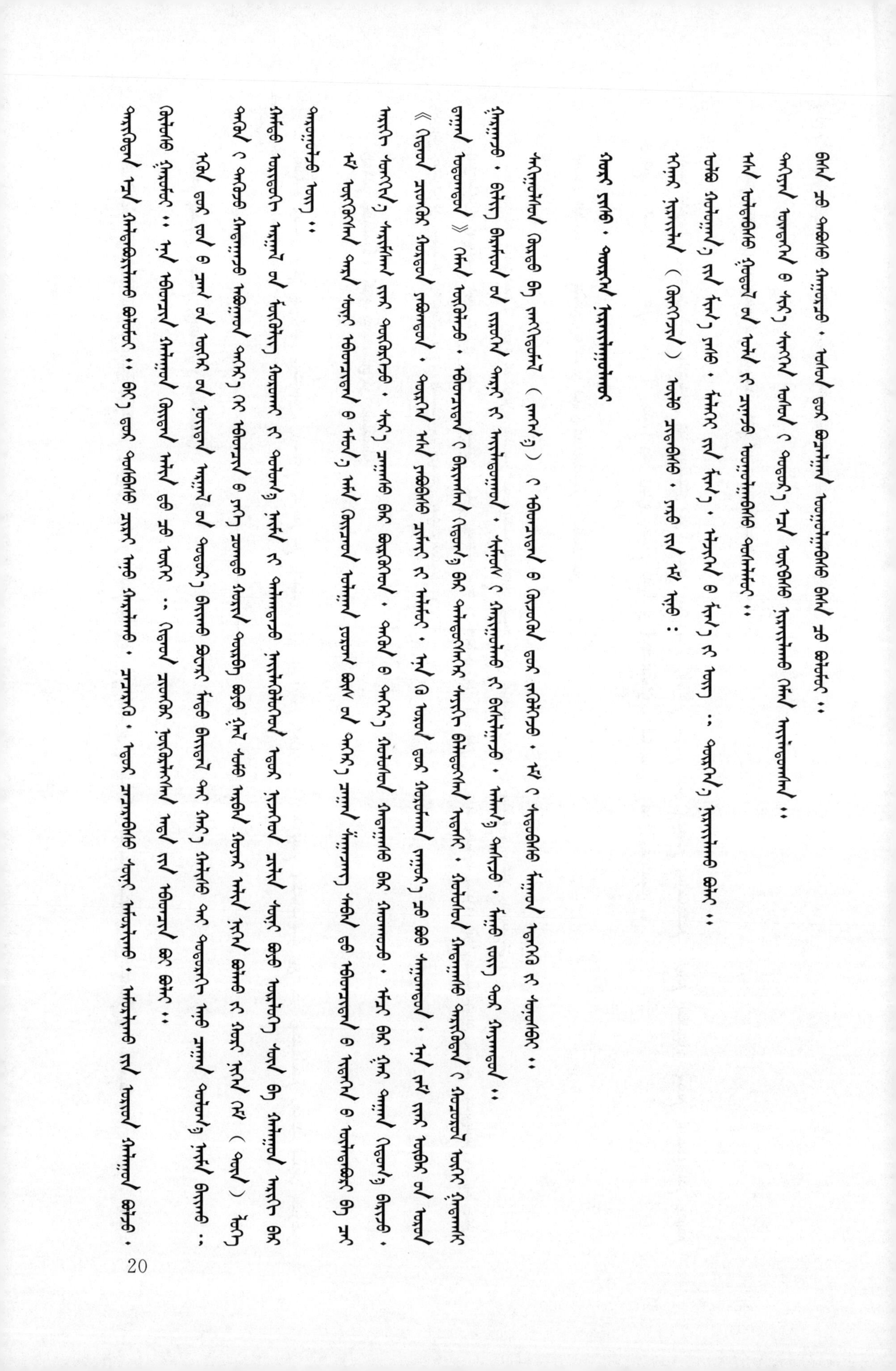

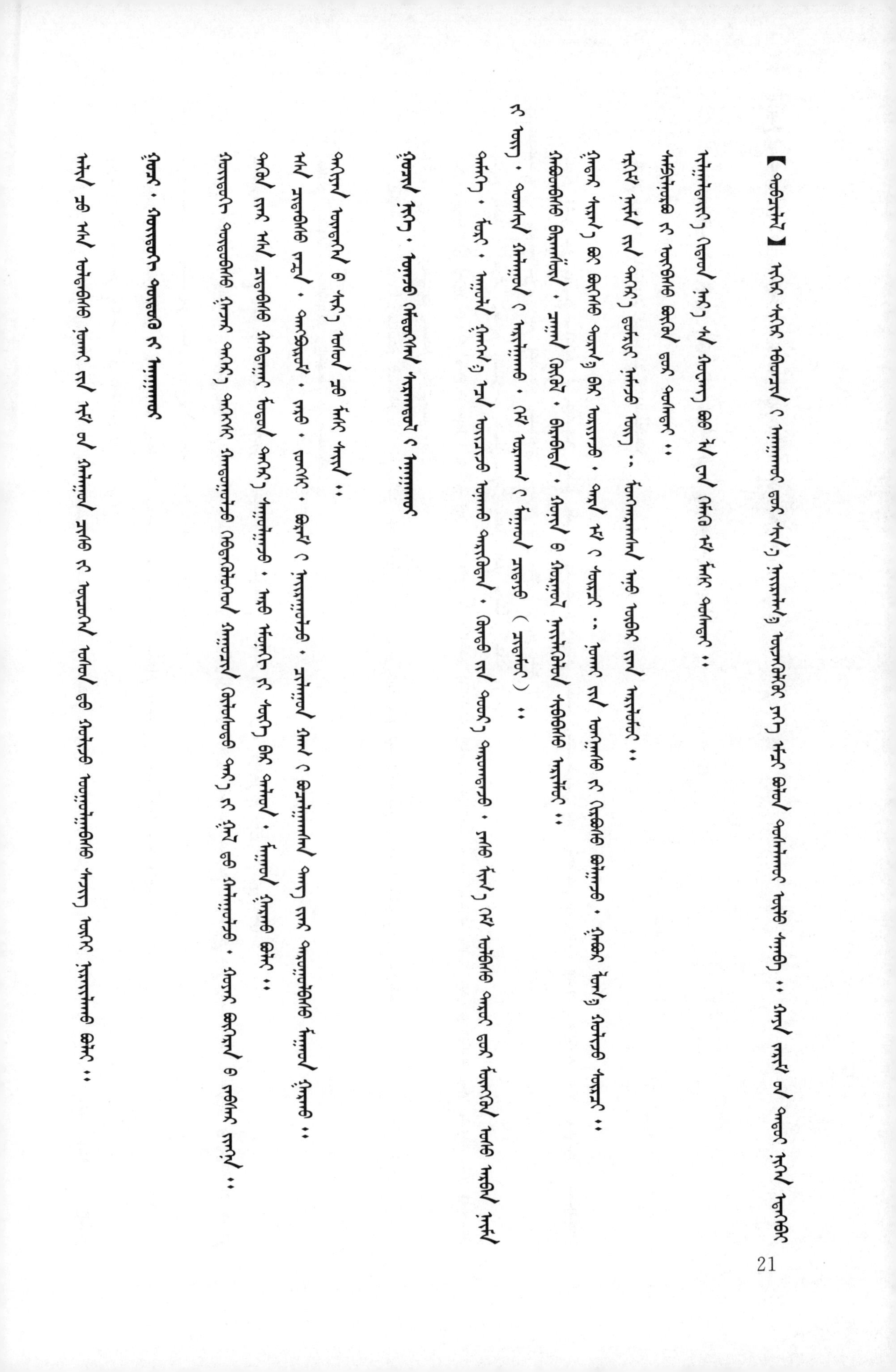

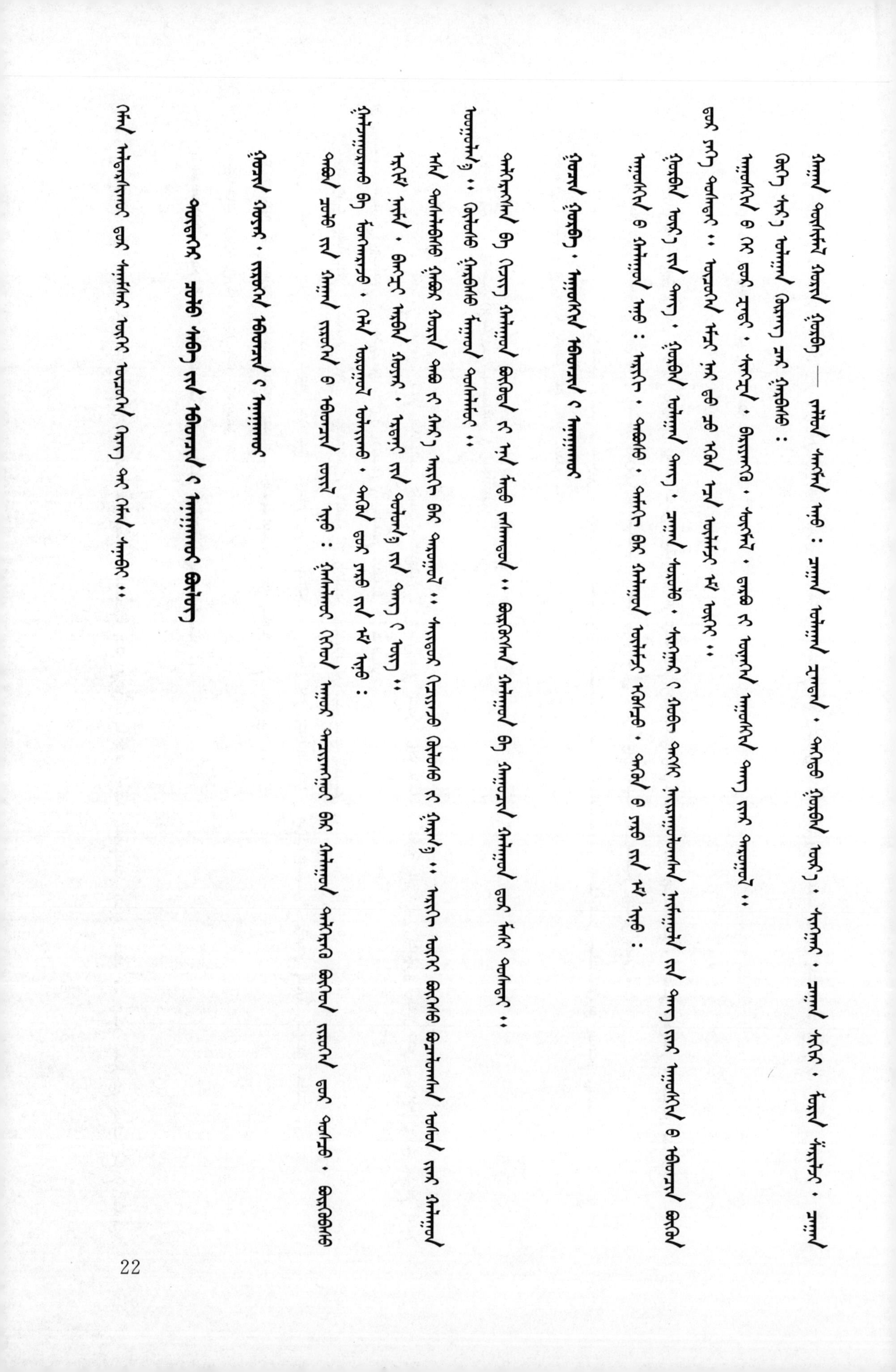

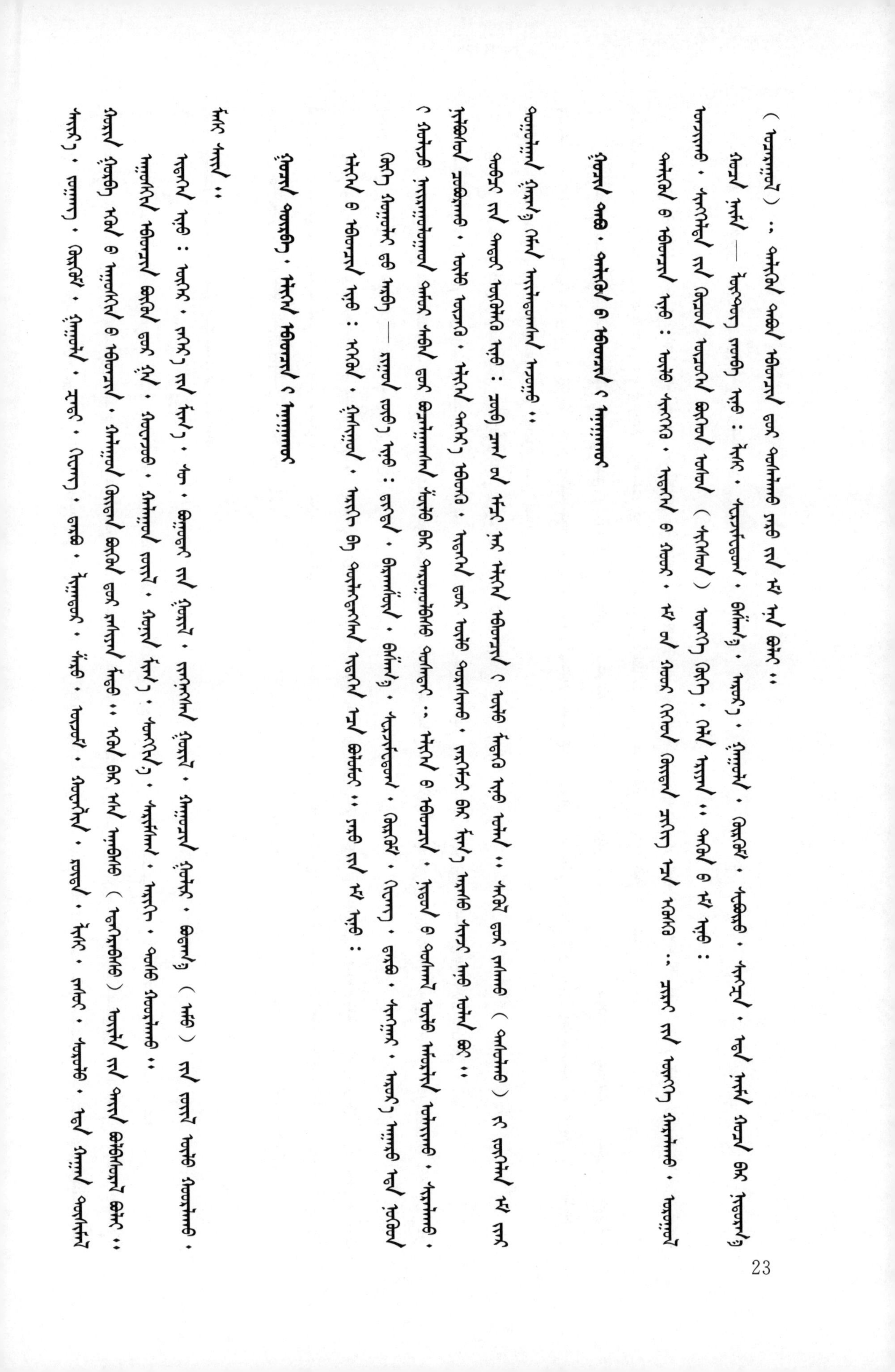

[illegible]

[illegible]

[illegible]

[illegible]

[illegible]

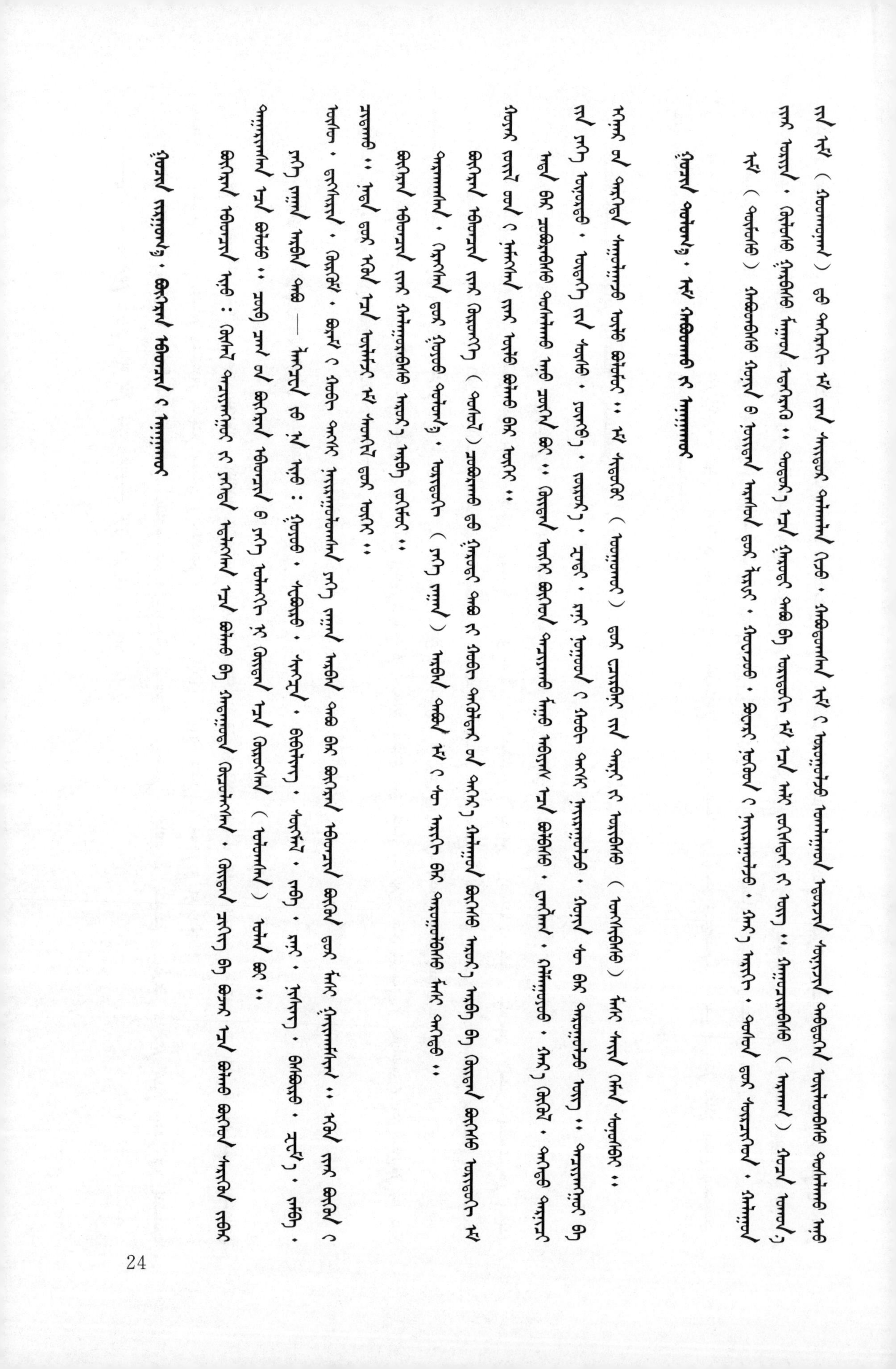

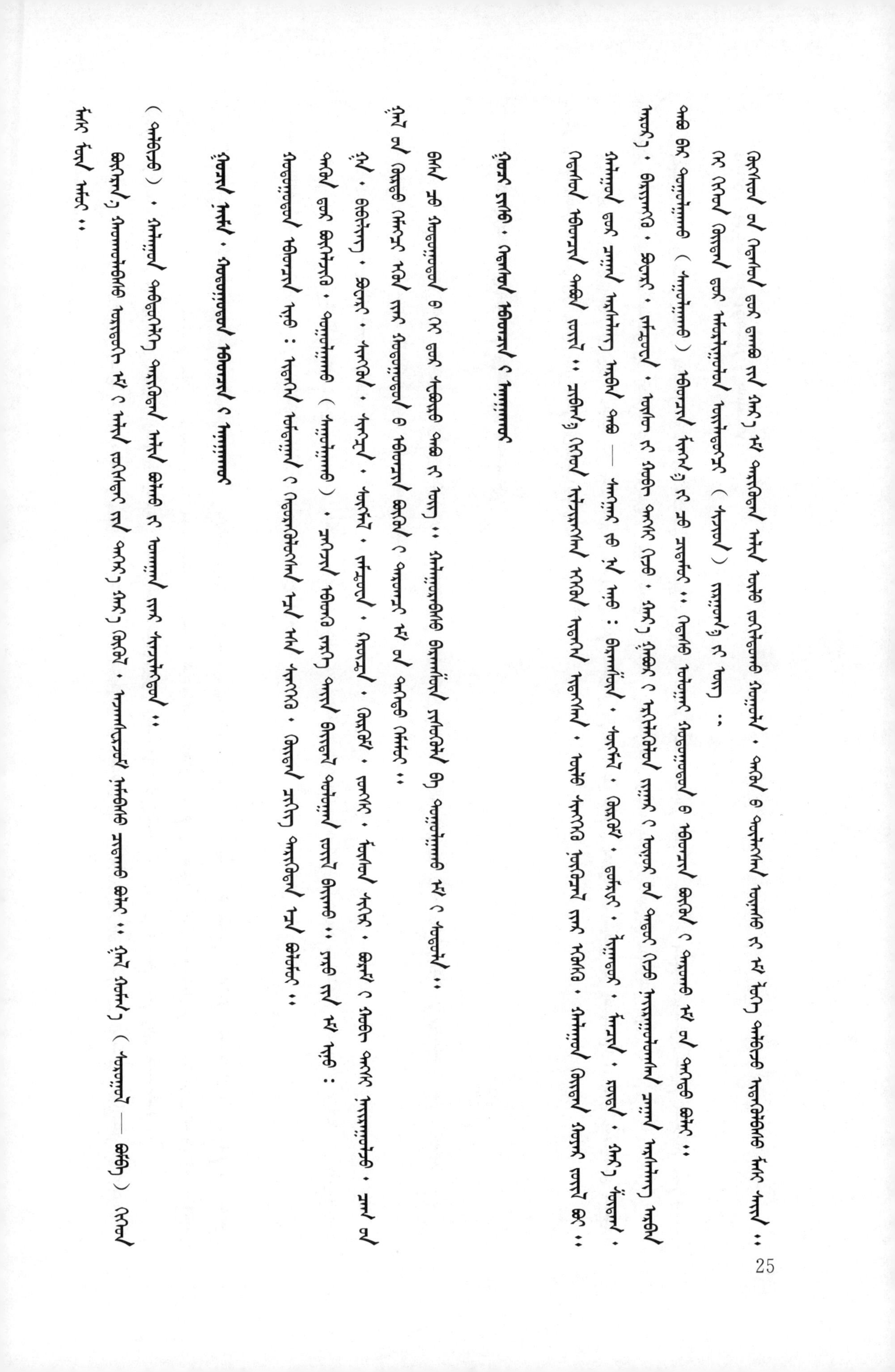

[illegible]

[illegible]

[illegible]

[illegible]

[illegible]

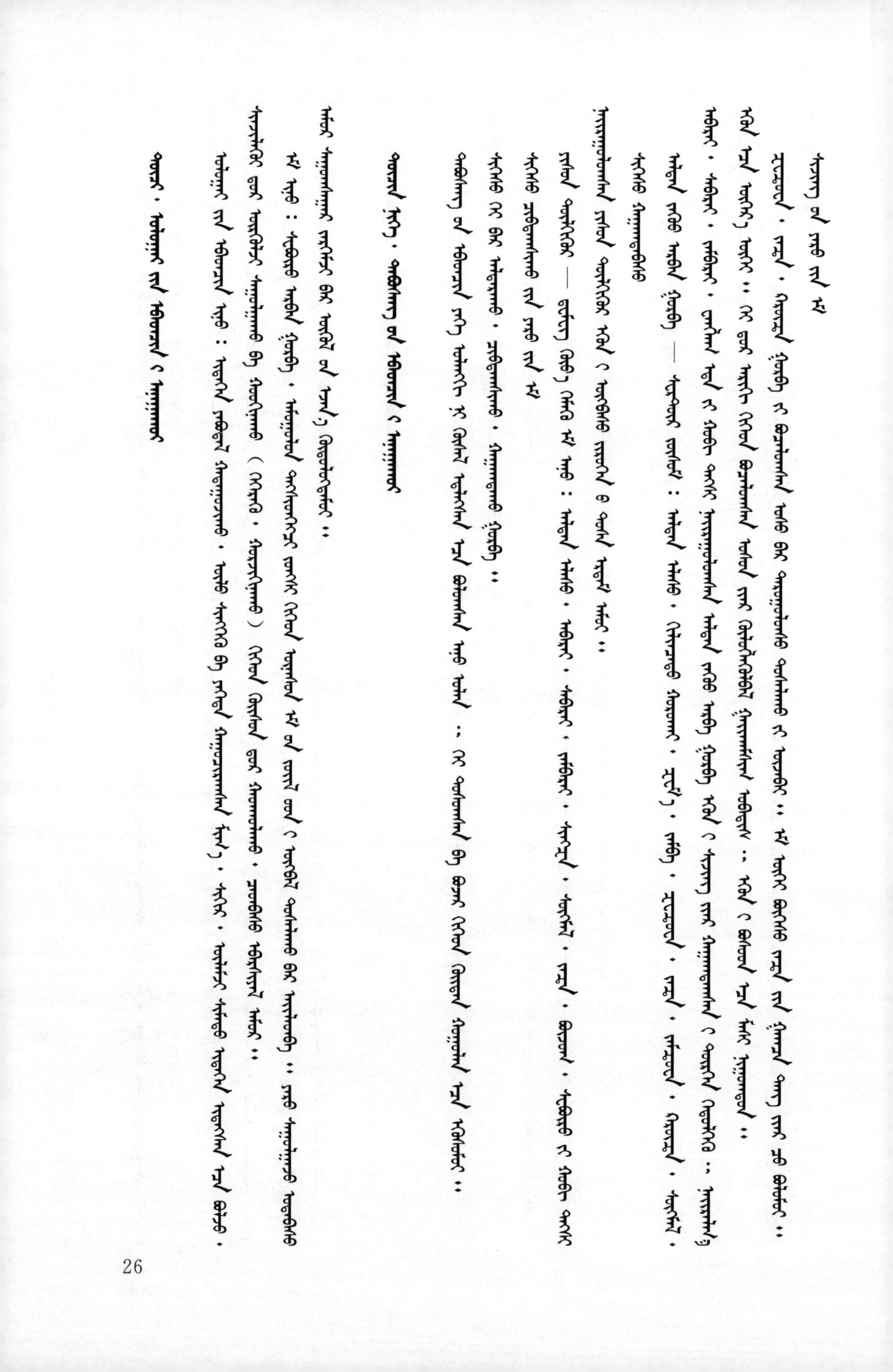

[illegible]

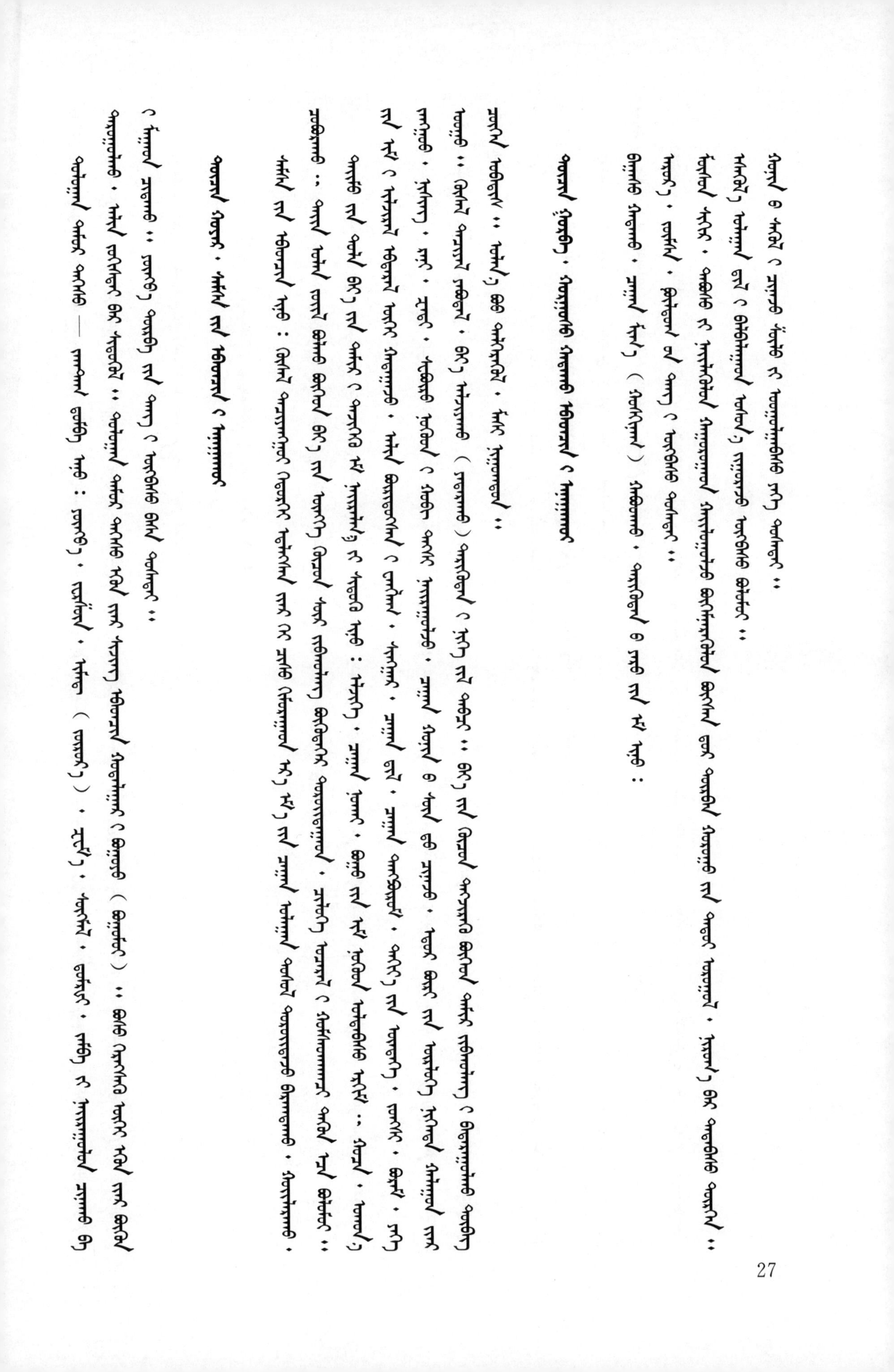

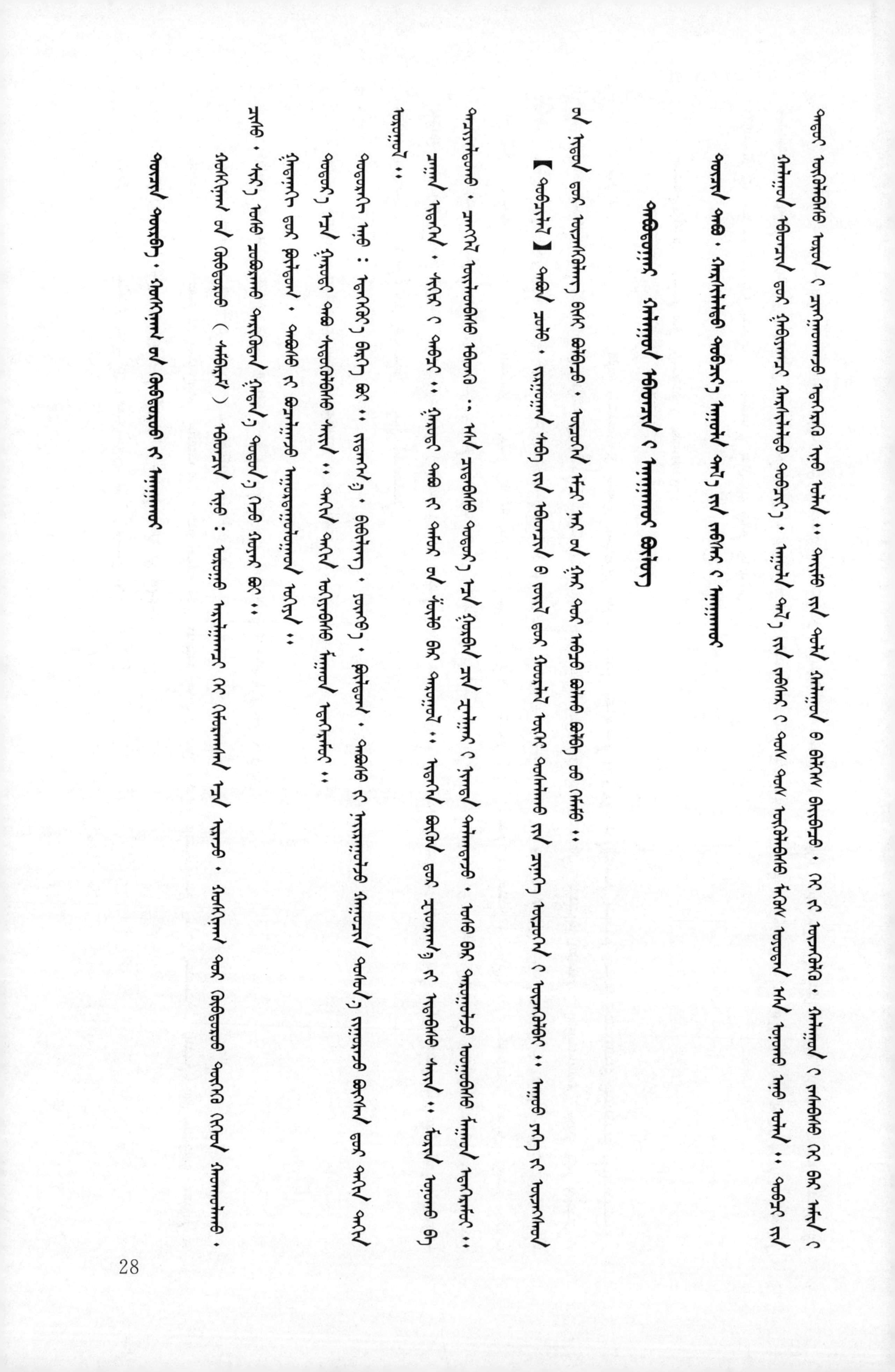

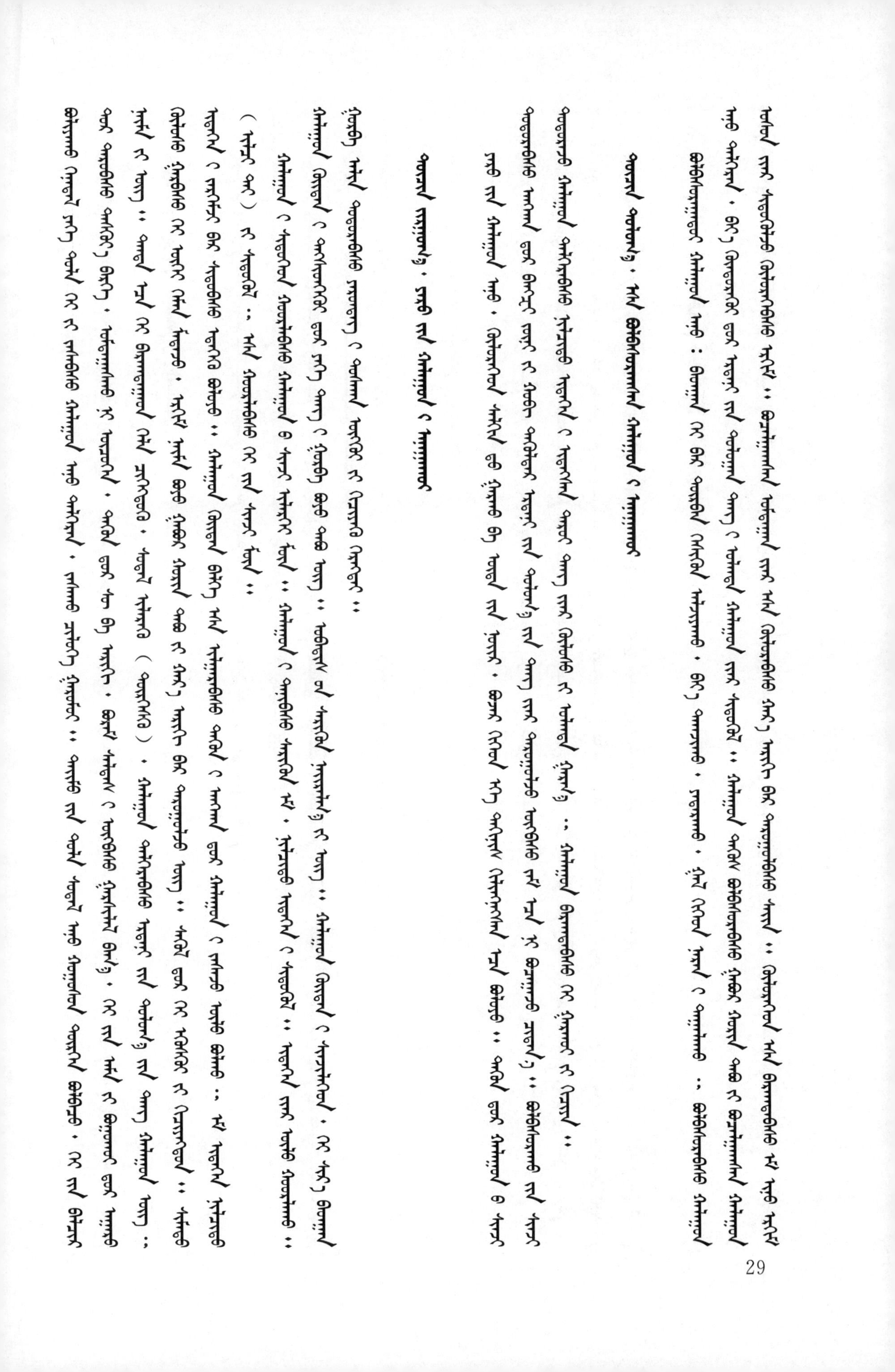

[illegible]

[illegible]

[illegible]

[illegible]

[illegible]

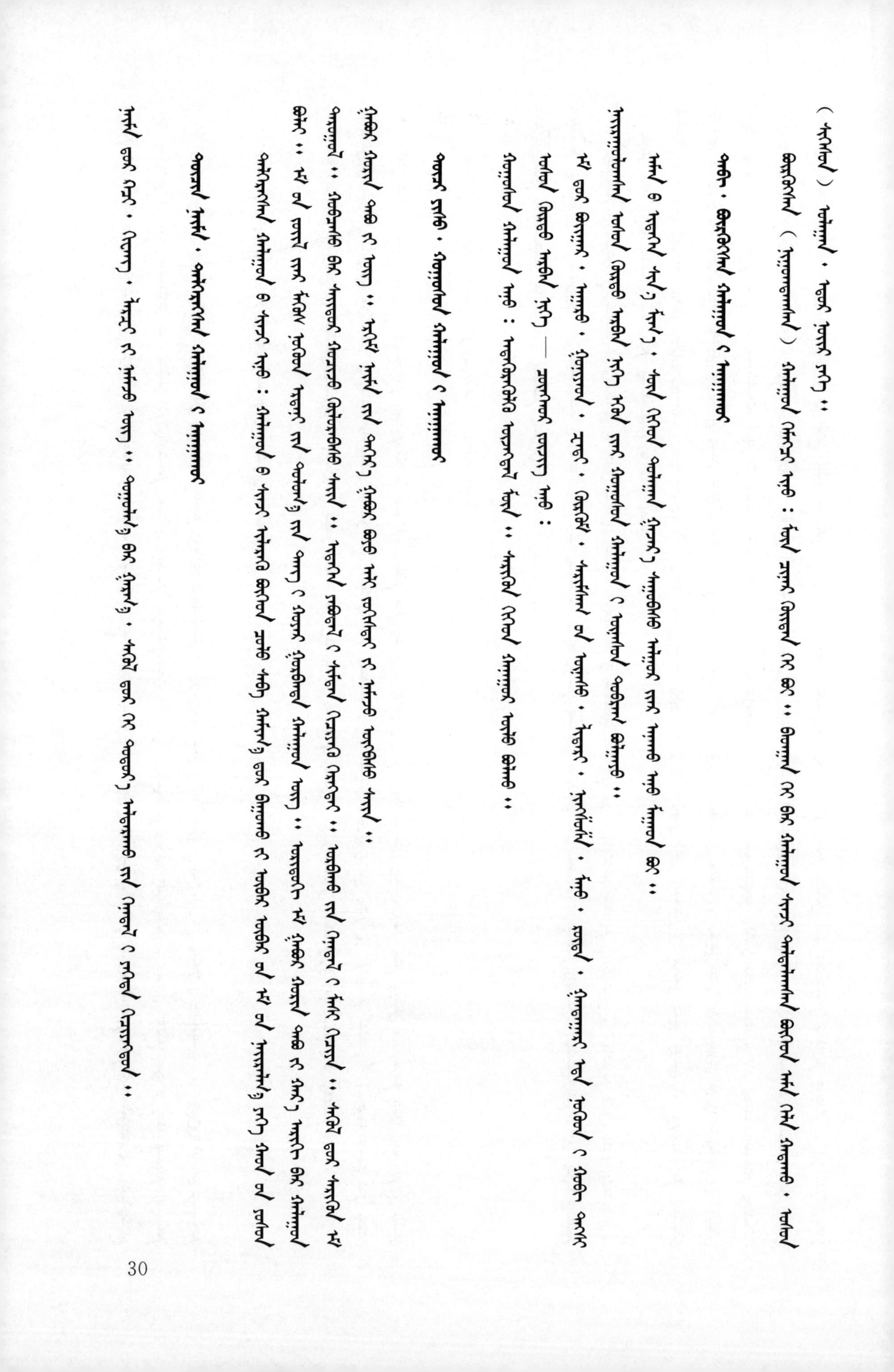

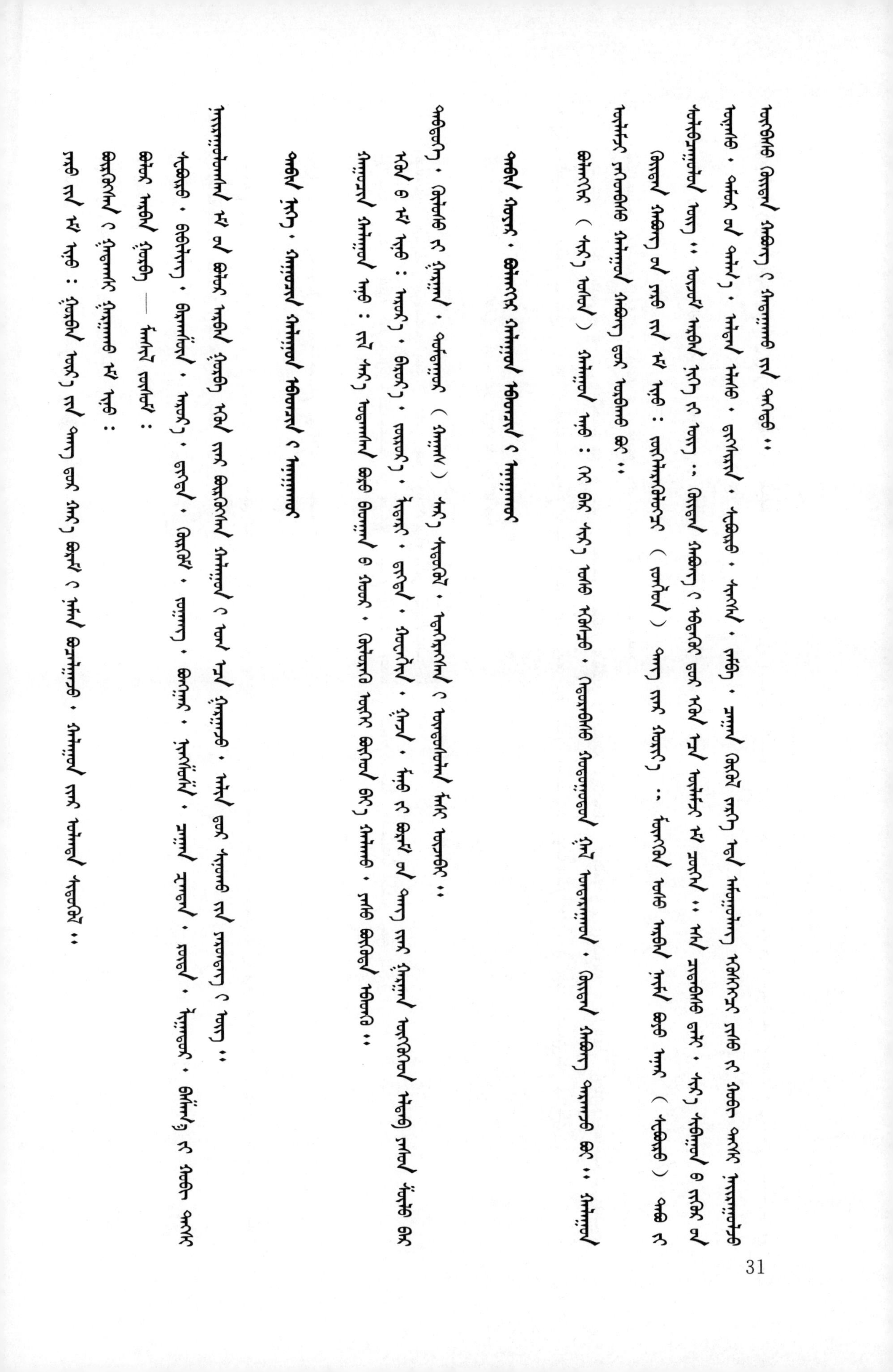

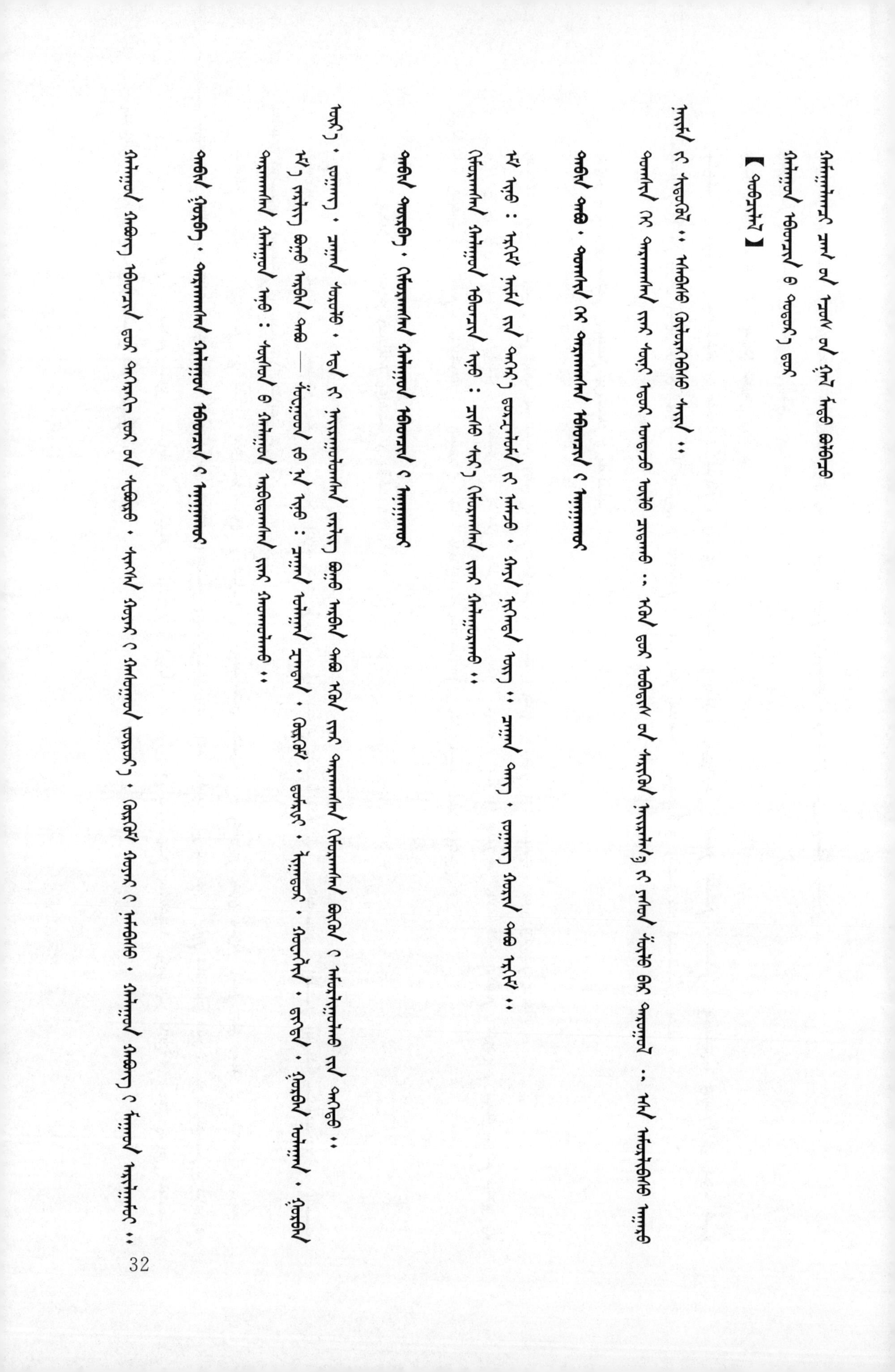

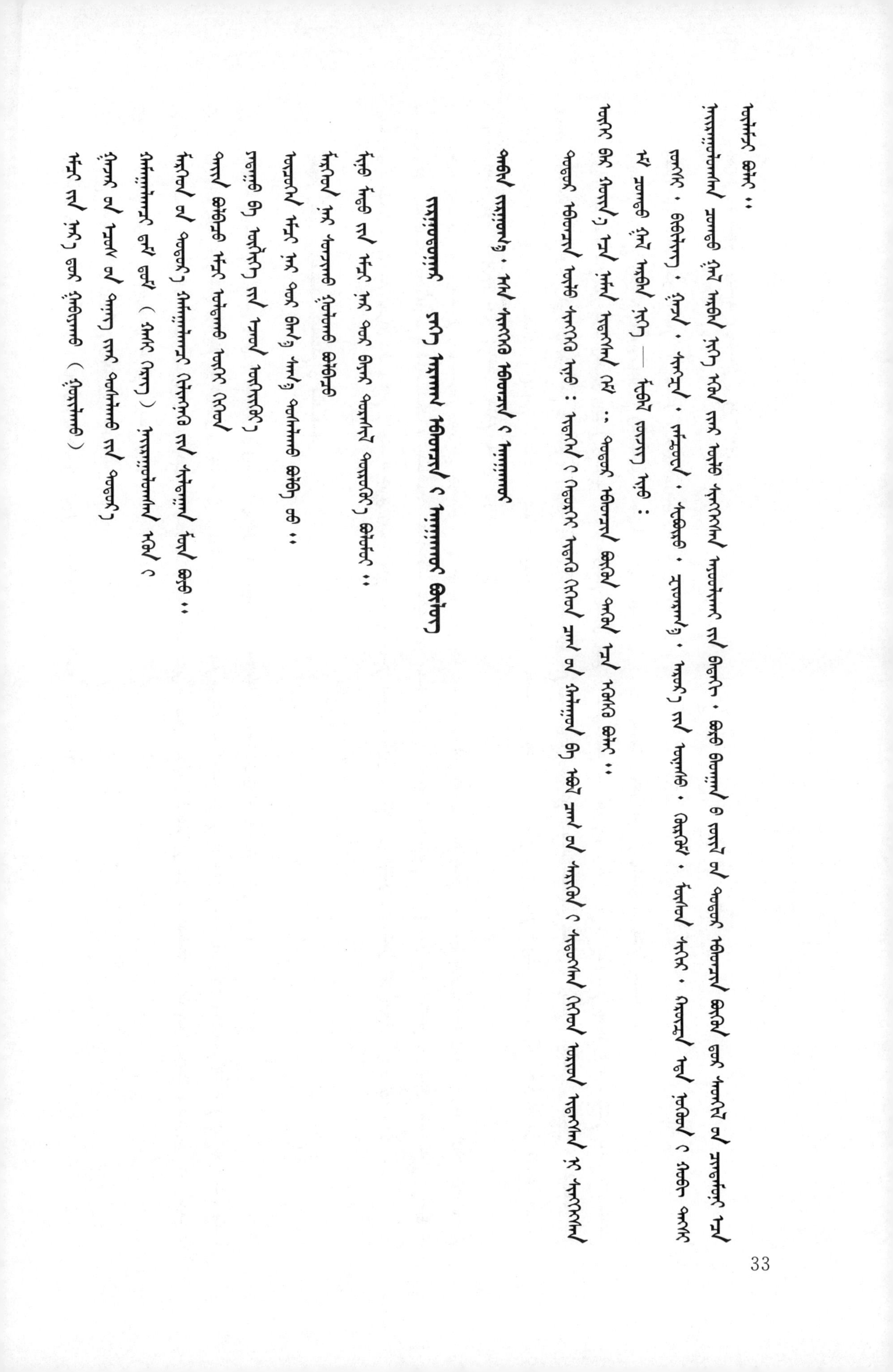

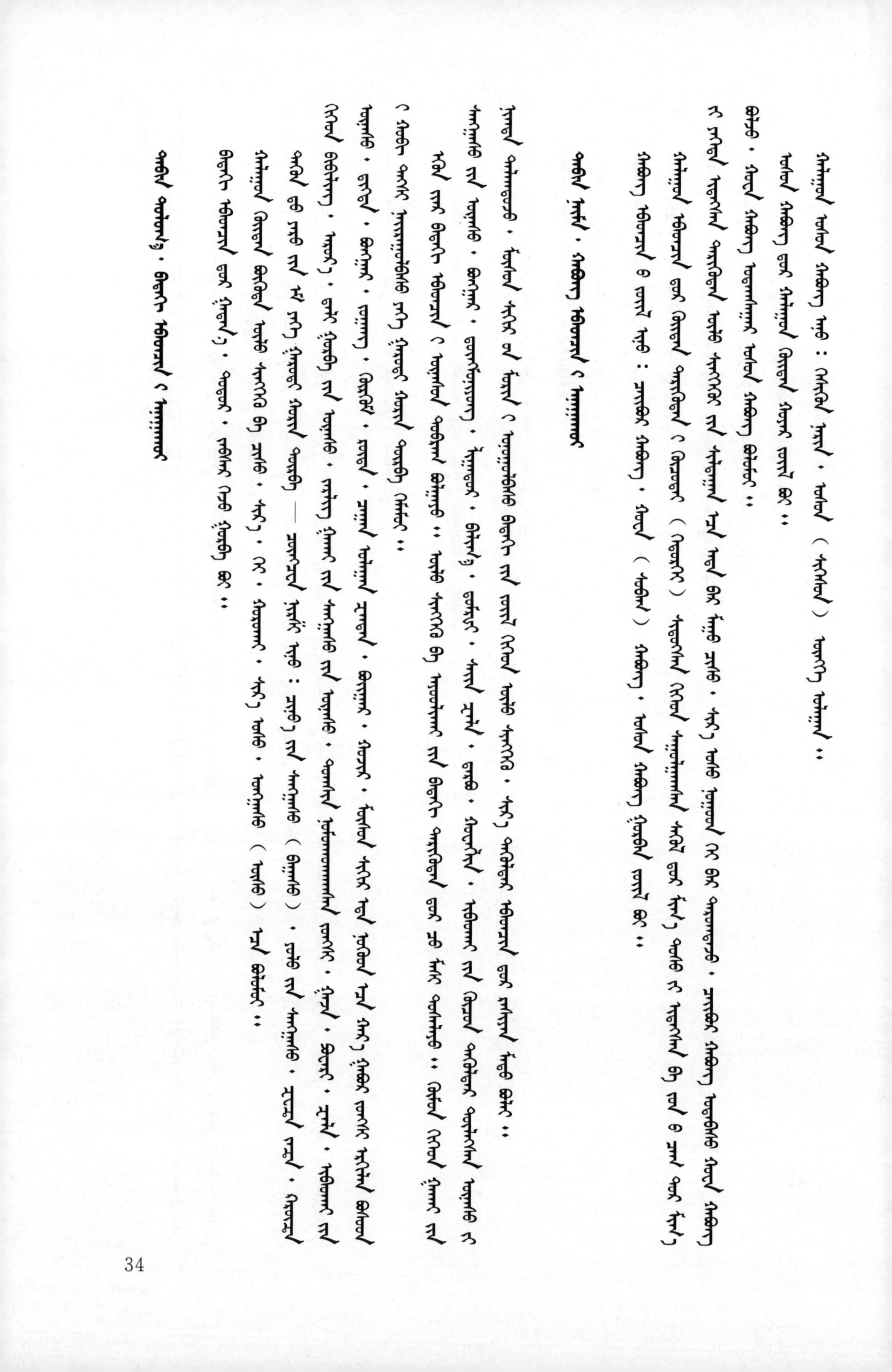

[illegible]

[illegible]

[illegible]

[illegible]

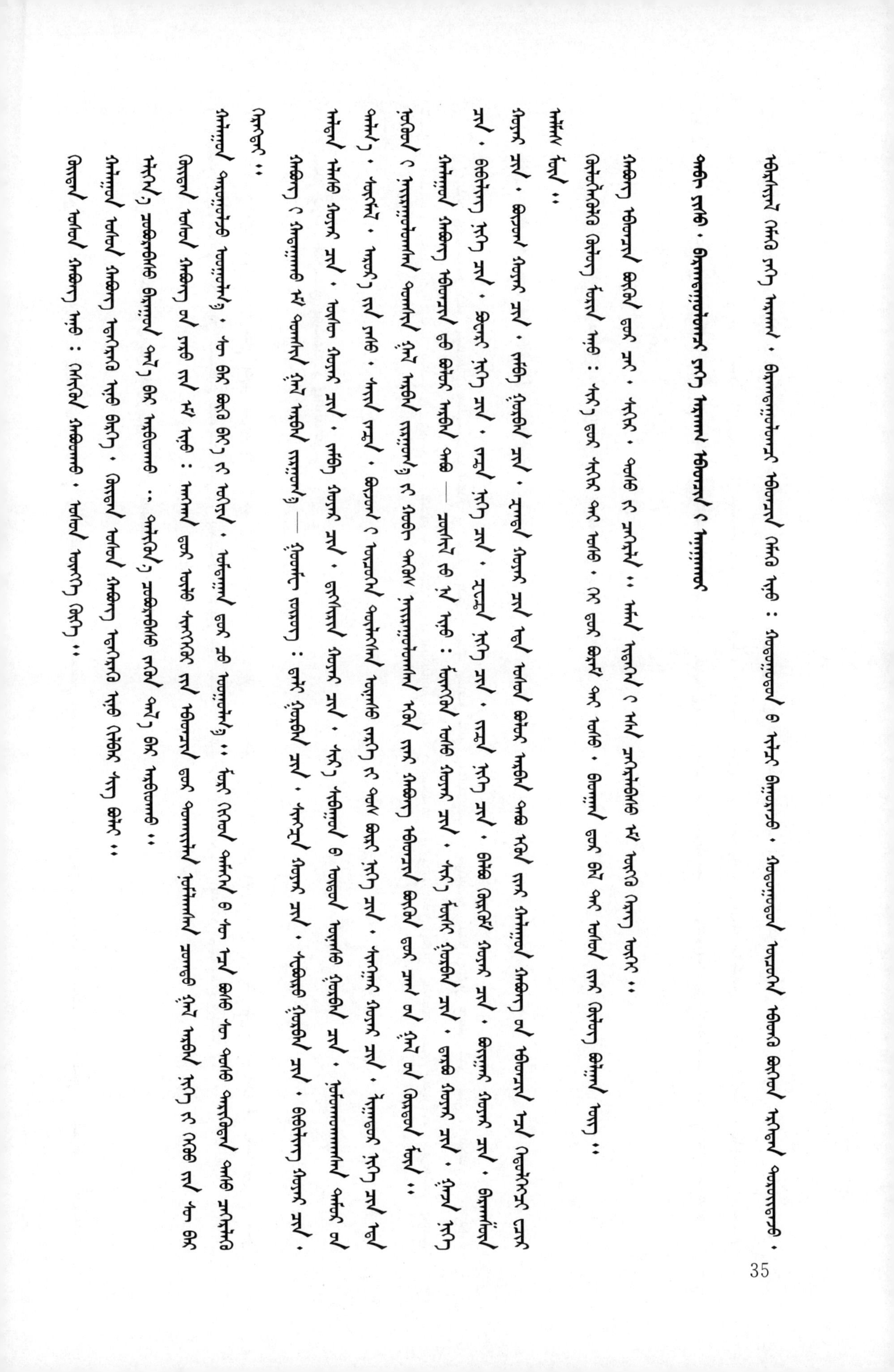

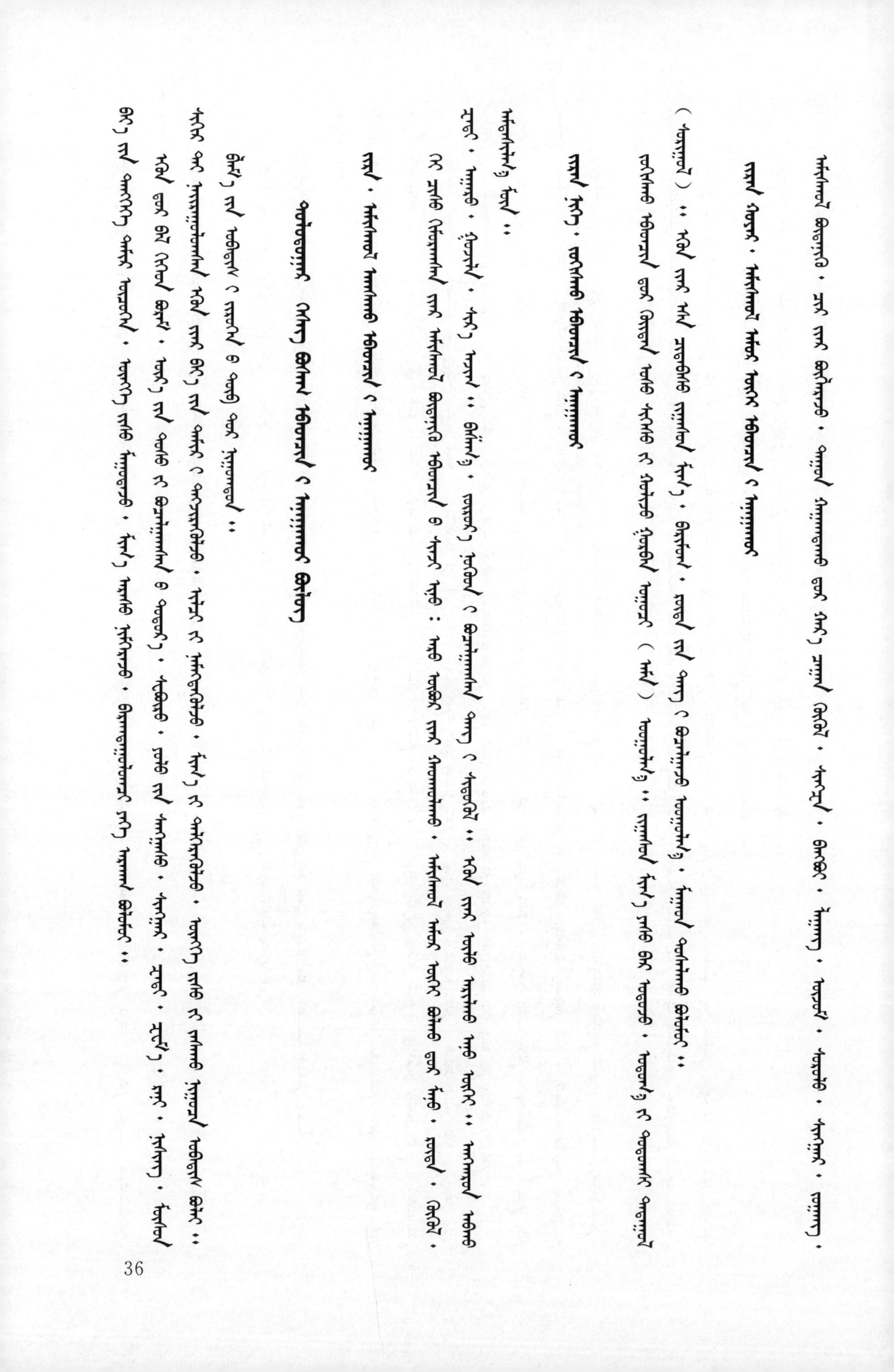

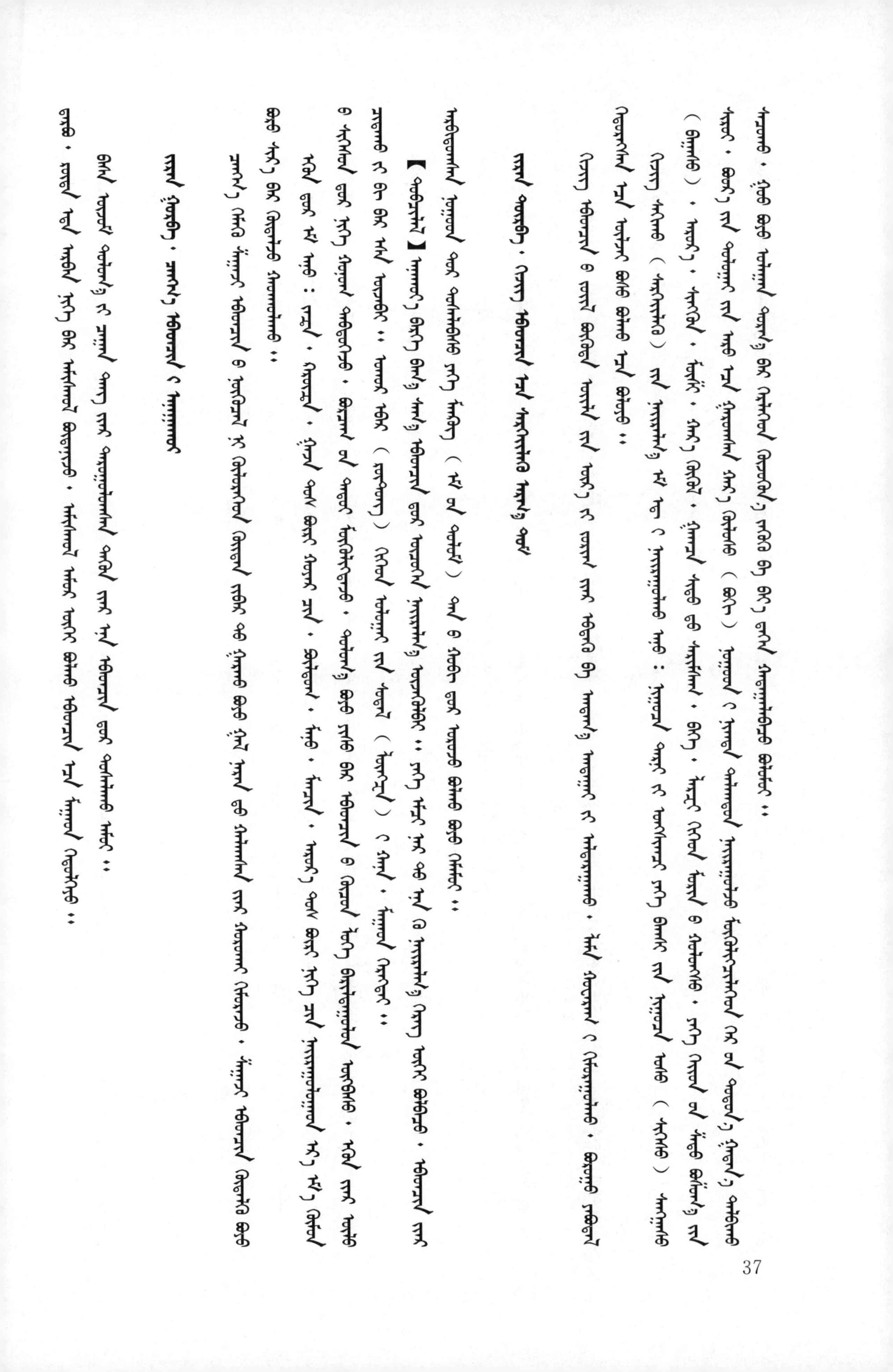

37

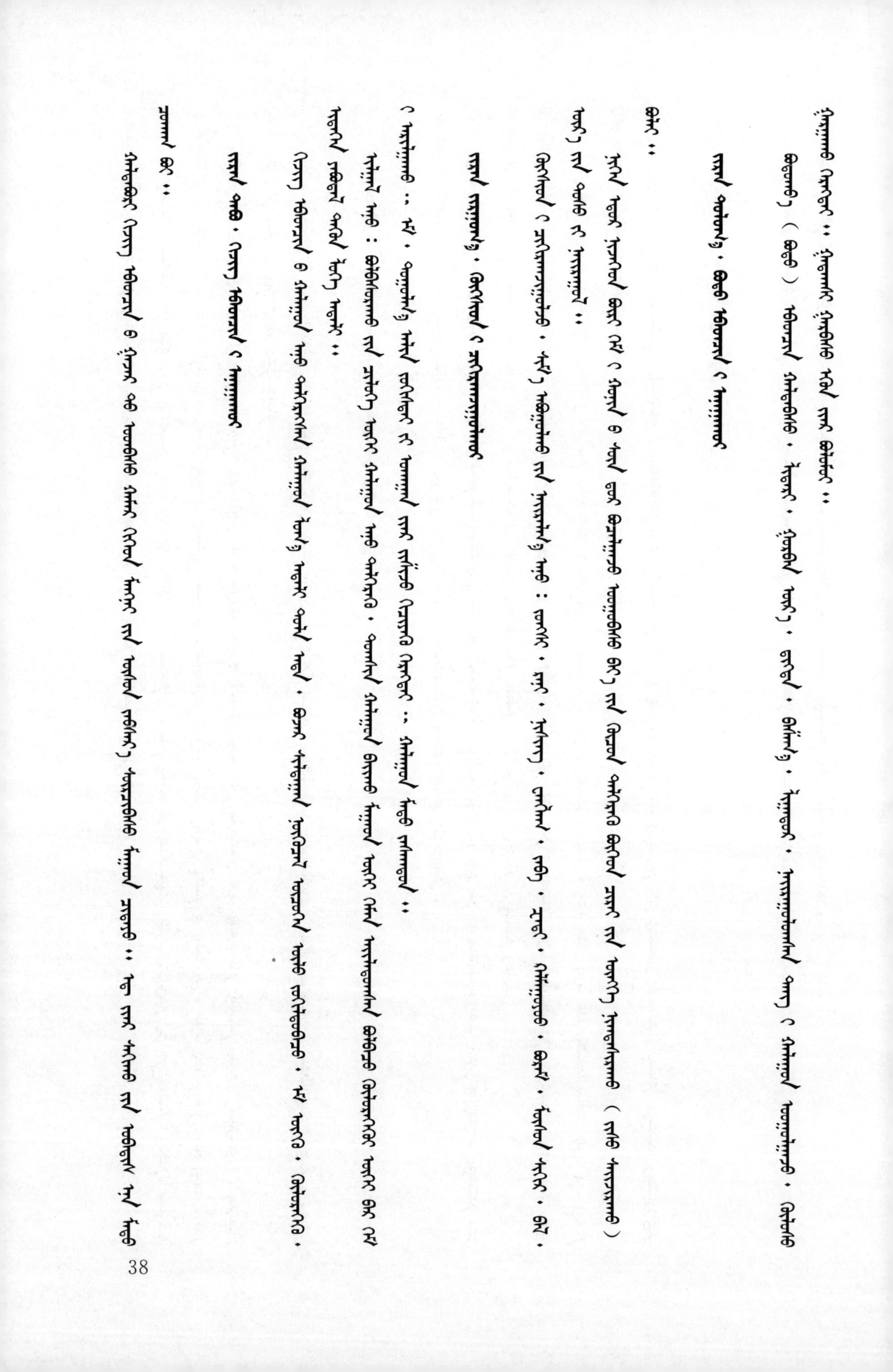

[illegible]

[illegible]

[illegible]

[illegible]

[illegible]

[illegible]

[illegible]

[illegible]

[illegible]

[illegible]

[illegible]

[illegible]

[illegible]

[illegible]

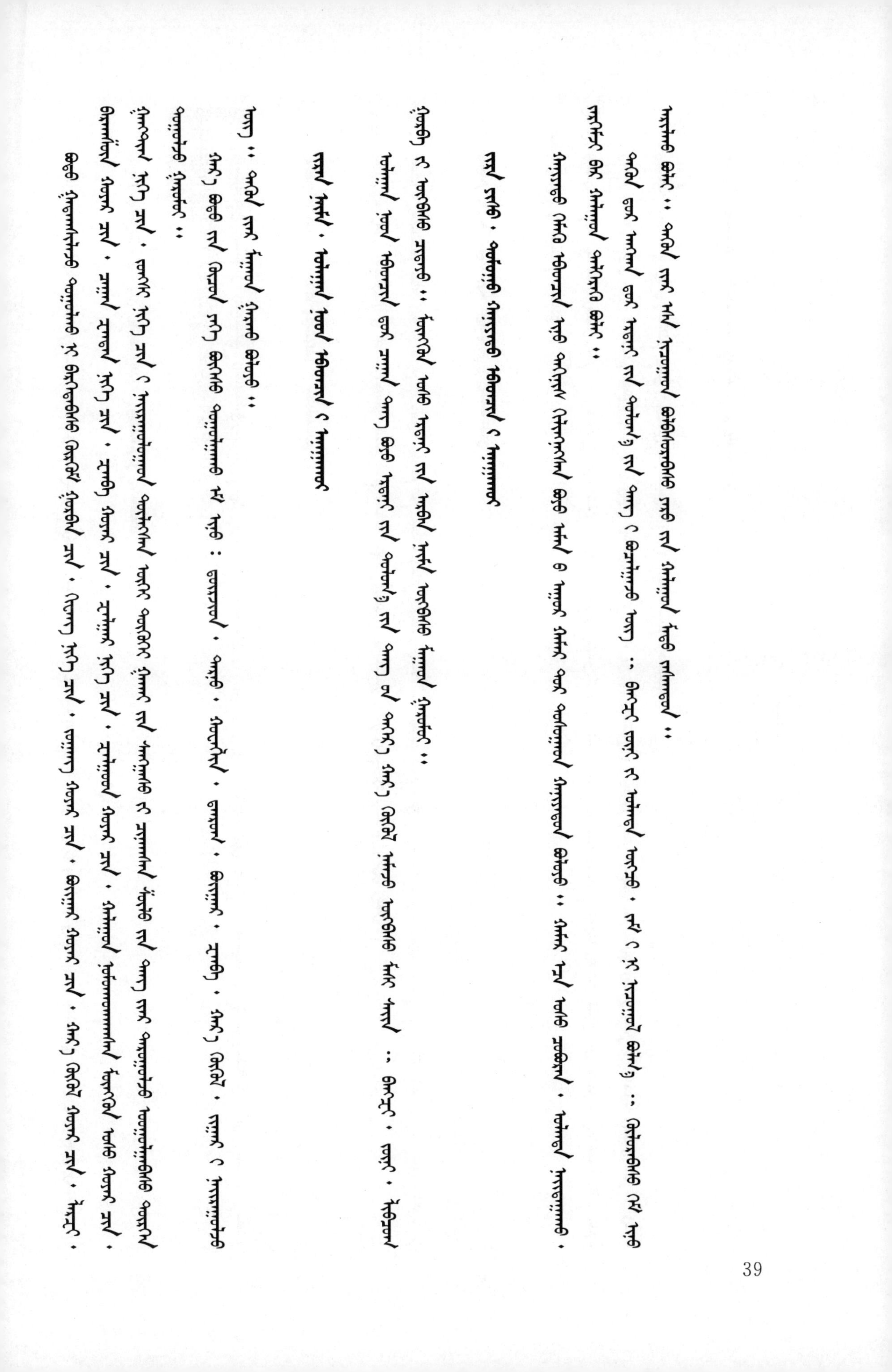

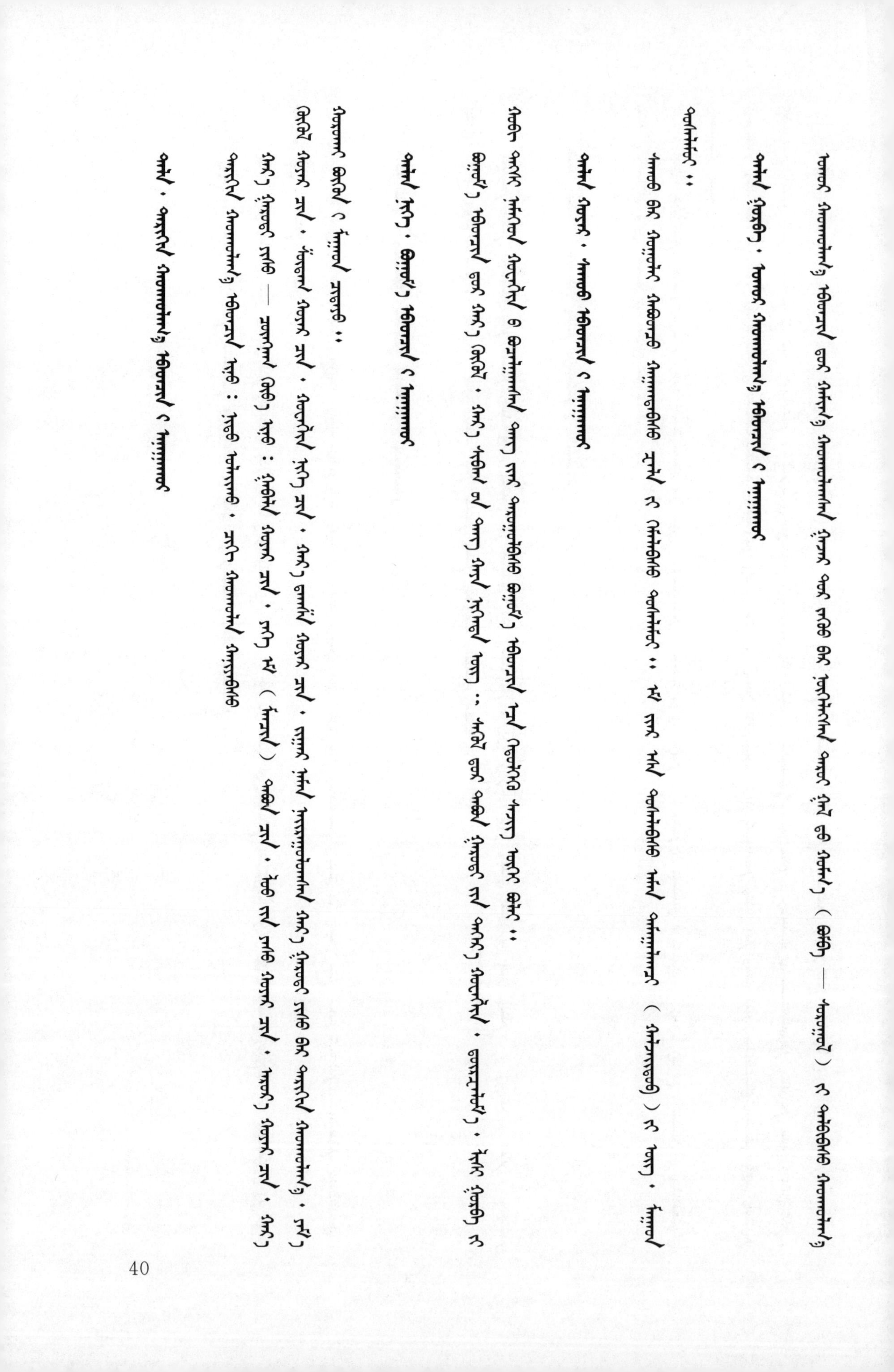

[illegible]

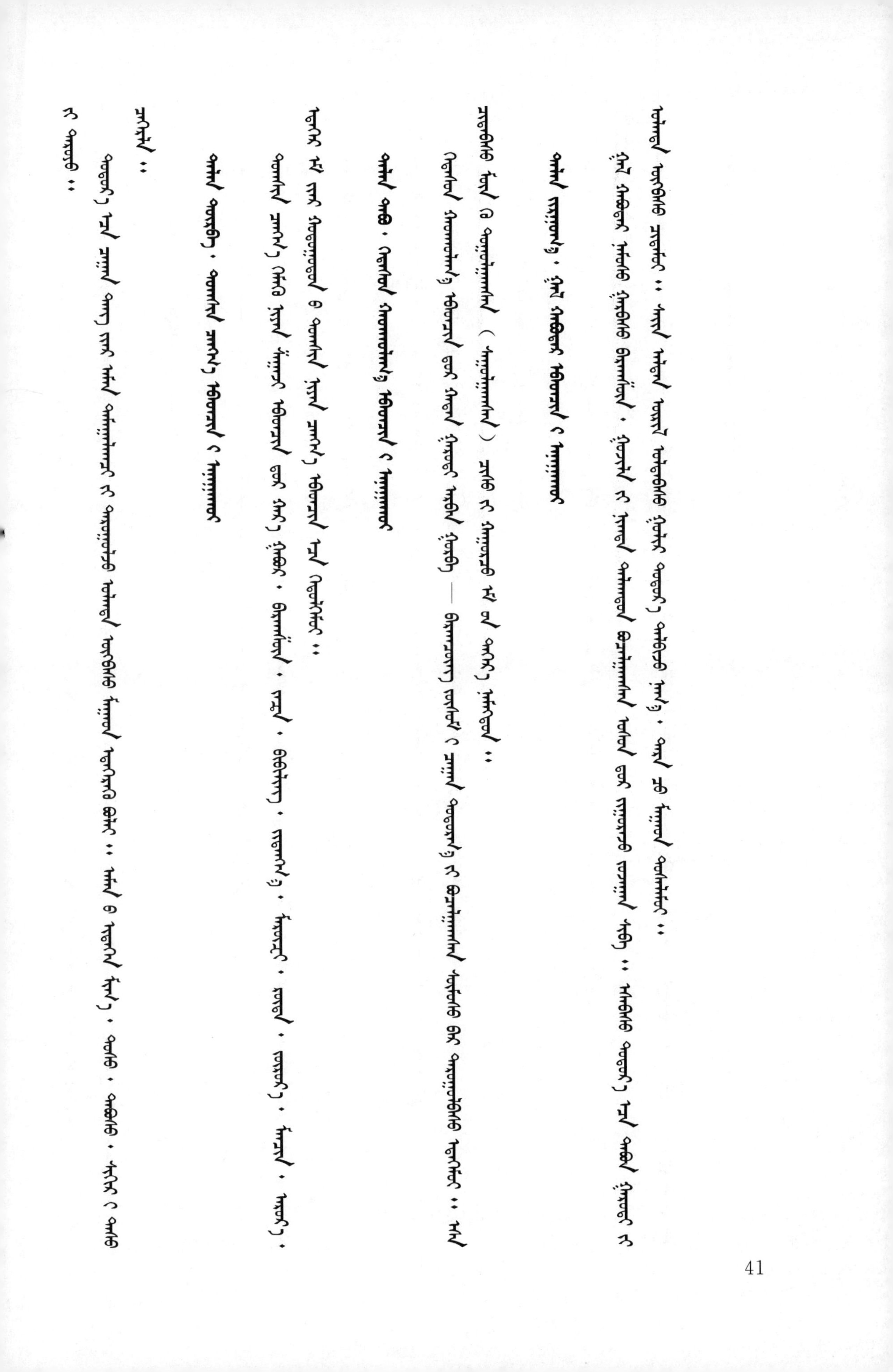

[illegible]

[illegible]

ᠮᠣᠷᠢ …

[illegible]

[illegible]

ᠮᠣᠷᠢ …

[illegible]

[illegible]

ᠮᠣᠷᠢ …

[illegible]

[illegible]

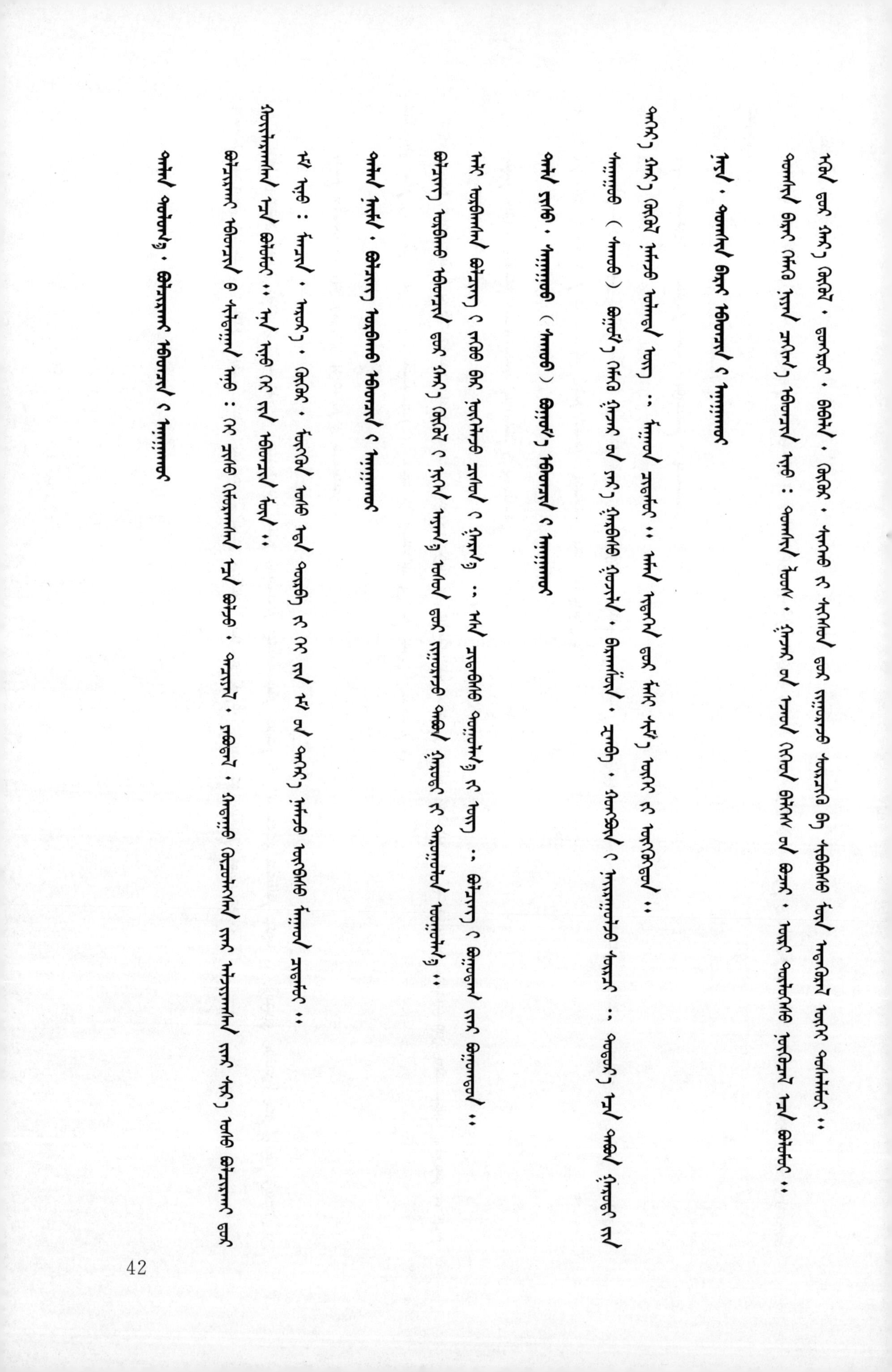

[illegible]
[illegible]

[illegible]

[illegible]
[illegible]

[illegible]

[illegible]
[illegible]

[illegible]

[illegible]
[illegible]
[illegible]

[illegible]

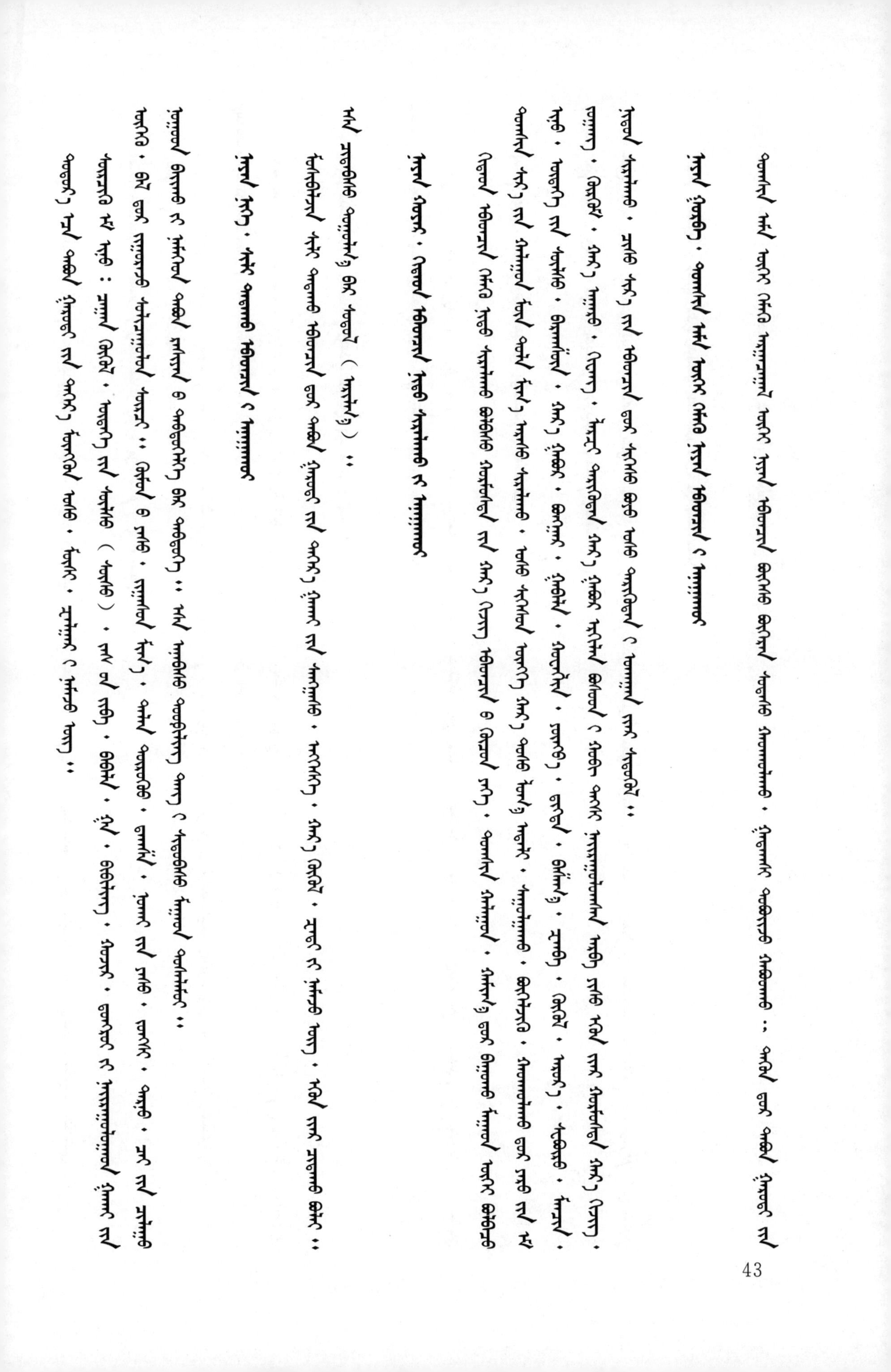

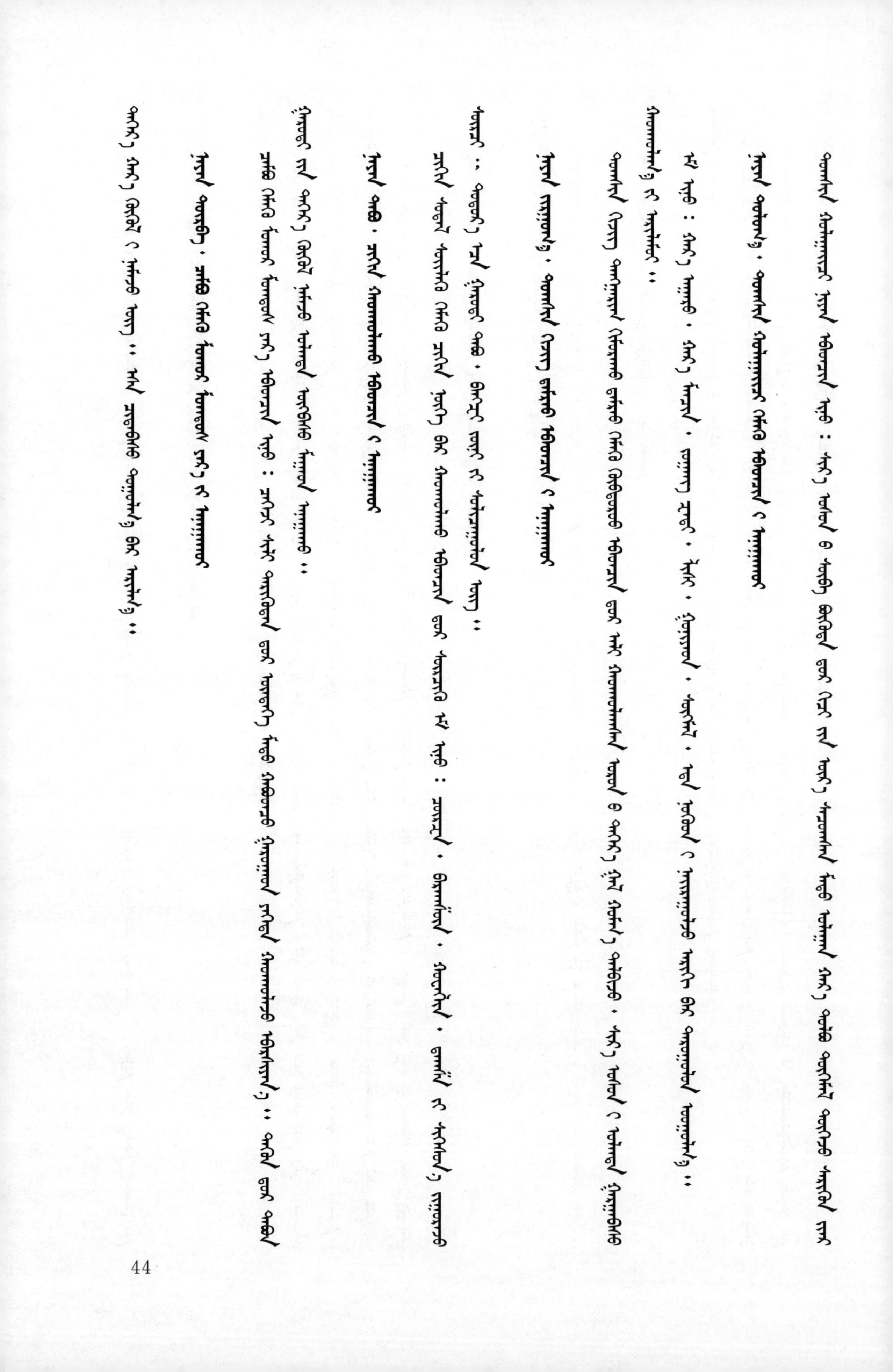

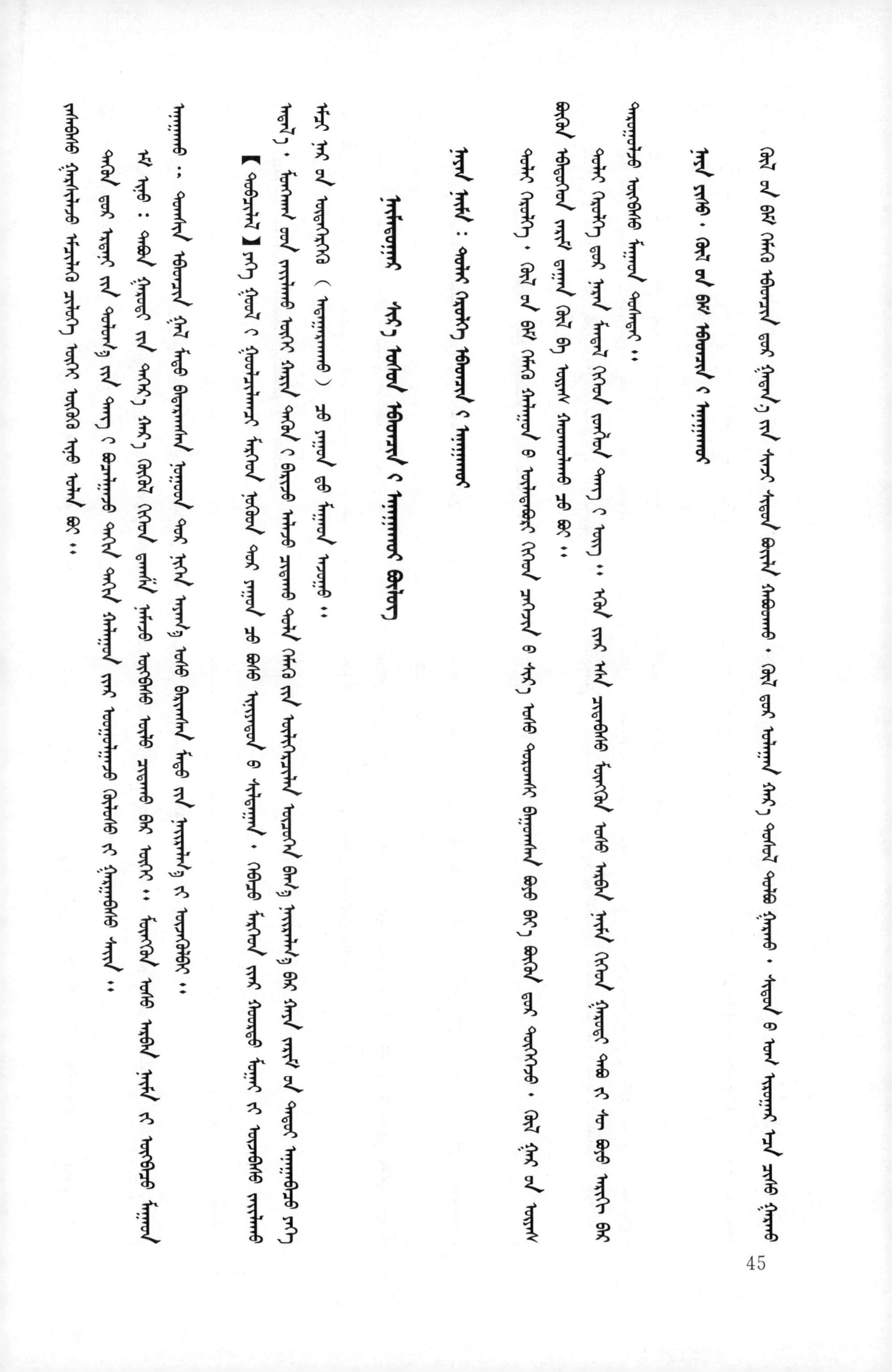

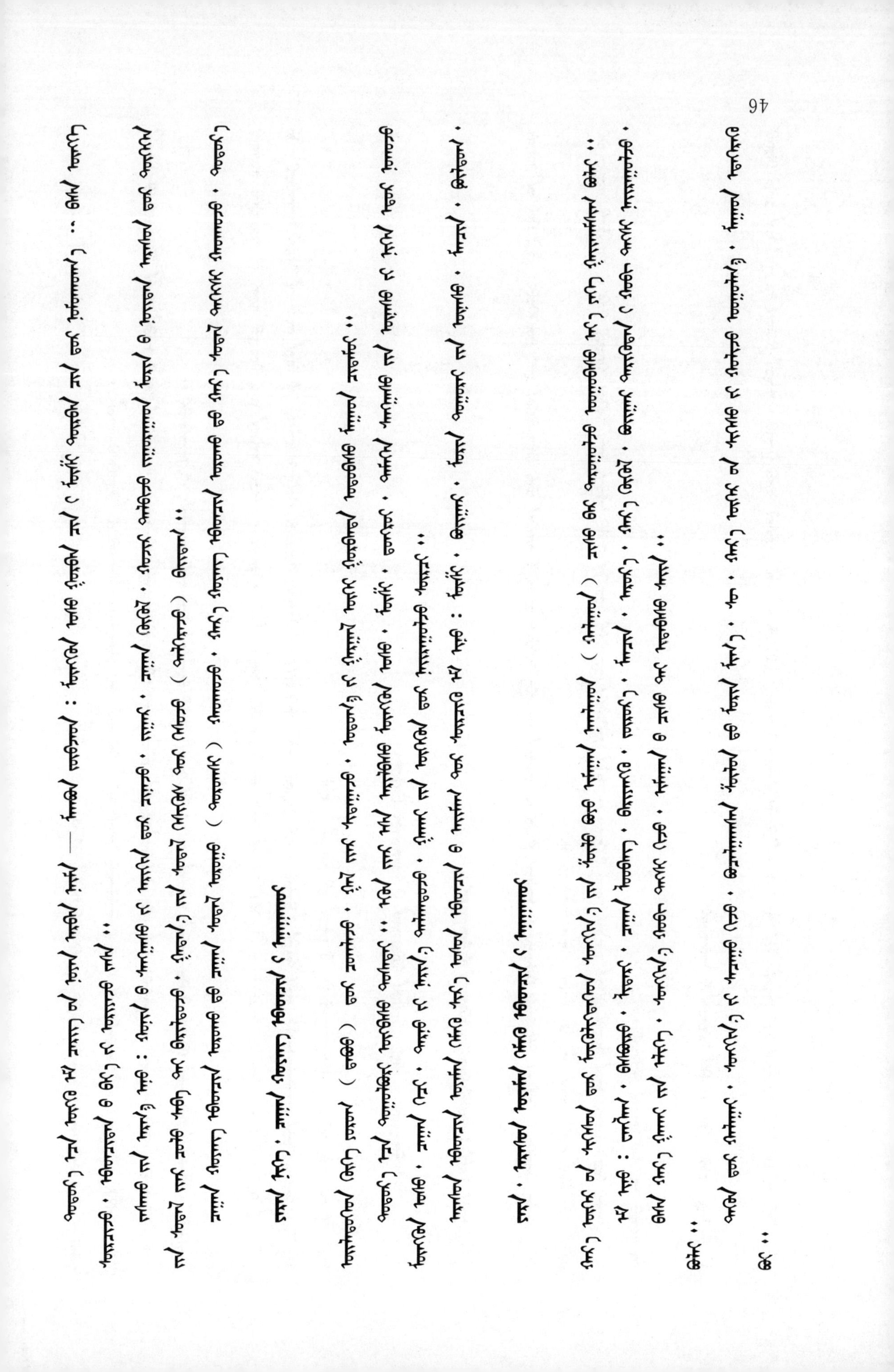

[illegible]

[illegible]

[illegible]

[illegible]

[illegible]

[illegible]

[illegible]

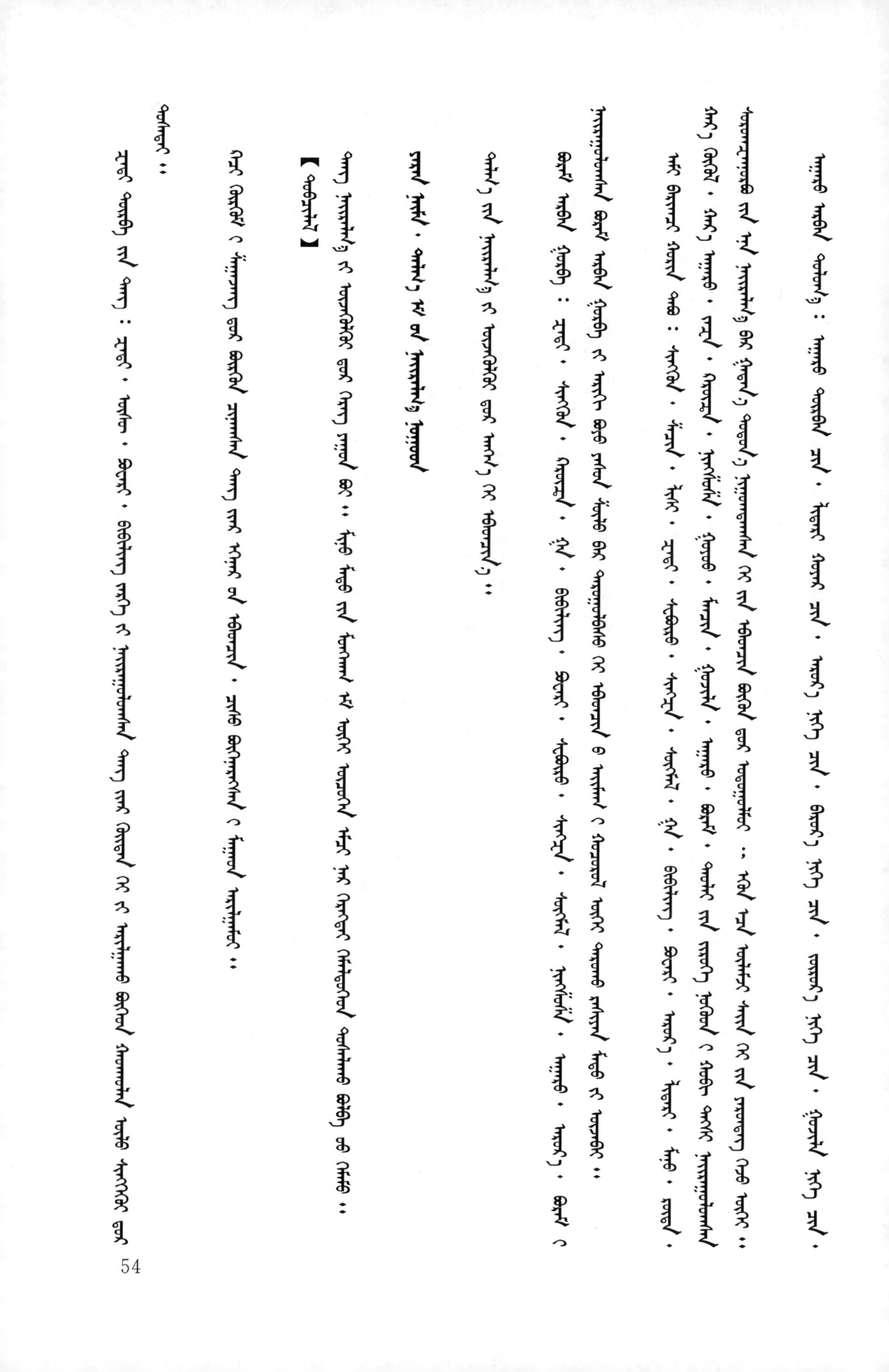

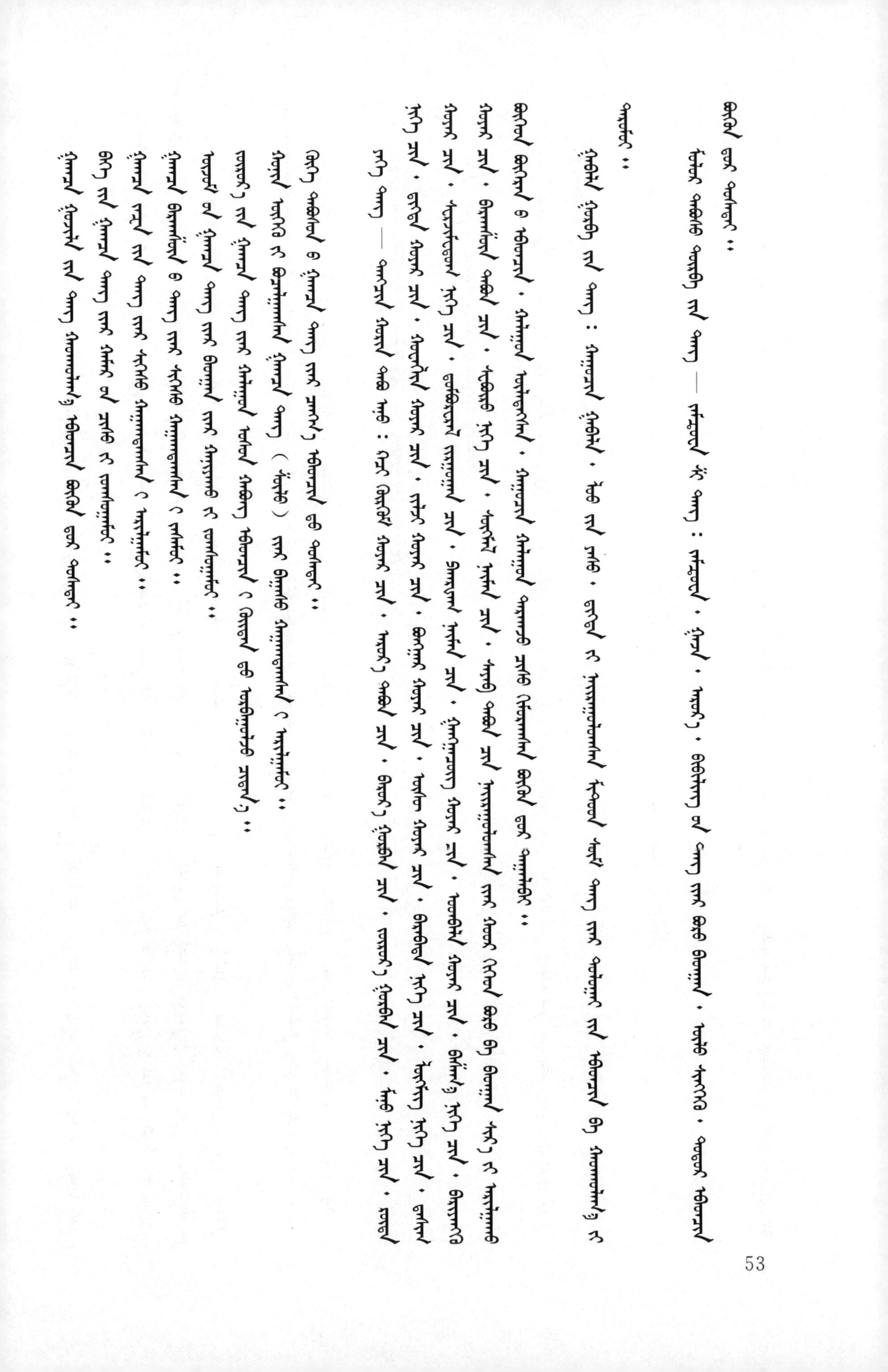

[illegible] ::

[illegible] ::

[illegible] ::

[illegible] ::

[illegible] ::

[illegible] ::

[illegible] ([illegible]) [illegible] ::

[illegible] ::

[illegible] — [illegible] : [illegible] ::

[illegible] : [illegible] ::

[illegible] — [illegible] : [illegible] ::

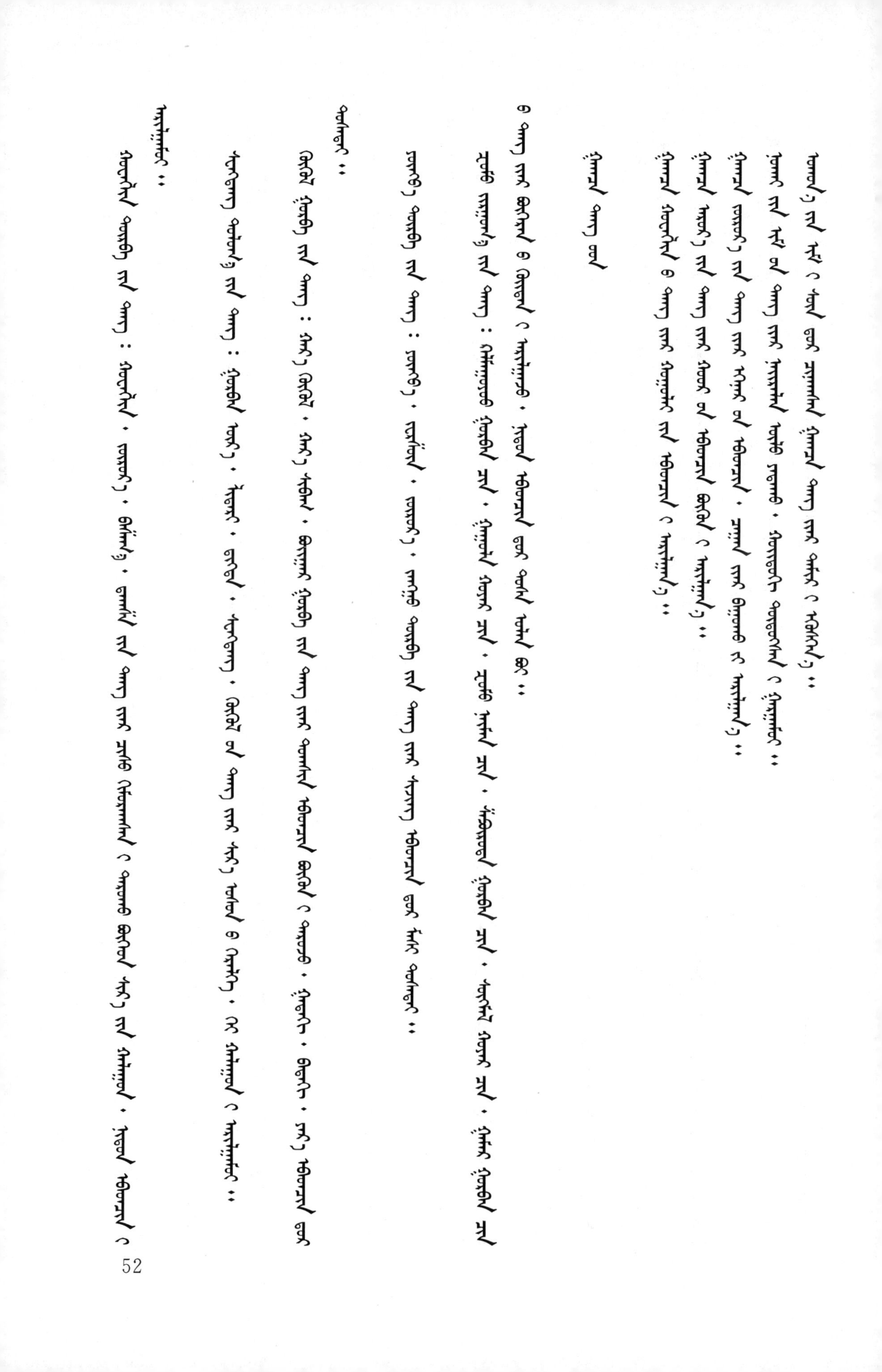

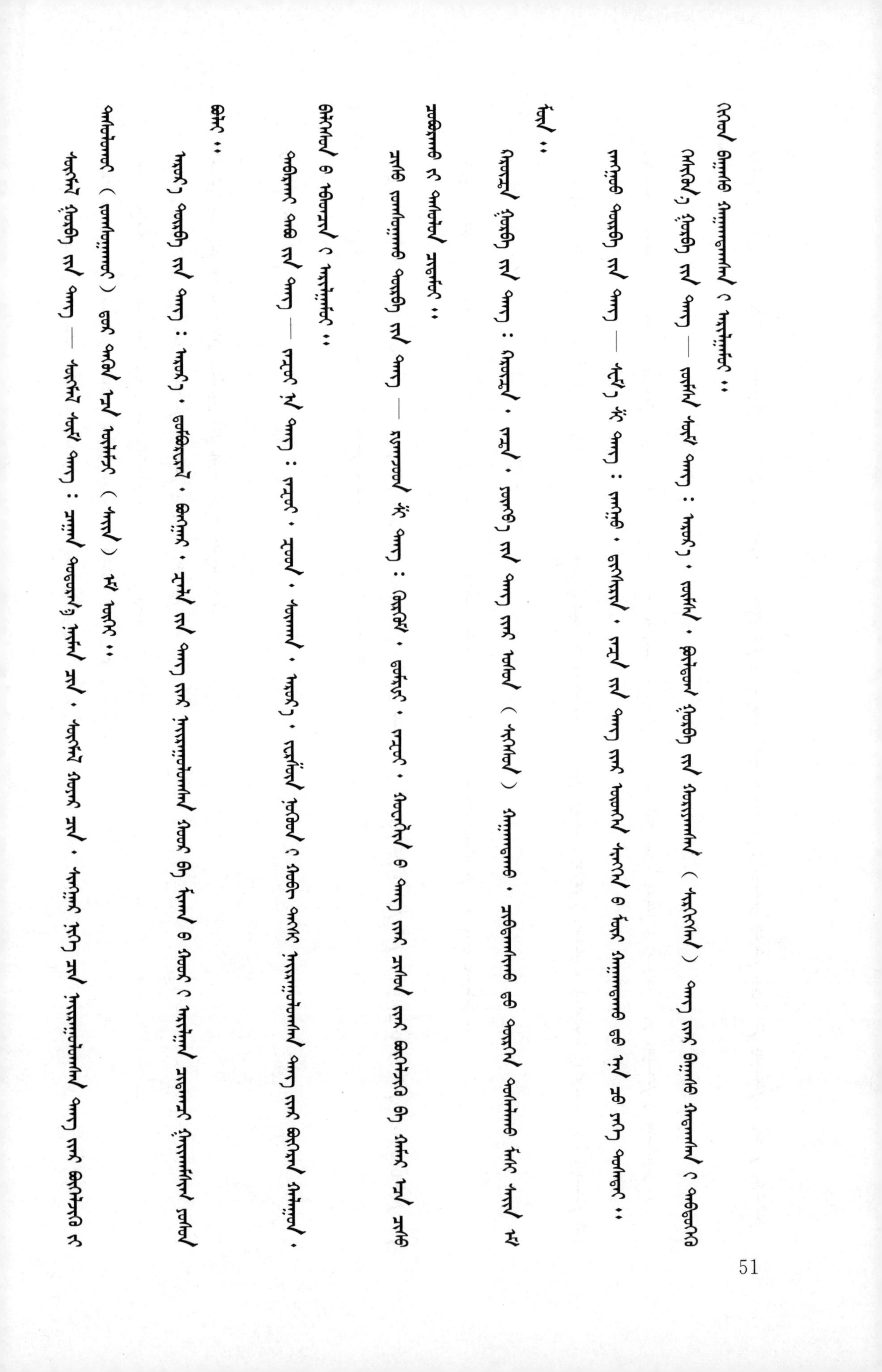

[illegible]

[illegible]

[illegible]

[illegible]

[illegible]

[illegible]

[illegible]

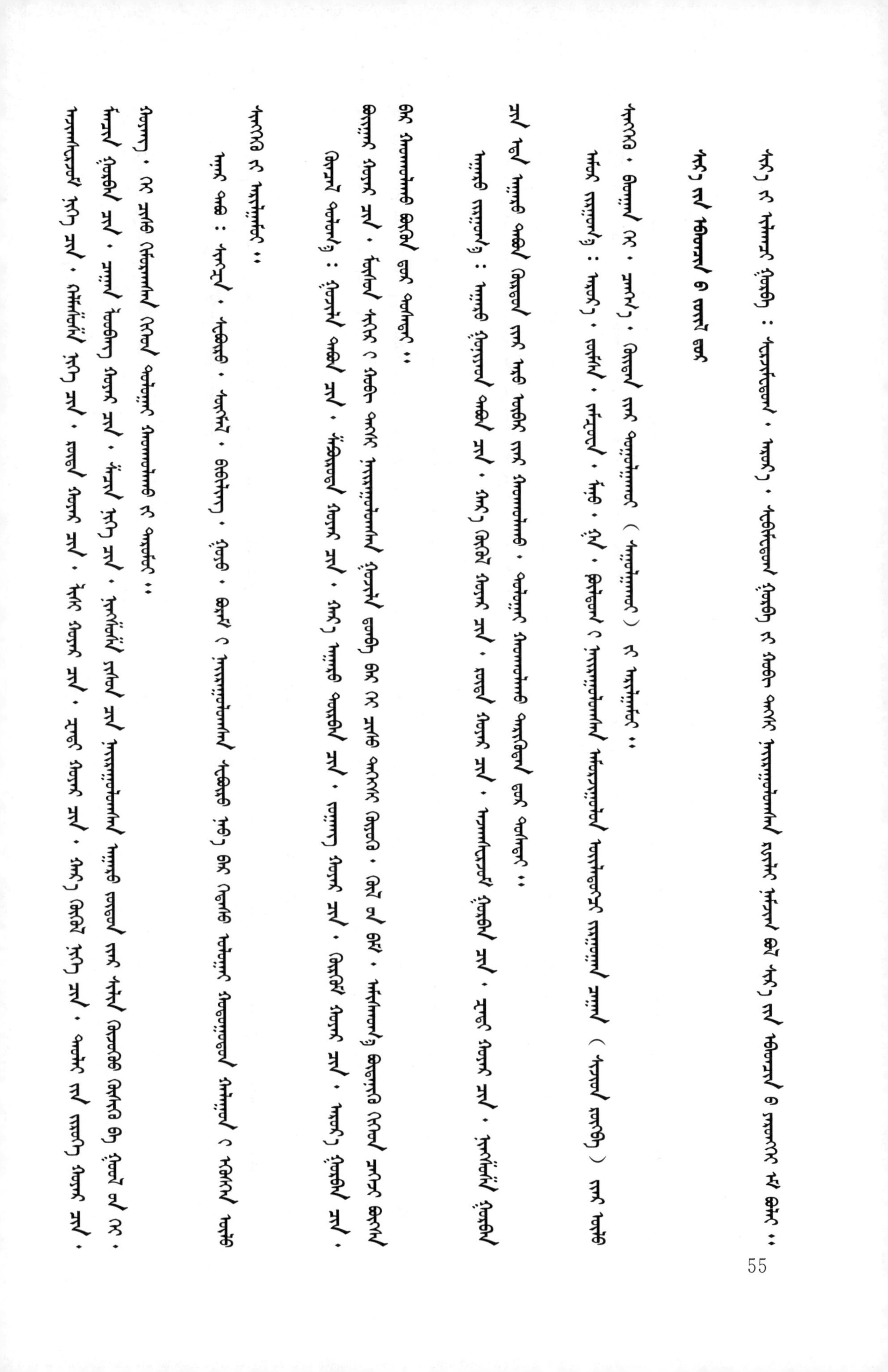

[illegible]

[illegible]

[illegible]

[illegible]

[illegible]

[illegible]

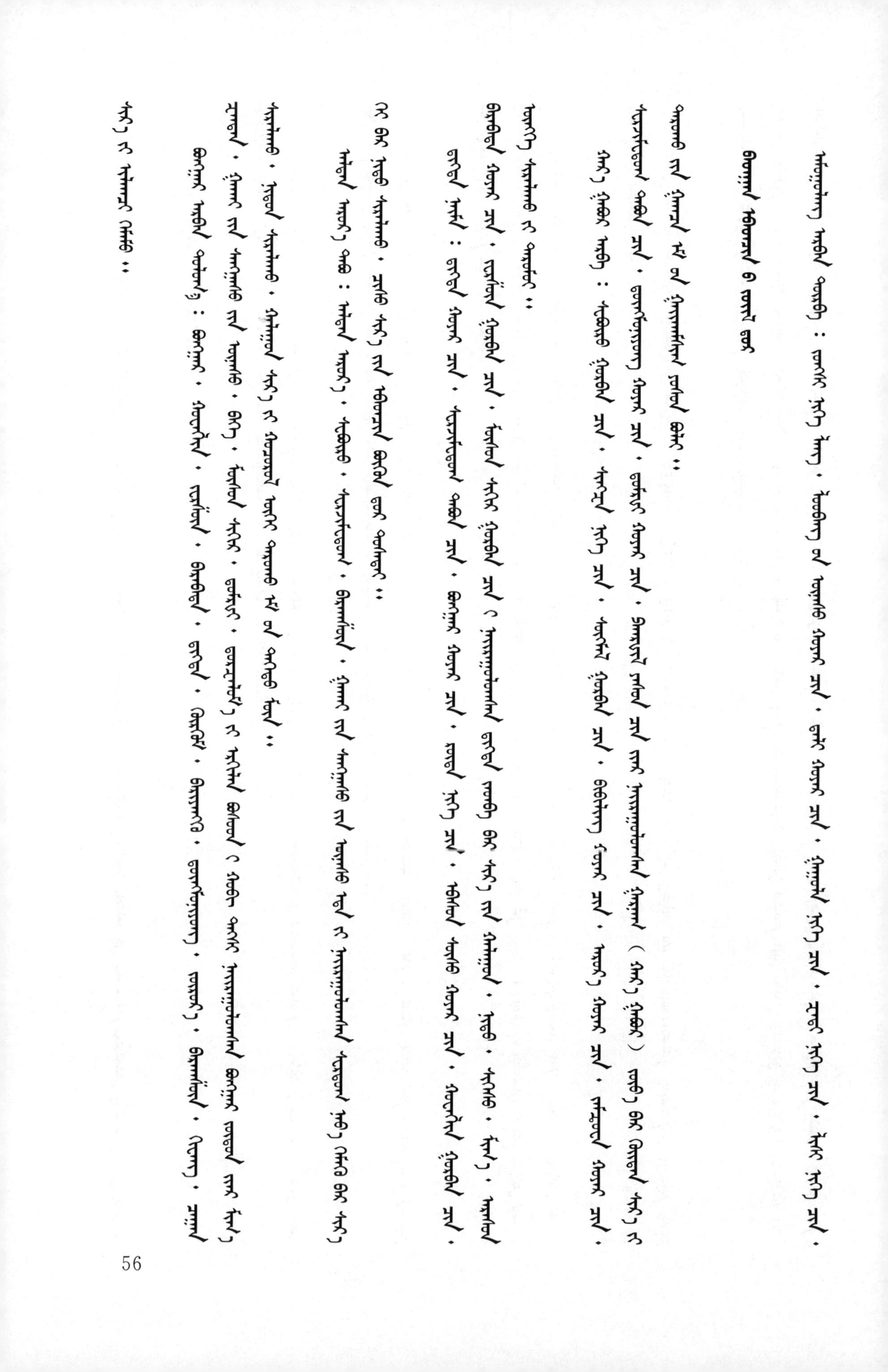

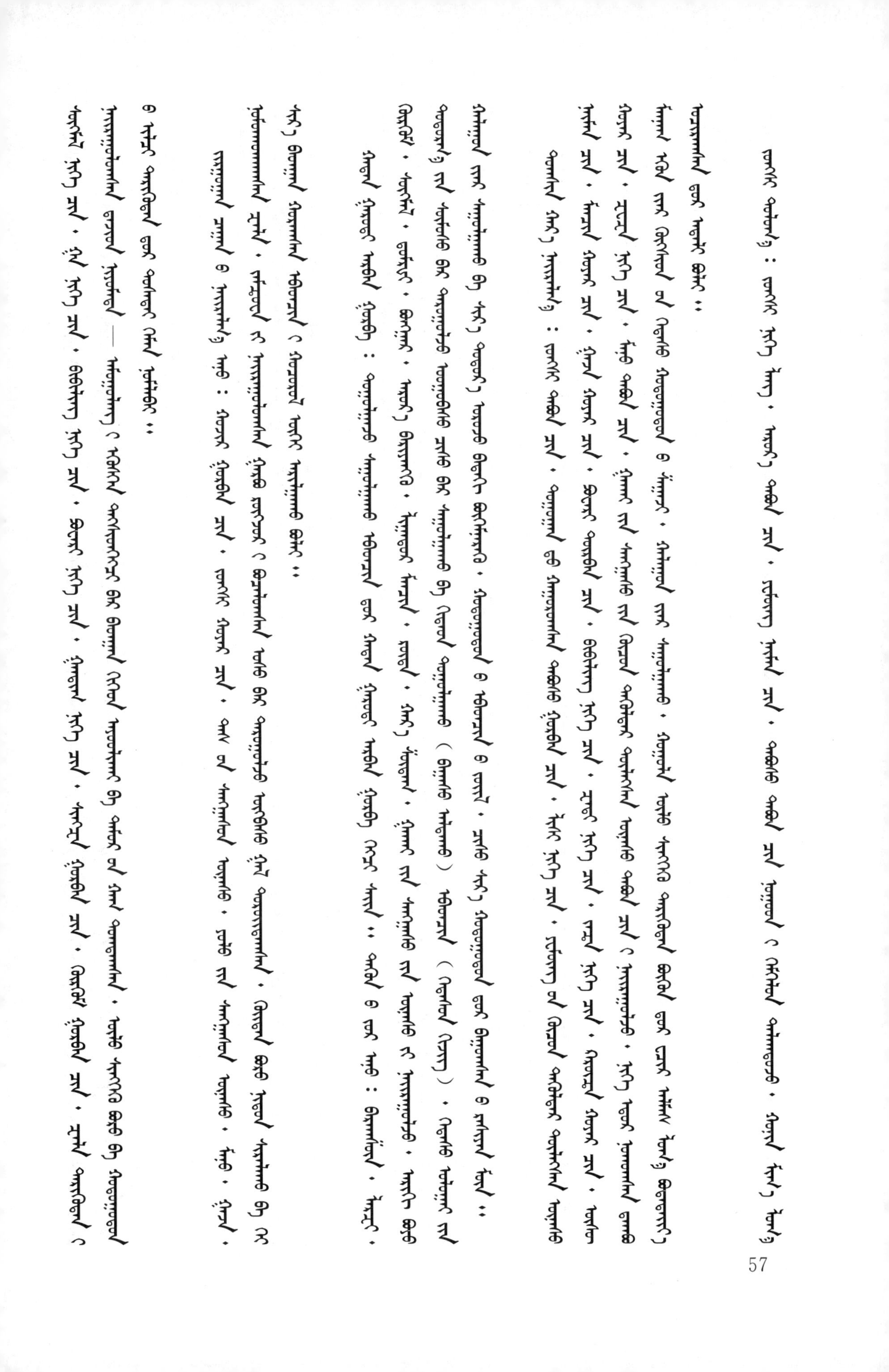

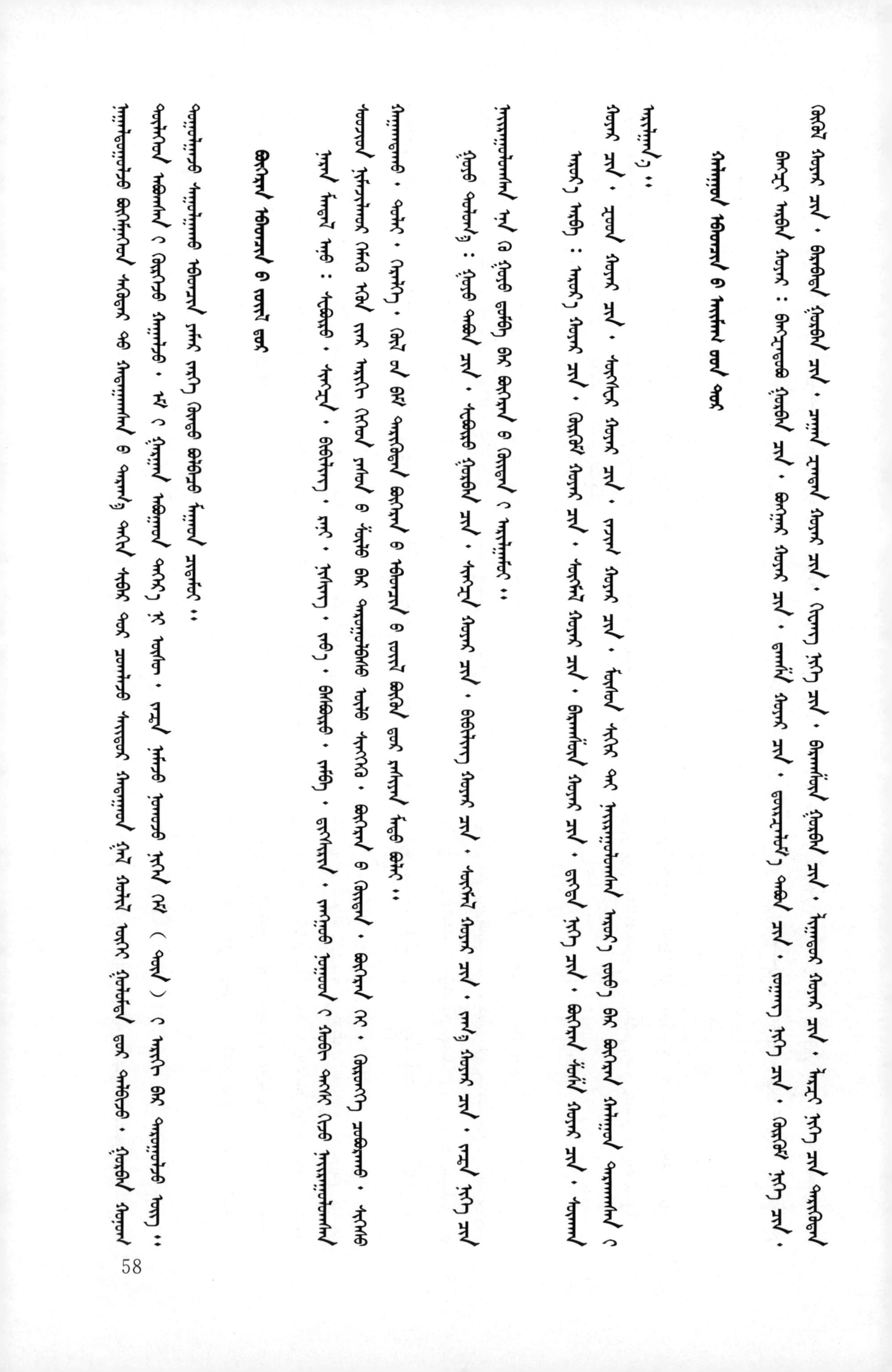

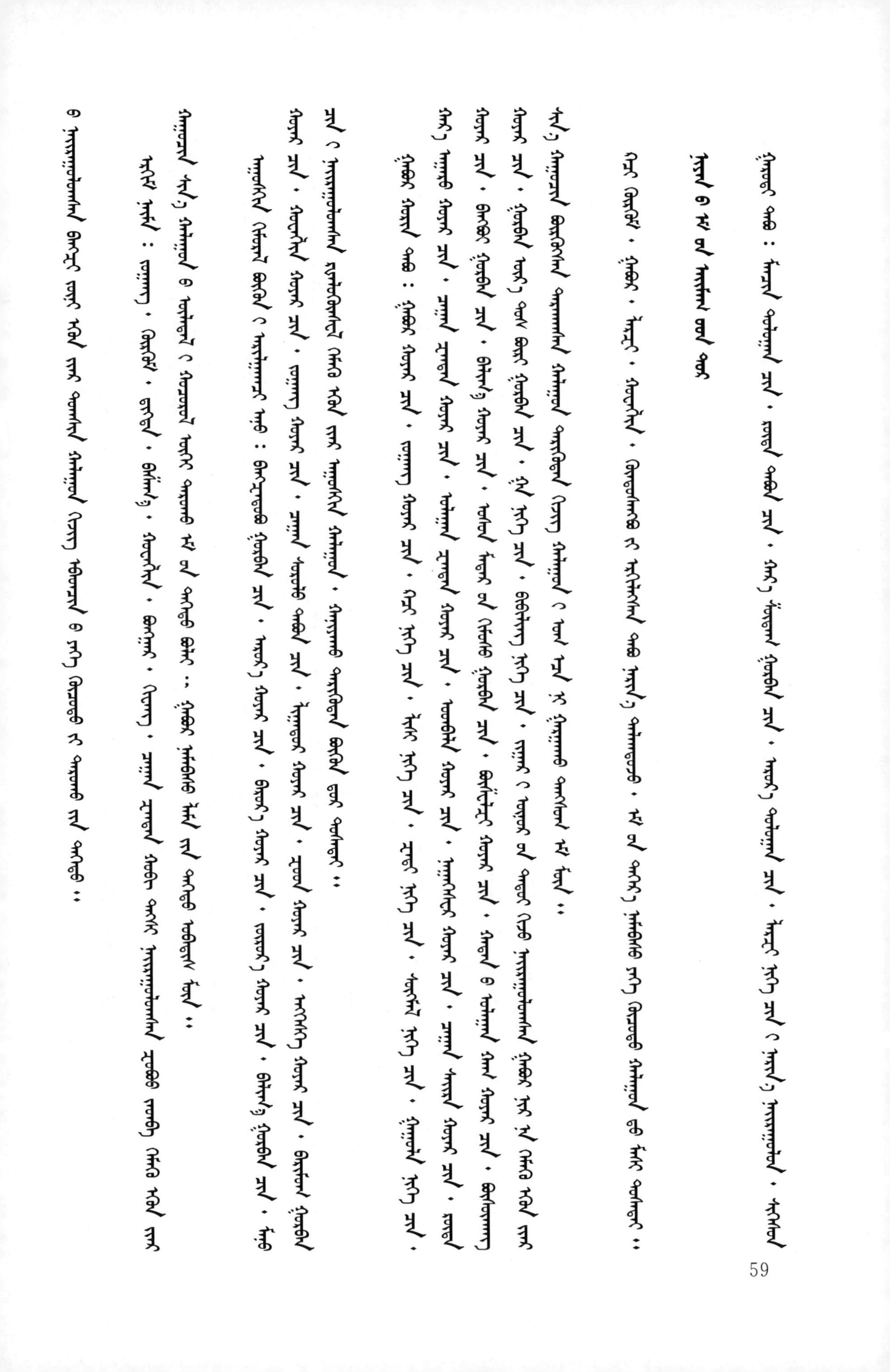

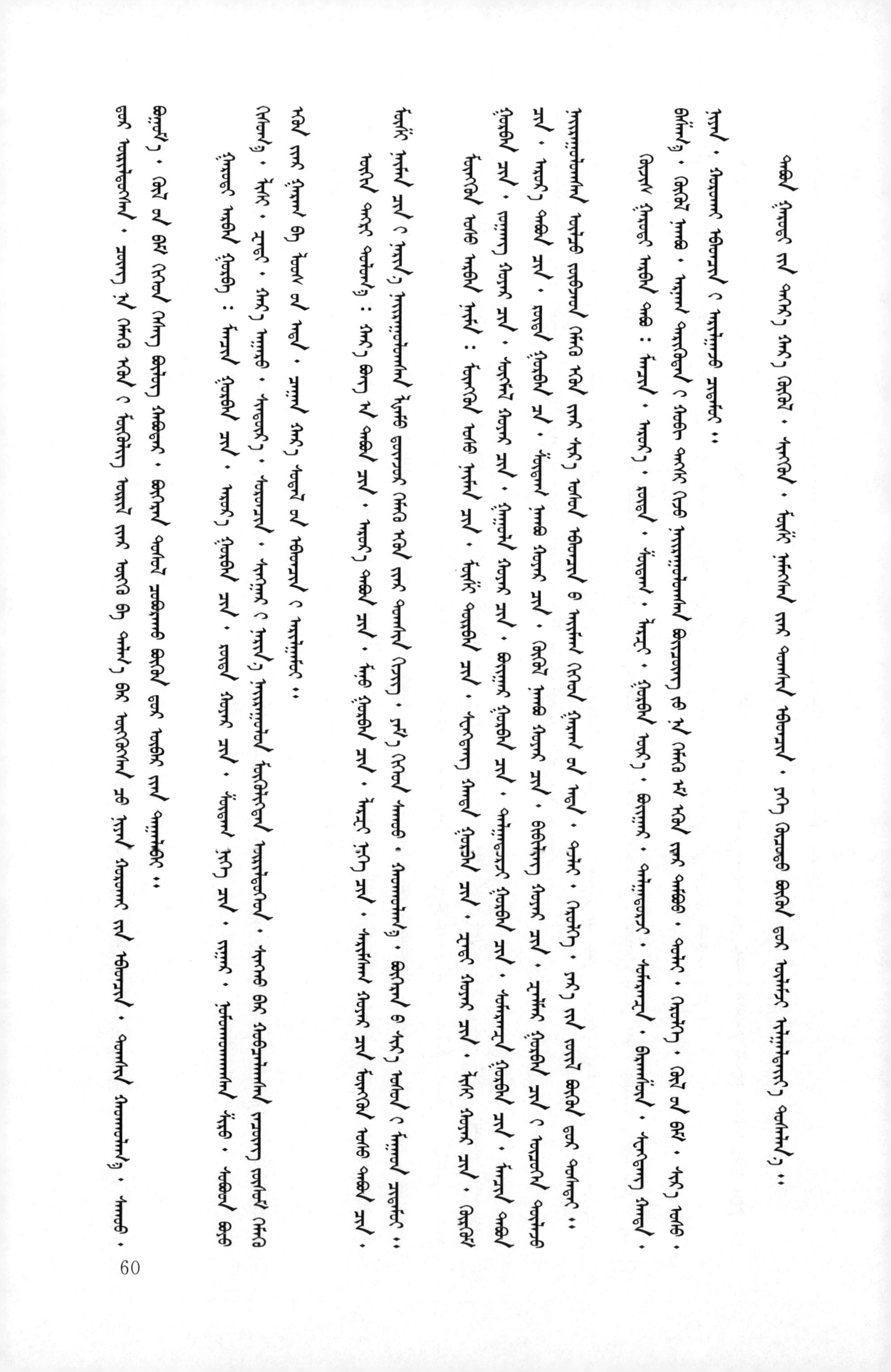

[illegible]

[illegible]

[illegible]

[illegible]

[illegible]

[illegible]

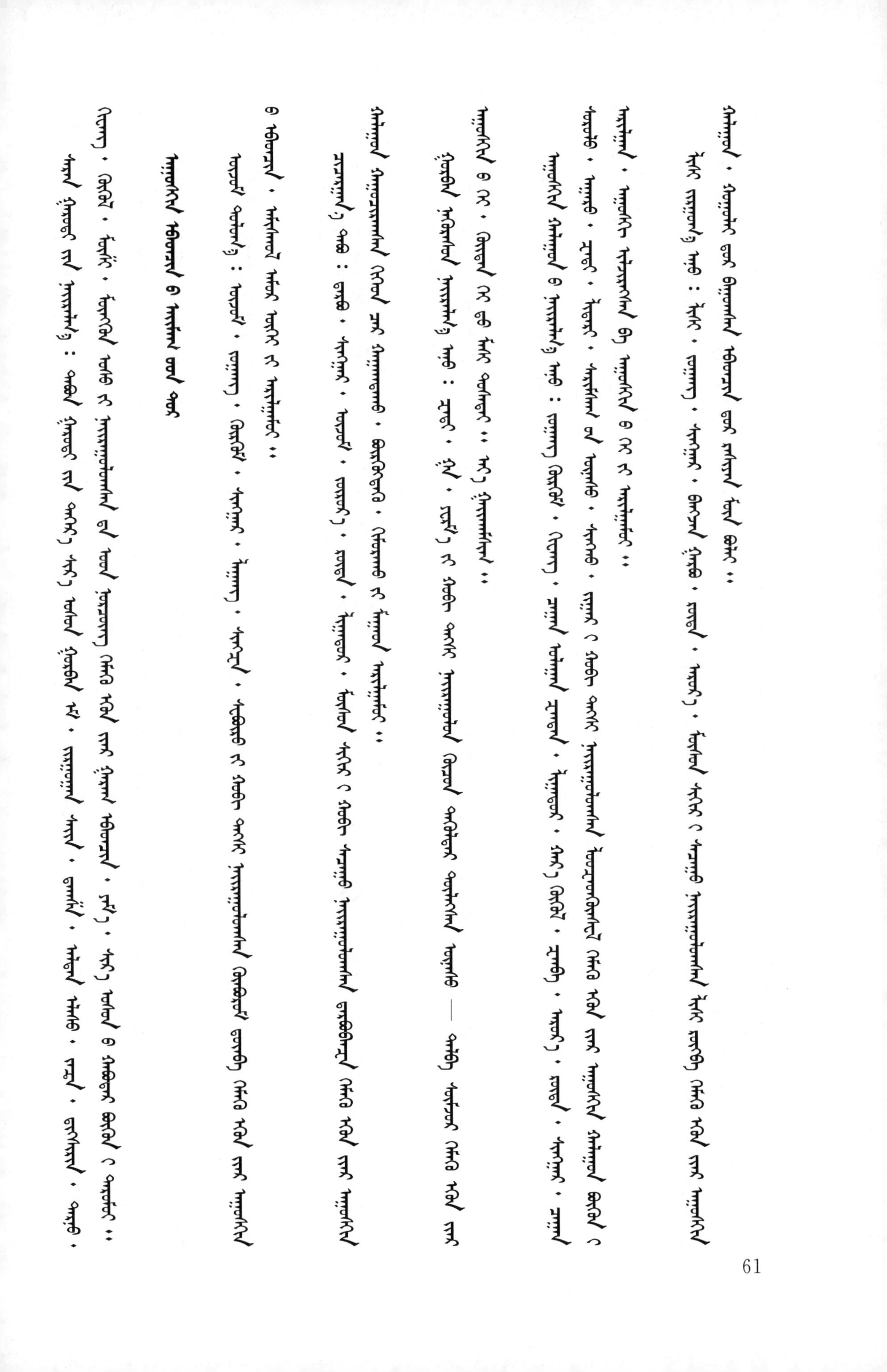

[illegible]

[illegible]

[illegible]

[illegible]

[illegible]

[illegible]

[illegible]

ᠬᠡᠮᠡᠨ ᠲᠣᠭᠠᠯᠠᠵᠤ ᠪᠣᠯᠤᠨ᠎ᠠ : ᠵᠢᠱᠢᠶ᠎ᠡ ᠨᠢ ᠂ [illegible] ᠂ [illegible] ᠂ [illegible] ᠂ [illegible] ᠂ [illegible] ᠂ [illegible] ᠂ [illegible] ᠂ [illegible] ᠂ [illegible] ᠂

ᠨᠡᠷ᠎ᠡ ᠦᠭᠡ ᠂ ᠲᠡᠮᠳᠡᠭ ᠨᠡᠷ᠎ᠡ ᠂ ᠲᠣᠭ᠎ᠠ ᠨᠡᠷ᠎ᠡ ᠂ ᠲᠥᠯᠦᠭᠡᠨ ᠨᠡᠷ᠎ᠡ ᠂ [illegible] ᠂ [illegible] ᠂ [illegible] ᠂ [illegible] ᠂ [illegible] ᠂ [illegible] ᠂ [illegible] ᠂ [illegible]

ᠨᠡᠷ᠎ᠡ ᠦᠭᠡ ᠶᠢᠨ ᠦᠭᠡ ᠶᠢᠨ [illegible] ᠂ [illegible] ᠂ [illegible] ᠂ [illegible] ᠂ [illegible] ᠂ [illegible] ᠂ [illegible] ᠂ [illegible] ᠂ [illegible]

ᠨᠡᠷ᠎ᠡ ᠂ [illegible] ᠦᠭᠡ ᠨᠡᠷ᠎ᠡ ᠂ [illegible] ᠨᠡᠷ᠎ᠡ ᠂ [illegible] ᠦᠭᠡ ᠨᠡᠷ᠎ᠡ ᠂ [illegible] ᠂

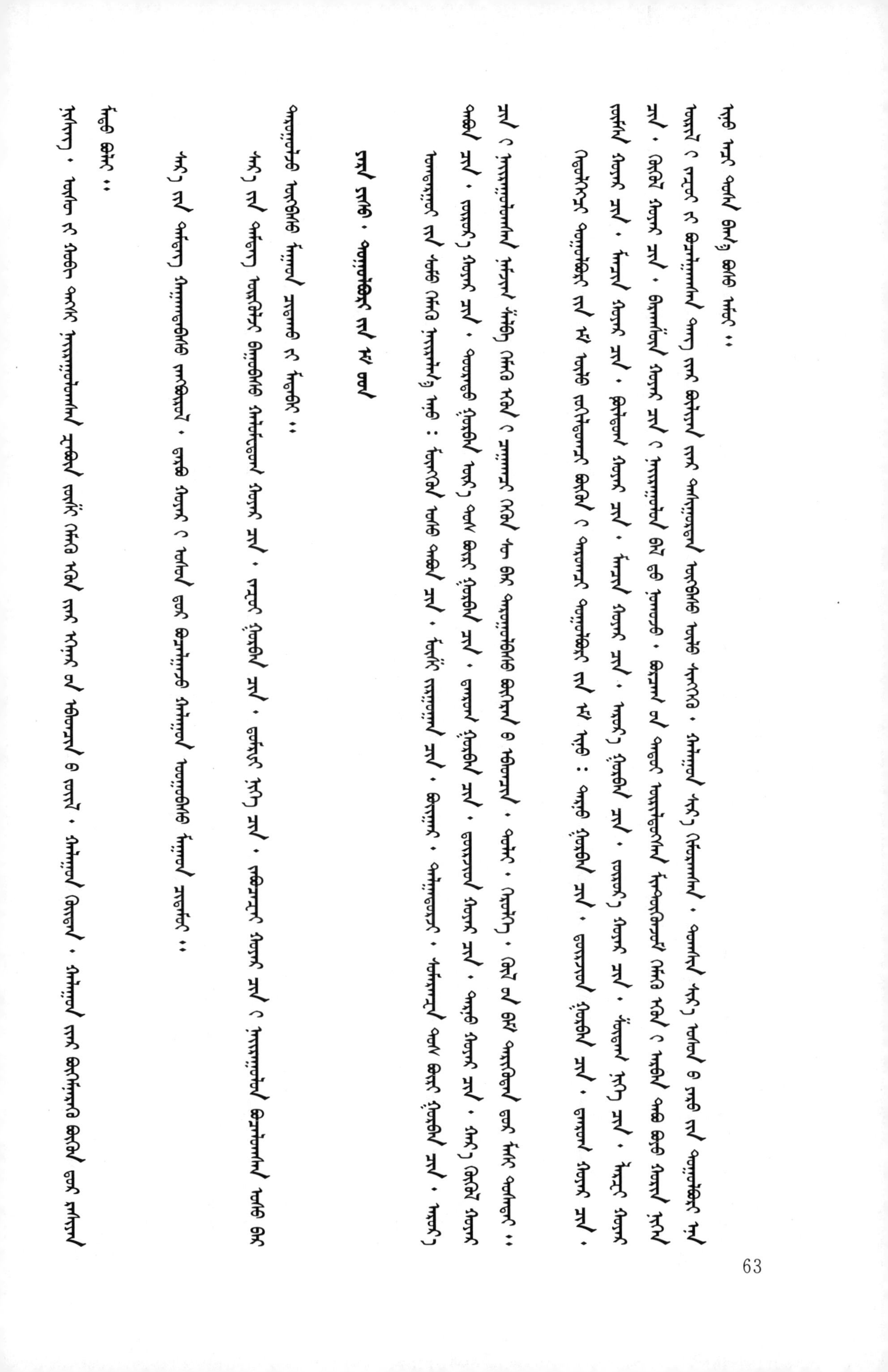

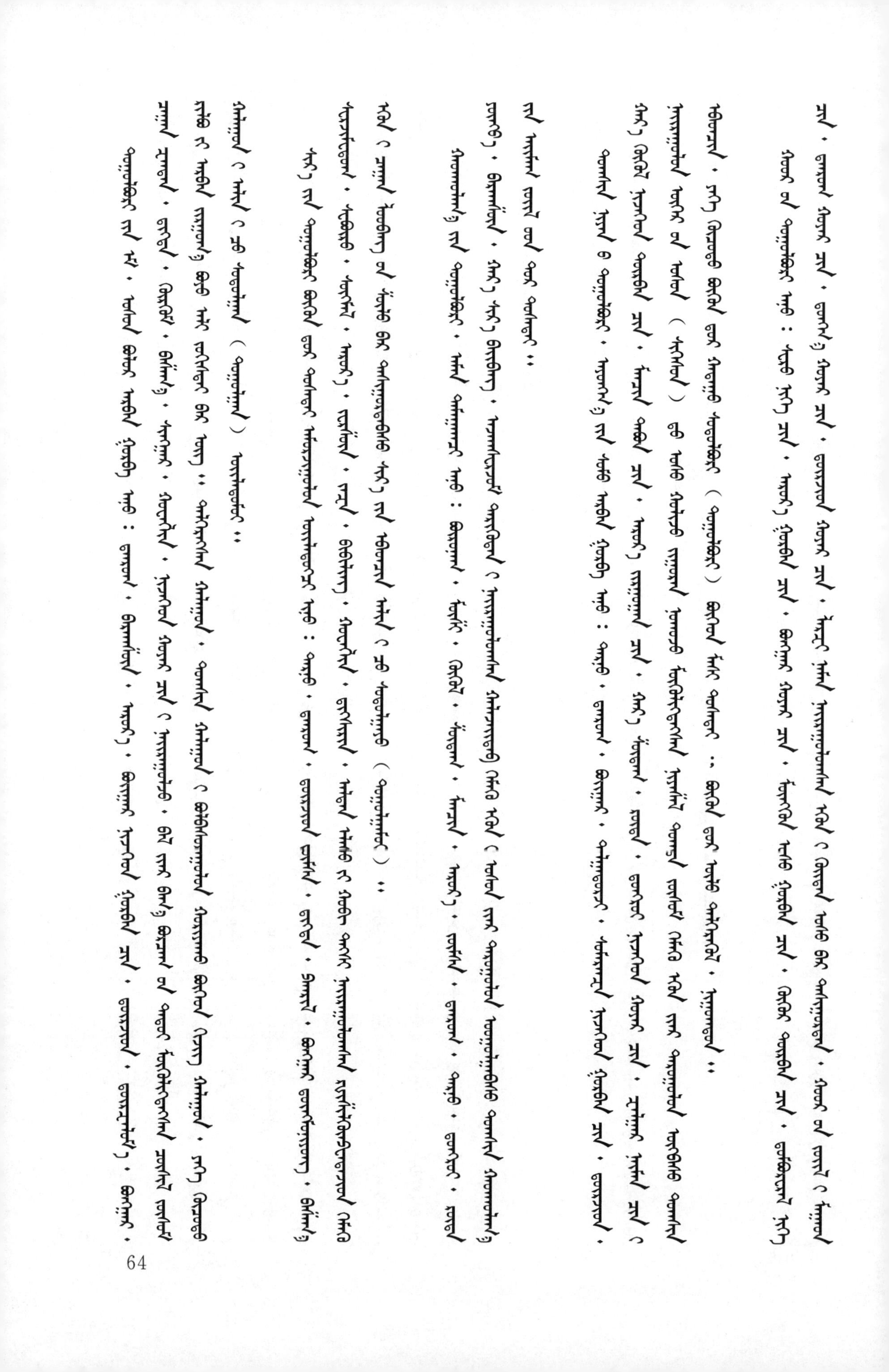

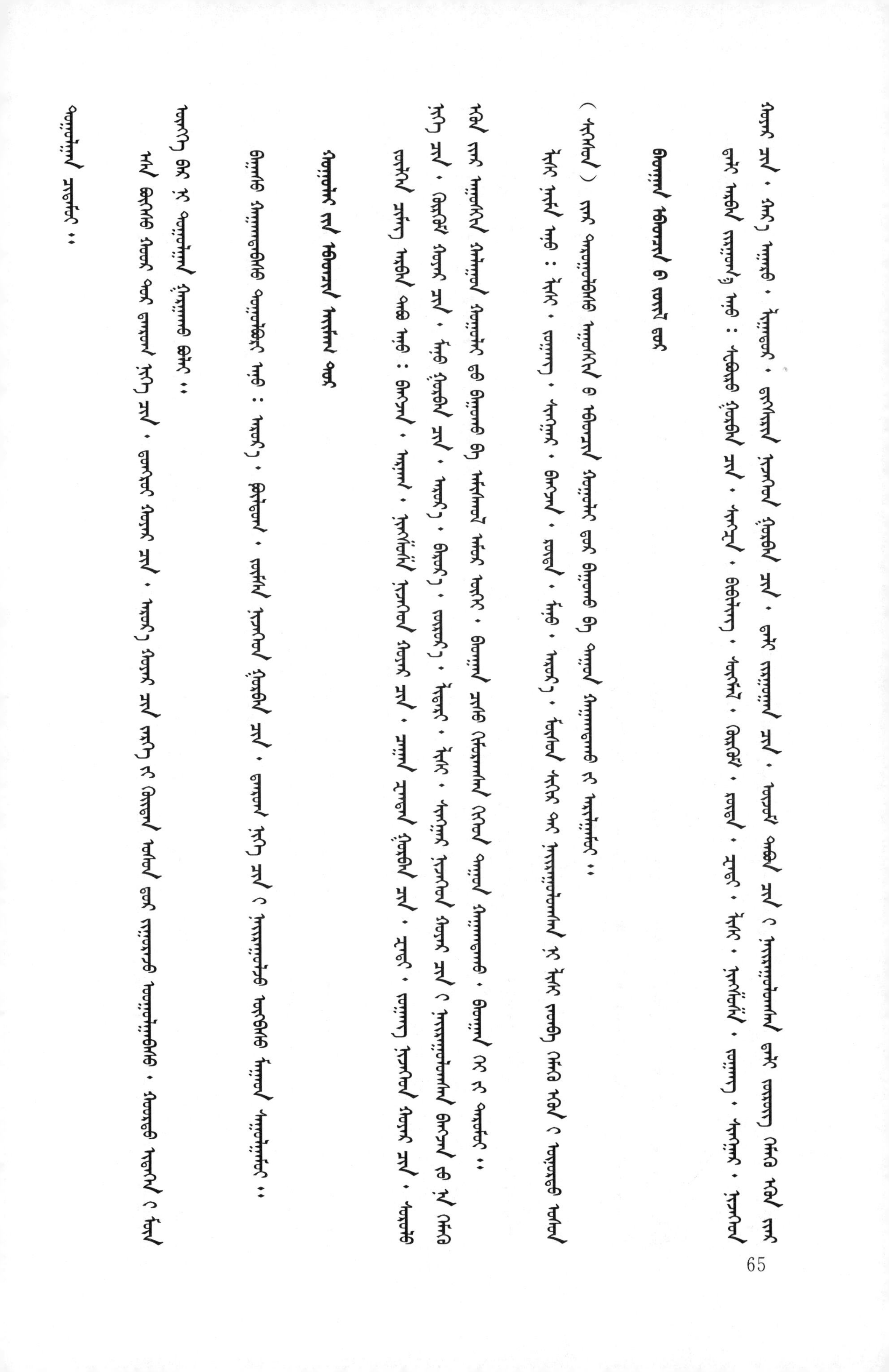

[illegible]

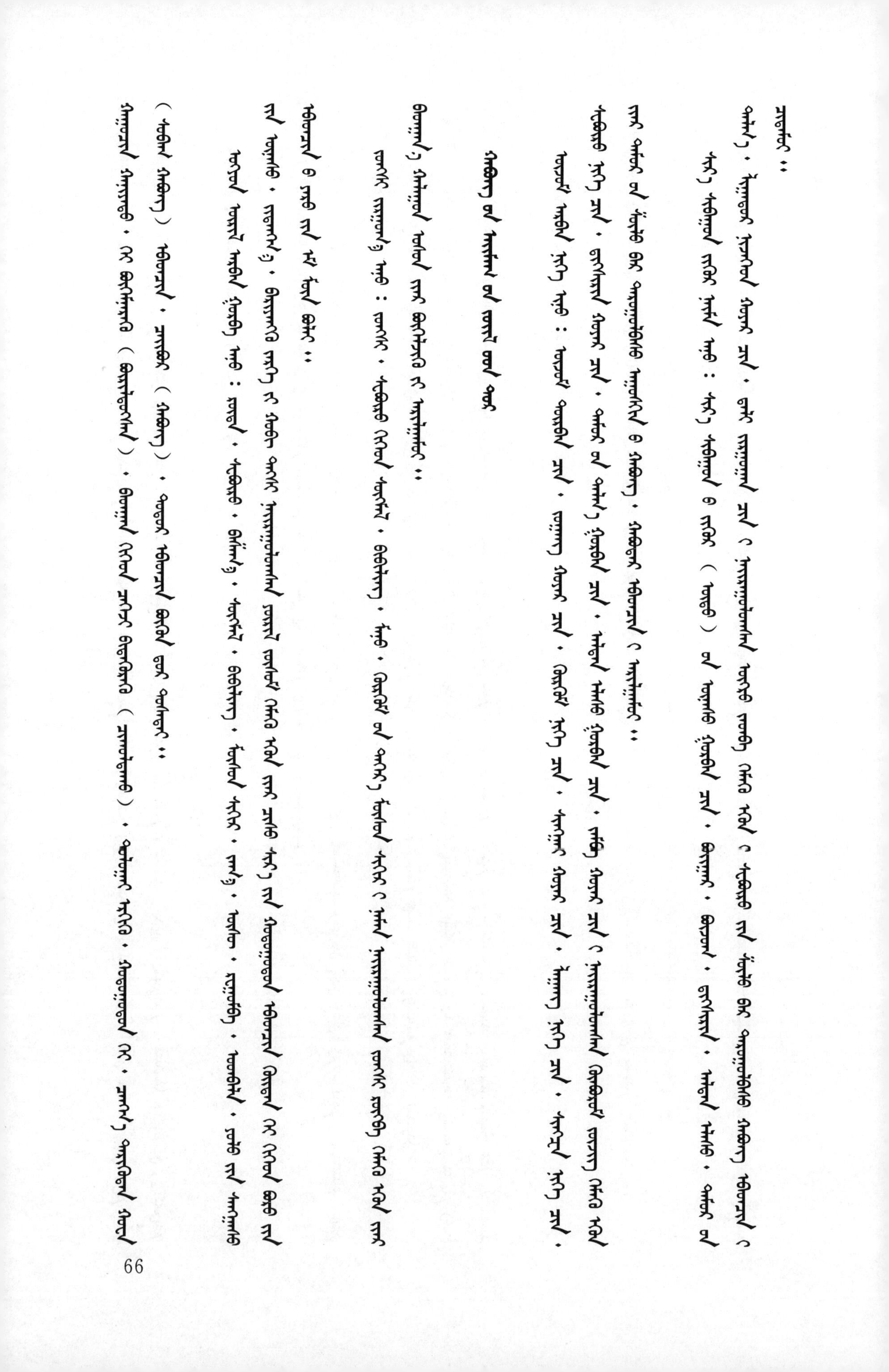

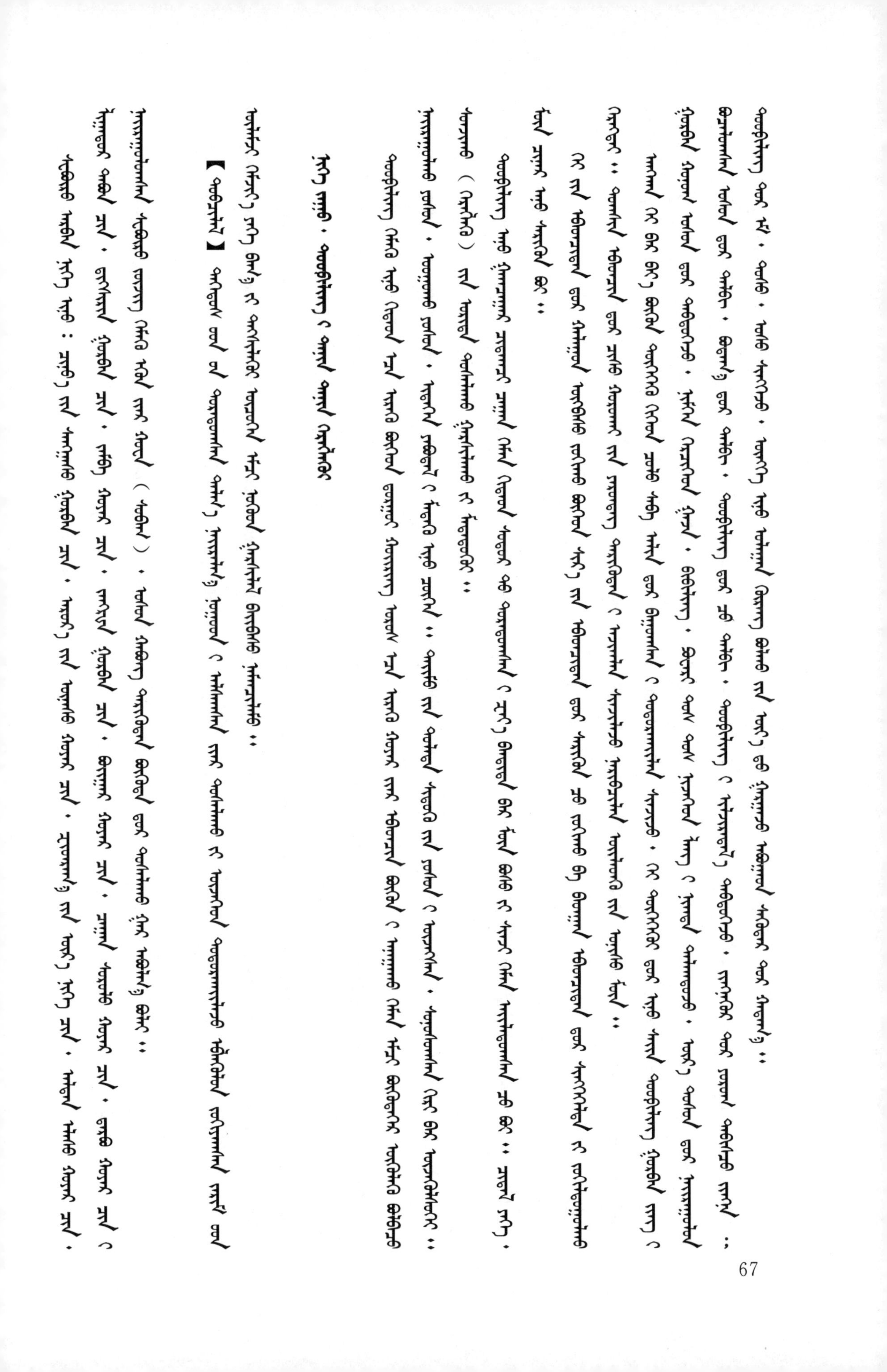

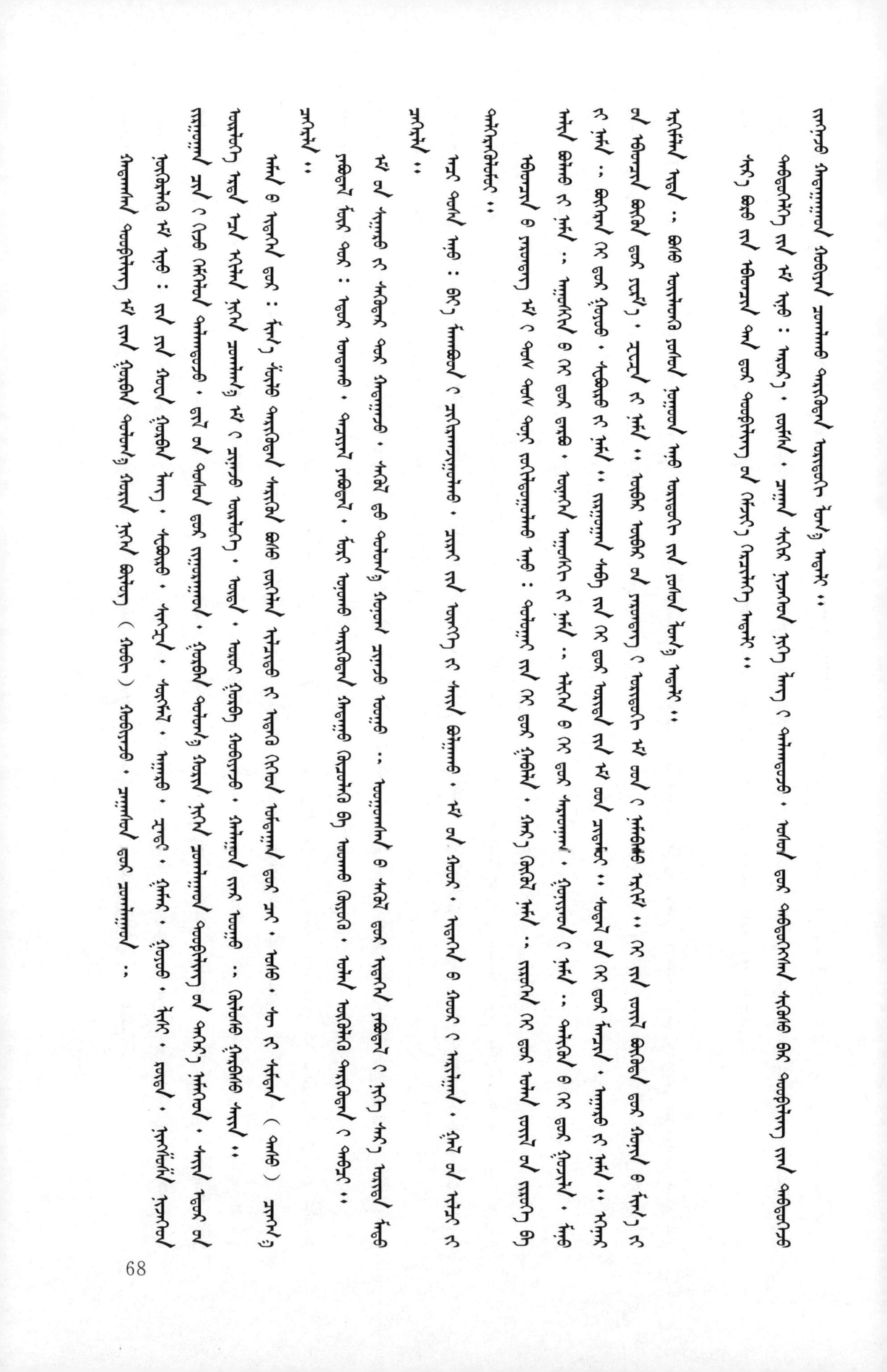

[illegible] ::

[illegible] ::

[illegible] ::

[illegible] ::

[illegible] ::

[illegible] ::

[illegible] ::

[illegible] ::

[illegible] ::

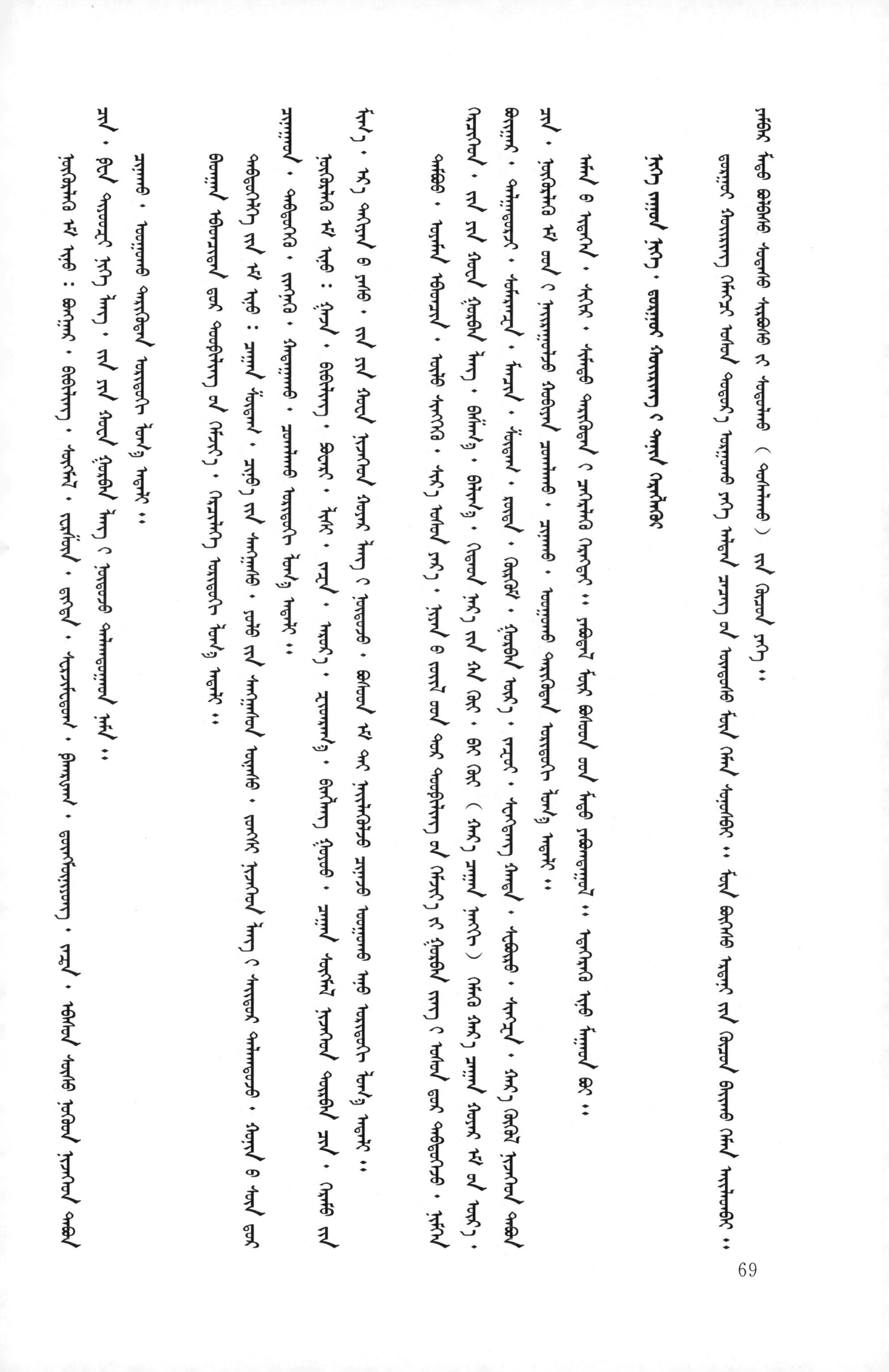

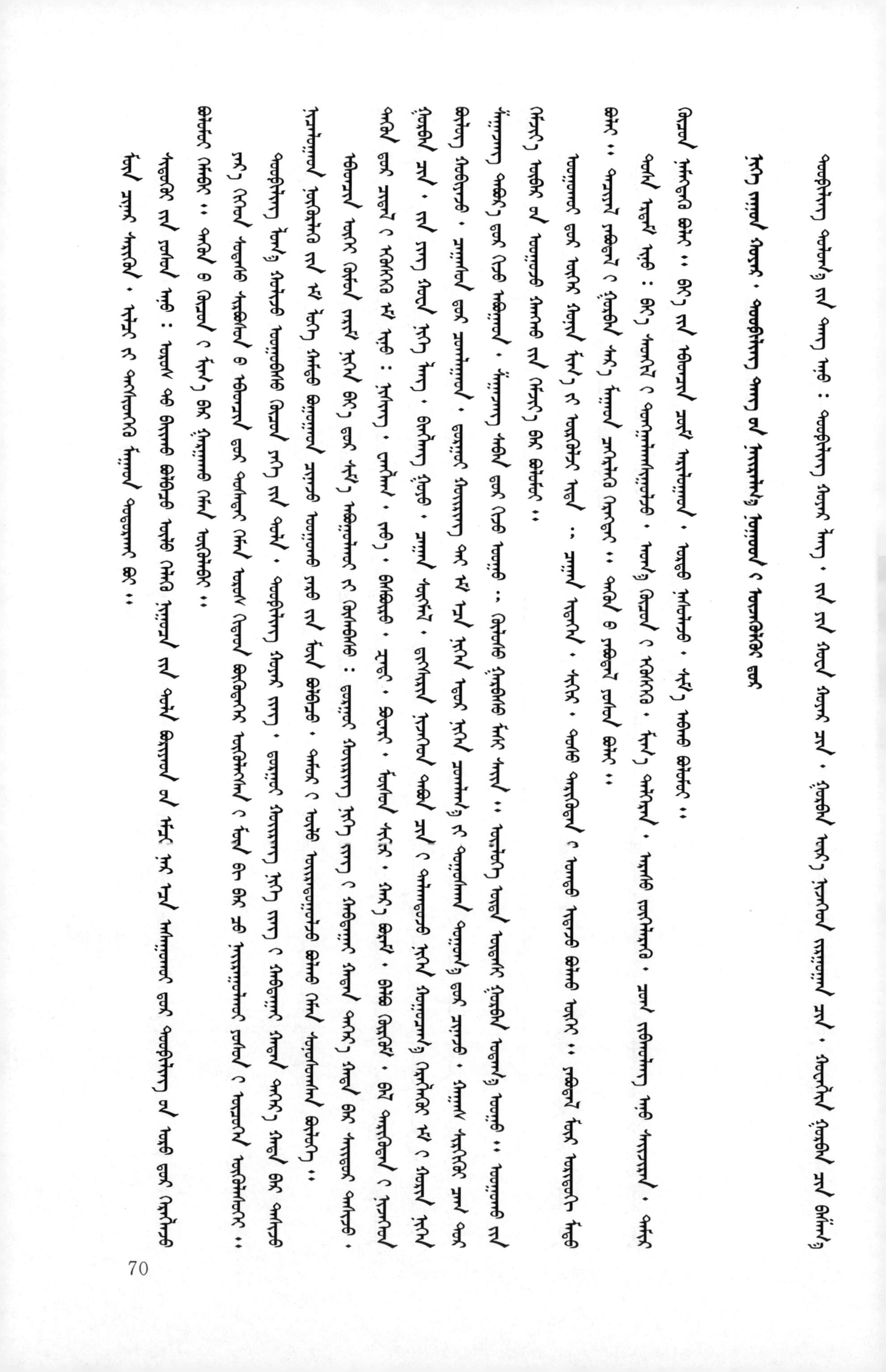

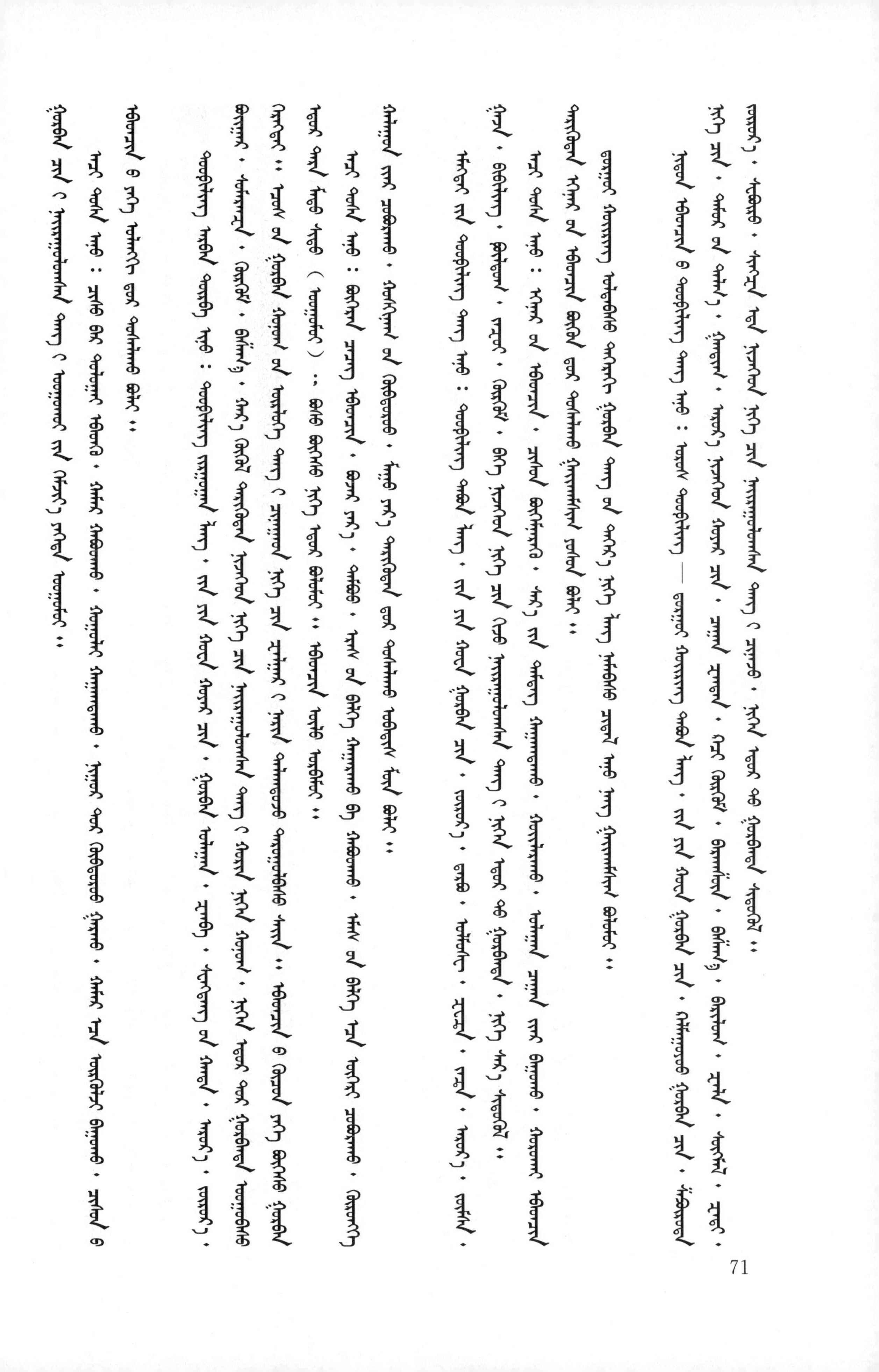

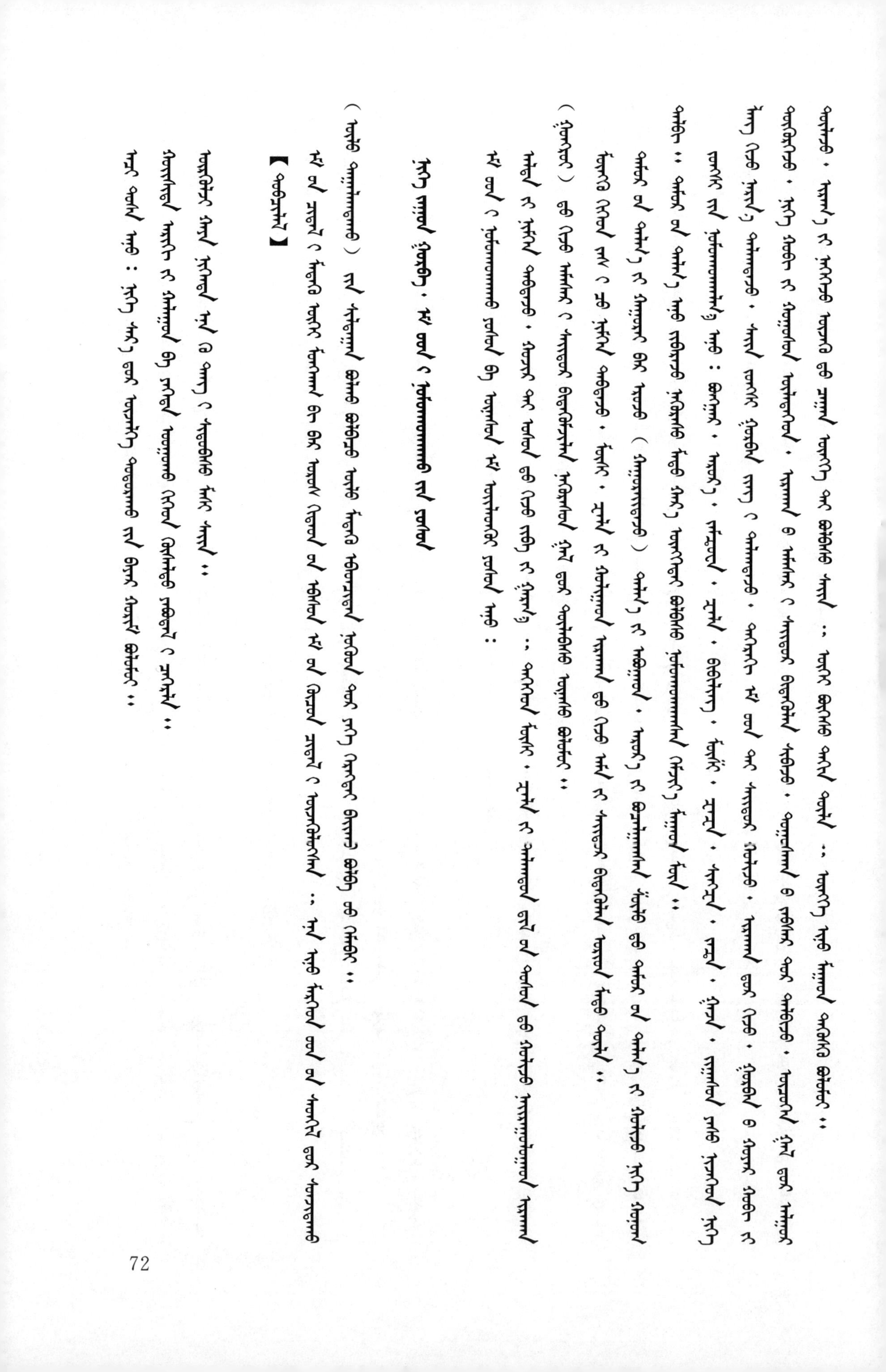

[illegible]

[illegible]

[illegible]

[illegible]

[illegible]

【[illegible]】

[illegible]

[illegible]

[illegible]

ᠮᠠᠯᠴᠢᠳ ᠤᠨ ᠠᠮᠢᠨ ᠤ ᠮᠠᠯ ᠰᠦᠷᠦᠭ ᠤᠨ ᠠᠵᠤ ᠠᠬᠤᠢ ᠶᠢᠨ ᠰᠠᠭᠤᠷᠢ ᠪᠣᠯᠤᠨ᠎ᠠ ::

ᠬᠠᠪᠤᠷ ᠤᠨ ᠰᠠᠷ᠎ᠠ ᠳᠤ ᠮᠠᠯ ᠲᠥᠯᠦᠭᠯᠡᠳᠡᠭ ::

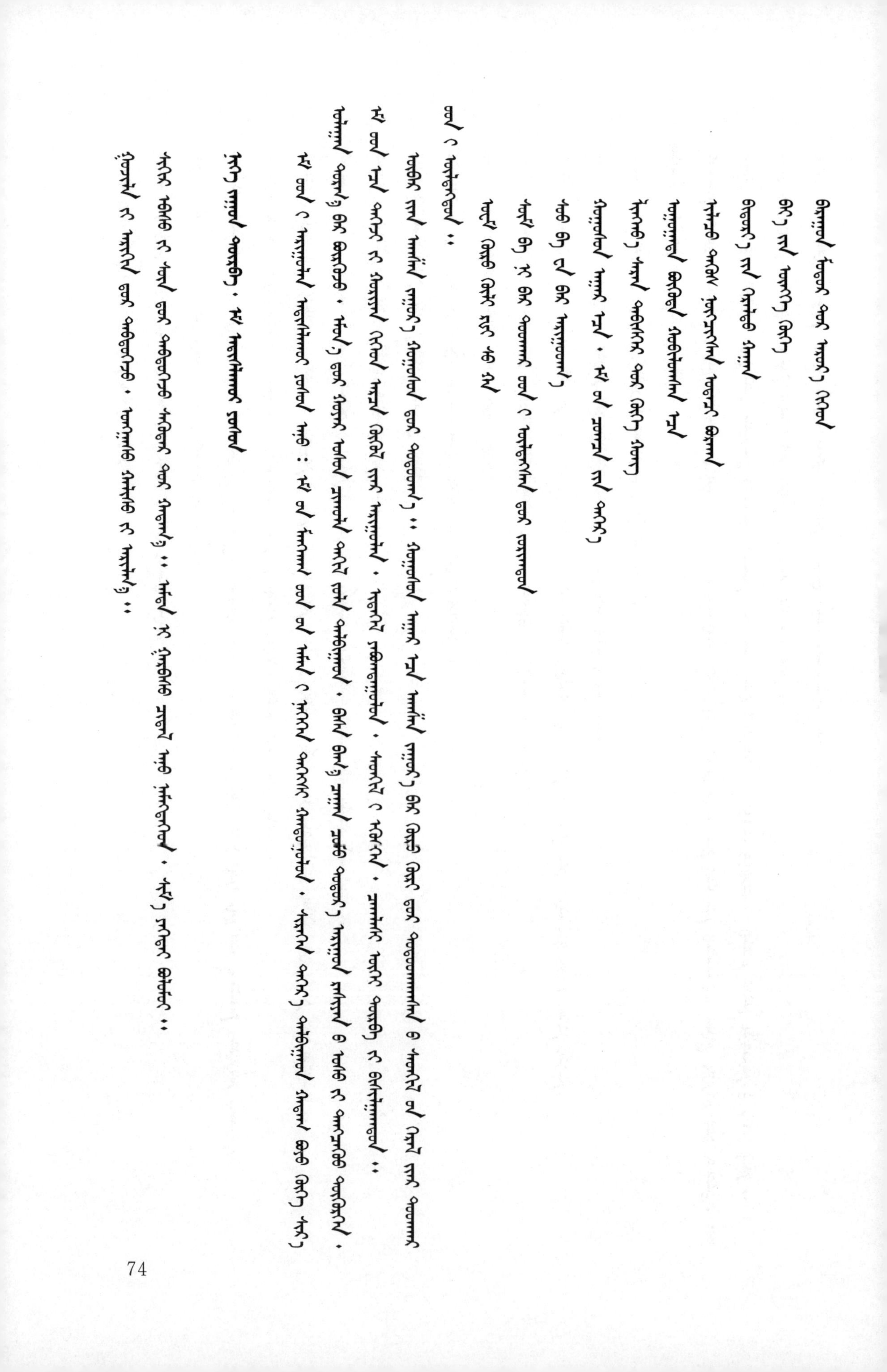

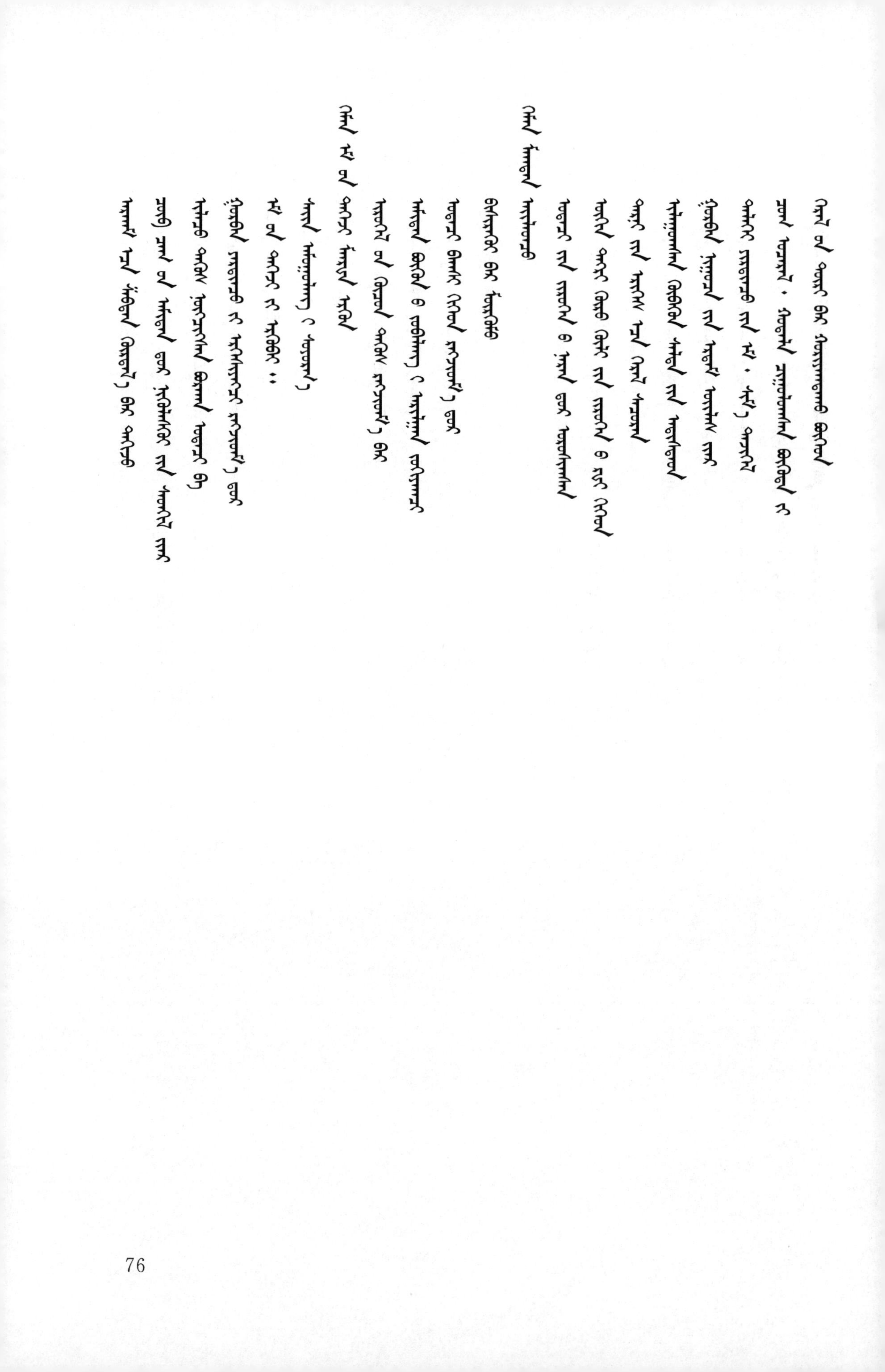

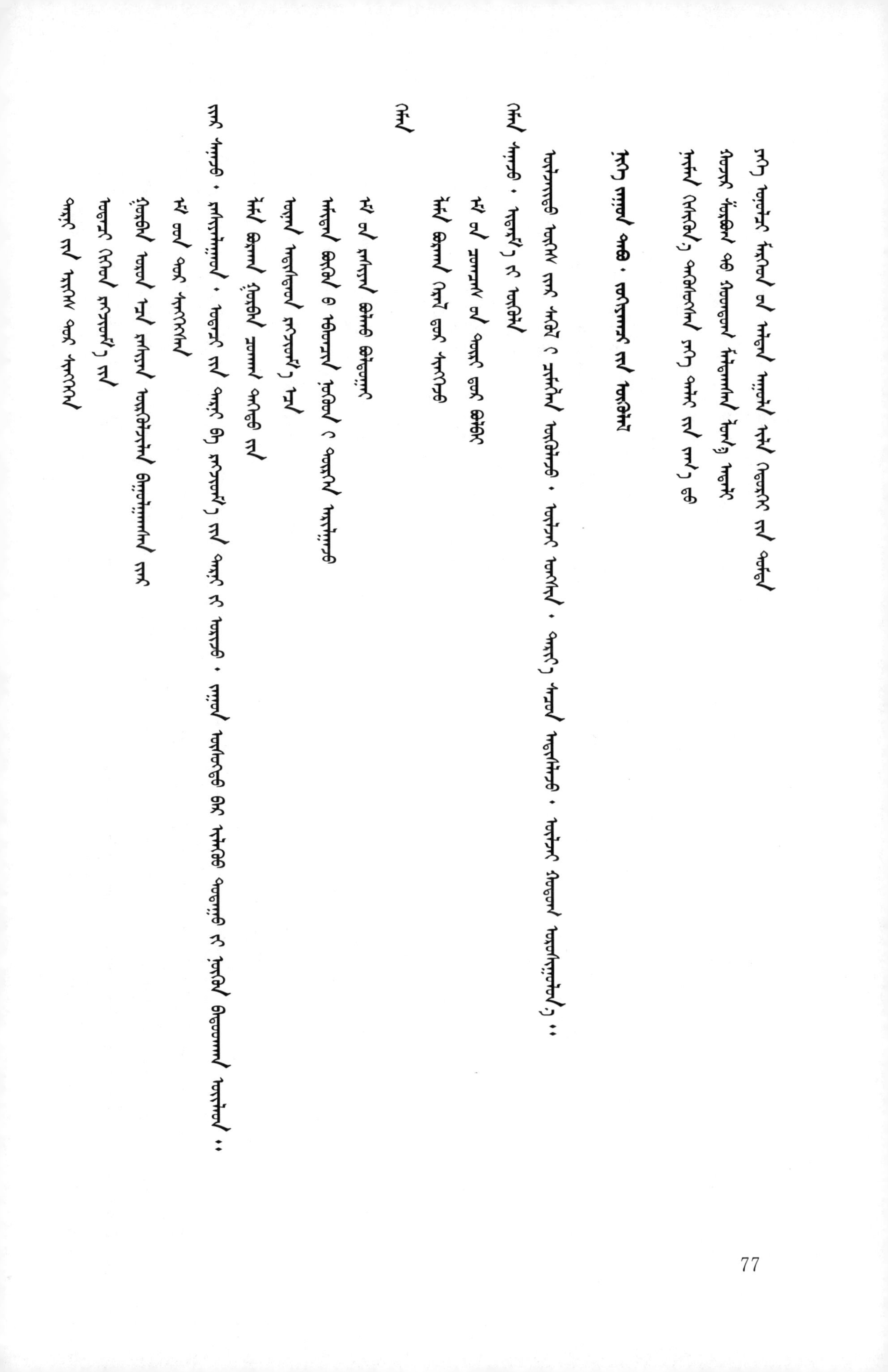

[illegible]
[illegible]
[illegible]

[illegible]

[illegible]
[illegible]
  [illegible]
  [illegible]
[illegible]
  [illegible]
  [illegible]
  [illegible]
  [illegible]
[illegible]
  [illegible]
  [illegible]
  [illegible]
  [illegible]

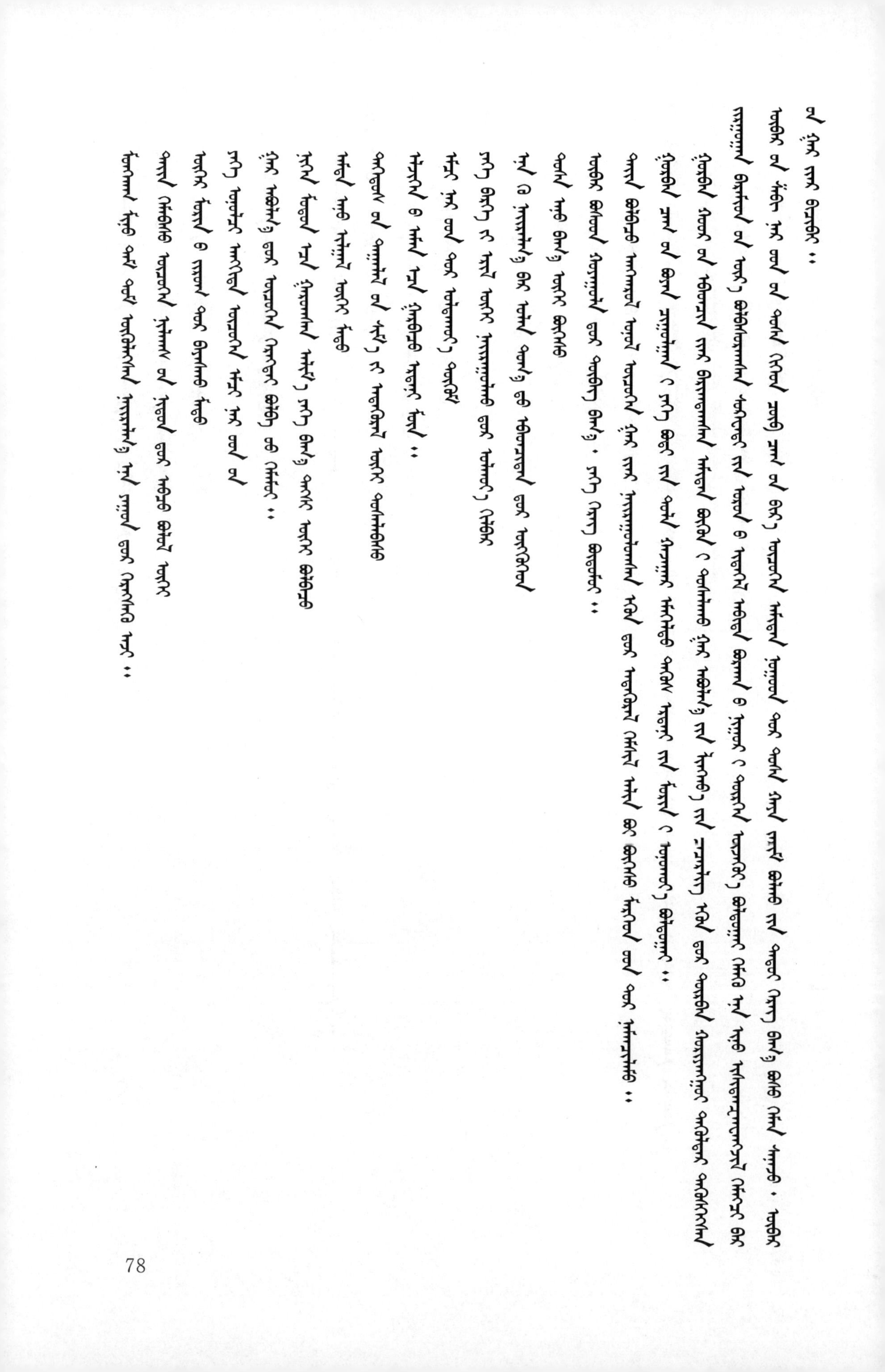

ᠨᠢᠭᠡ ᠰᠠᠷ᠎ᠠ ᠰᠠᠷᠠᠨ ᠤ᠋ ᠂ ᠬᠣᠷᠢ ᠬᠣᠷᠢᠨ ᠤ᠋ ᠳᠤᠷ᠎ᠠ

ᠪᠠᠷᠤᠭ ᠬᠤᠪᠢᠶᠠᠷᠢ ᠶᠢᠨ ᠡᠳᠦᠷ ᠡᠳᠦᠷ ᠪᠠᠶᠢᠨ ᠳᠤ ᠳᠤᠷ᠎ᠠ ᠪᠠᠶᠢᠨ᠎ᠠ :
ᠪᠠᠷᠤᠭ ᠬᠡᠮᠡᠭᠳᠡᠨ ᠰᠠᠷᠠᠨ ᠤ᠋ ᠰᠠᠷ᠎ᠠ ᠬᠡᠮᠡᠭᠳᠡᠨ᠎ᠡ

ᠨᠢᠭᠡ : ᠨᠢ ᠬᠡᠮᠡᠭᠳᠡᠨ᠎ᠡ
ᠬᠣᠶᠠᠷ : ᠬᠣᠶᠠᠷ ᠤᠨ ᠬᠡᠮᠡᠭᠳᠡᠨ᠎ᠡ
ᠭᠤᠷᠪᠠ : ᠭᠤᠷᠪᠠᠨ ᠬᠡᠮᠡᠭᠳᠡᠨ᠎ᠡ
ᠳᠥᠷᠪᠡ : ᠳᠥᠷᠪᠡᠨ ᠤ᠋ ᠬᠡᠮᠡᠭᠳᠡᠨ᠎ᠡ
ᠲᠠᠪᠤ : ᠲᠠᠪᠤᠨ ᠬᠡᠮᠡᠭᠳᠡᠨ᠎ᠡ
ᠵᠢᠷᠭᠤᠭ᠎ᠠ : ᠵᠢᠷᠭᠤᠭᠠᠨ ᠬᠡᠮᠡᠭᠳᠡᠨ᠎ᠡ
ᠳᠣᠯᠤᠭ᠎ᠠ : ᠳᠣᠯᠤᠭᠠᠨ ᠤ᠋ ᠬᠡᠮᠡᠭᠳᠡᠨ᠎ᠡ
ᠨᠠᠢ᠌ᠮᠠ : ᠨᠠᠢ᠌ᠮᠠᠨ ᠬᠡᠮᠡᠭᠳᠡᠨ᠎ᠡ
ᠶᠢᠰᠦ : ᠶᠢᠰᠦᠨ ᠬᠡᠮᠡᠭᠳᠡᠨ᠎ᠡ
ᠠᠷᠪᠠ : ᠠᠷᠪᠠᠨ ᠤ᠋ ᠬᠡᠮᠡᠭᠳᠡᠨ᠎ᠡ
ᠬᠣᠷᠢ ᠨᠢᠭᠡ : ᠬᠣᠷᠢᠨ ᠨᠢᠭᠡ ᠬᠡᠮᠡᠭᠳᠡᠨ᠎ᠡ
ᠬᠣᠷᠢ ᠬᠣᠶᠠᠷ : ᠬᠣᠷᠢᠨ ᠬᠣᠶᠠᠷ ᠬᠡᠮᠡᠭᠳᠡᠨ᠎ᠡ
ᠬᠣᠷᠢ ᠭᠤᠷᠪᠠ : ᠬᠣᠷᠢᠨ ᠭᠤᠷᠪᠠᠨ ᠬᠡᠮᠡᠭᠳᠡᠨ᠎ᠡ
ᠬᠣᠷᠢ ᠳᠥᠷᠪᠡ : ᠪᠠᠶᠠᠨ ᠬᠡᠮᠡᠭᠳᠡᠨ᠎ᠡ

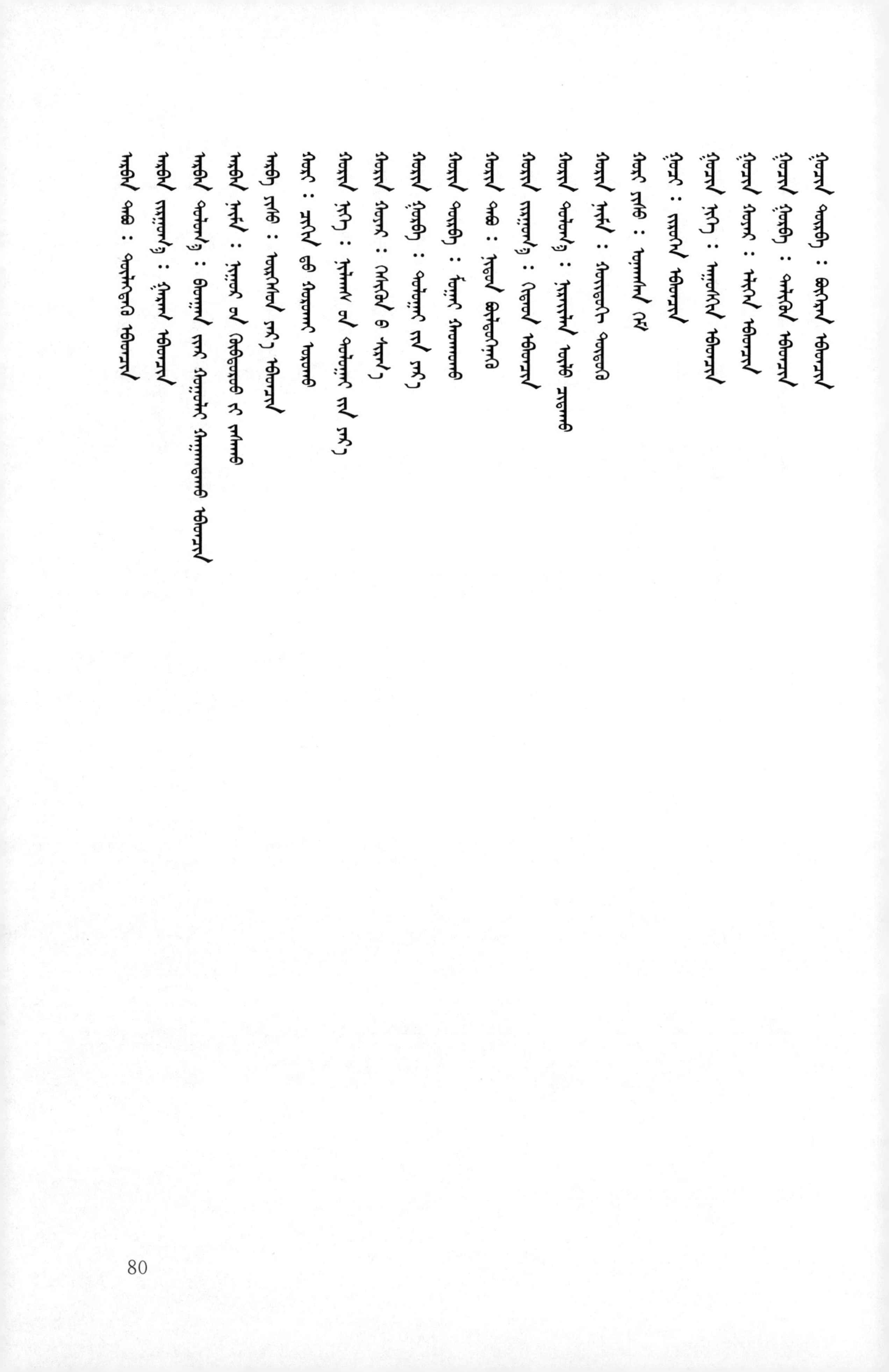

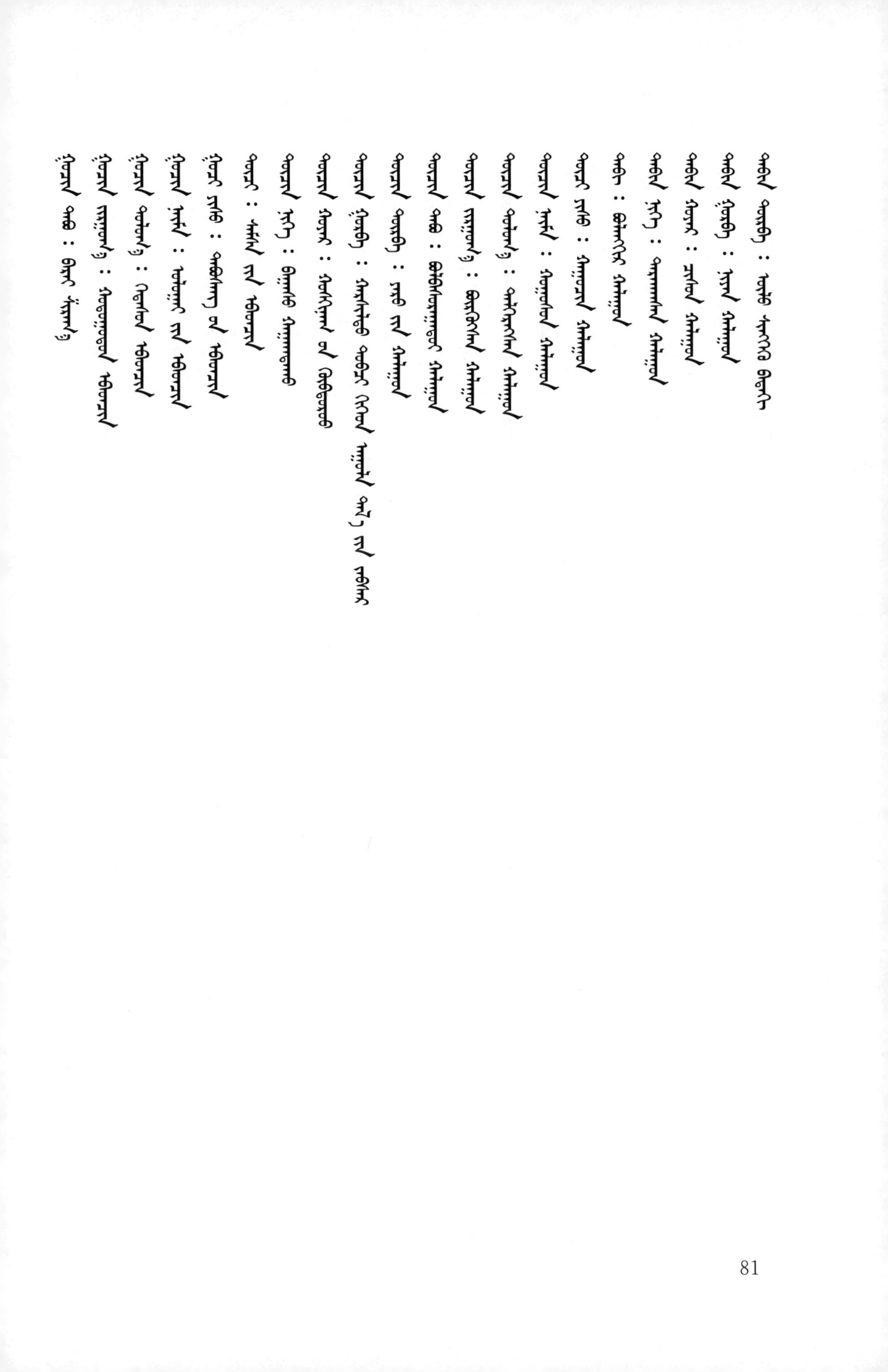

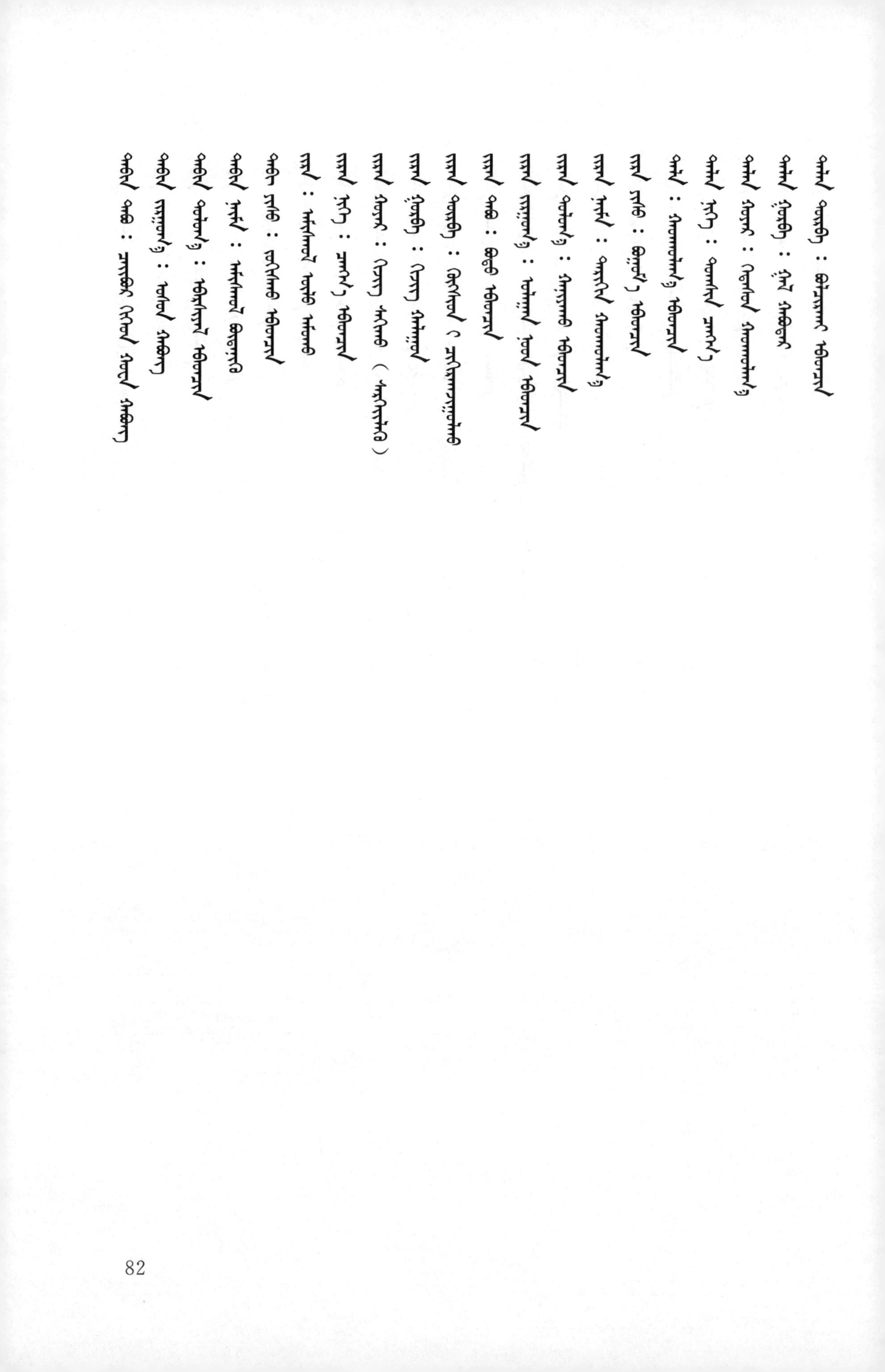

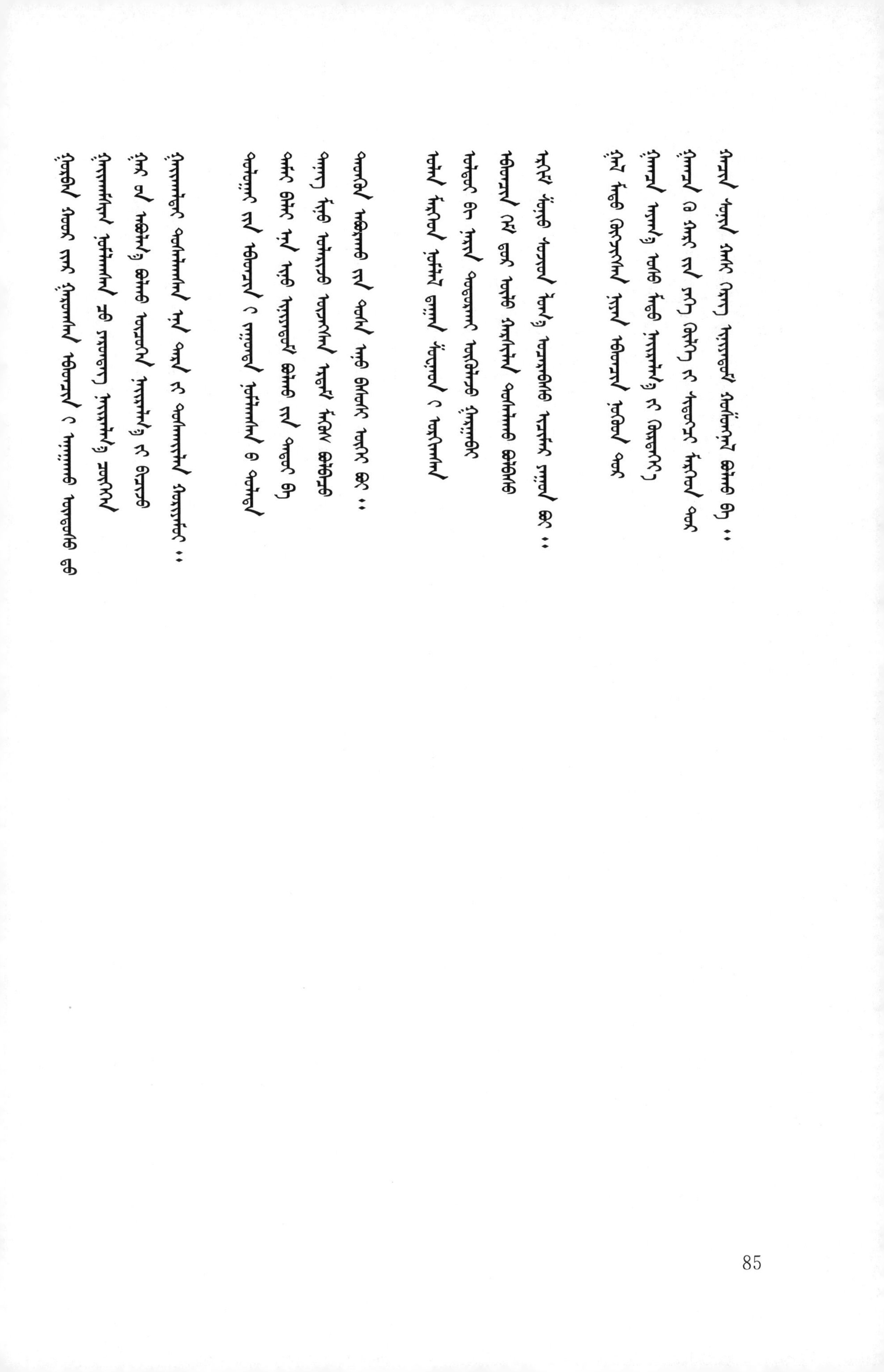

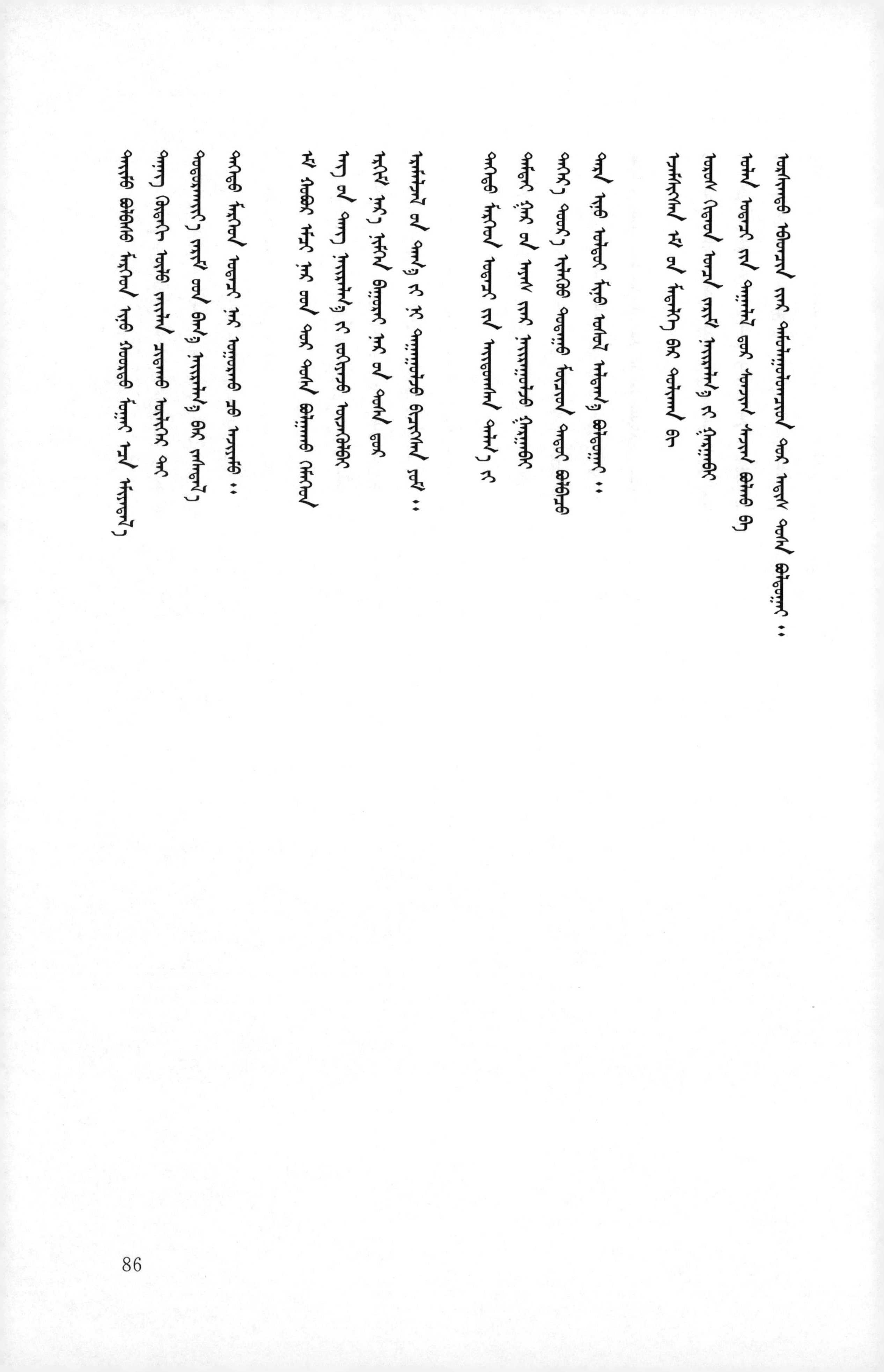

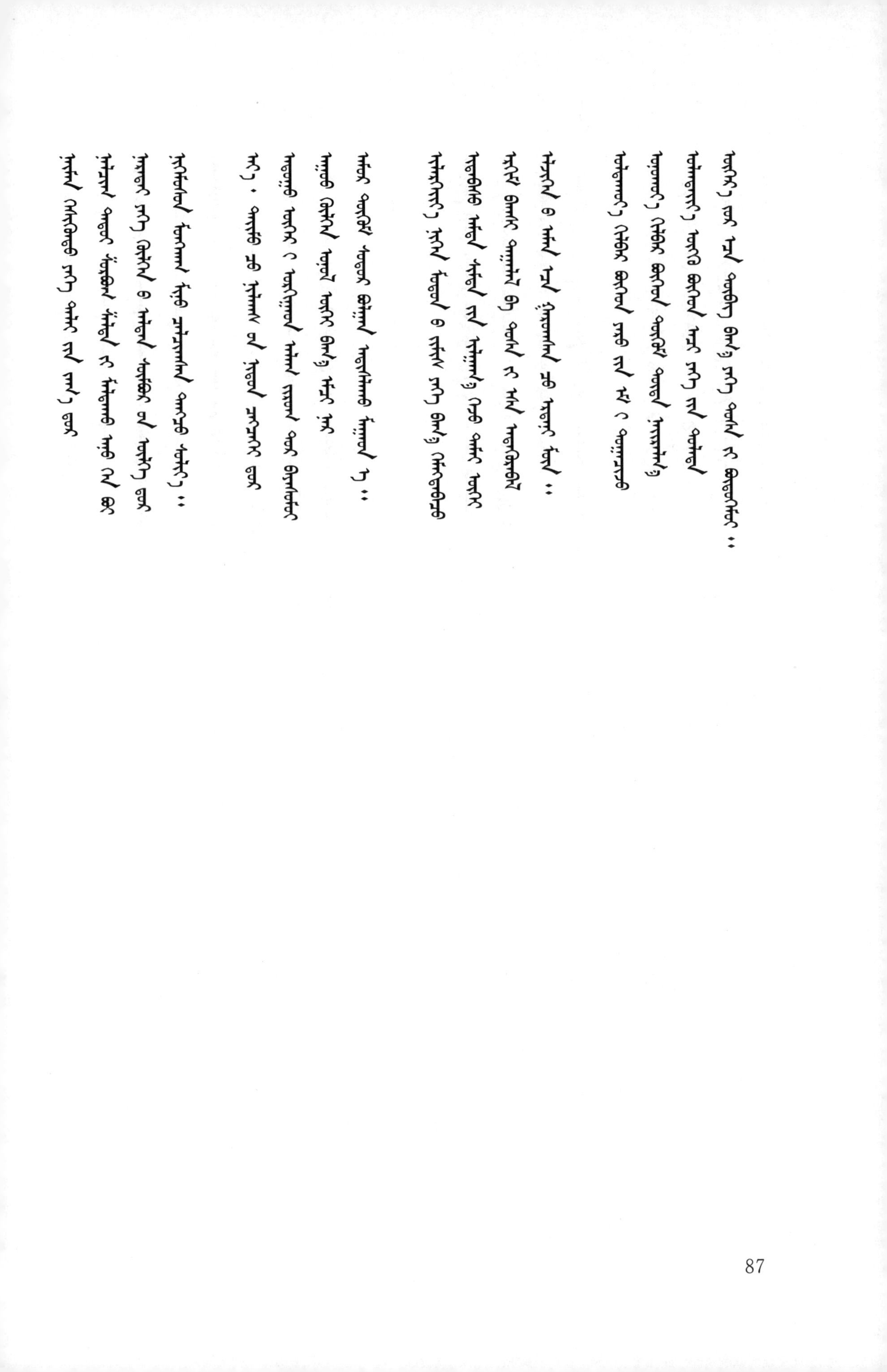

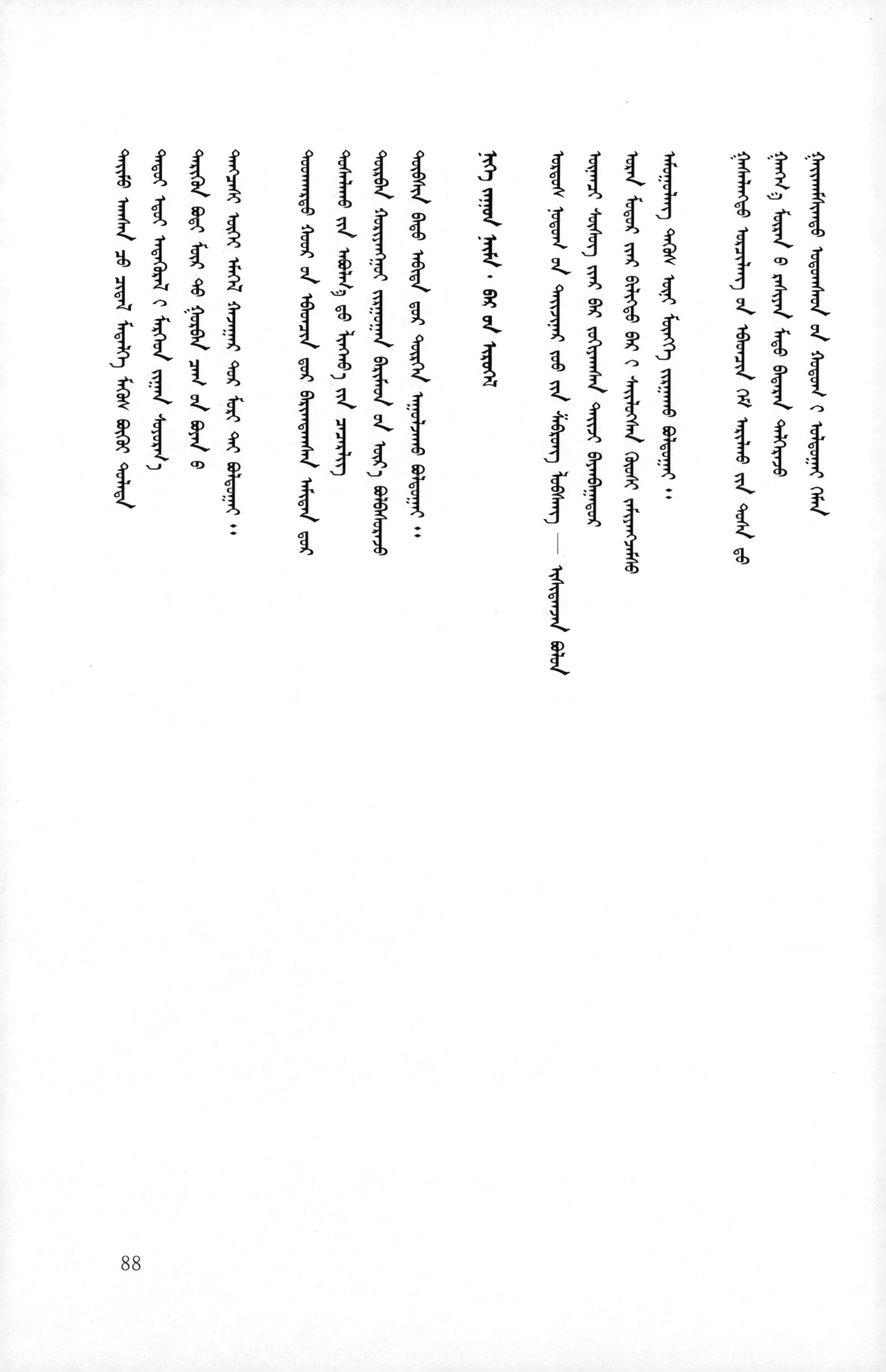

[illegible]

[illegible]

[illegible]

[illegible]

[illegible]

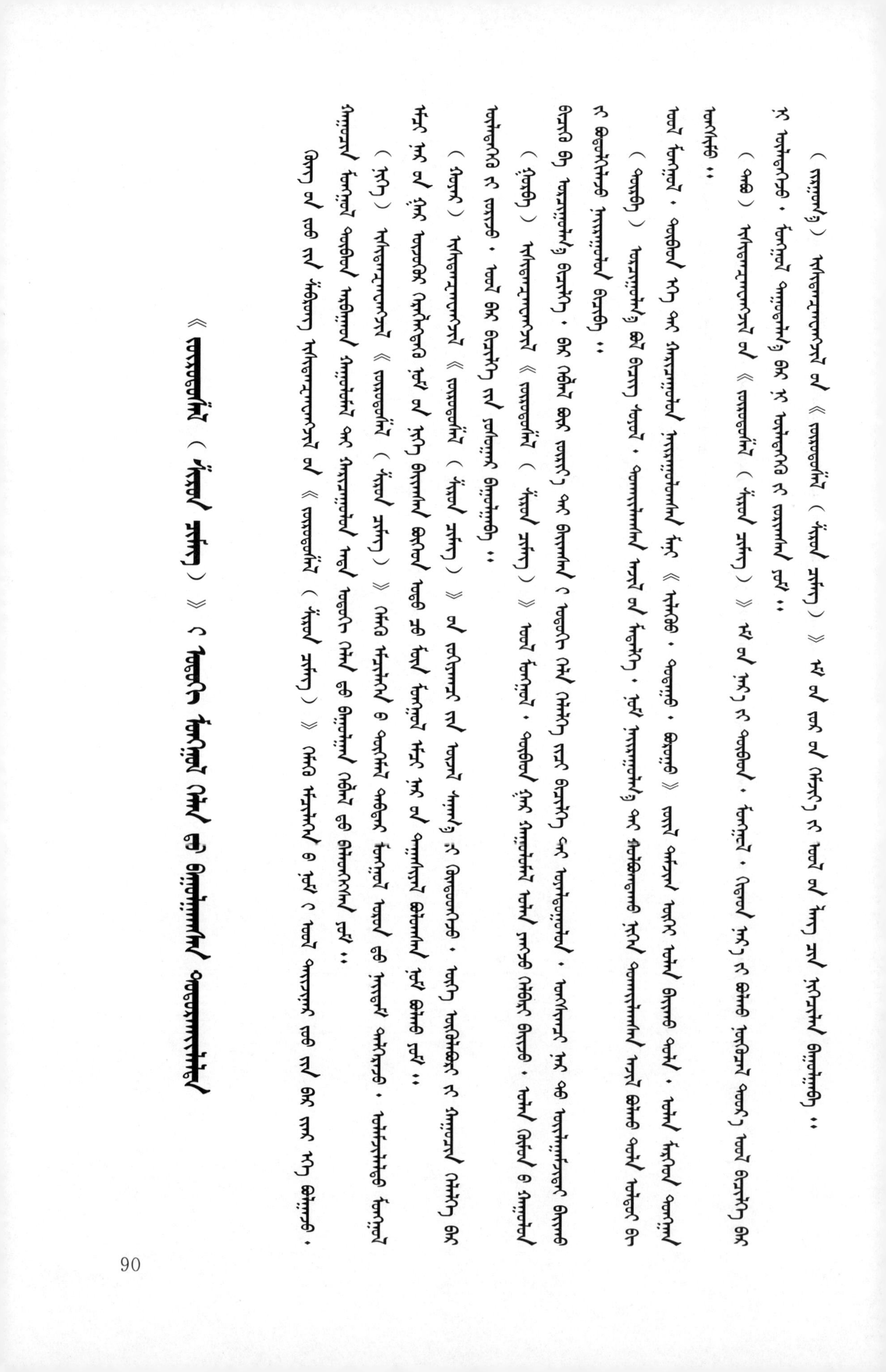

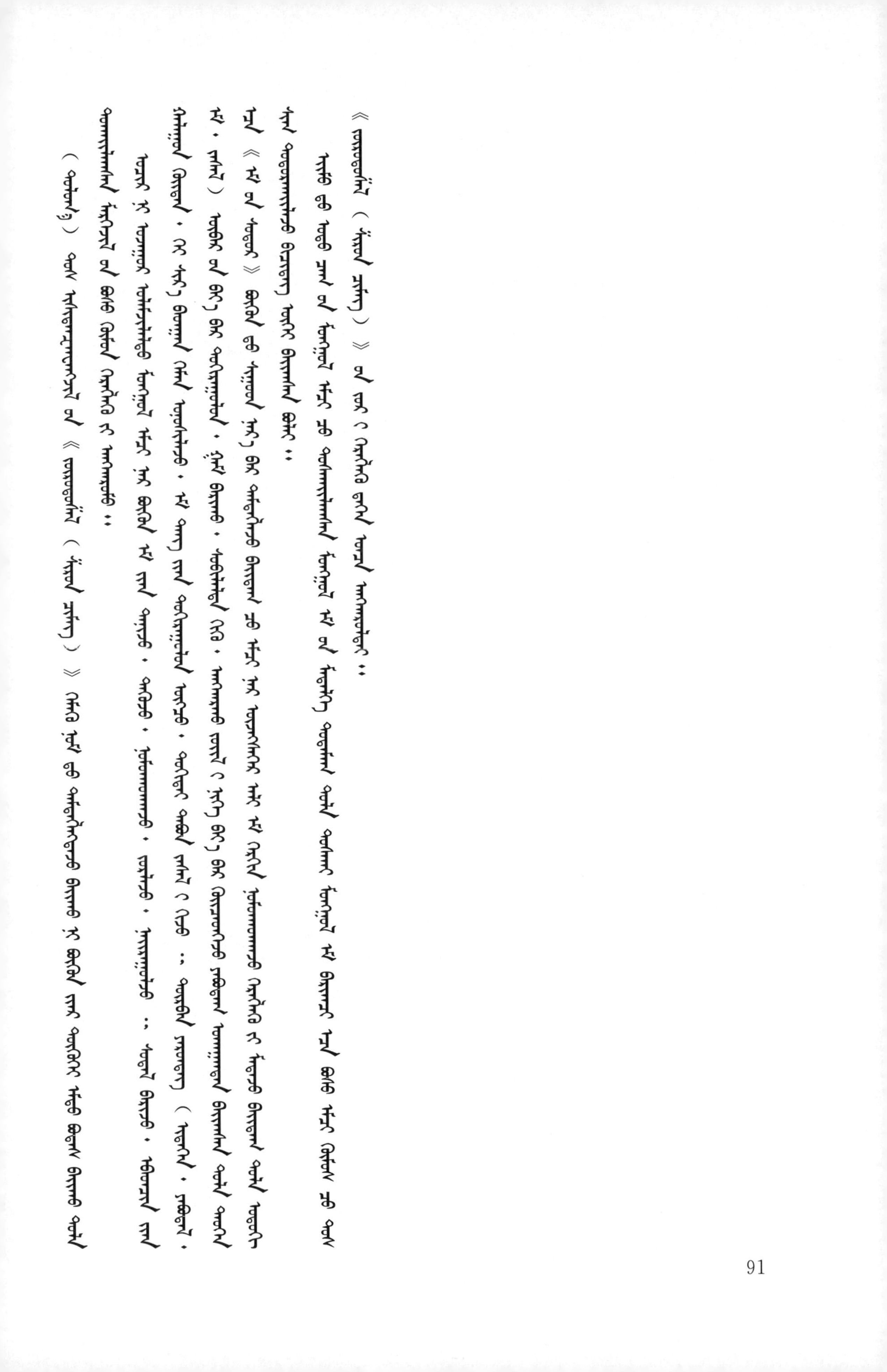

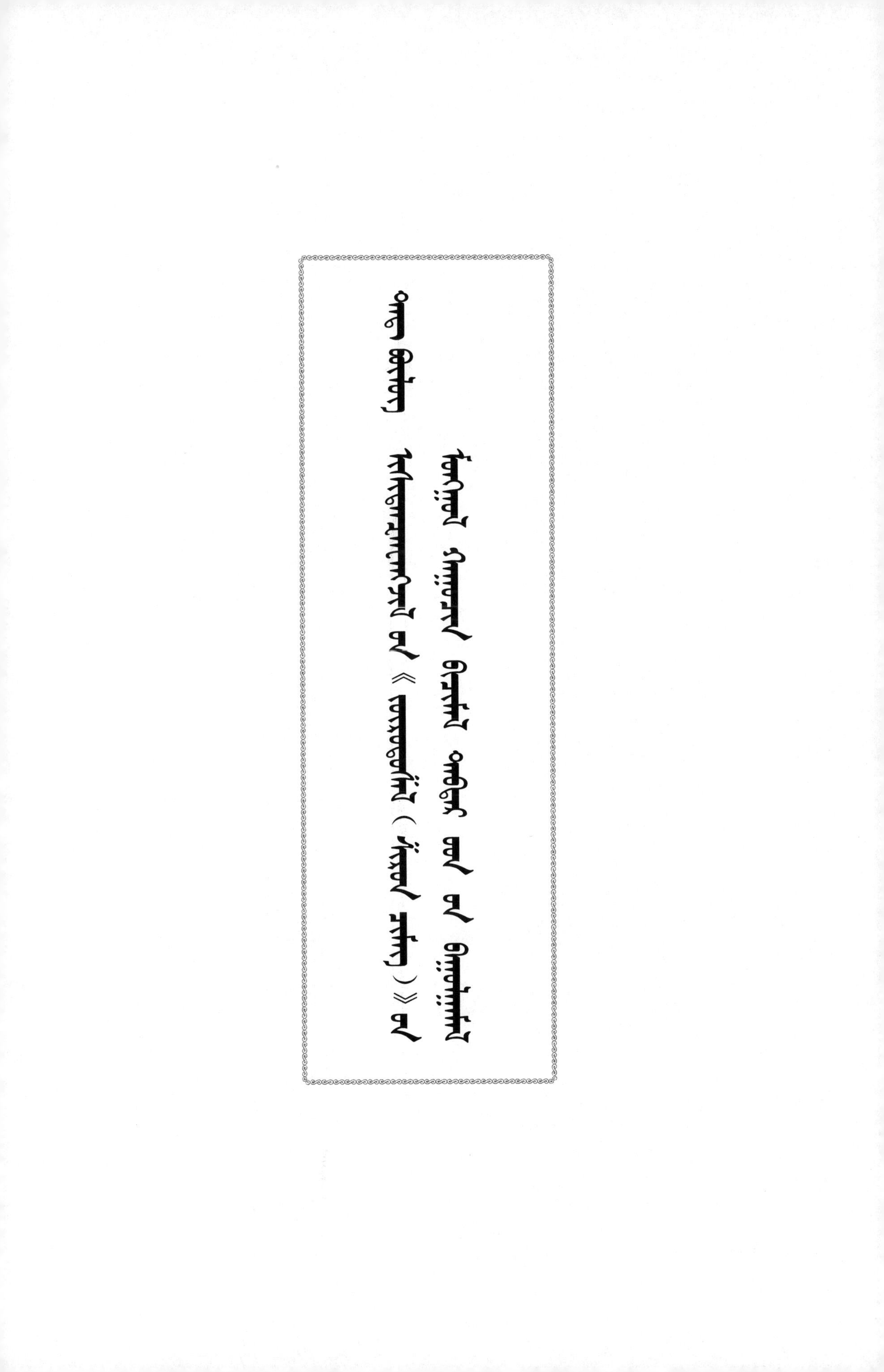

[illegible]

[illegible]

ᠮᠣᠩᠭᠣᠯ ᠪᠢᠴᠢᠭ ᠦᠨ ᠭᠠᠷ ᠪᠢᠴᠢᠮᠡᠯ ᠨᠣᠮ ᠤᠨ ᠲᠠᠯᠠ ᠪᠠᠷ ᠰᠤᠳᠤᠯᠬᠤ ᠨᠢ ᠃ ᠪᠠᠷ ᠦᠯᠦ ᠪᠠᠷᠠᠭ᠃ ᠭᠠᠷᠴᠠᠭ ᠦᠭᠡᠢ ᠃ ᠮᠣᠩᠭᠣᠯ ᠪᠢᠴᠢᠭ ᠢᠶᠡᠷ ᠪᠢᠴᠢᠭᠰᠡᠨ ᠃ ᠨᠣᠮ ᠤᠨ ᠤᠷᠲᠤ ᠨᠢ 24cm ᠃ ᠥᠷᠭᠡᠨ ᠨᠢ 14cm ᠃ ᠨᠡᠢᠲᠡ 92 ᠬᠠᠭᠤᠳᠠᠰᠤ ᠃ 184 ᠨᠢᠭᠤᠷ ᠲᠠᠢ ᠃ ᠨᠢᠭᠤᠷ ᠪᠦᠷᠢ 8 ᠮᠥᠷ ᠃ ᠮᠥᠷ ᠪᠦᠷᠢ 10 ~ 12 ᠦᠰᠦᠭ ᠲᠡᠢ ᠃ ᠨᠣᠮ ᠤᠨ ᠬᠠᠪᠲᠠᠰᠤ ᠳᠤ ᠰᠢᠷᠡᠭᠰᠡᠨ ᠳᠤᠭᠤᠯ ᠪᠢᠴᠢᠭ ᠢ ᠪᠦᠷᠢᠨ ᠰᠢᠷᠡᠭᠰᠡᠨ ᠪᠠᠢᠨ᠎ᠠ ᠃ ᠲᠡᠷᠡ ᠨᠣᠮ ᠤᠨ ᠨᠡᠷ᠎ᠡ ᠶᠢ 《 ᠪᠢᠴᠢᠭ (ᠪᠢᠴᠢᠭ) ᠰᠤᠷᠭᠠᠭᠤᠯᠢ ᠶᠢᠨ ᠣᠯᠠᠨ ᠨᠣᠮ ᠤᠨ ᠲᠣᠭᠲᠠᠭᠠᠯ 》 ᠭᠡᠵᠦ ᠲᠡᠮᠳᠡᠭᠯᠡᠭᠰᠡᠨ ᠪᠠᠢᠨ᠎ᠠ ᠃

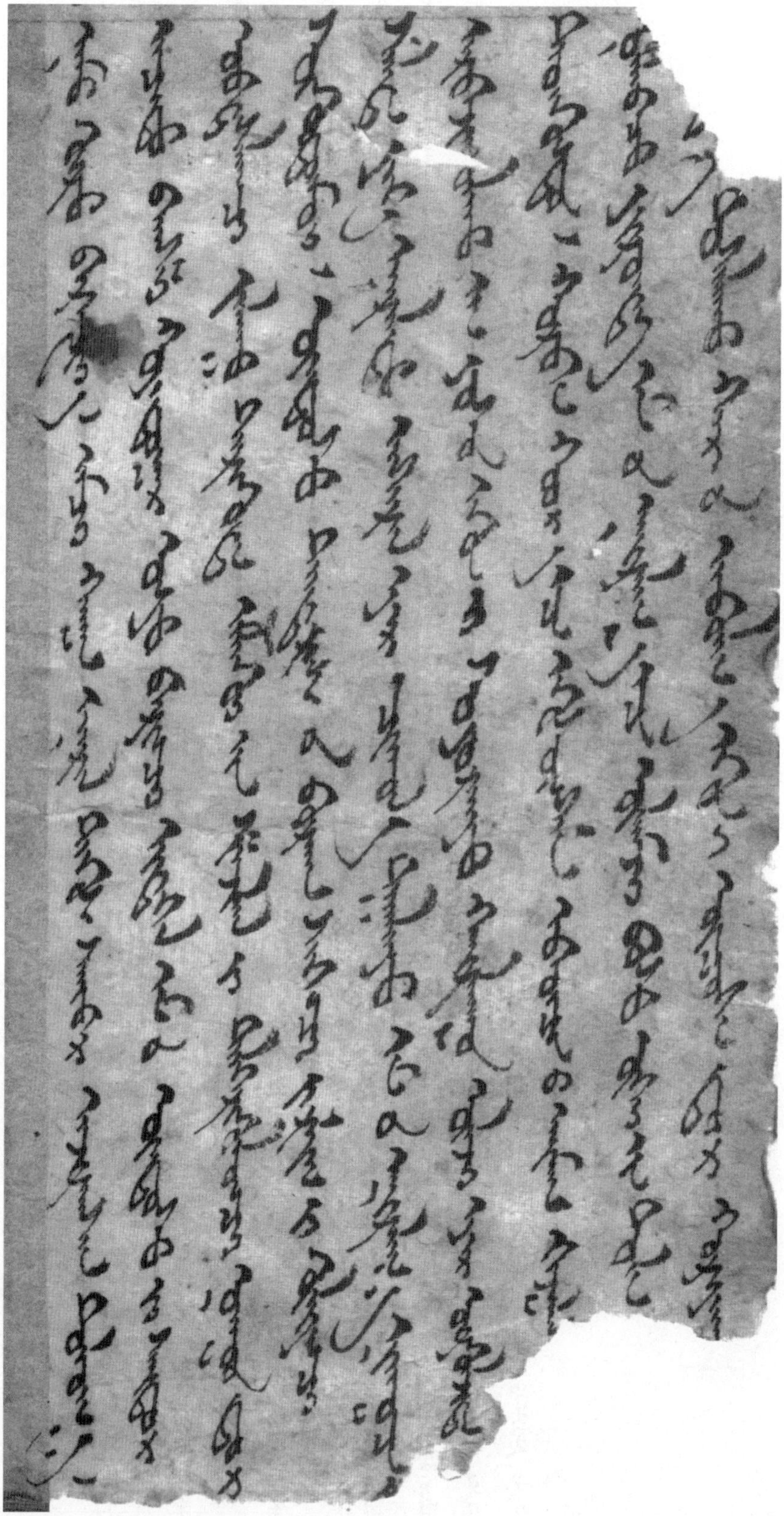

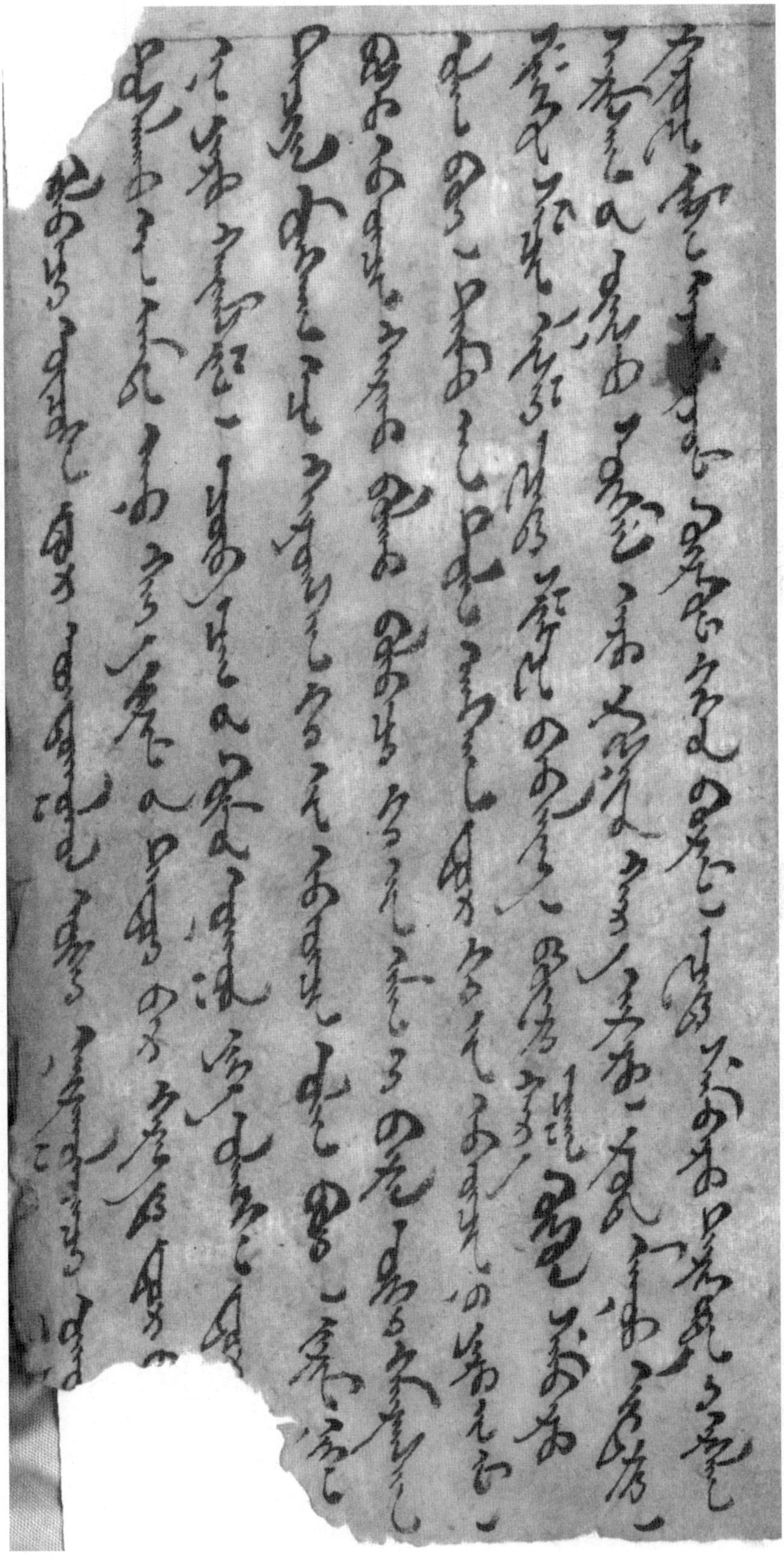

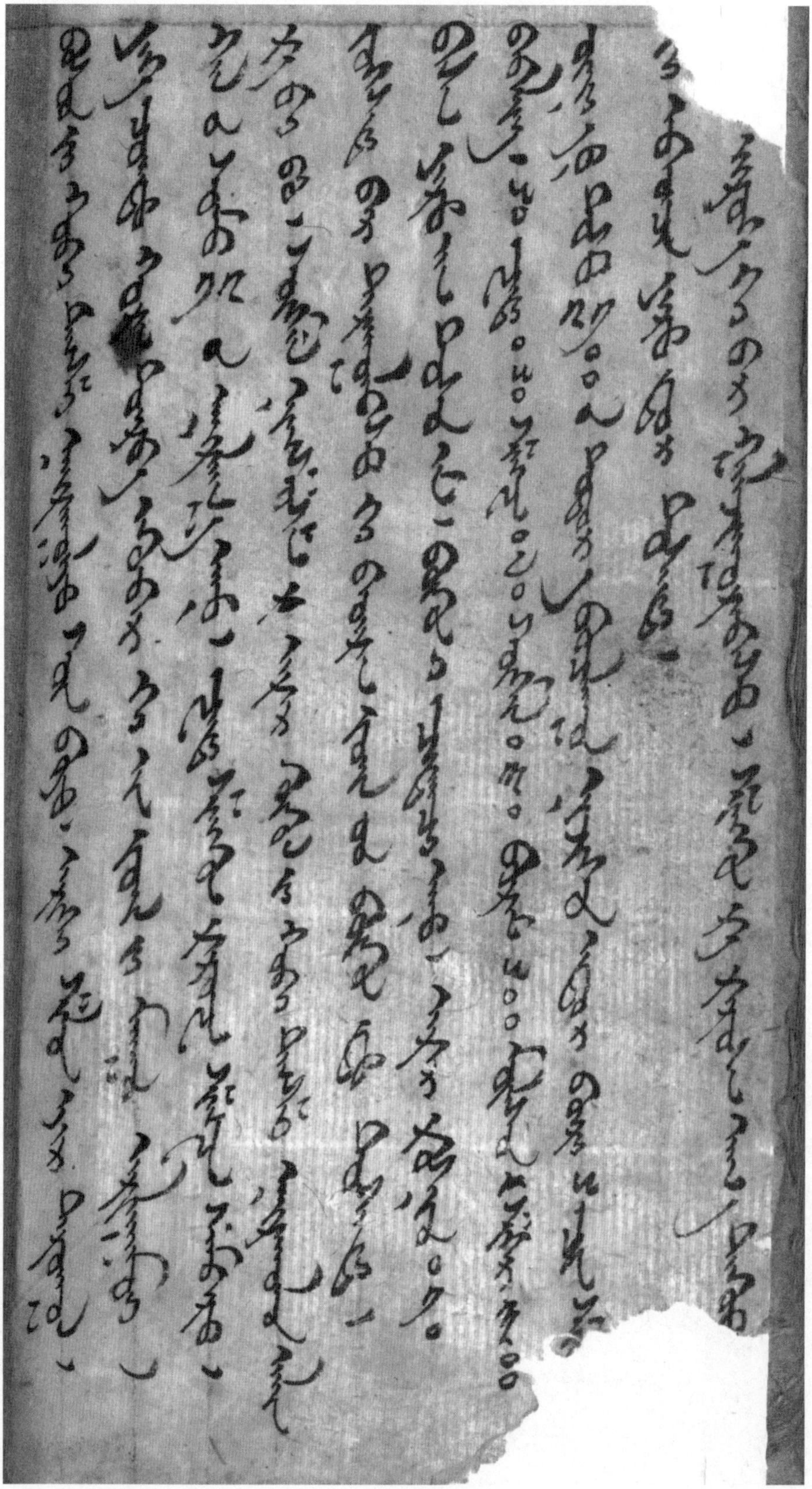

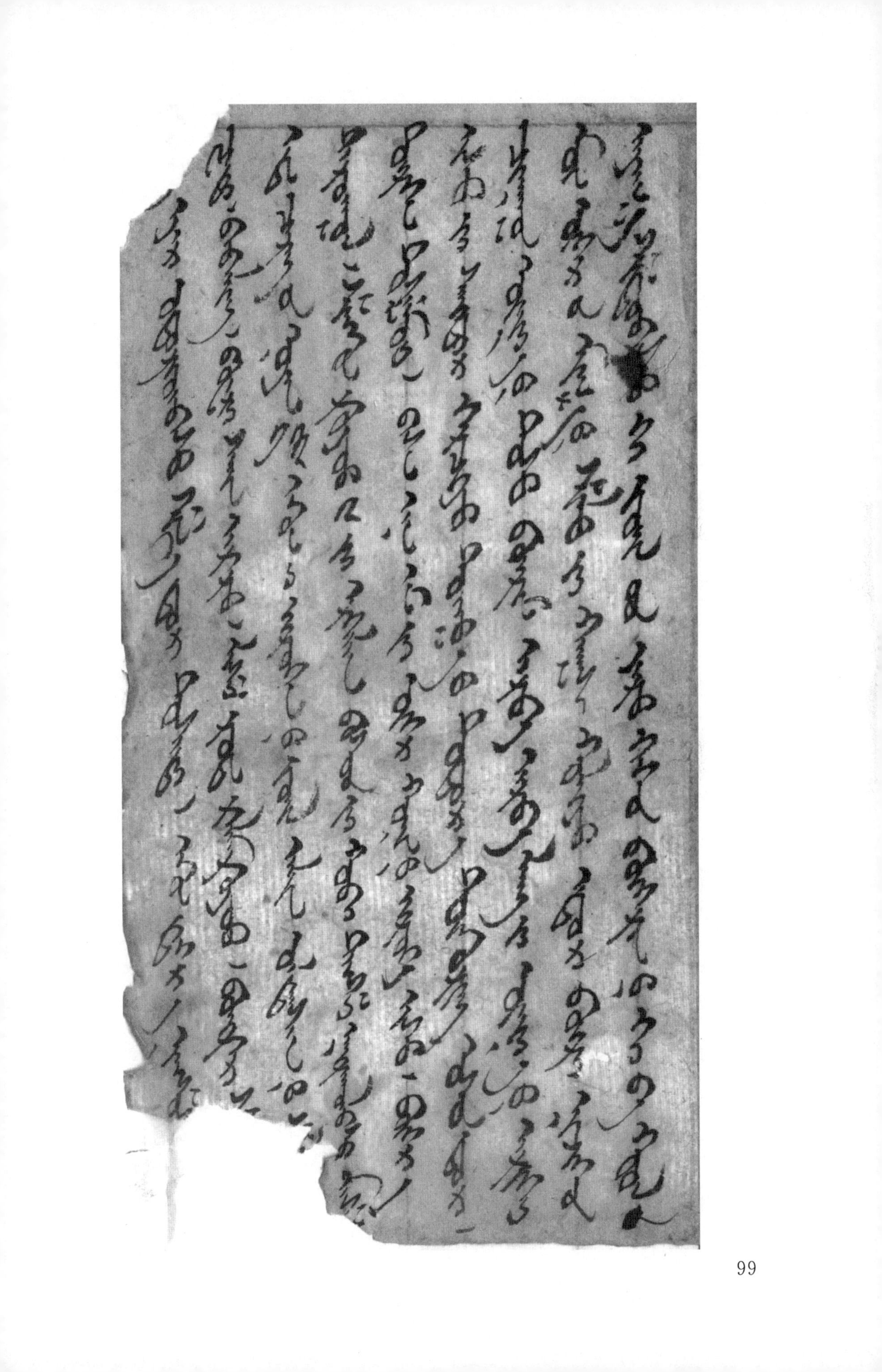

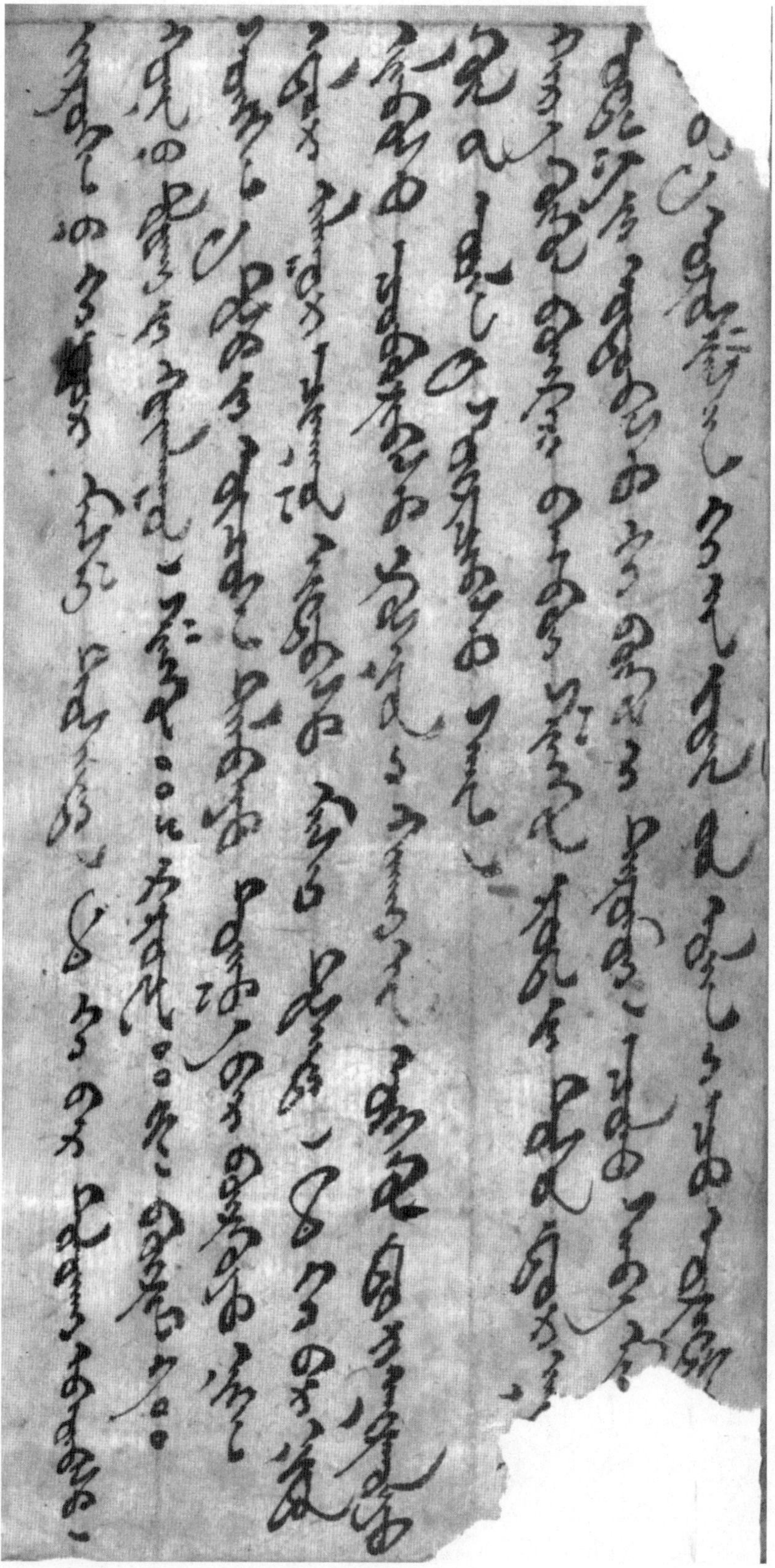

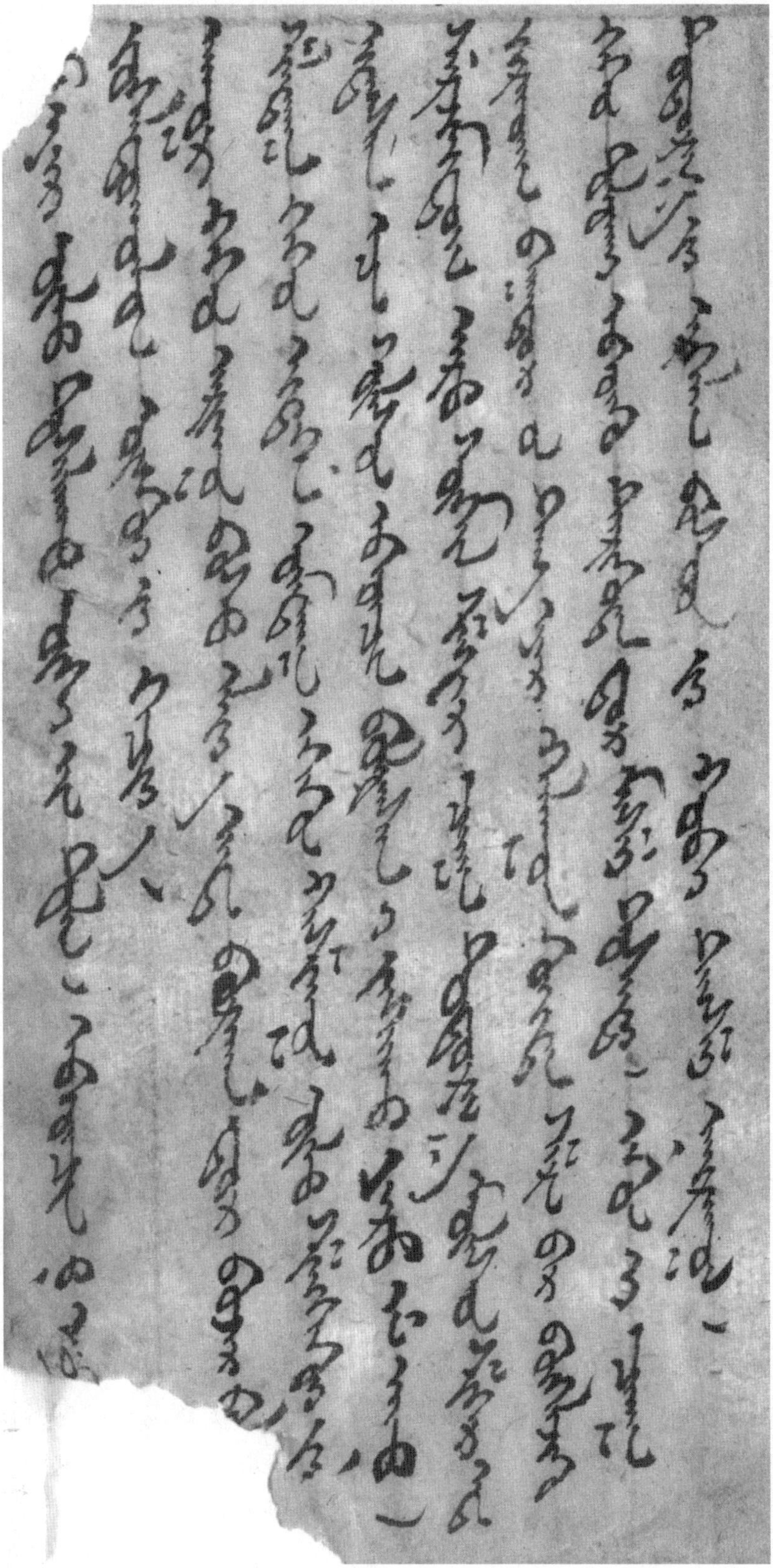

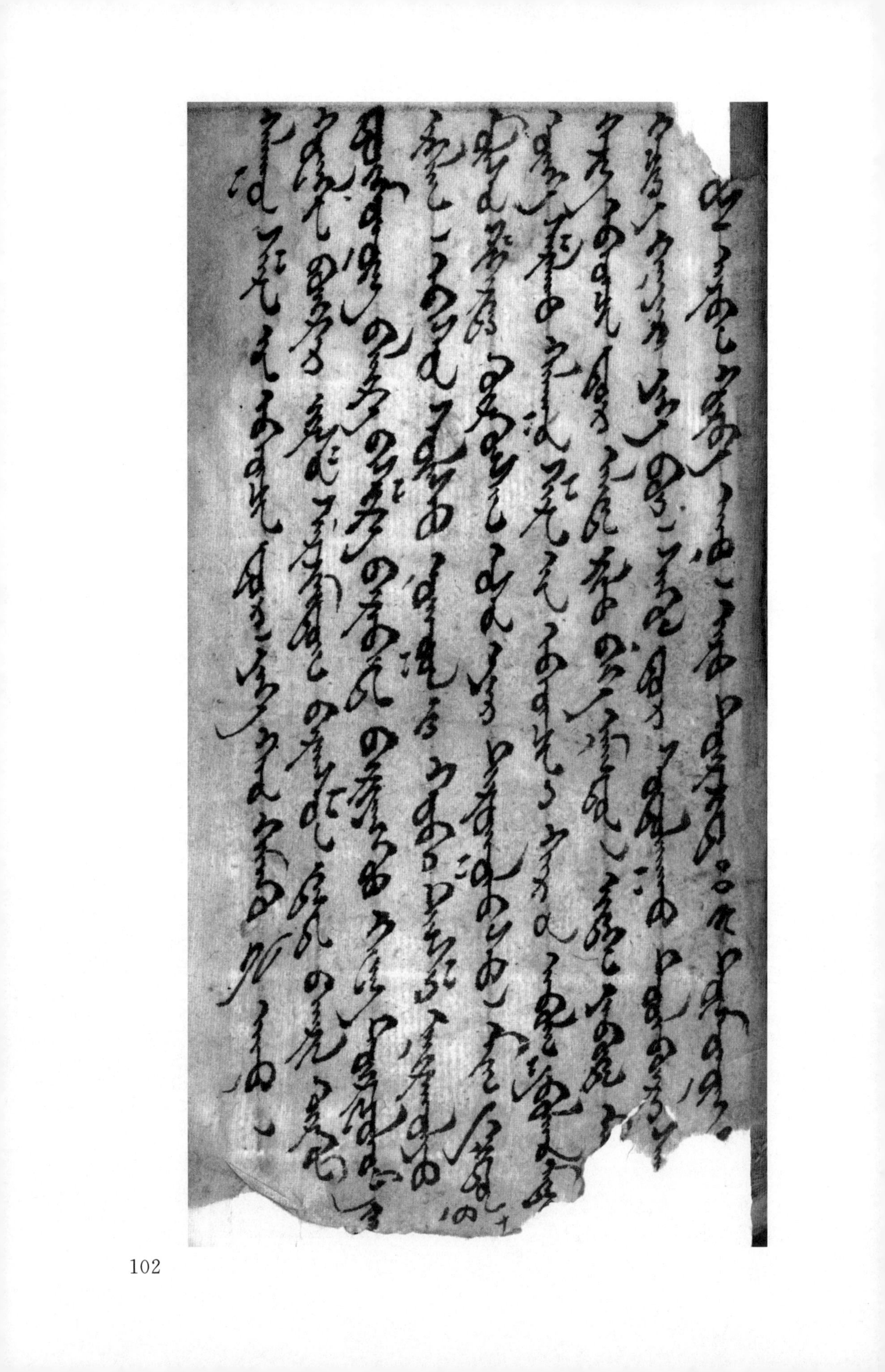

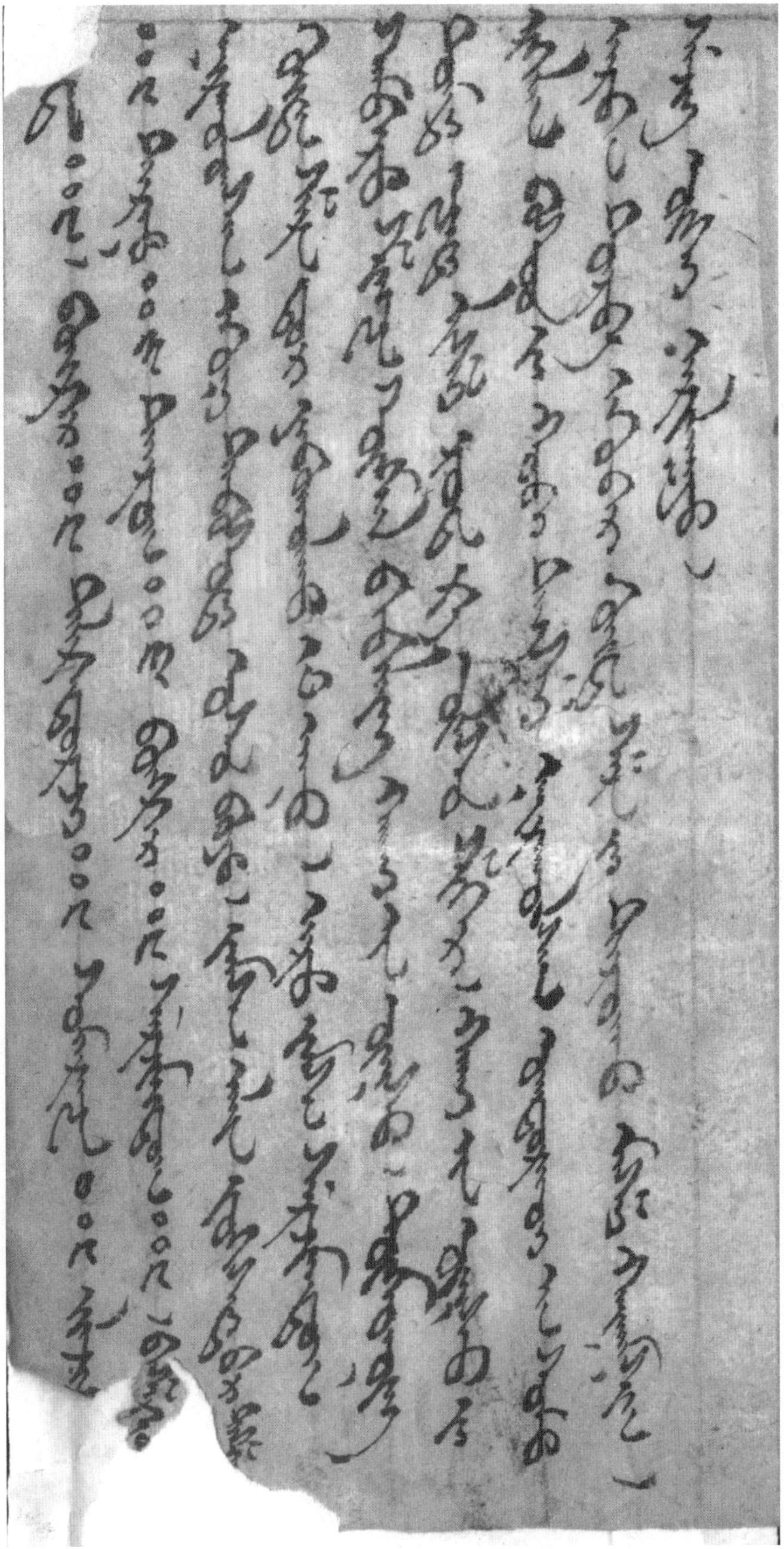

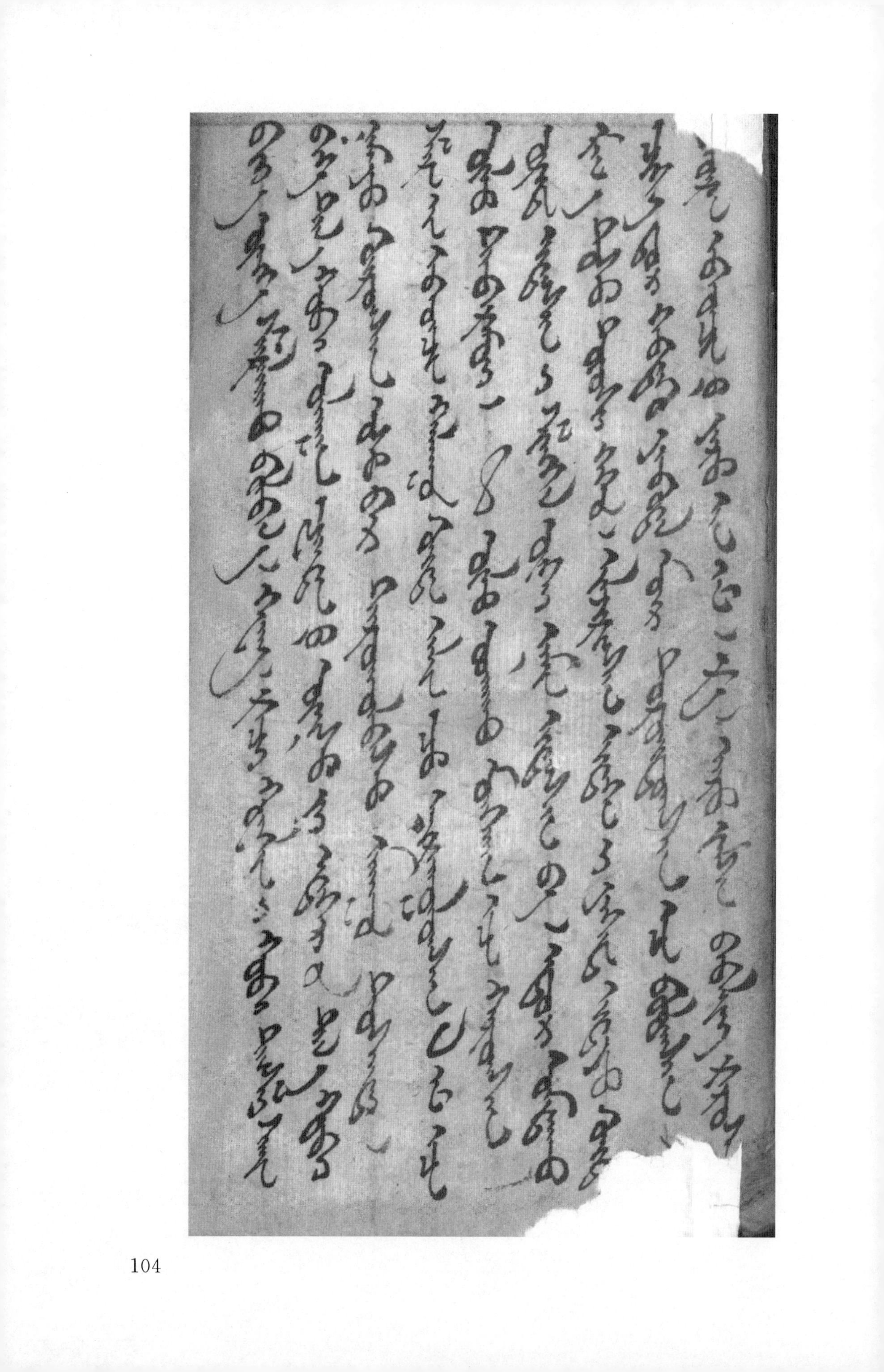

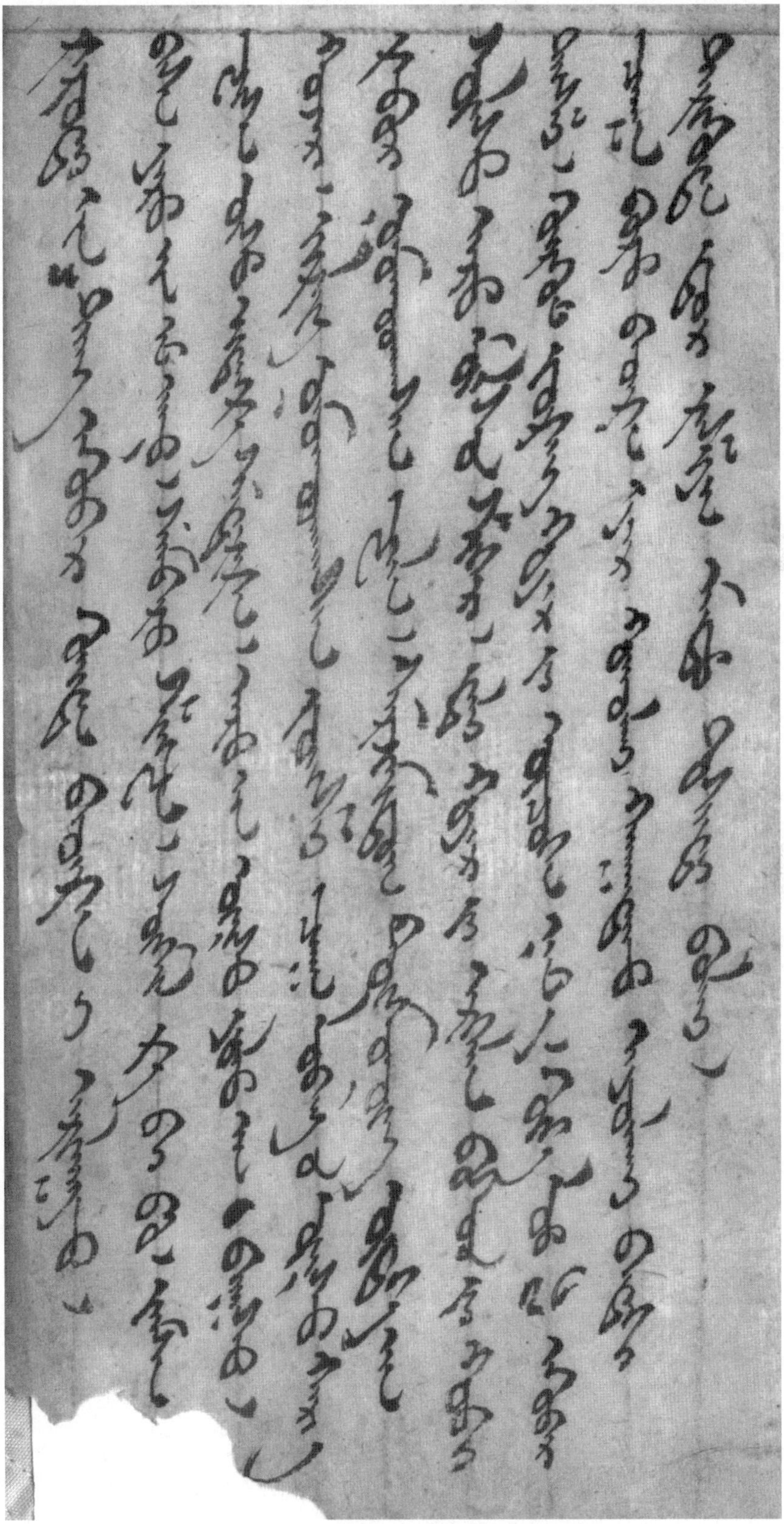

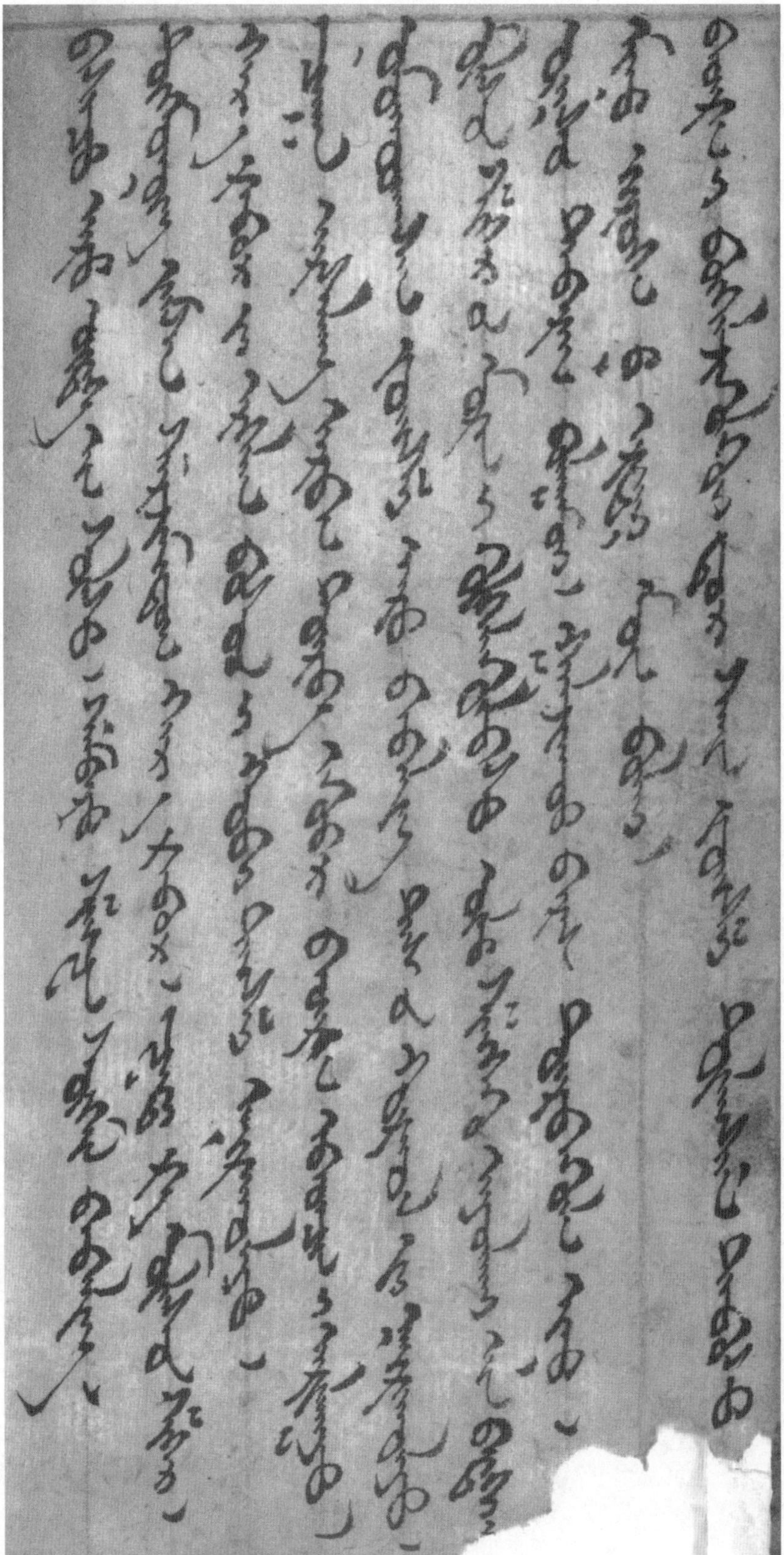

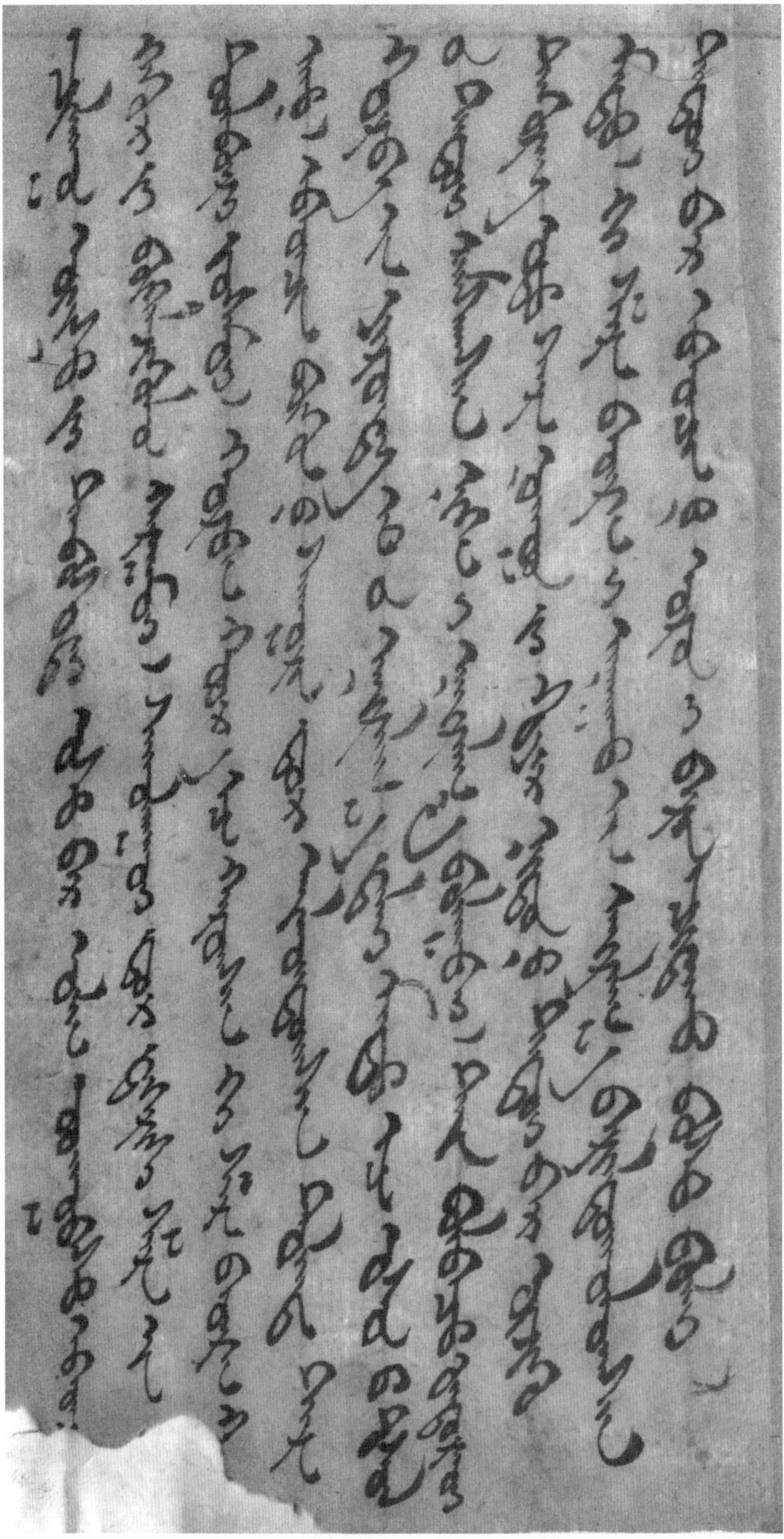

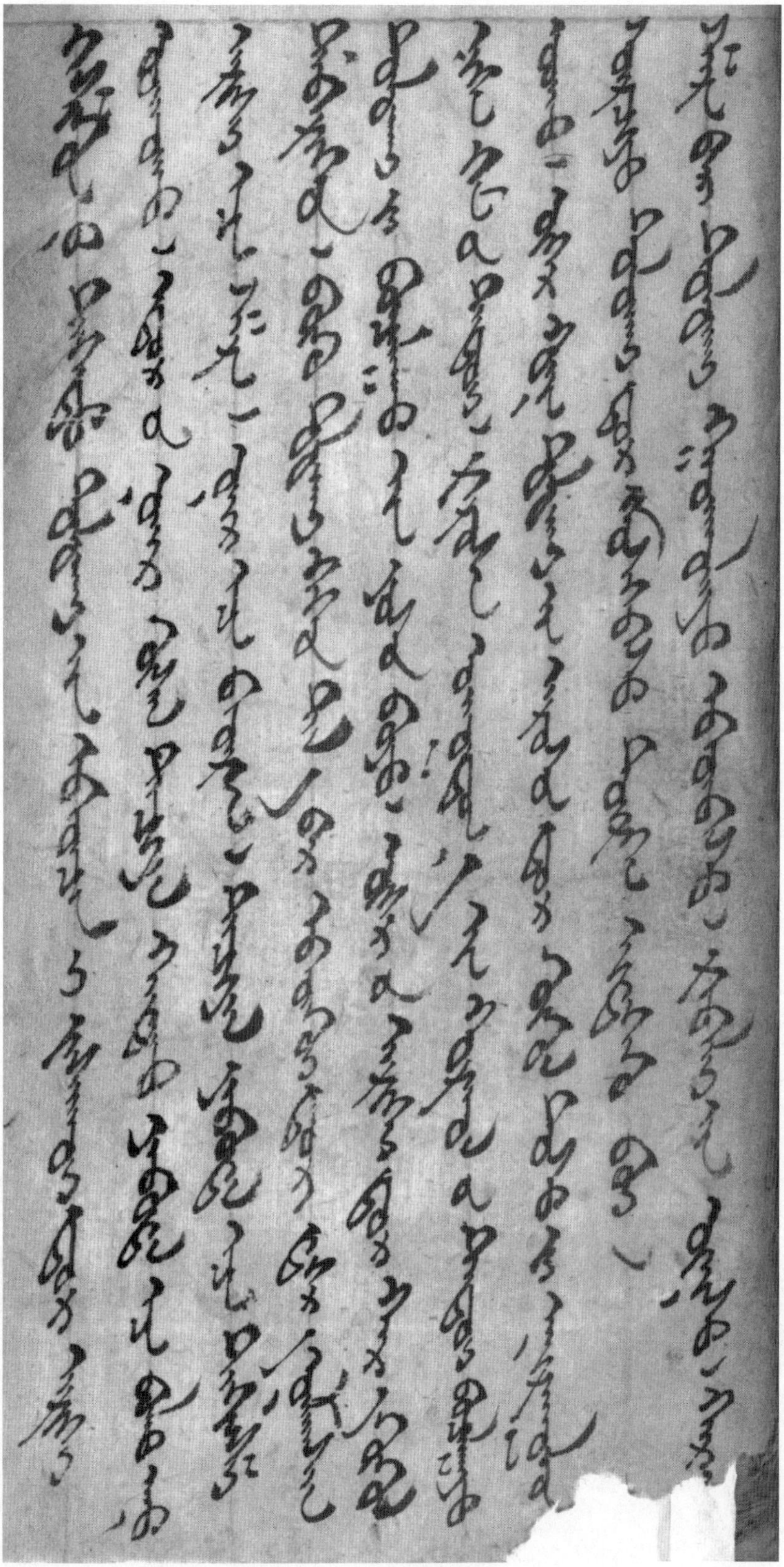

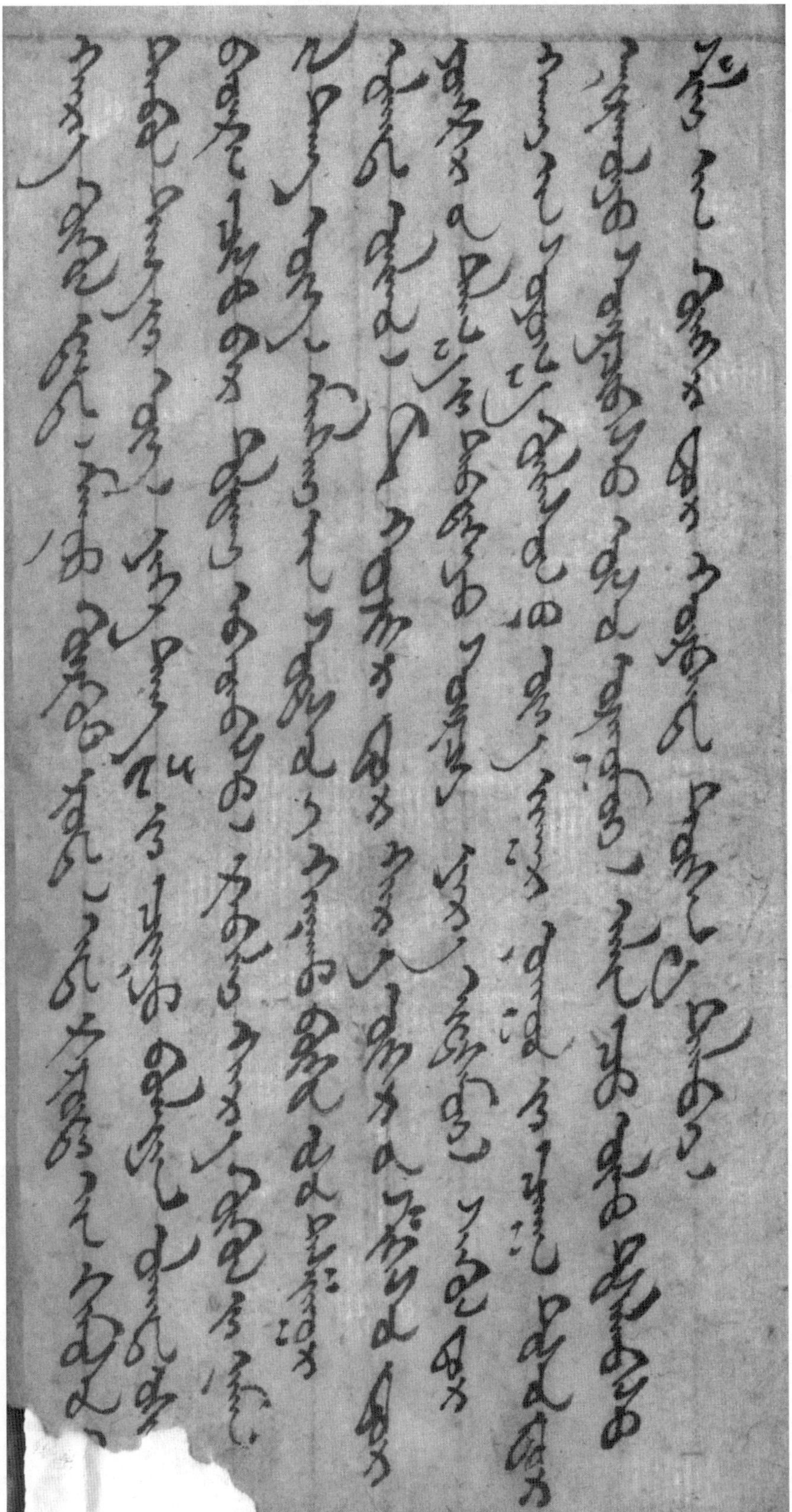

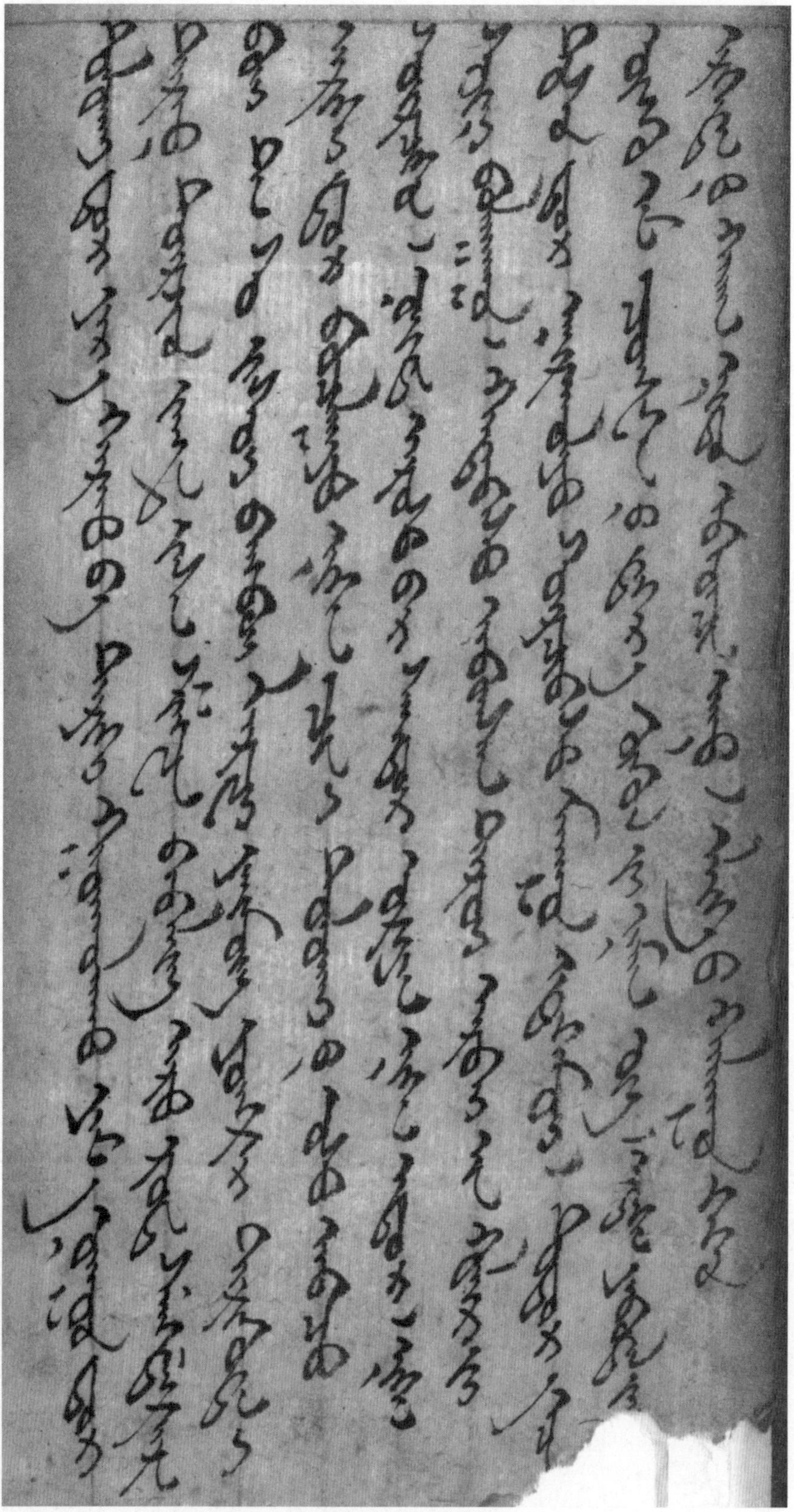

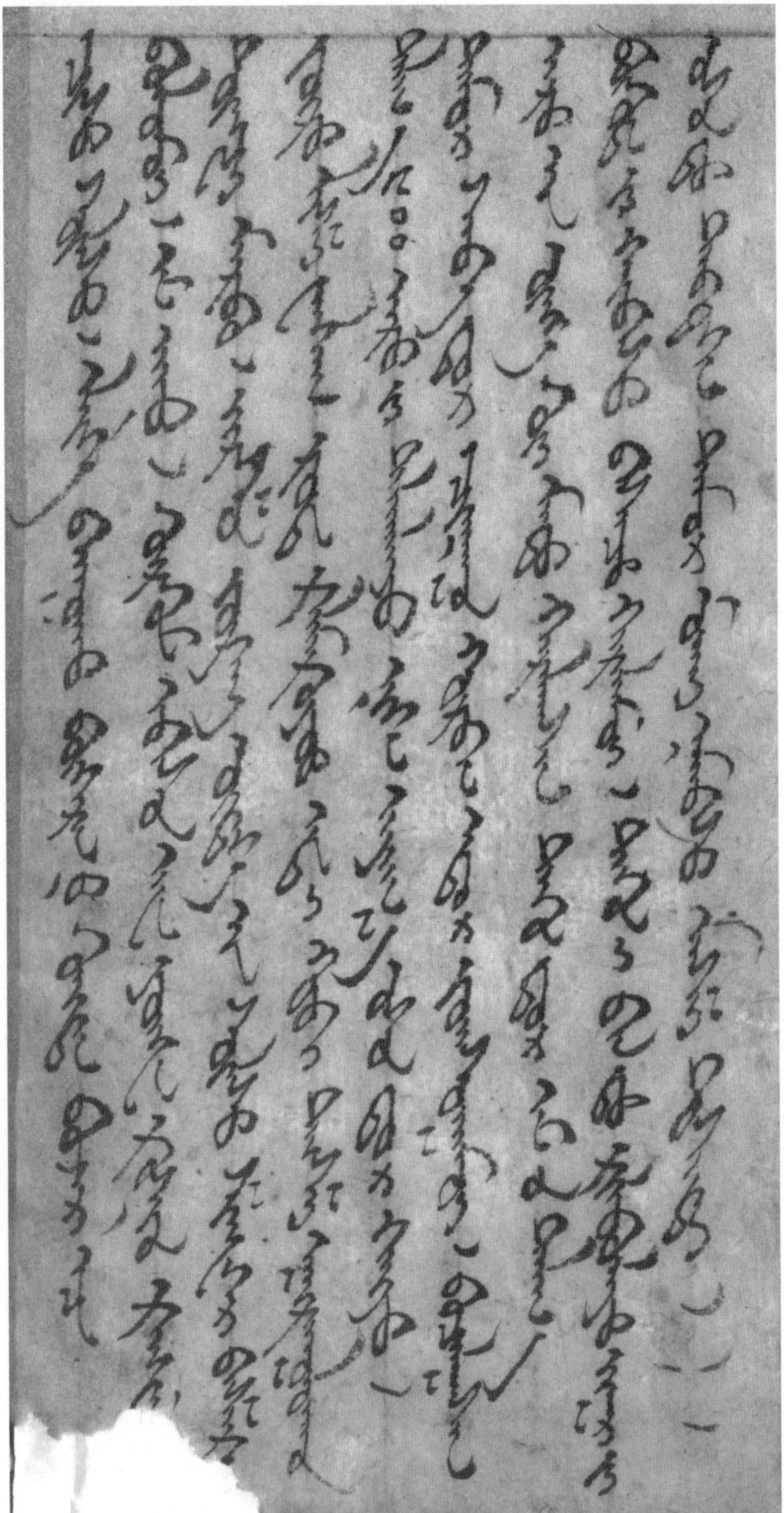

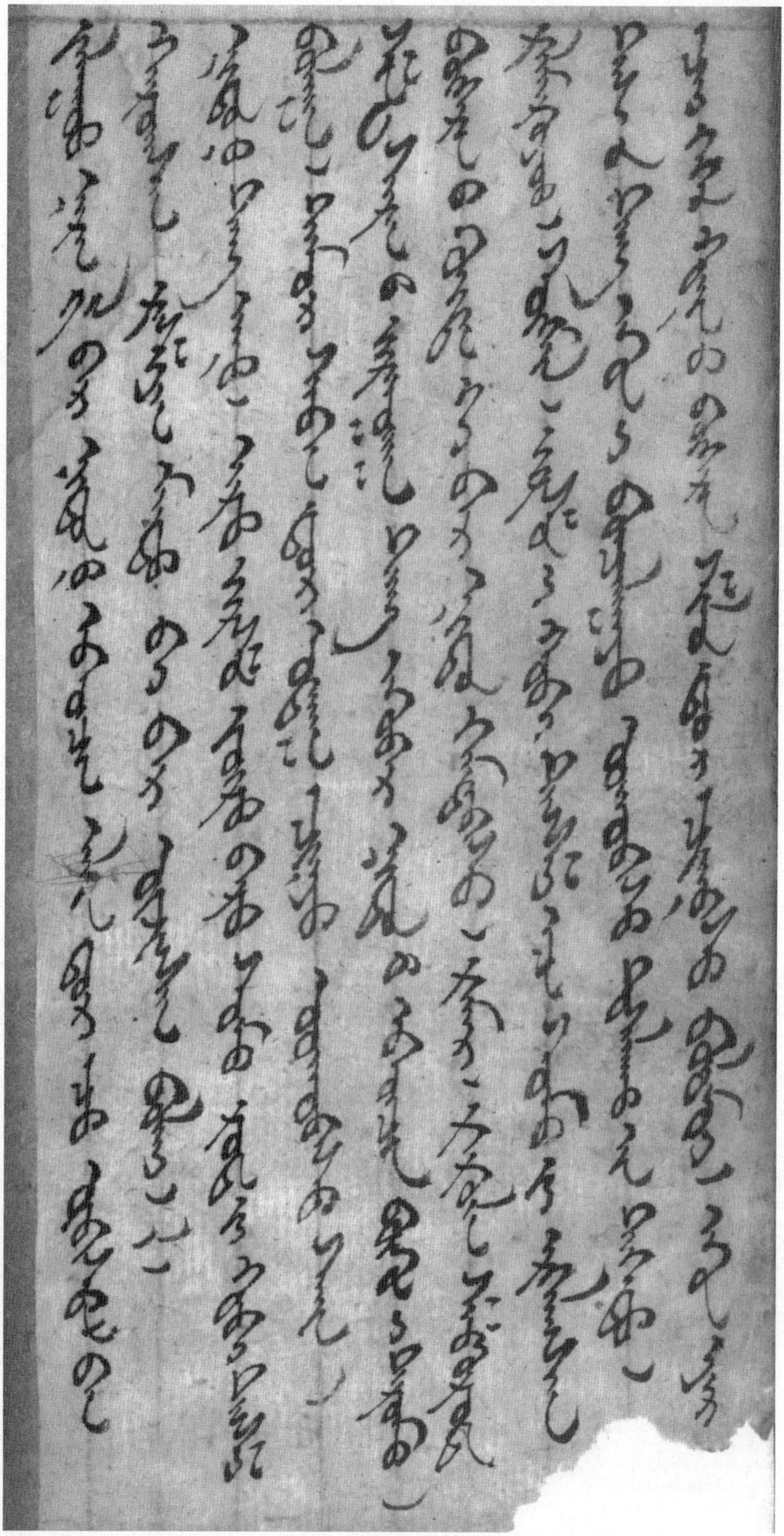

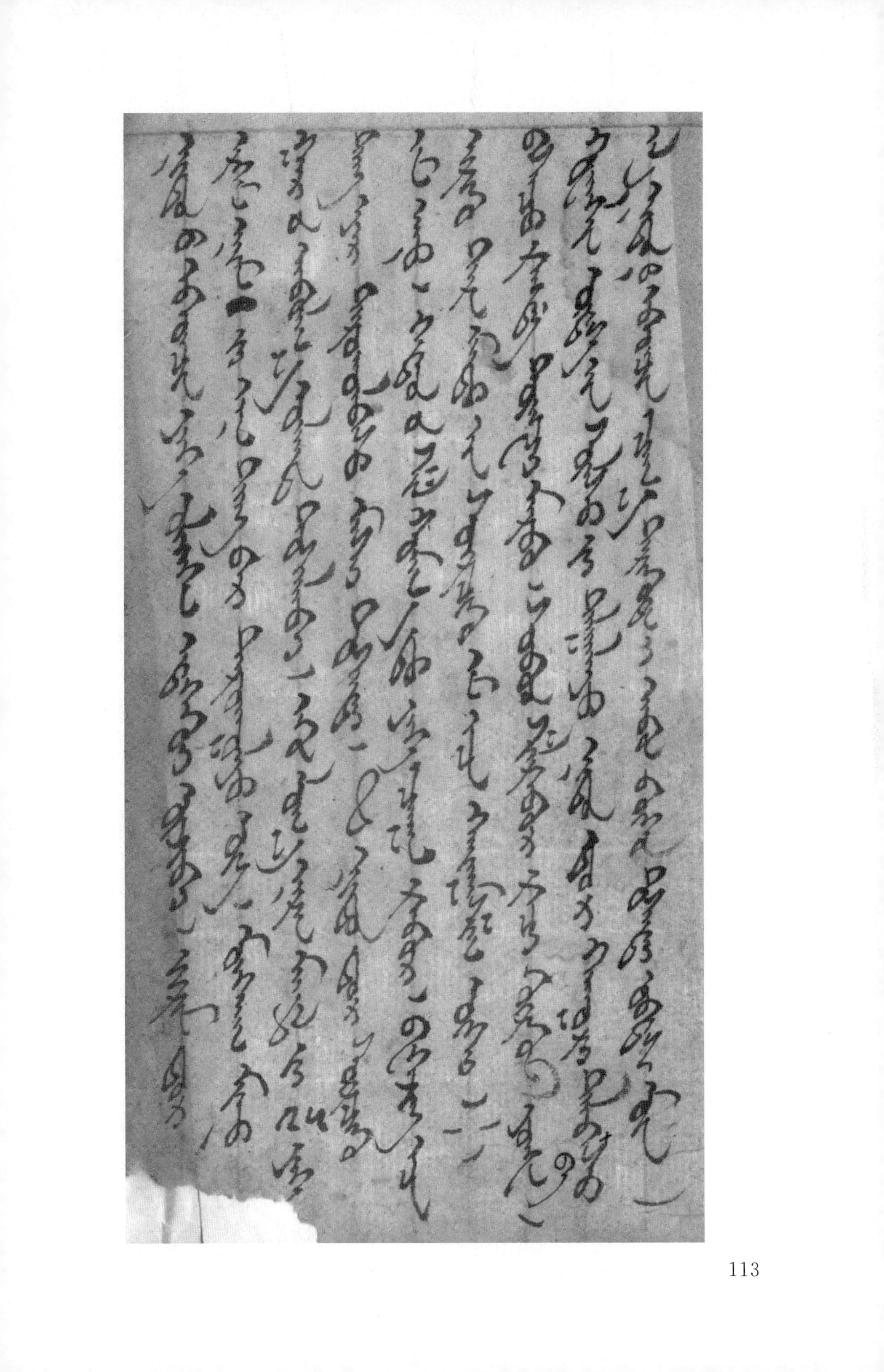

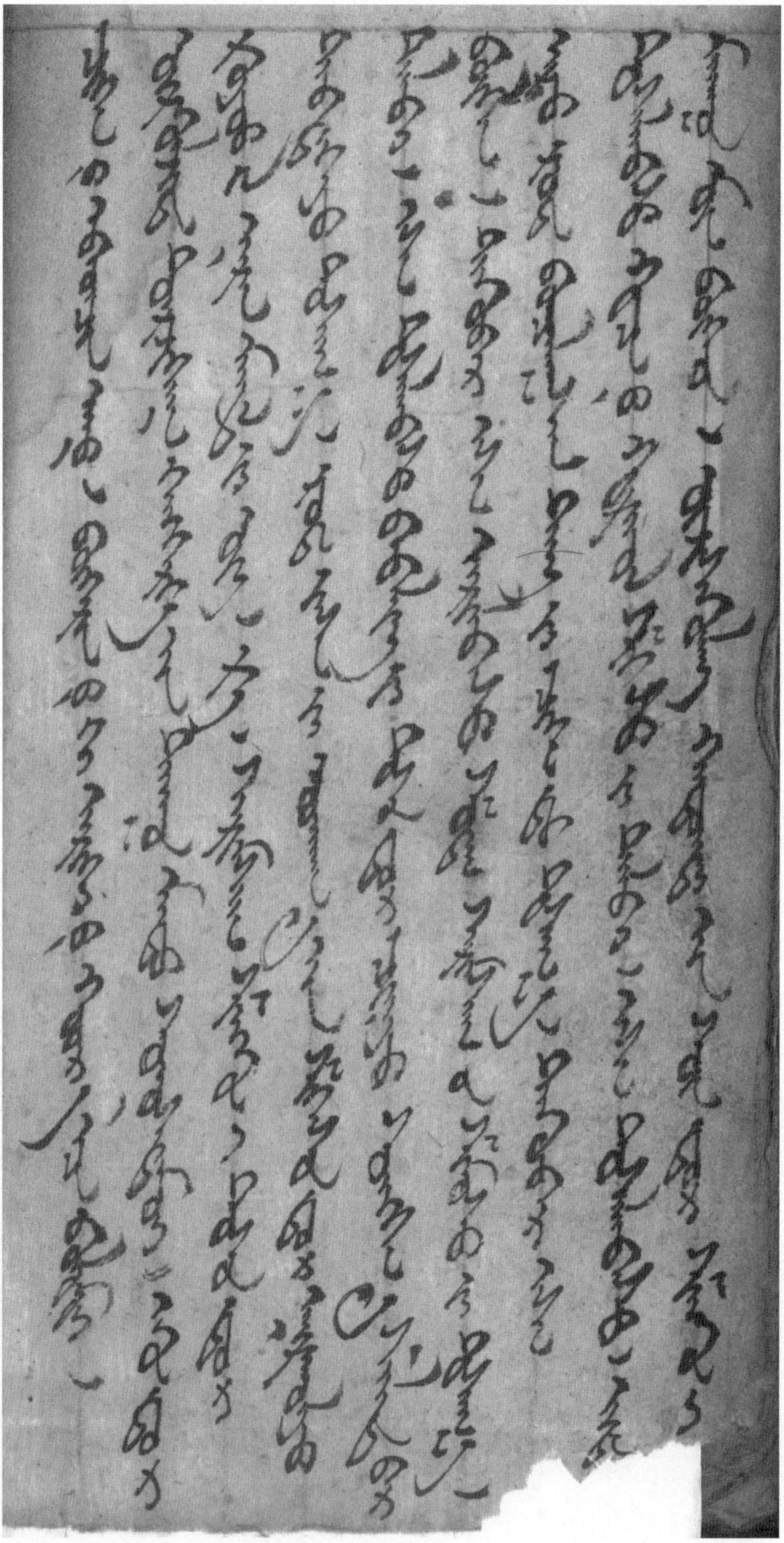

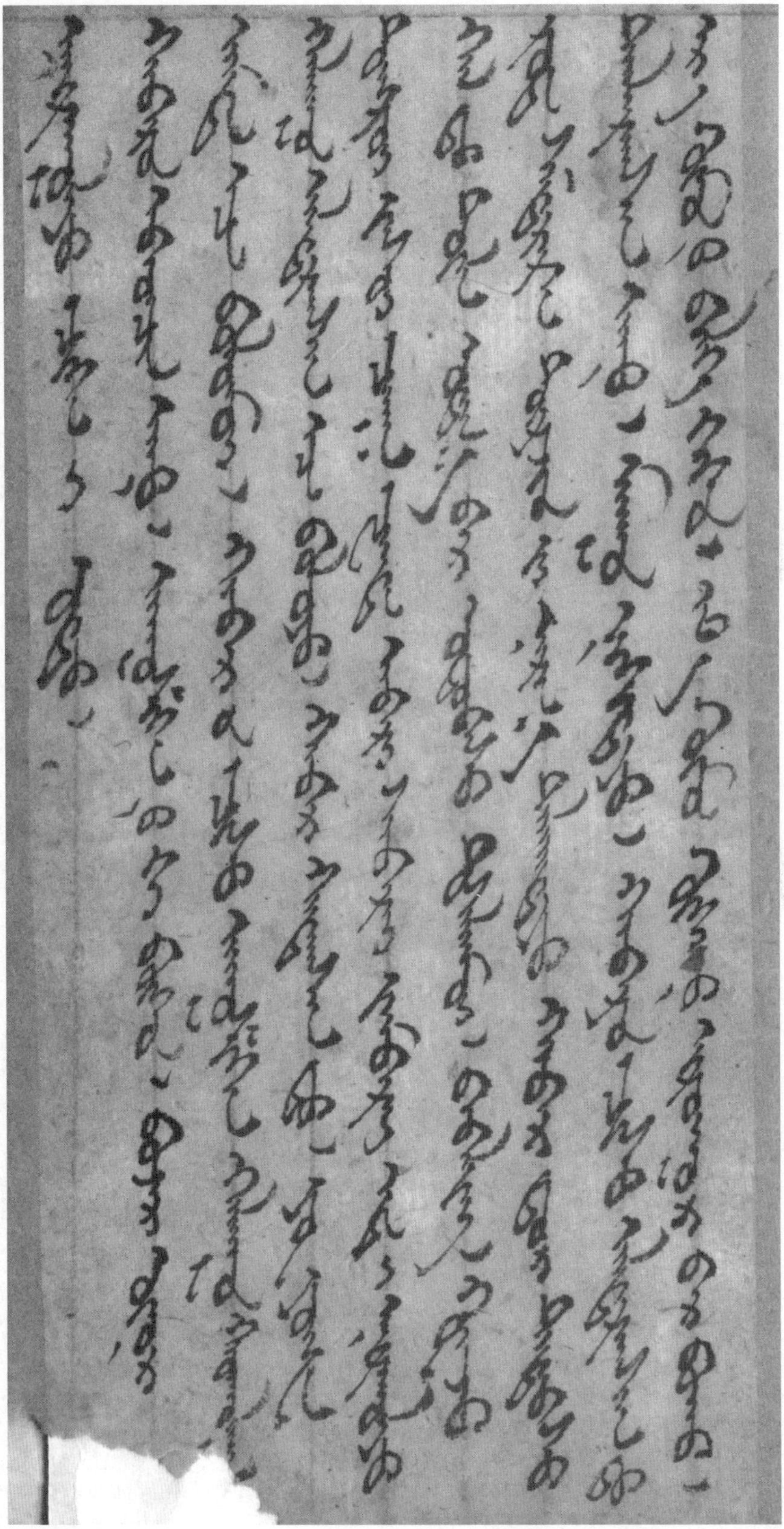

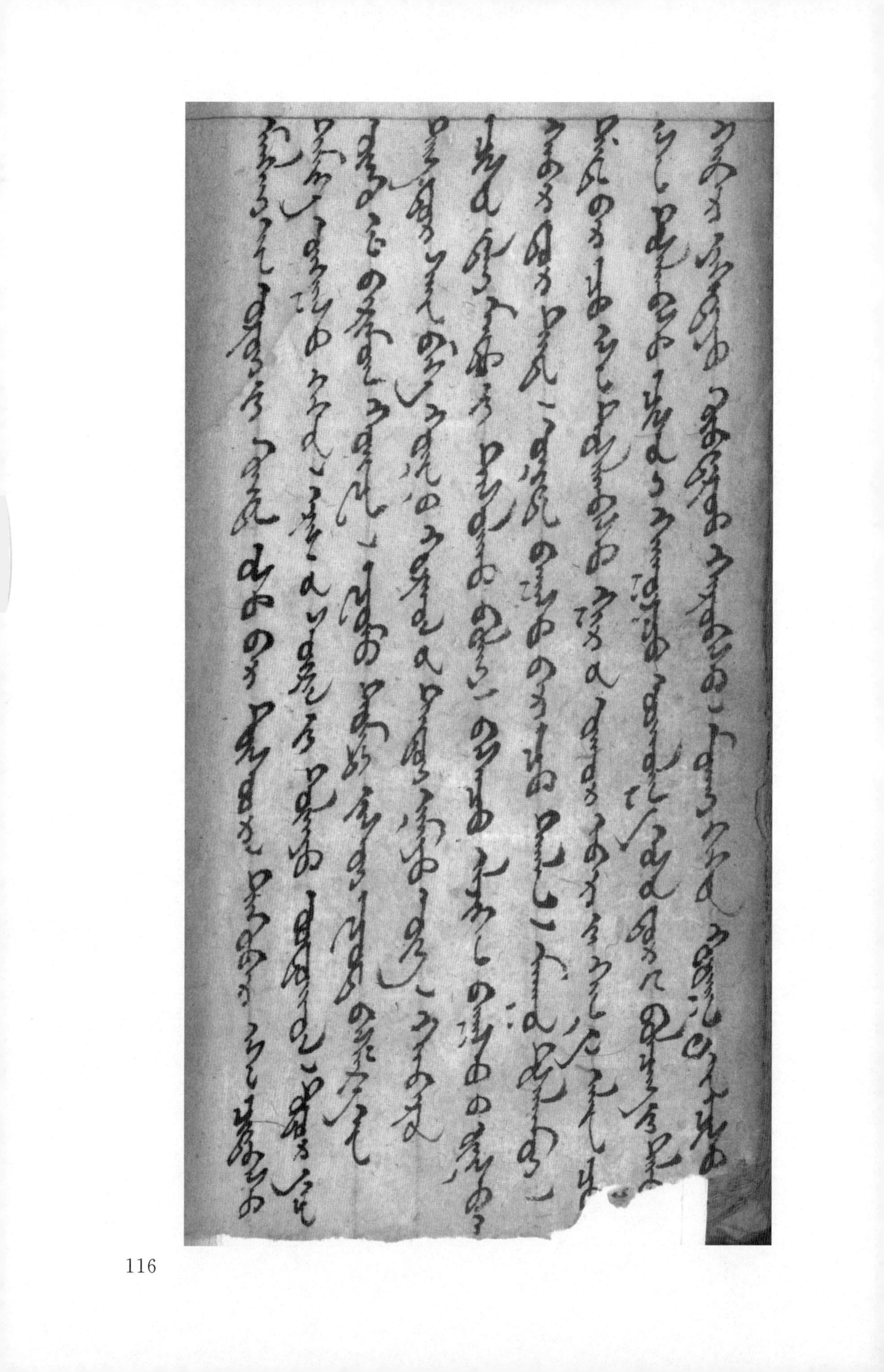

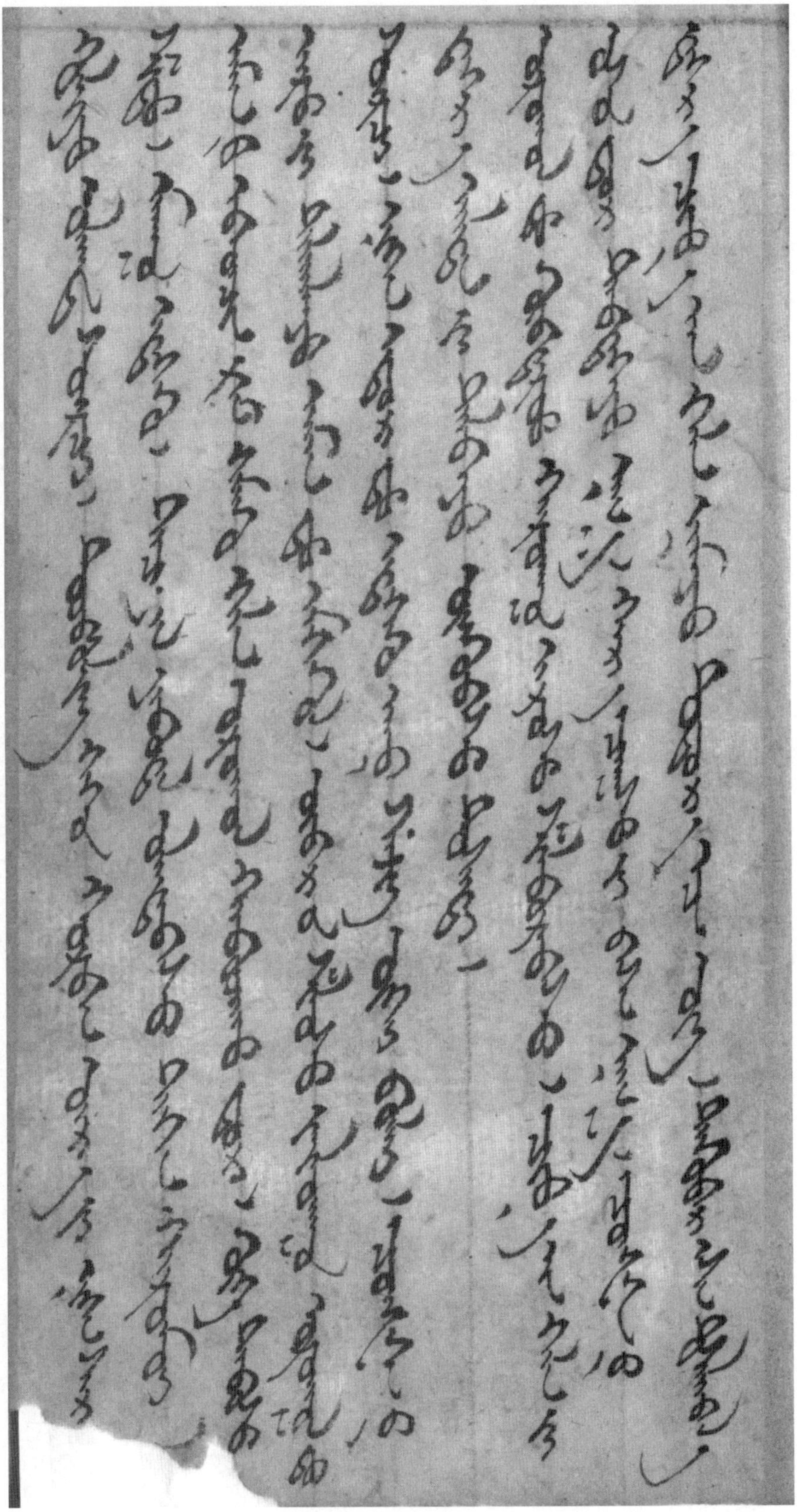

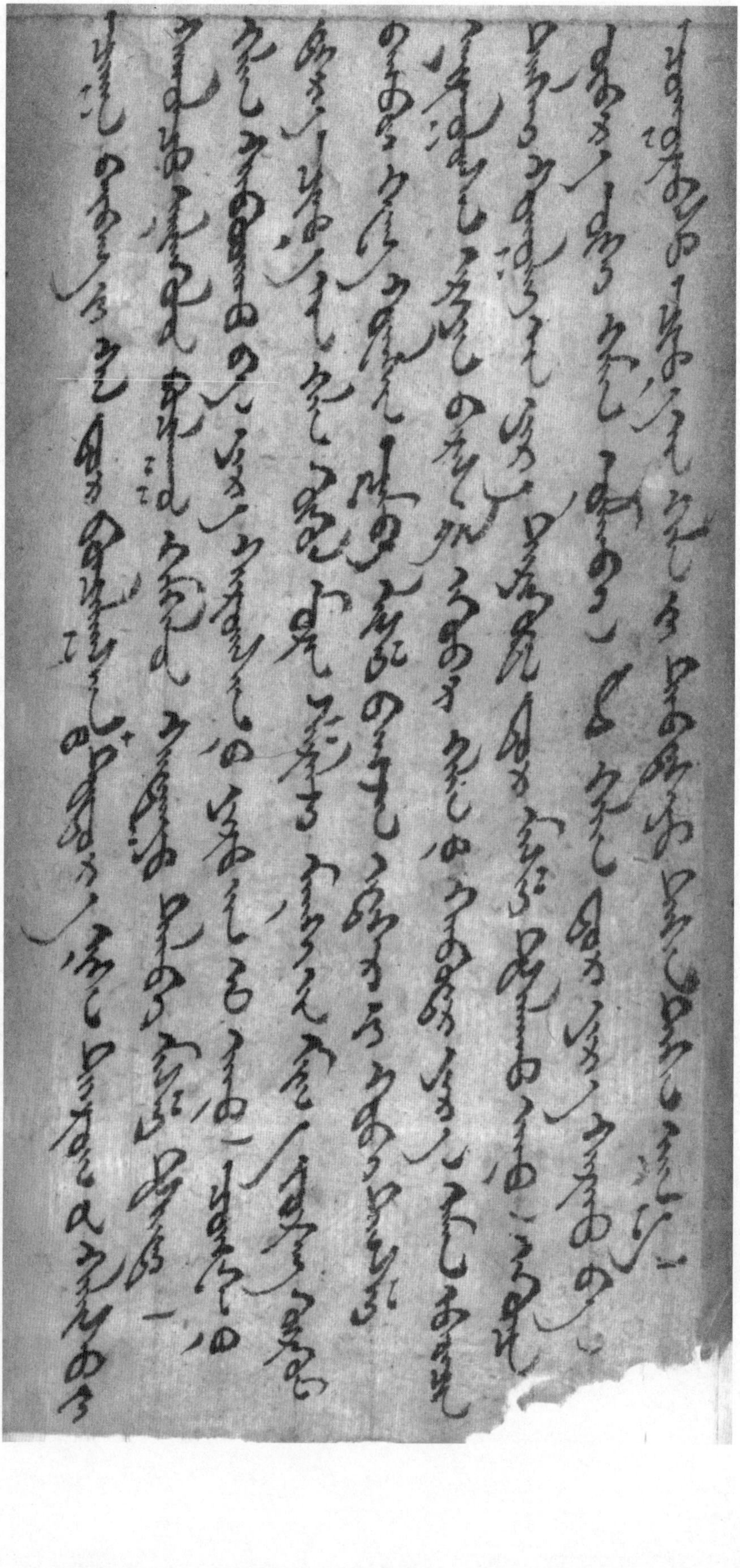

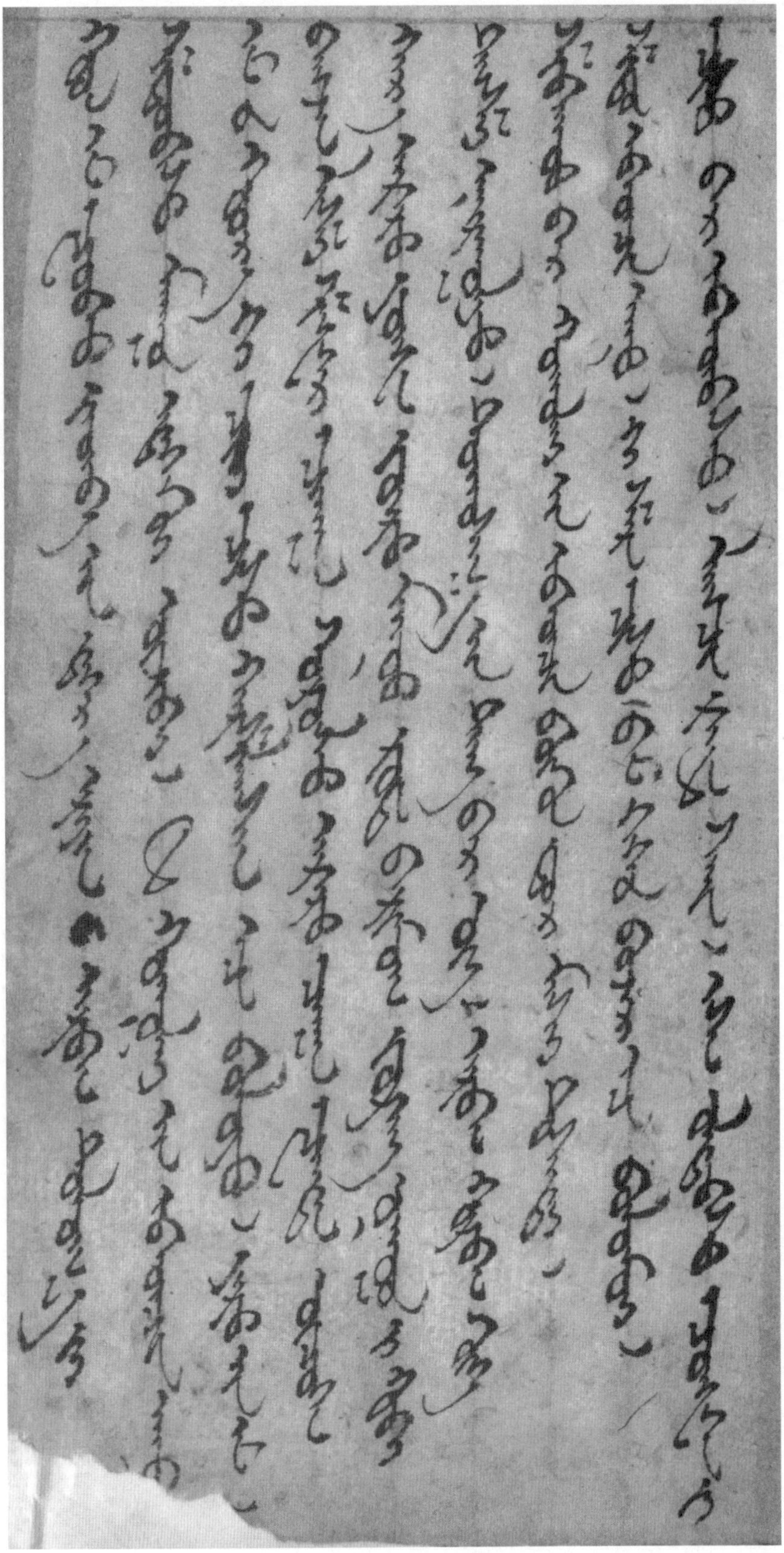

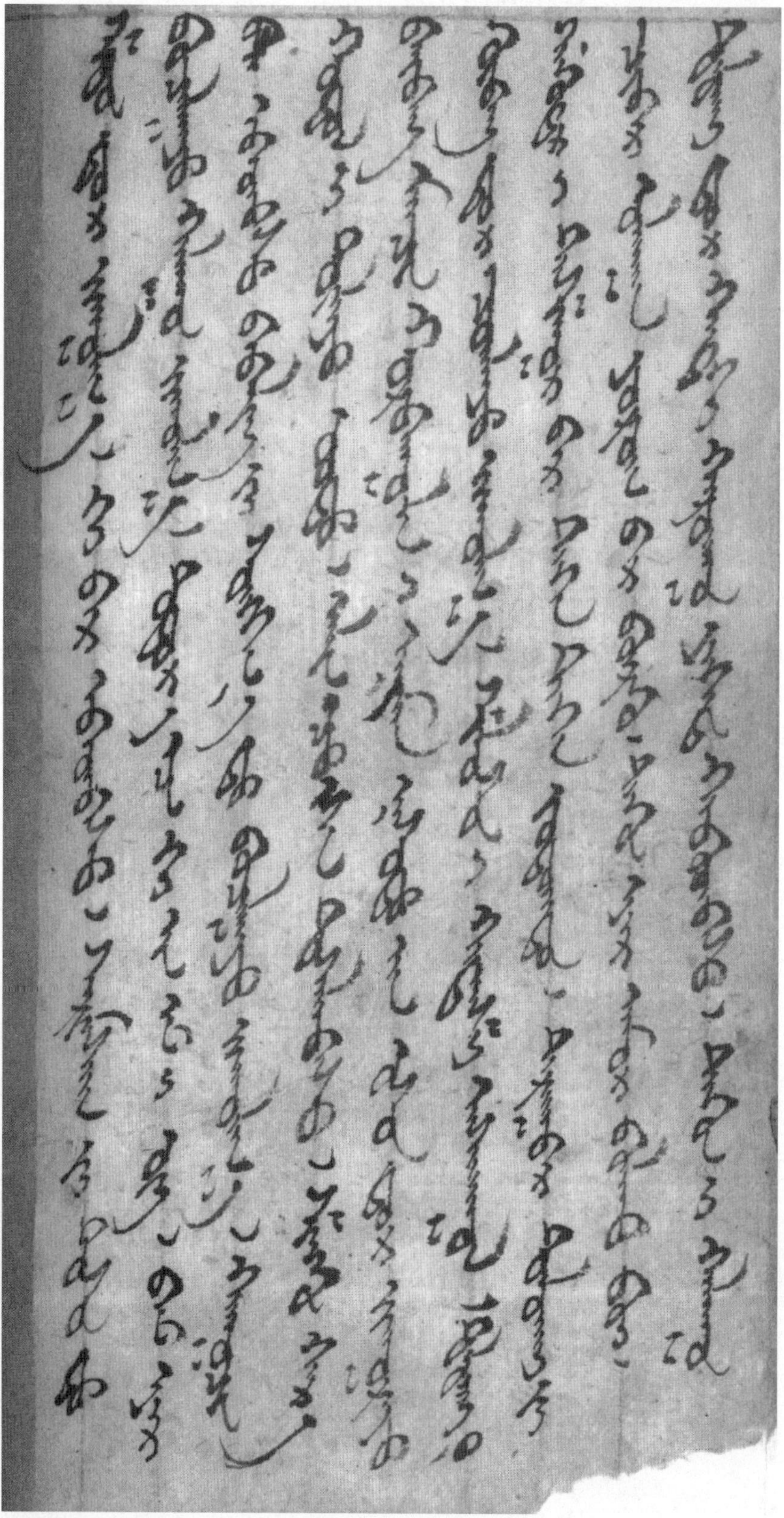

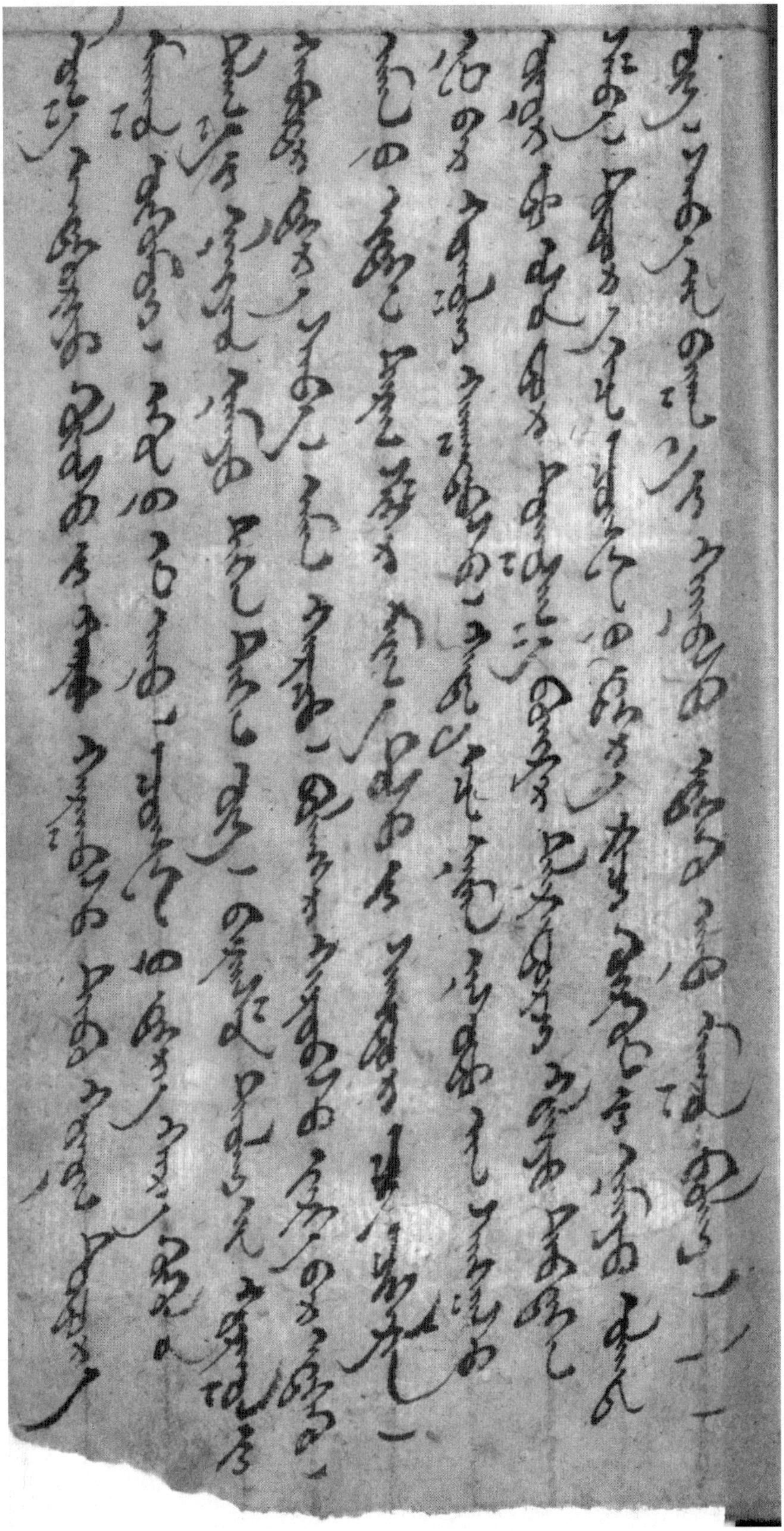

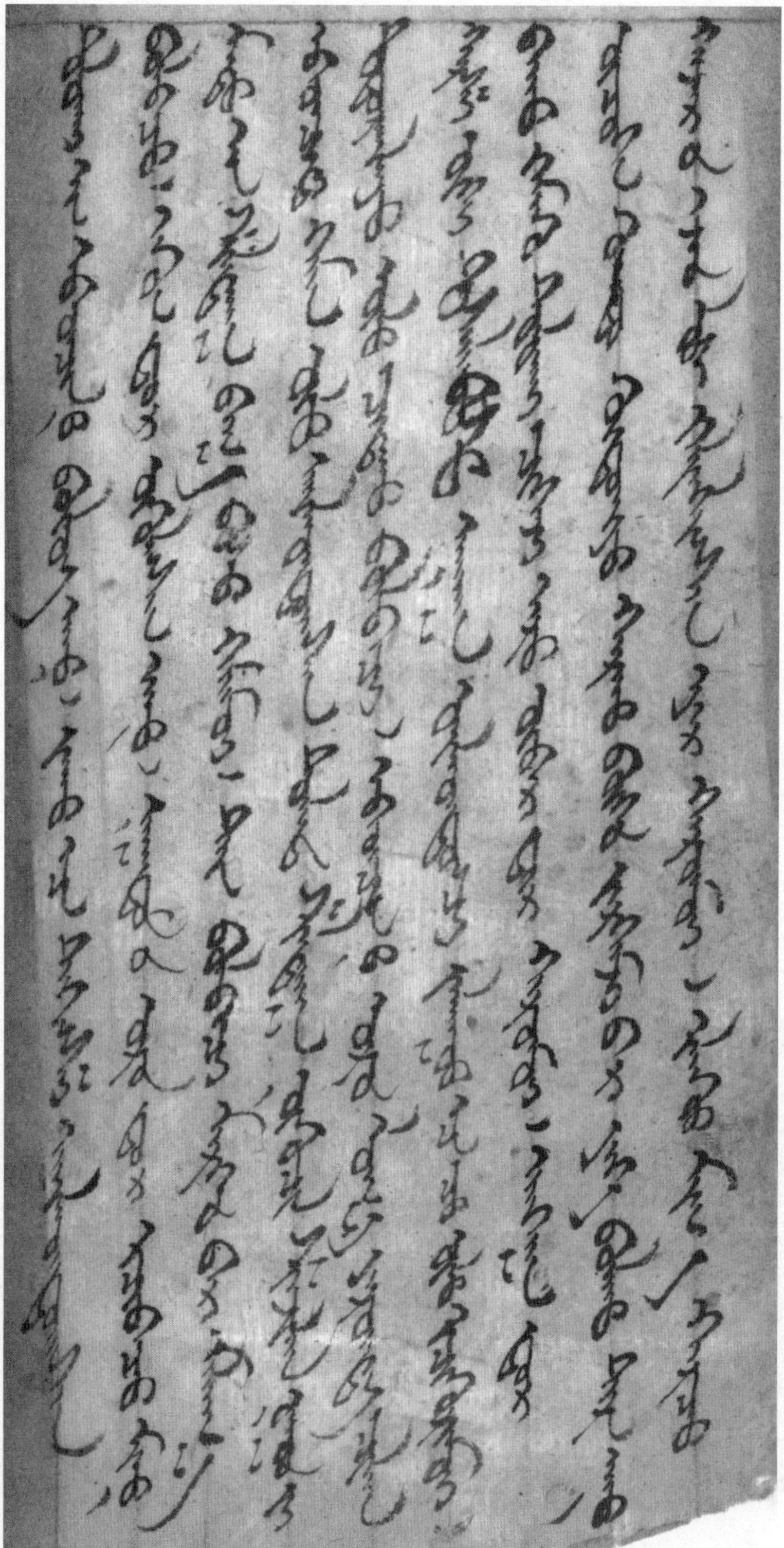

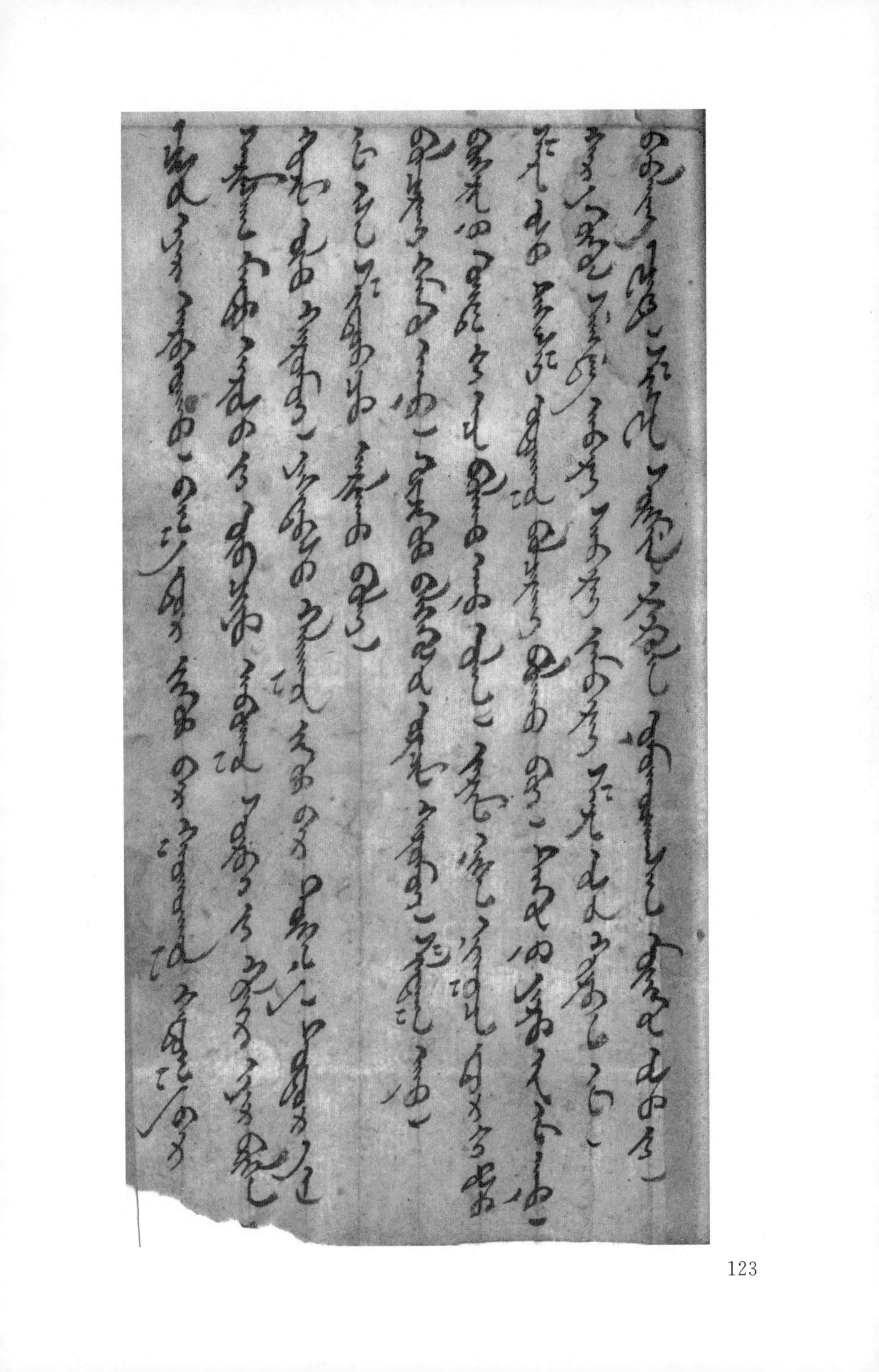

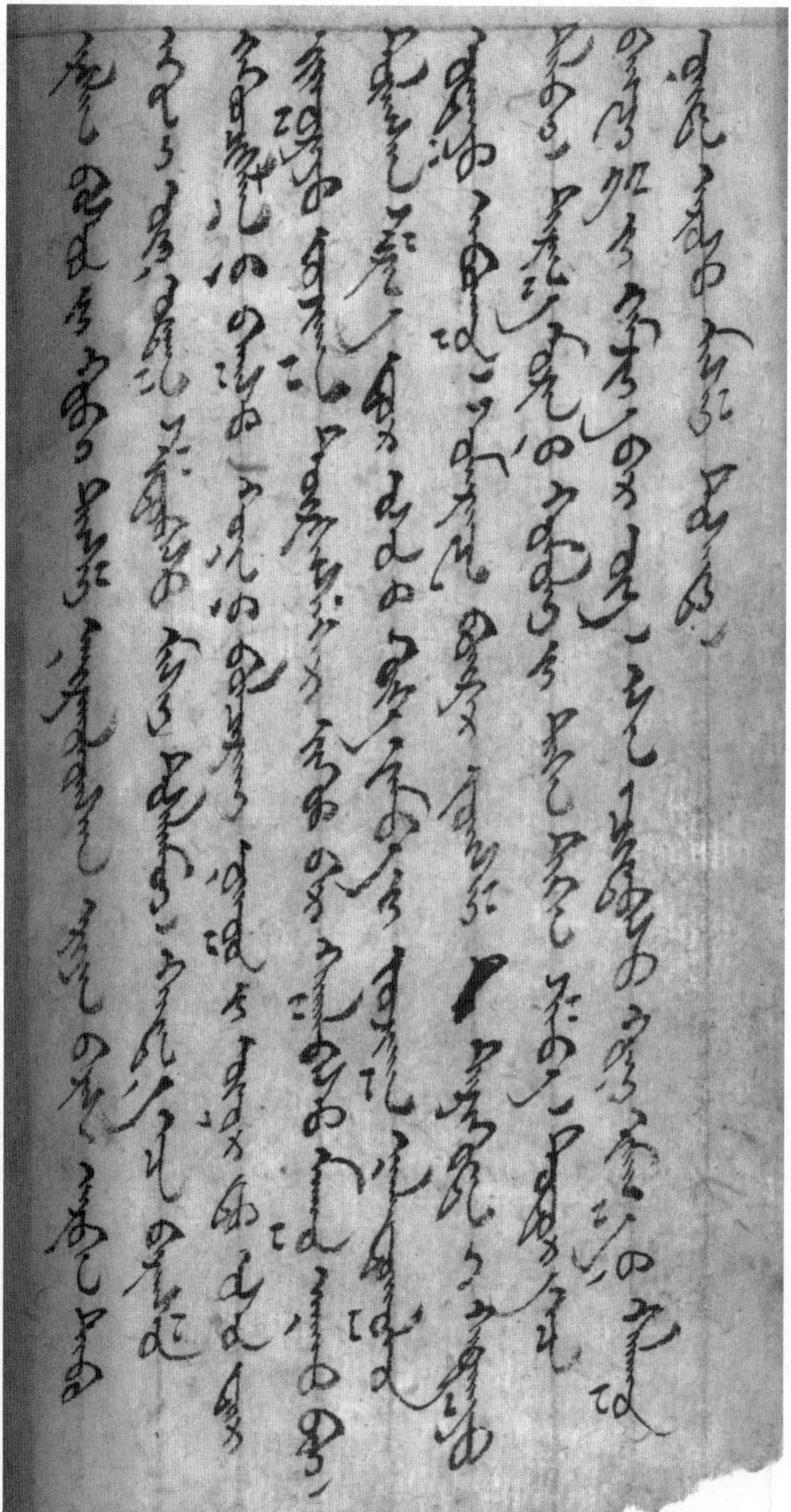

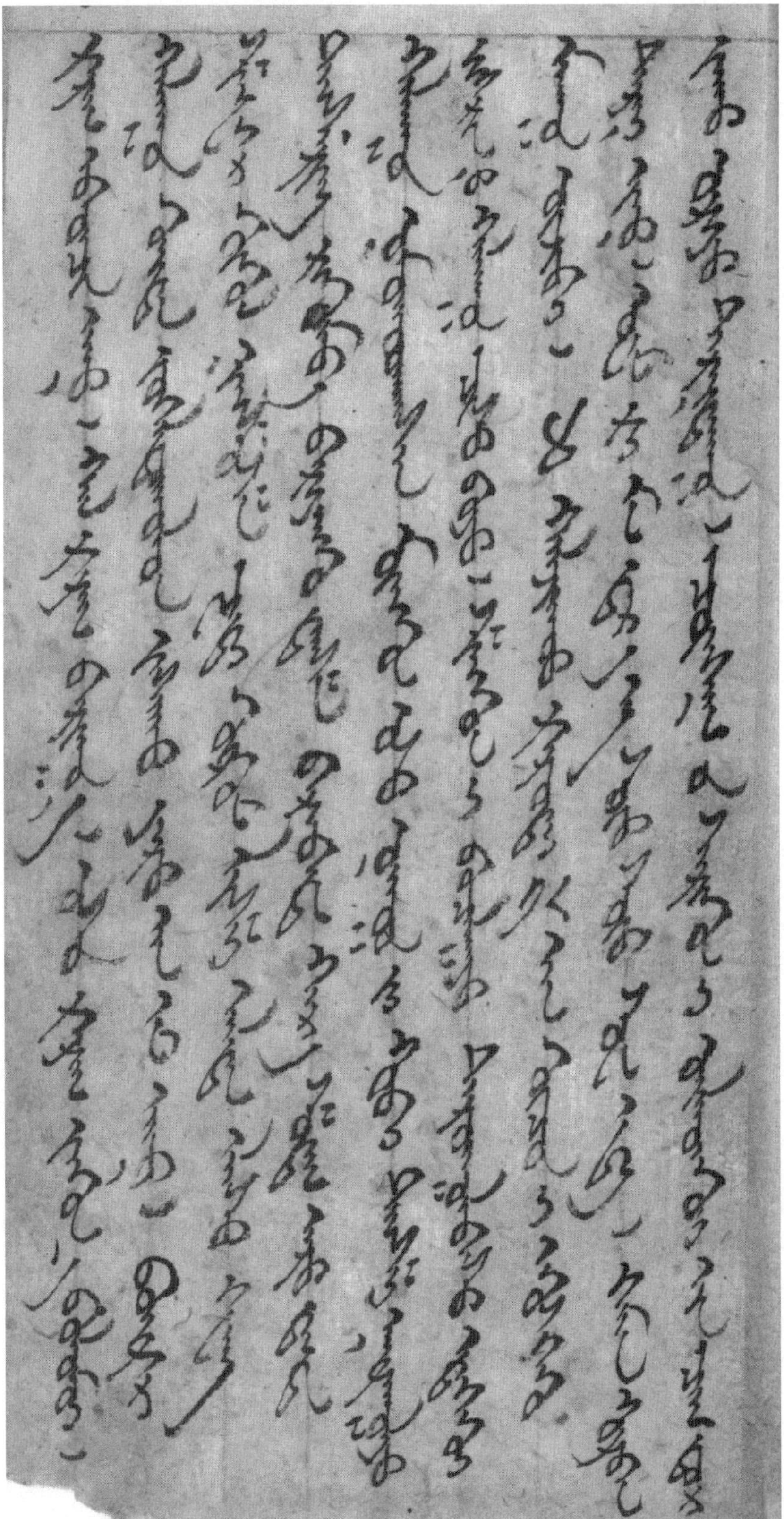

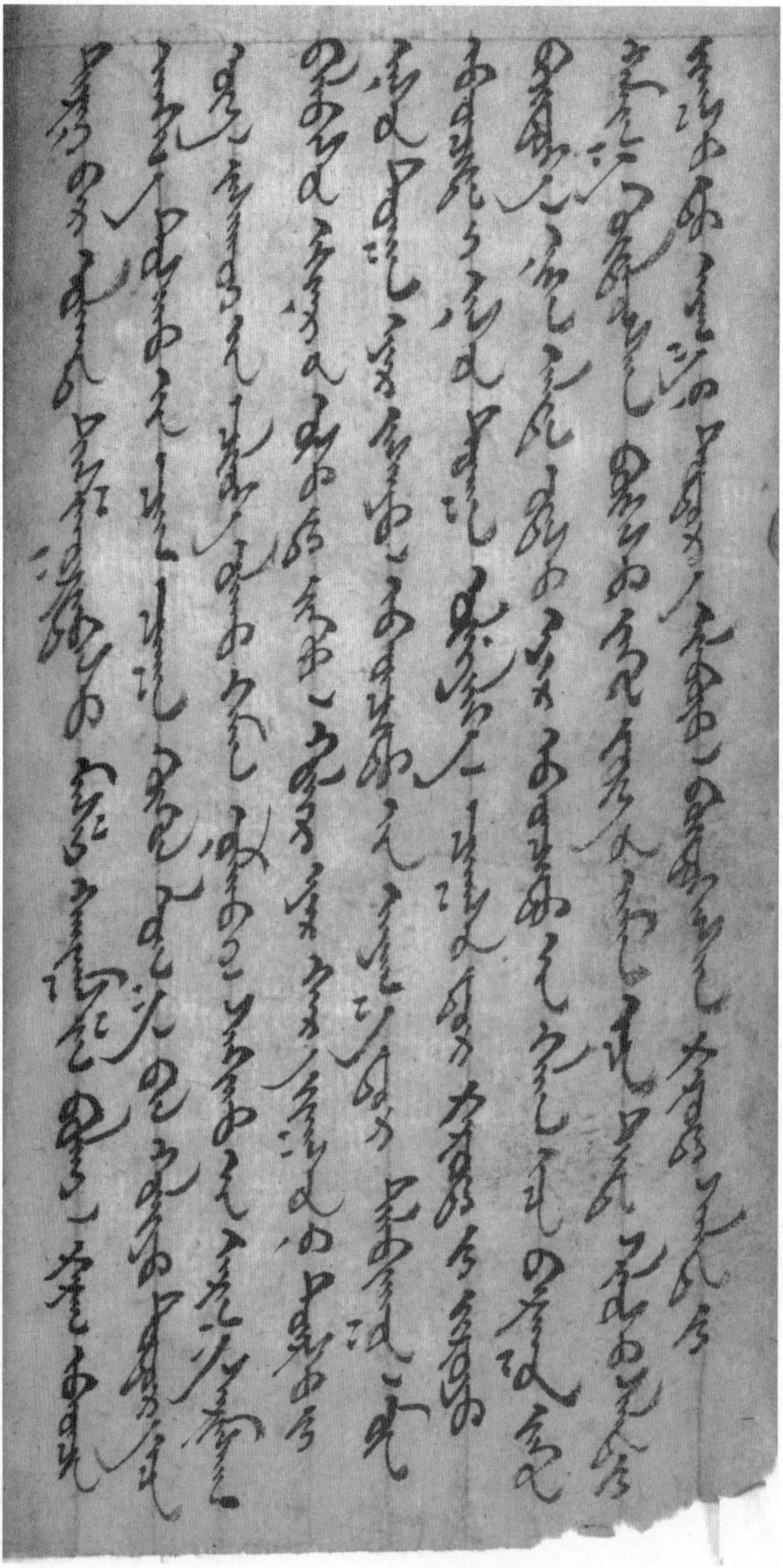

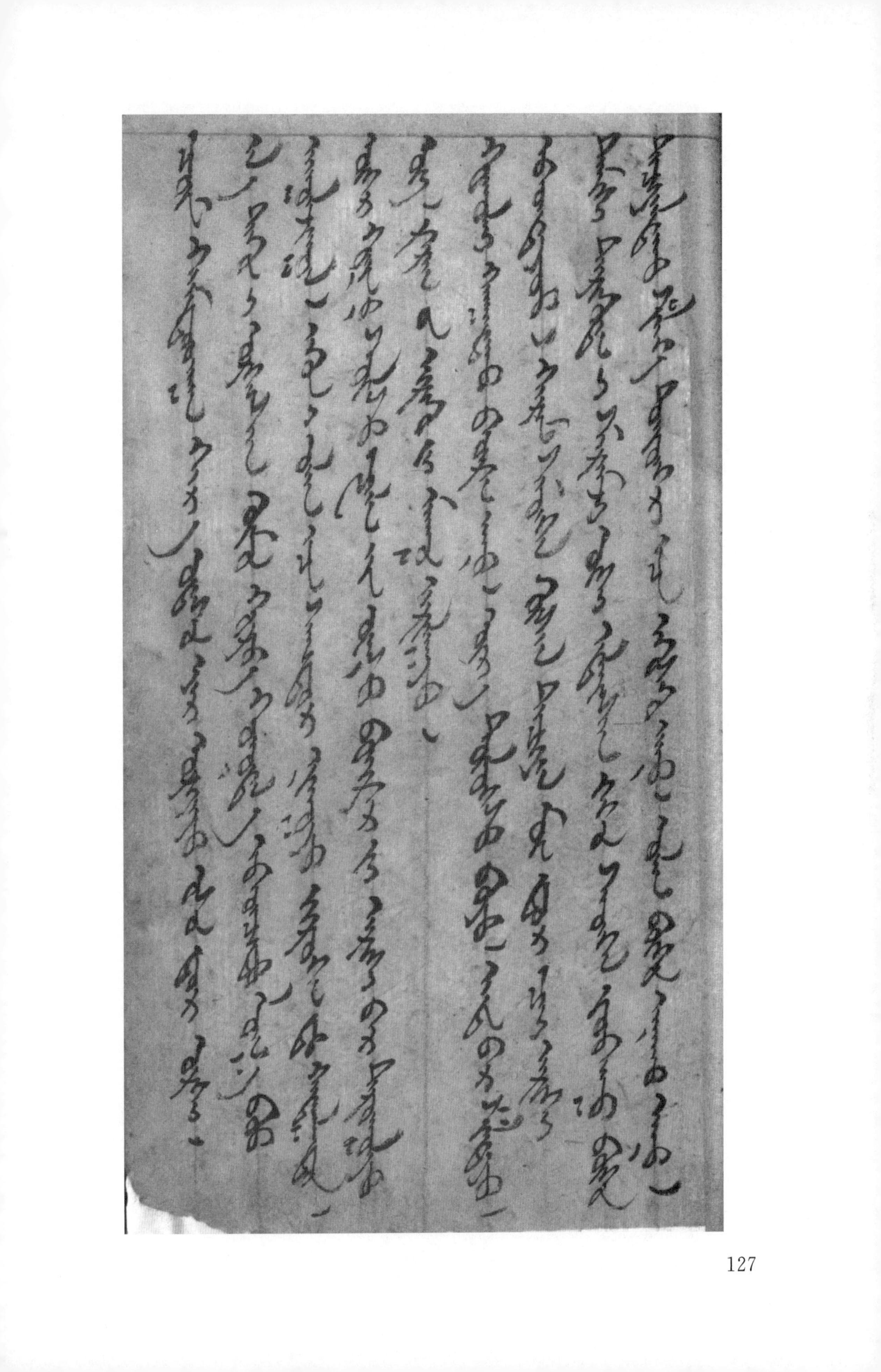

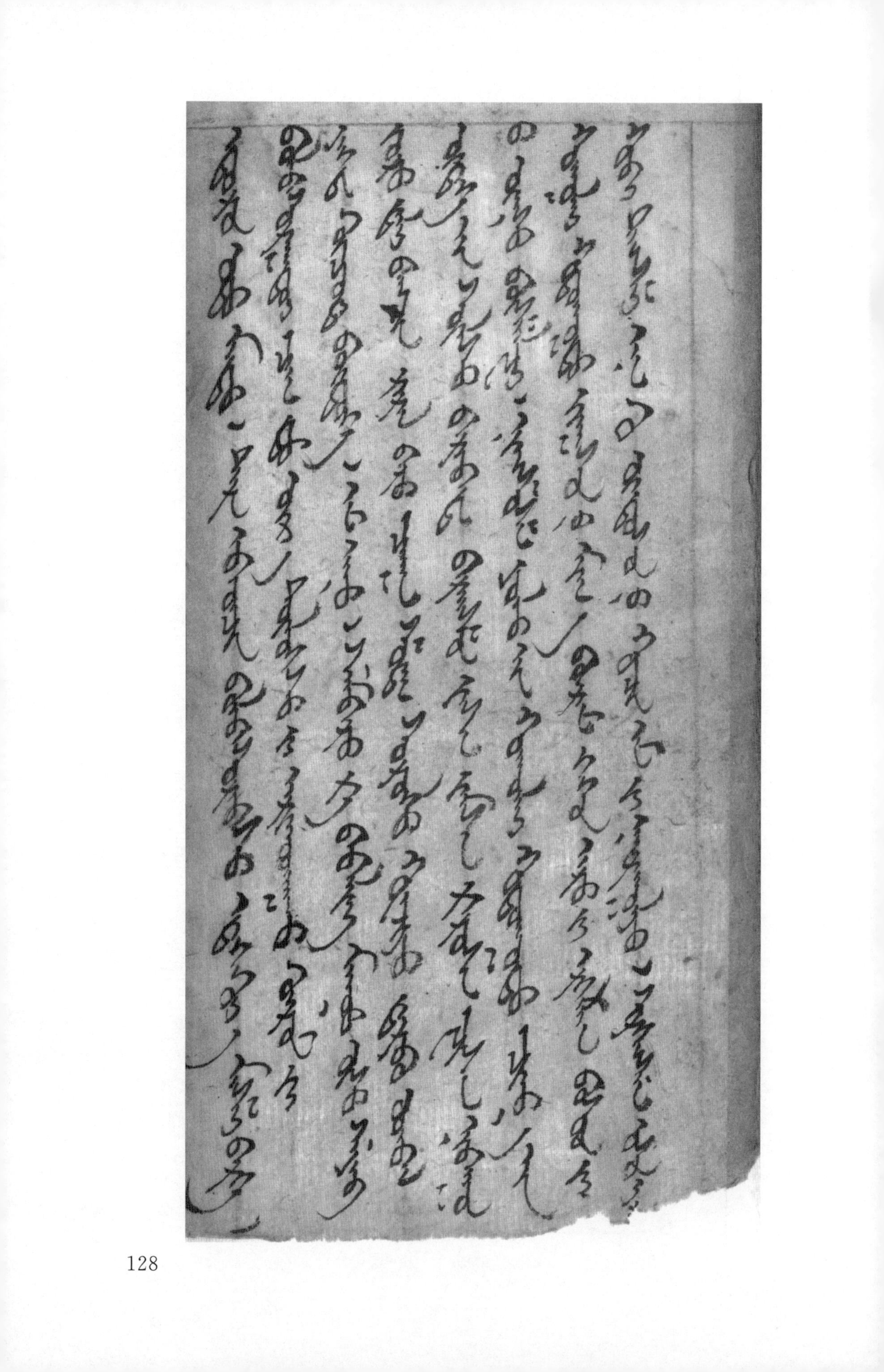

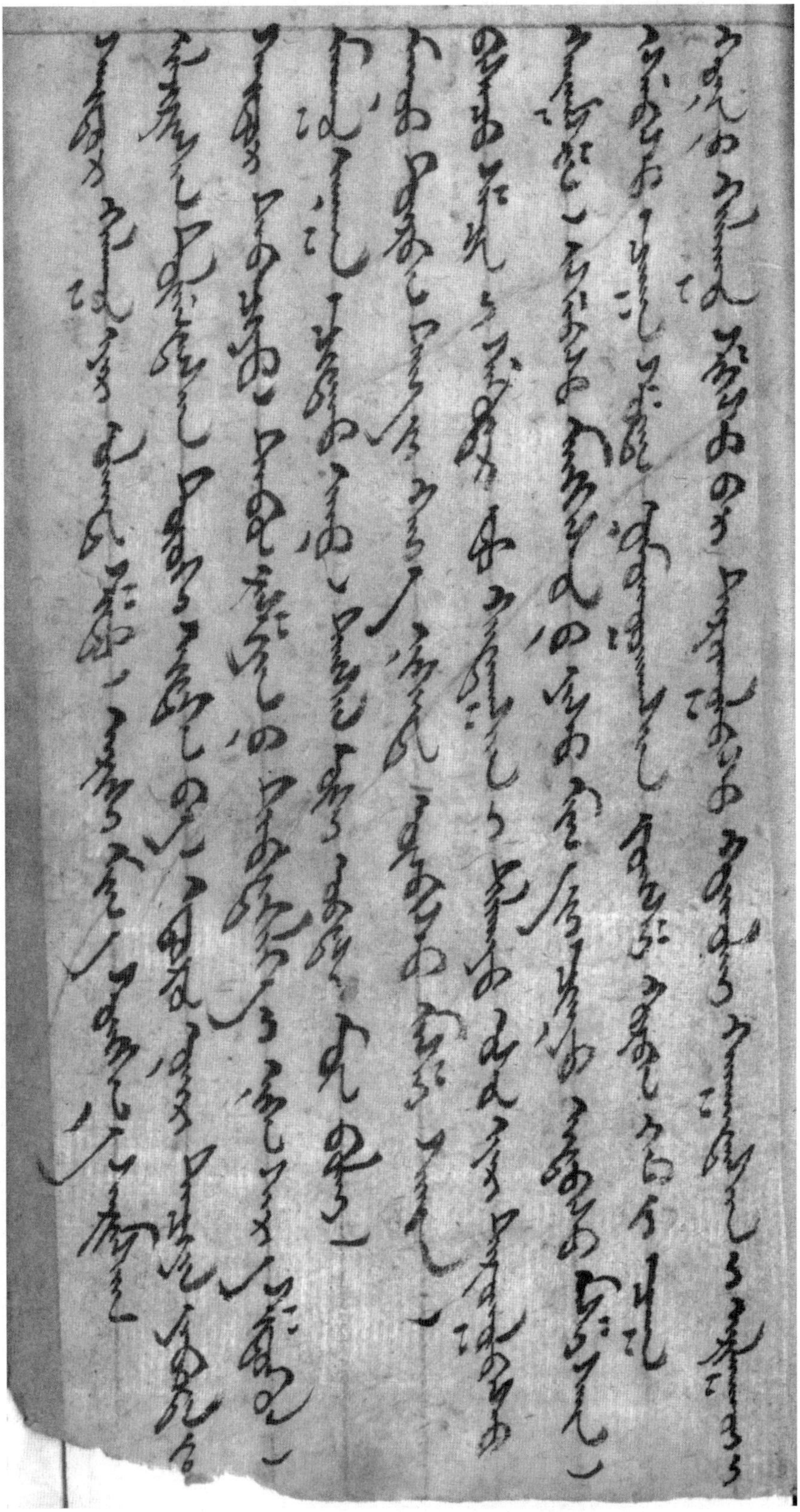

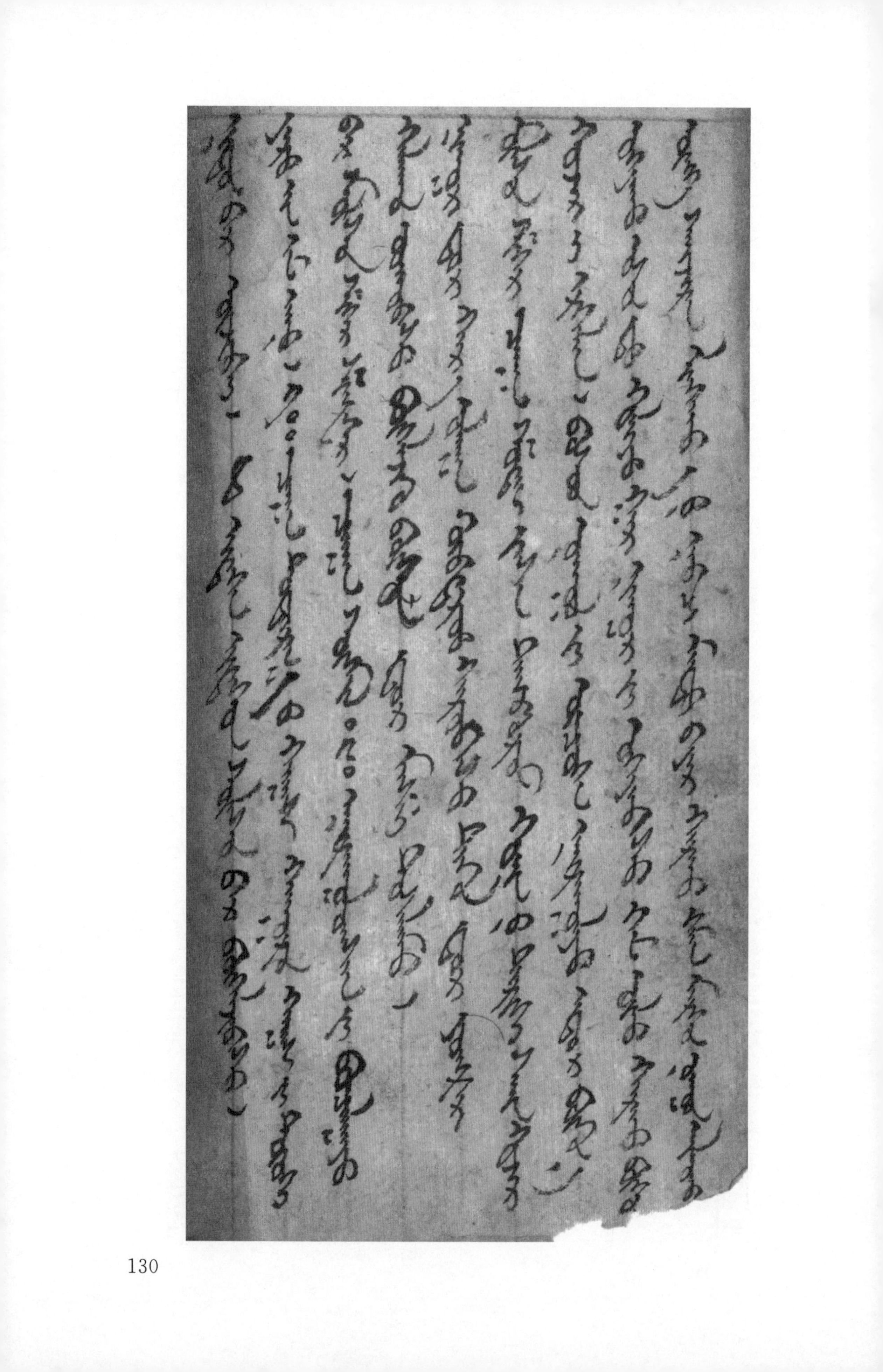

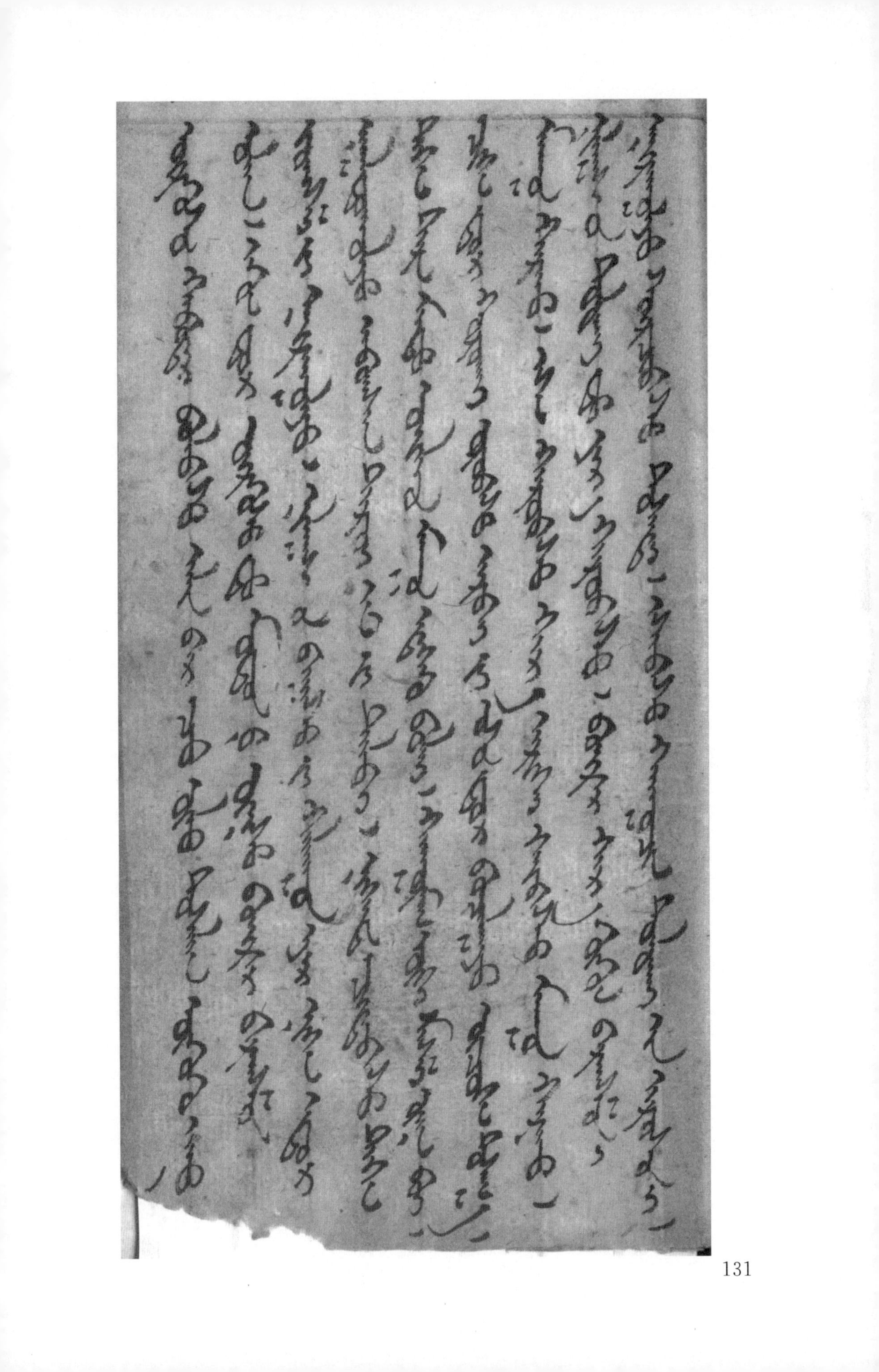

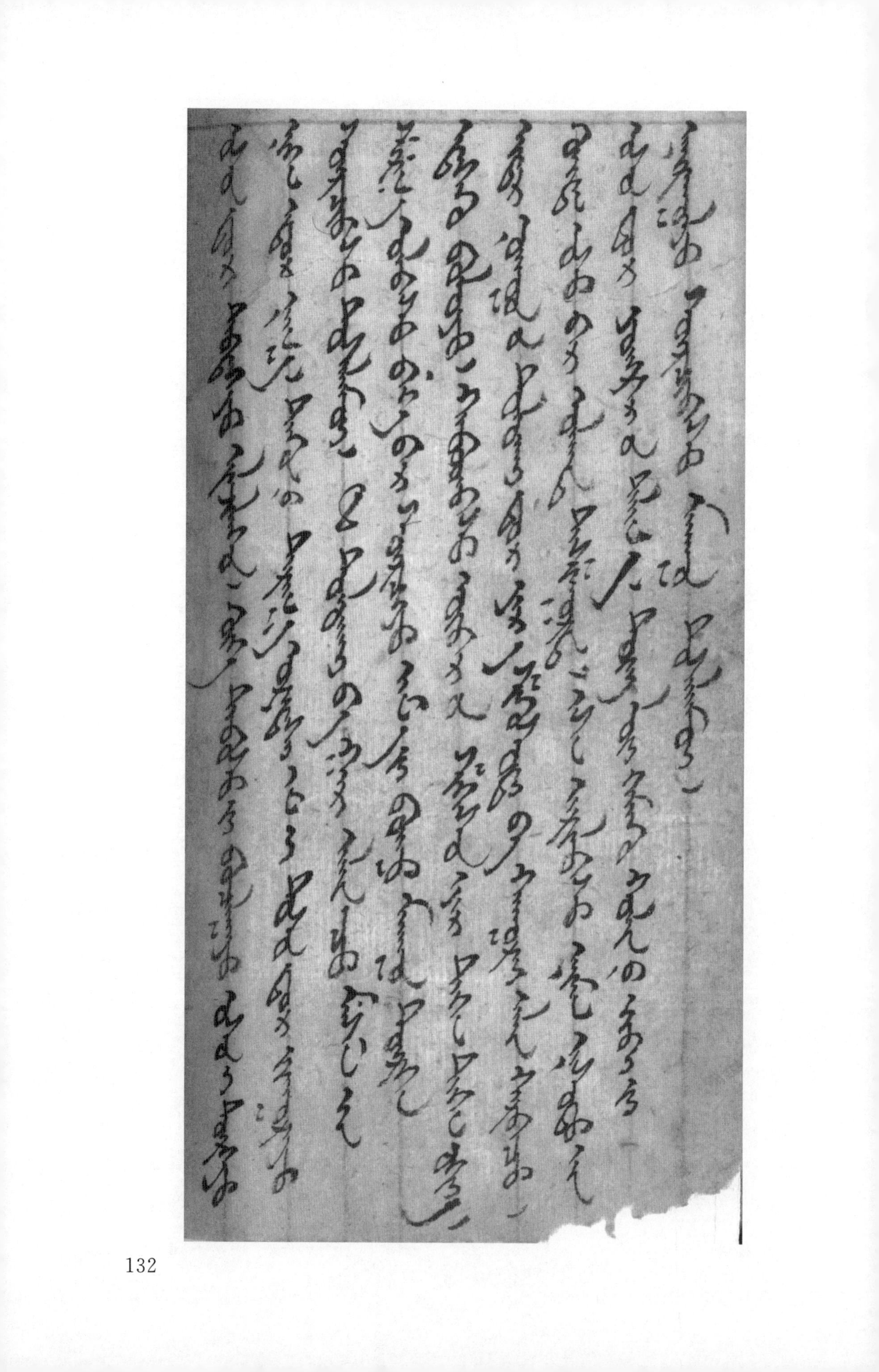

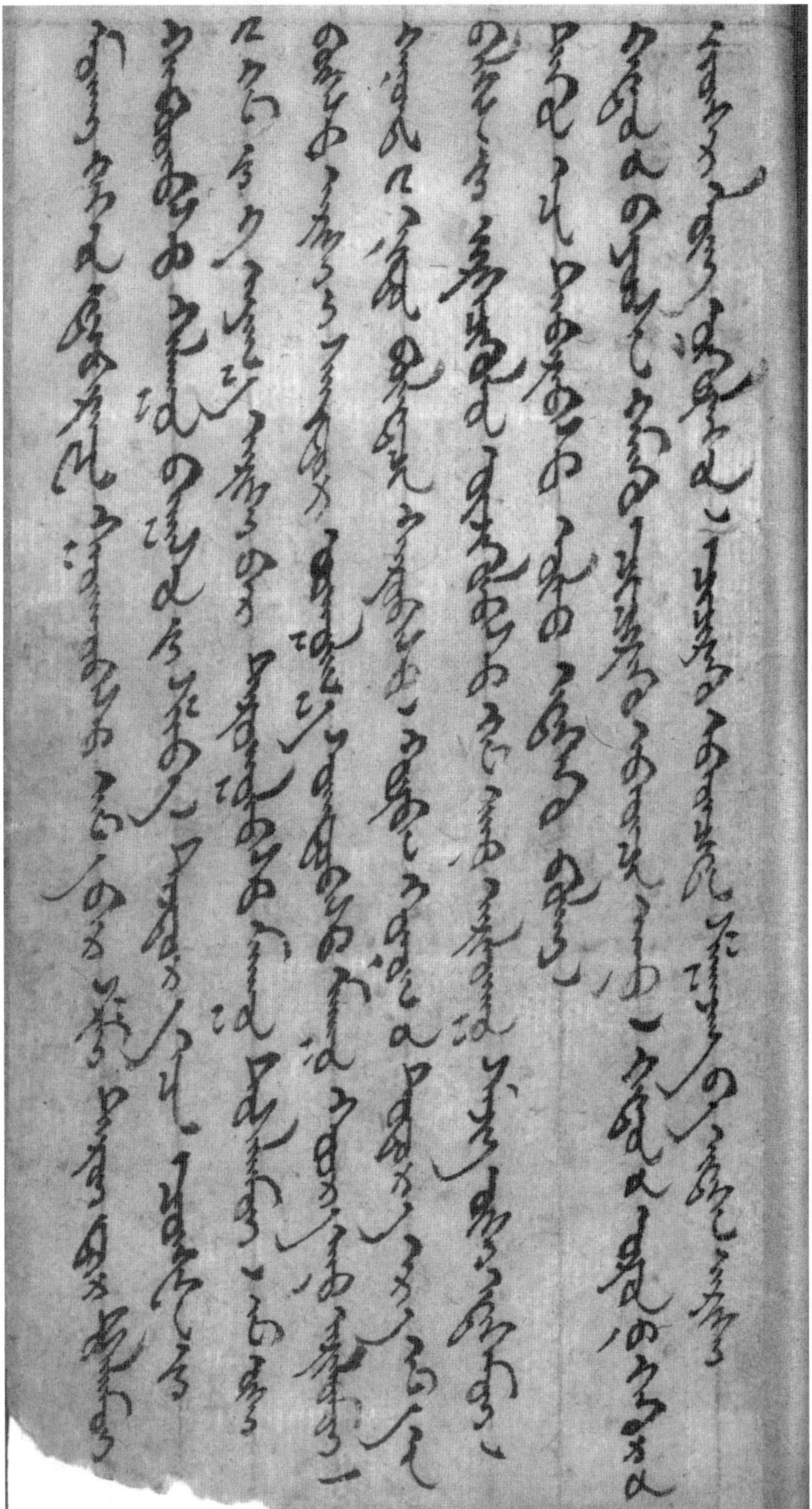

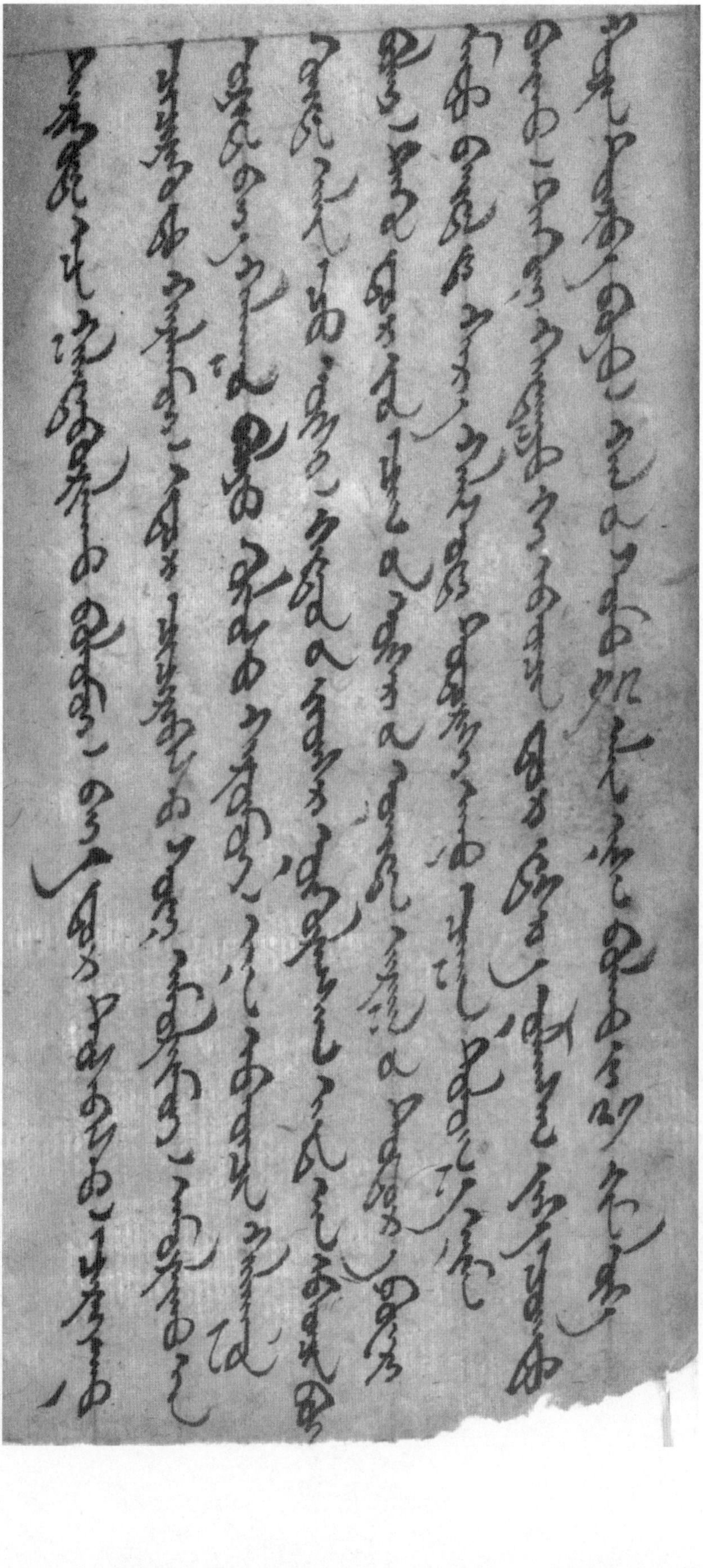

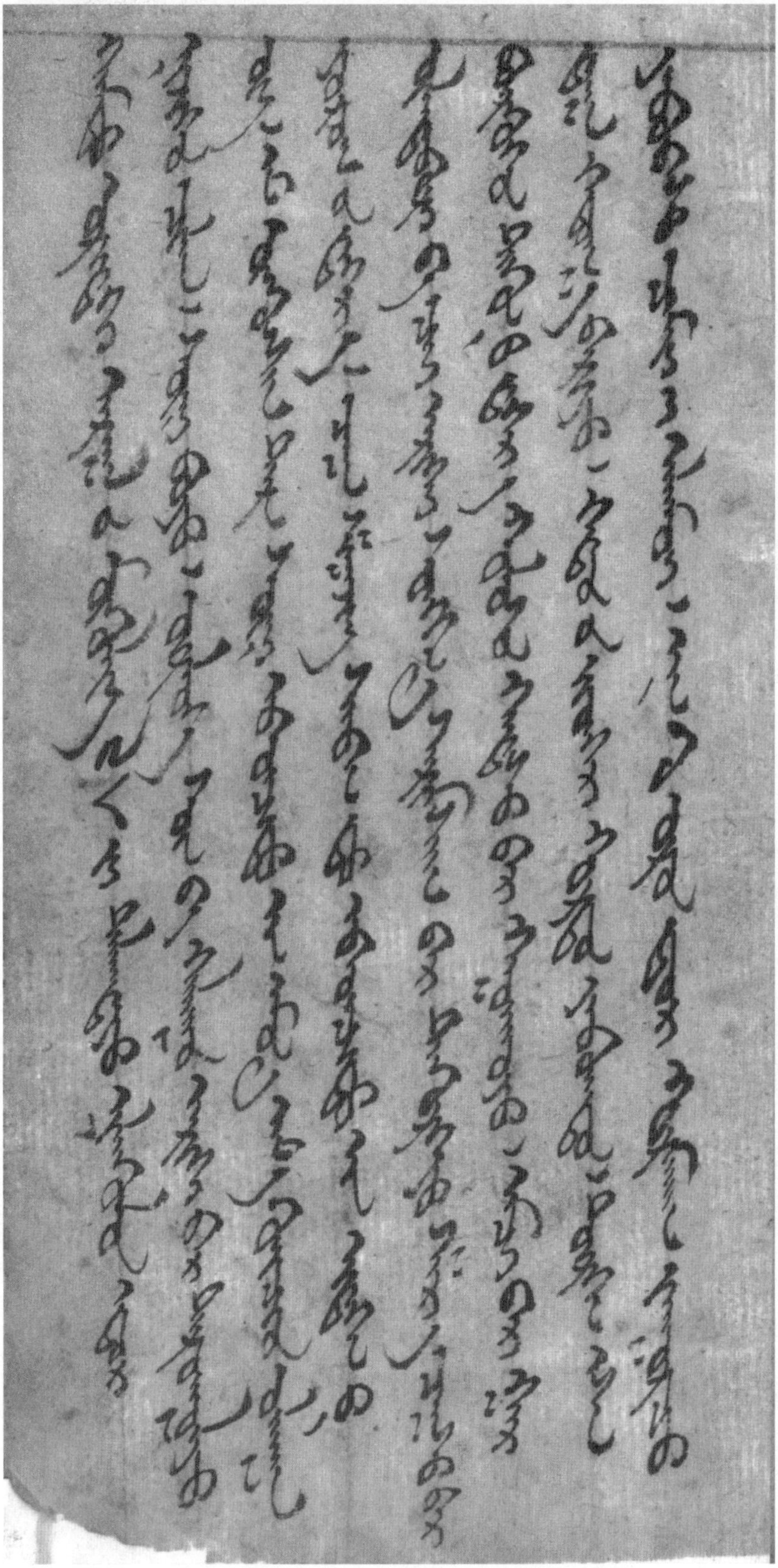

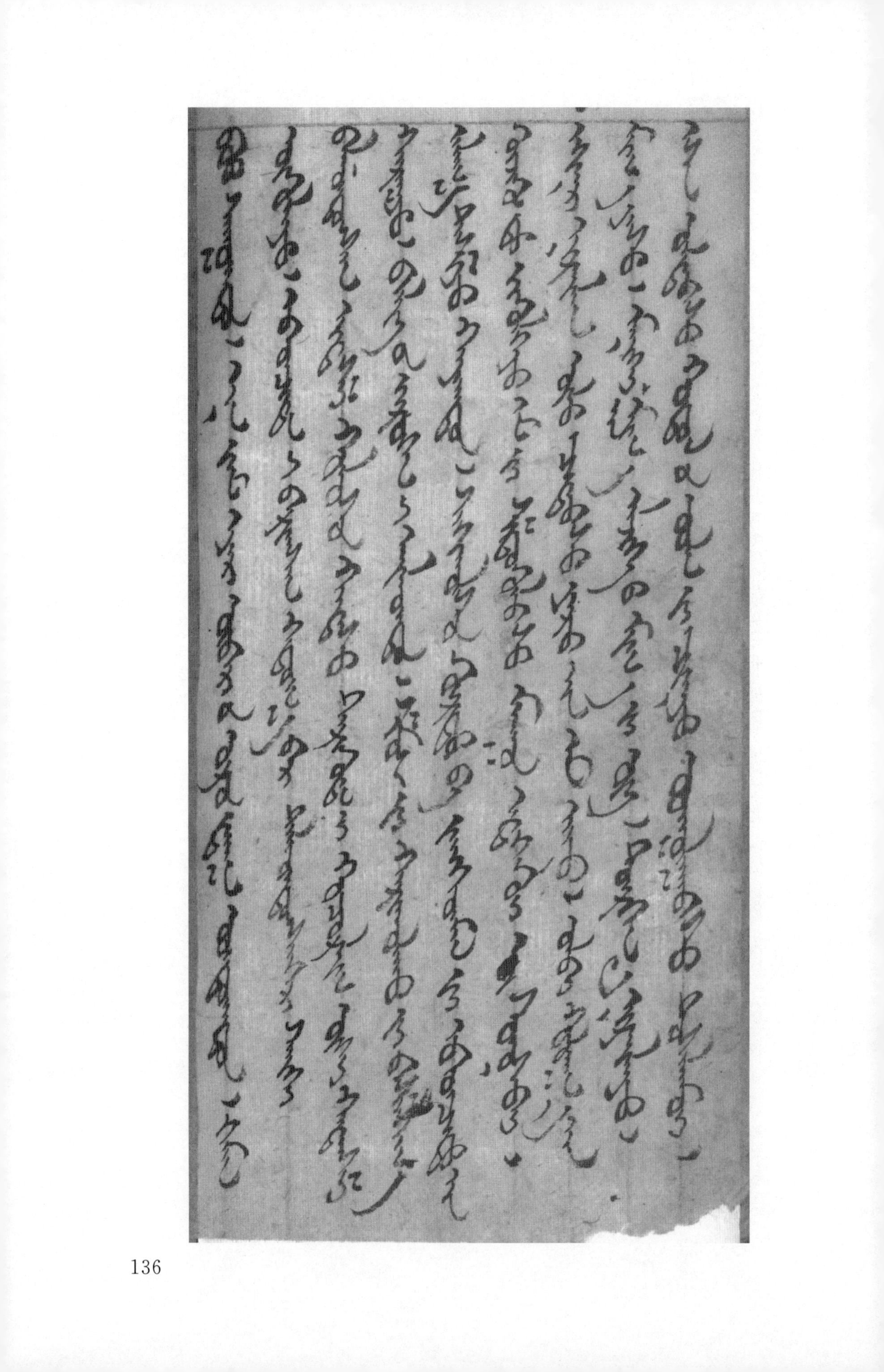

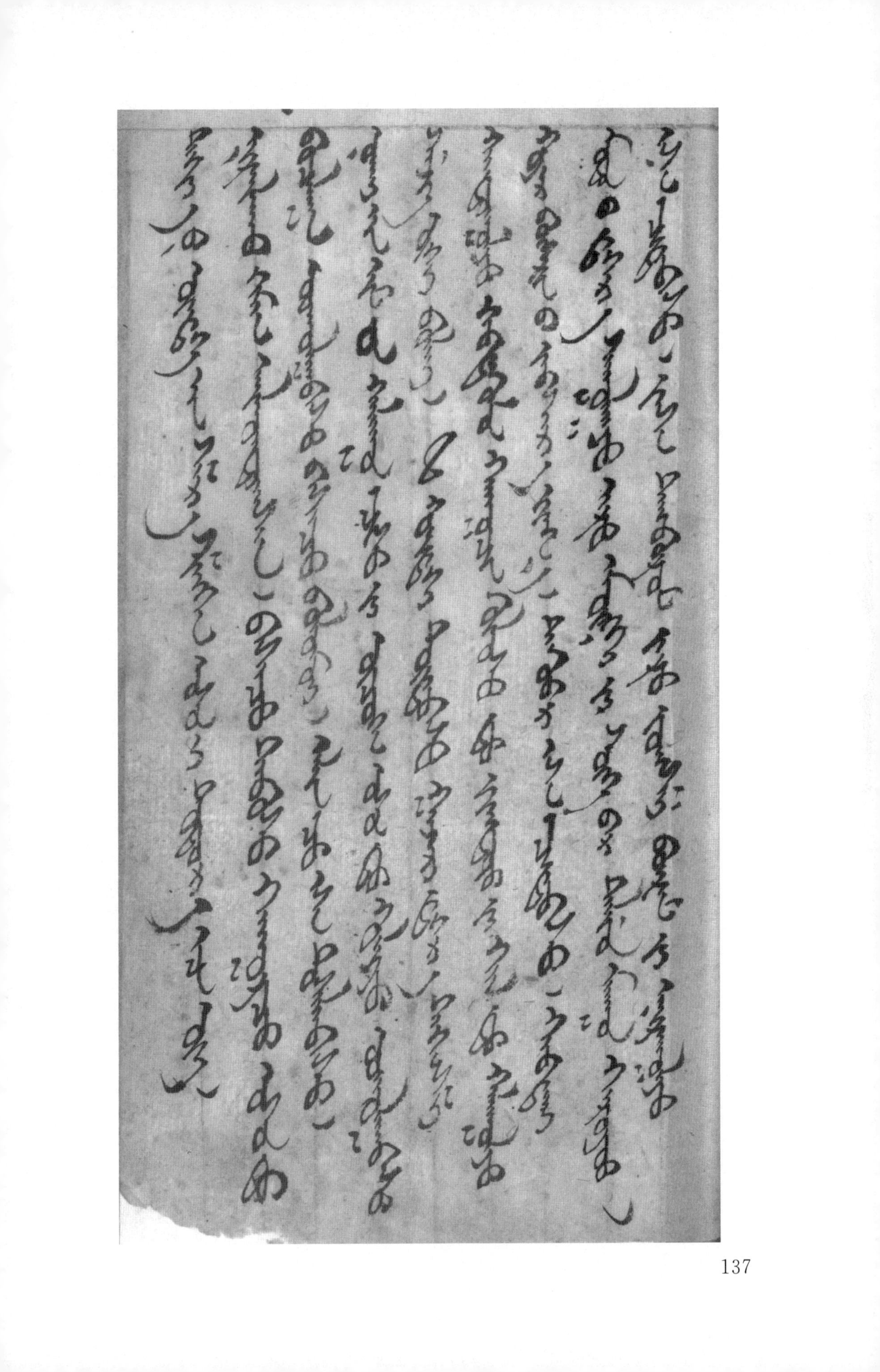

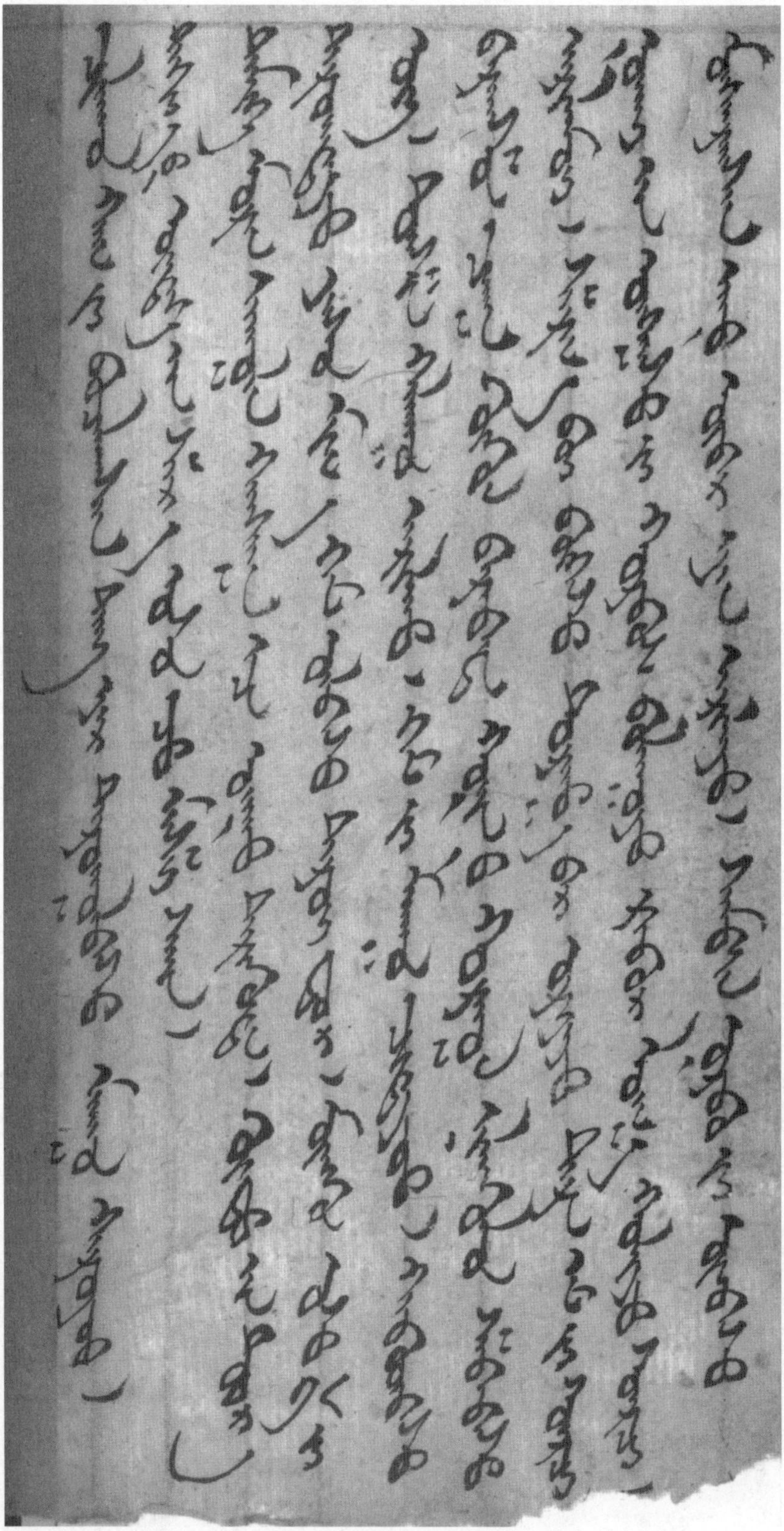

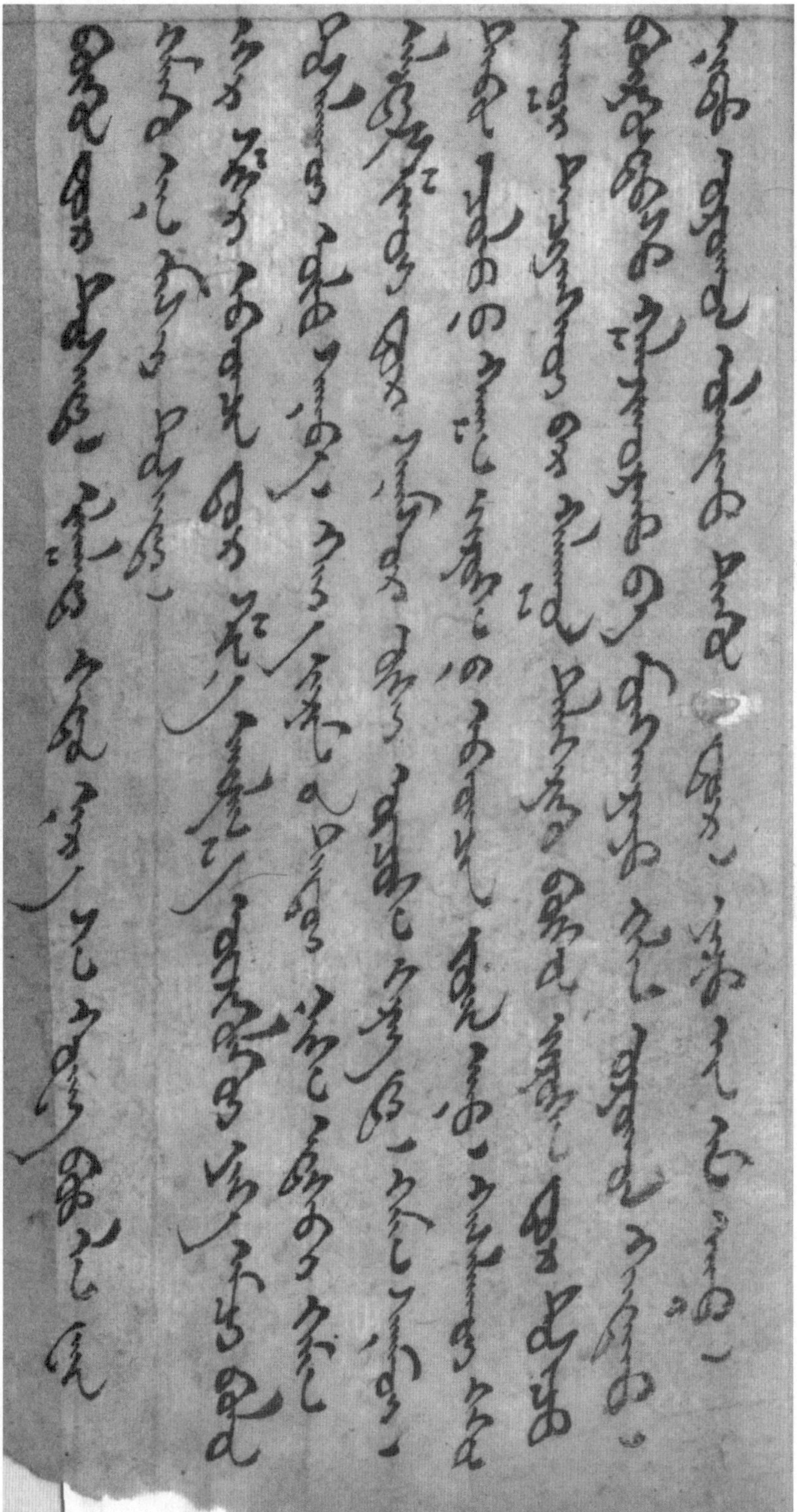

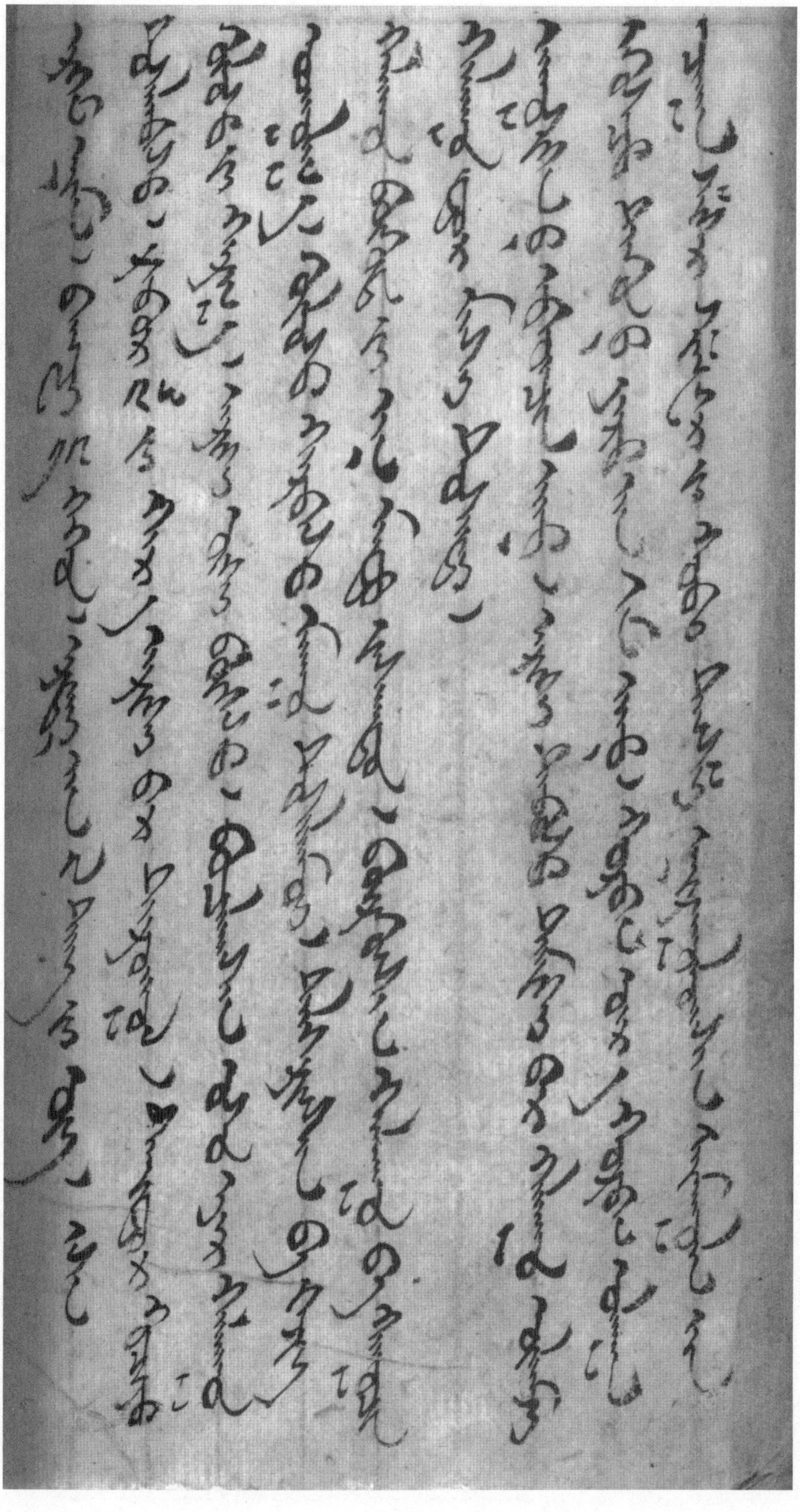

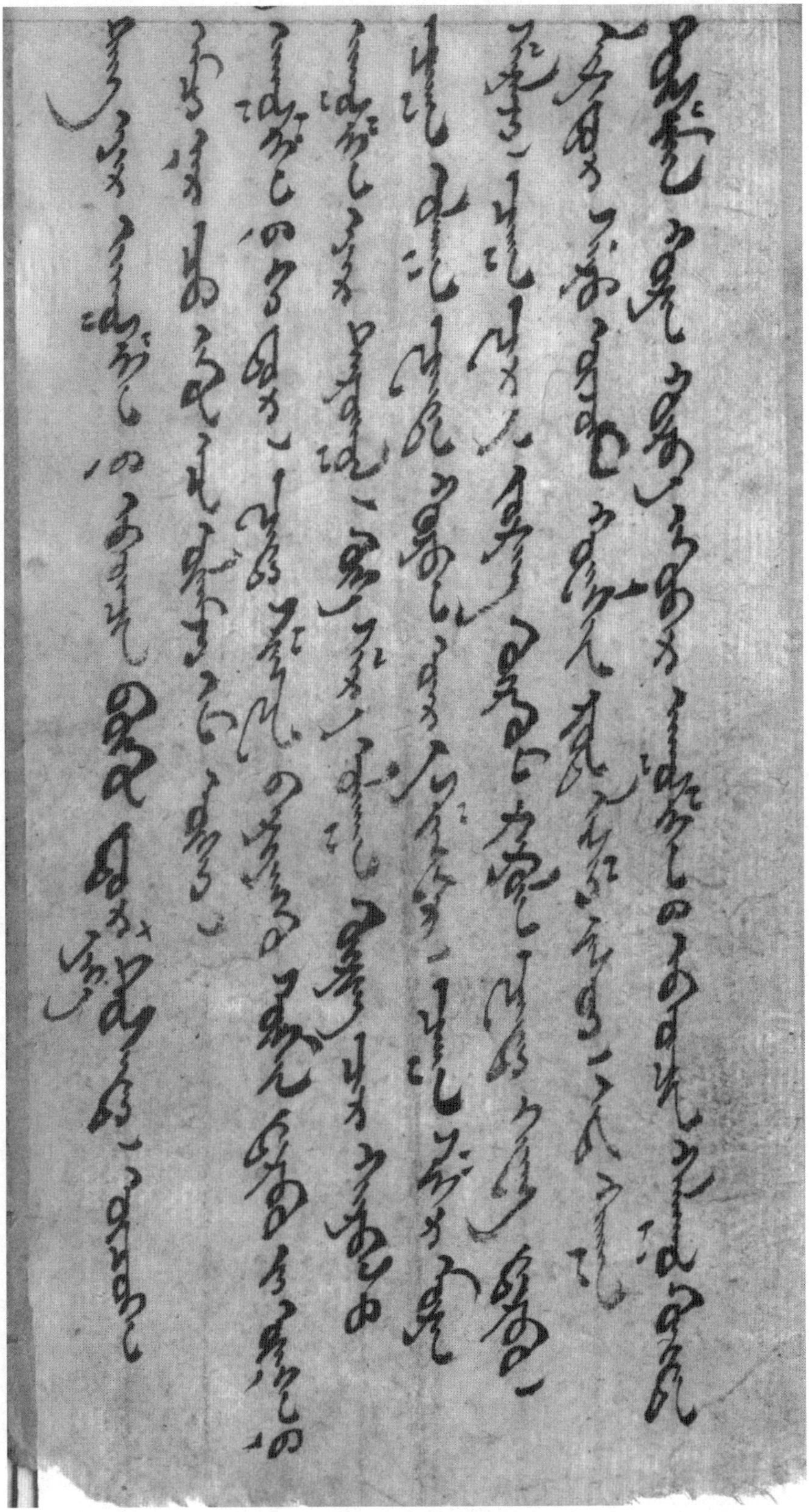

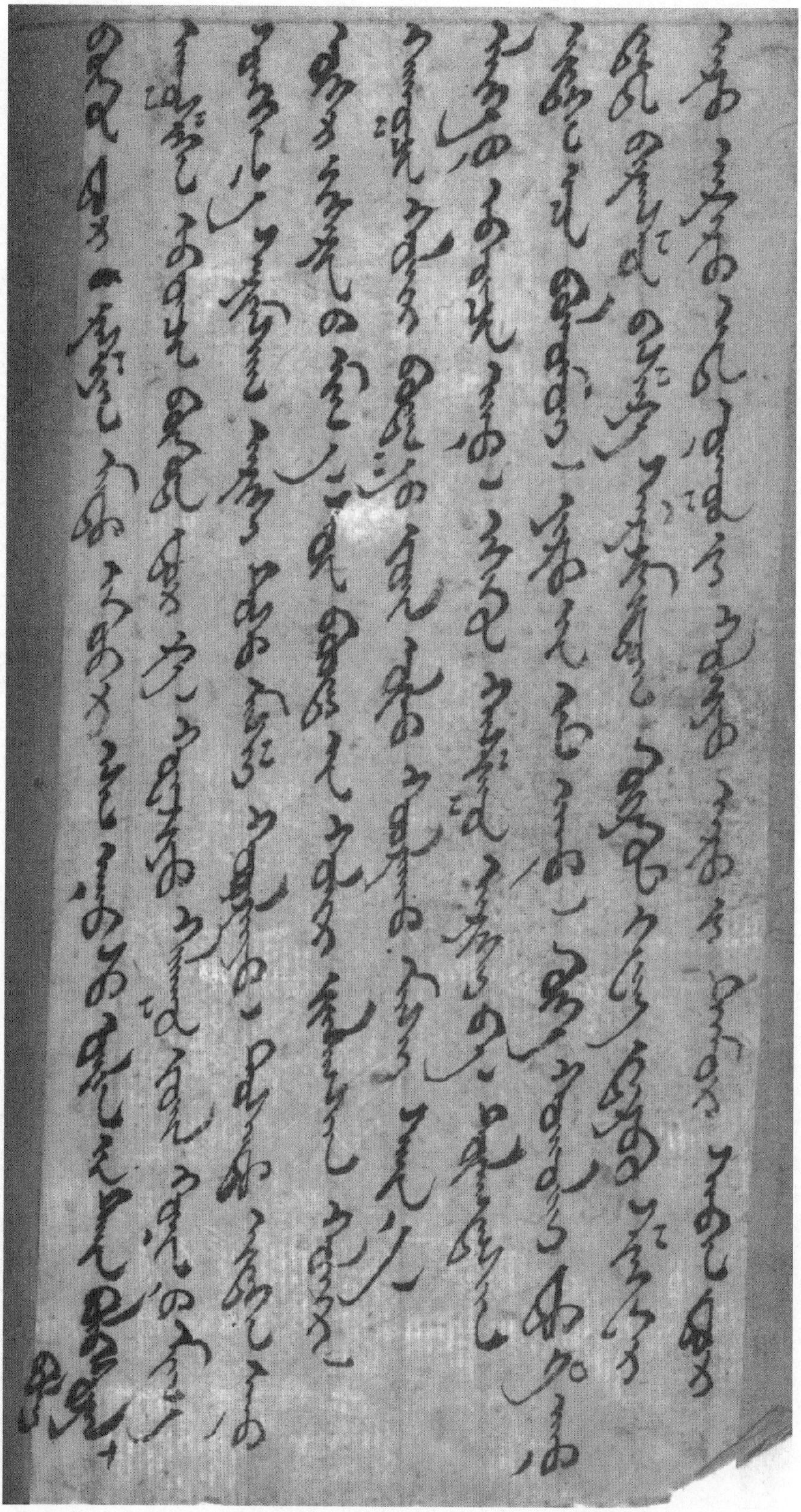

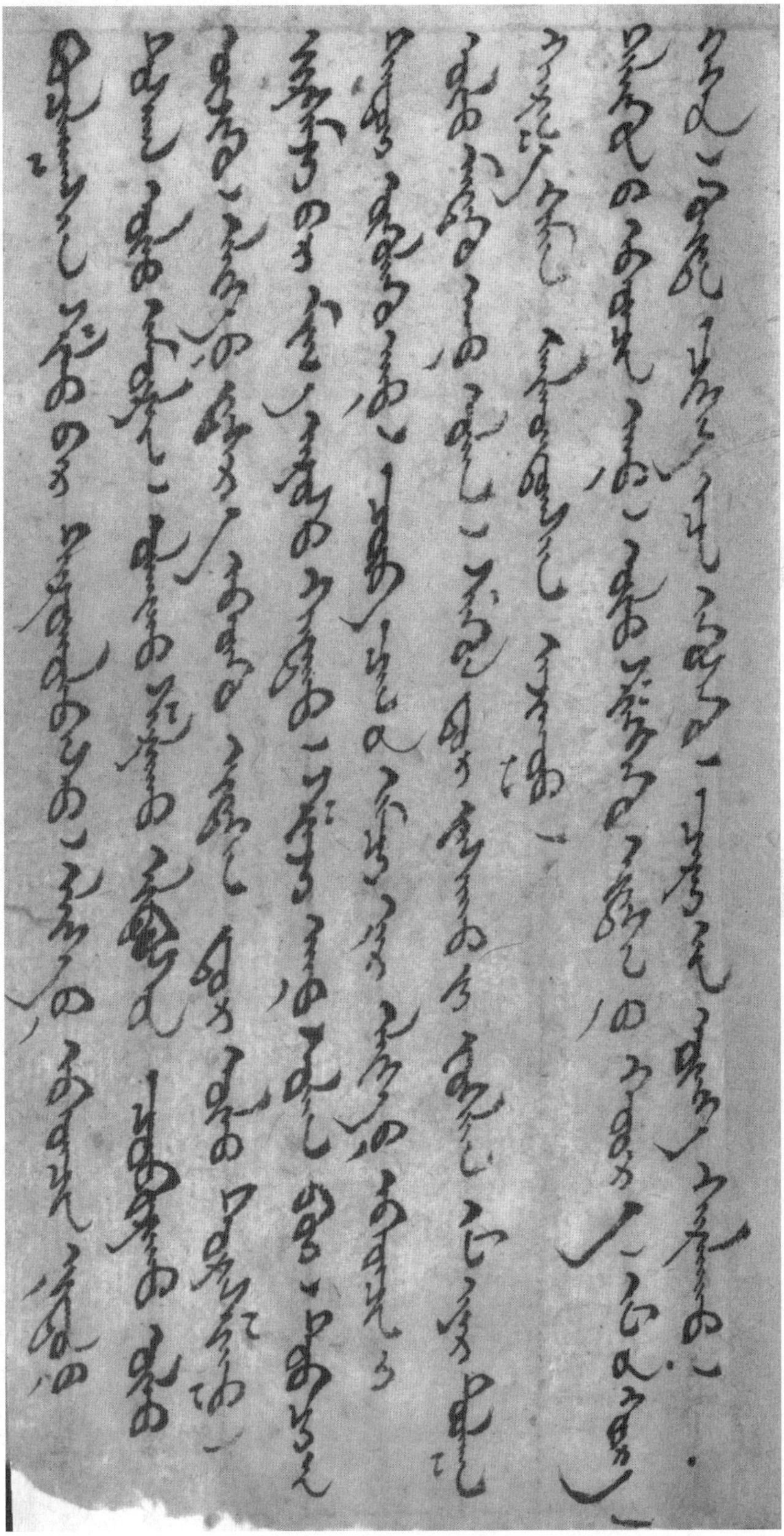

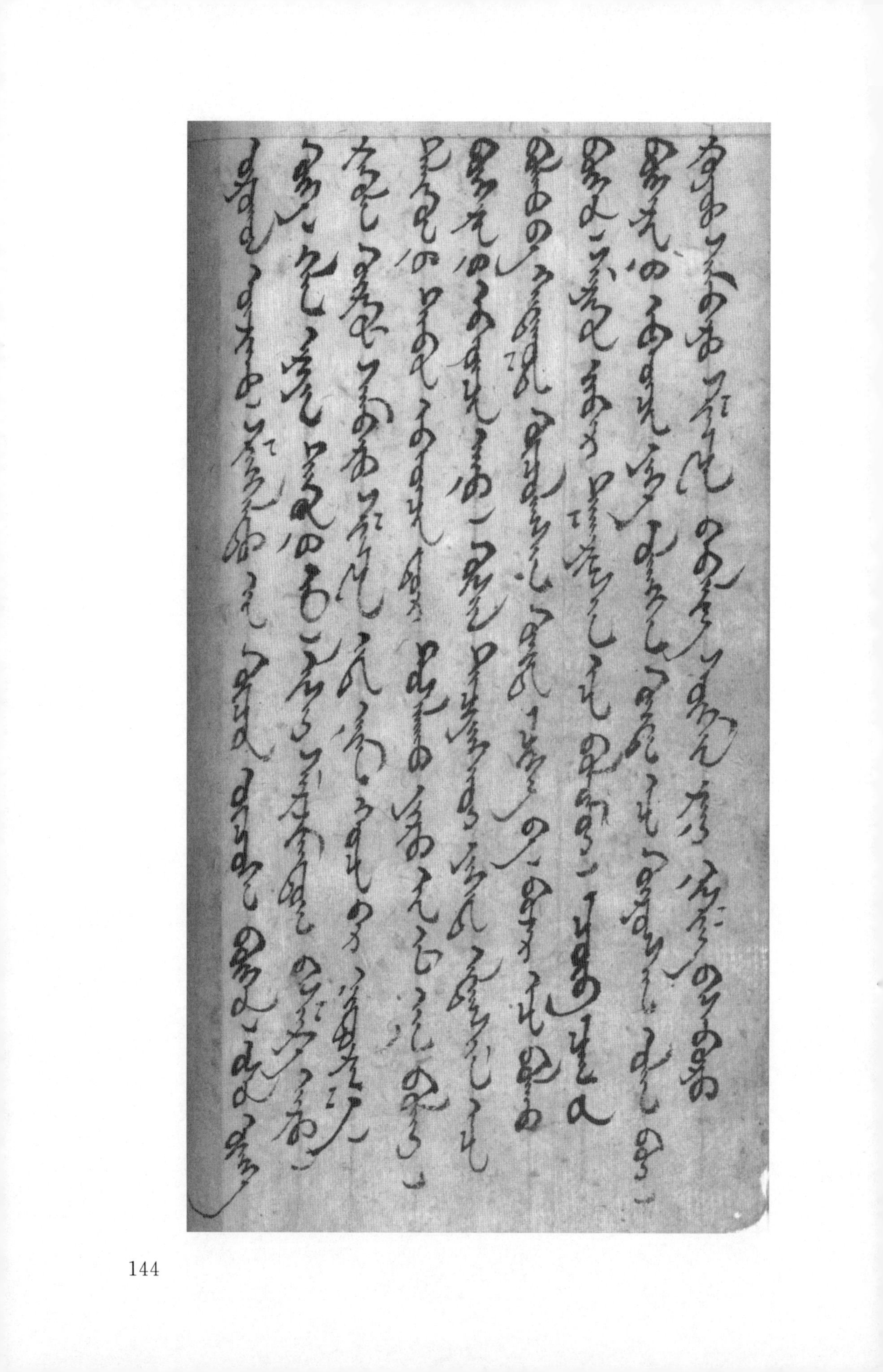

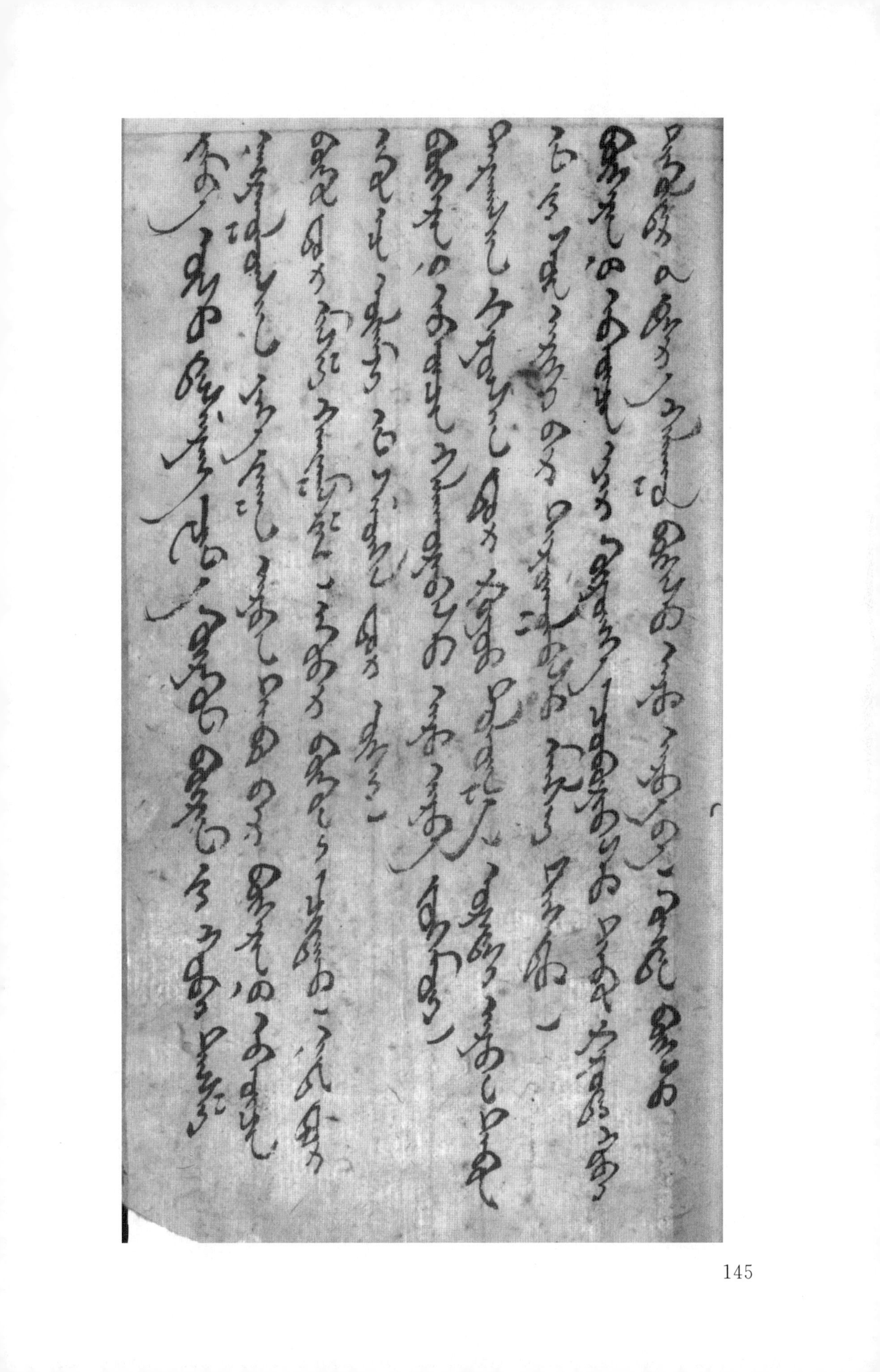

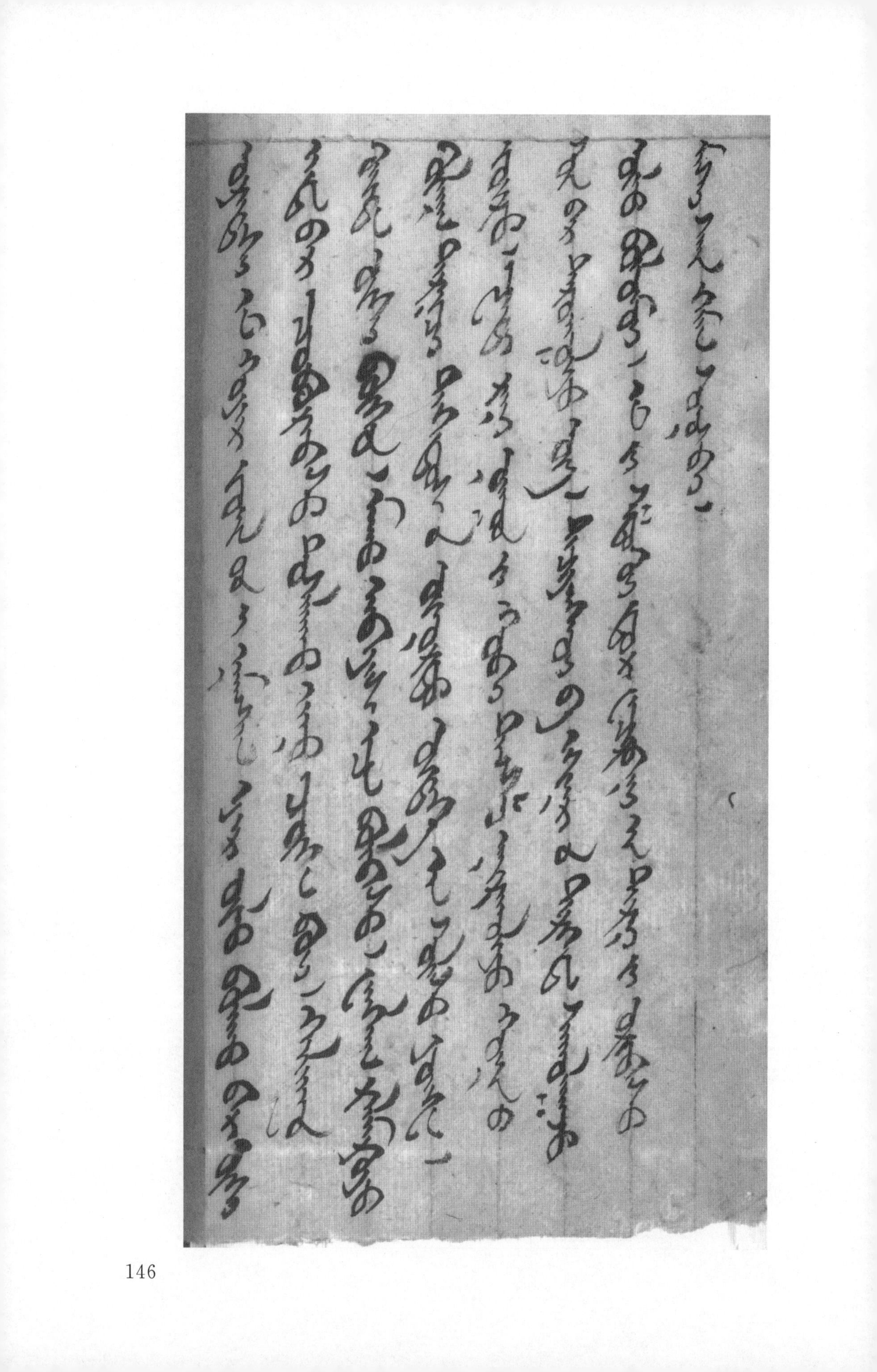

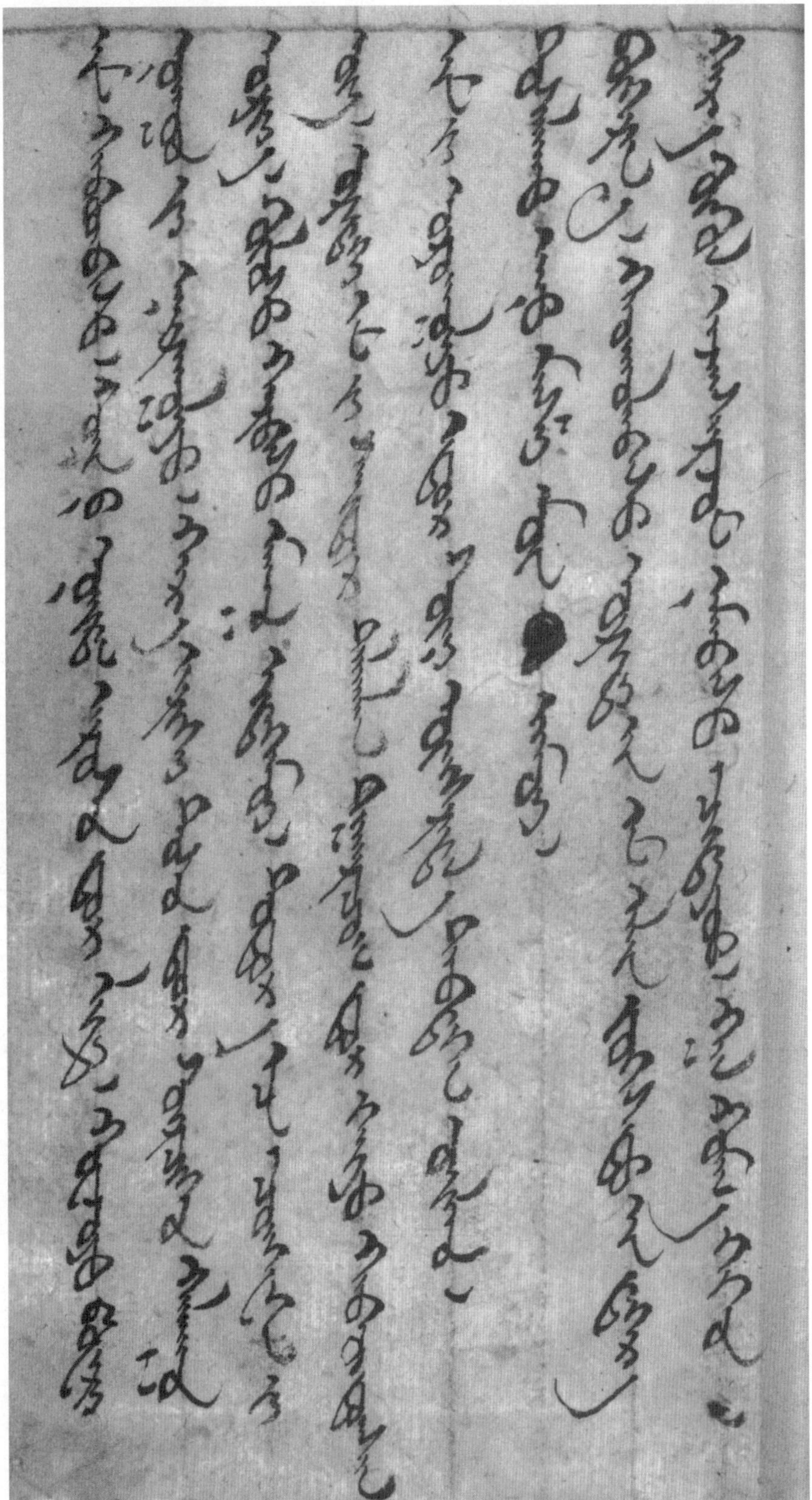

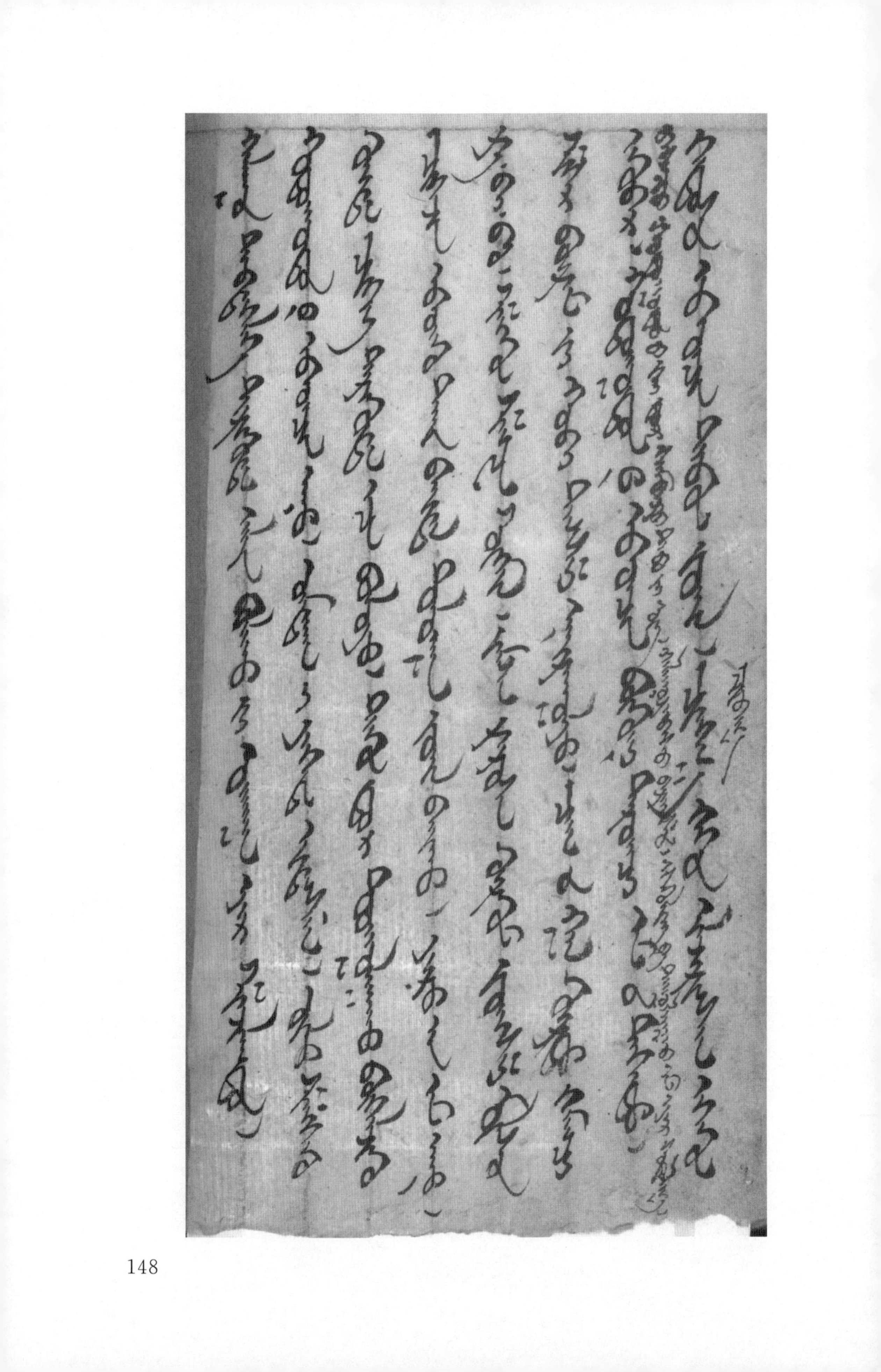

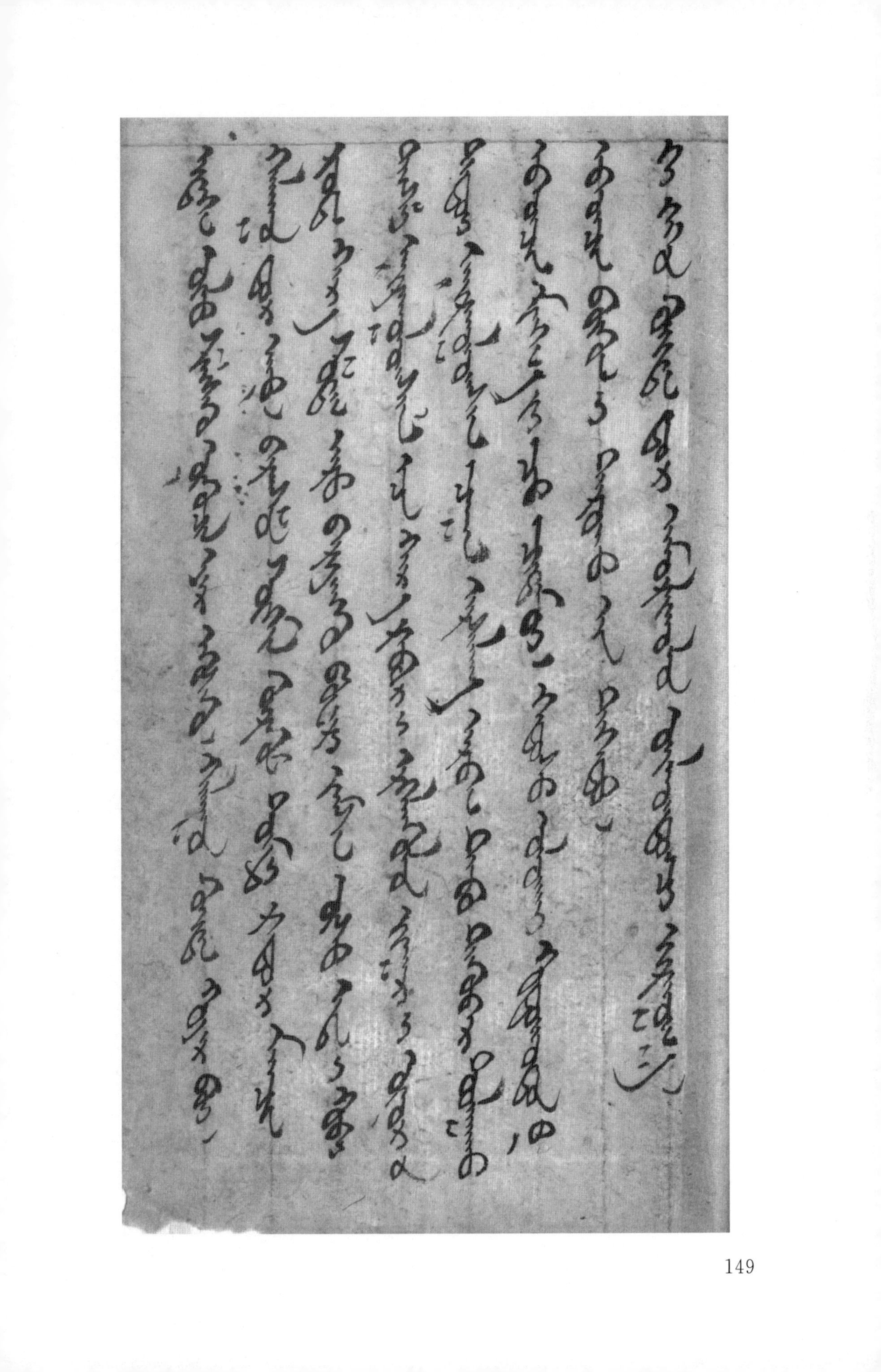

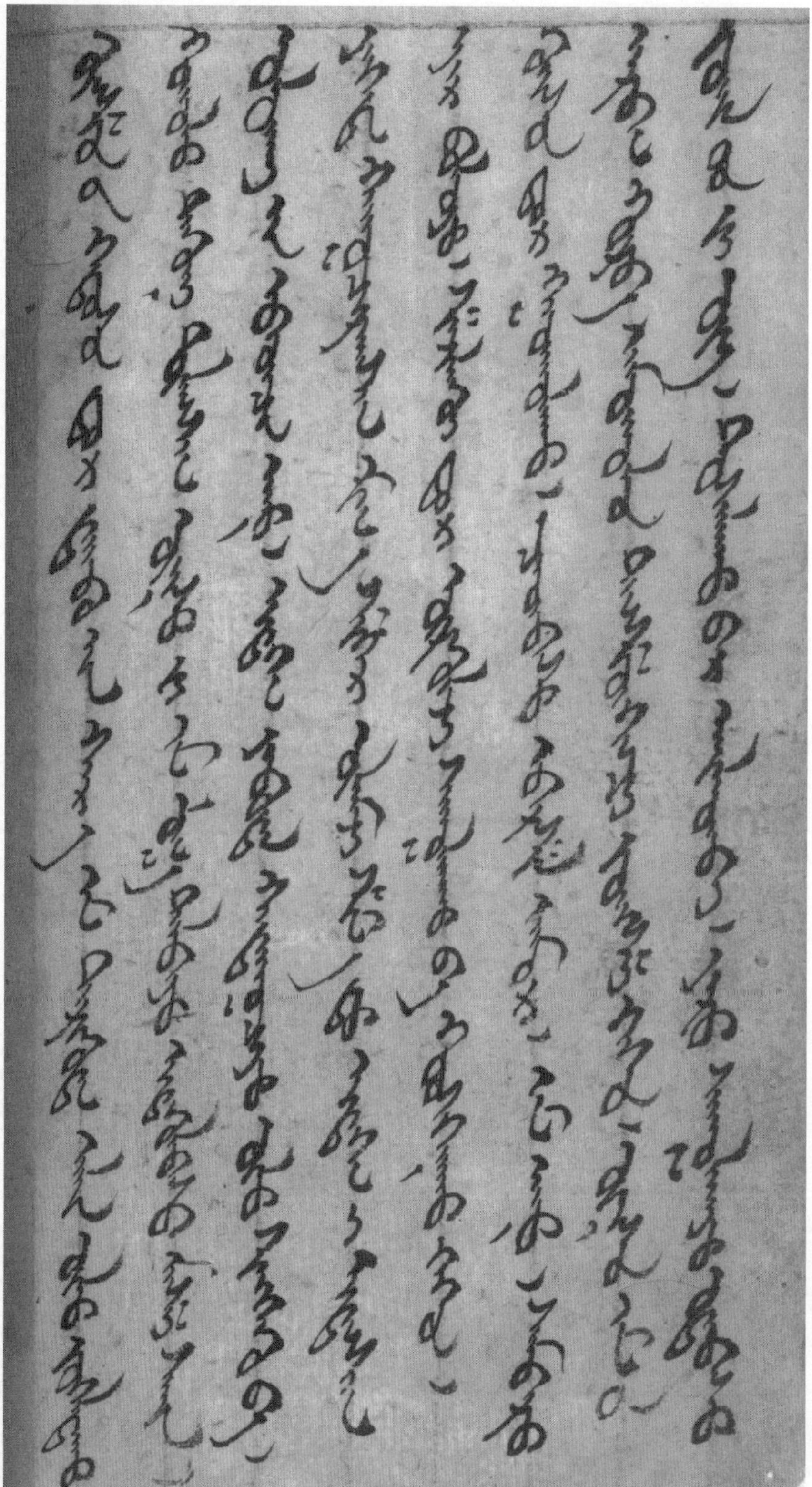

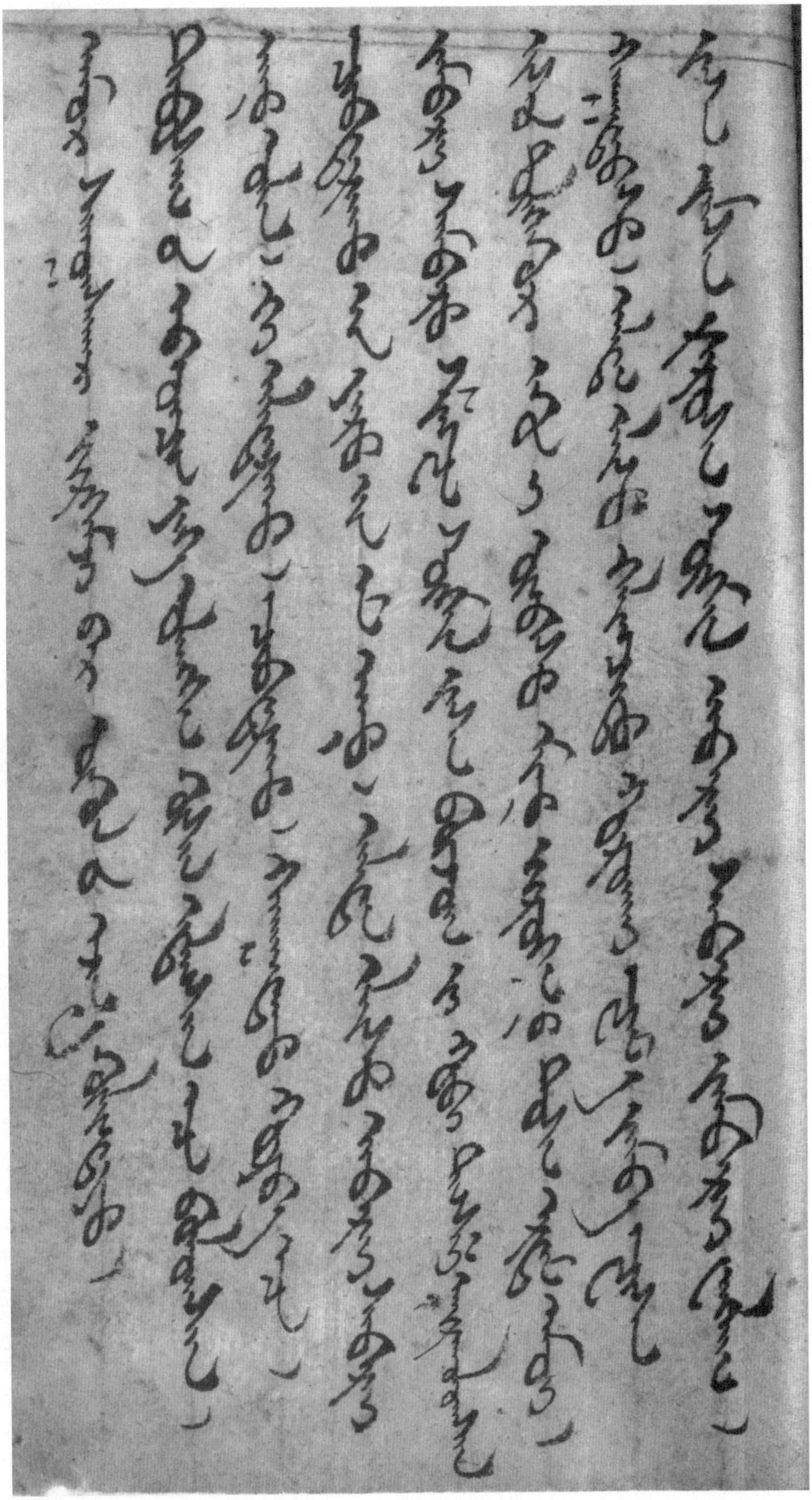

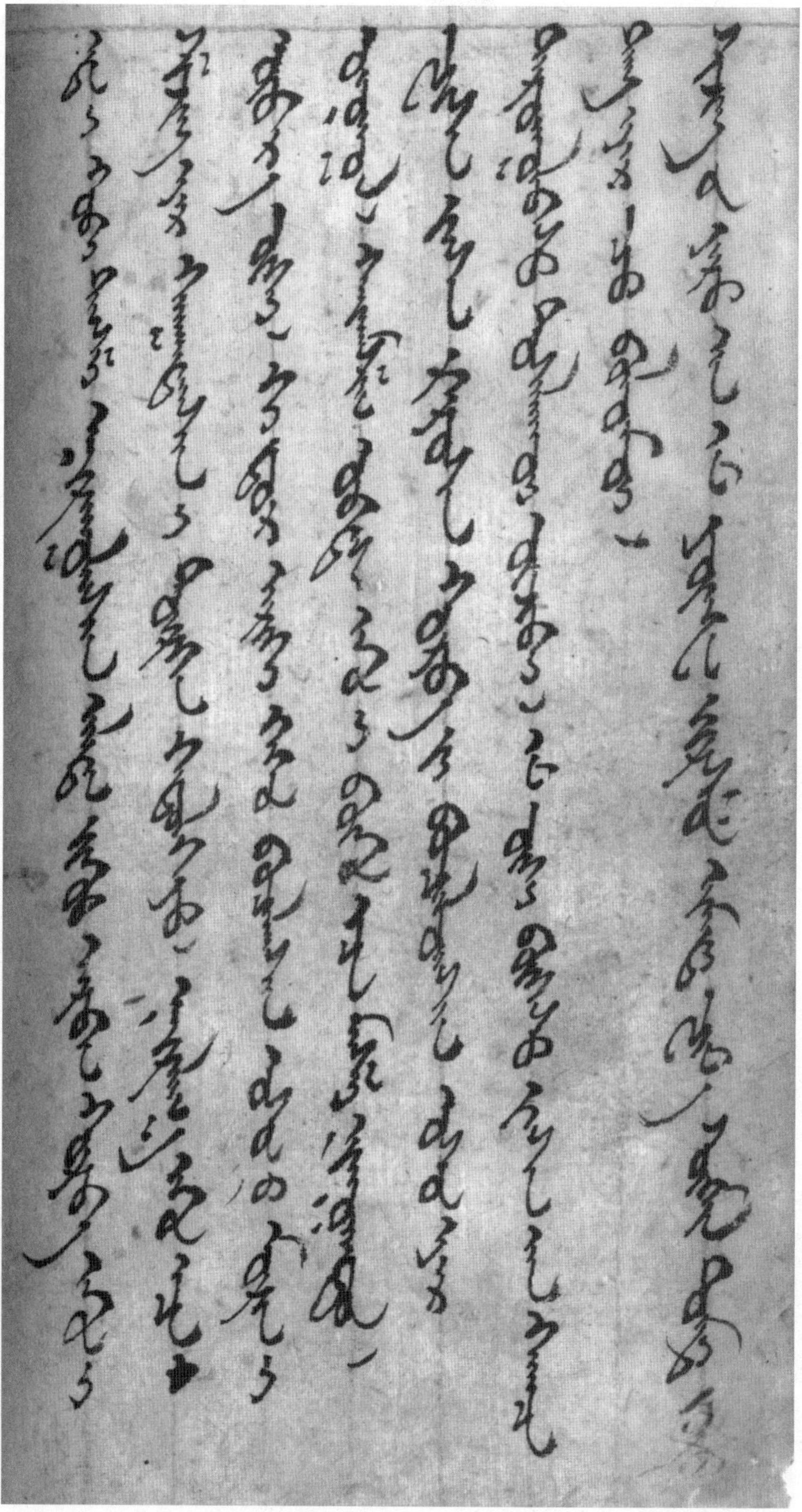

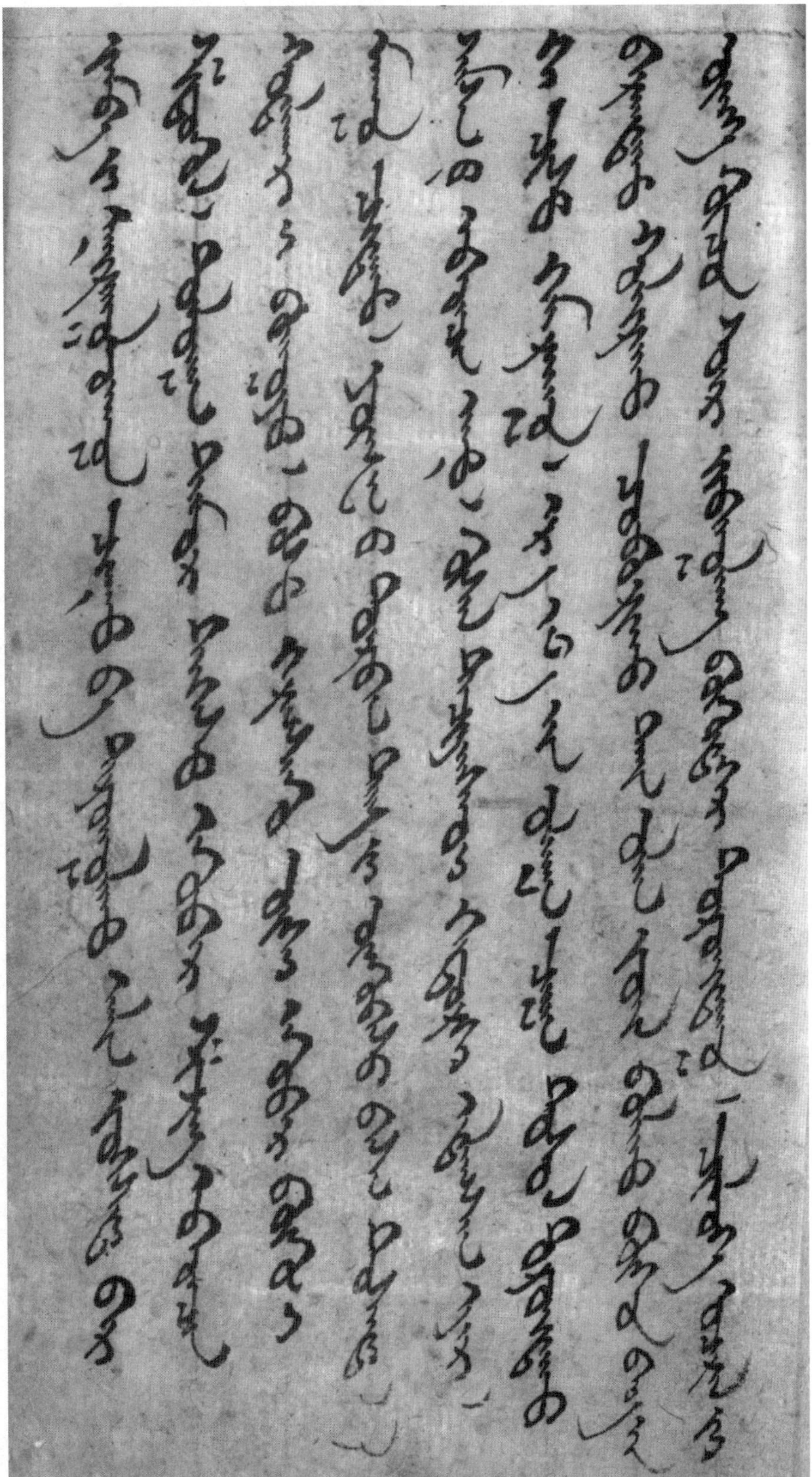

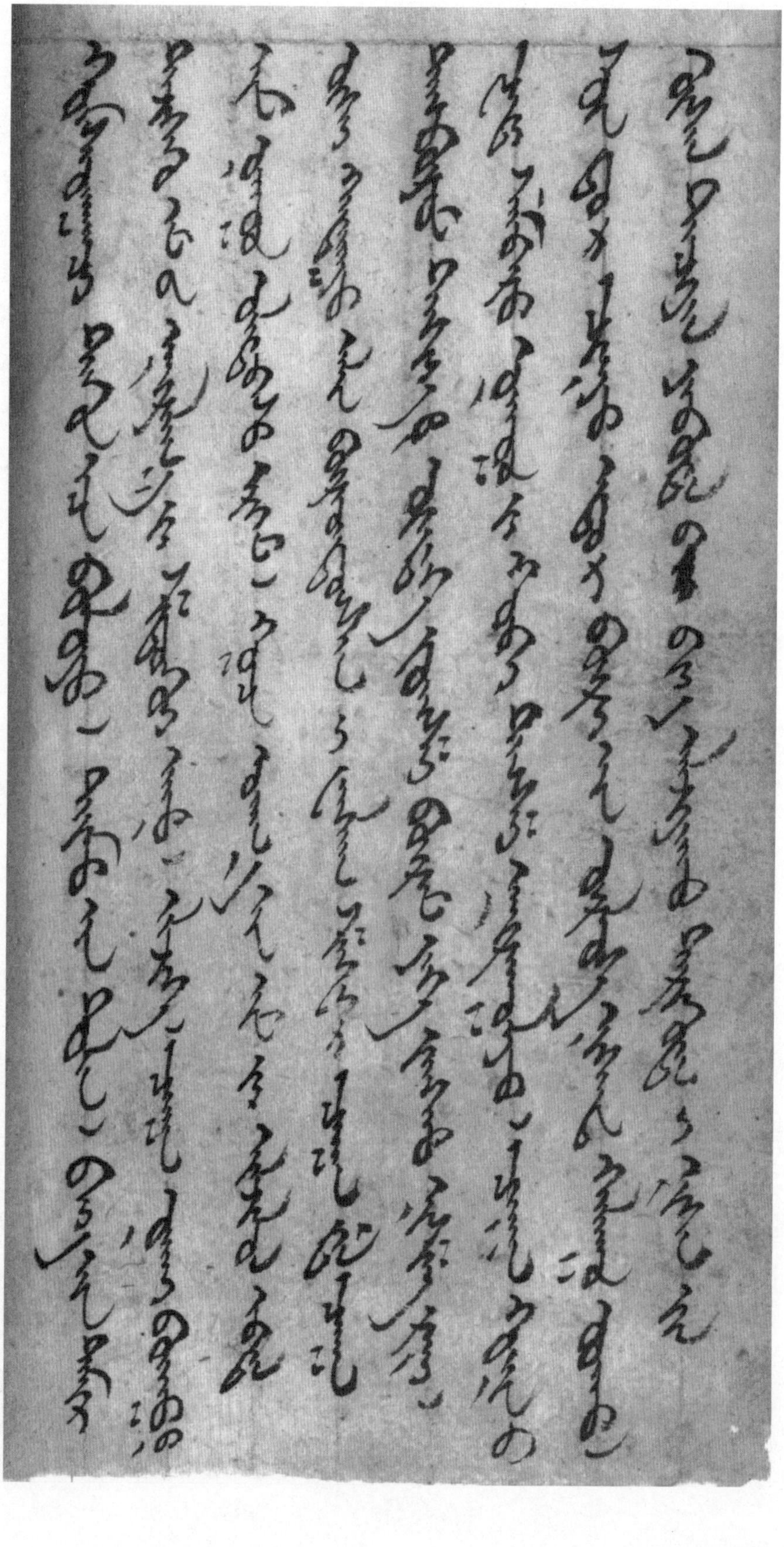

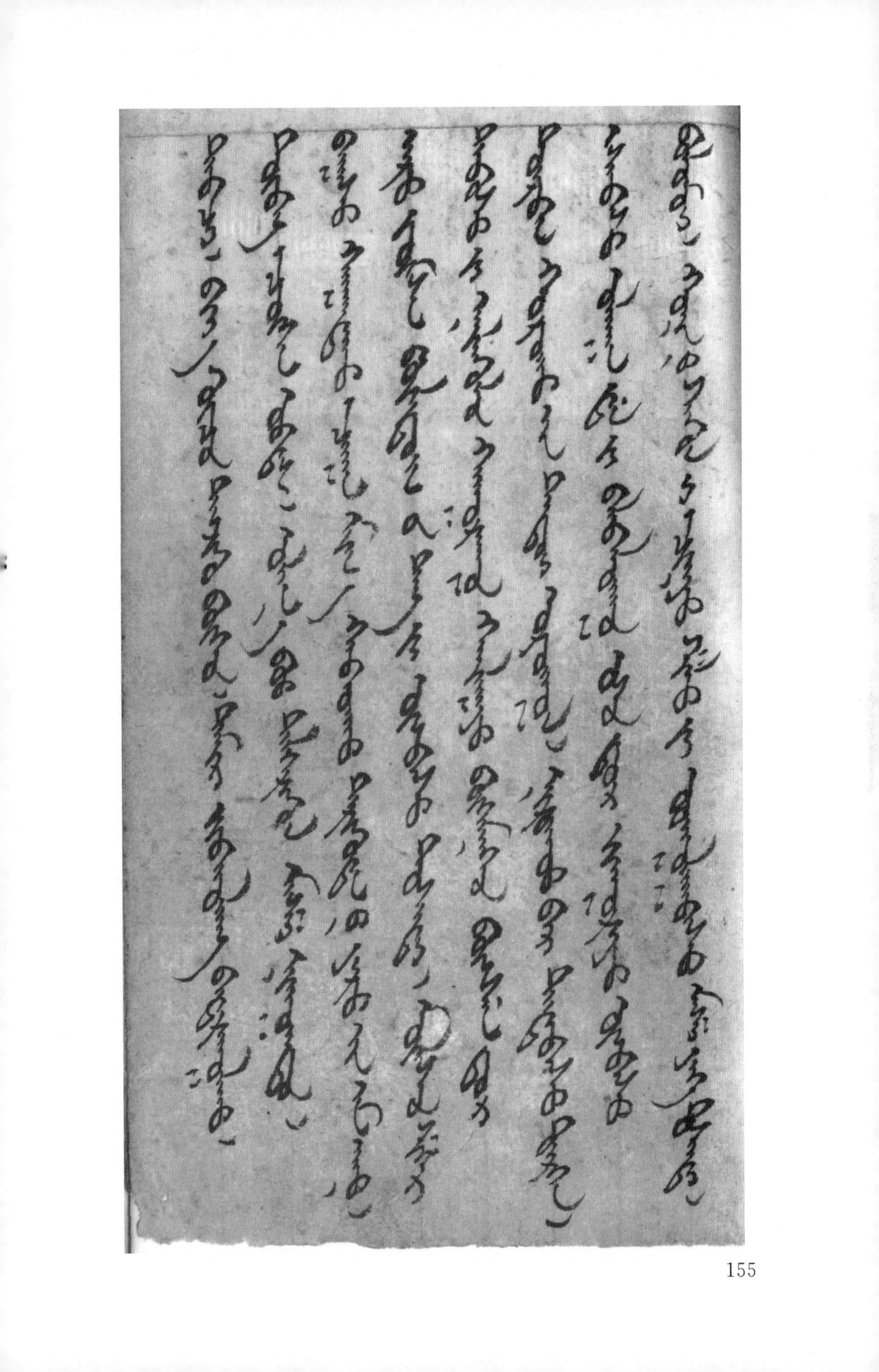

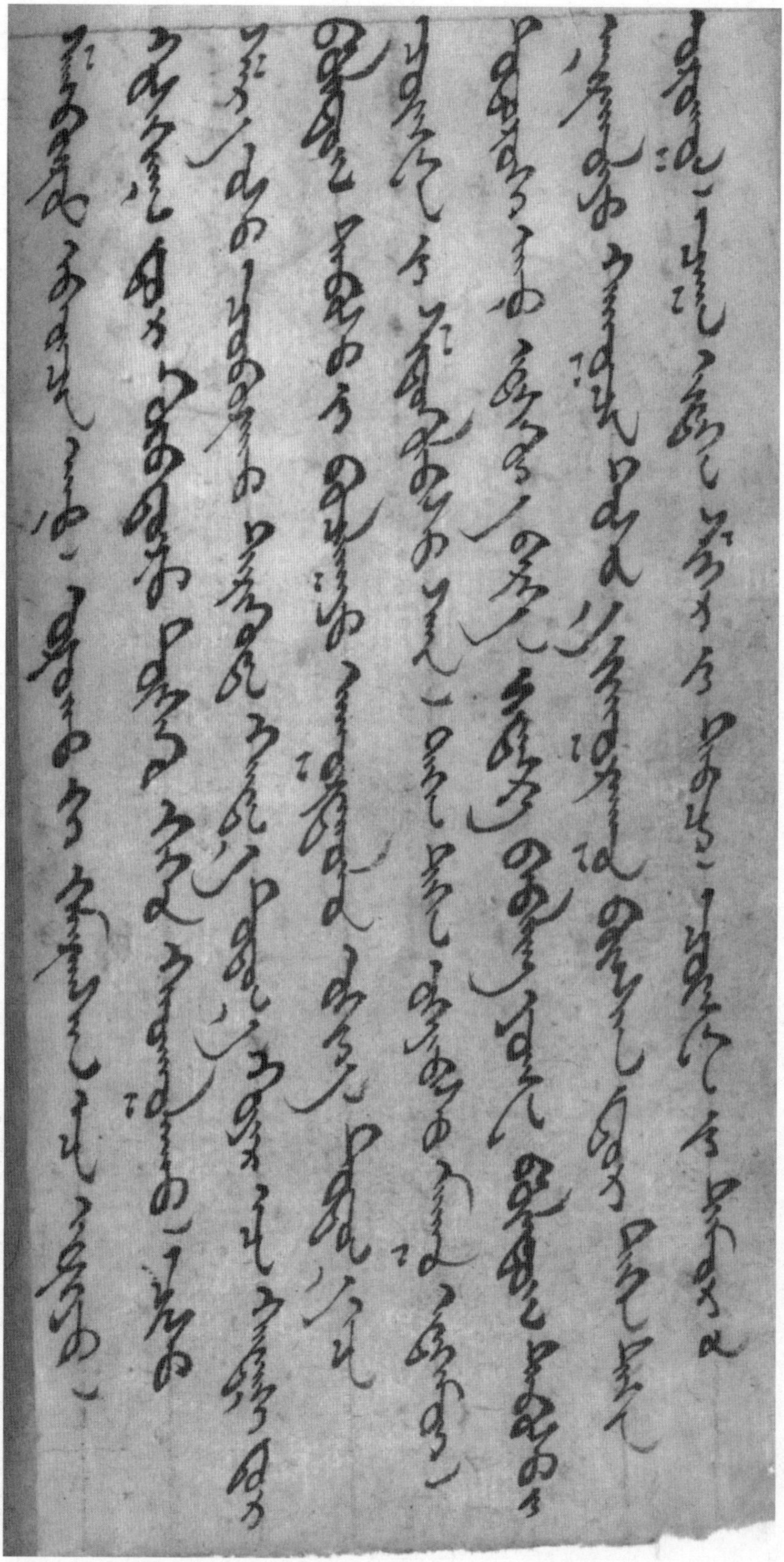

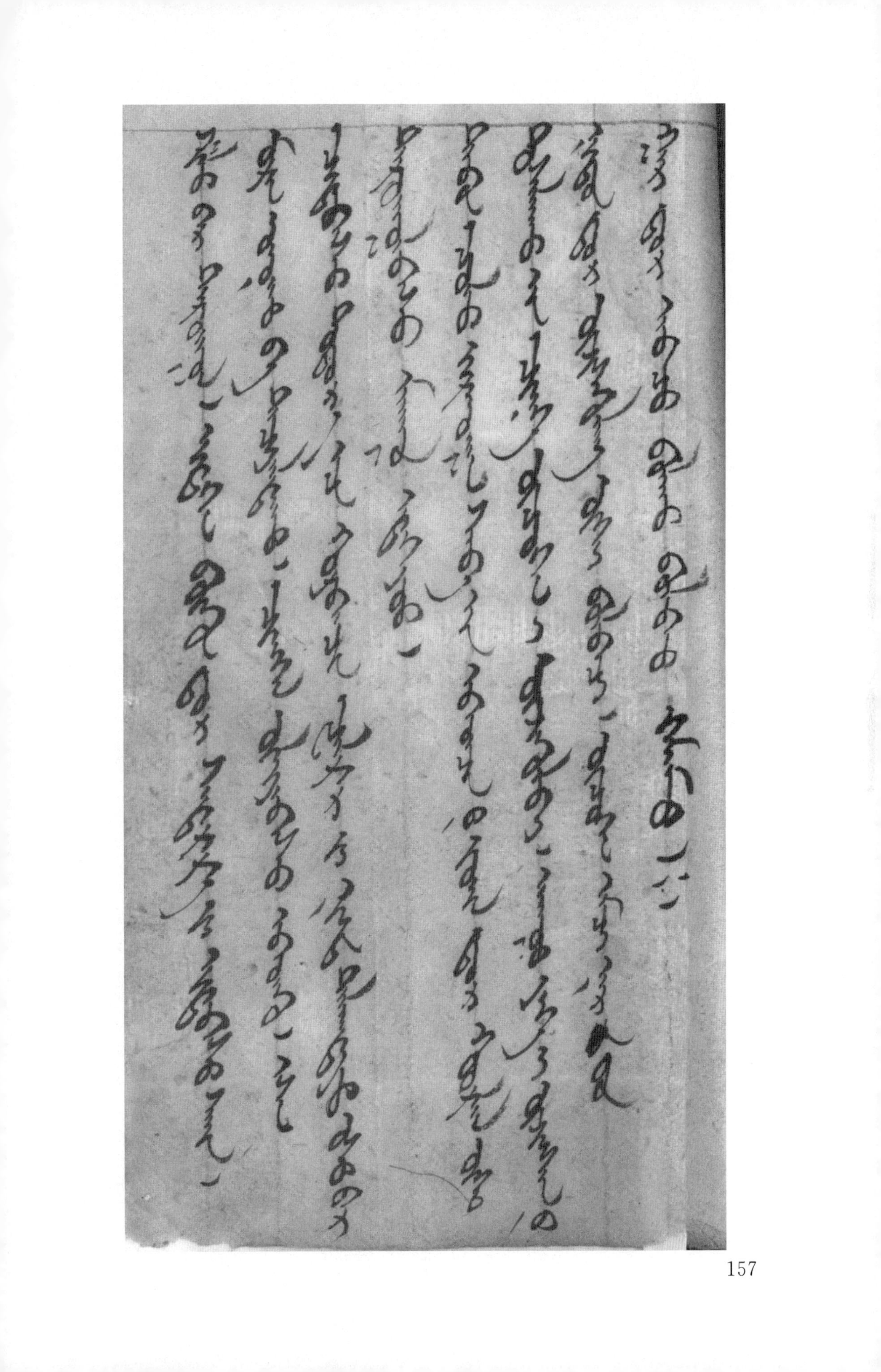

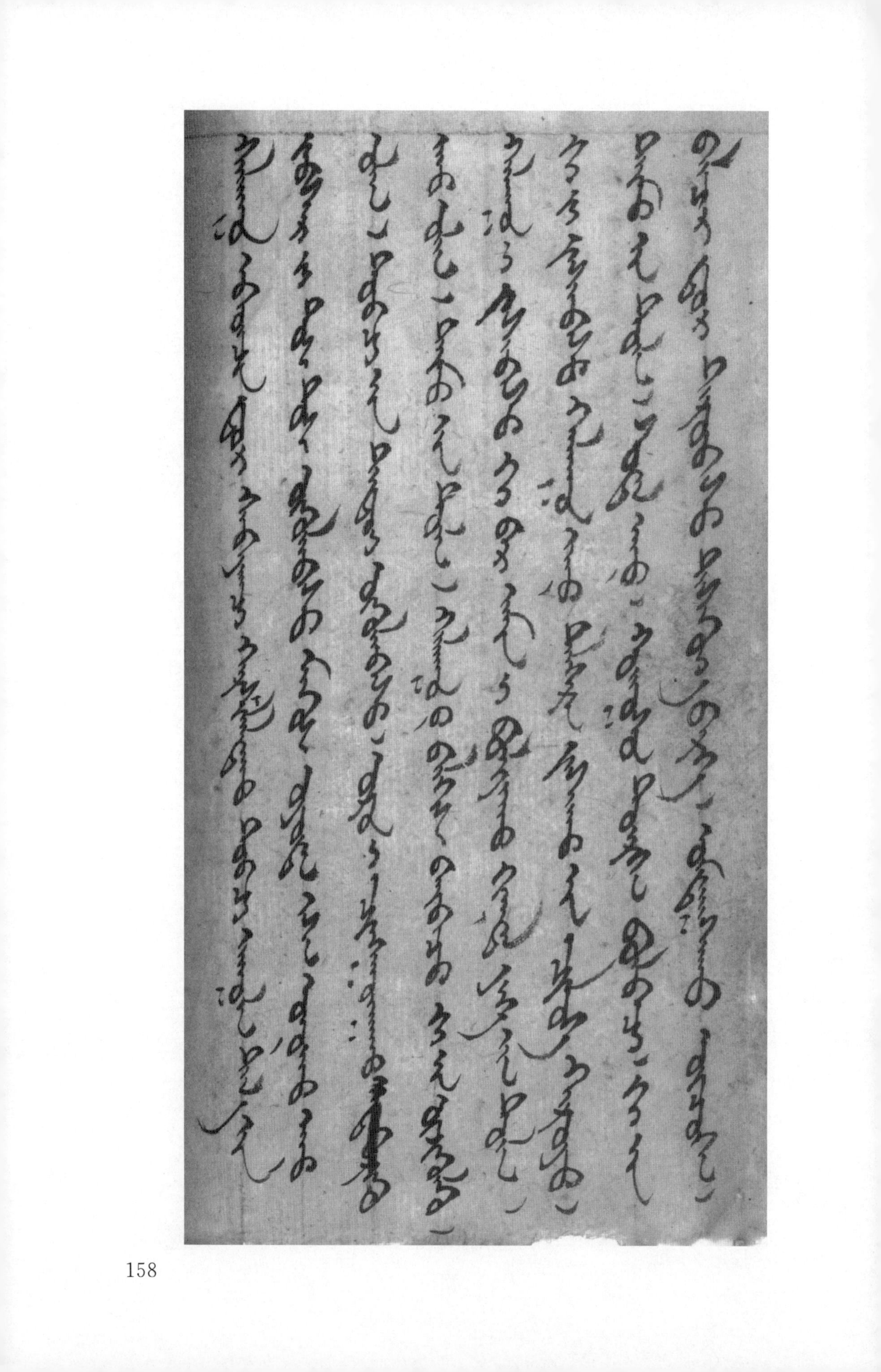

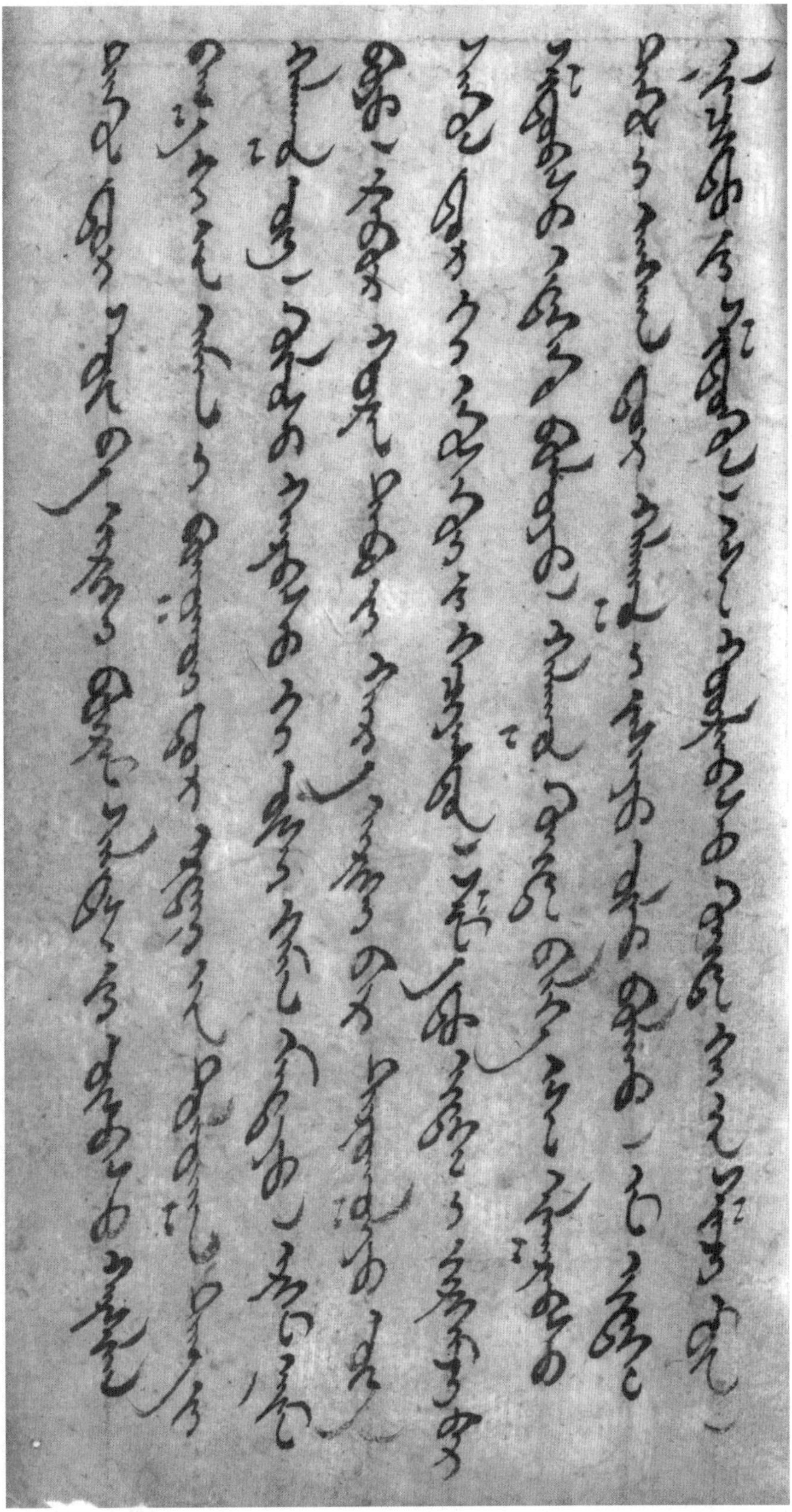

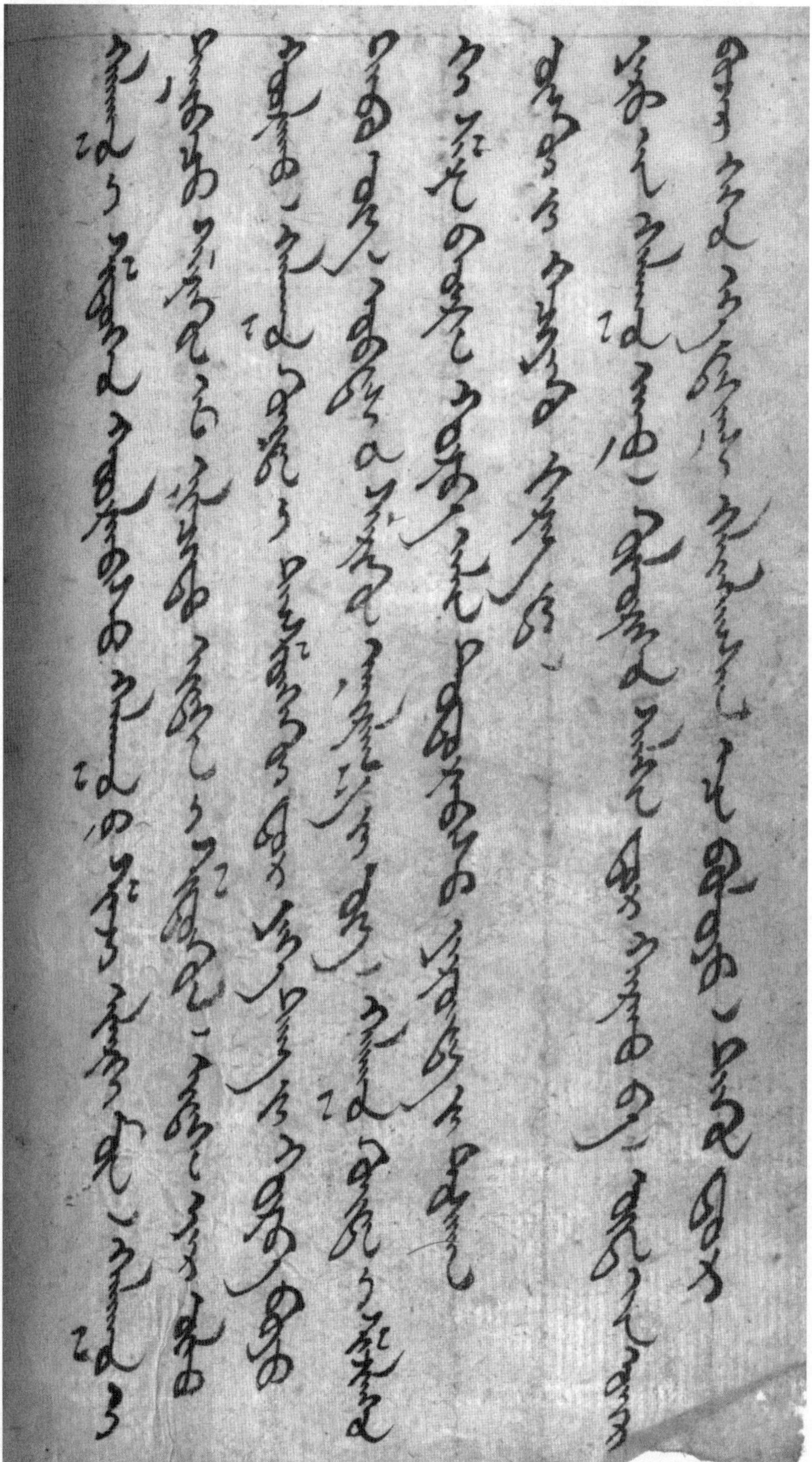

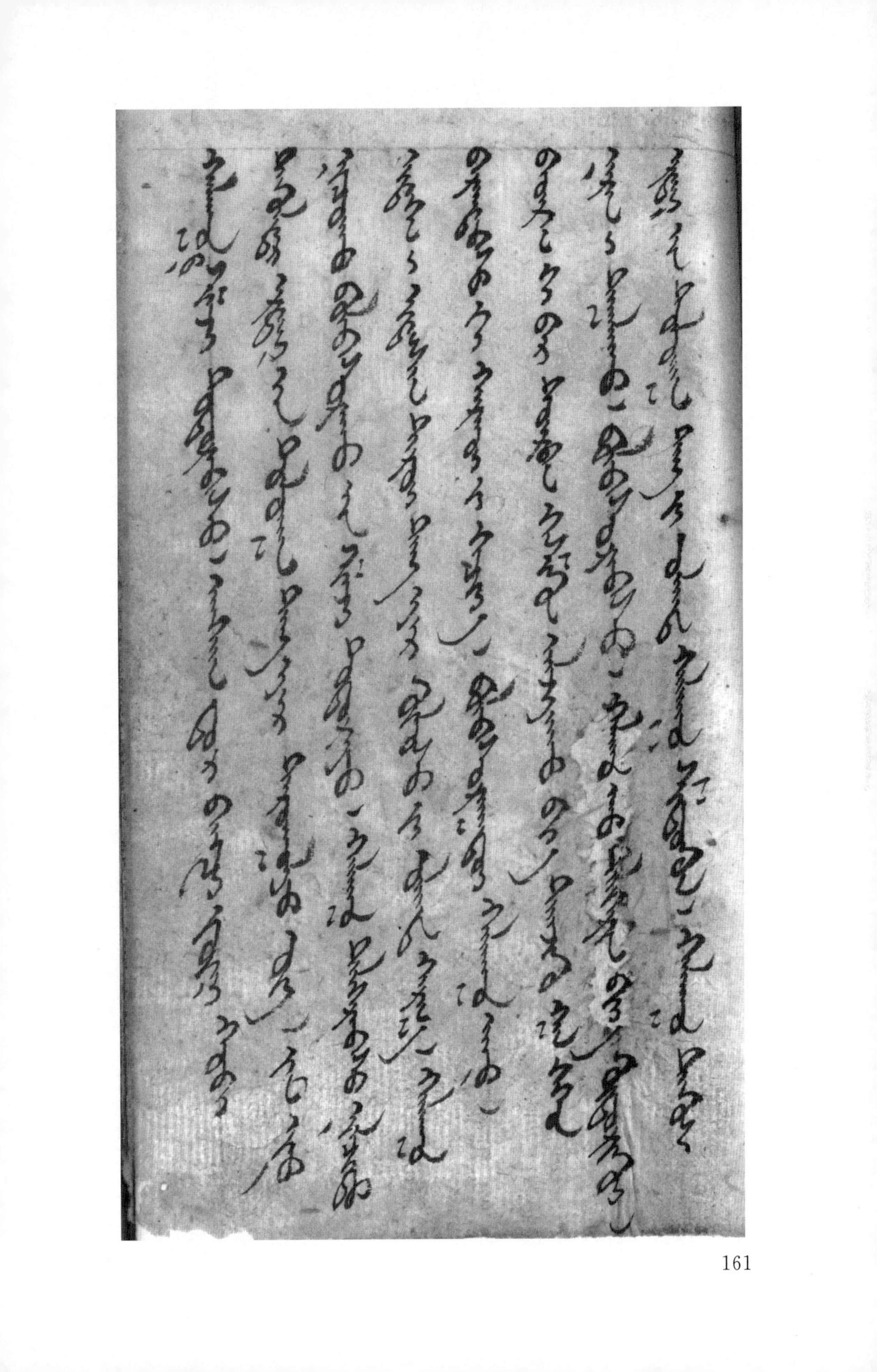

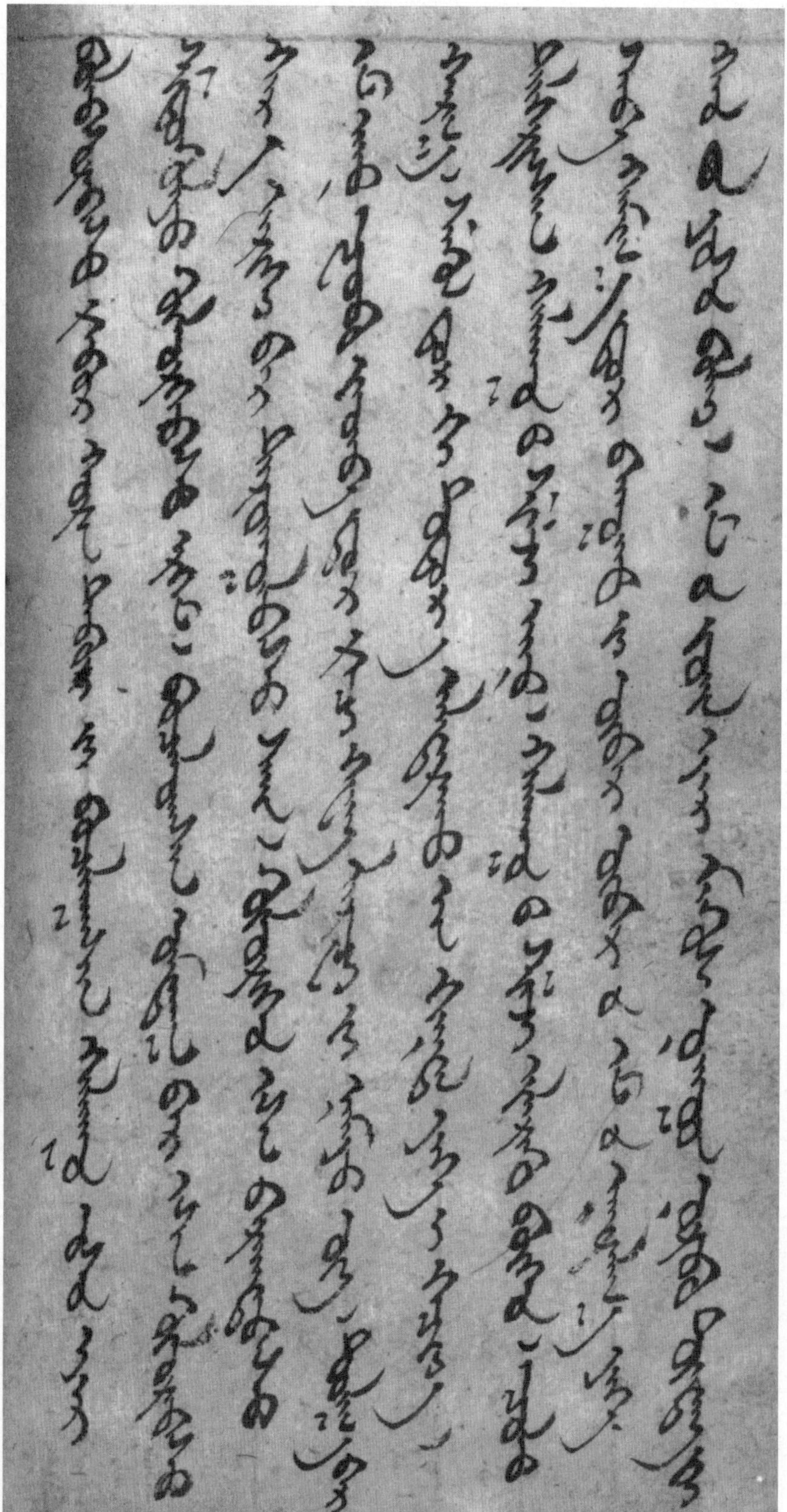

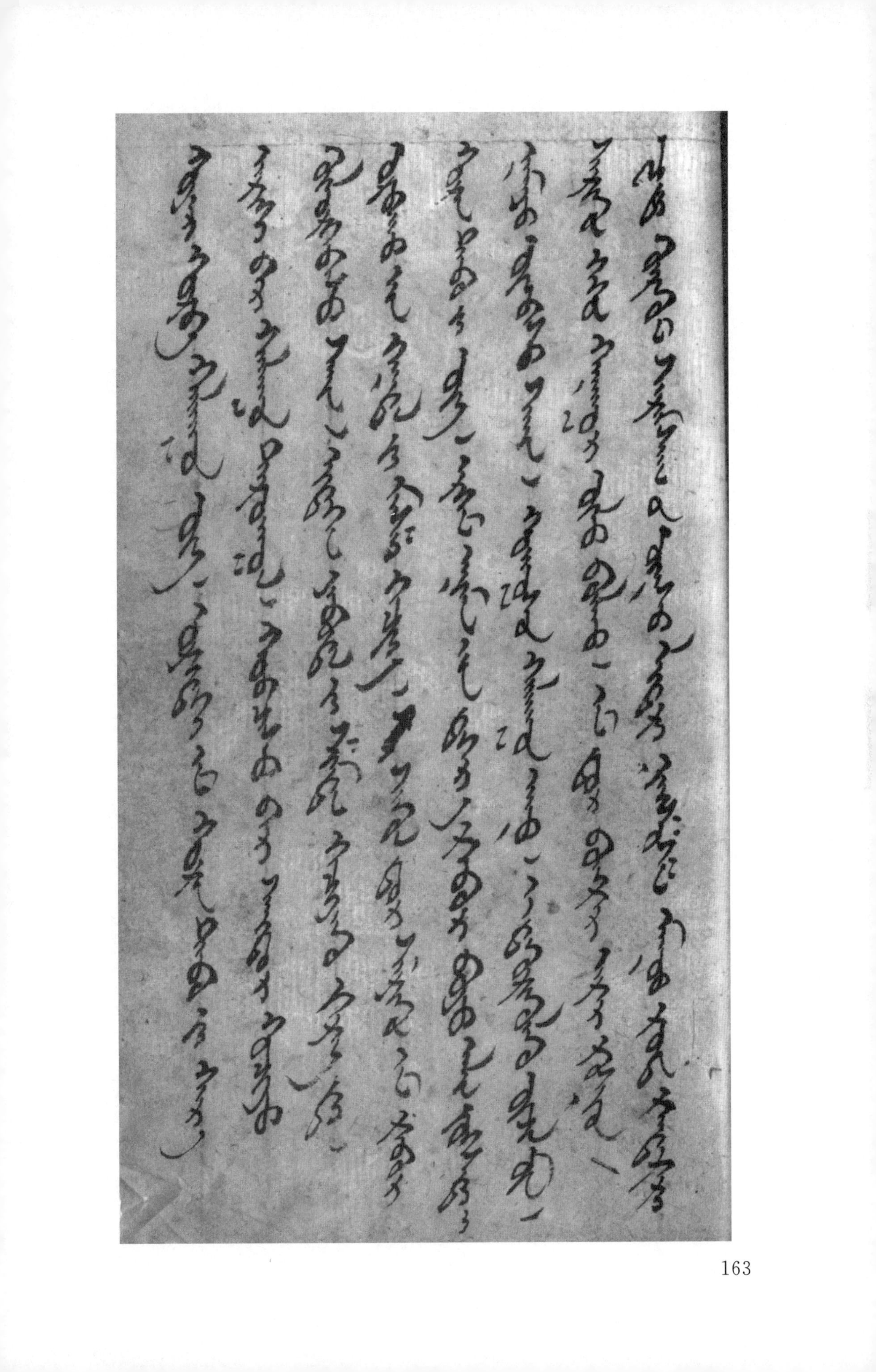

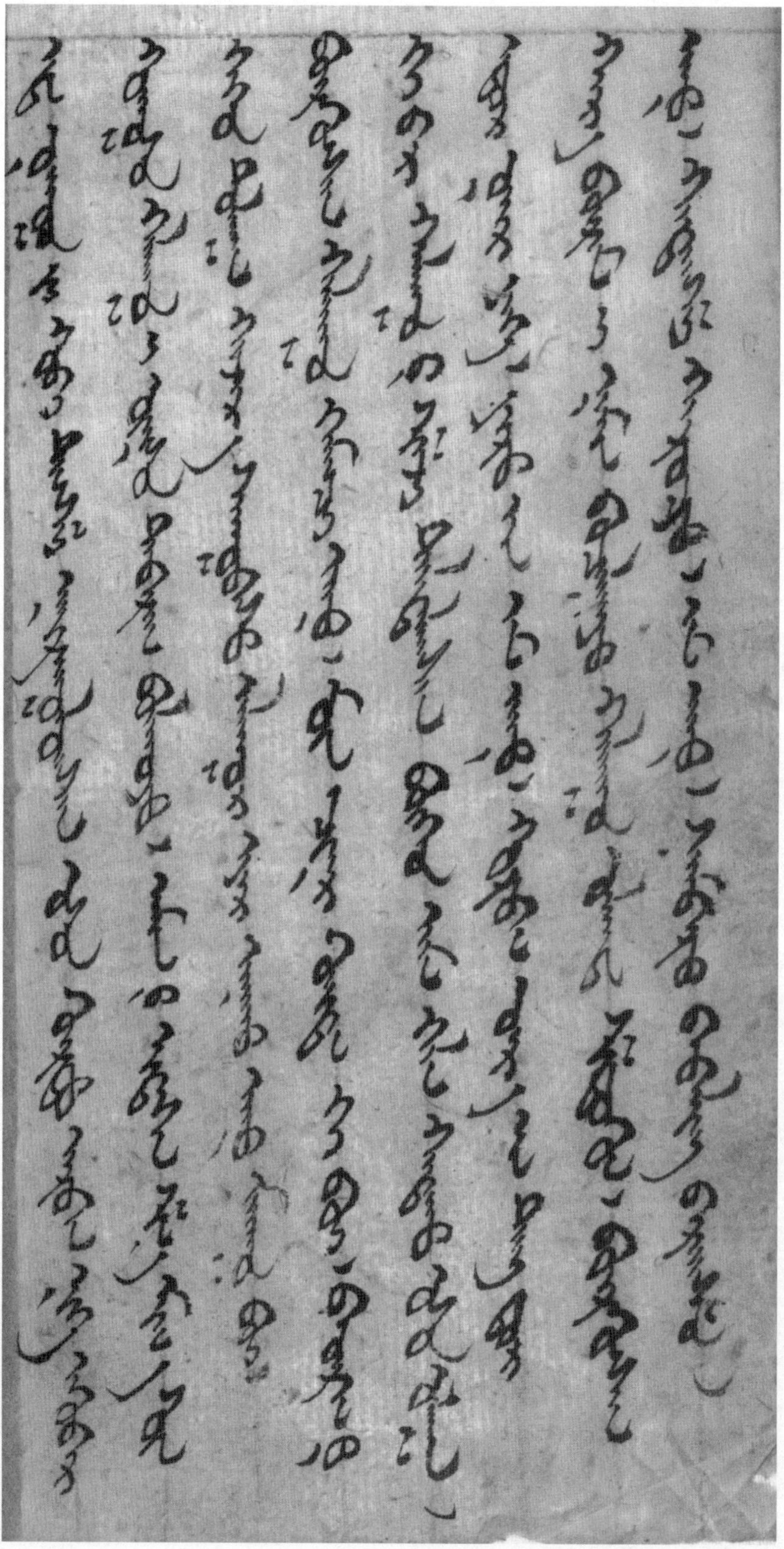

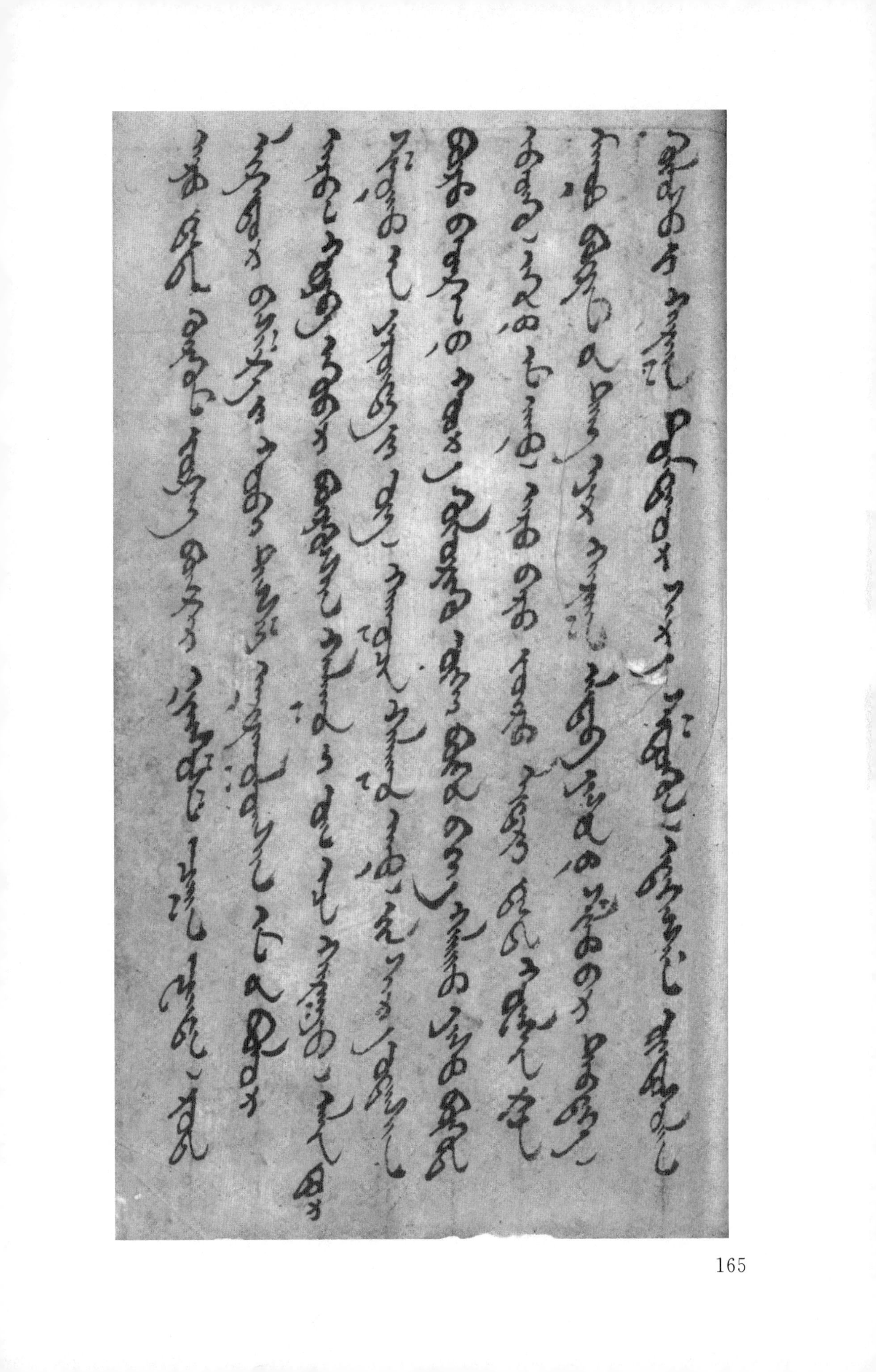

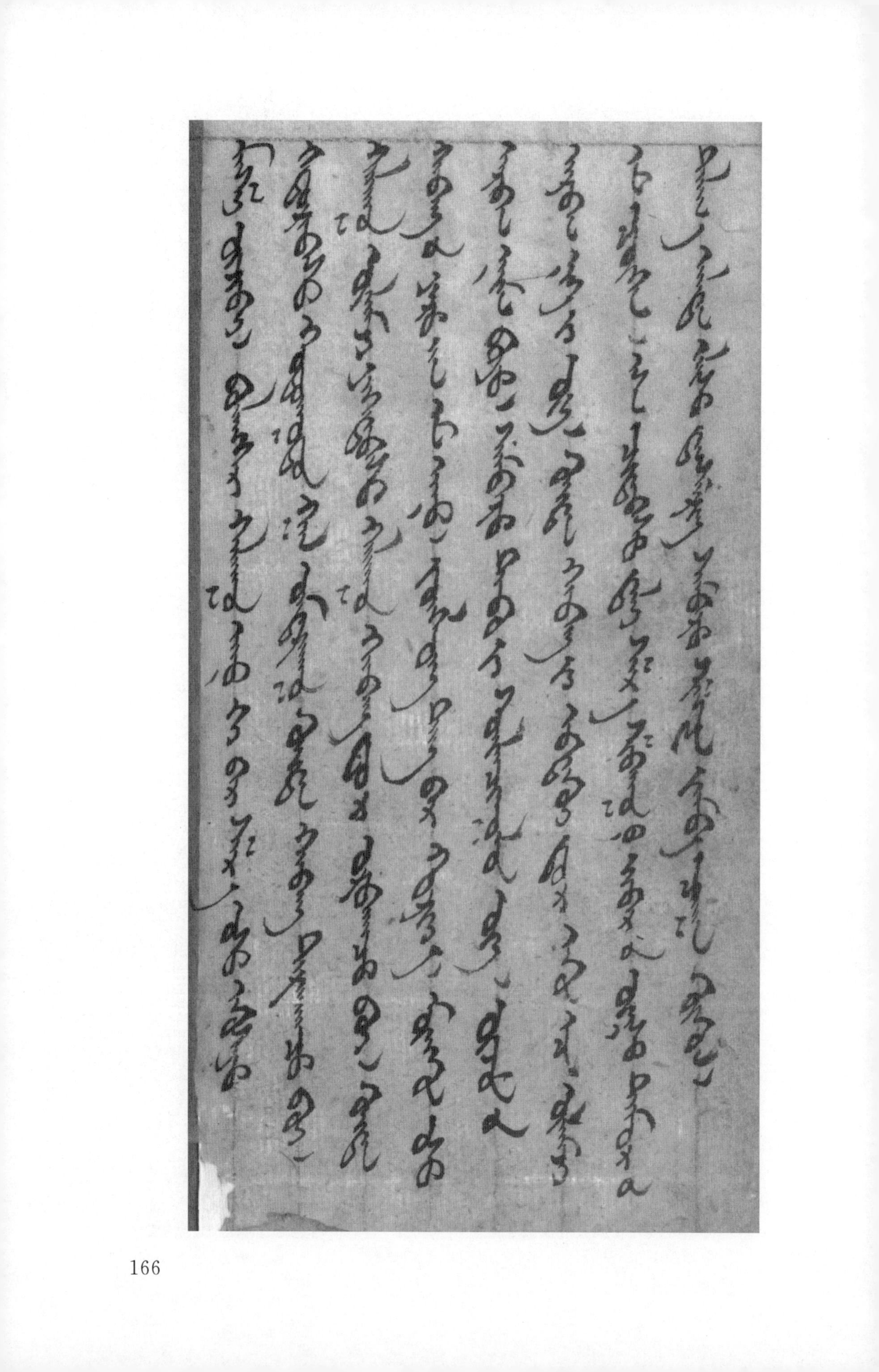

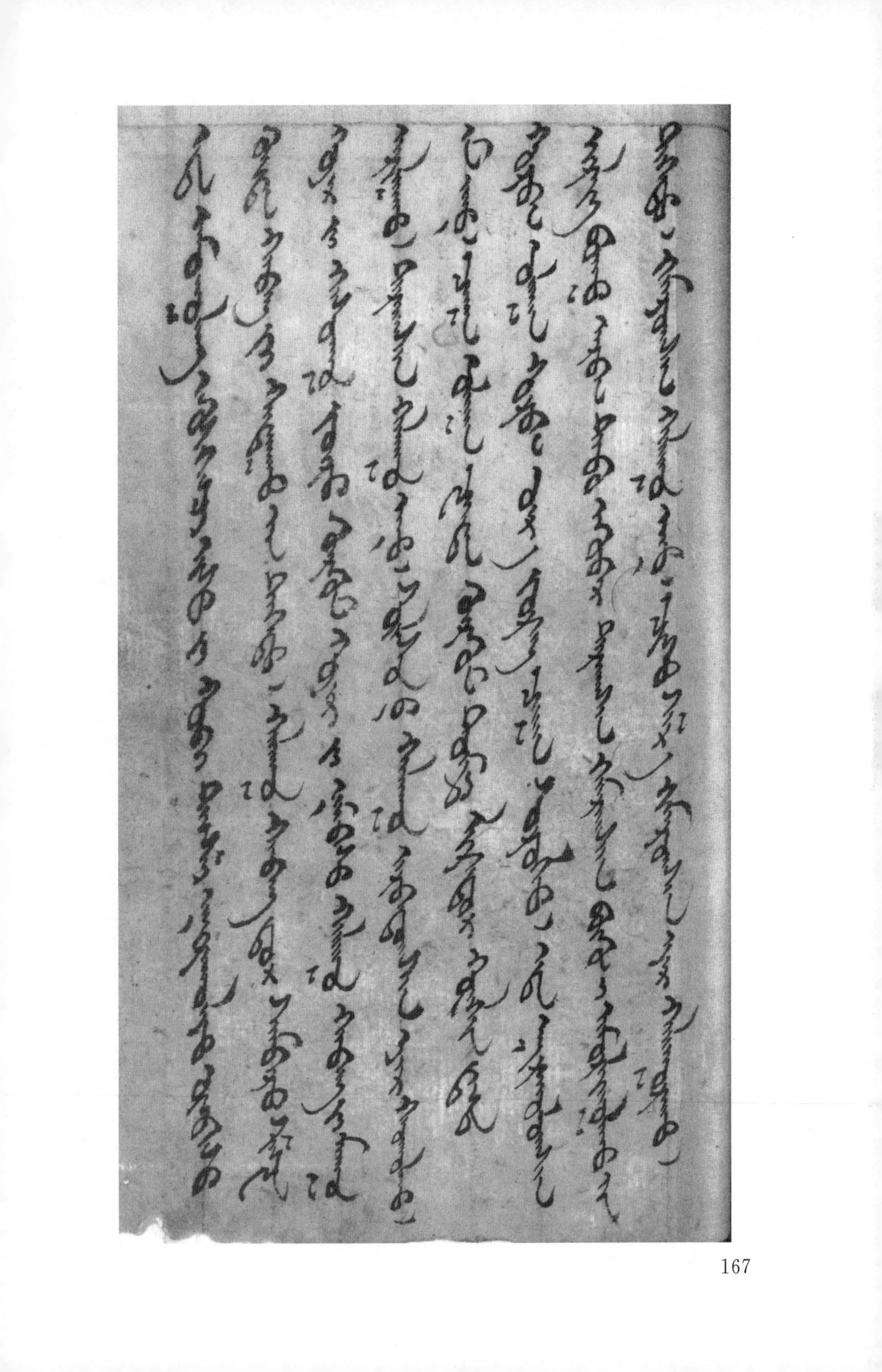

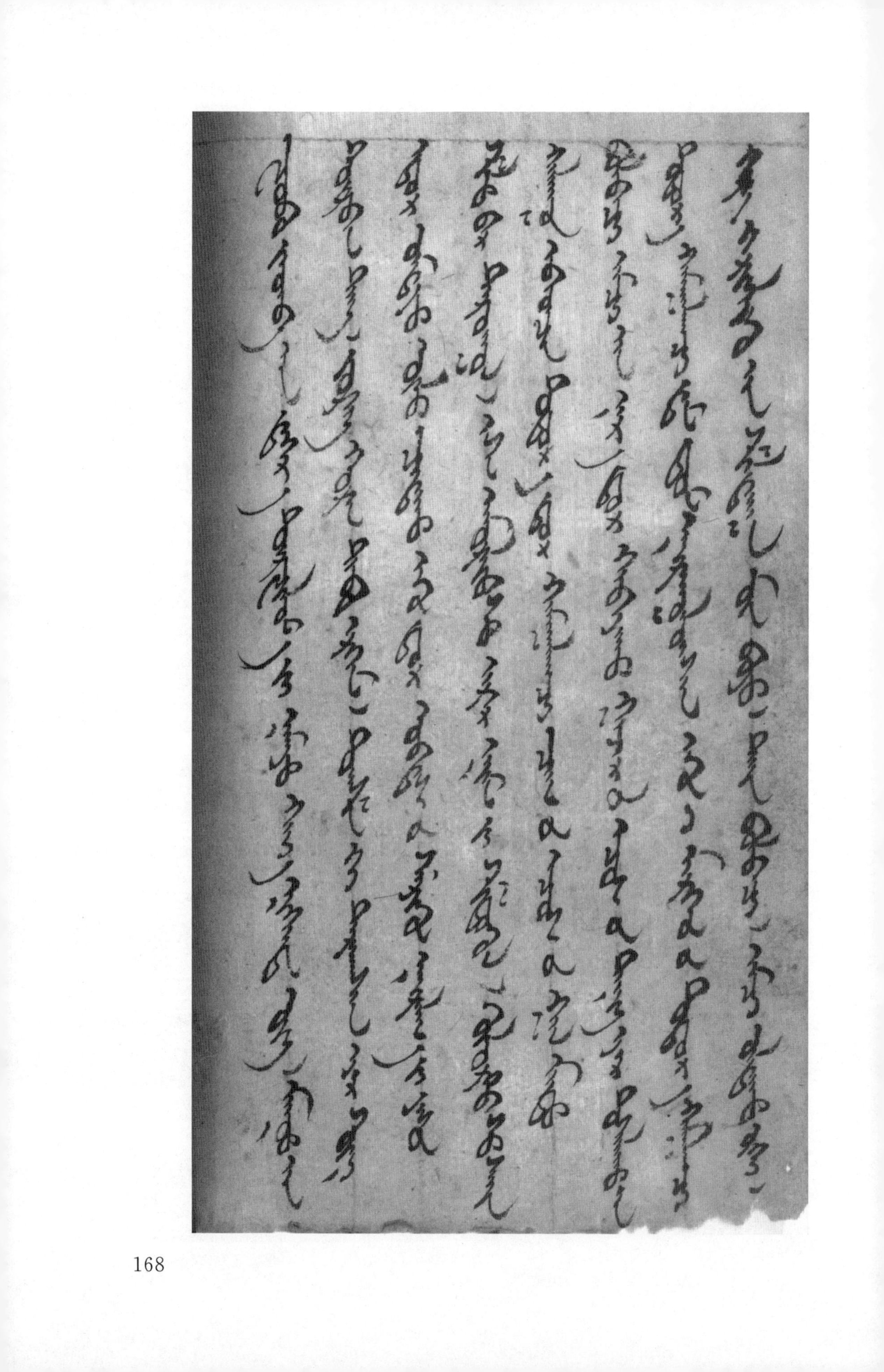

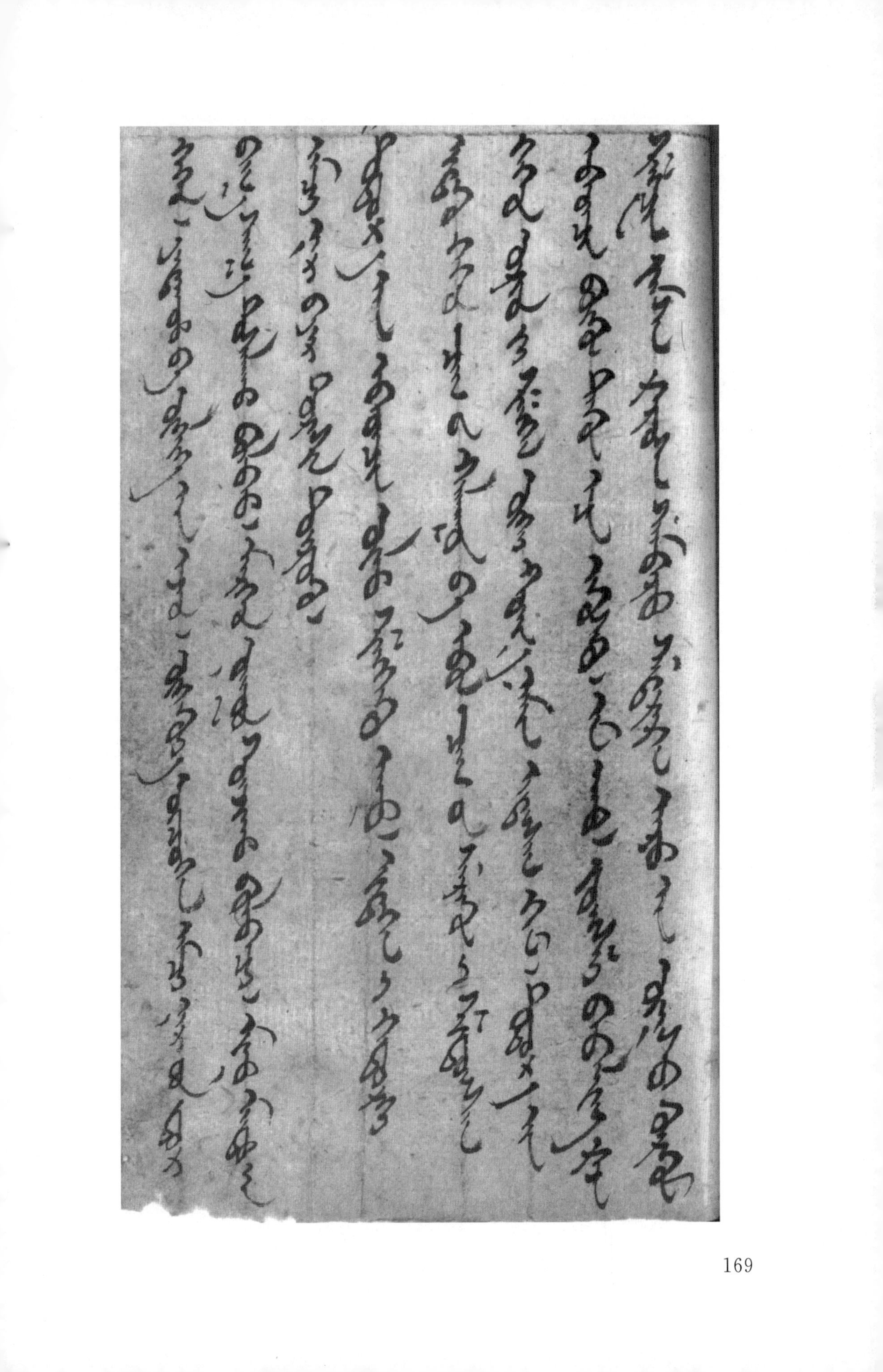

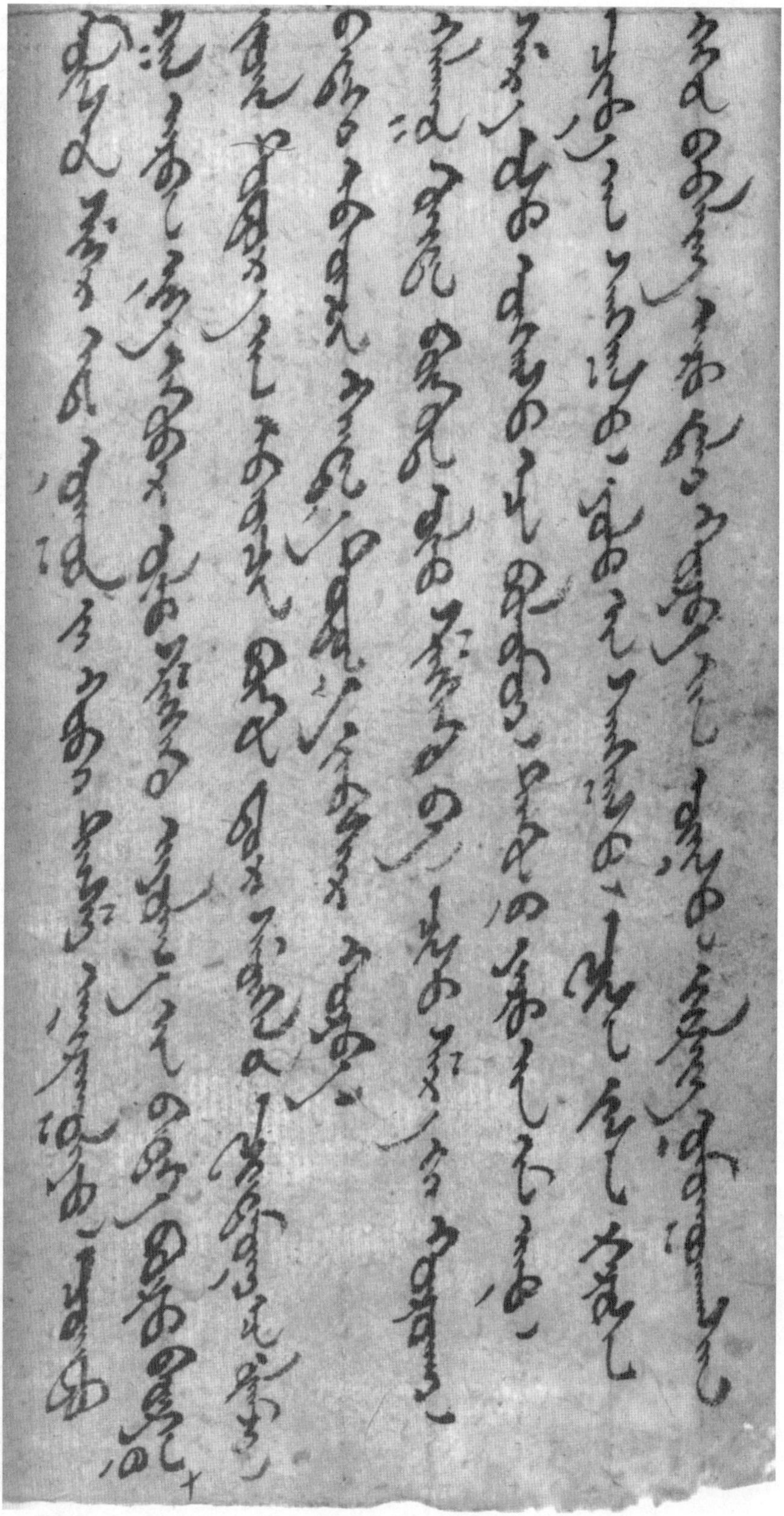

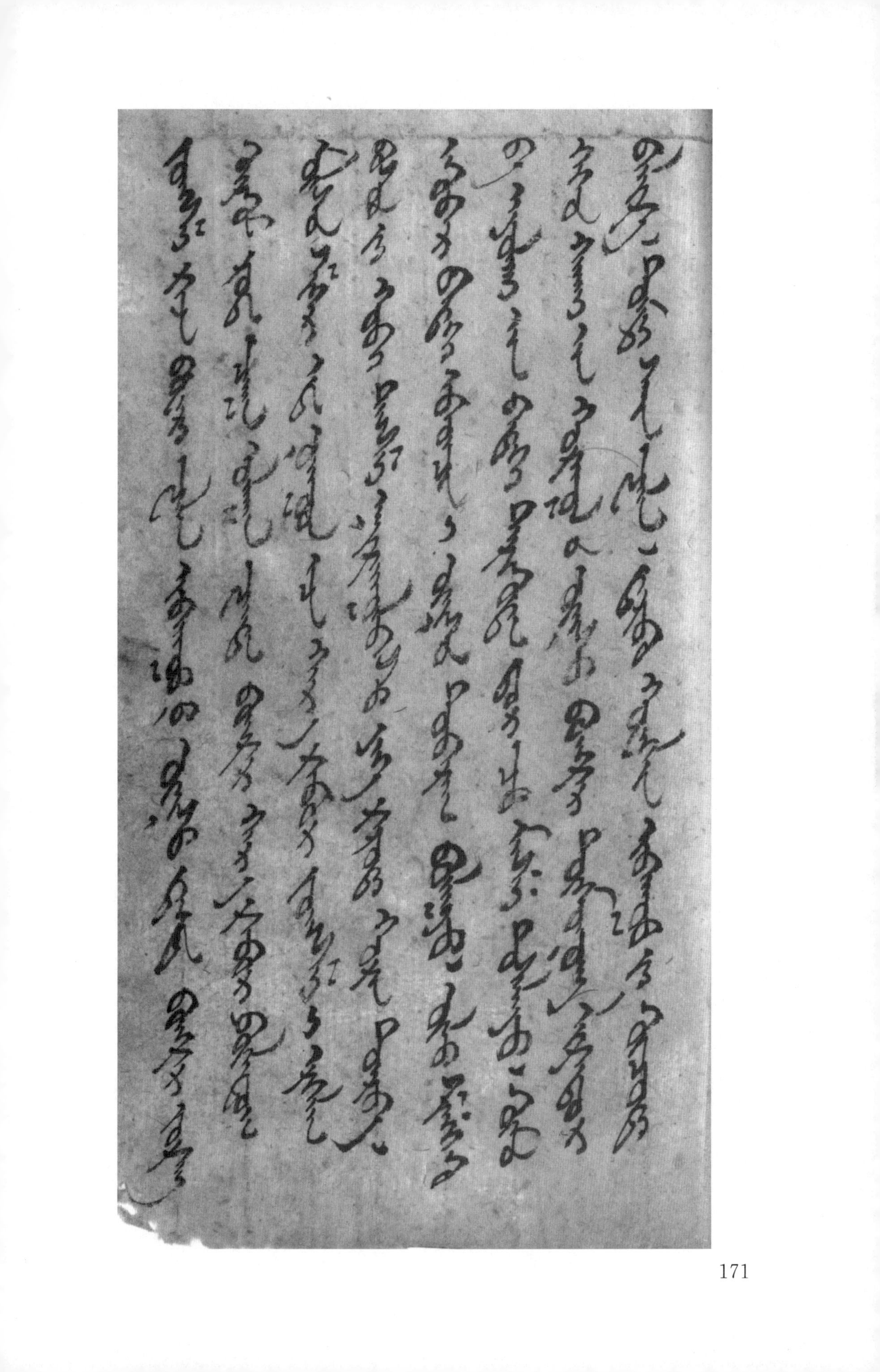

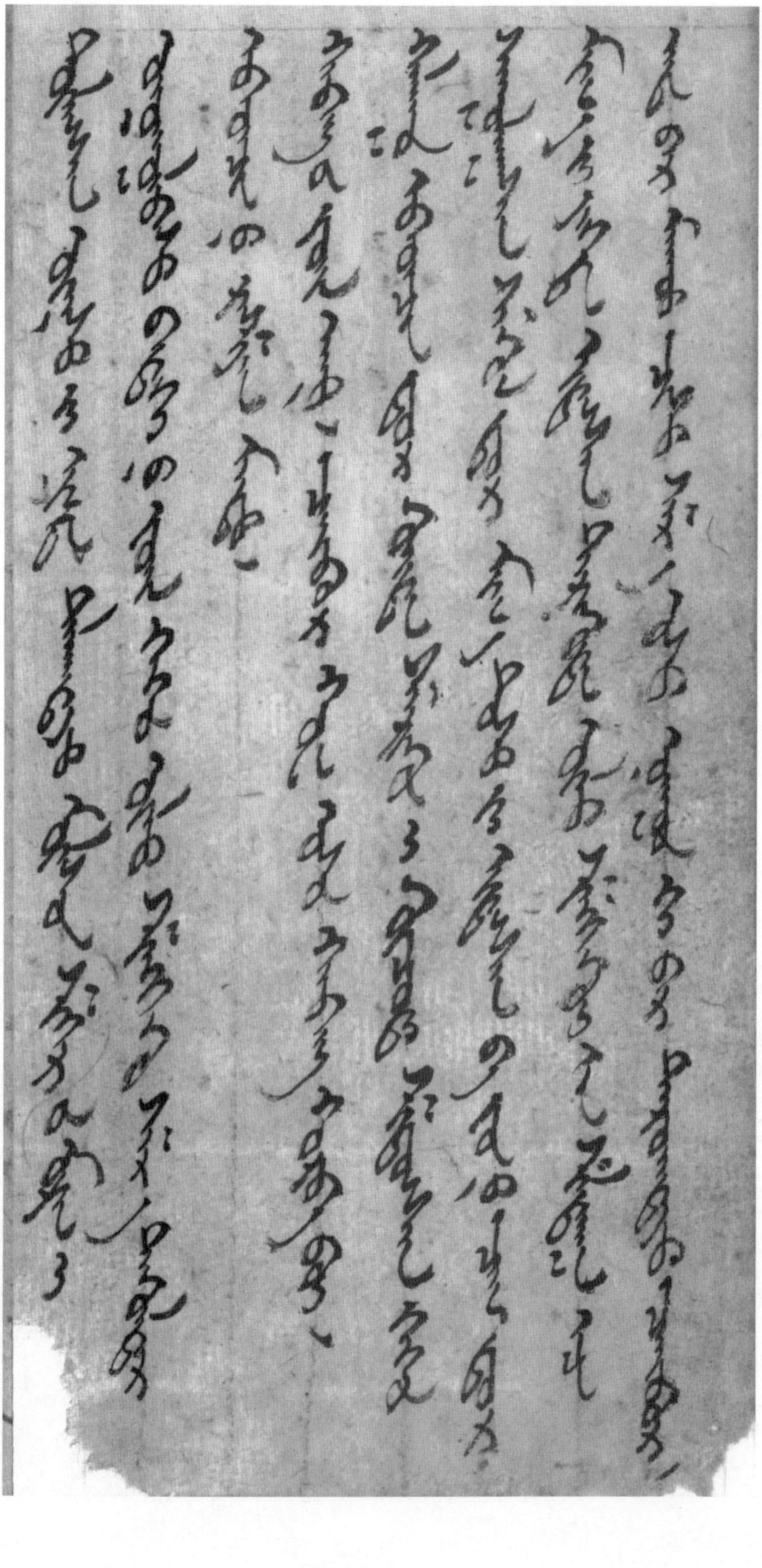

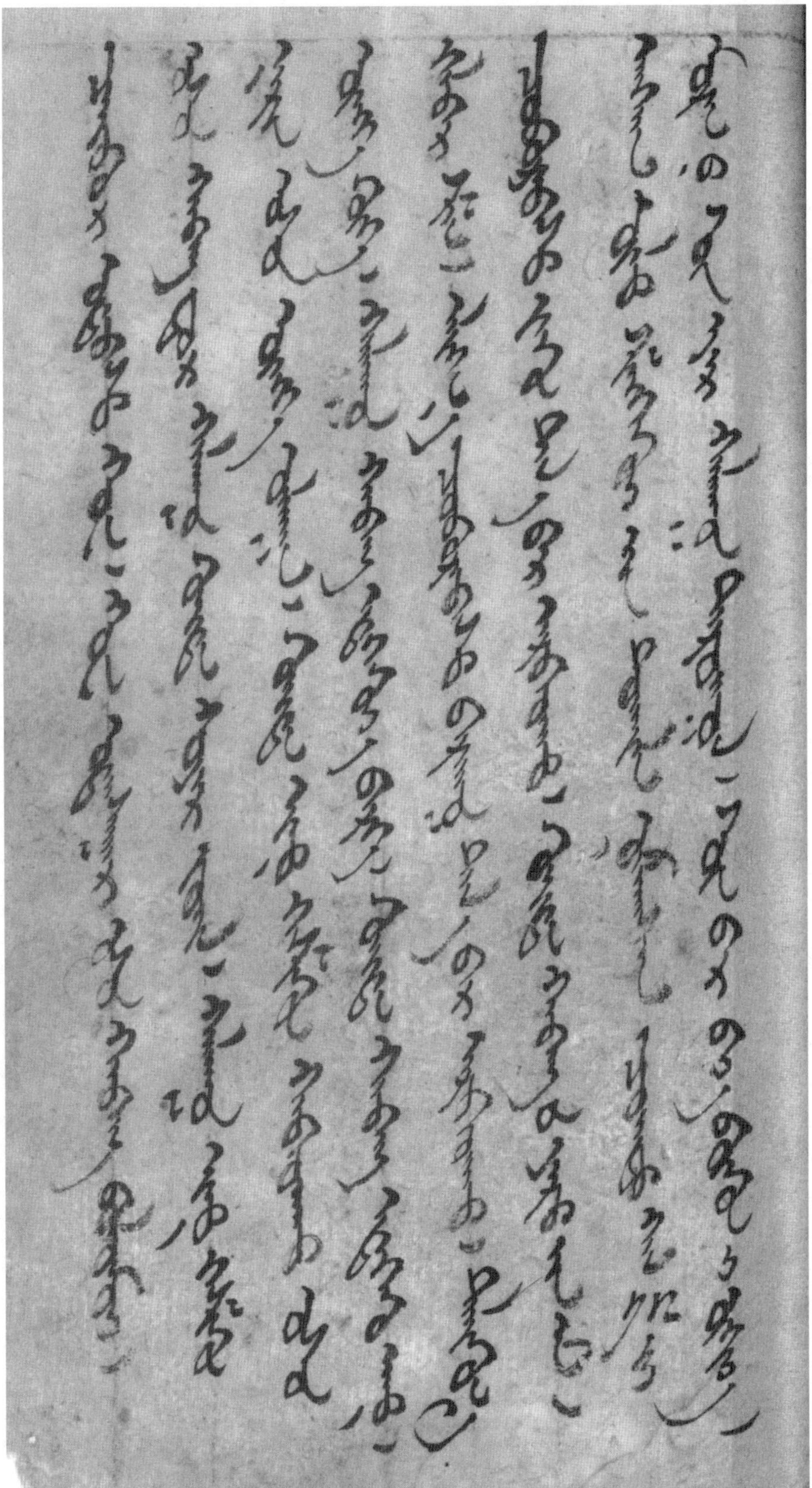

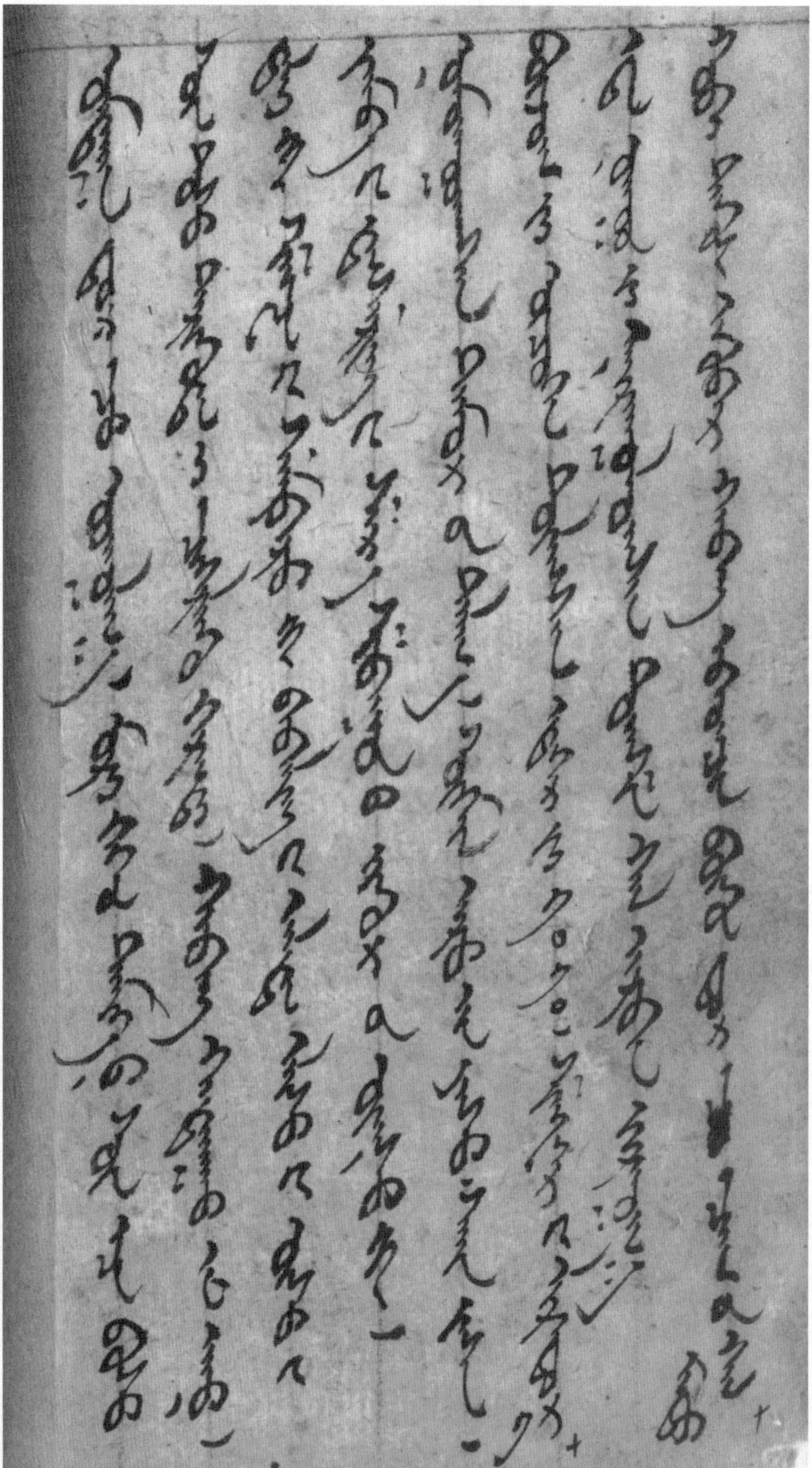

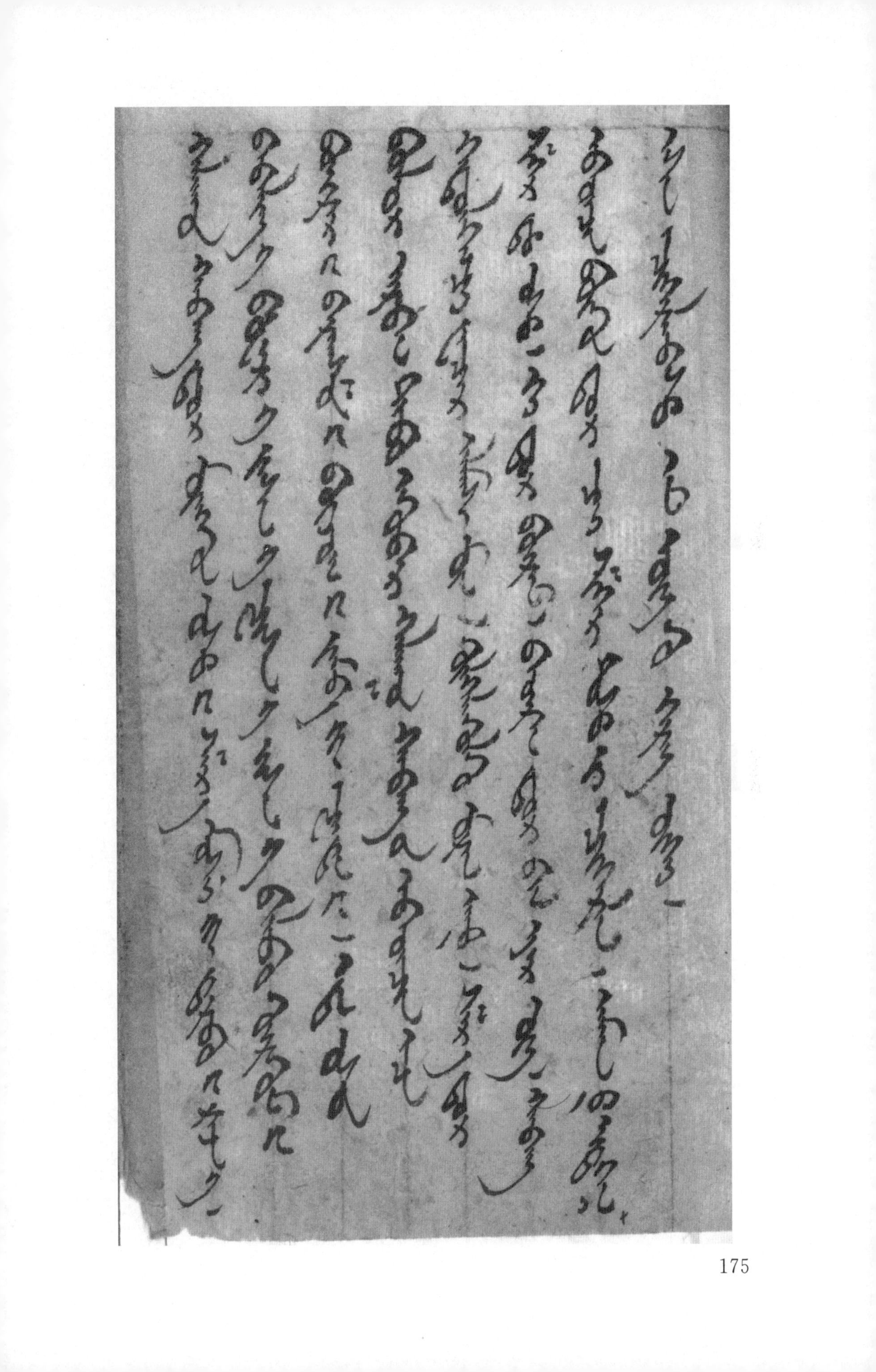

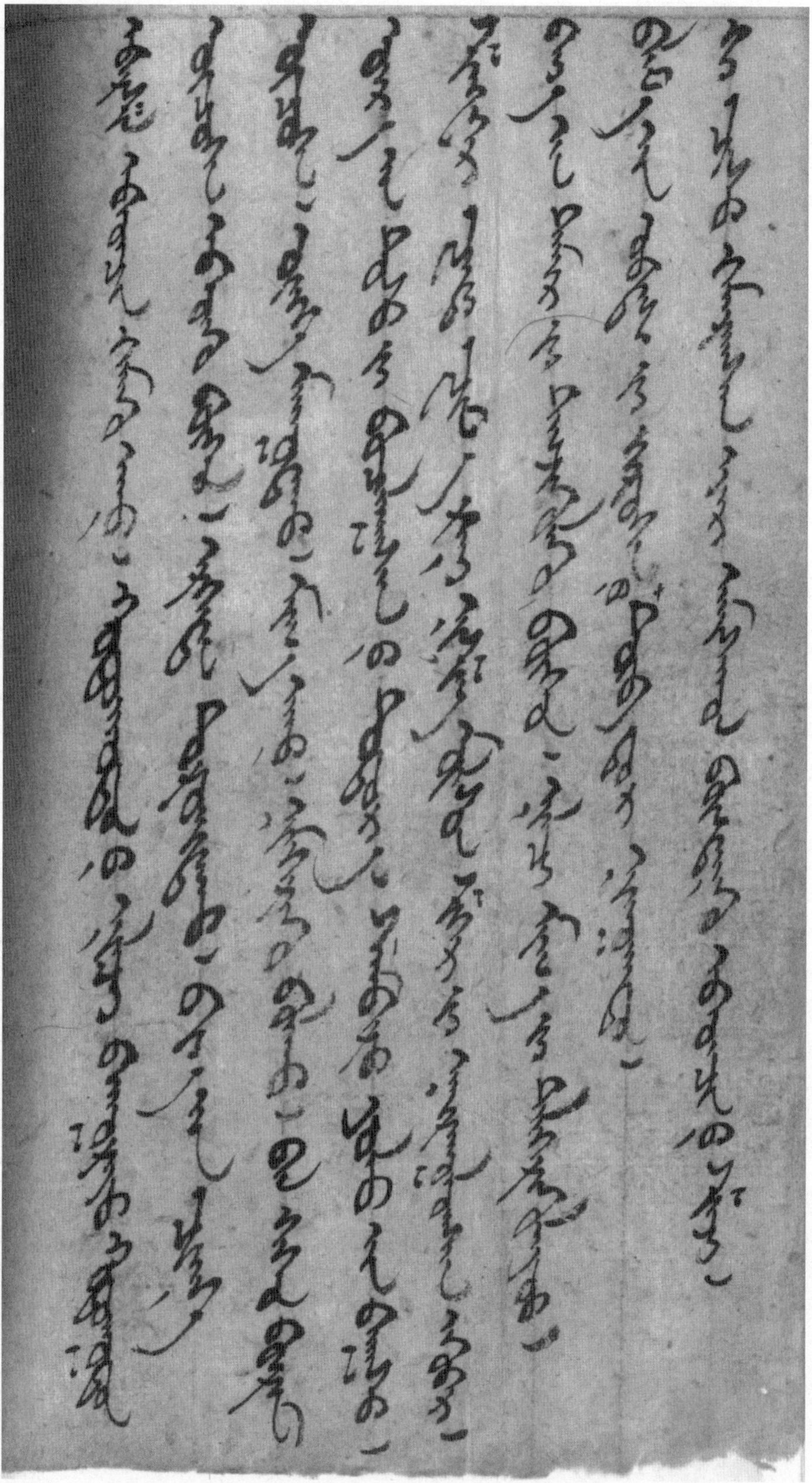

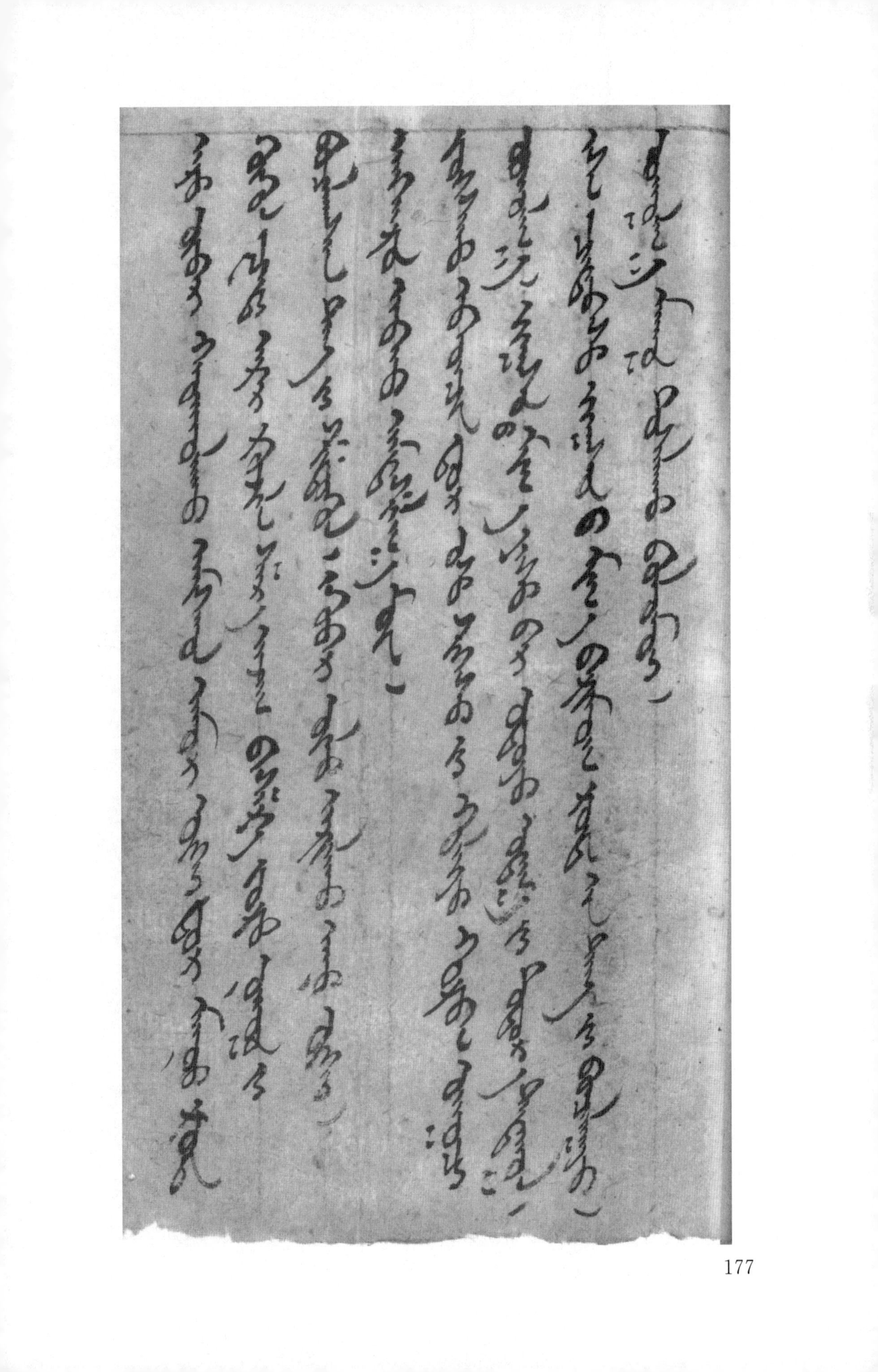

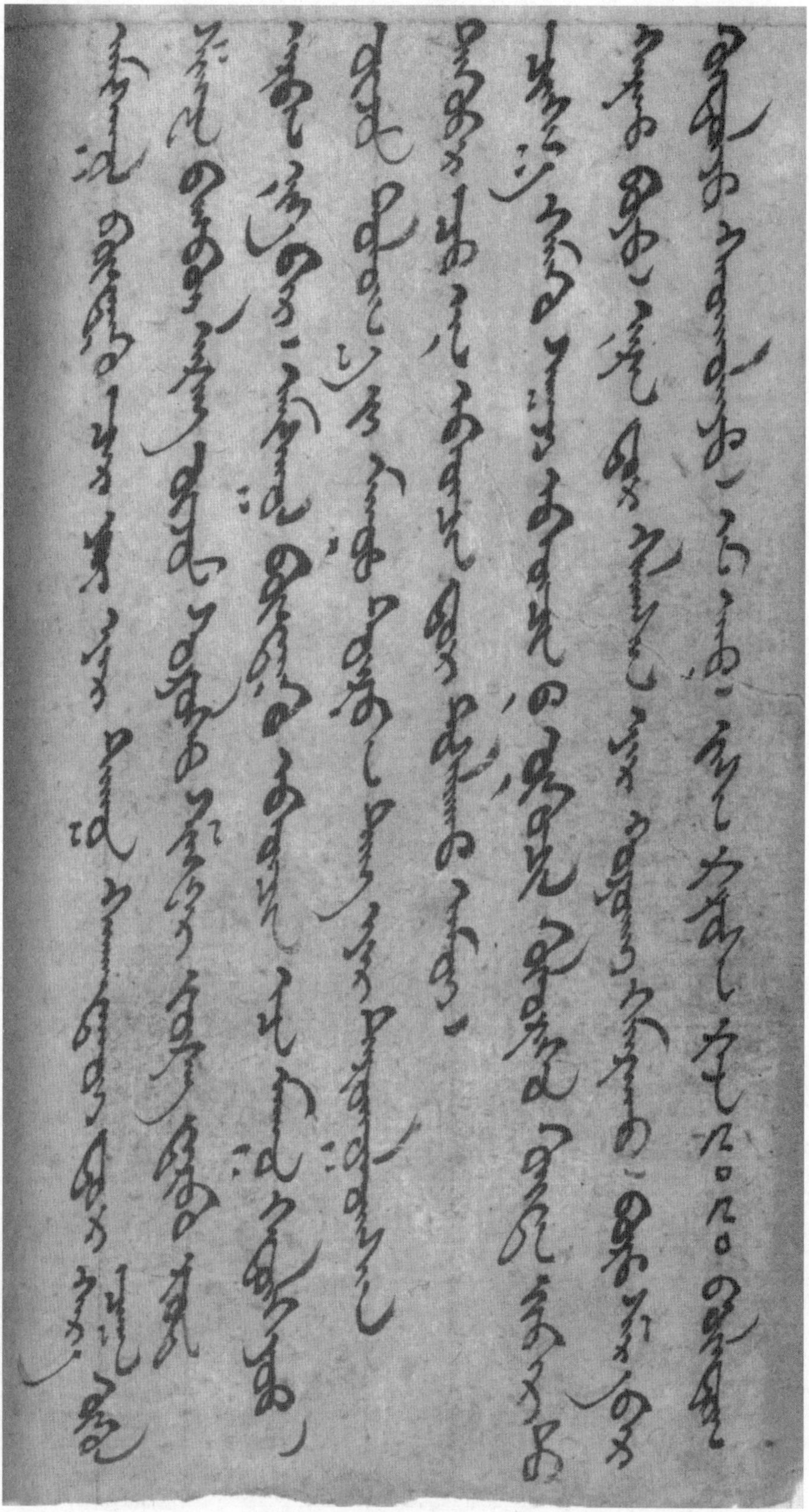

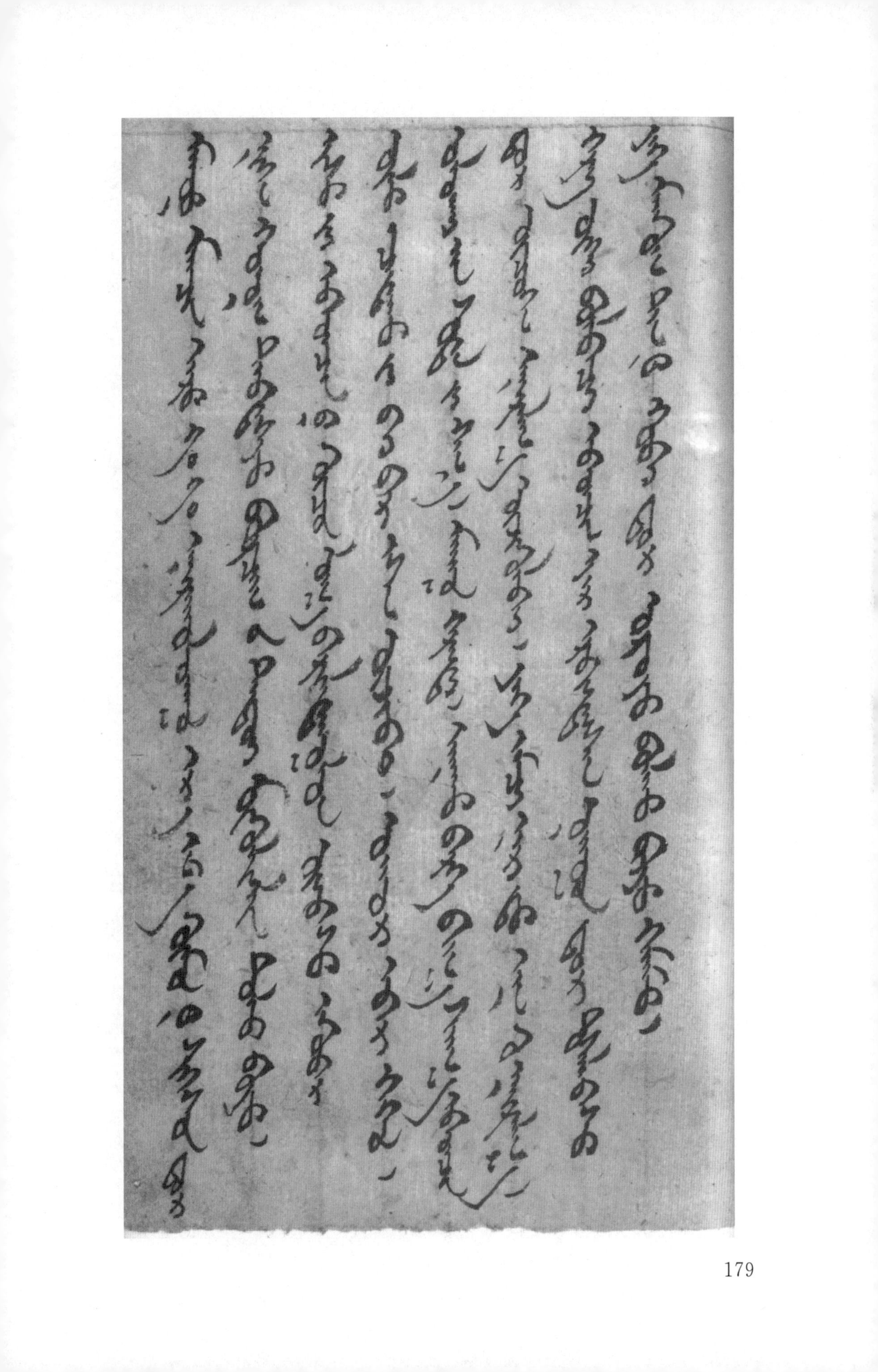

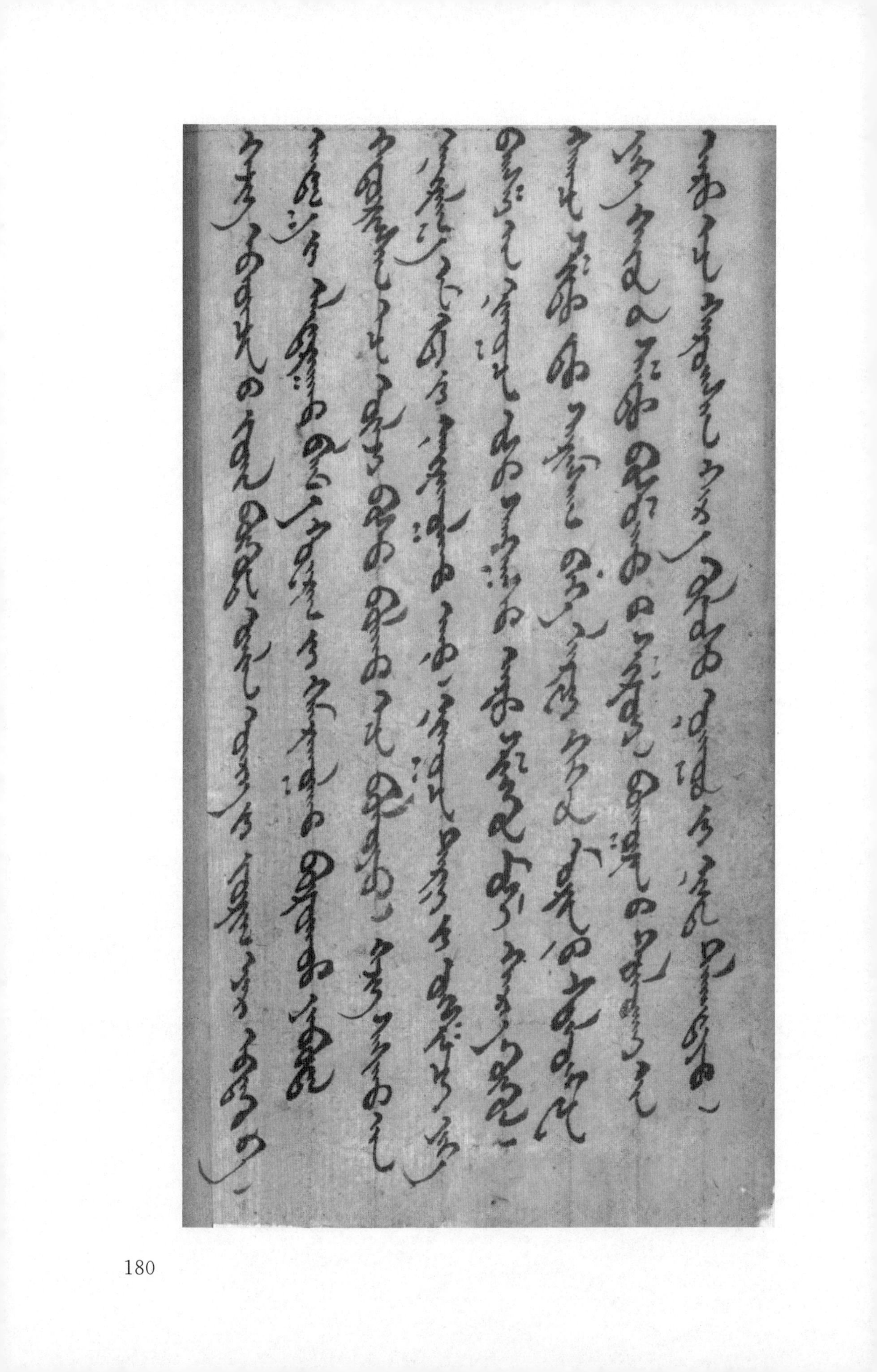

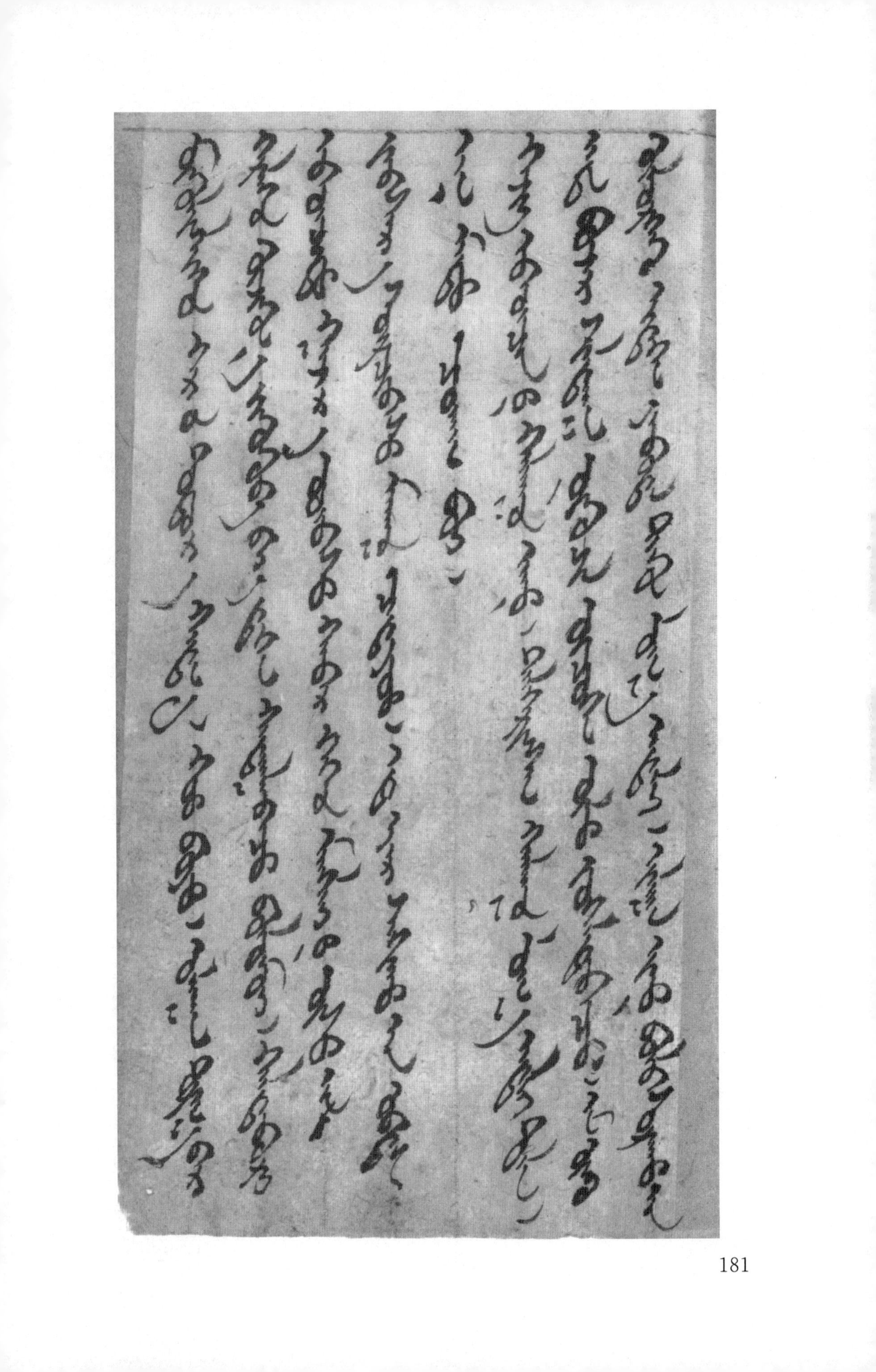

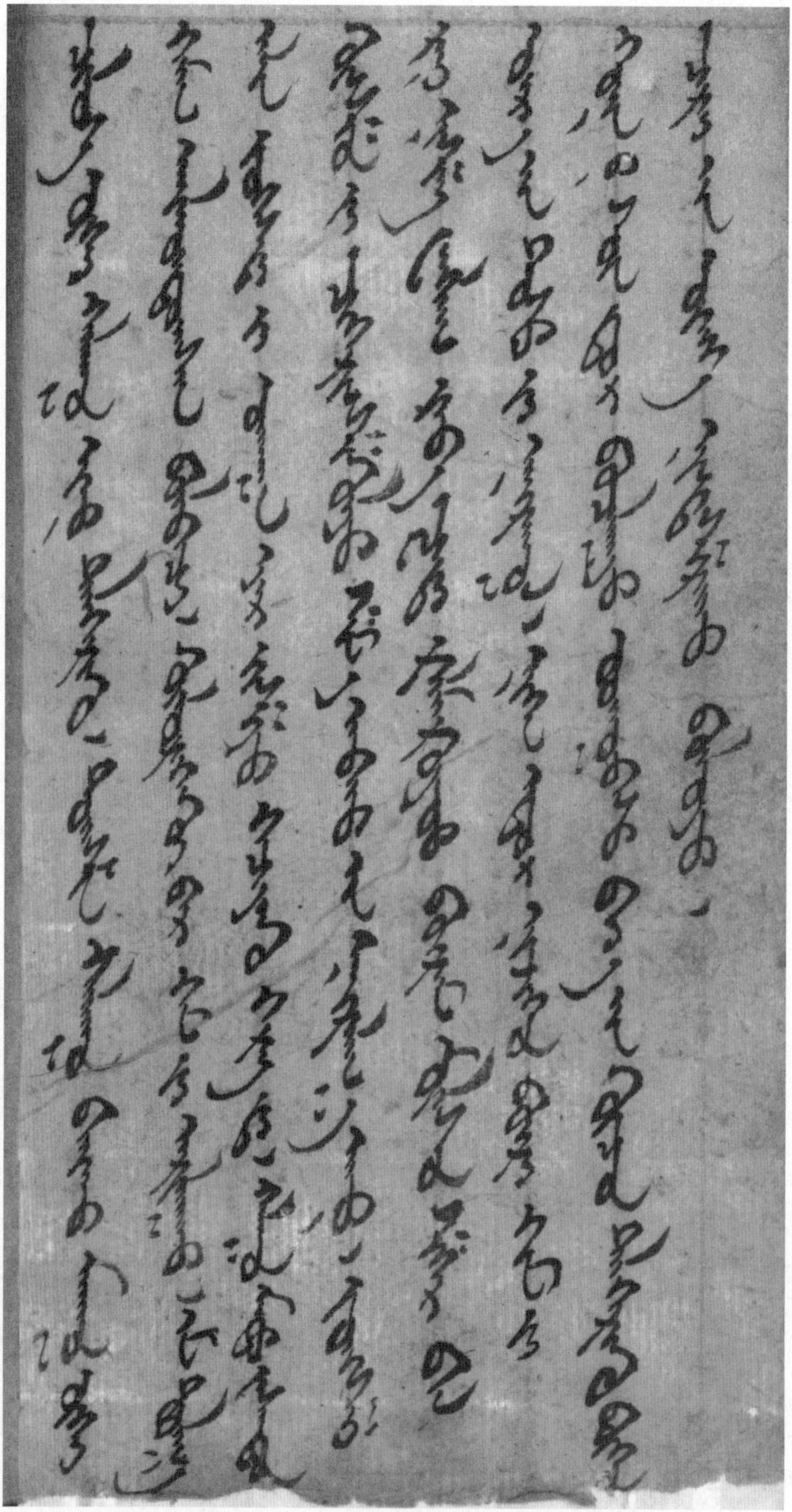

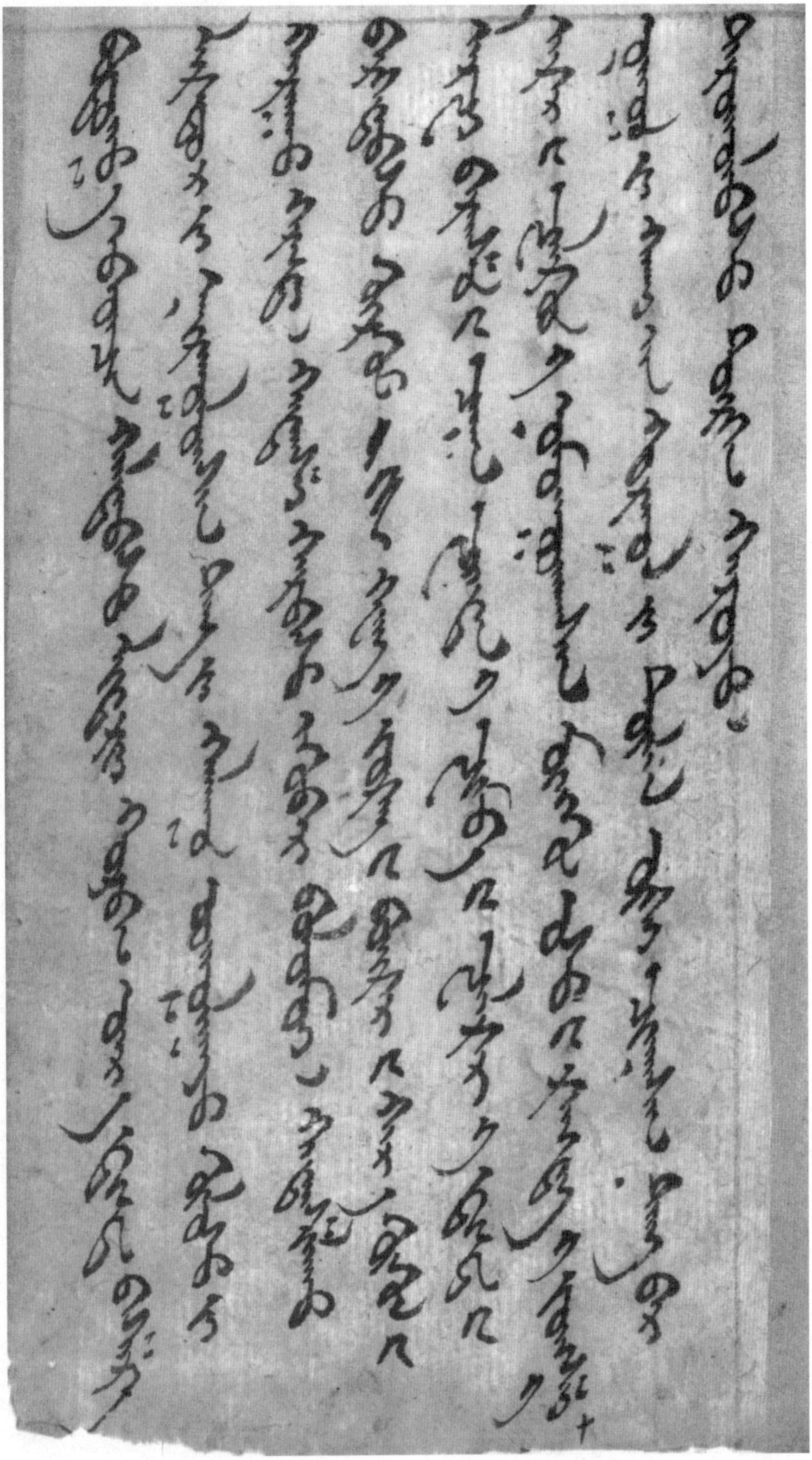

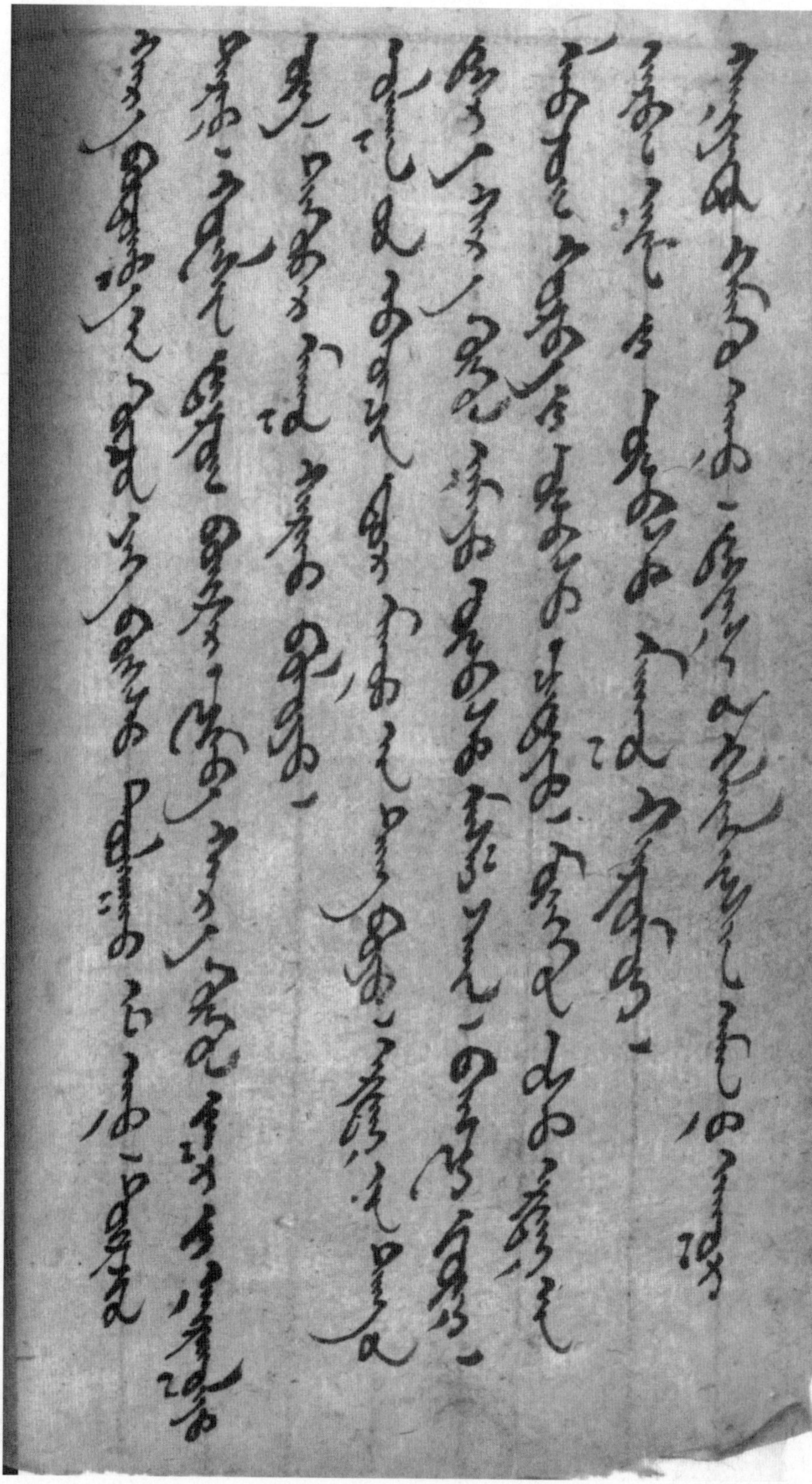

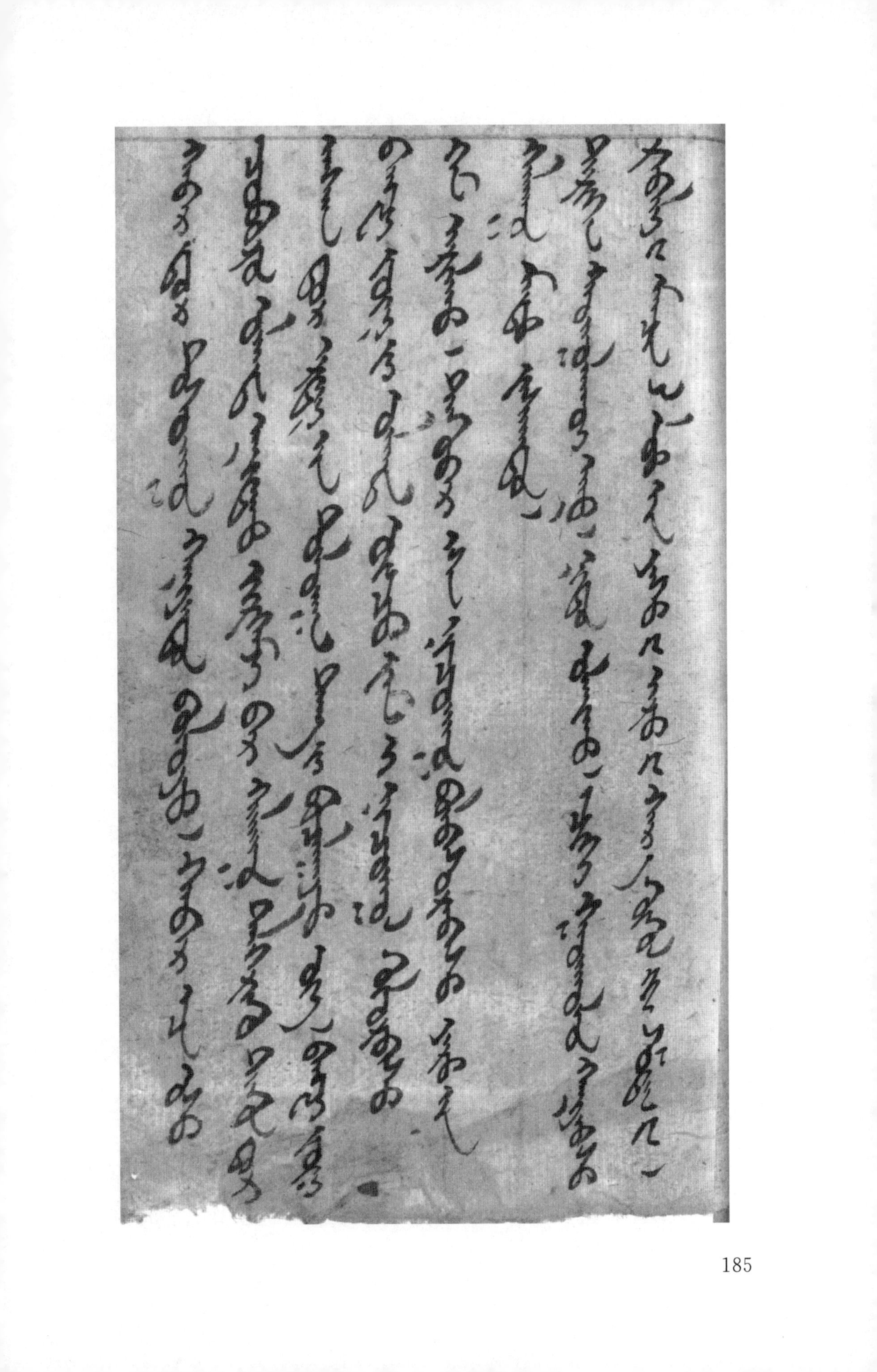

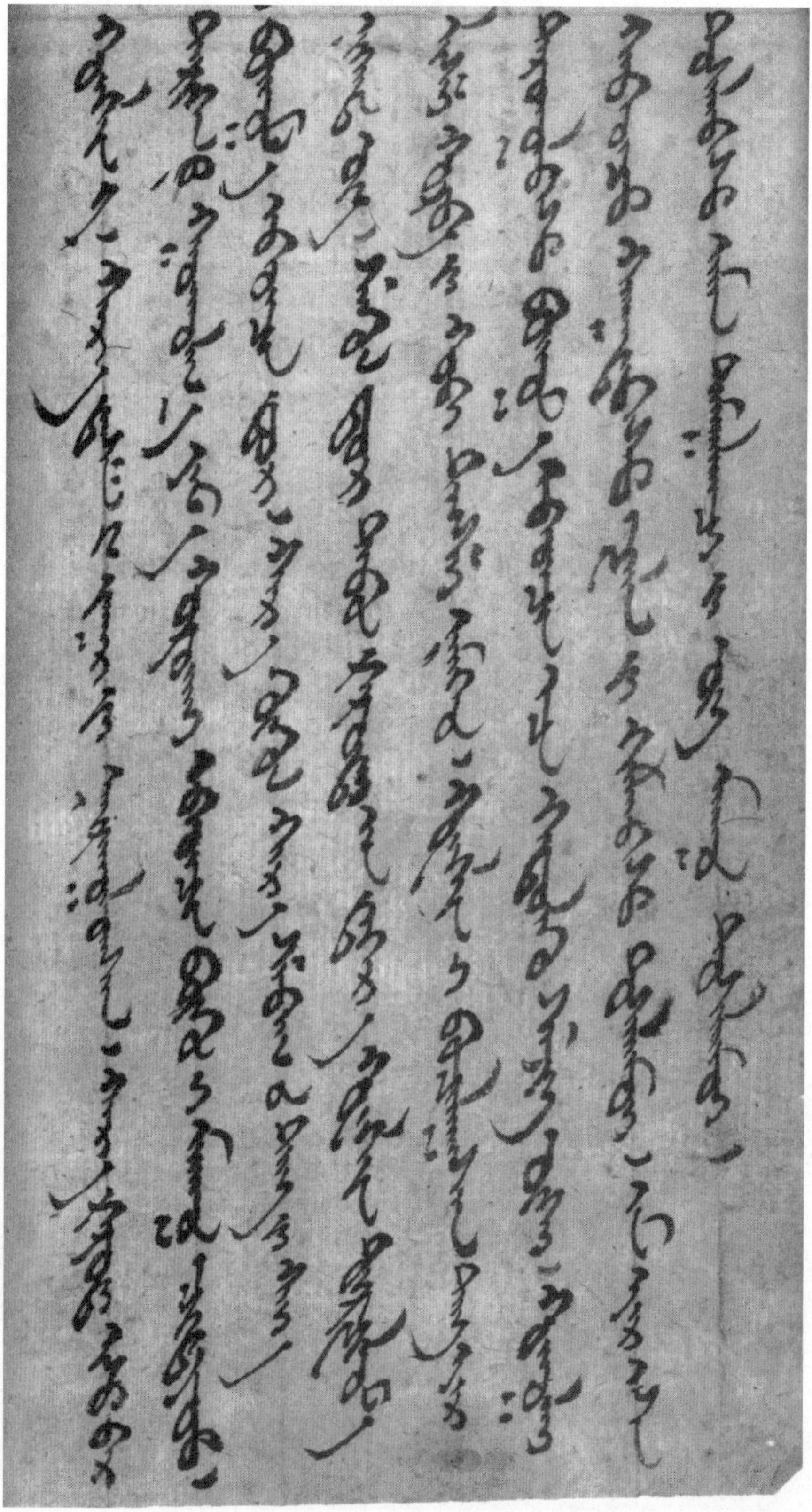

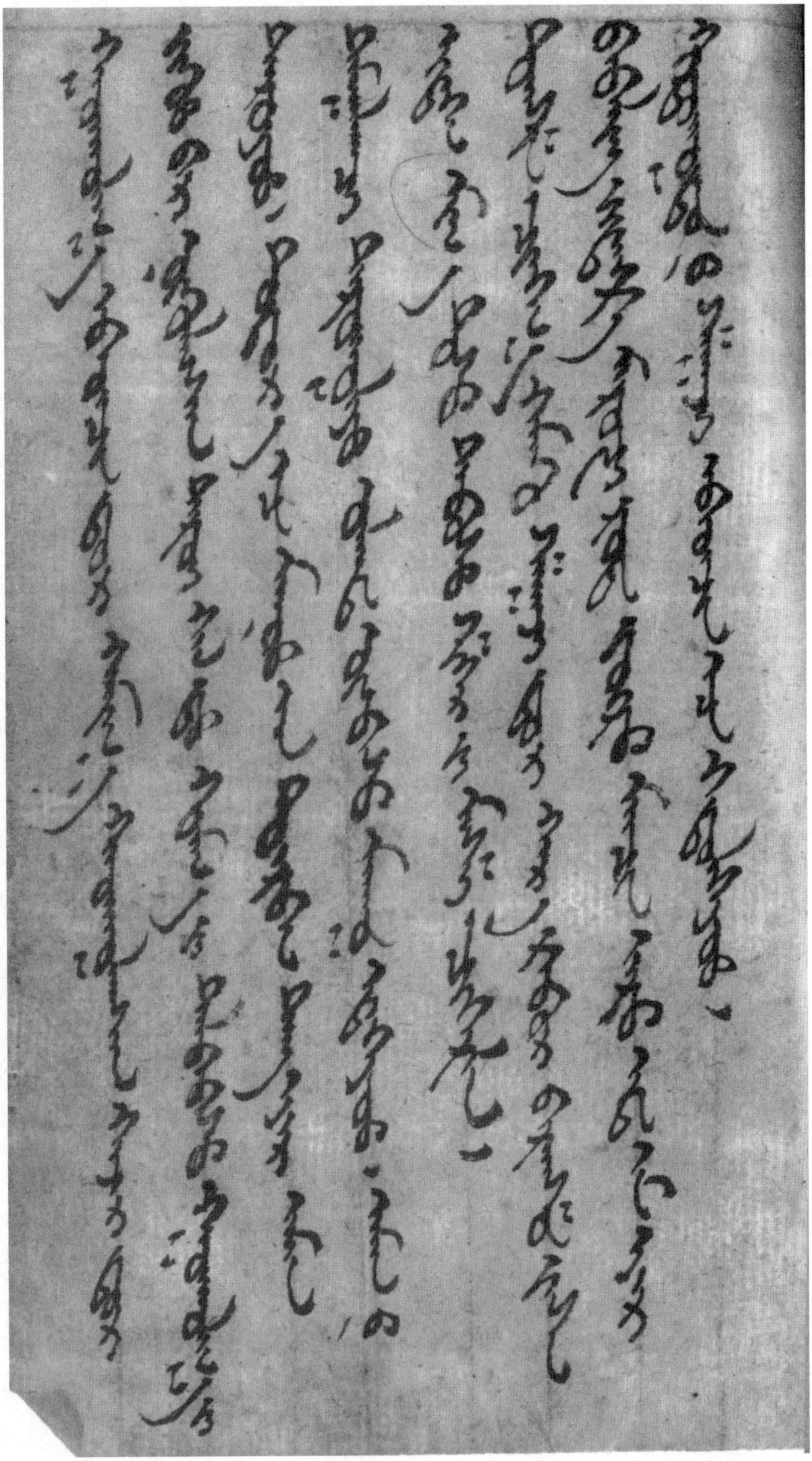

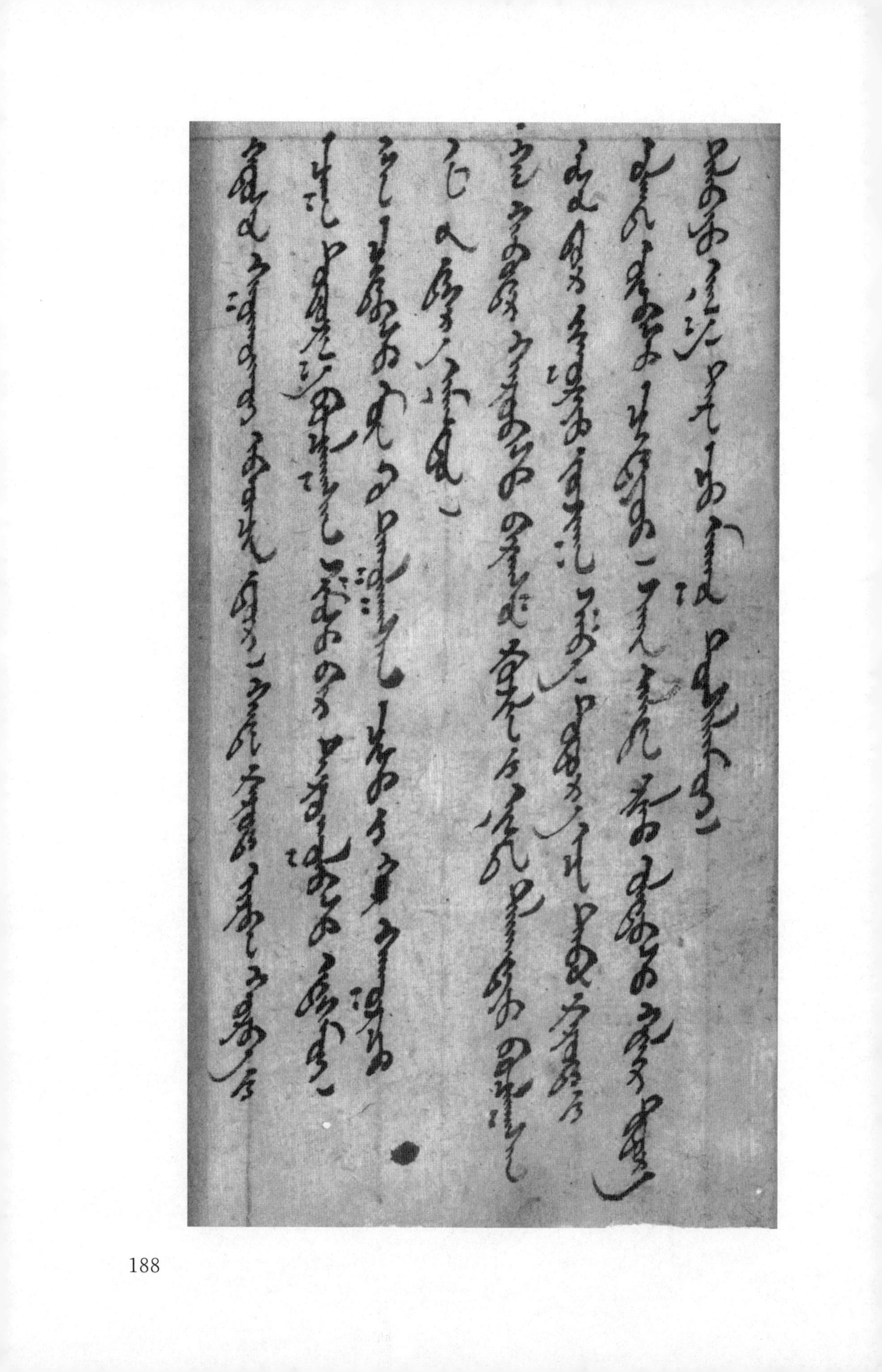

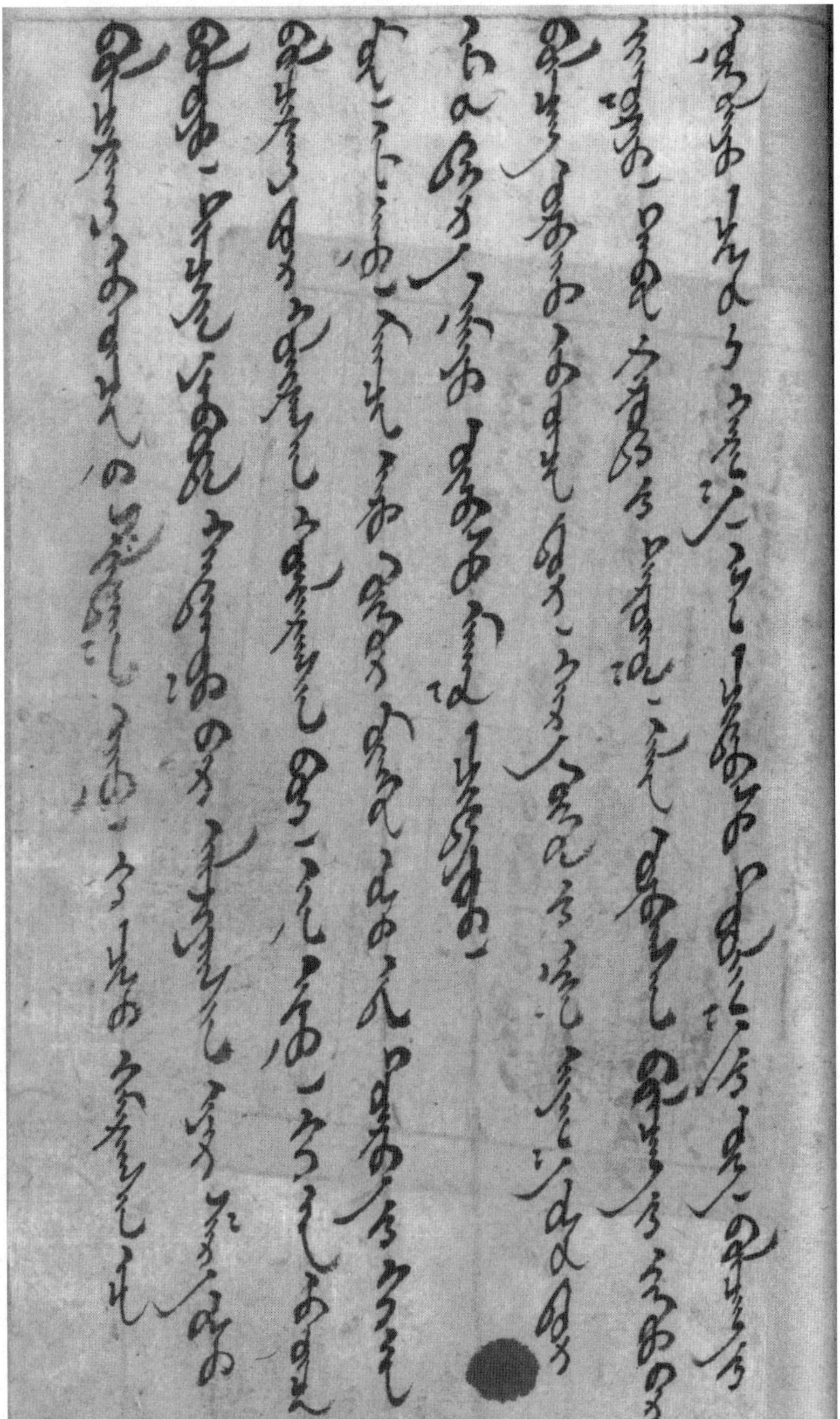

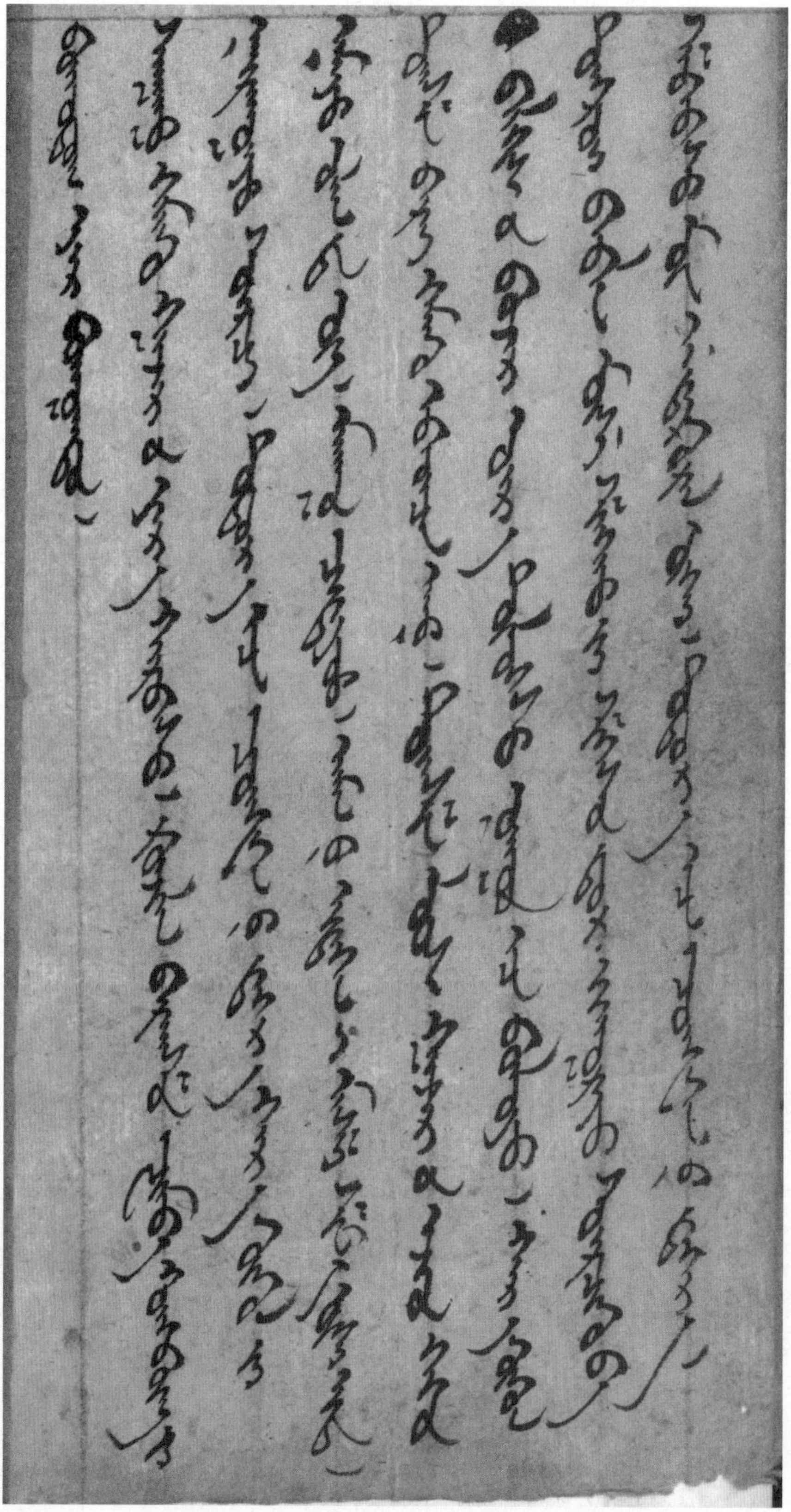

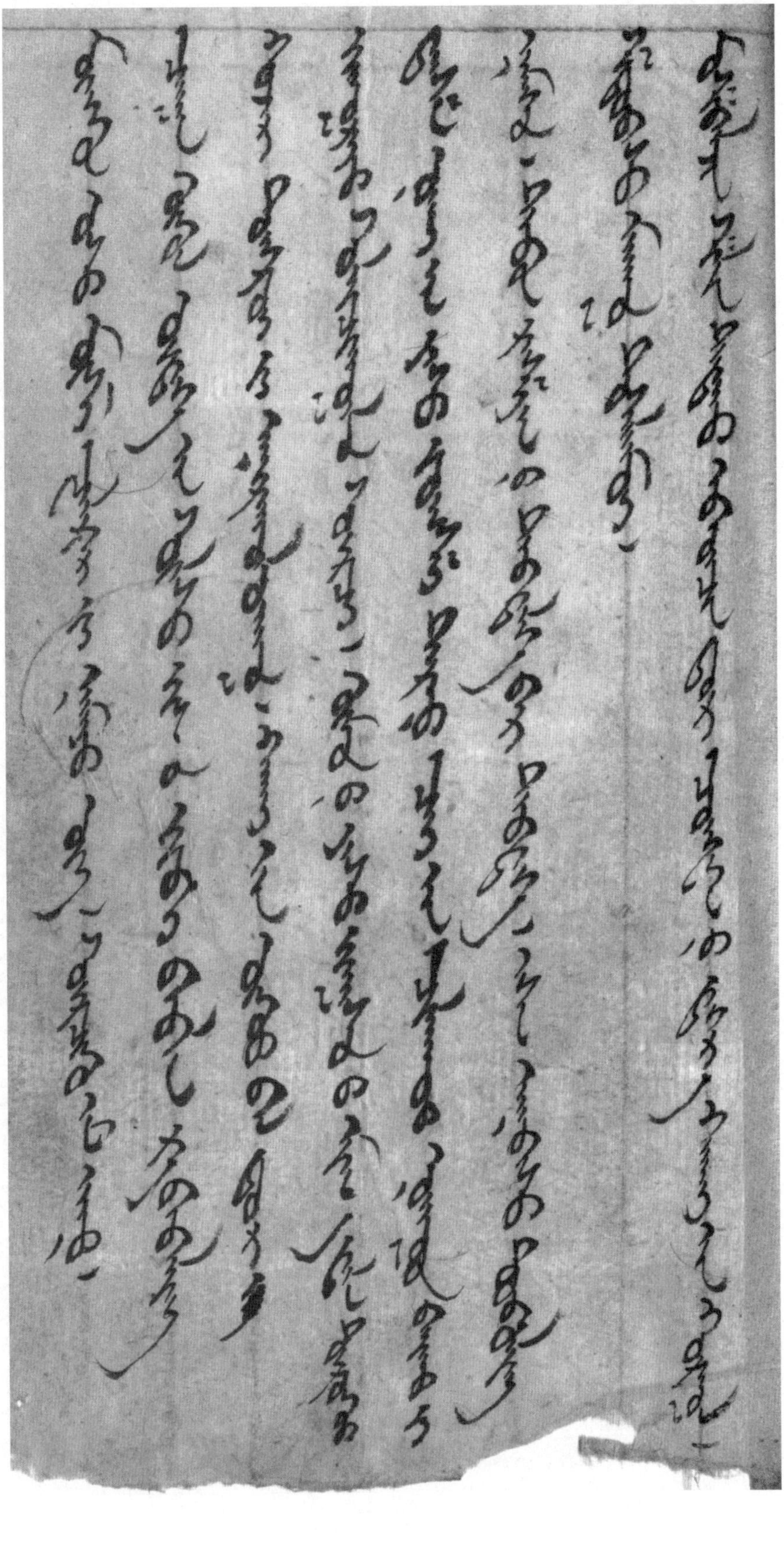

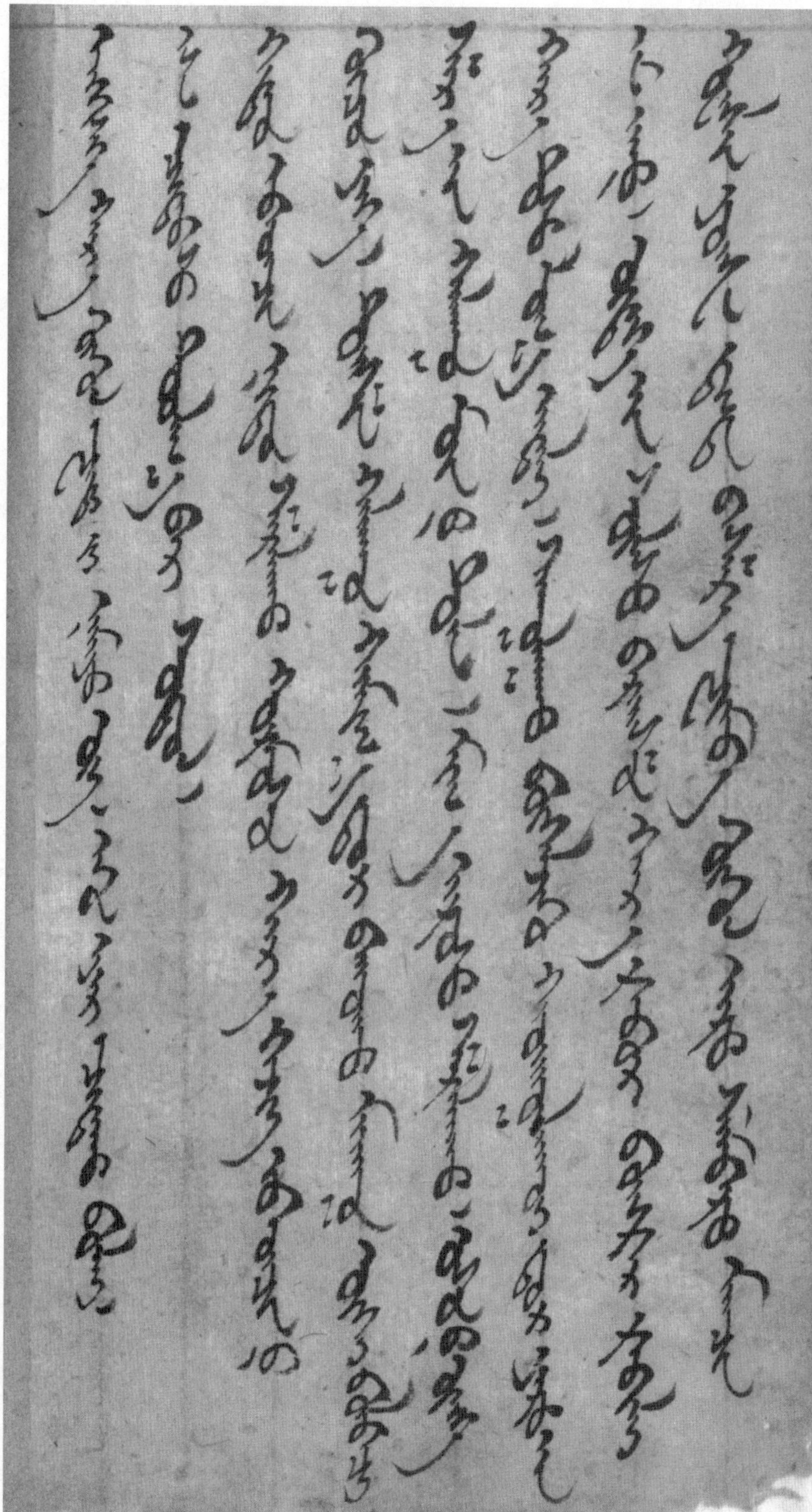

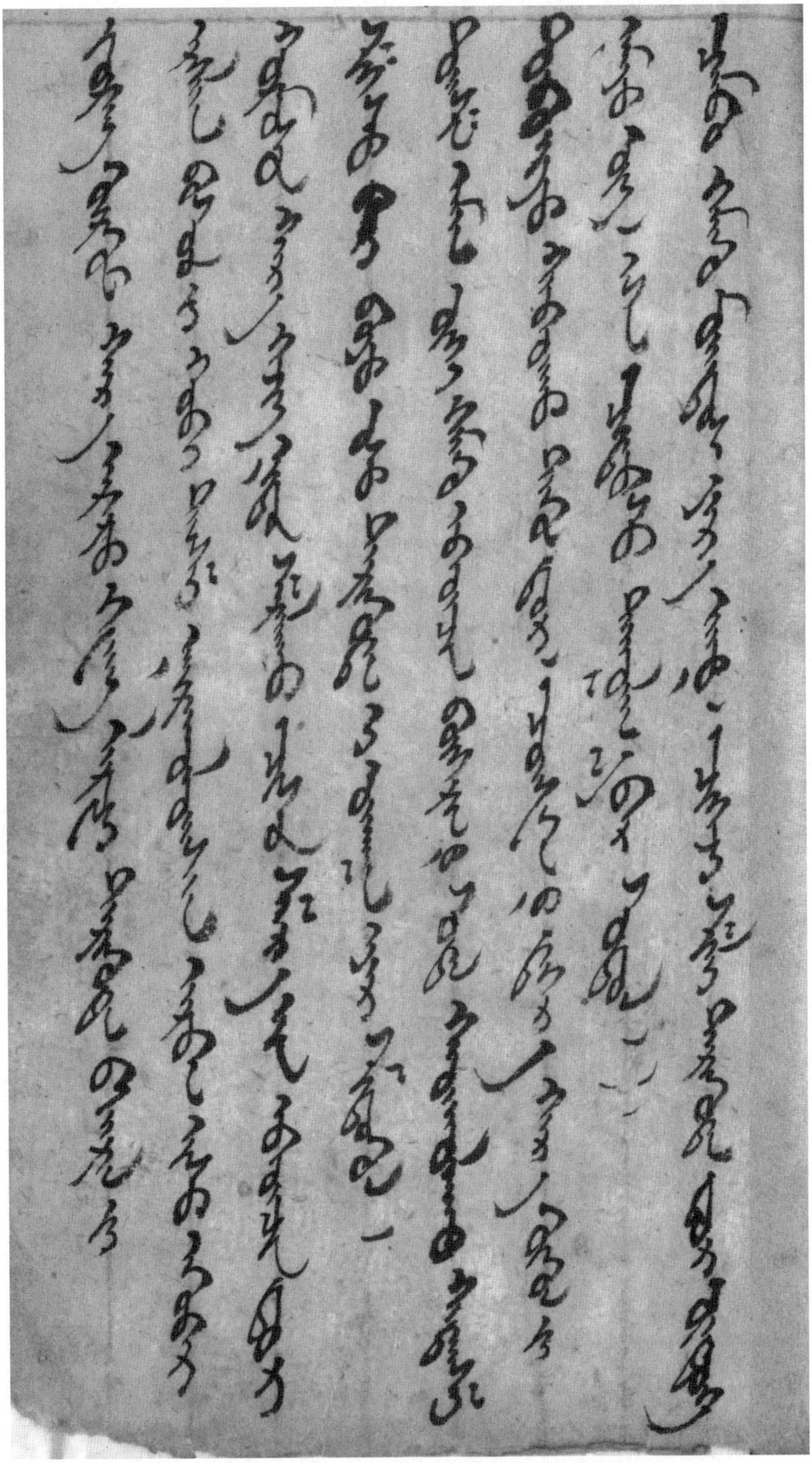

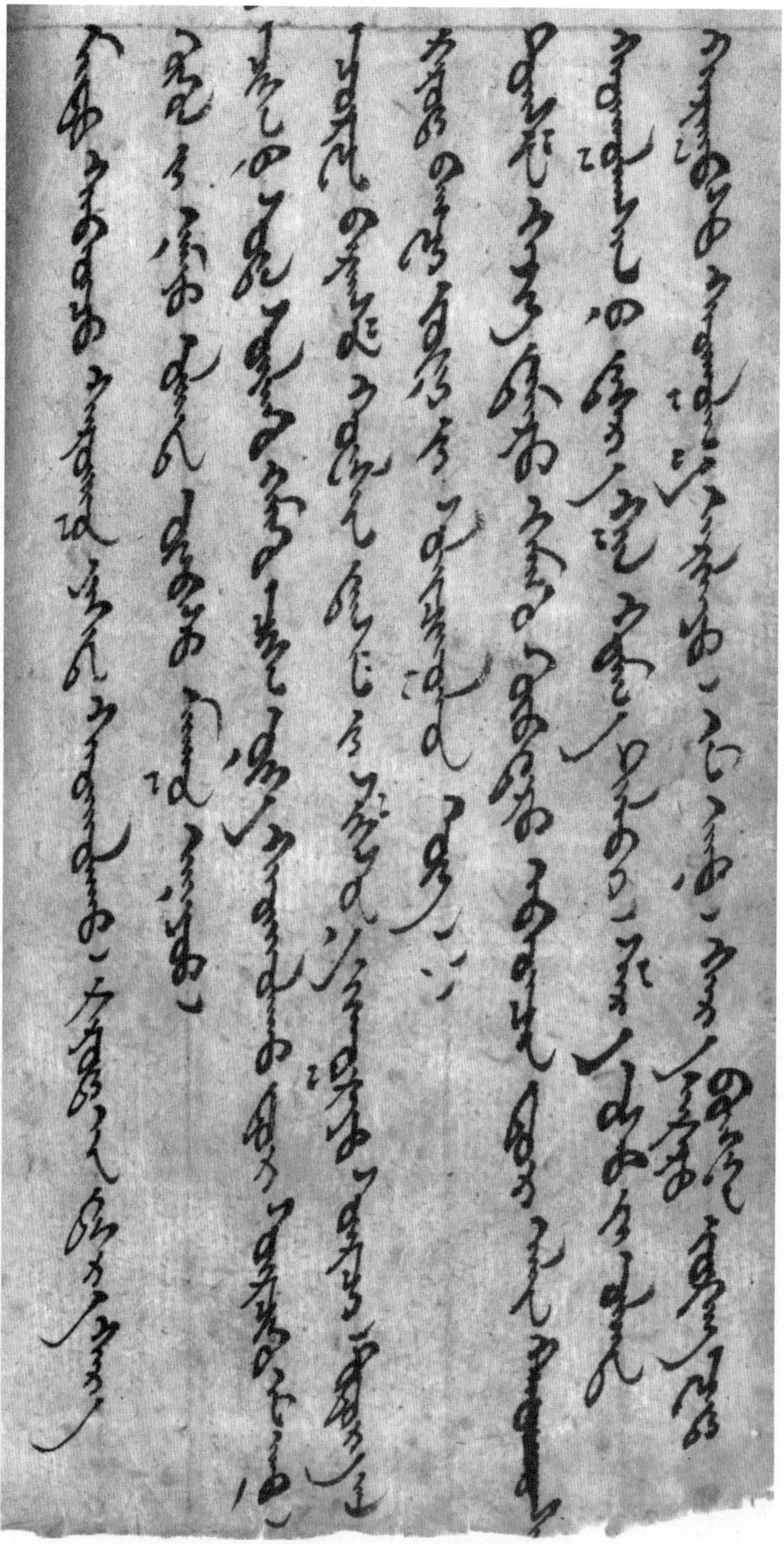

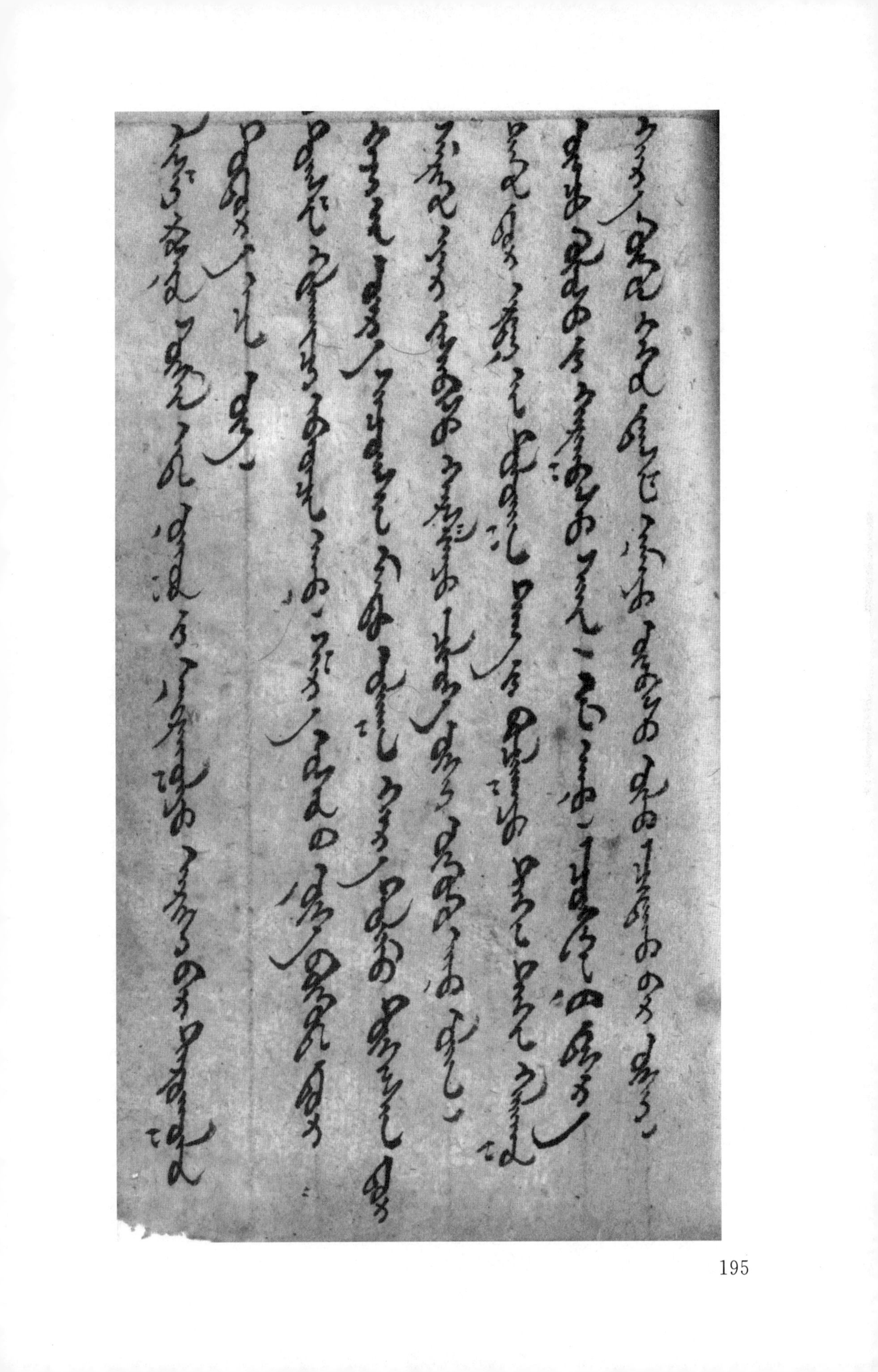

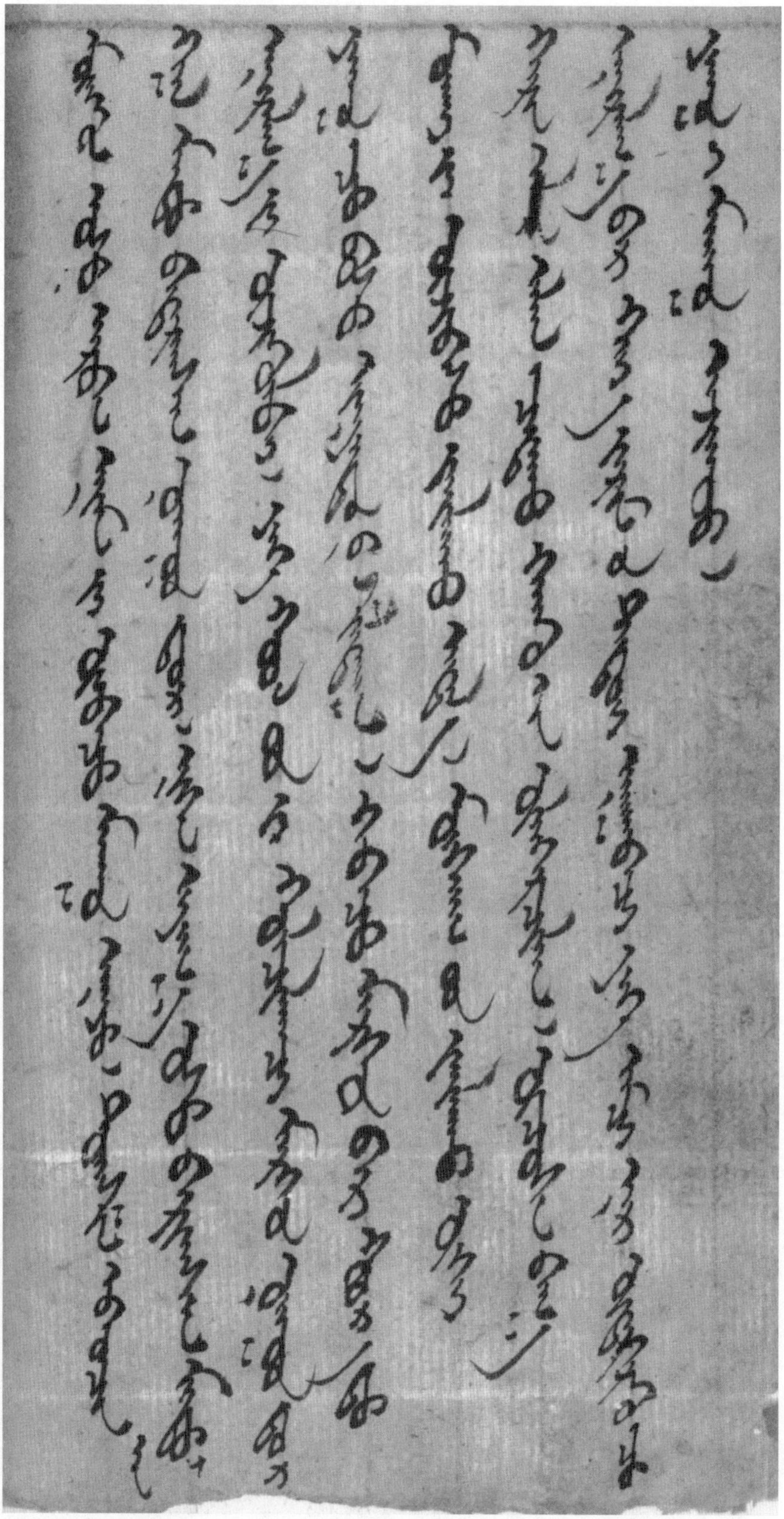

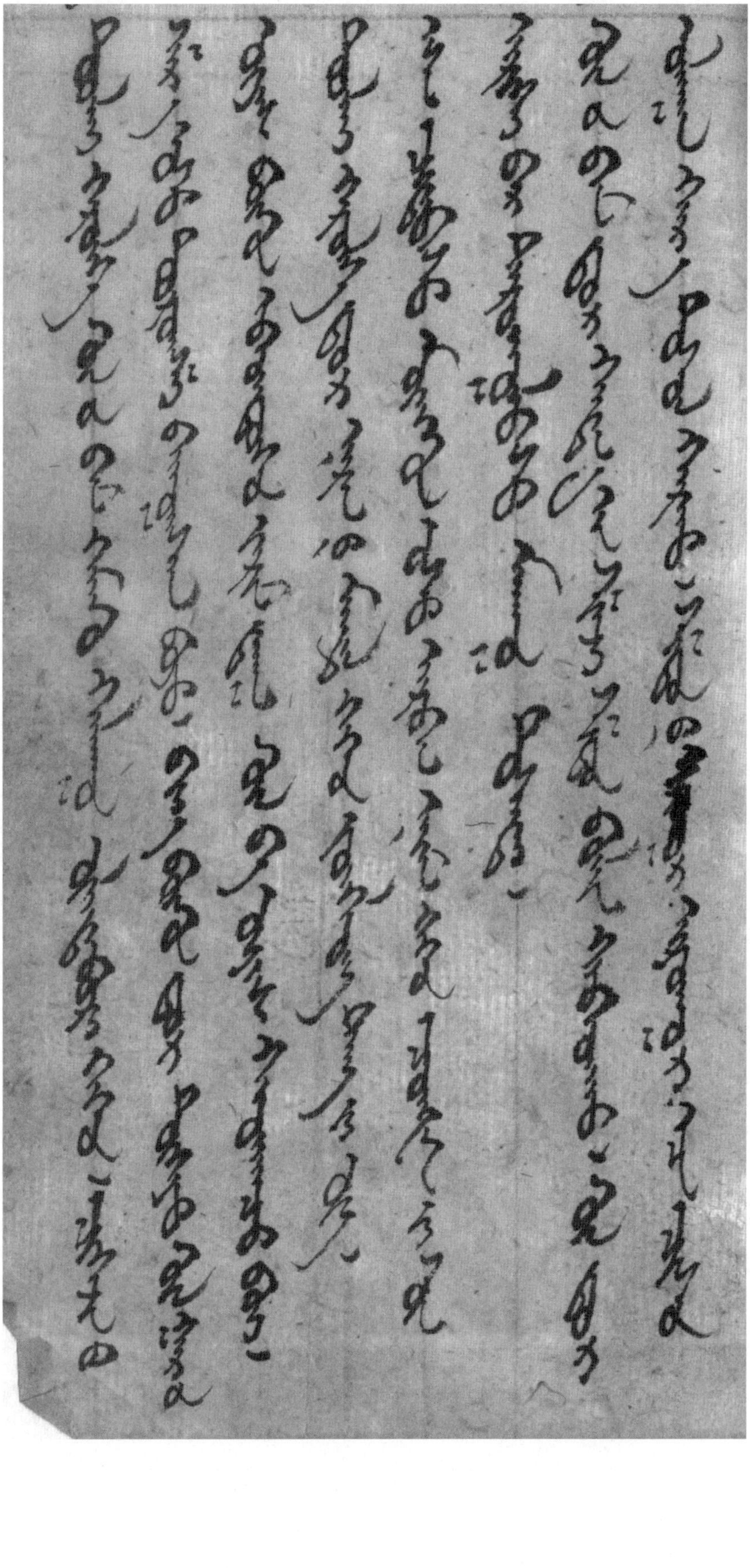

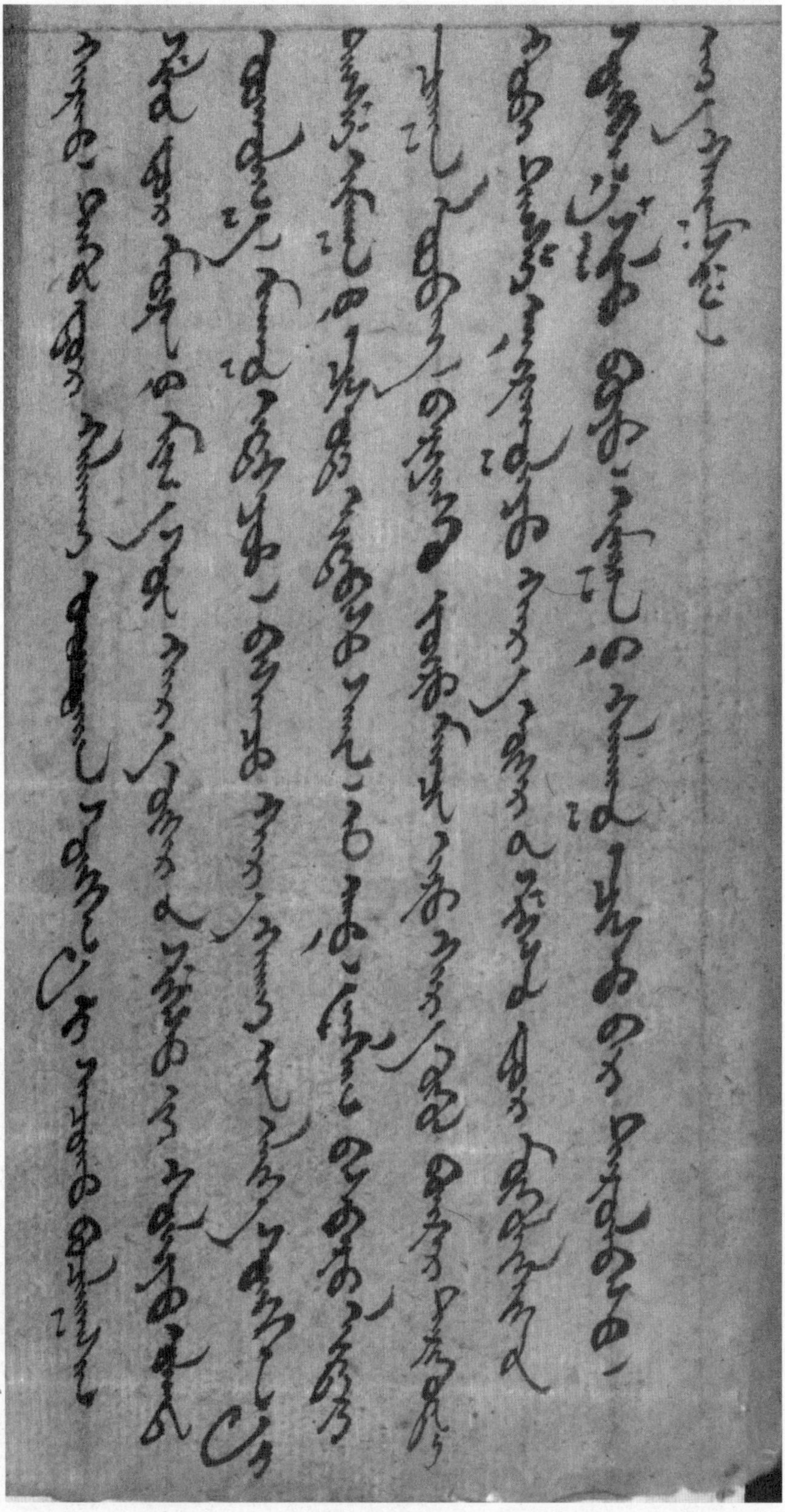

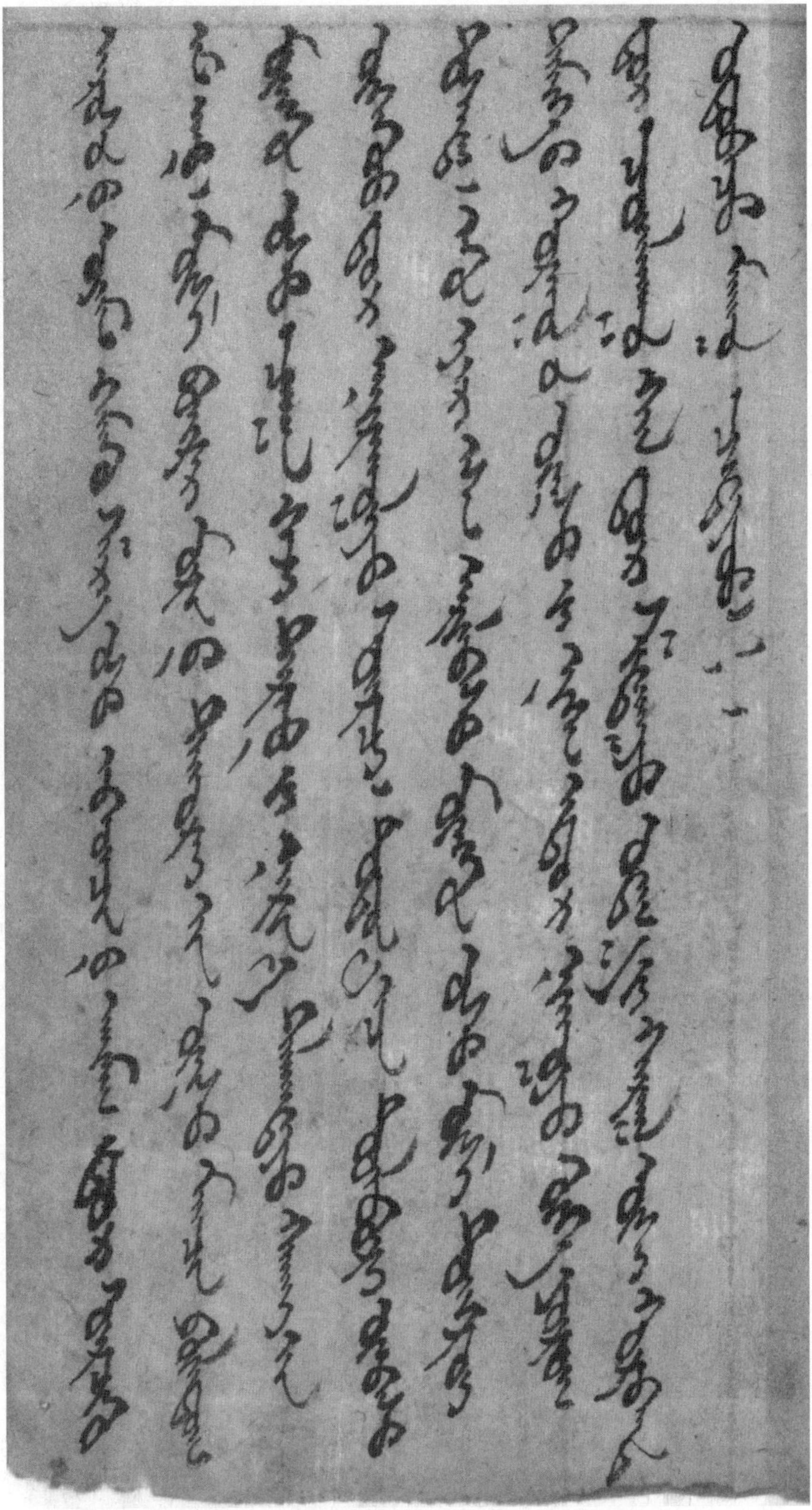

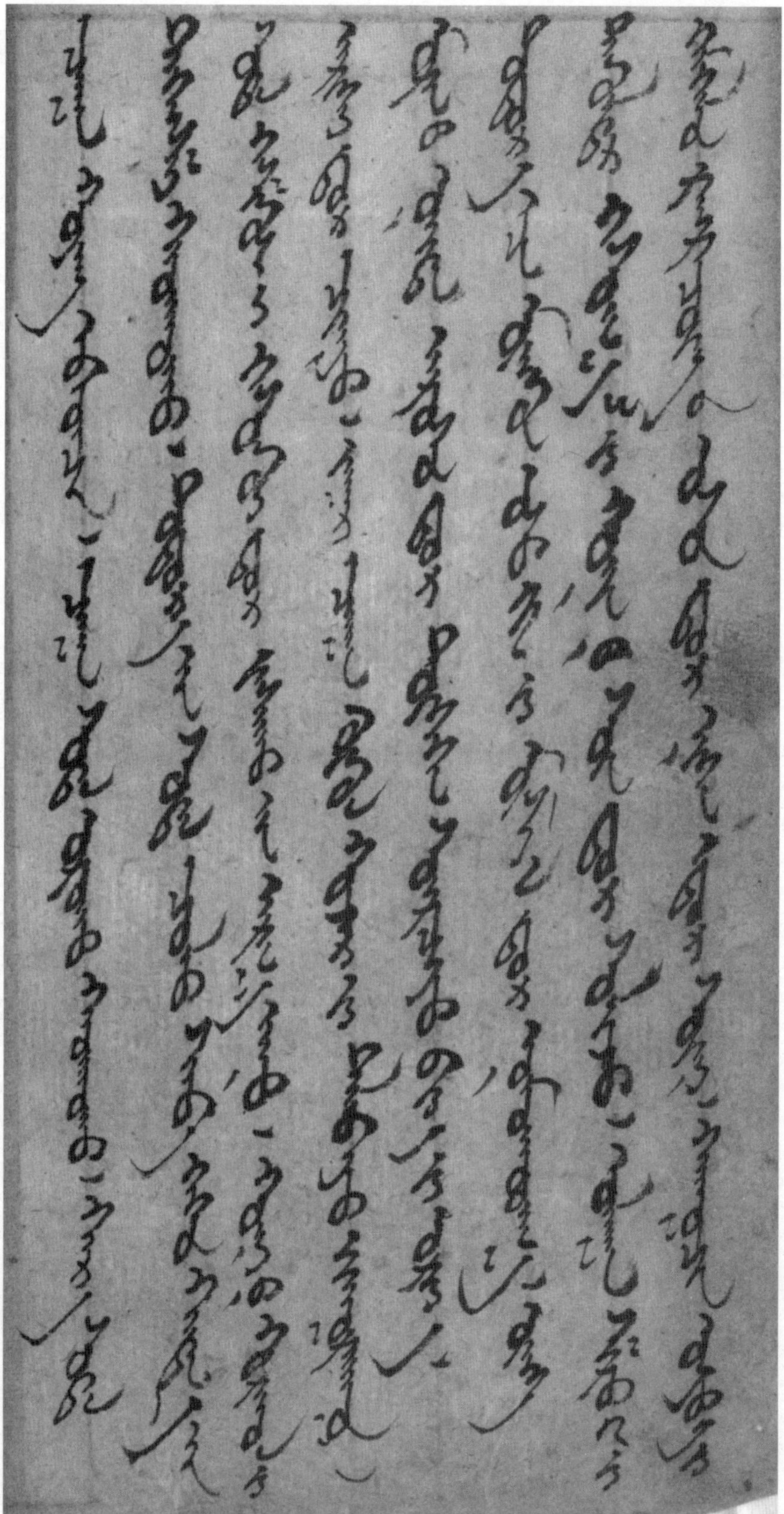

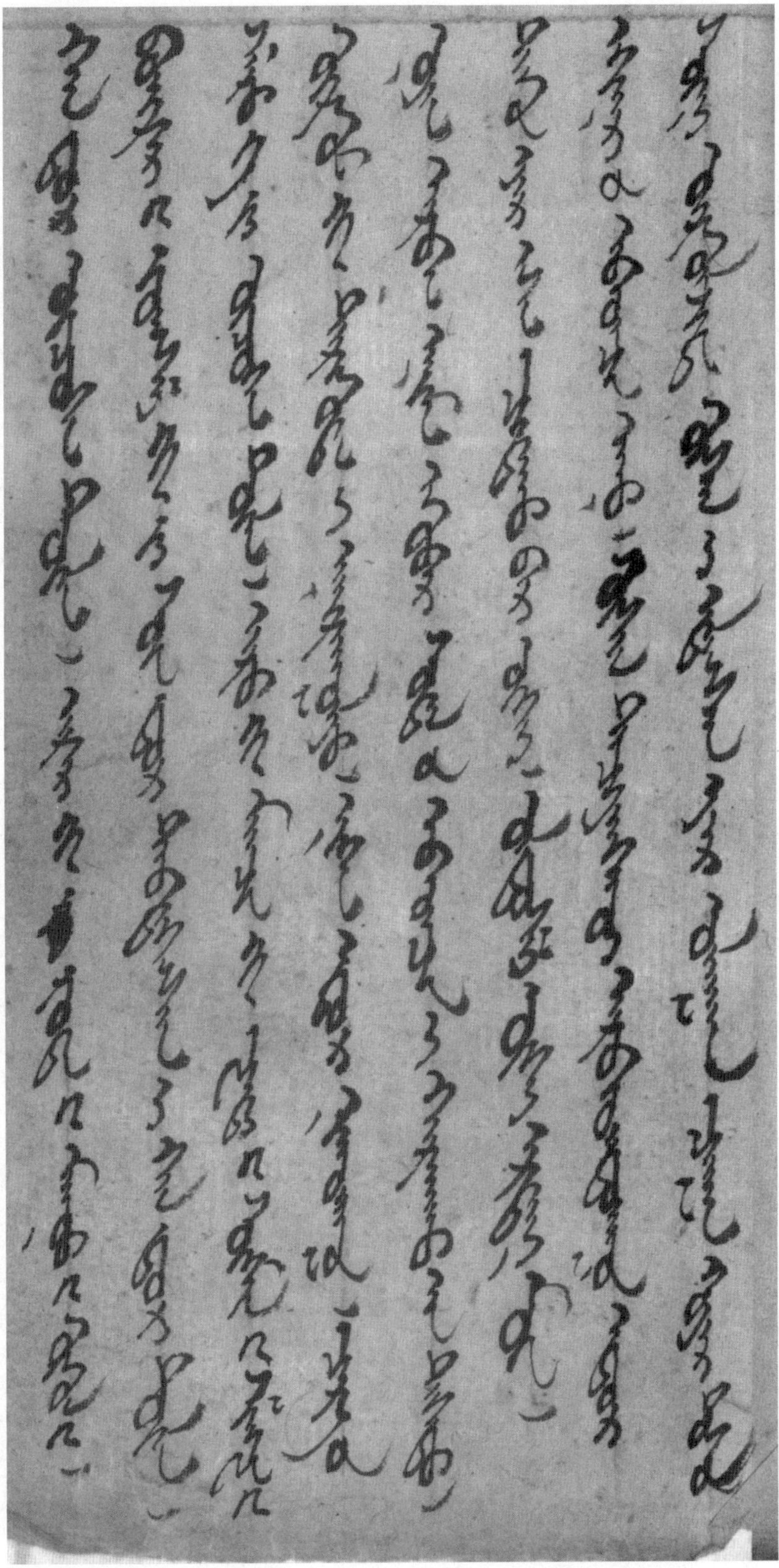

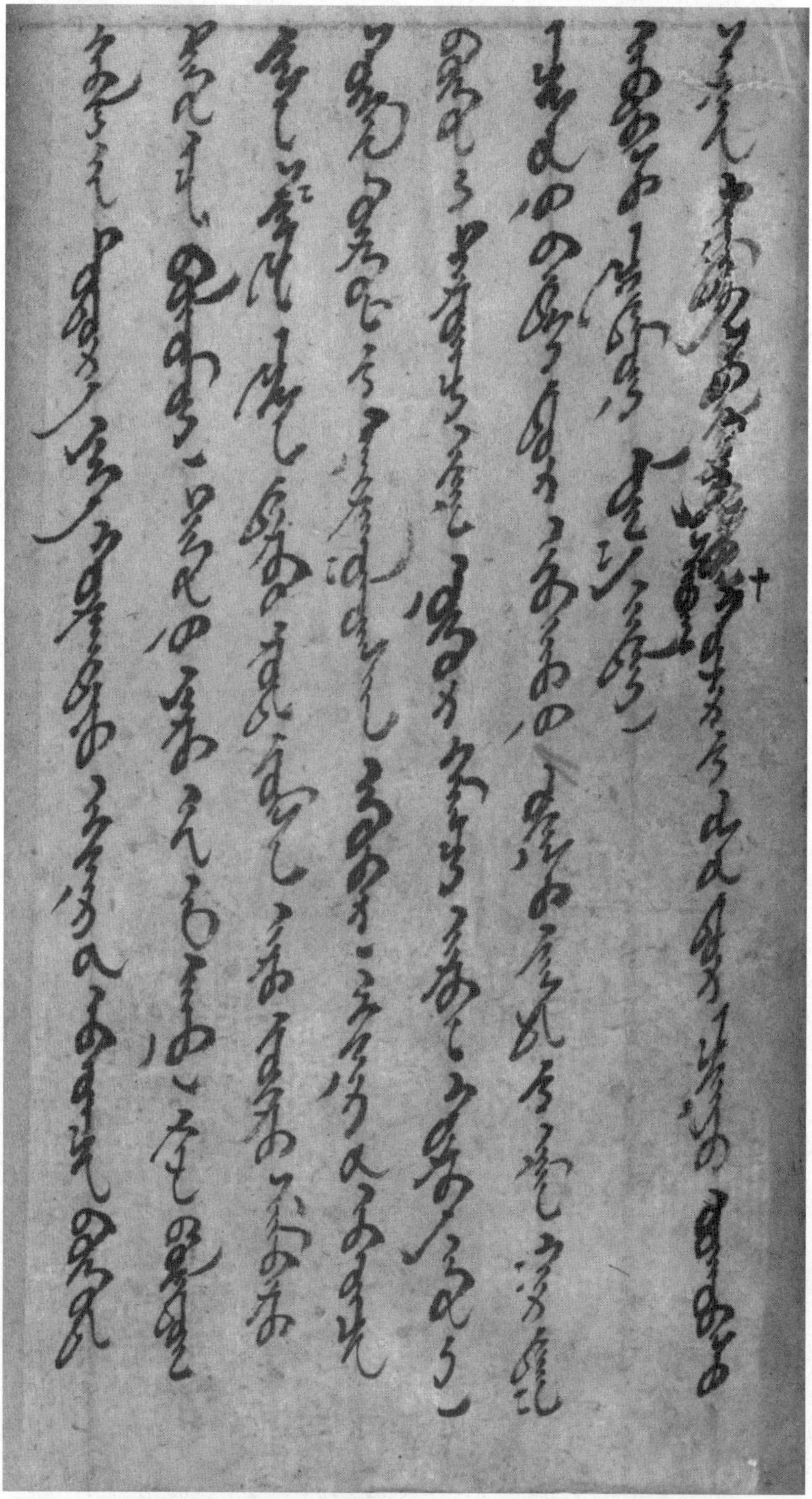

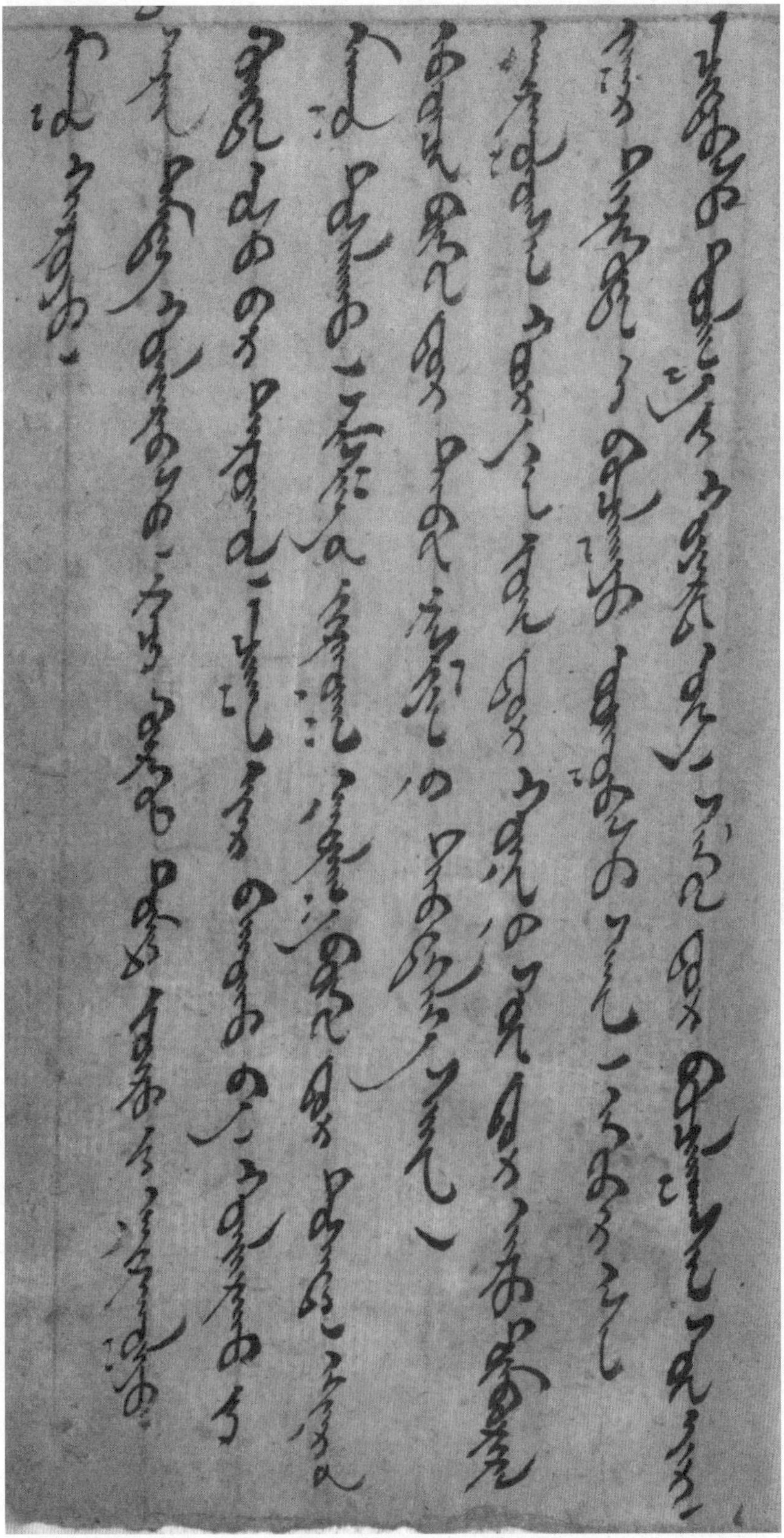

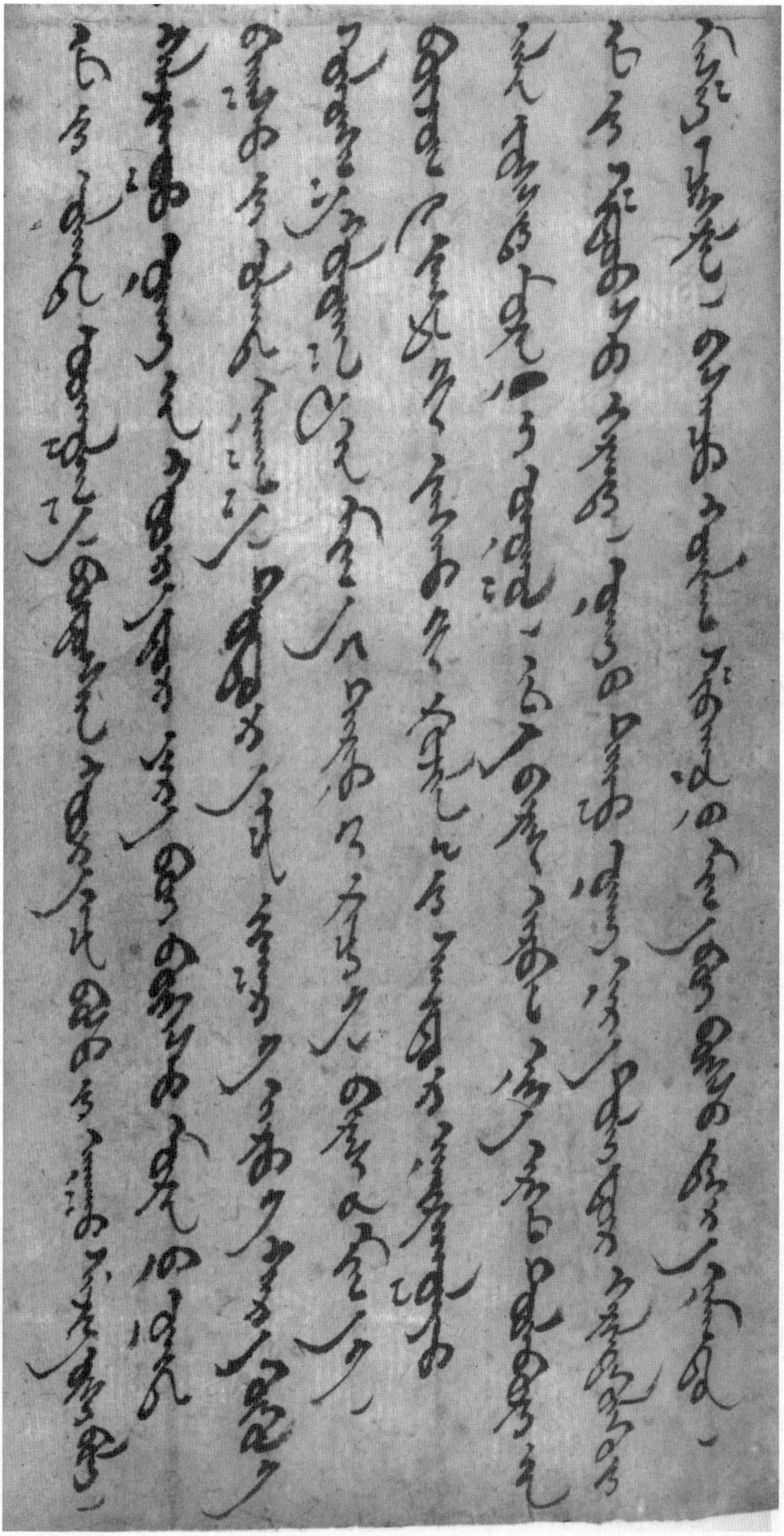

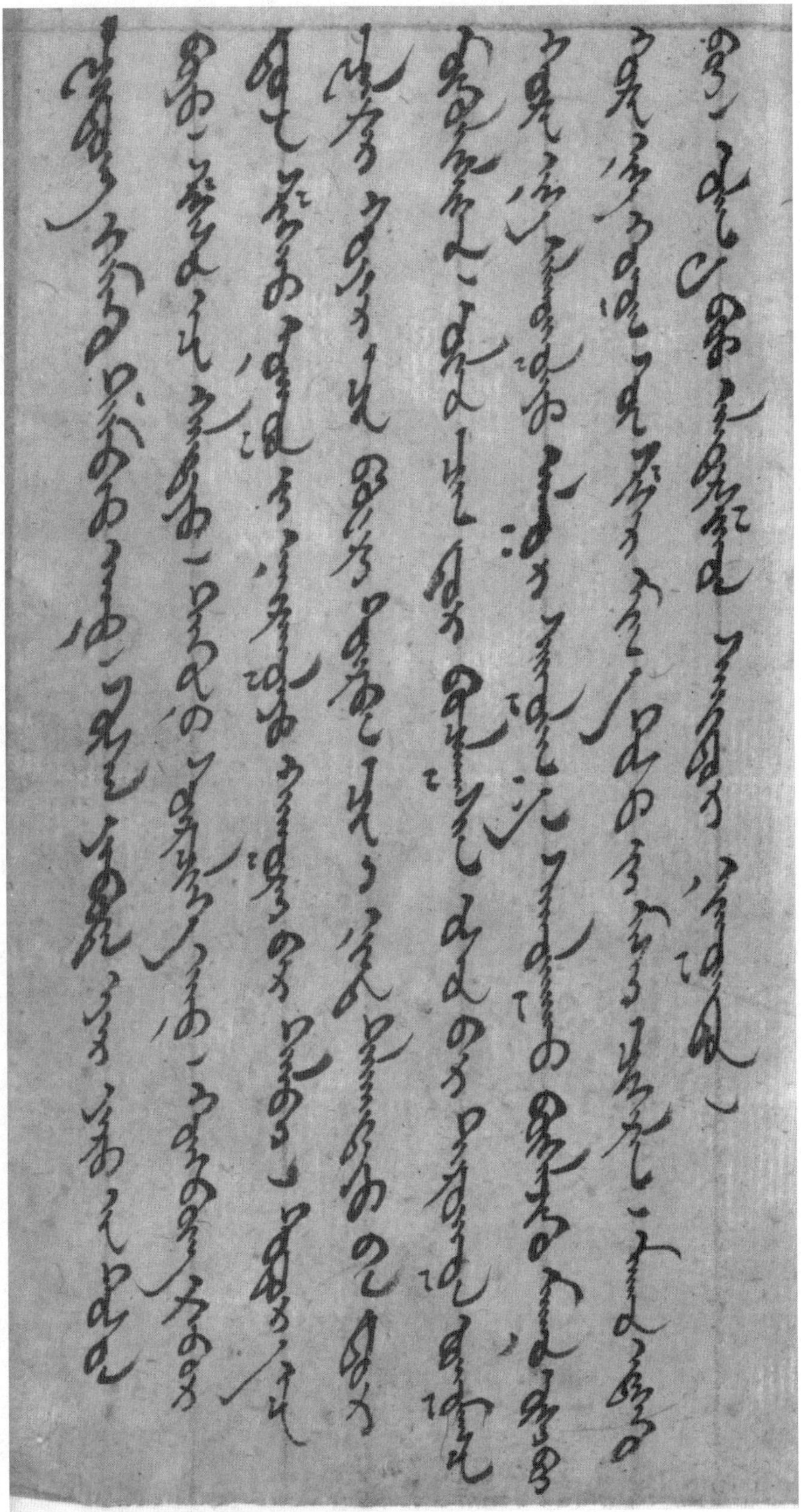

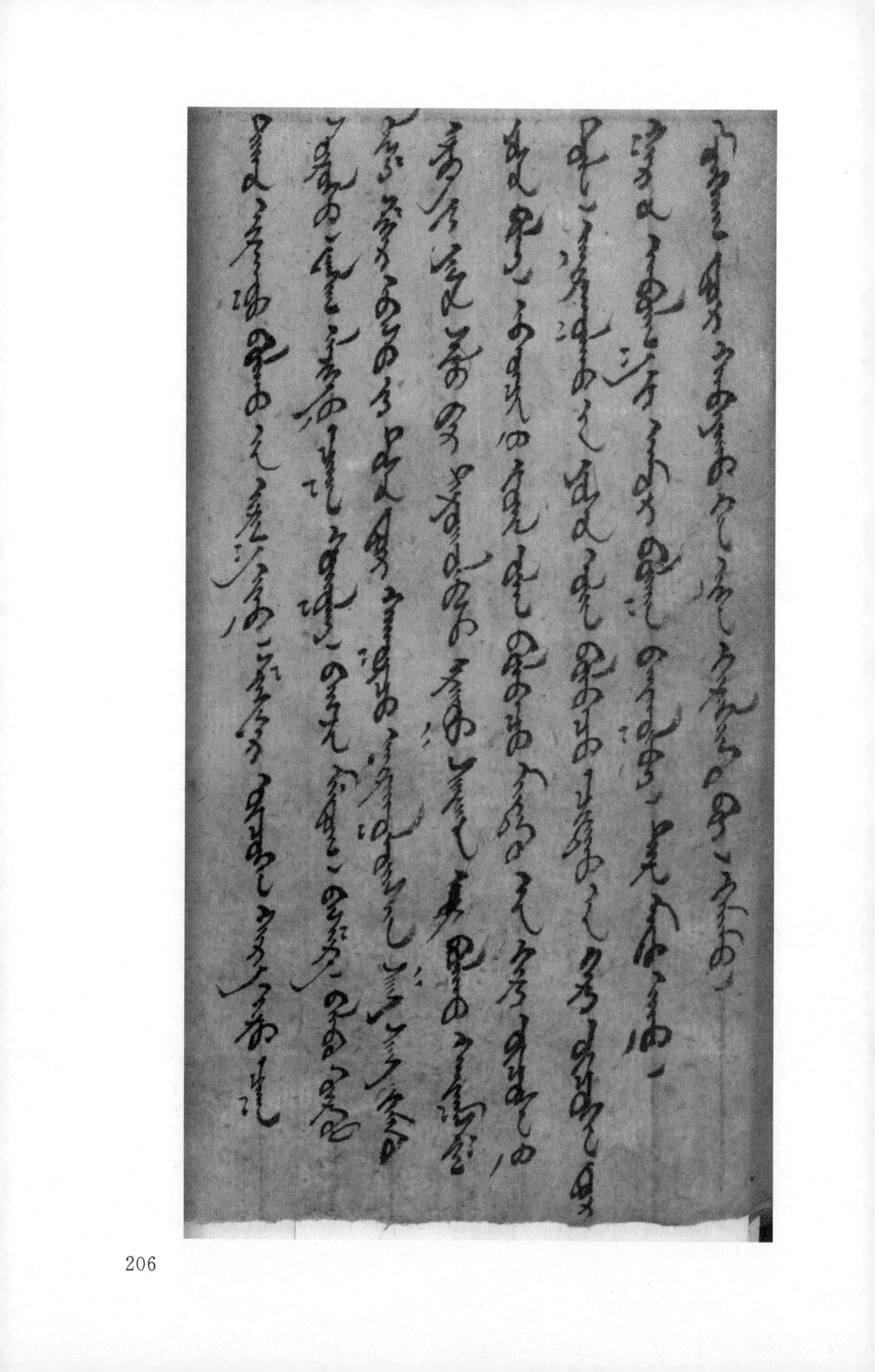

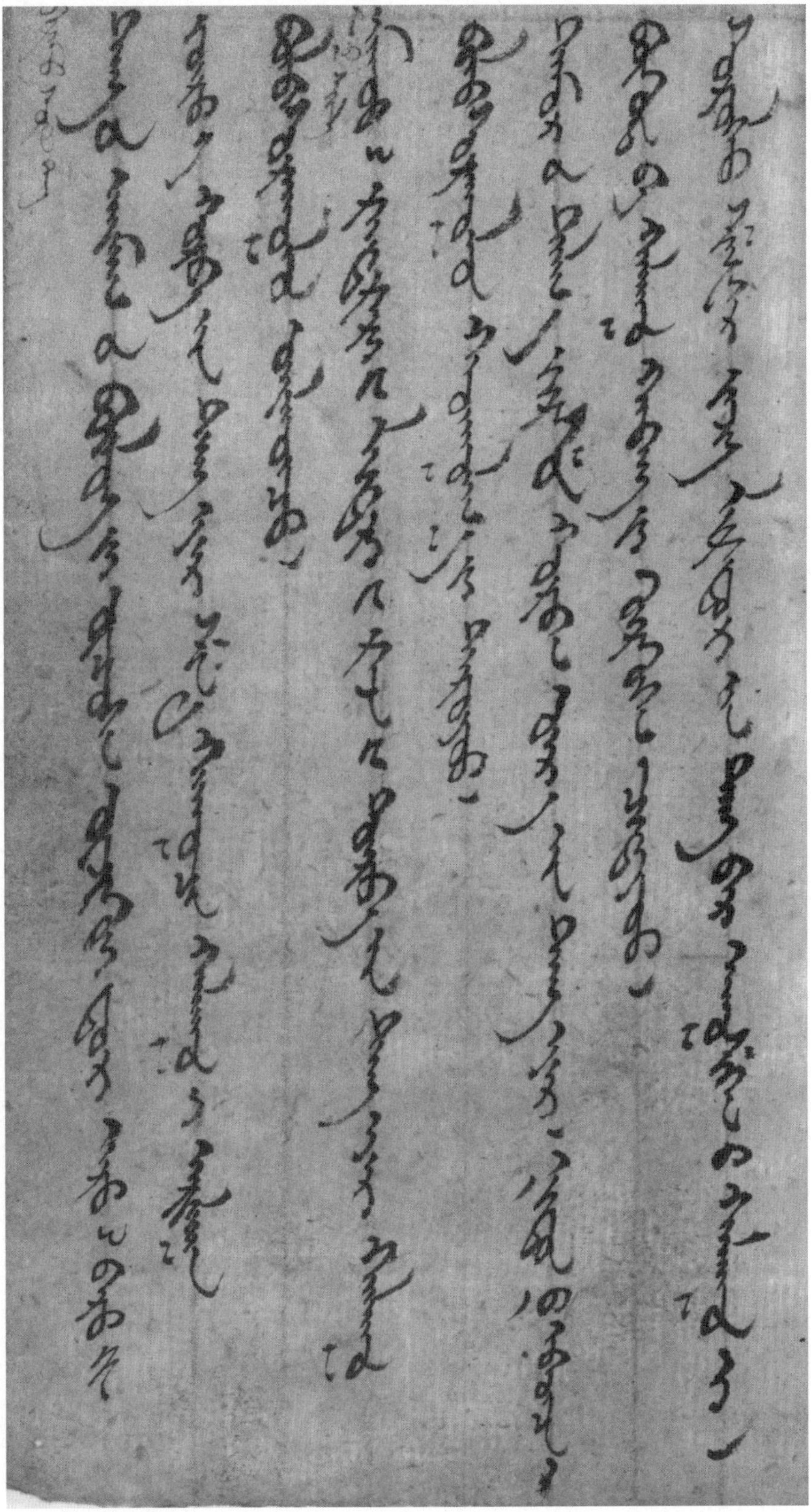

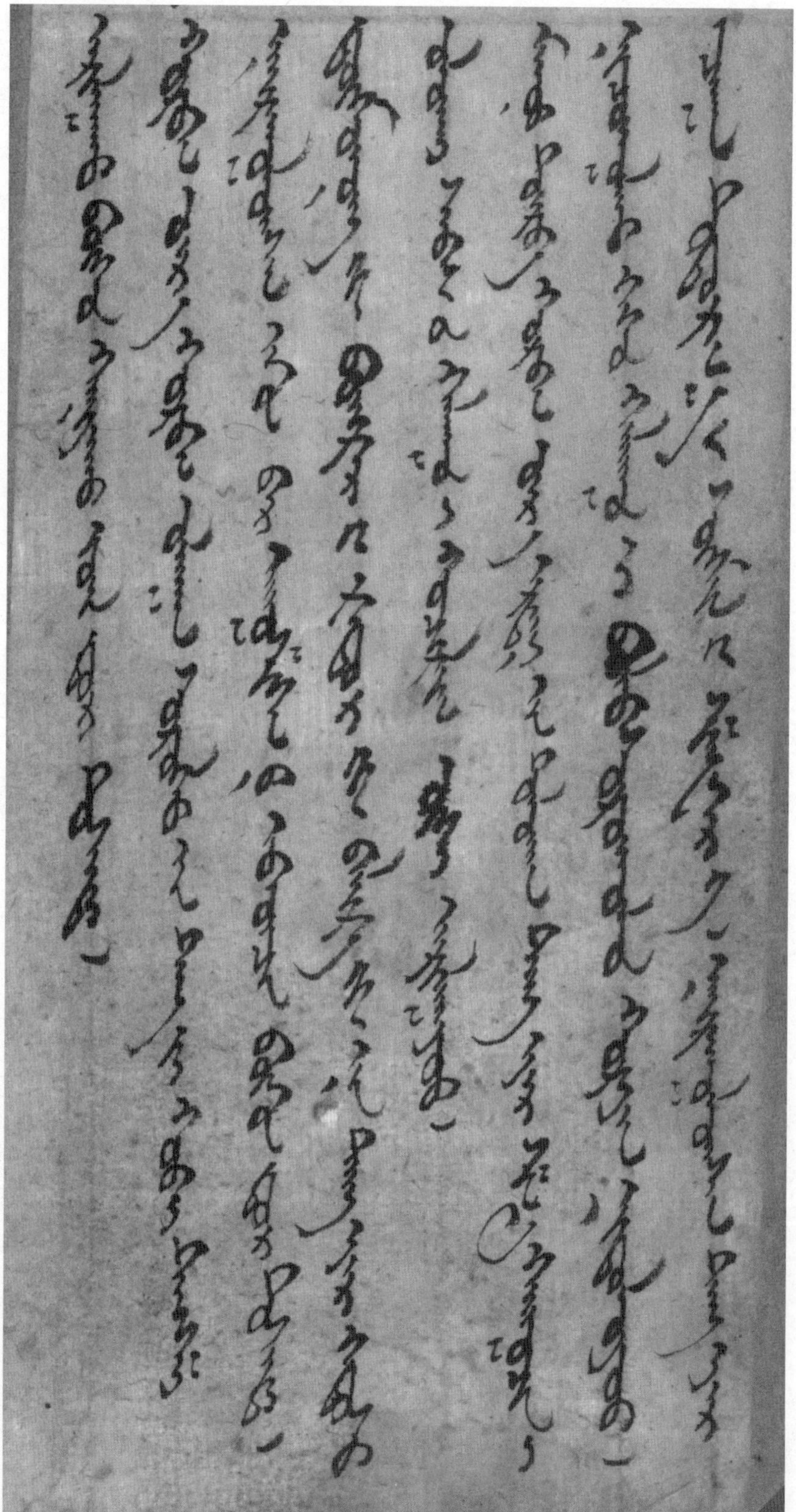

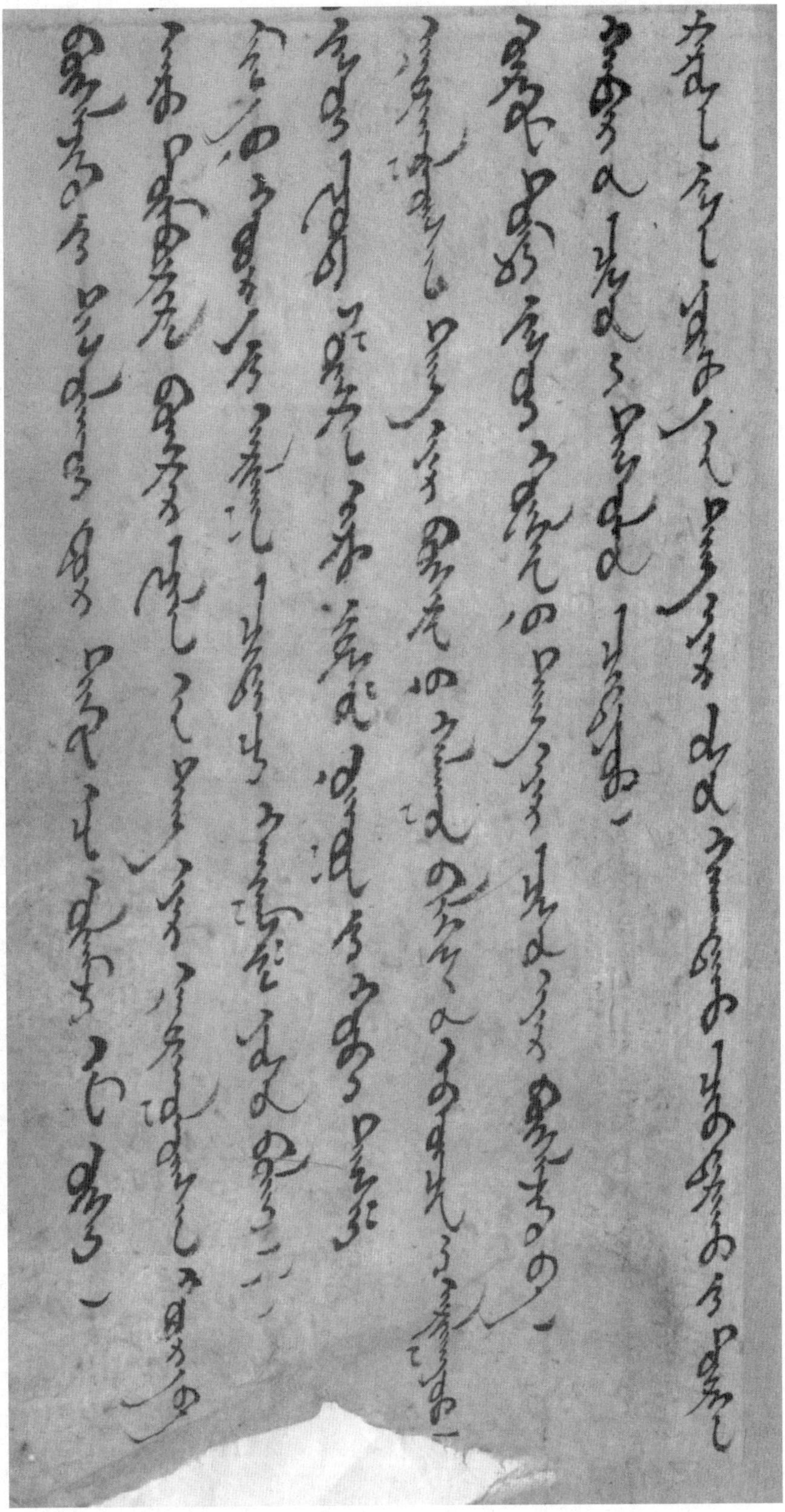

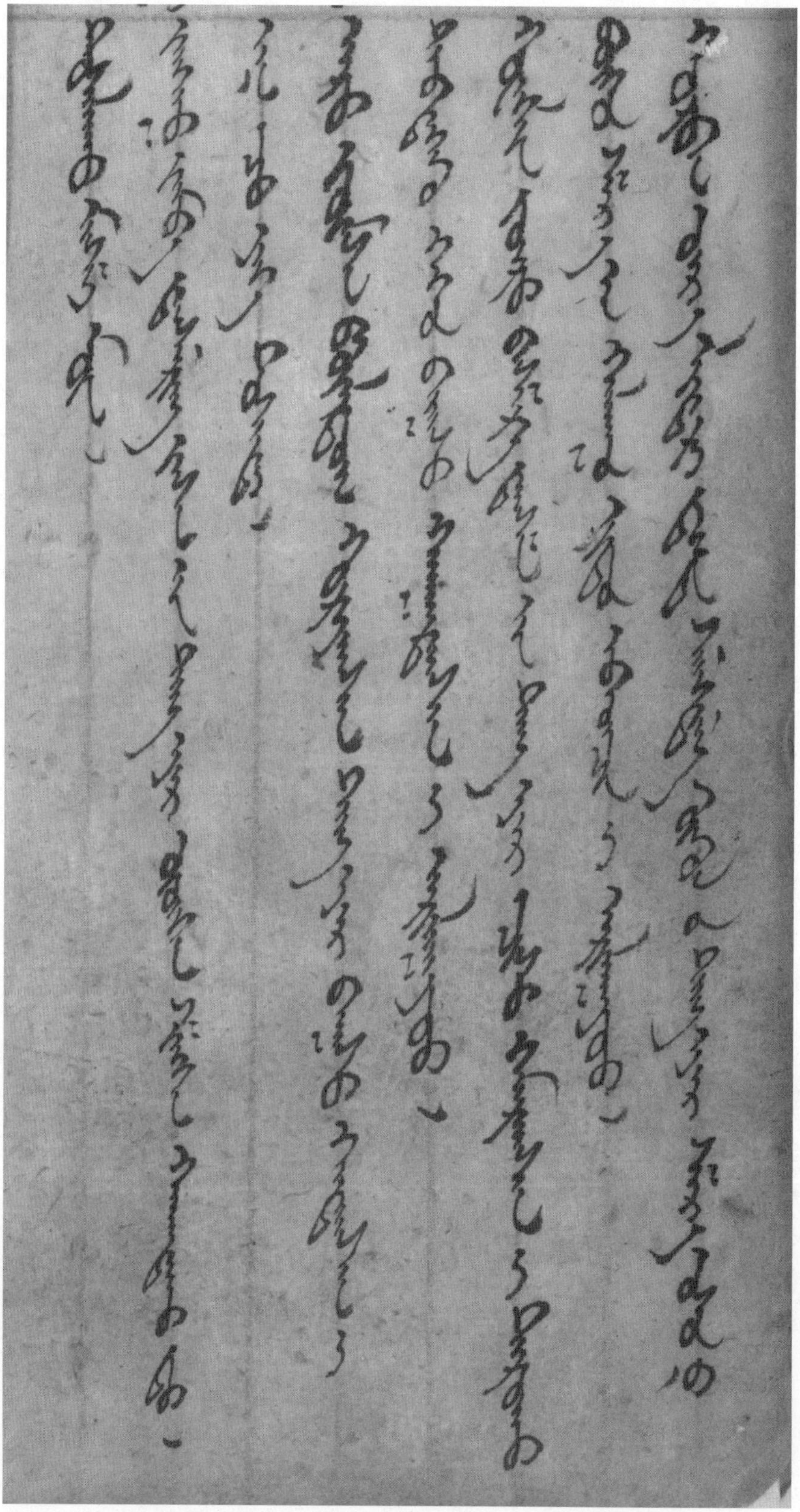

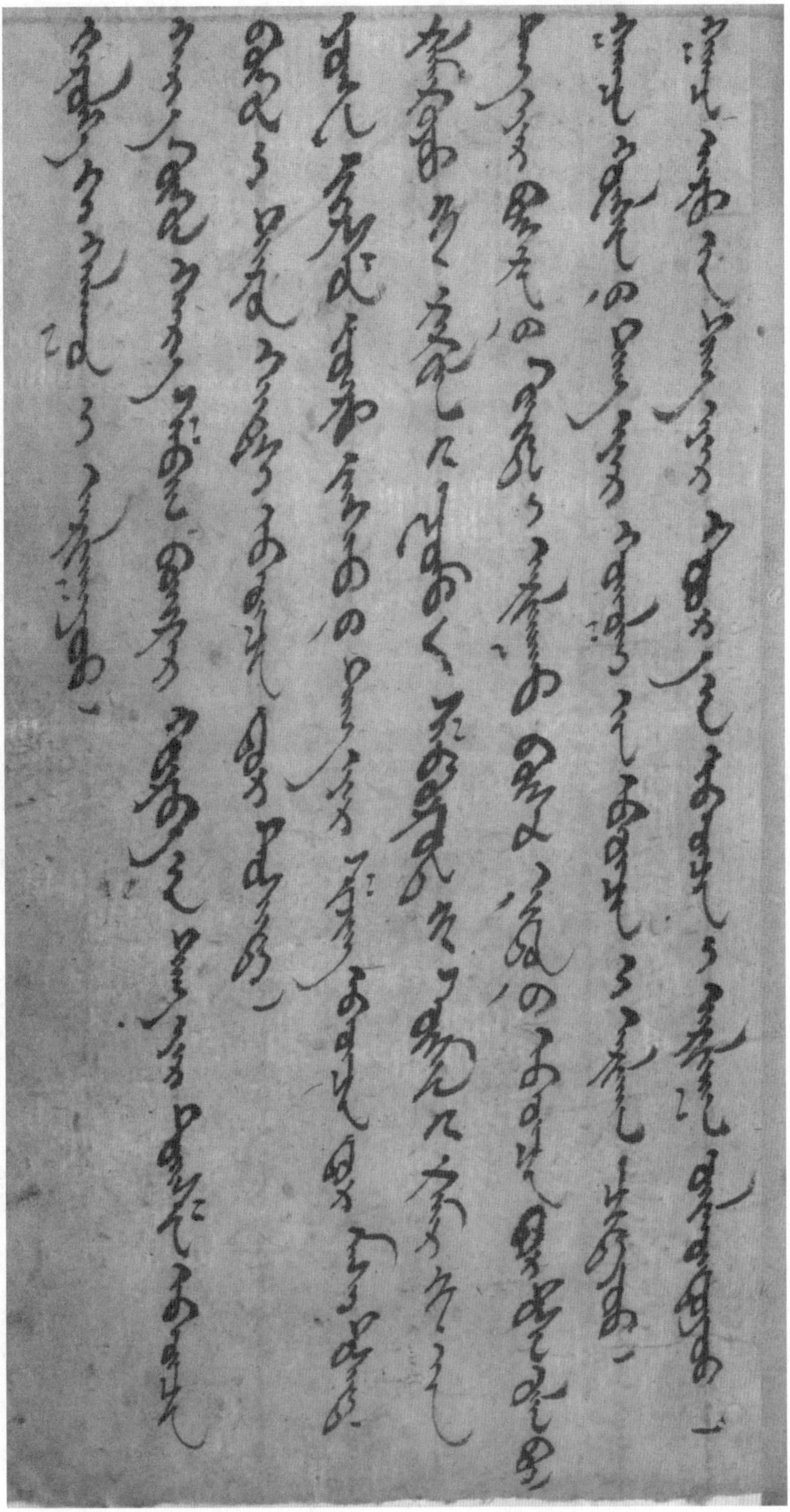

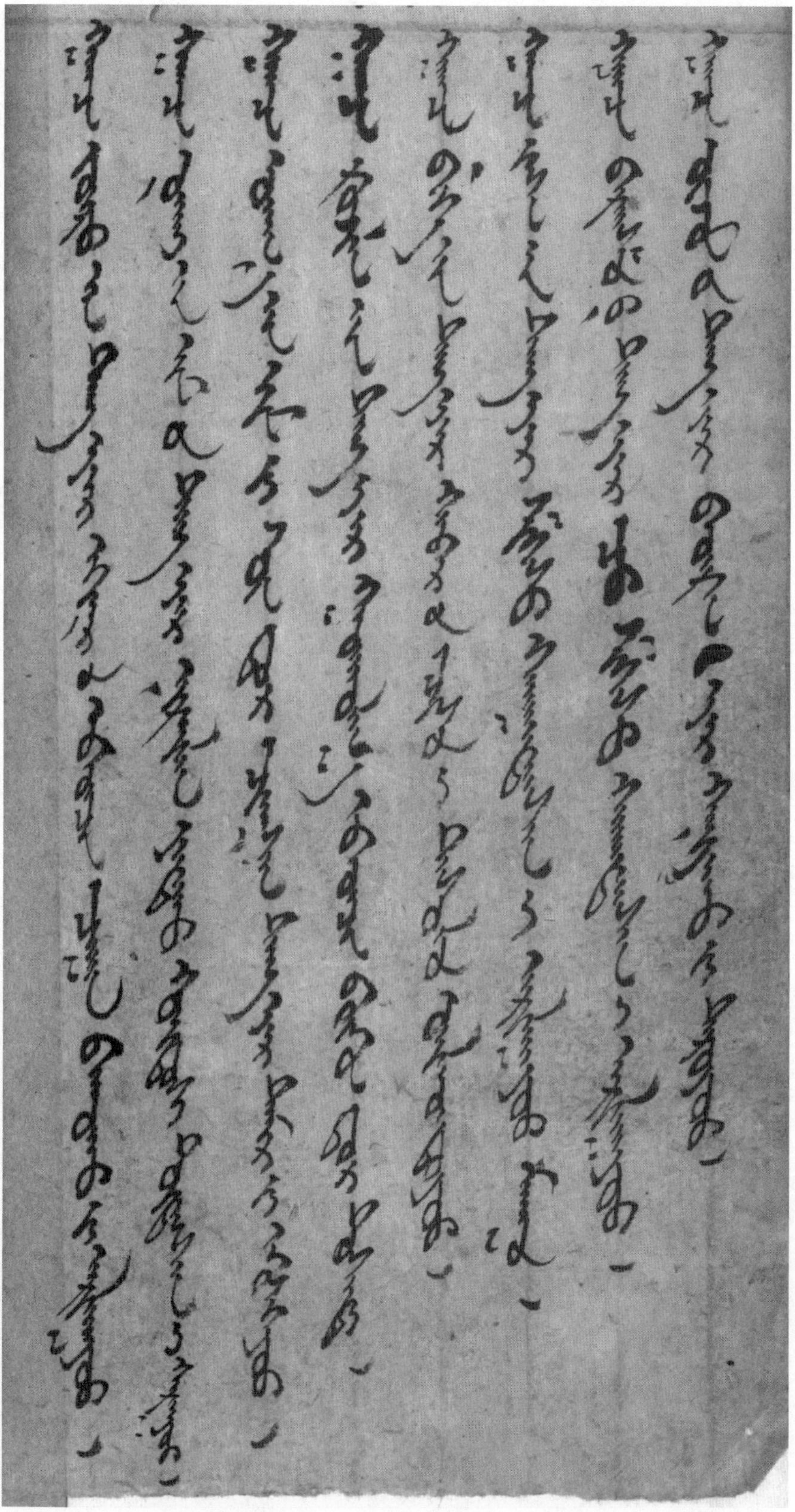

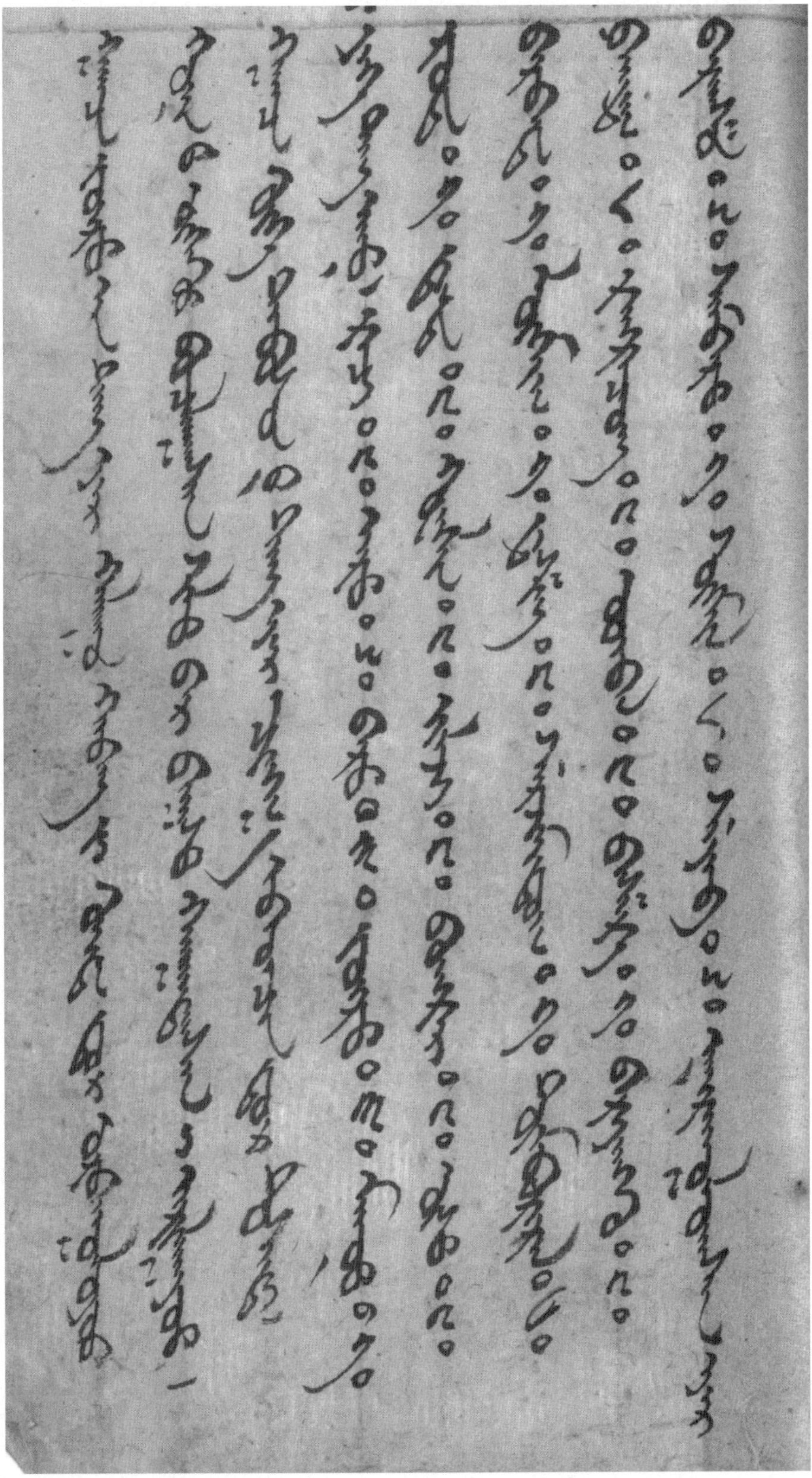

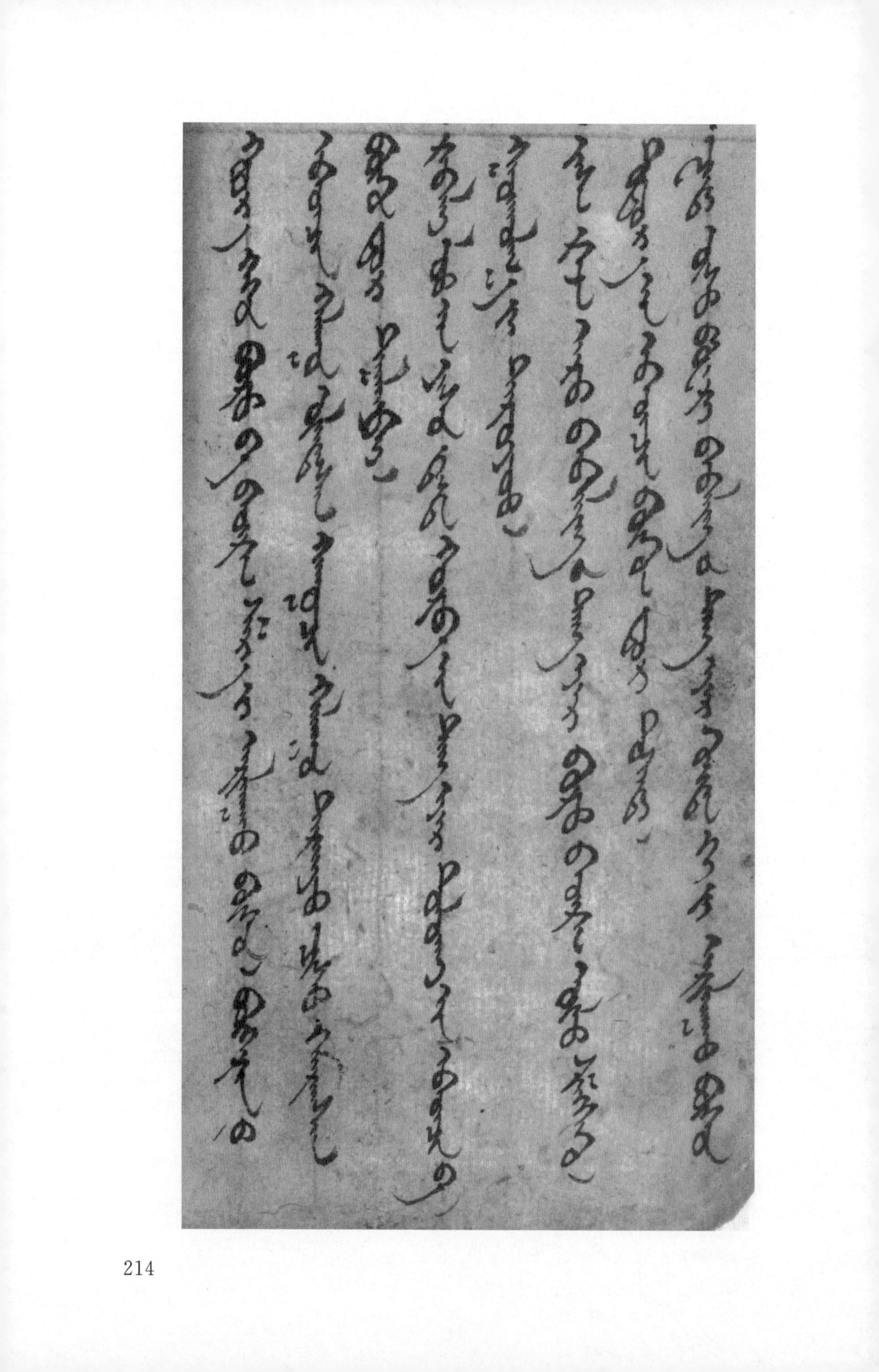

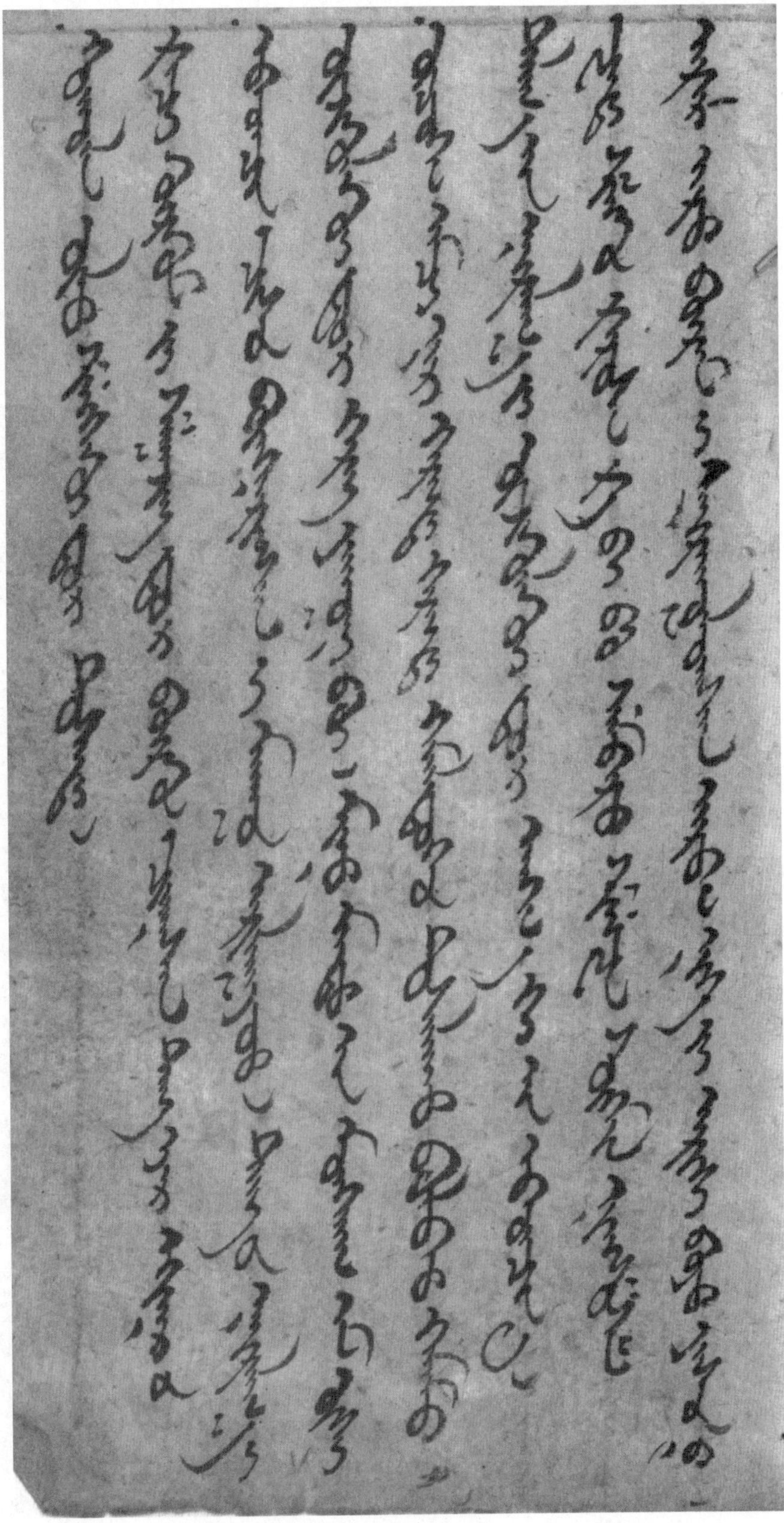

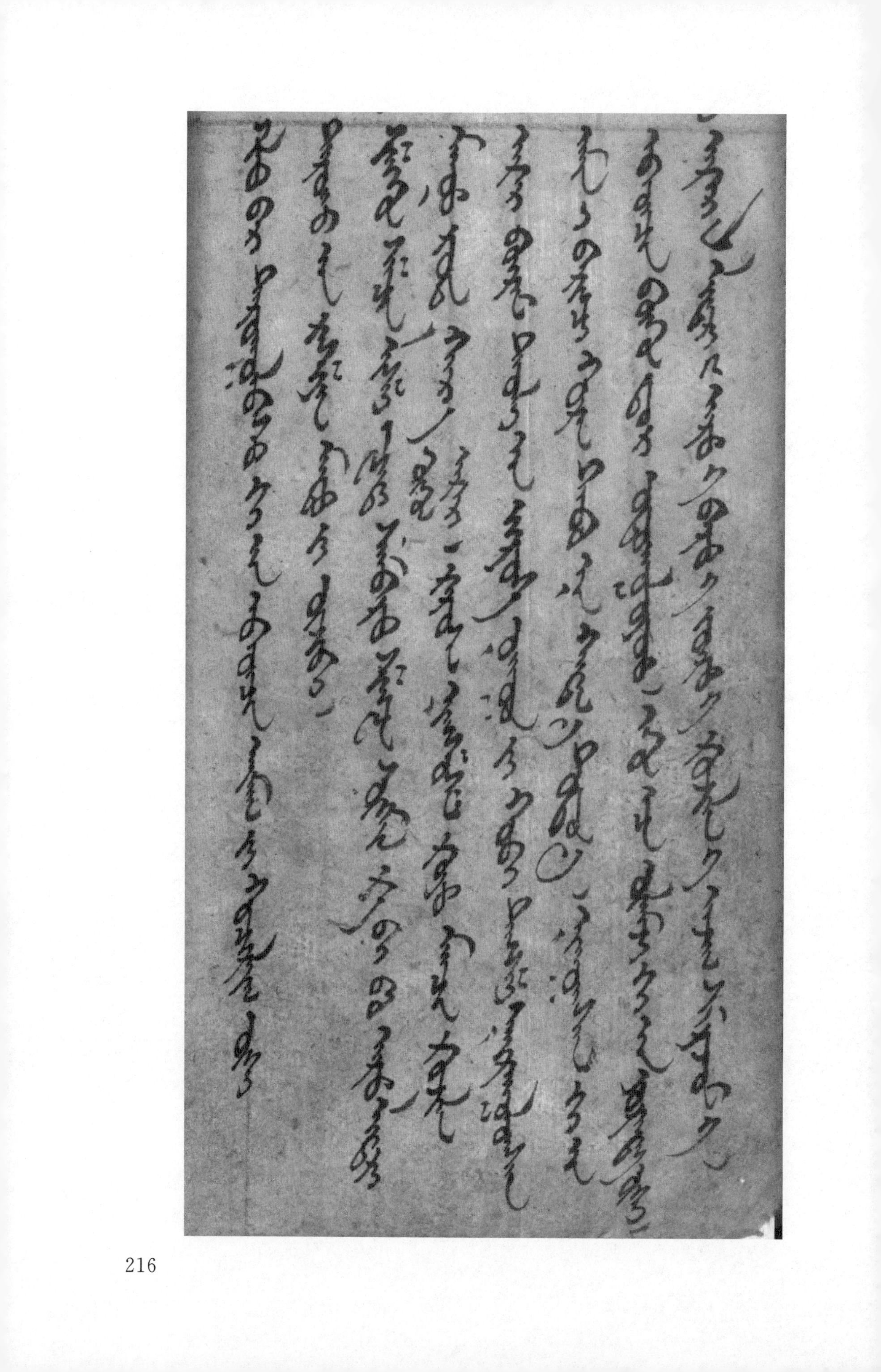

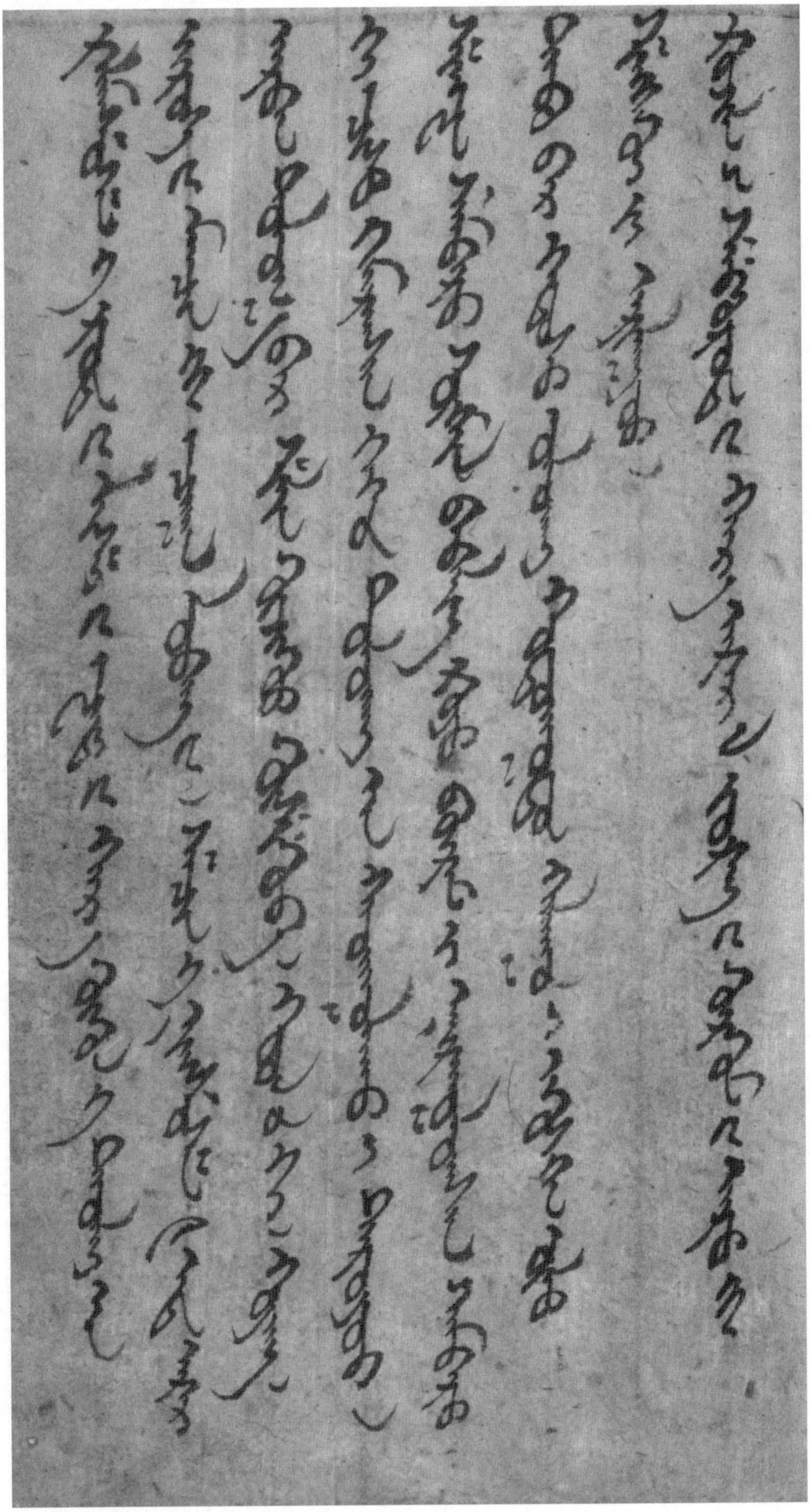

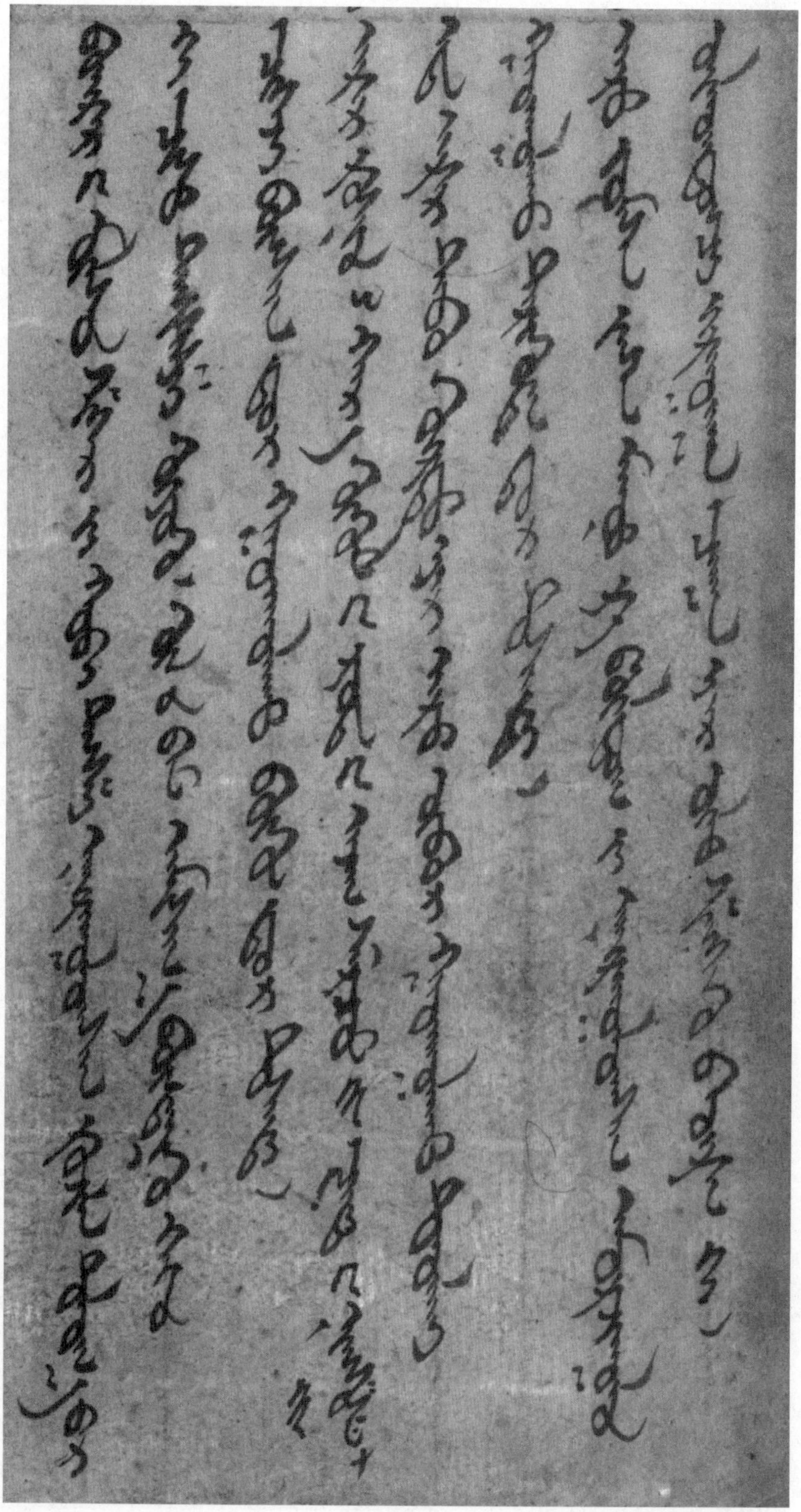

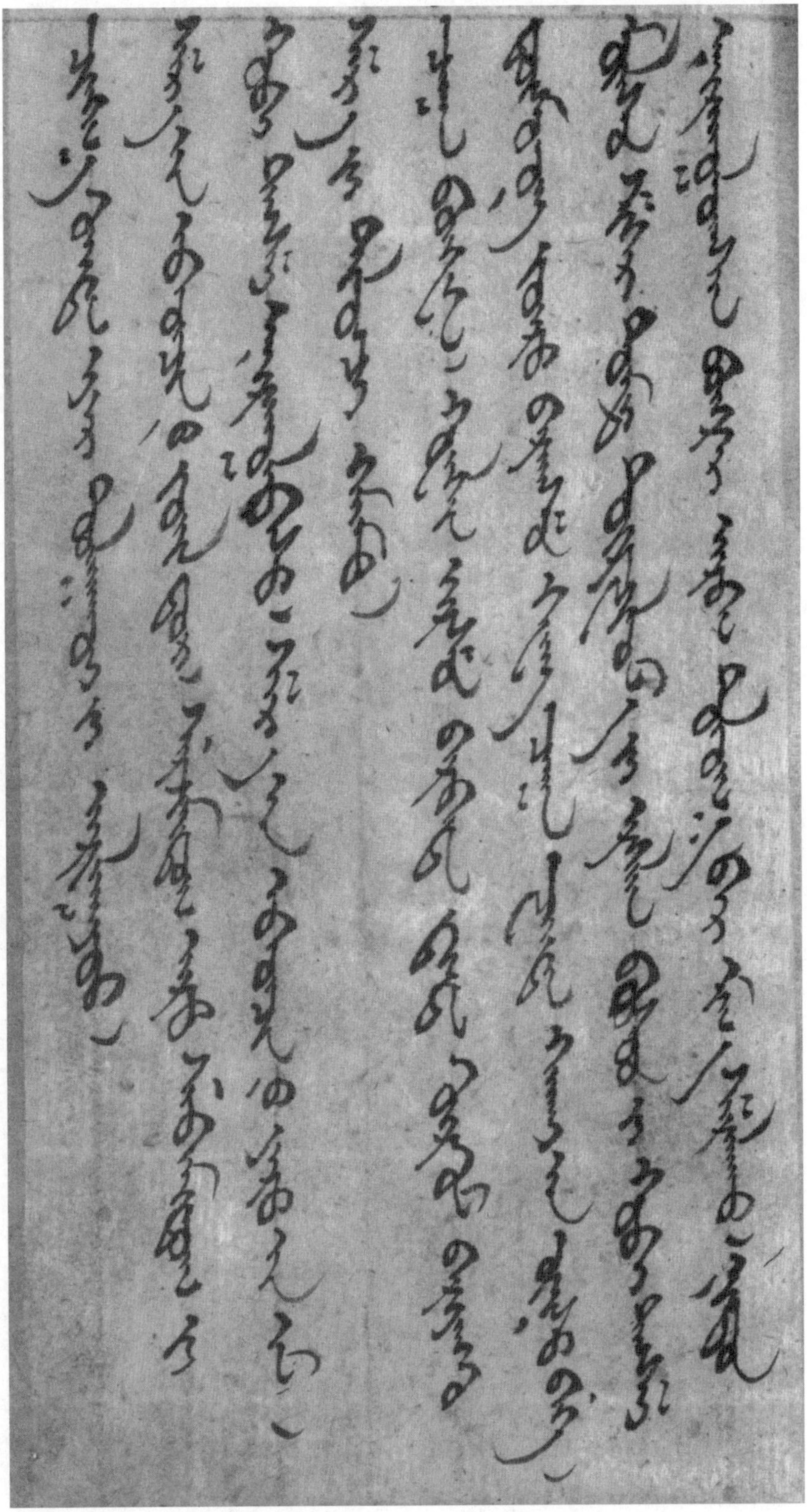

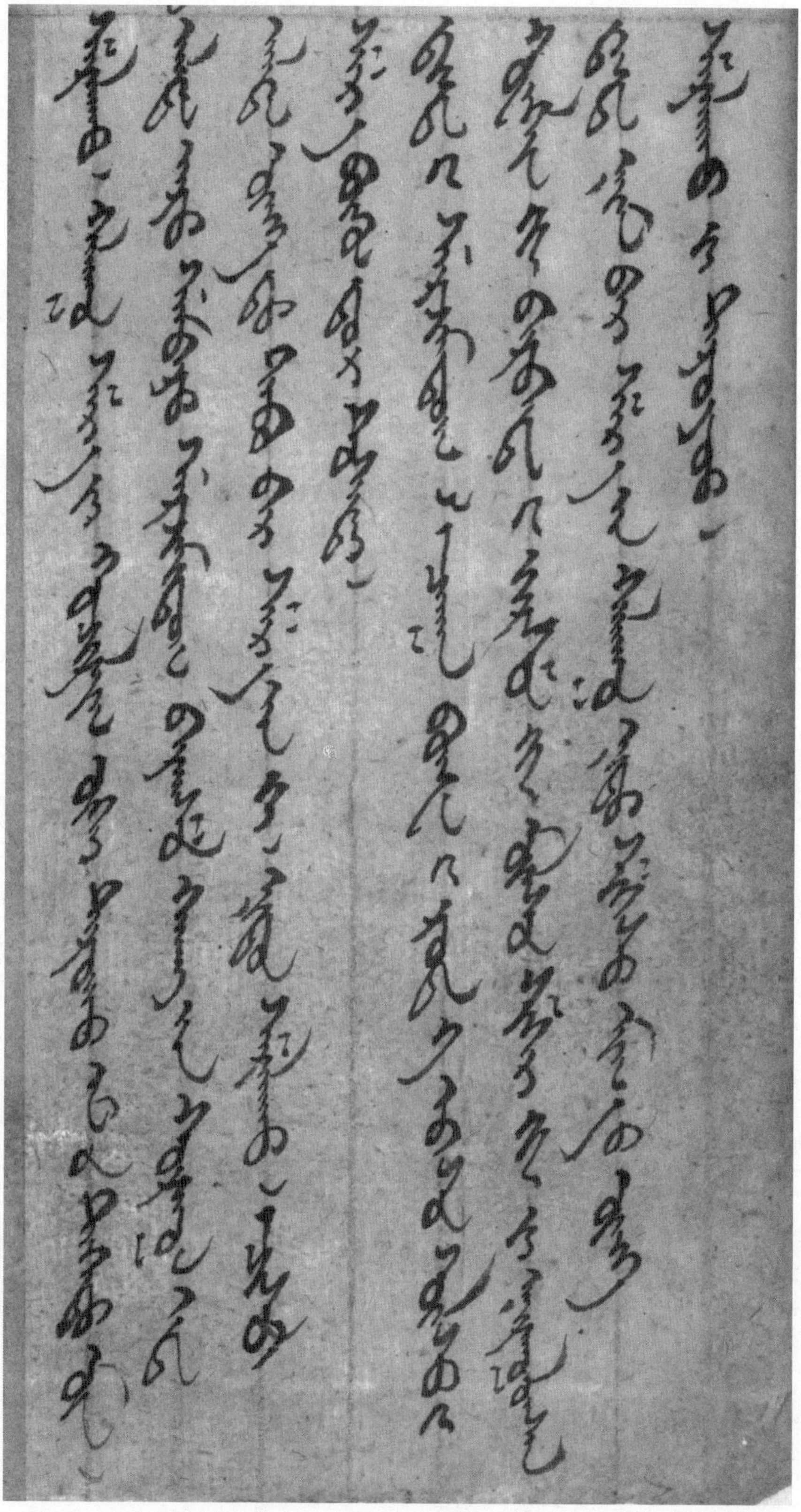

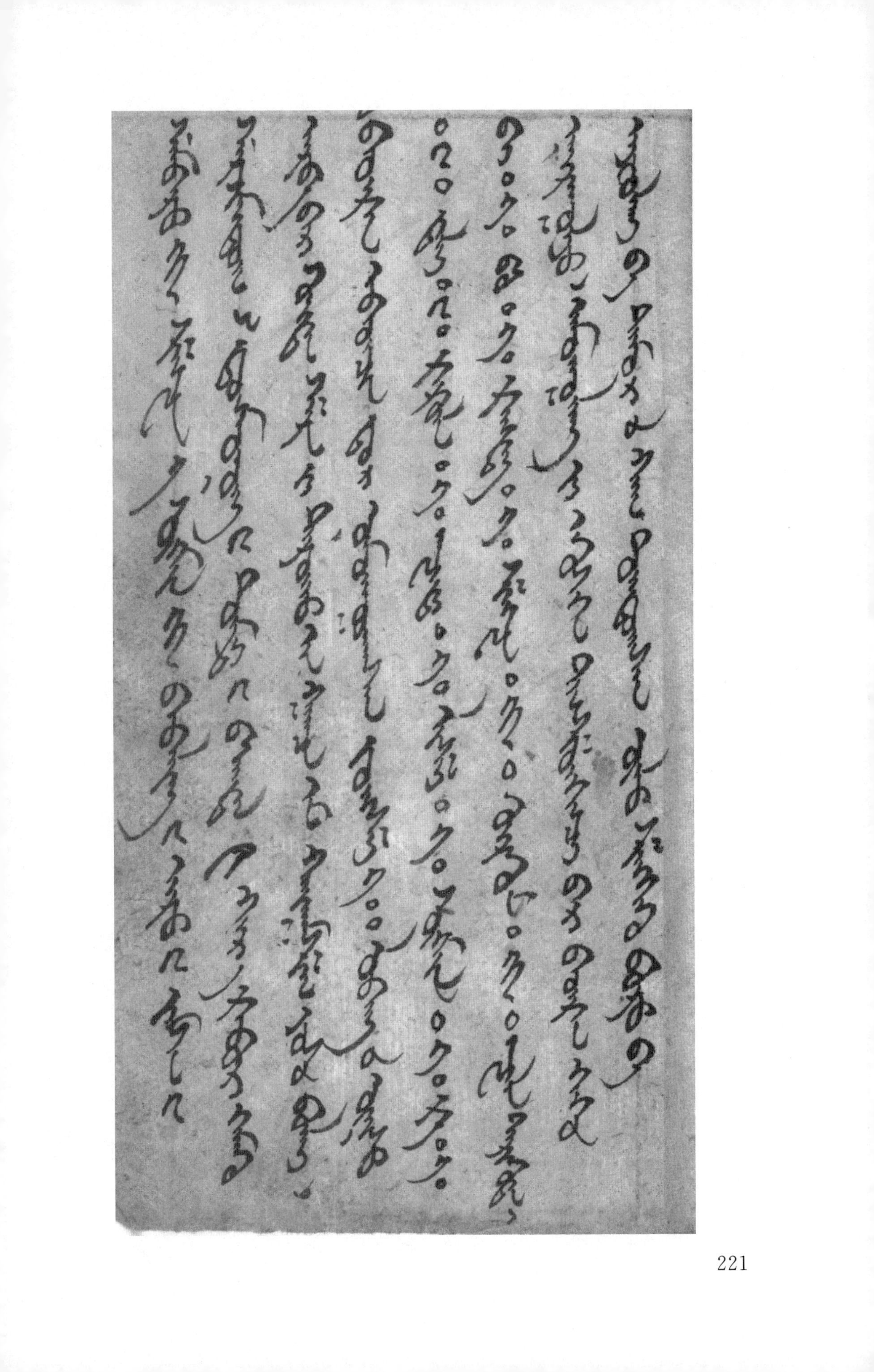

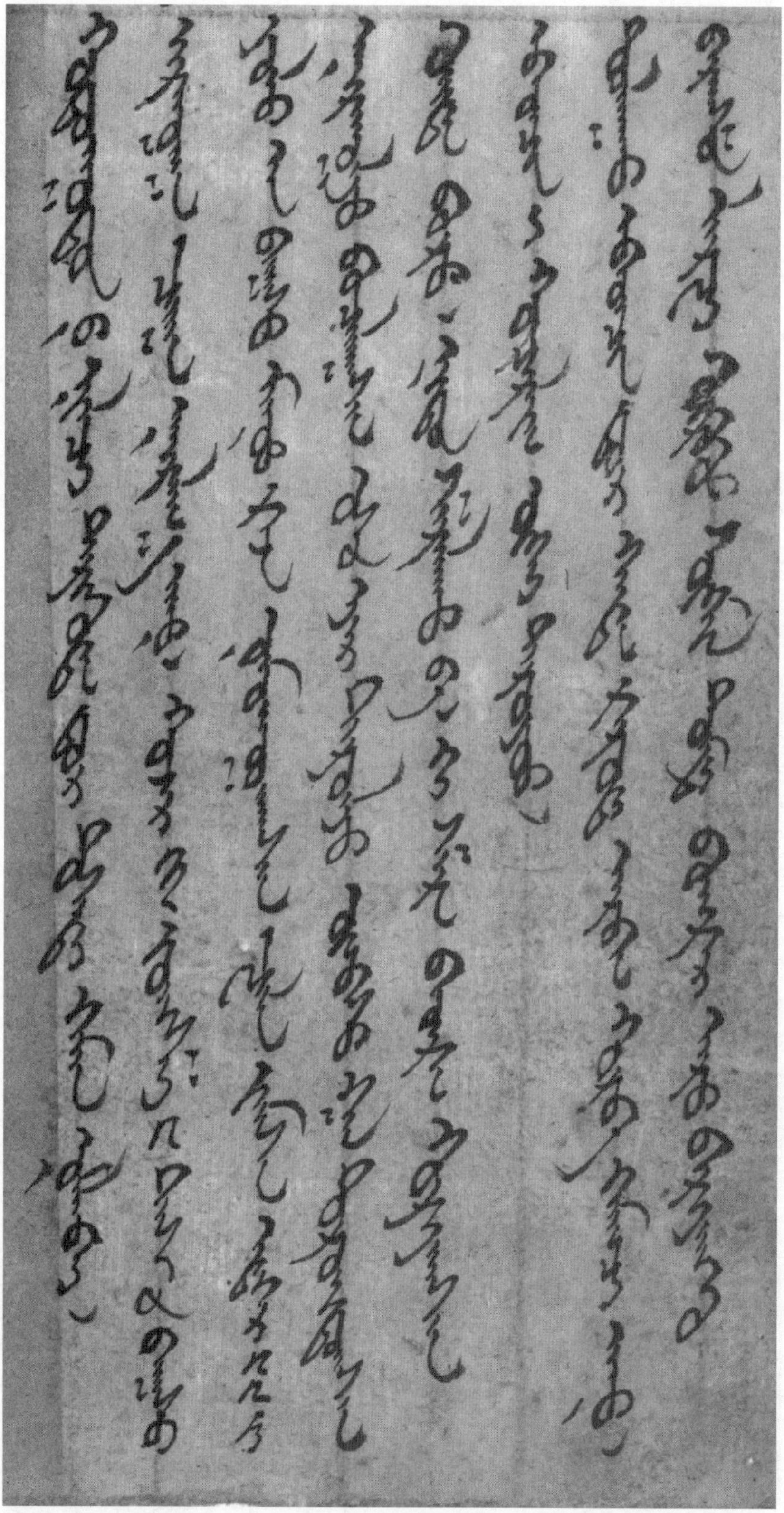

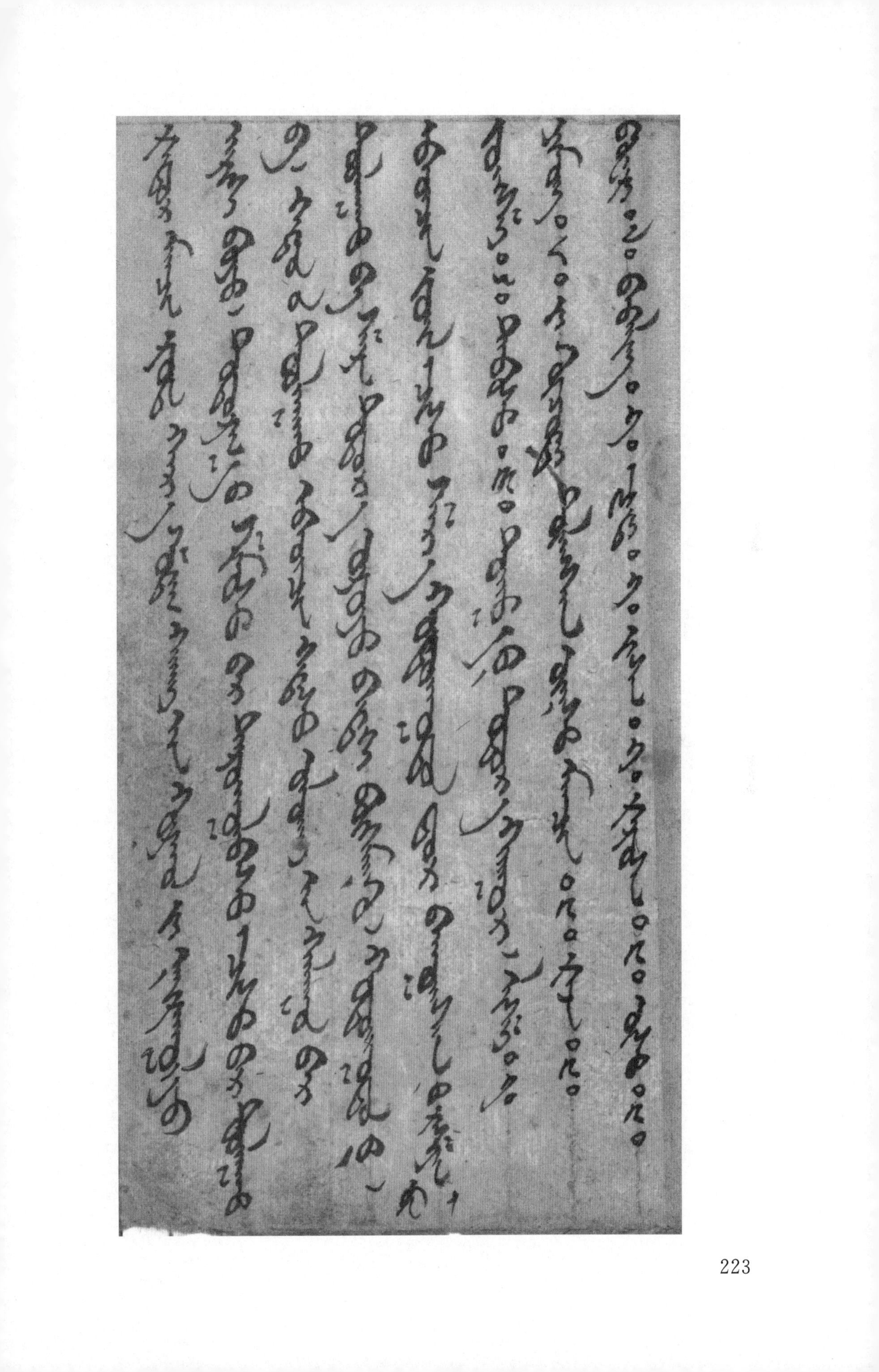

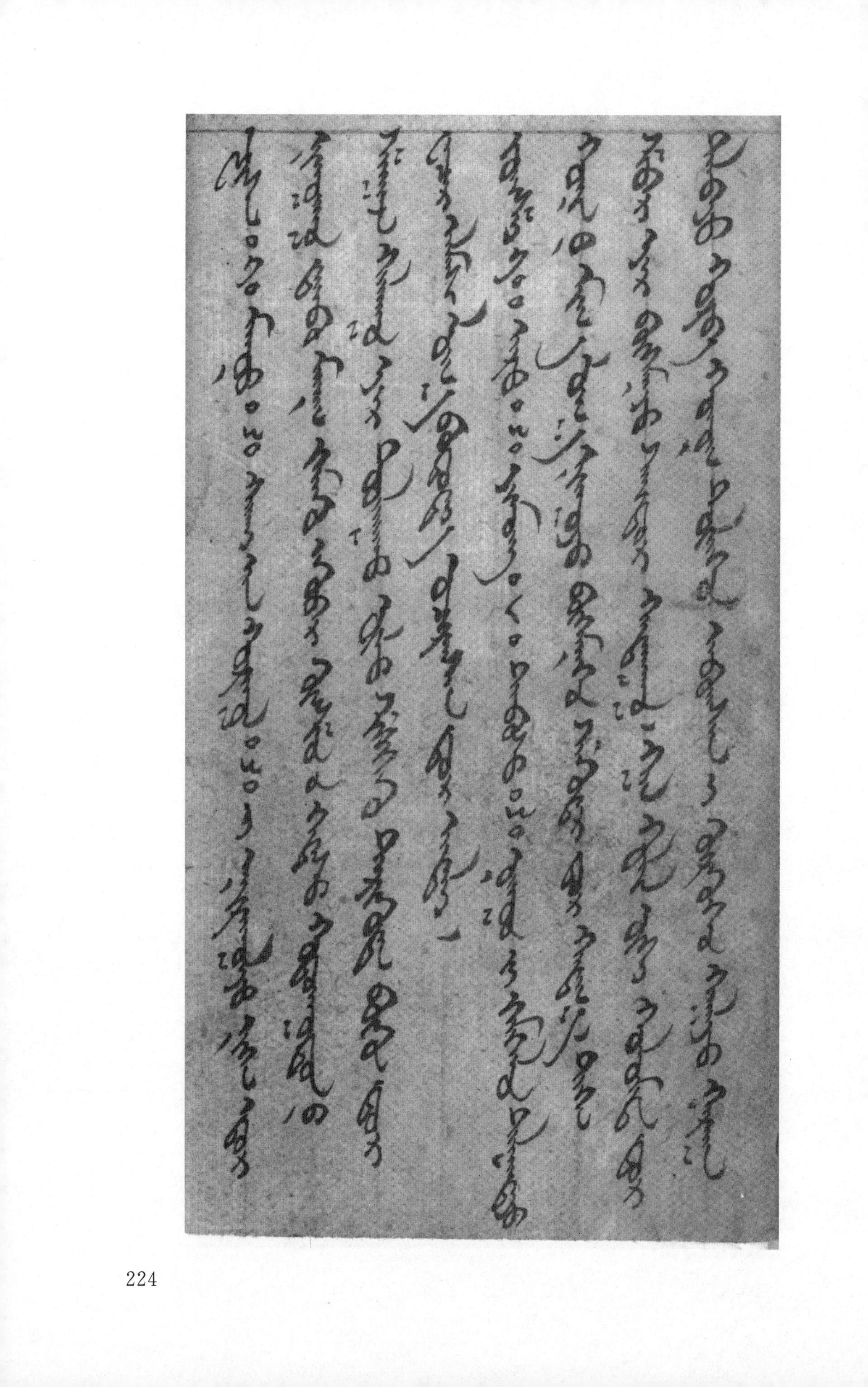

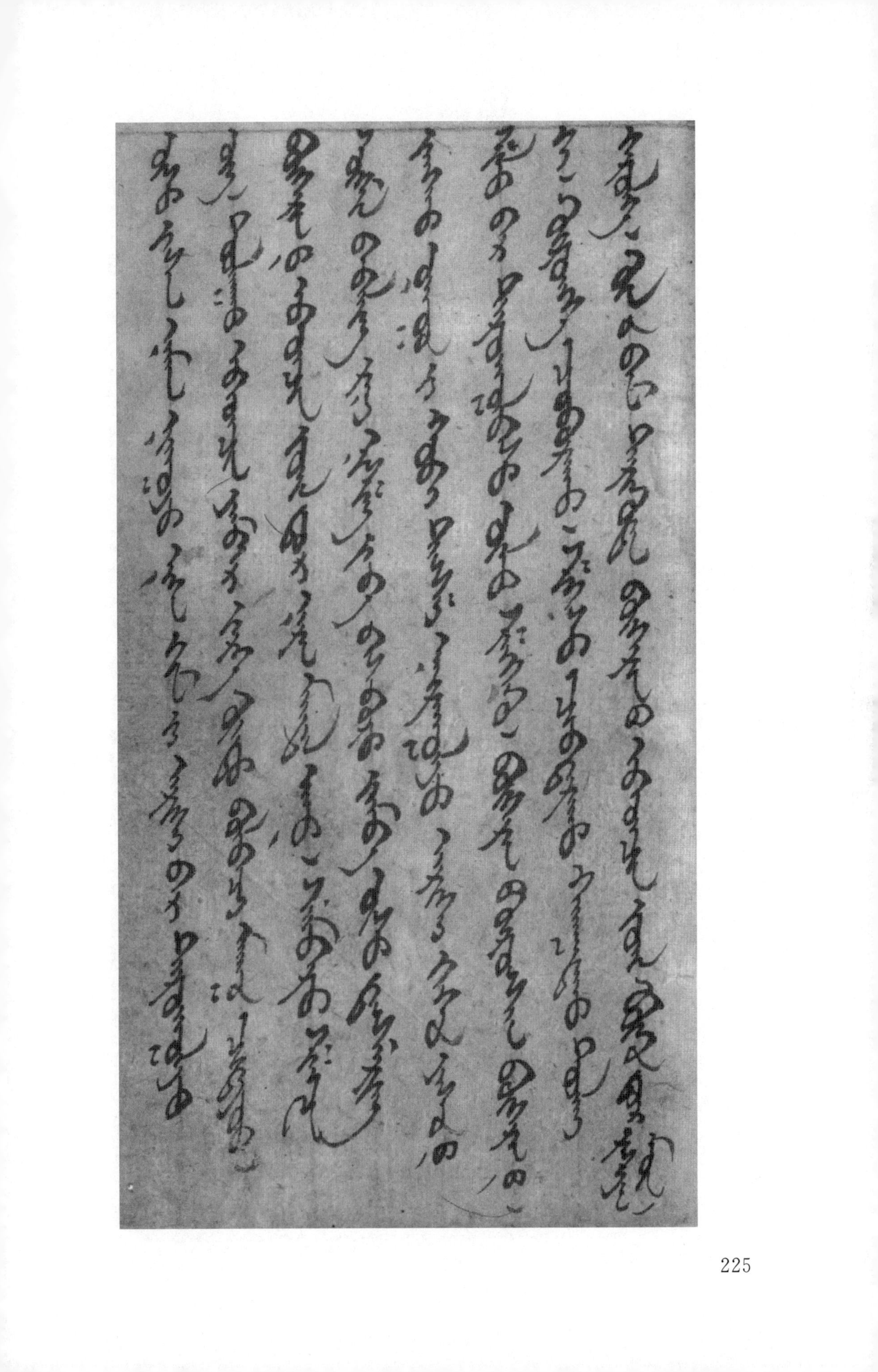

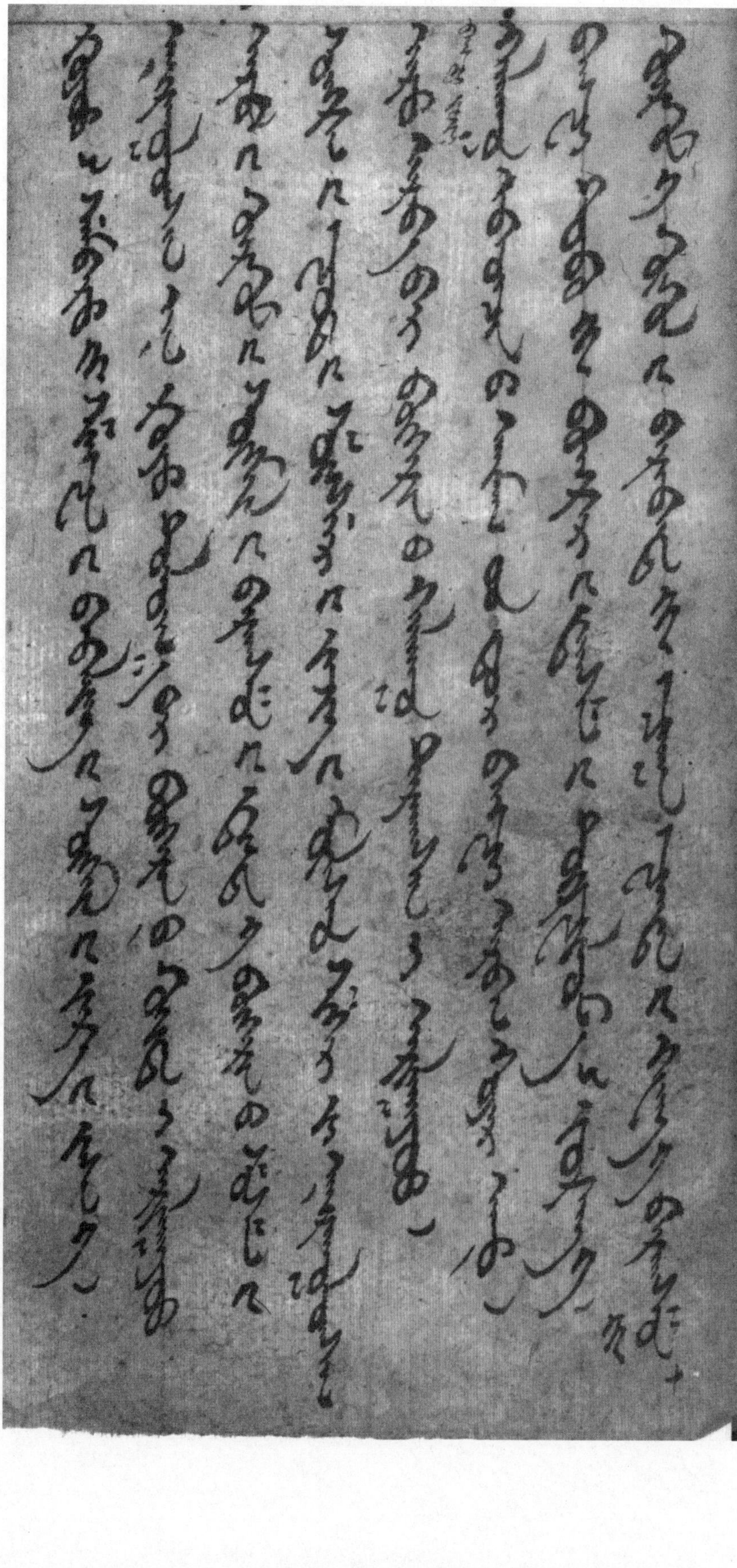

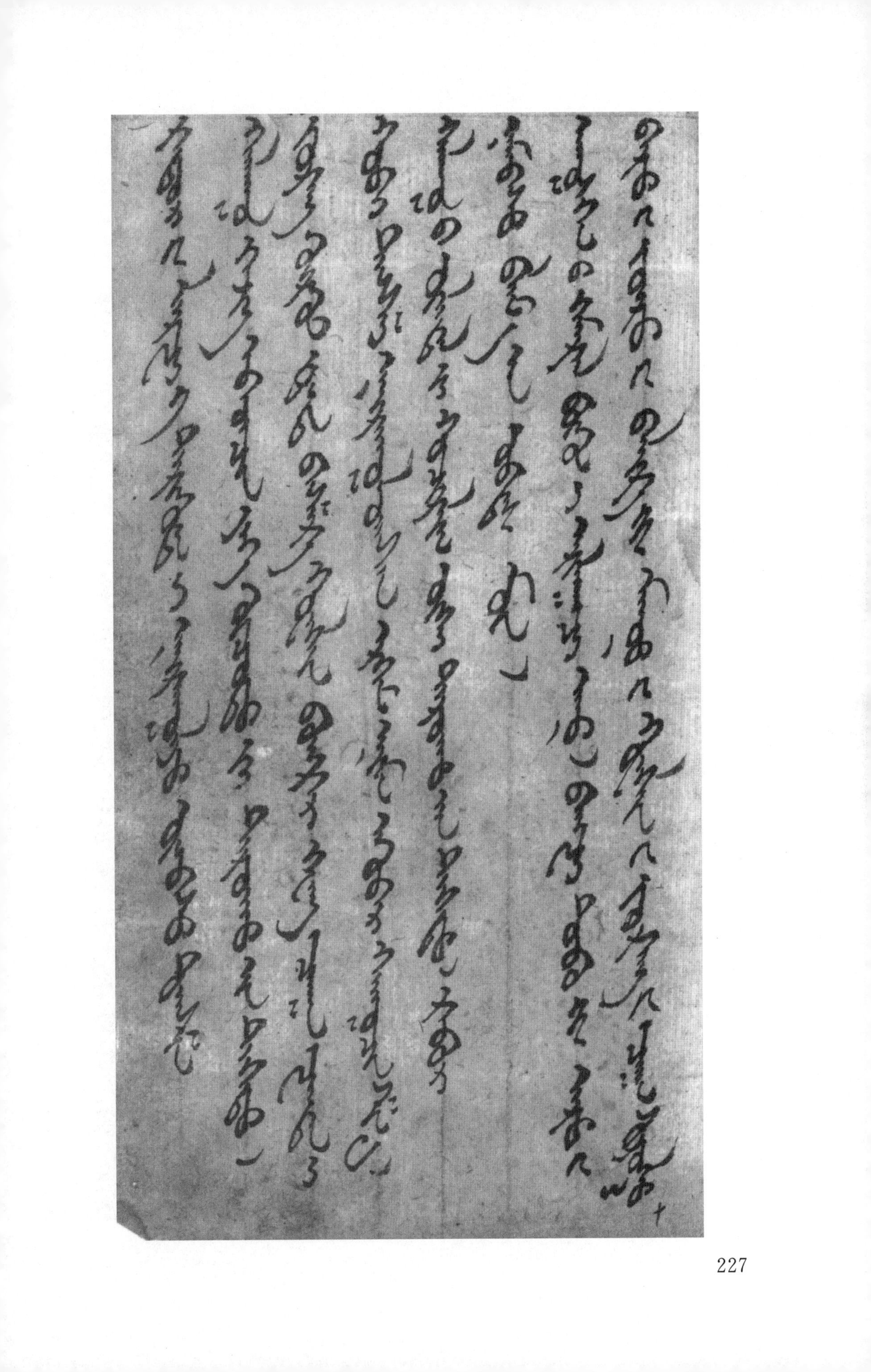

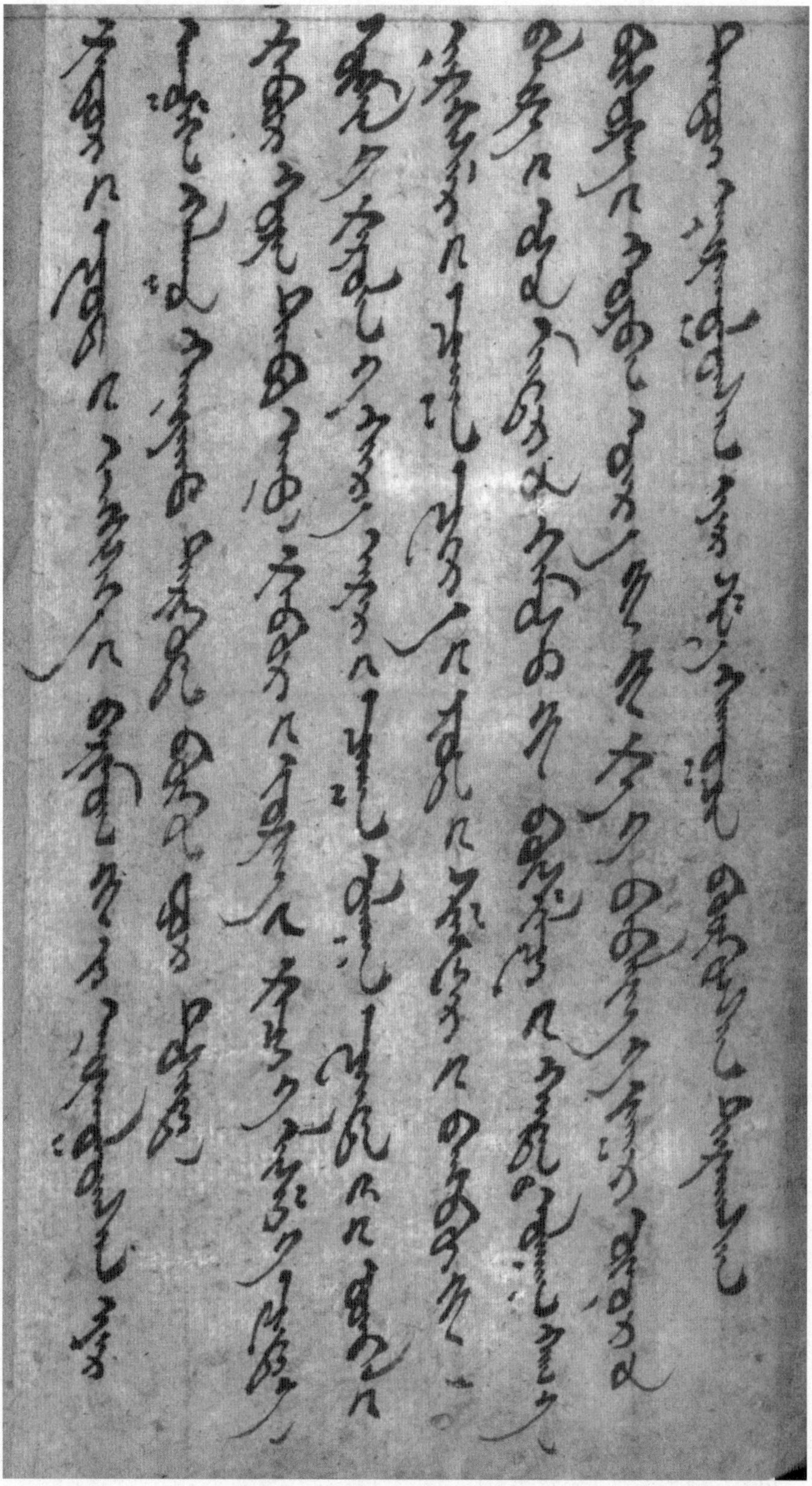

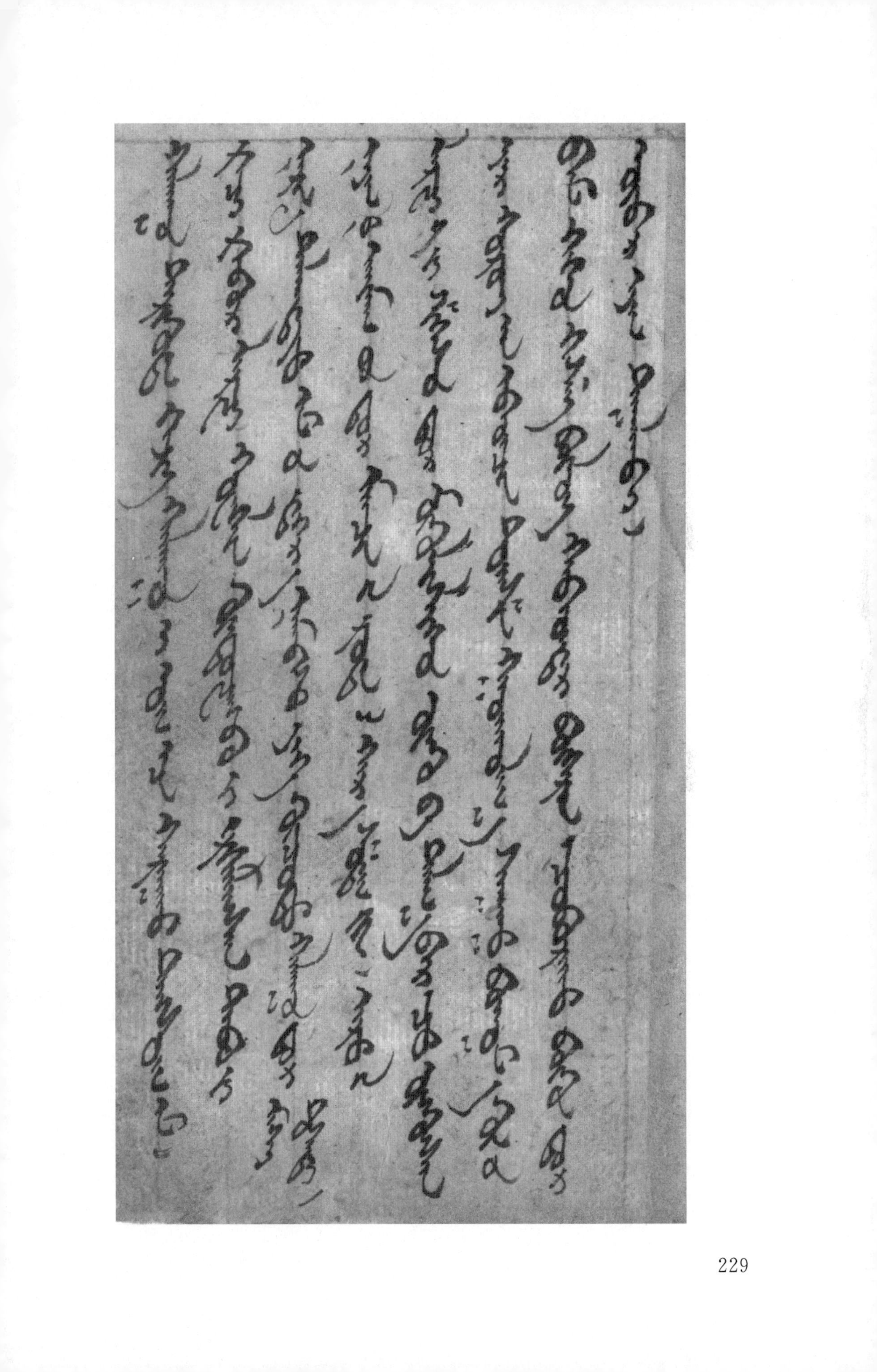

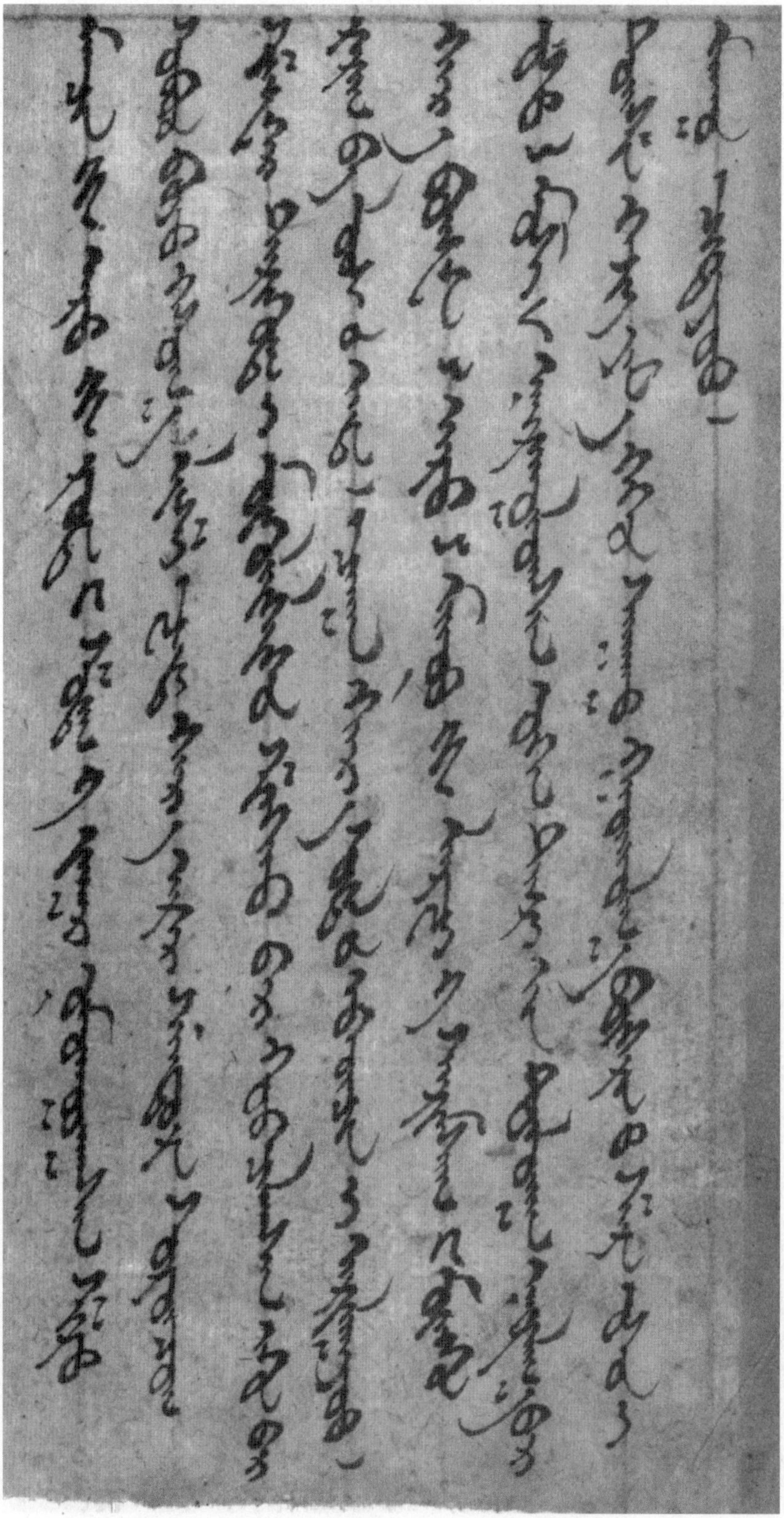

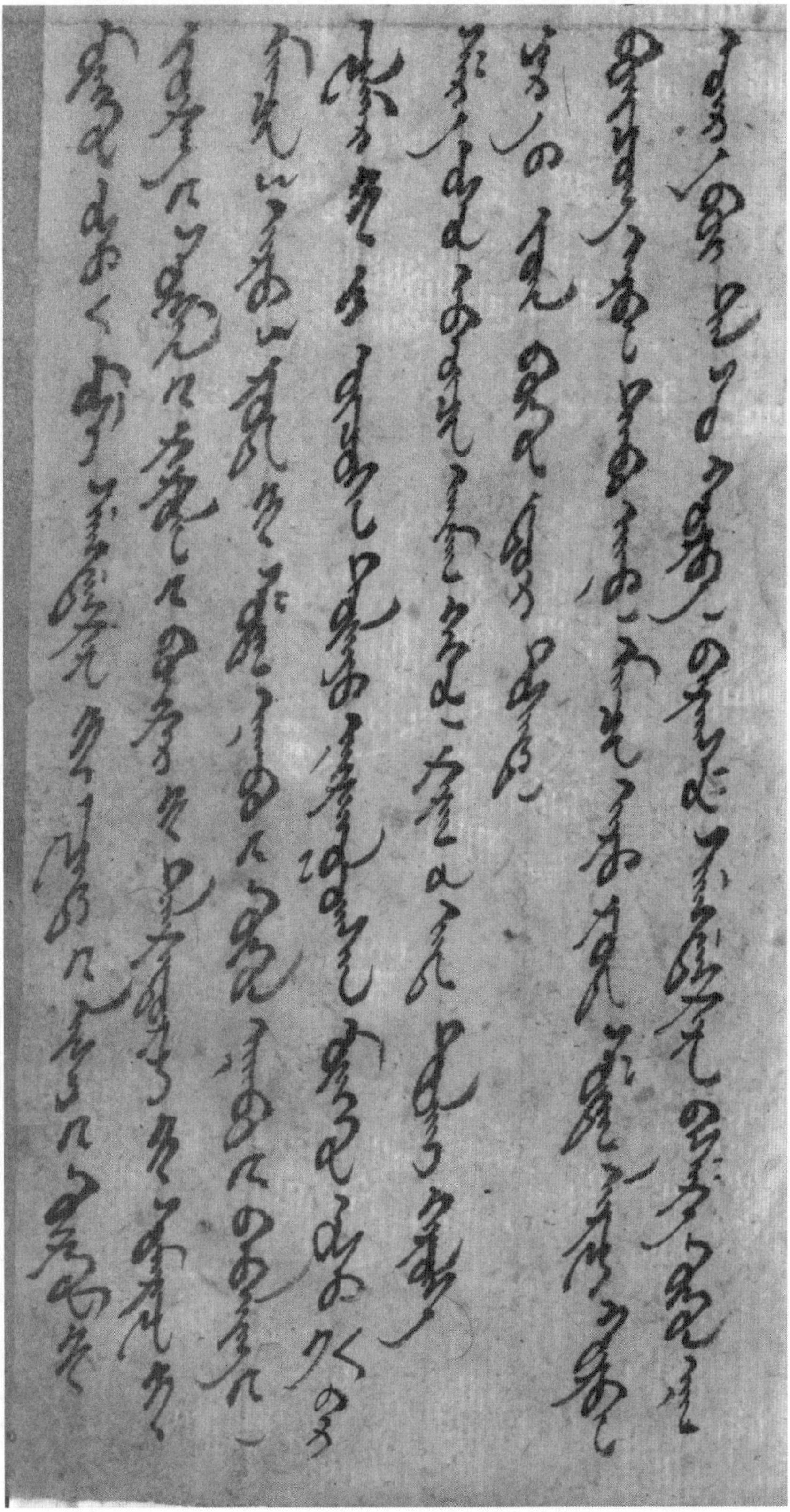

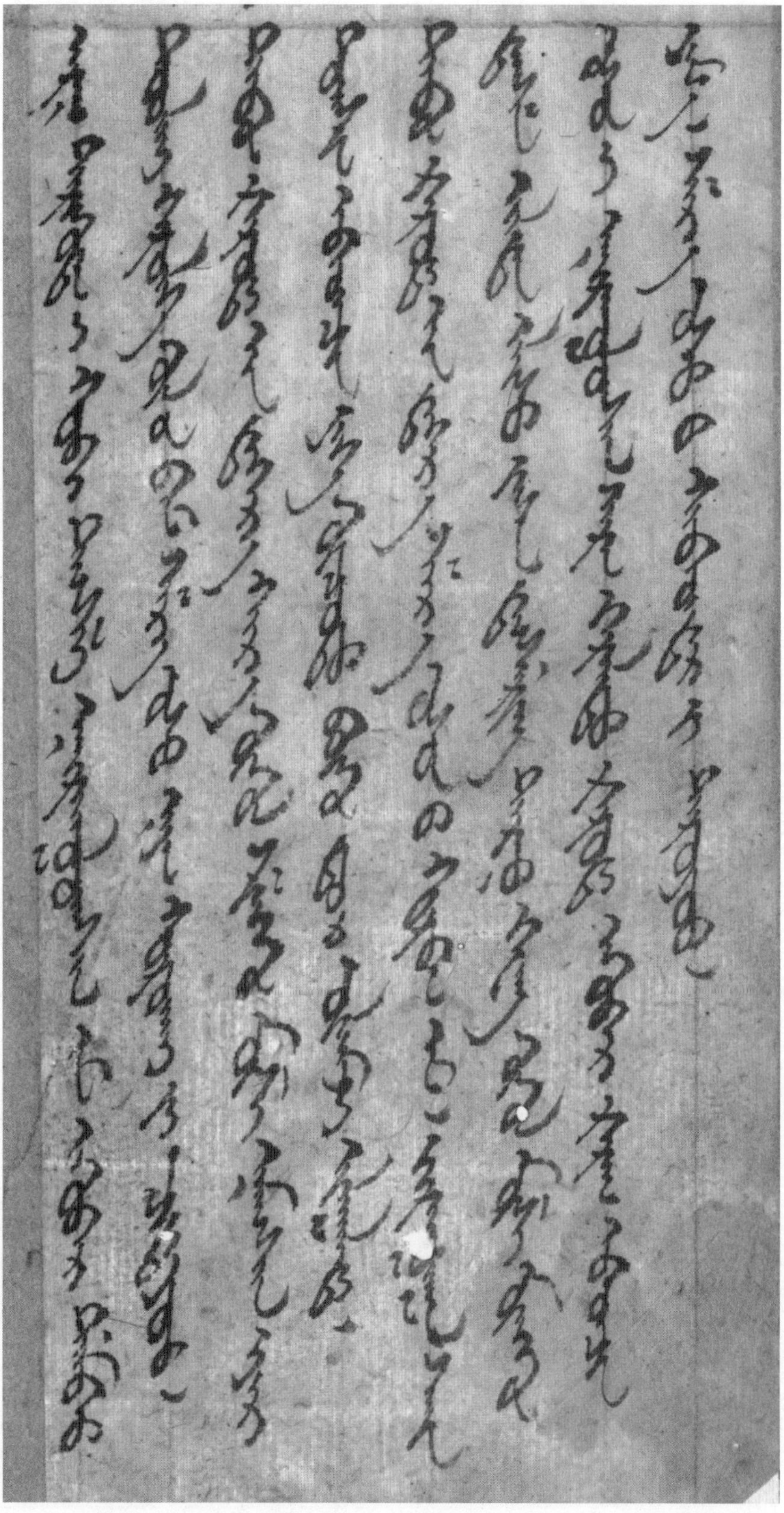

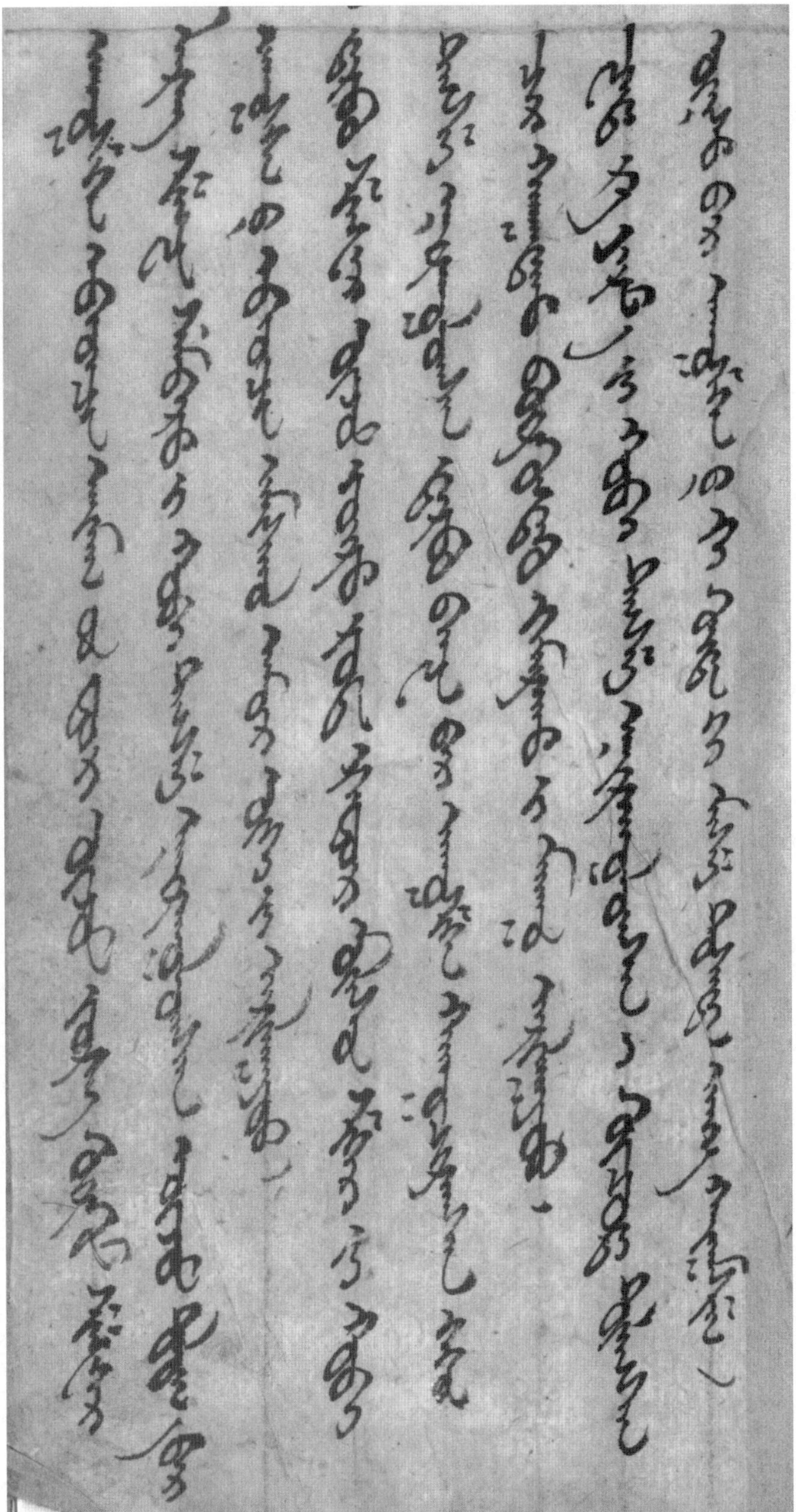

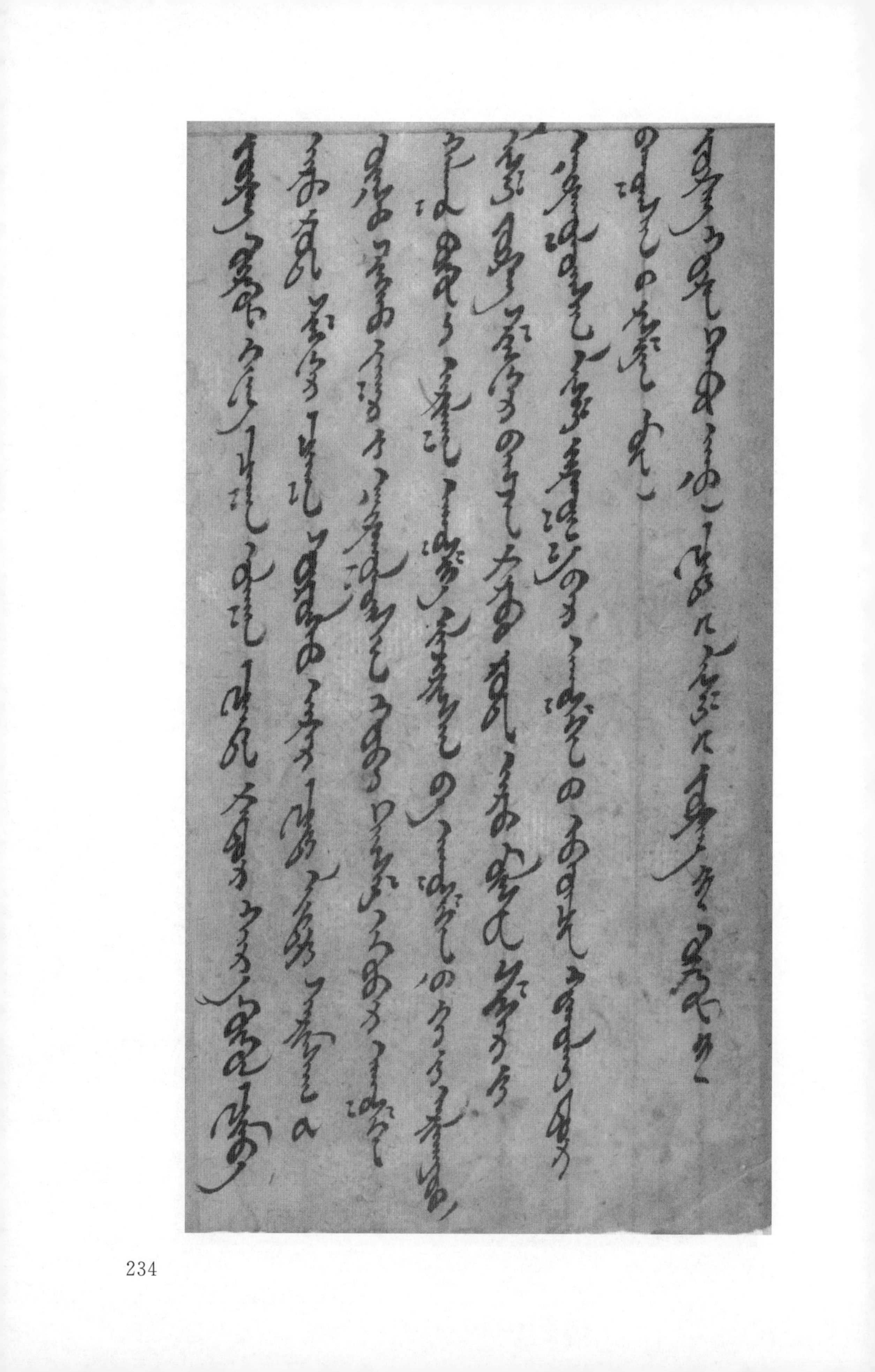

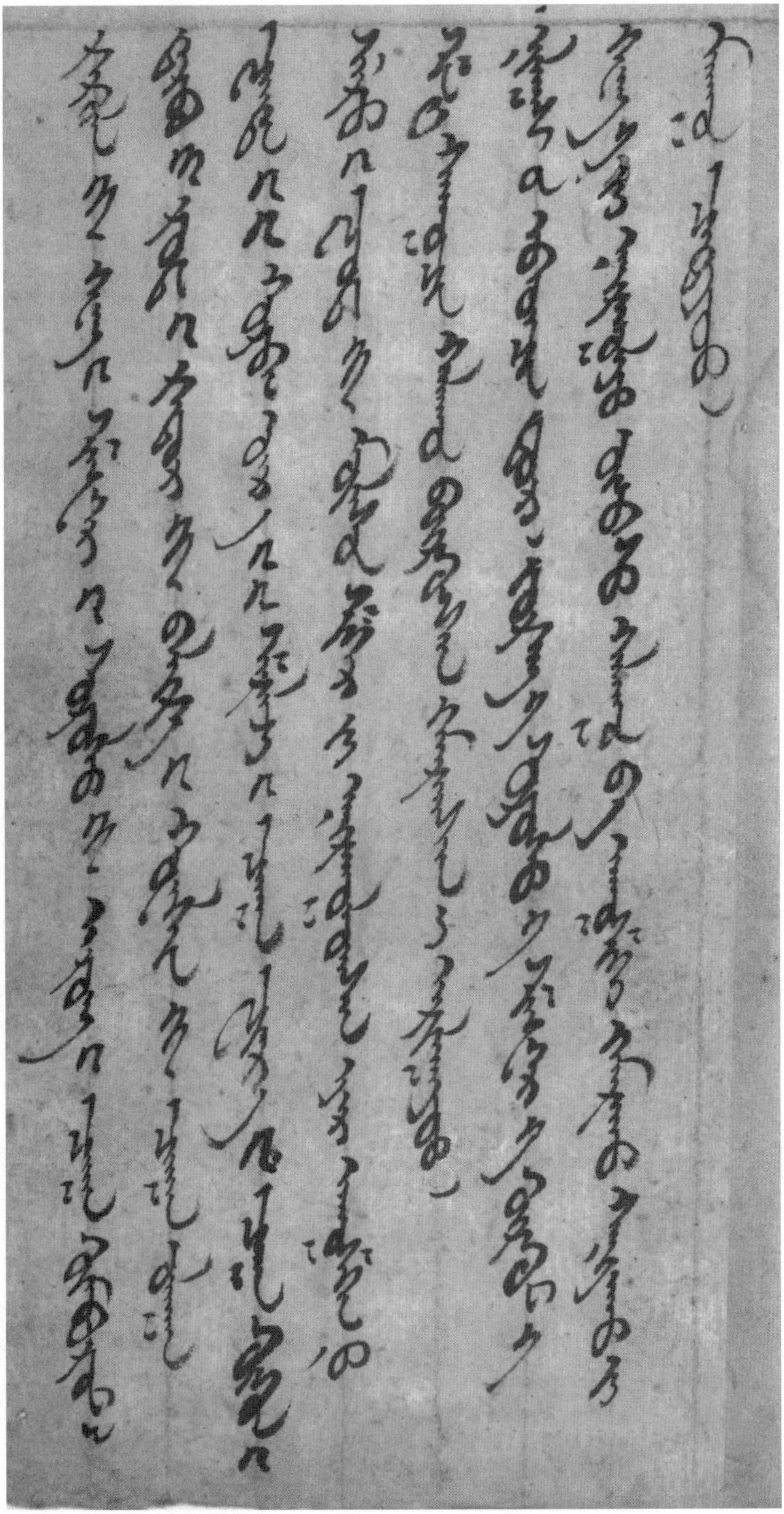

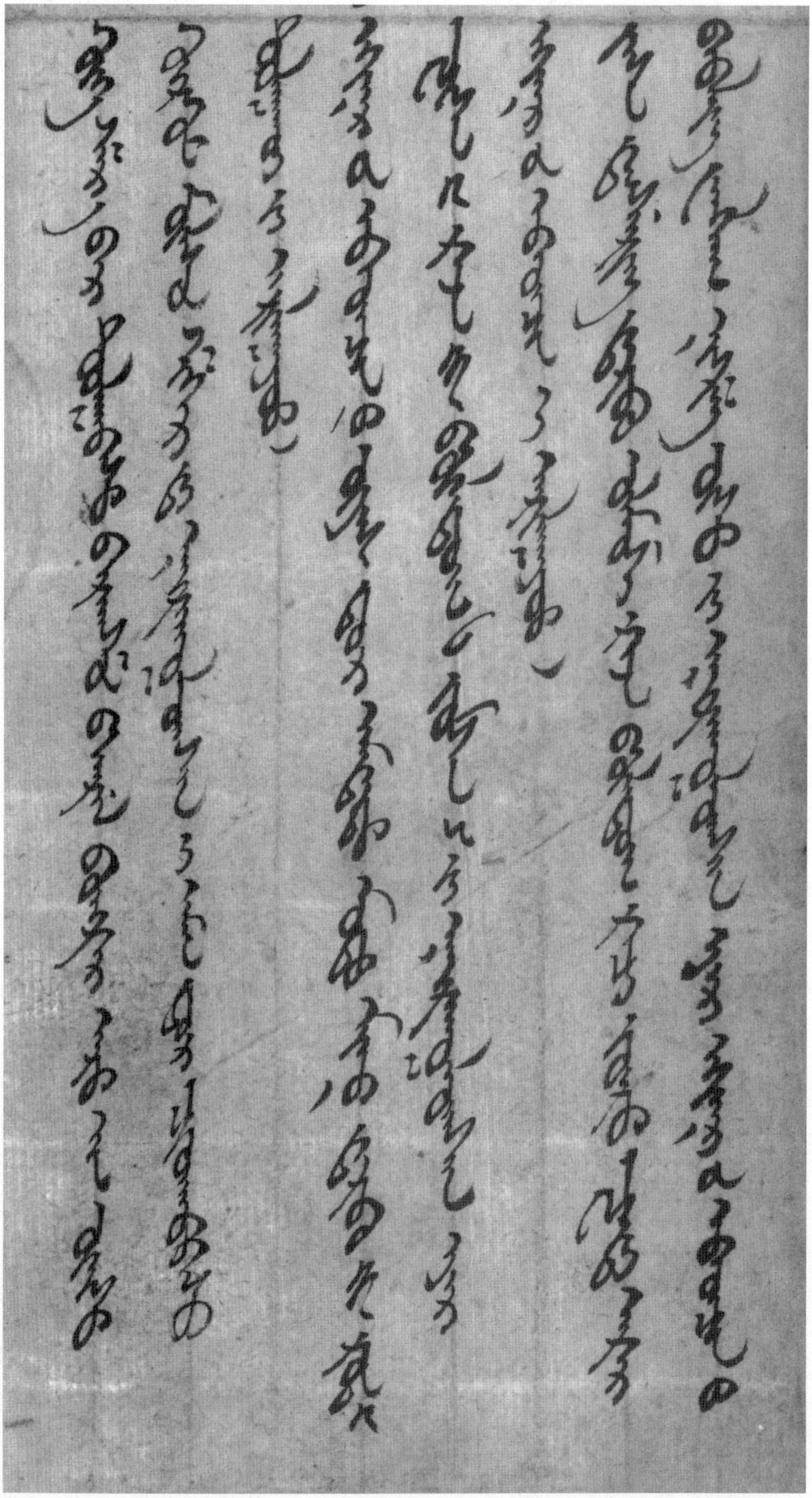

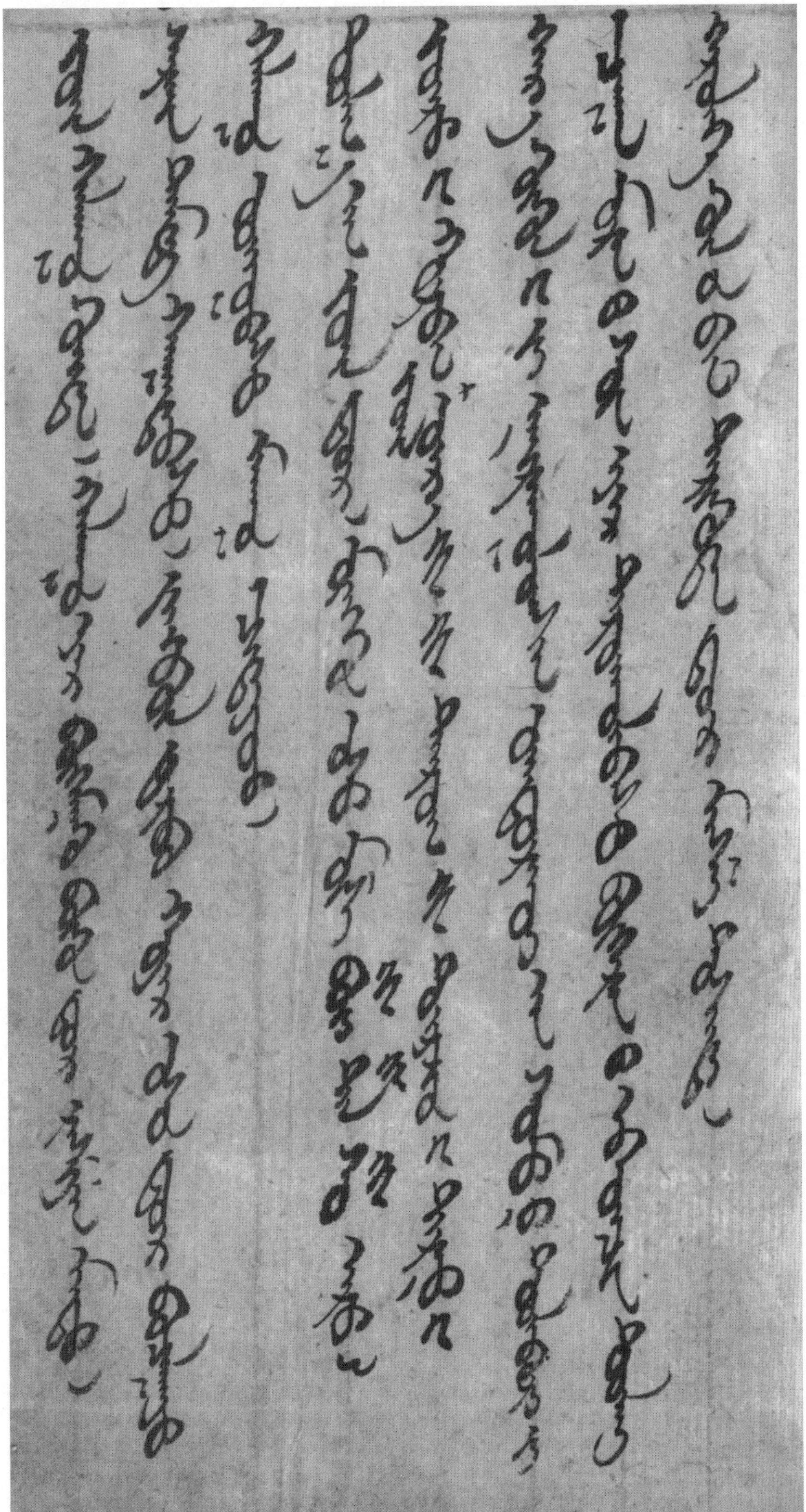

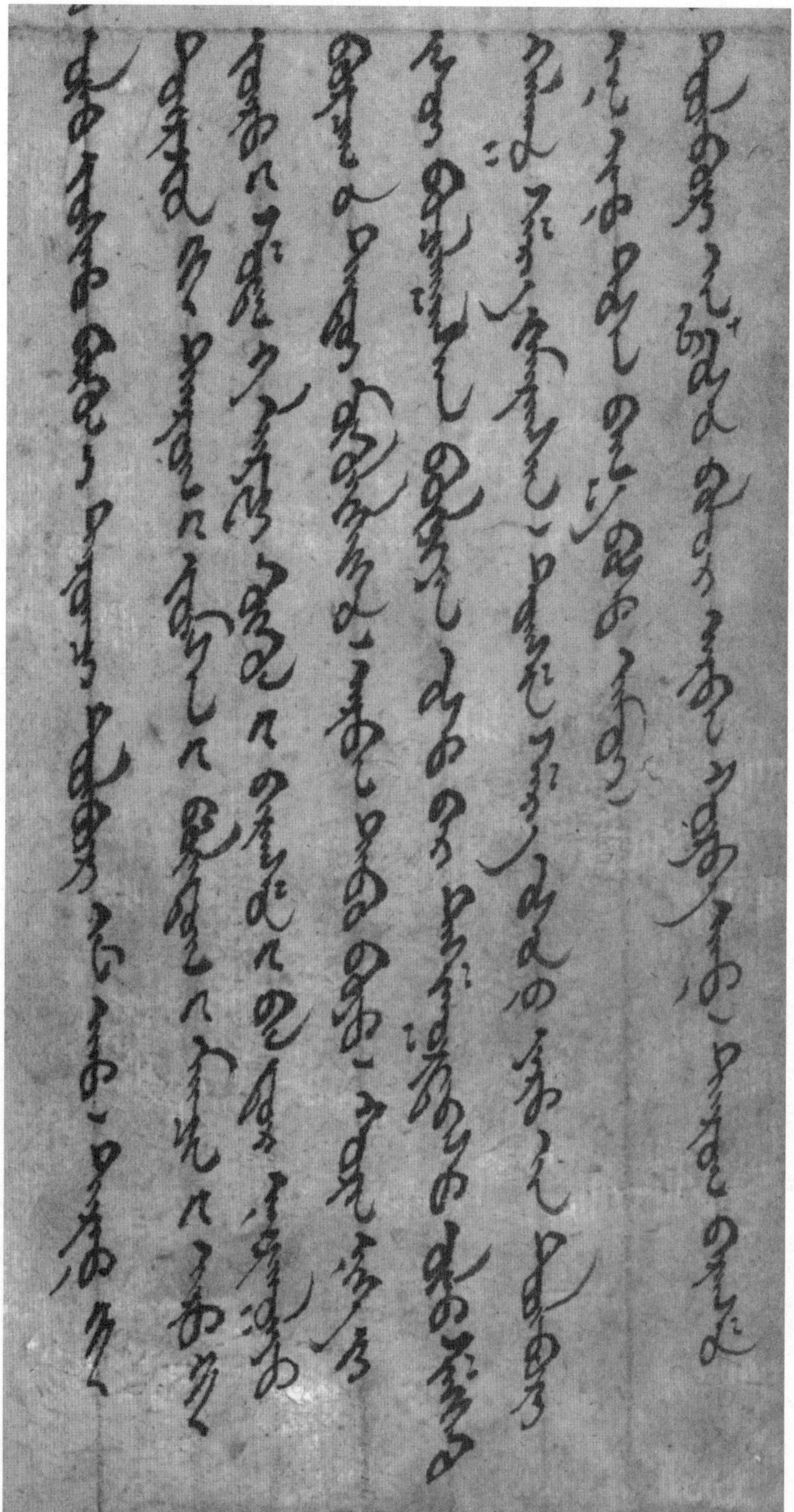

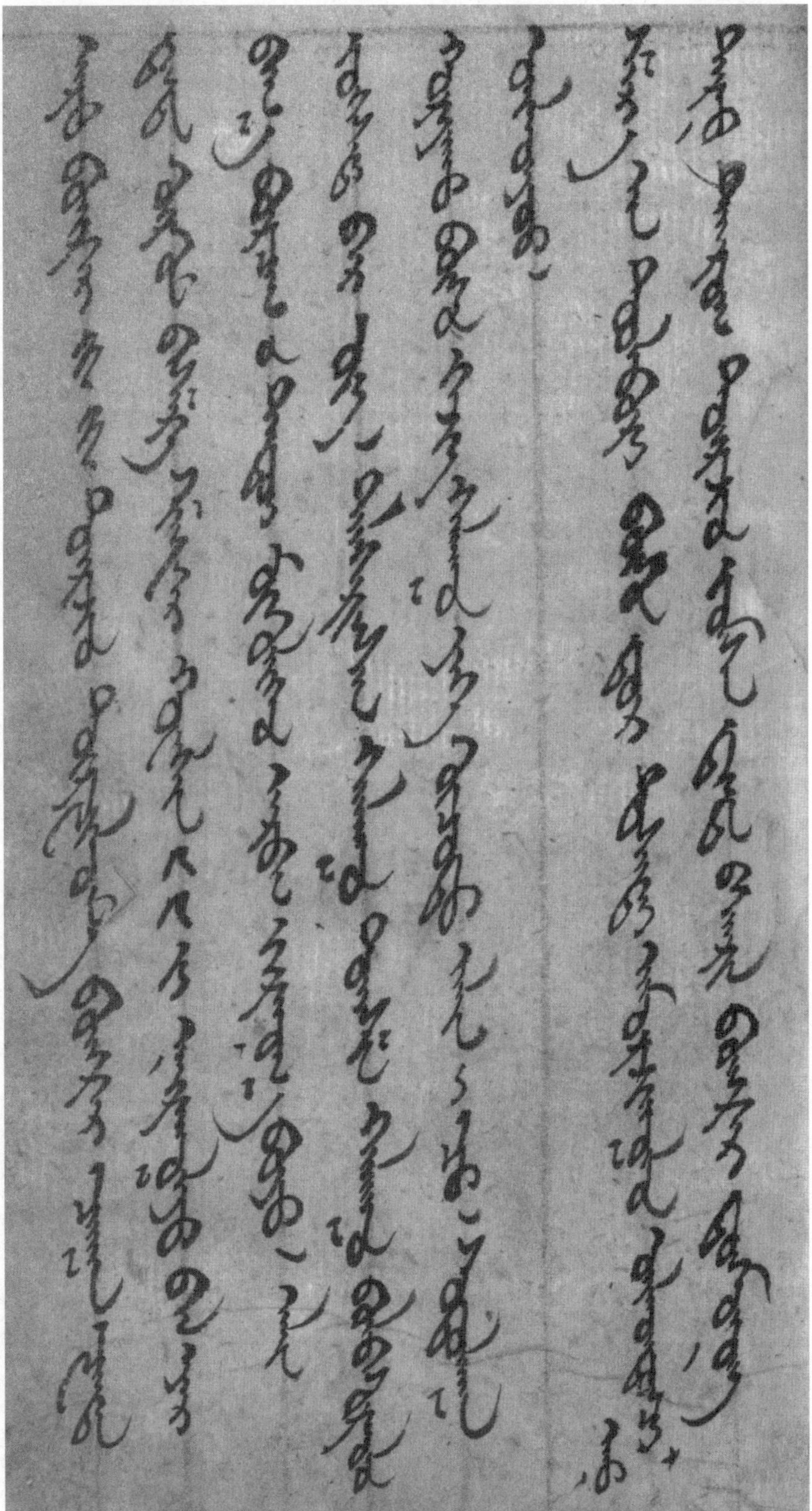

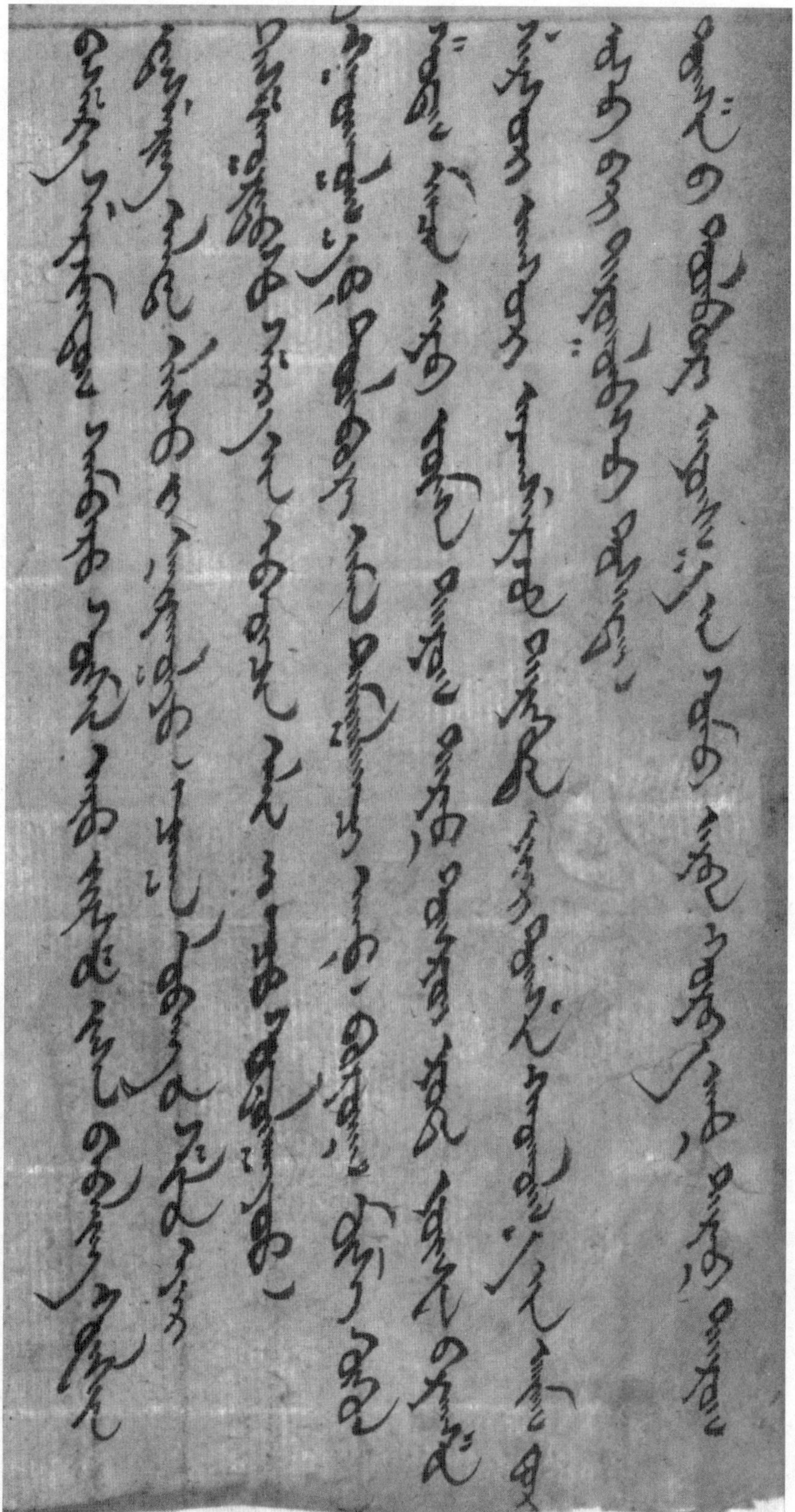

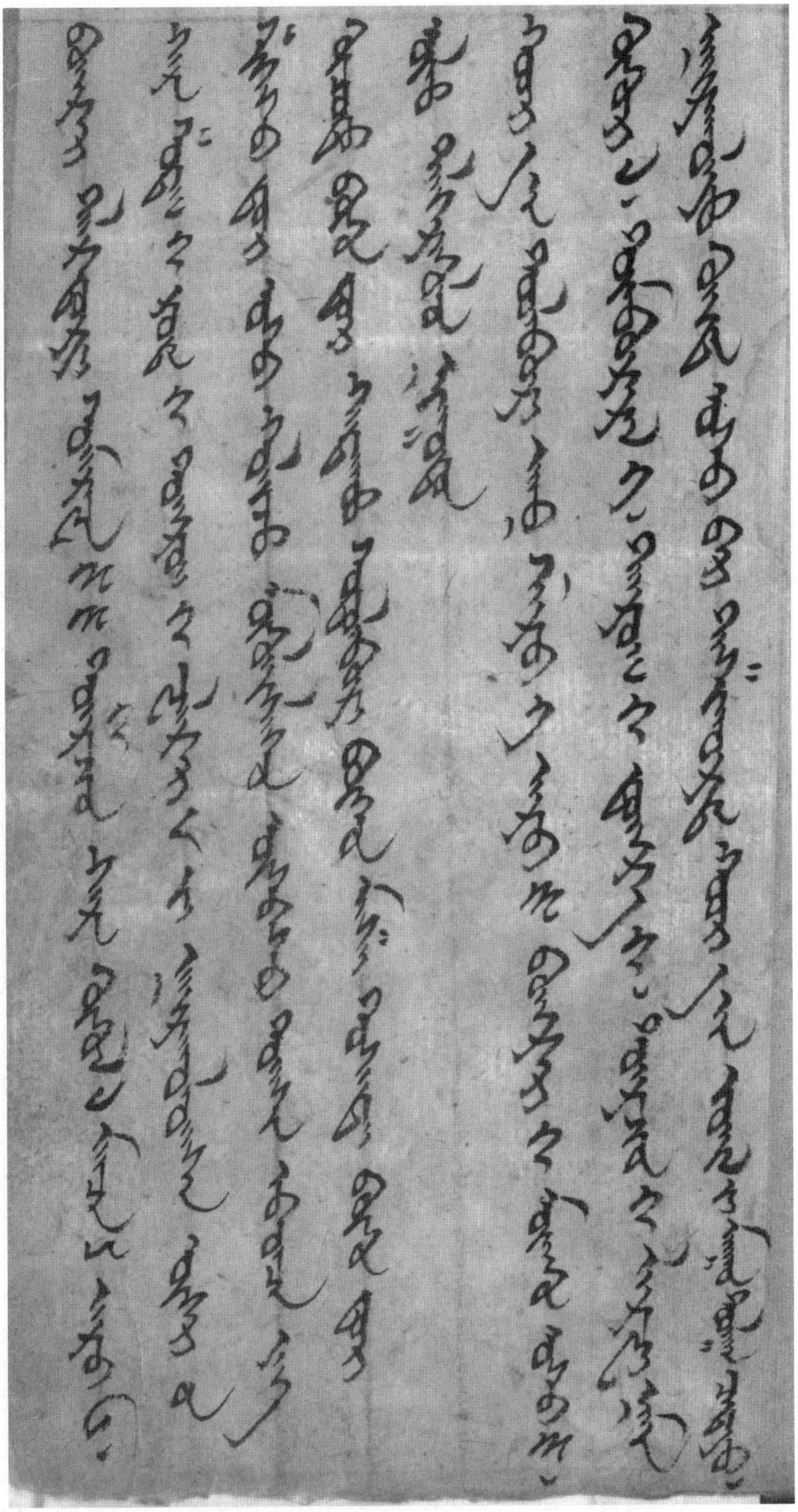

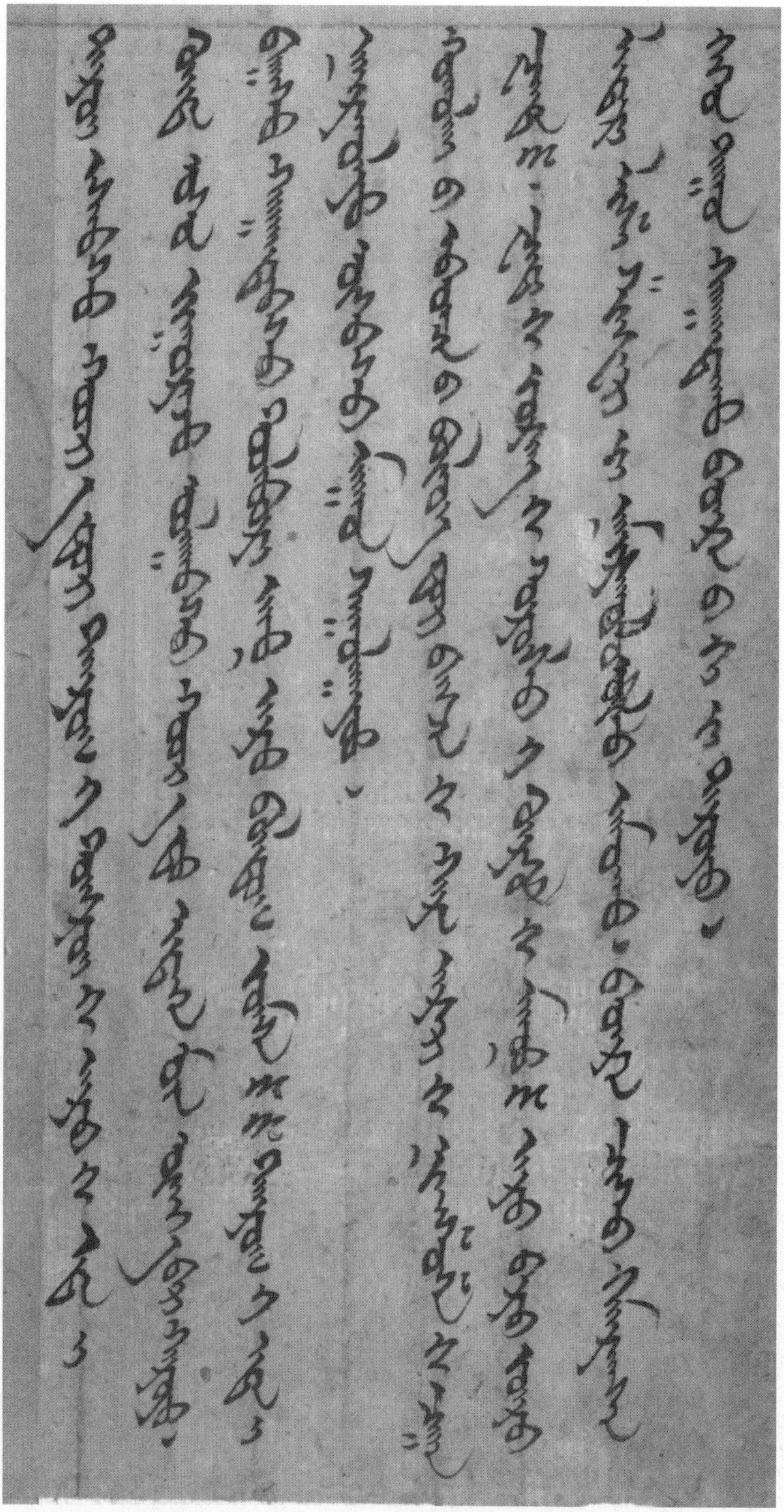

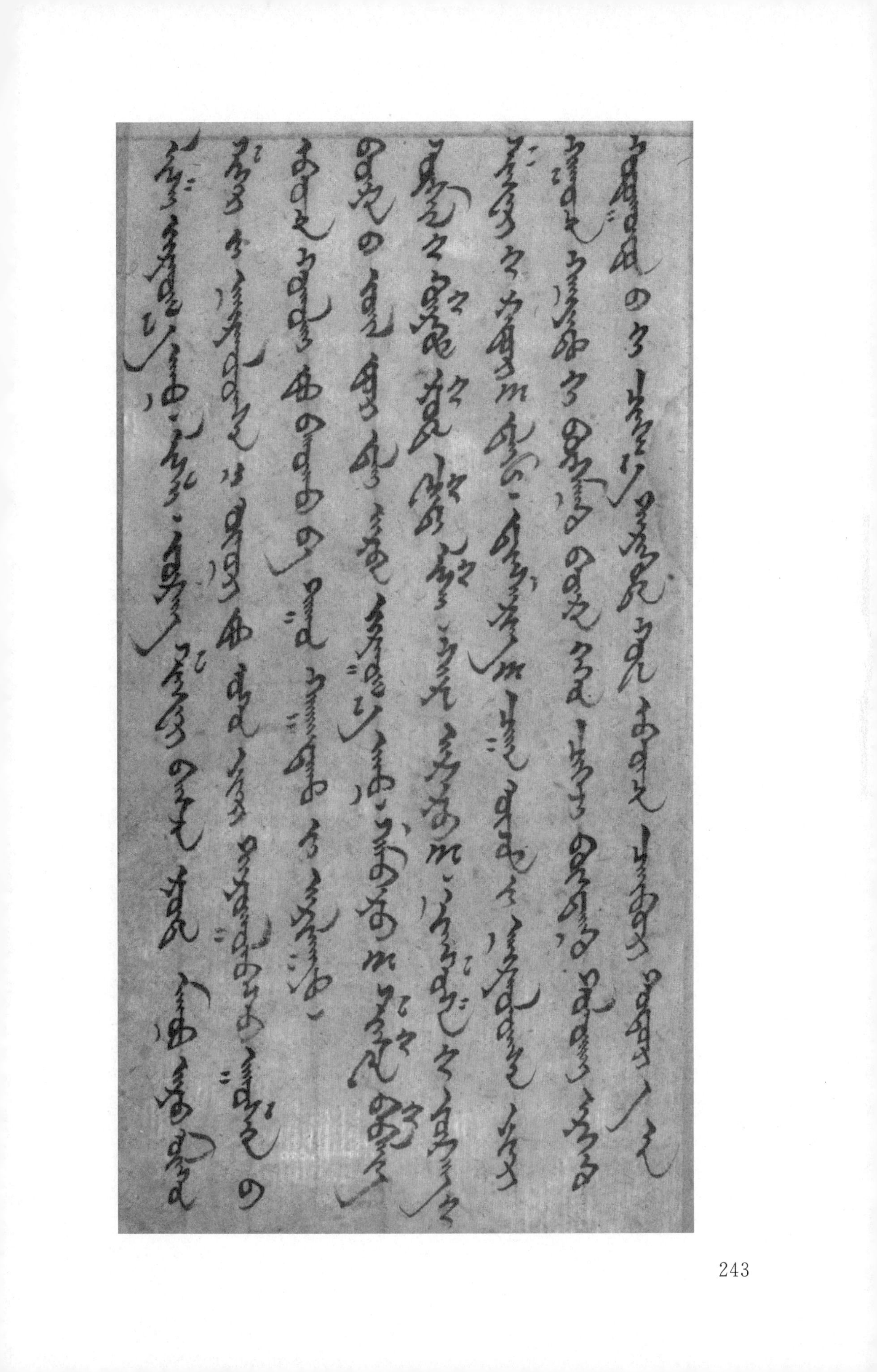

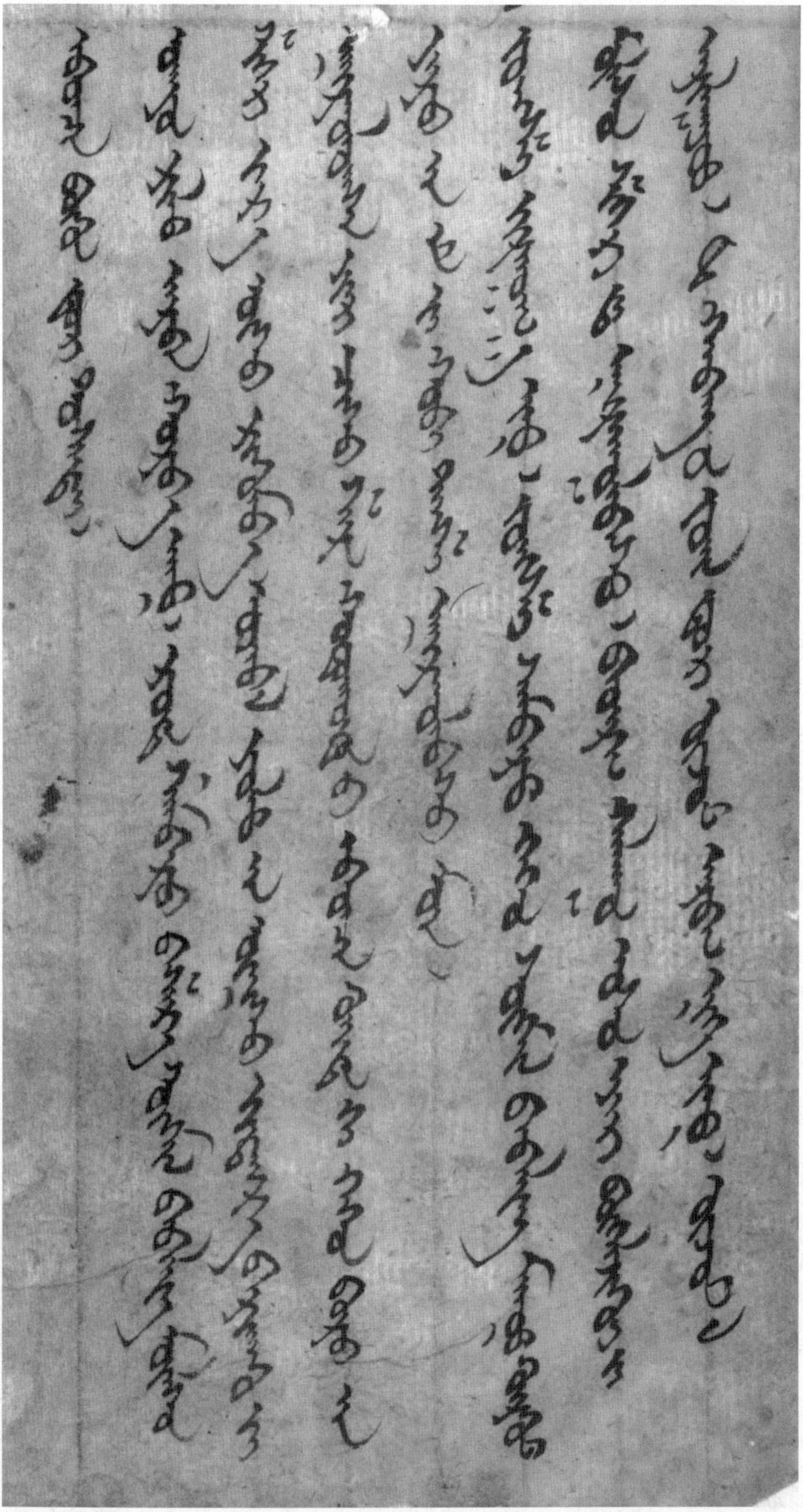

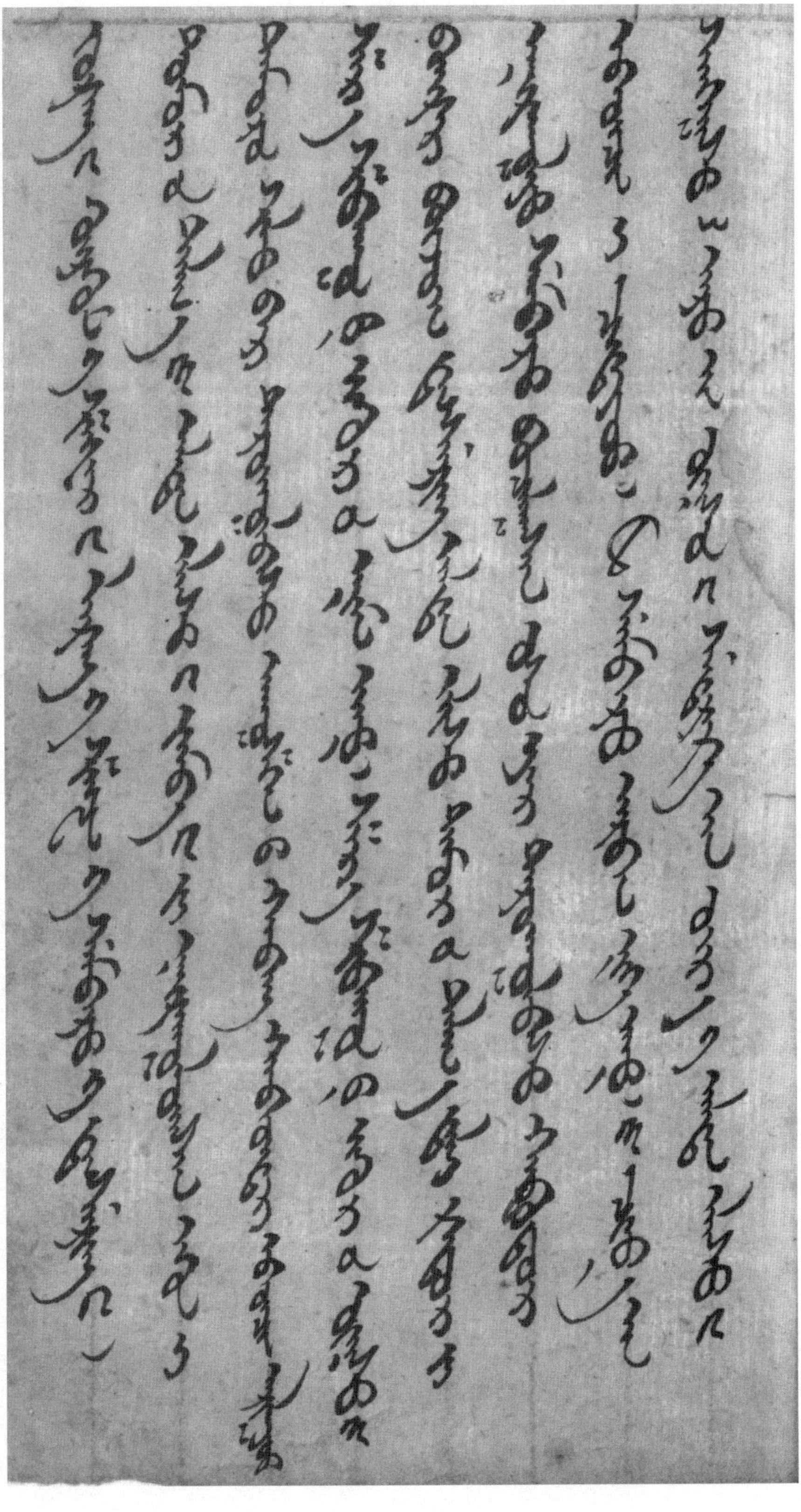

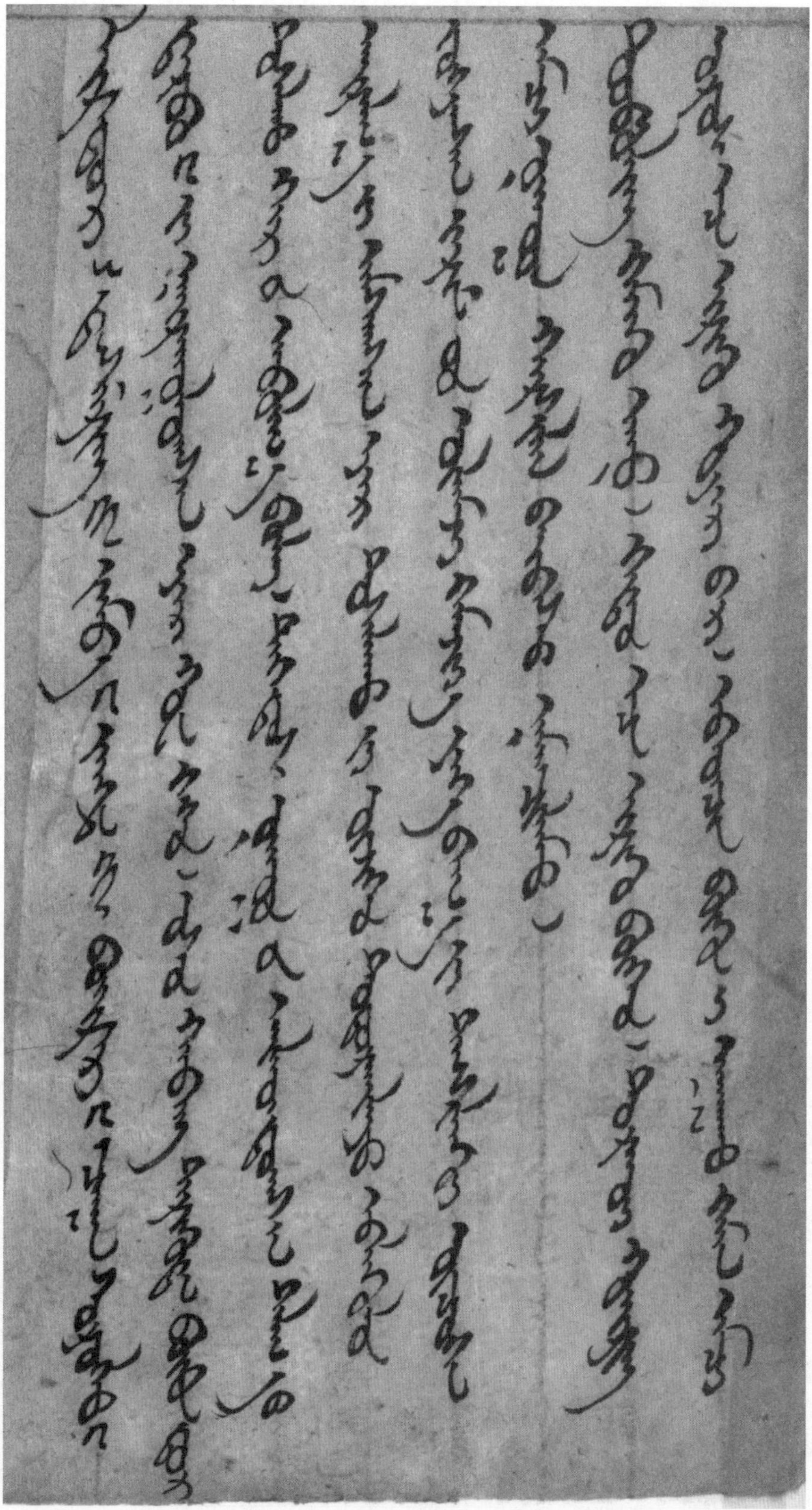

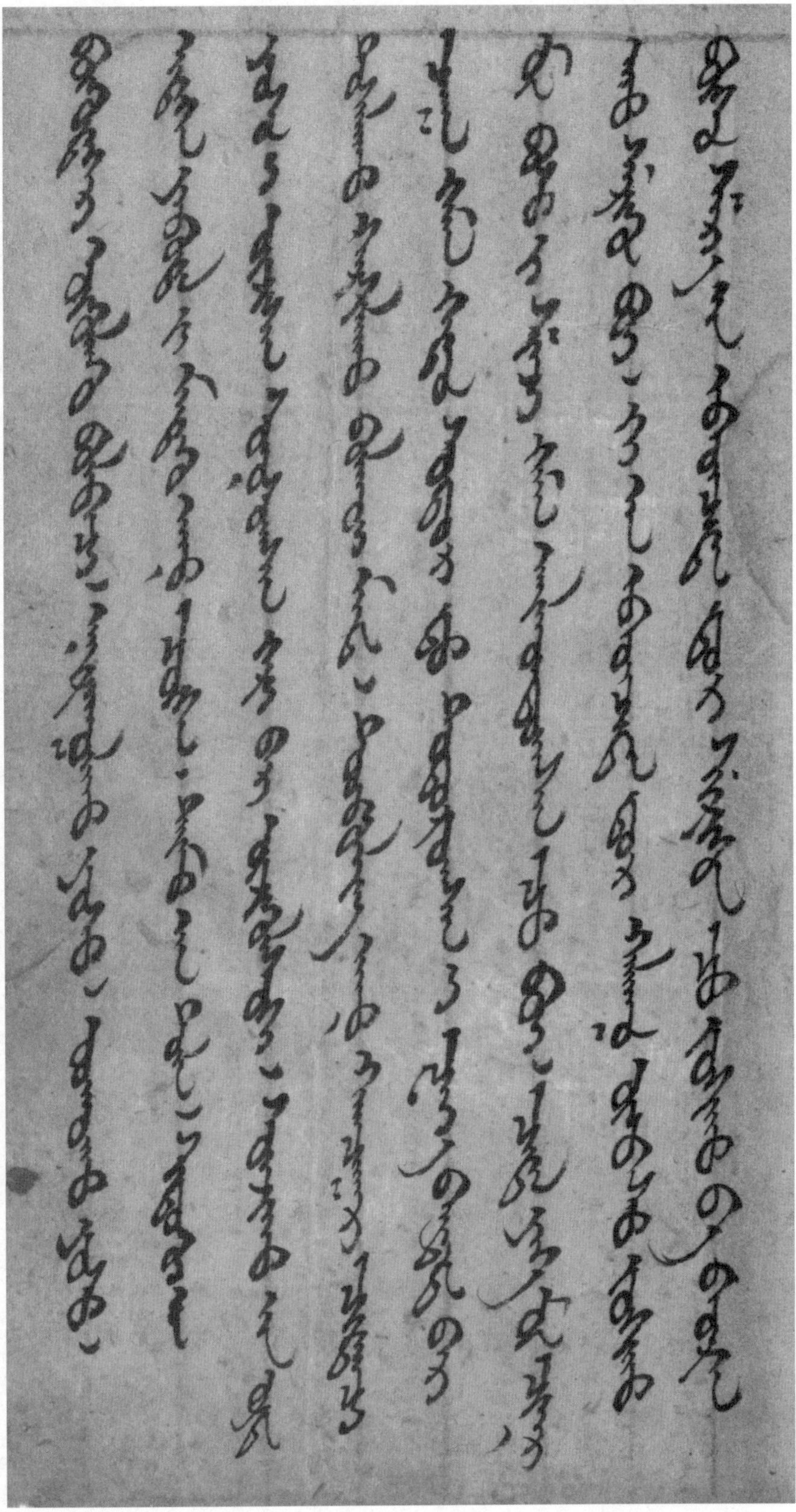

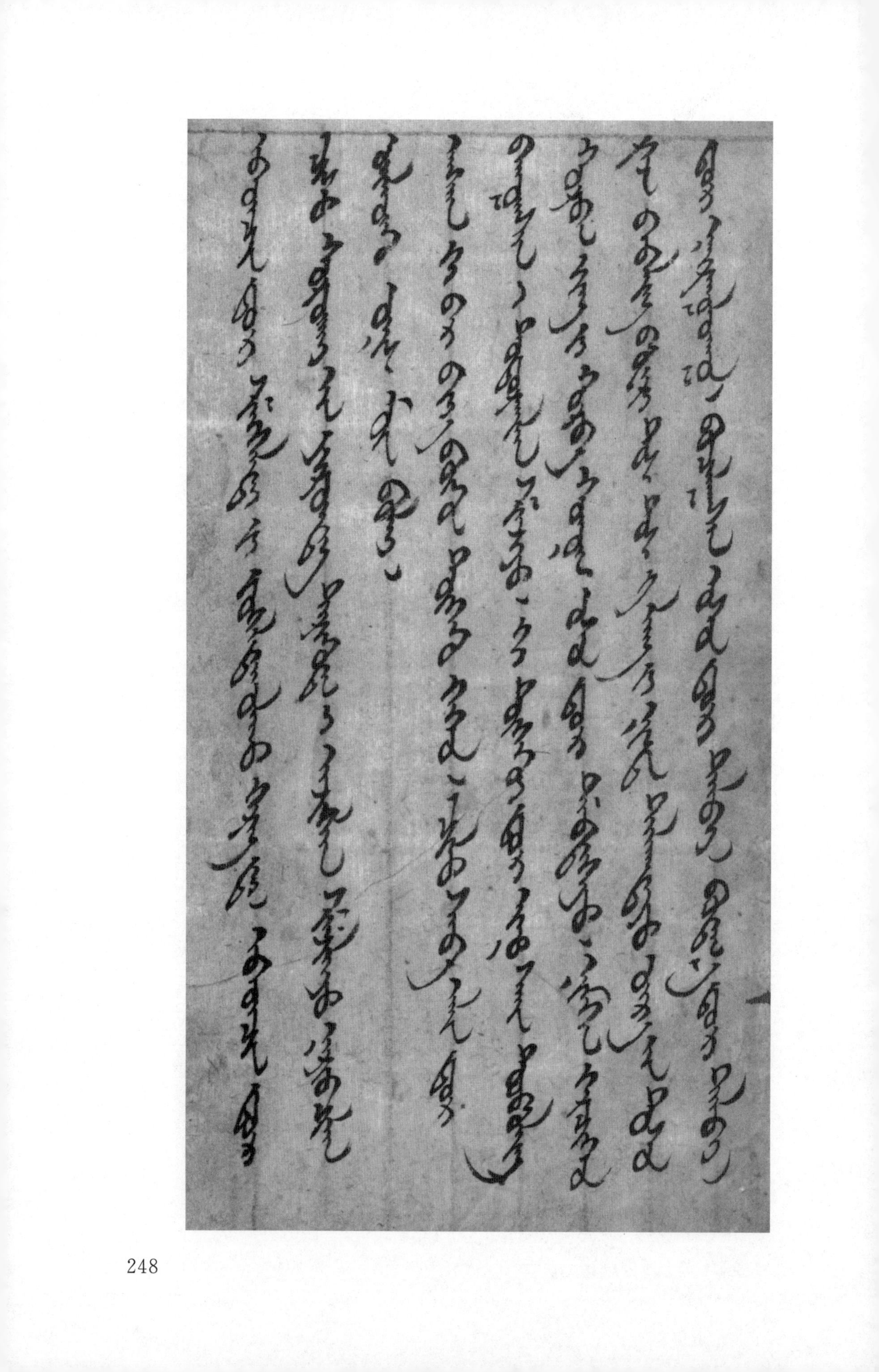

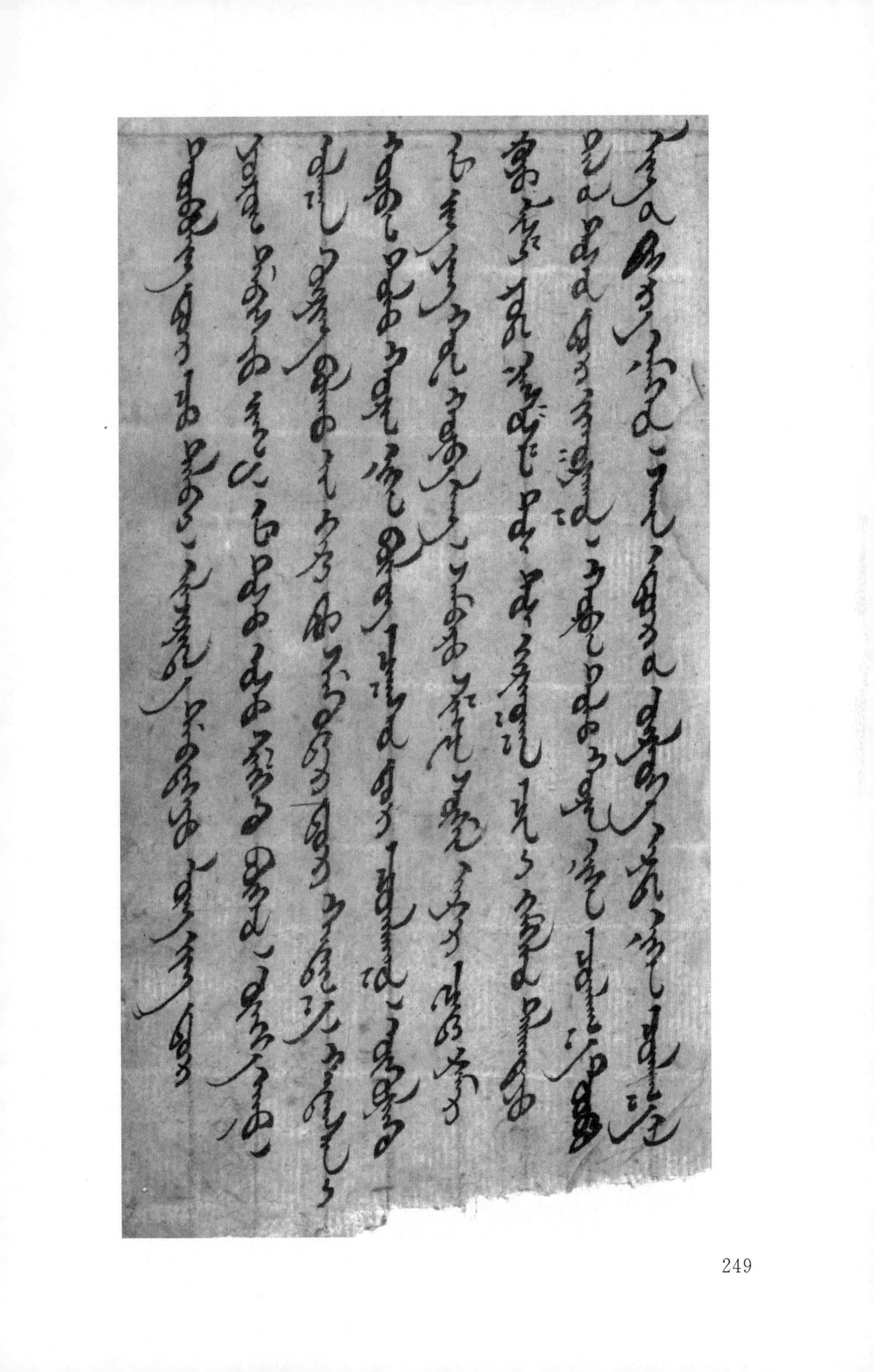

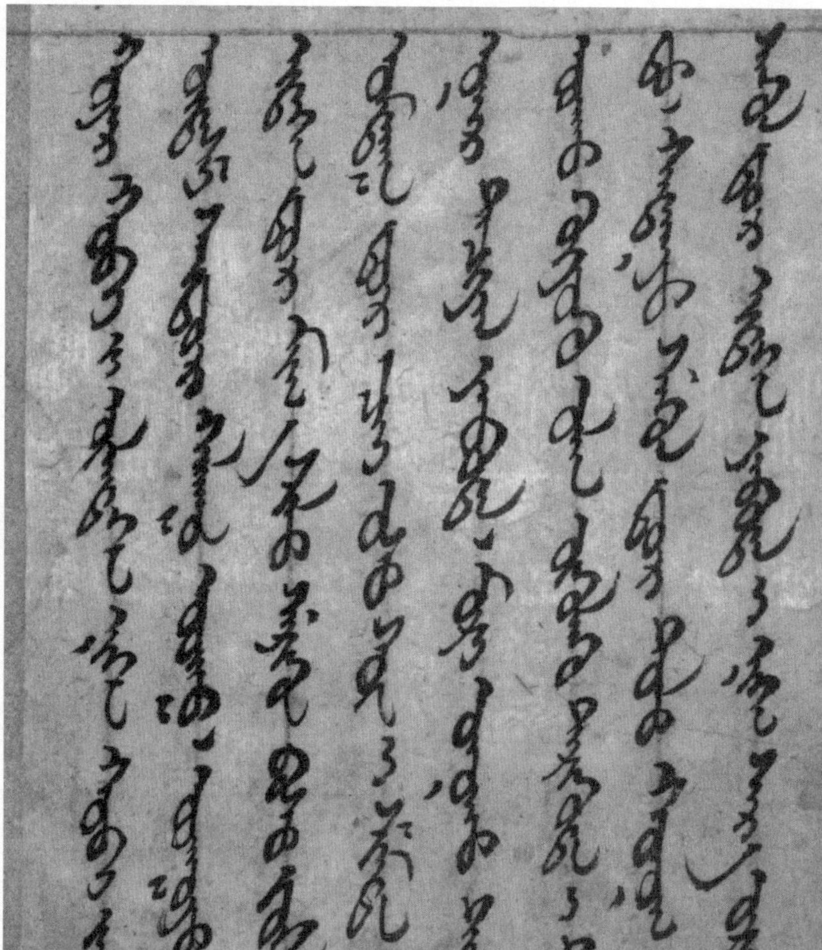

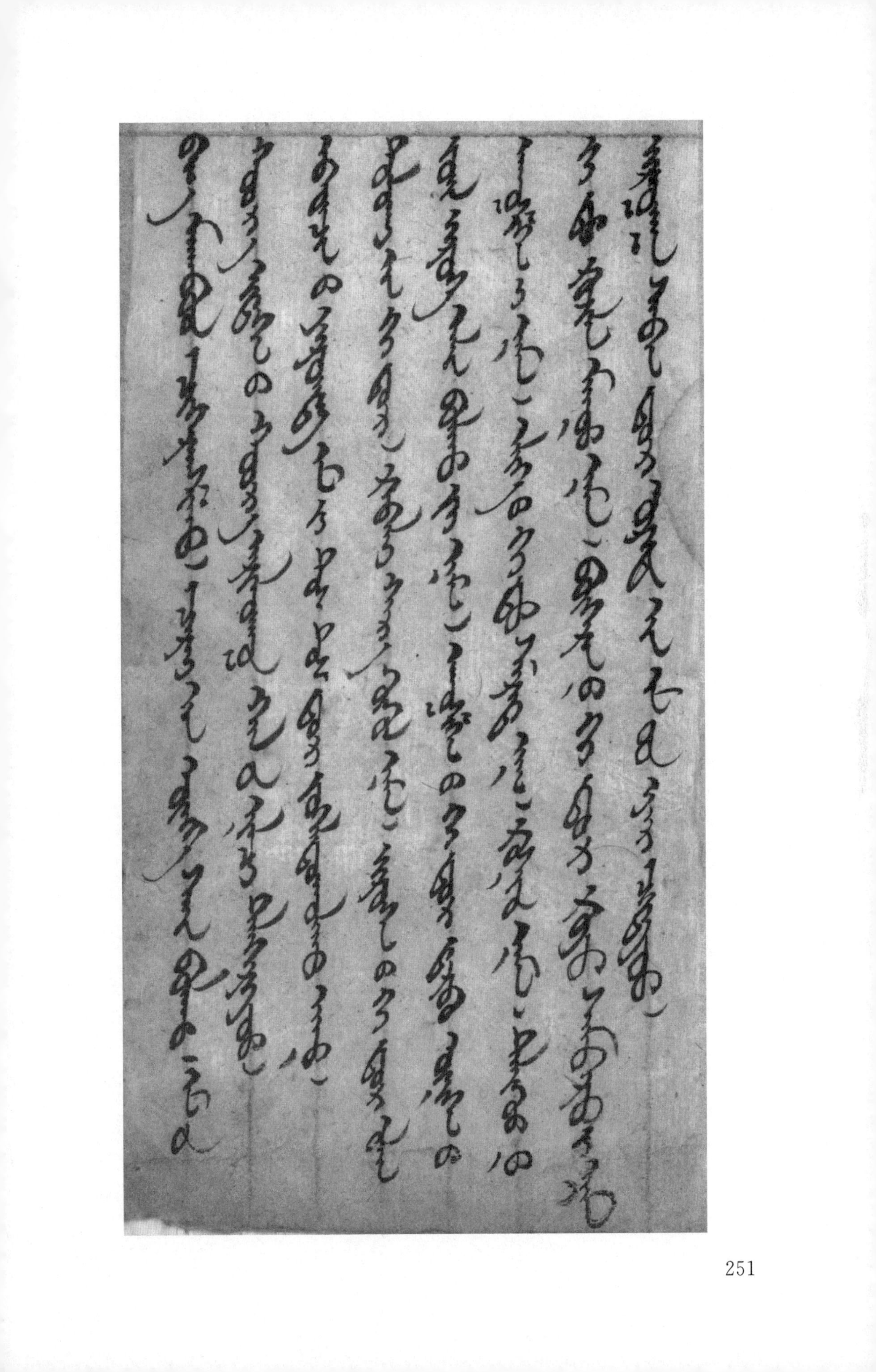

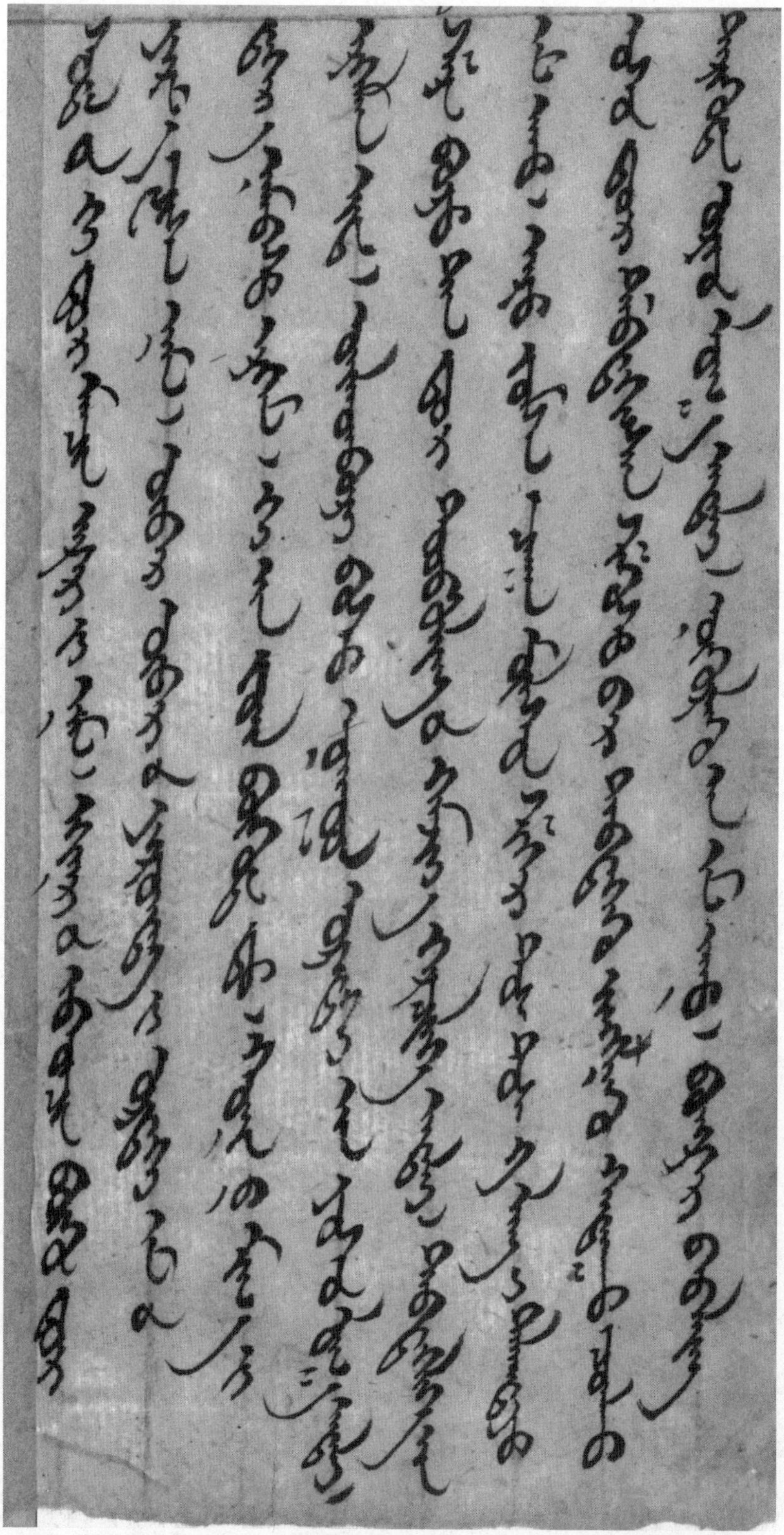

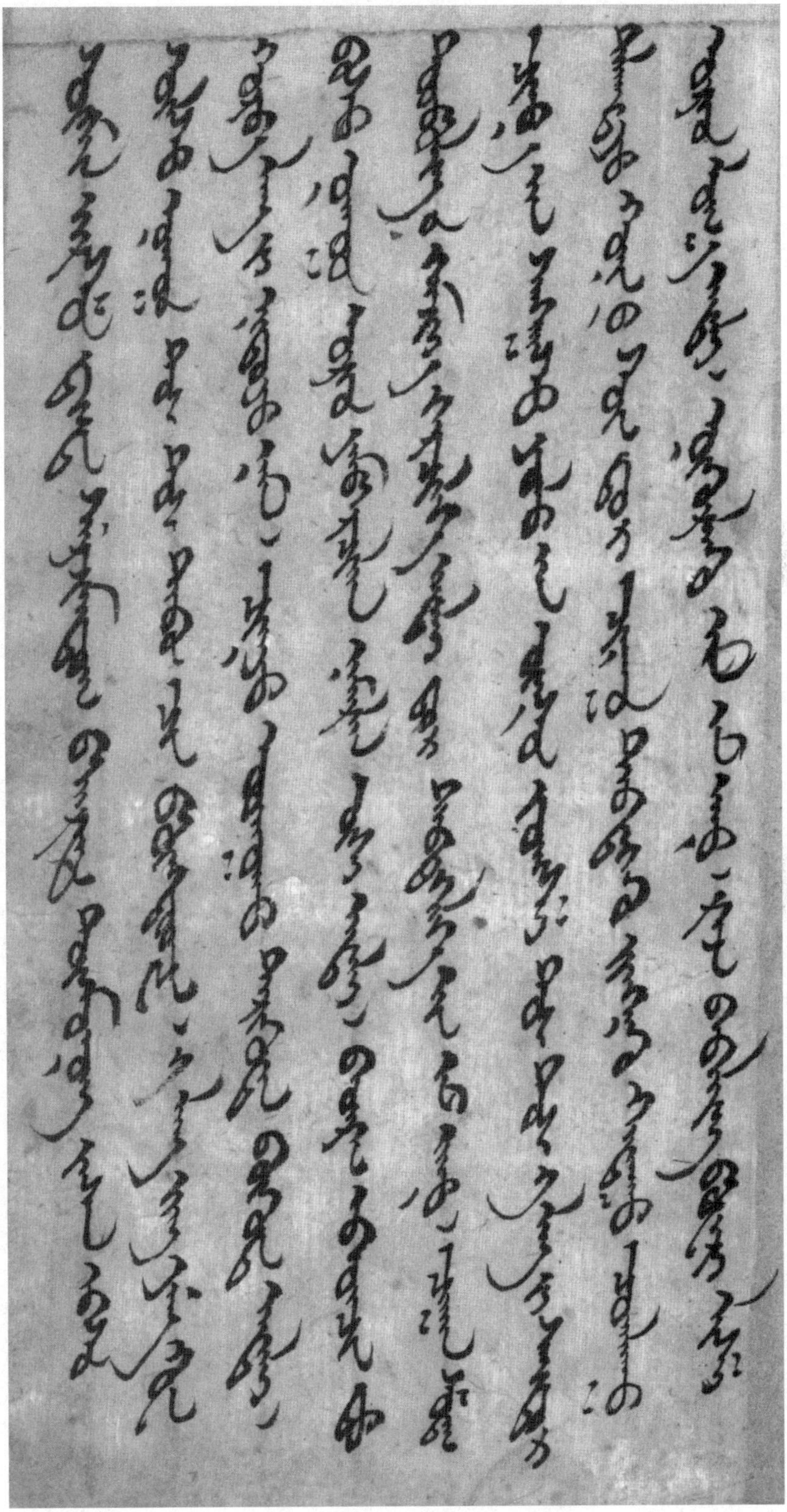

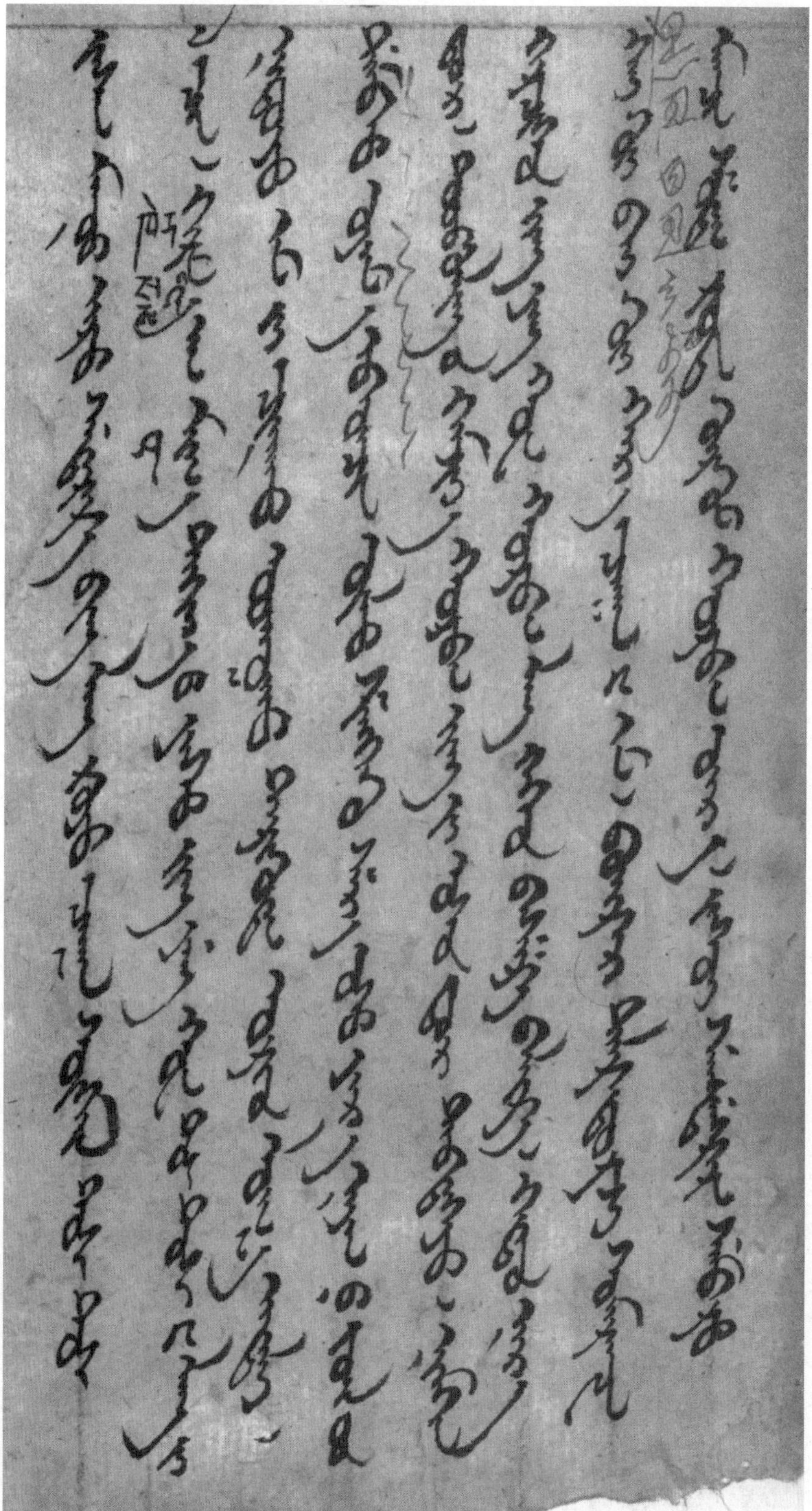

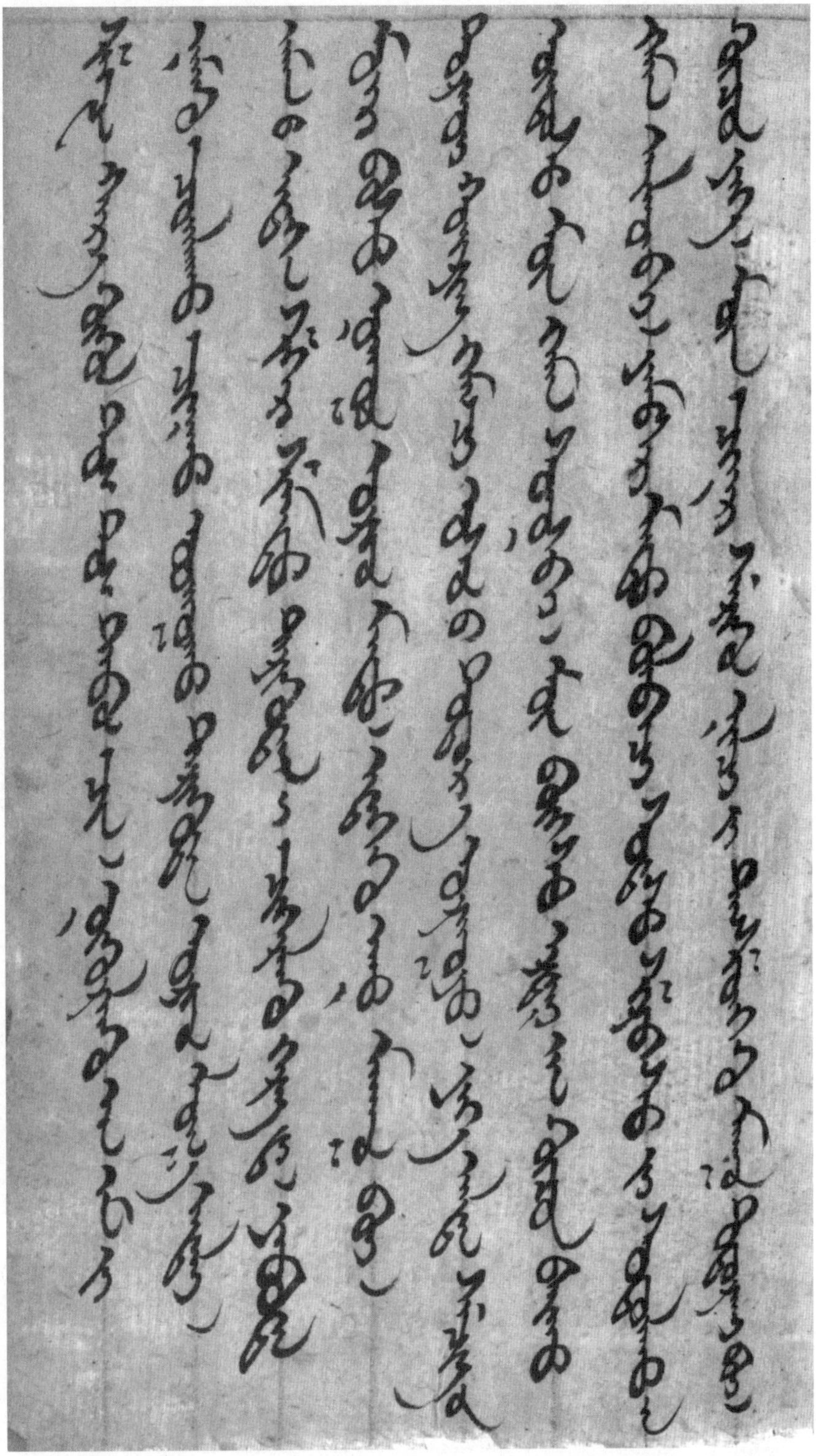

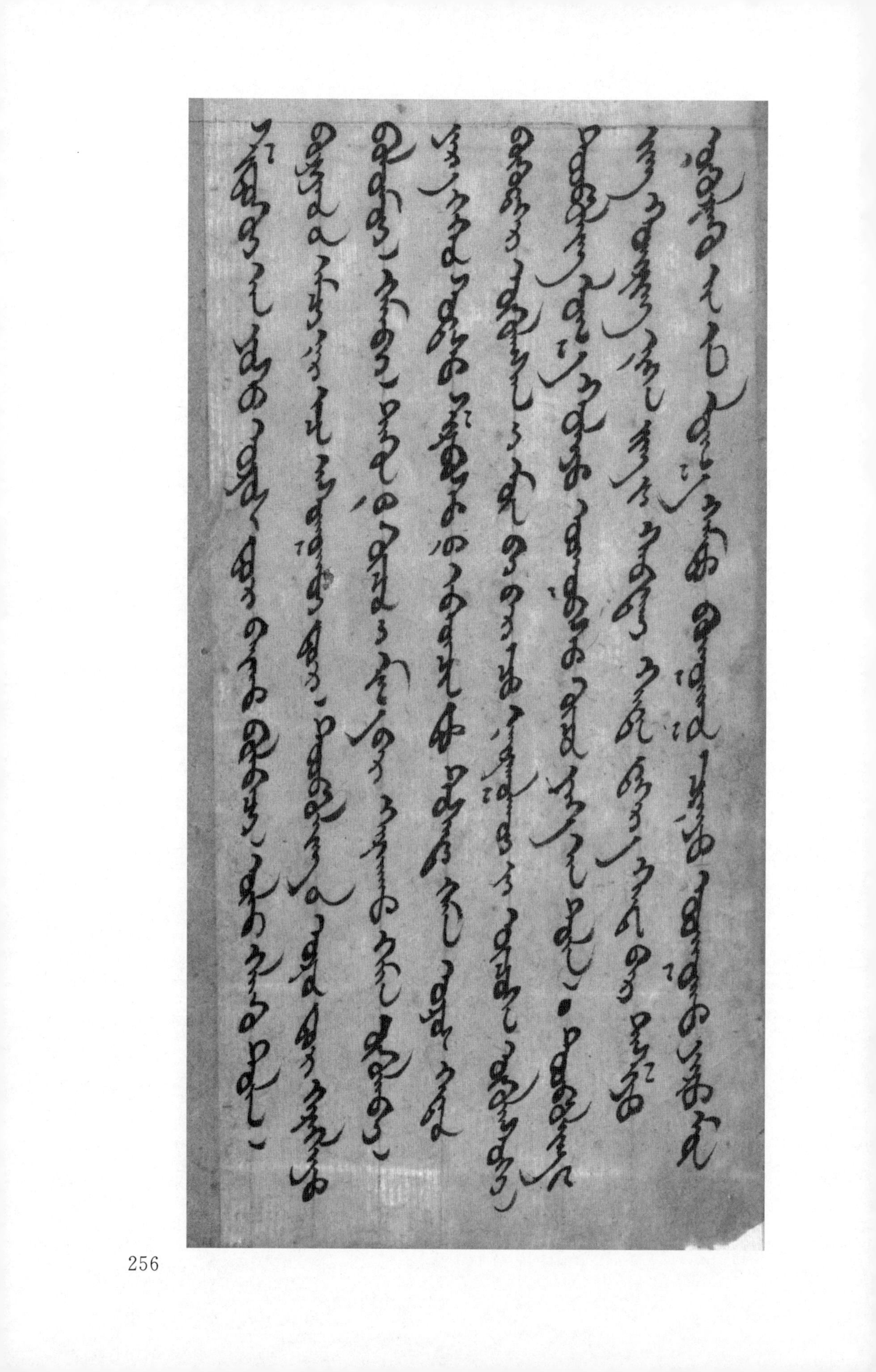

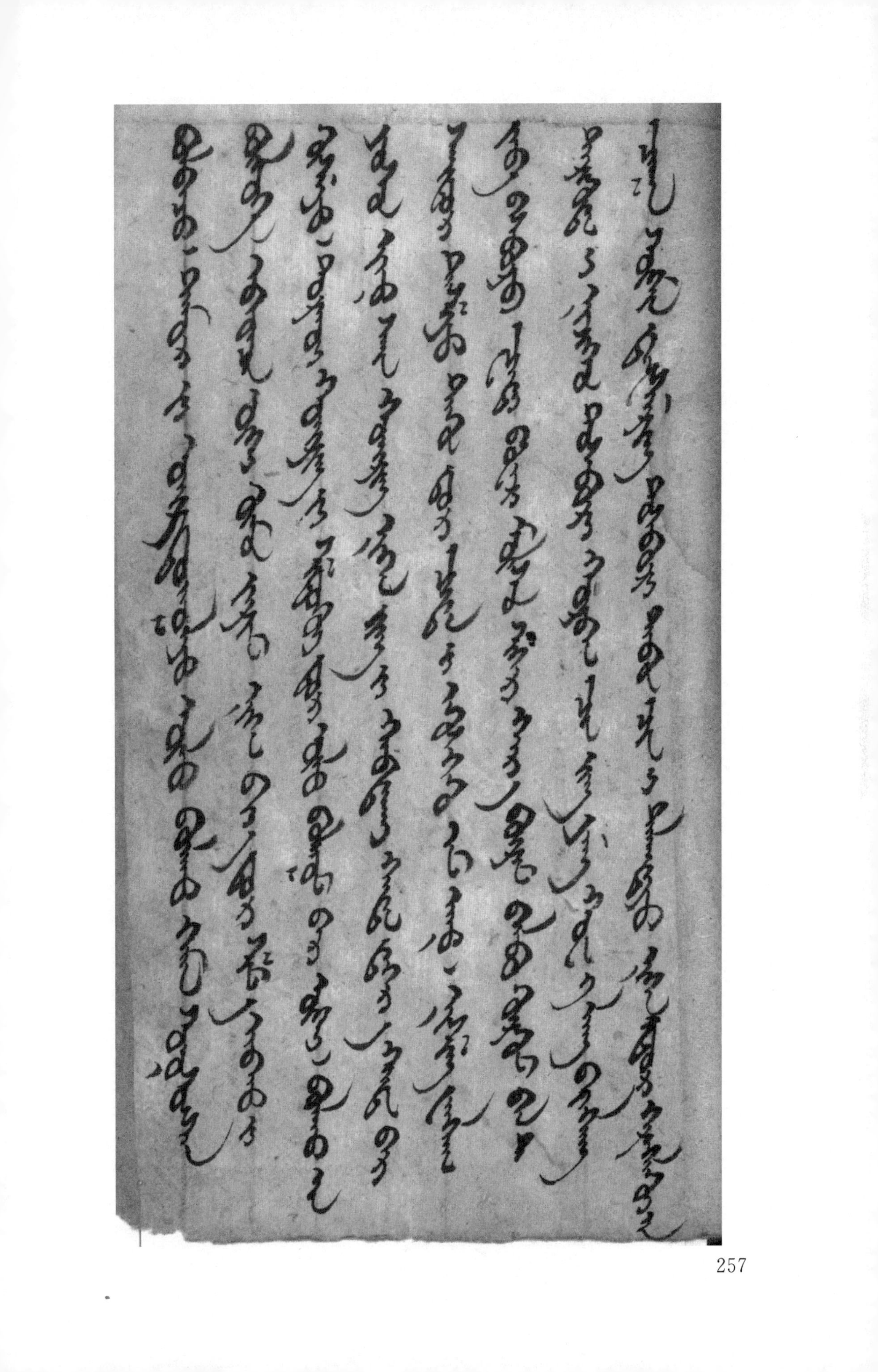

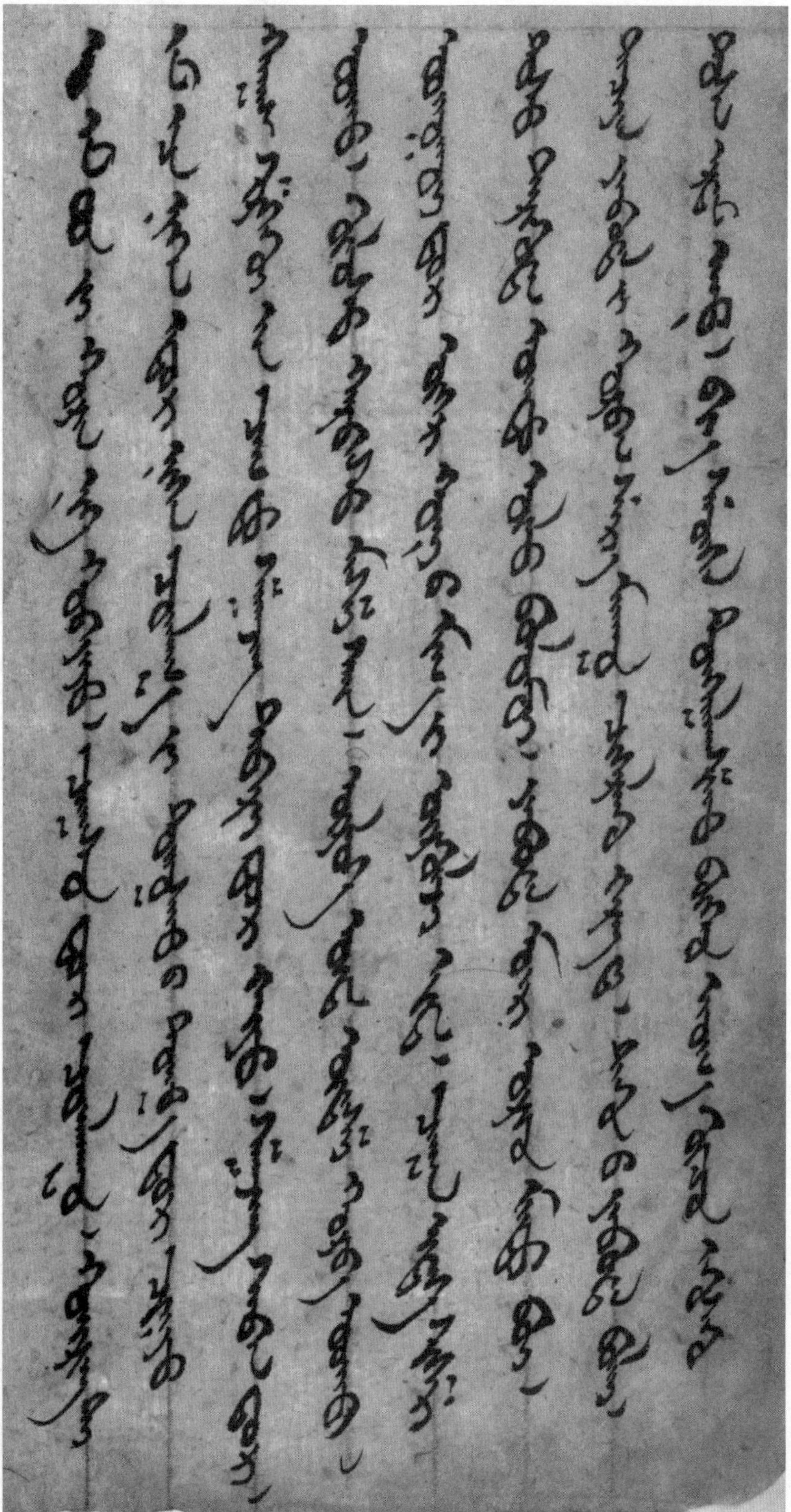

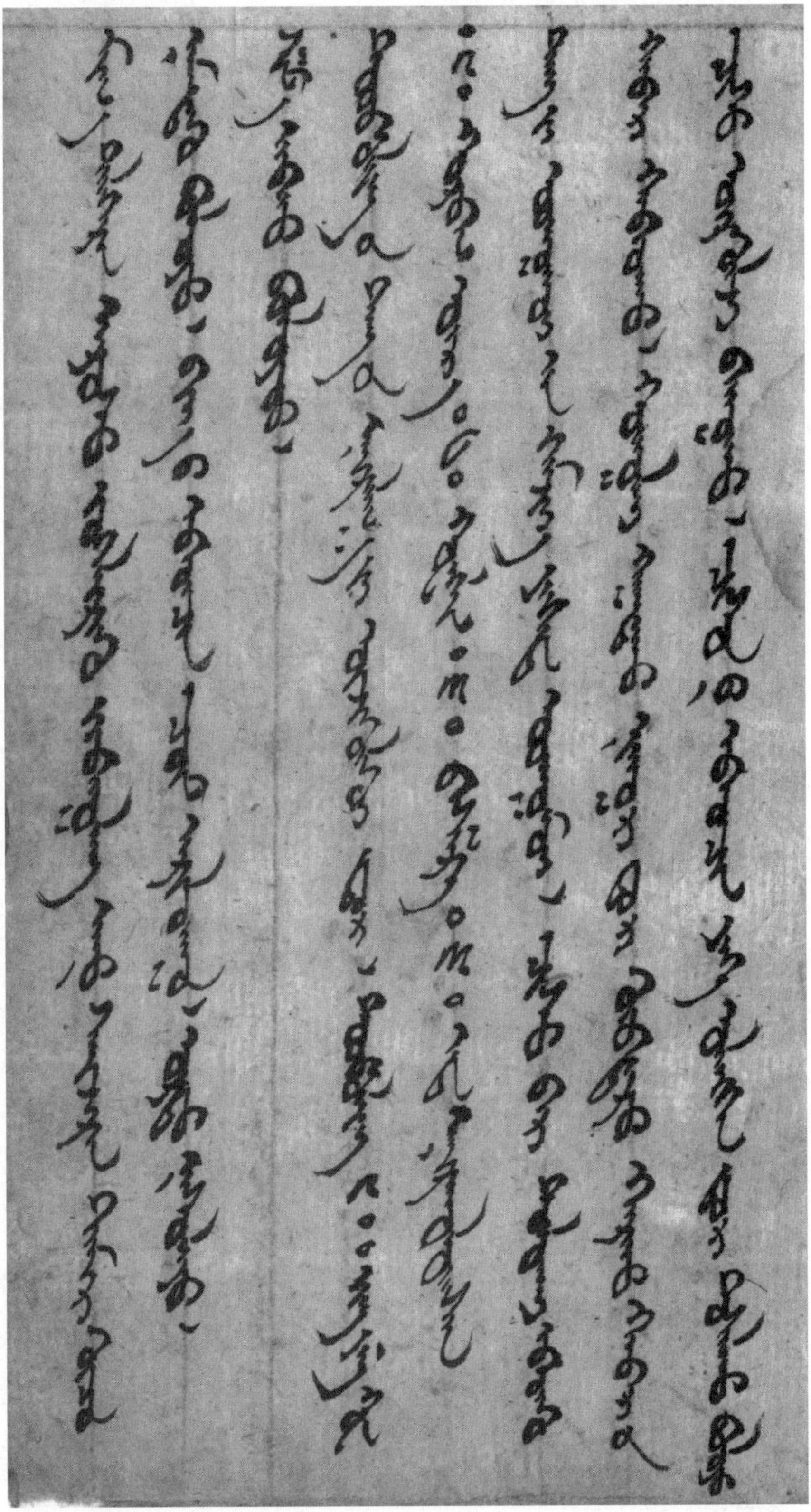

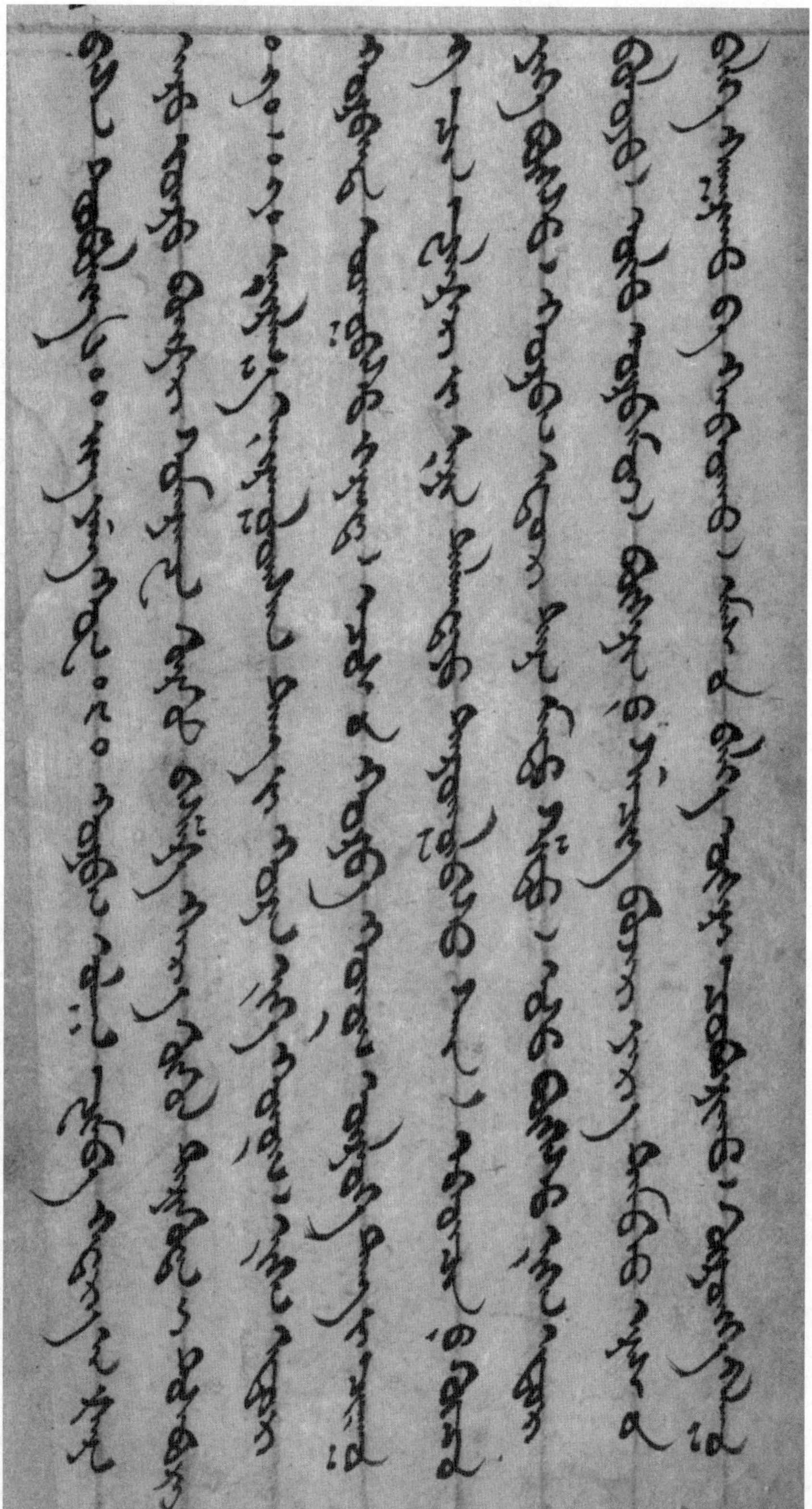

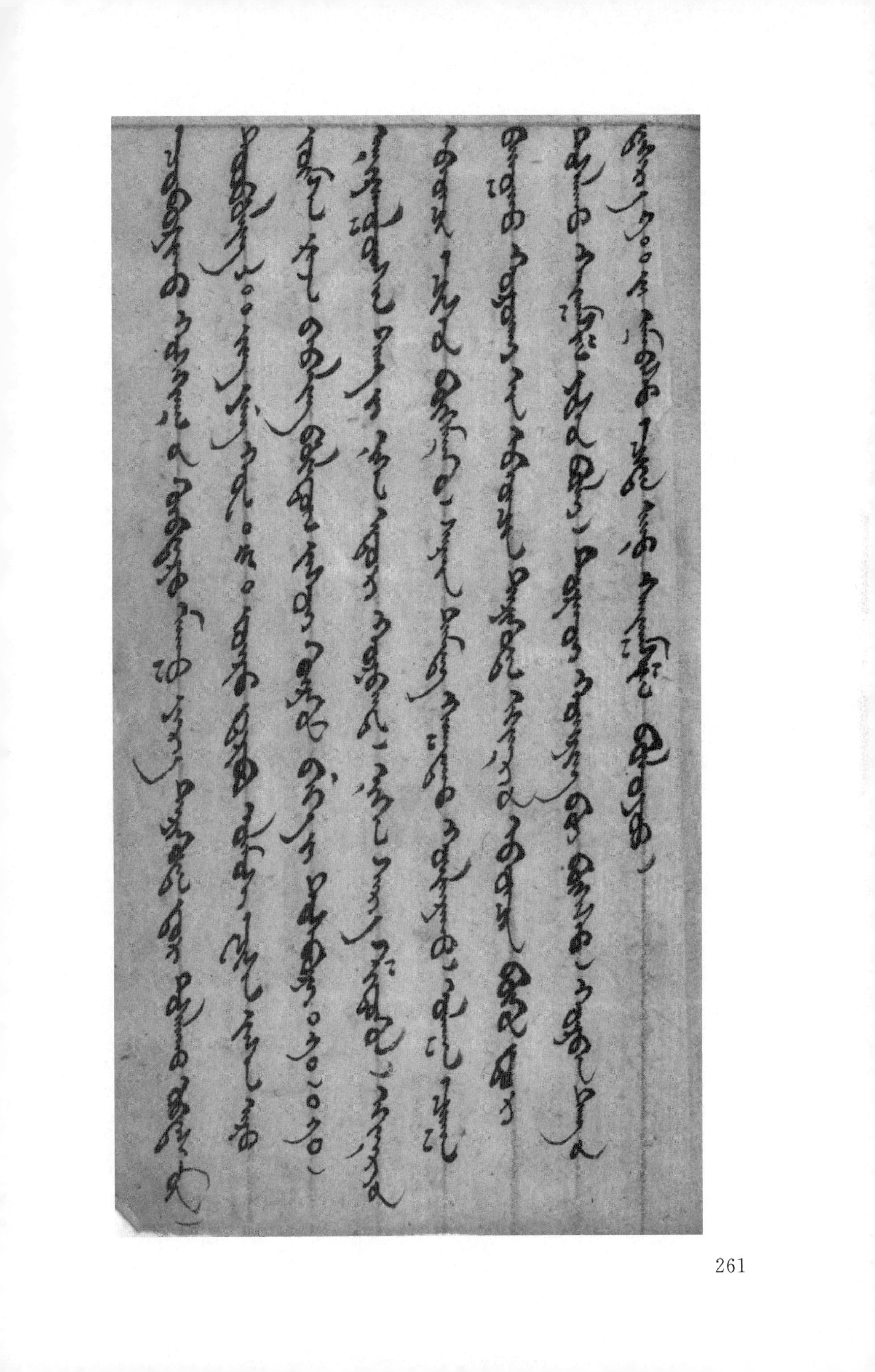

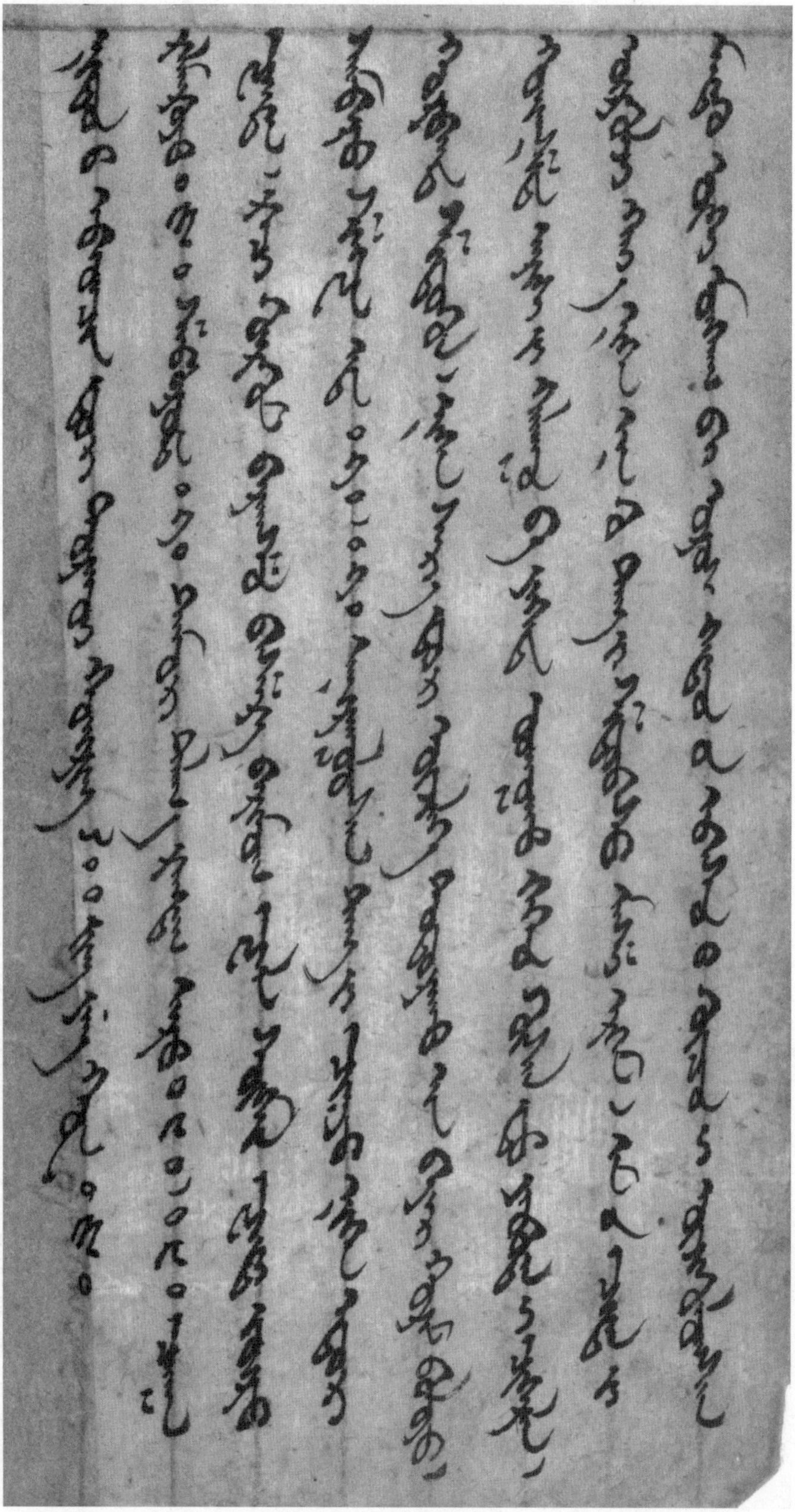

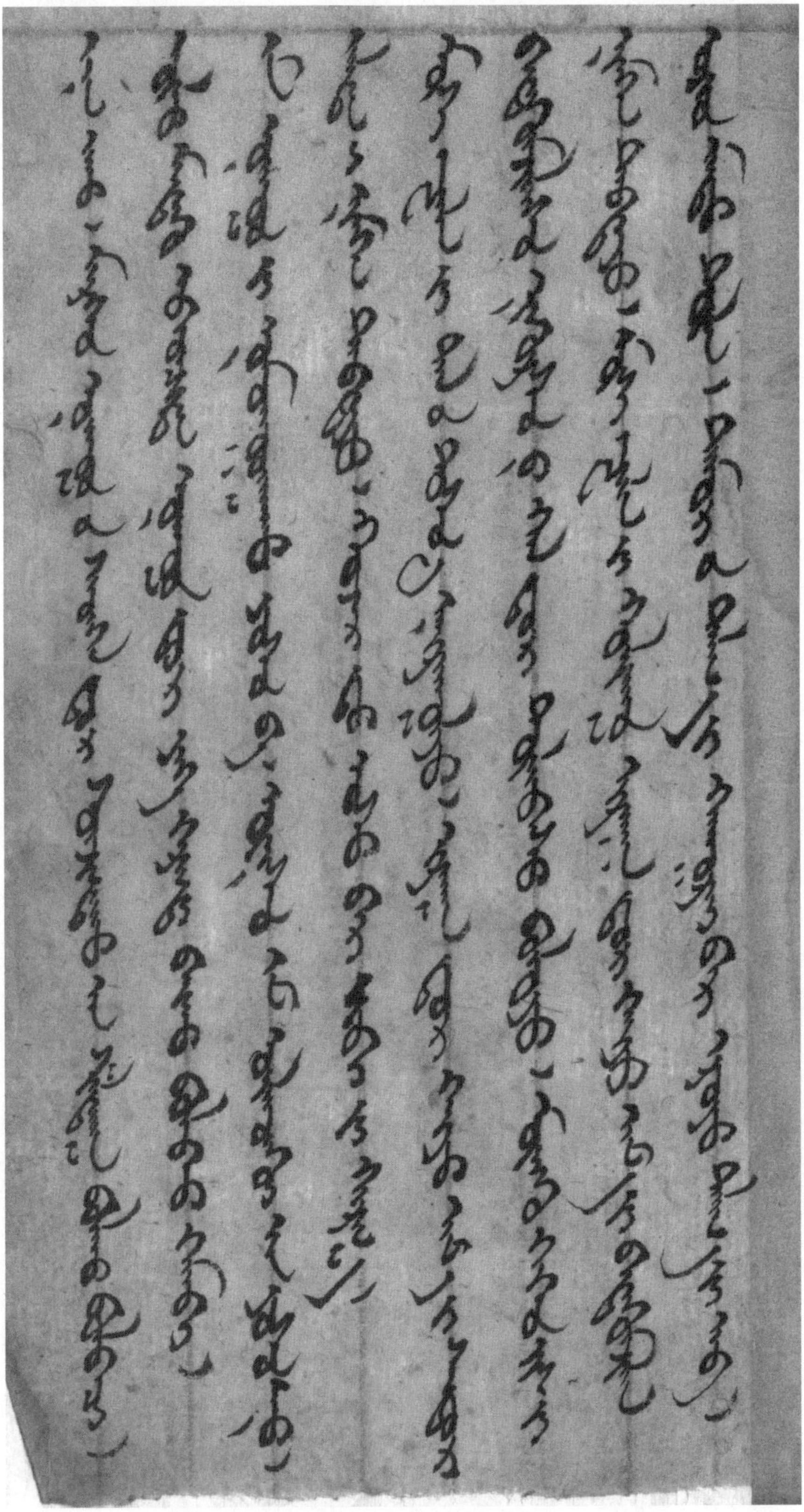

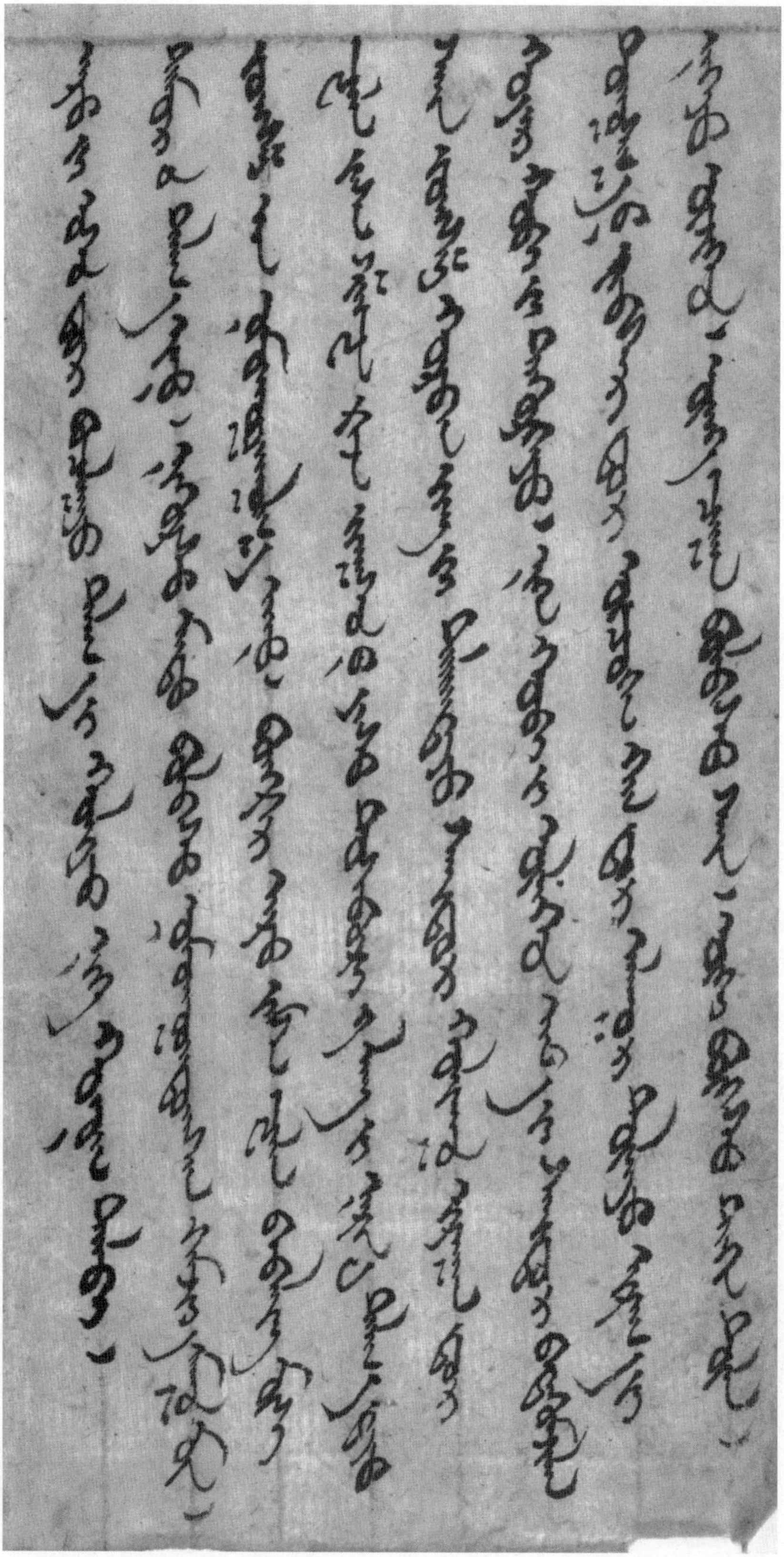

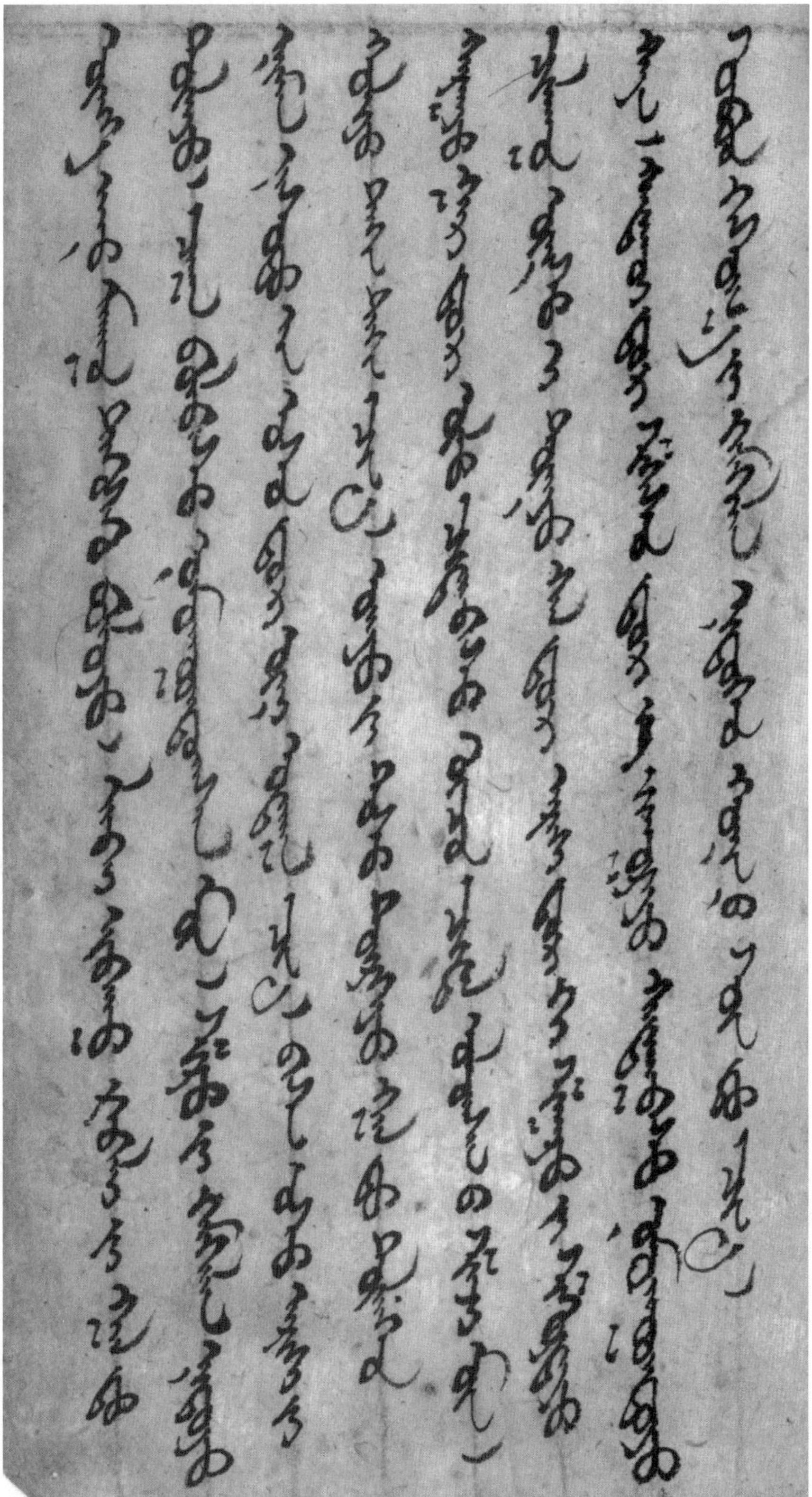

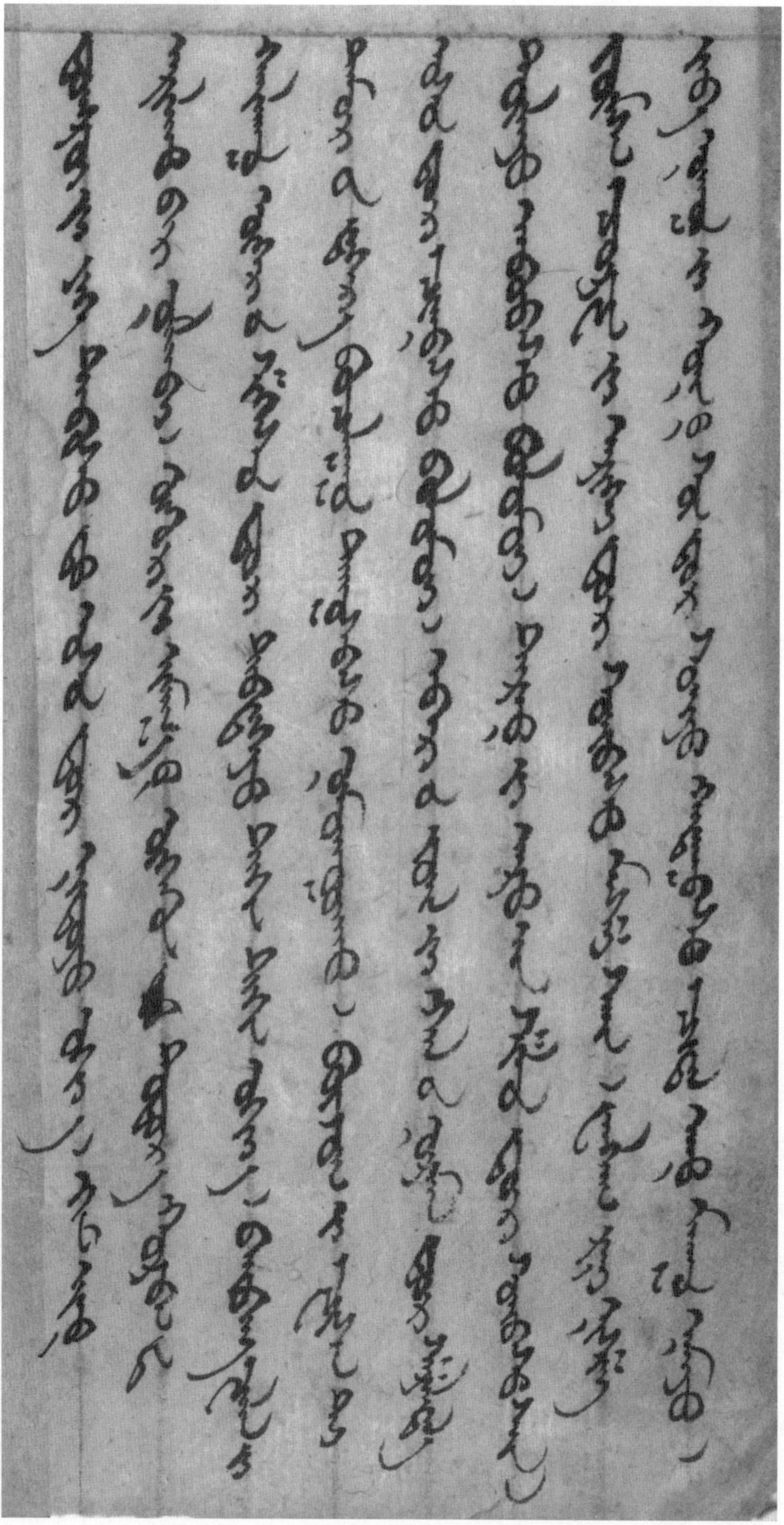

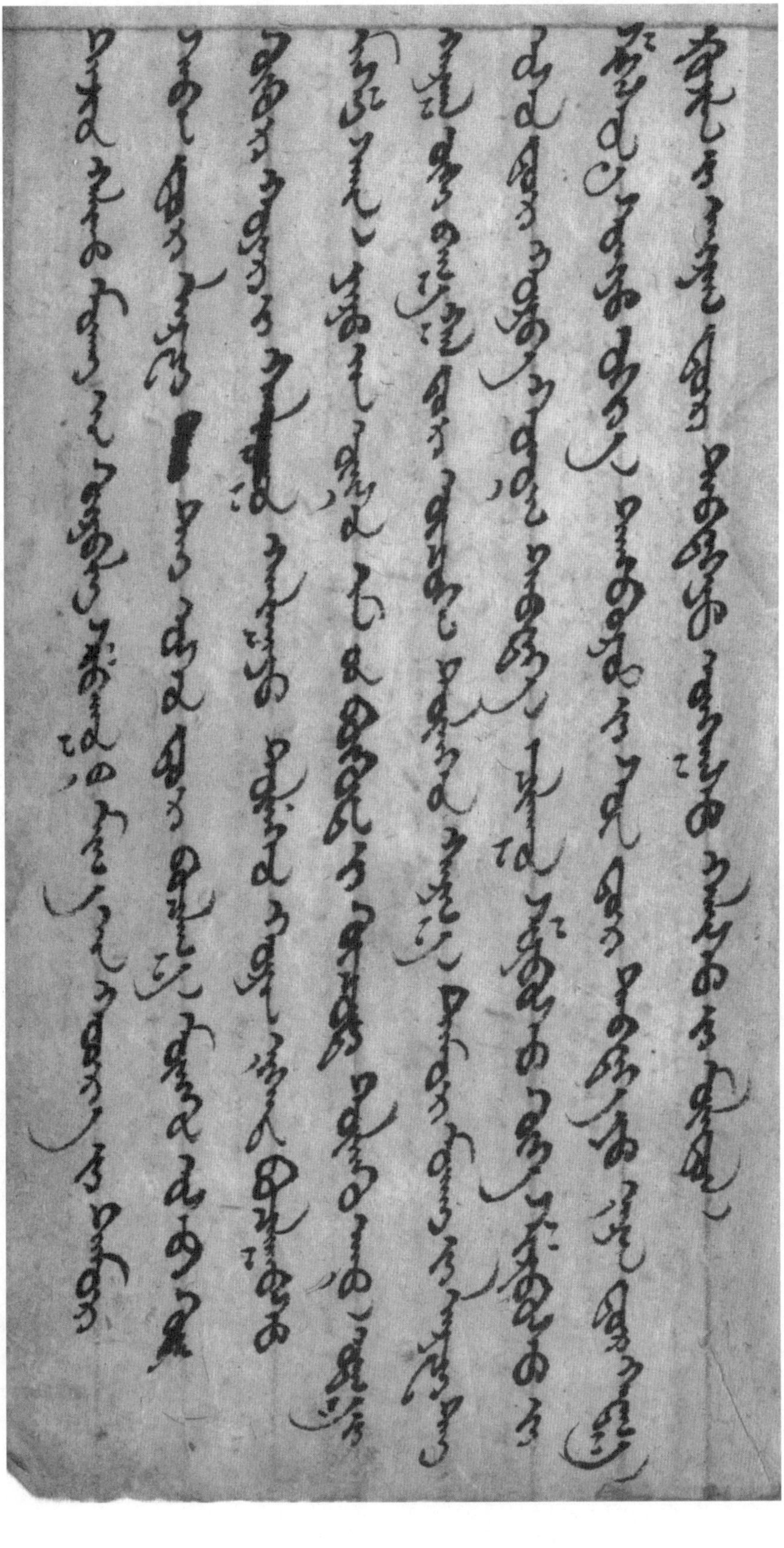

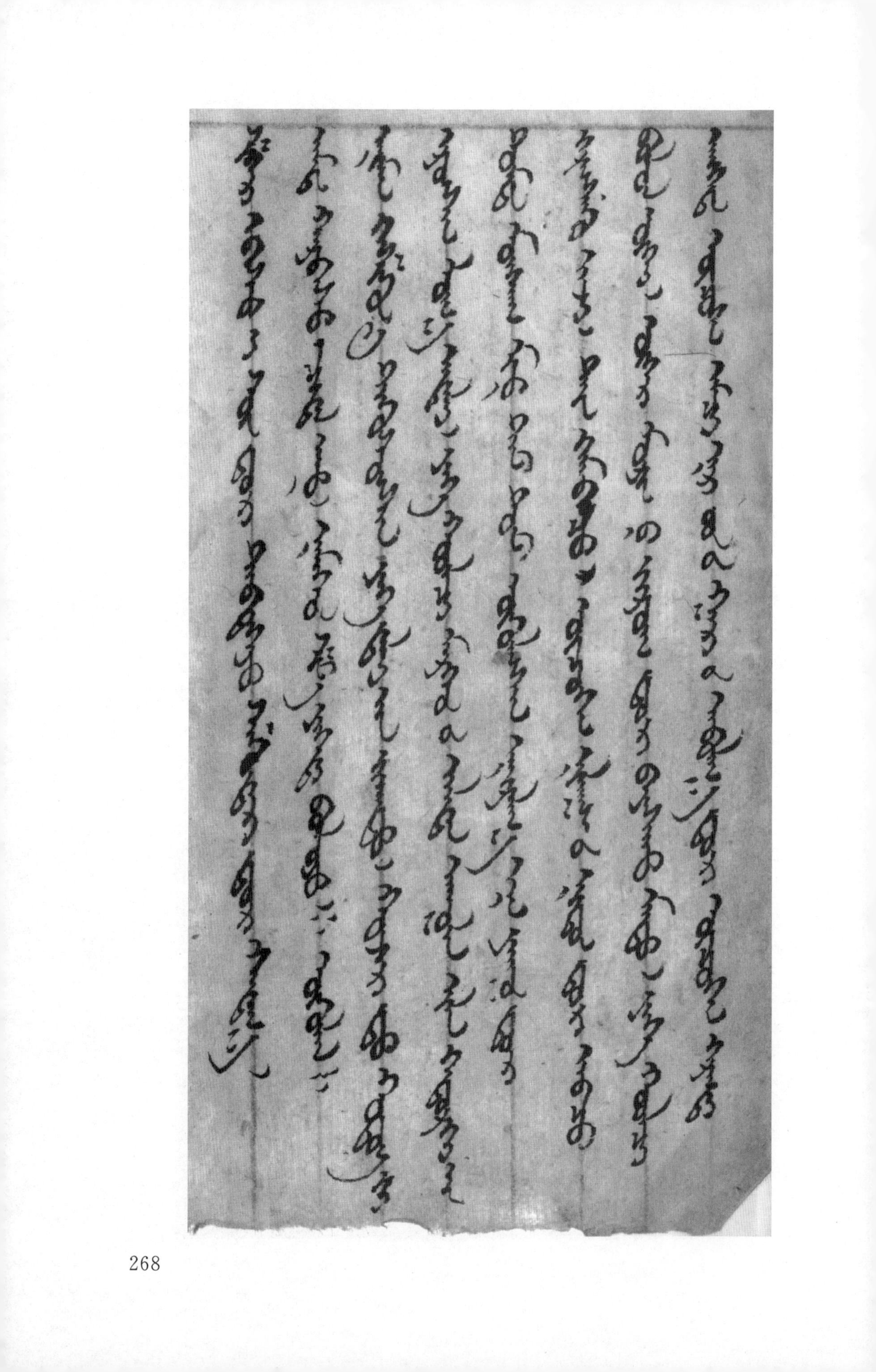

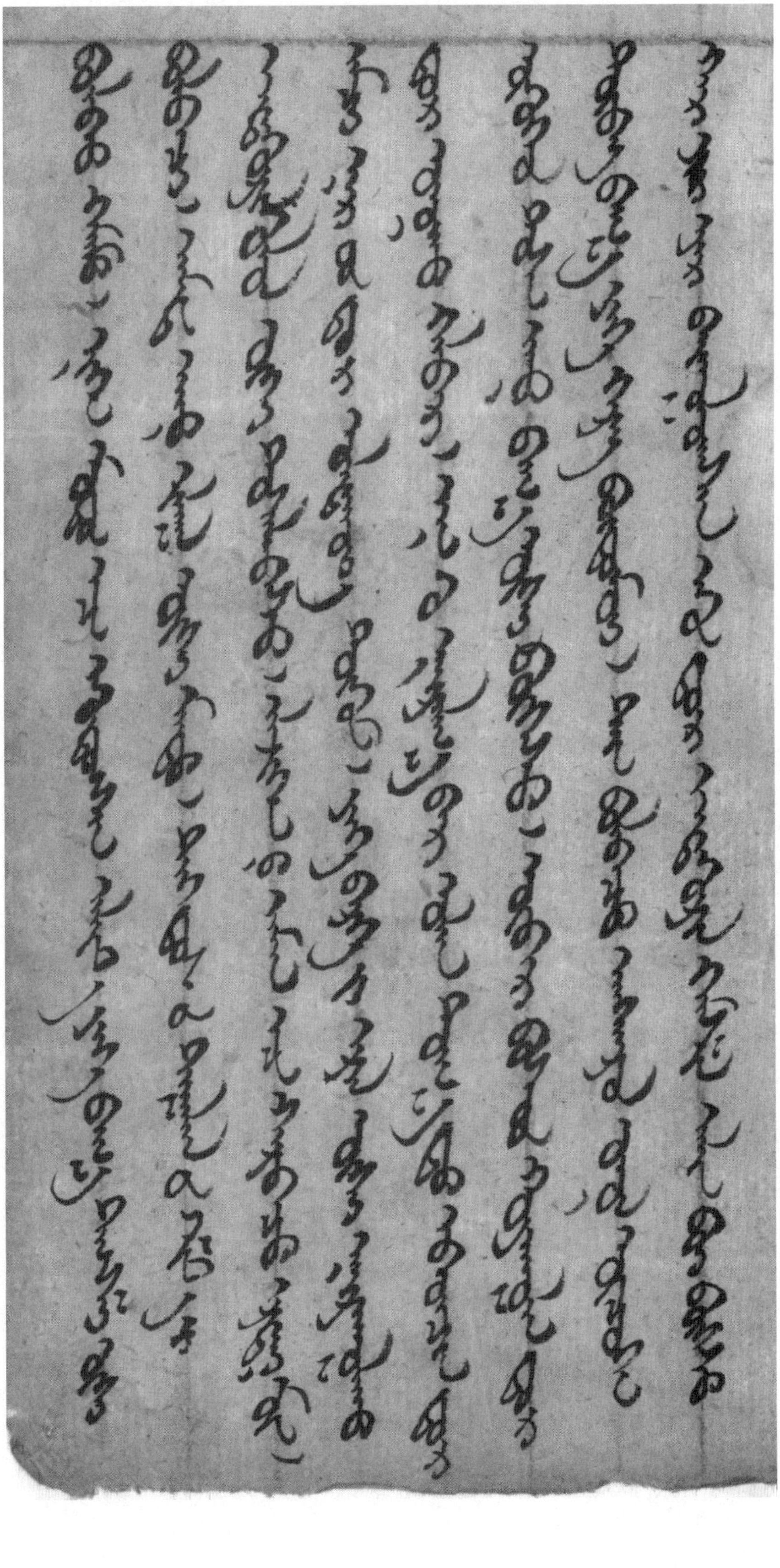

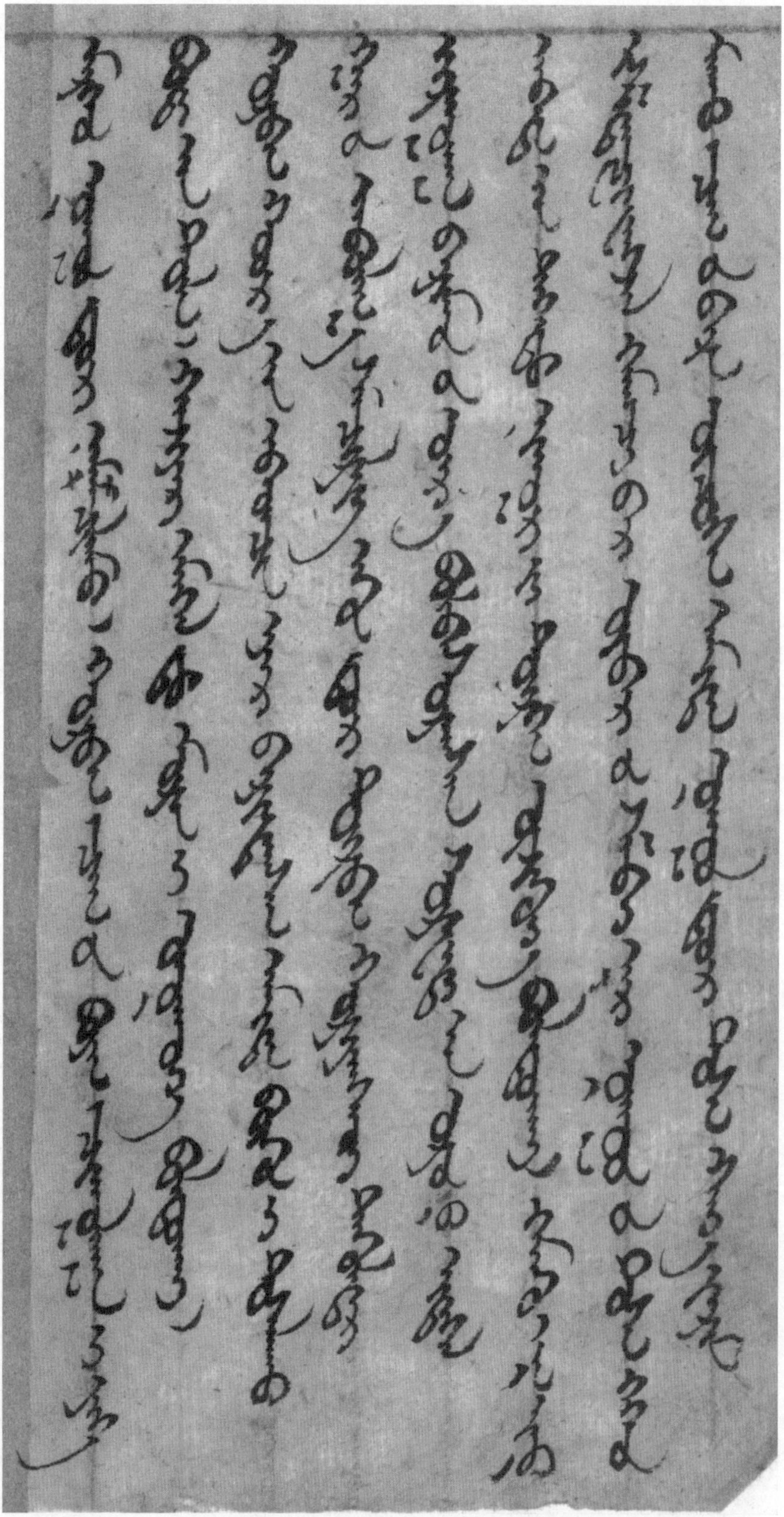

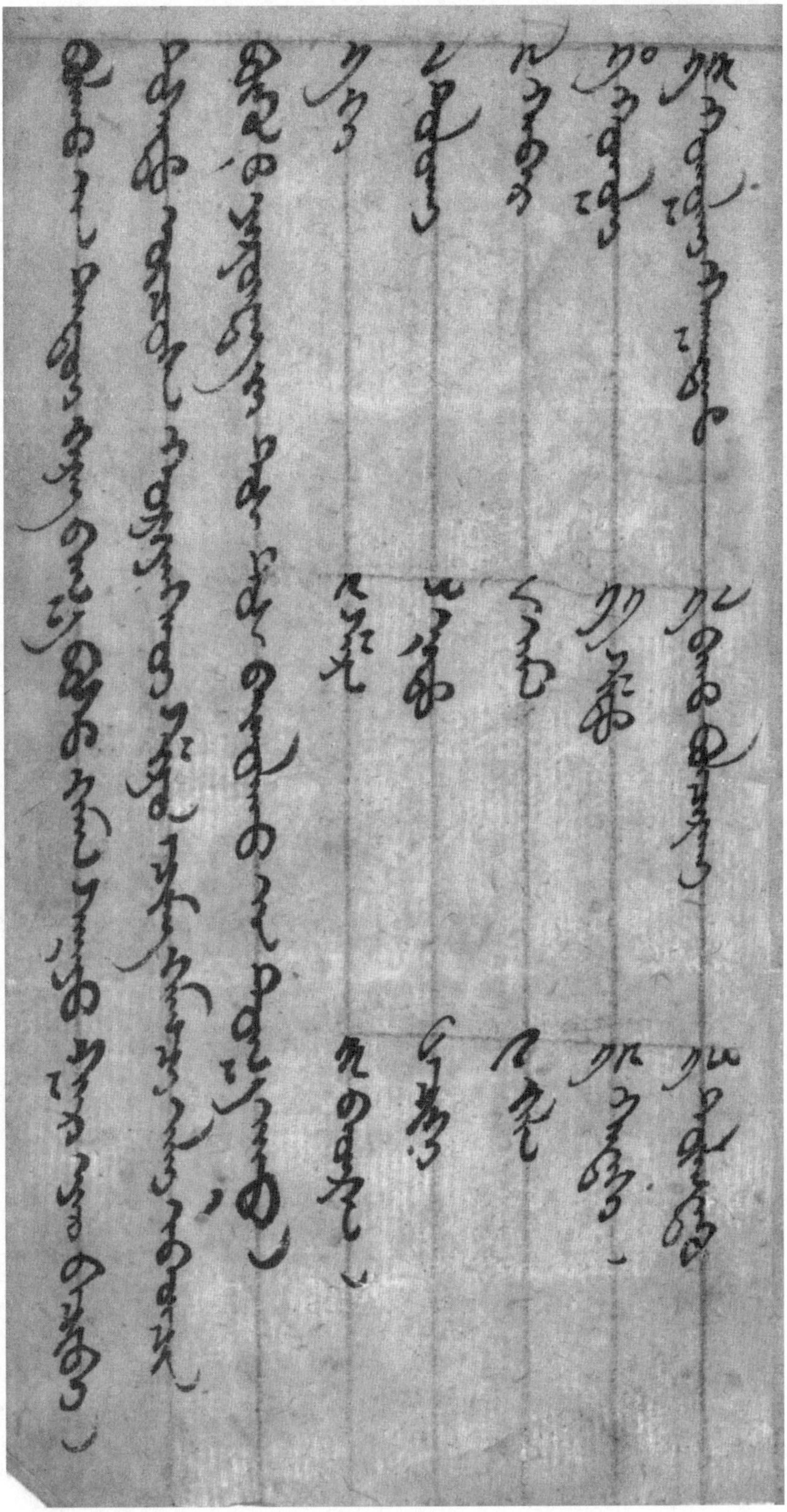

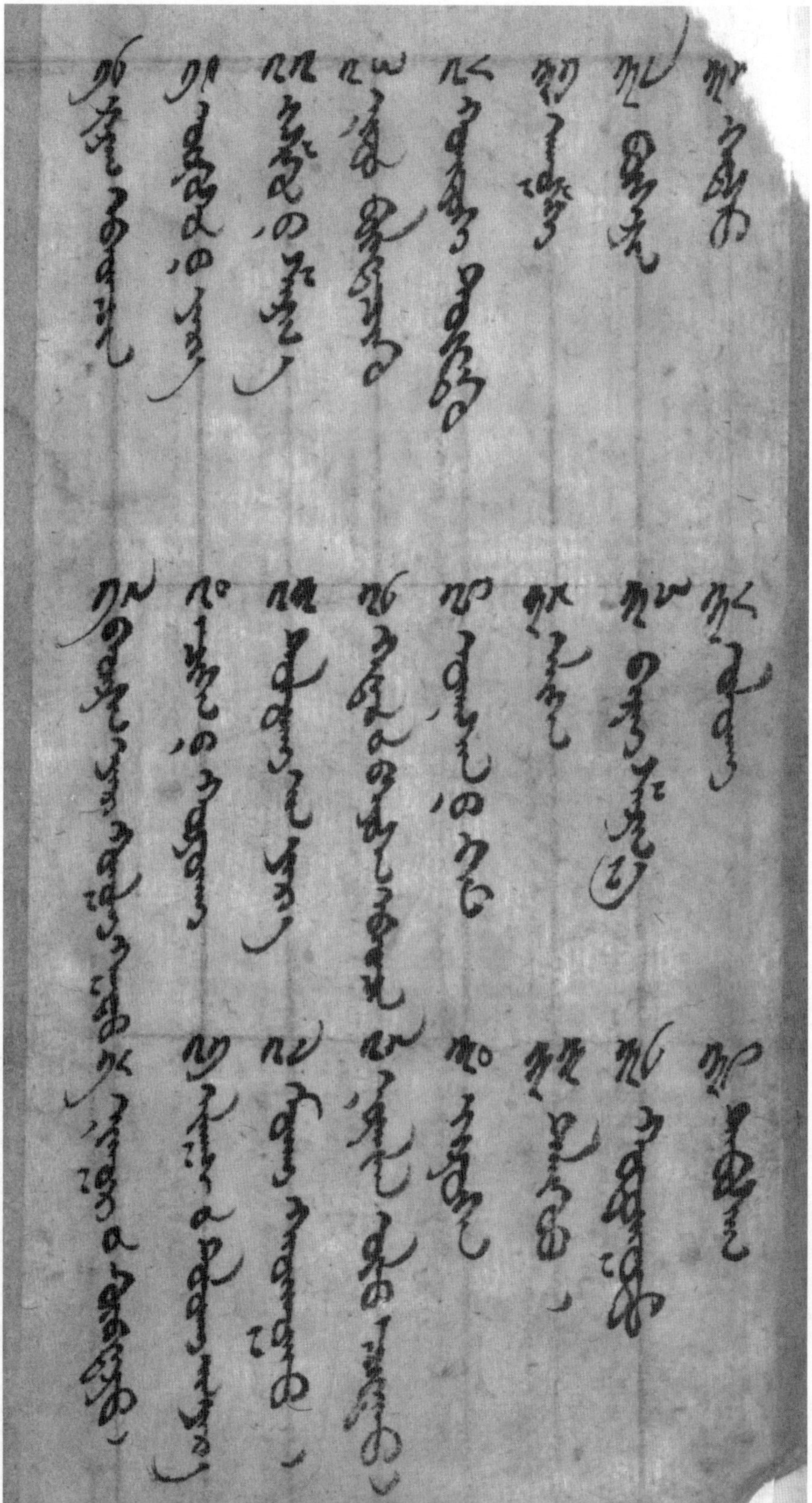

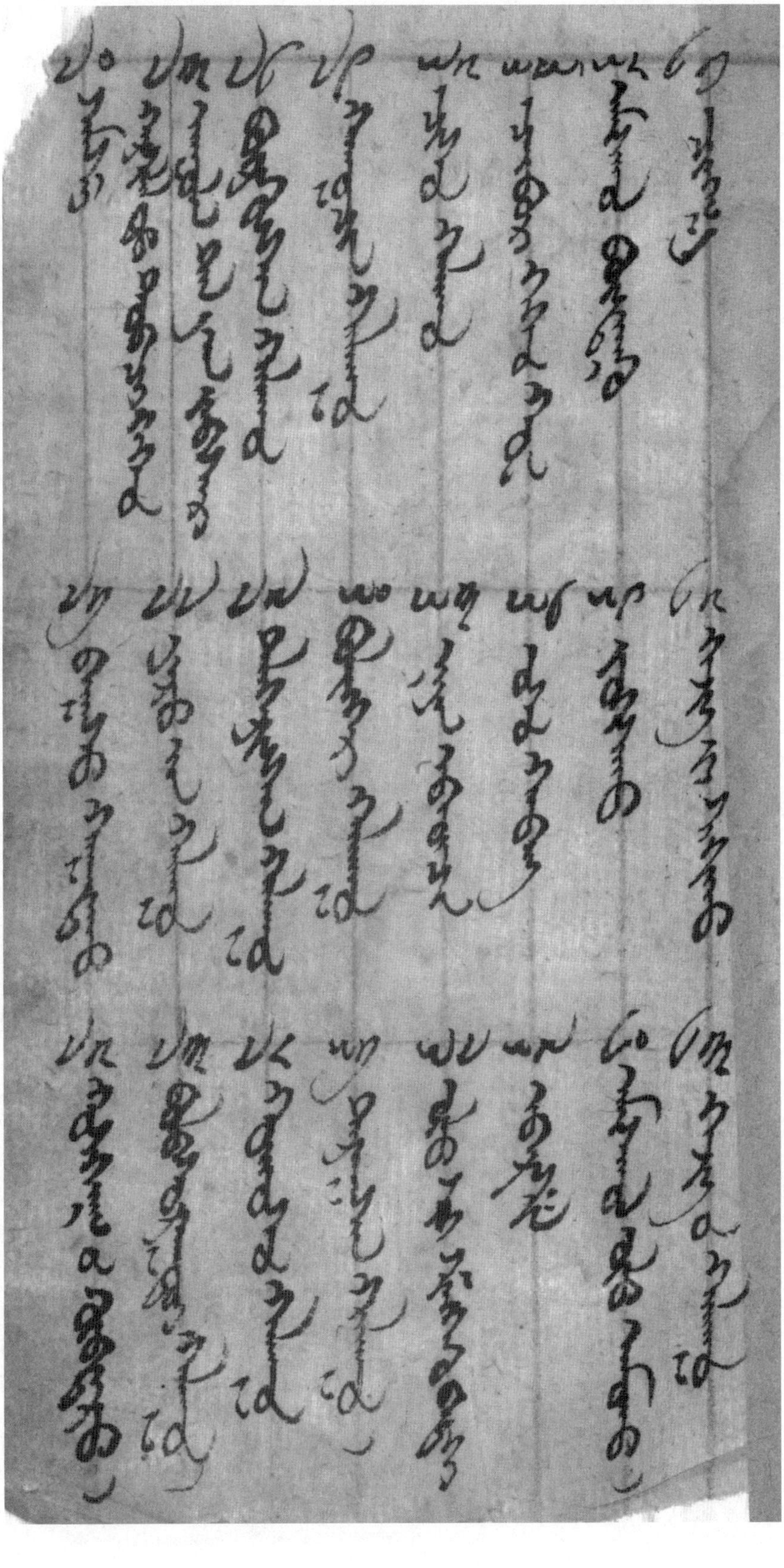

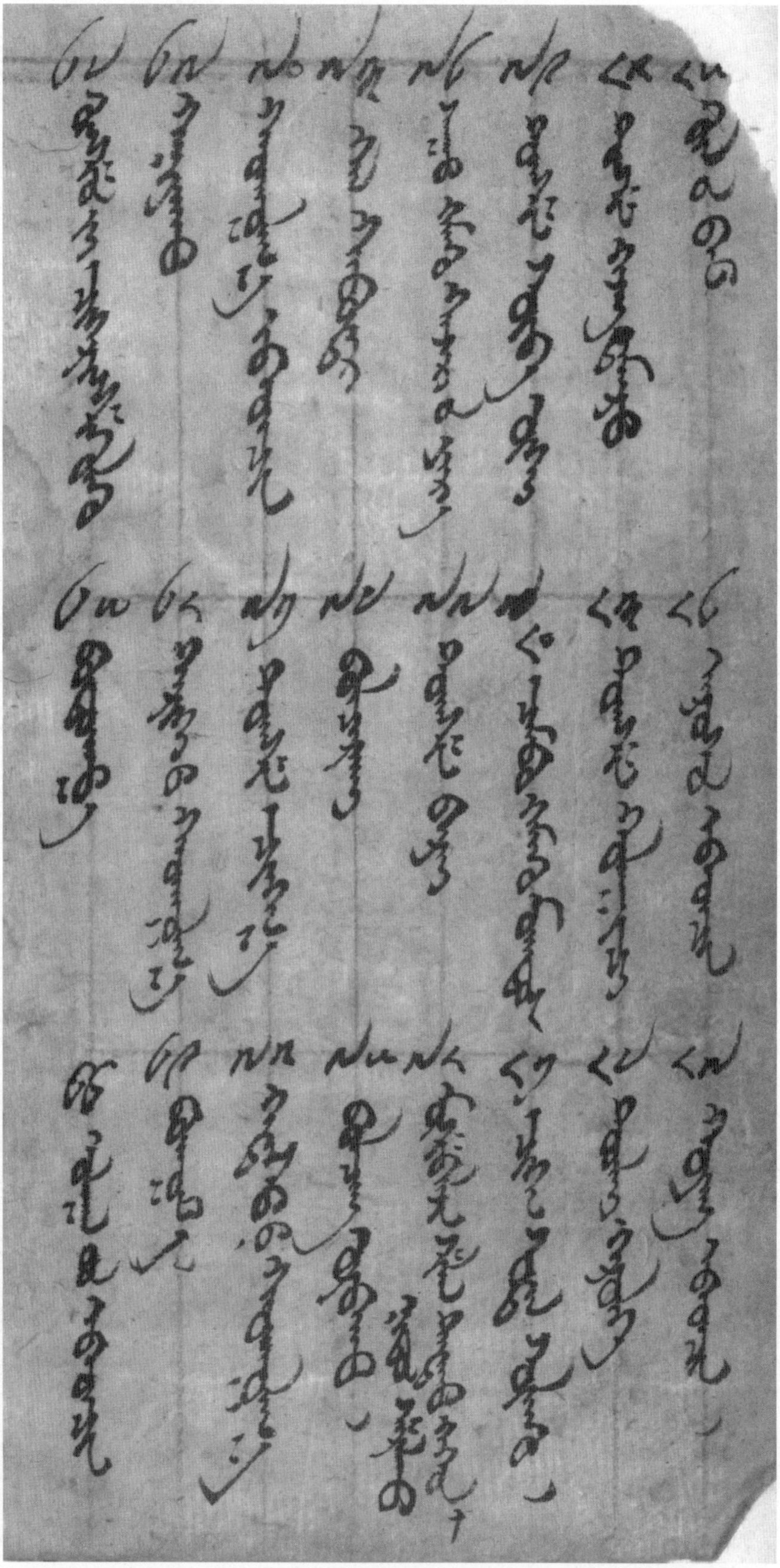

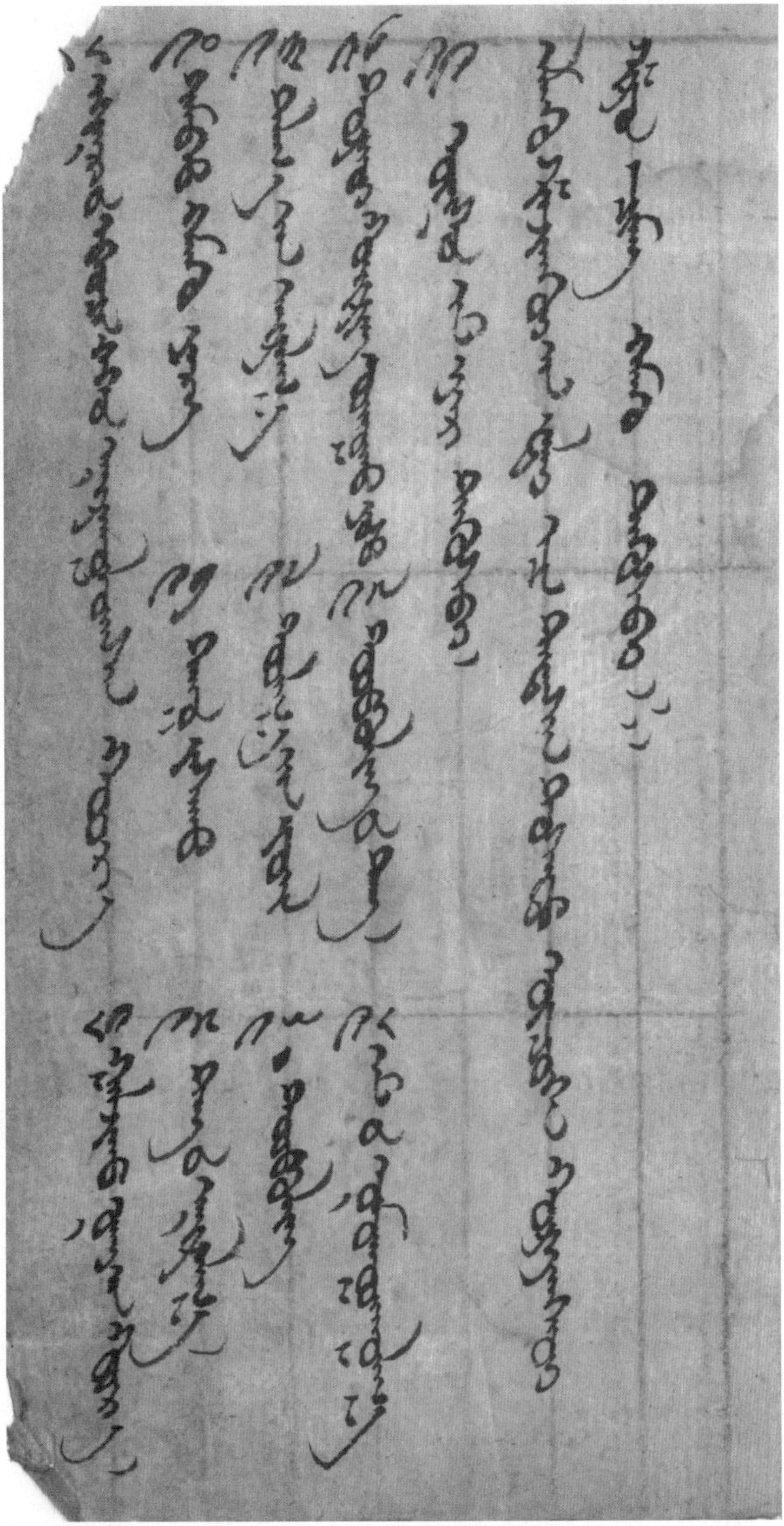

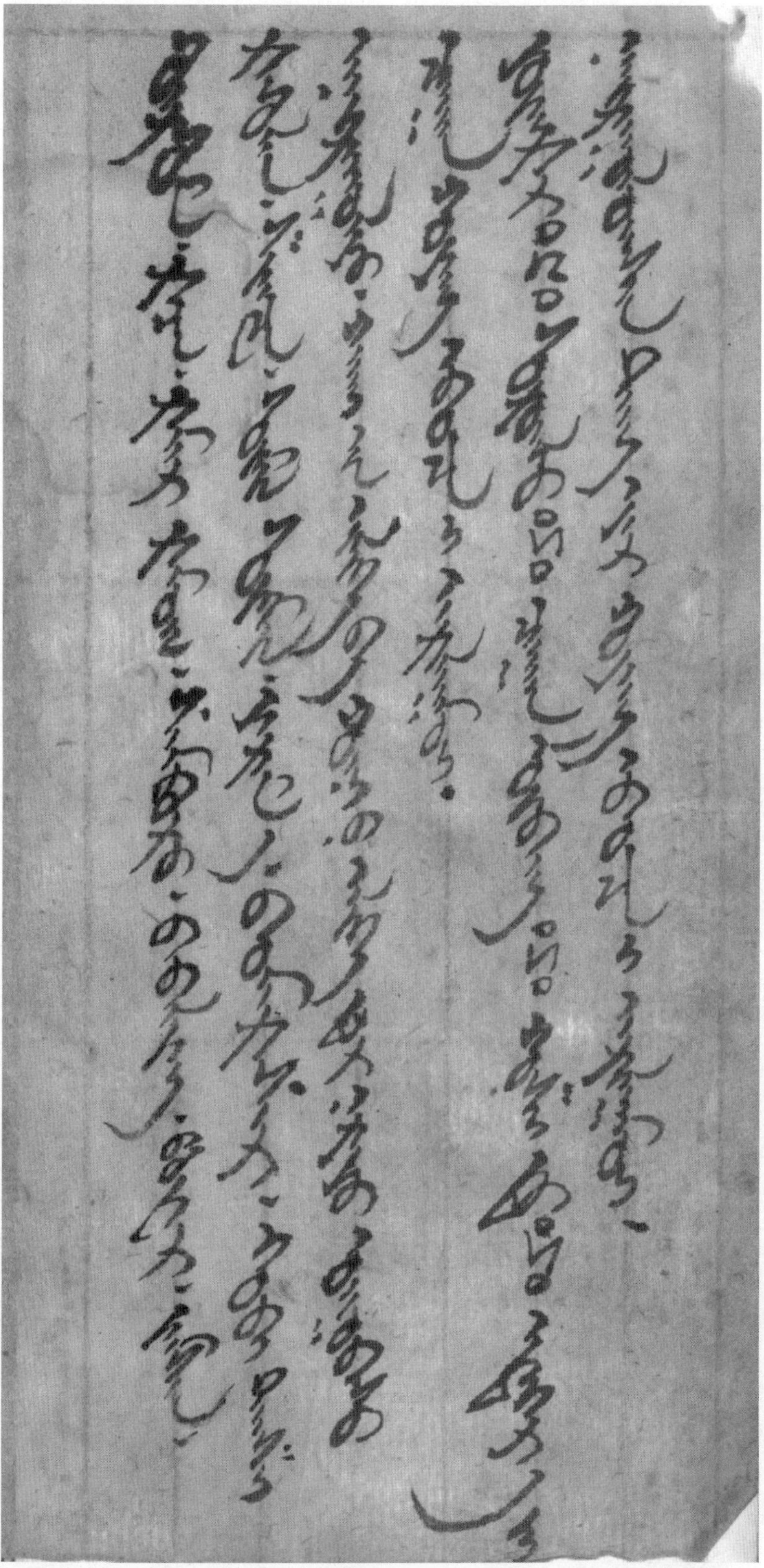

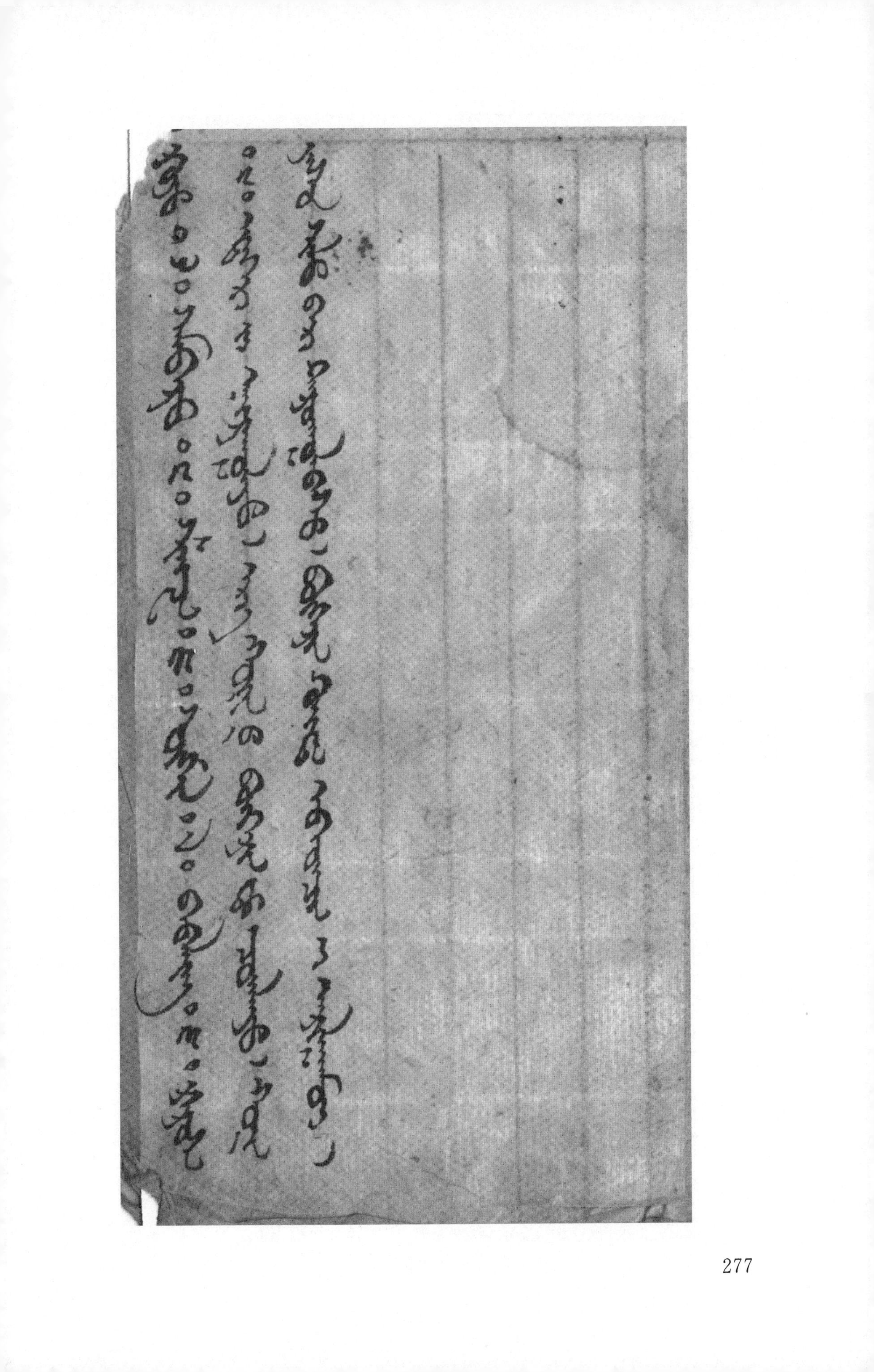

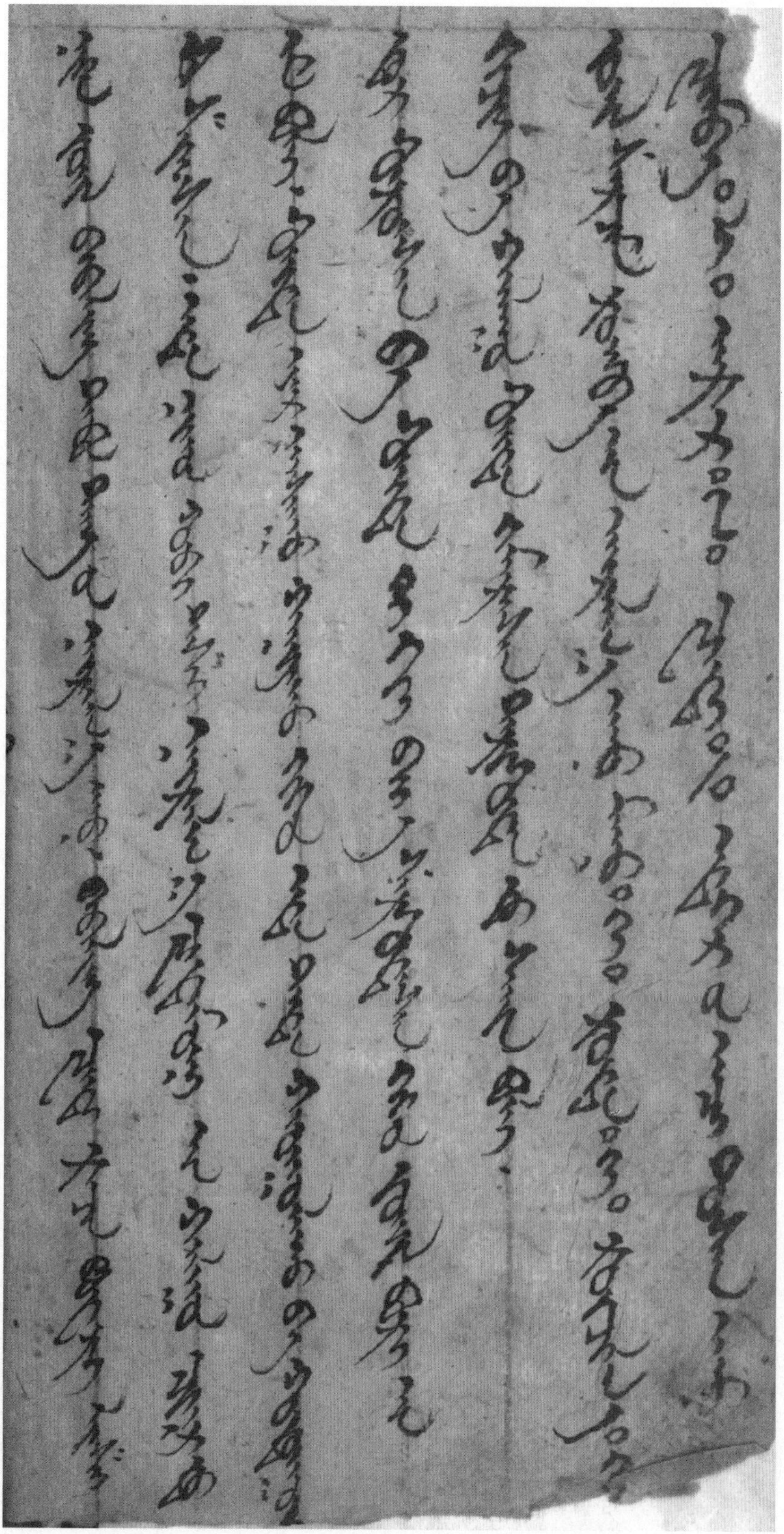

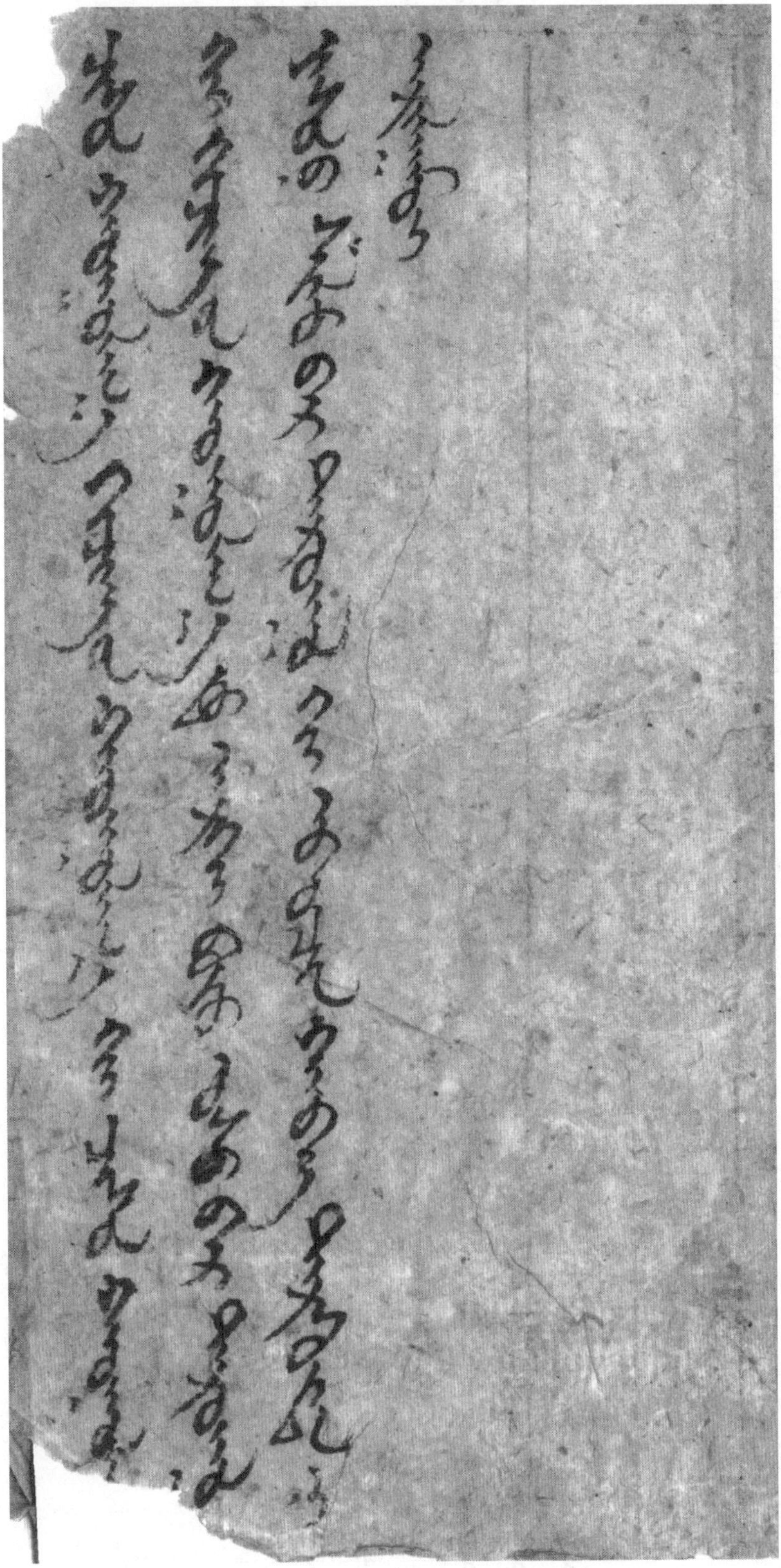

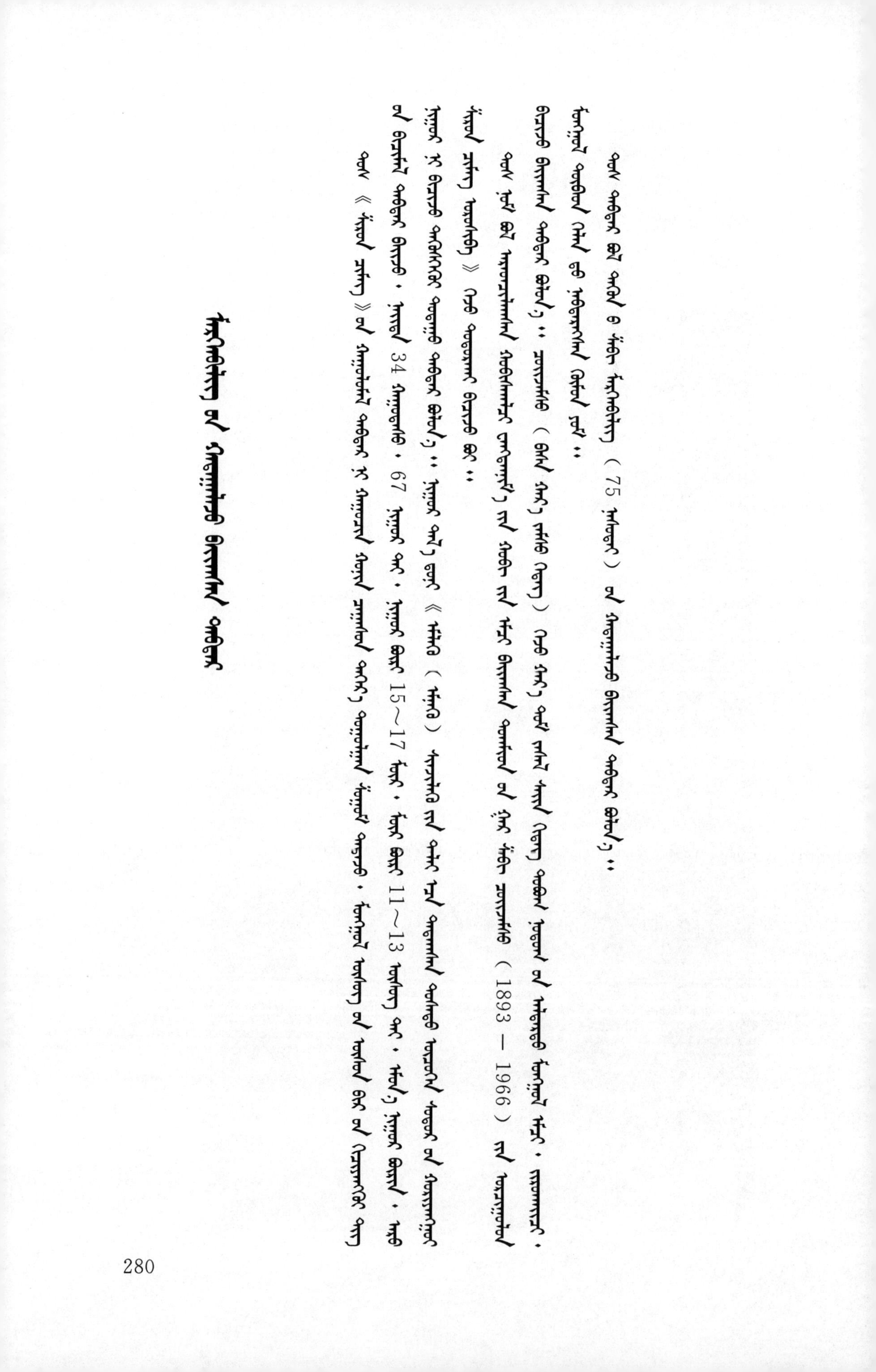

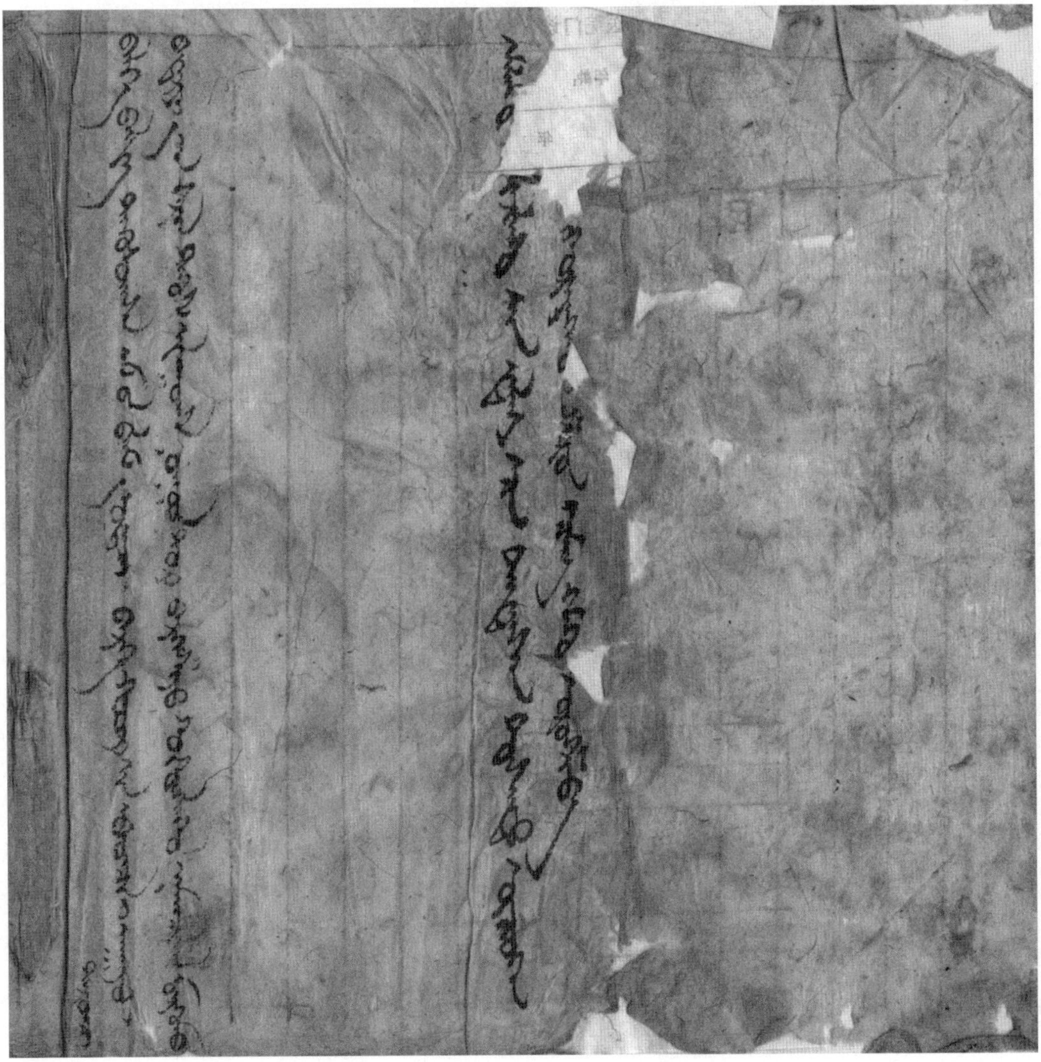

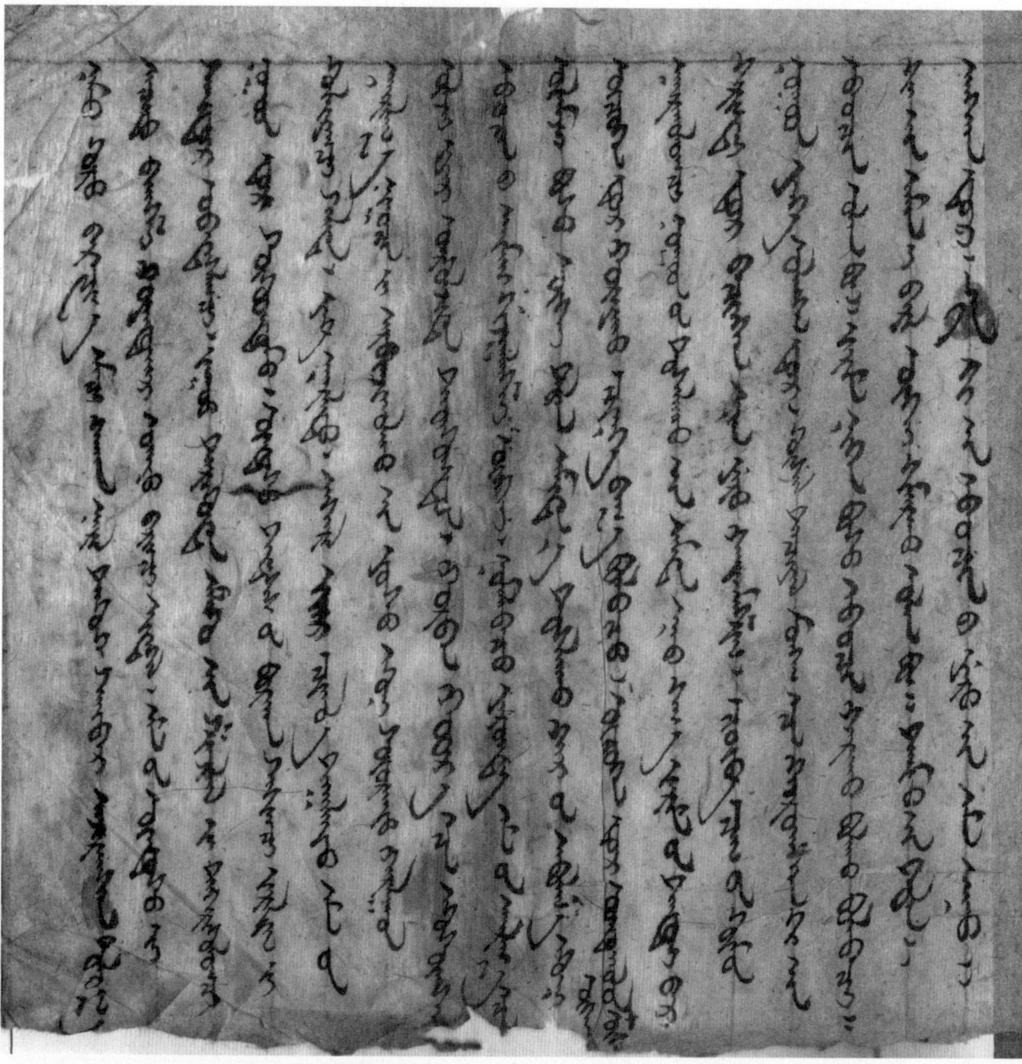

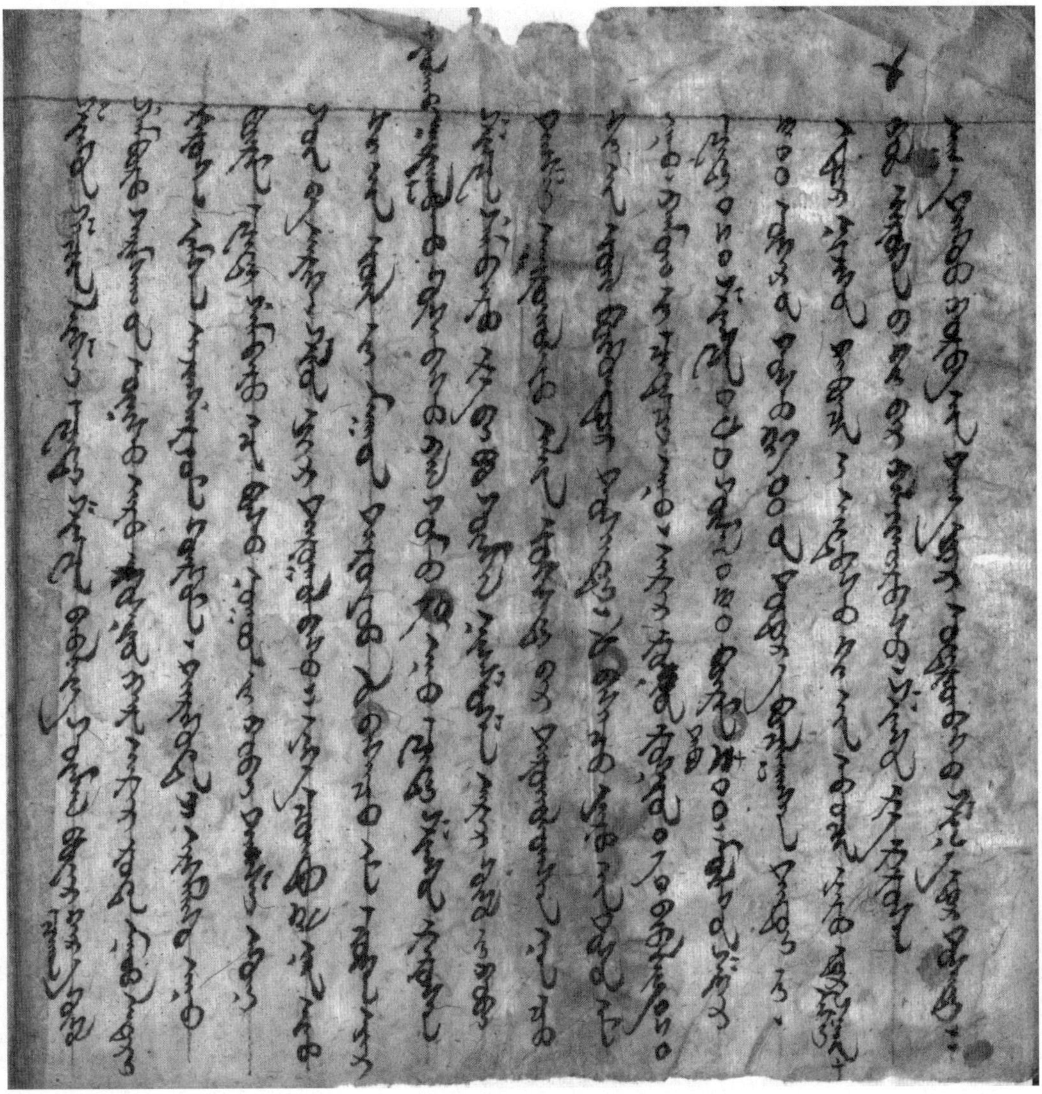

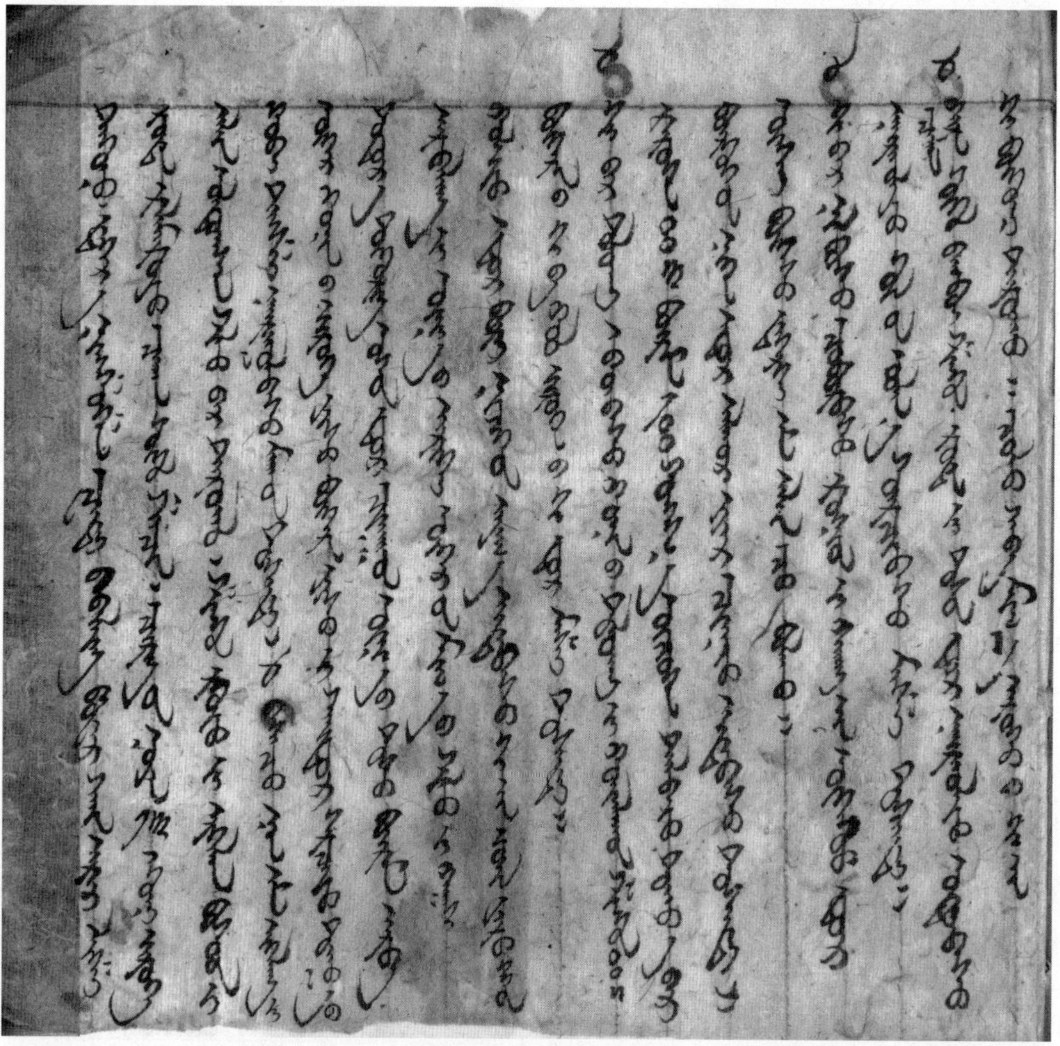

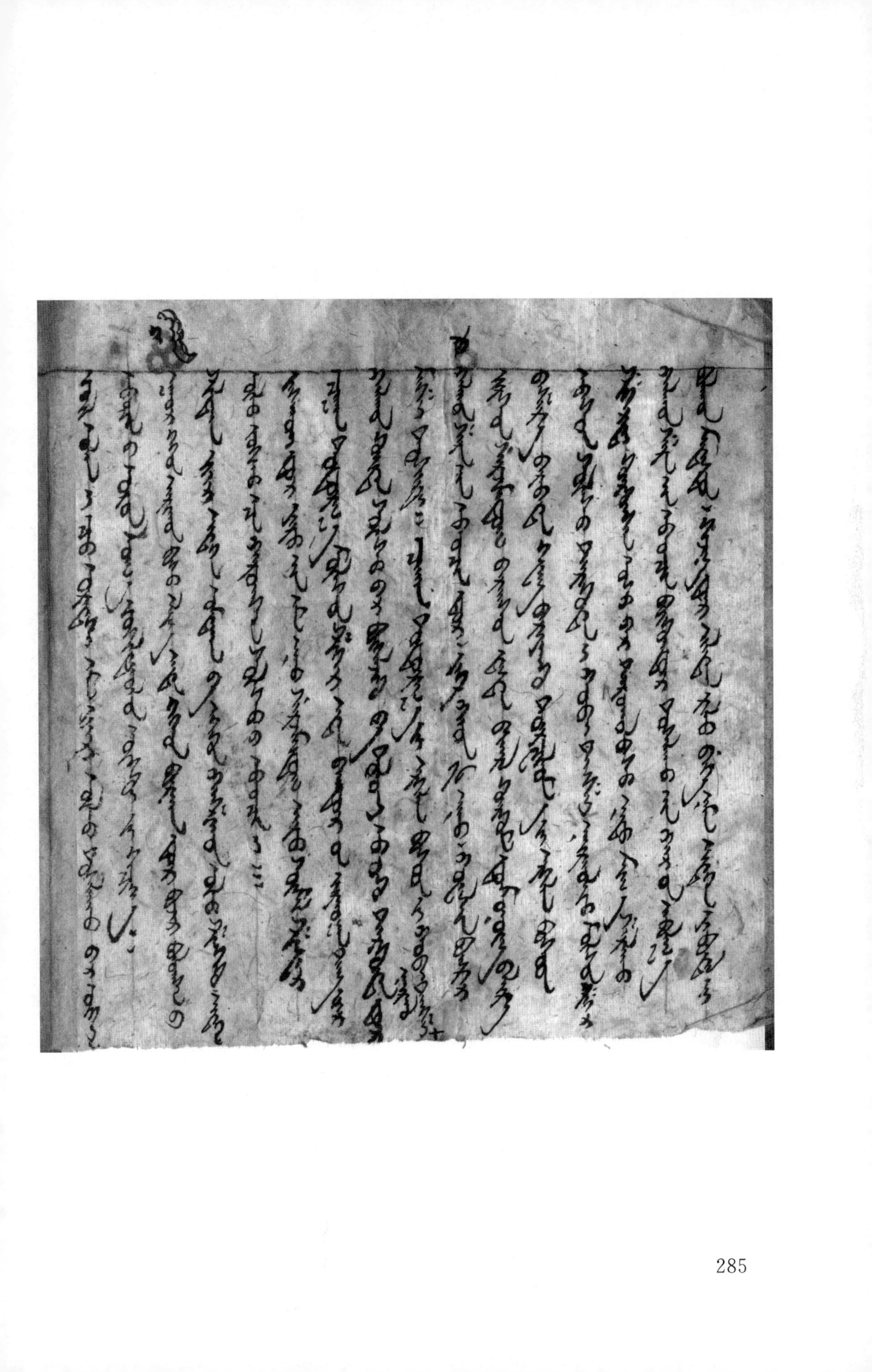

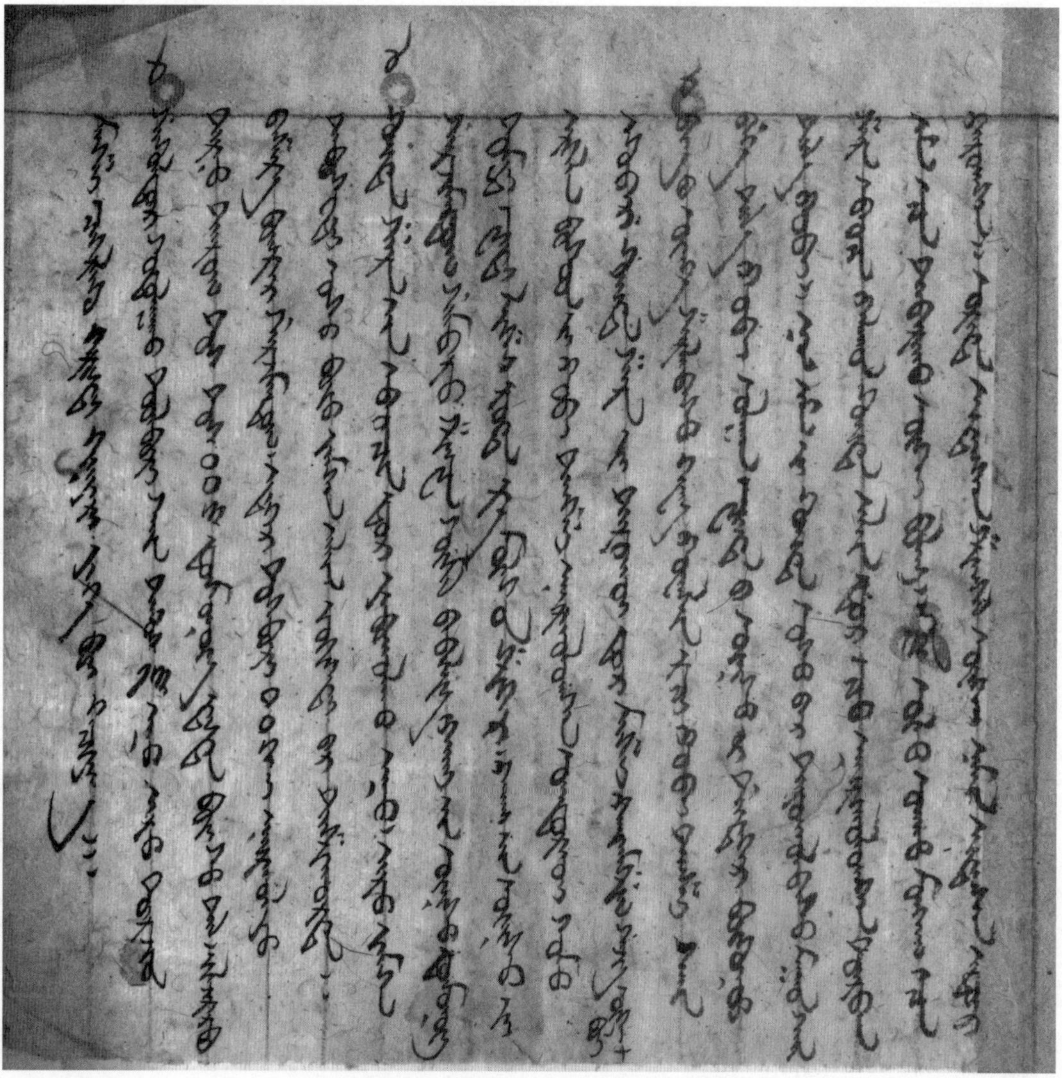

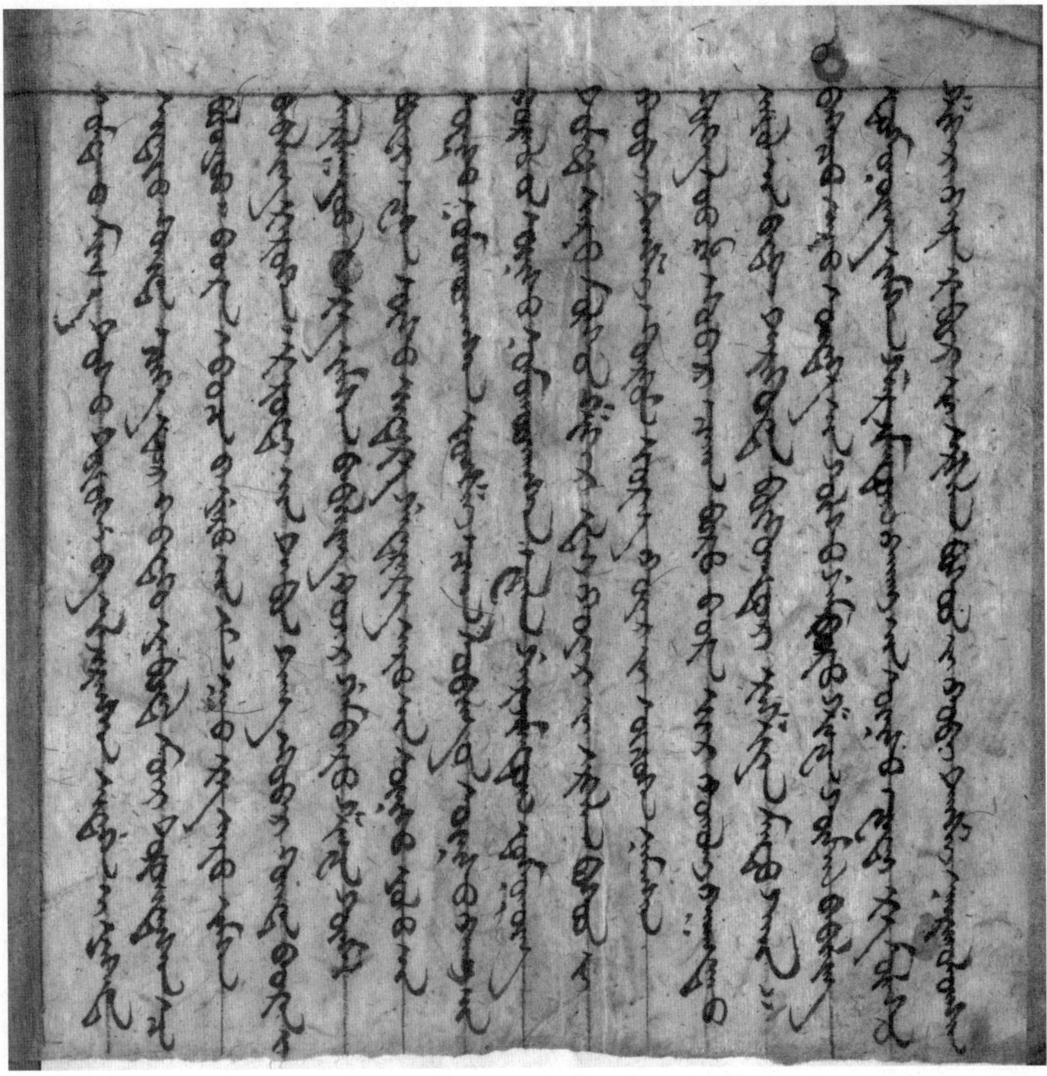

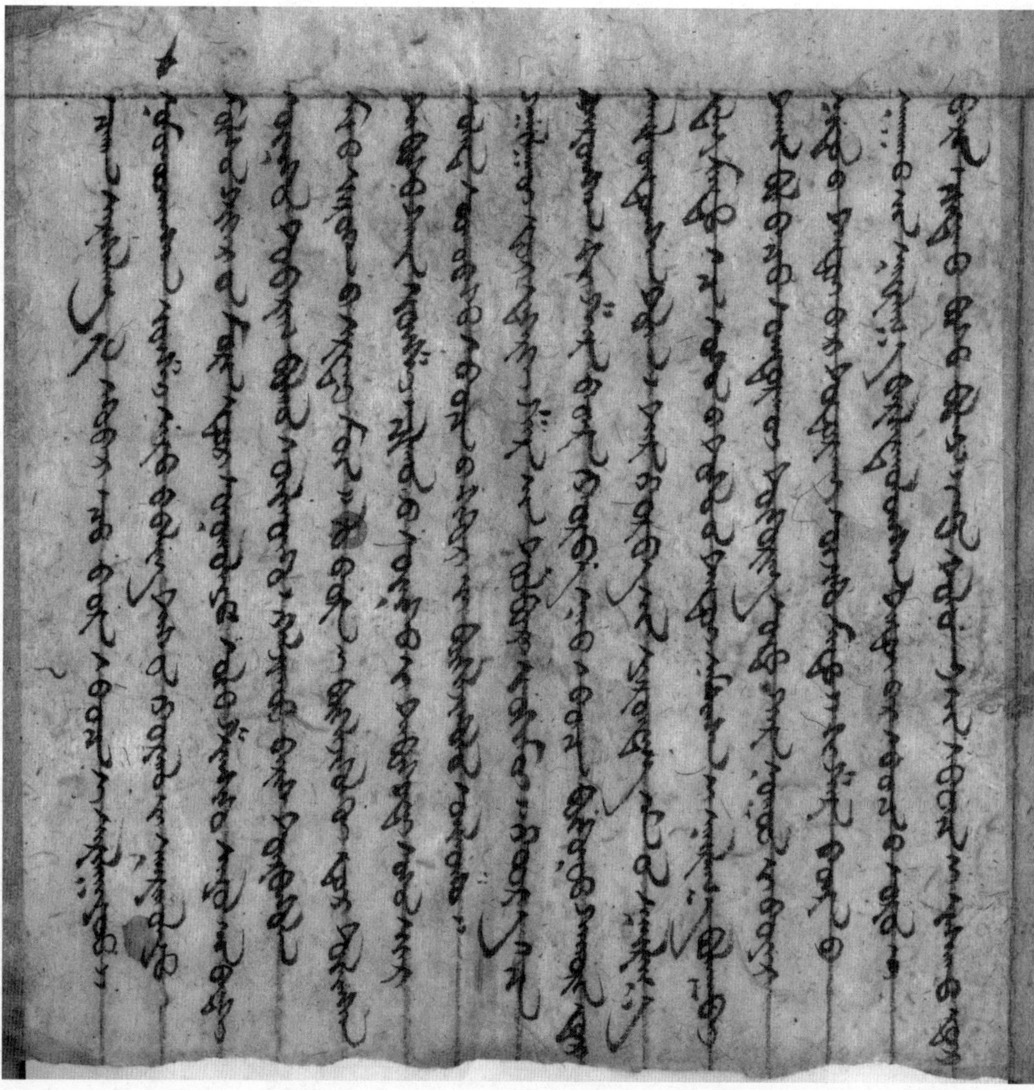

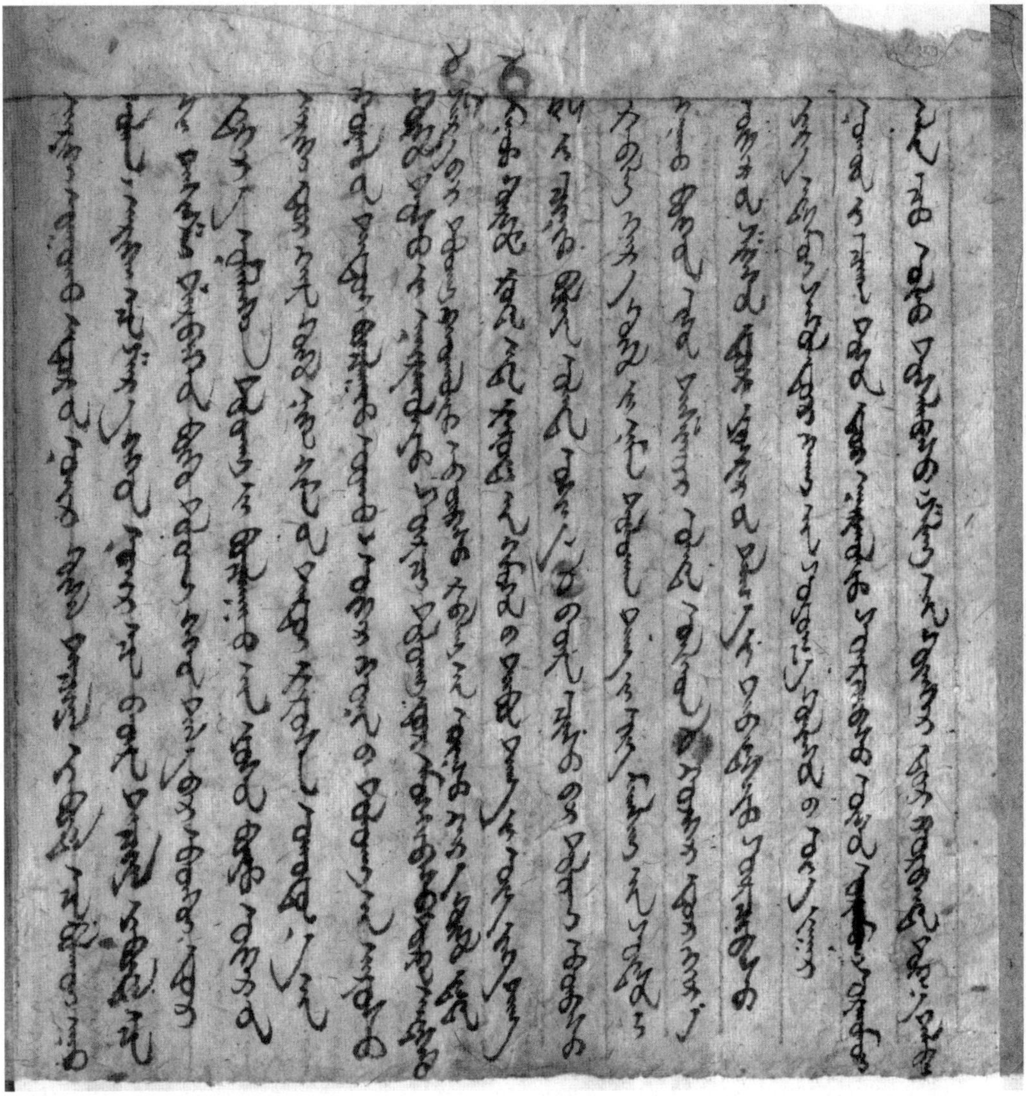

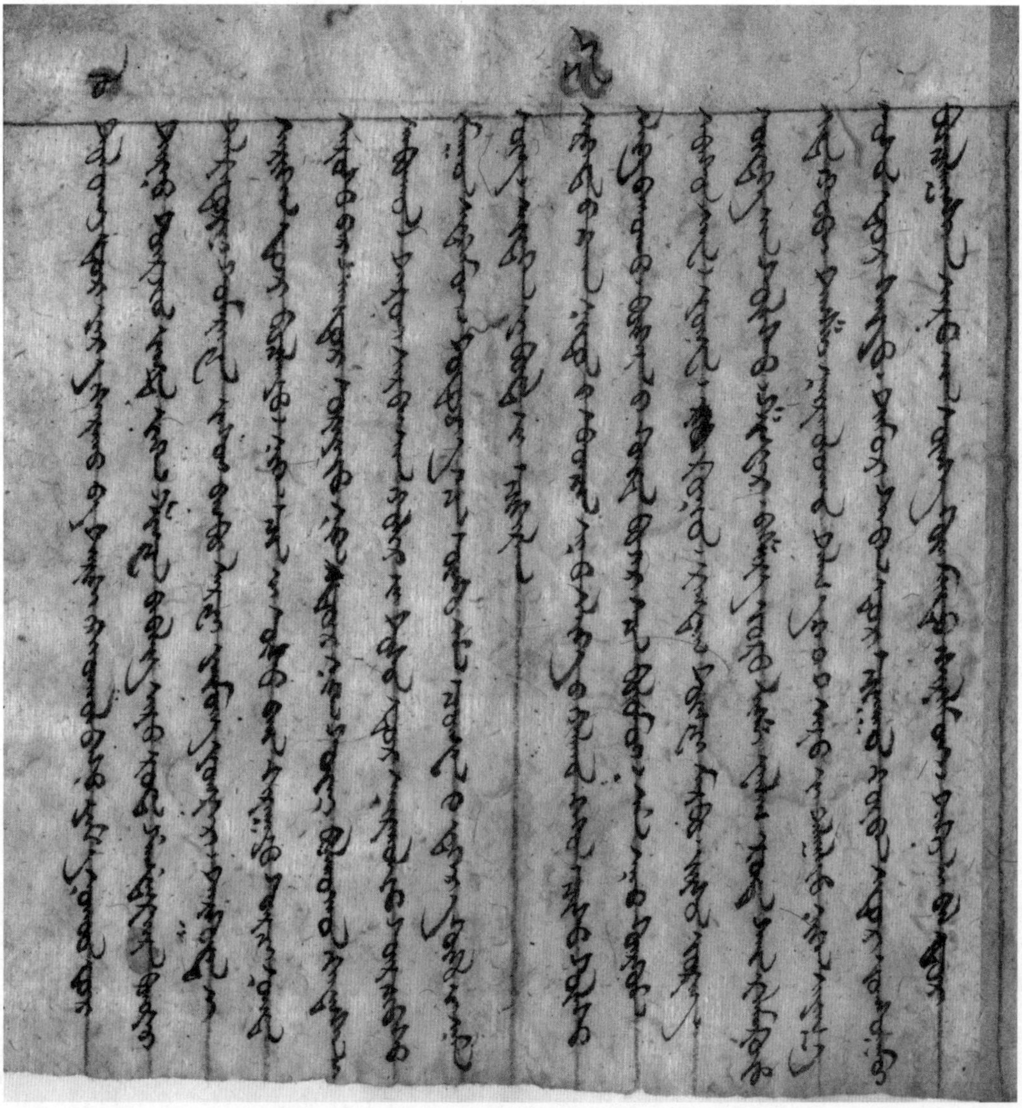

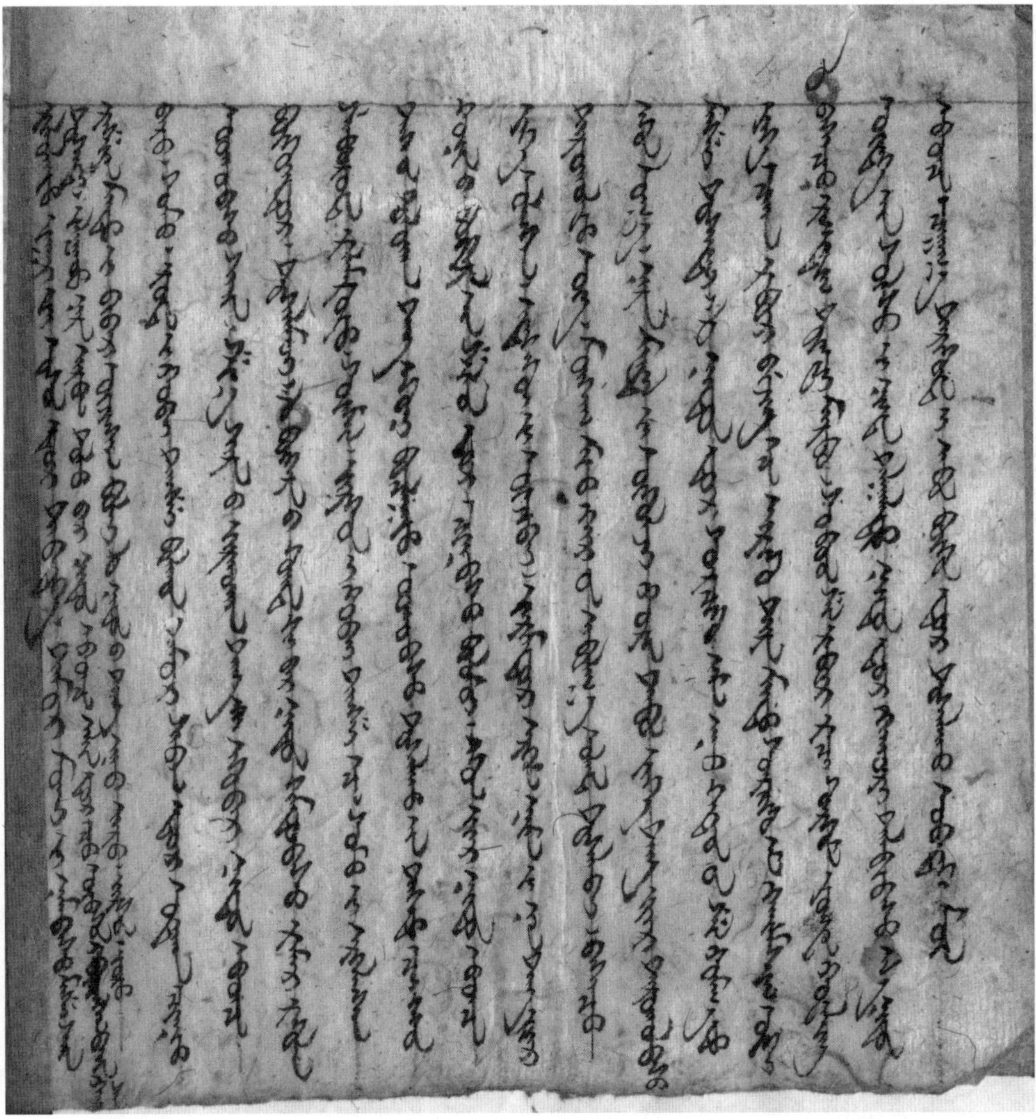

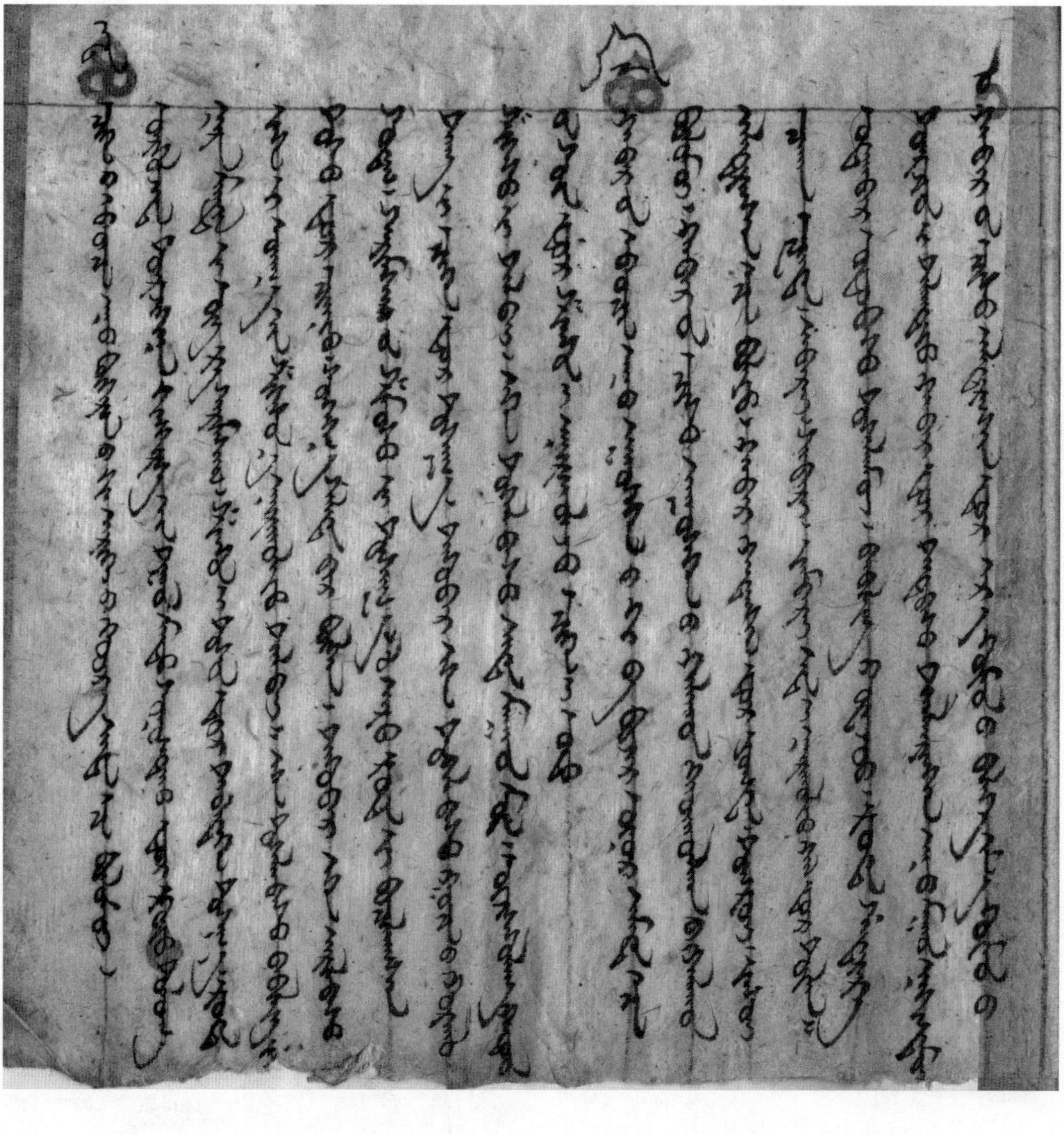

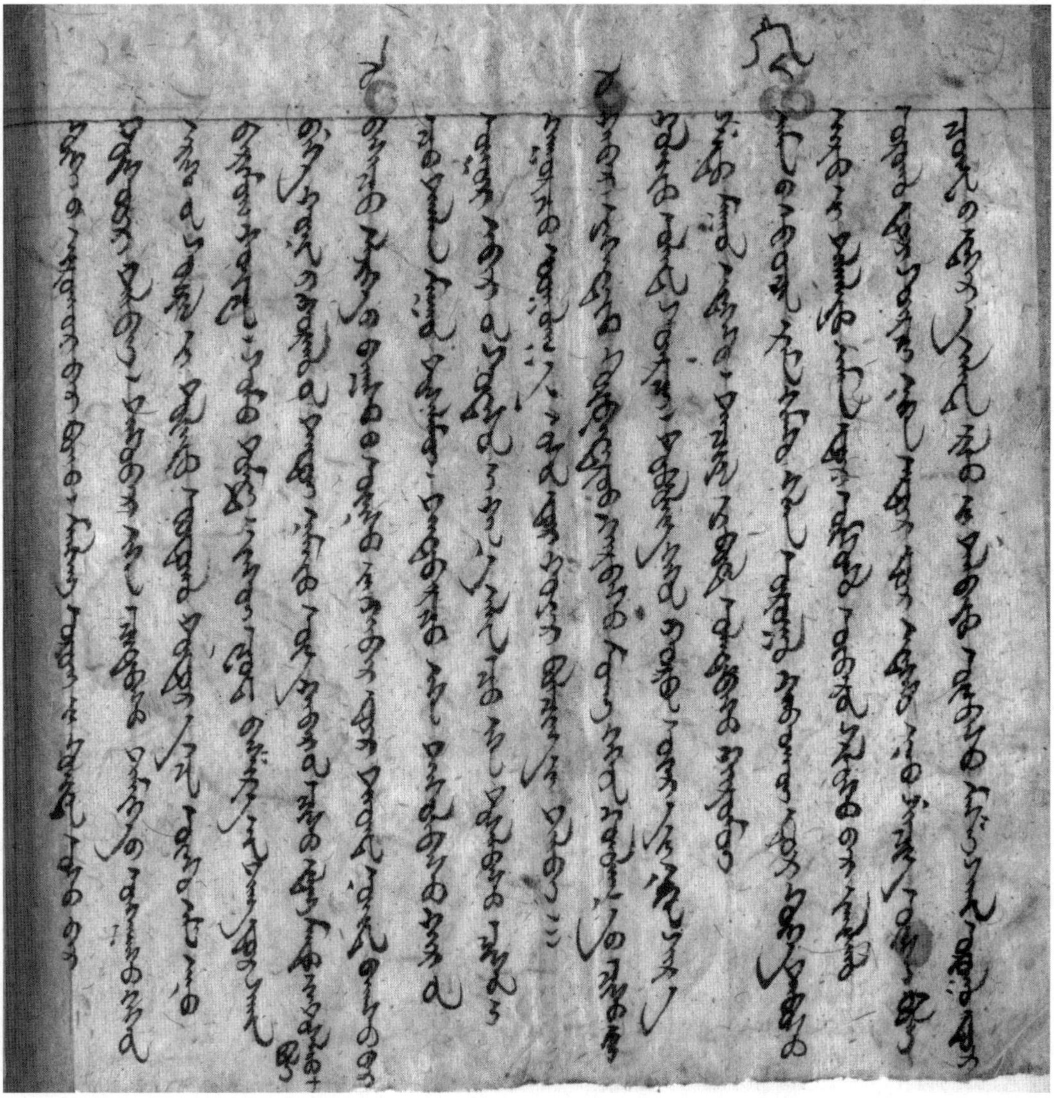

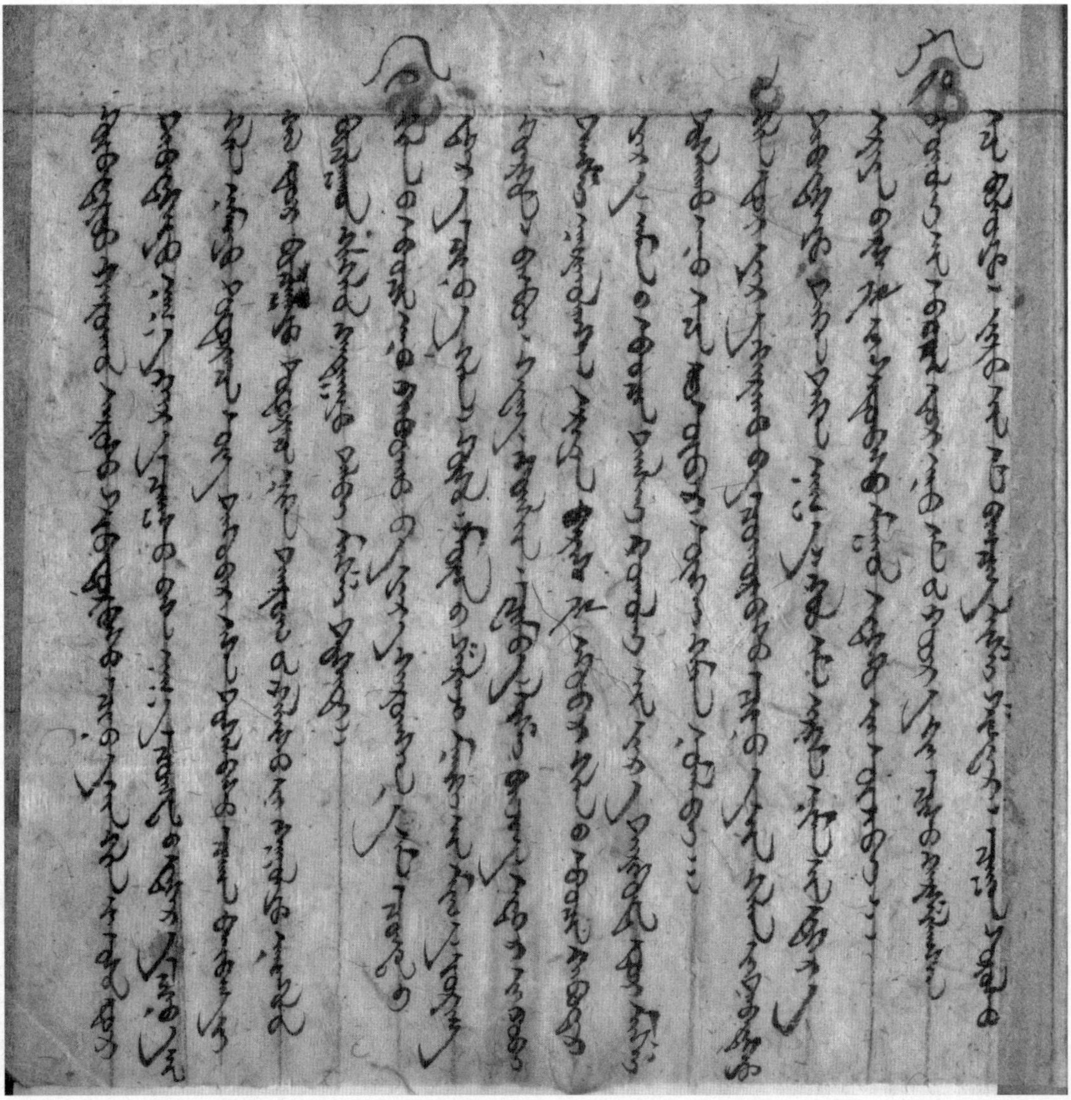

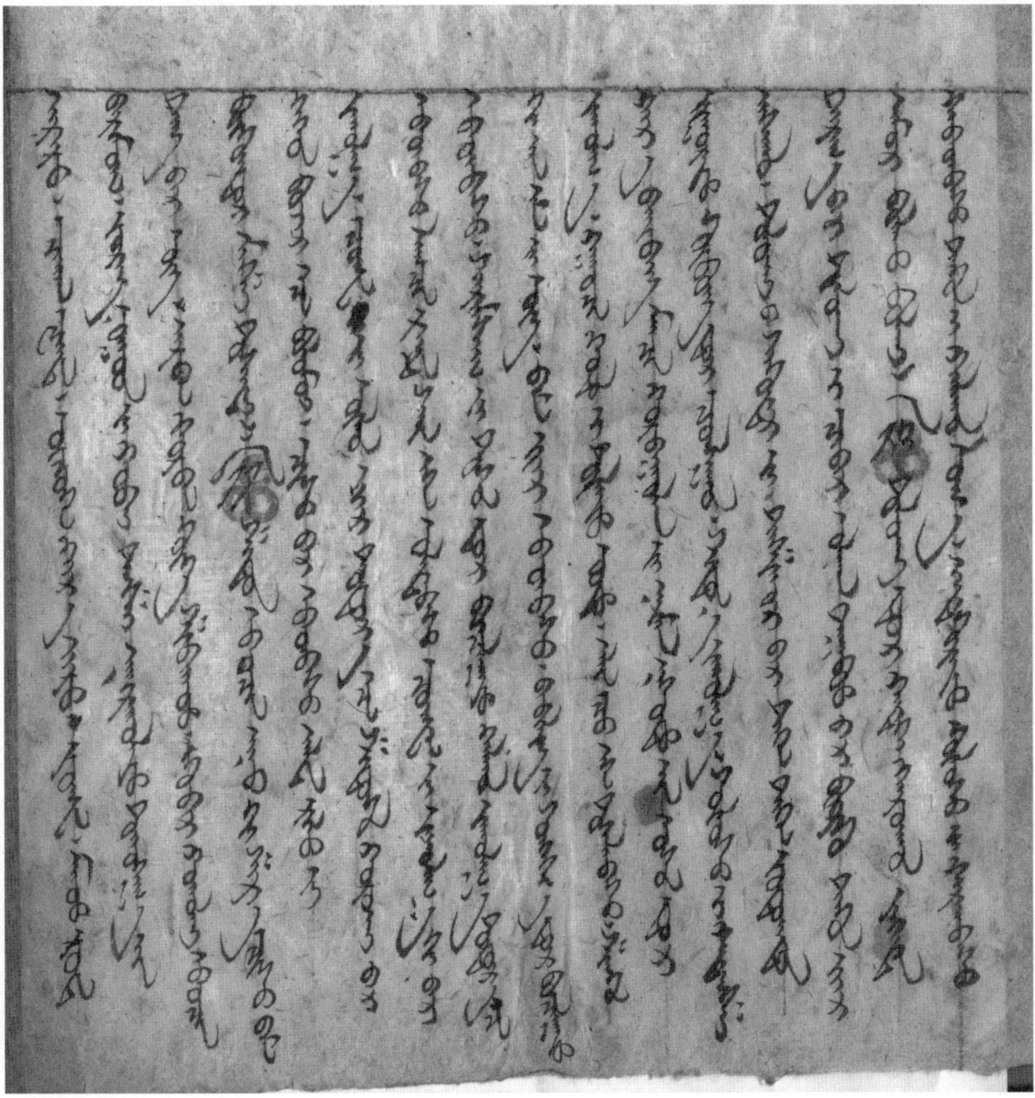

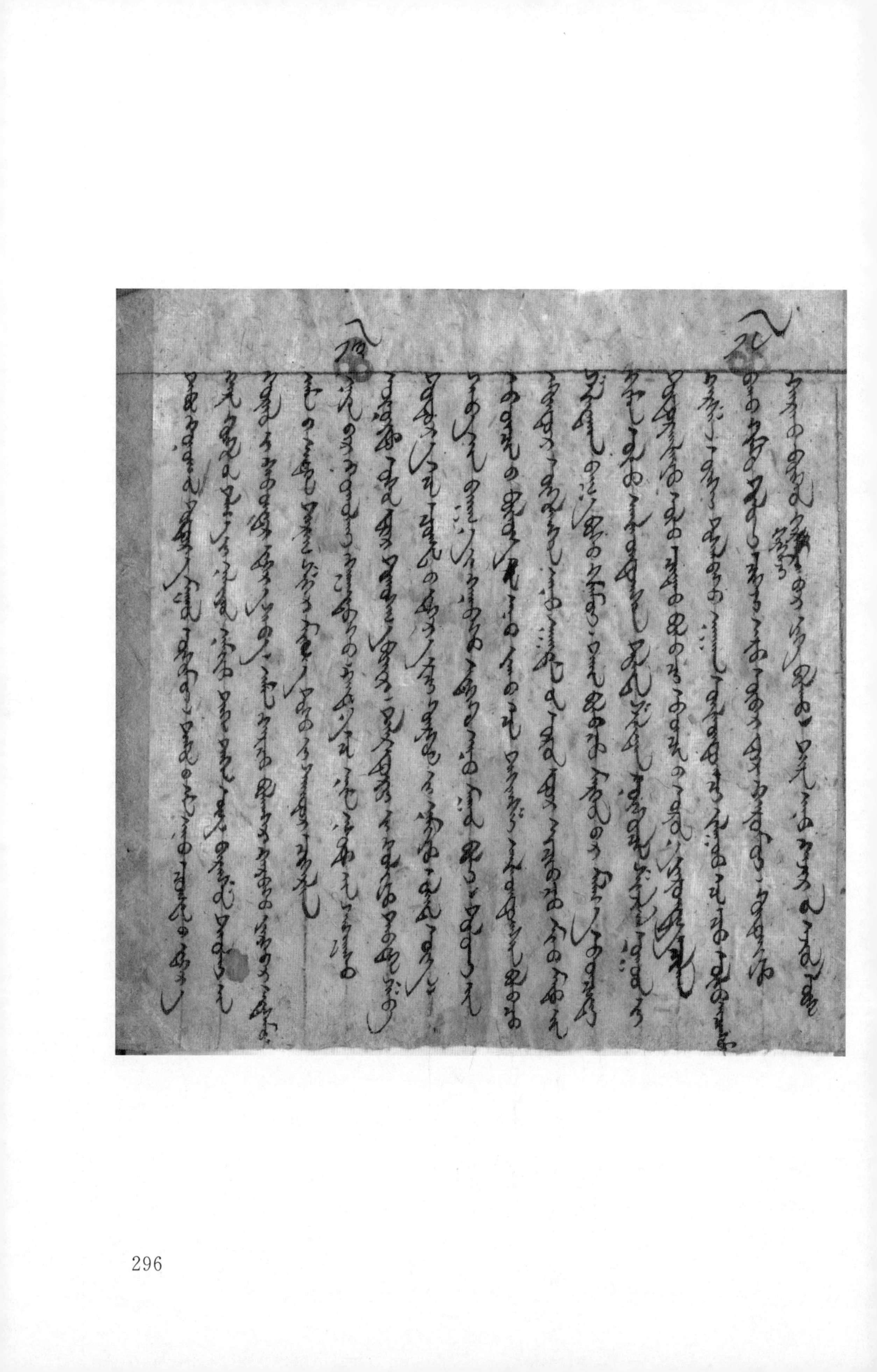

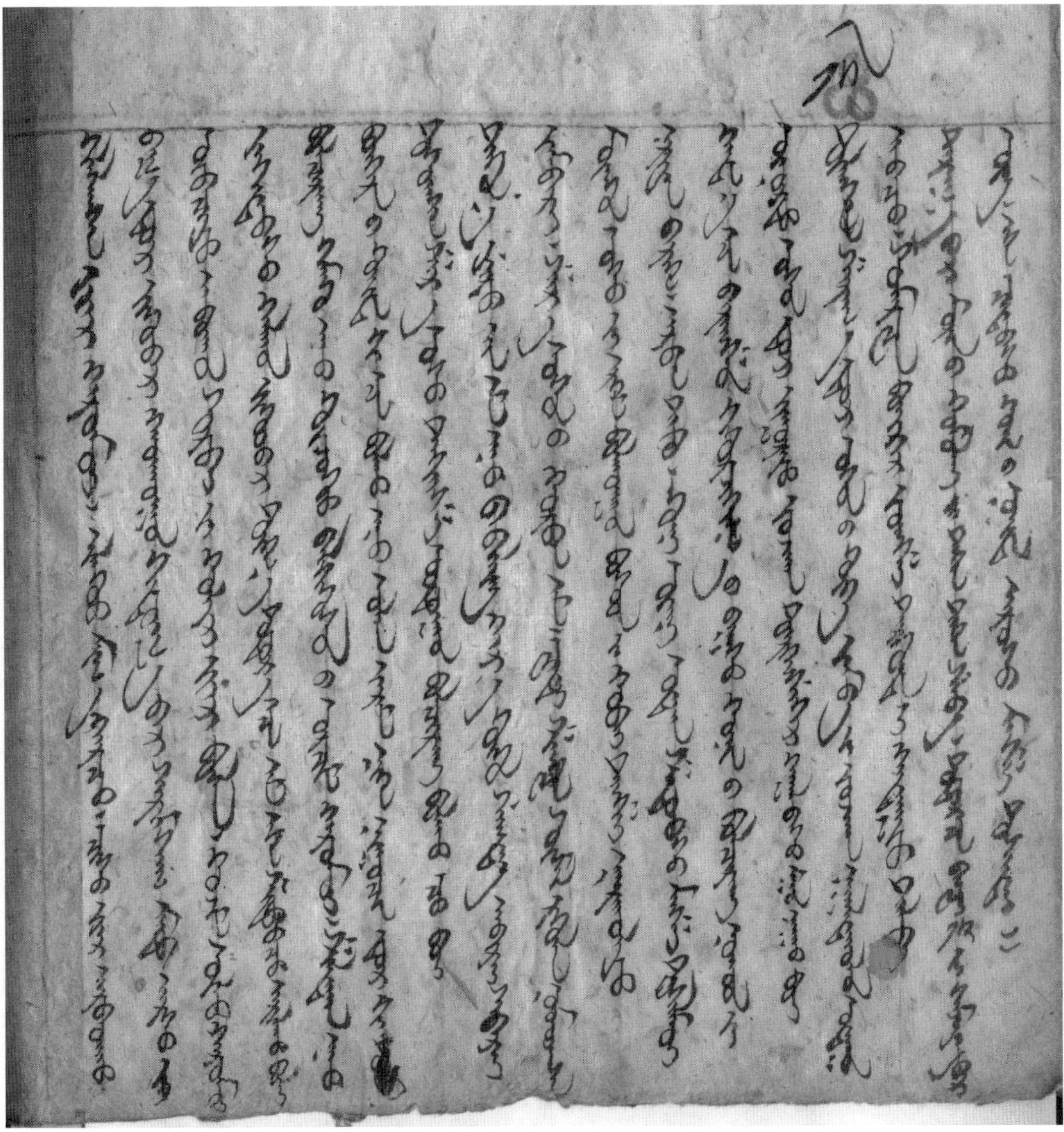

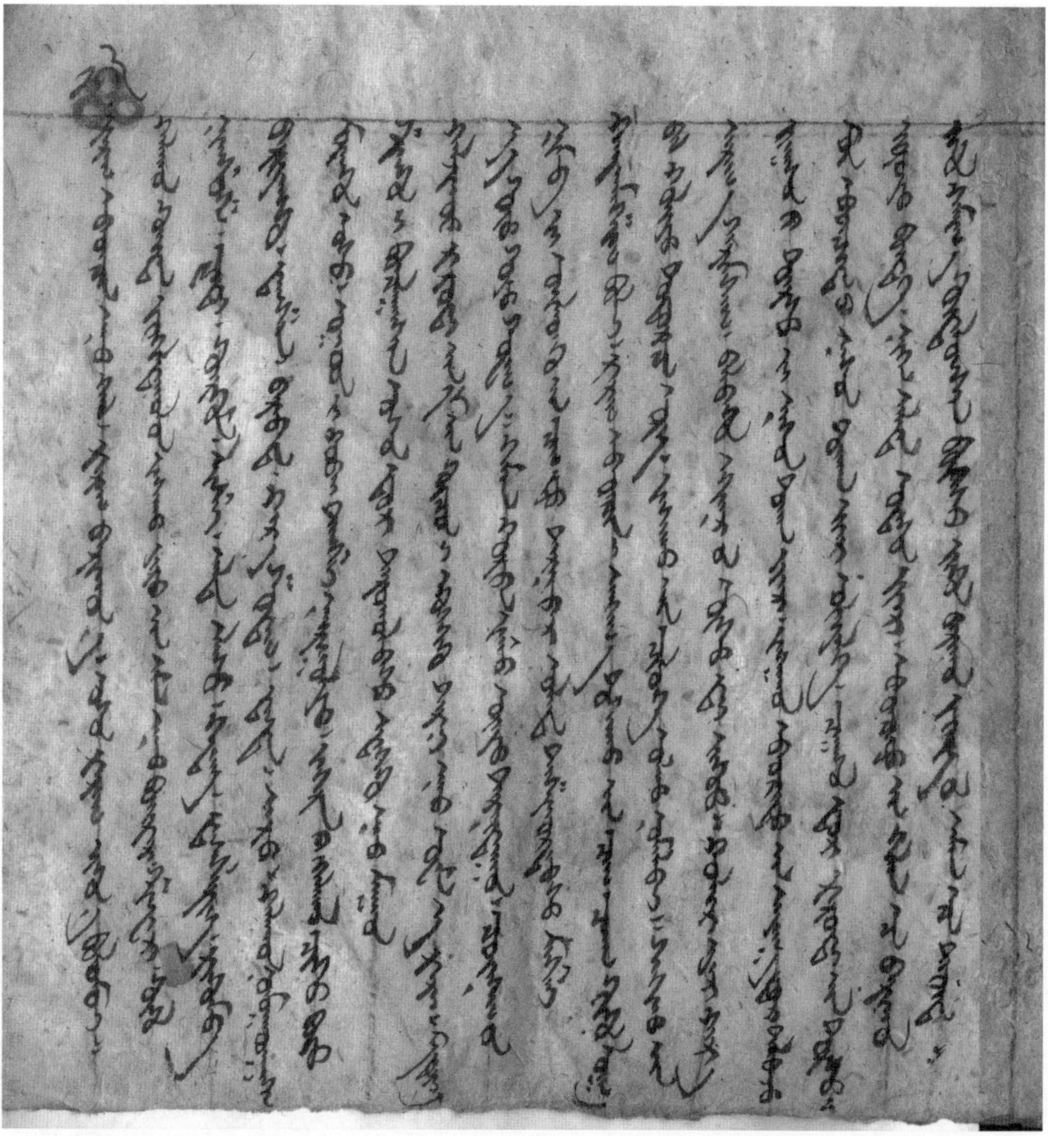

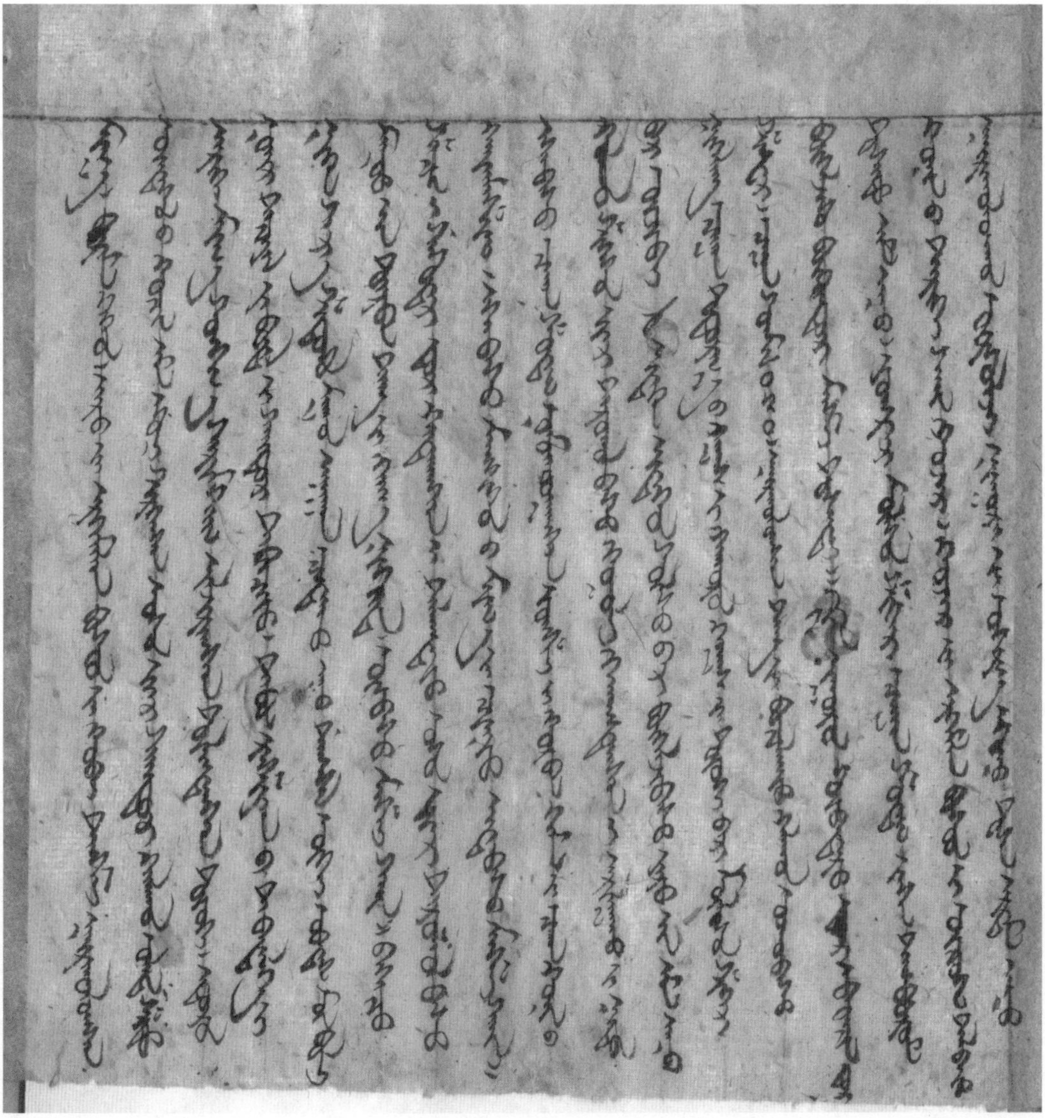

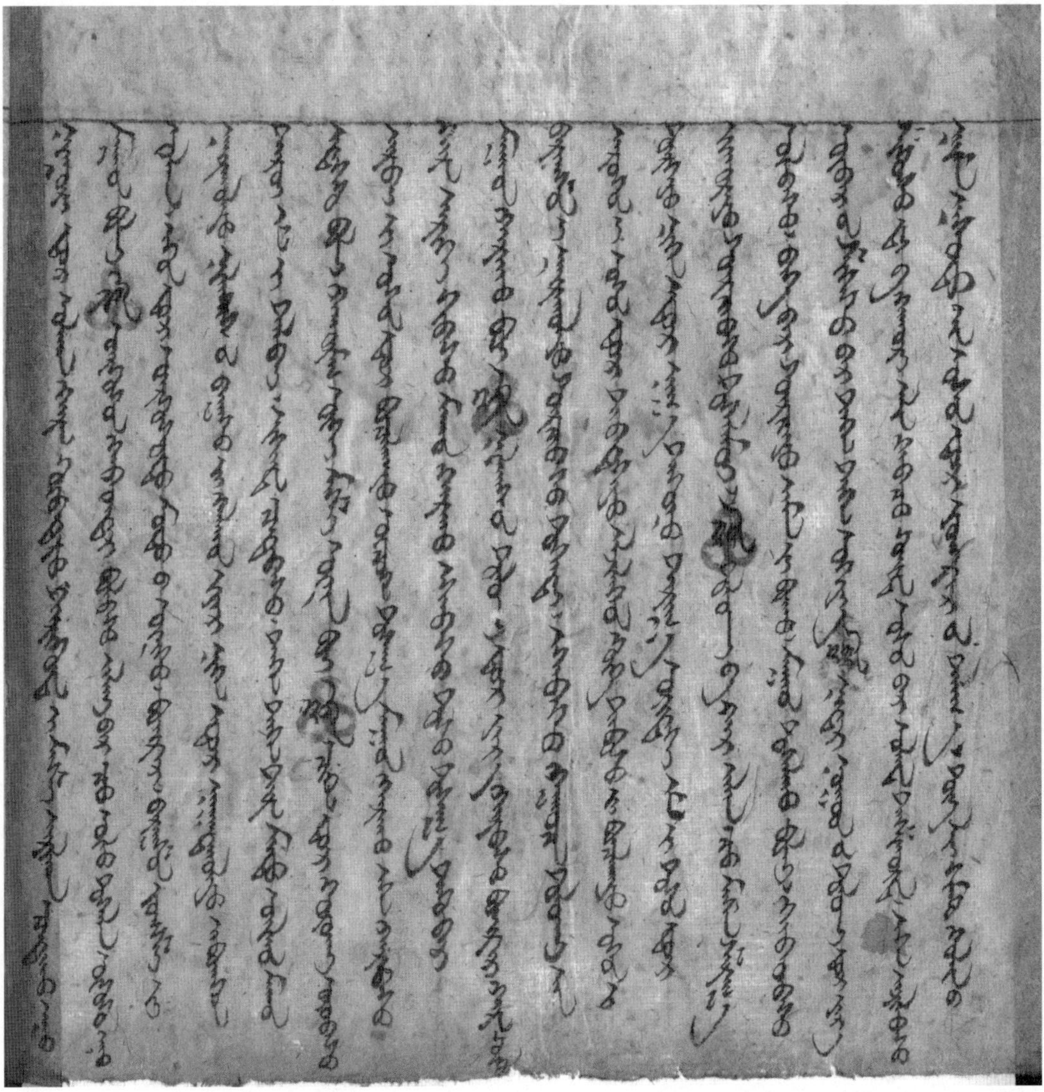

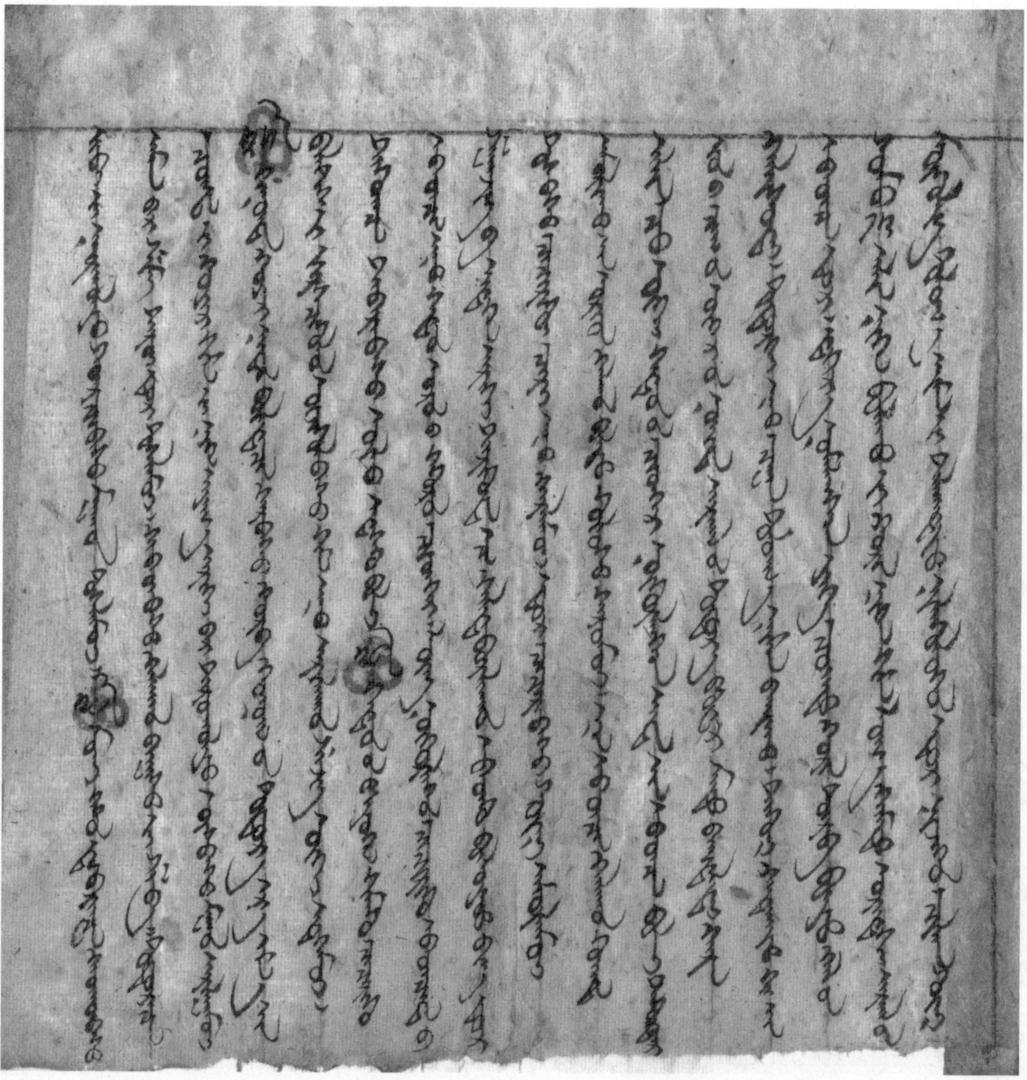

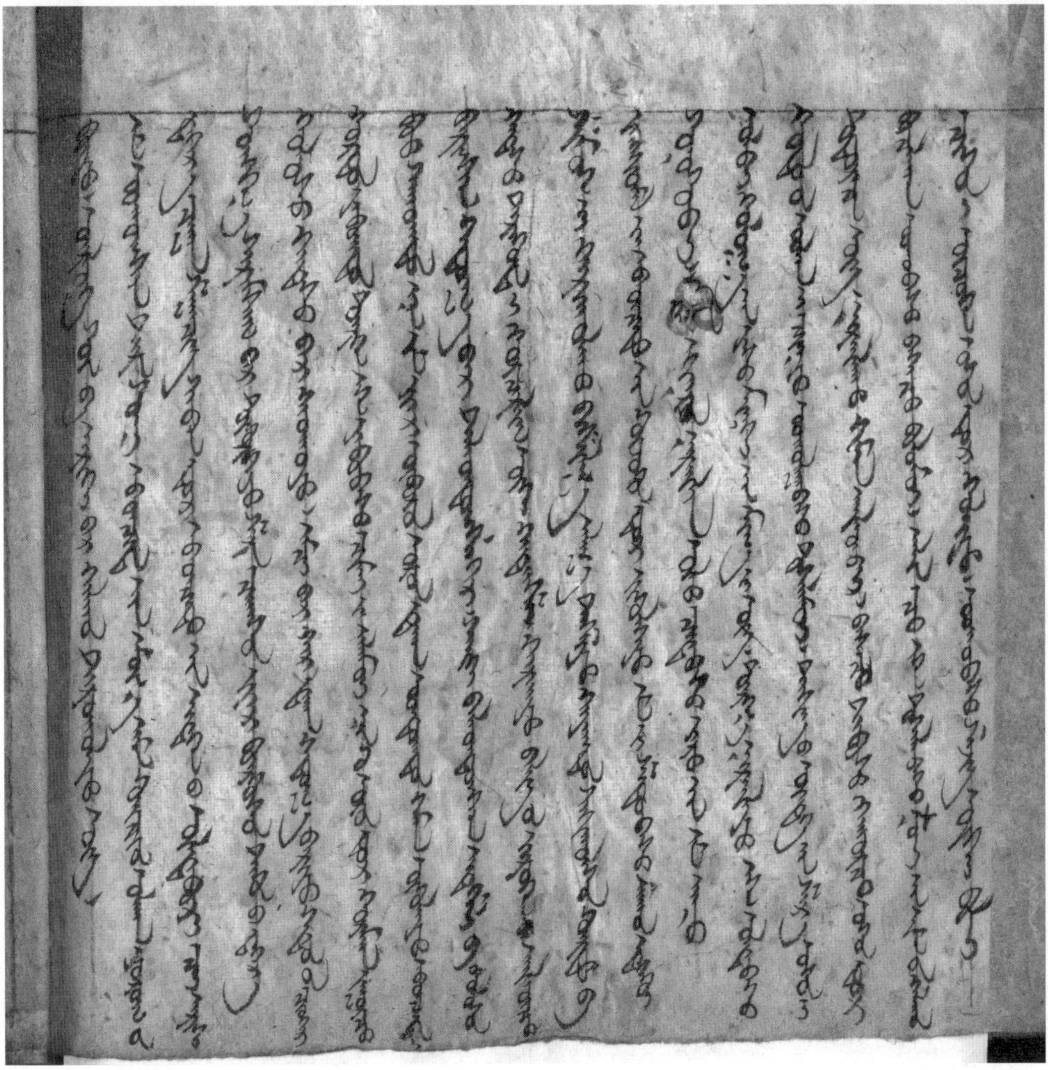

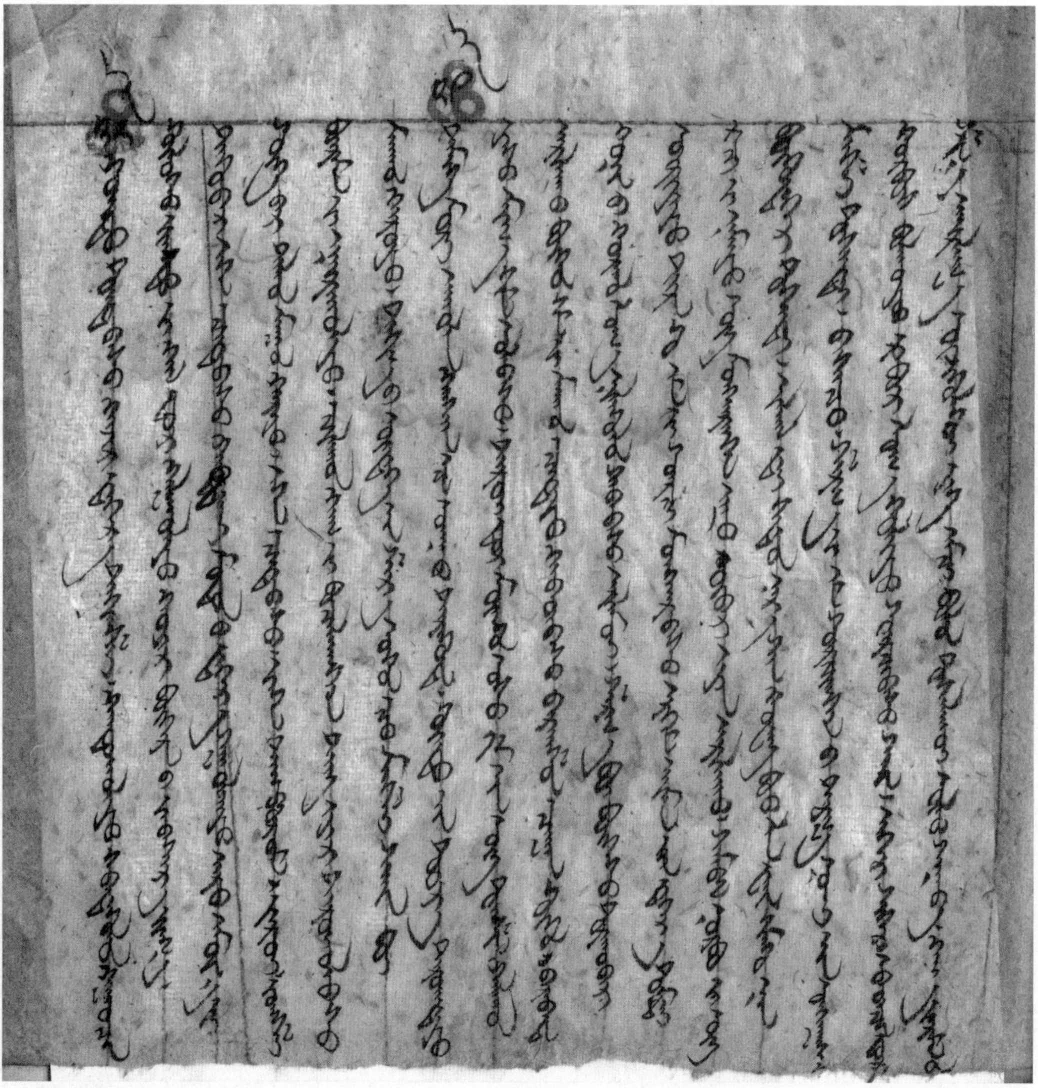

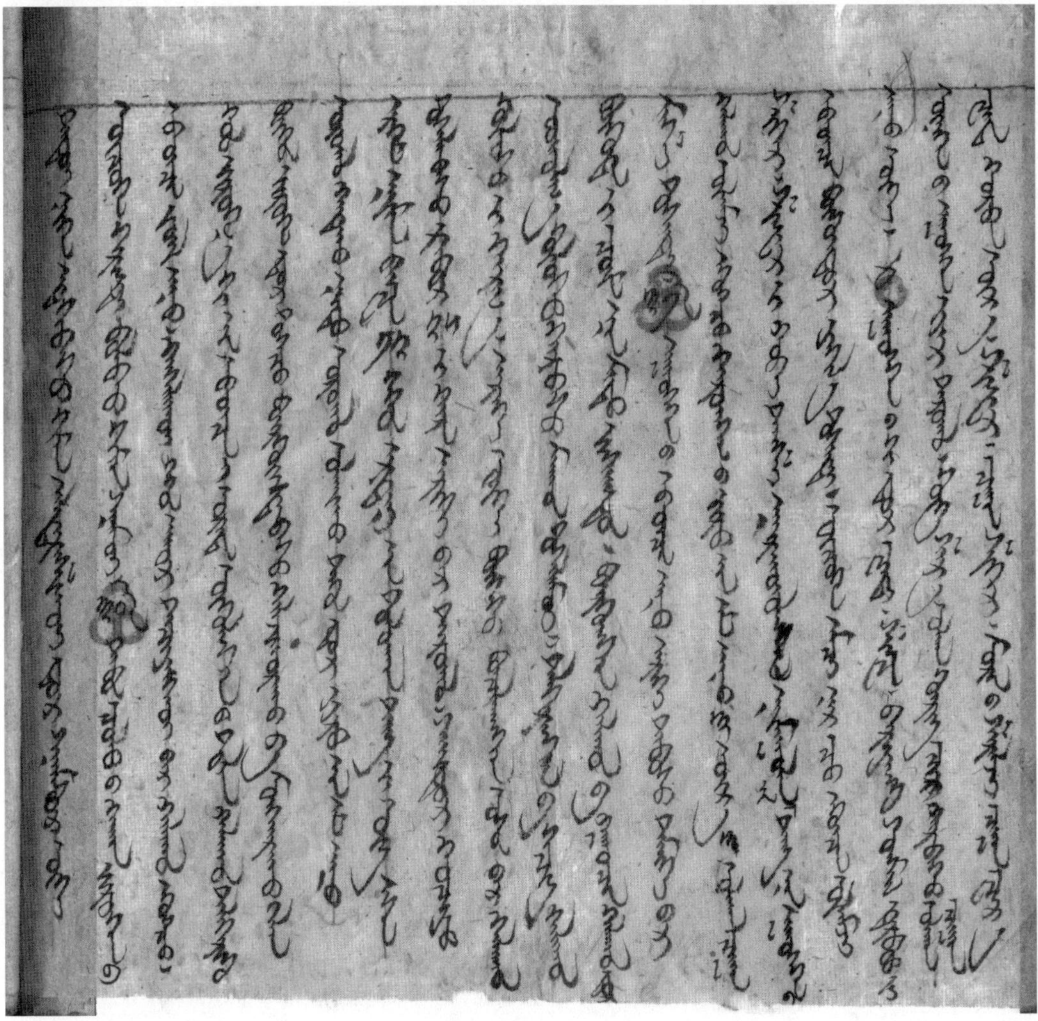

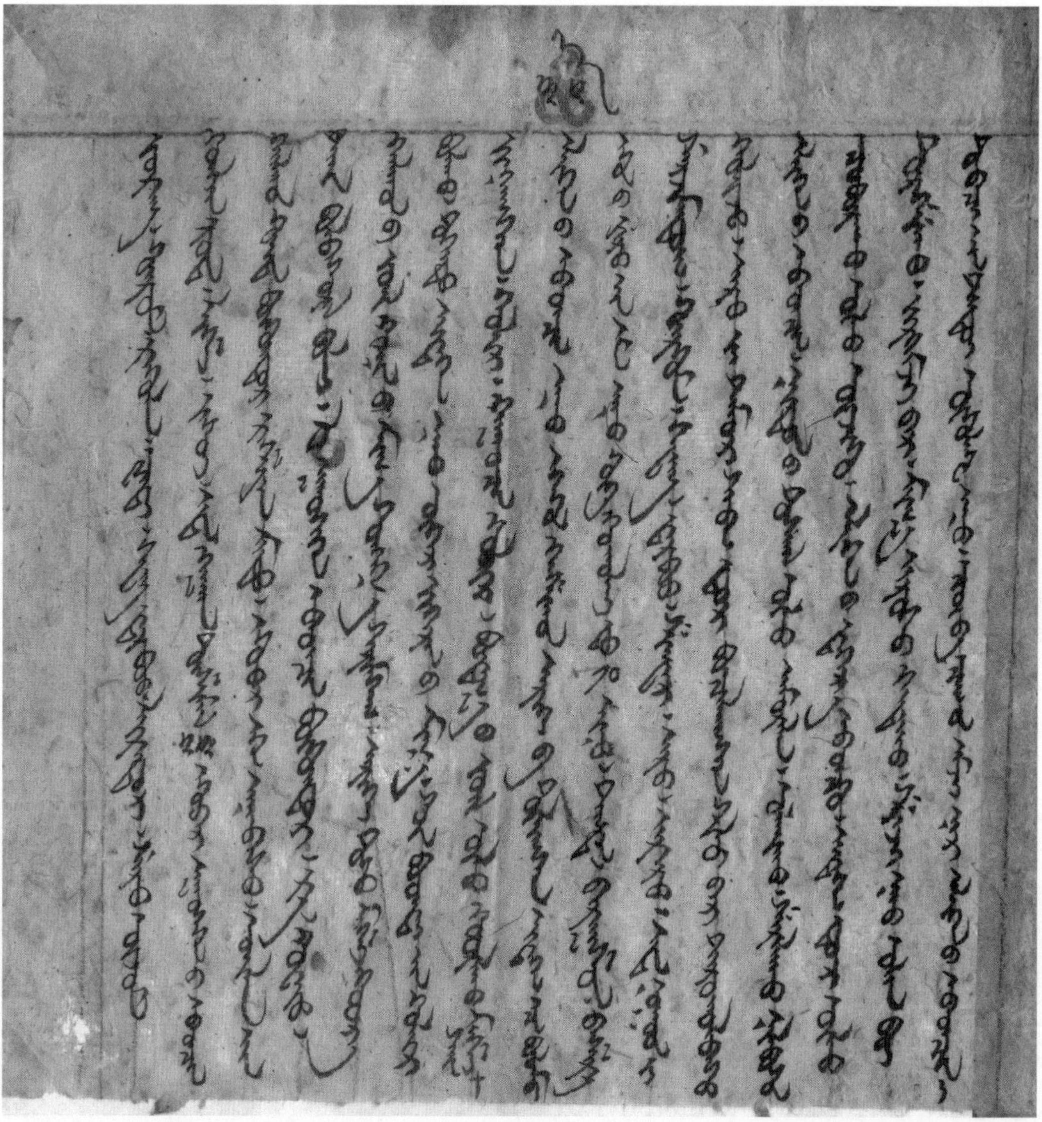

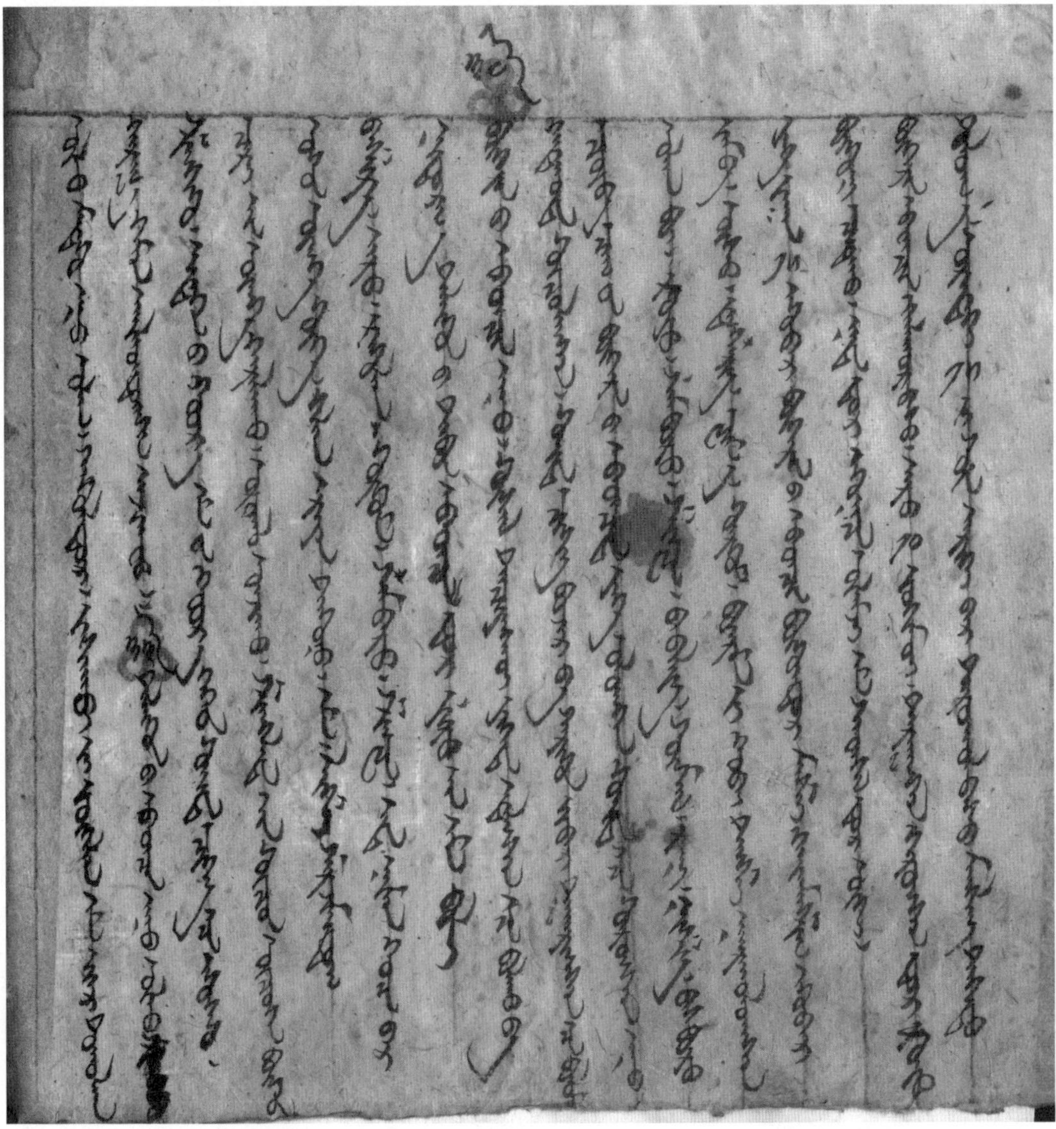

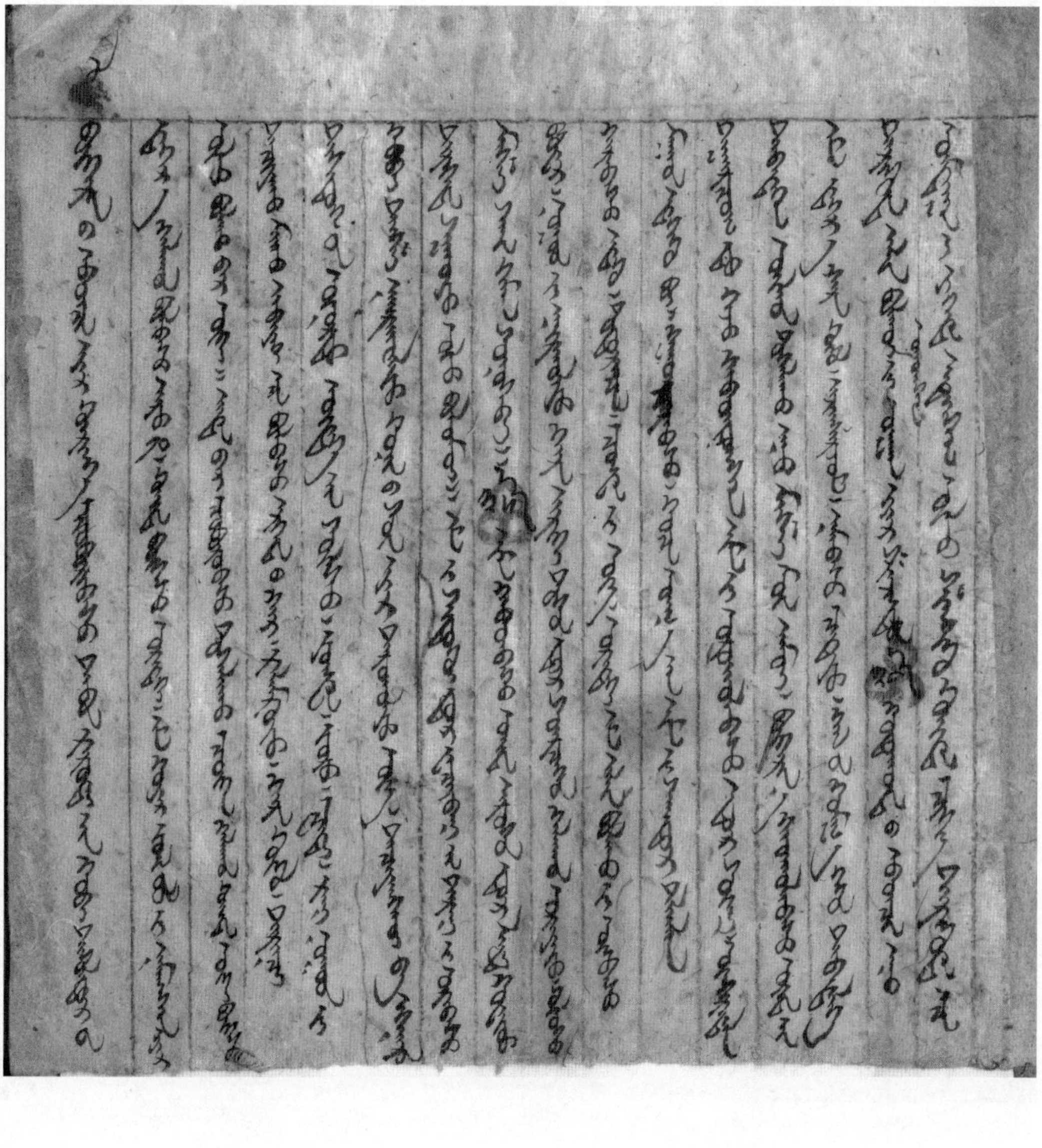

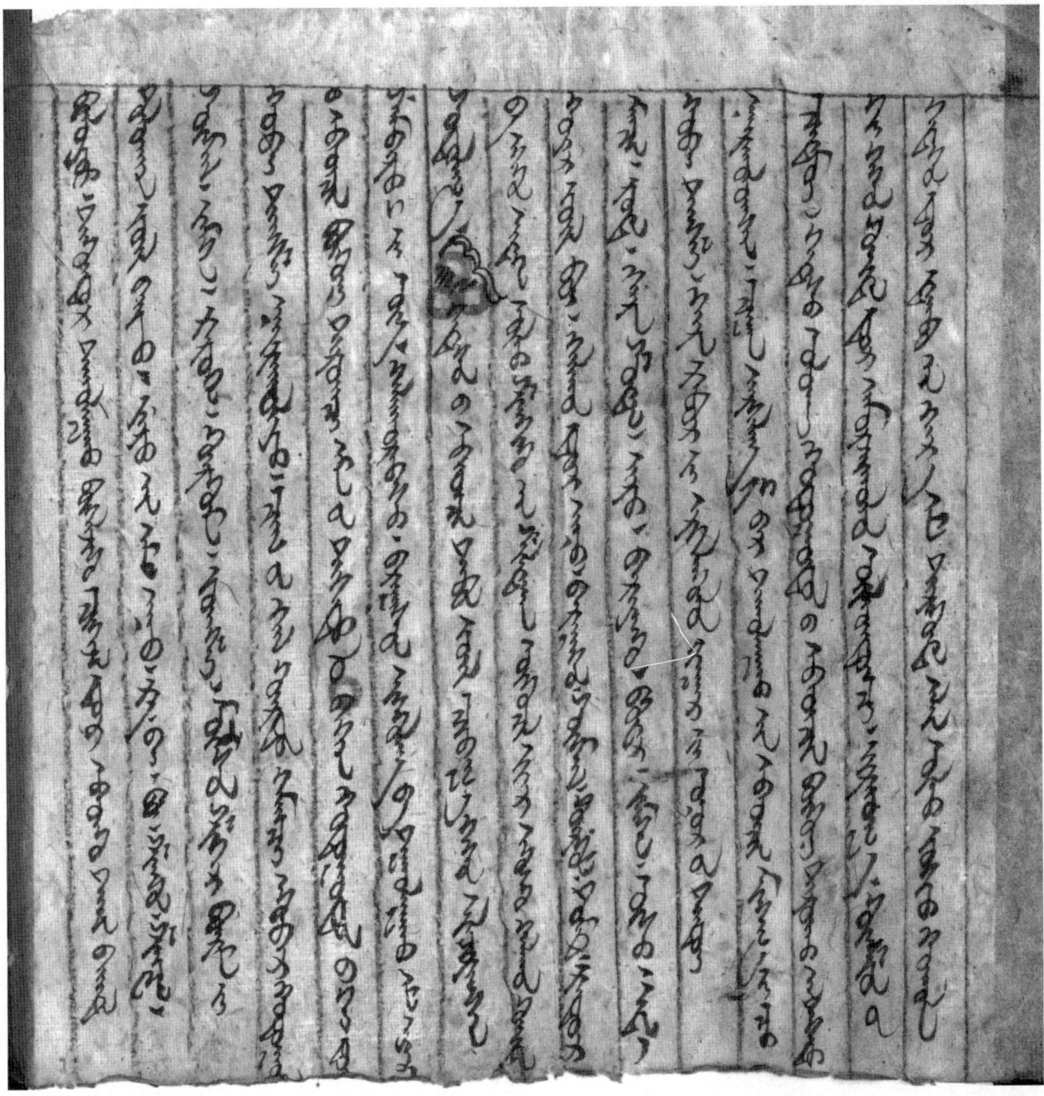

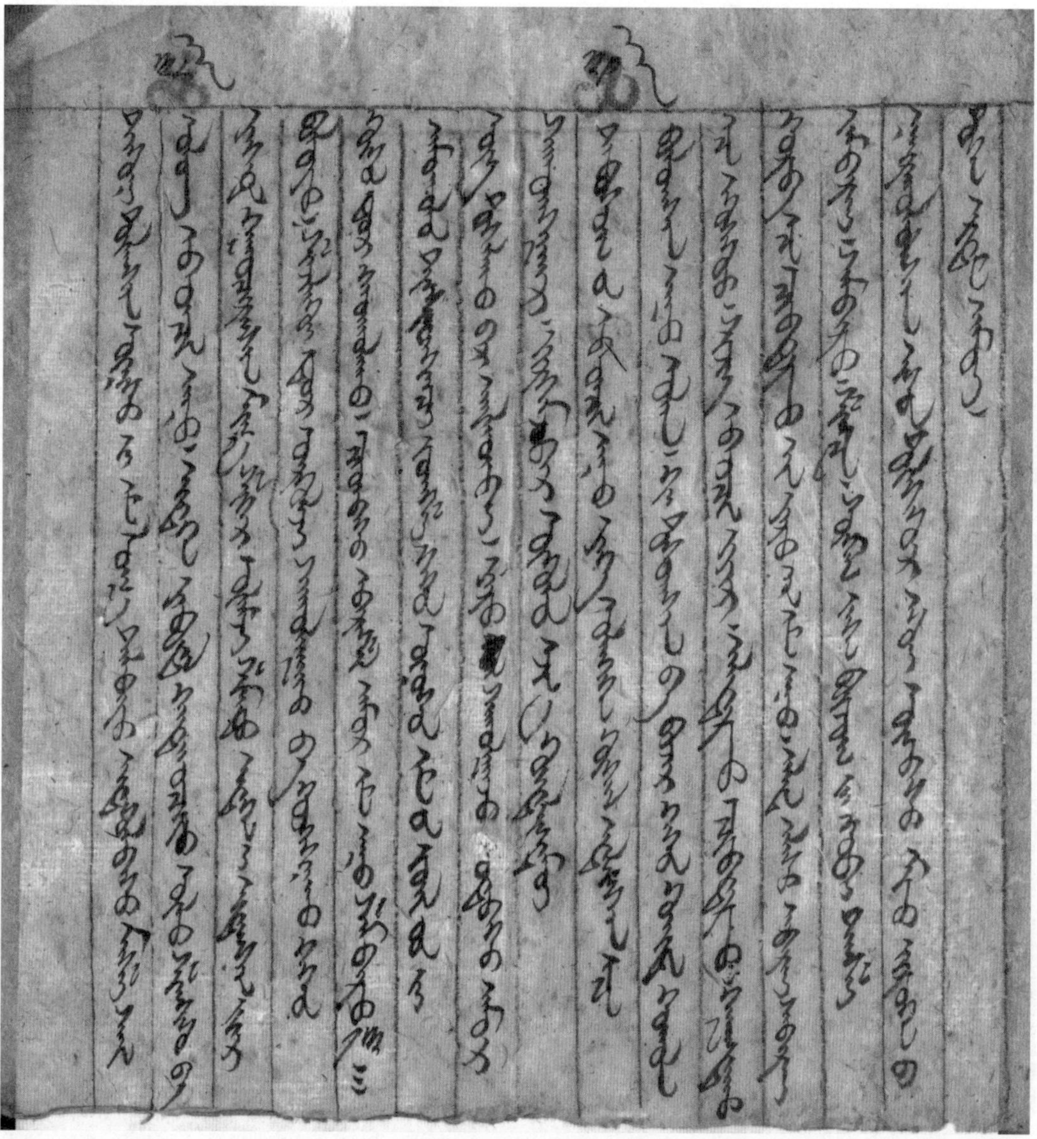

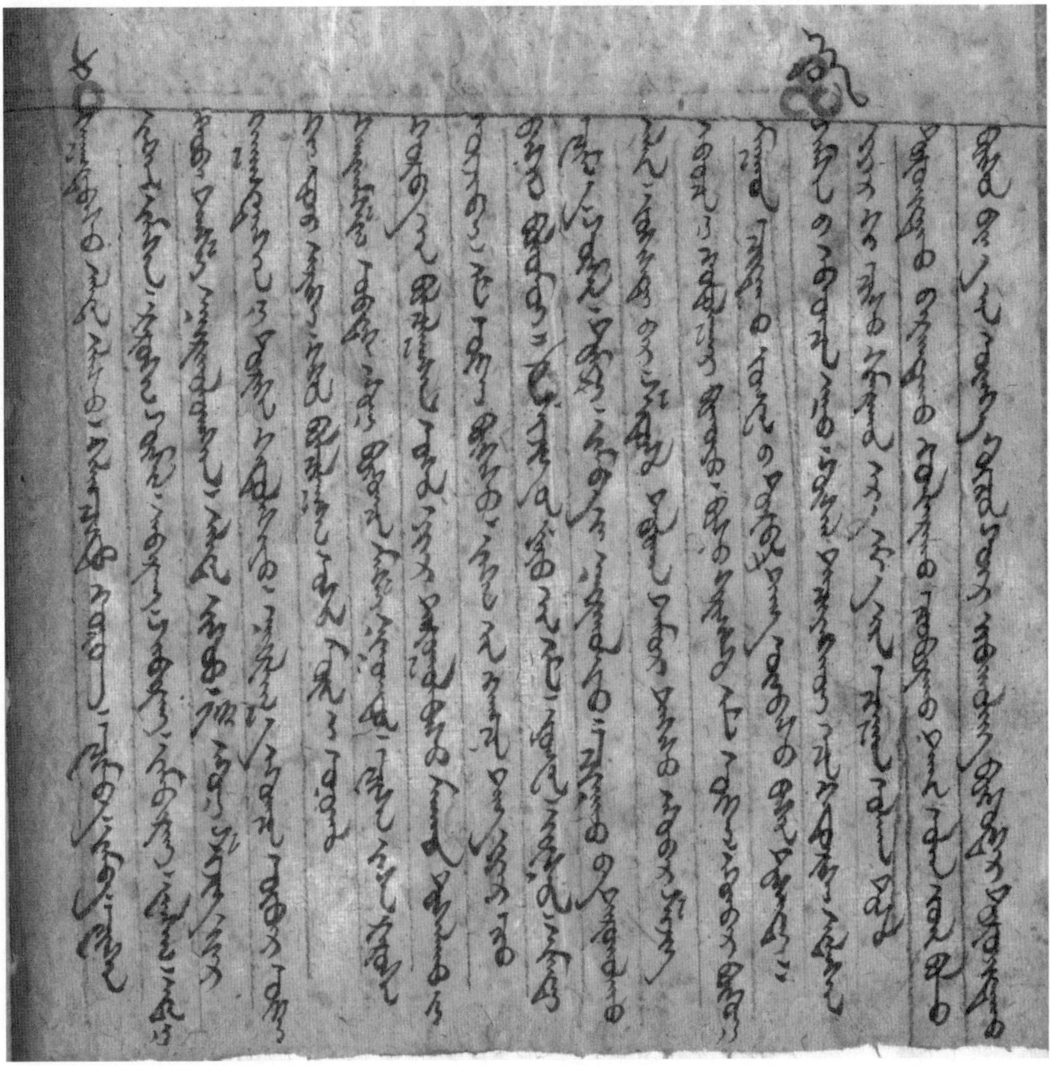

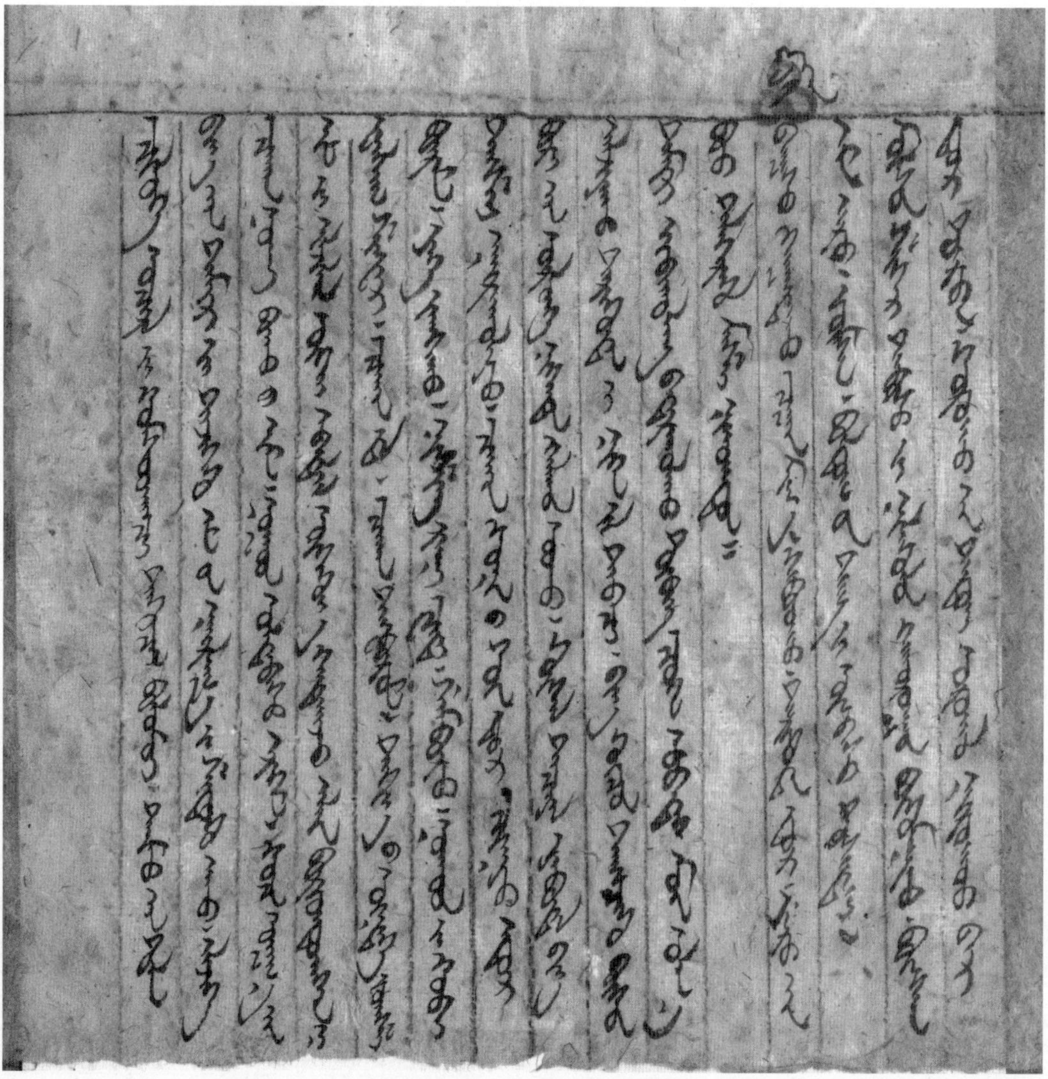

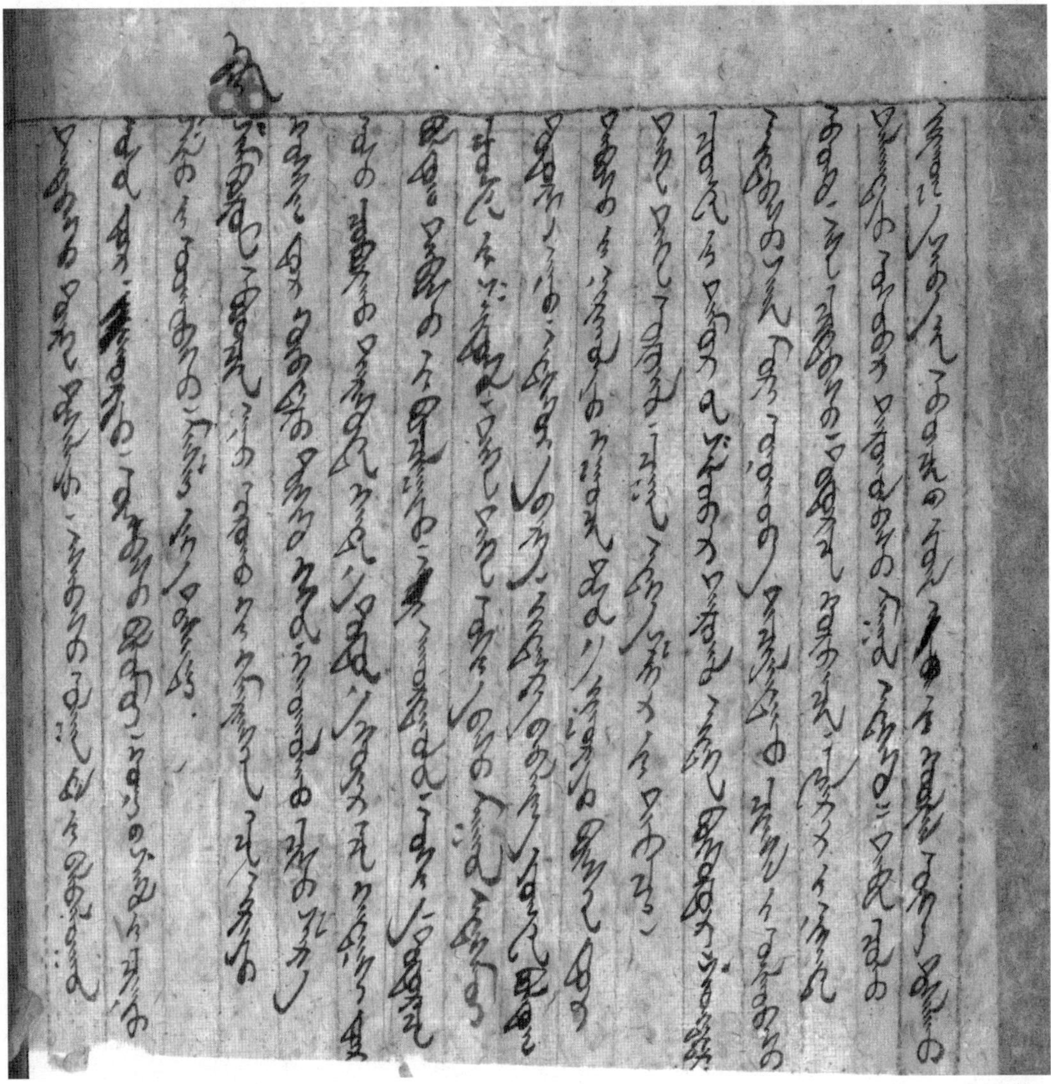

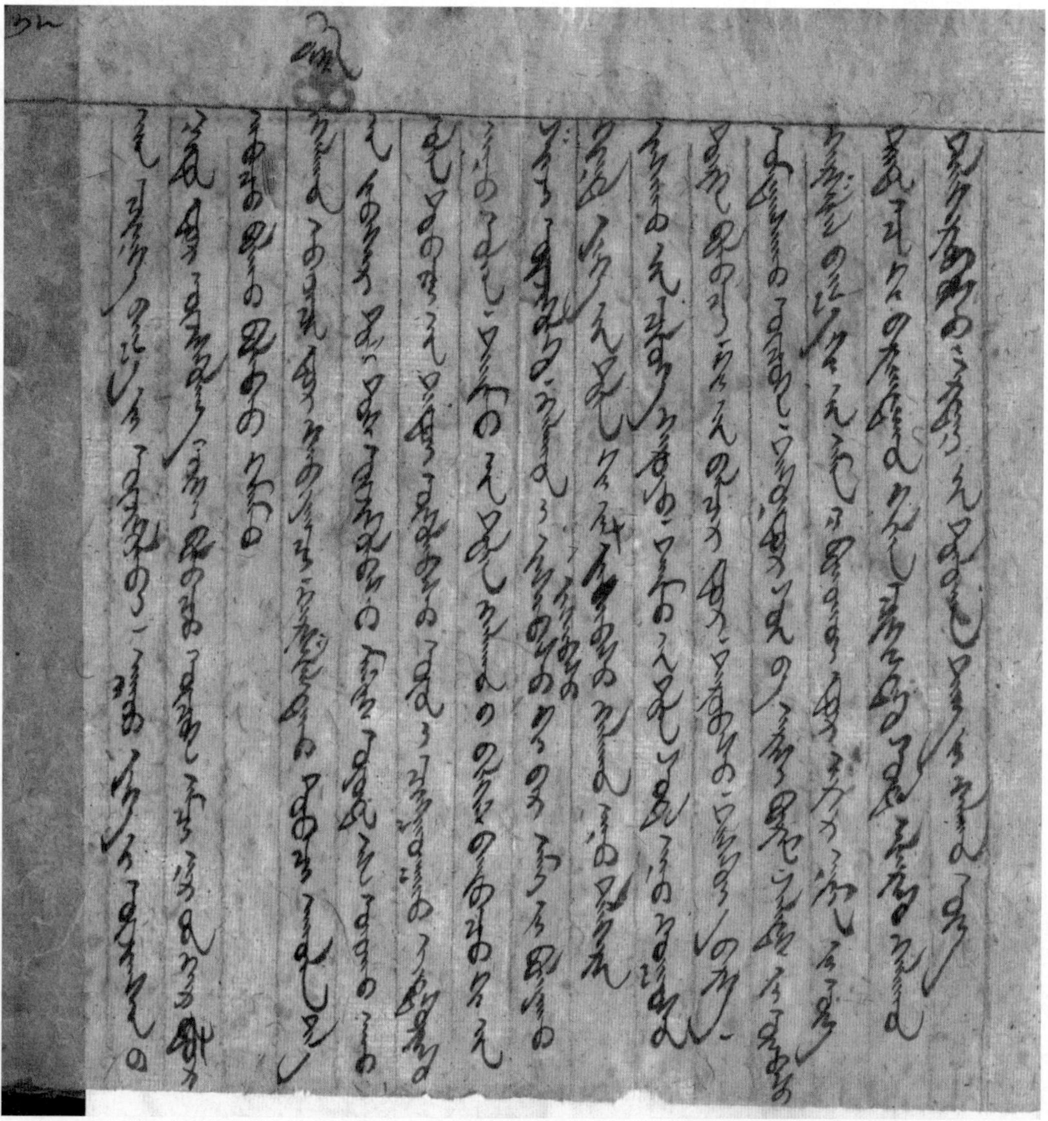

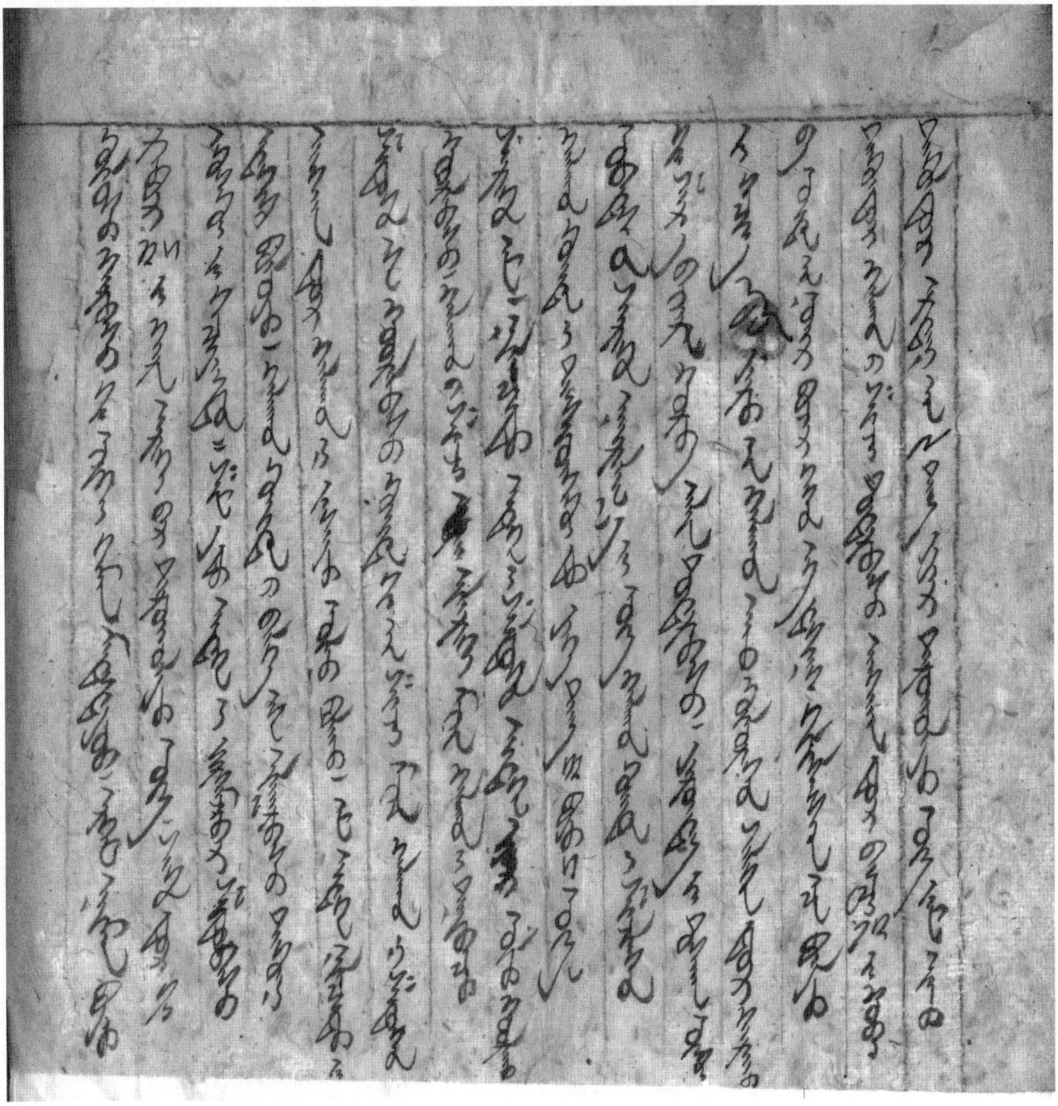

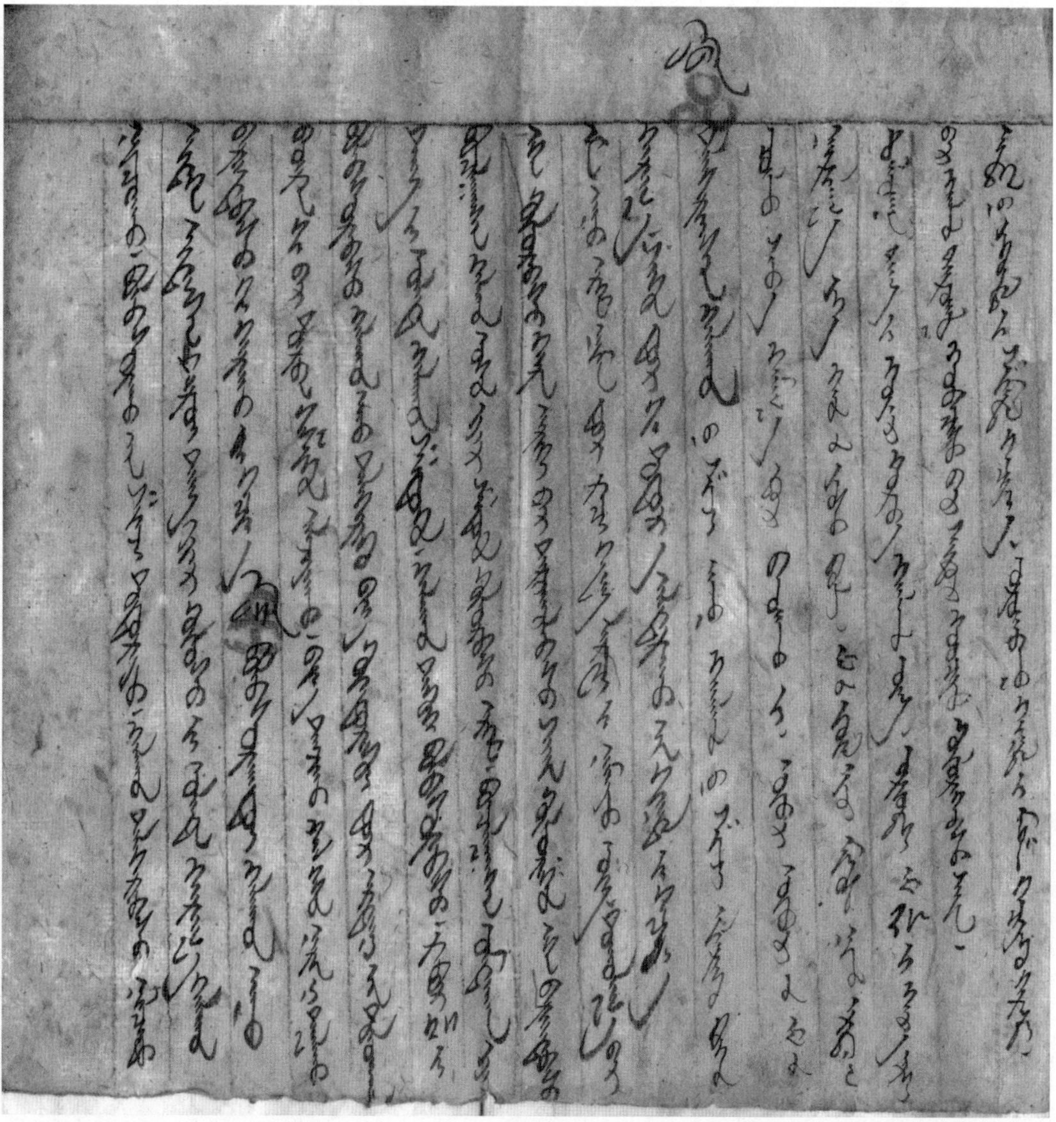

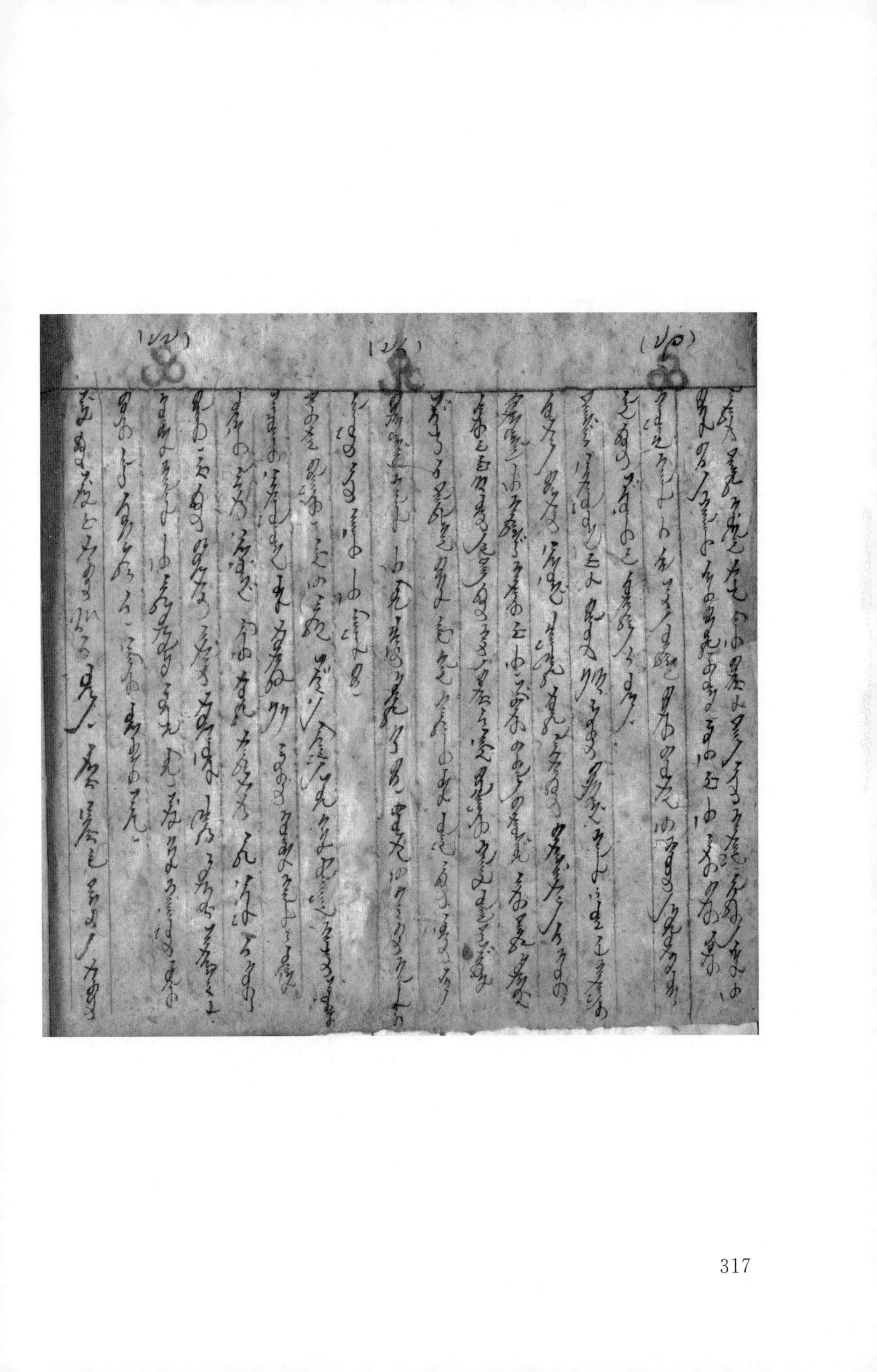

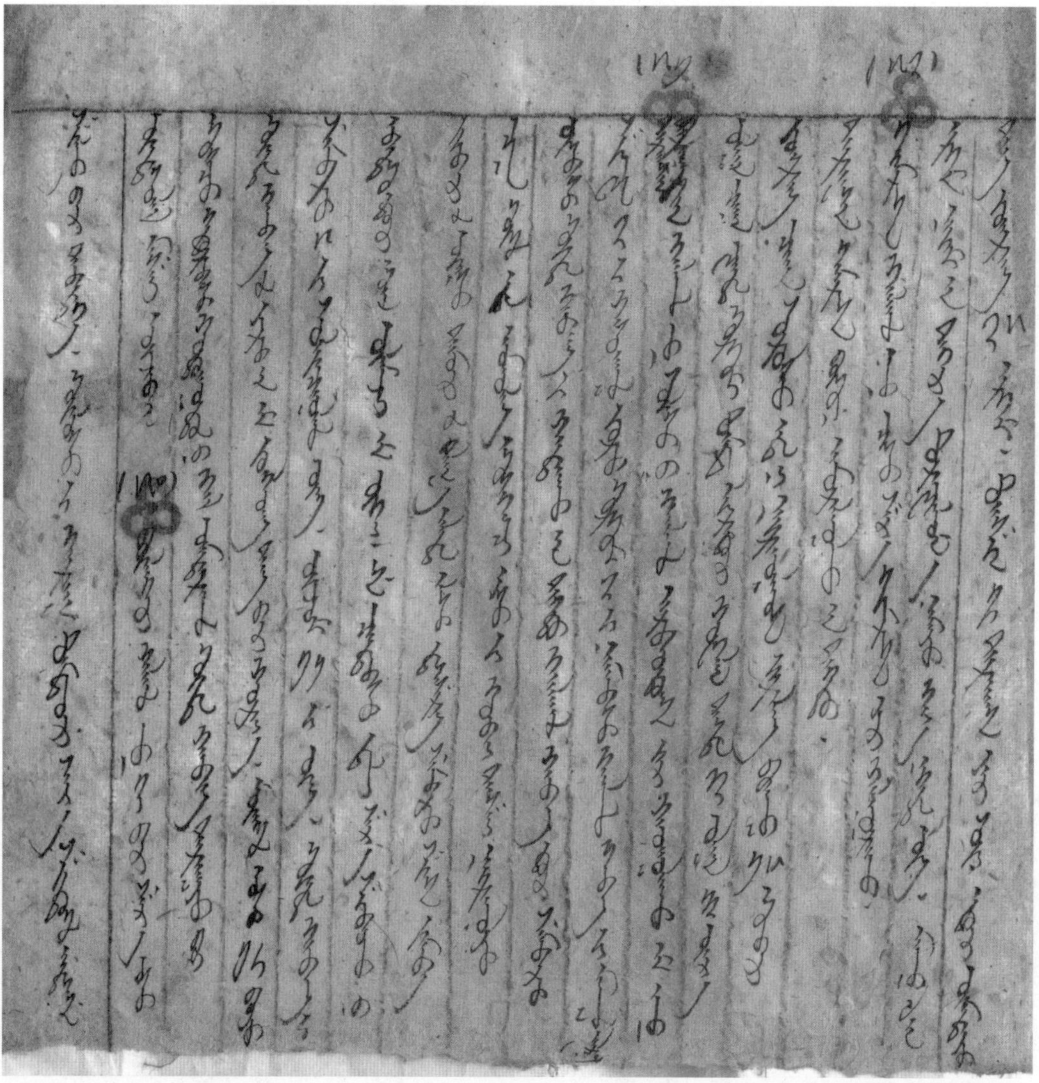

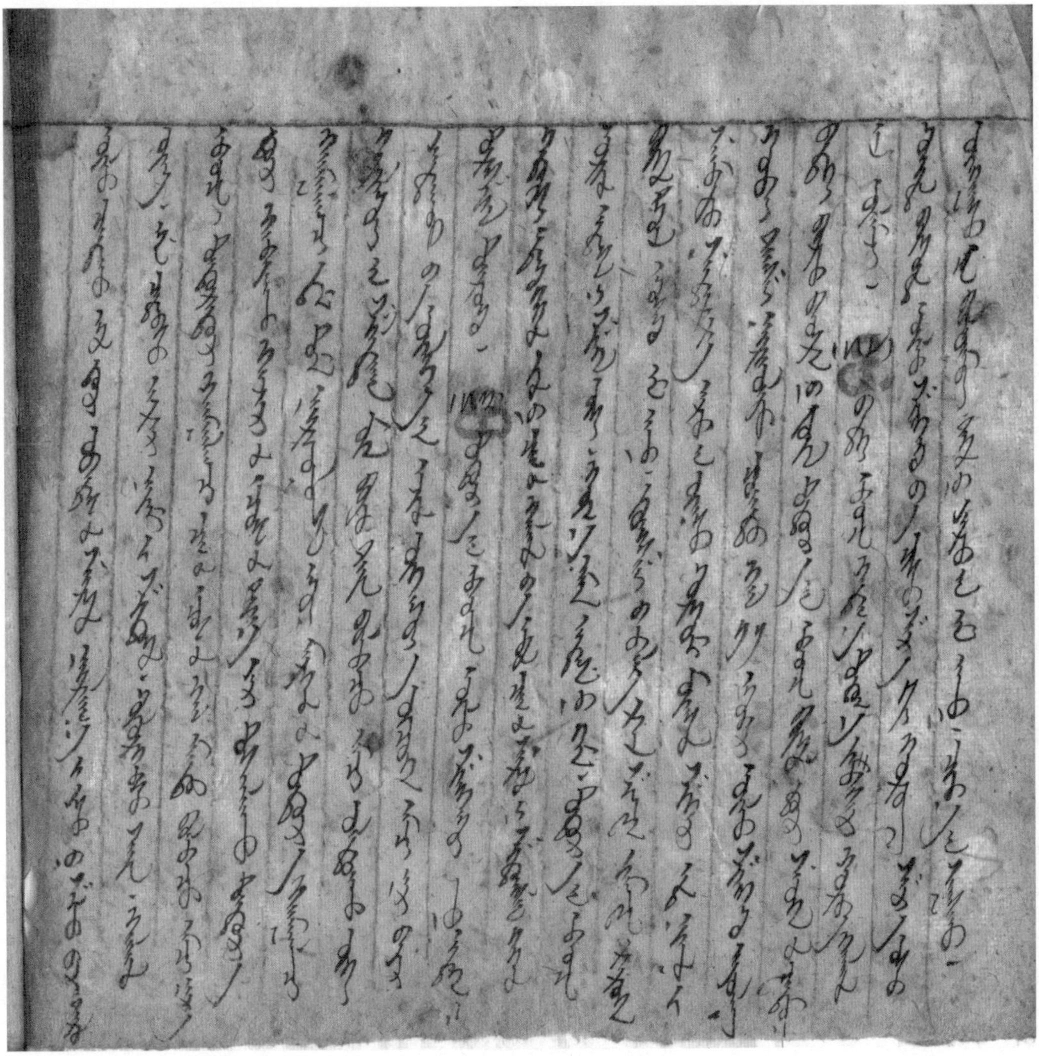

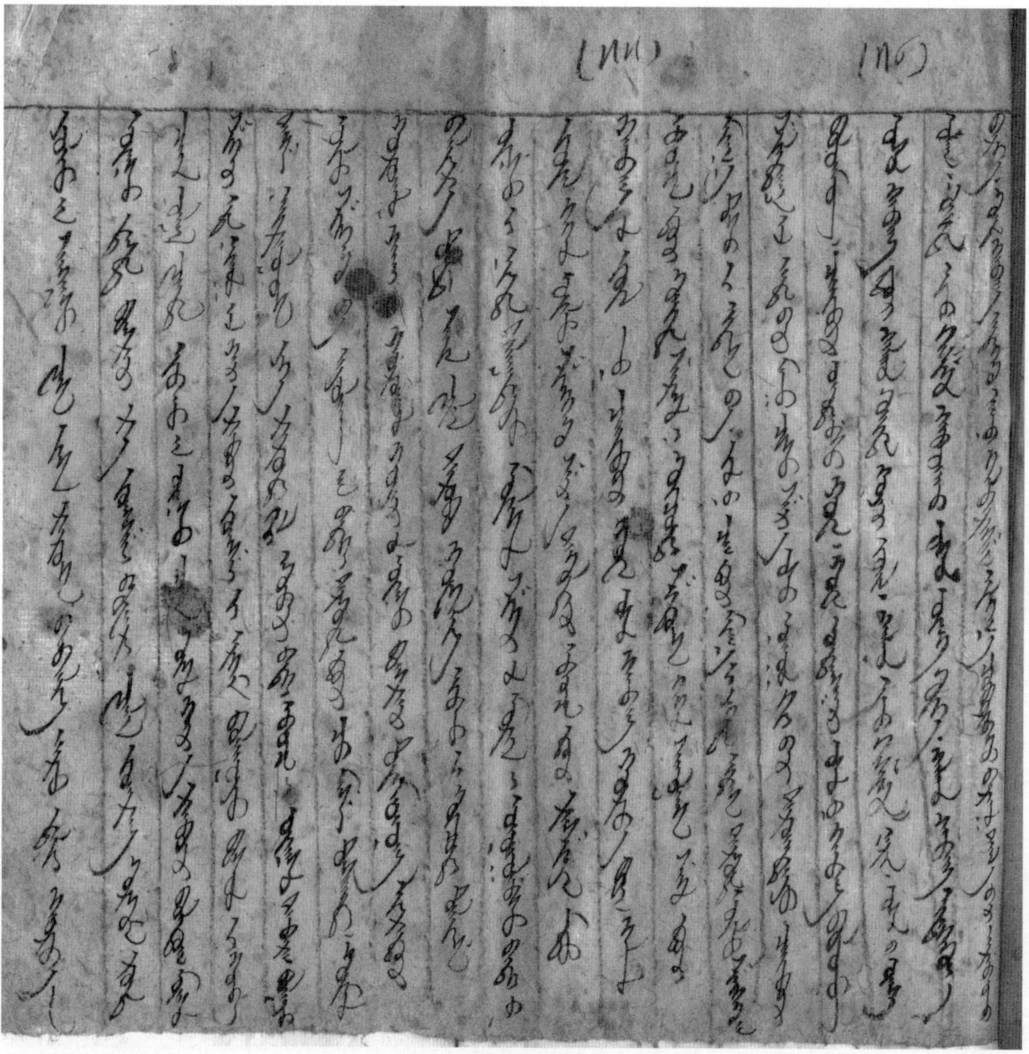

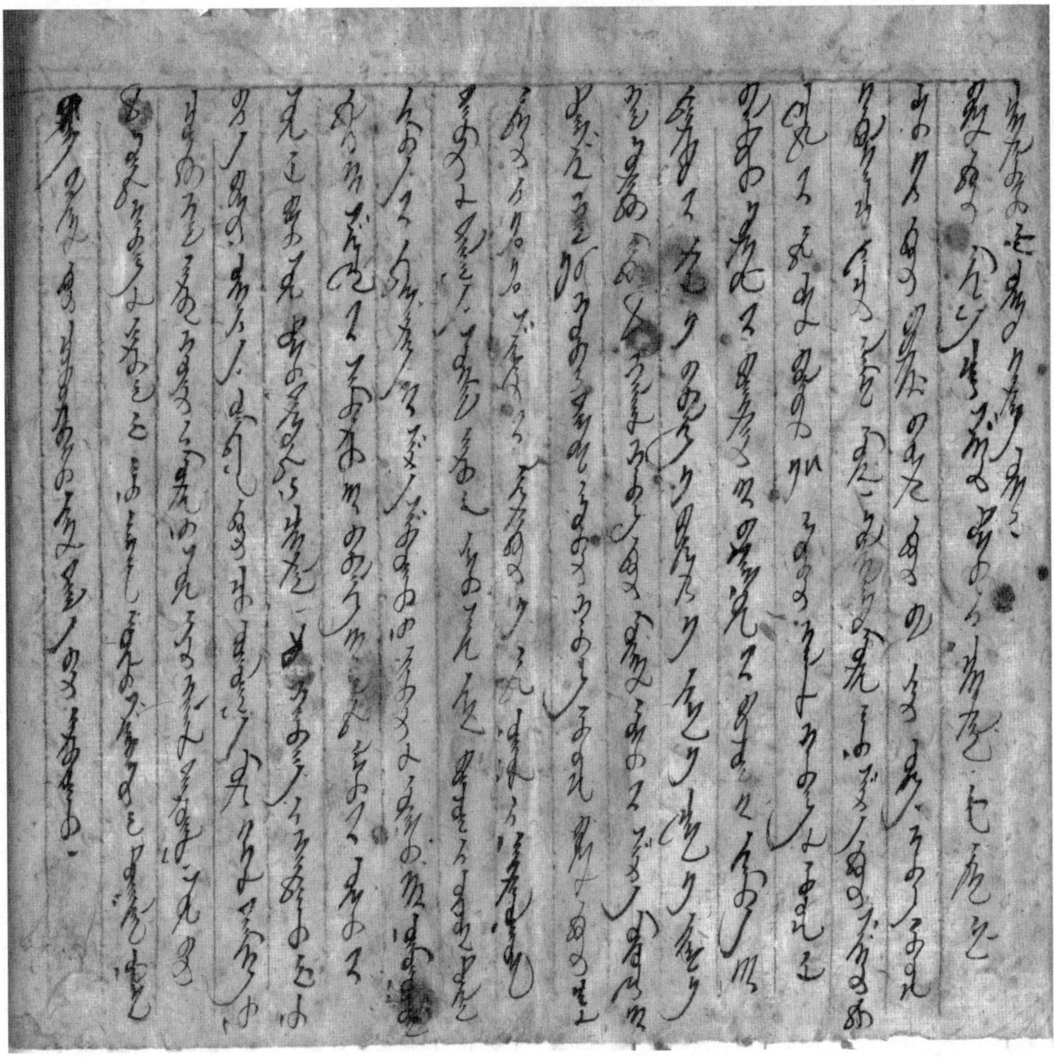

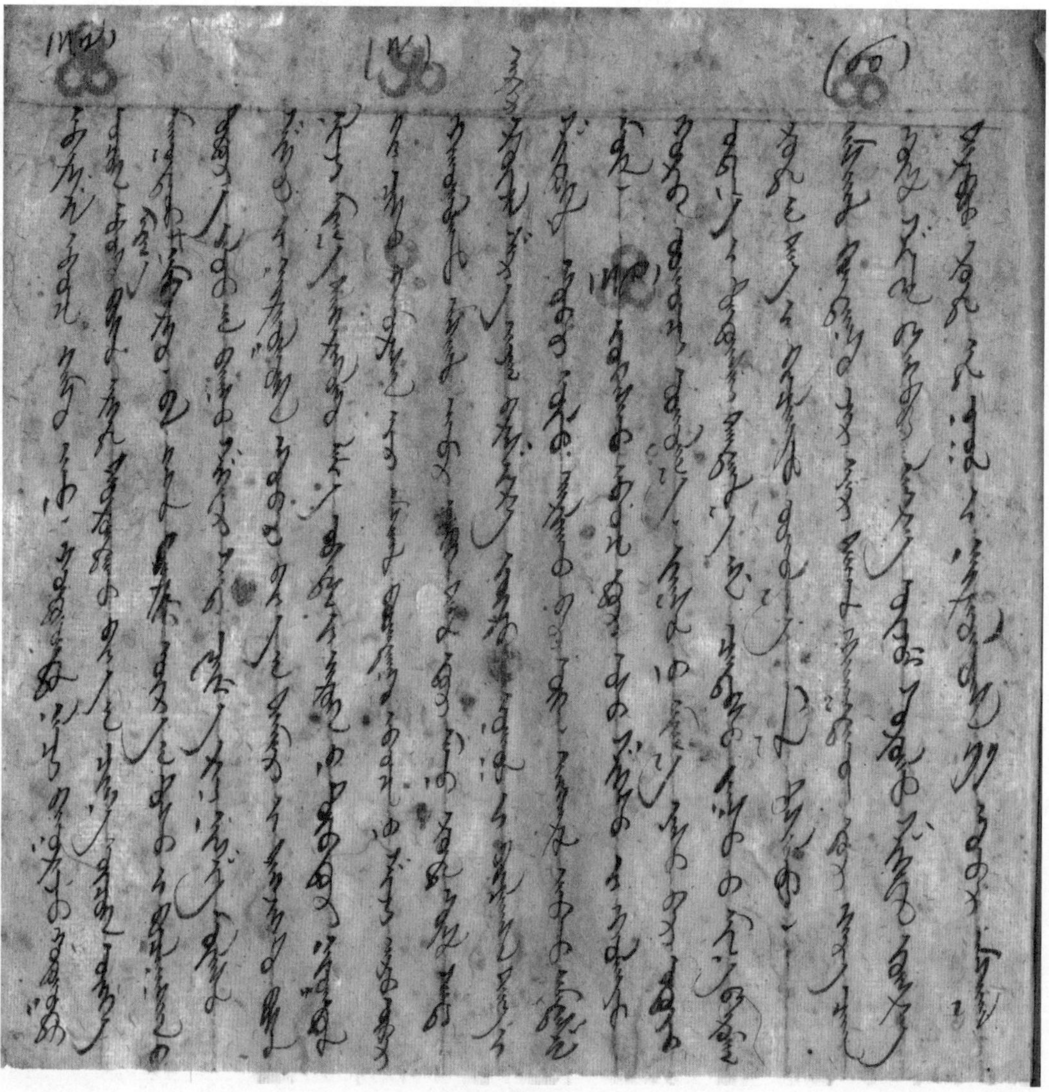

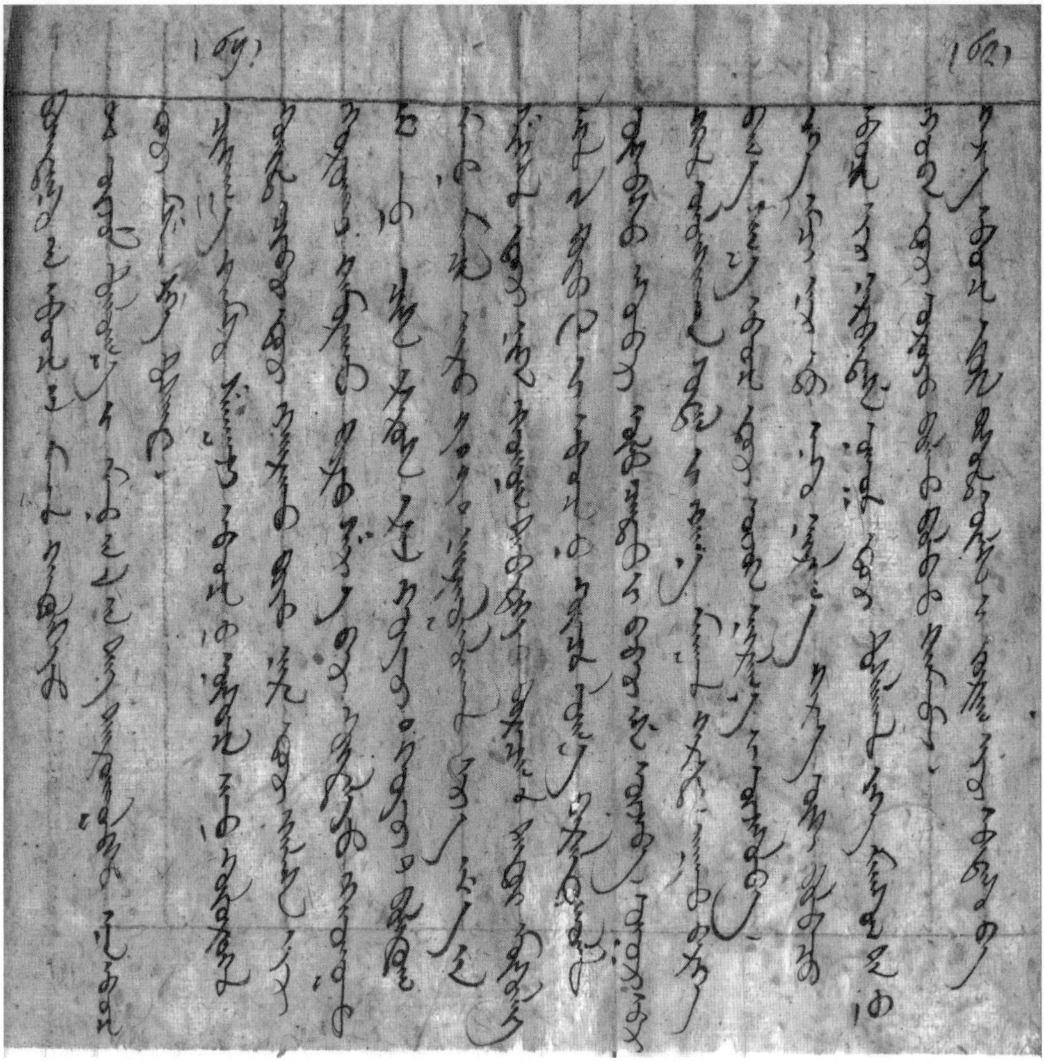

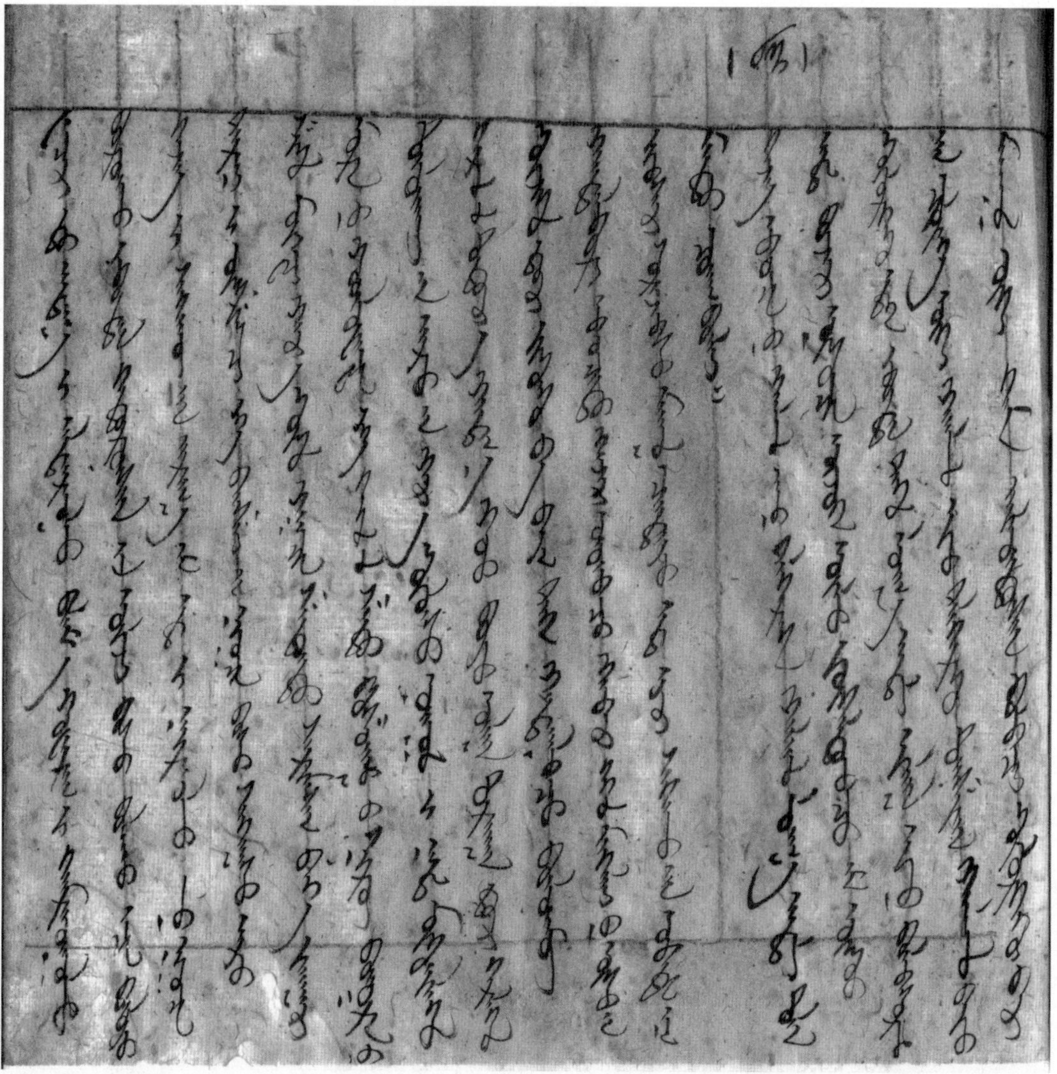

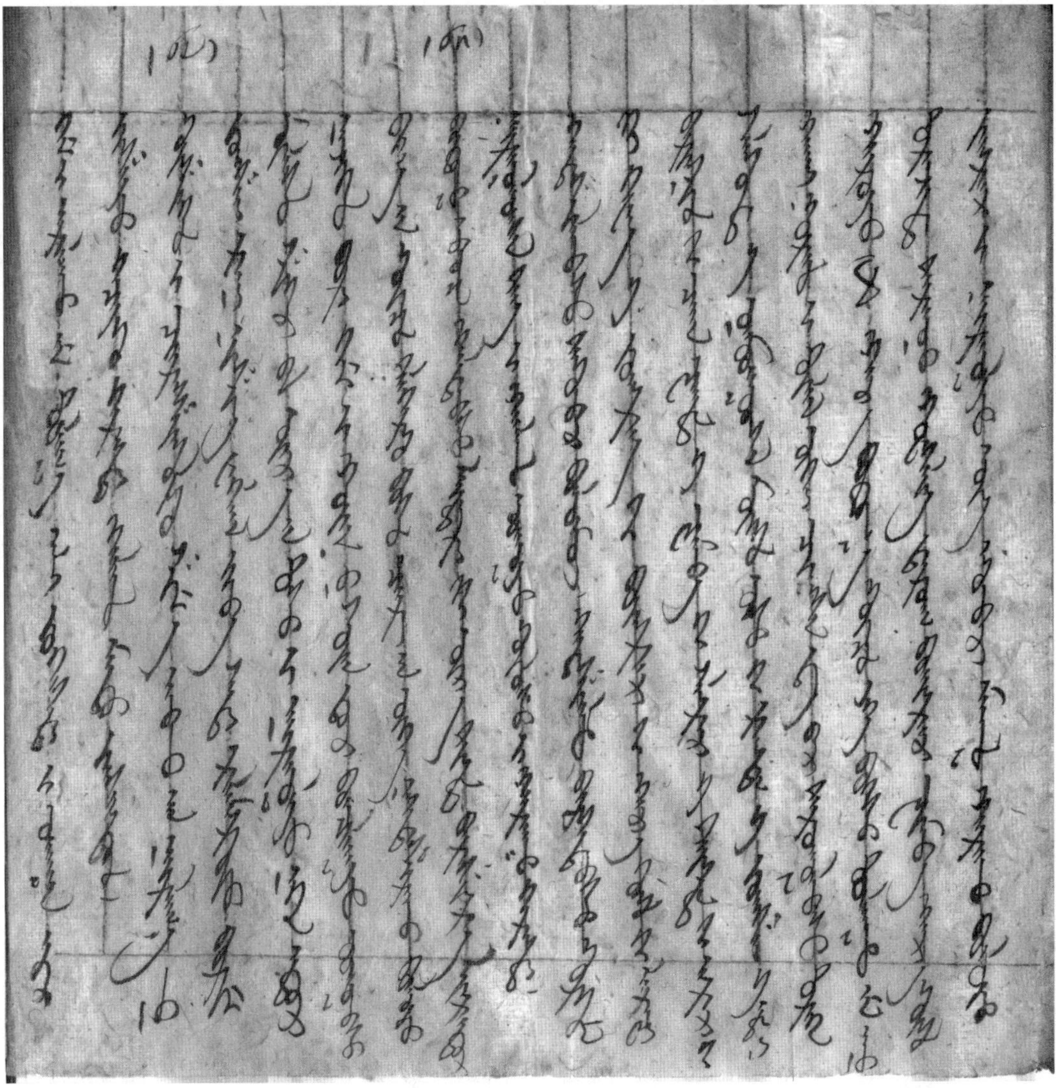

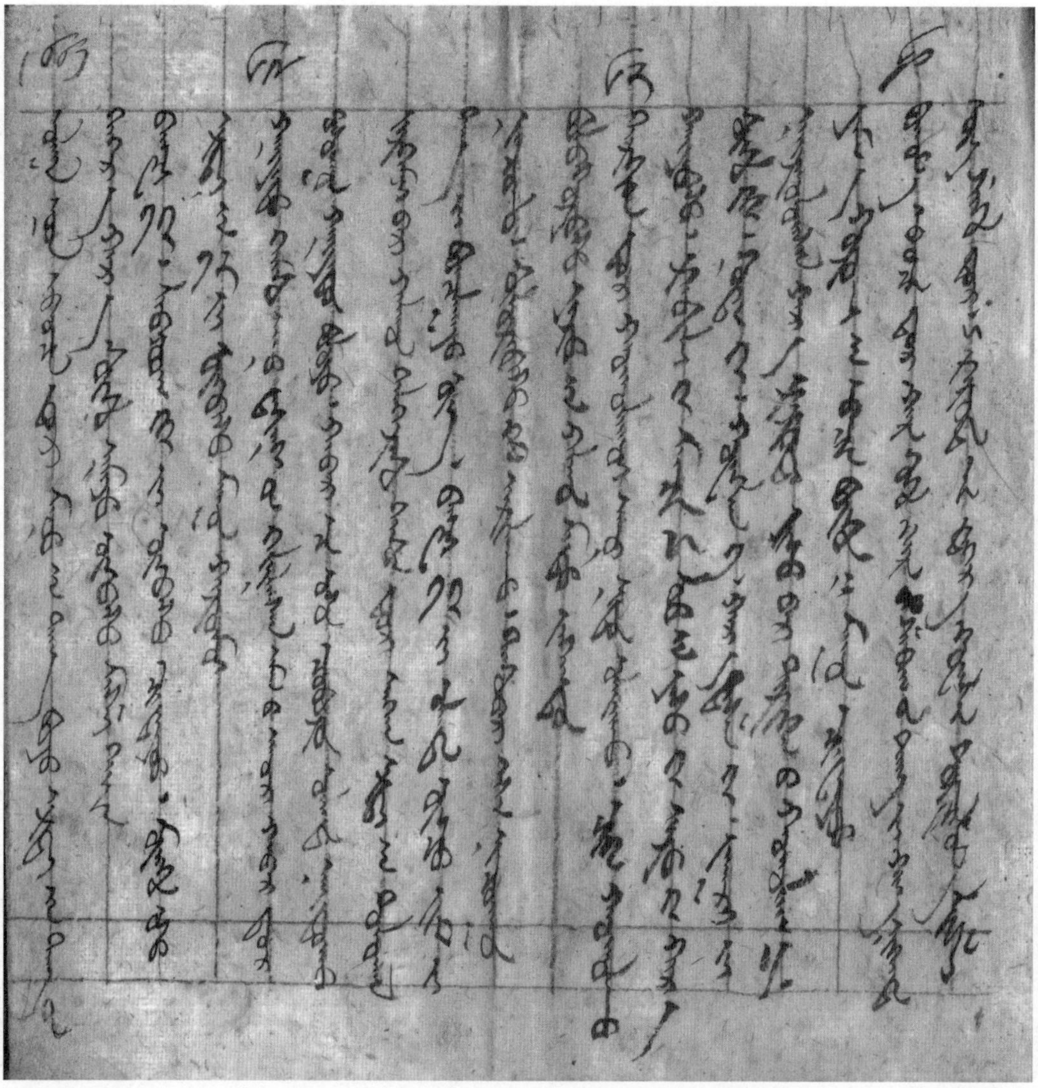

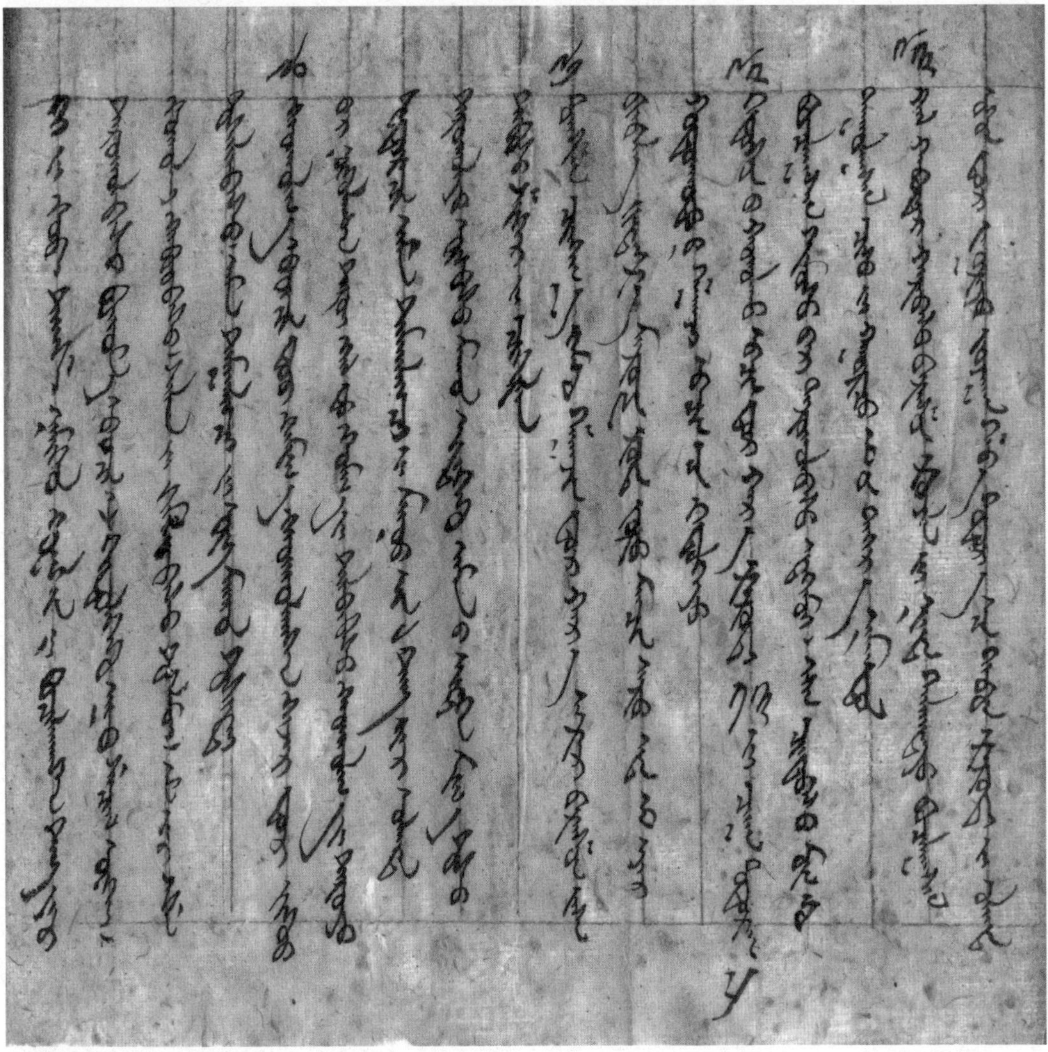

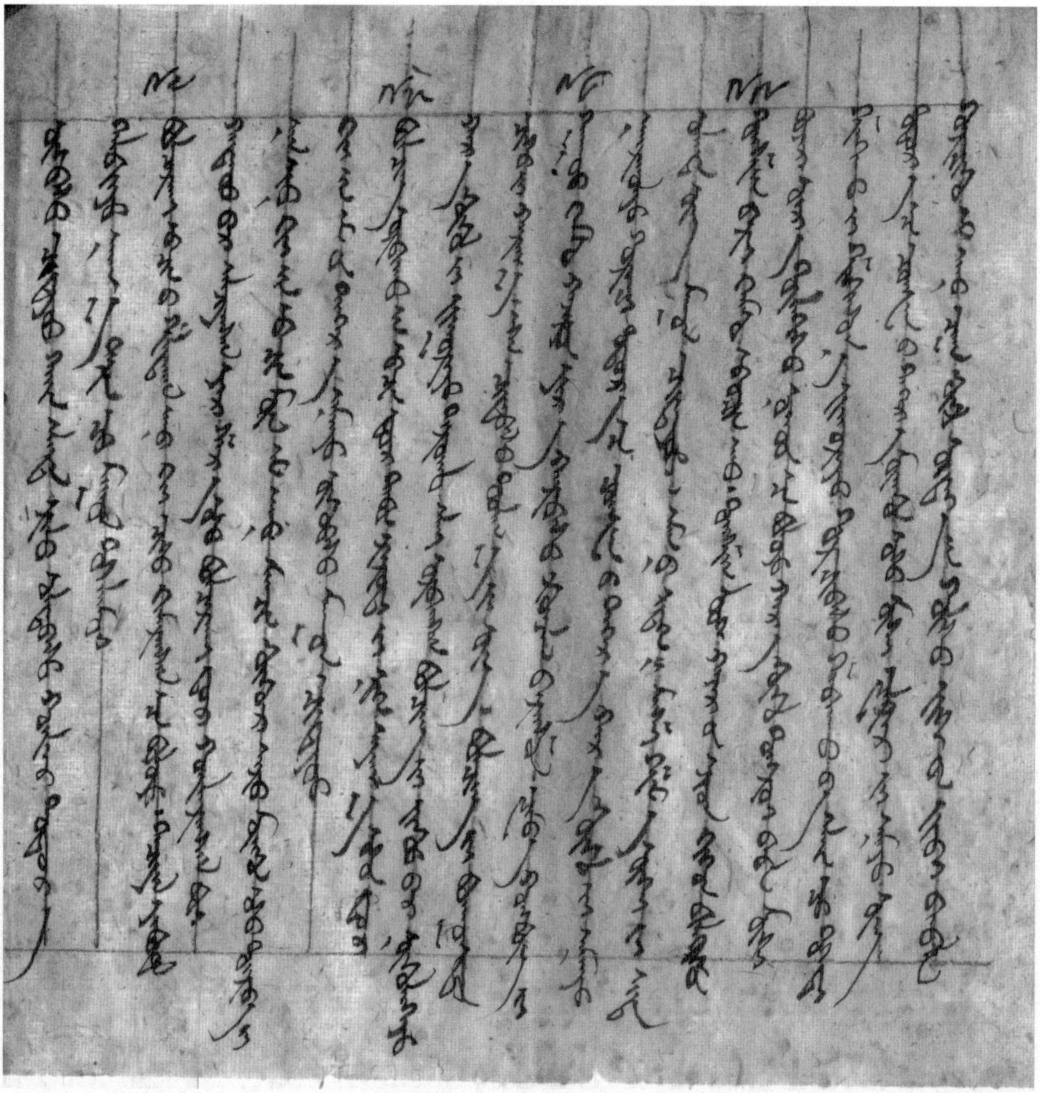

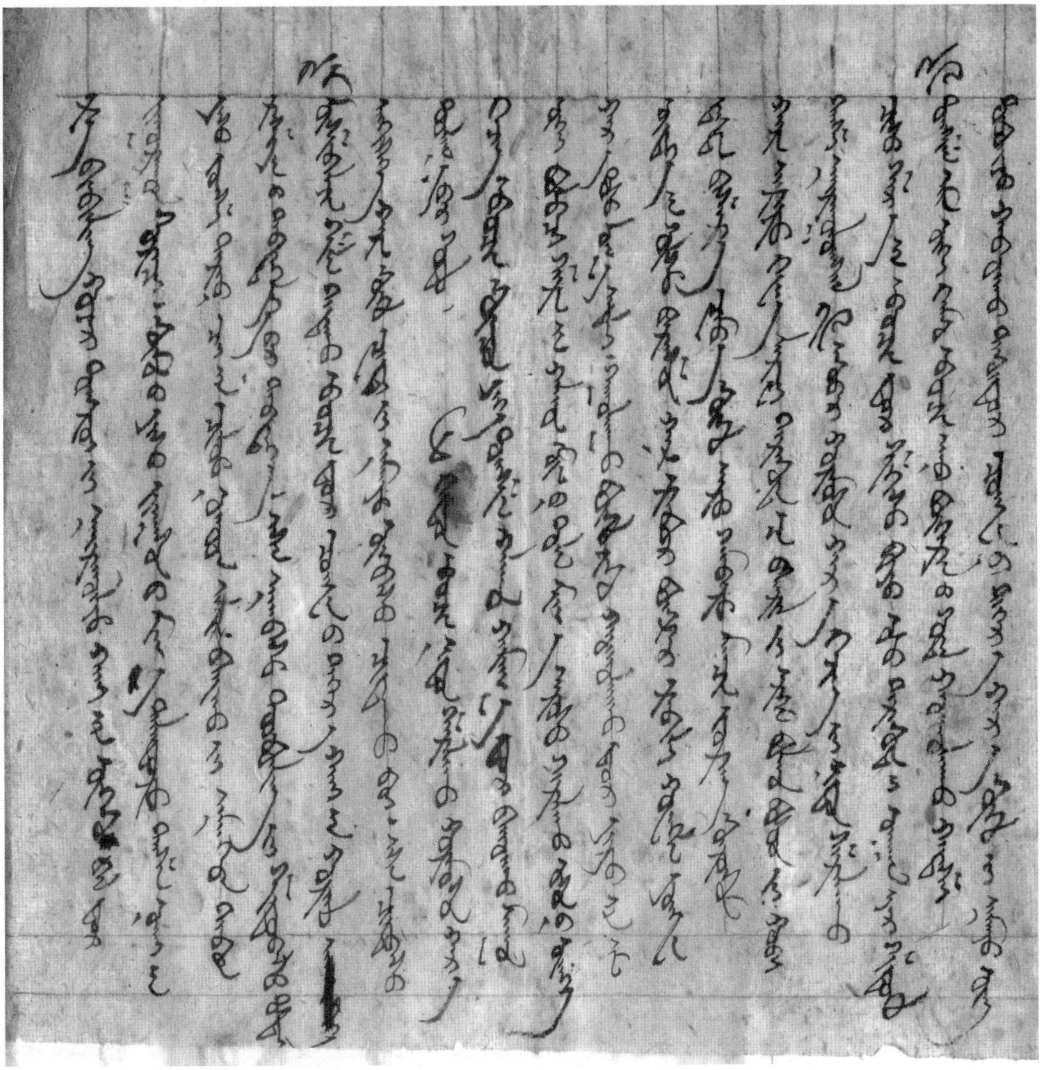

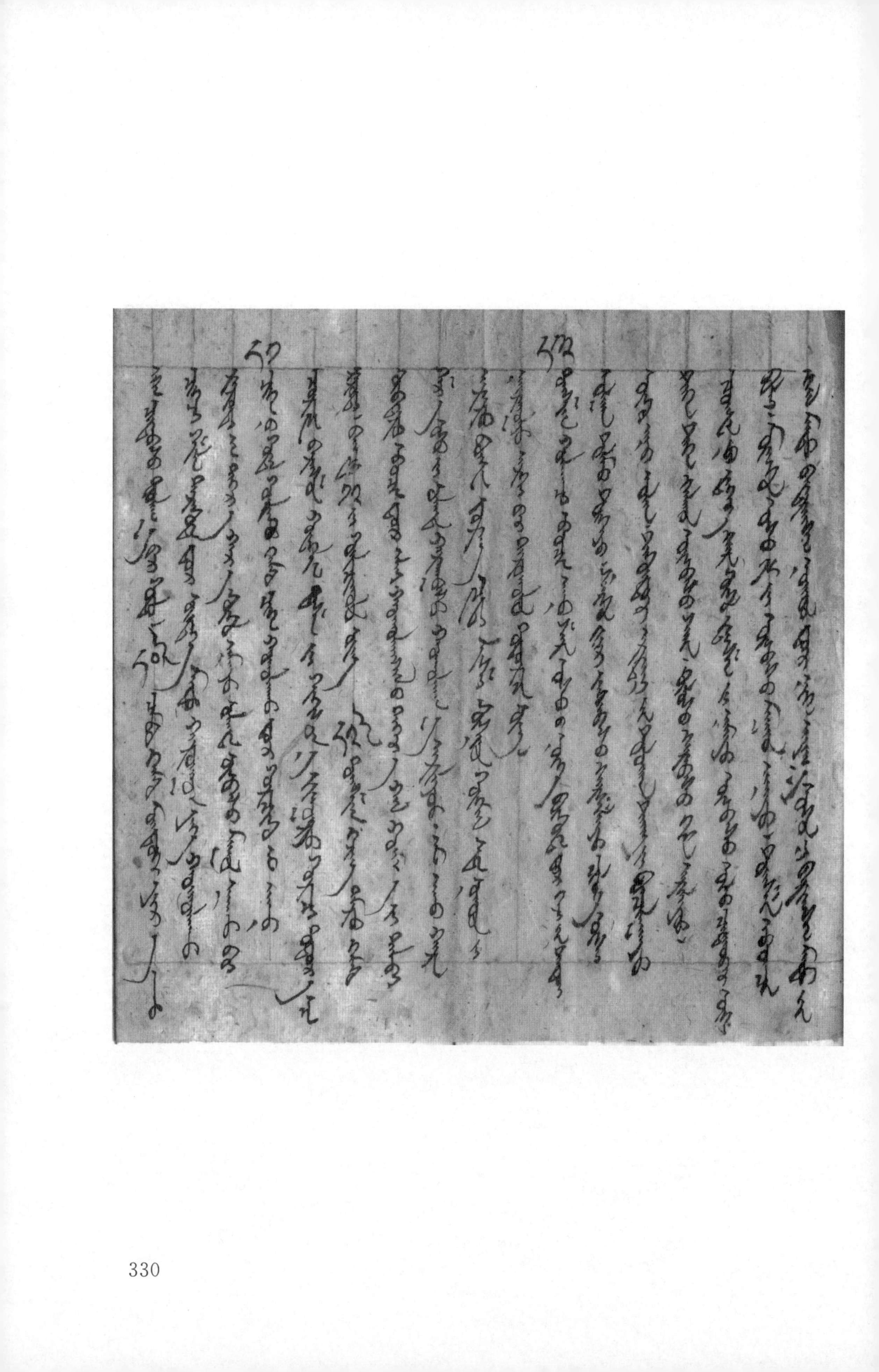

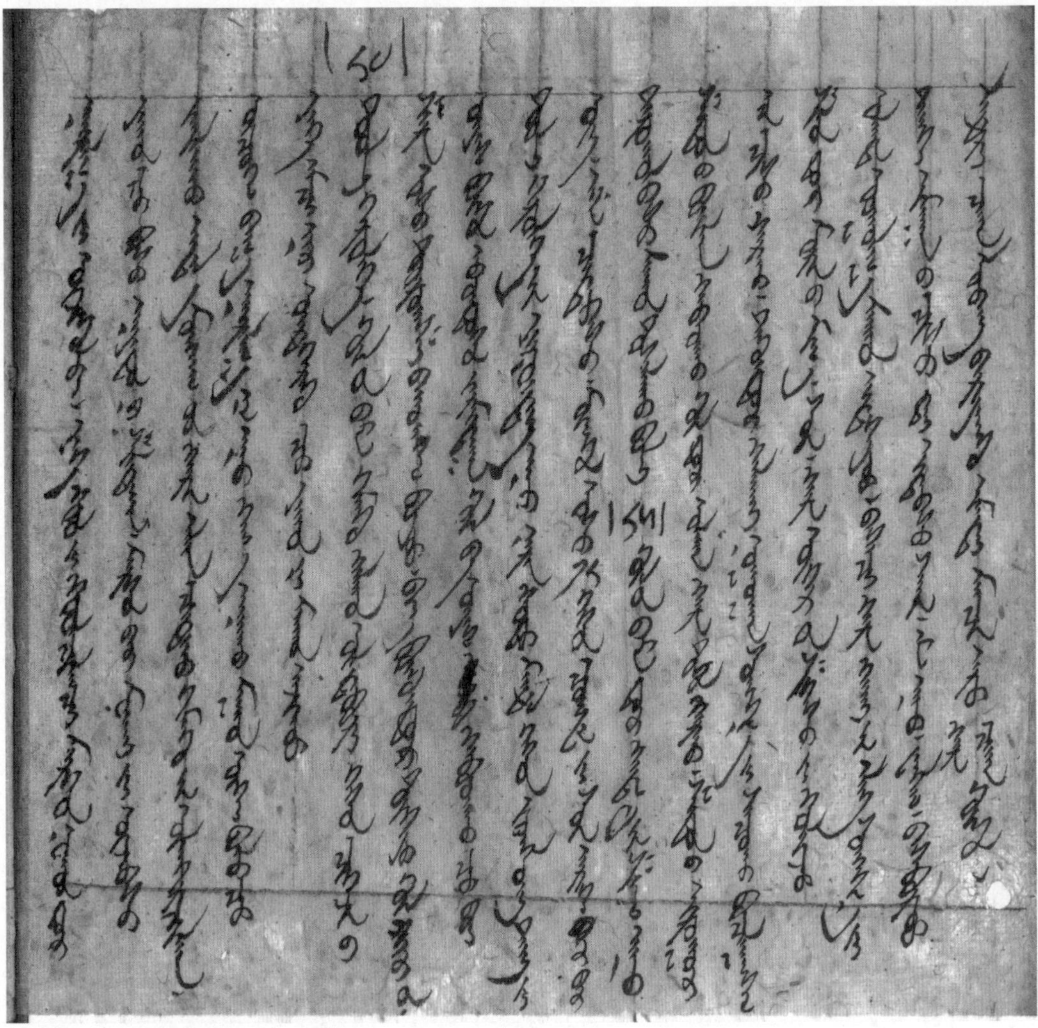

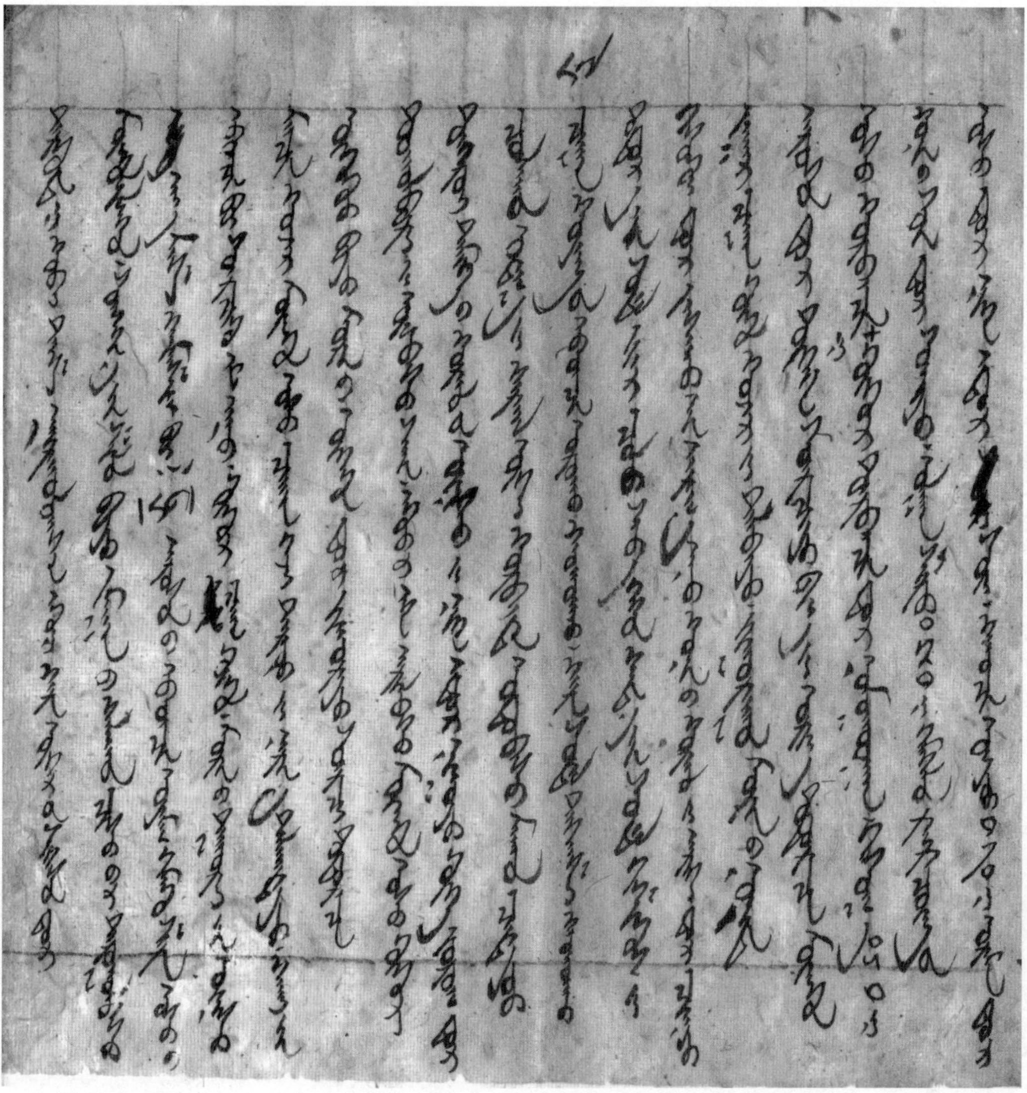

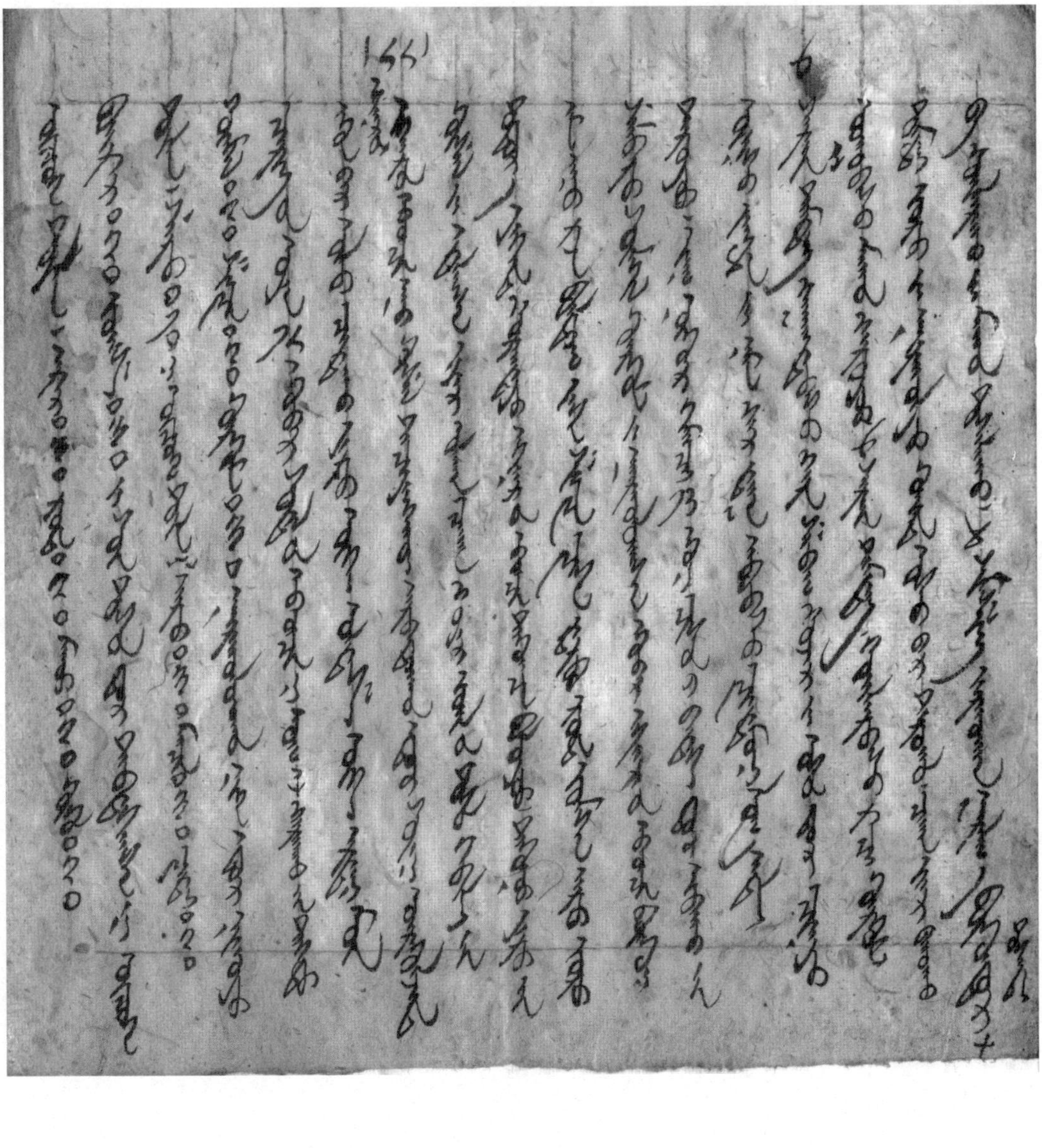

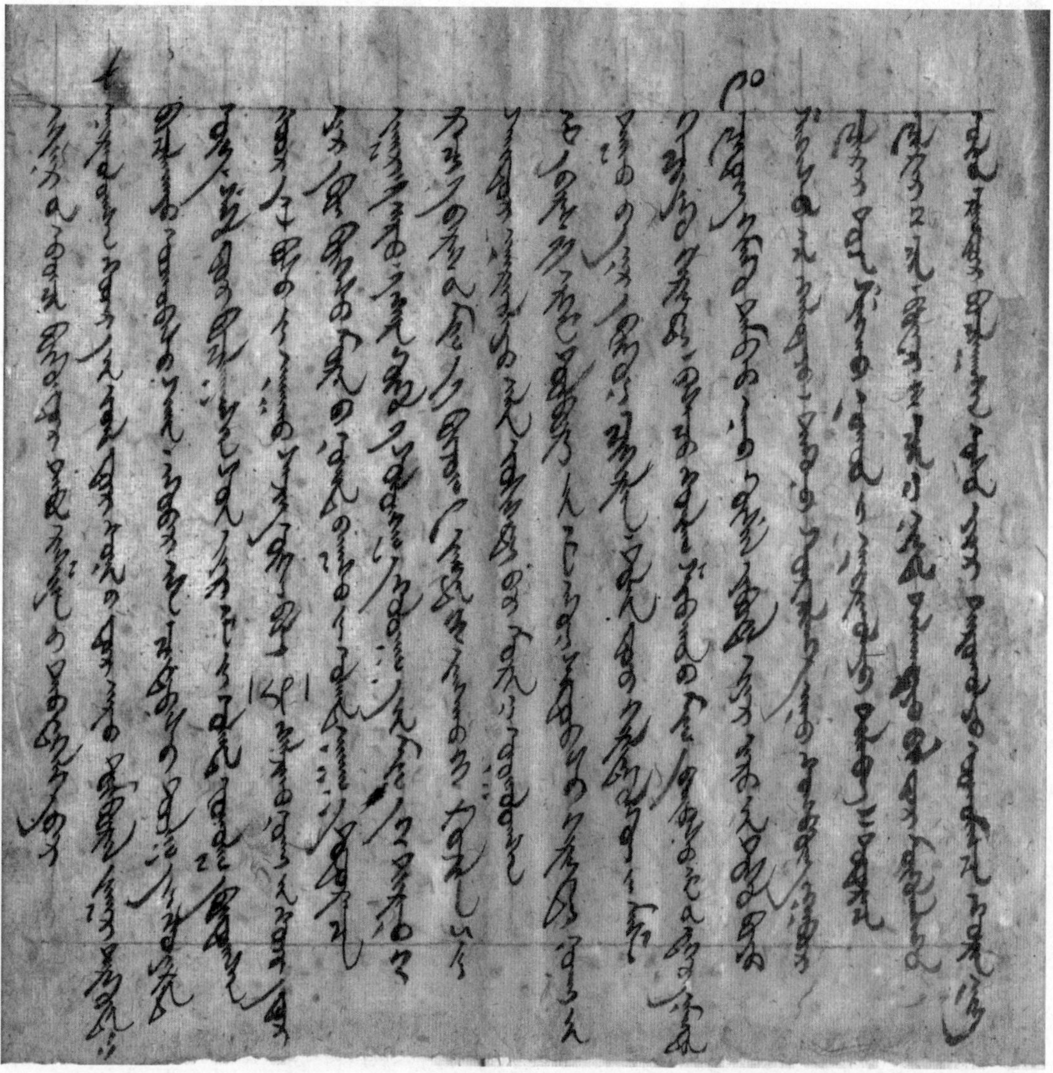

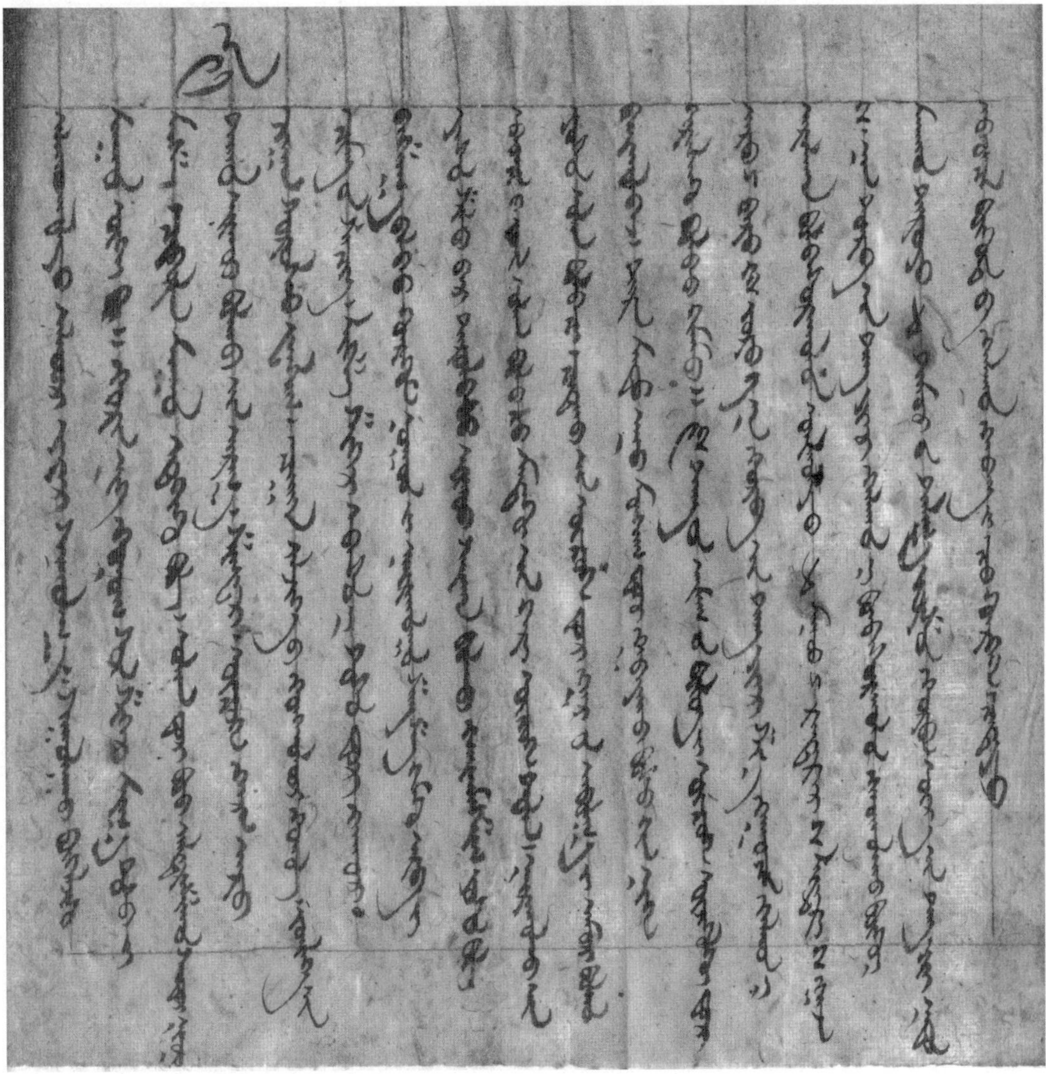

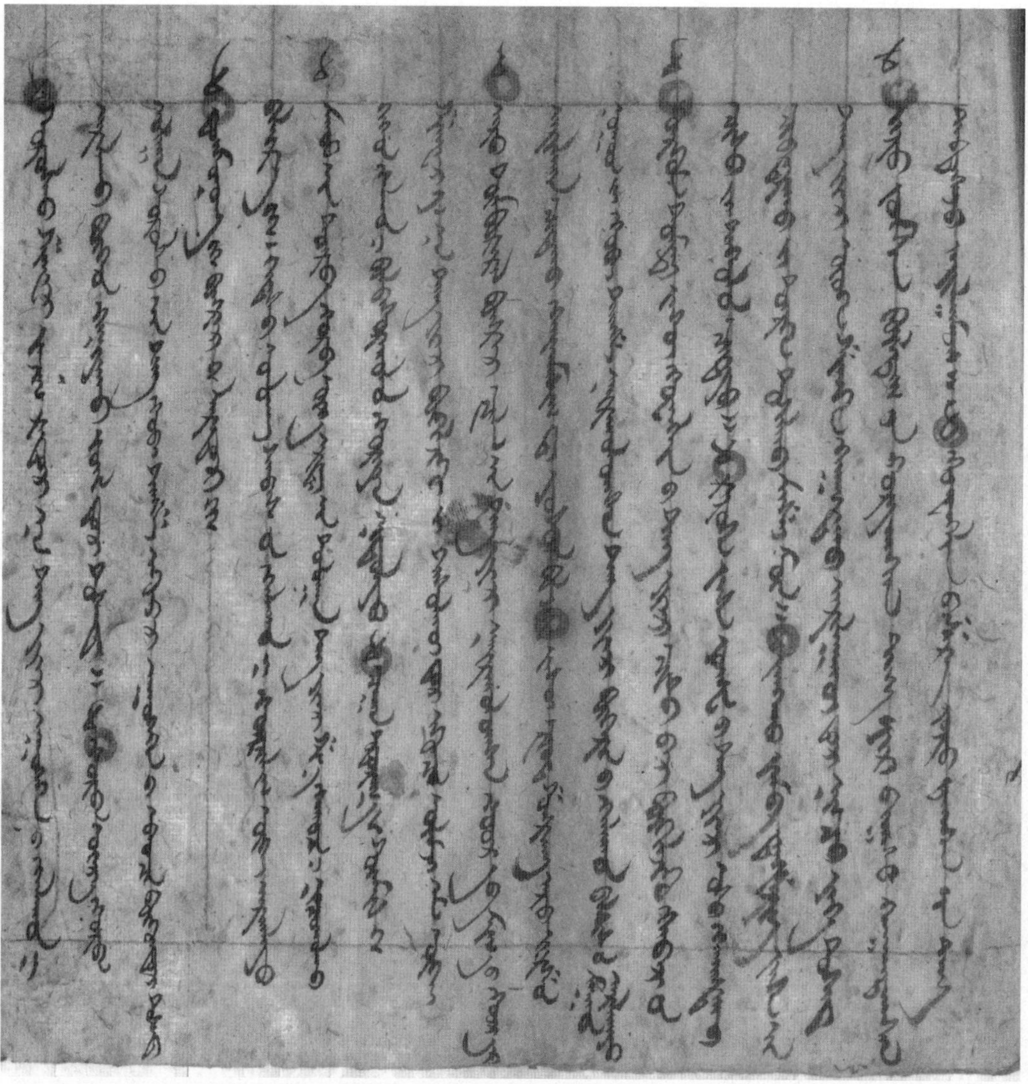

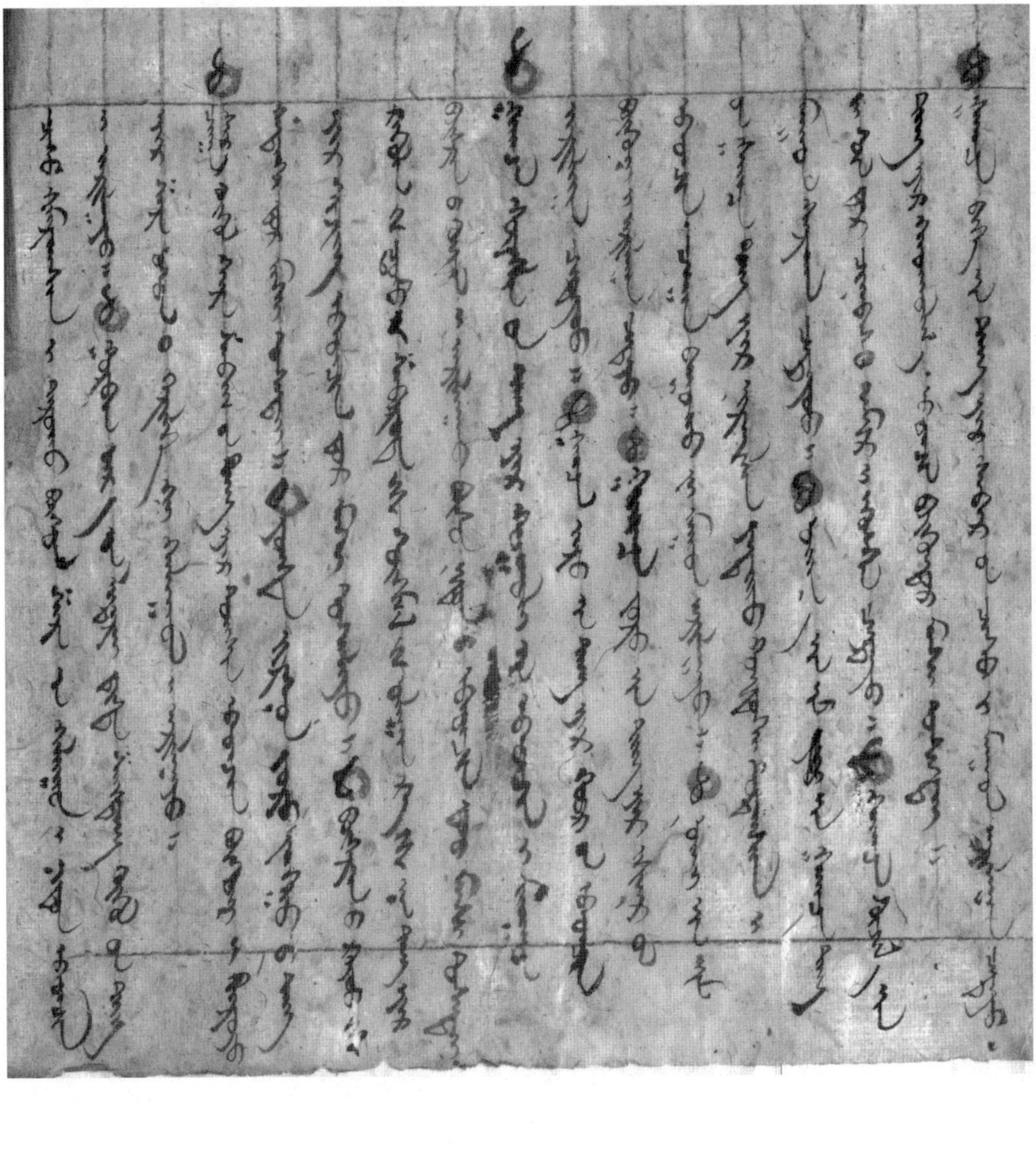

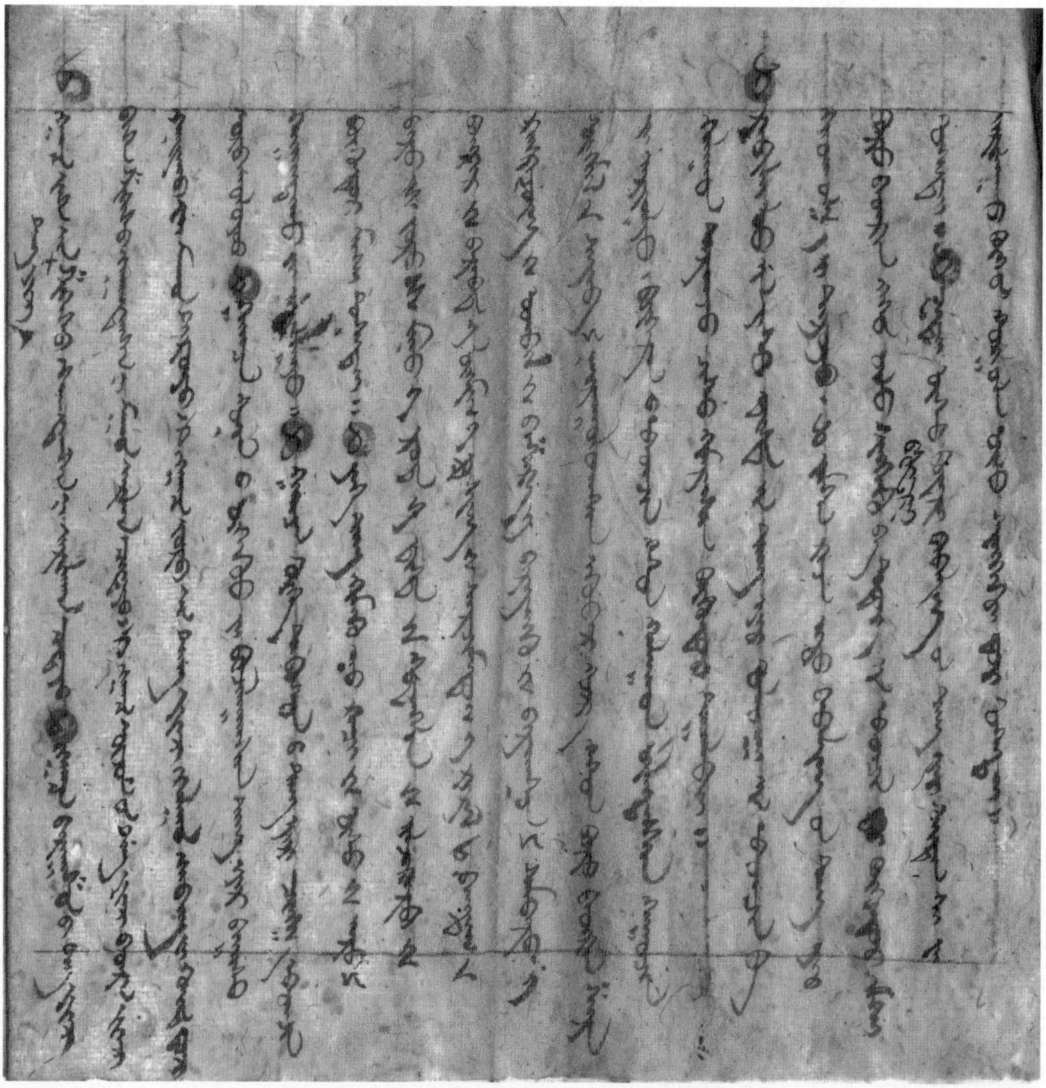

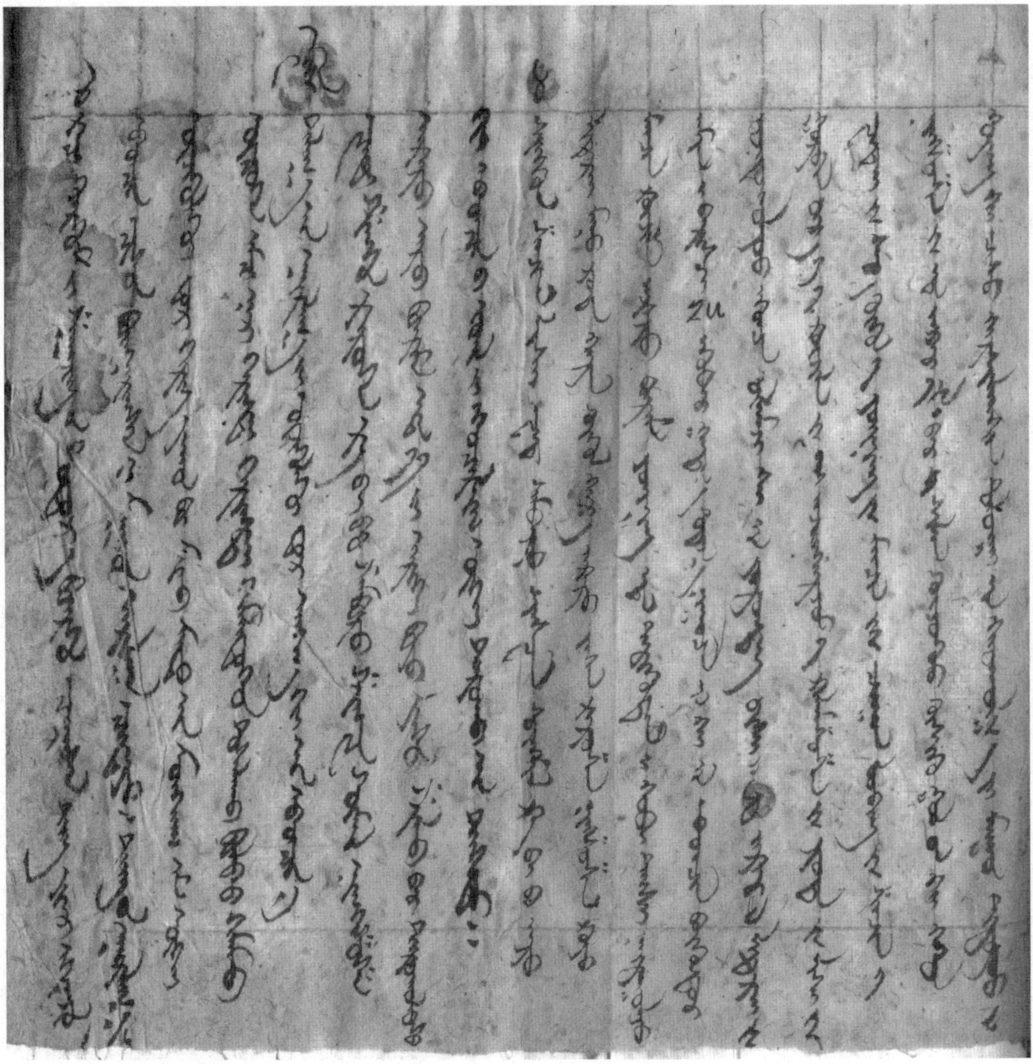

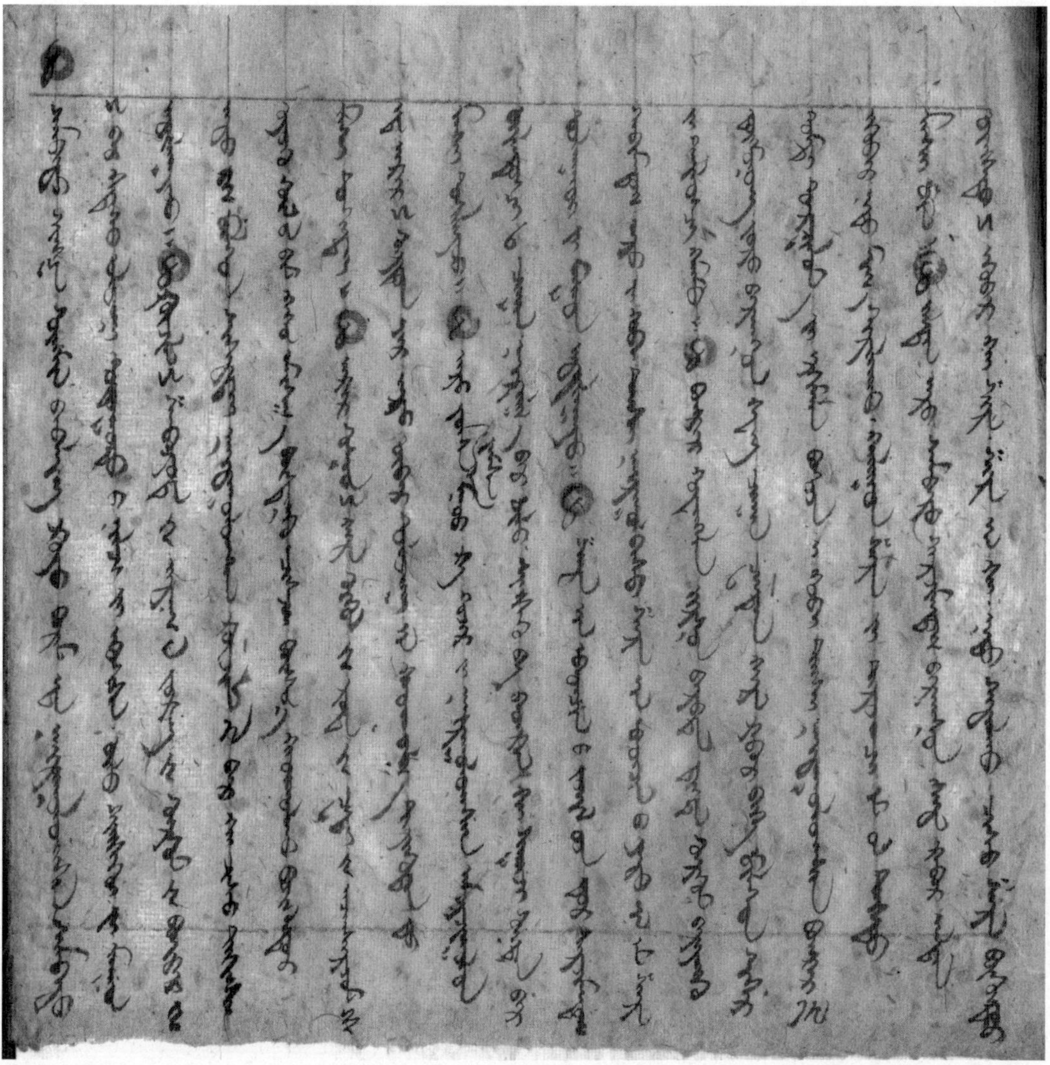

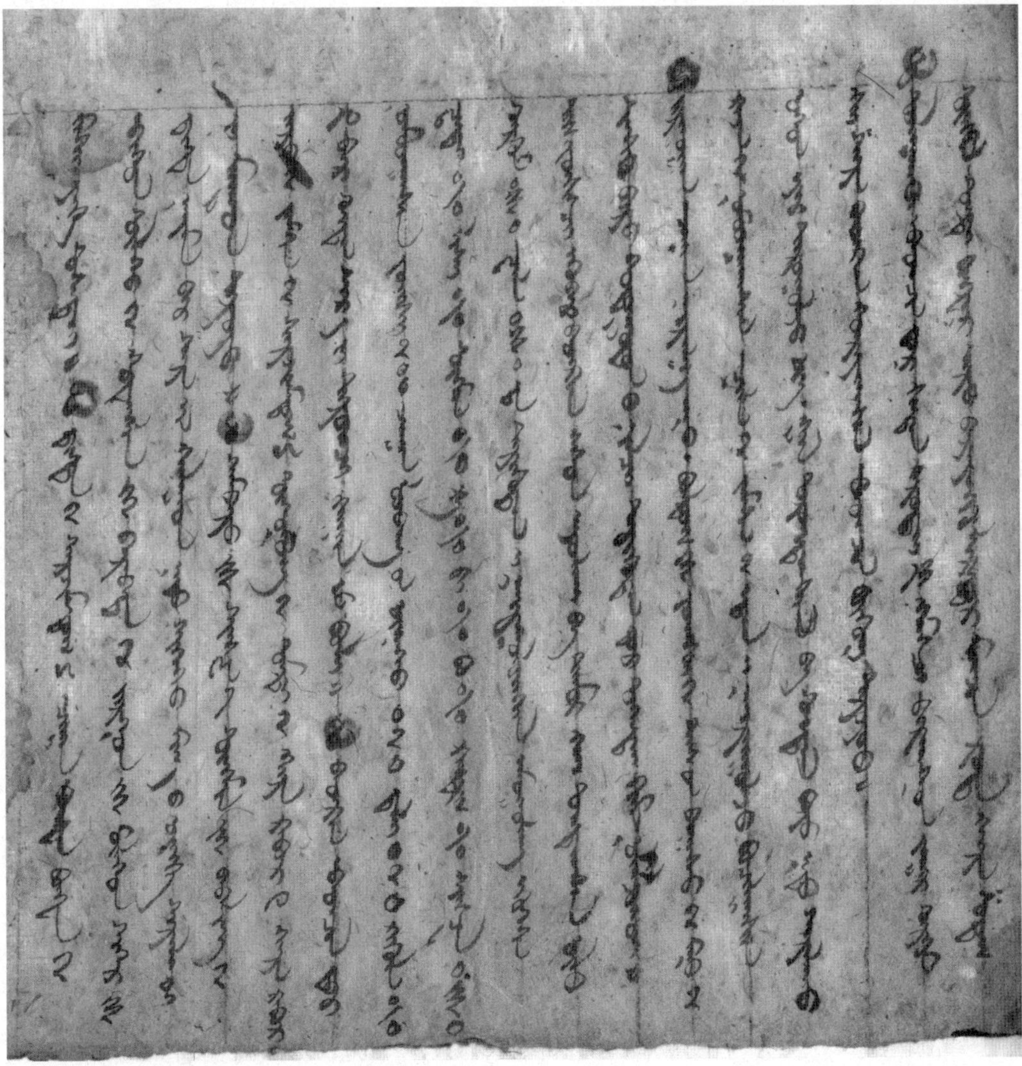

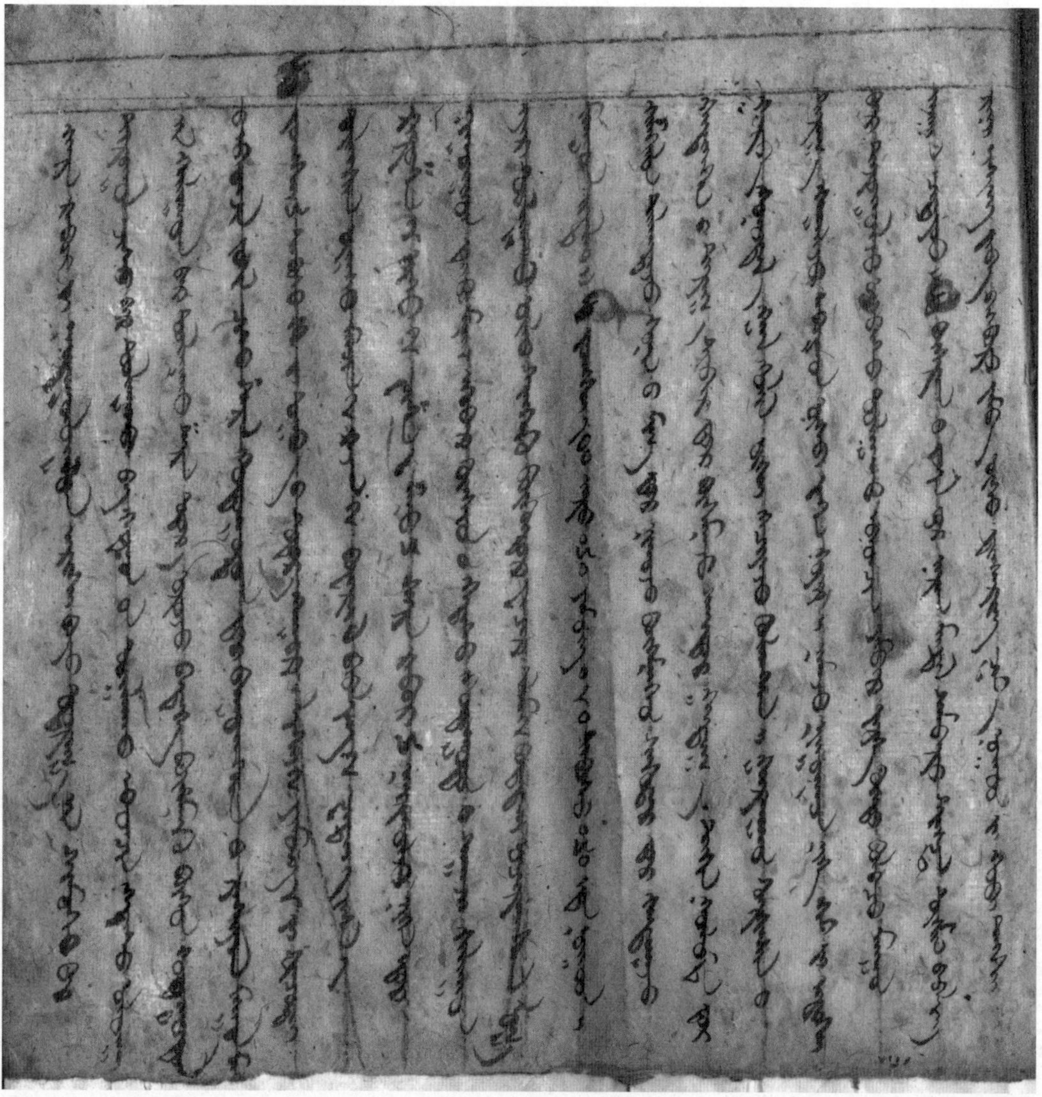

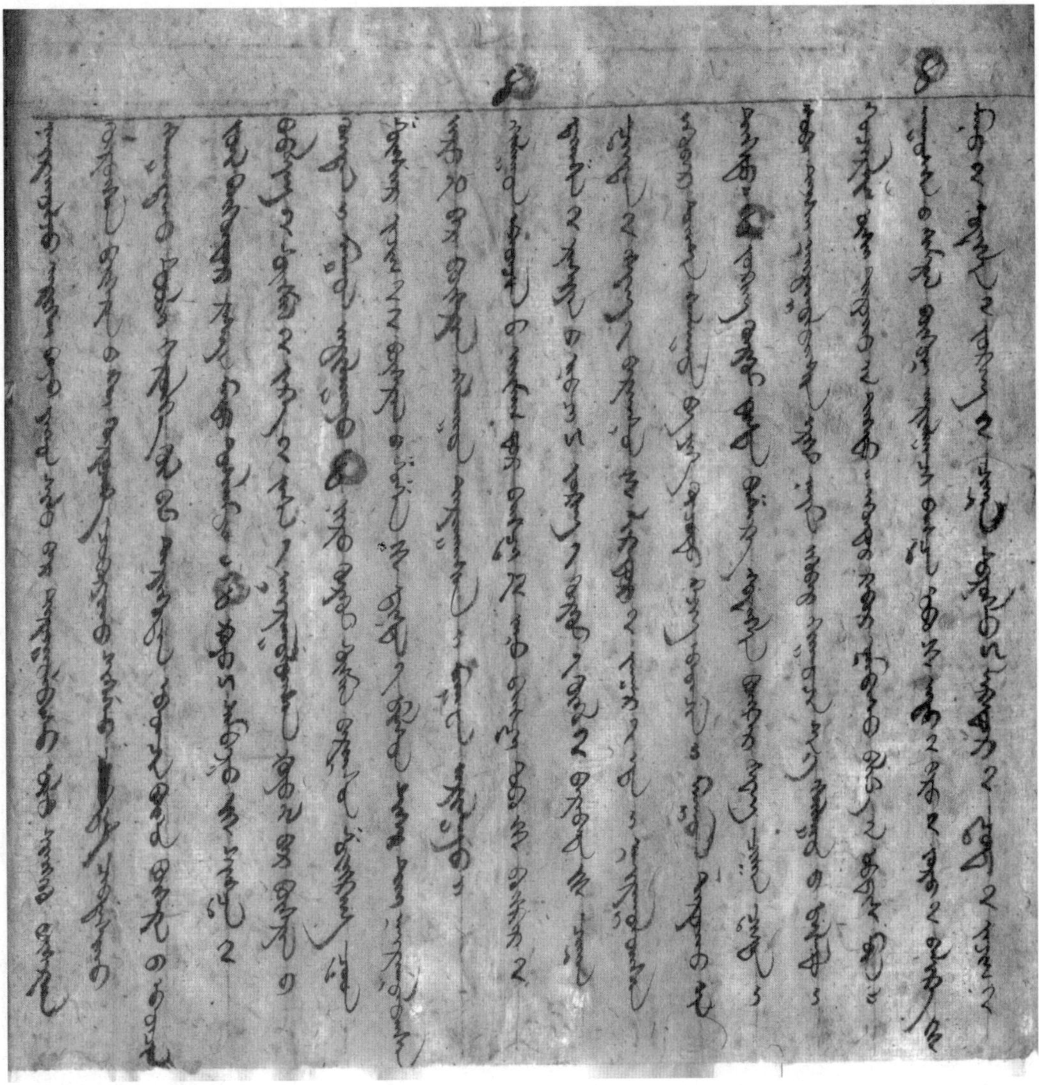

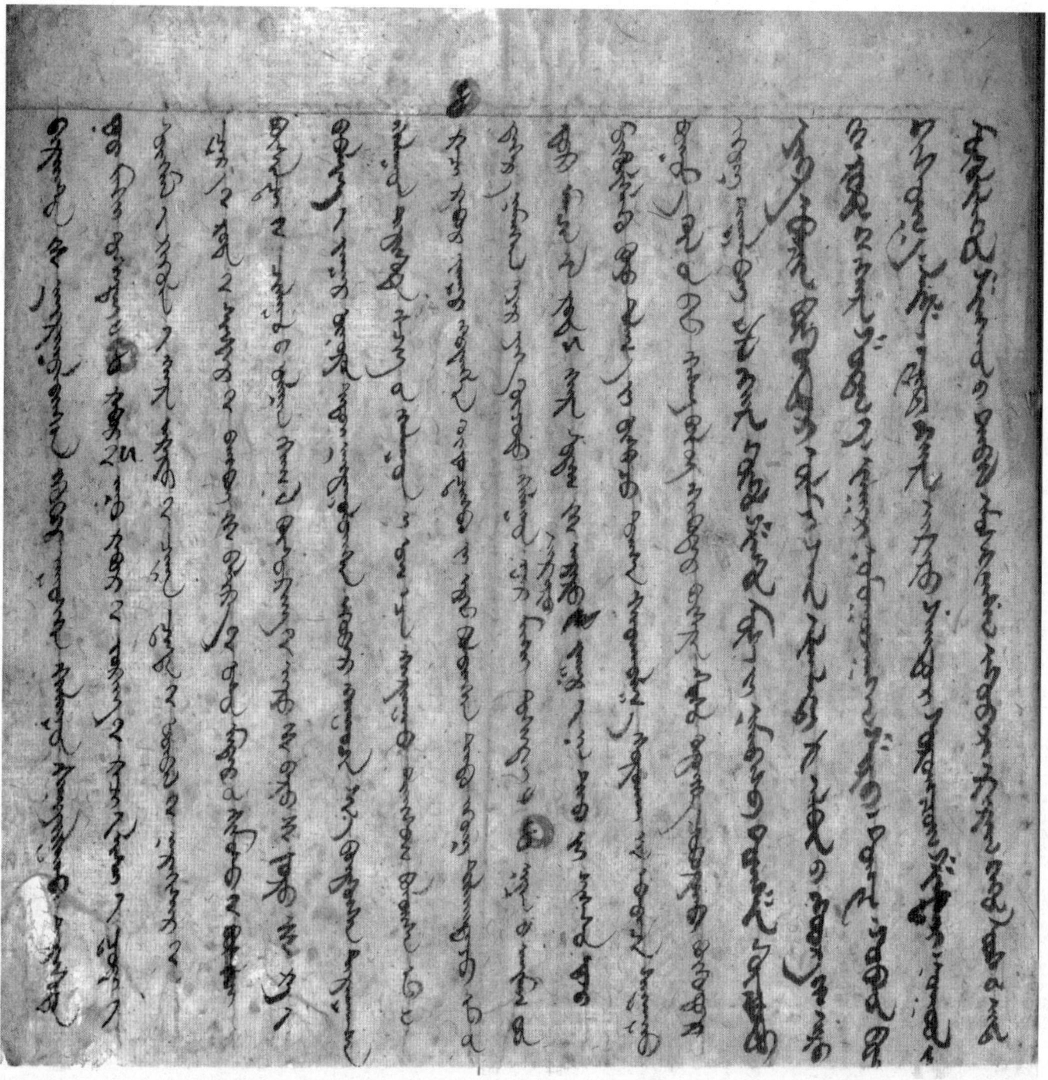

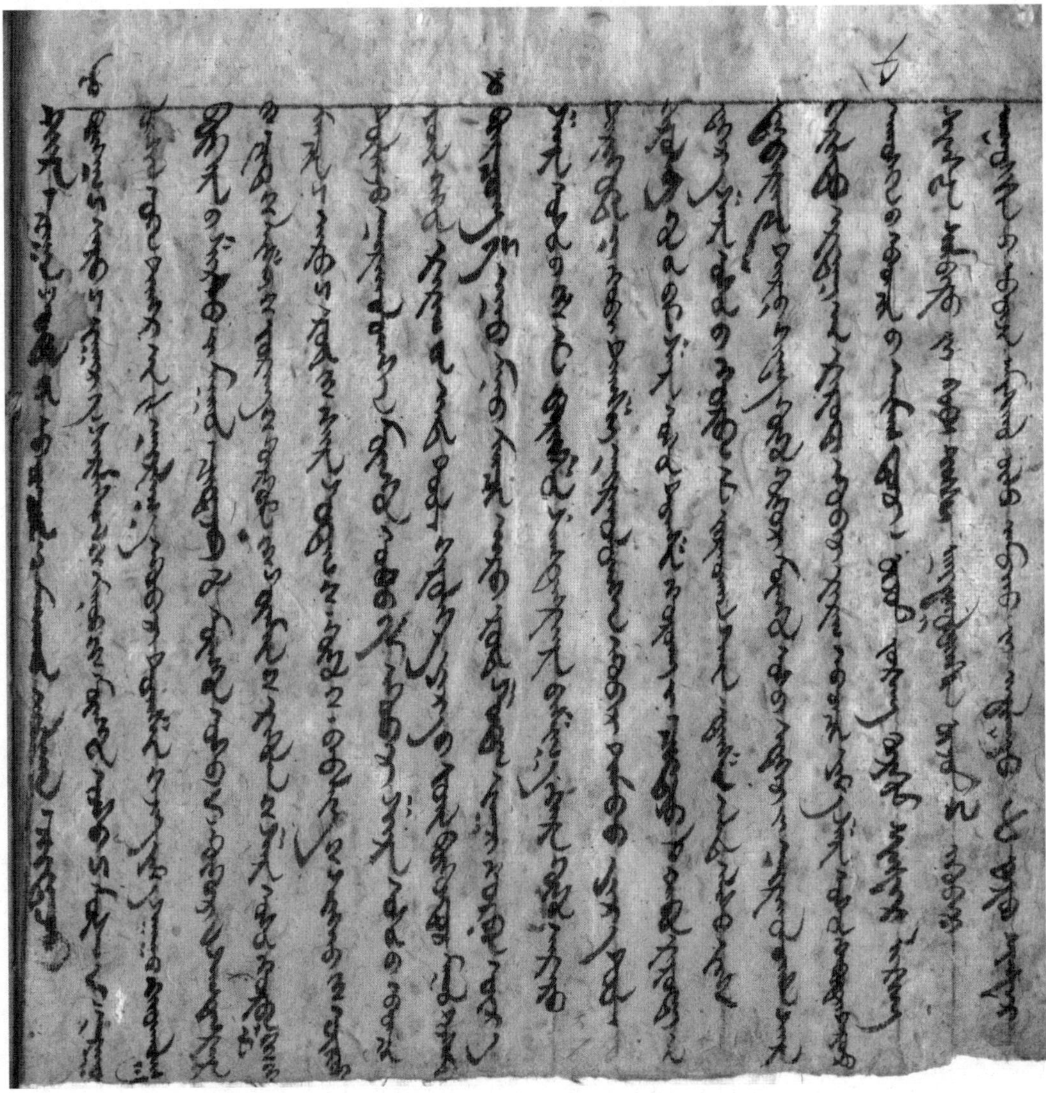

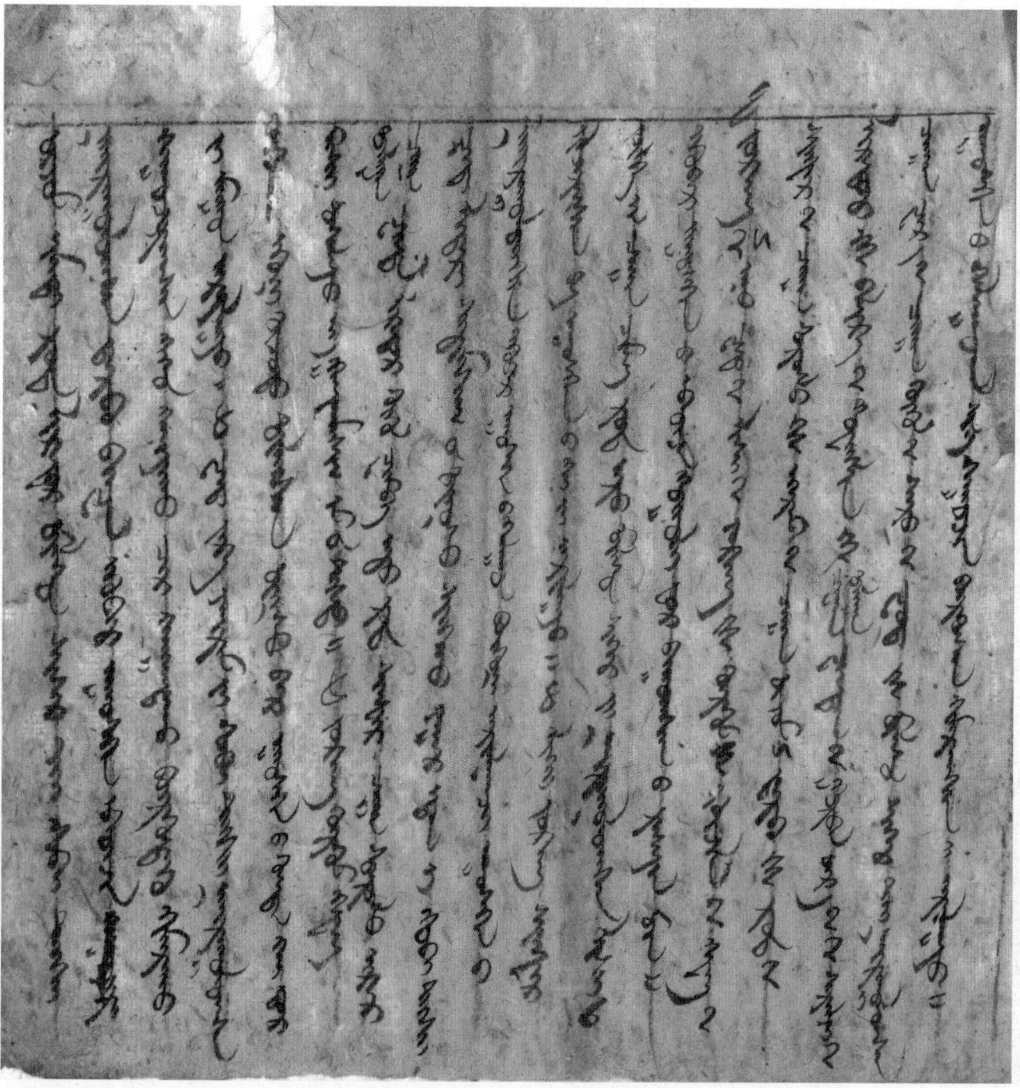

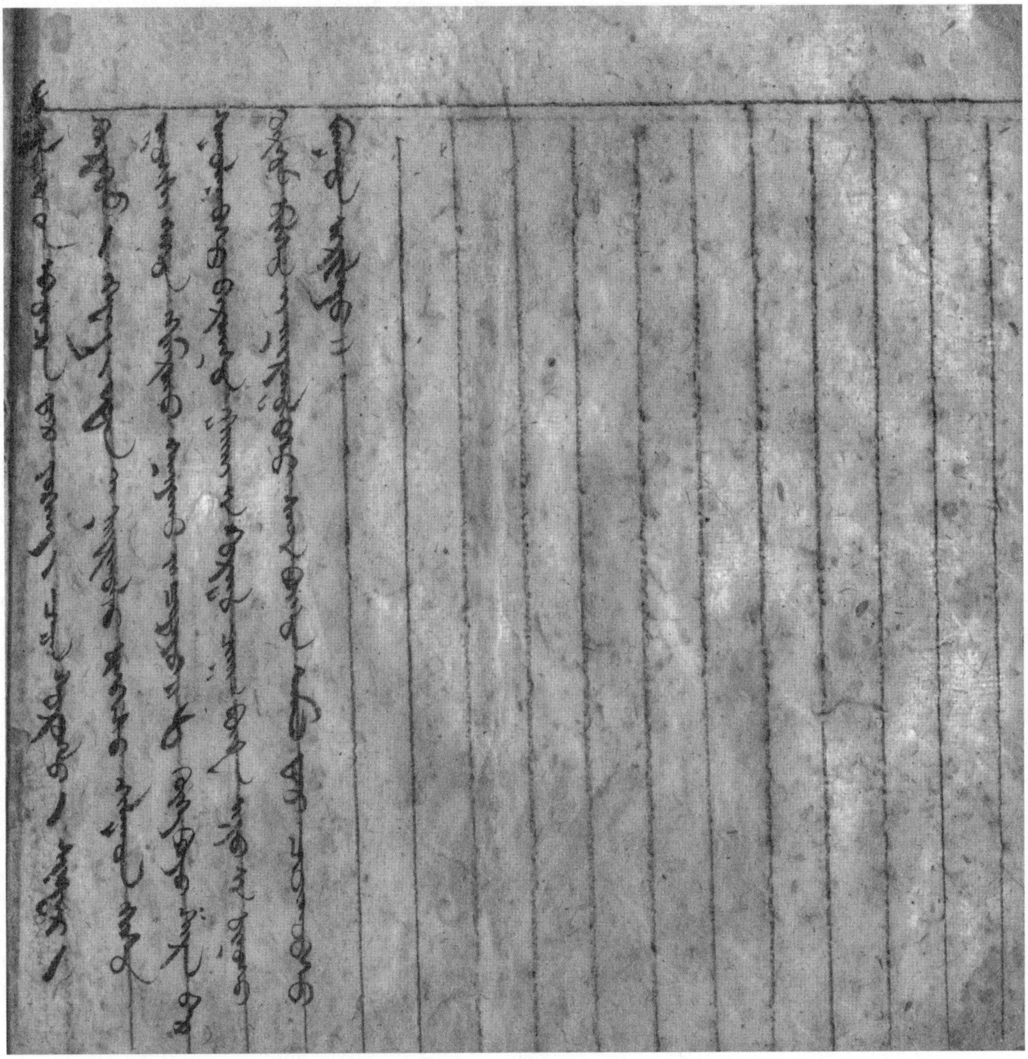

ᠨᠢᠭᠡ 《ᠰᠢᠨᠵᠢᠯᠡᠯ ᠤᠬᠠᠭᠠᠨ》 ᠤ ᠨᠢᠭᠡ ᠳᠡᠪᠲᠡᠷ ᠂ ᠬᠡᠰᠡᠭ 74 ᠬᠡᠪᠯᠡᠯ ᠂ 147 ᠨᠢᠭᠤᠷ ᠲᠠᠢ ᠂ ᠳᠡᠪᠲᠡᠷ ᠦᠨ ᠤᠷᠲᠤ ᠨᠢ 26cm ᠂ ᠥᠷᠭᠡᠨ ᠨᠢ 13cm ᠂ ᠨᠢᠭᠤᠷ ᠪᠦᠷᠢ 7 ᠮᠥᠷ ᠂ ᠮᠥᠷ ᠪᠦᠷᠢ 15 ~ 16 ᠦᠰᠦᠭ ᠲᠠᠢ ᠂ ᠬᠠᠳᠠᠭᠠᠯᠠᠭᠰᠠᠨ ᠲᠠᠢ ᠳᠡᠪᠲᠡᠷ ::

ᠨᠢᠭᠡ ᠳᠡᠪᠲᠡᠷ ᠦᠨ ᠵᠣᠬᠢᠶᠠᠭᠴᠢ ᠨᠢ ᠪᠣᠯ ᠬᠠᠷᠠᠴᠢᠨ ᠬᠣᠰᠢᠭᠤ ᠶᠢᠨ ᠬᠦᠮᠦᠨ (1897~1971) ᠪᠣᠯᠤᠨ᠎ᠠ ::

ᠨᠢᠭᠡ ᠳᠡᠪᠲᠡᠷ ᠪᠠᠢᠨ᠎ᠠ ::

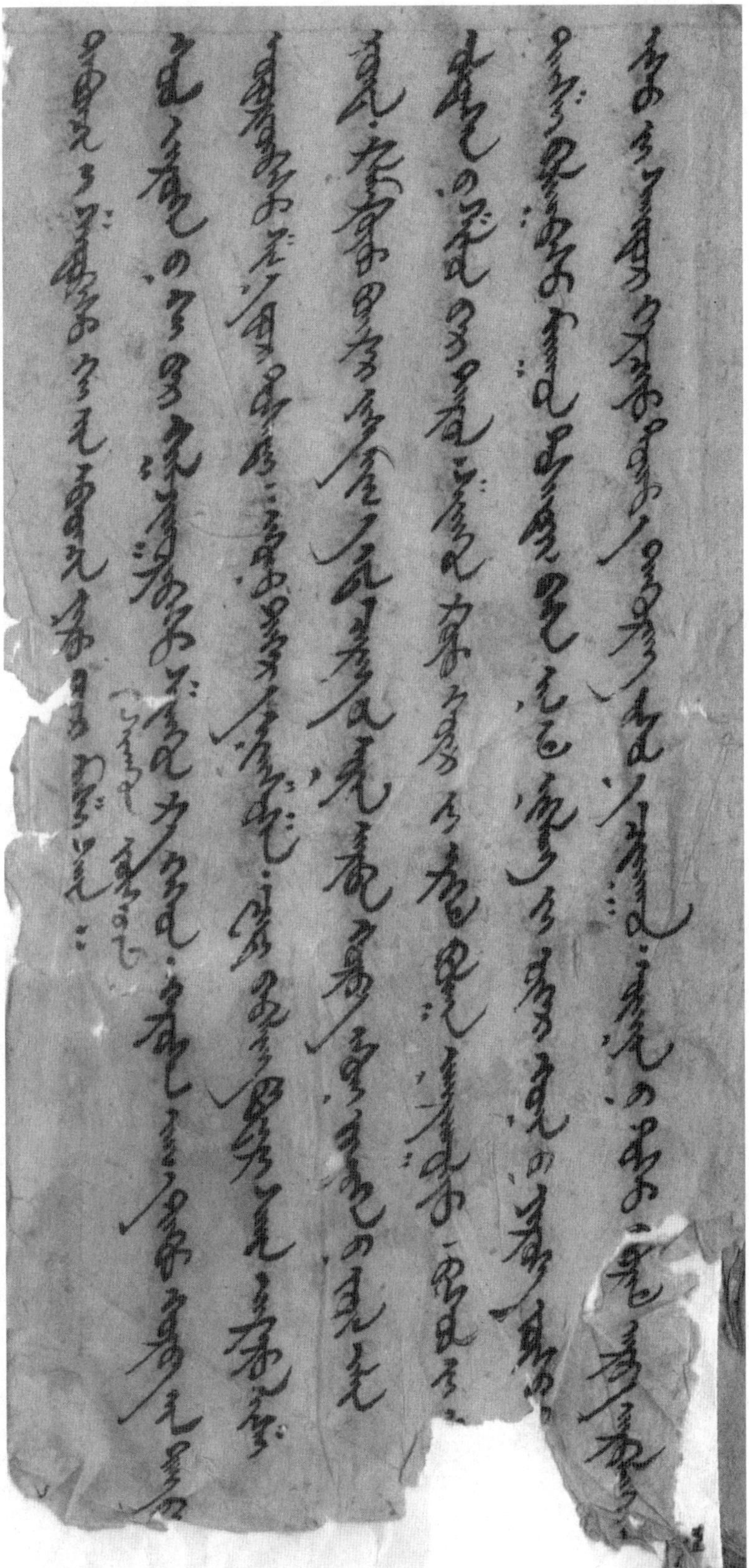

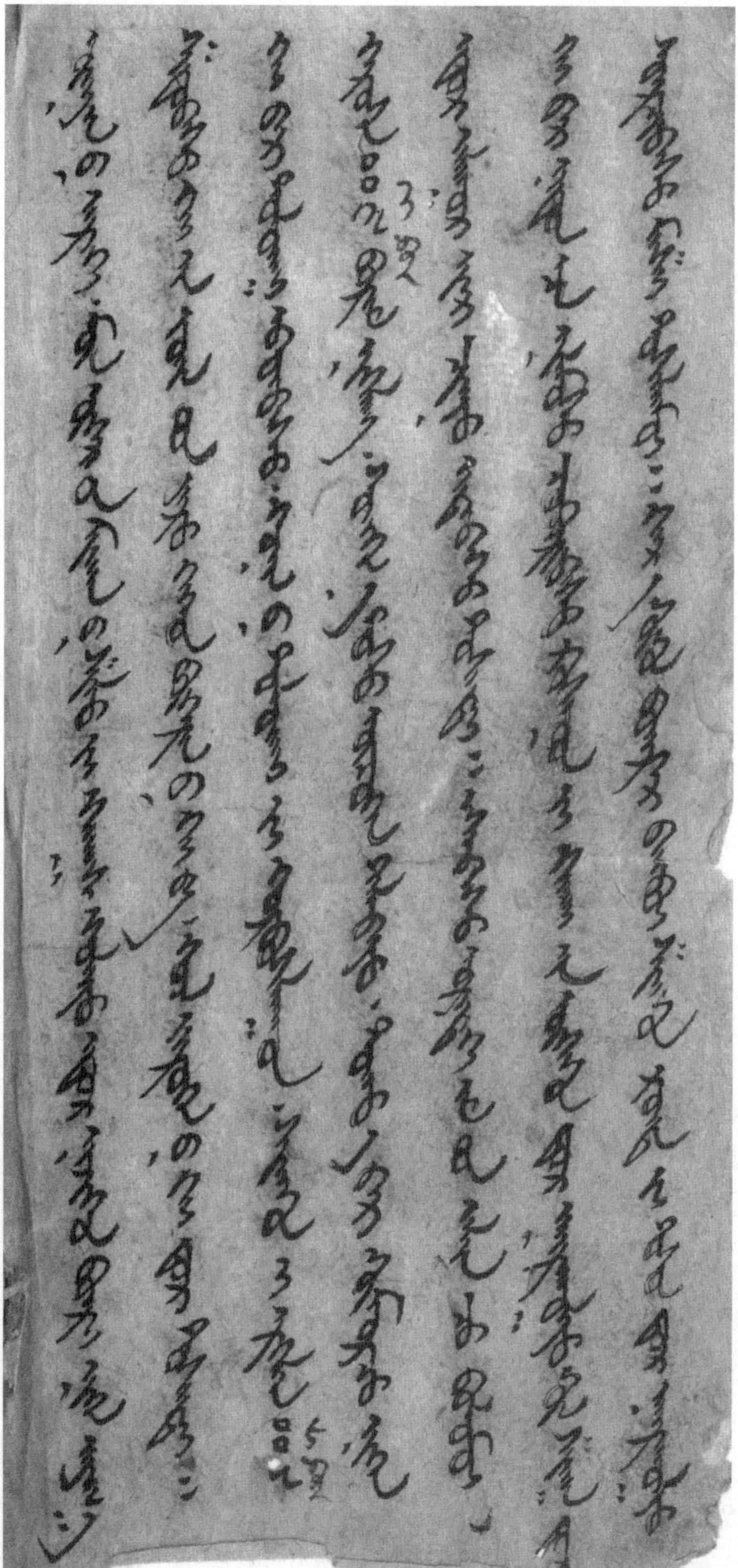

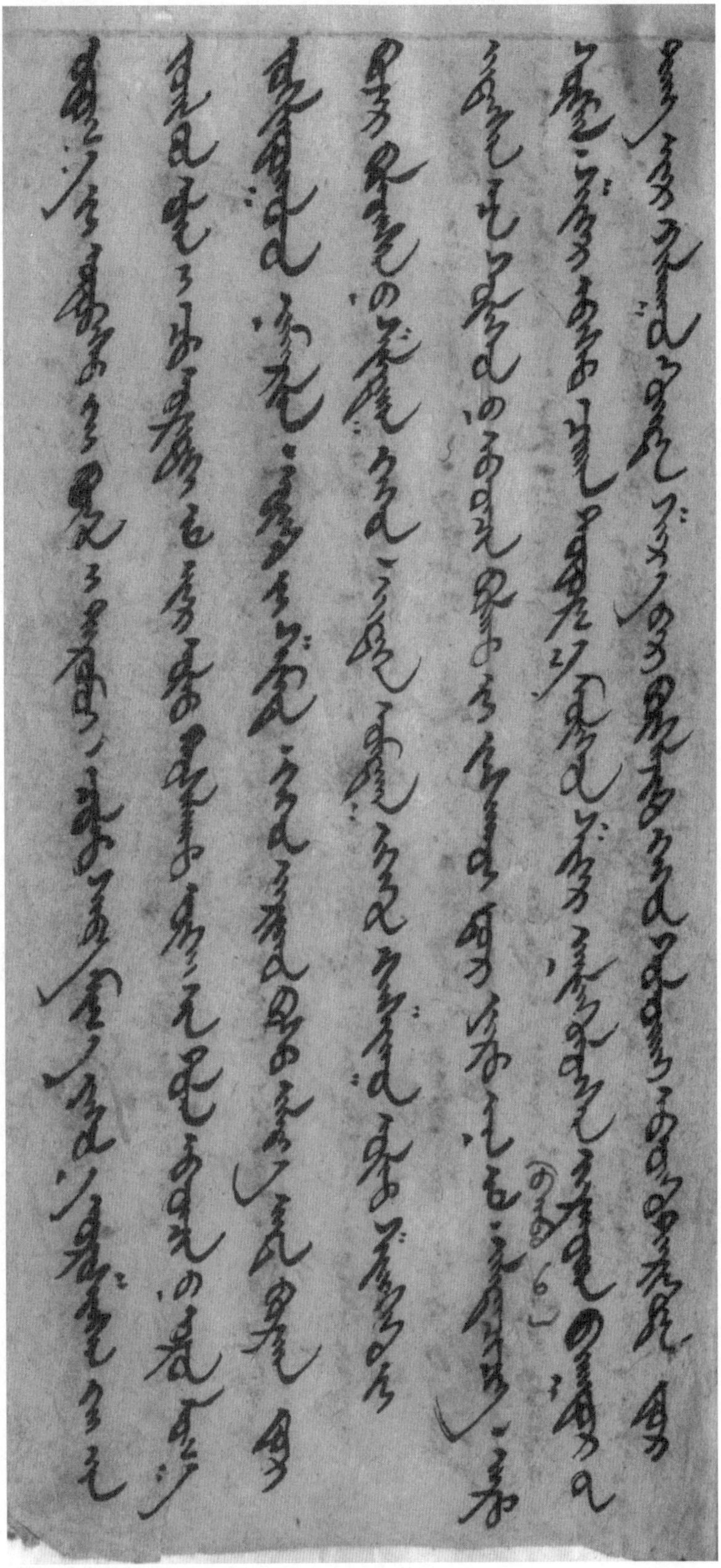

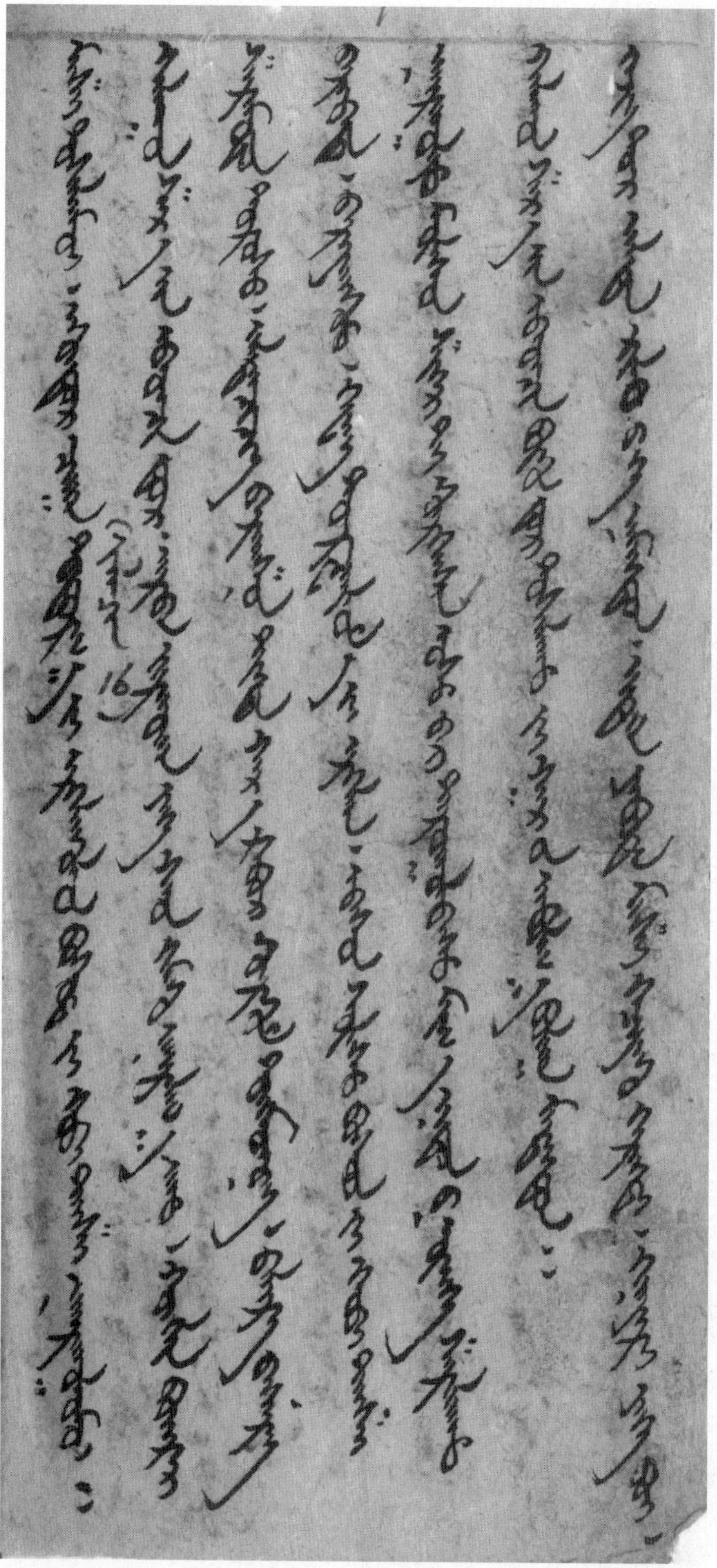

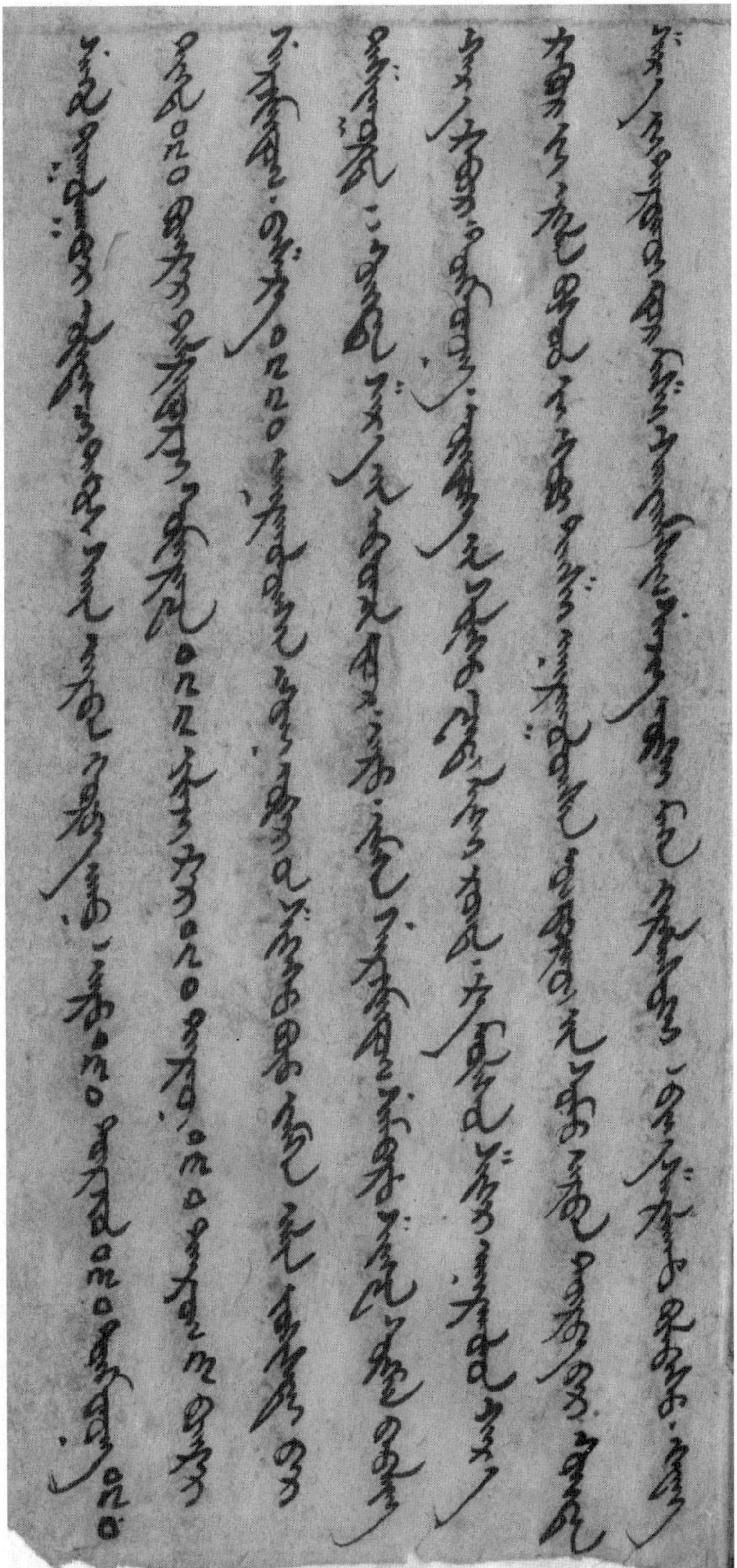

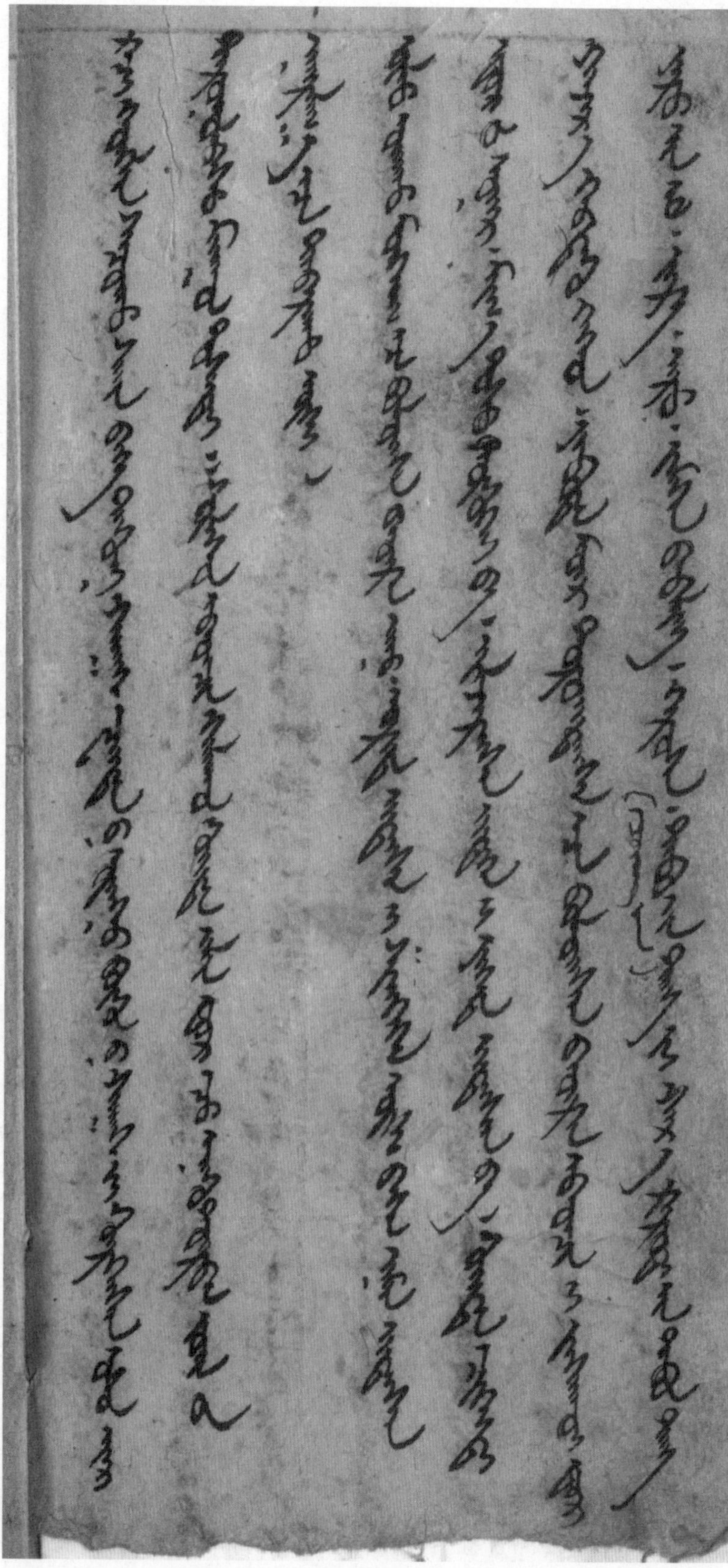

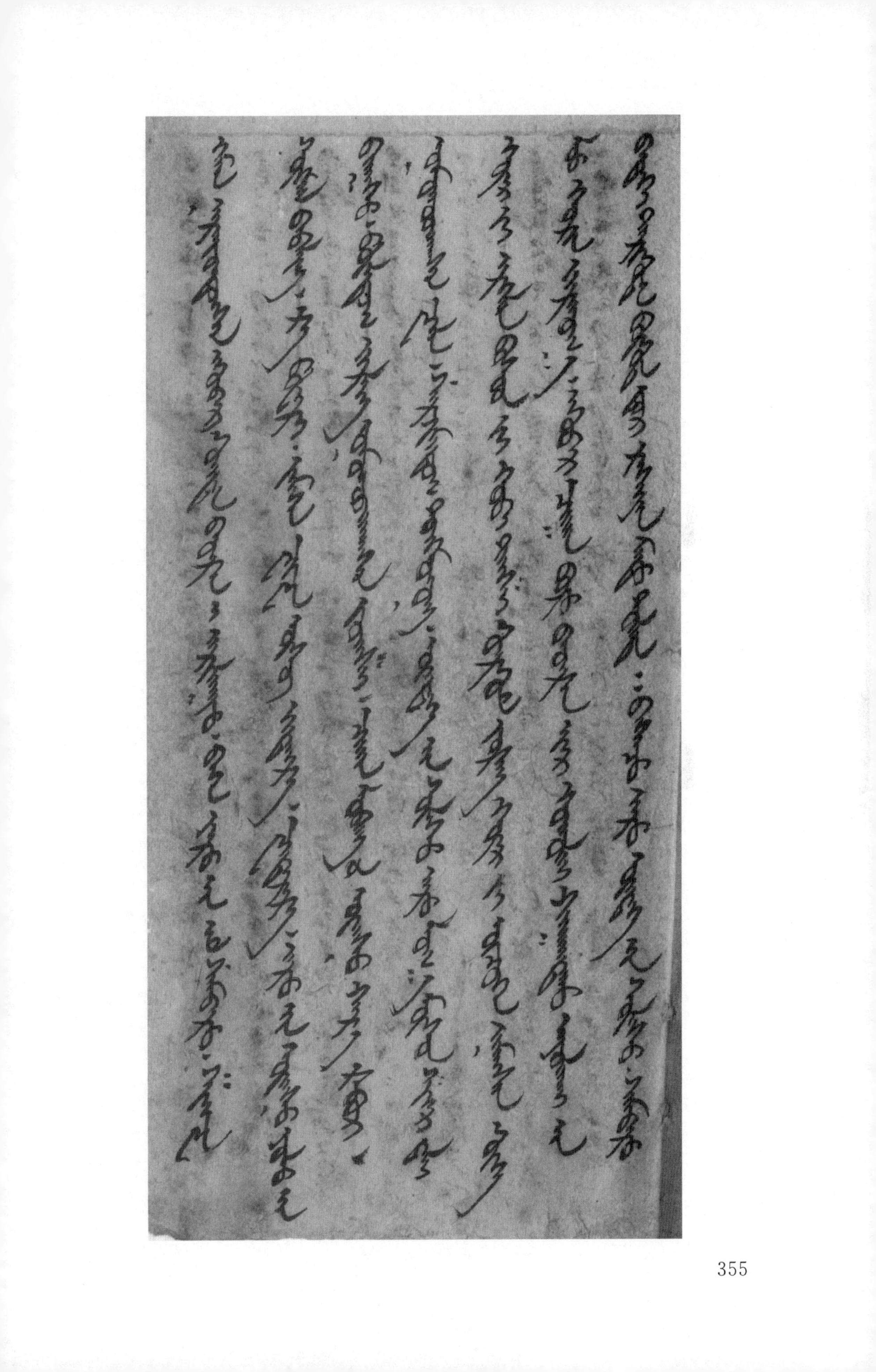

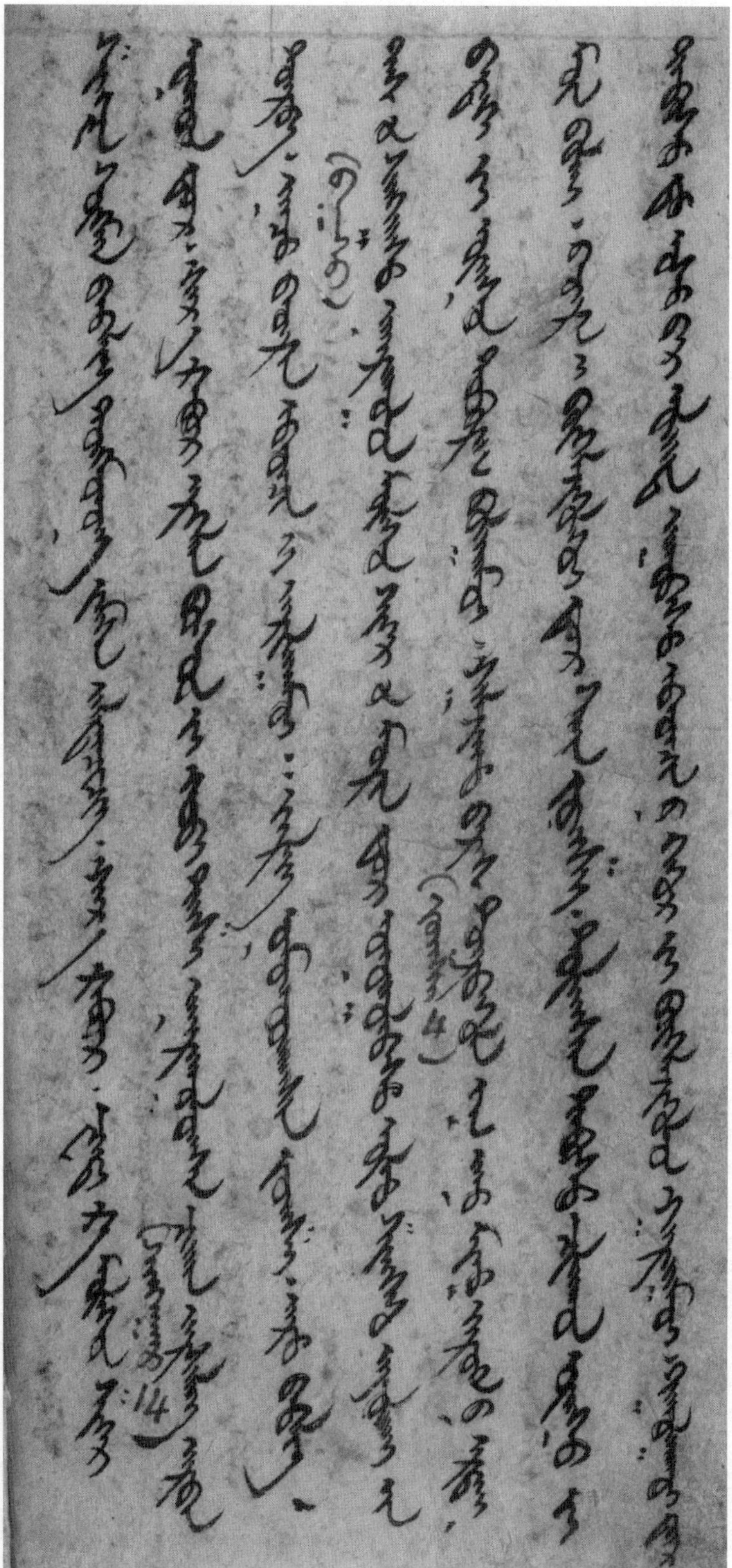

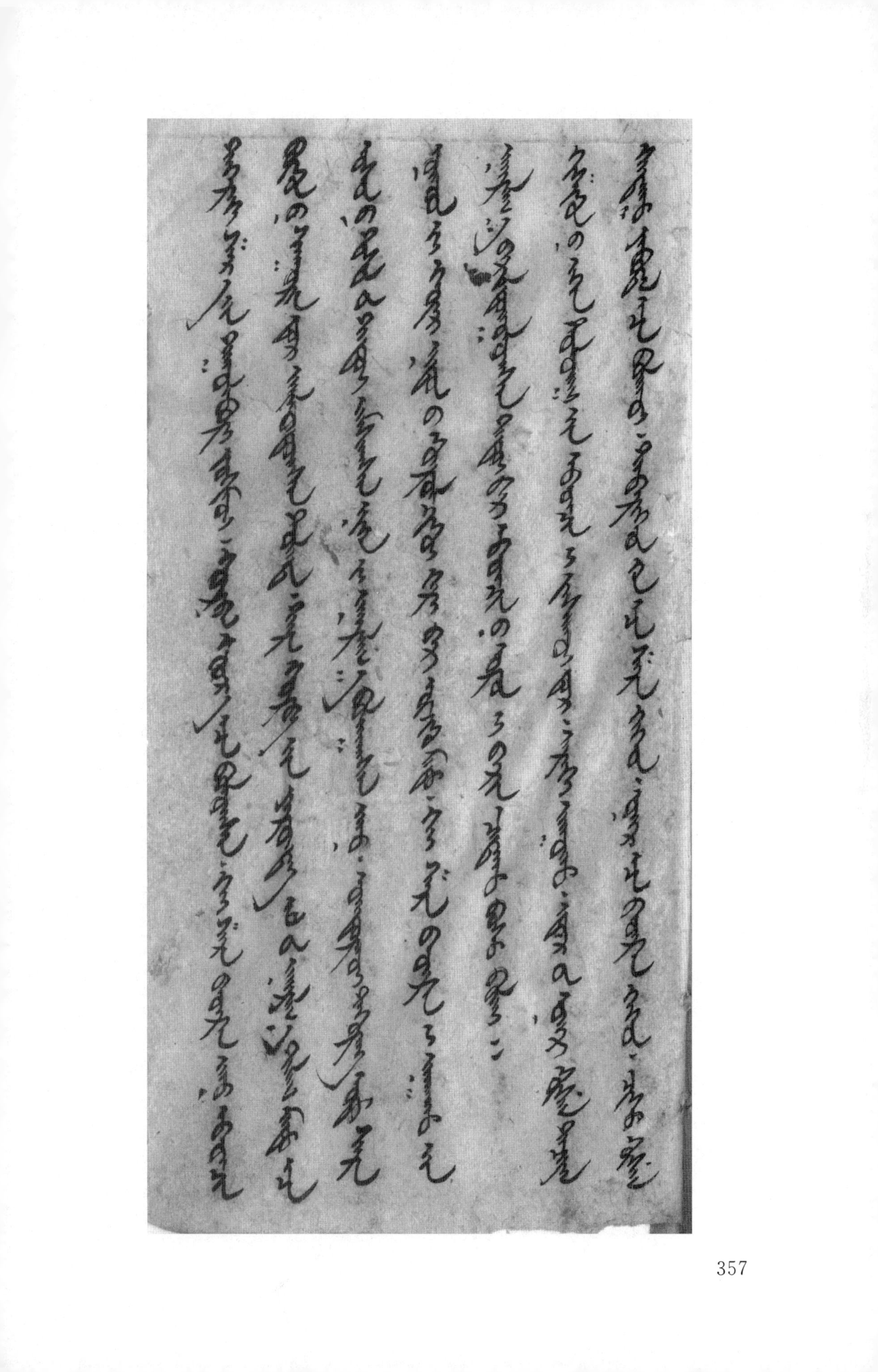

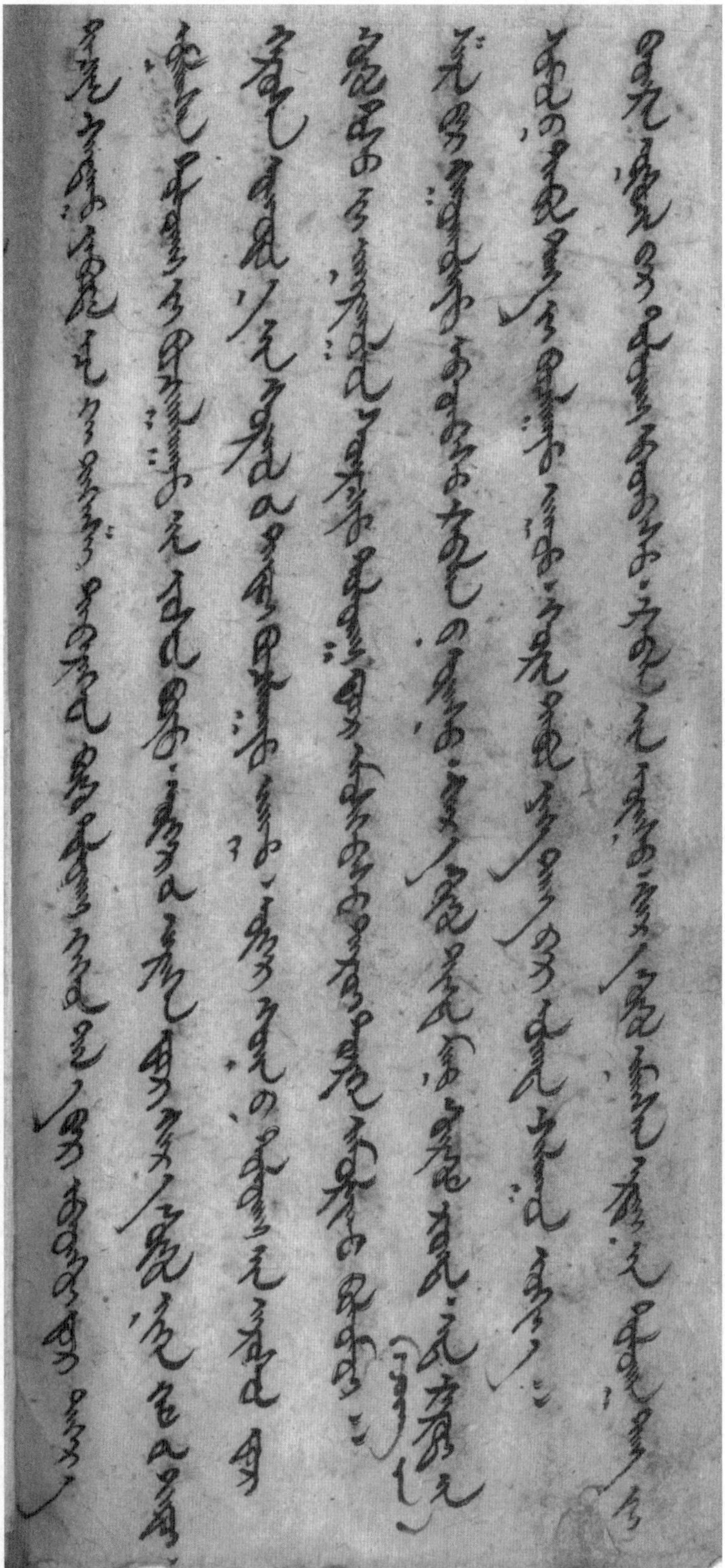

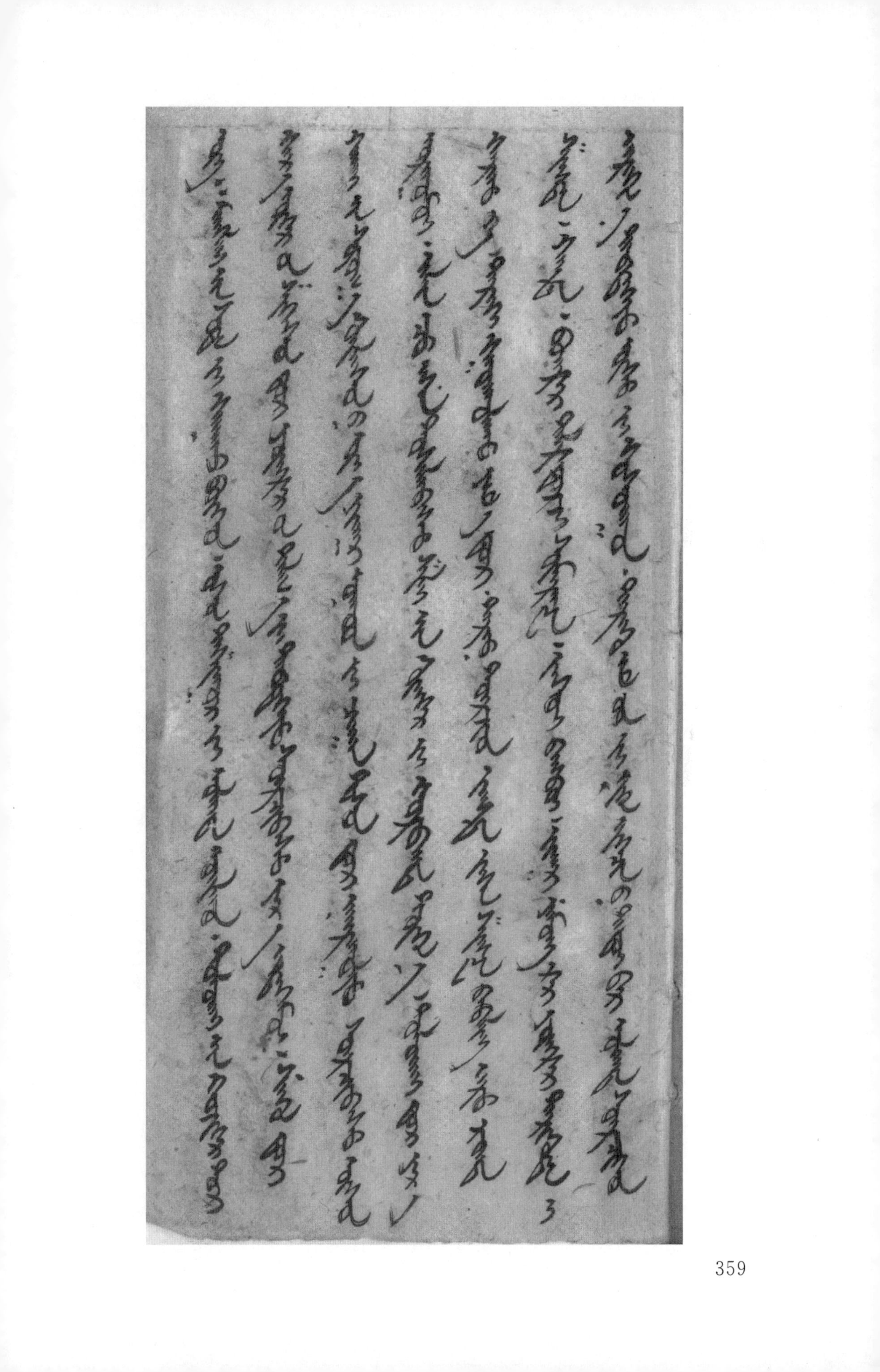

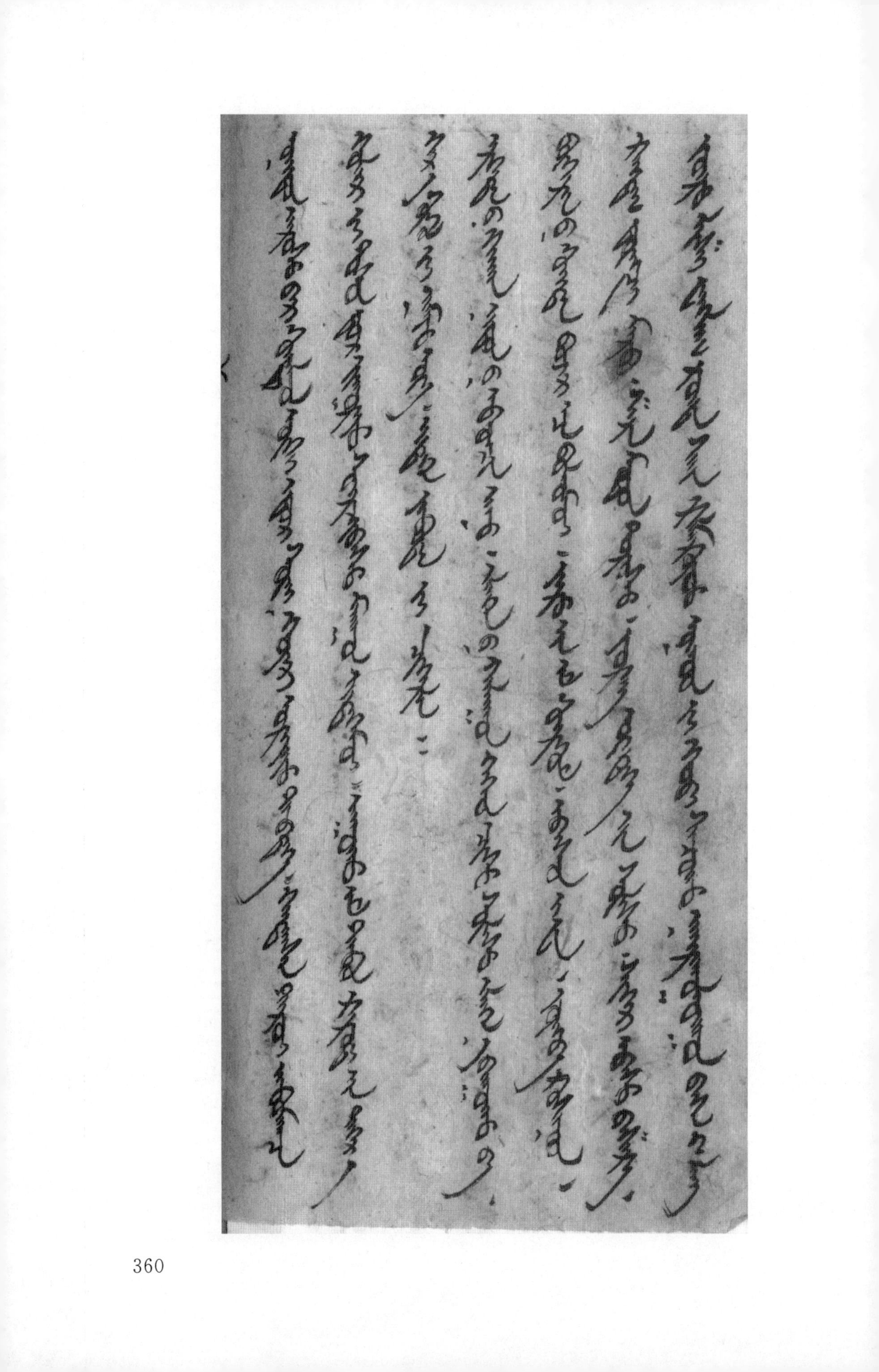

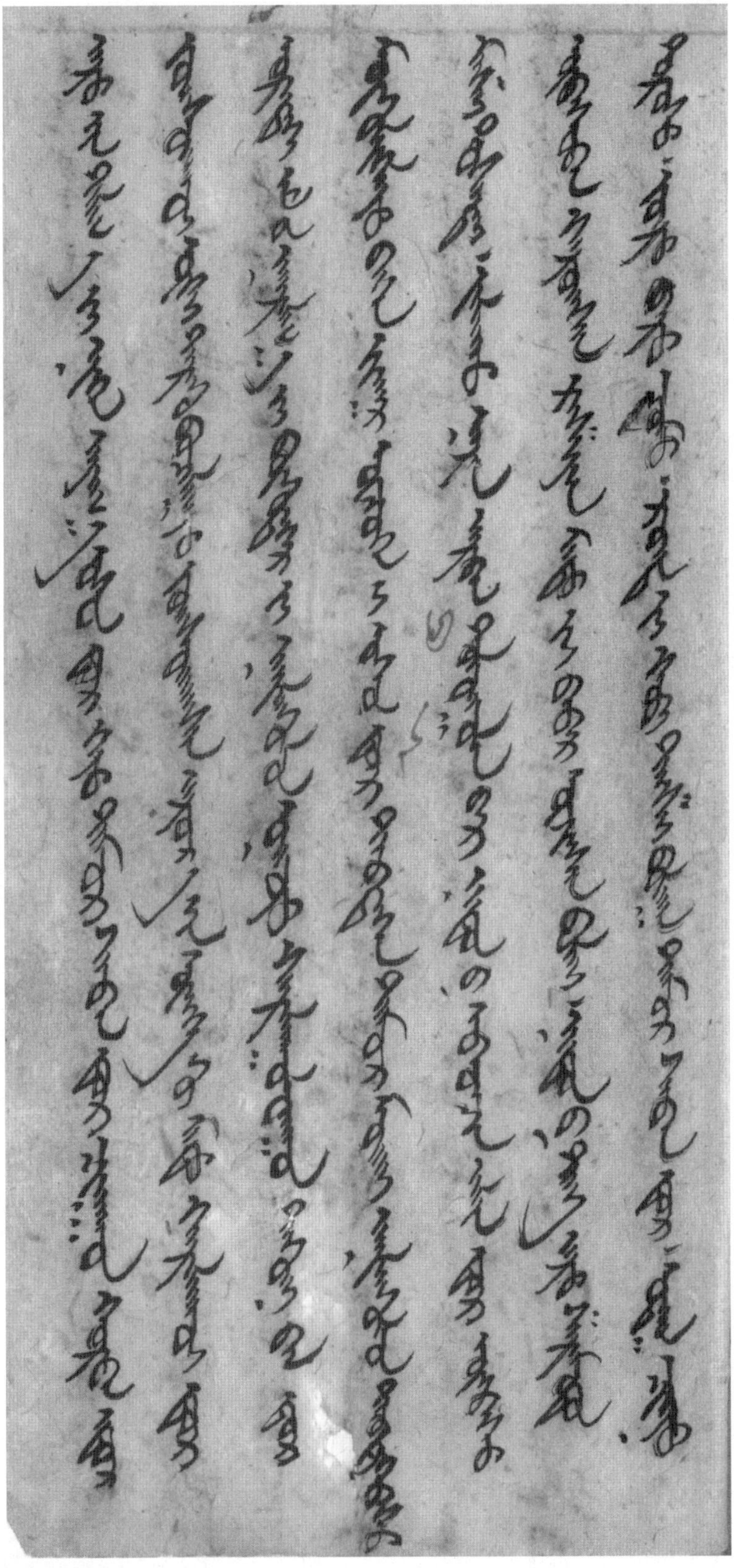

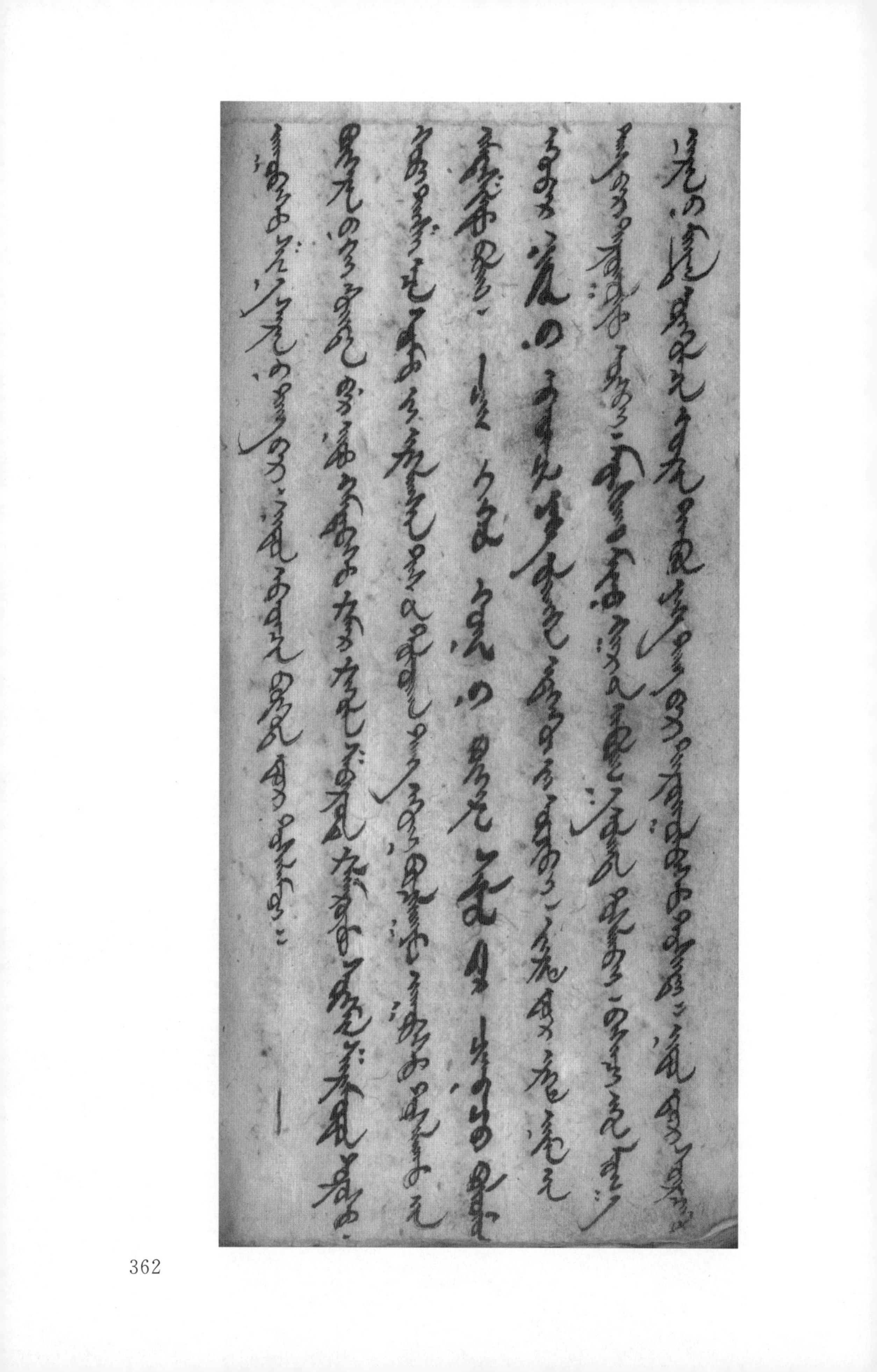

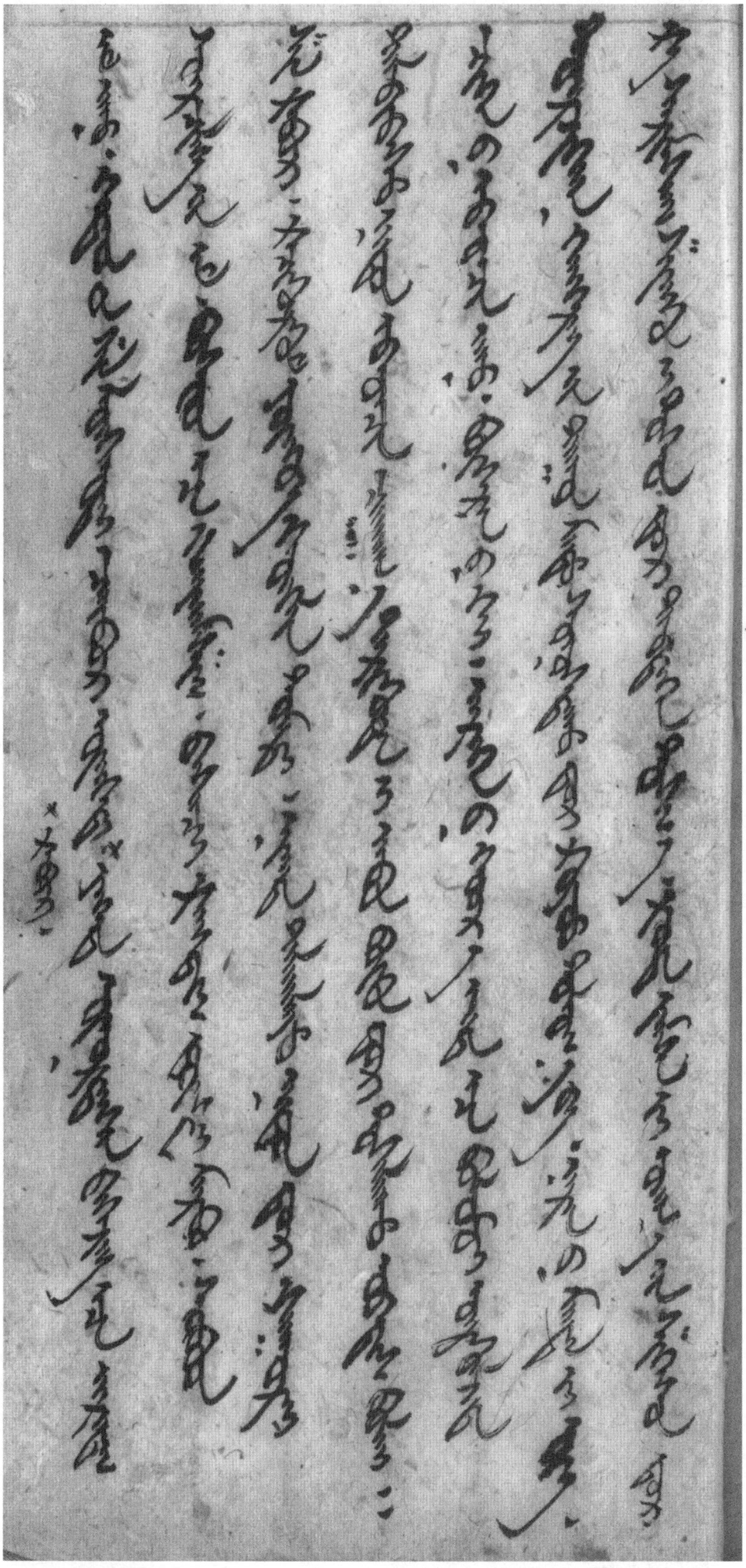

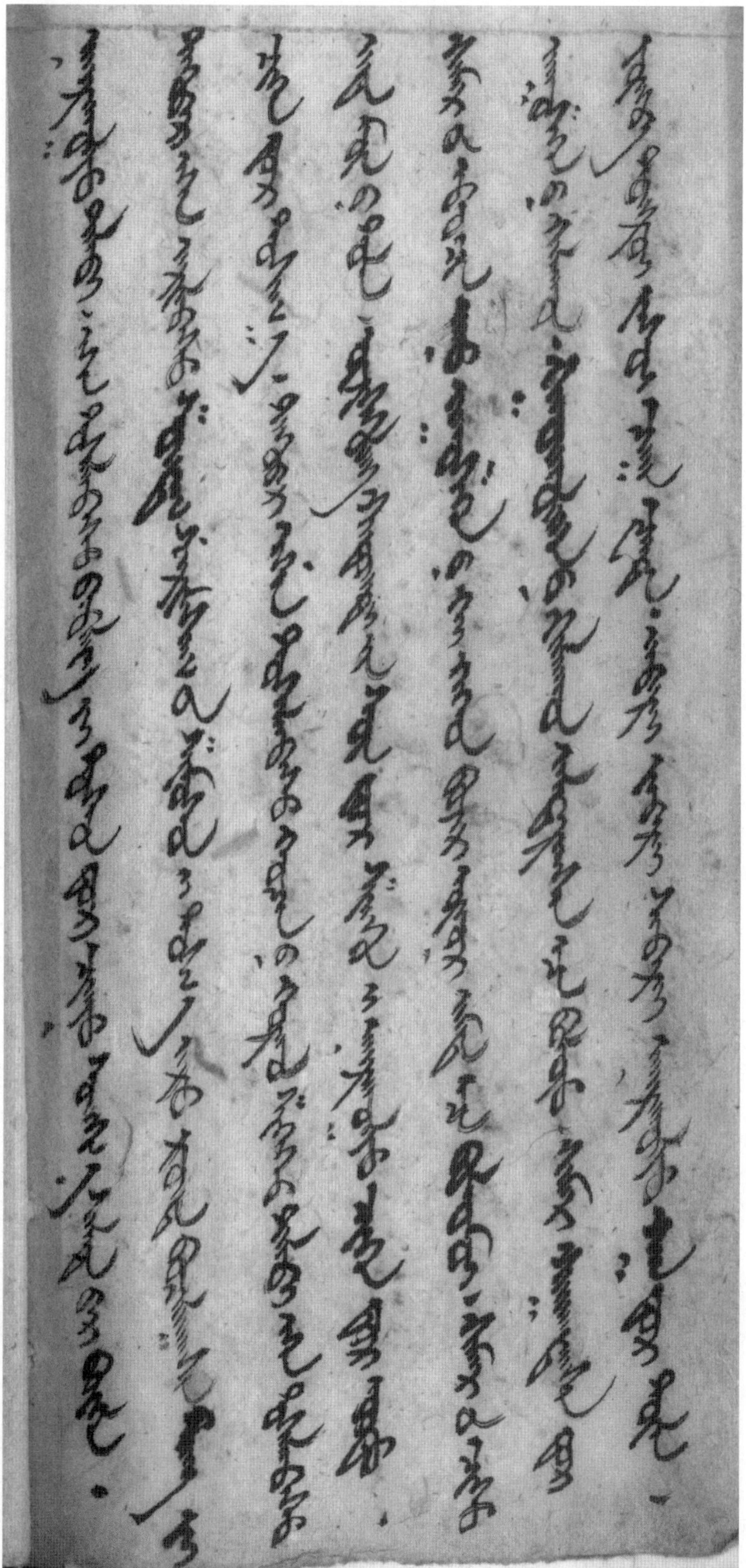

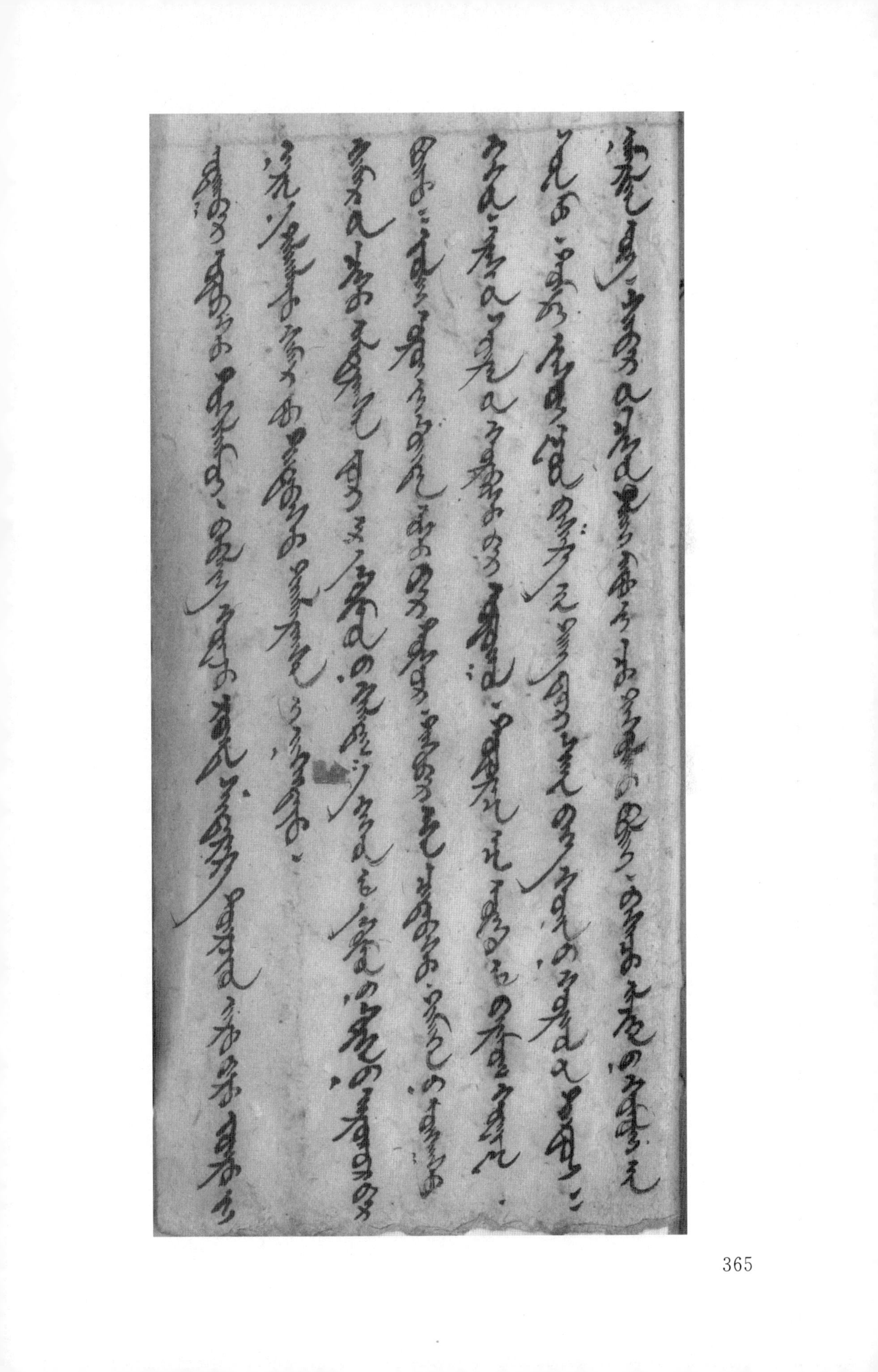

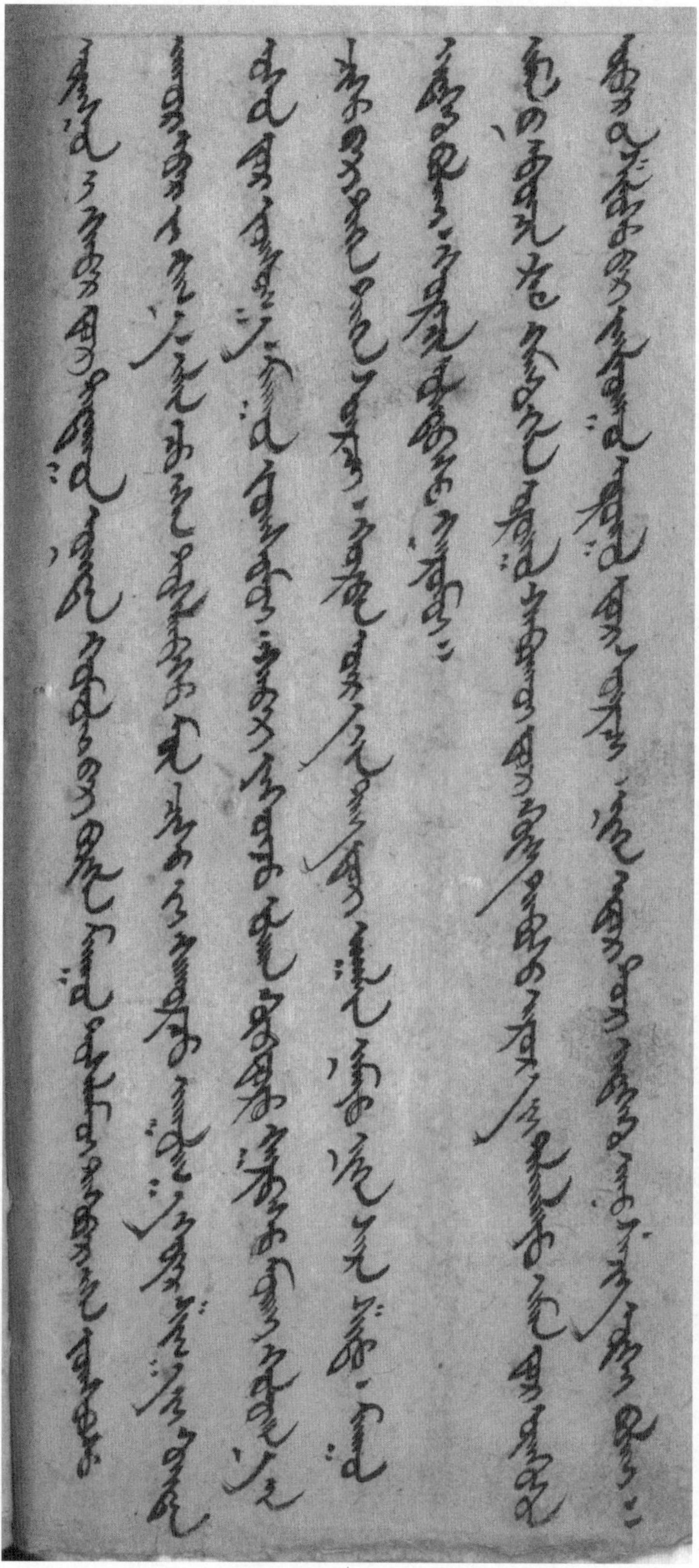

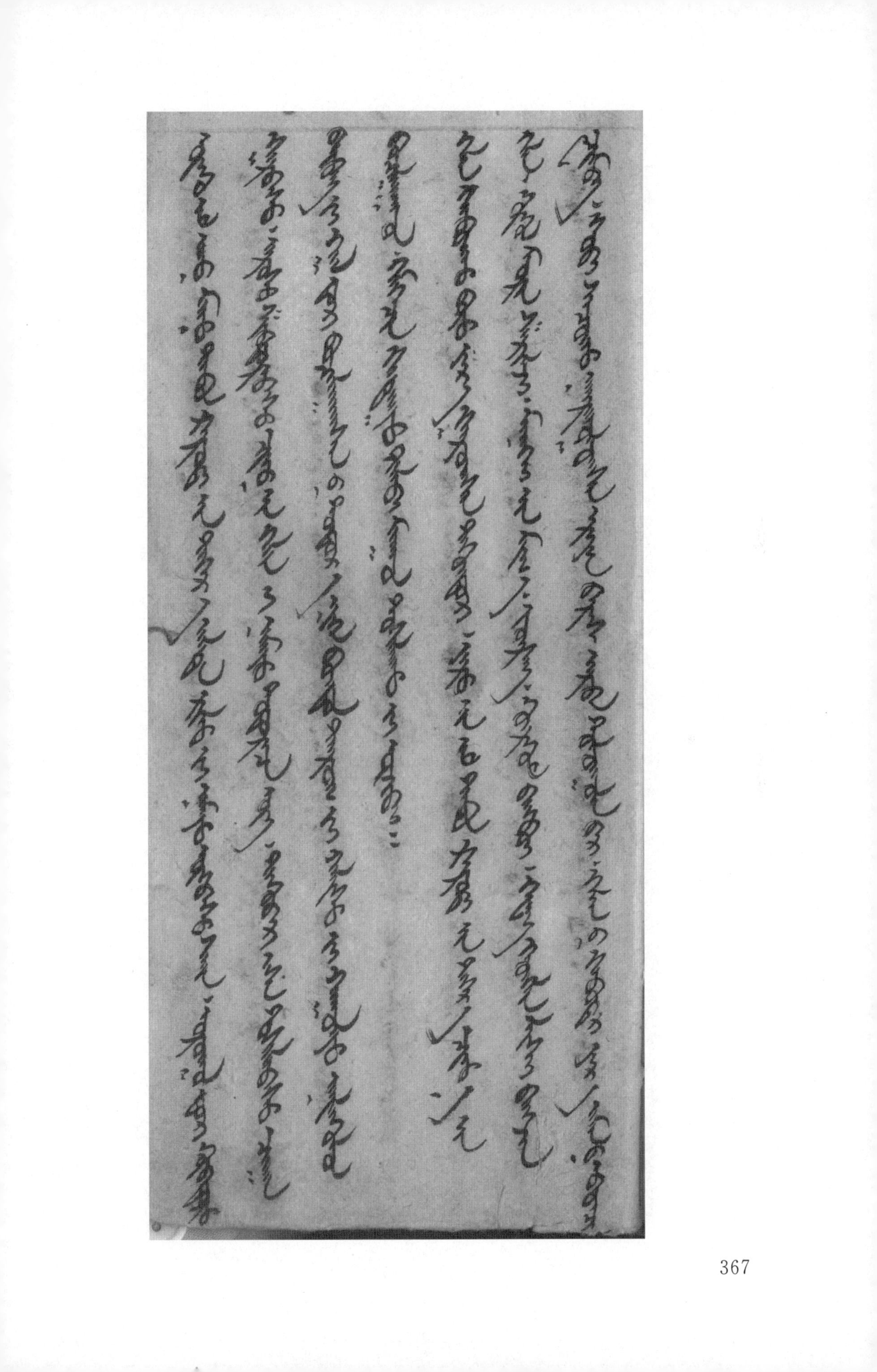

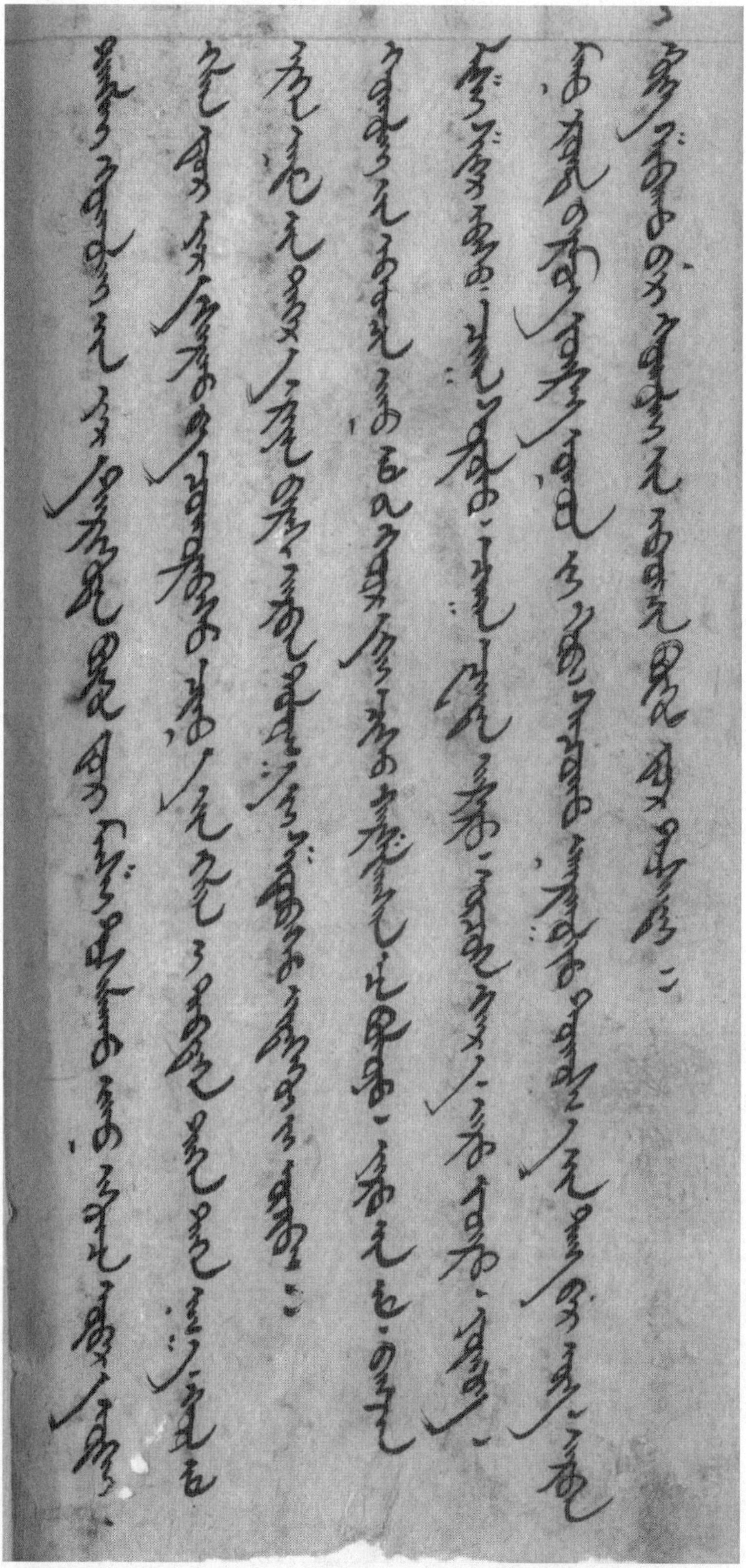

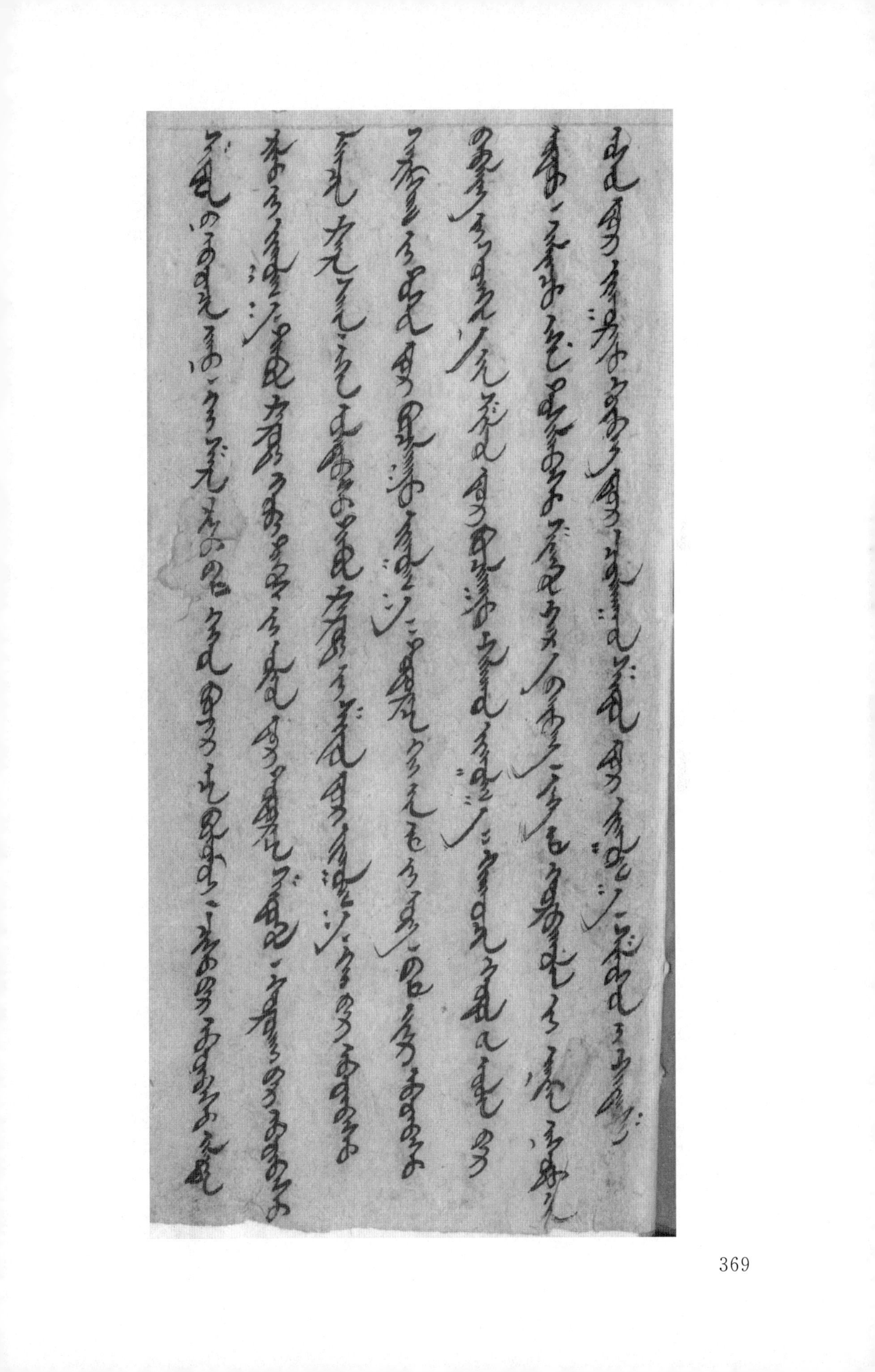

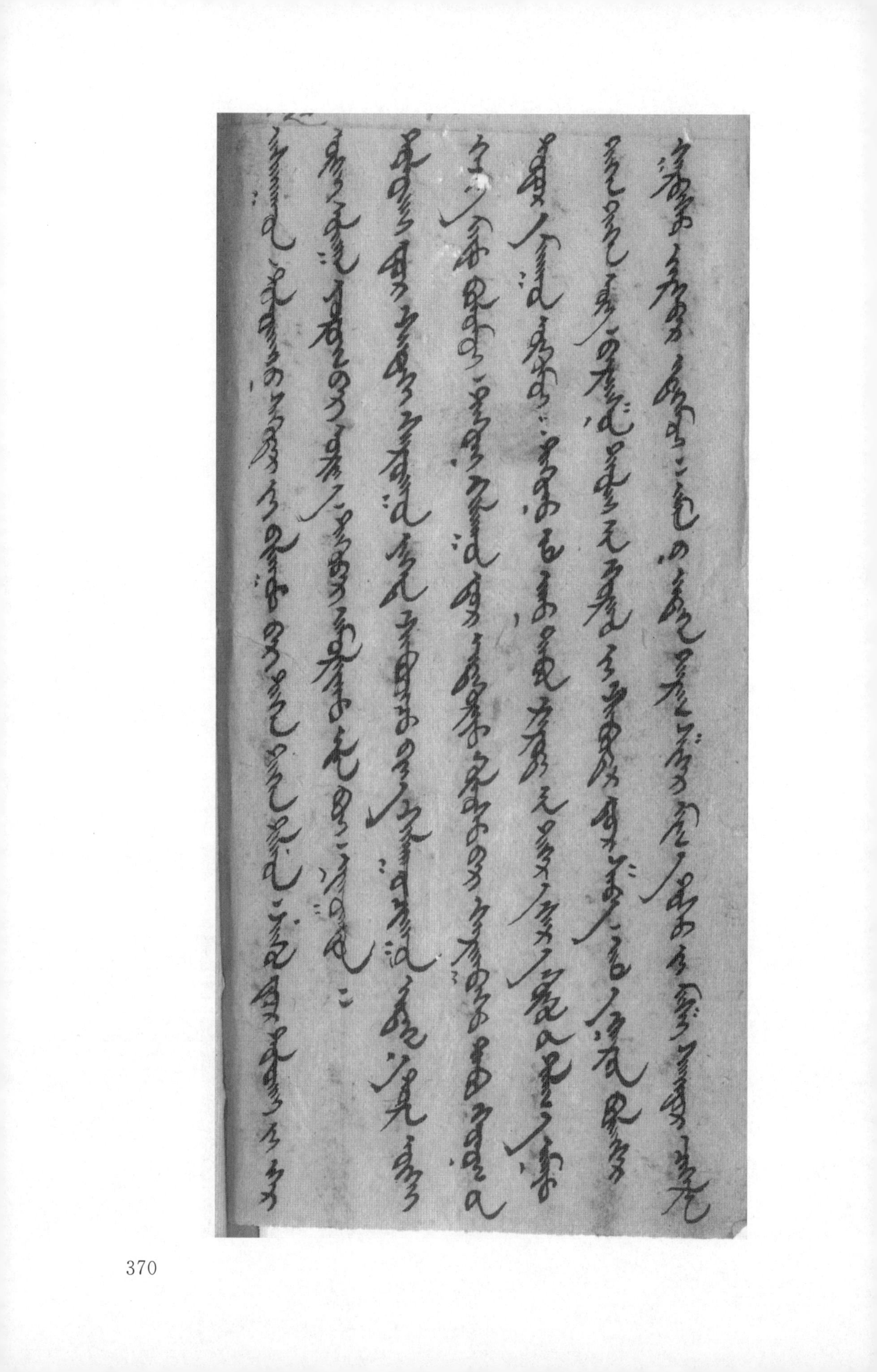

[illegible]

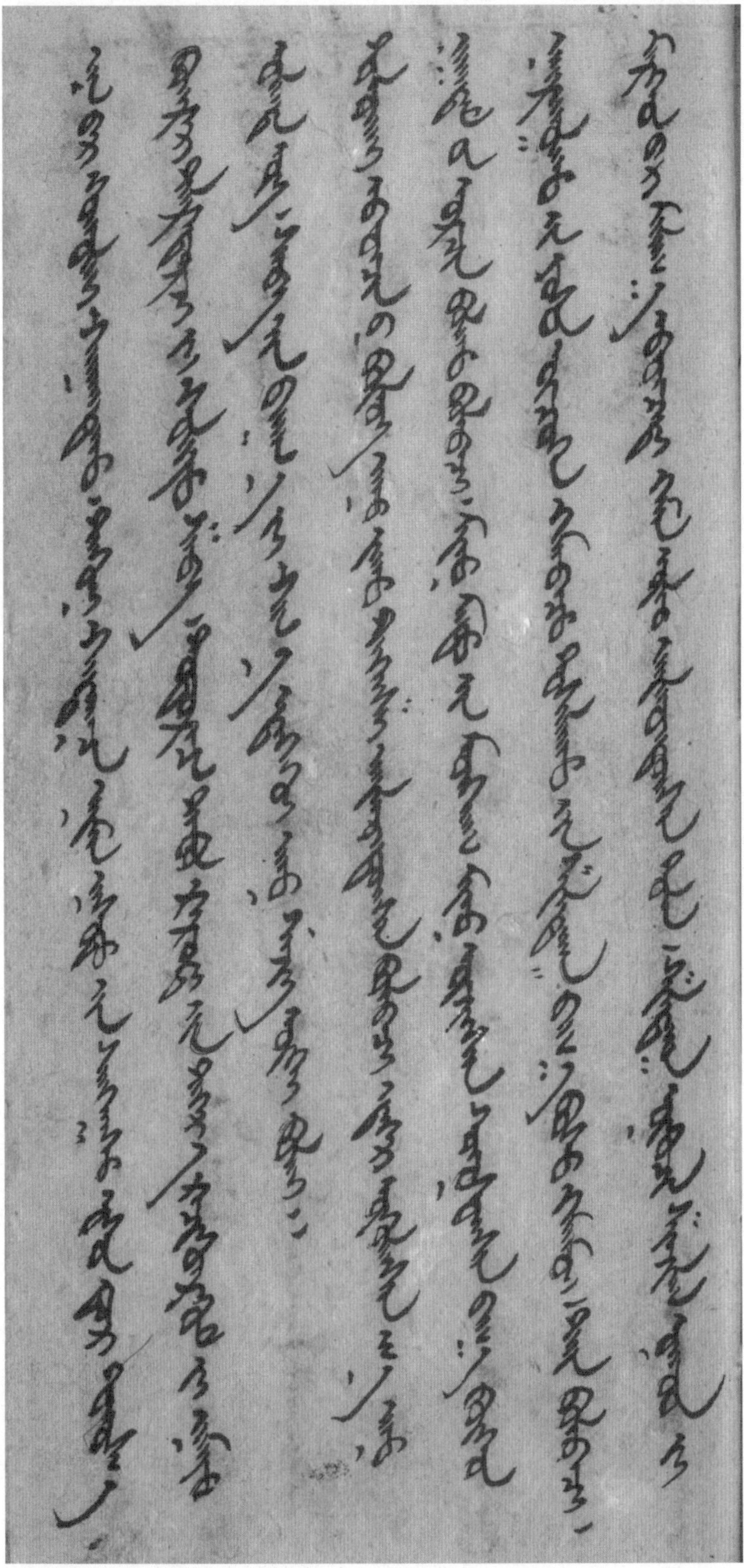

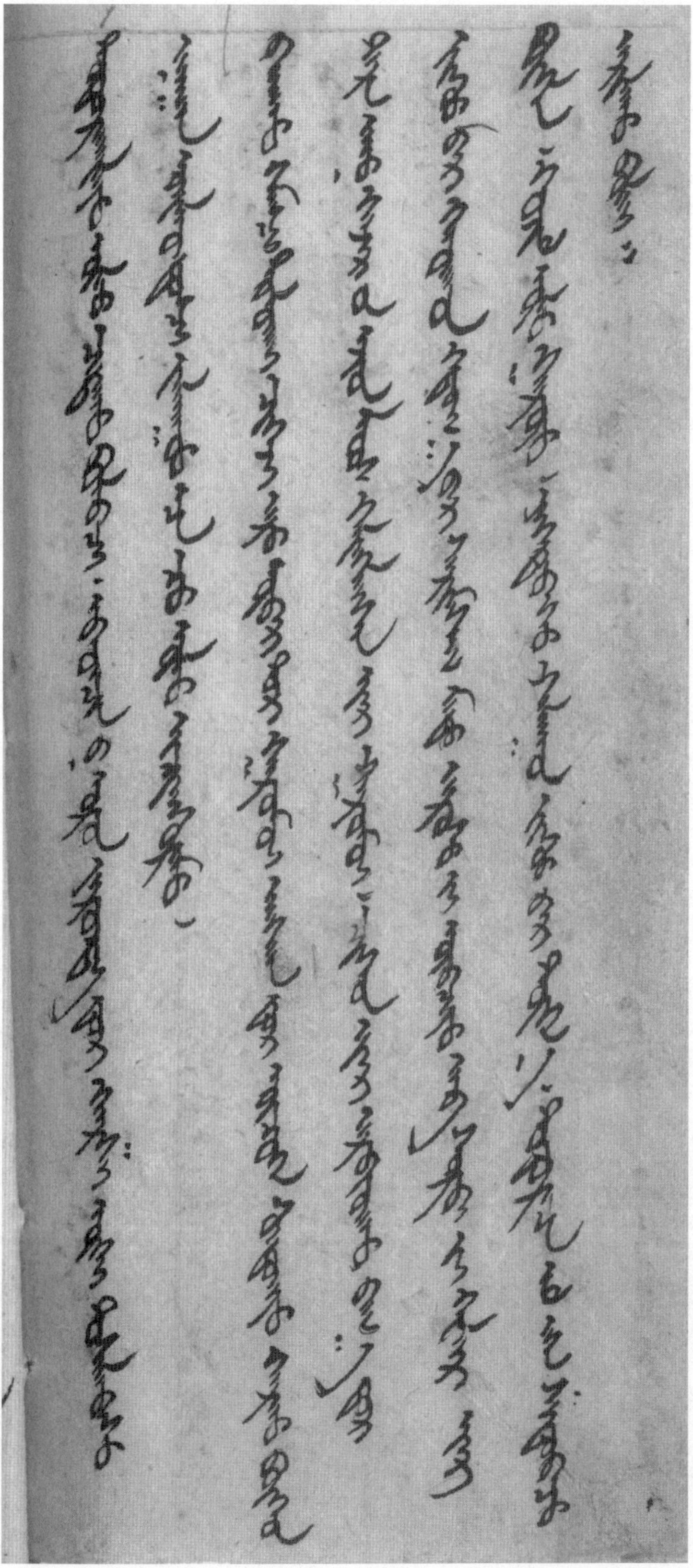

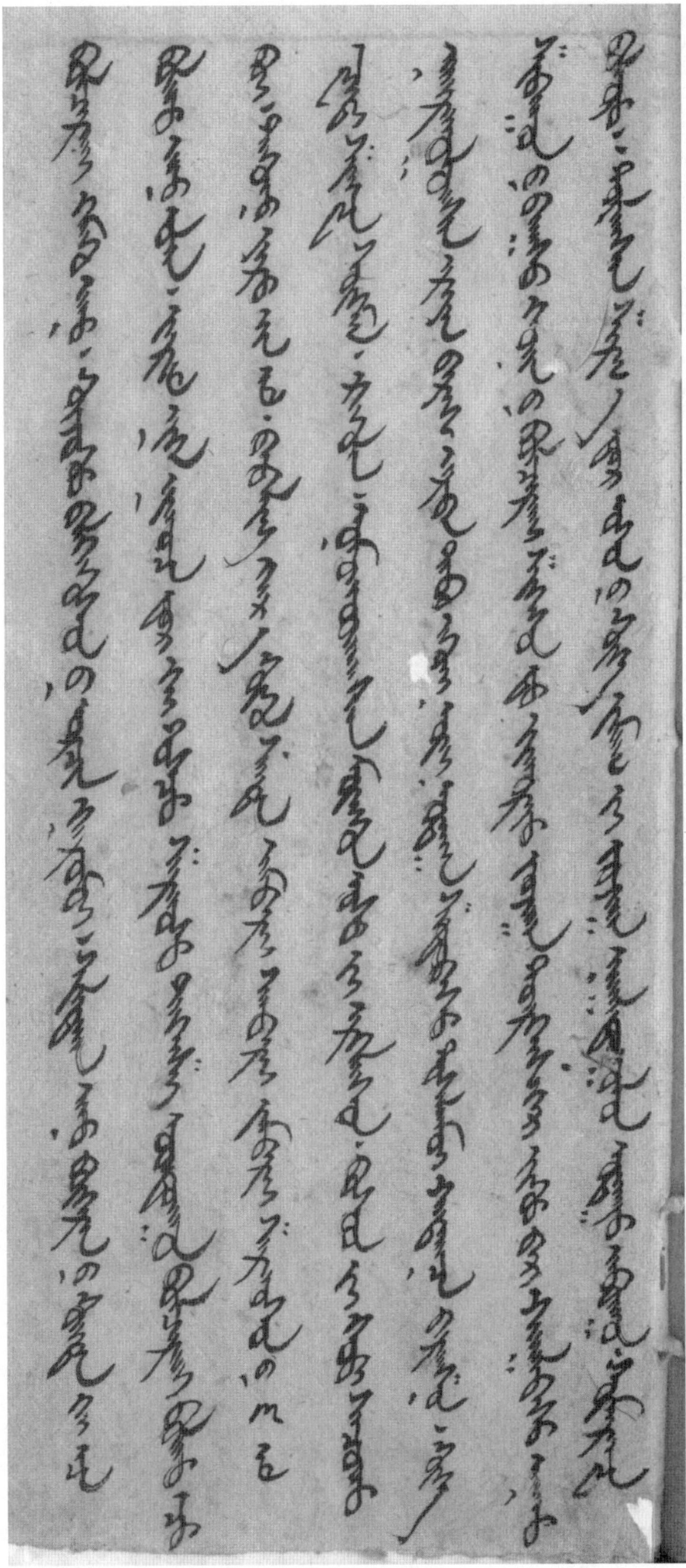

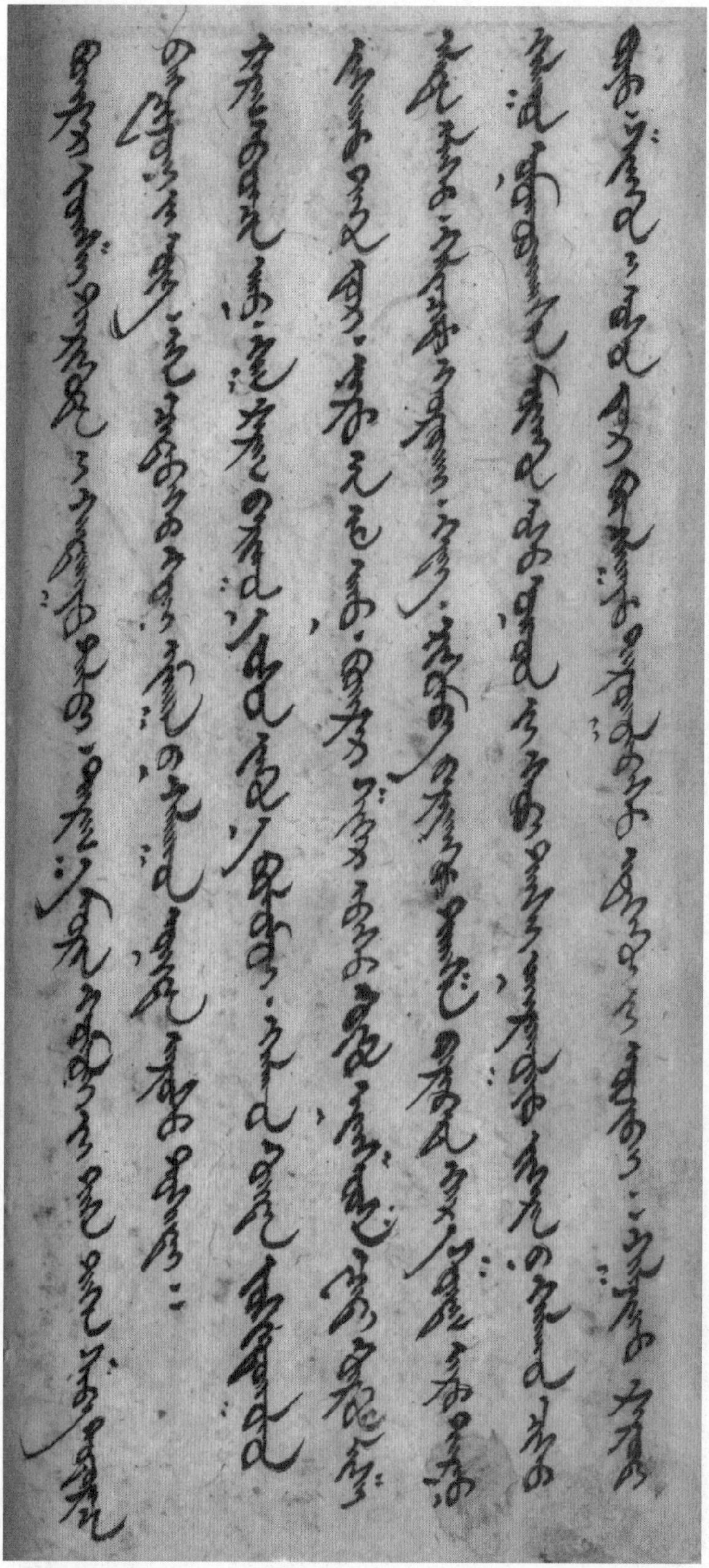

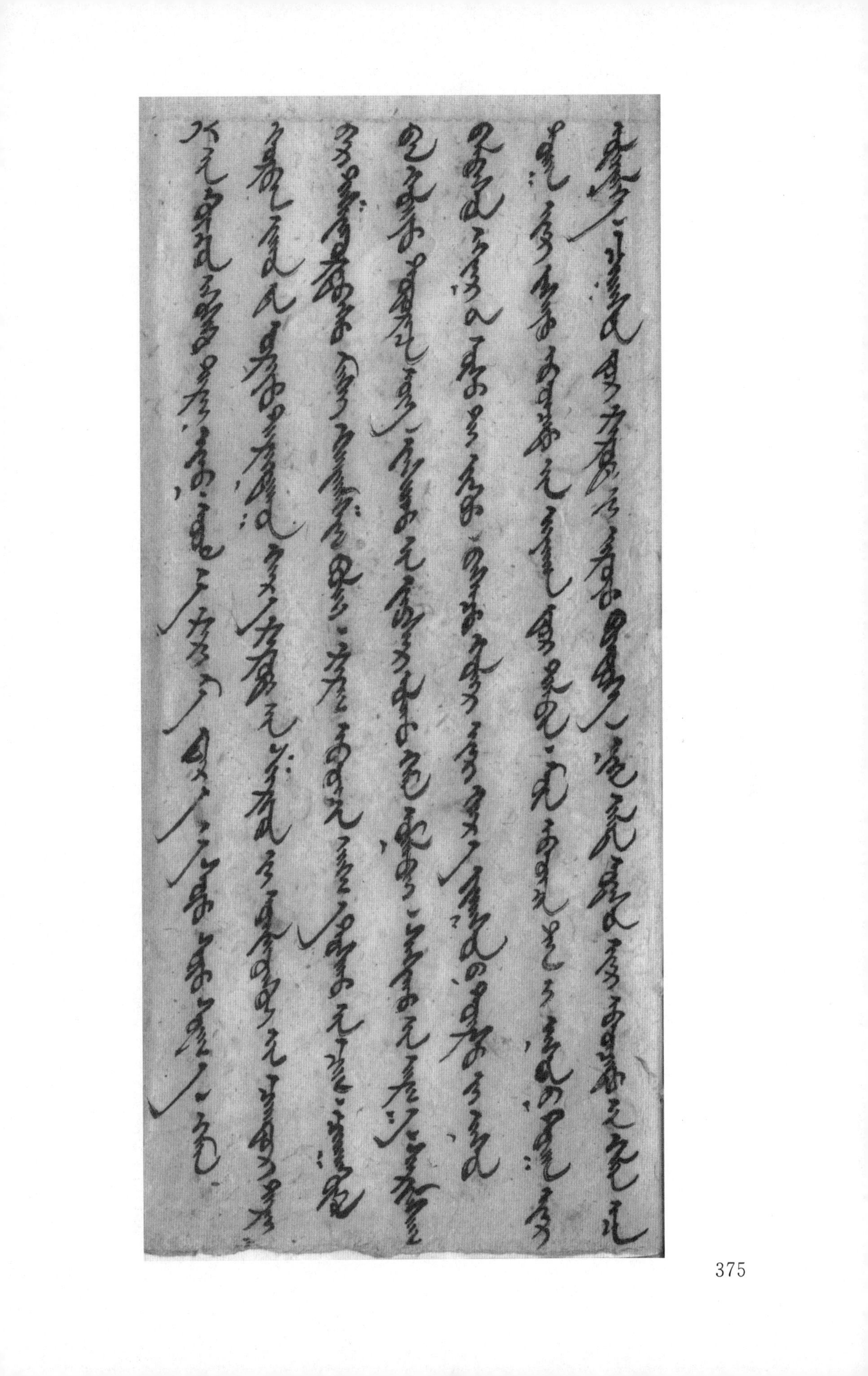

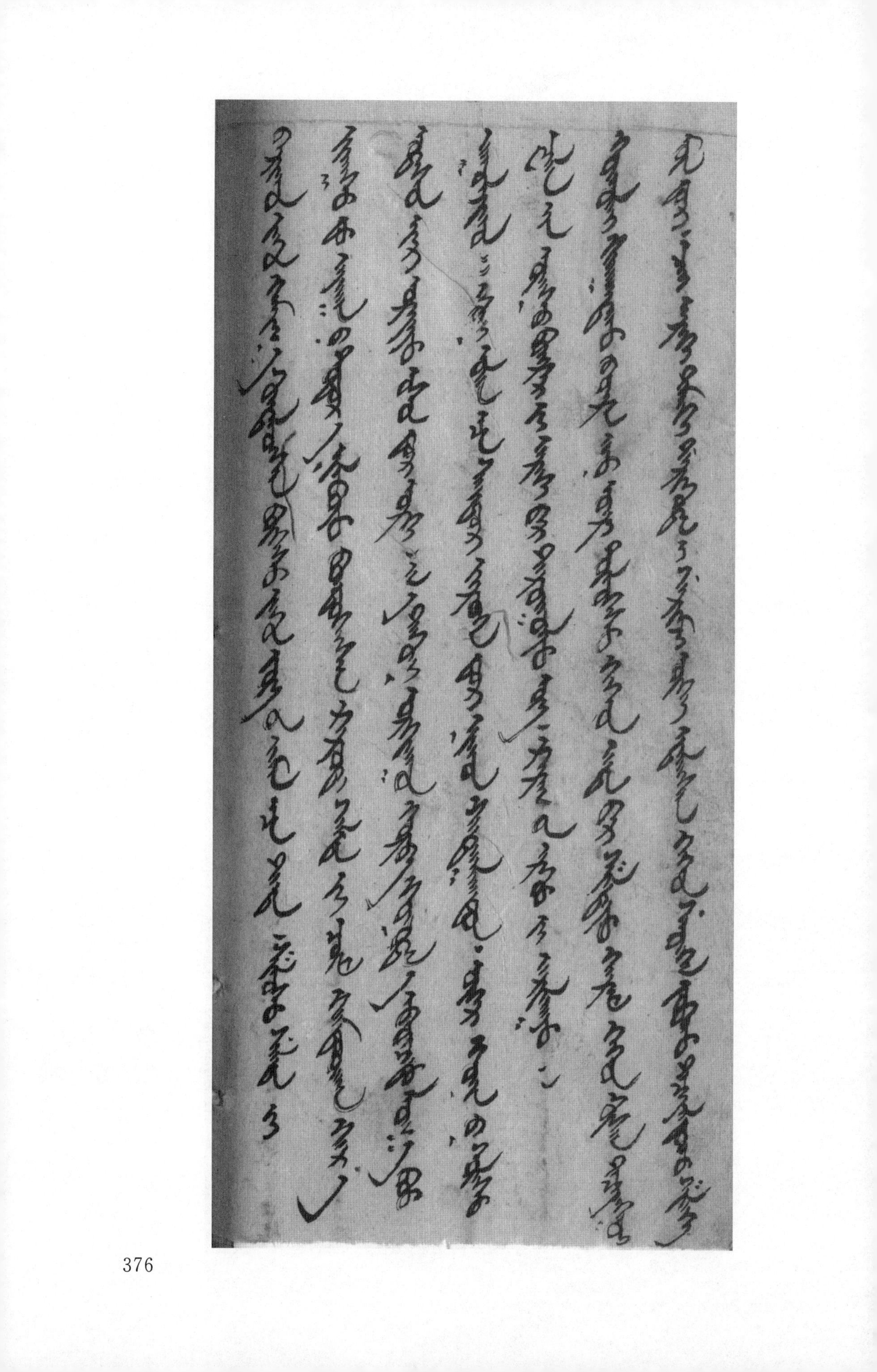

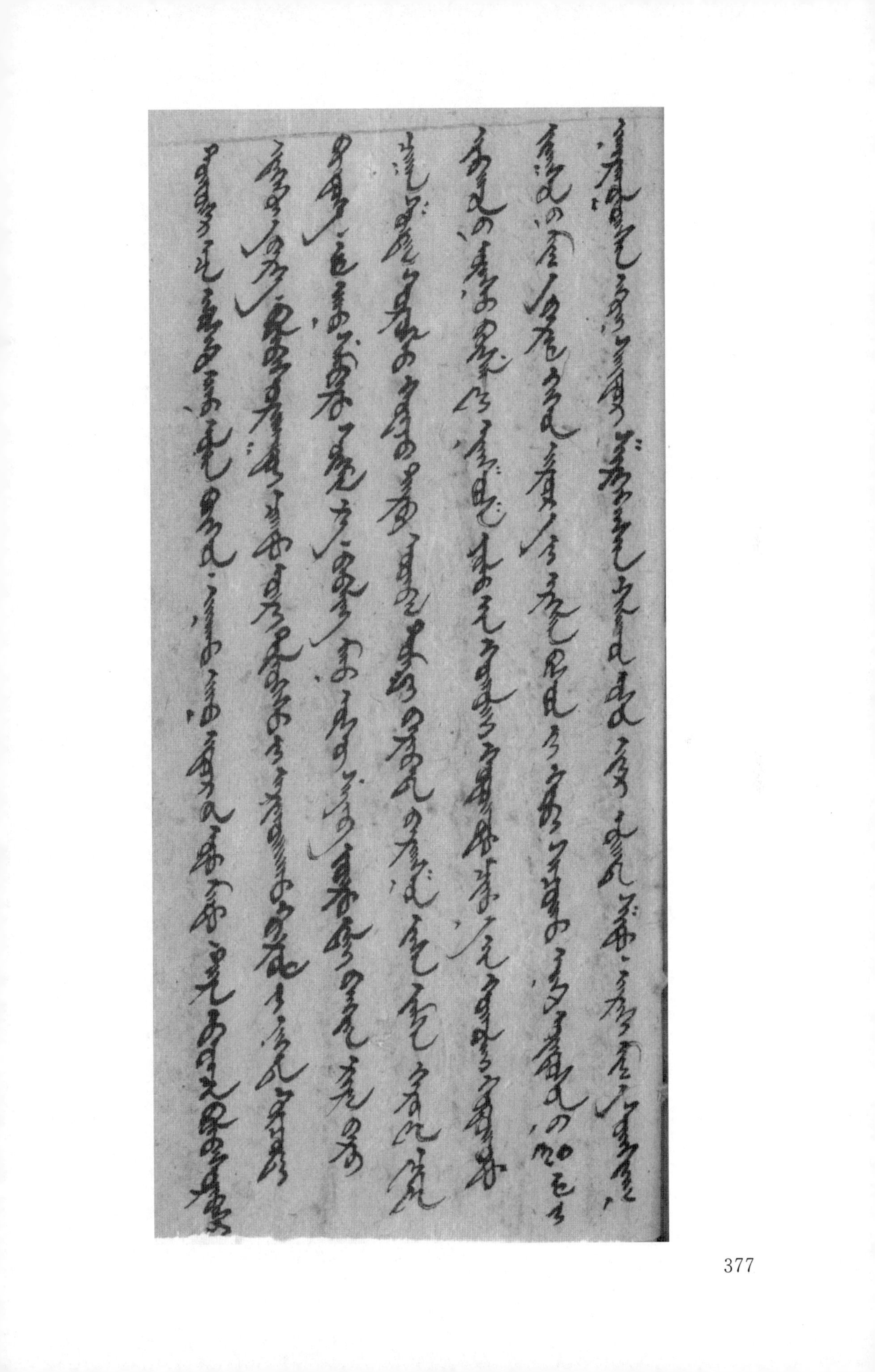

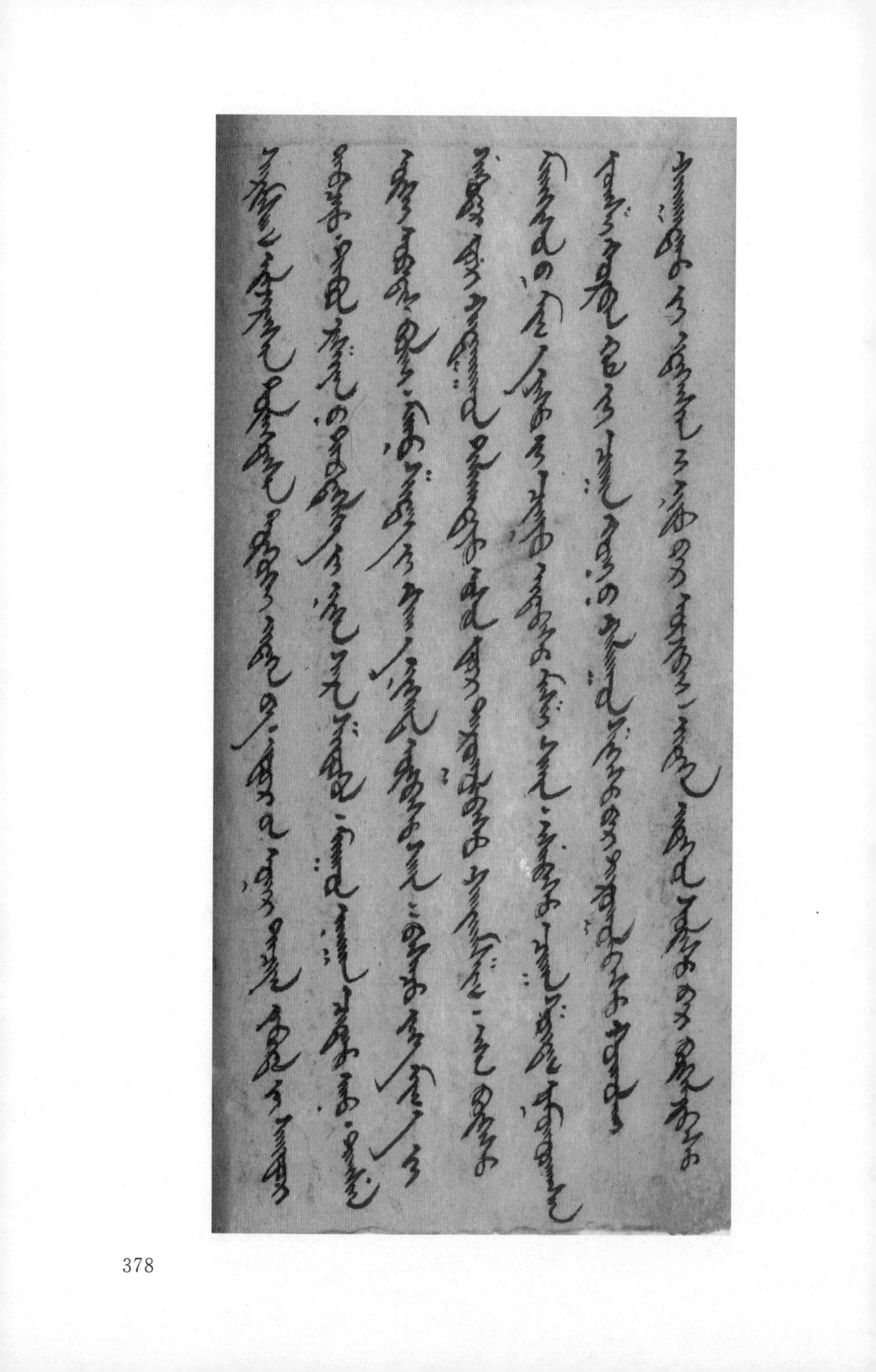

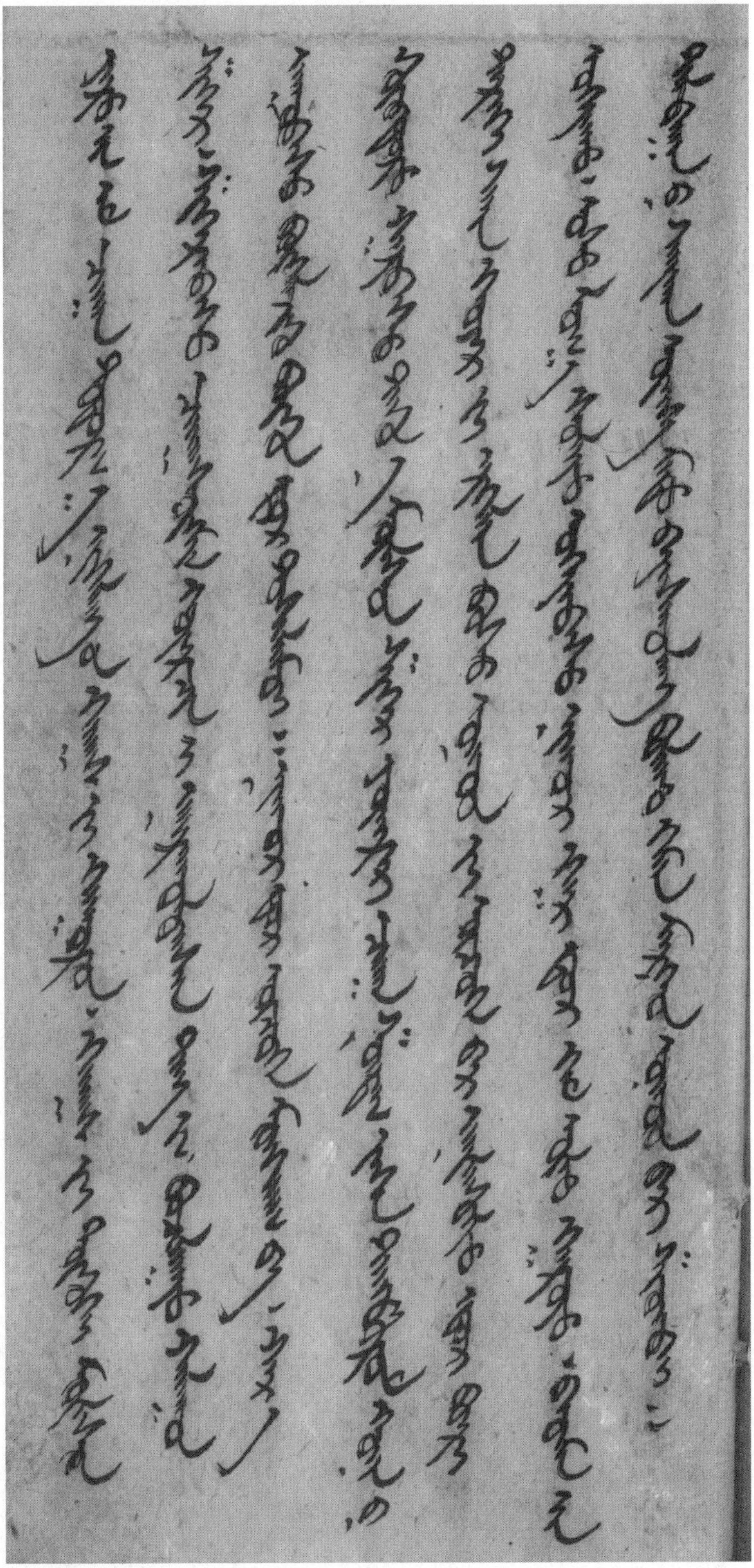

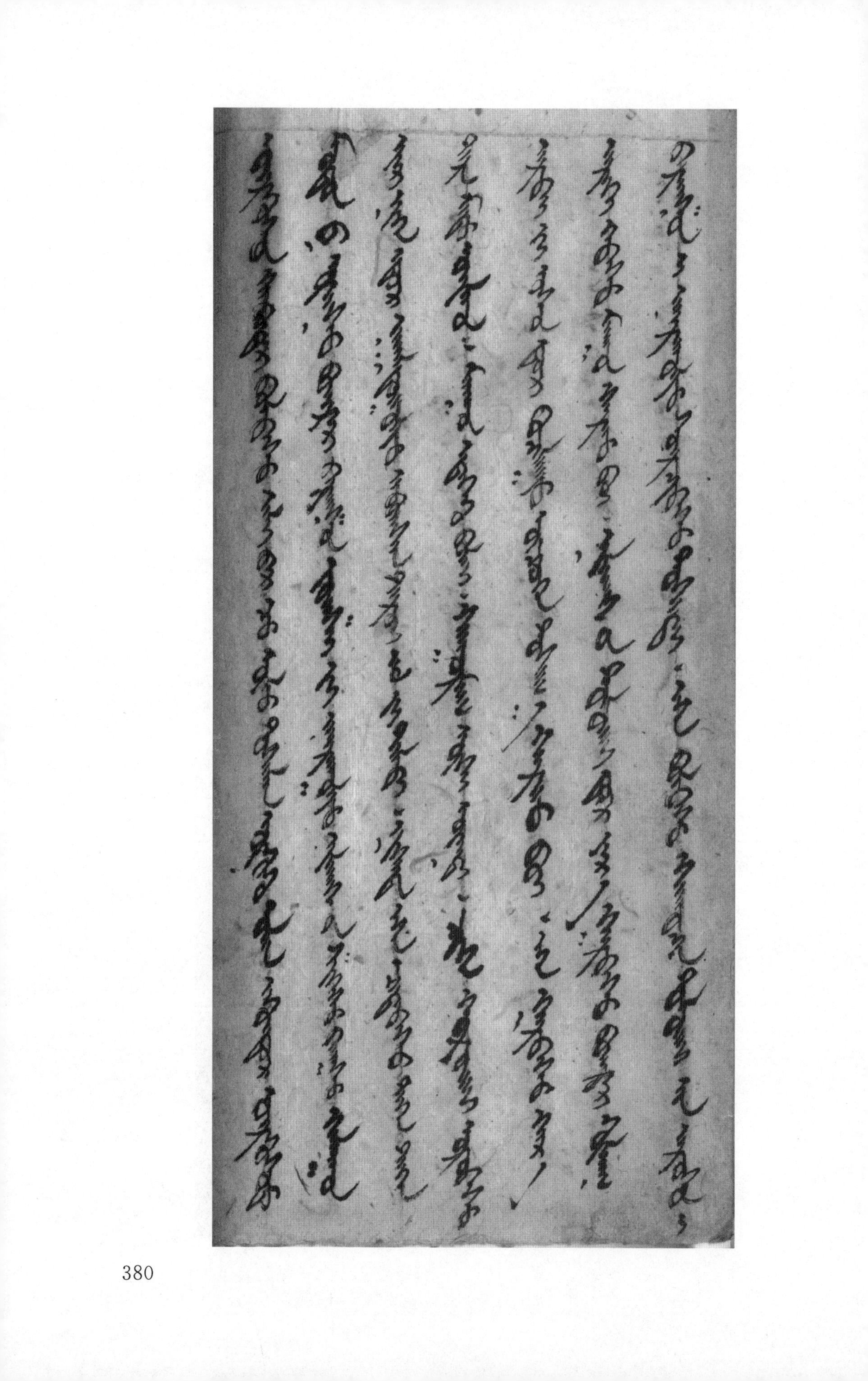

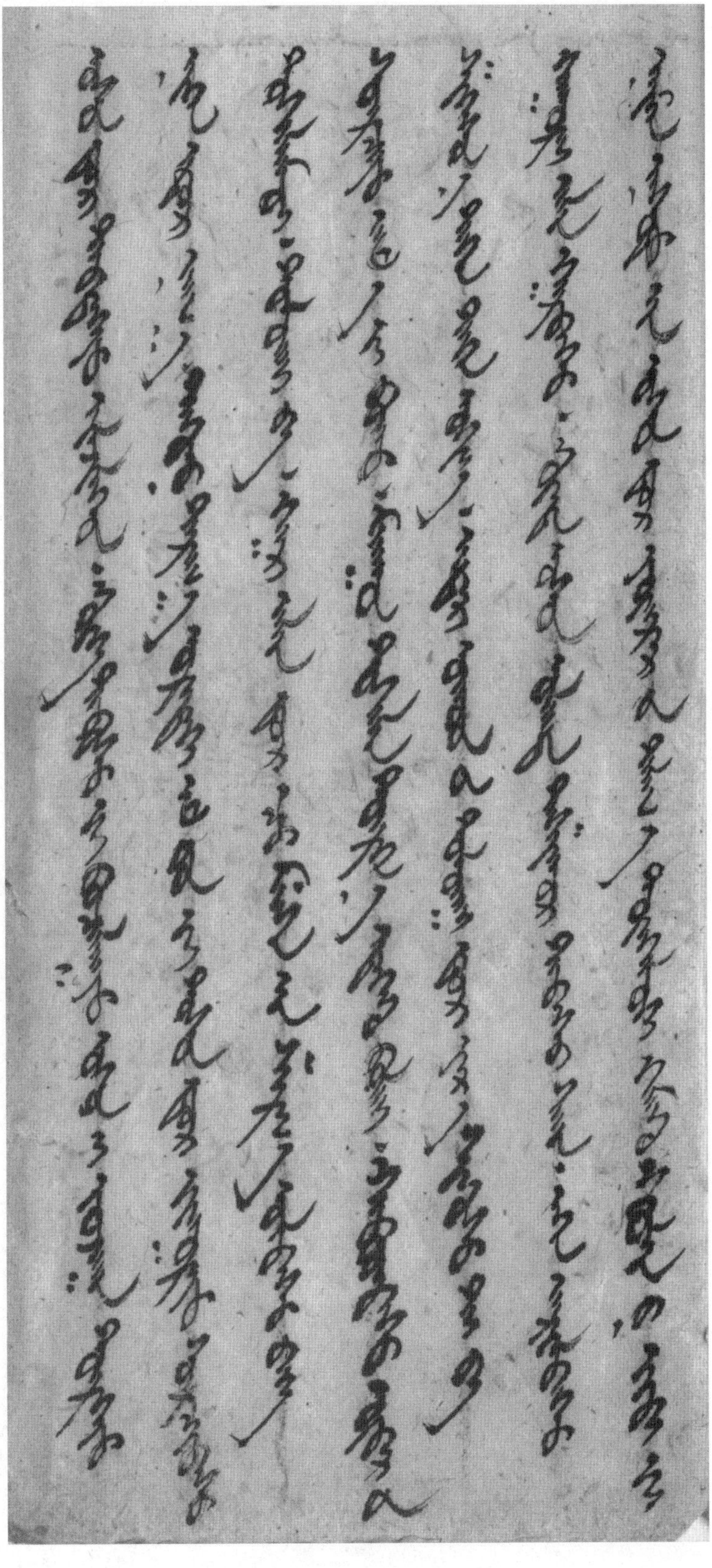

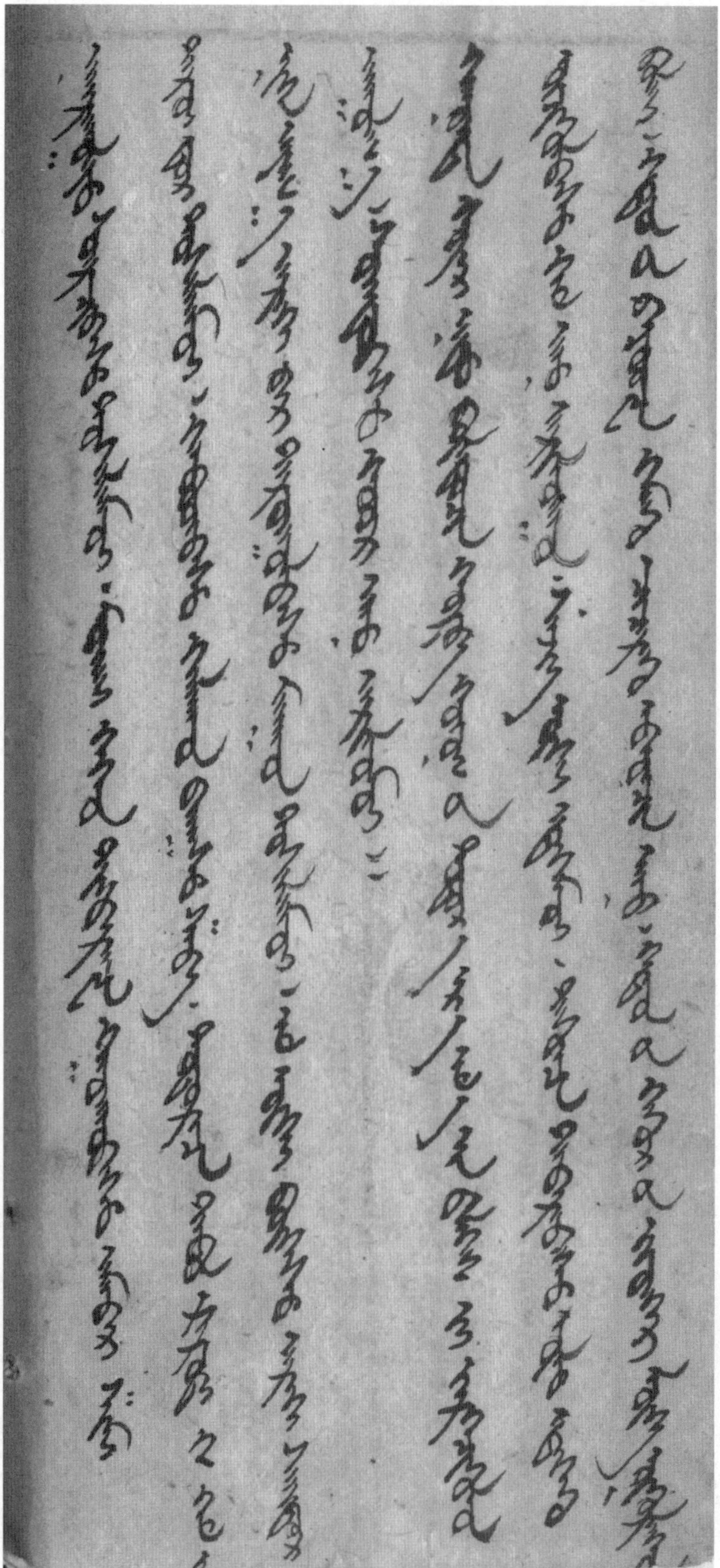

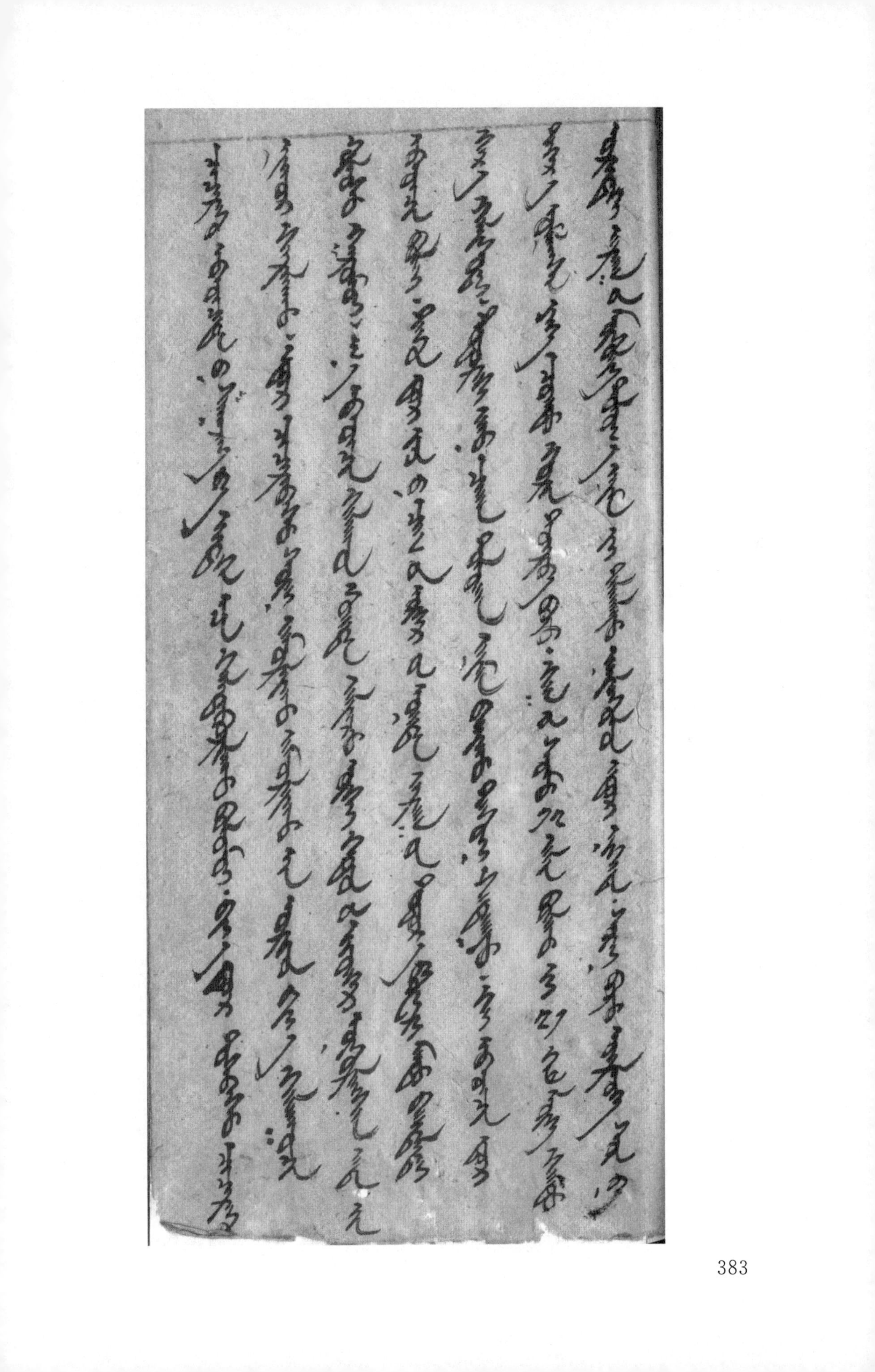

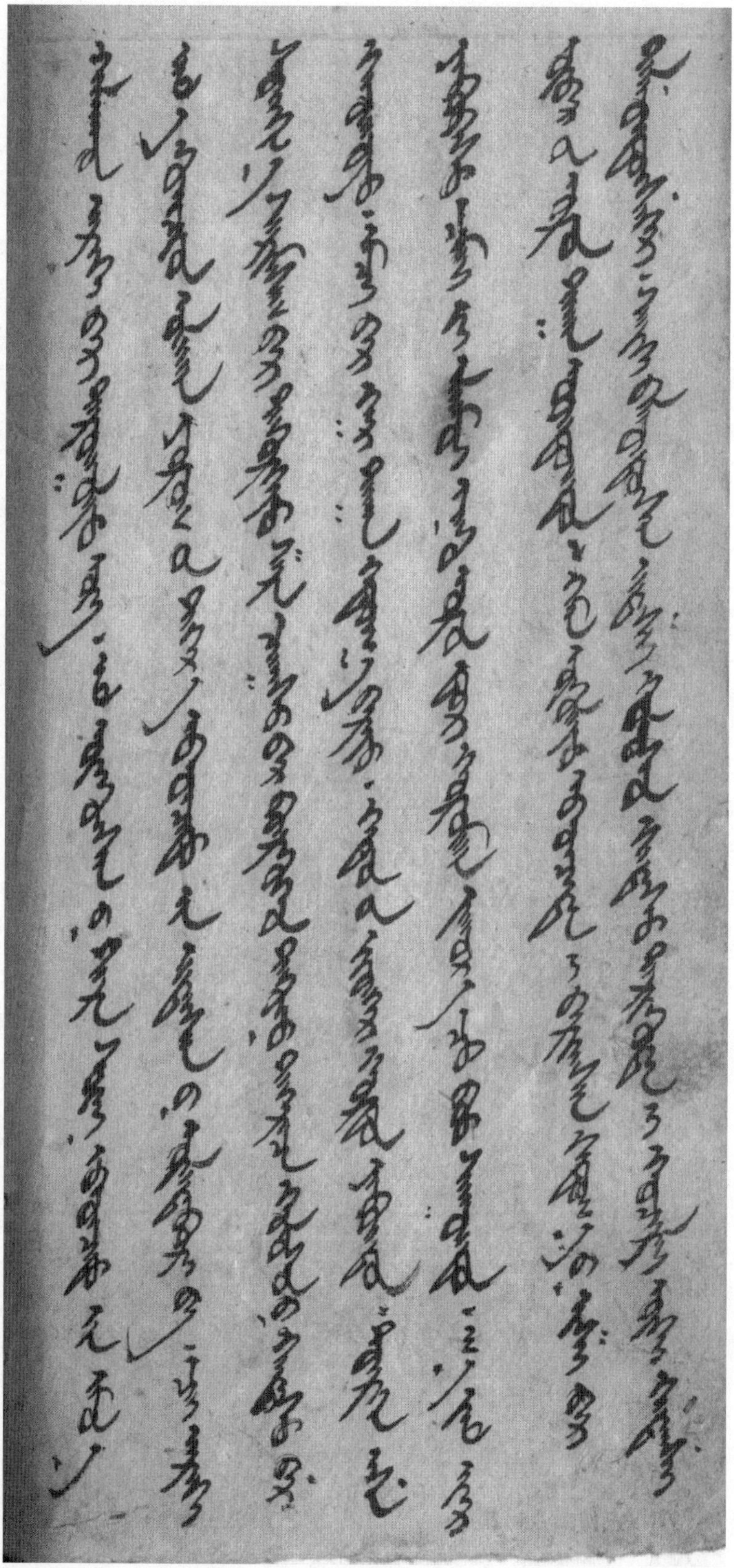

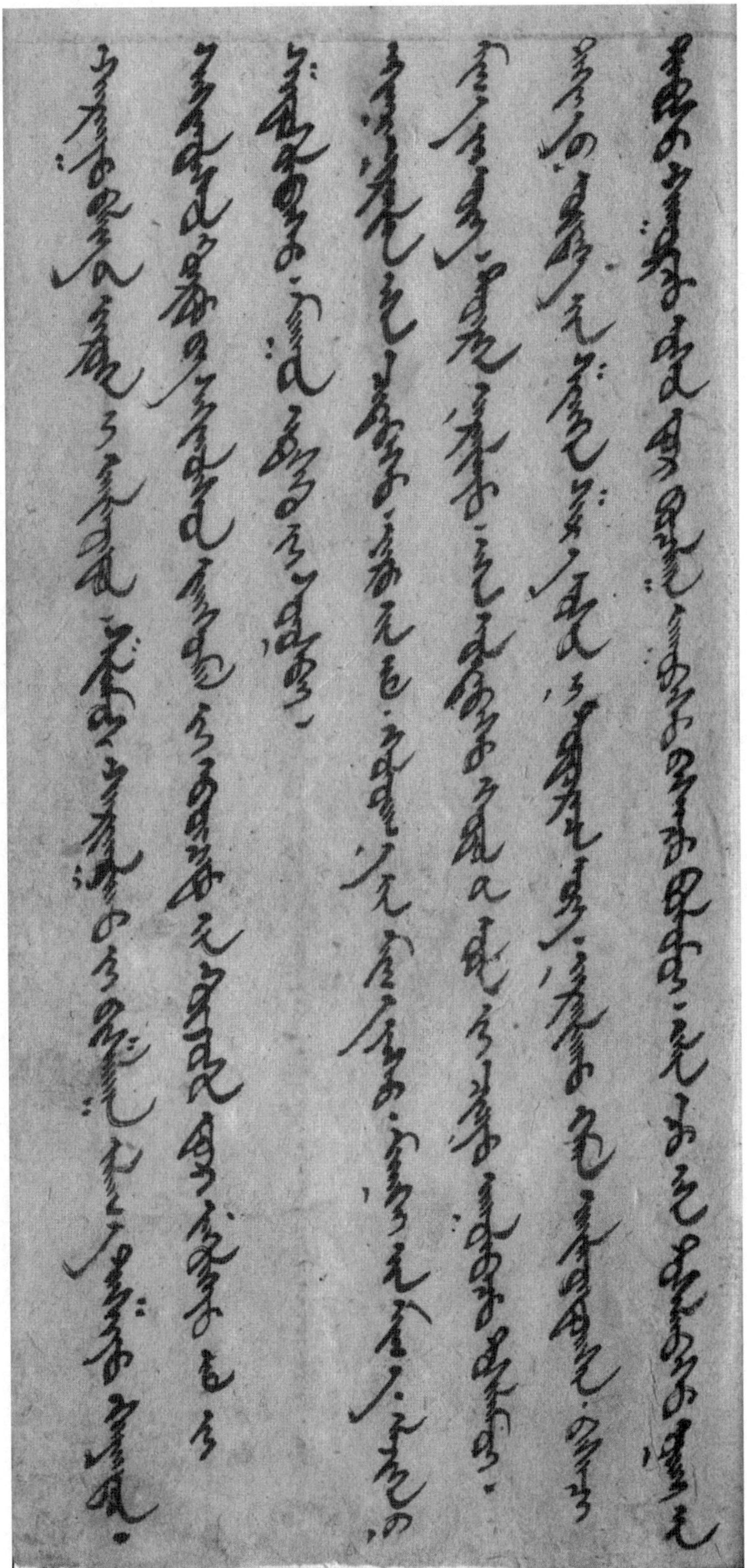

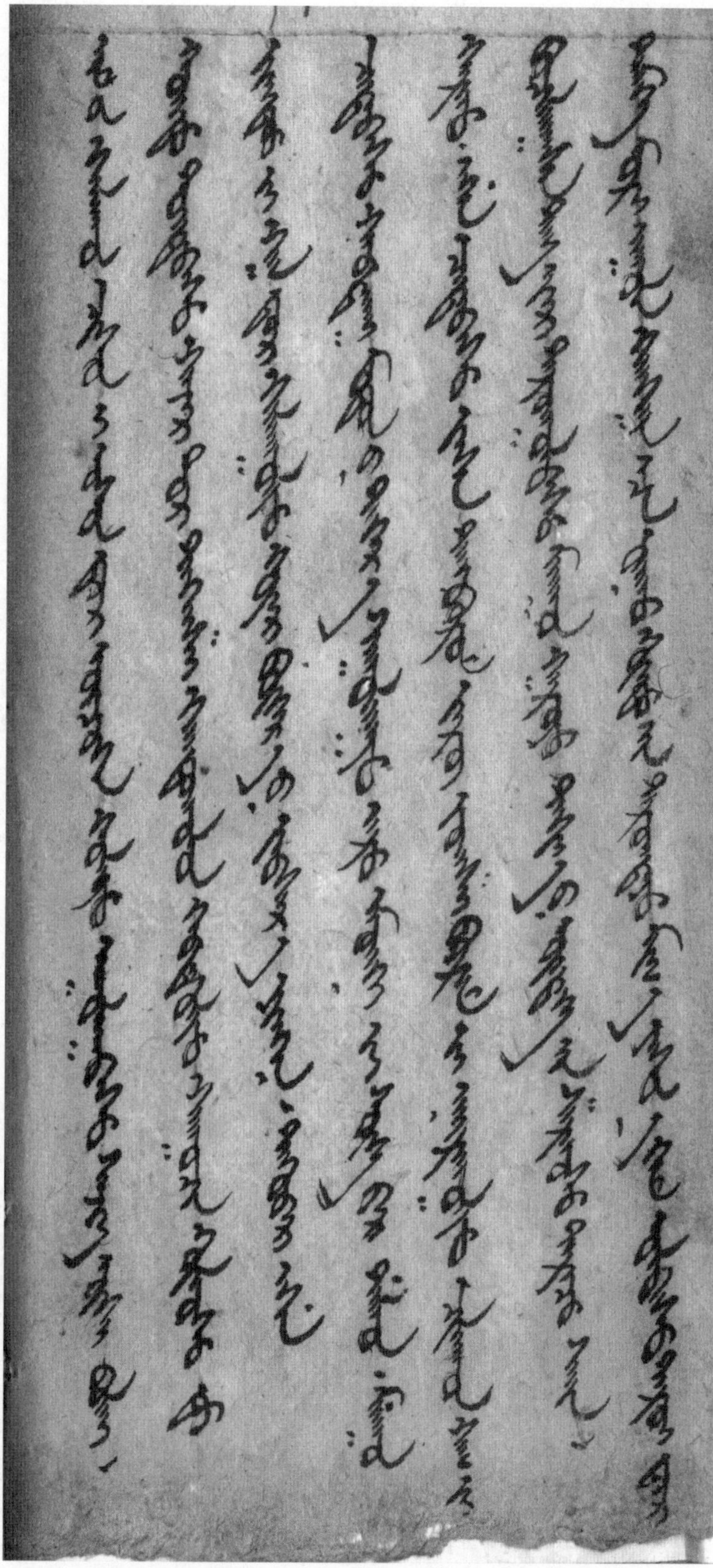

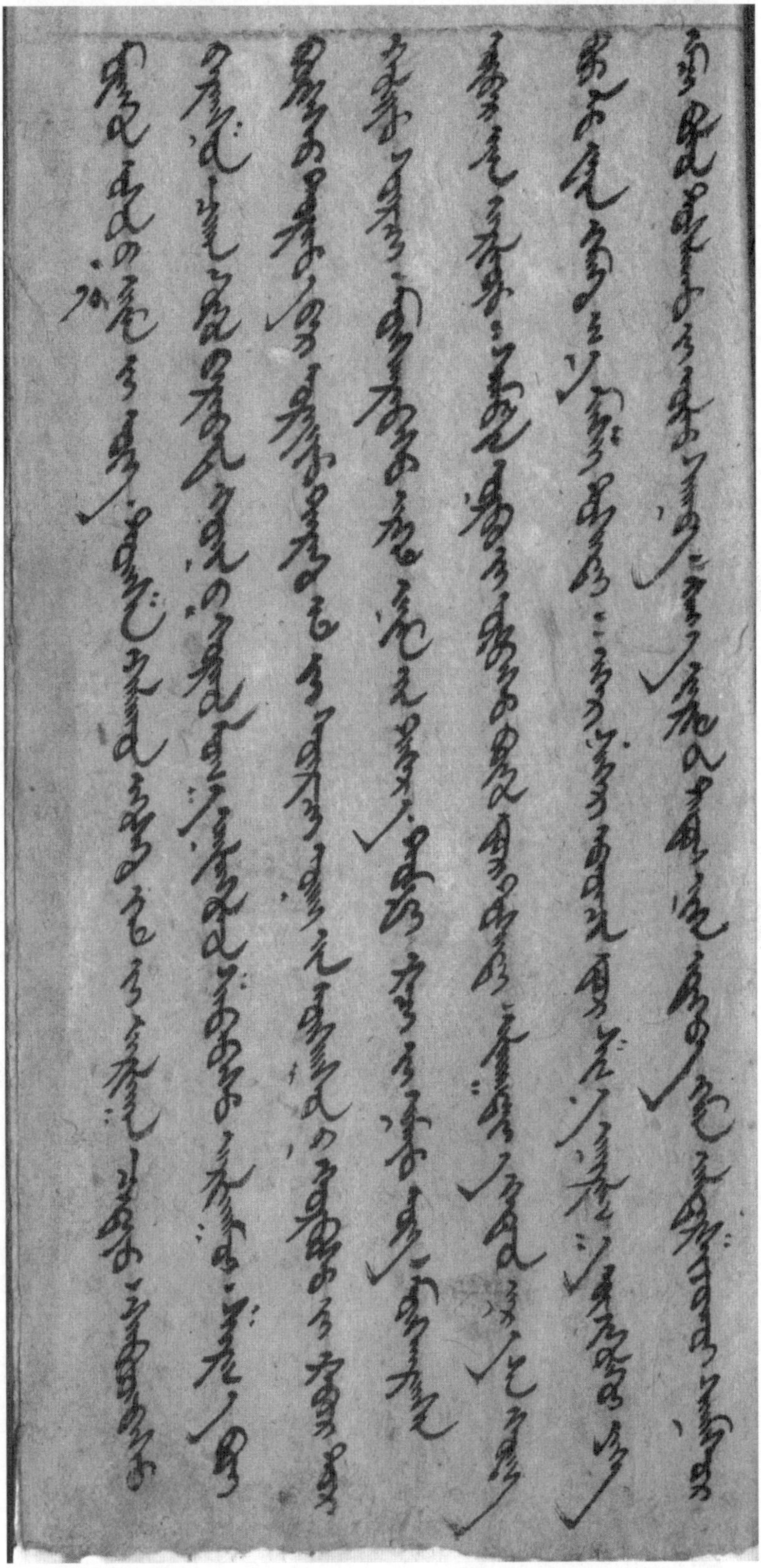

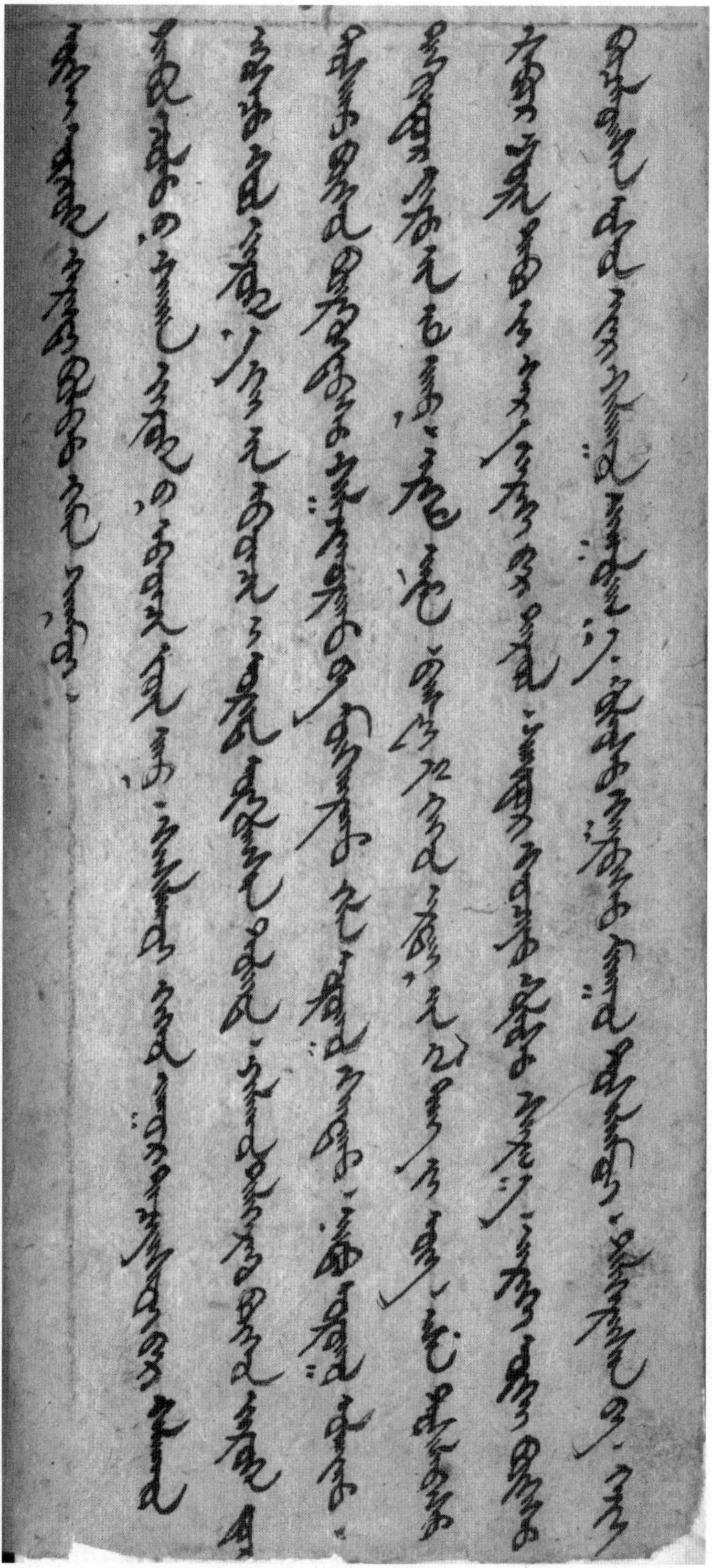

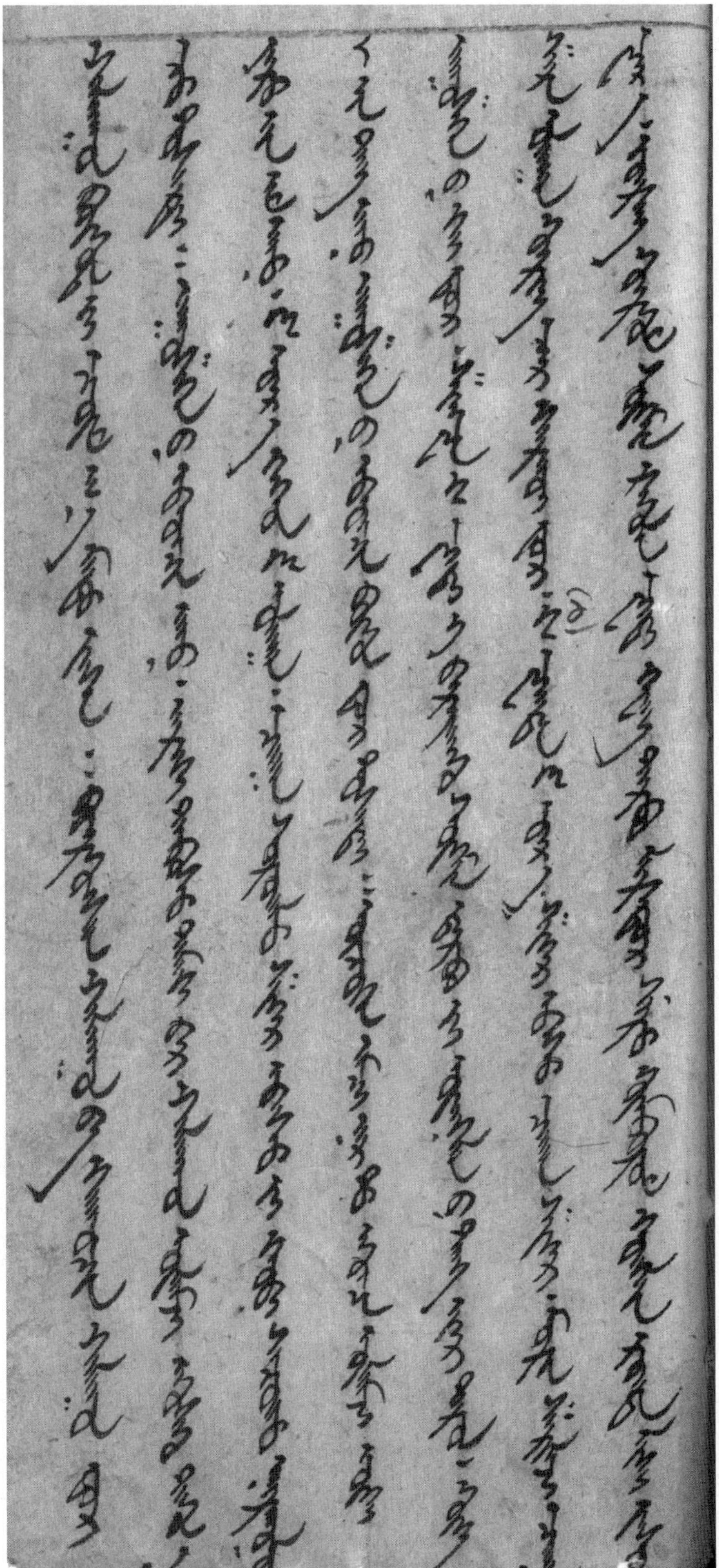

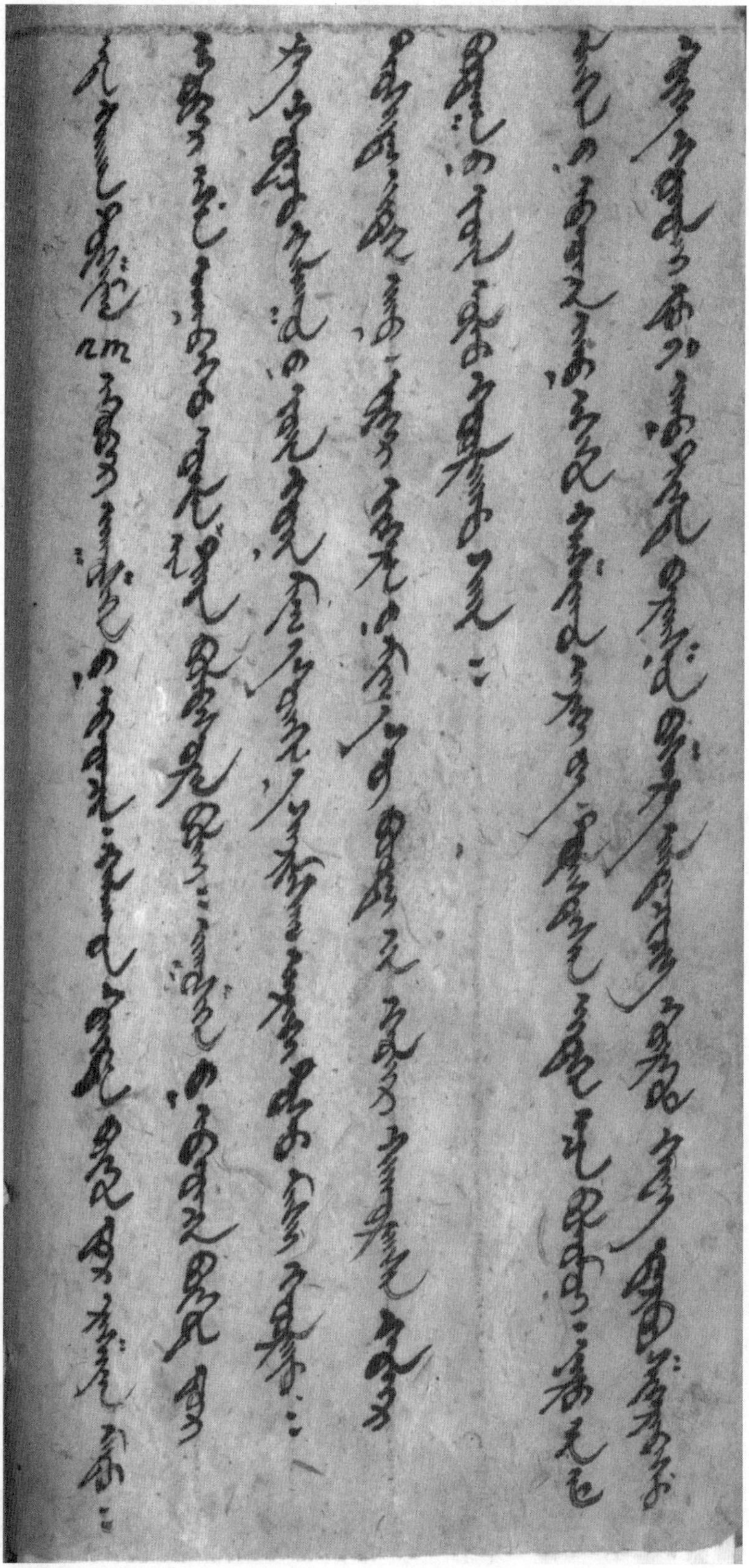

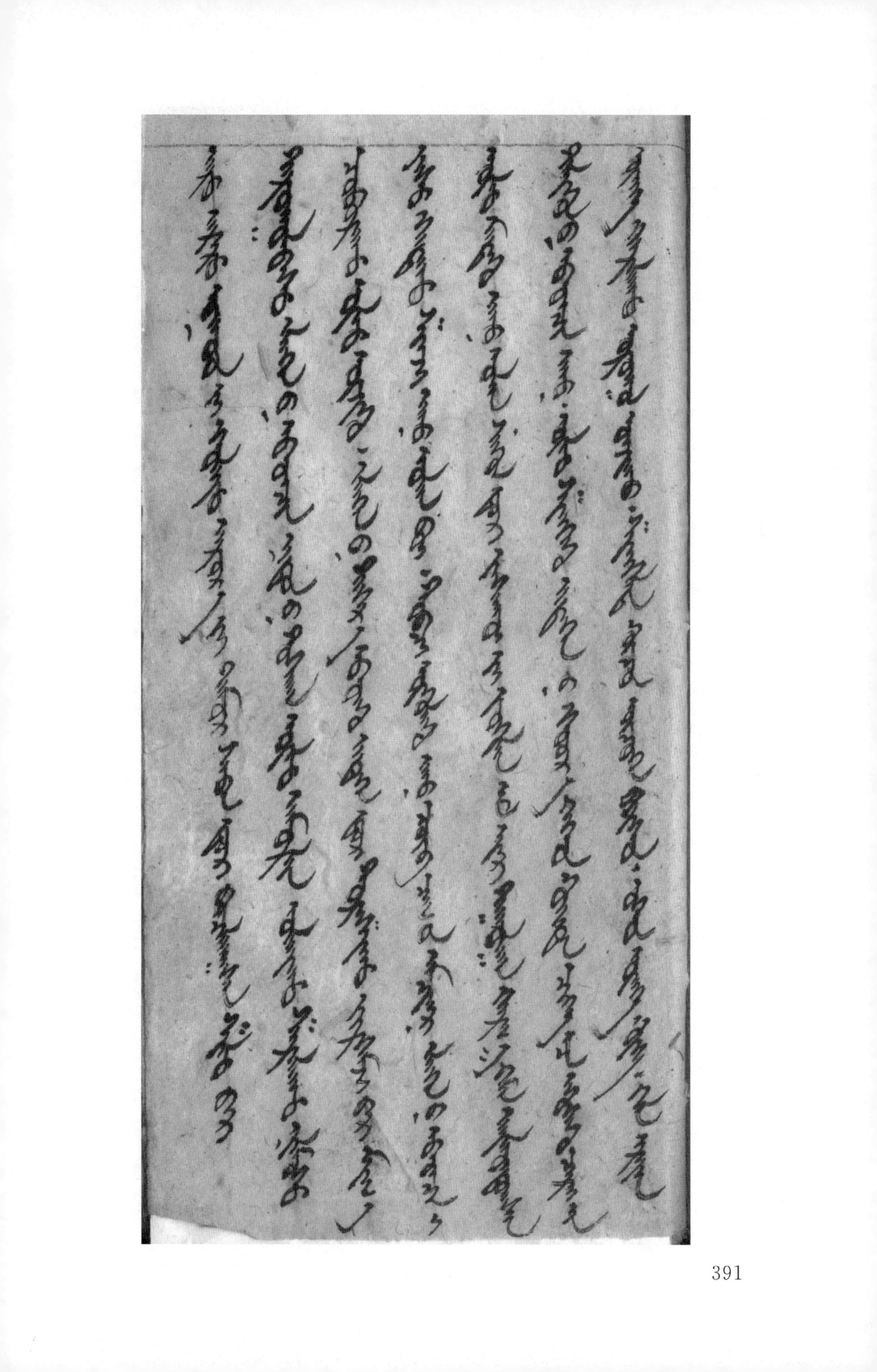

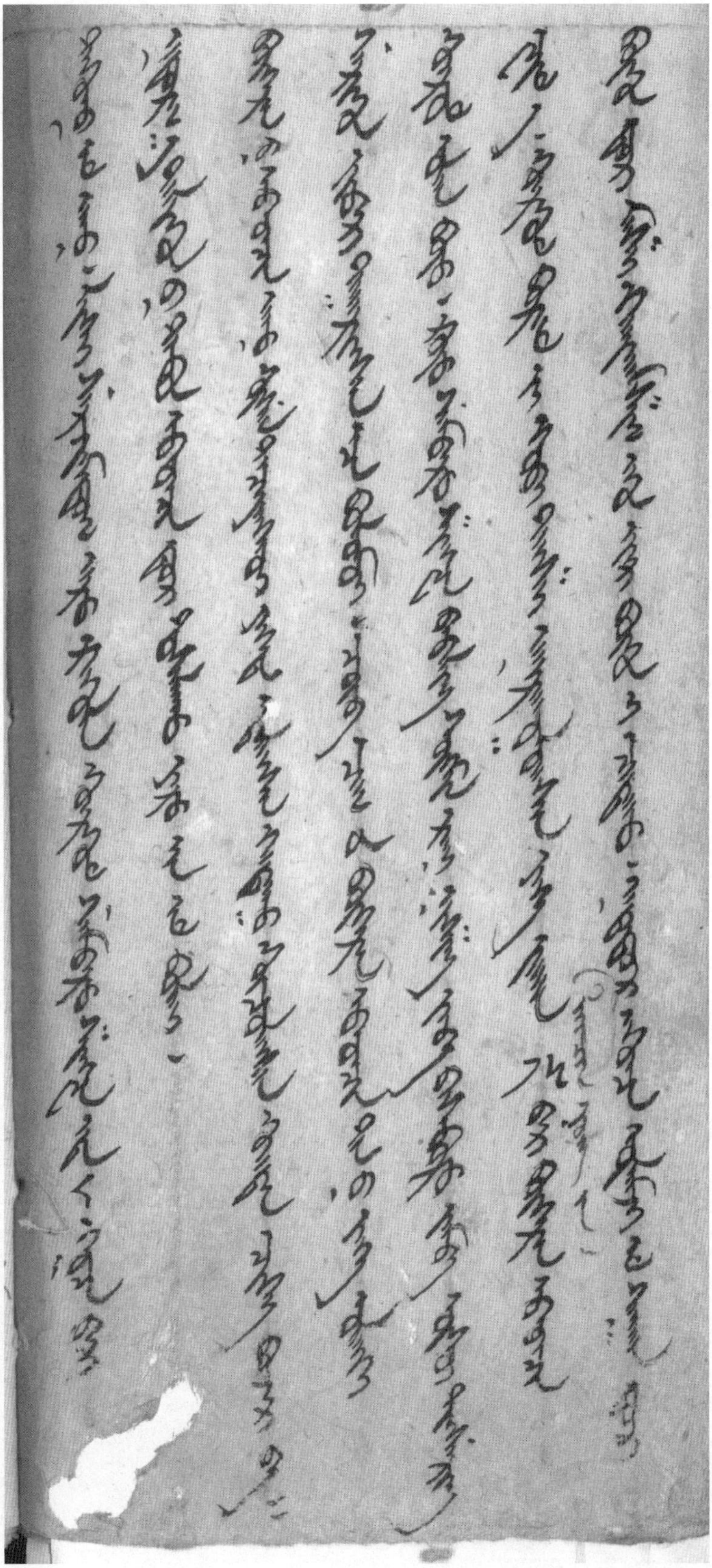

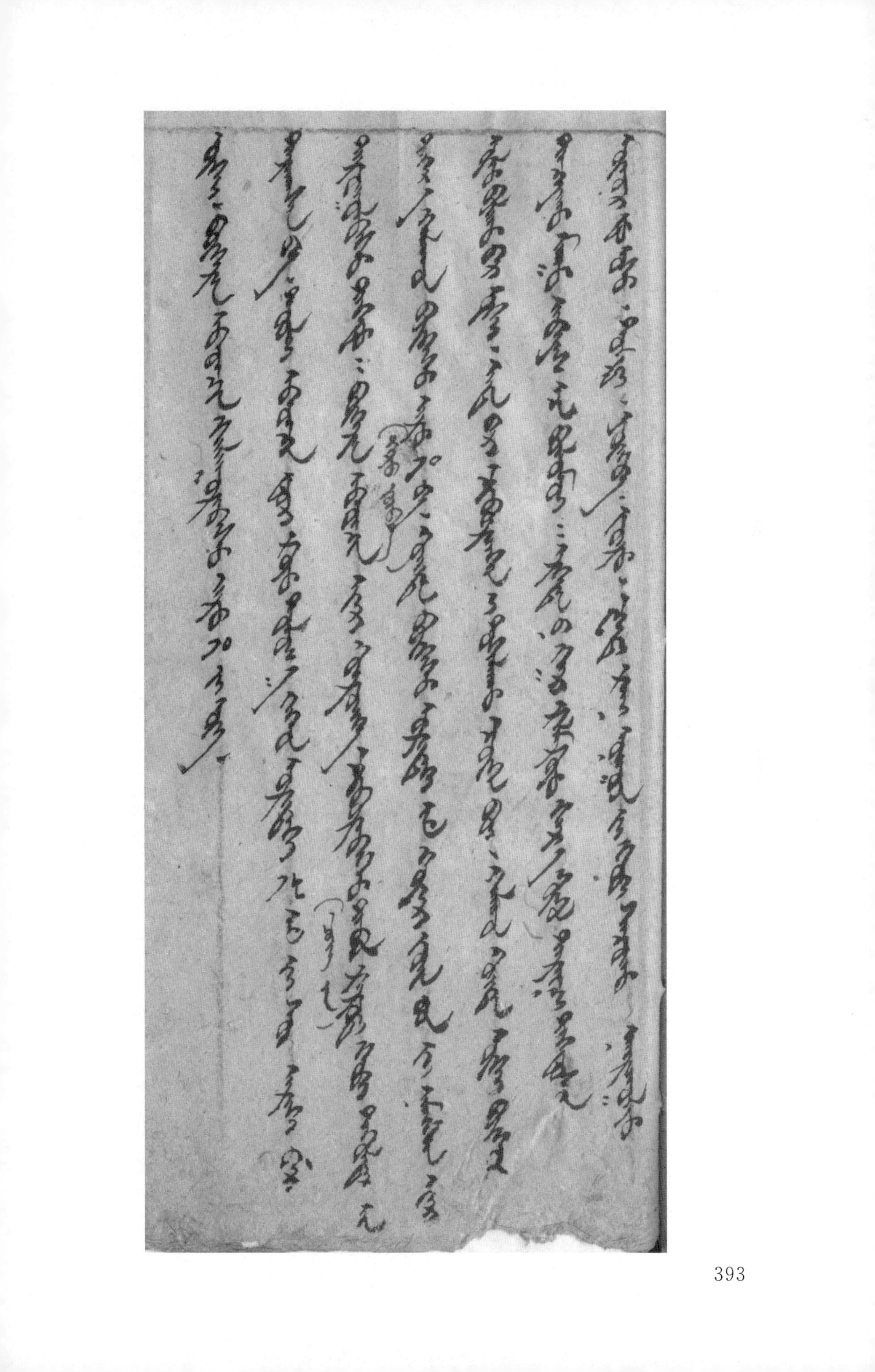

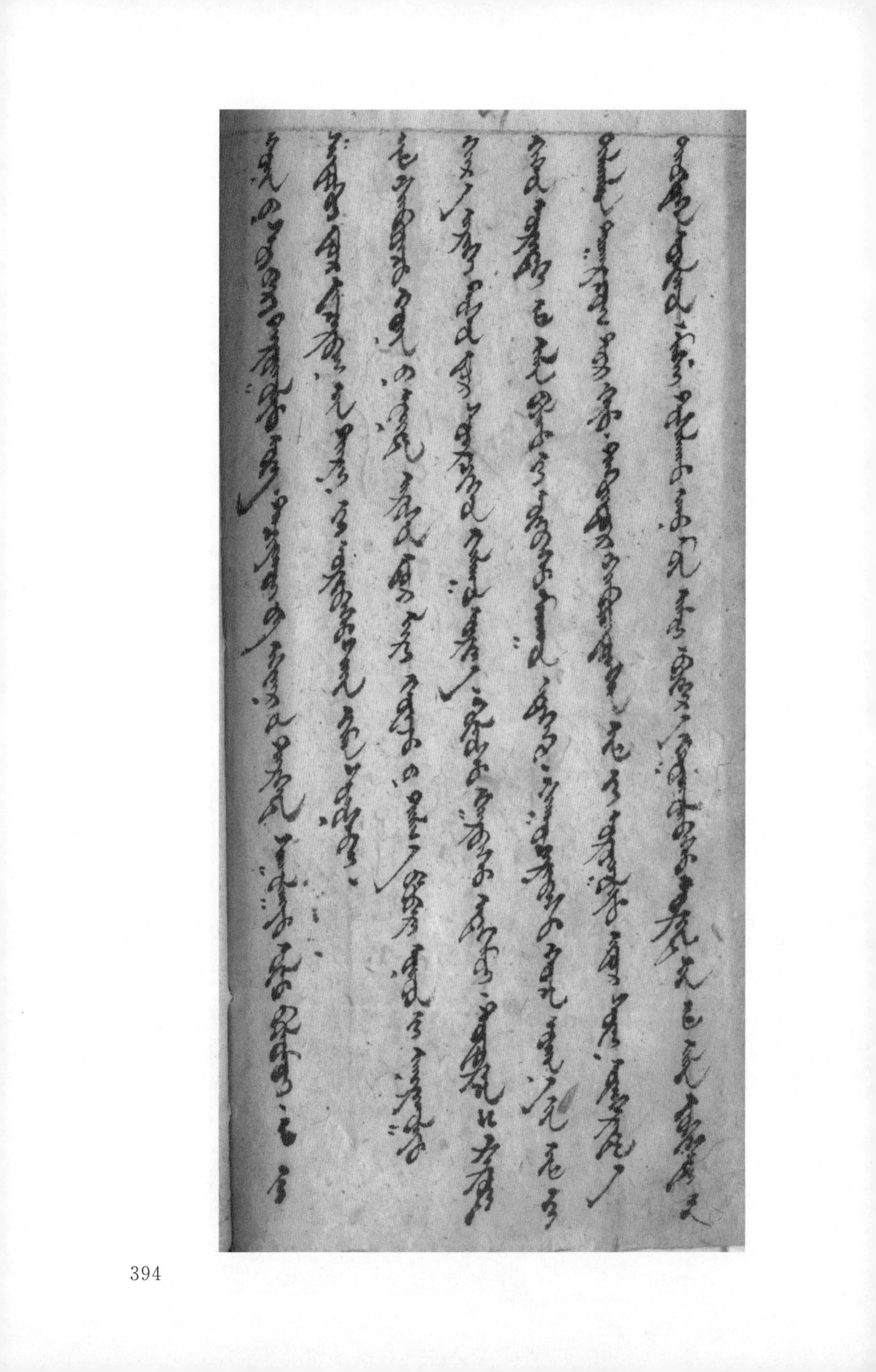

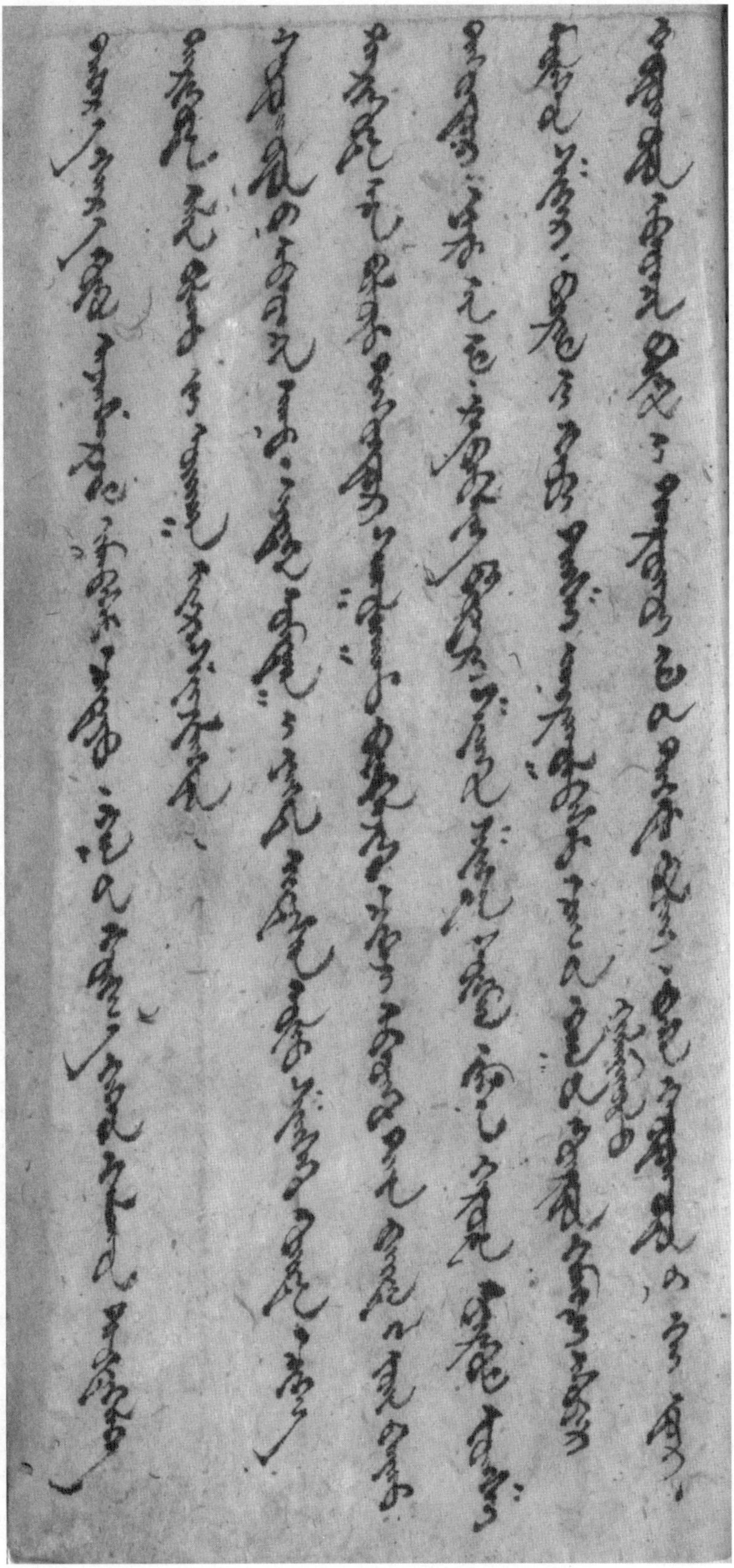

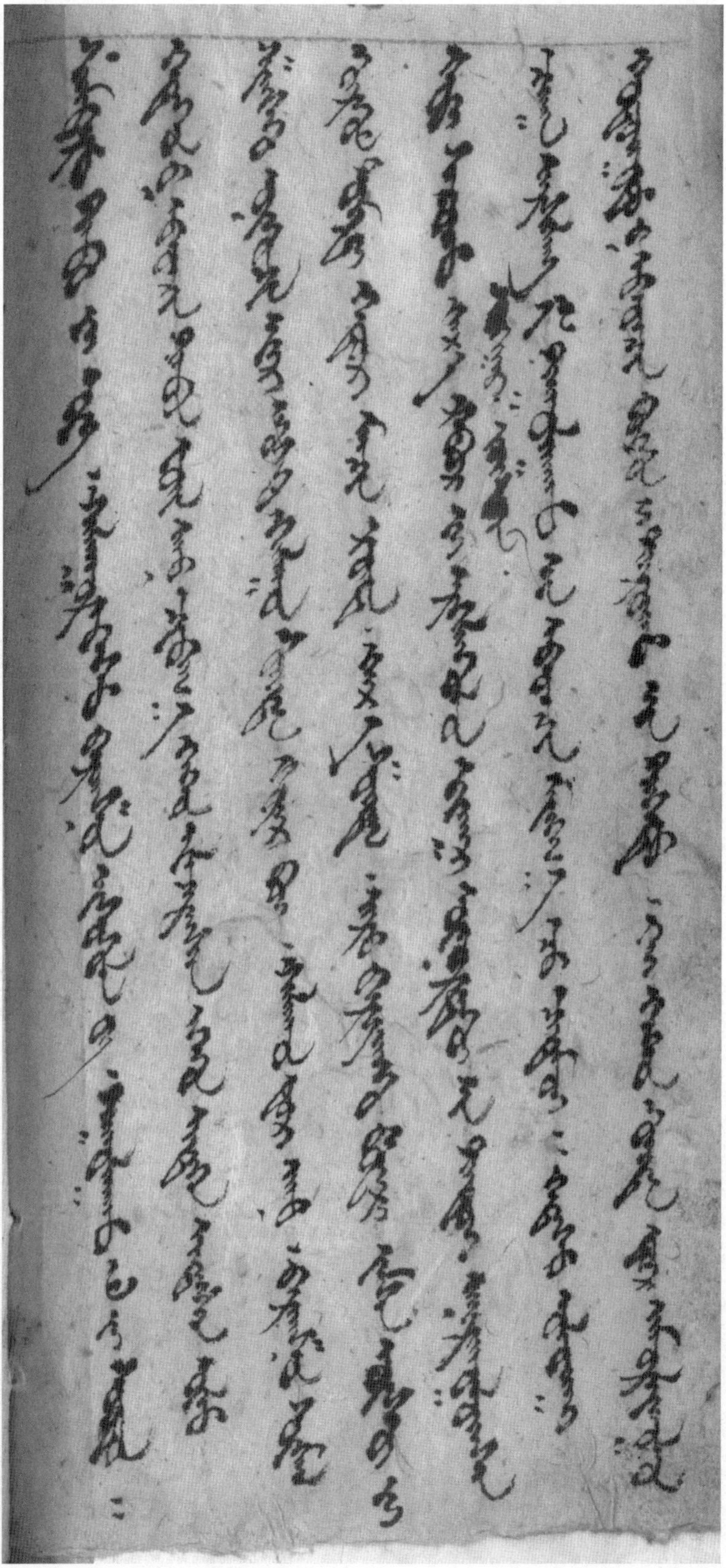

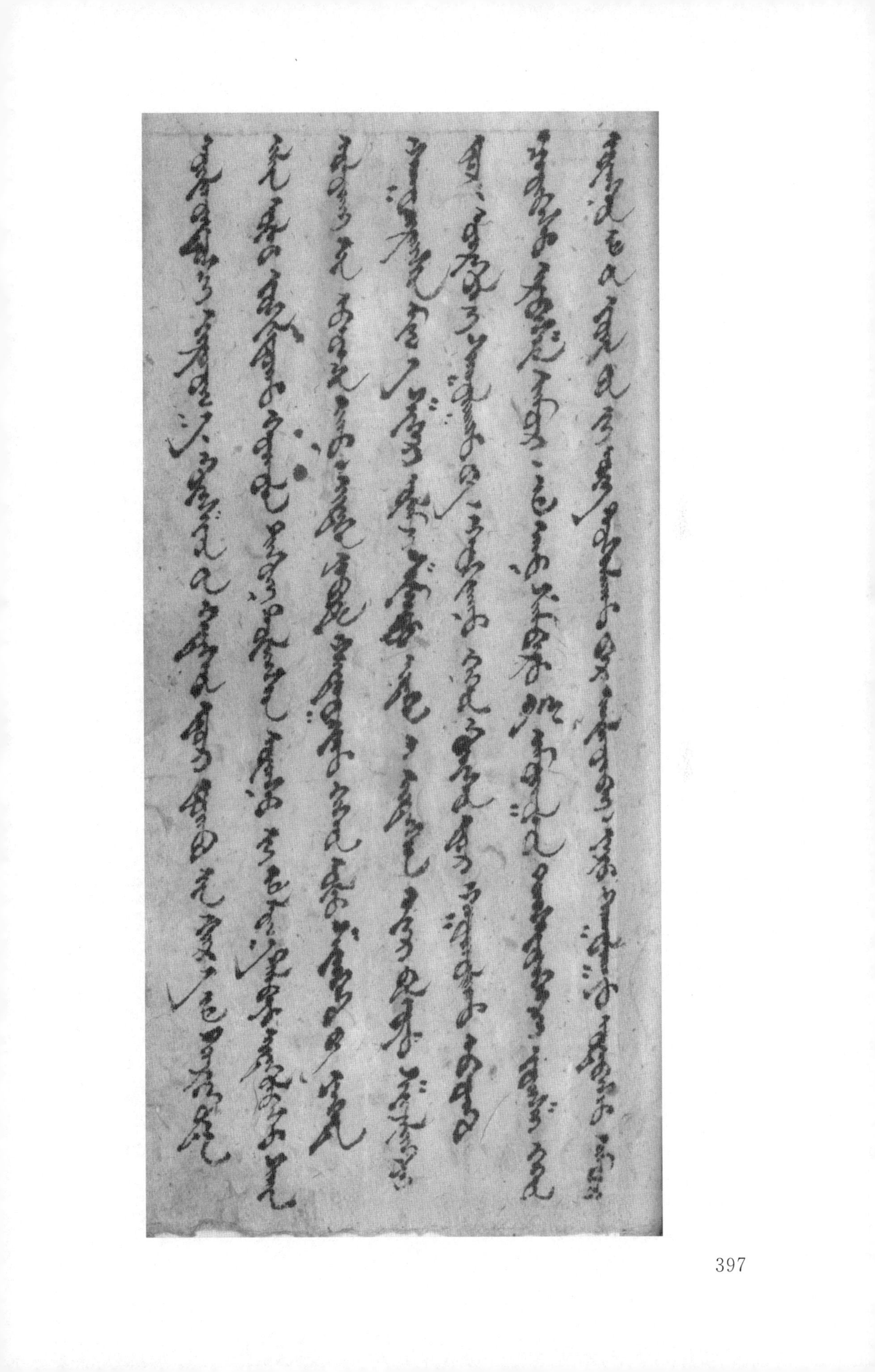

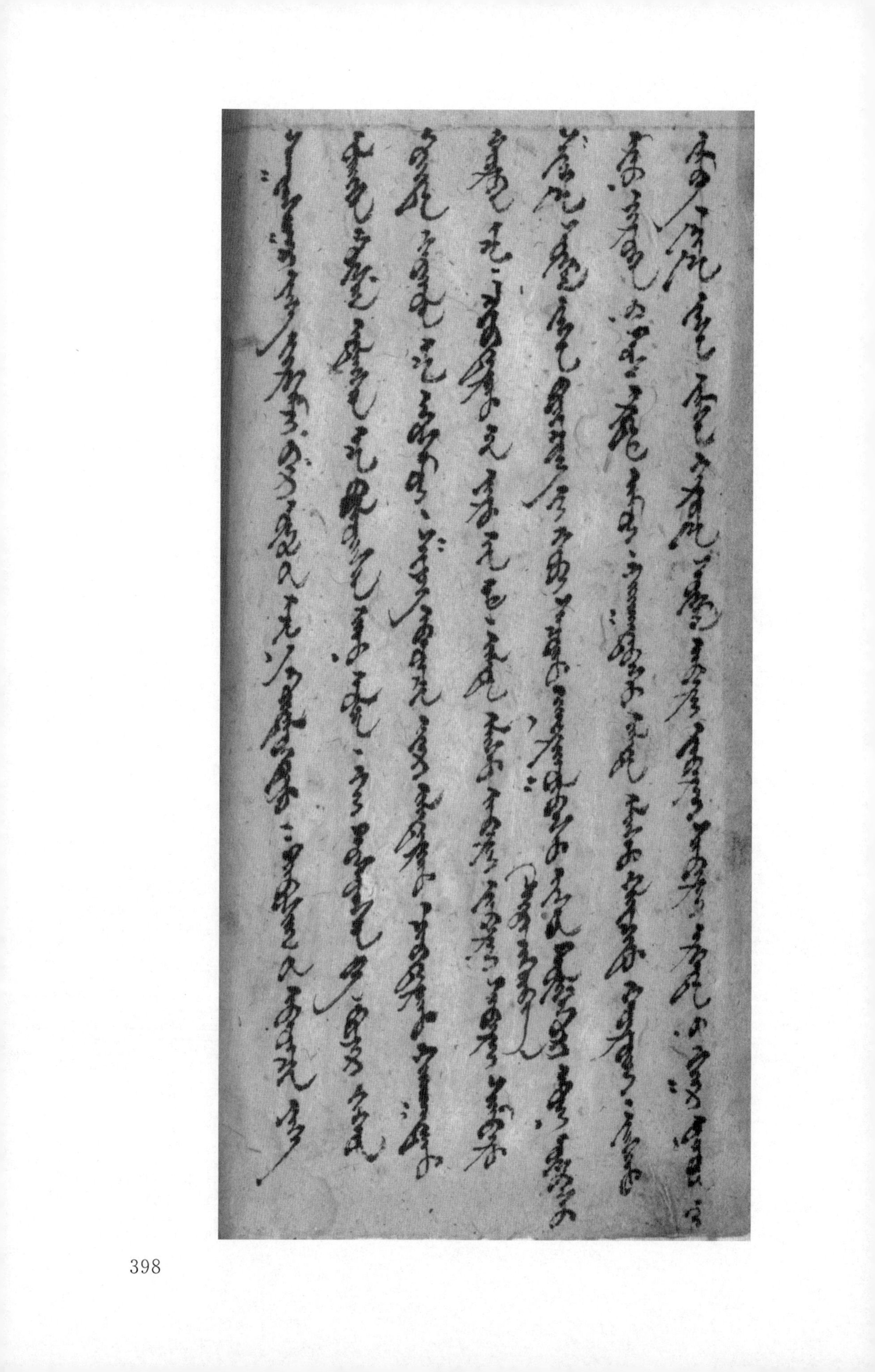

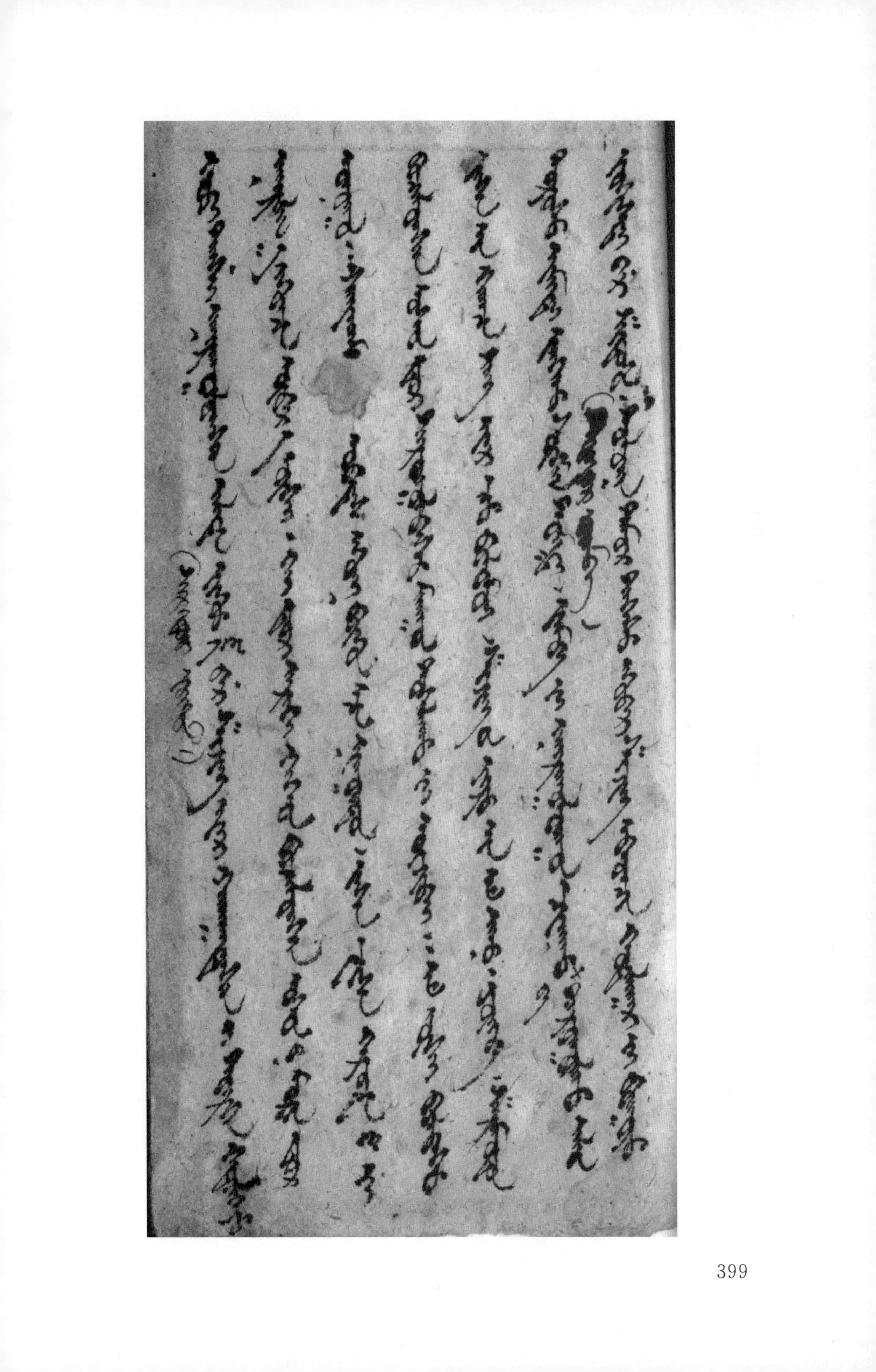

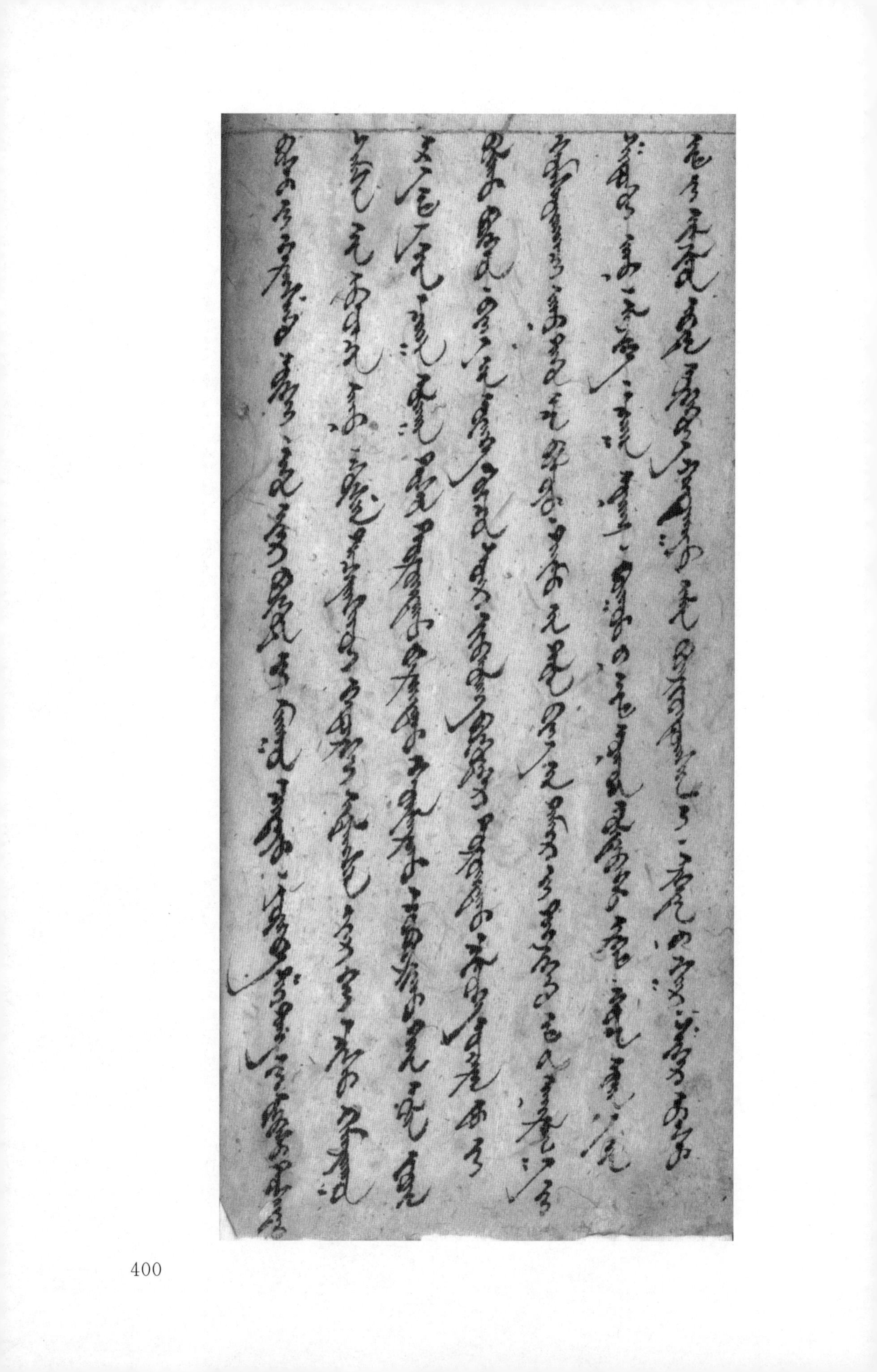

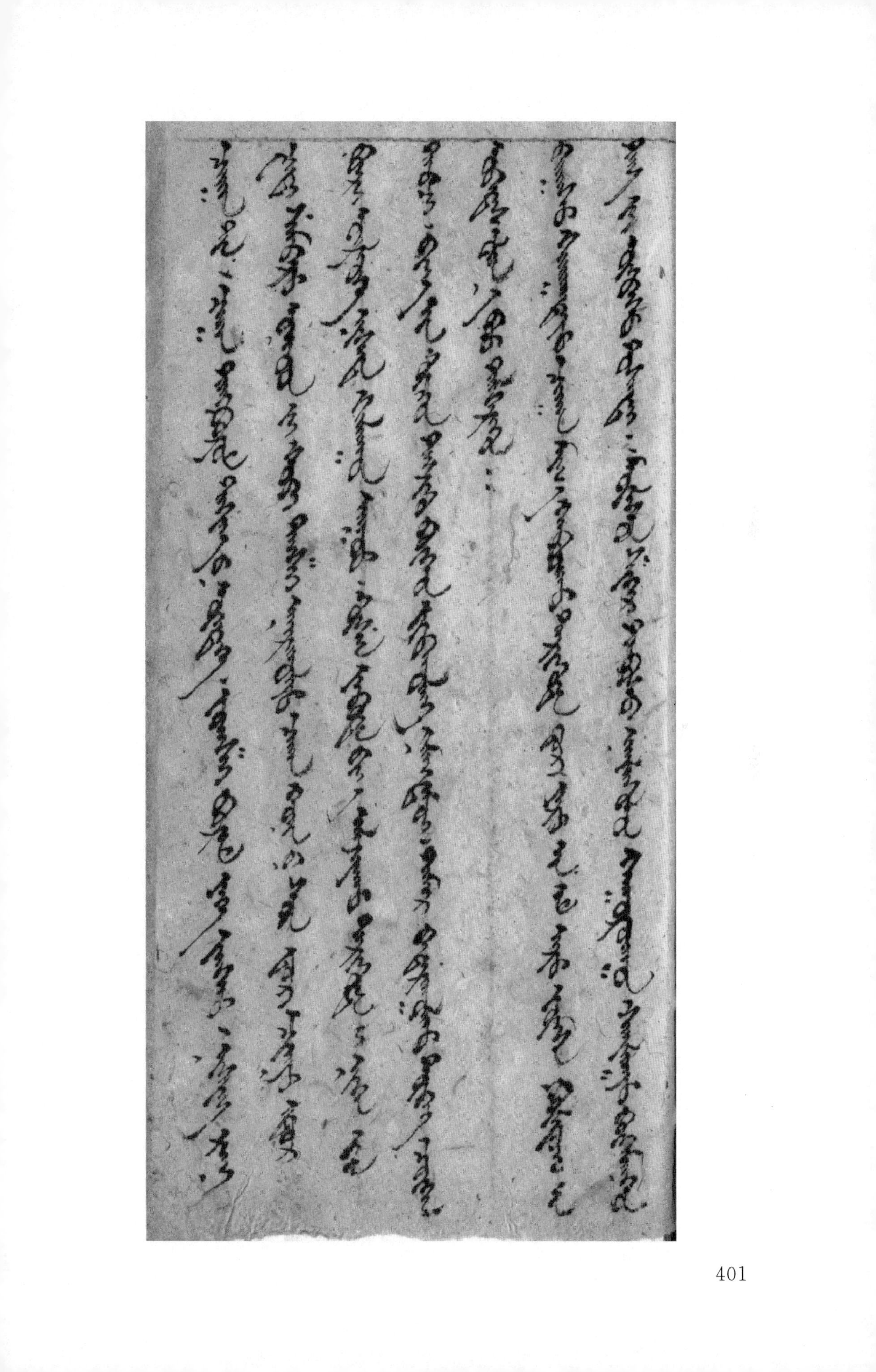

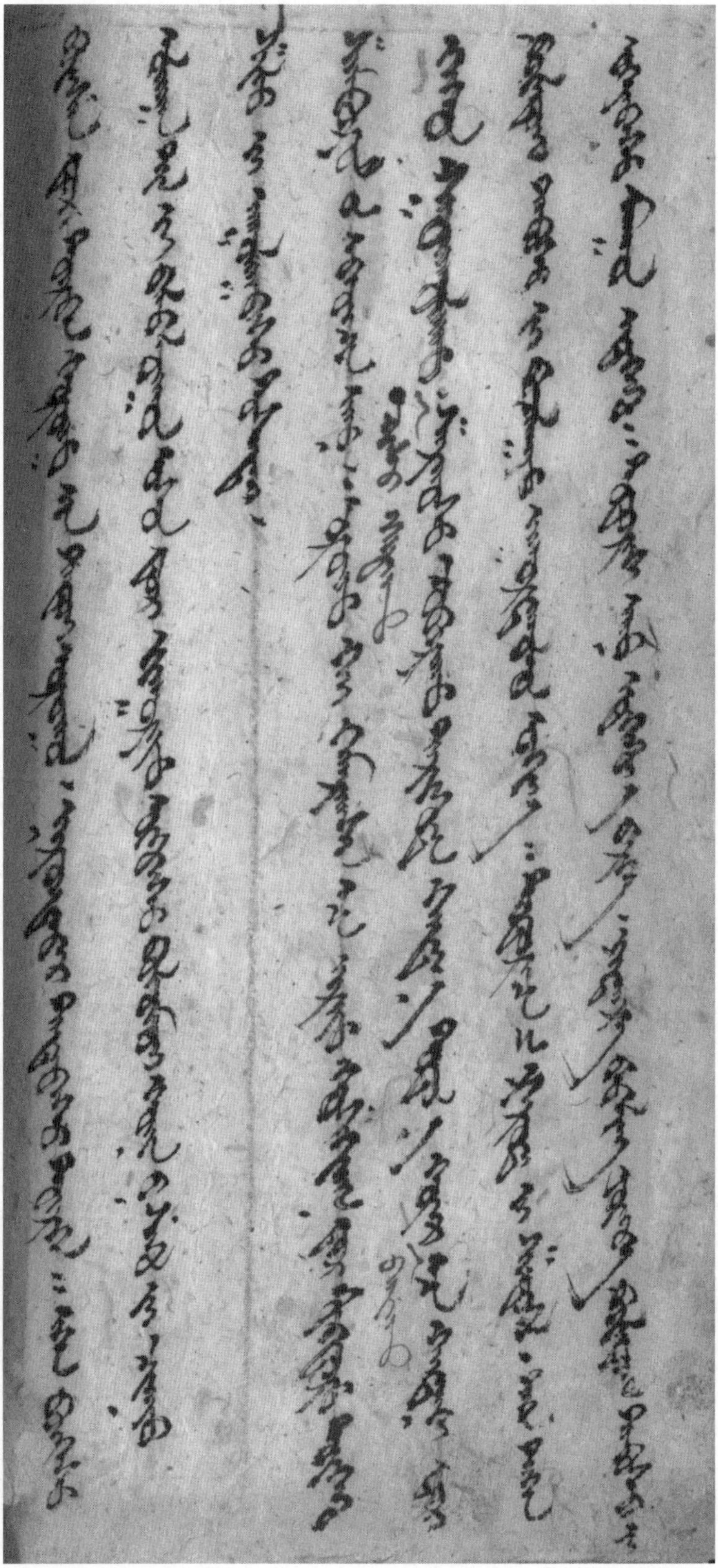

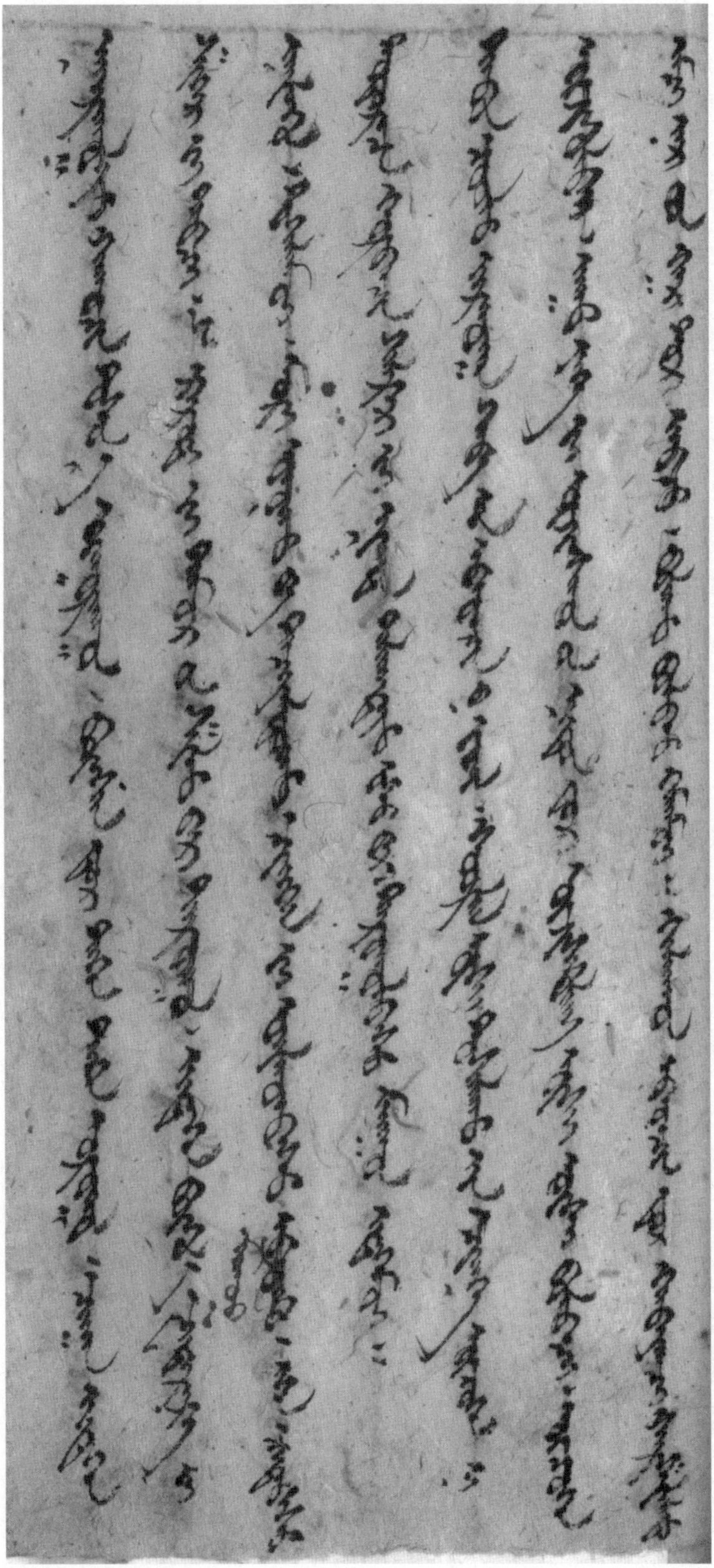

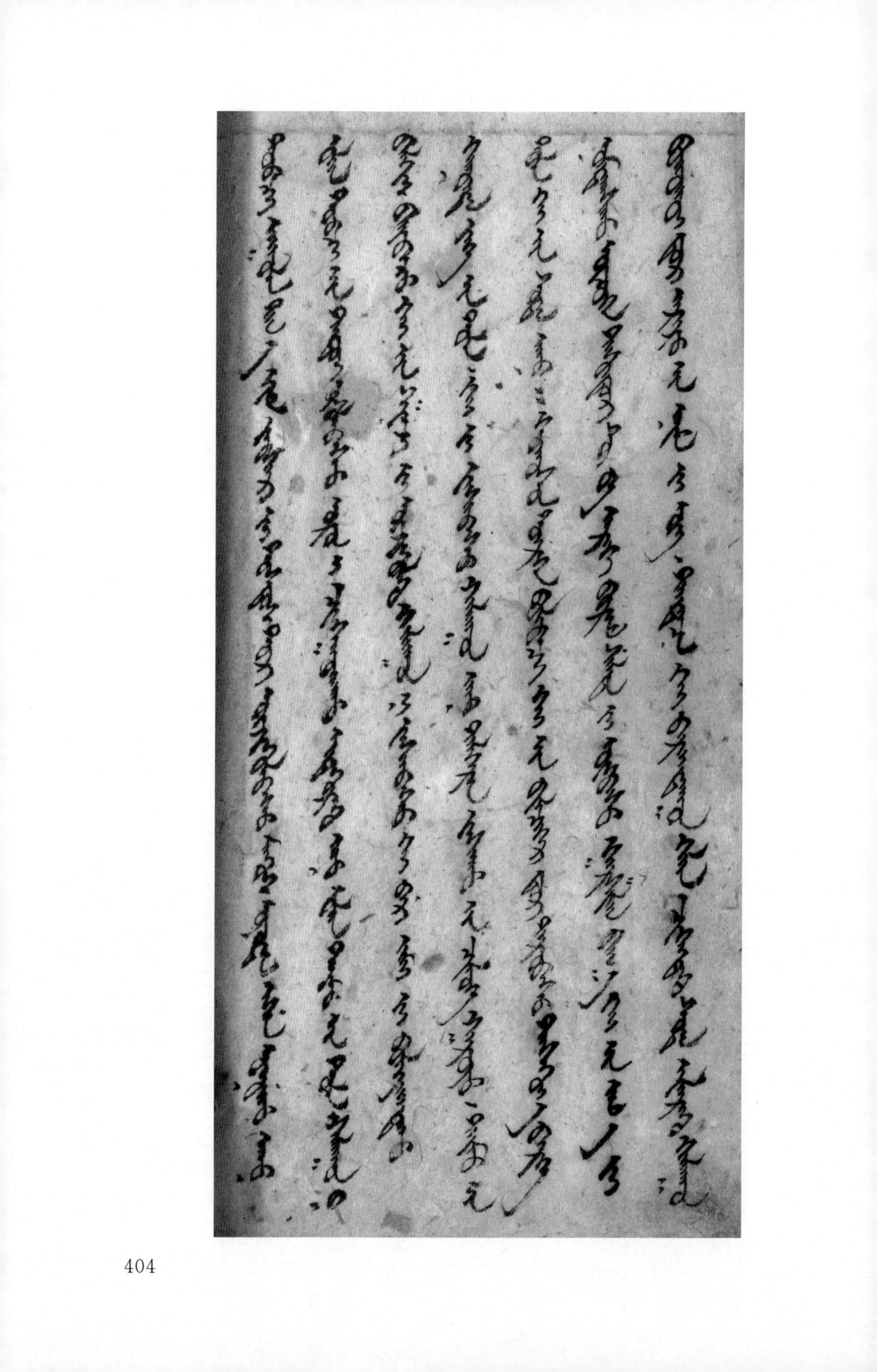

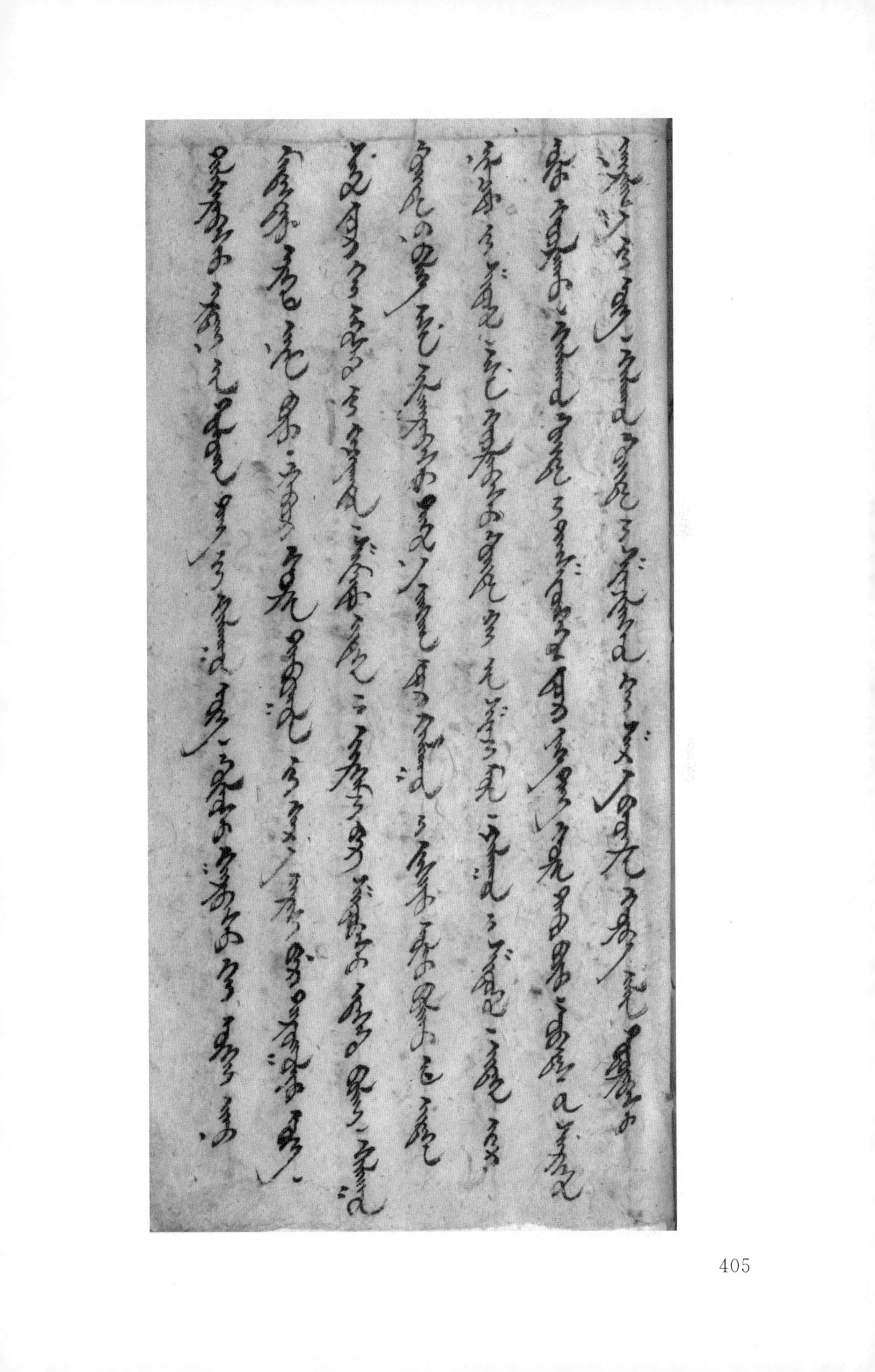

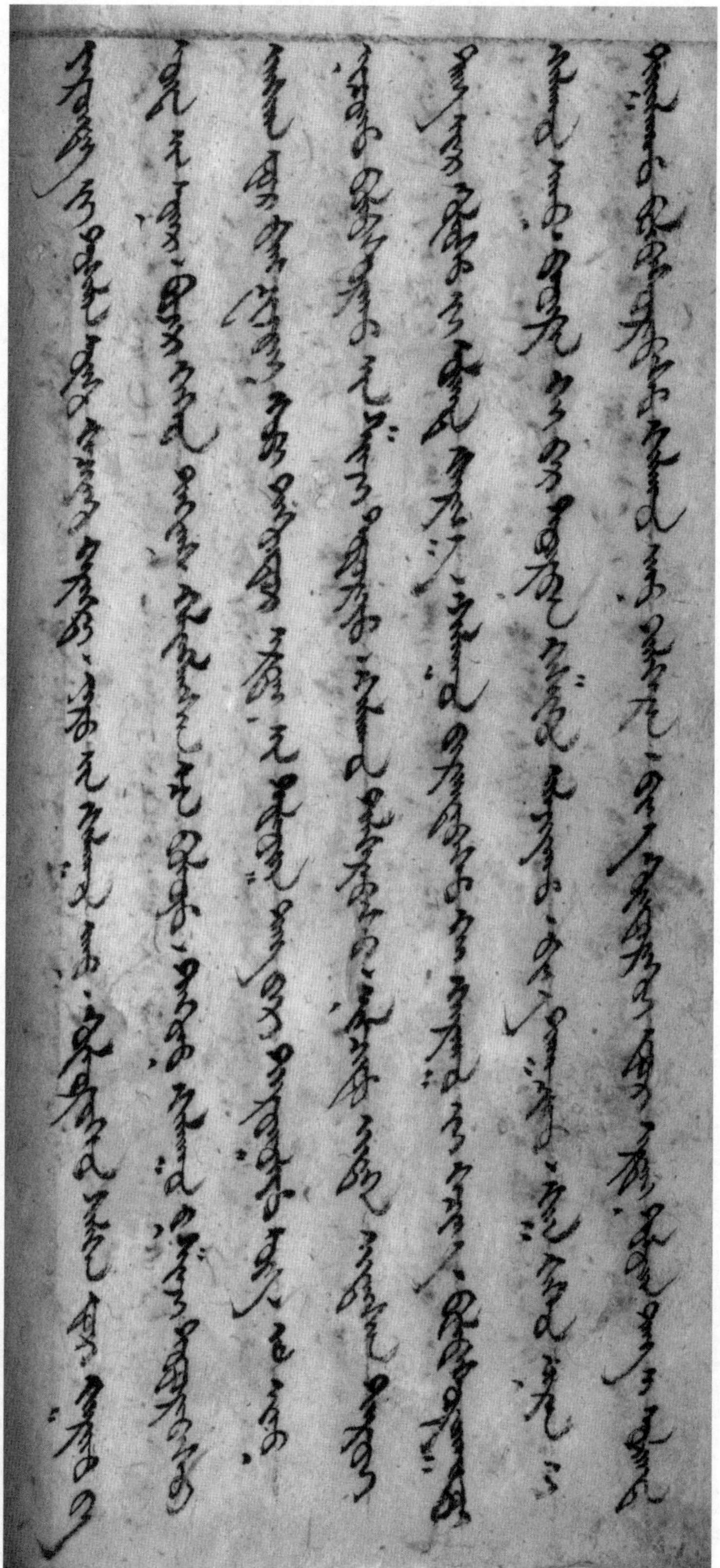

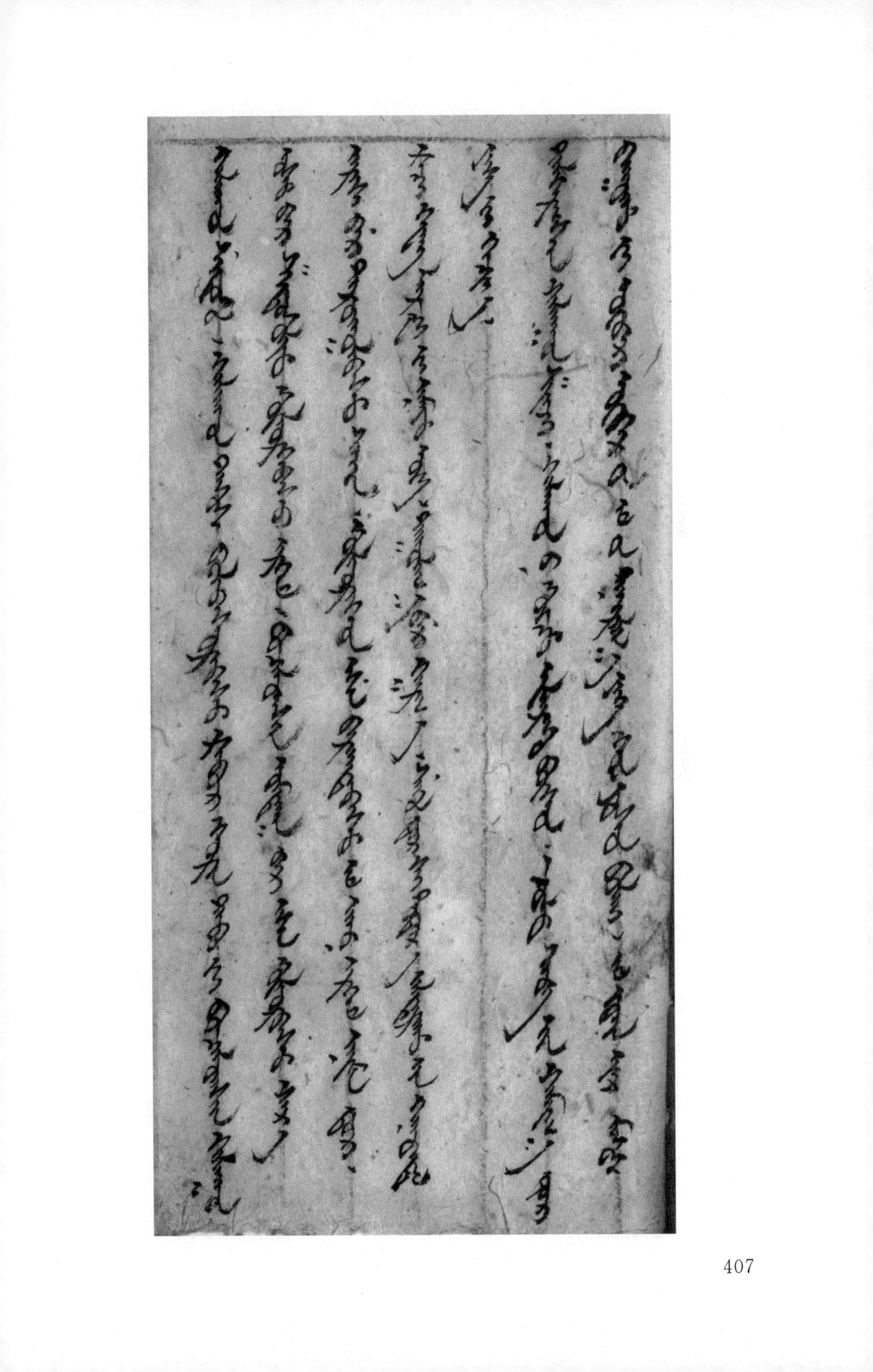

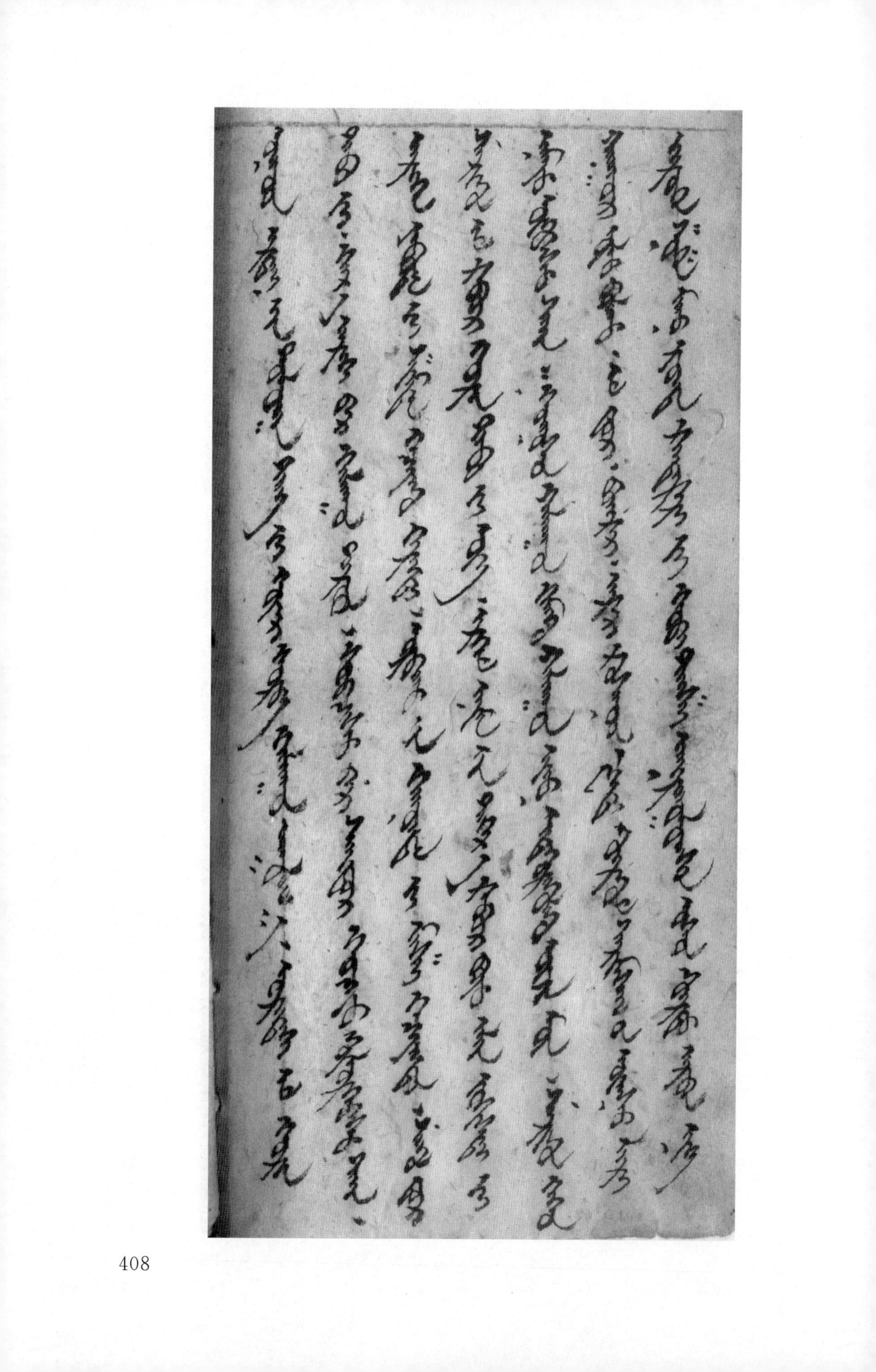

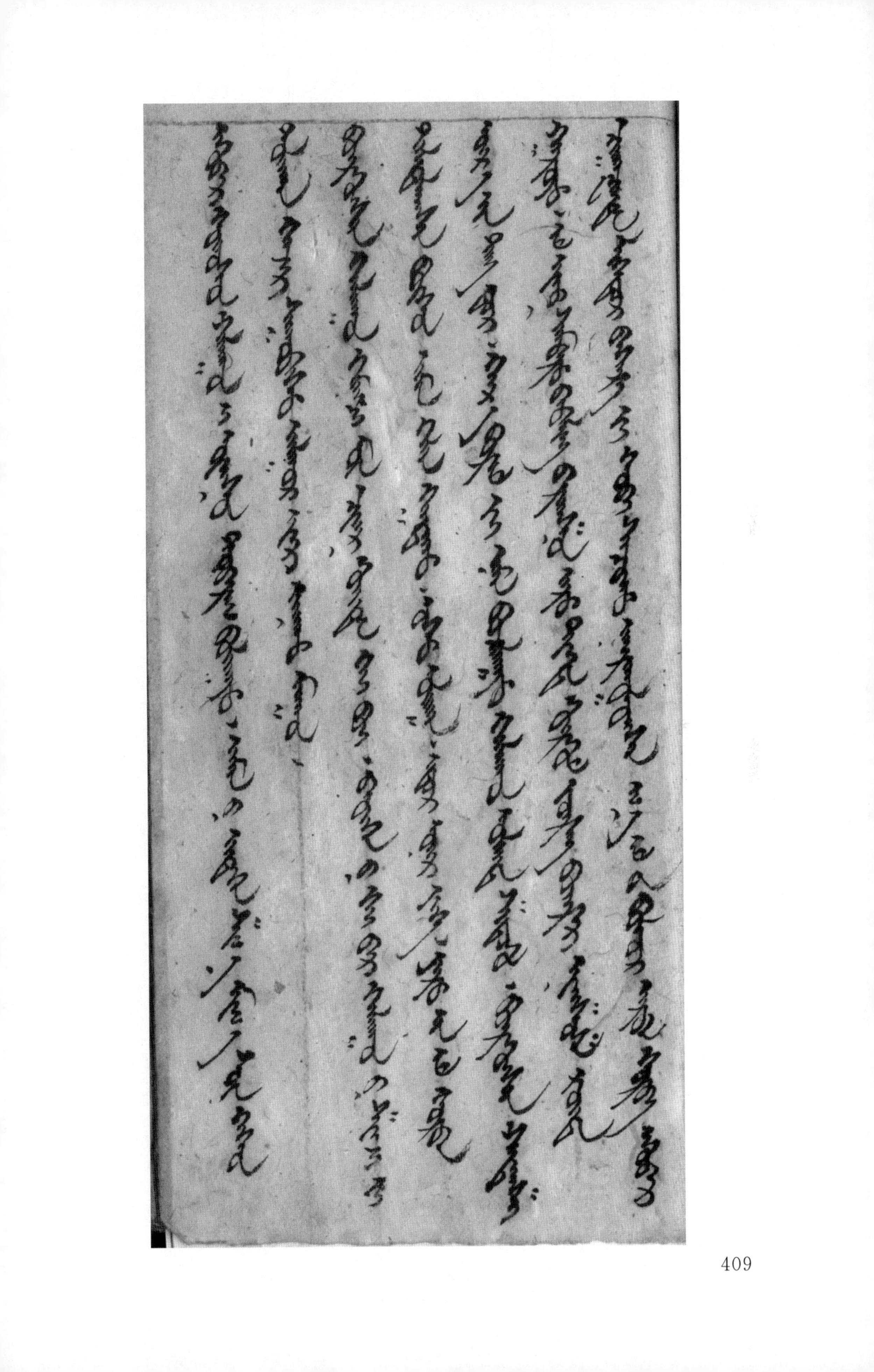

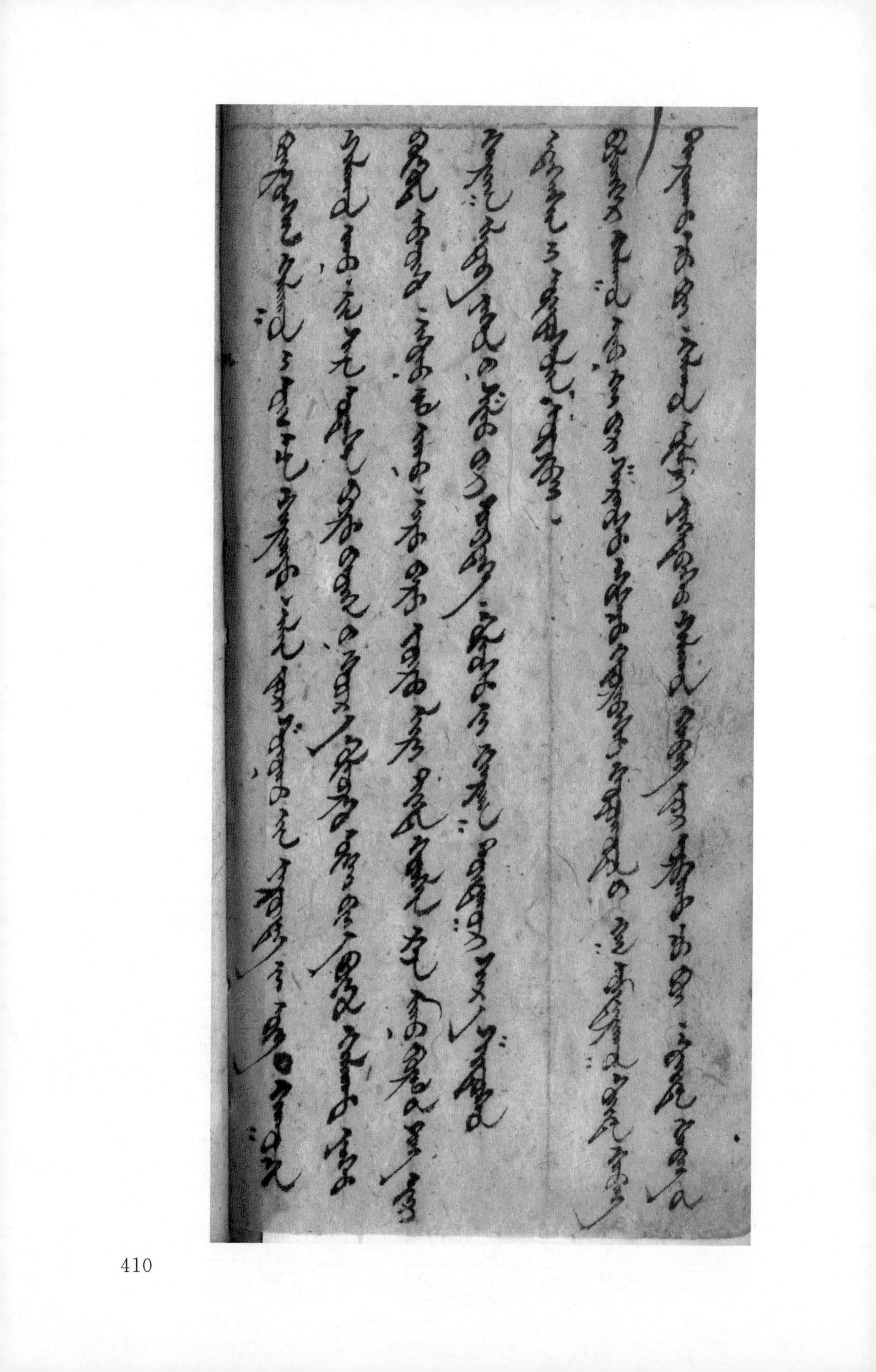

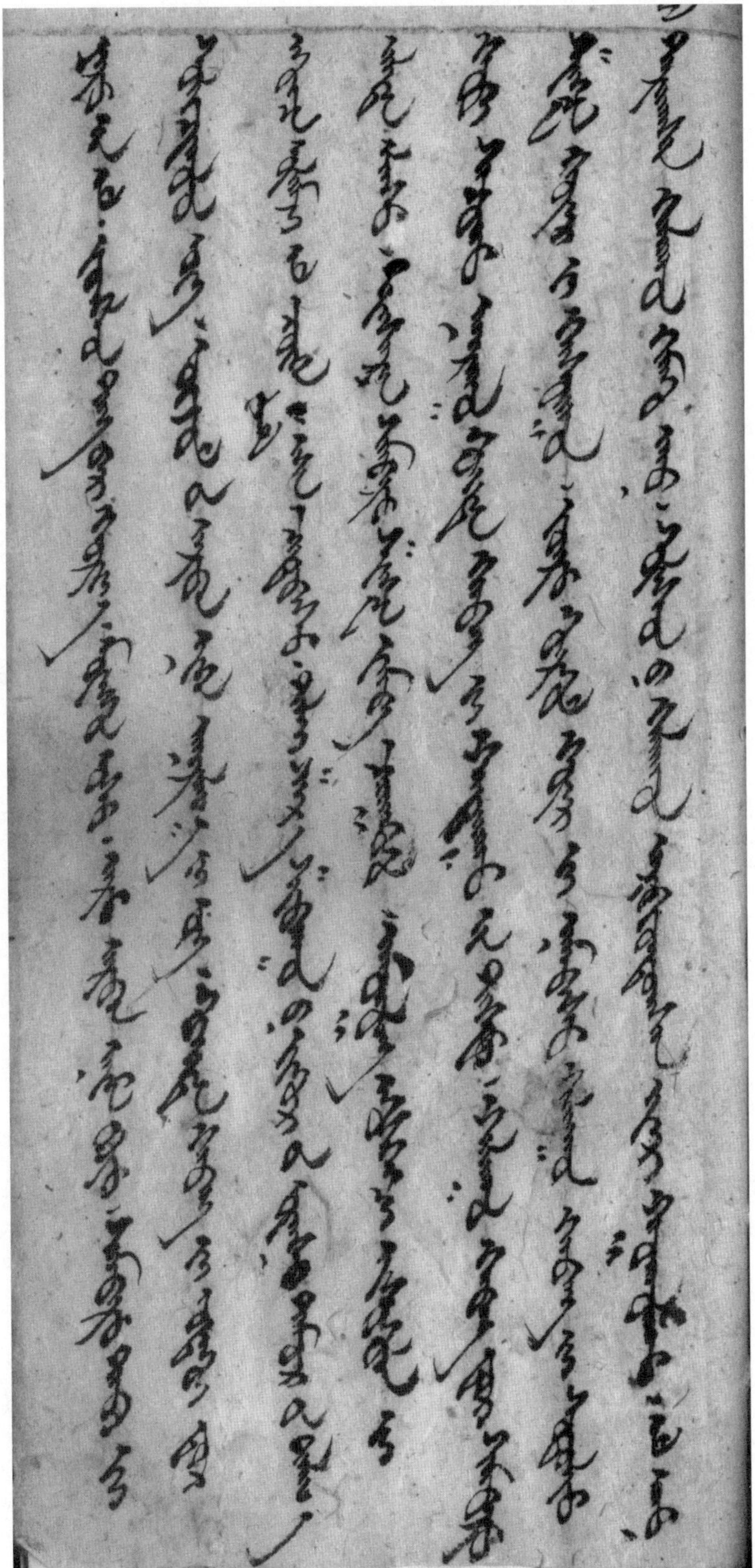

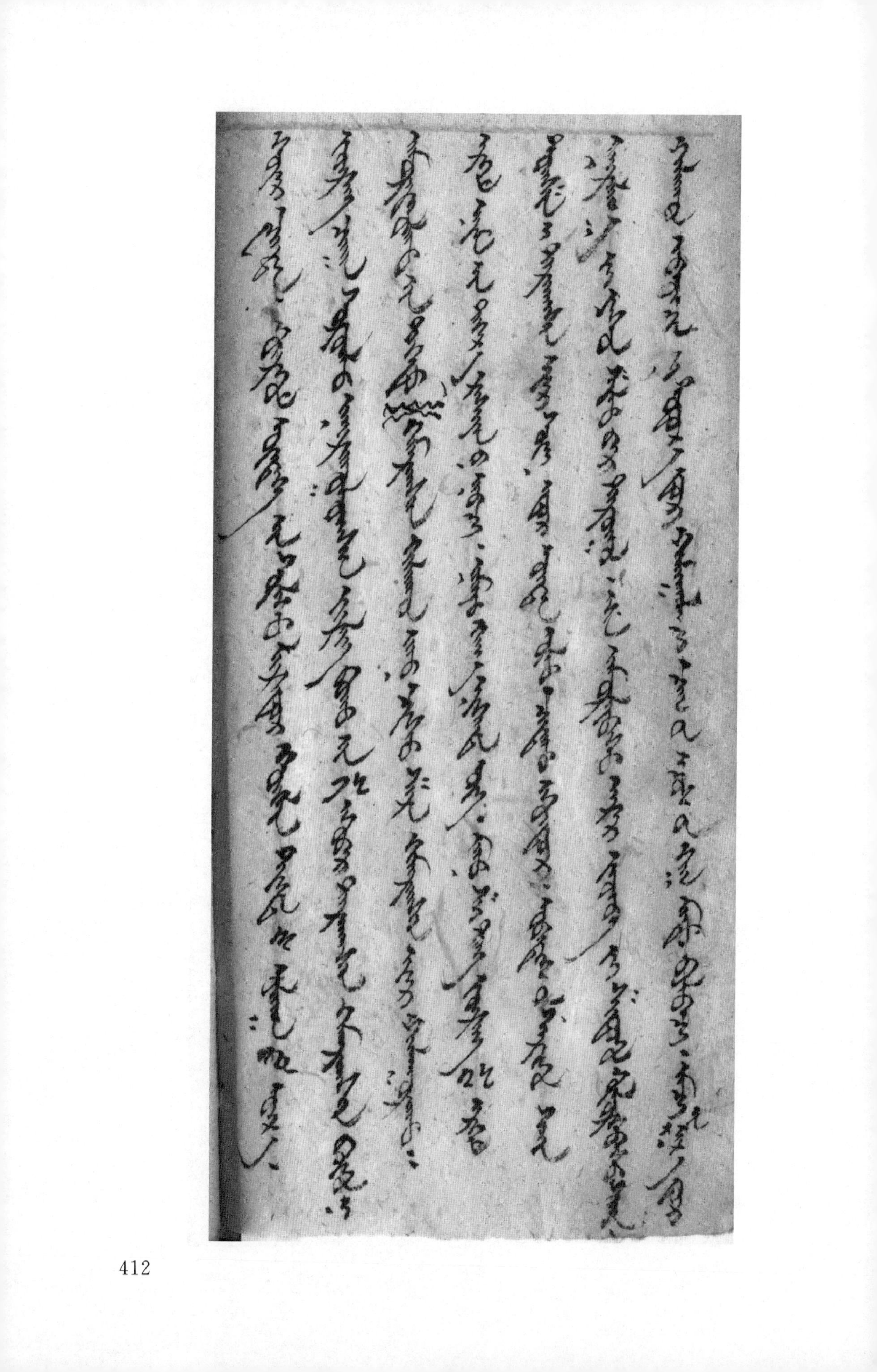

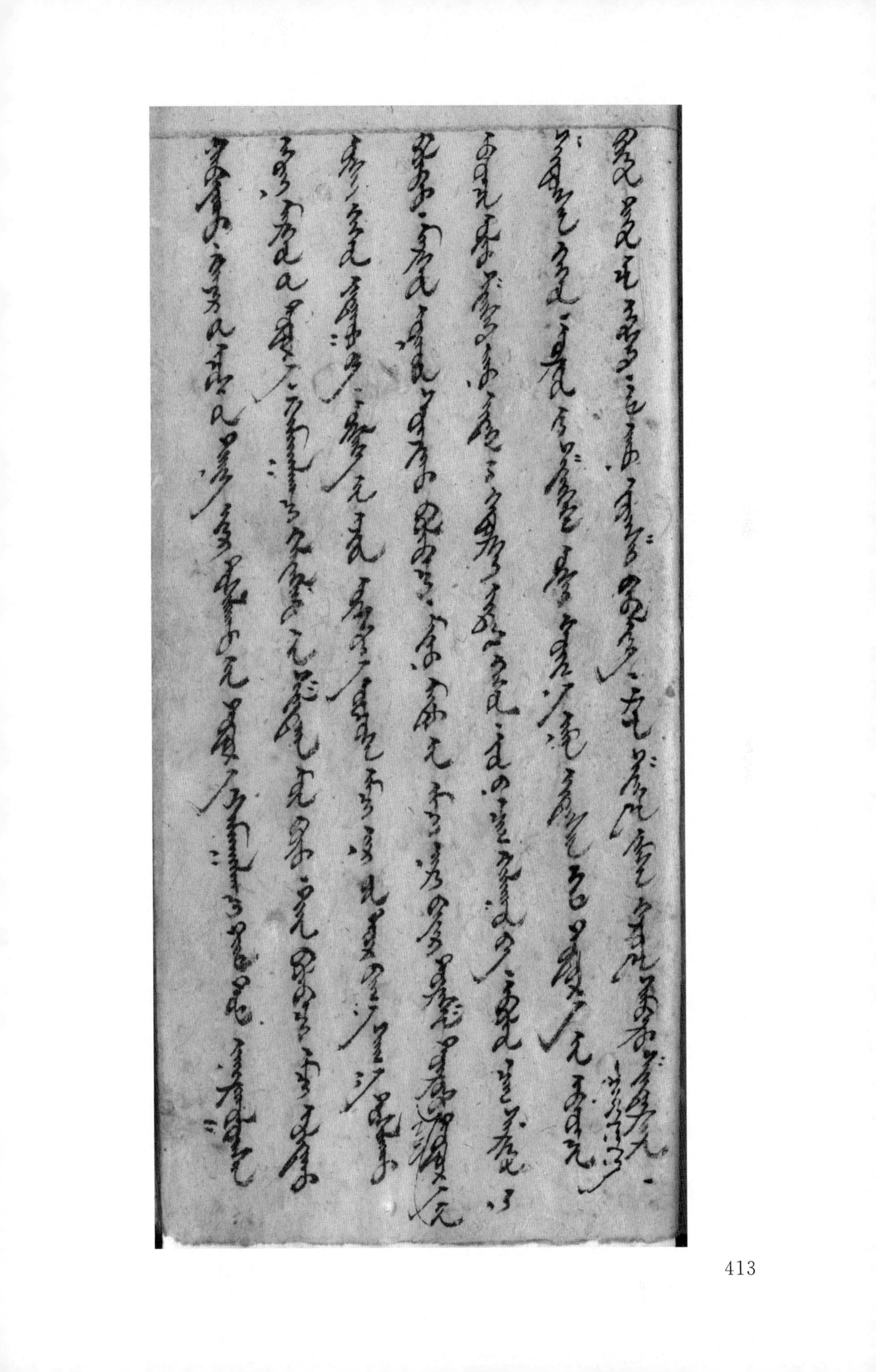

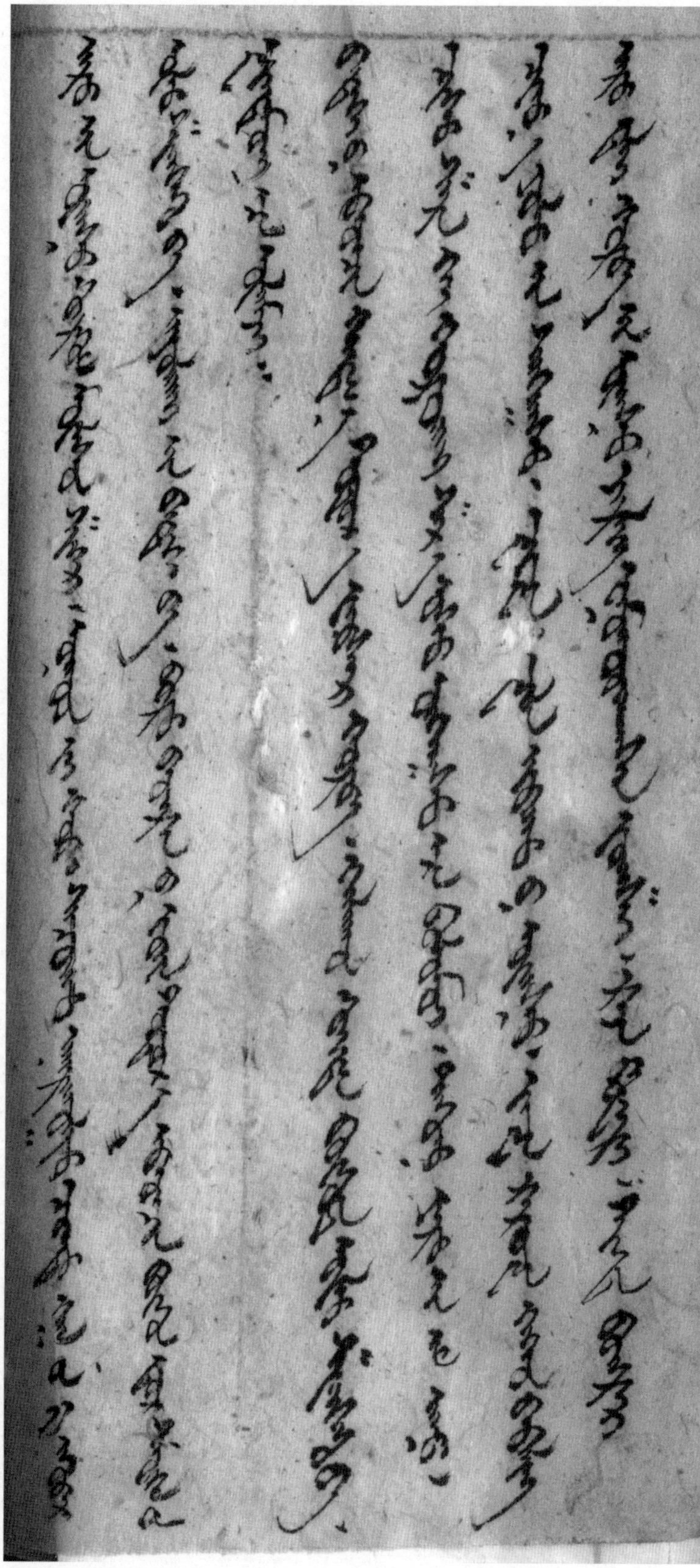

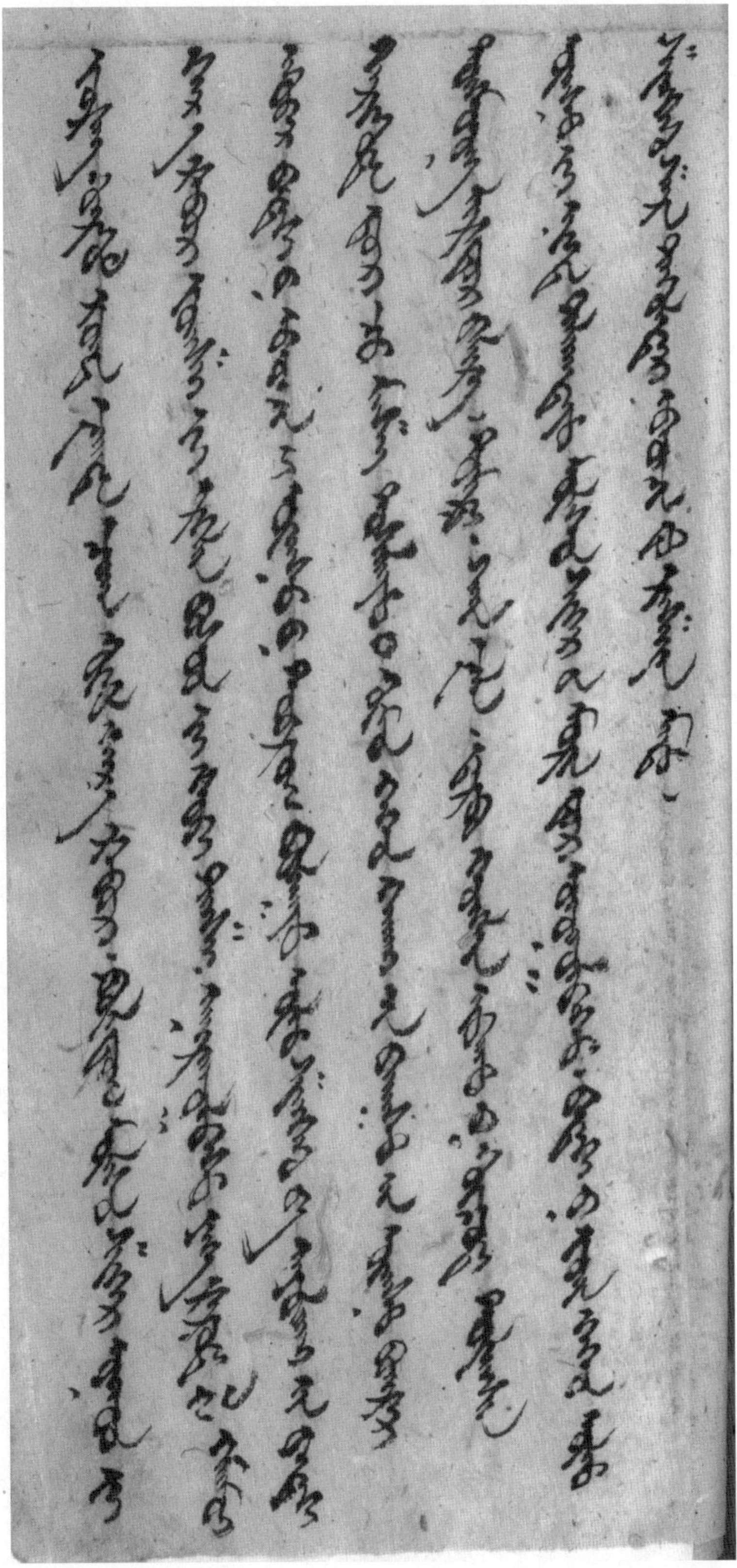

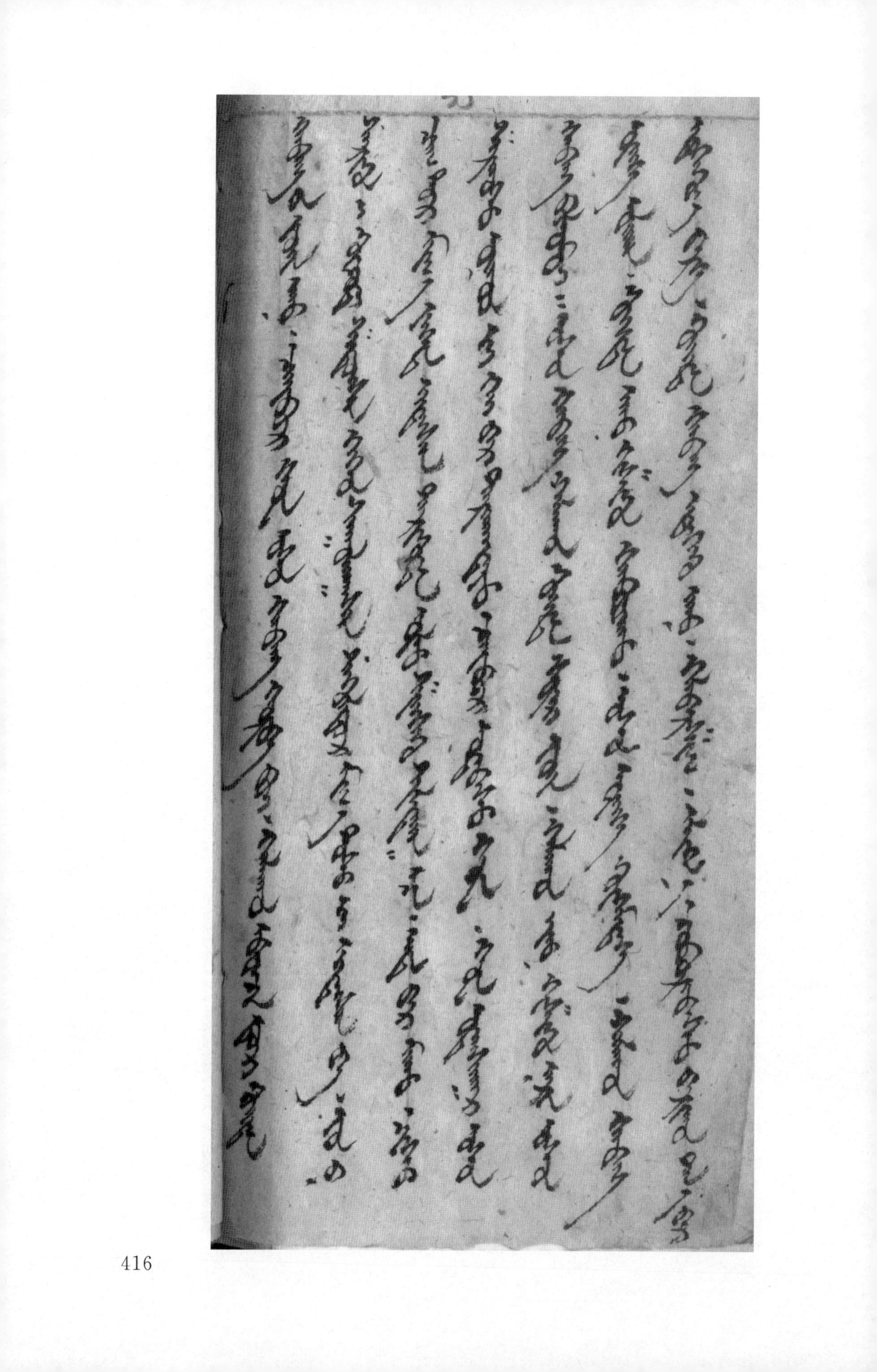

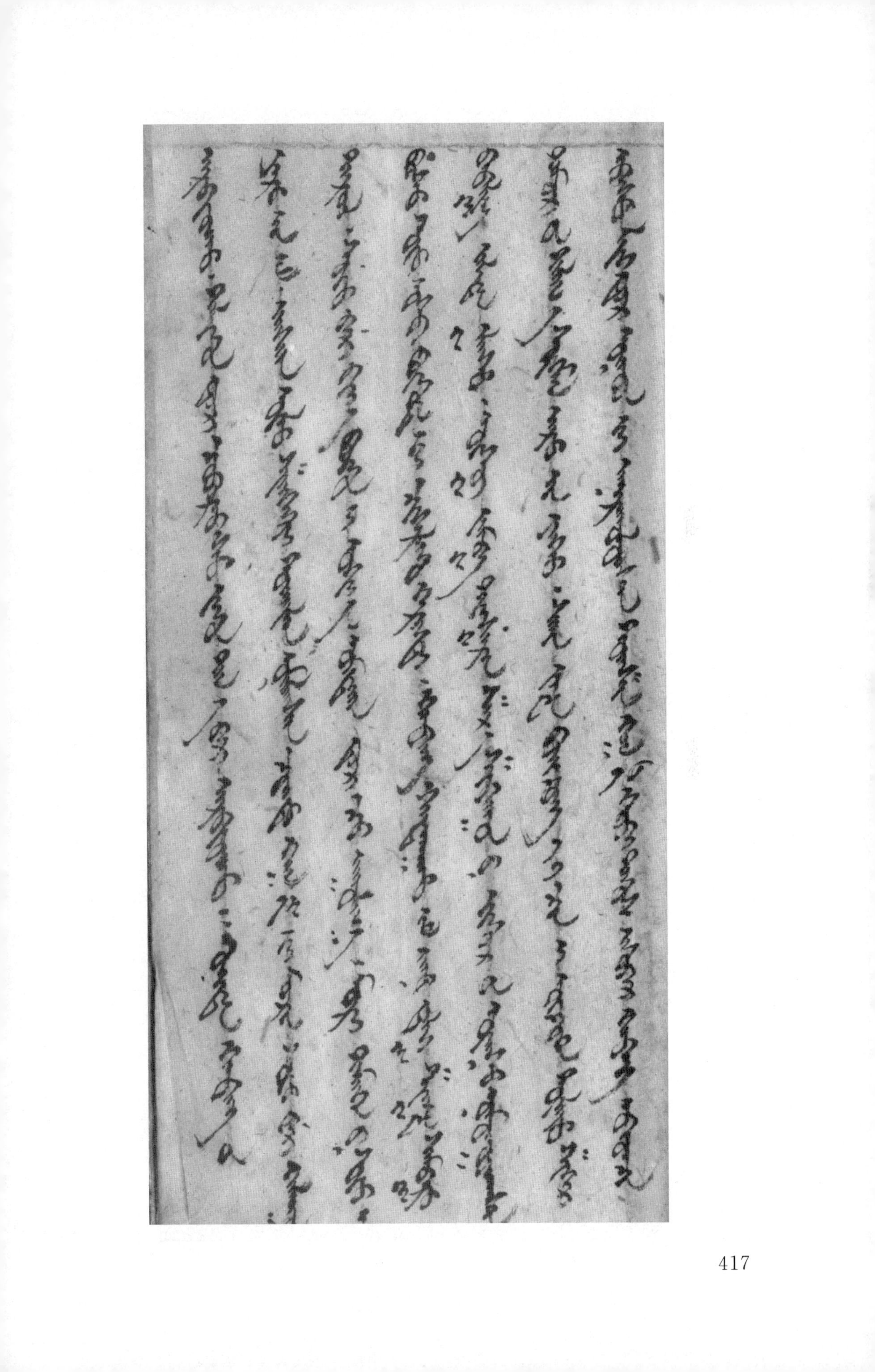

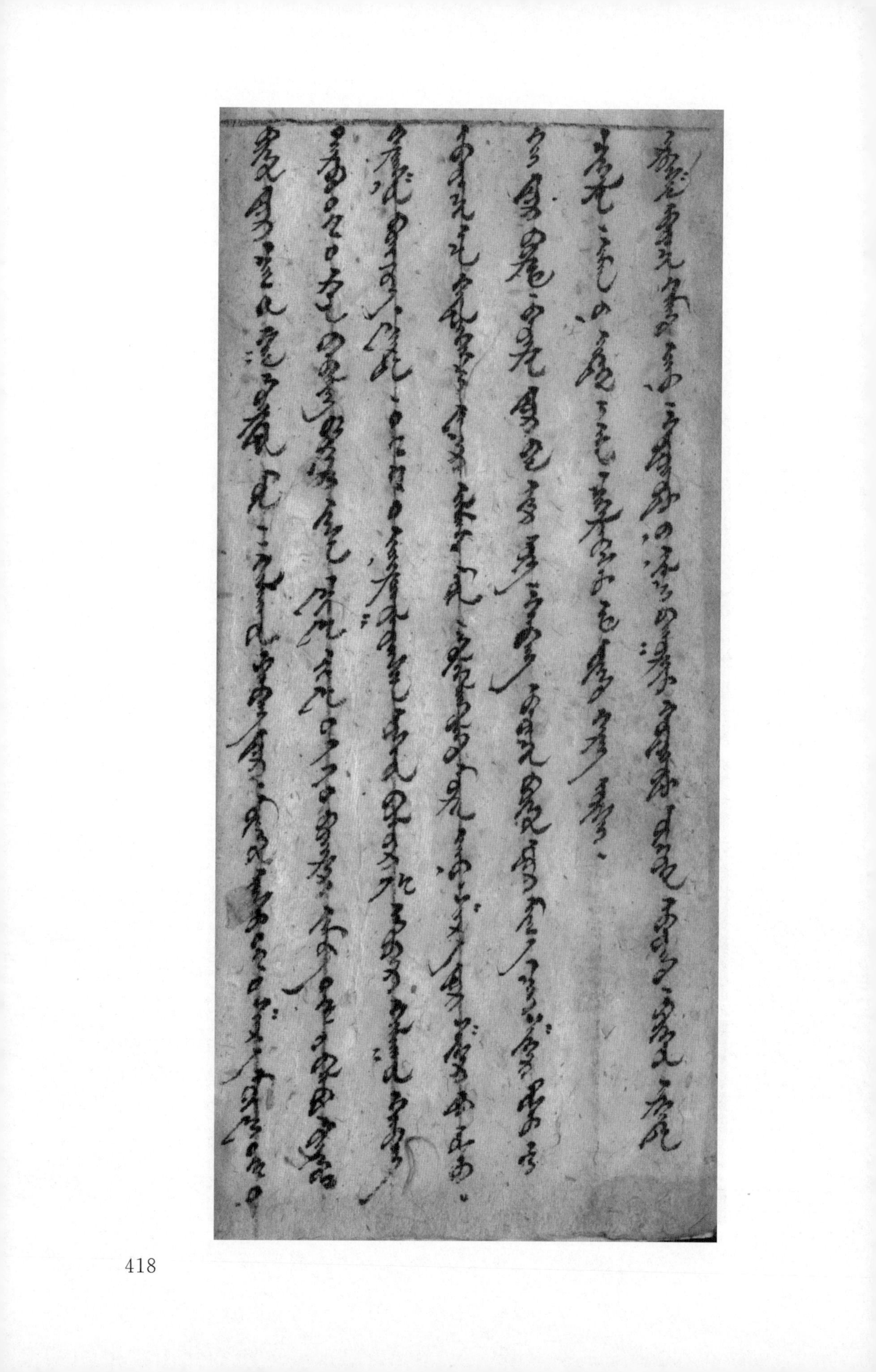

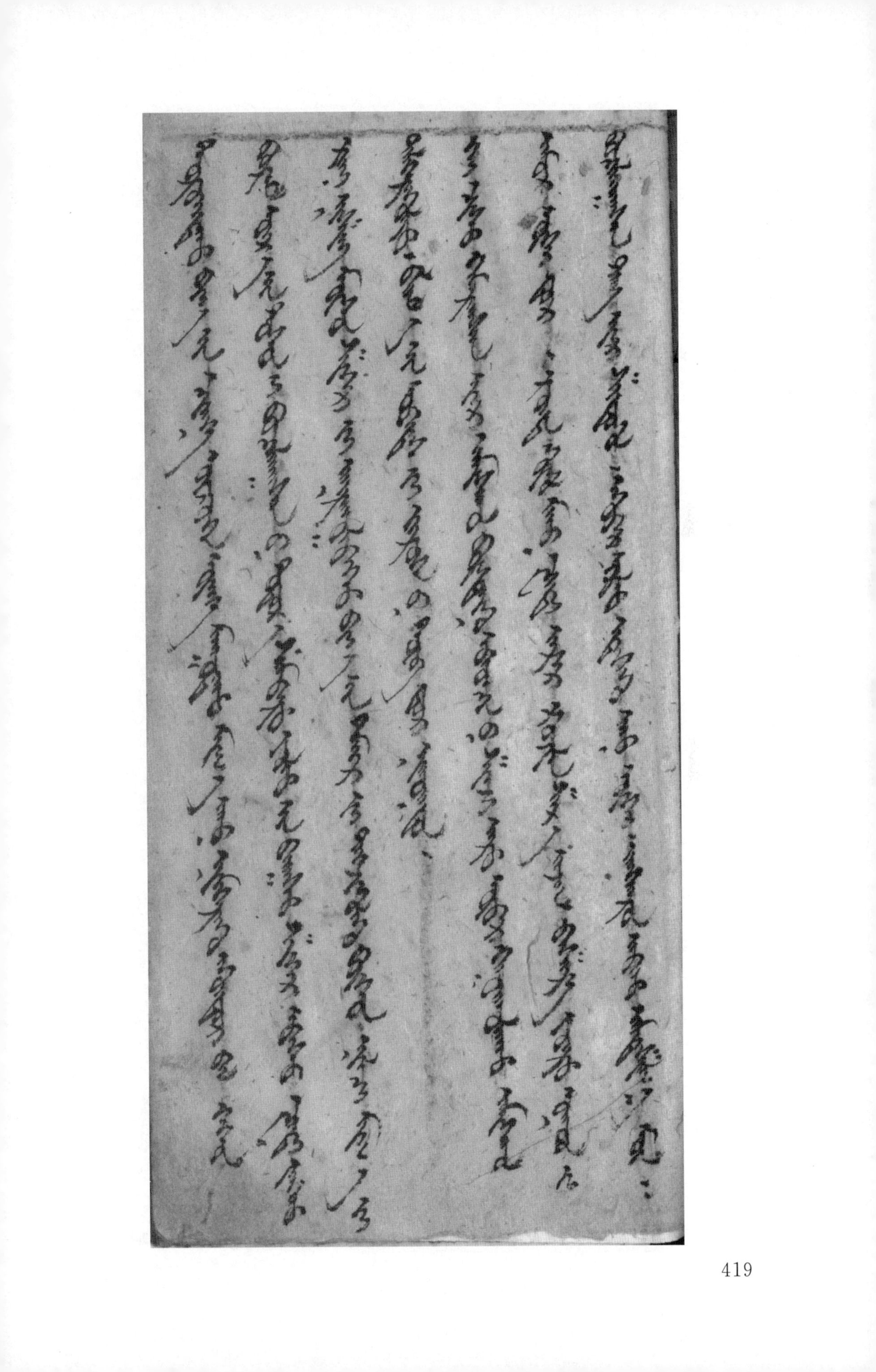

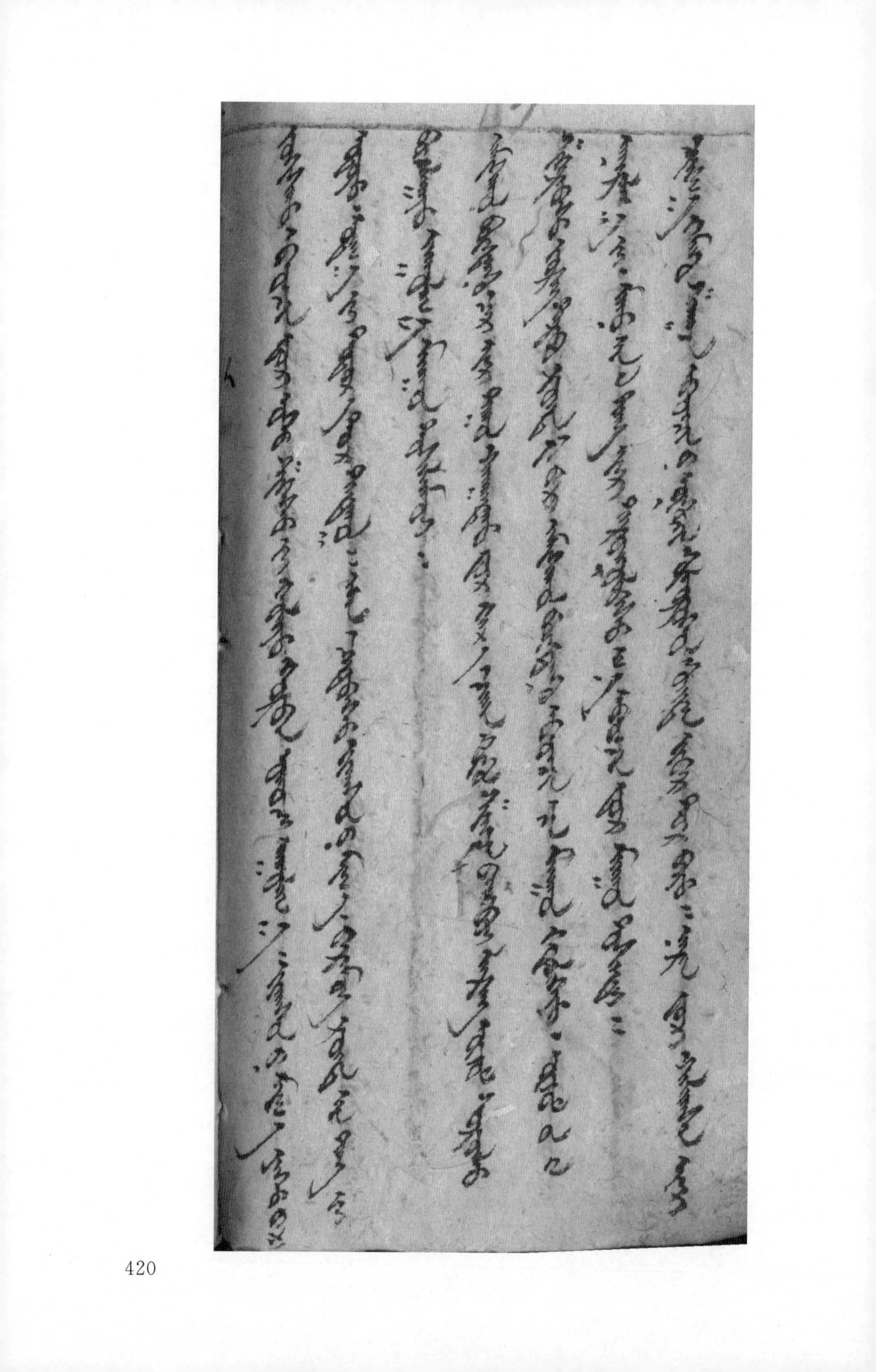

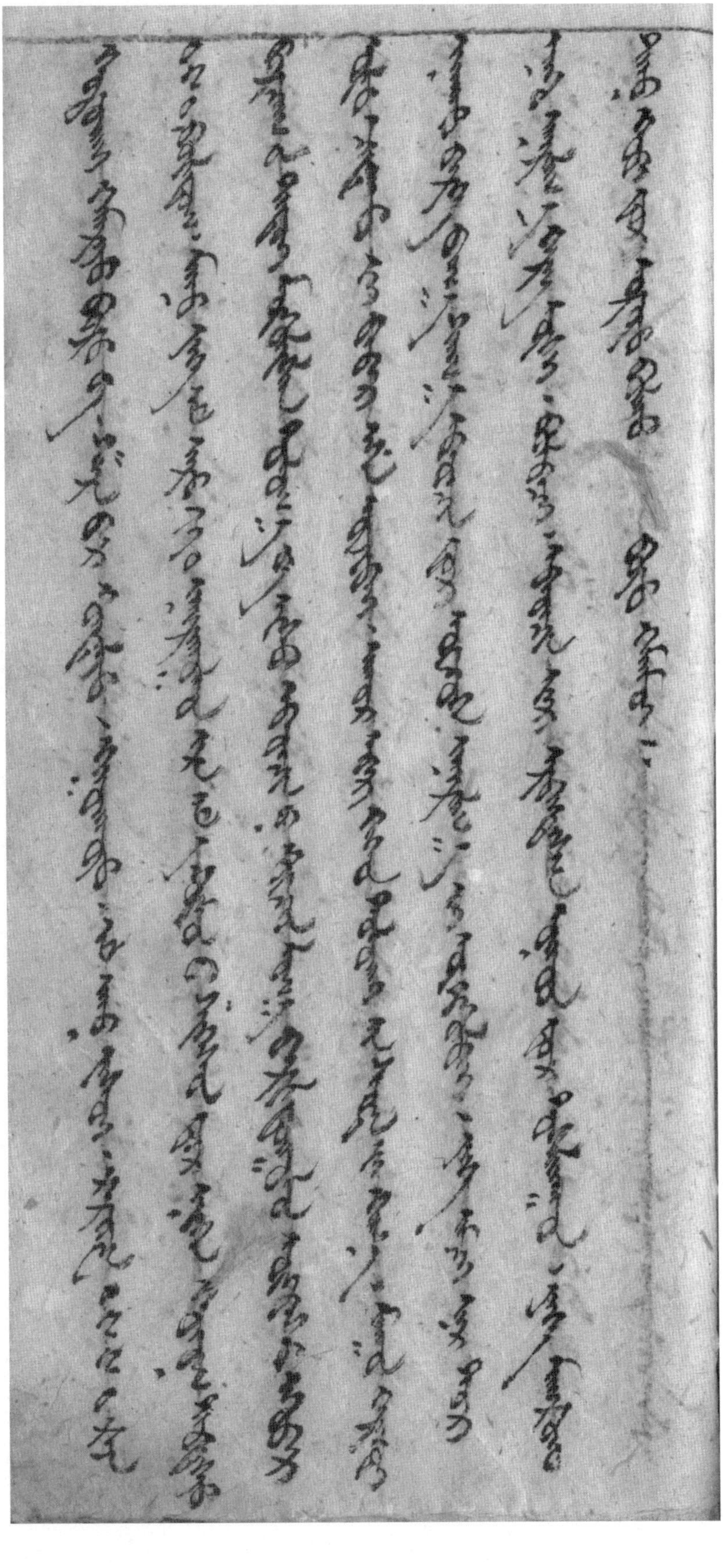

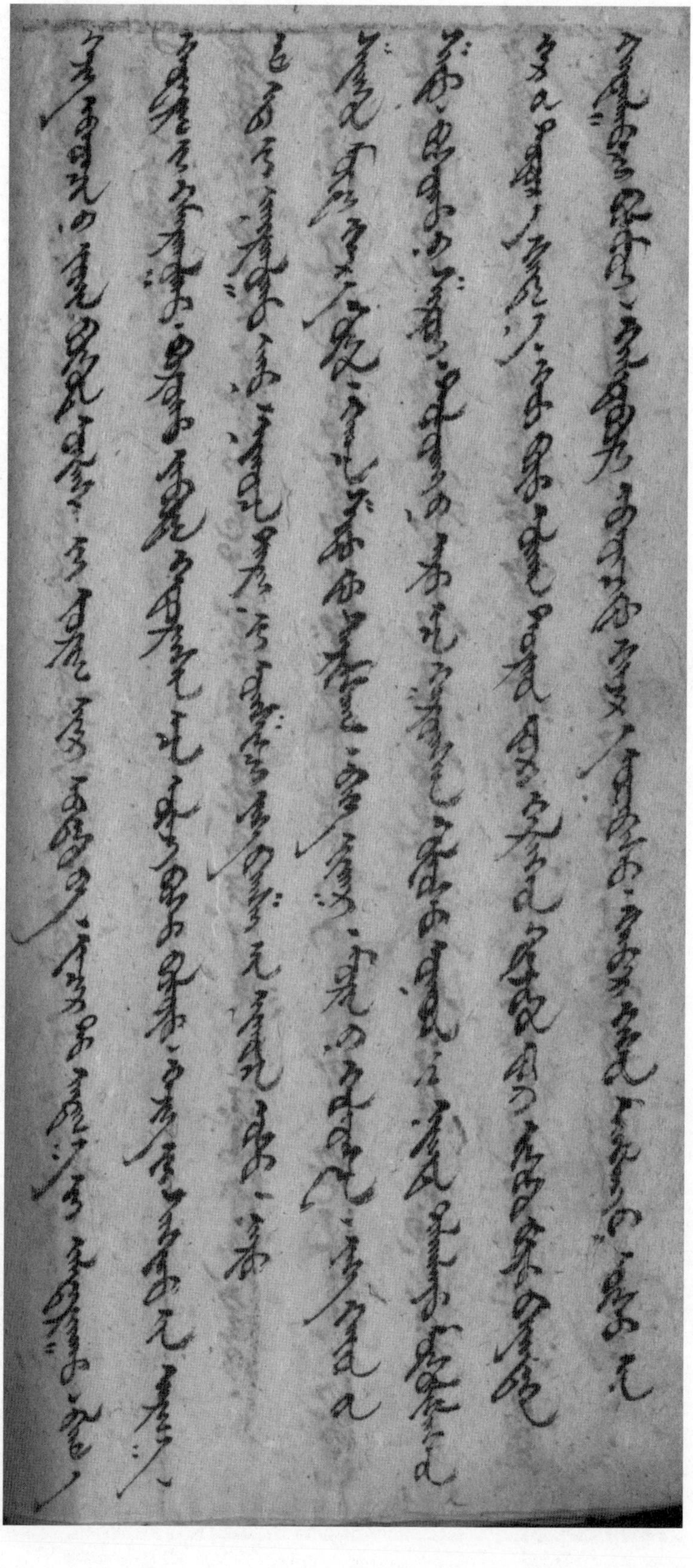

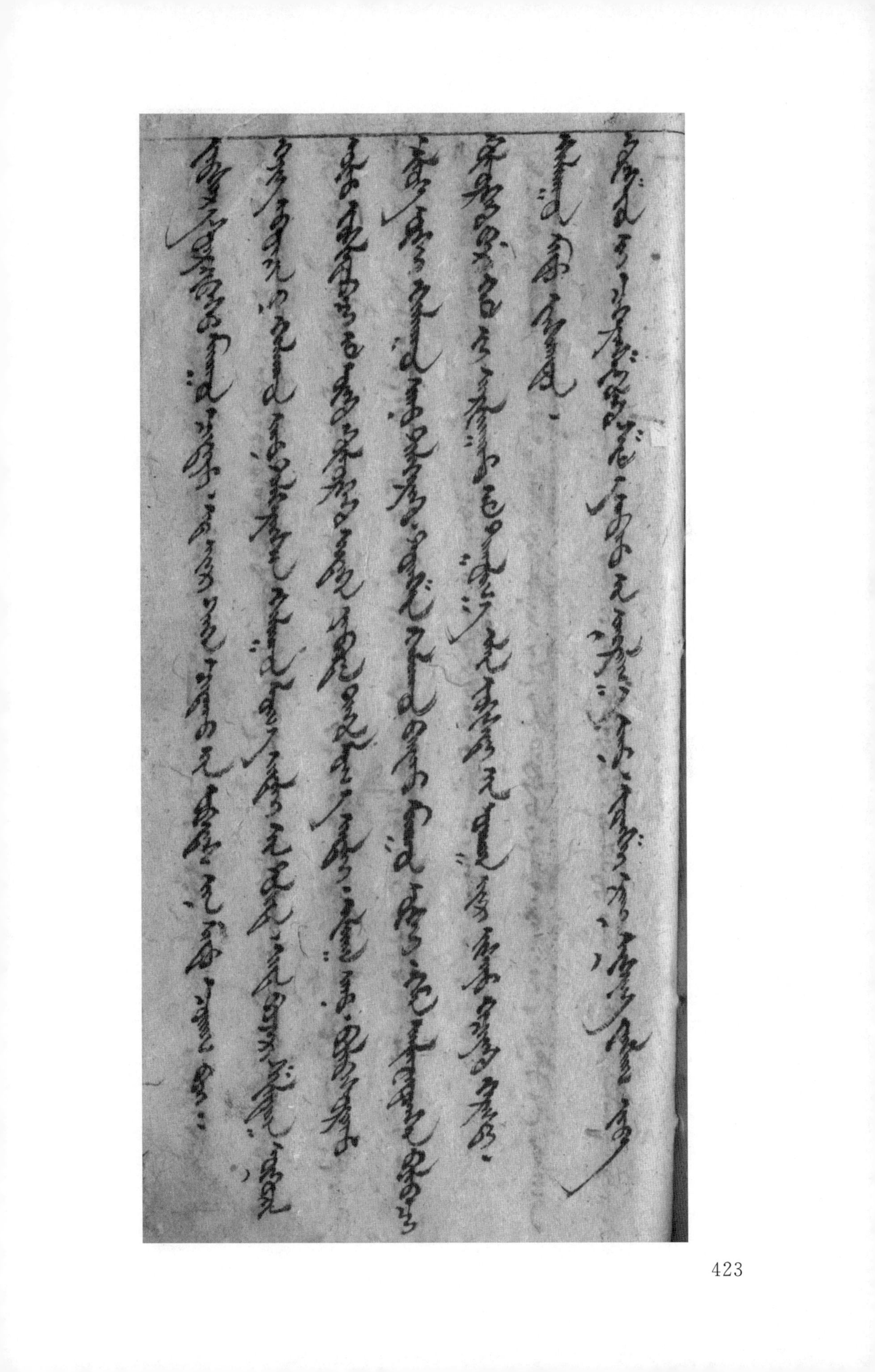

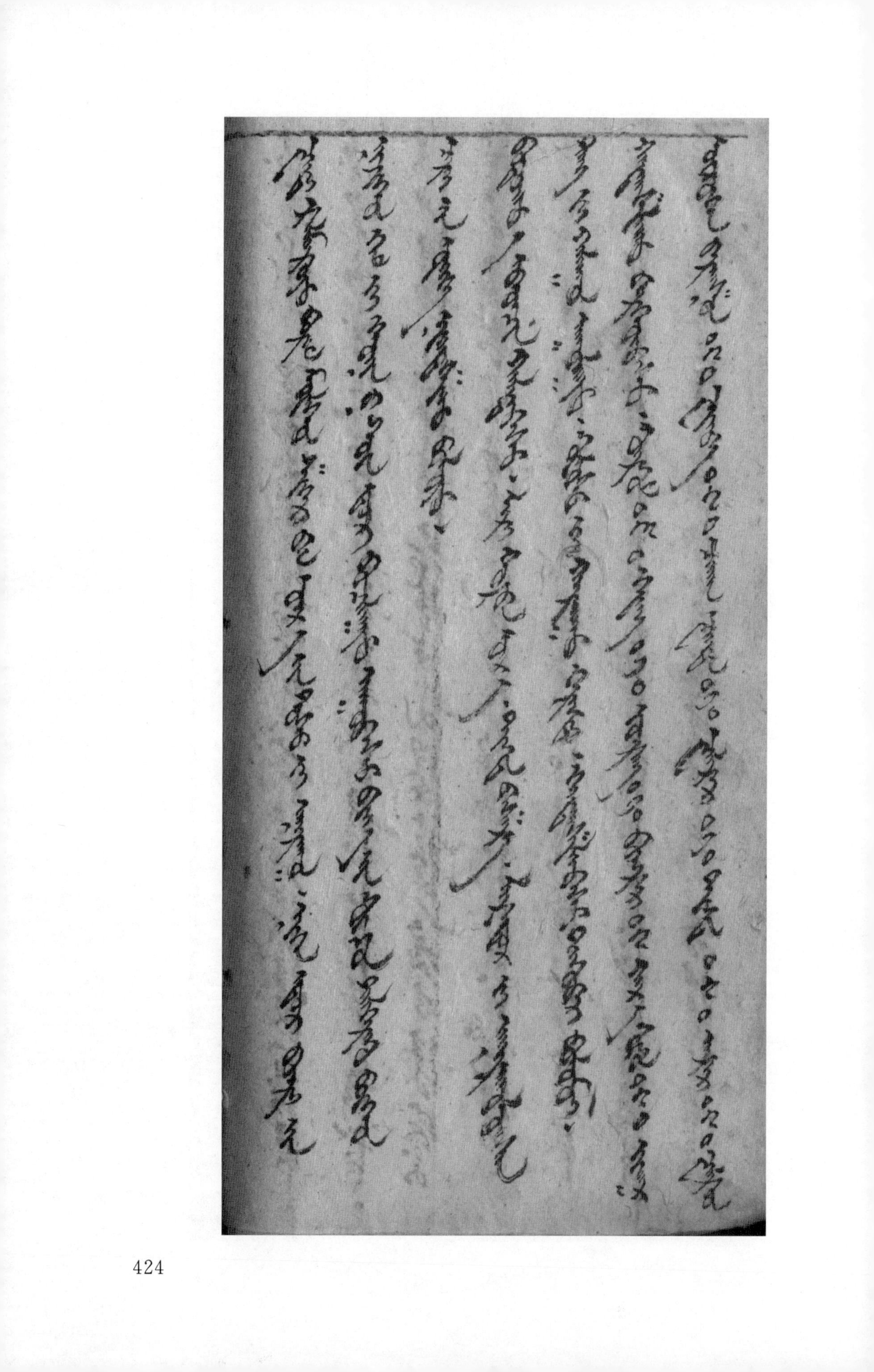

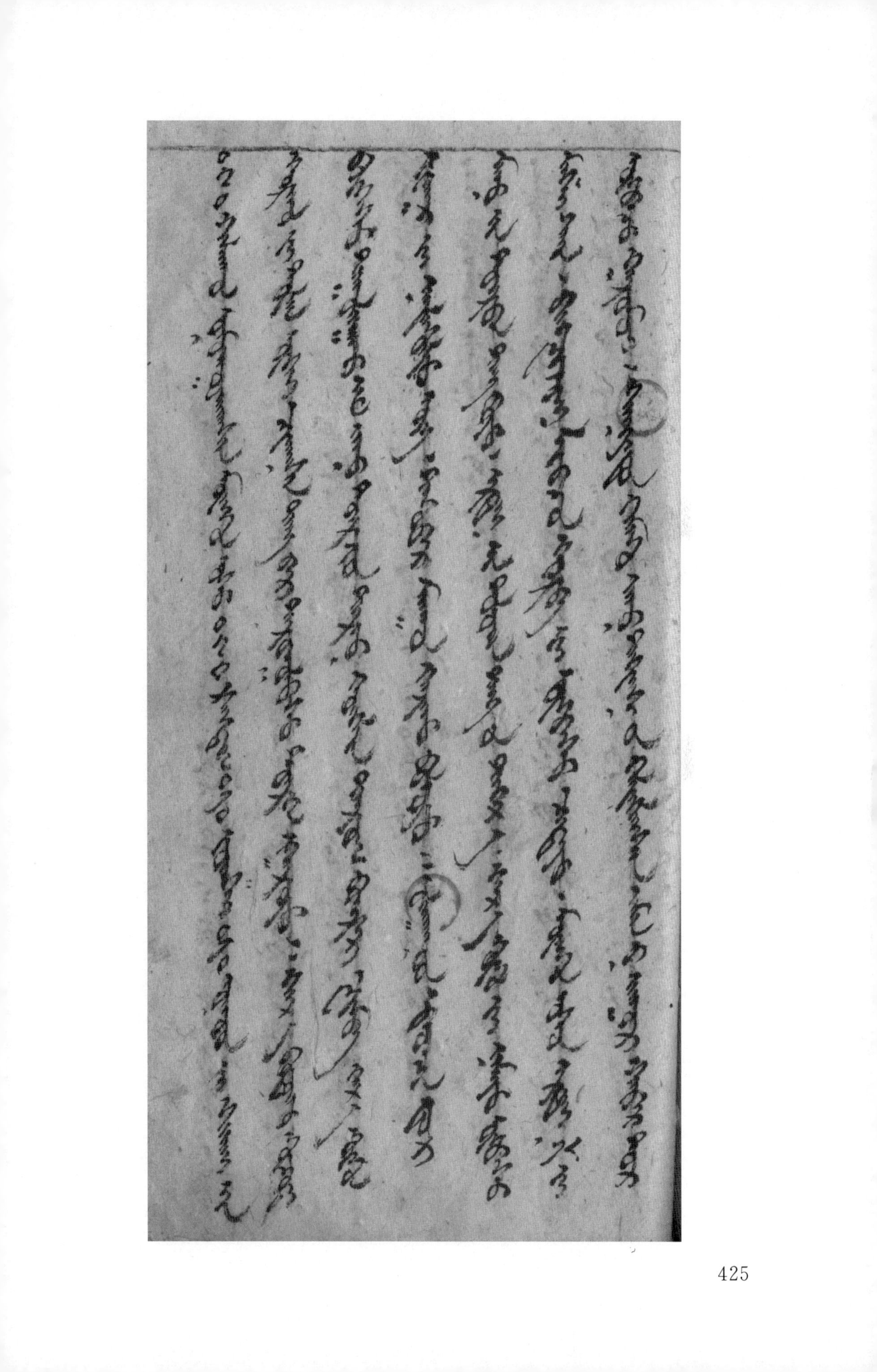

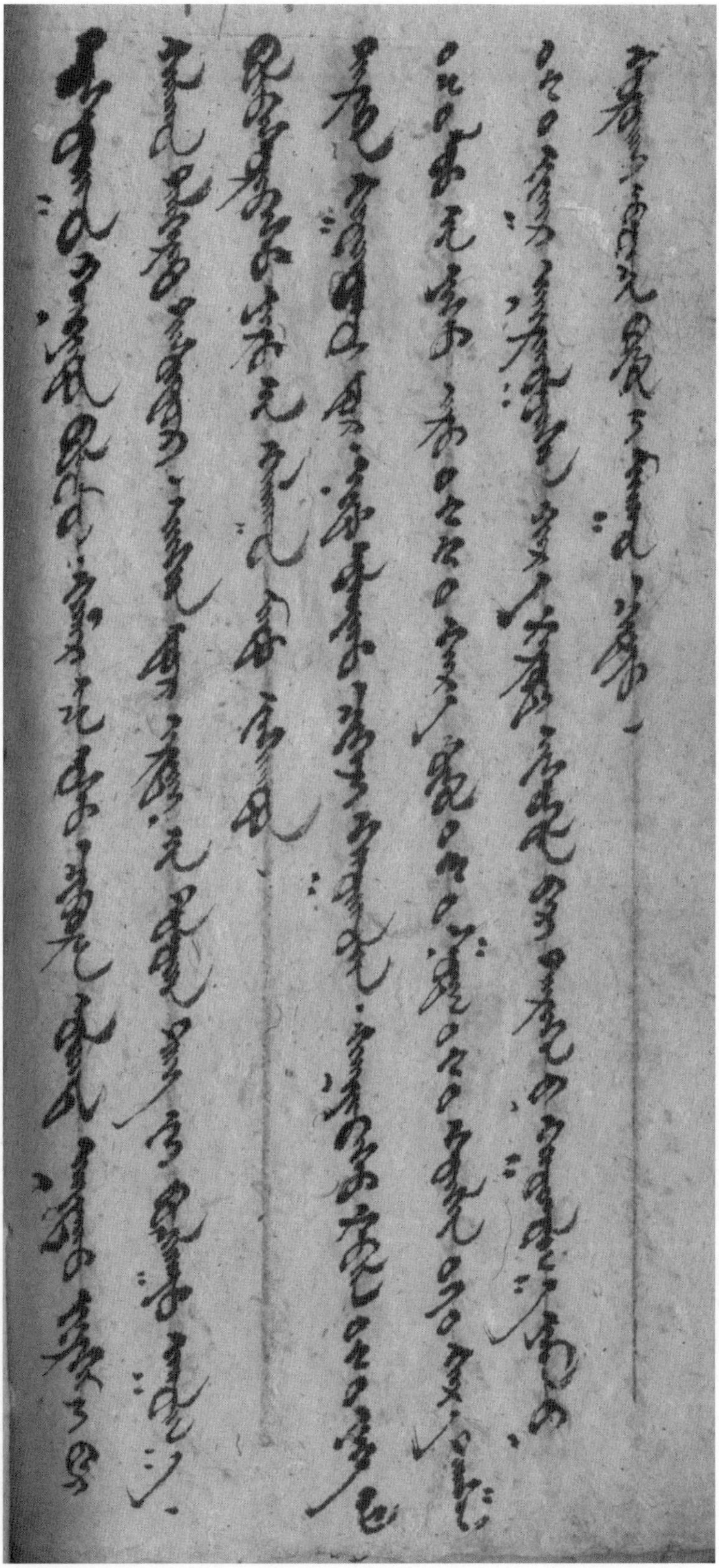

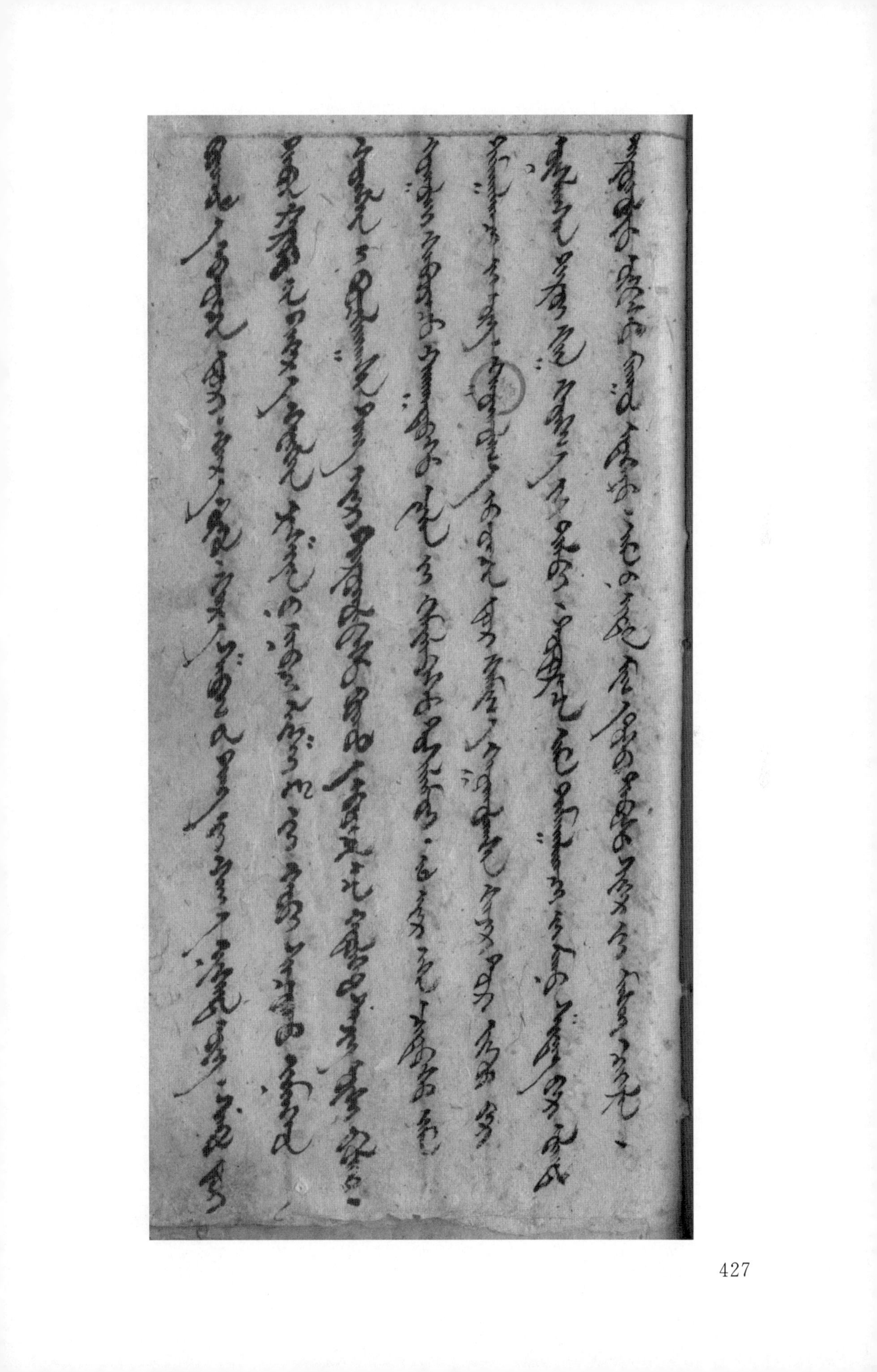

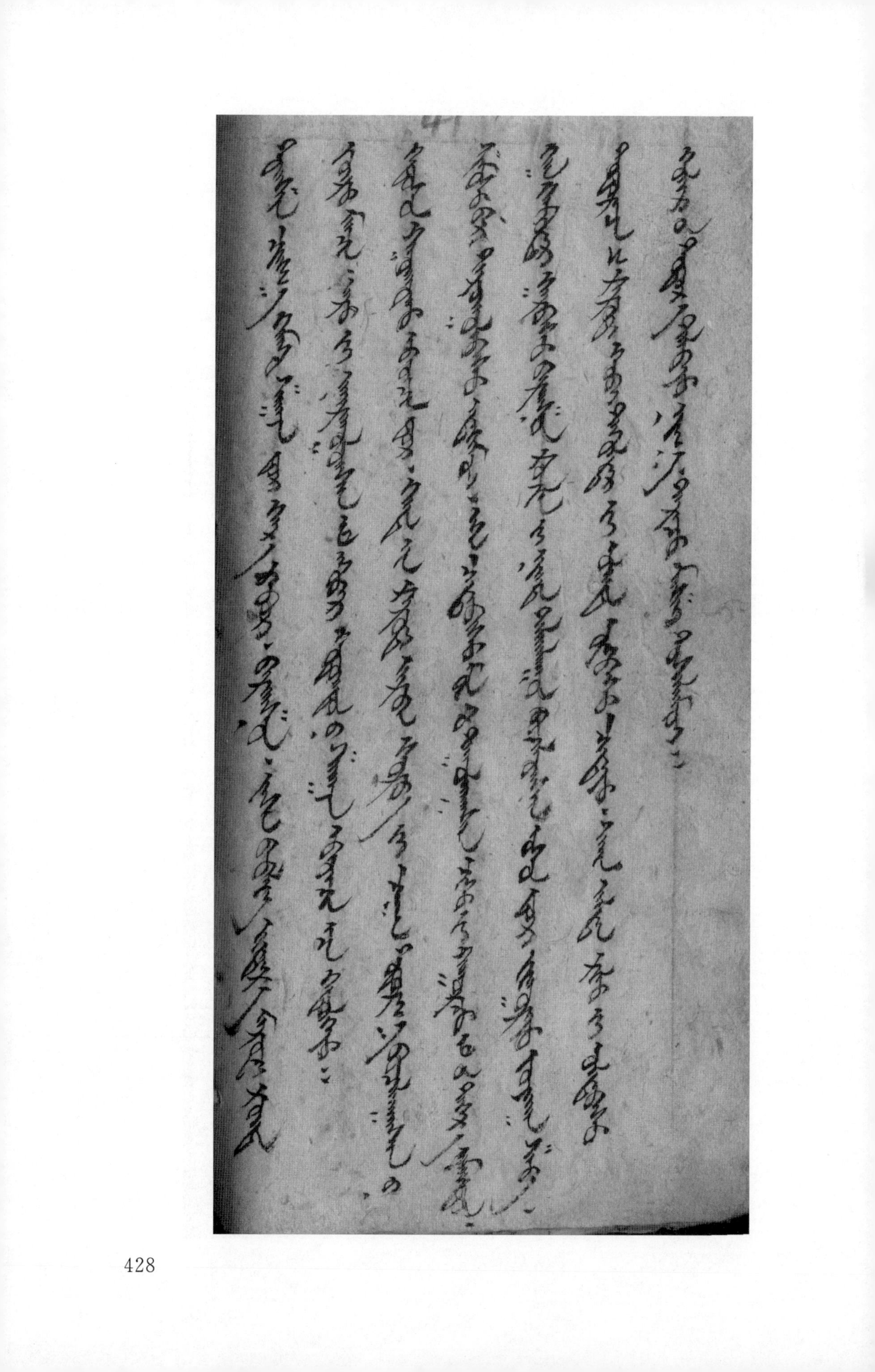

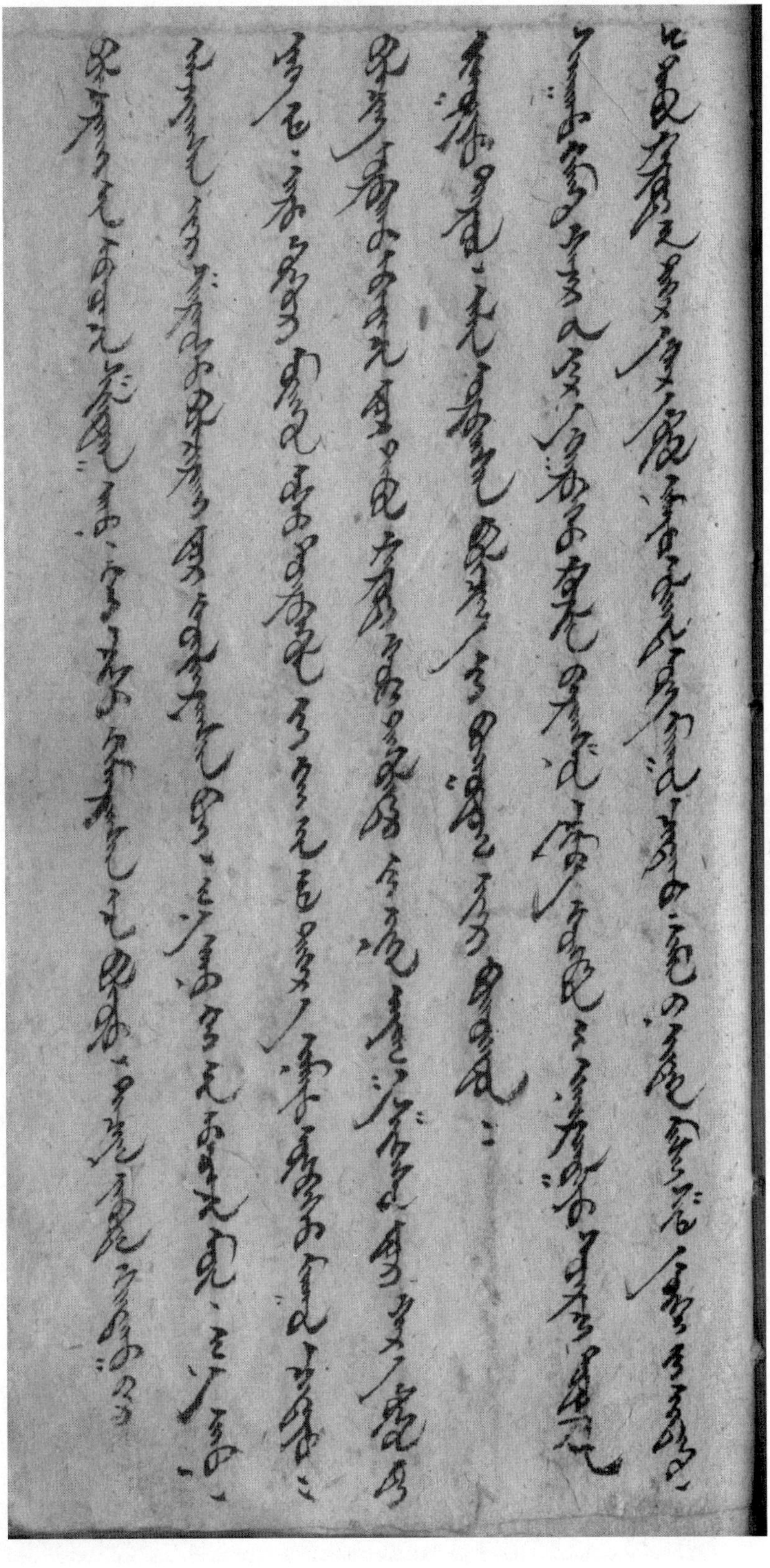

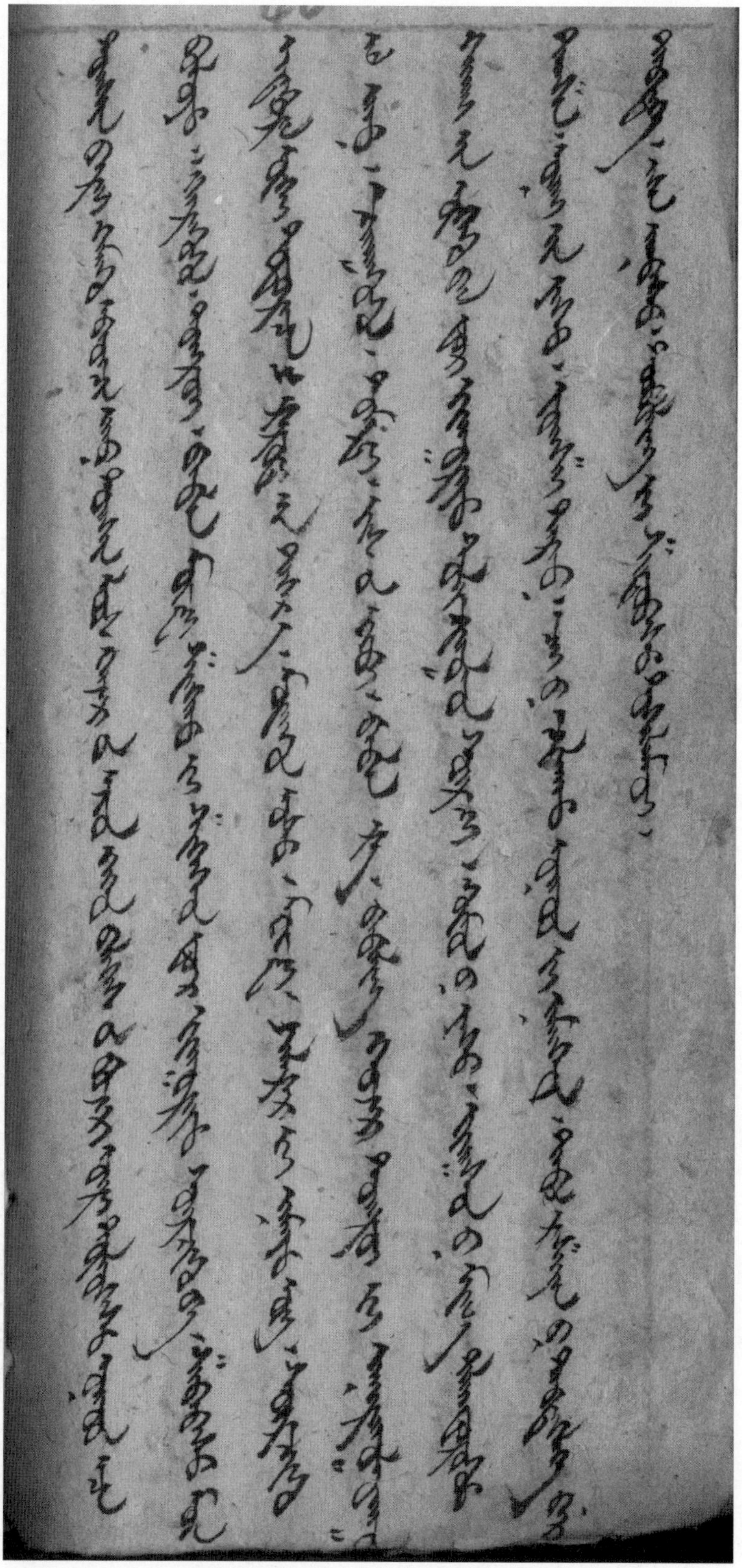

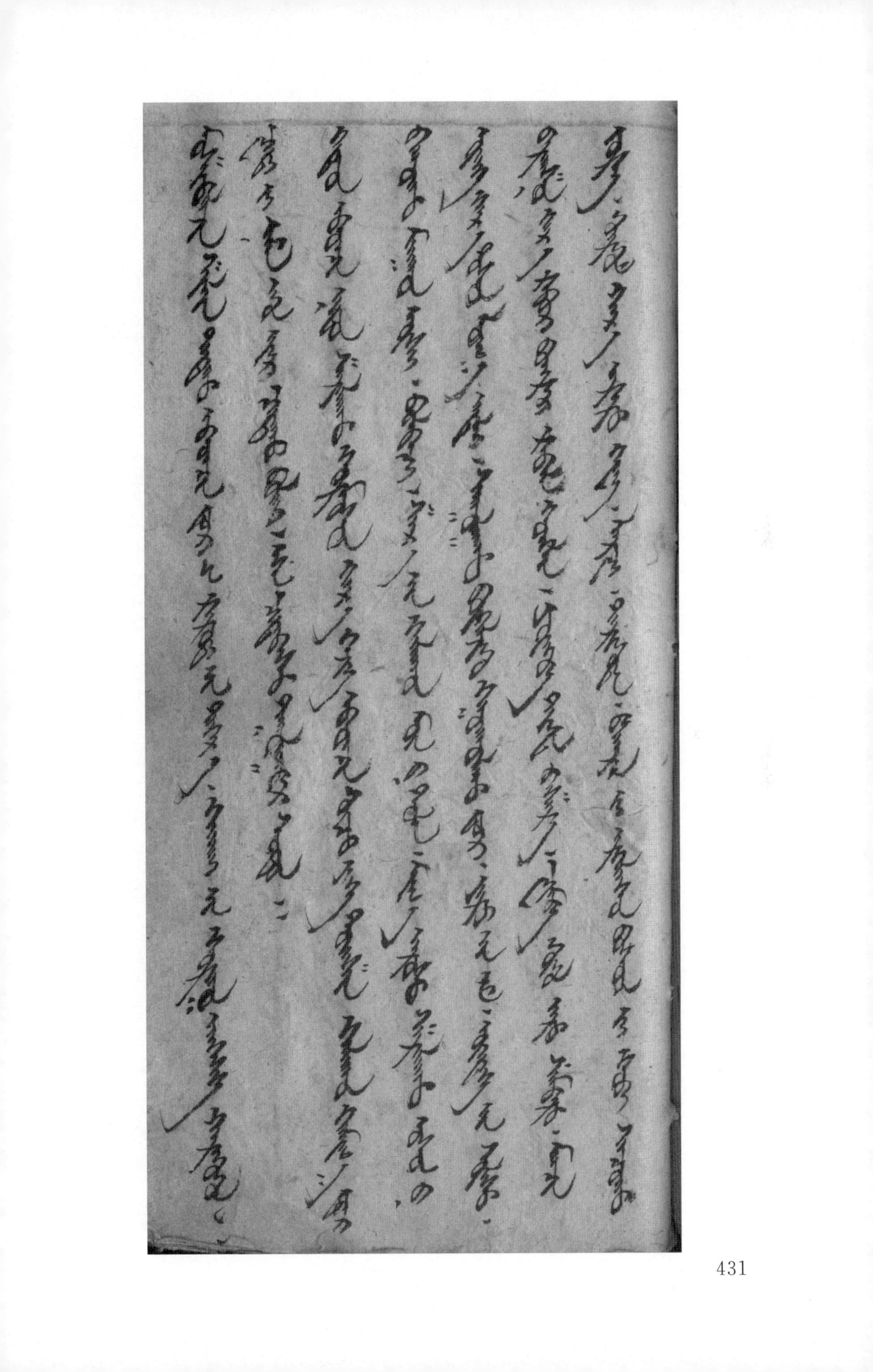

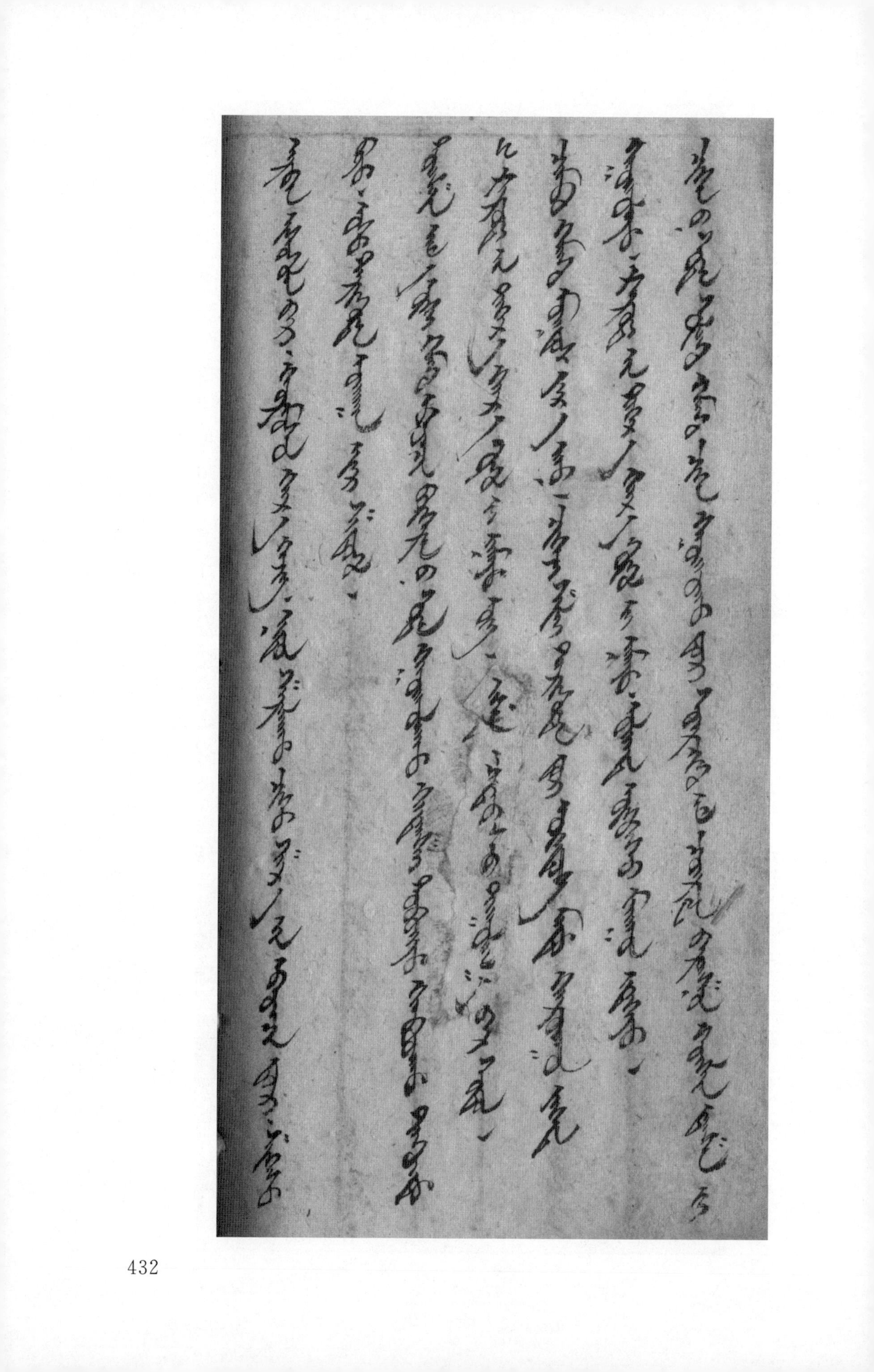

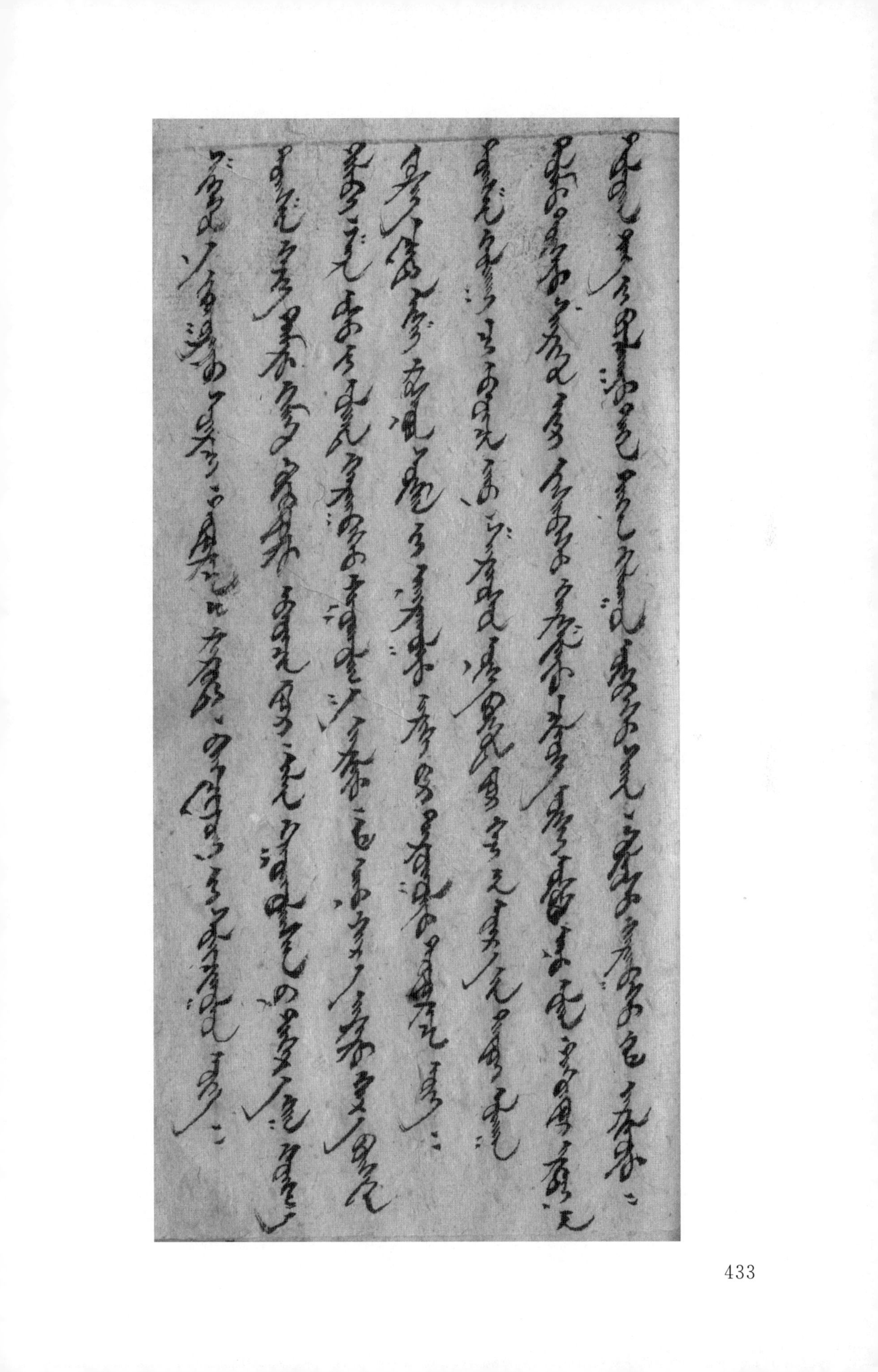

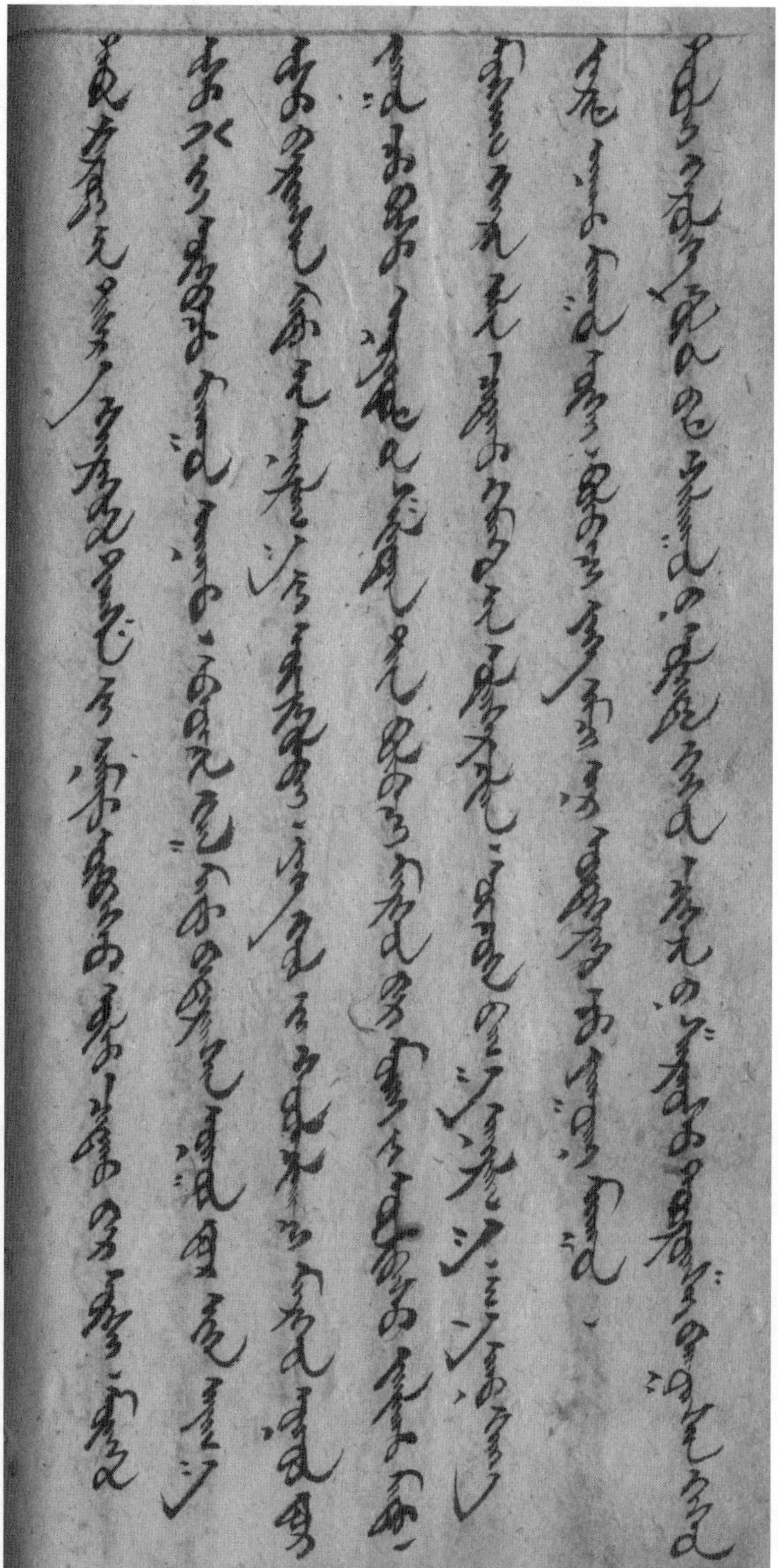

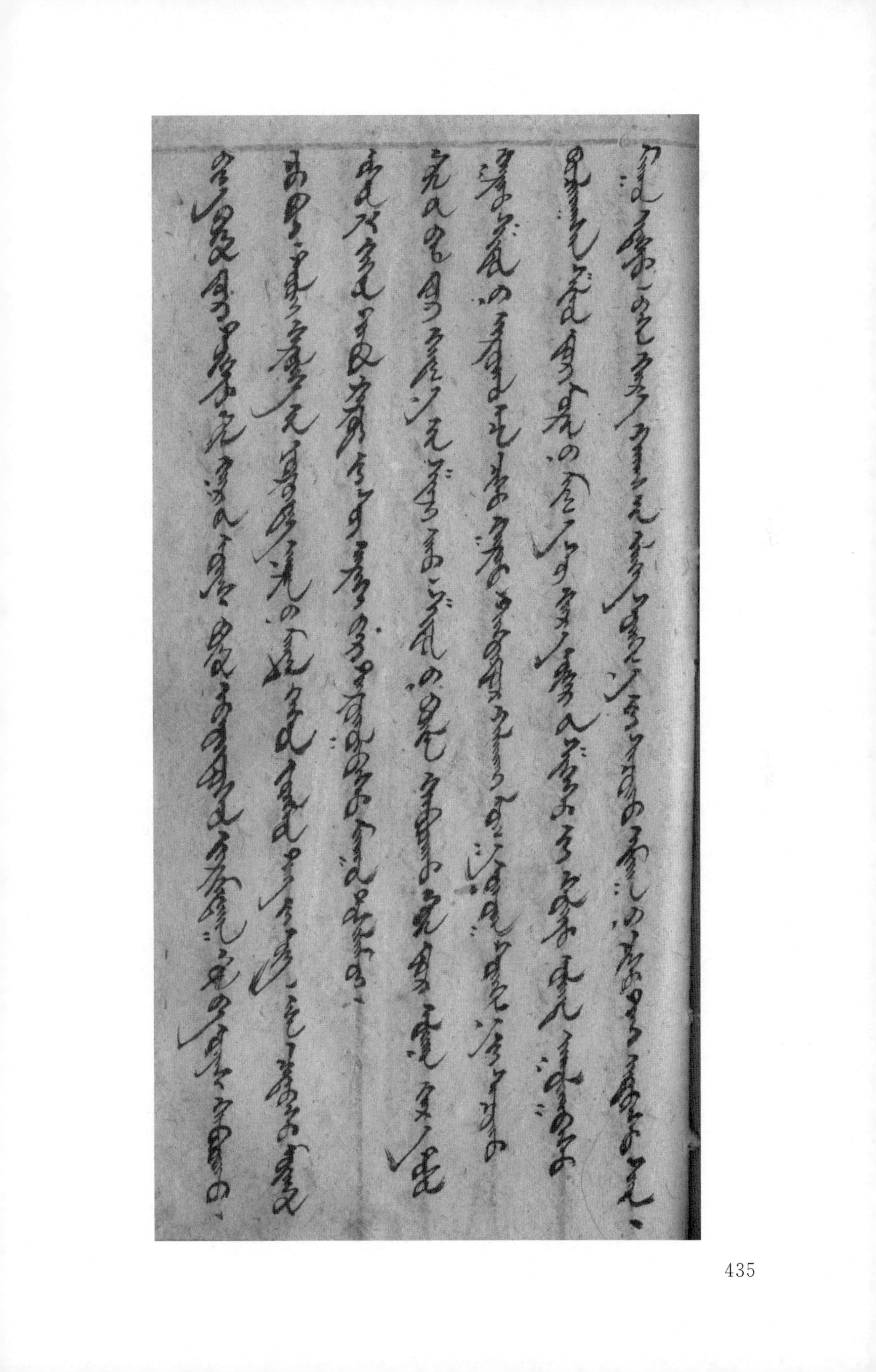

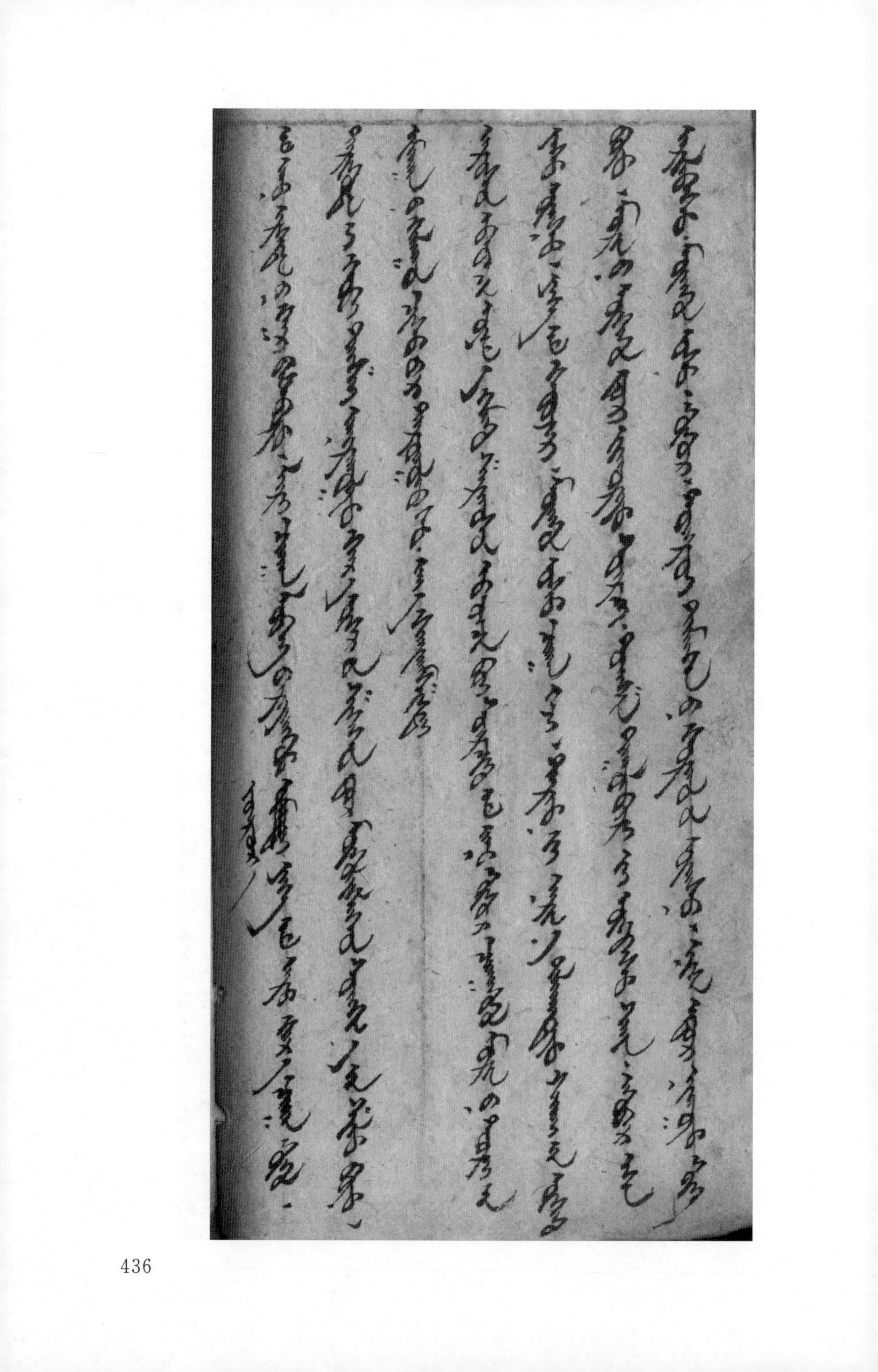

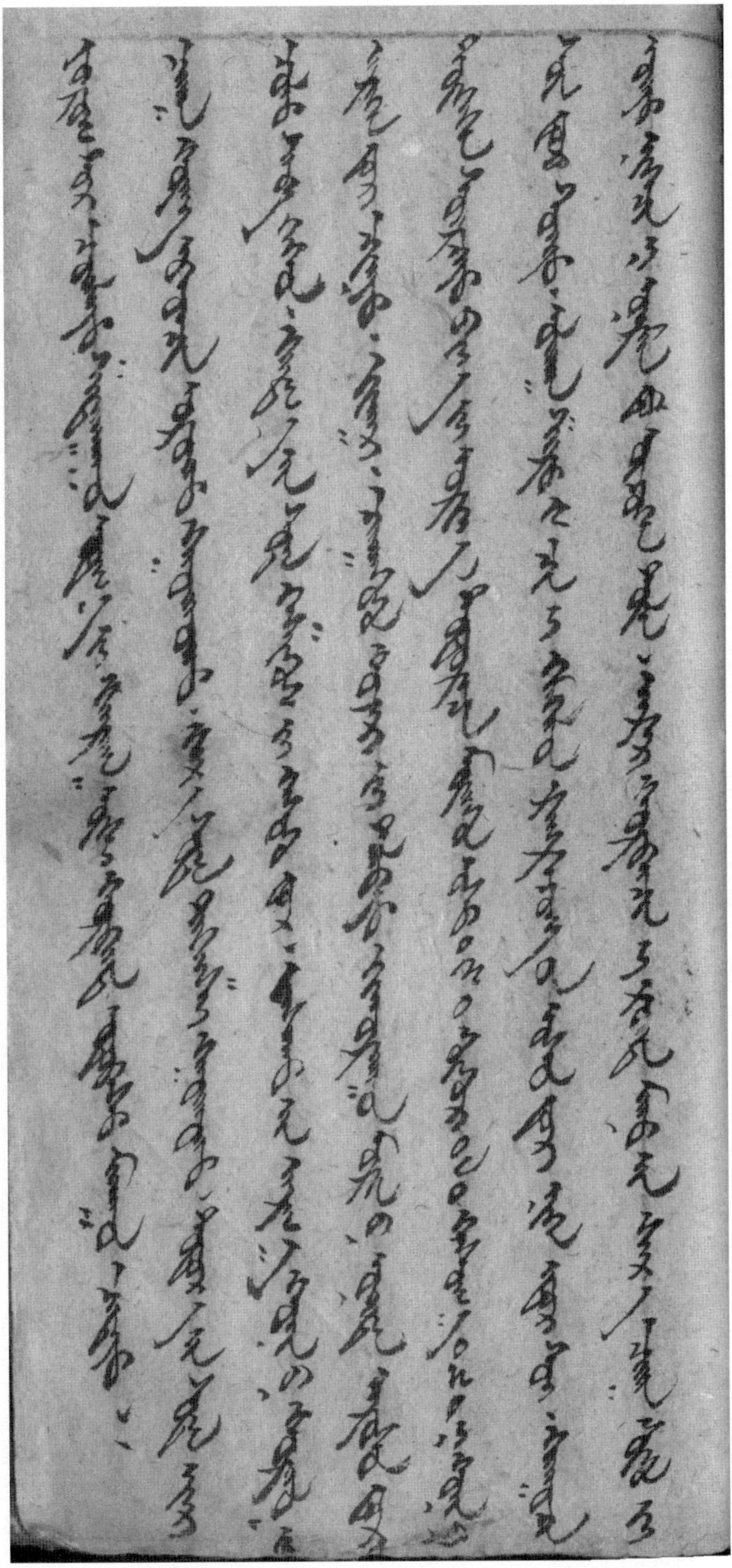

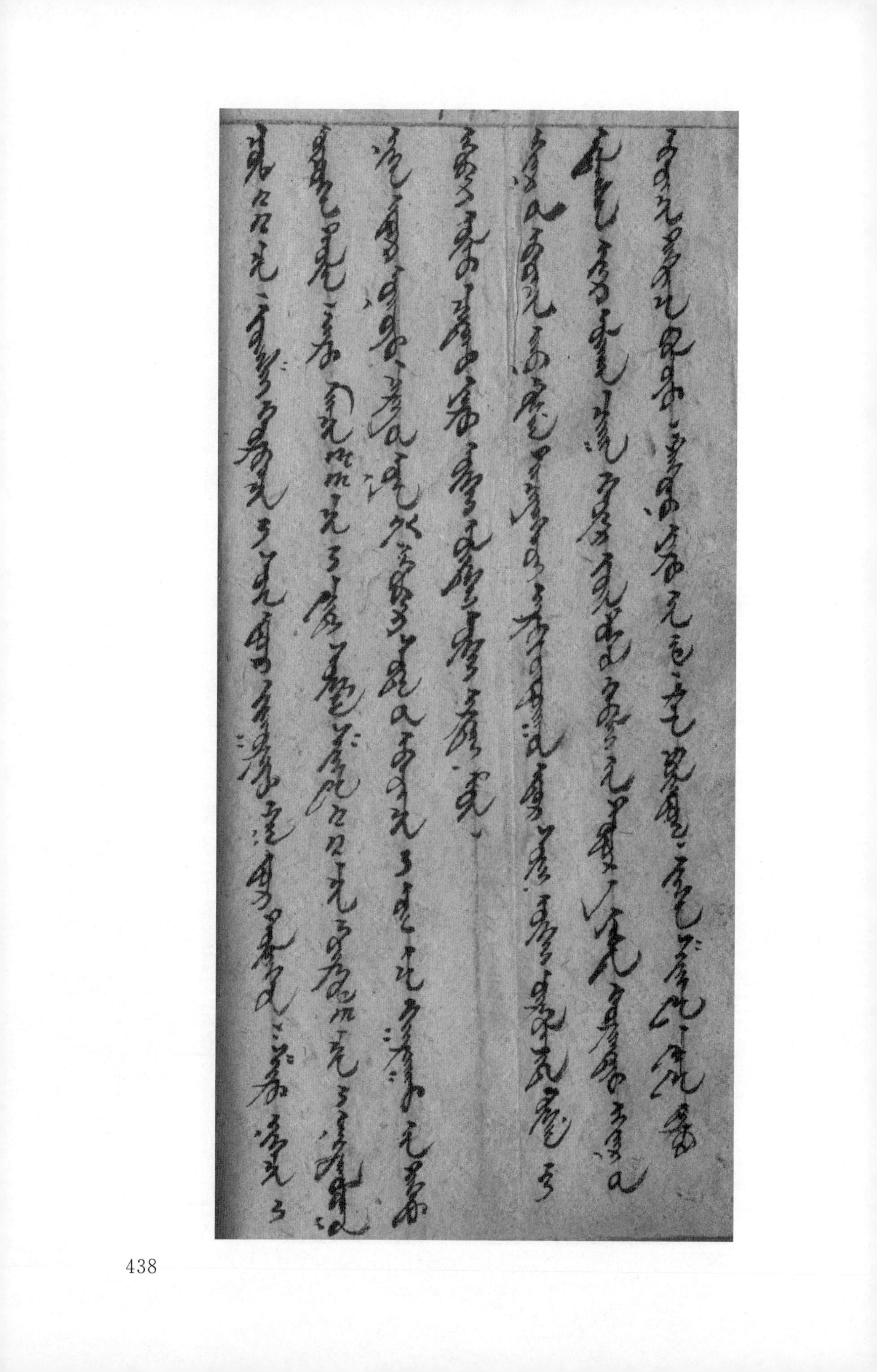

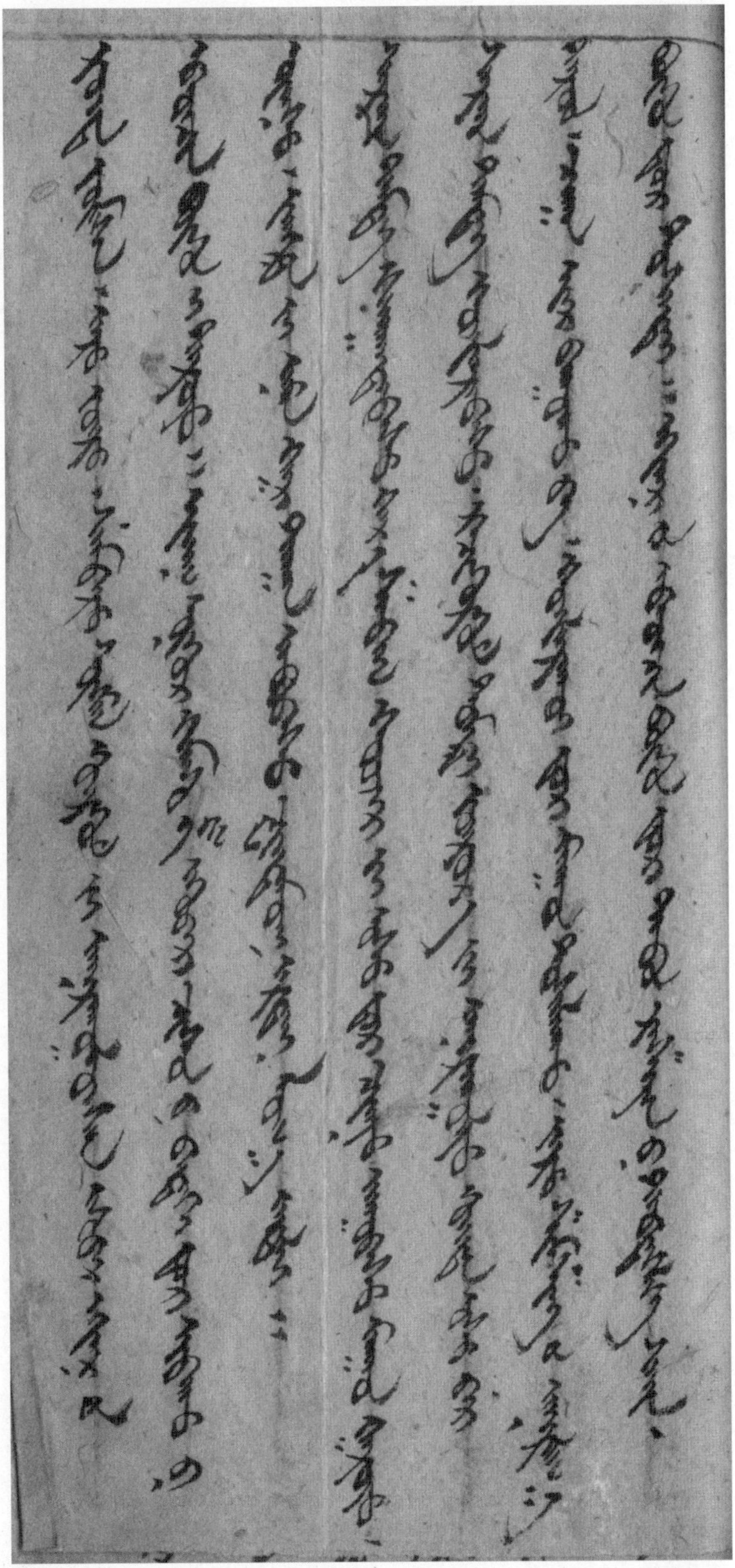

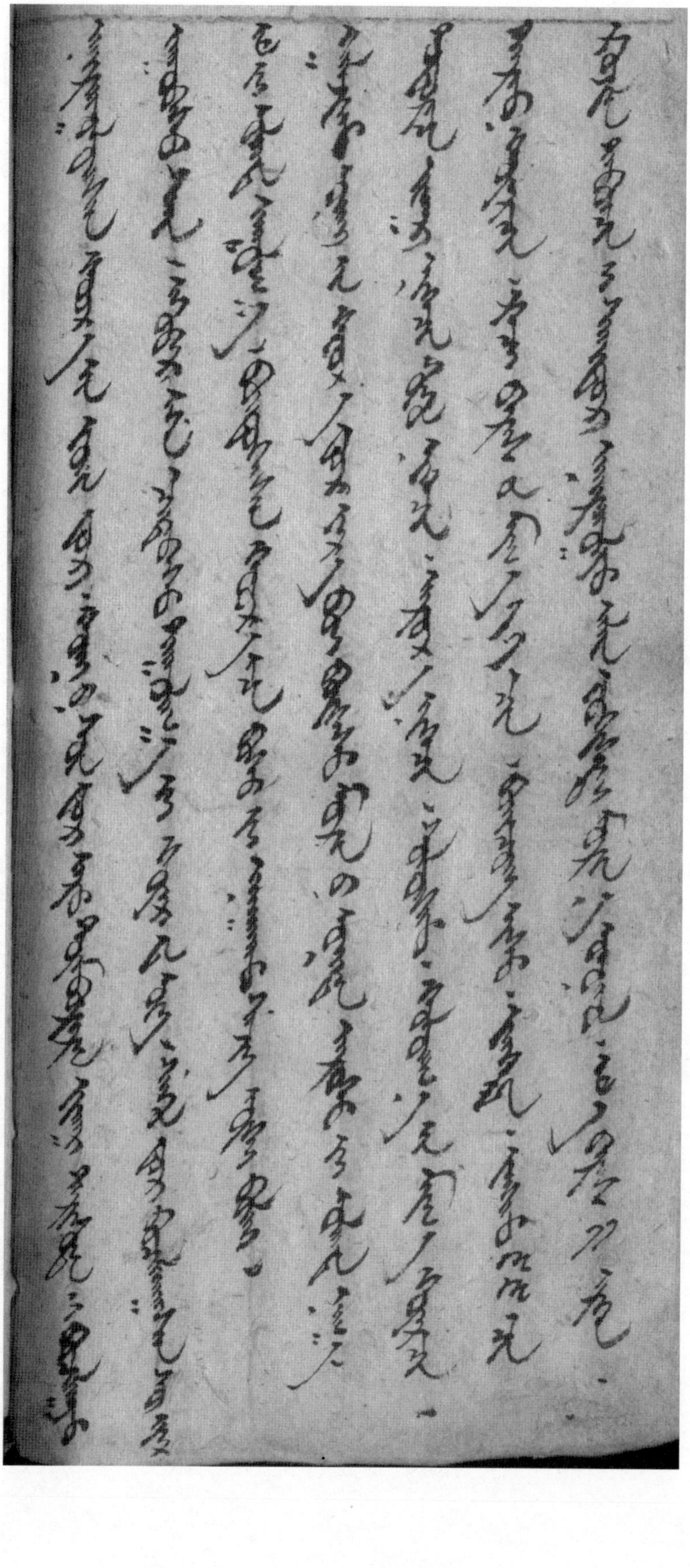

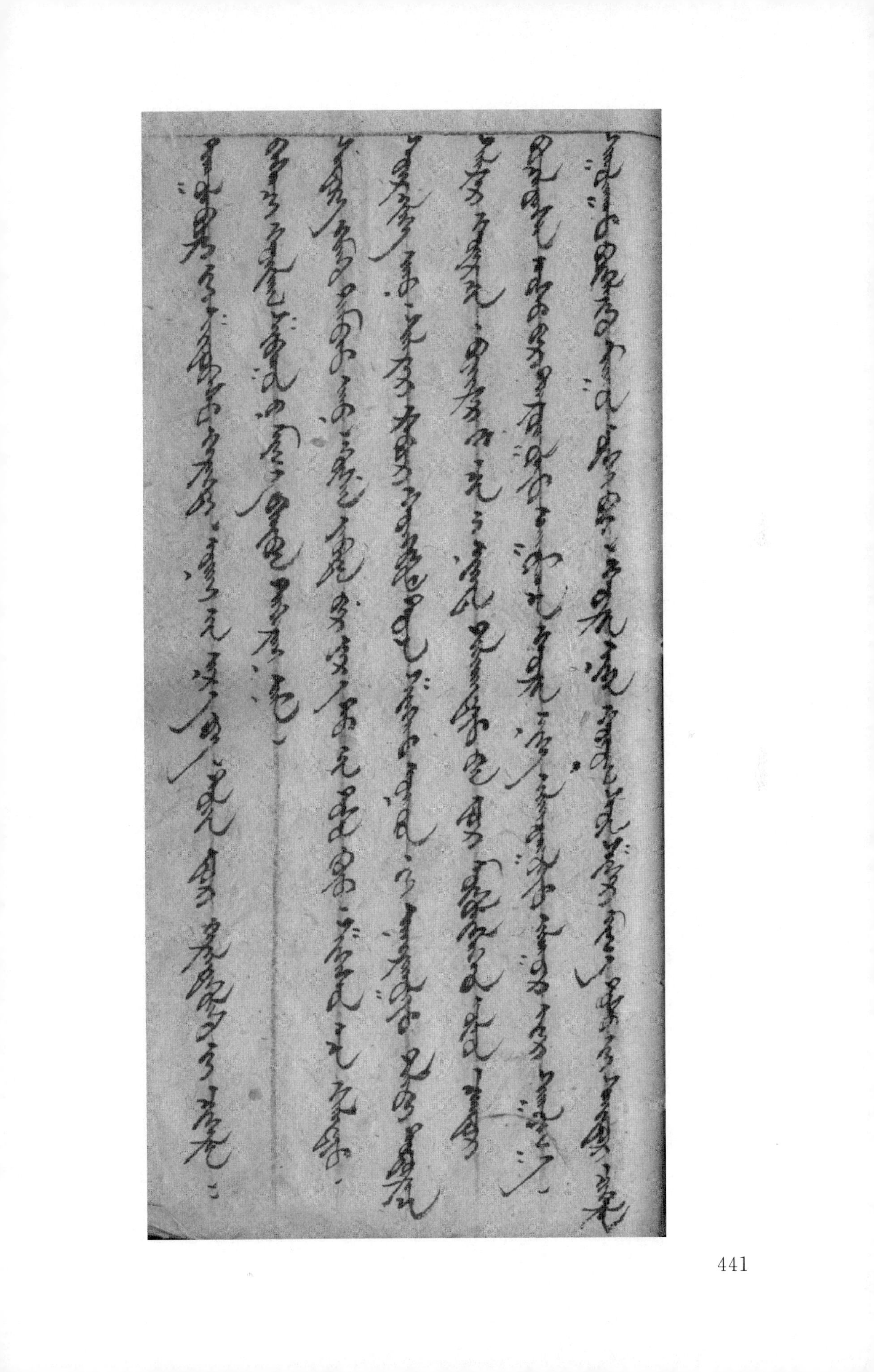

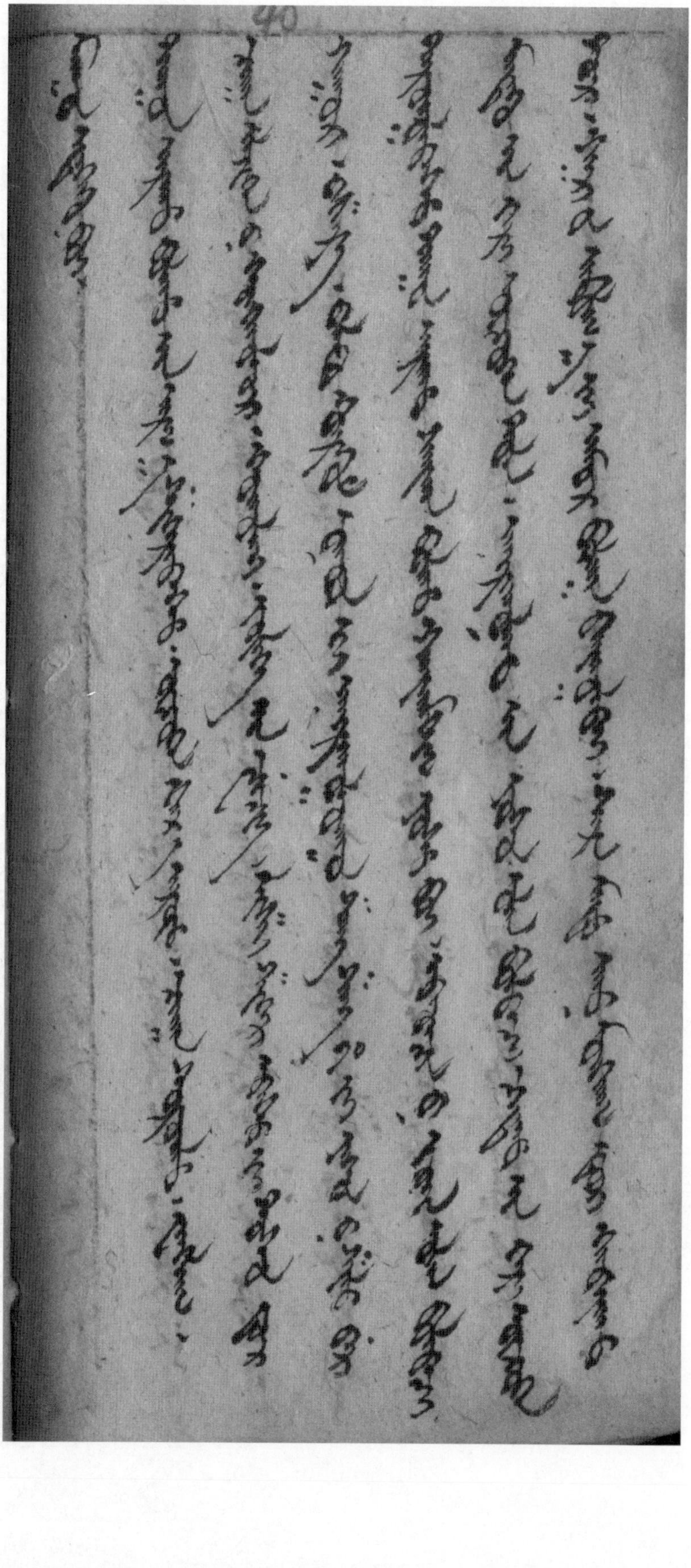

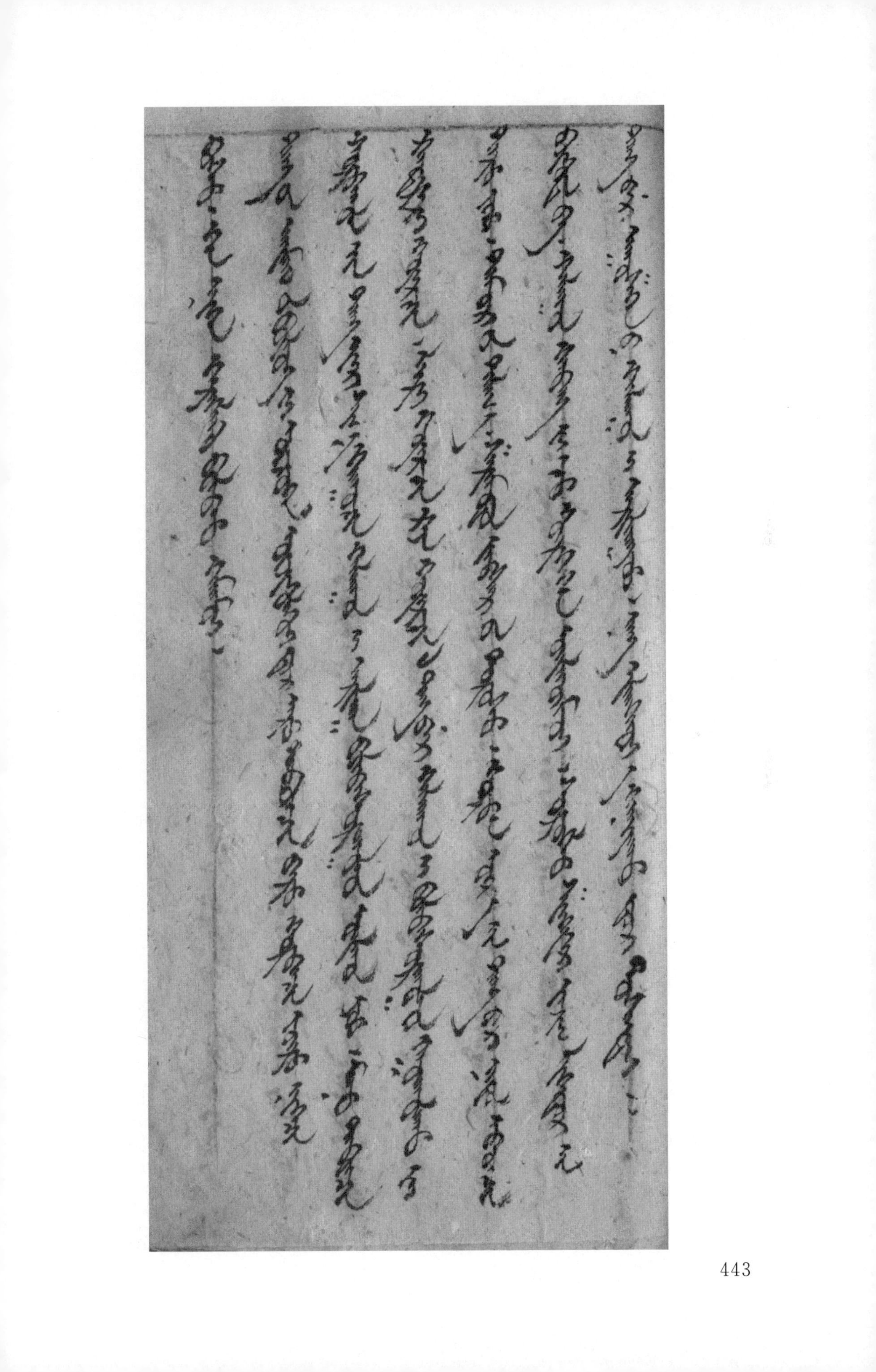

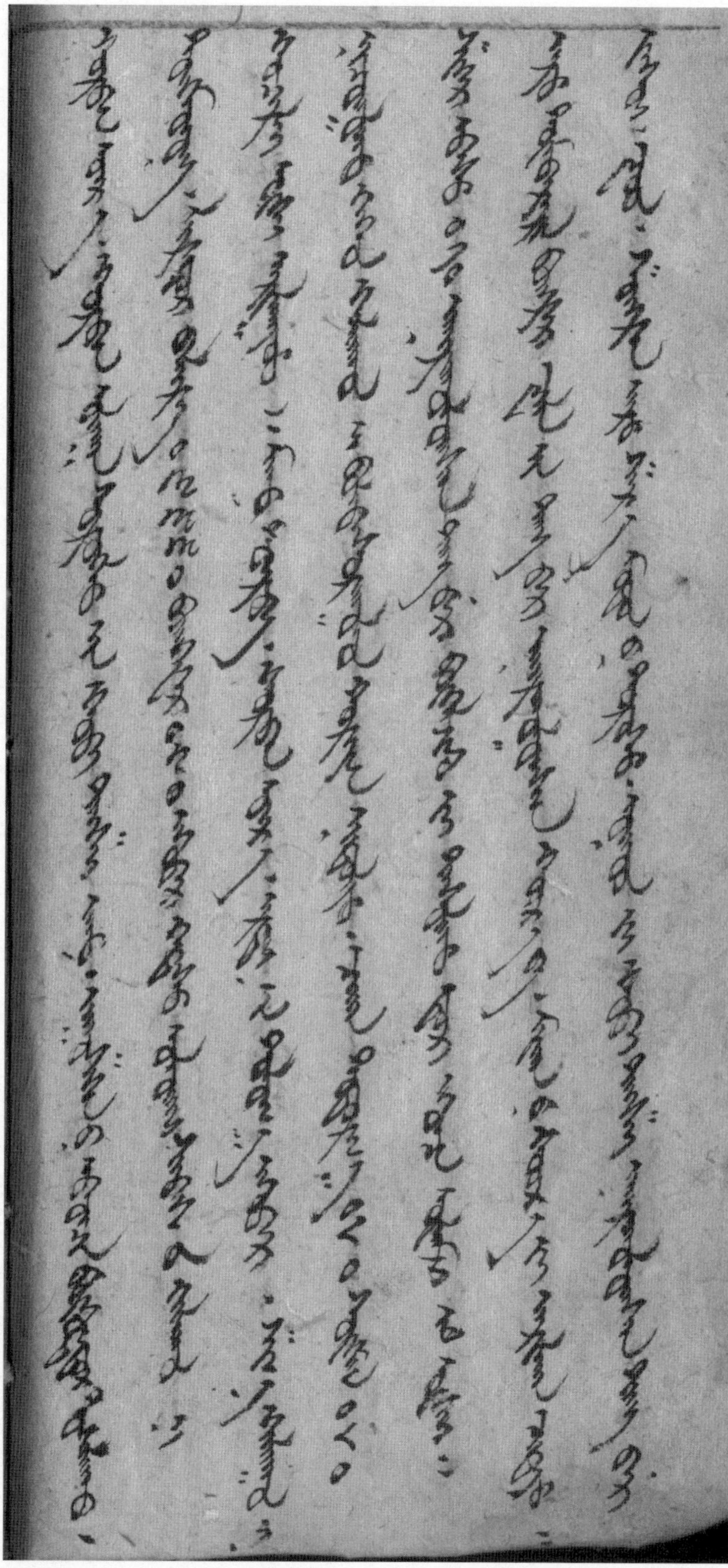

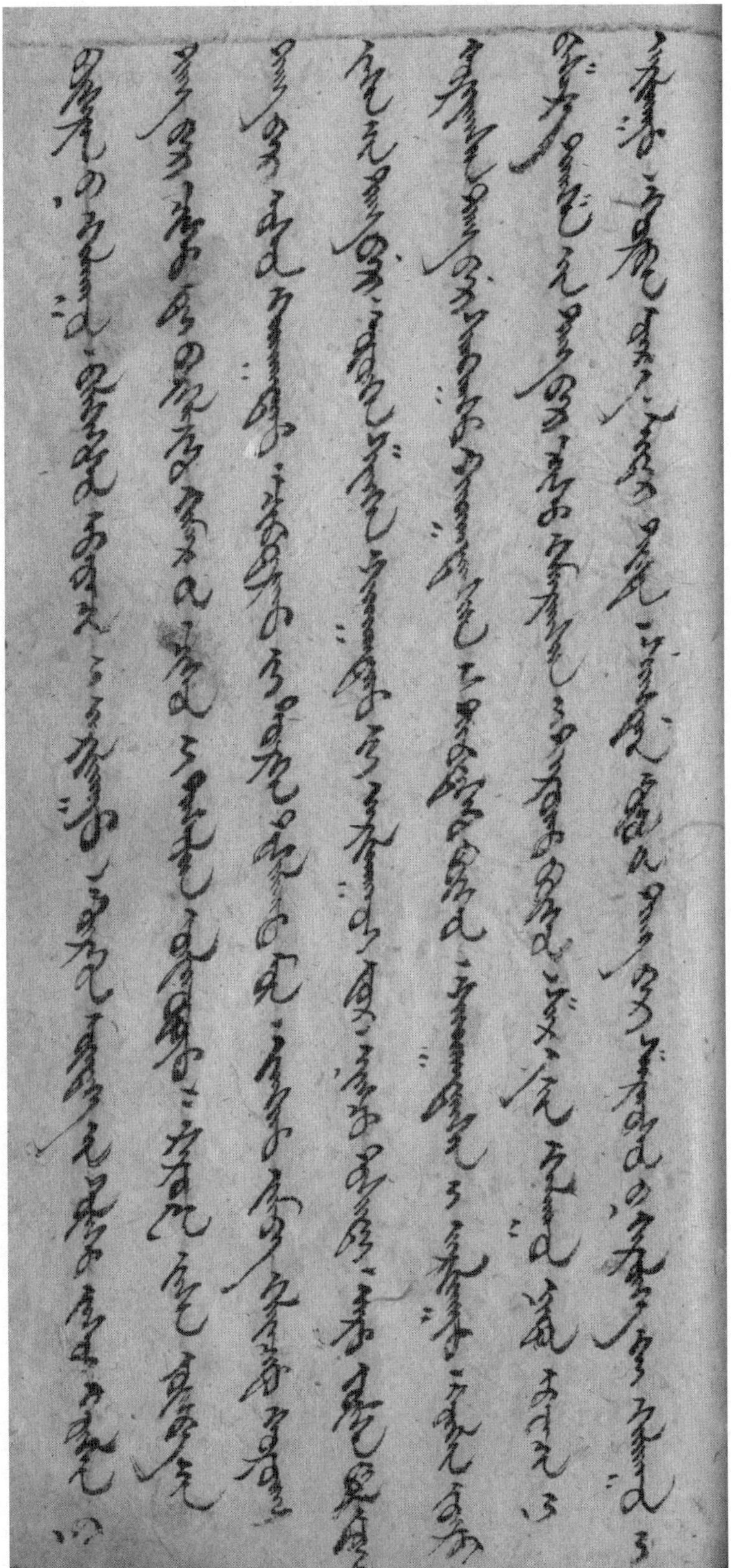

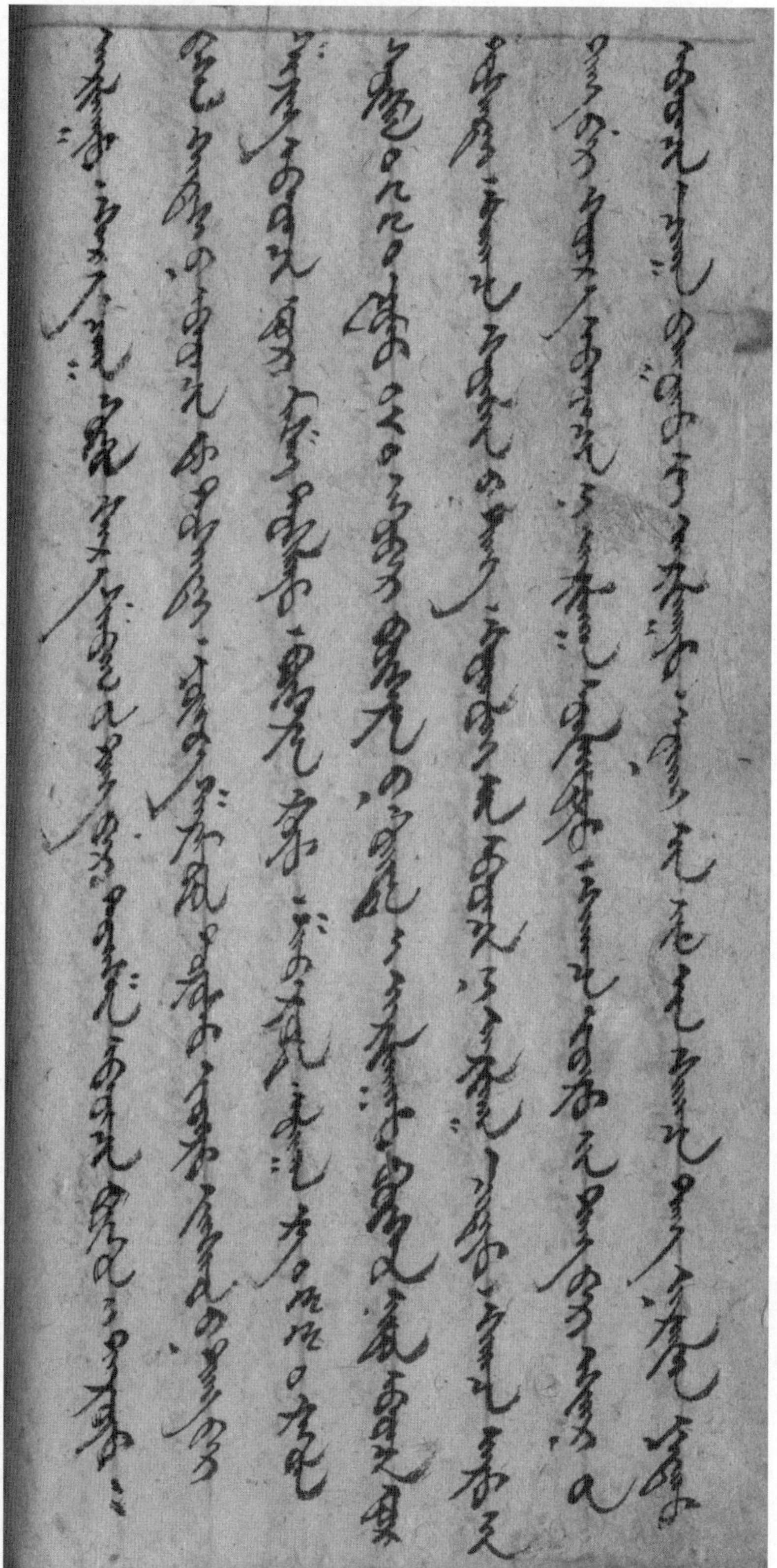

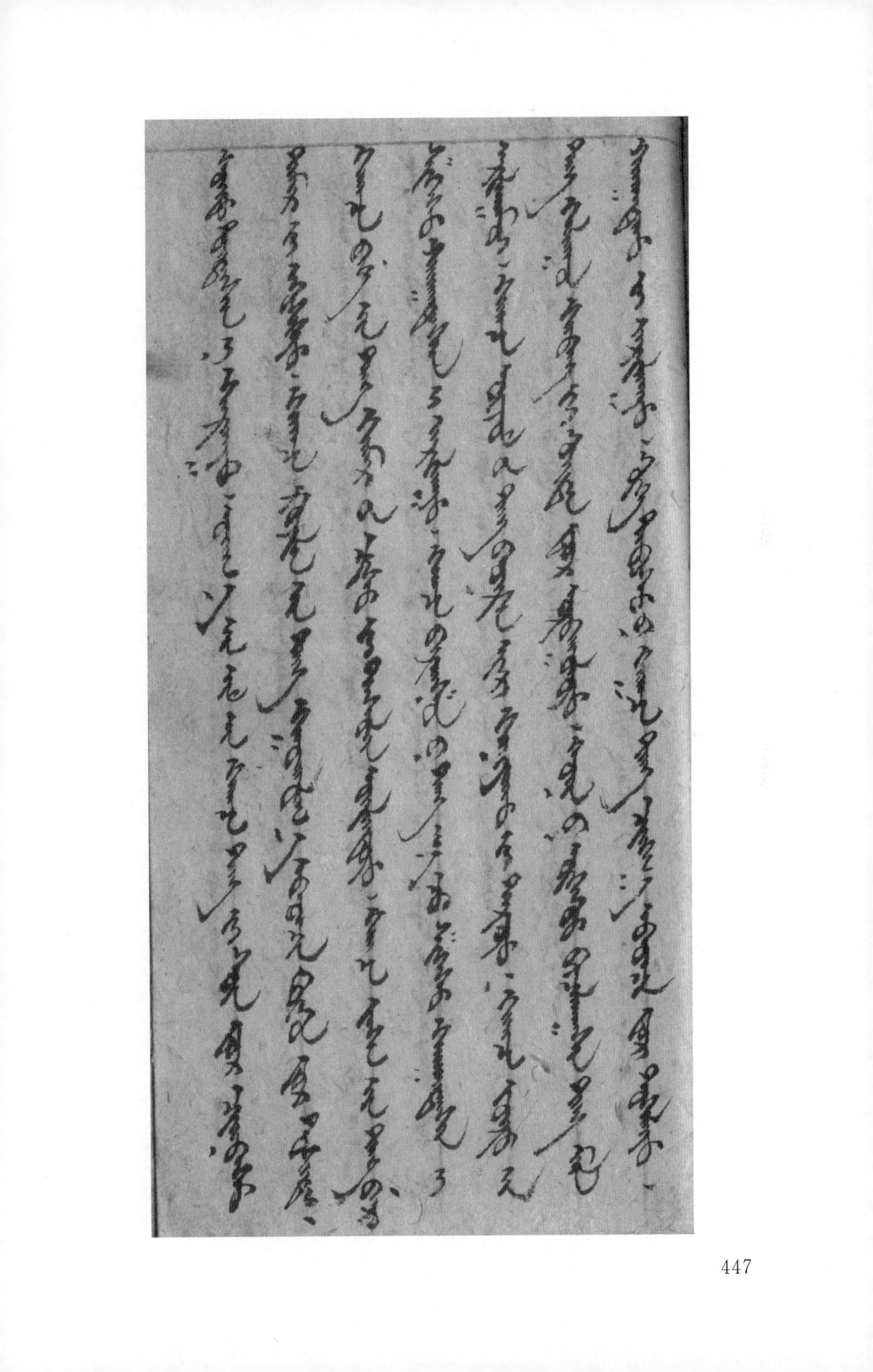

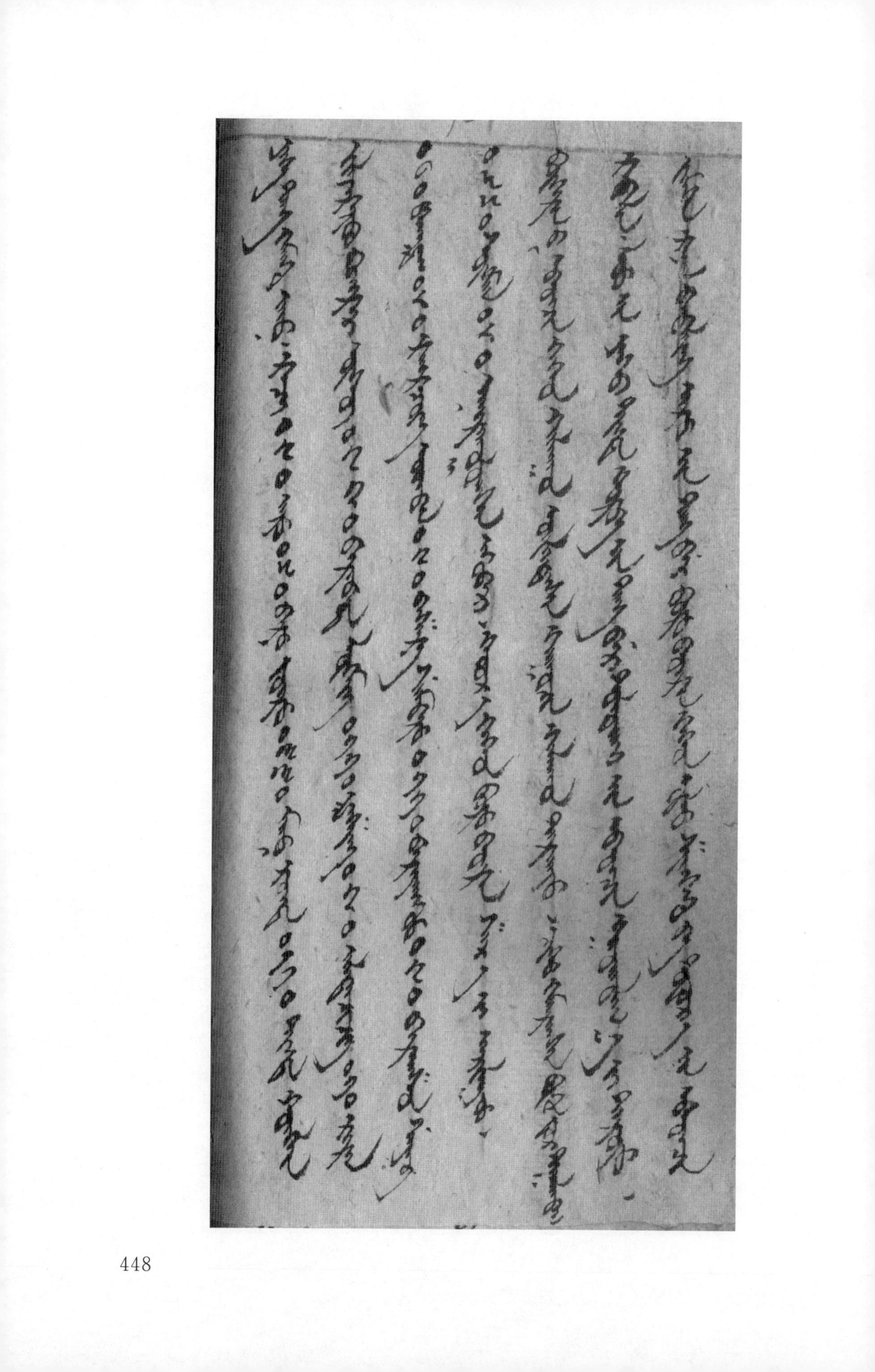

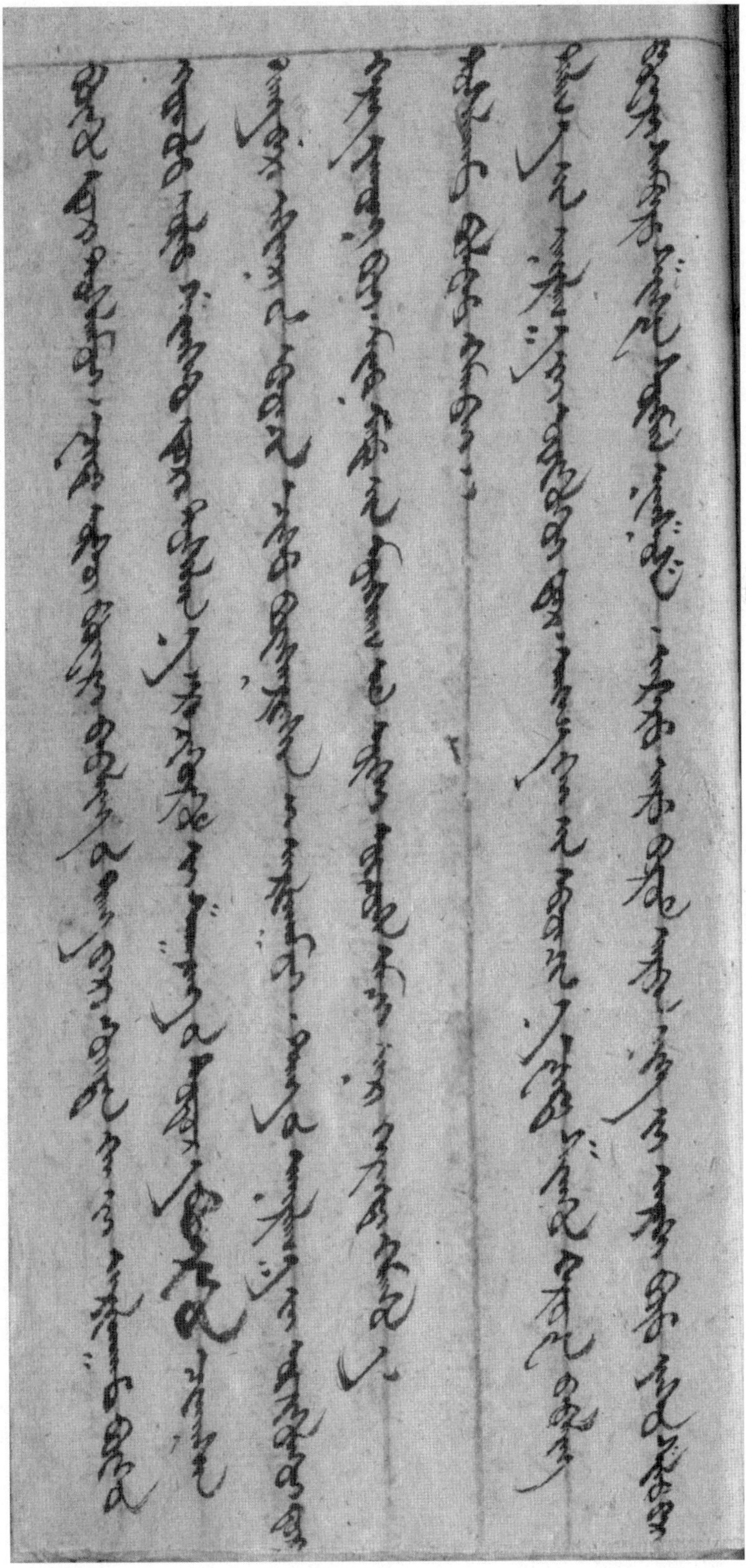

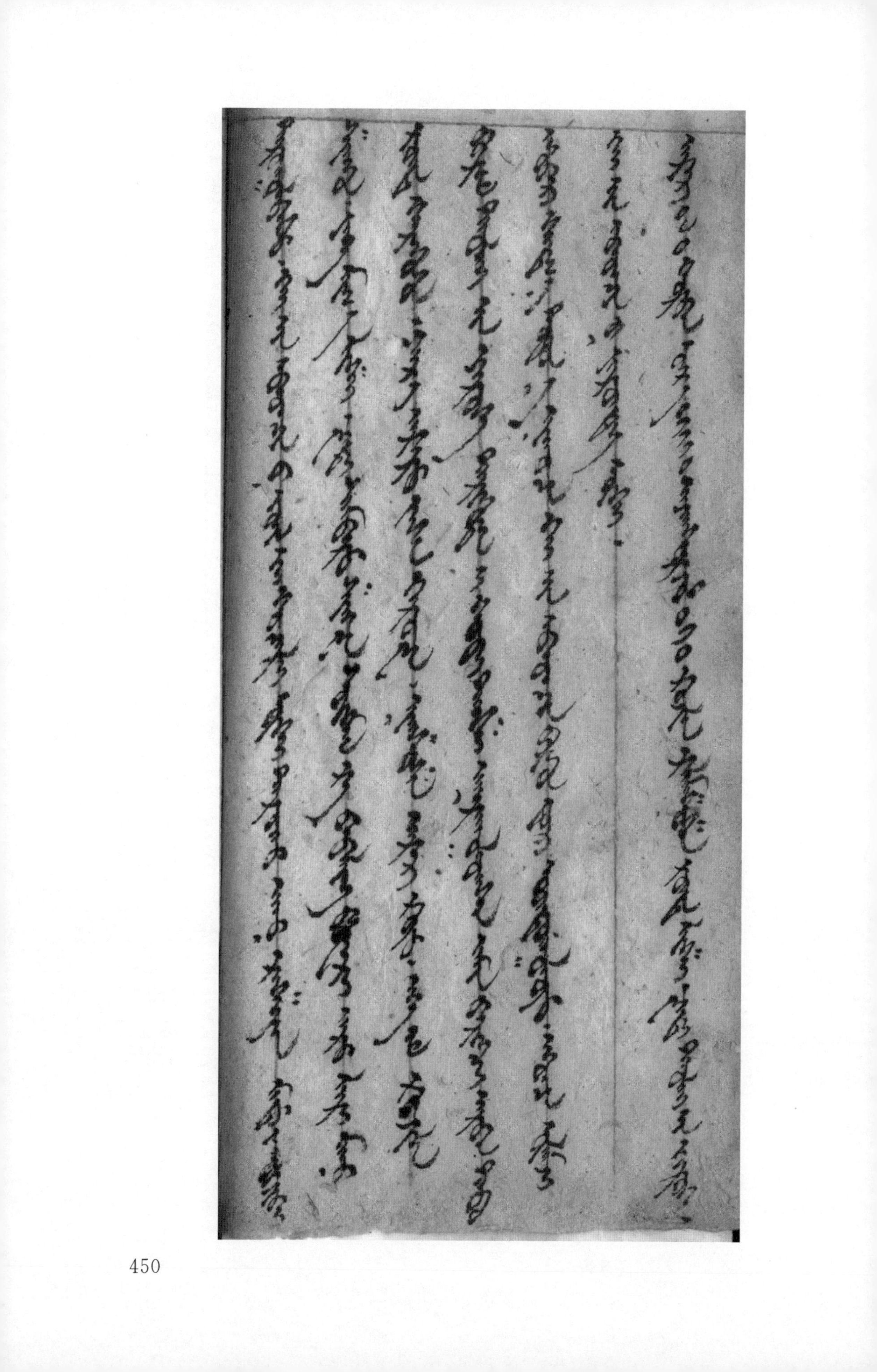

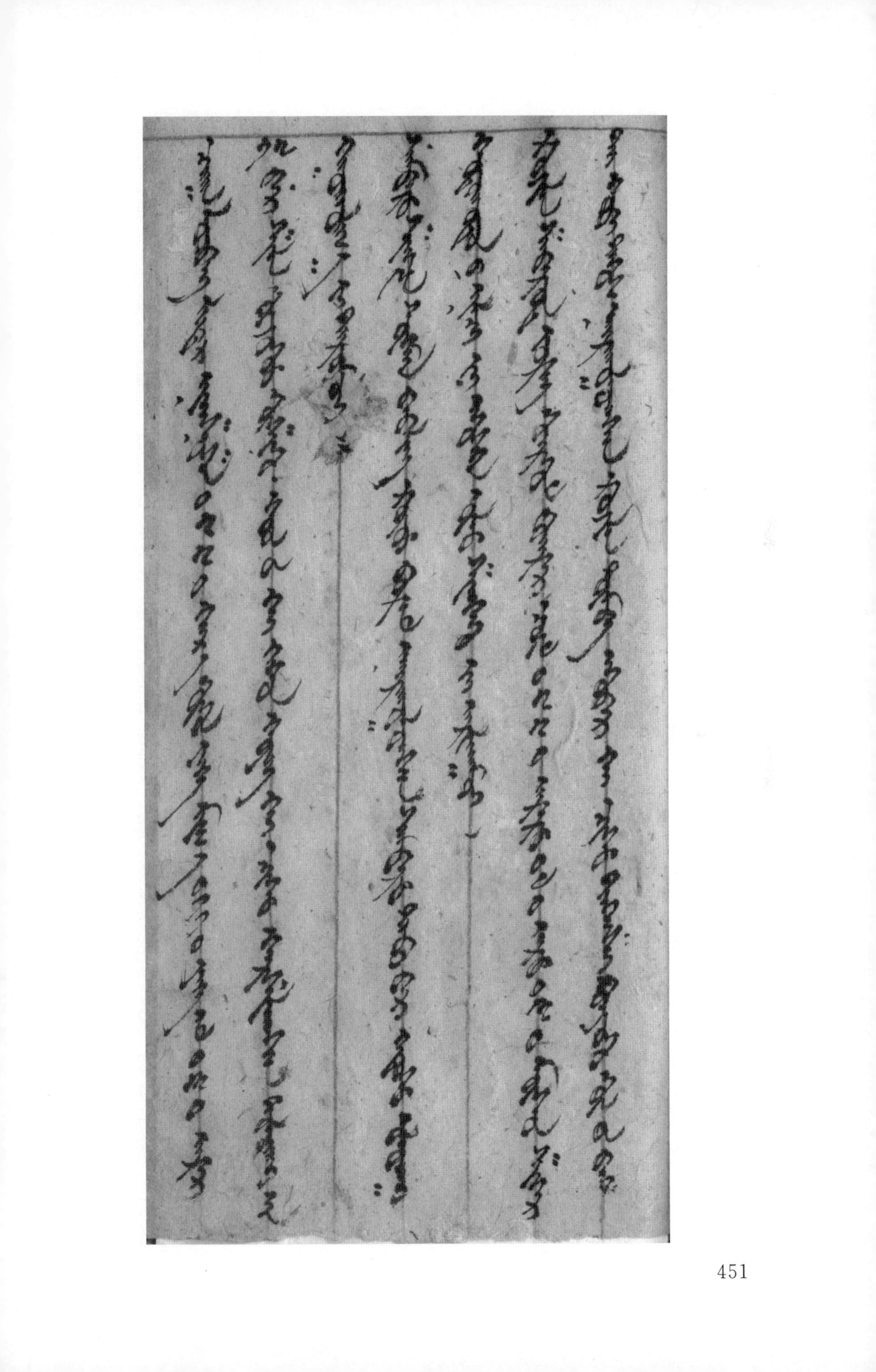

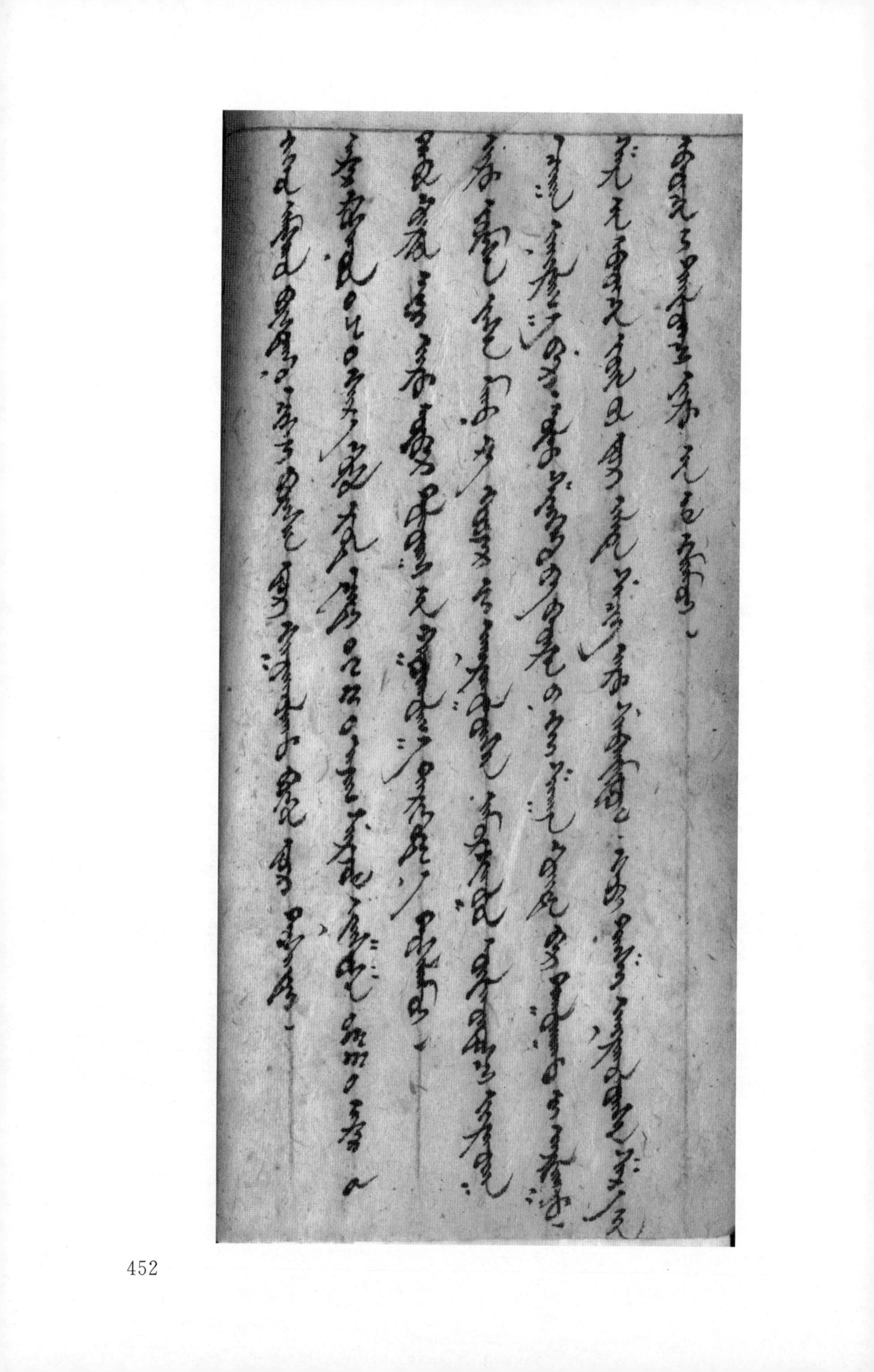

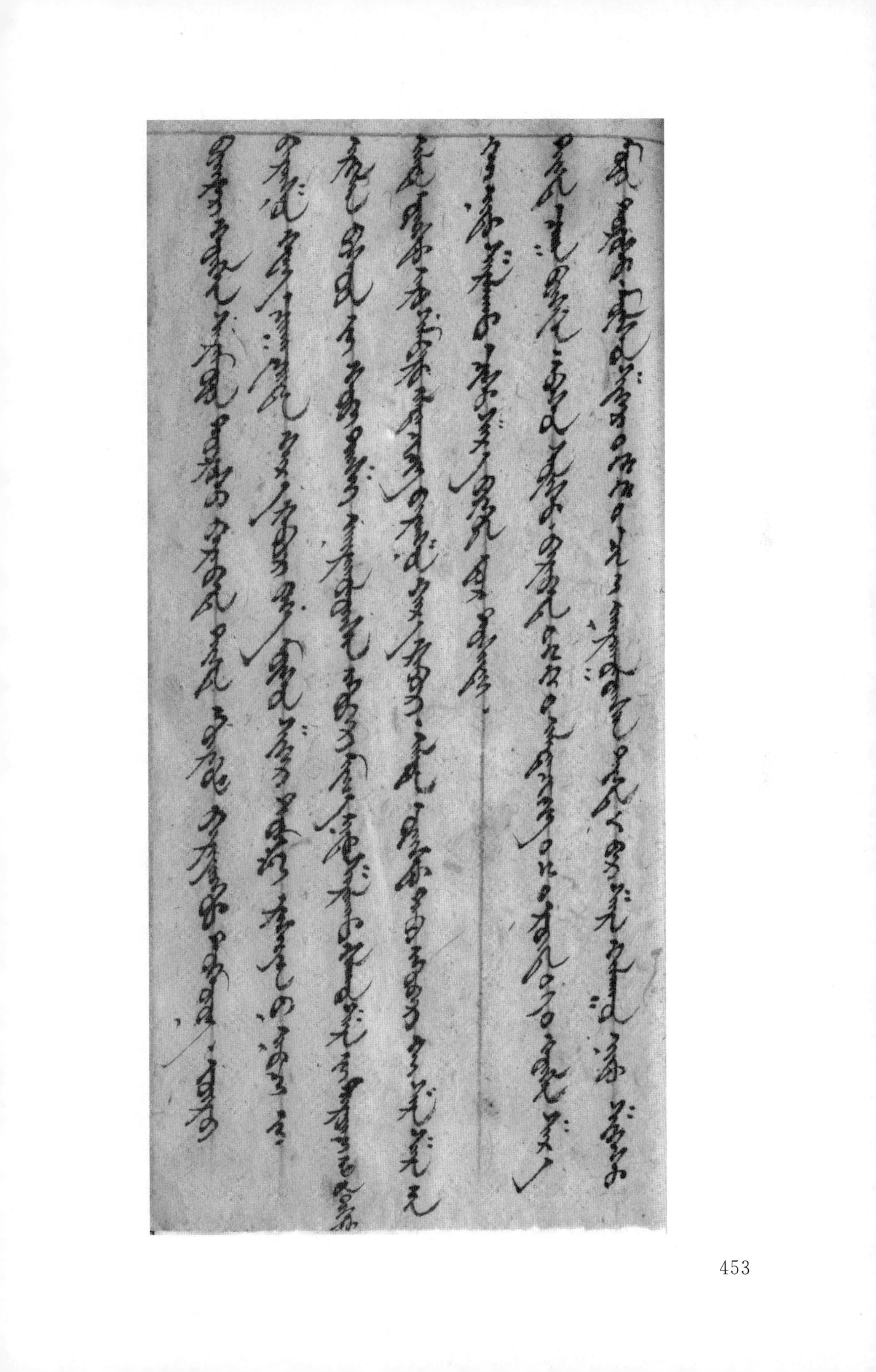

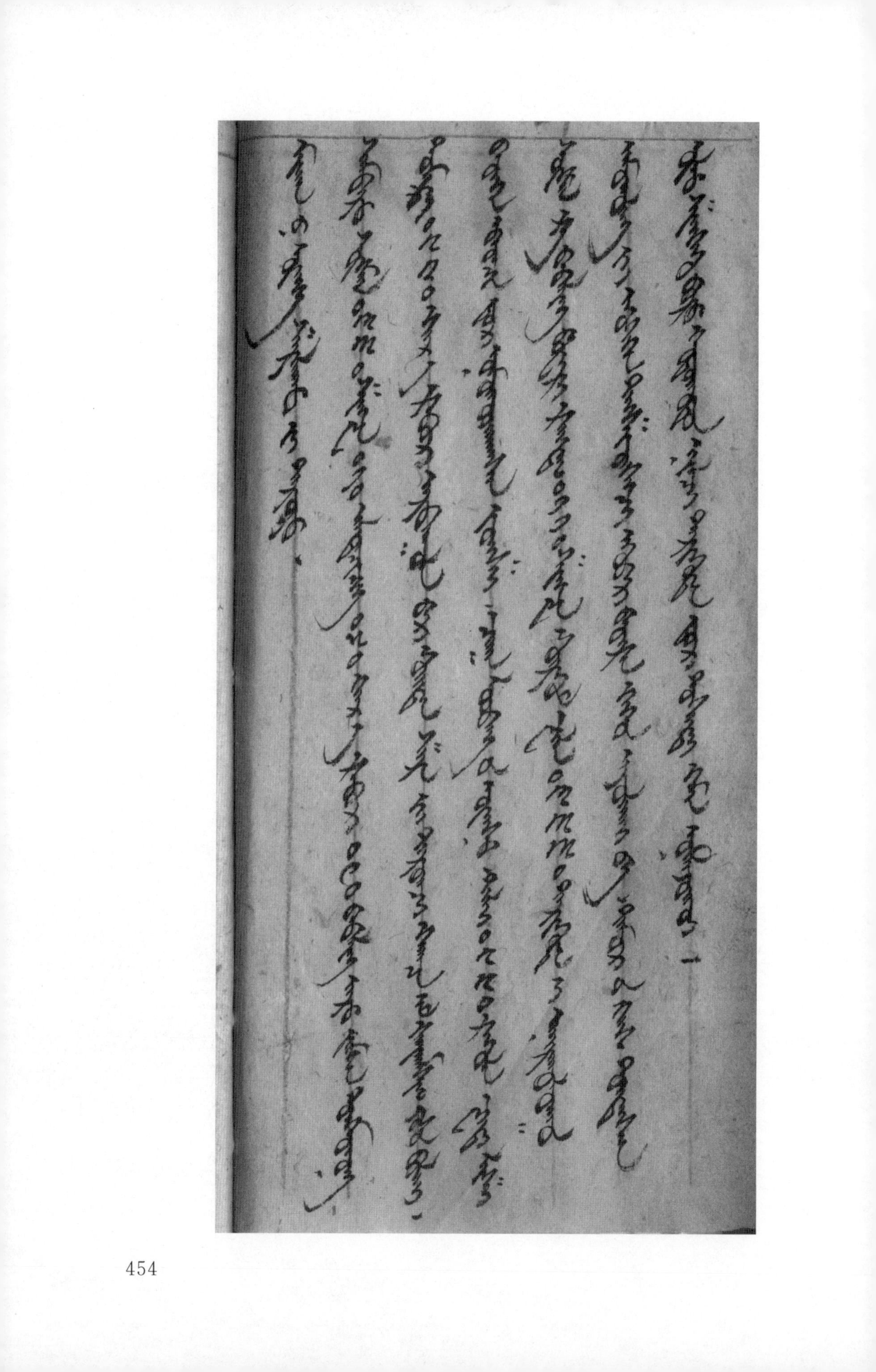

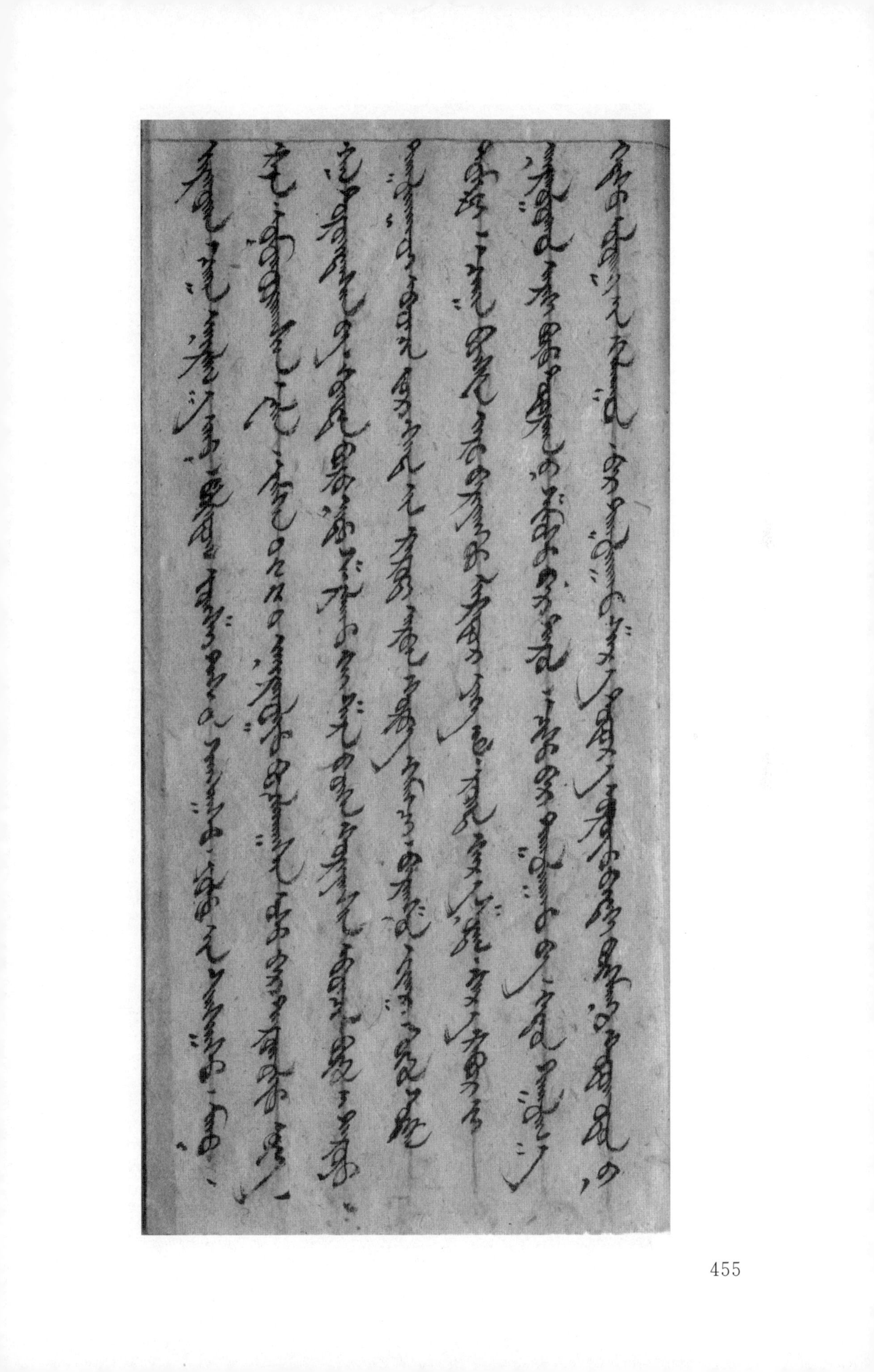

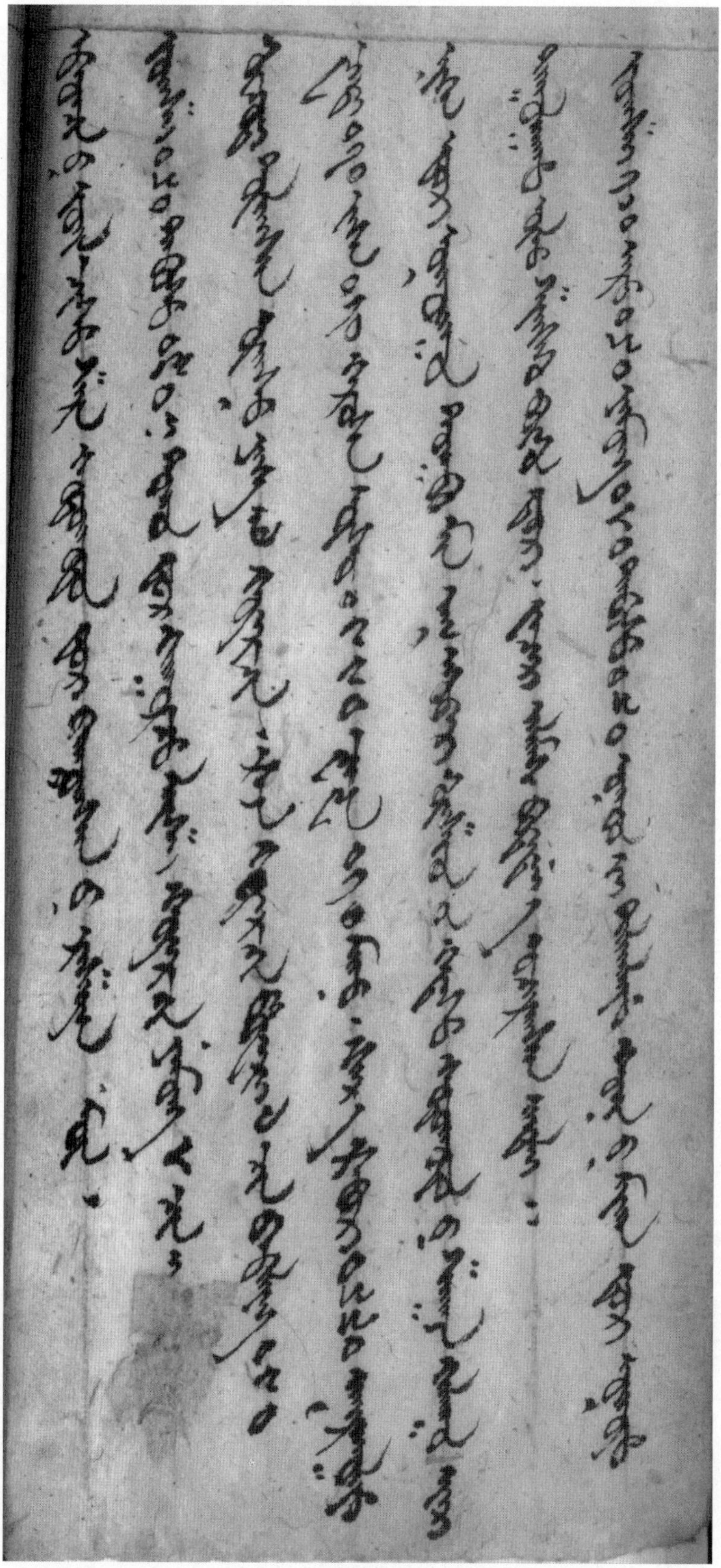

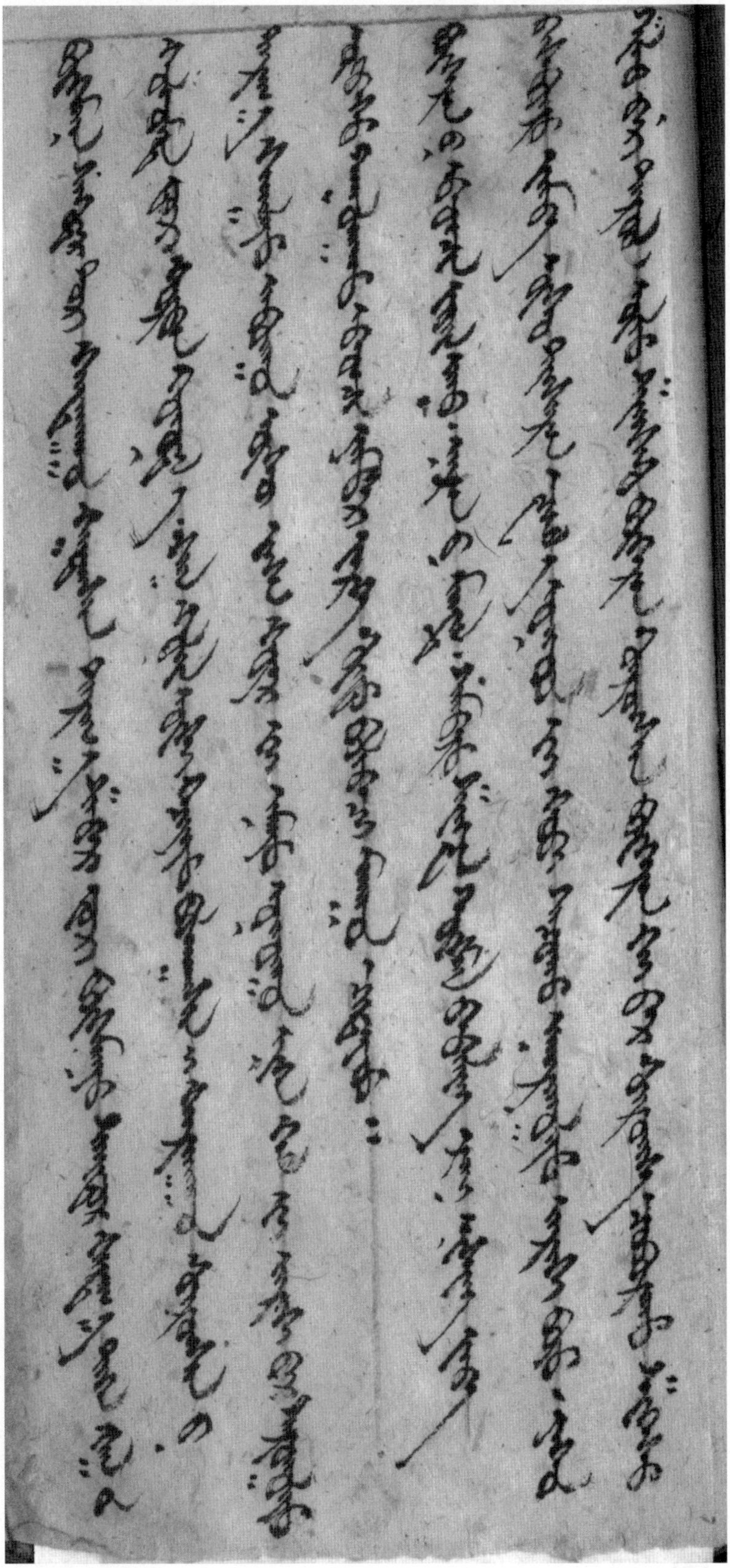

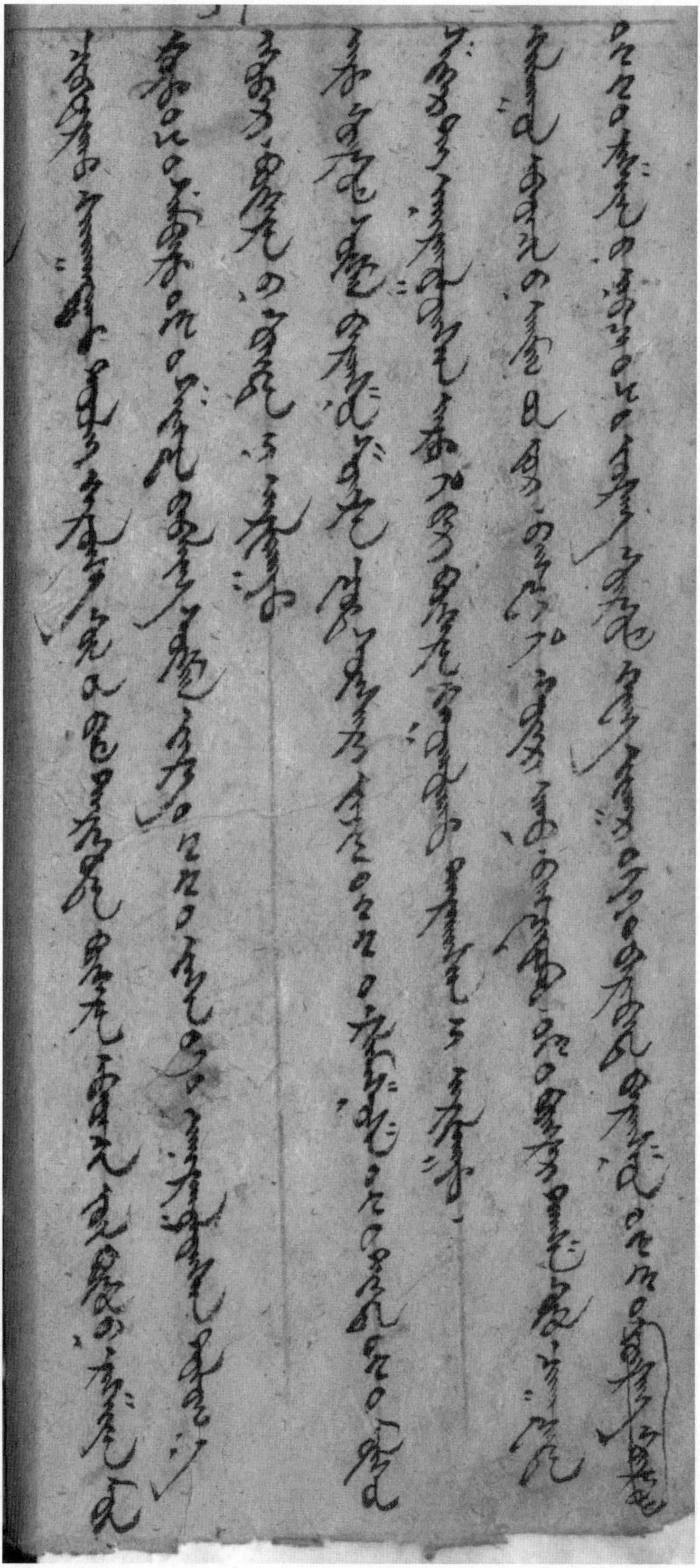

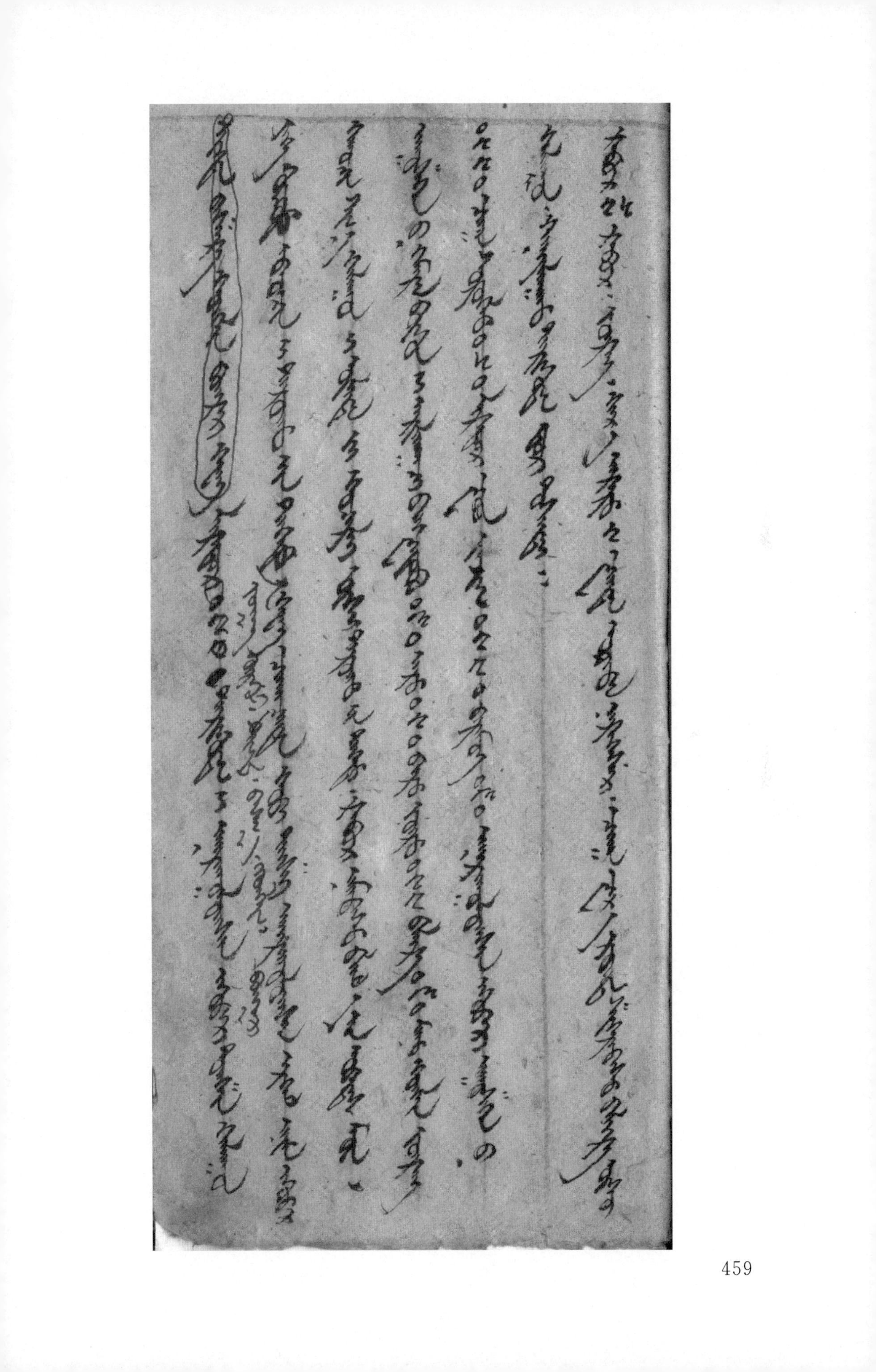

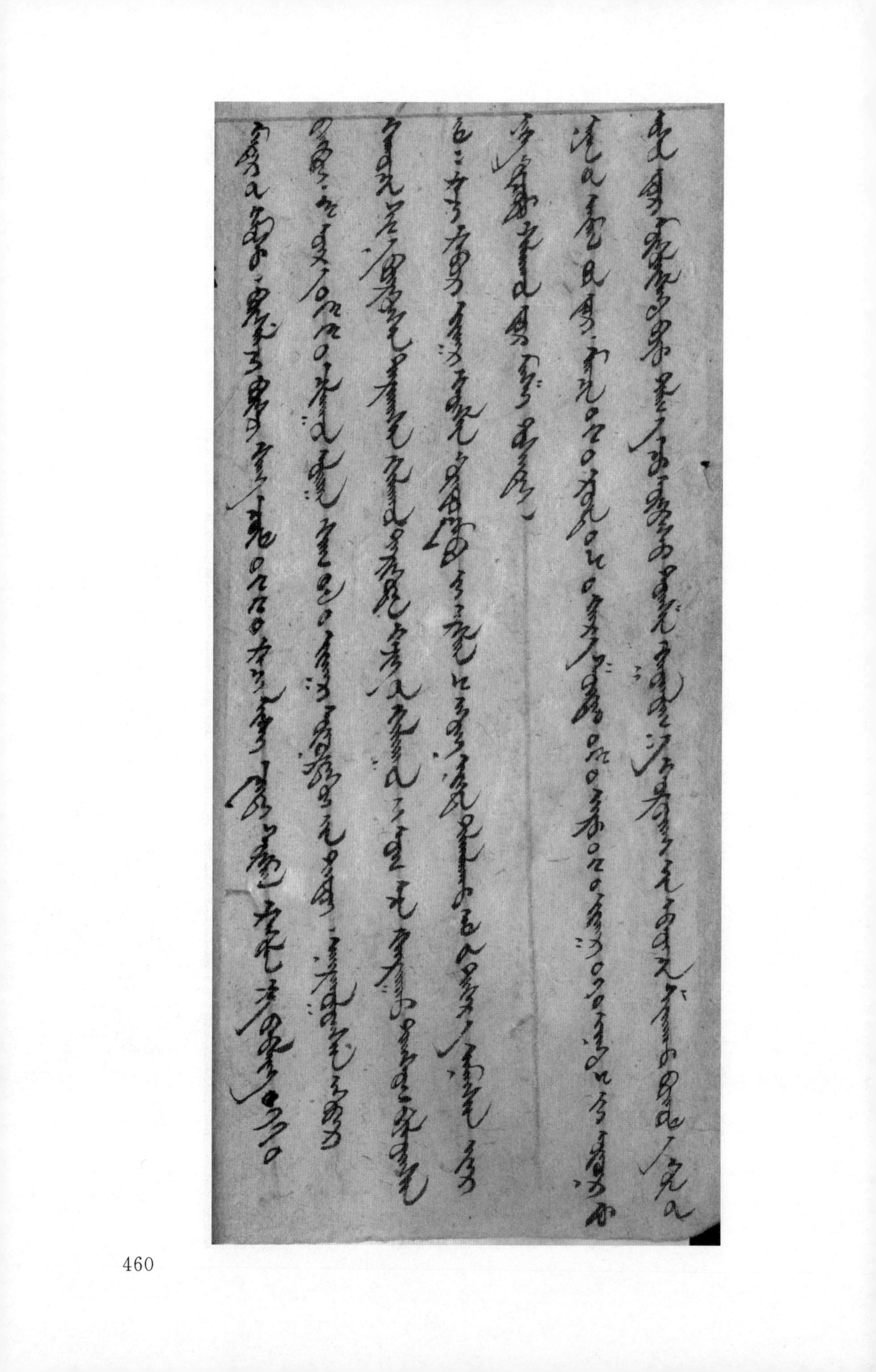

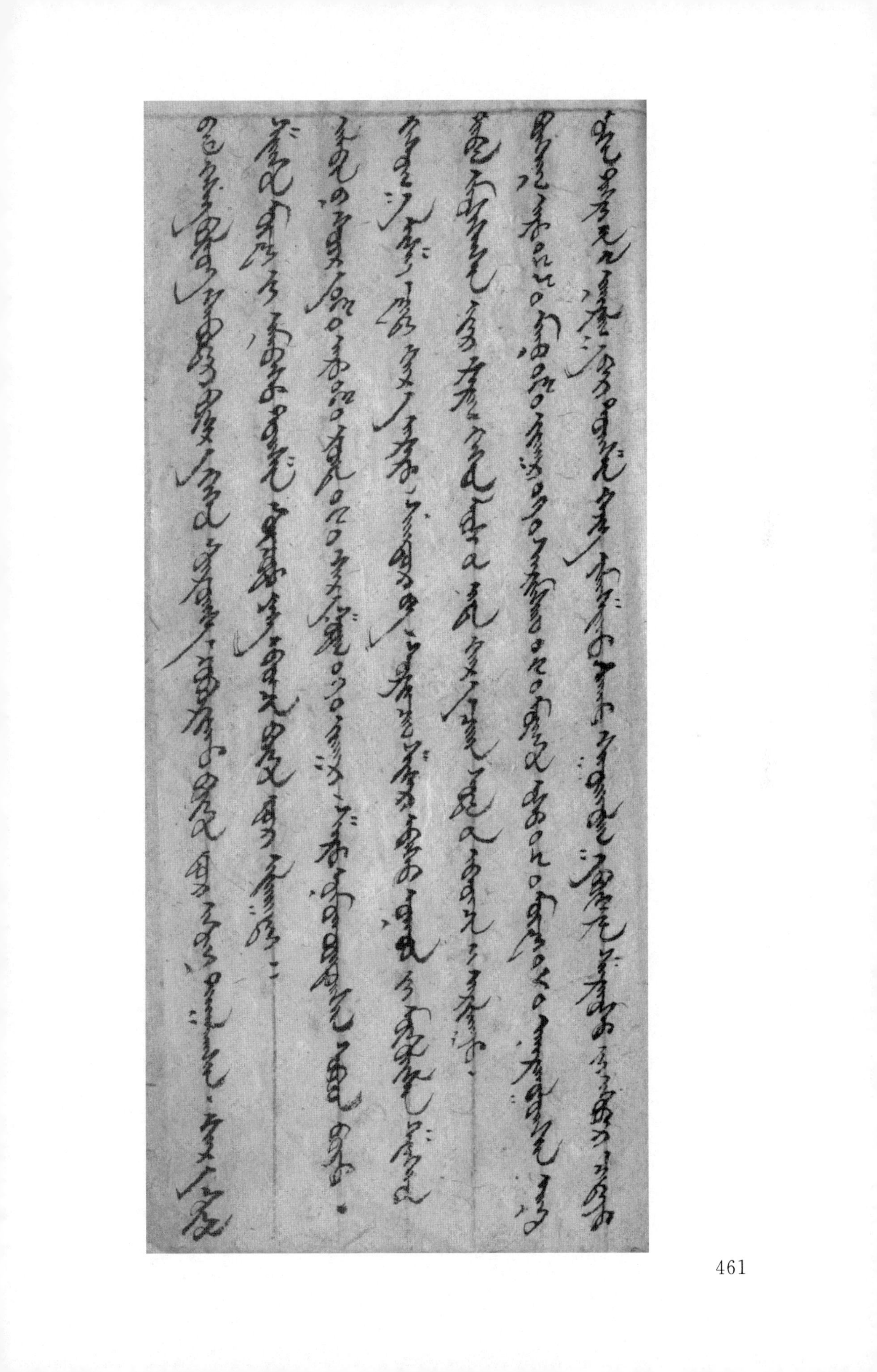

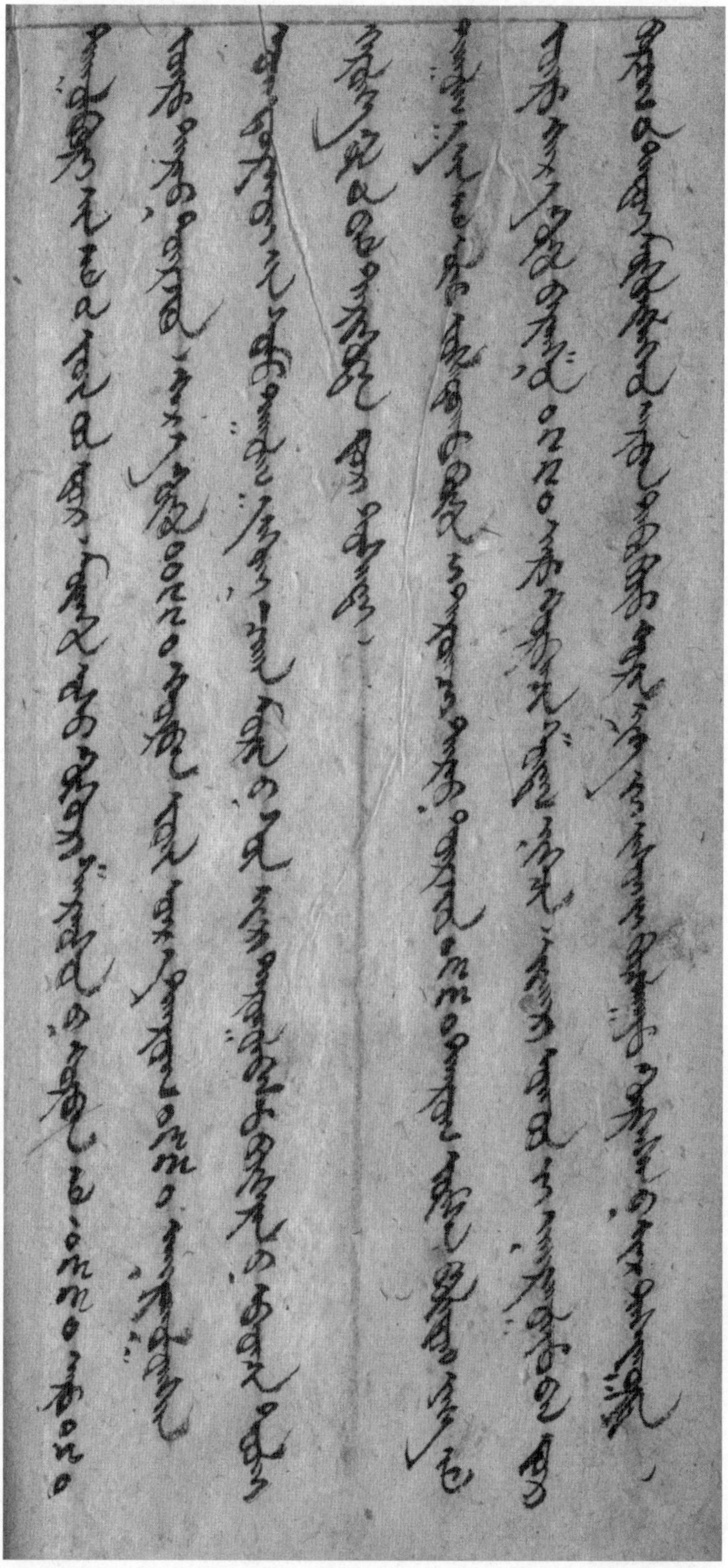

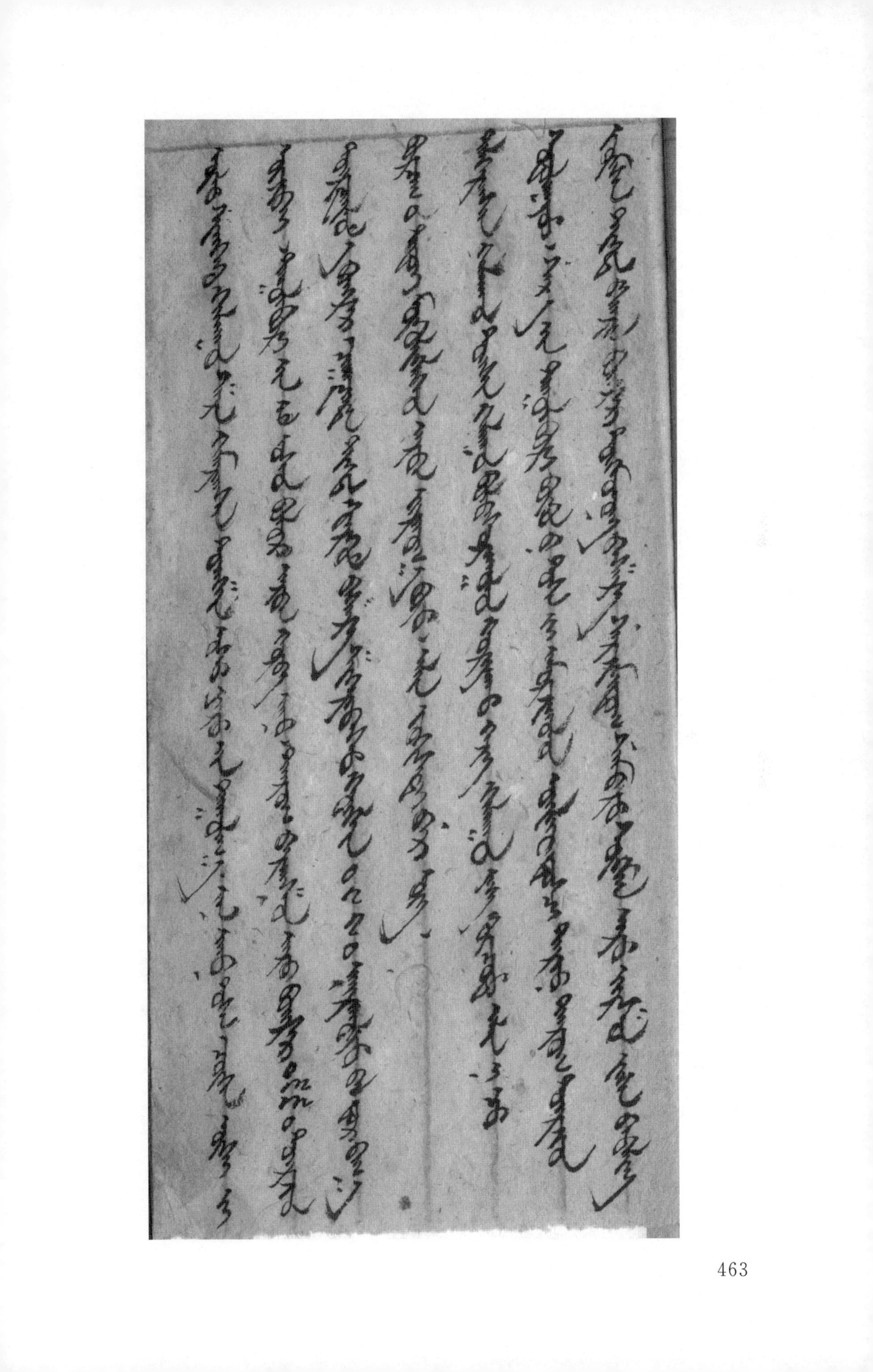

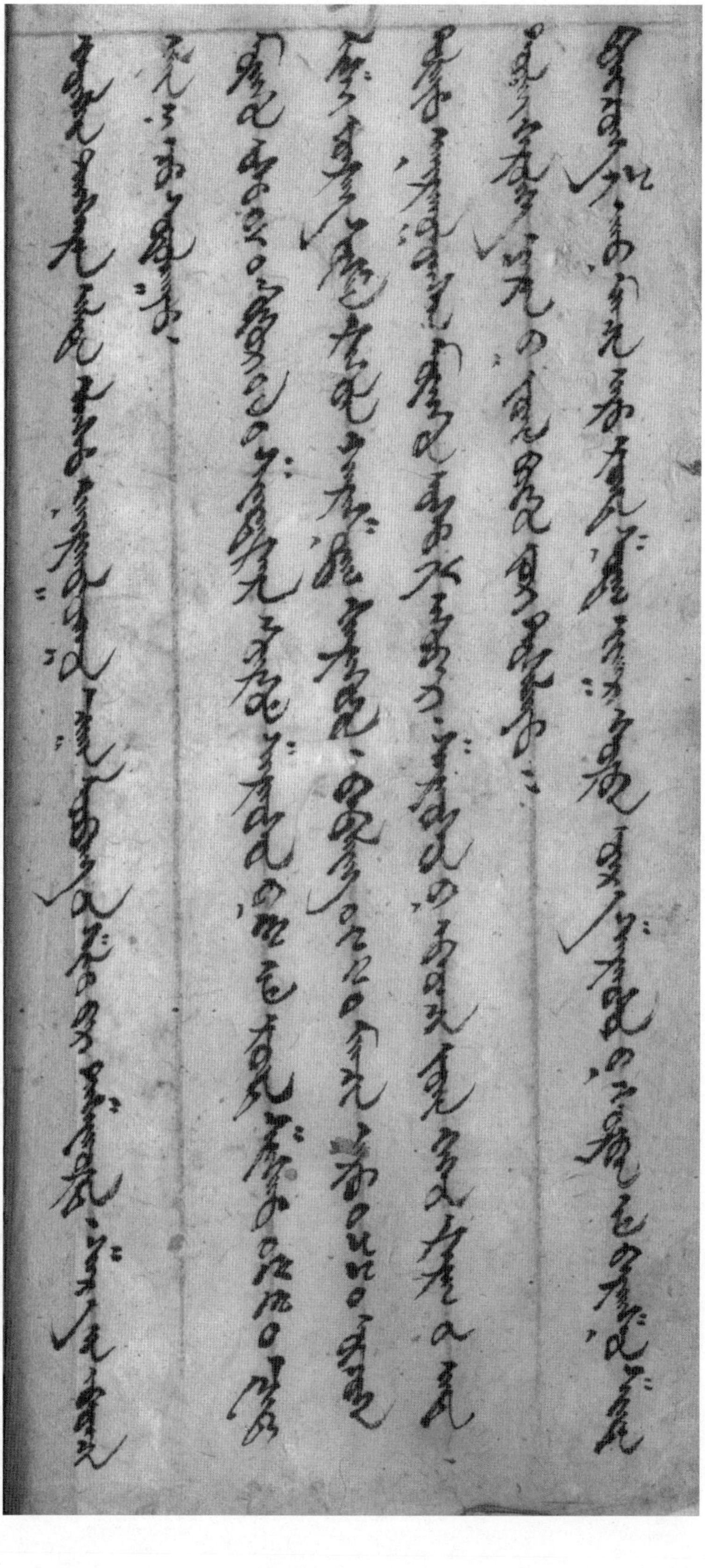

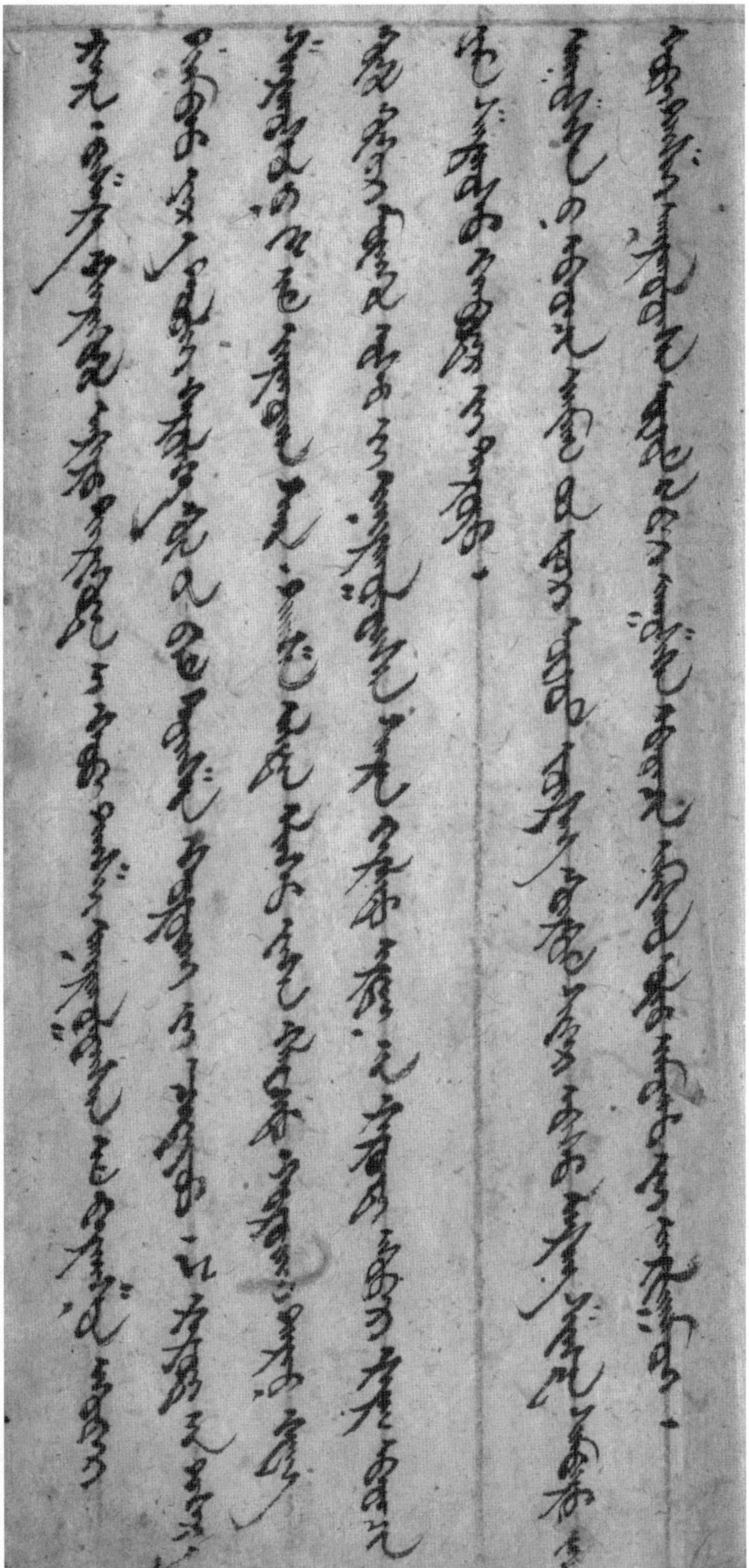

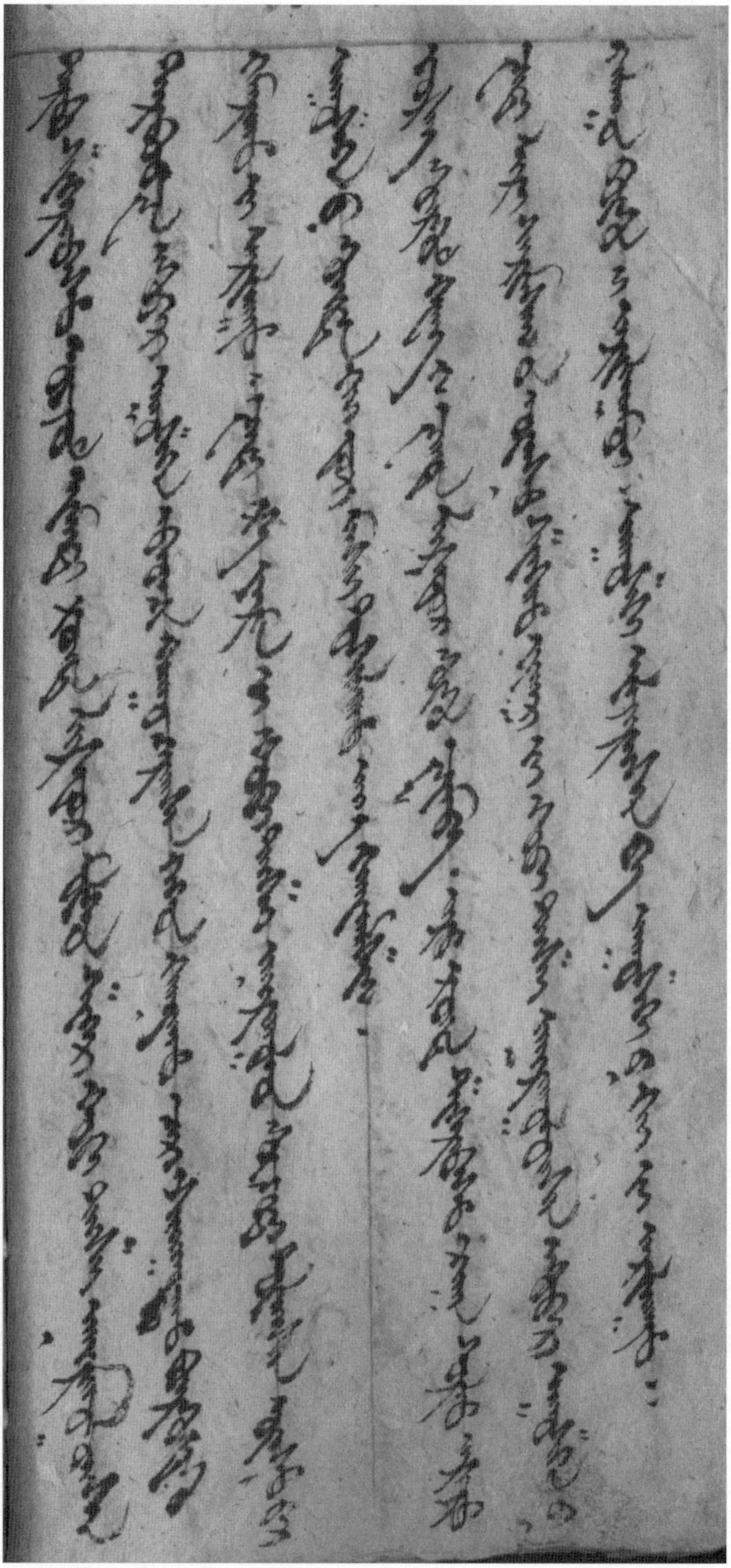

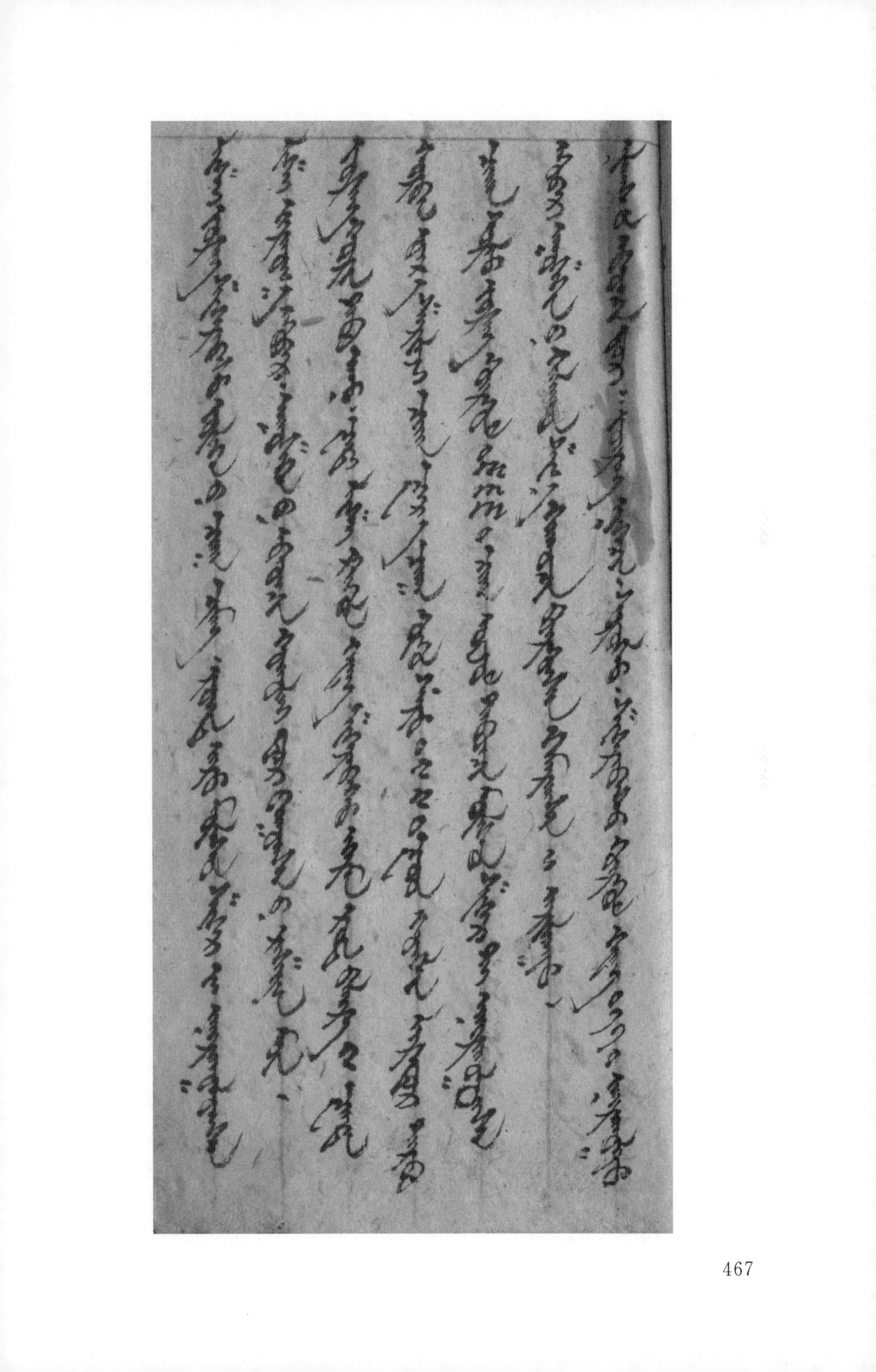

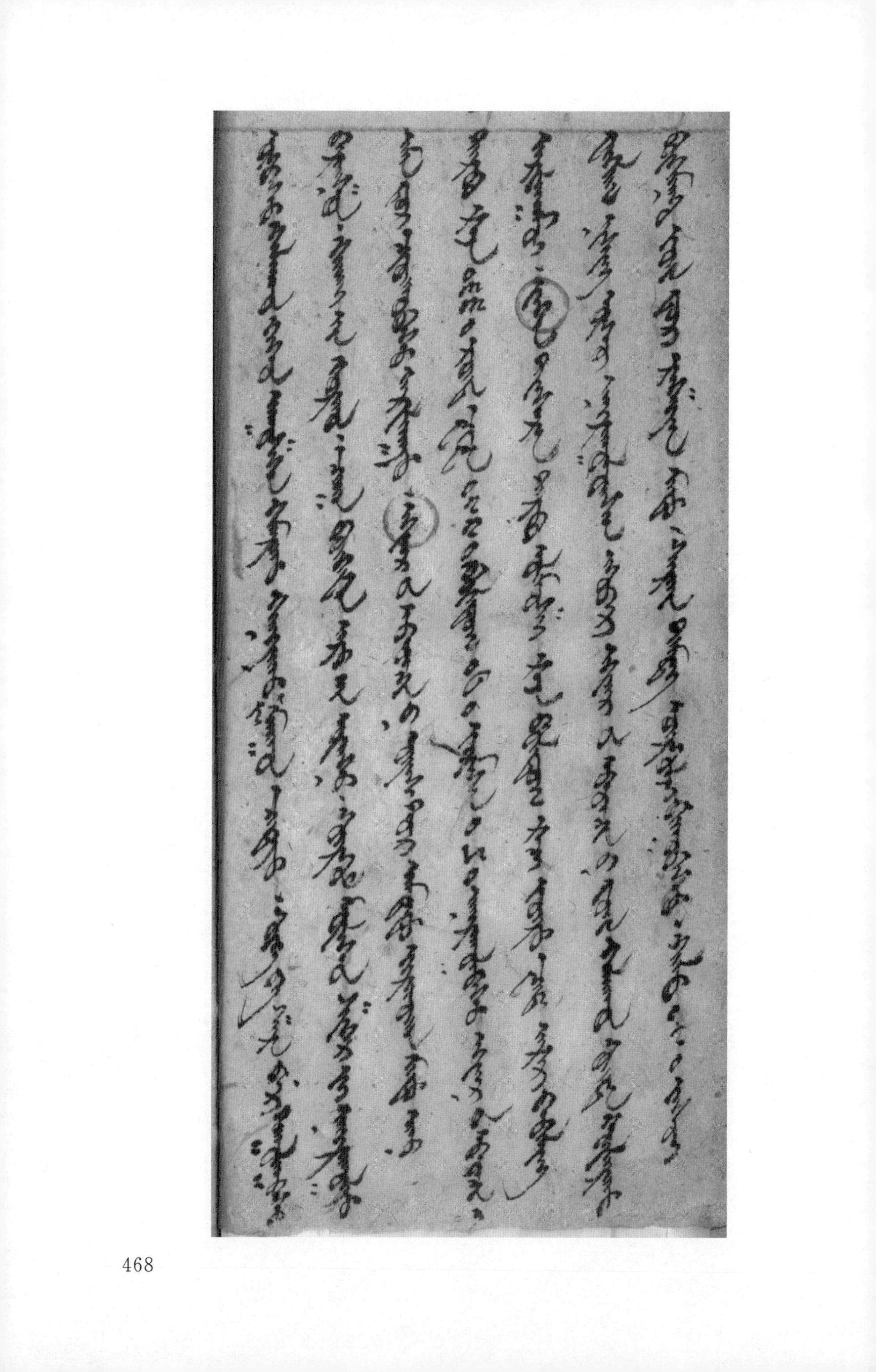

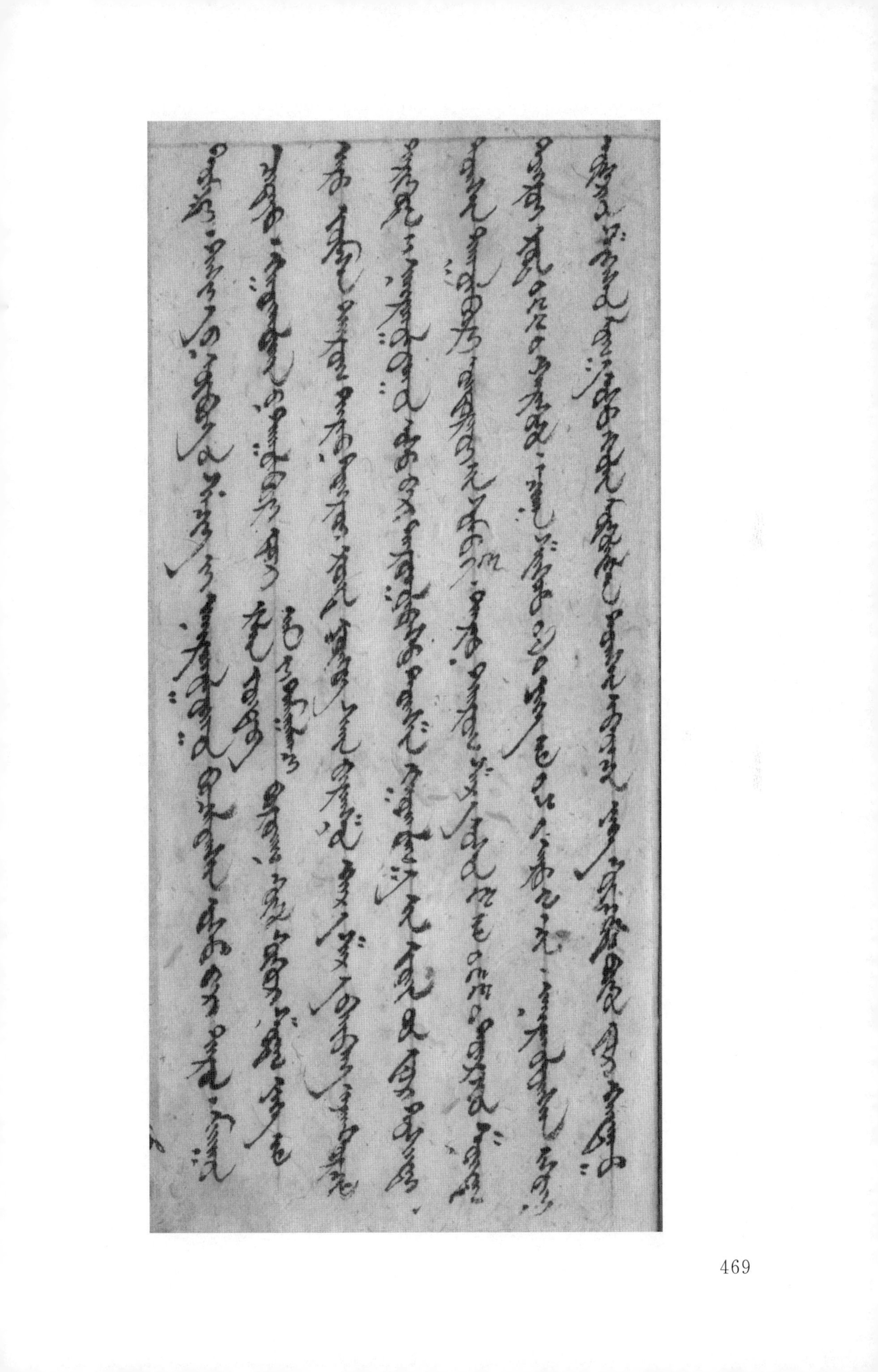

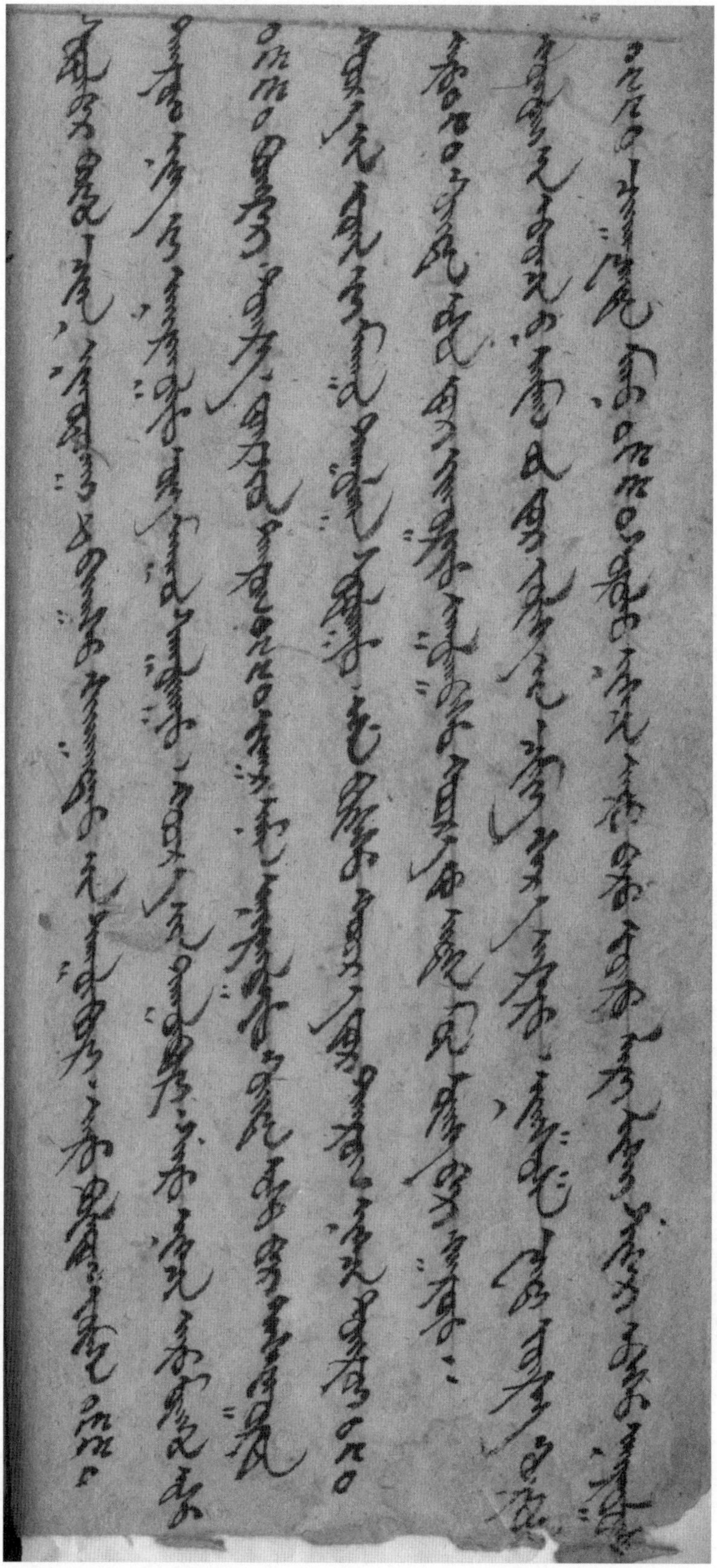

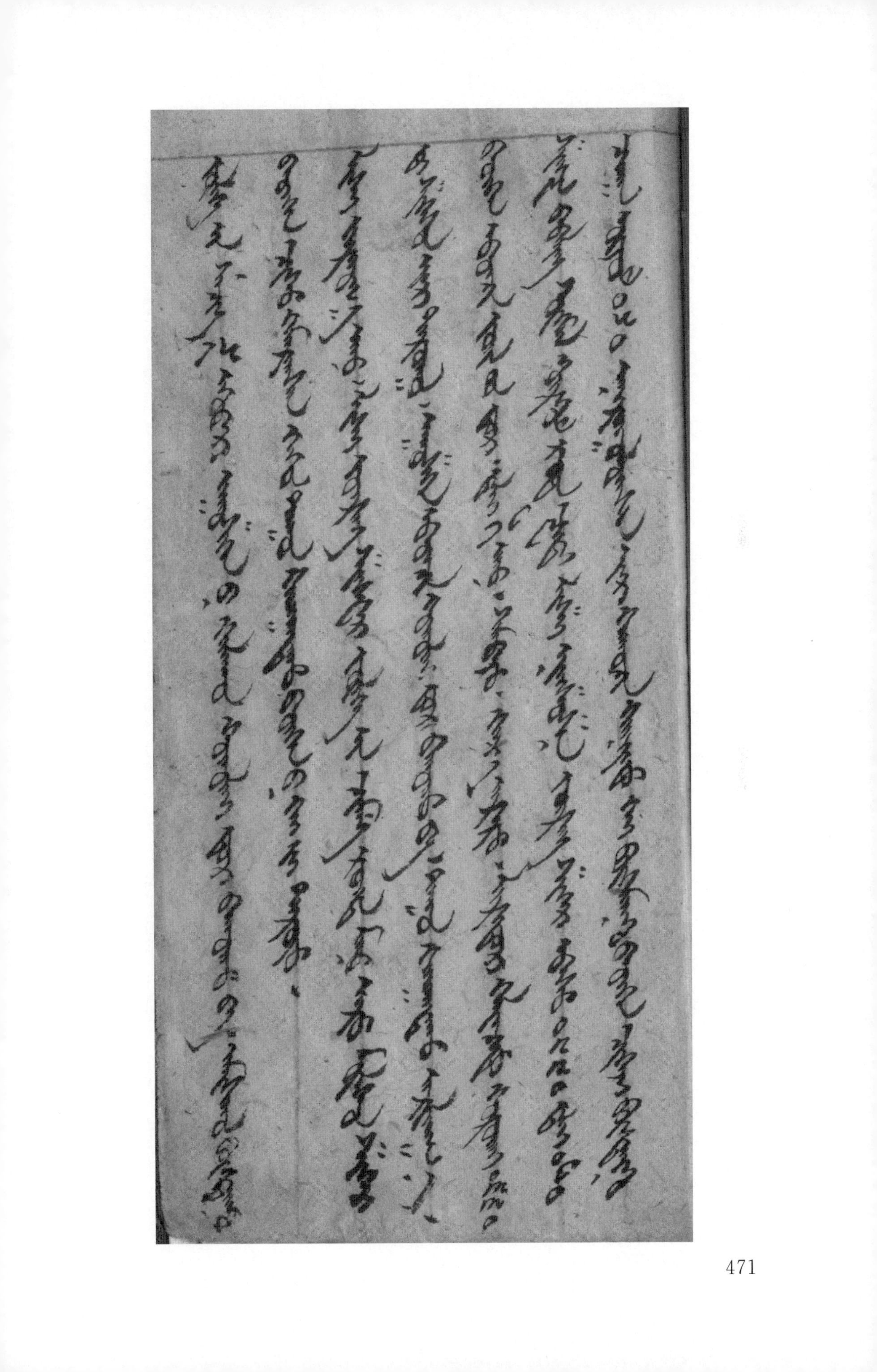

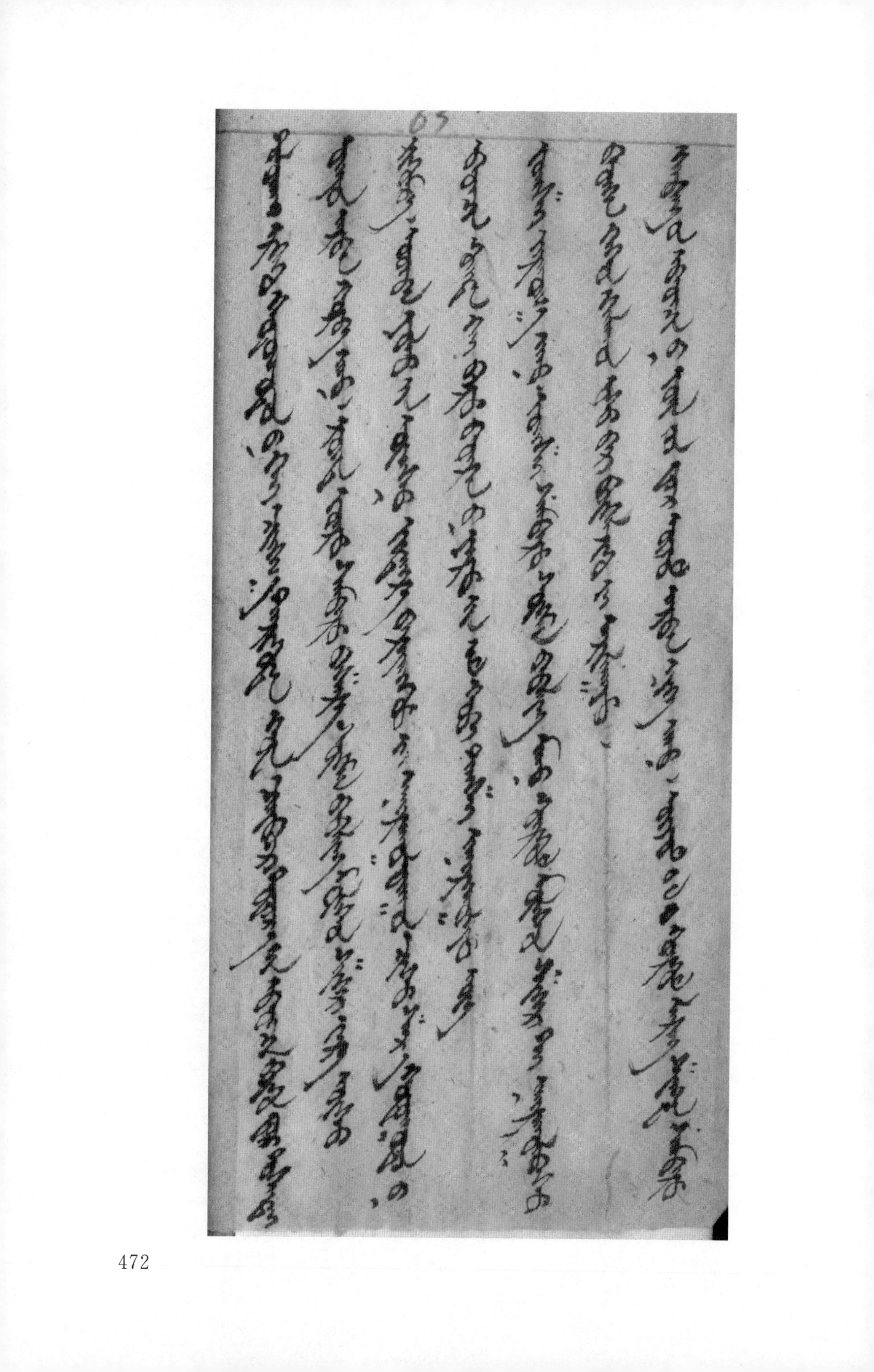

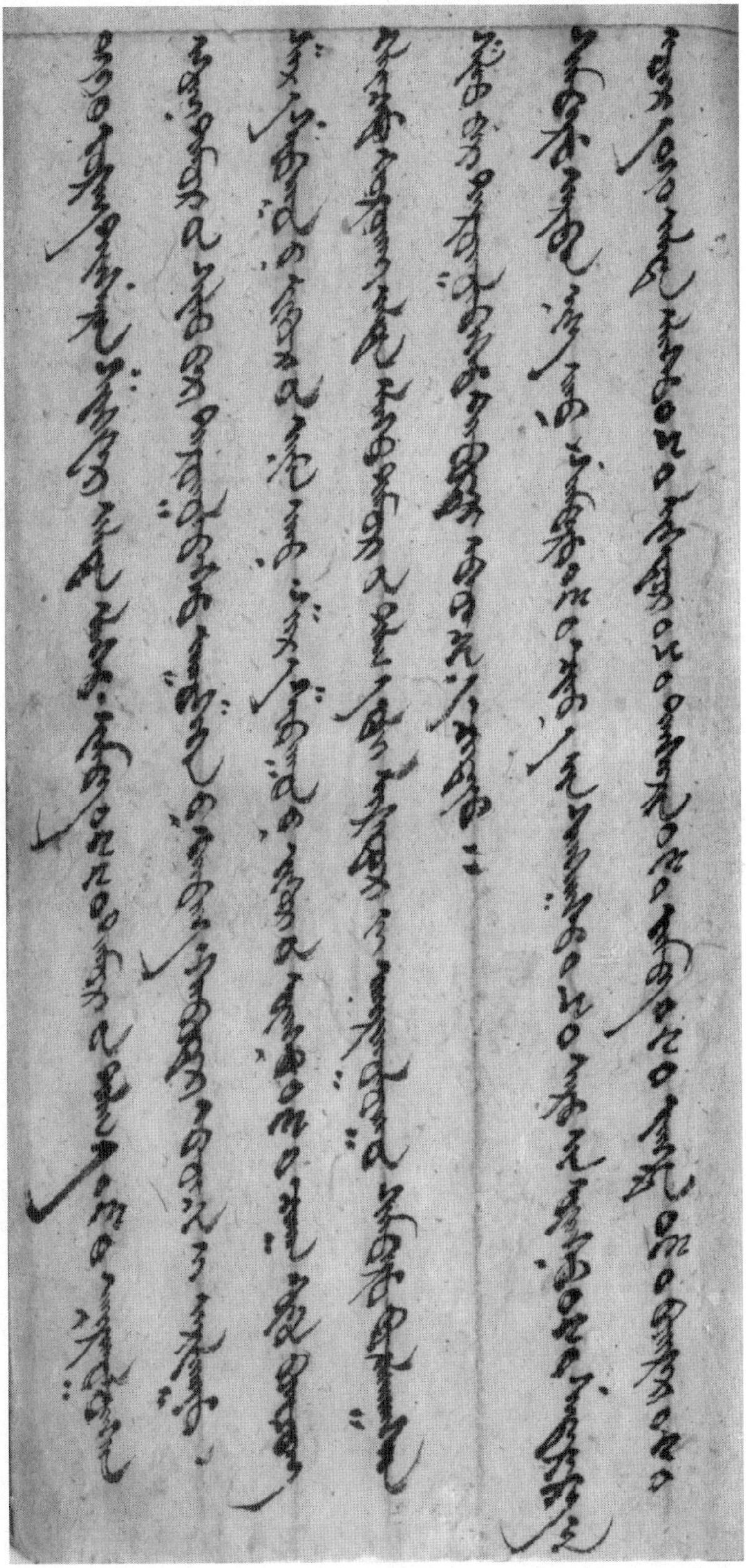

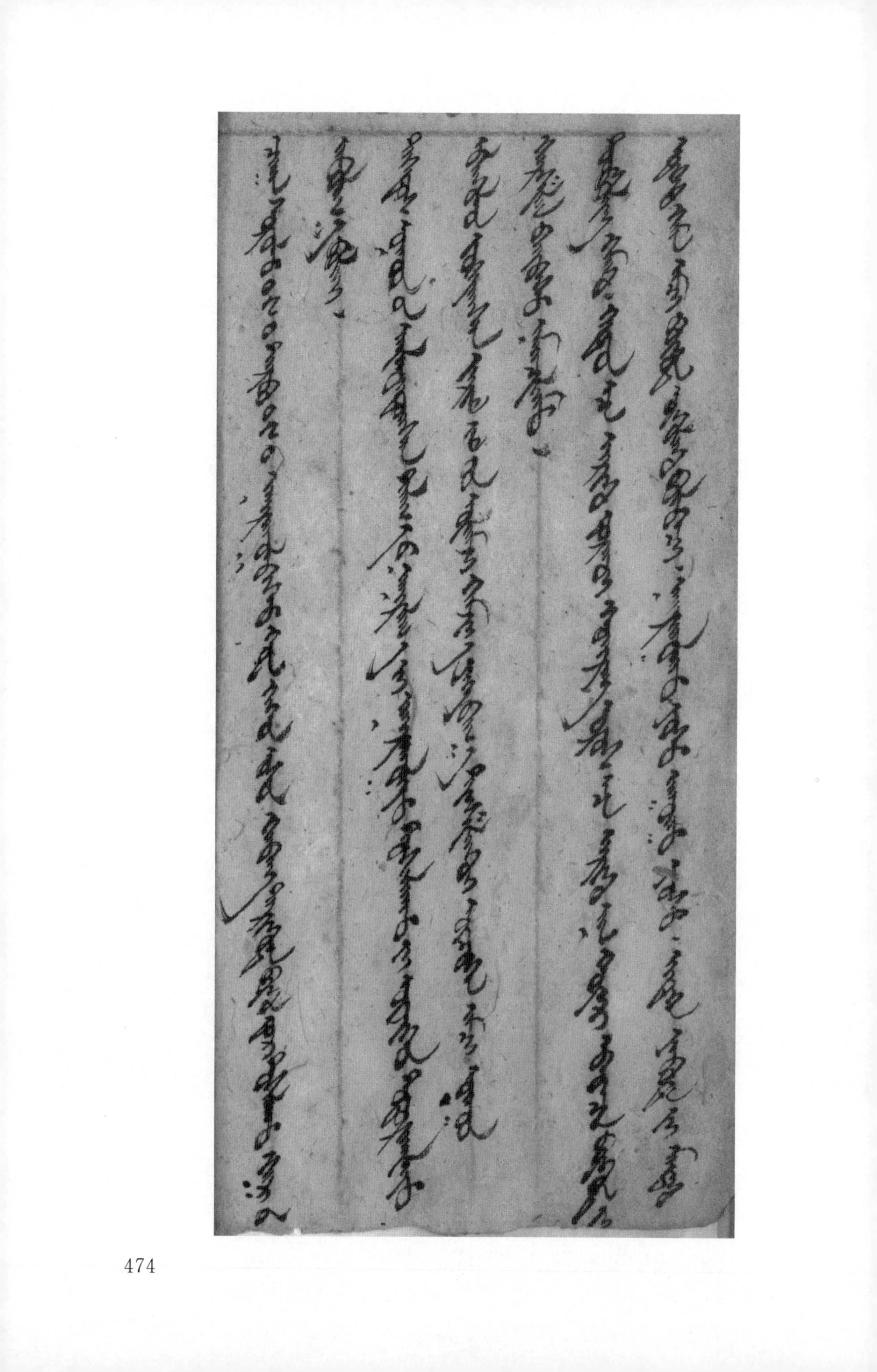

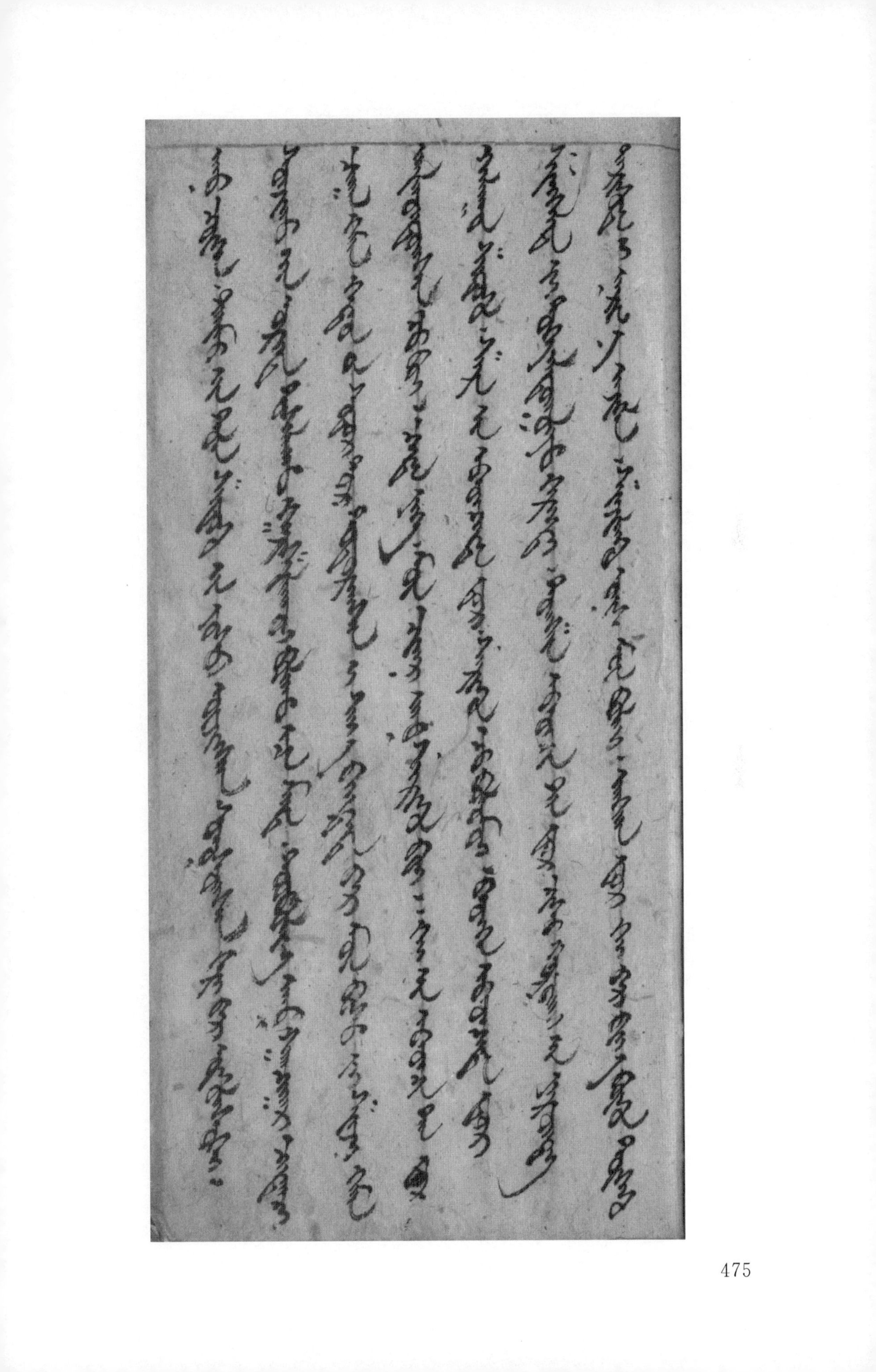

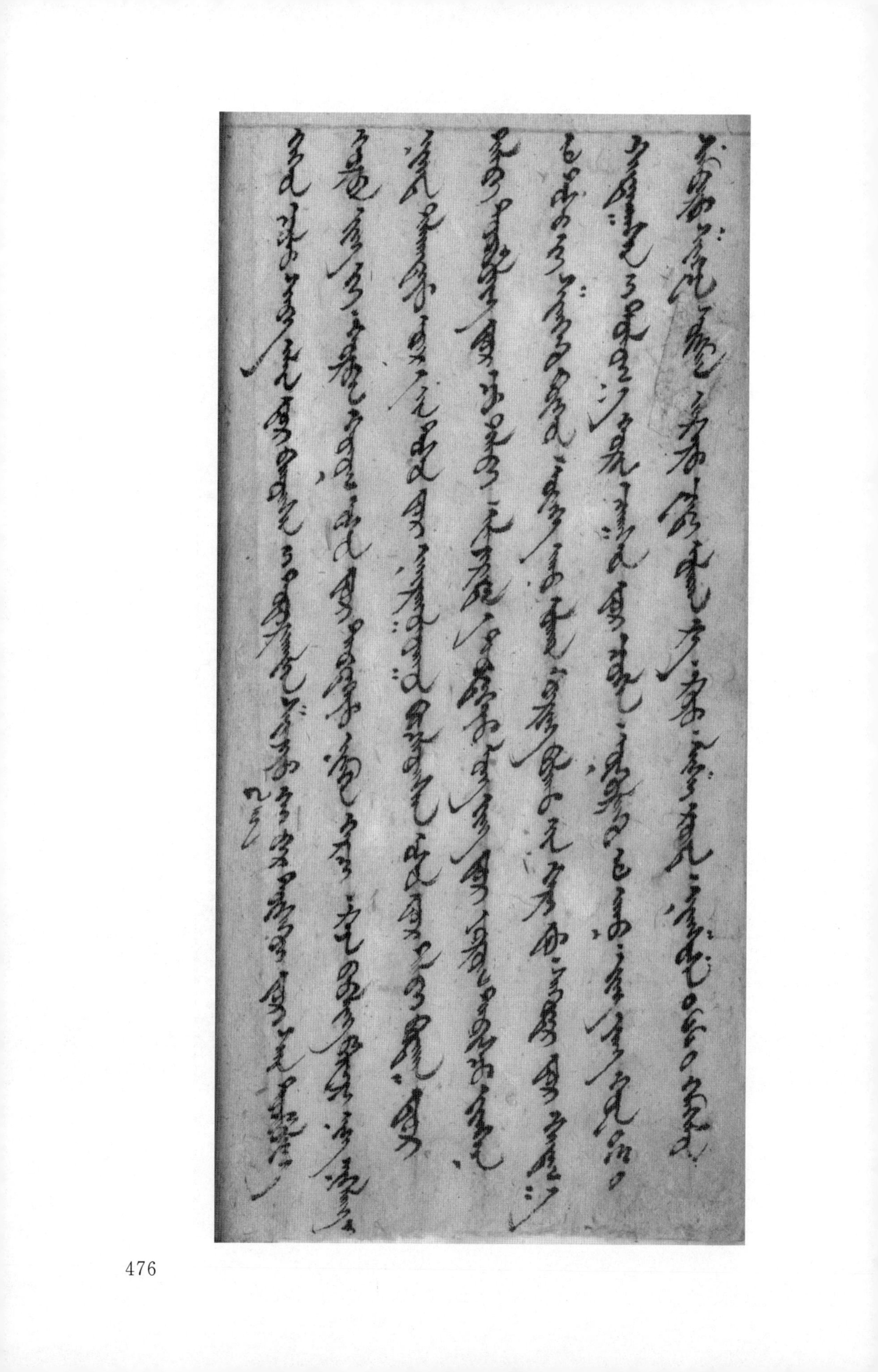

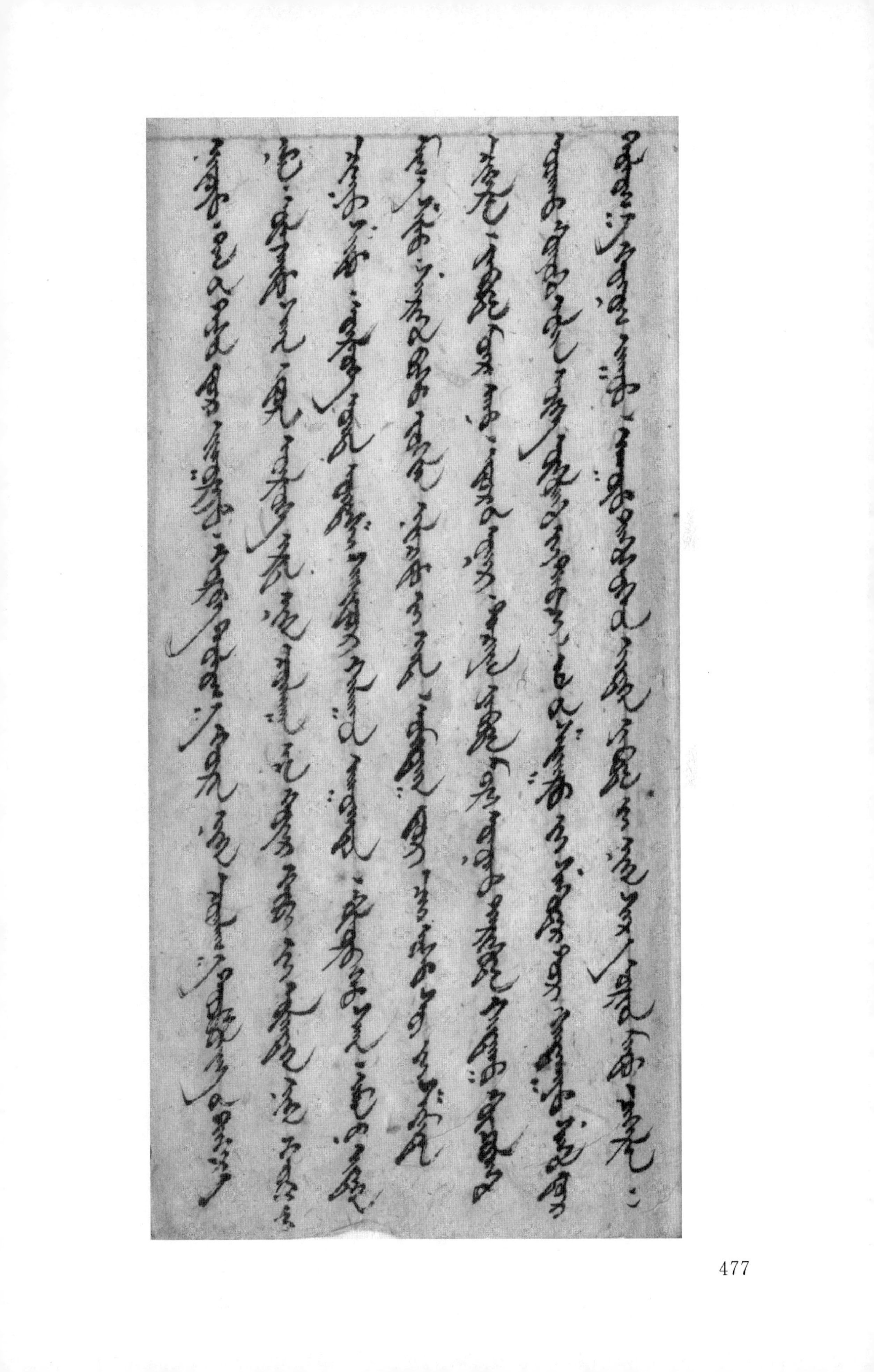

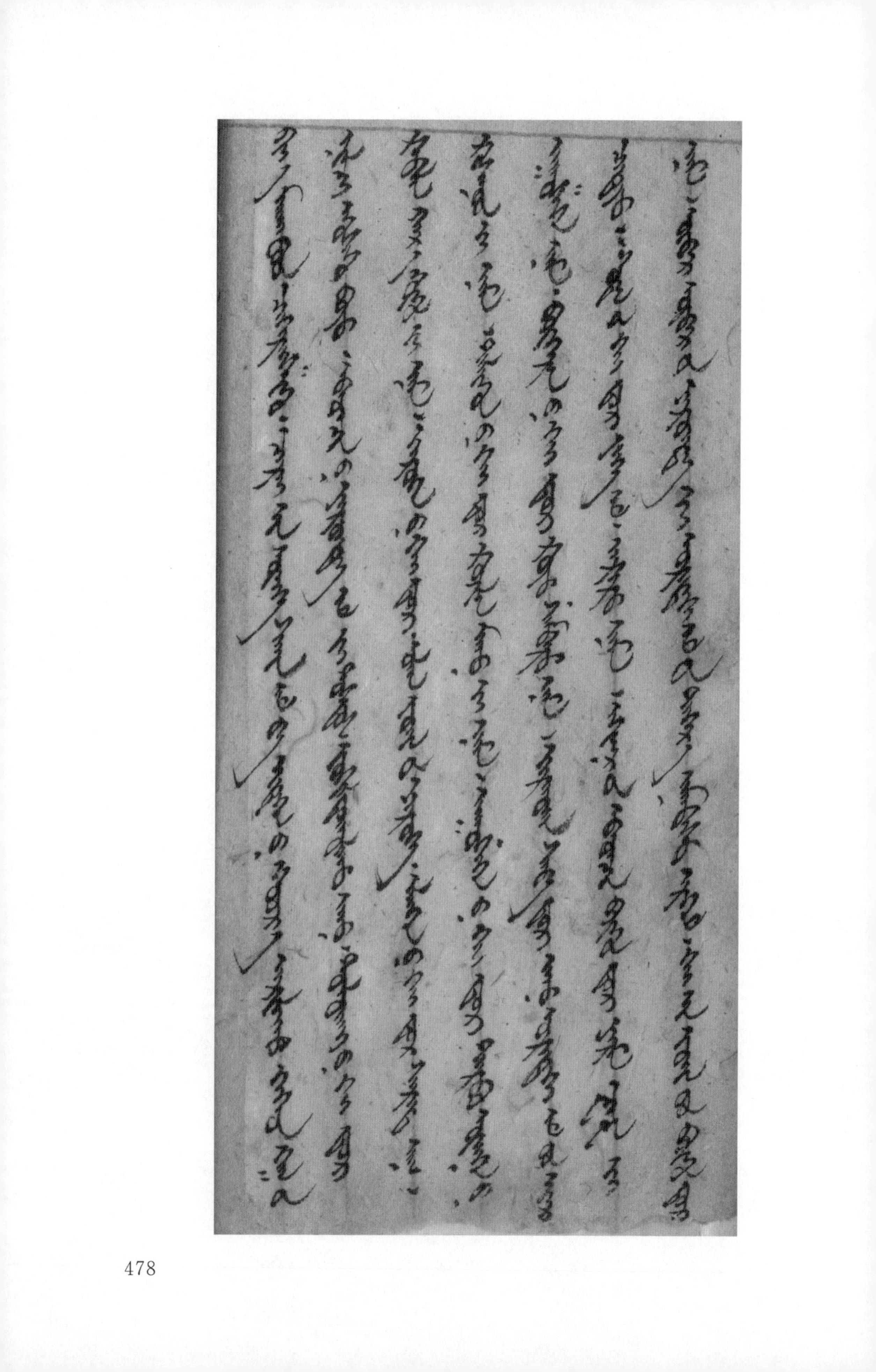

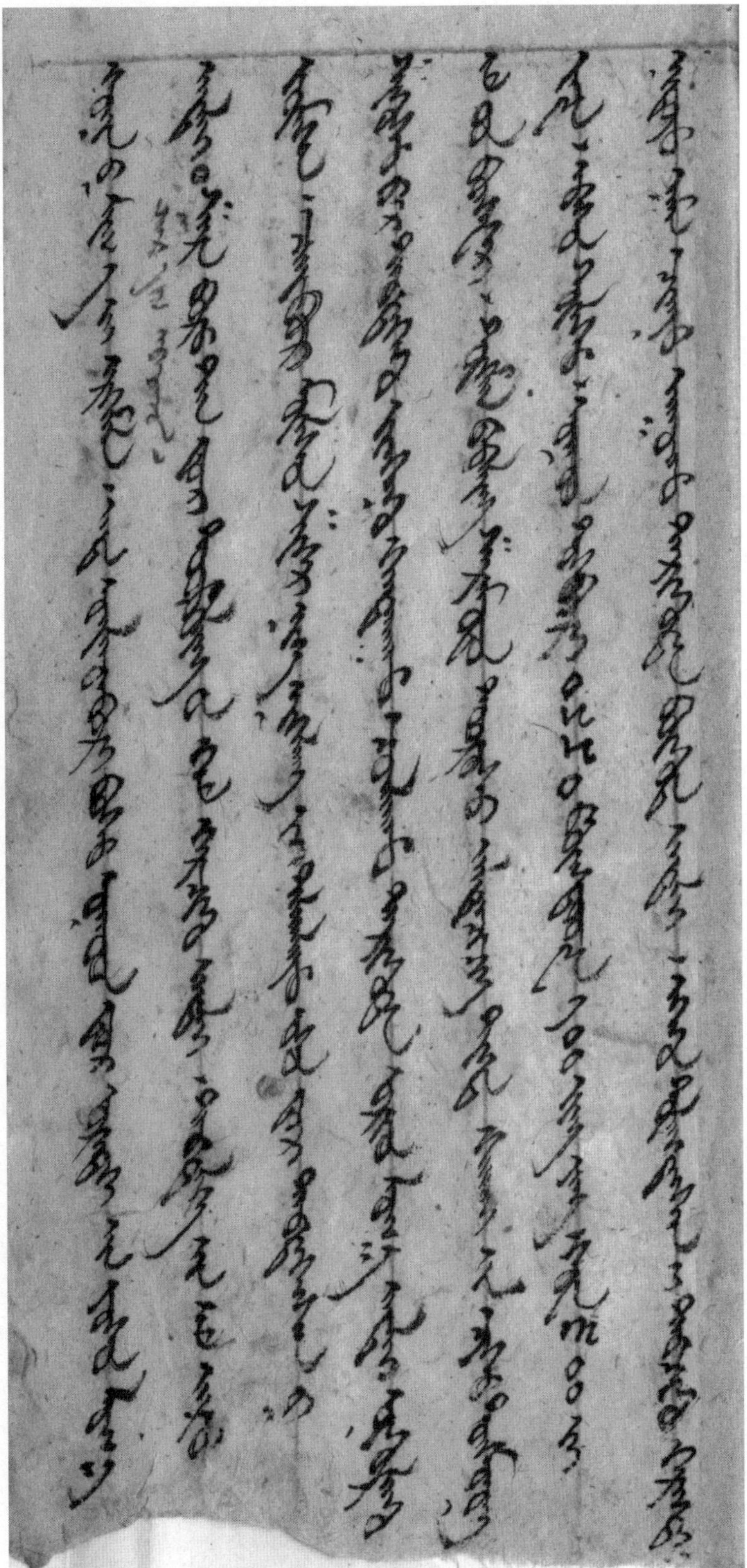

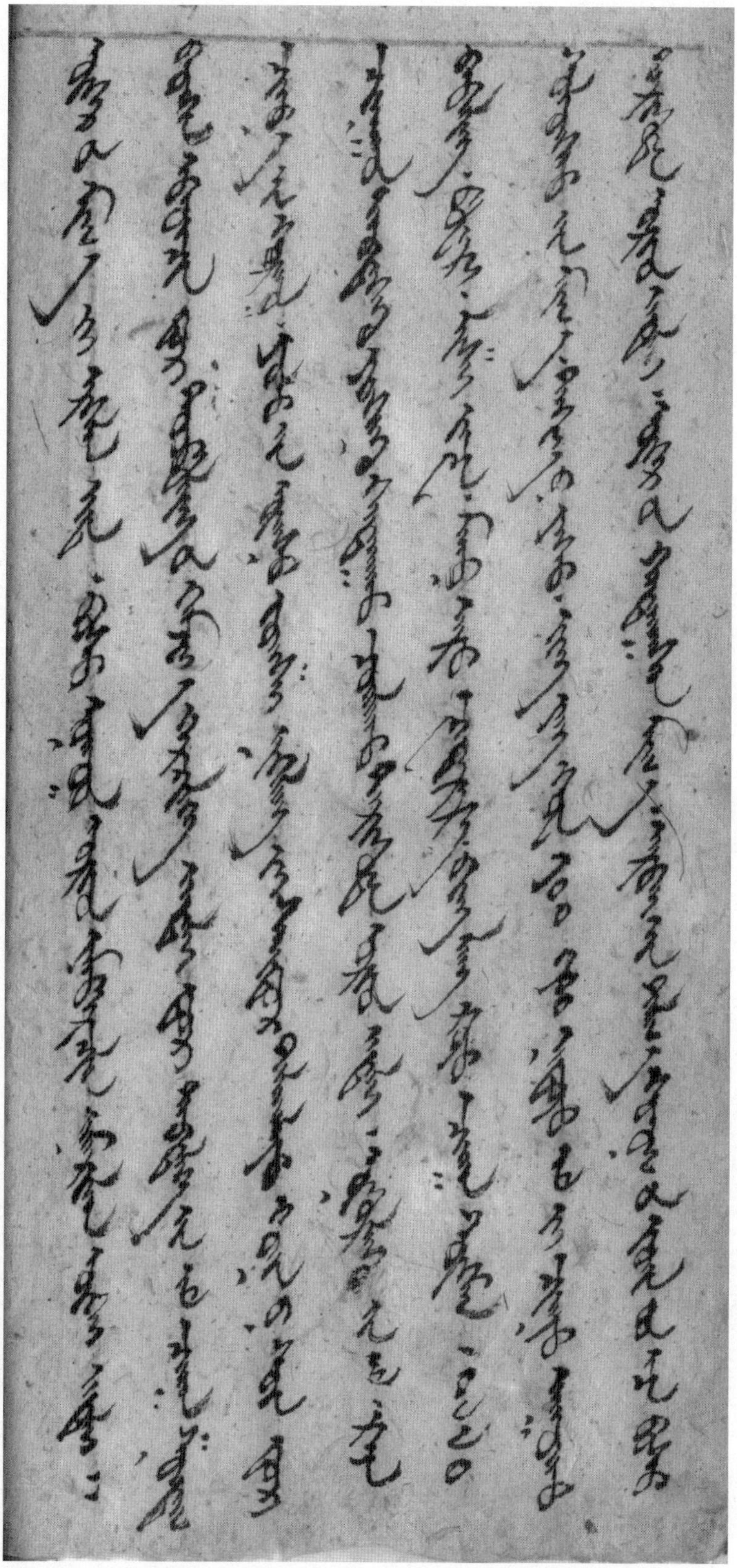

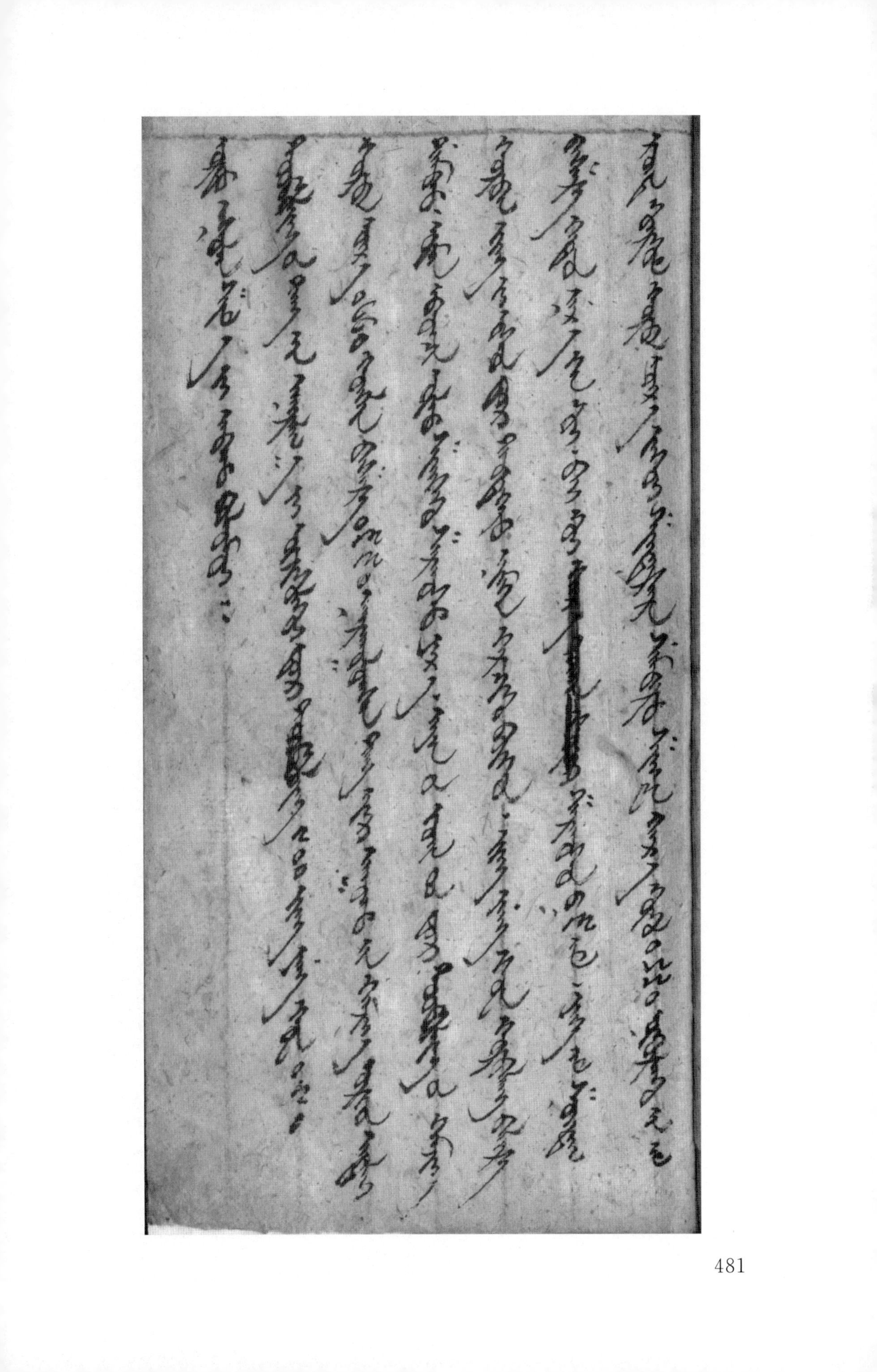

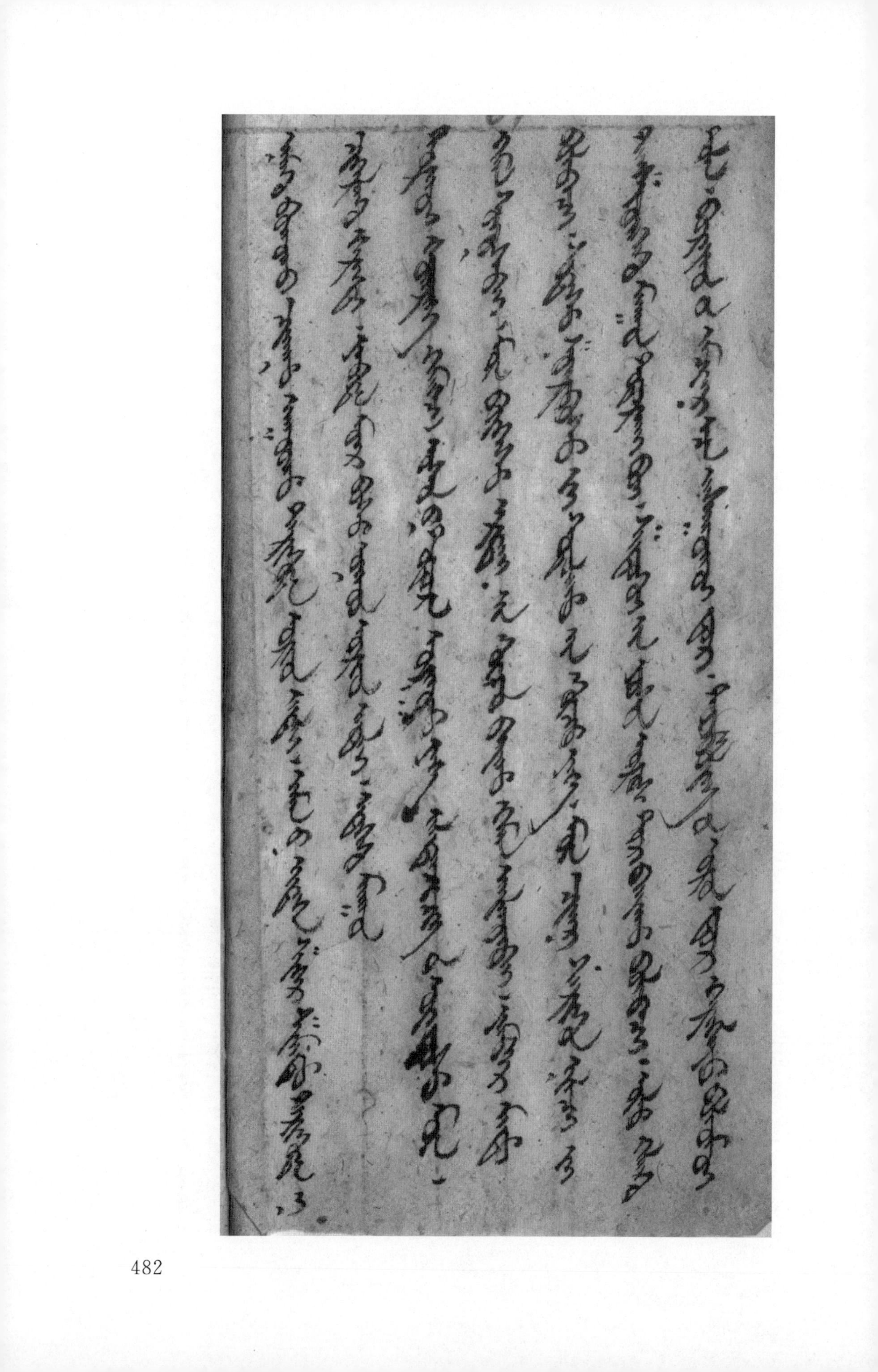

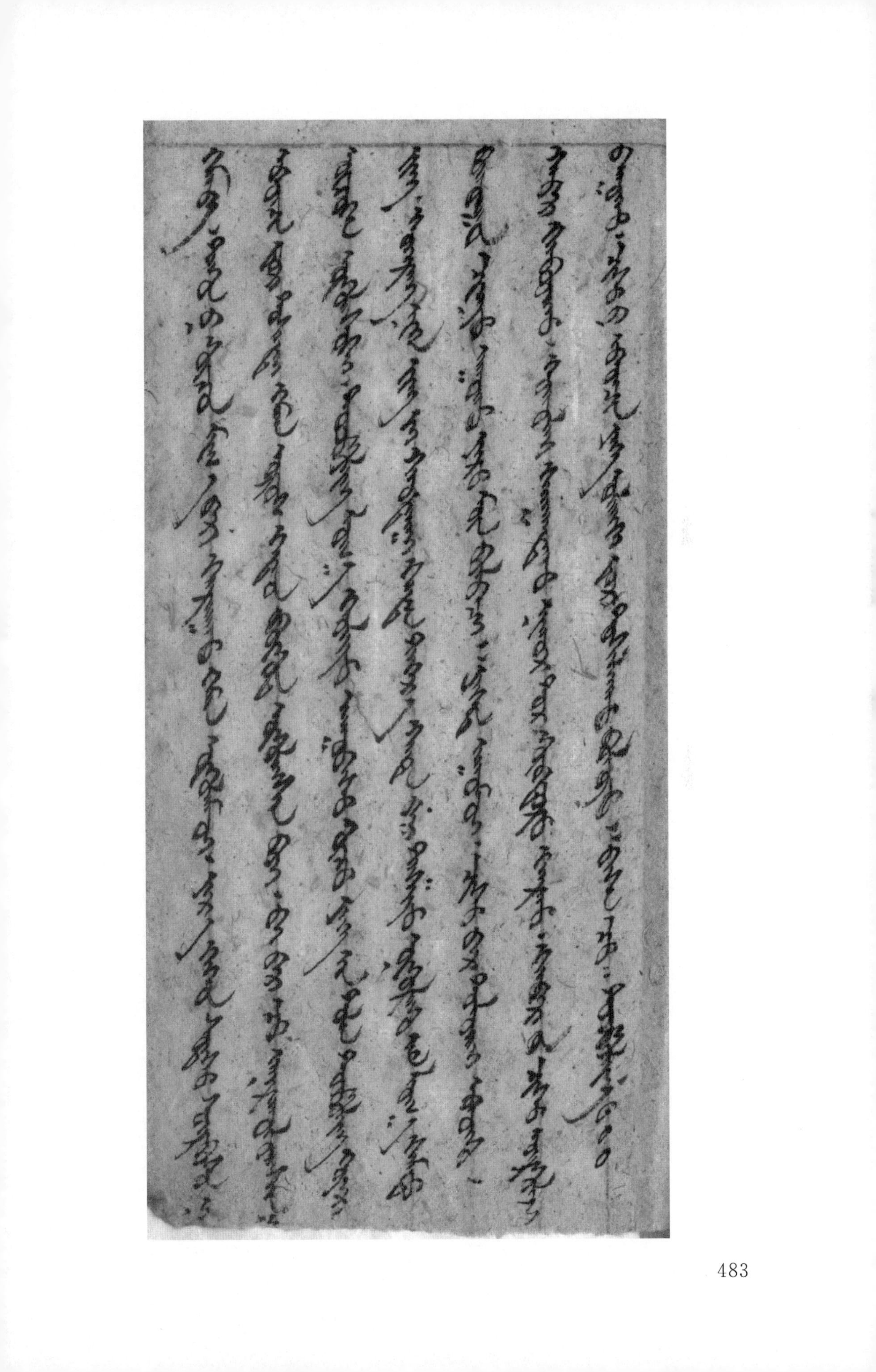

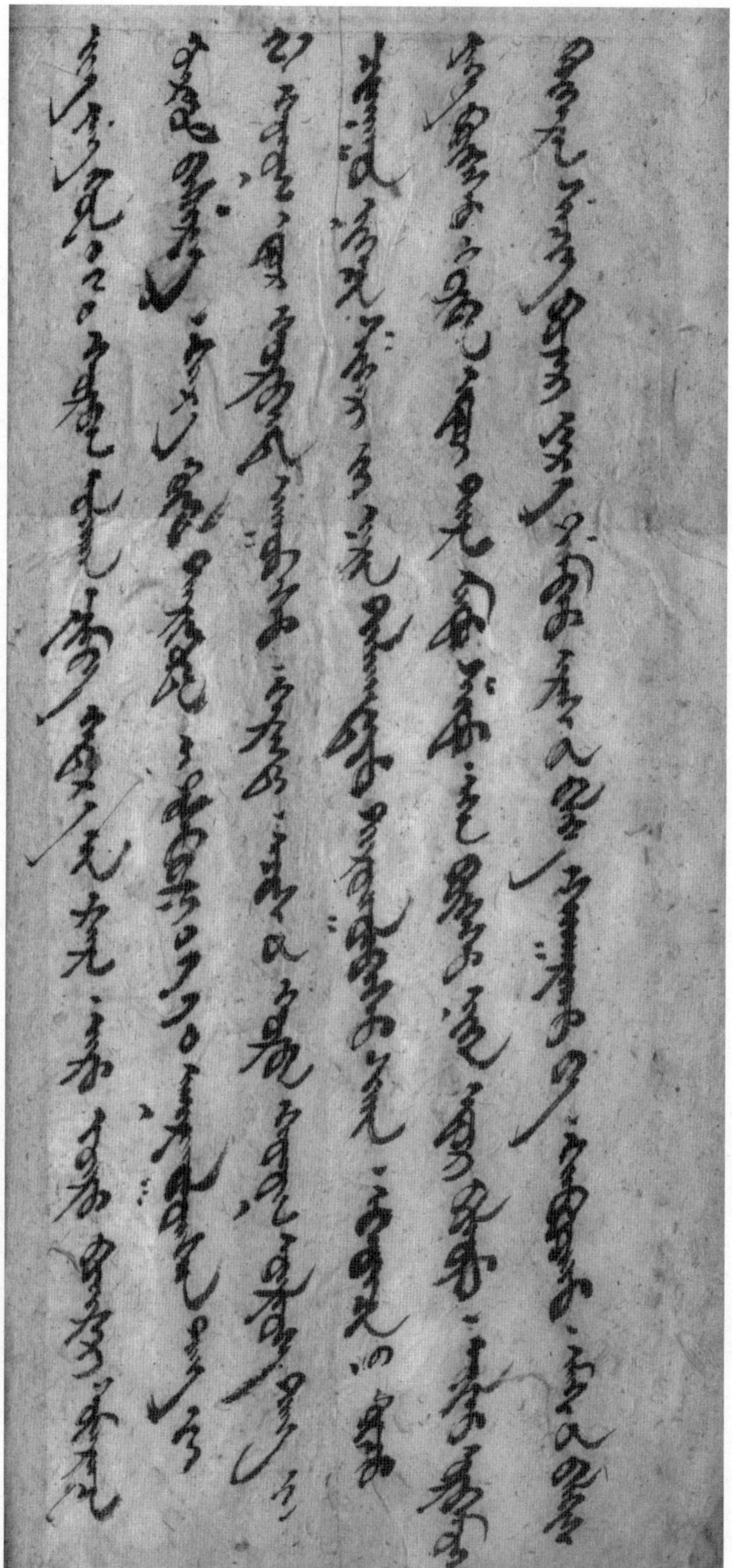

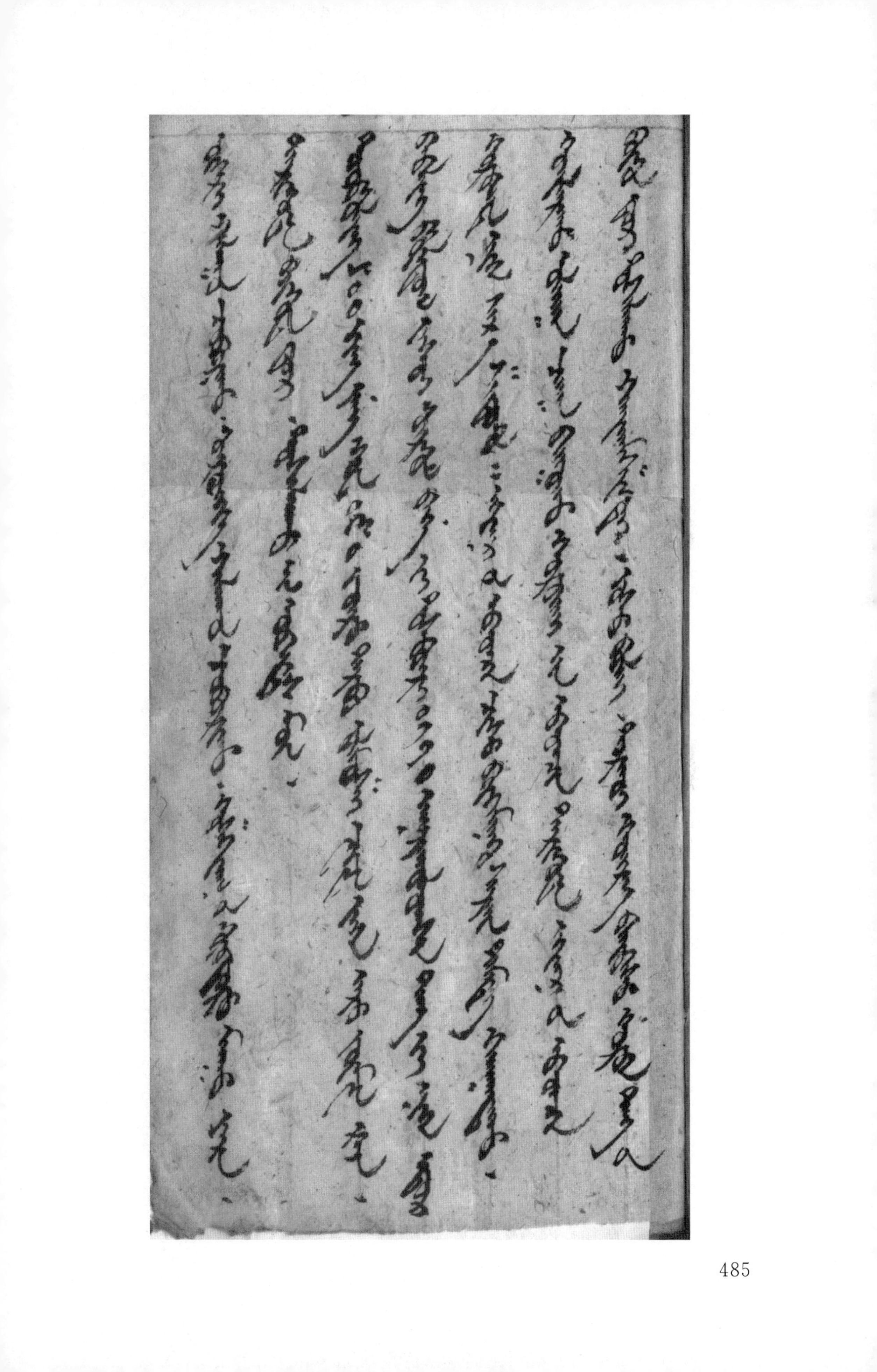

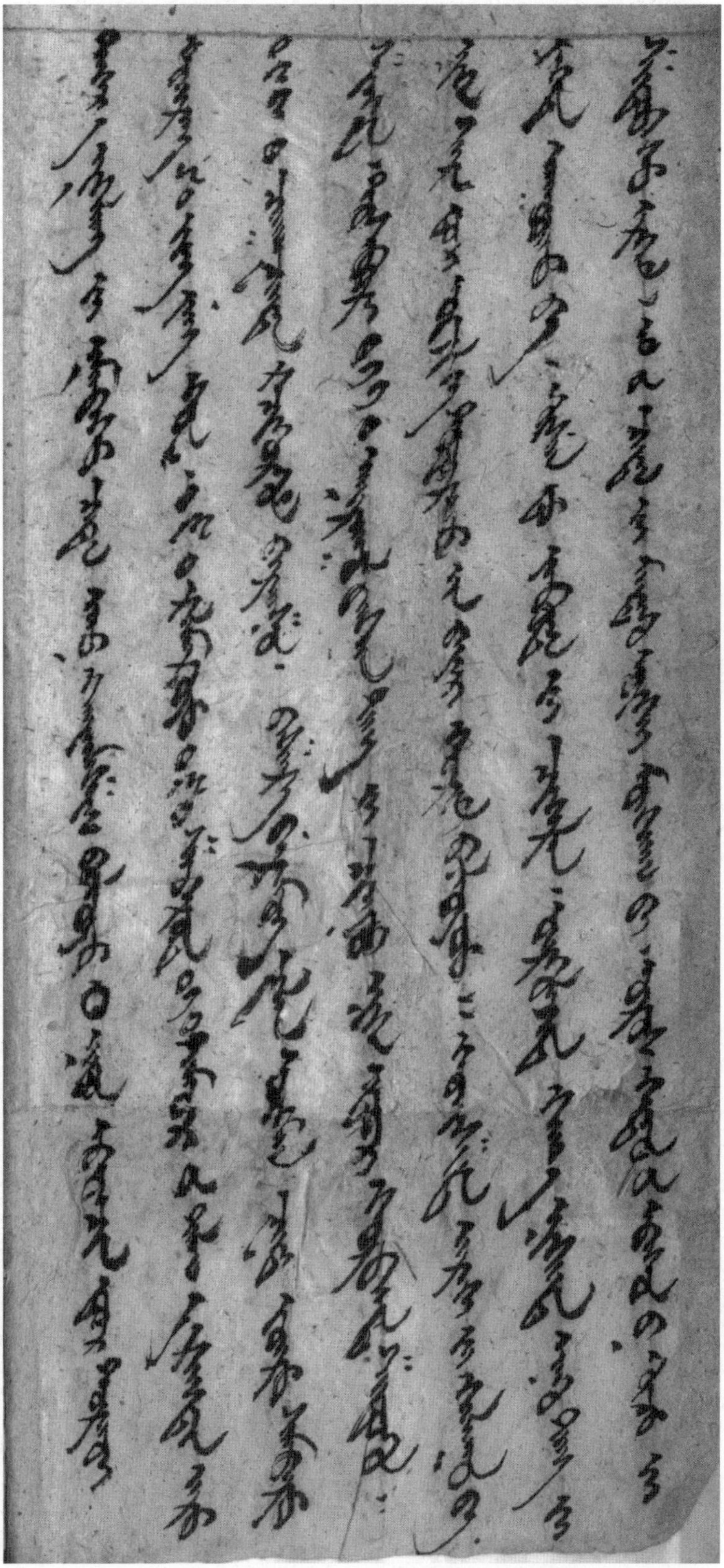

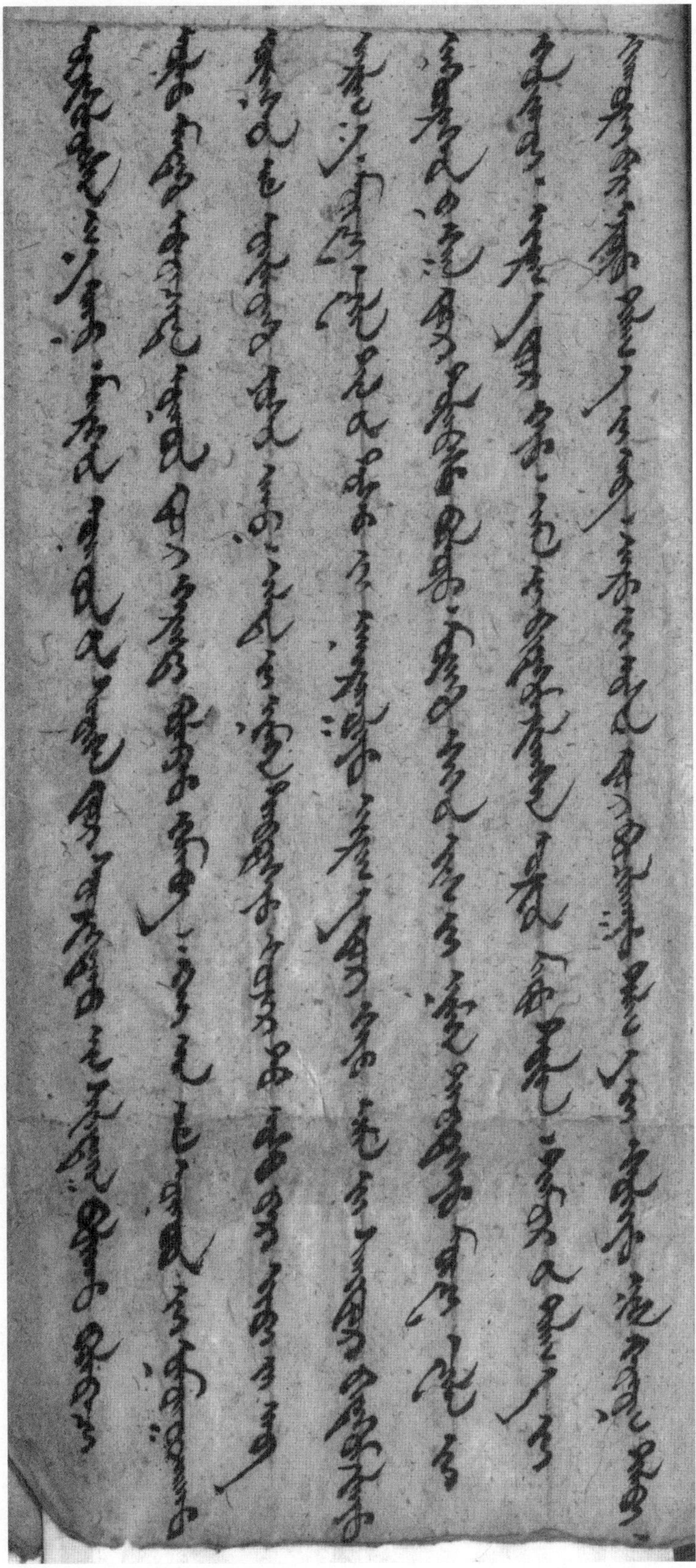

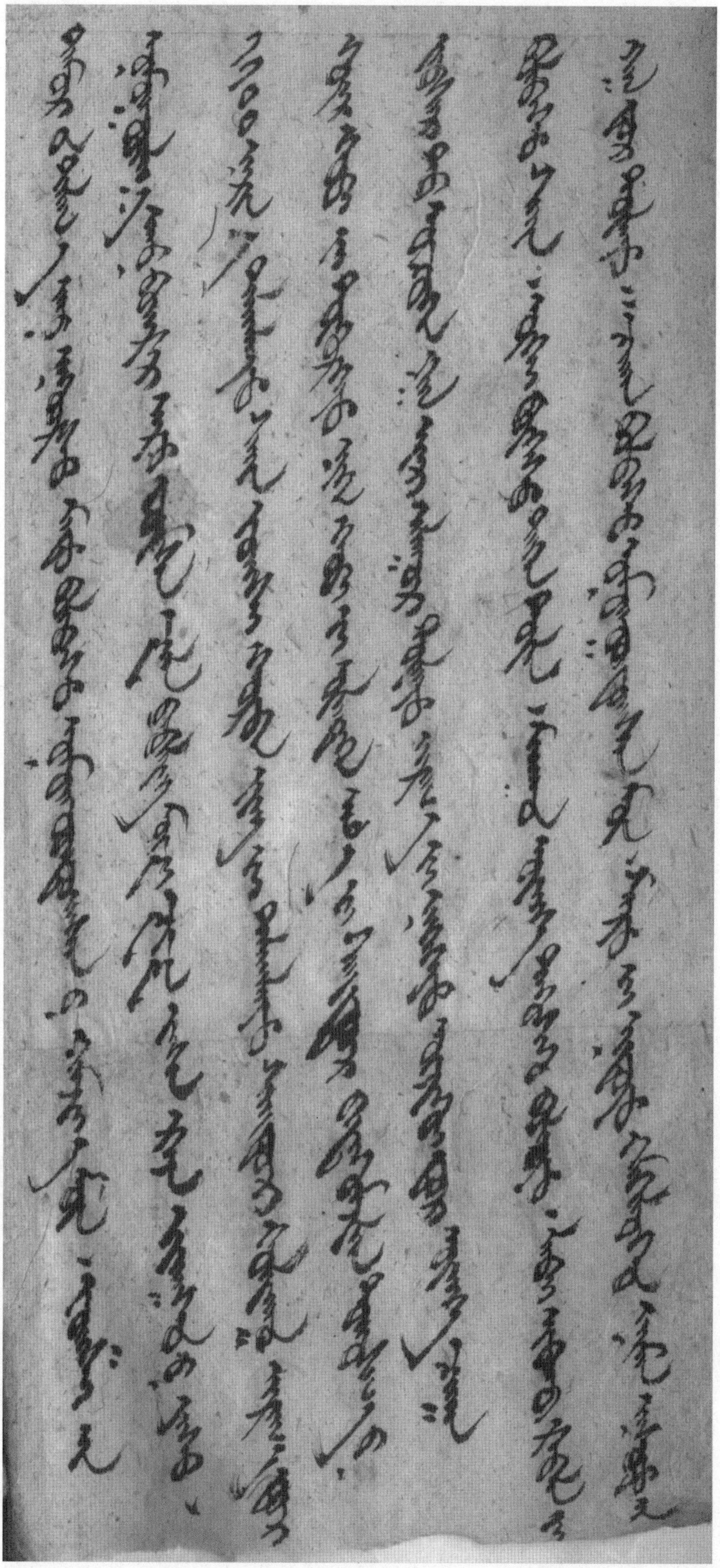

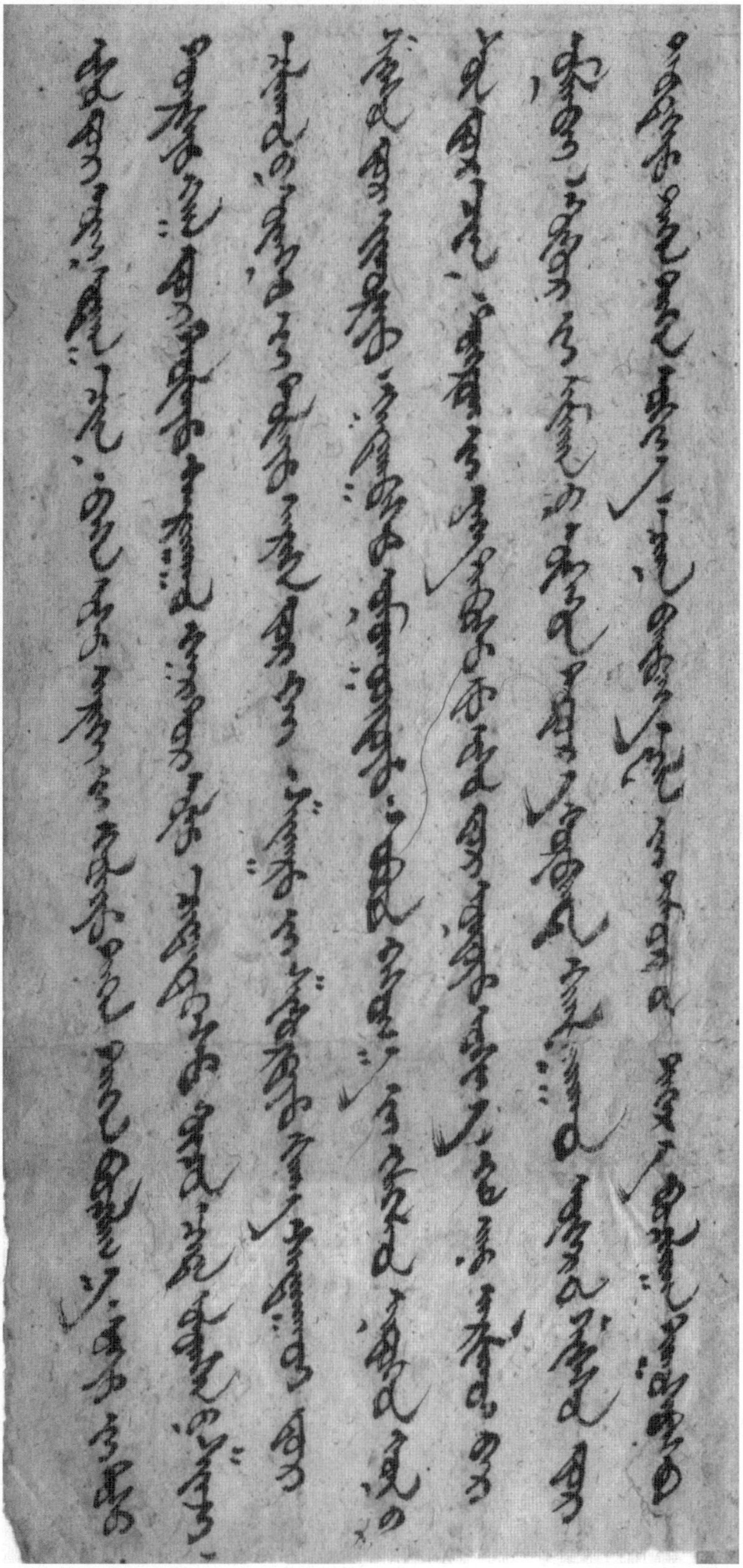

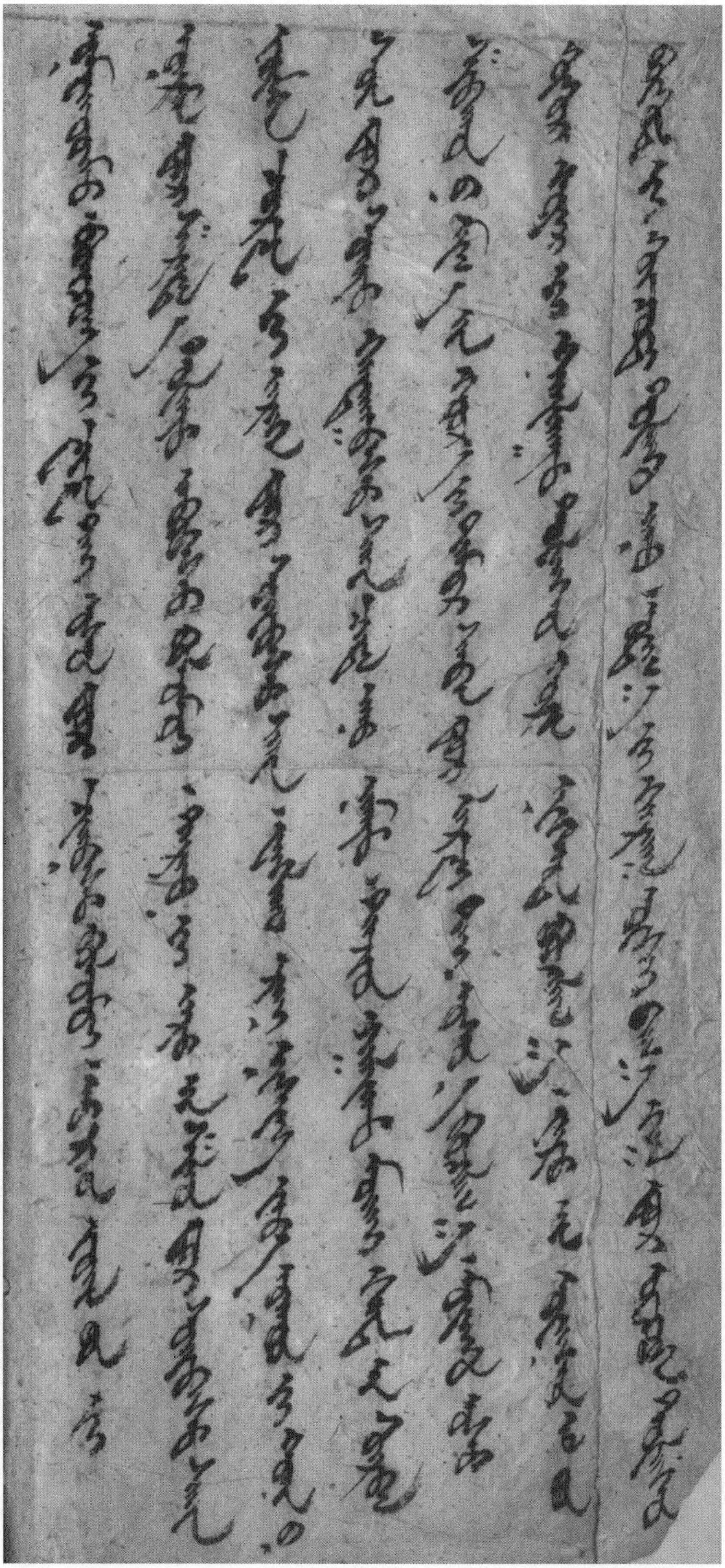

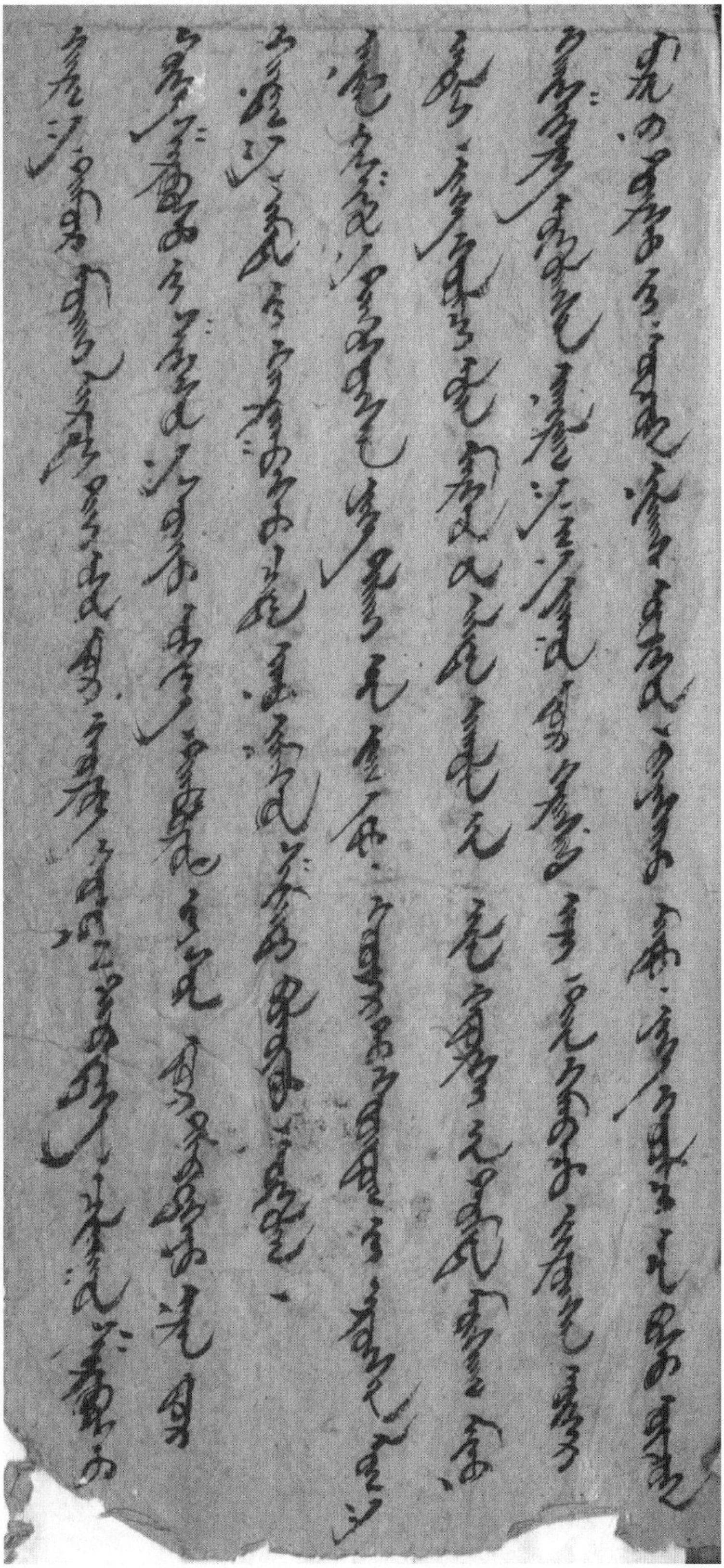

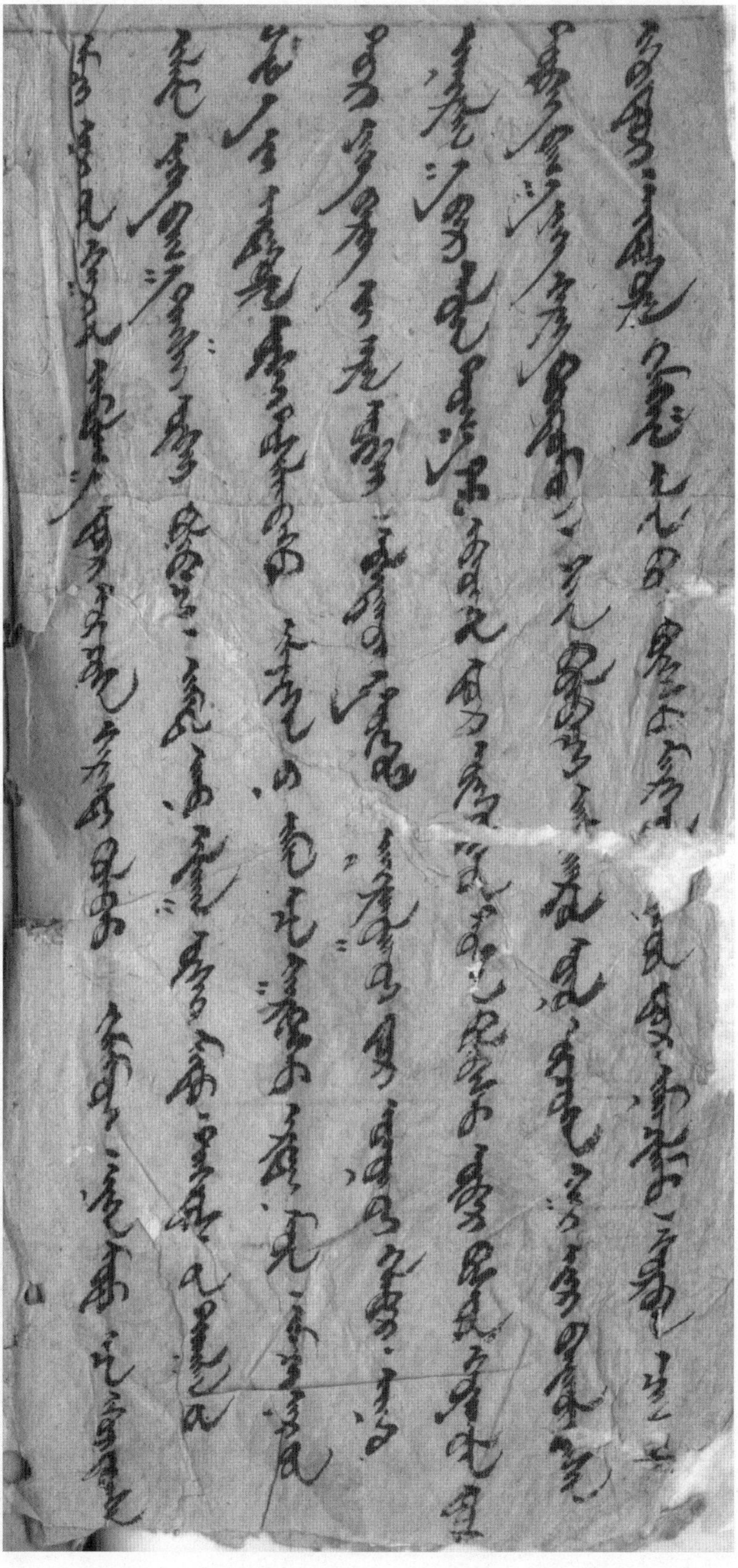

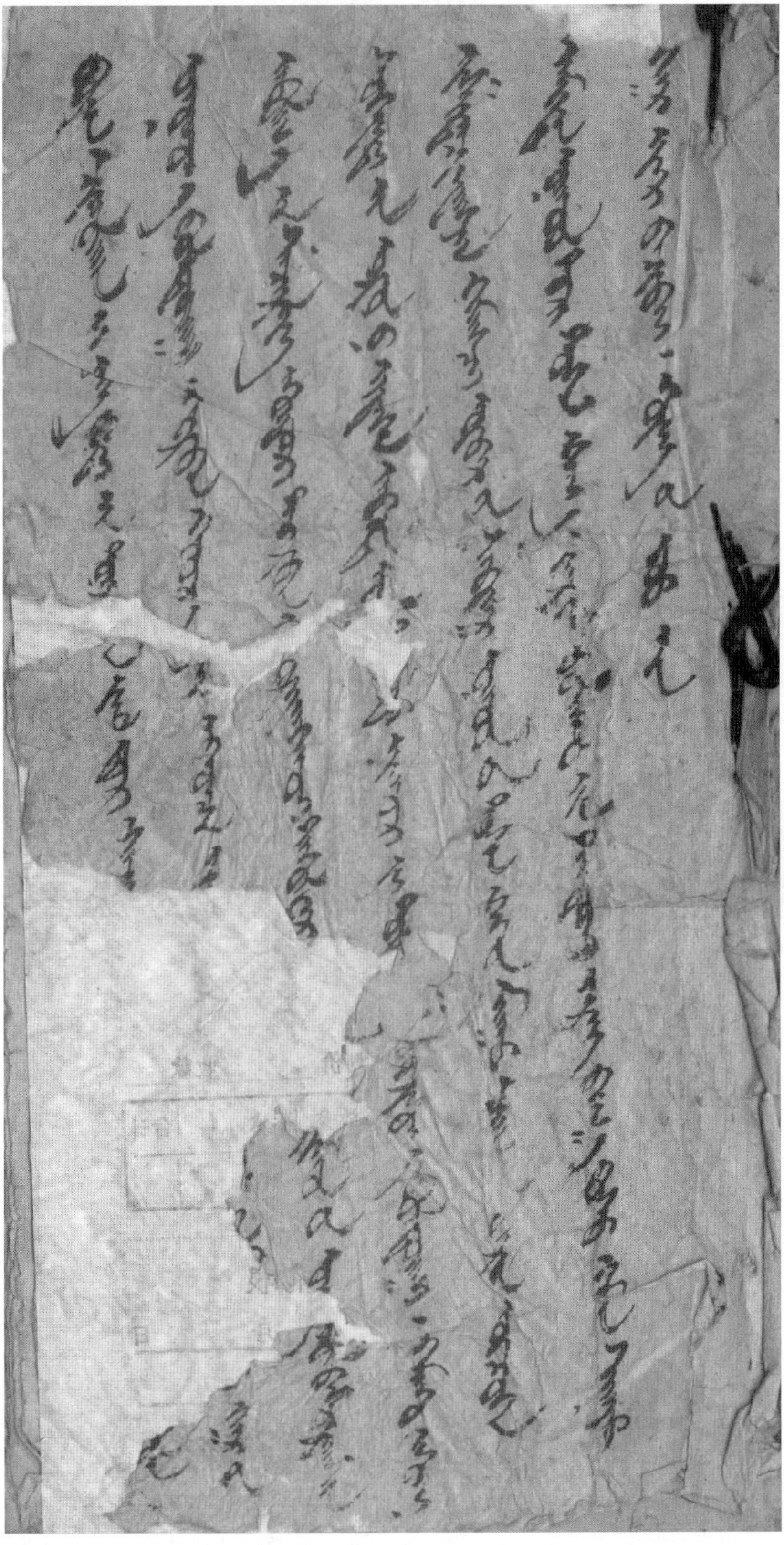

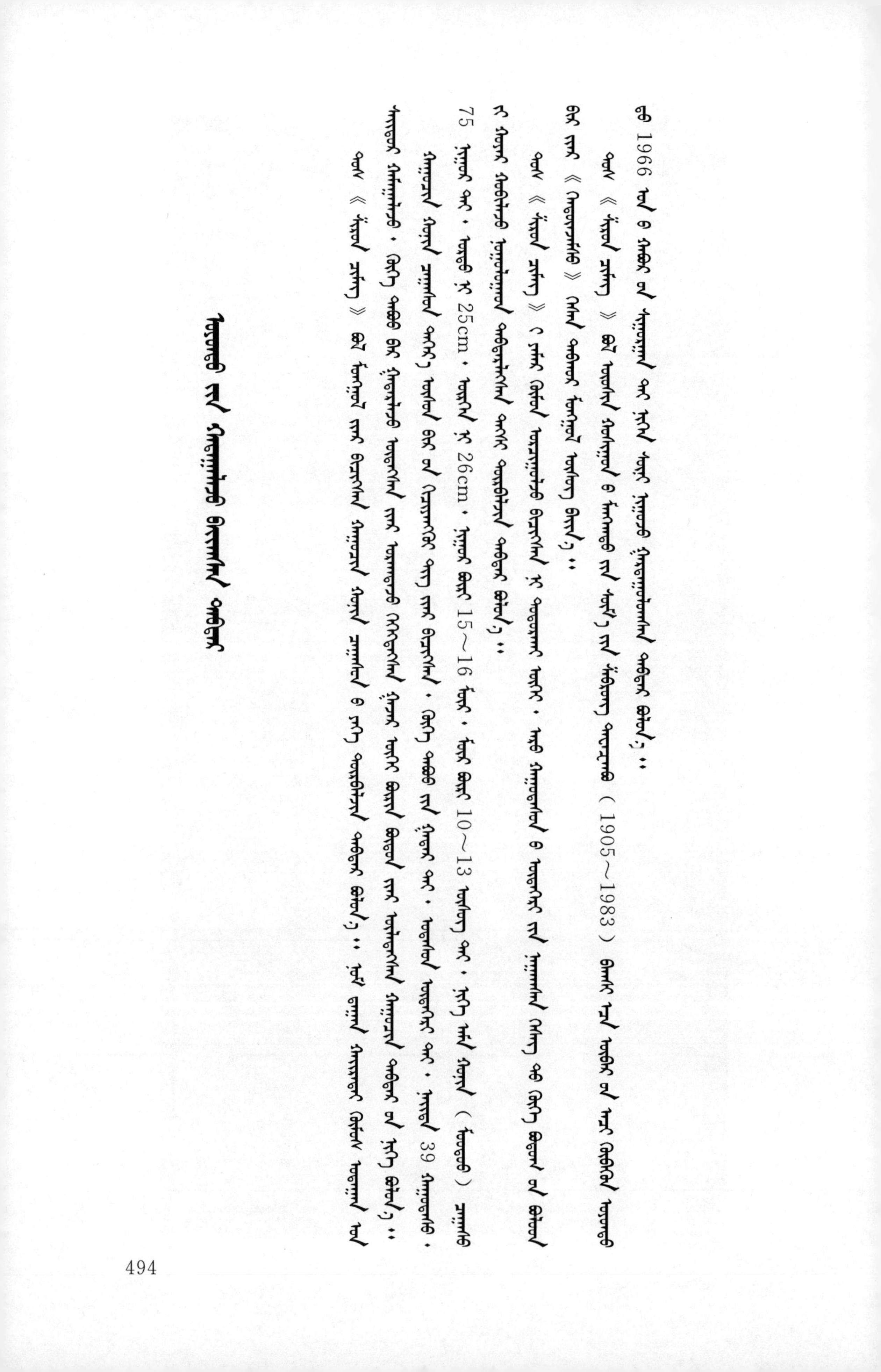

[illegible]

[illegible] 《[illegible]》 [illegible]

[illegible] ᠃

[illegible] 39 [illegible]᠂

75 [illegible] 25cm᠂ [illegible] 26cm᠂ [illegible] 15～16 [illegible]᠂ [illegible] 10～13 [illegible]᠂ [illegible] ([illegible]) [illegible]

[illegible] ᠃

[illegible] 《[illegible]》 [illegible]

[illegible] ᠃

[illegible] 《[illegible]》 [illegible] 《[illegible]》 [illegible] (1905～1983) [illegible]

[illegible] ᠃

[illegible] 1966 [illegible] ᠃

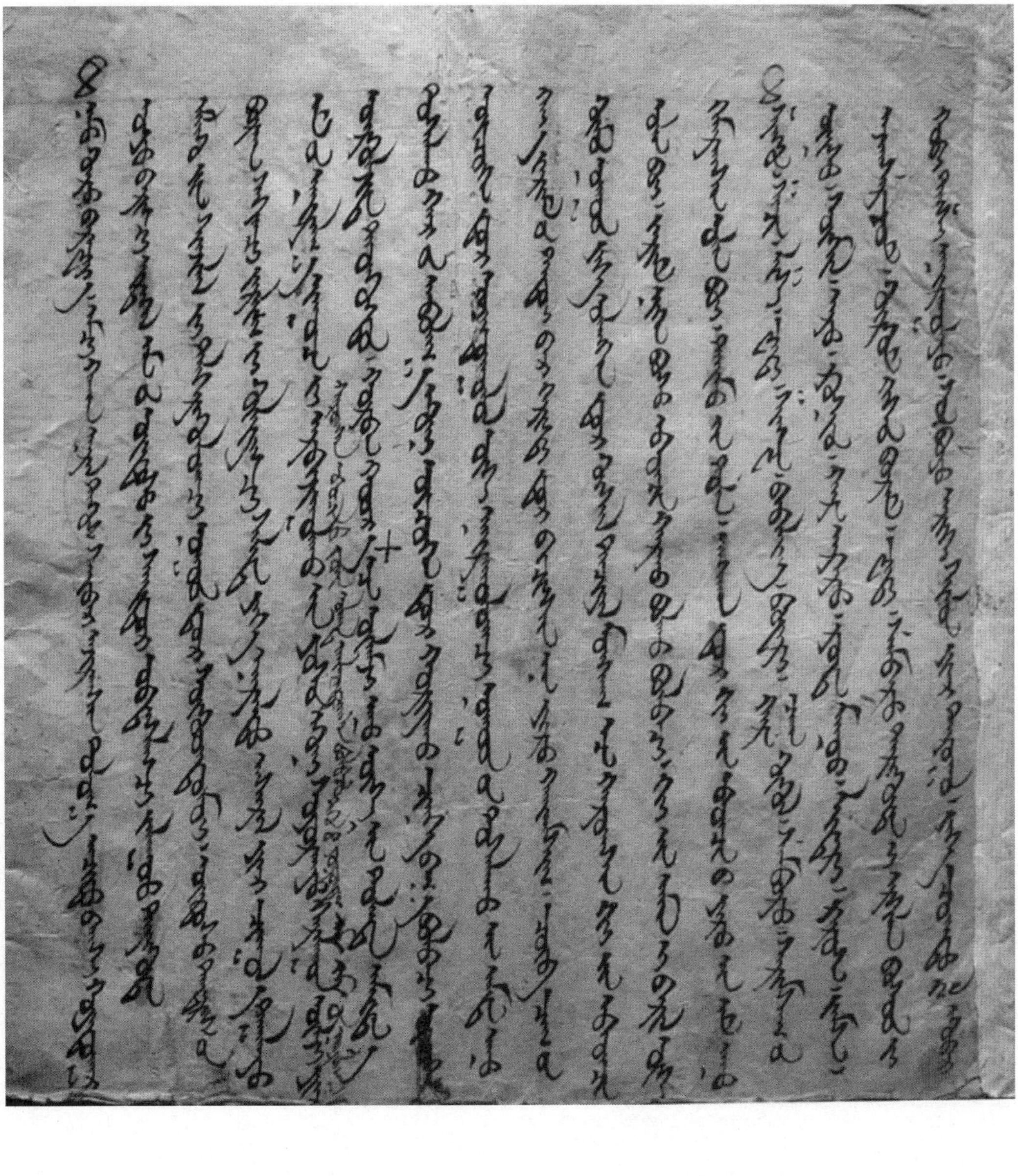

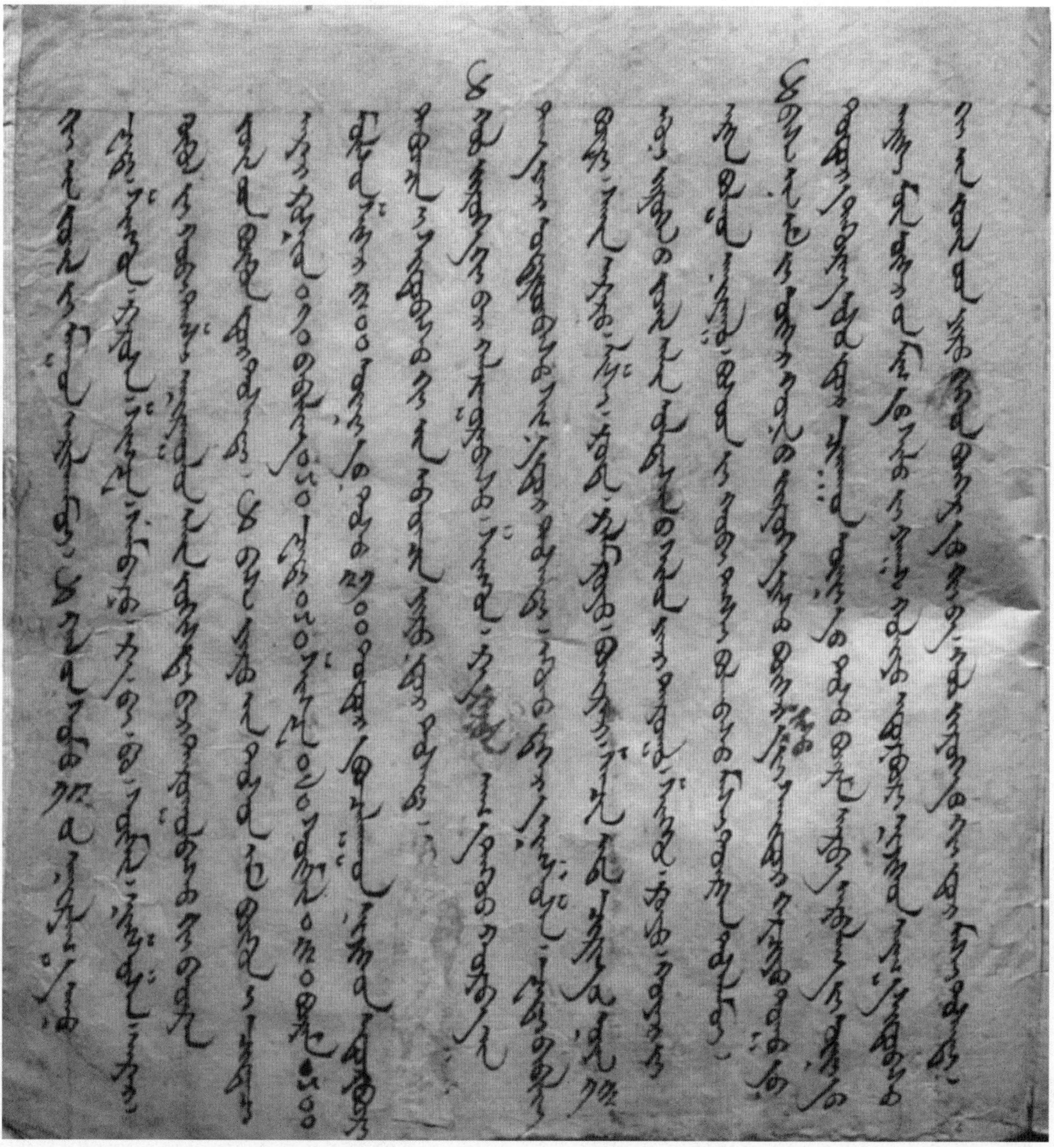

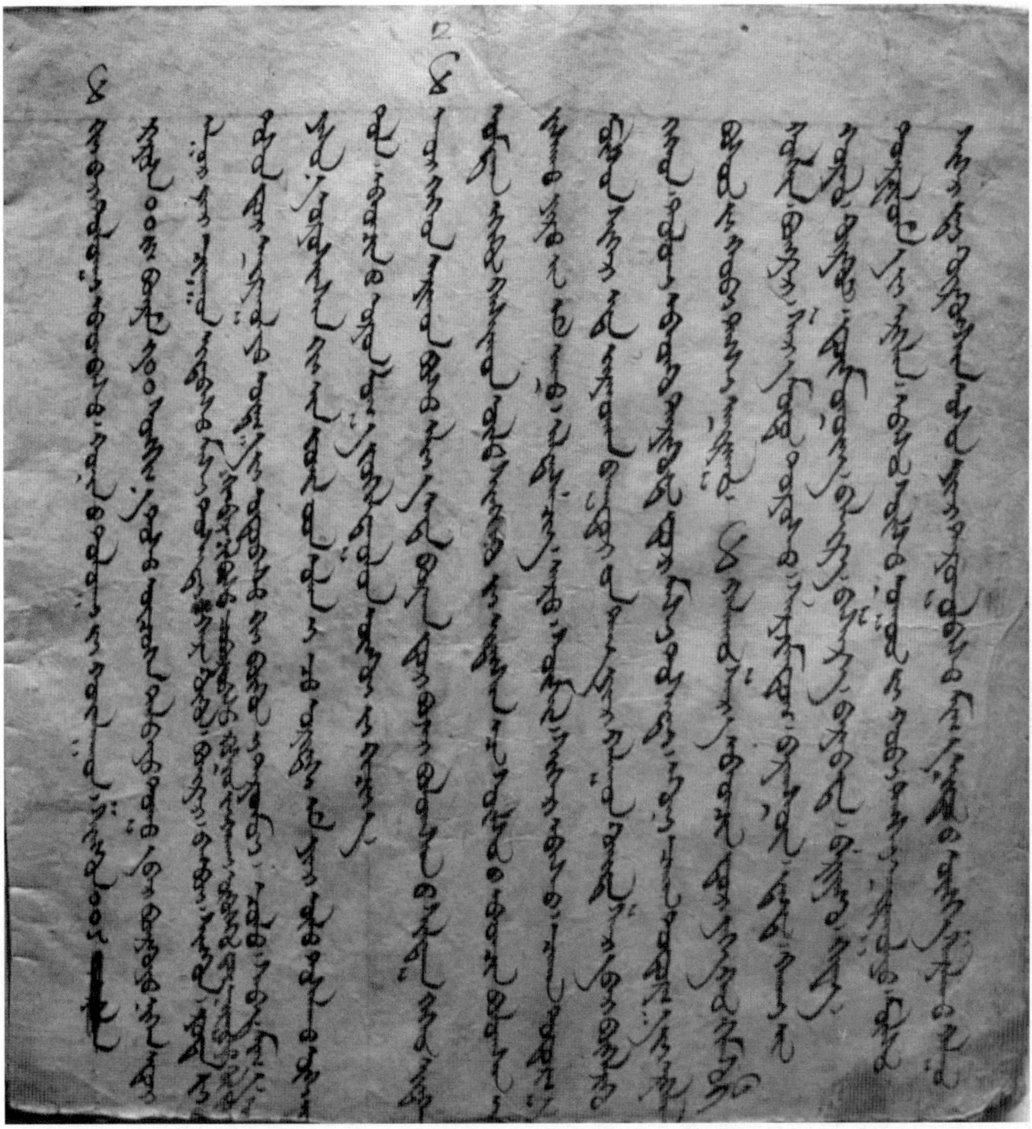

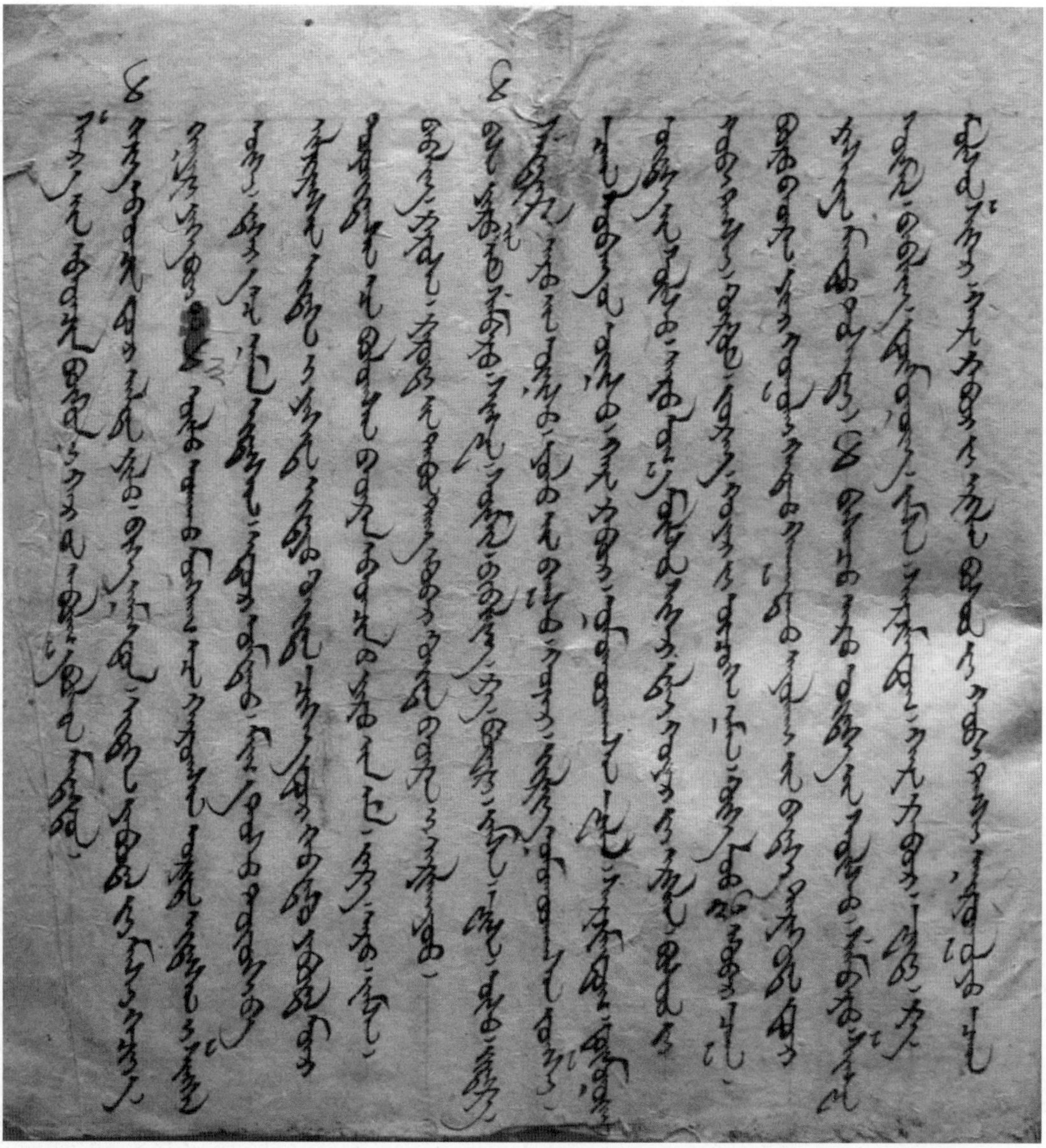

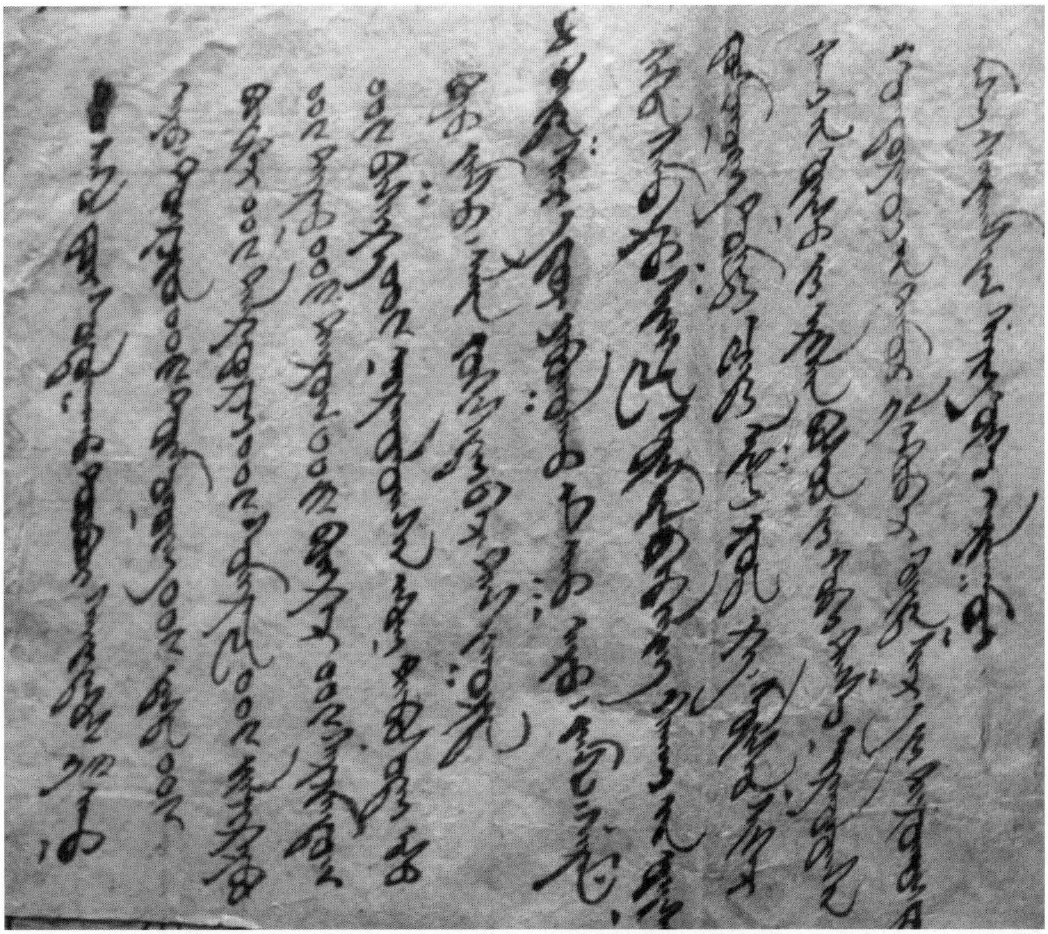

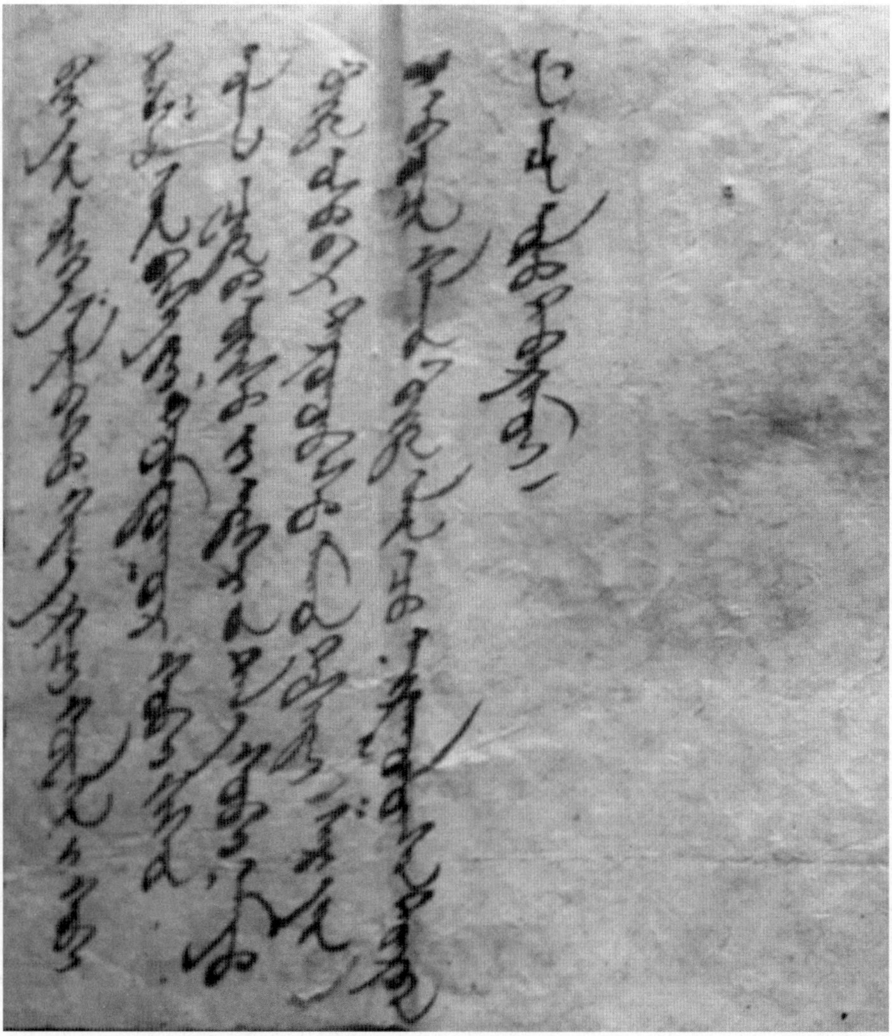

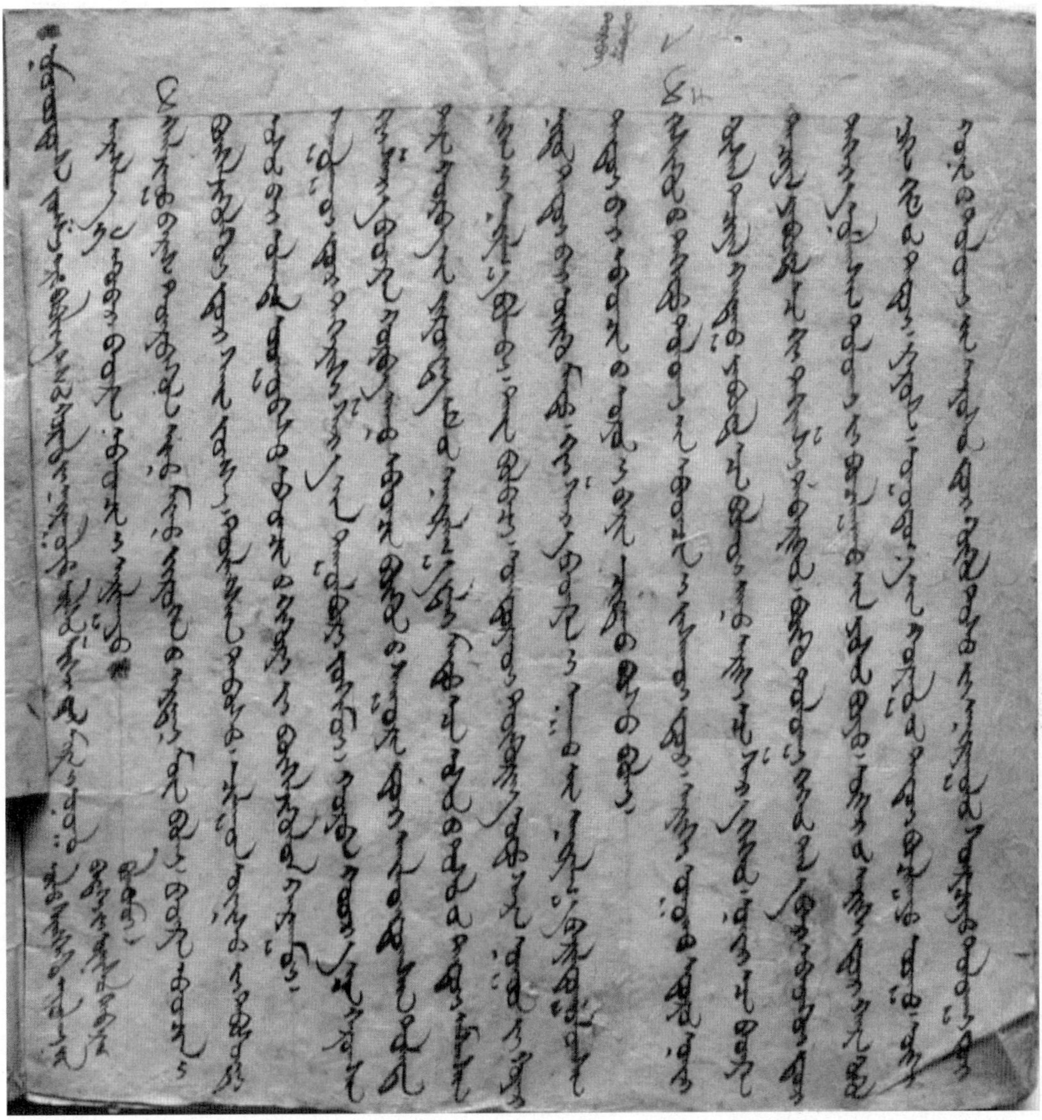

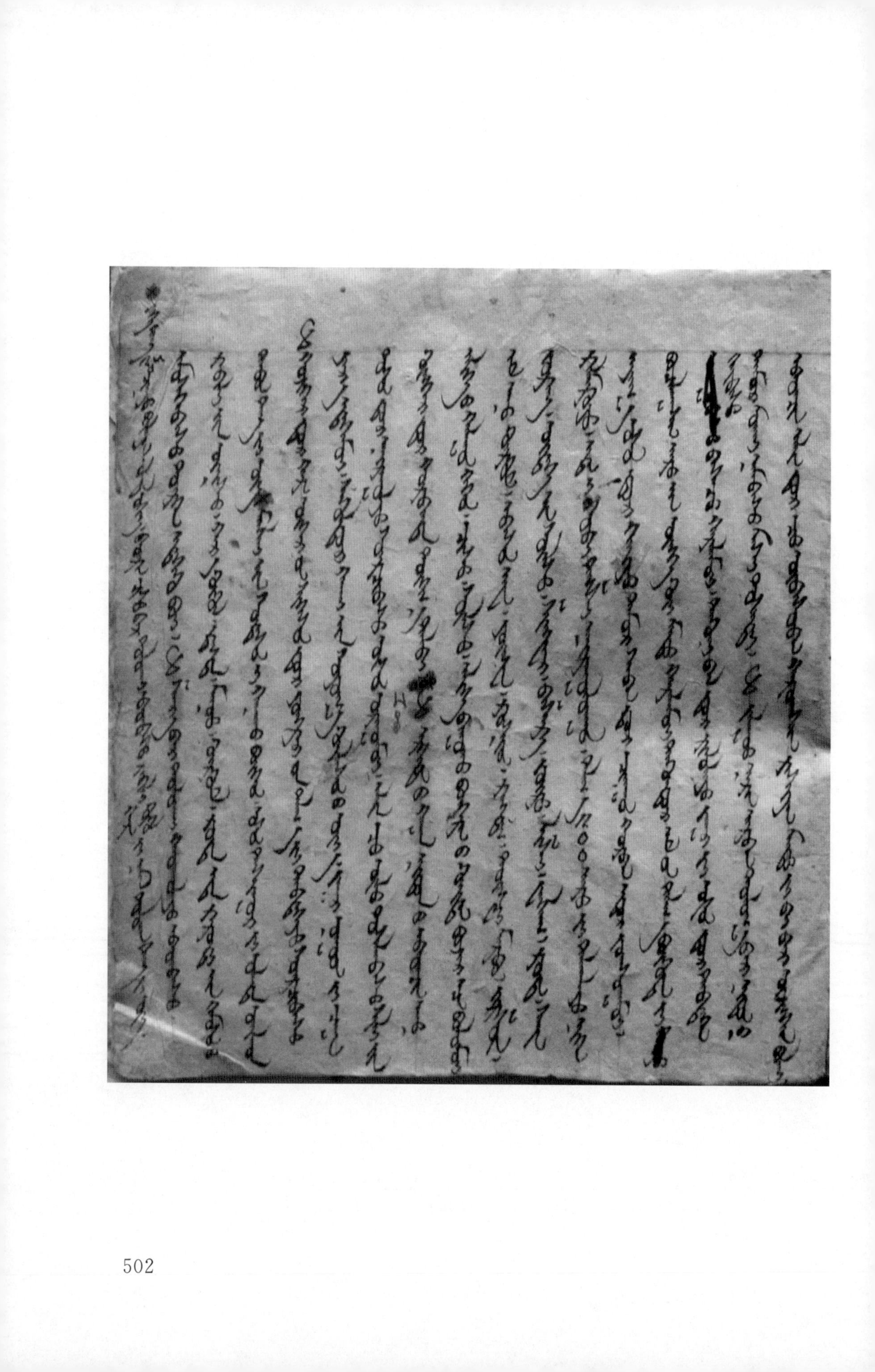

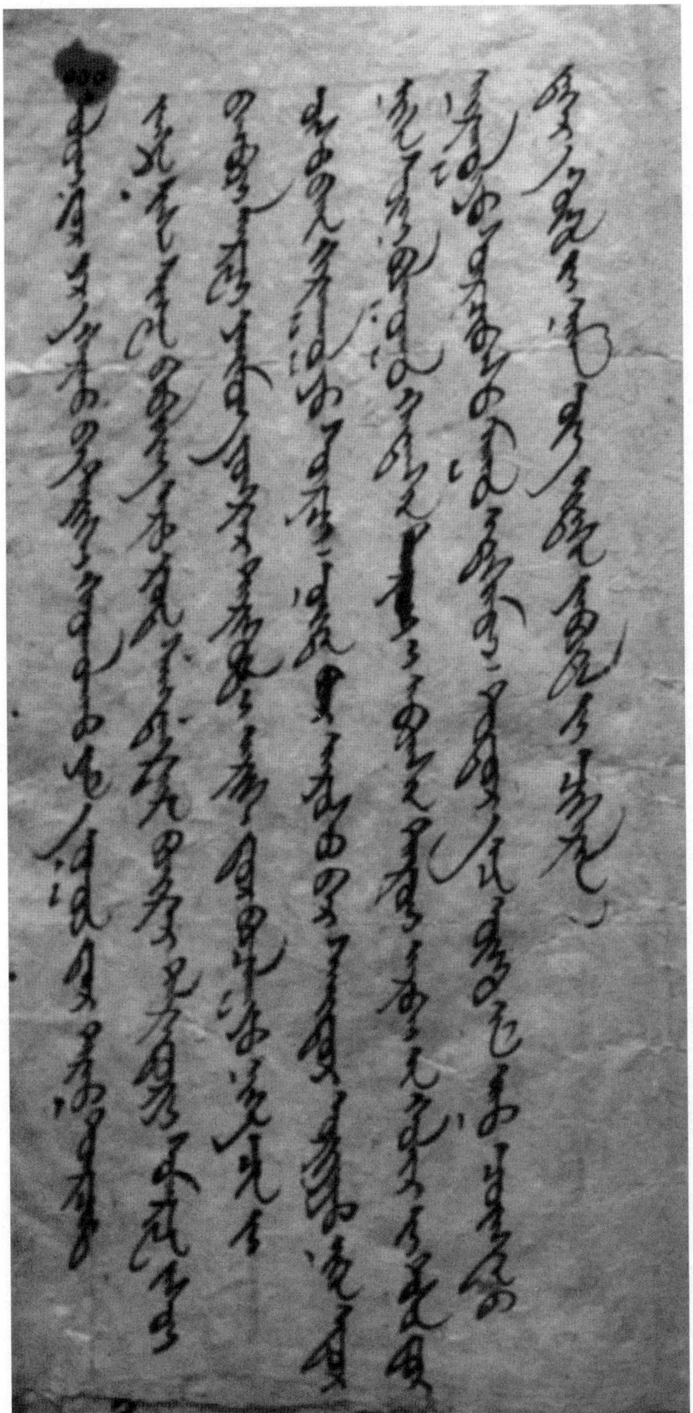

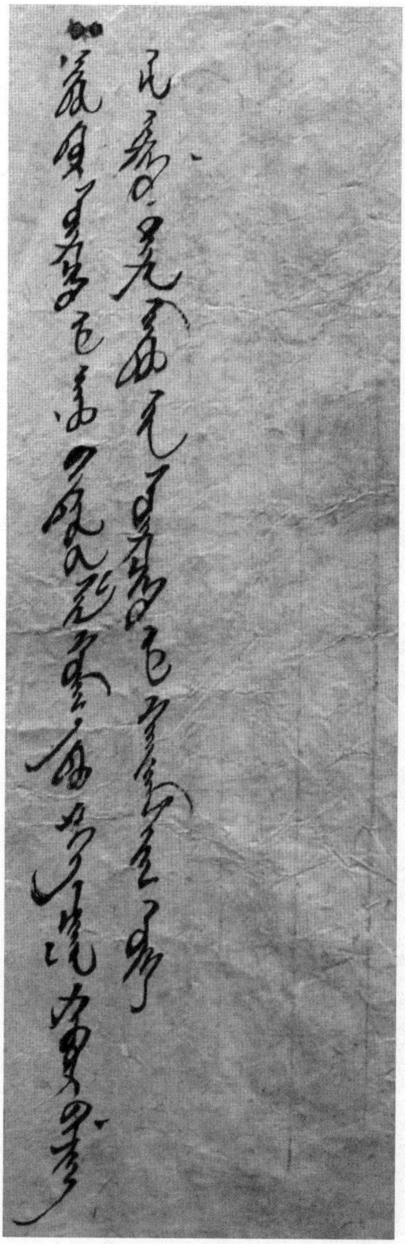

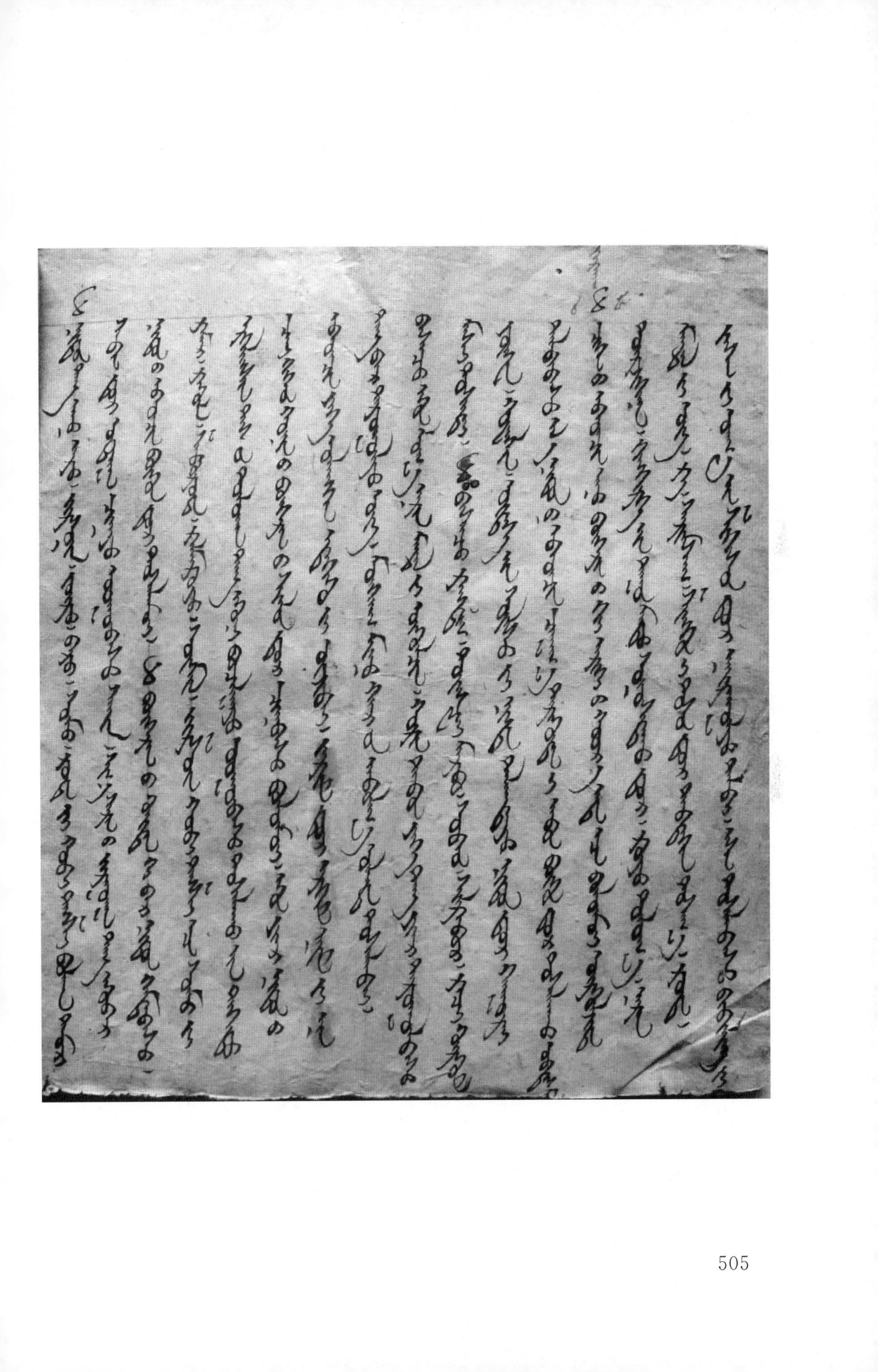

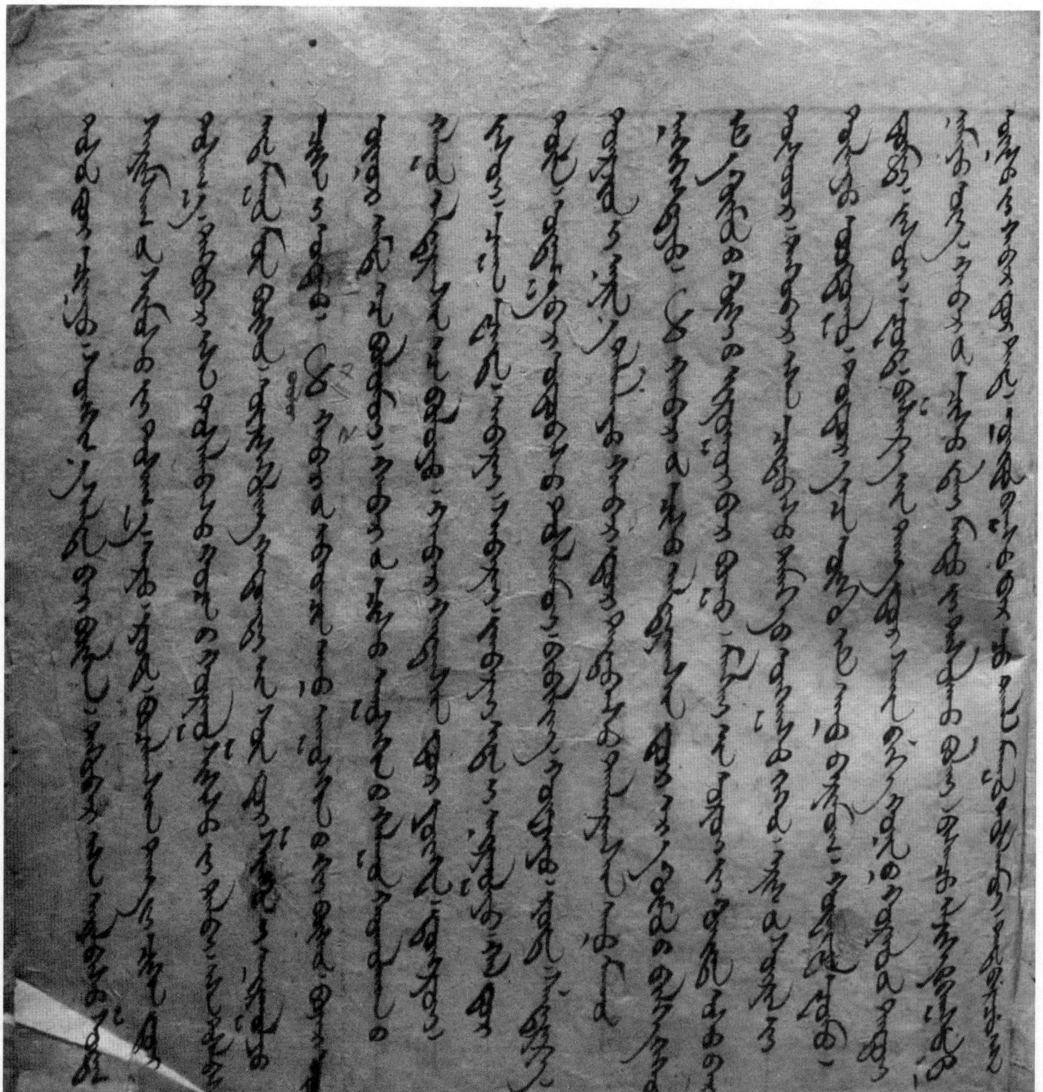

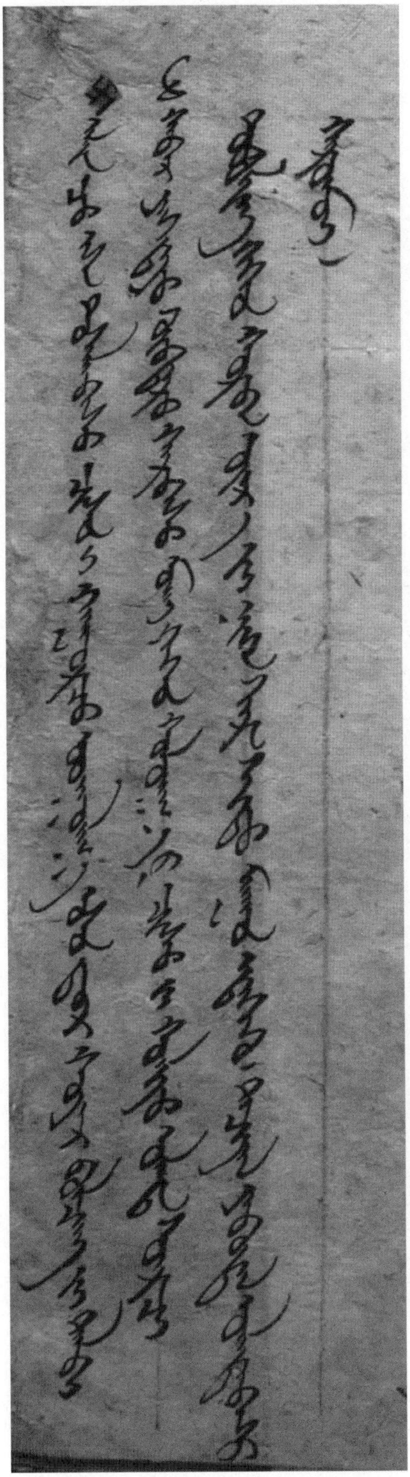

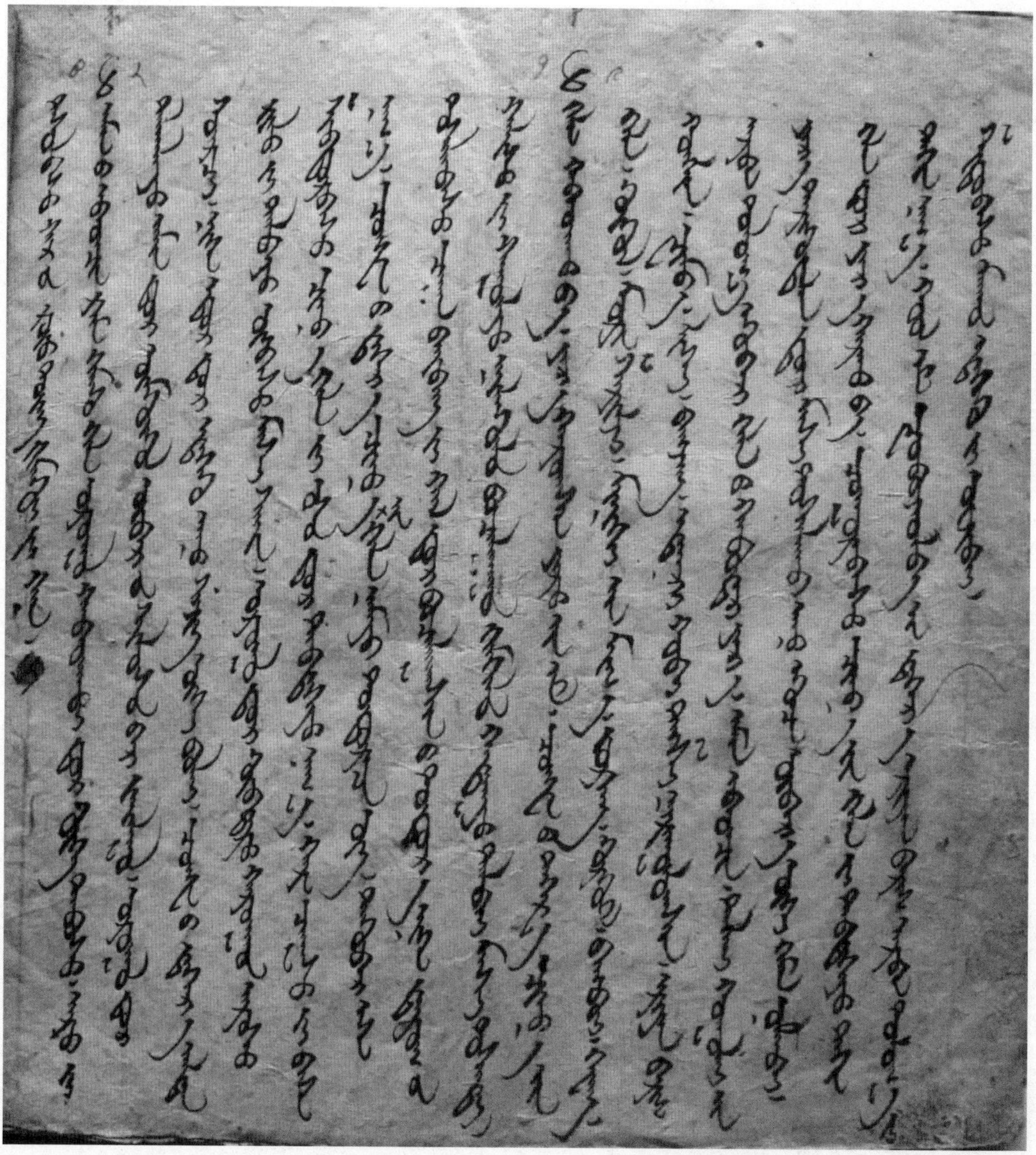

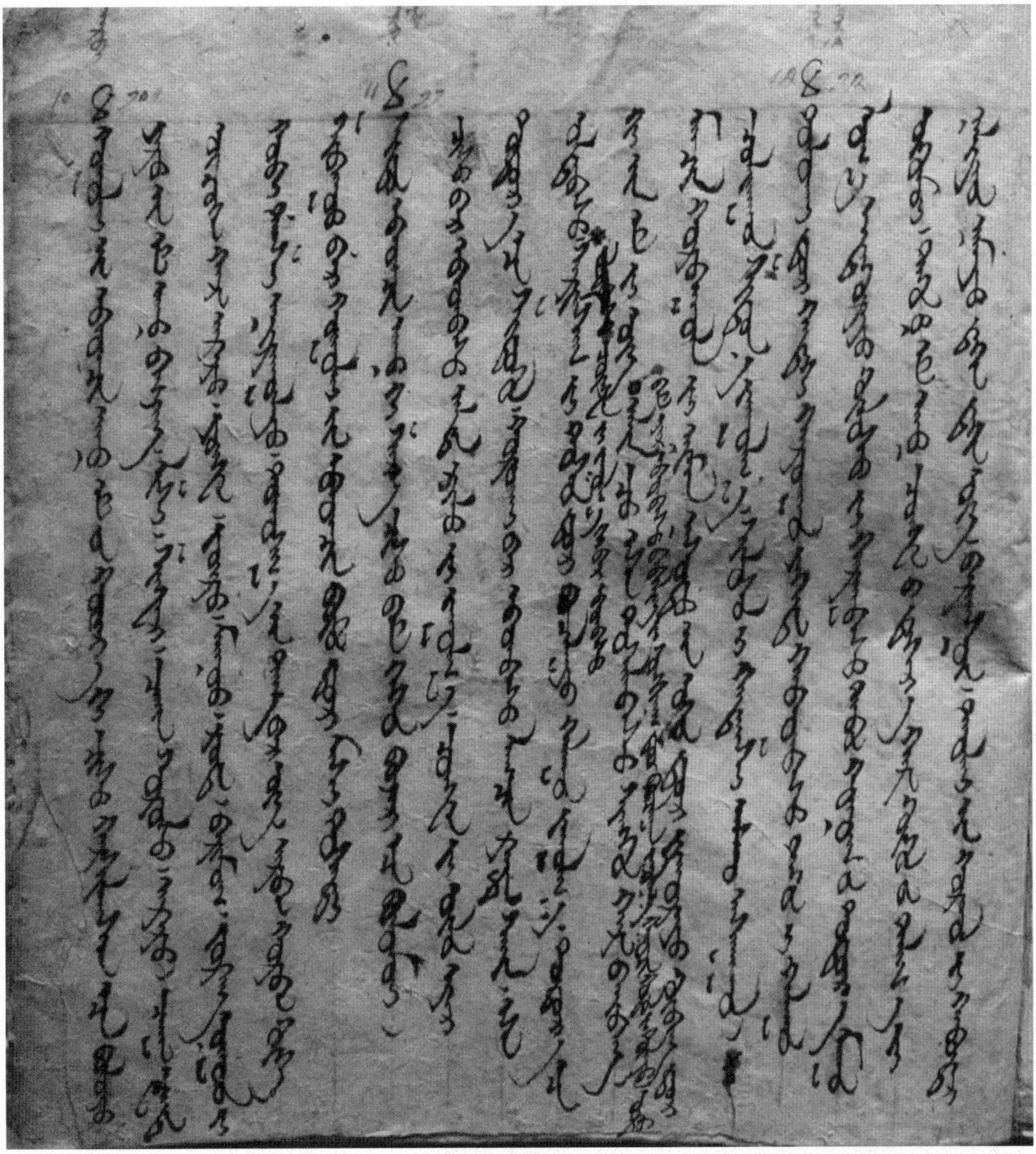

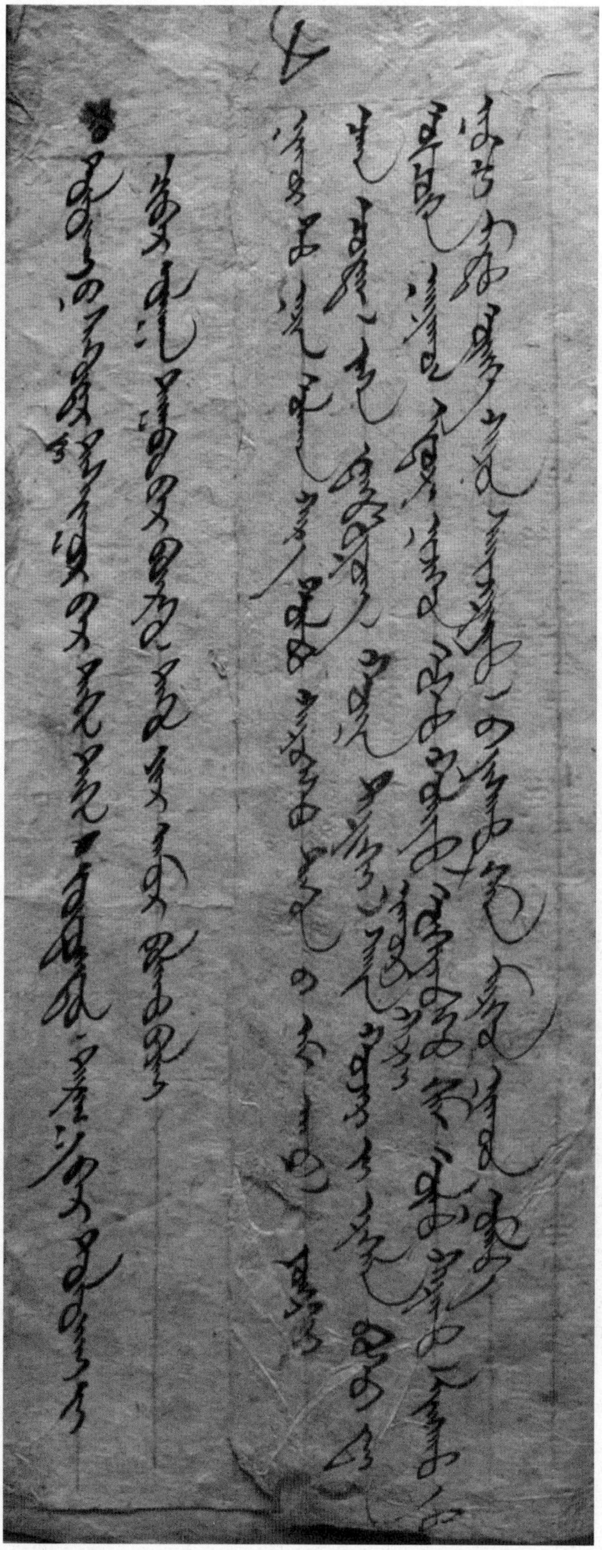

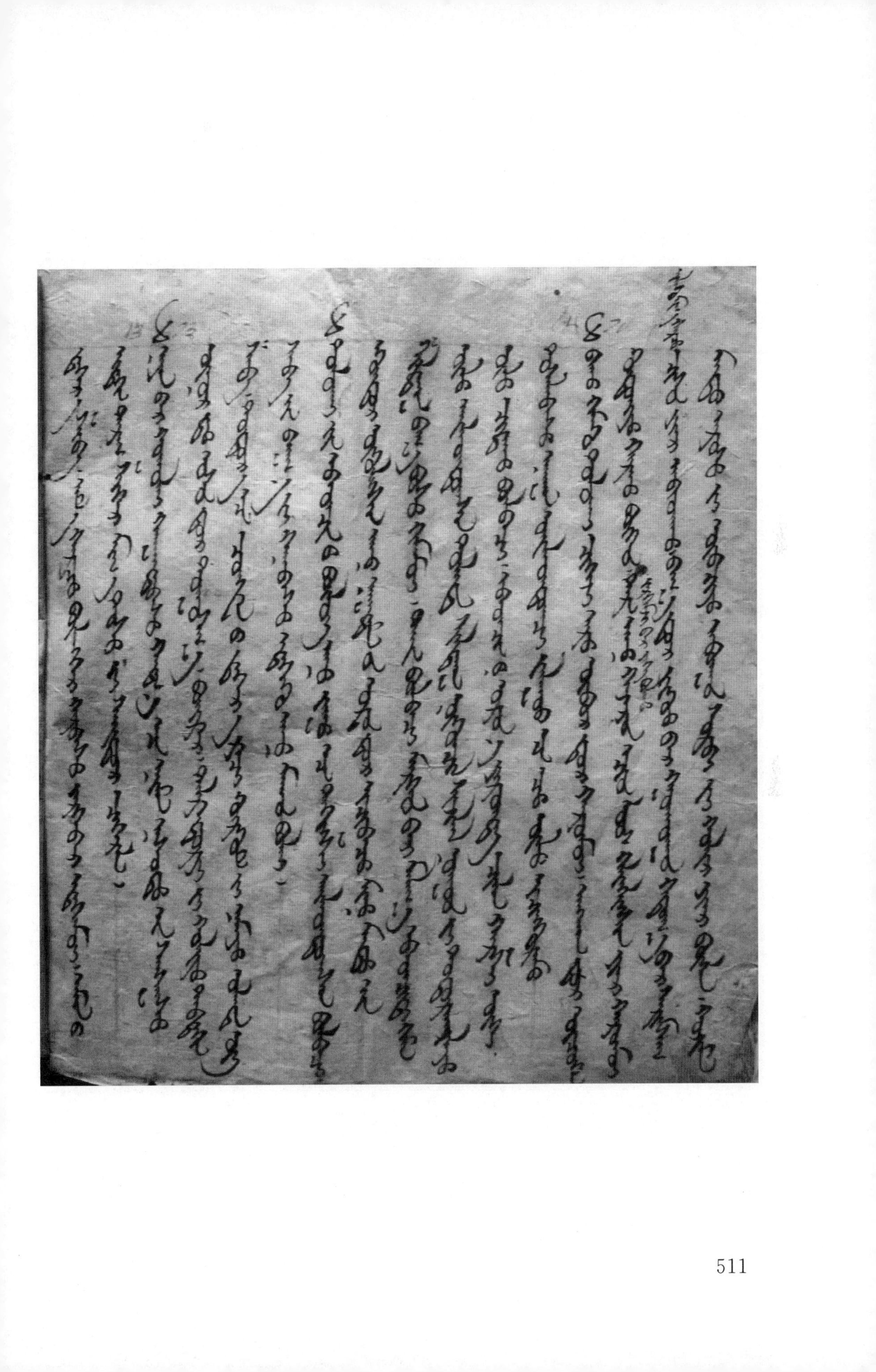

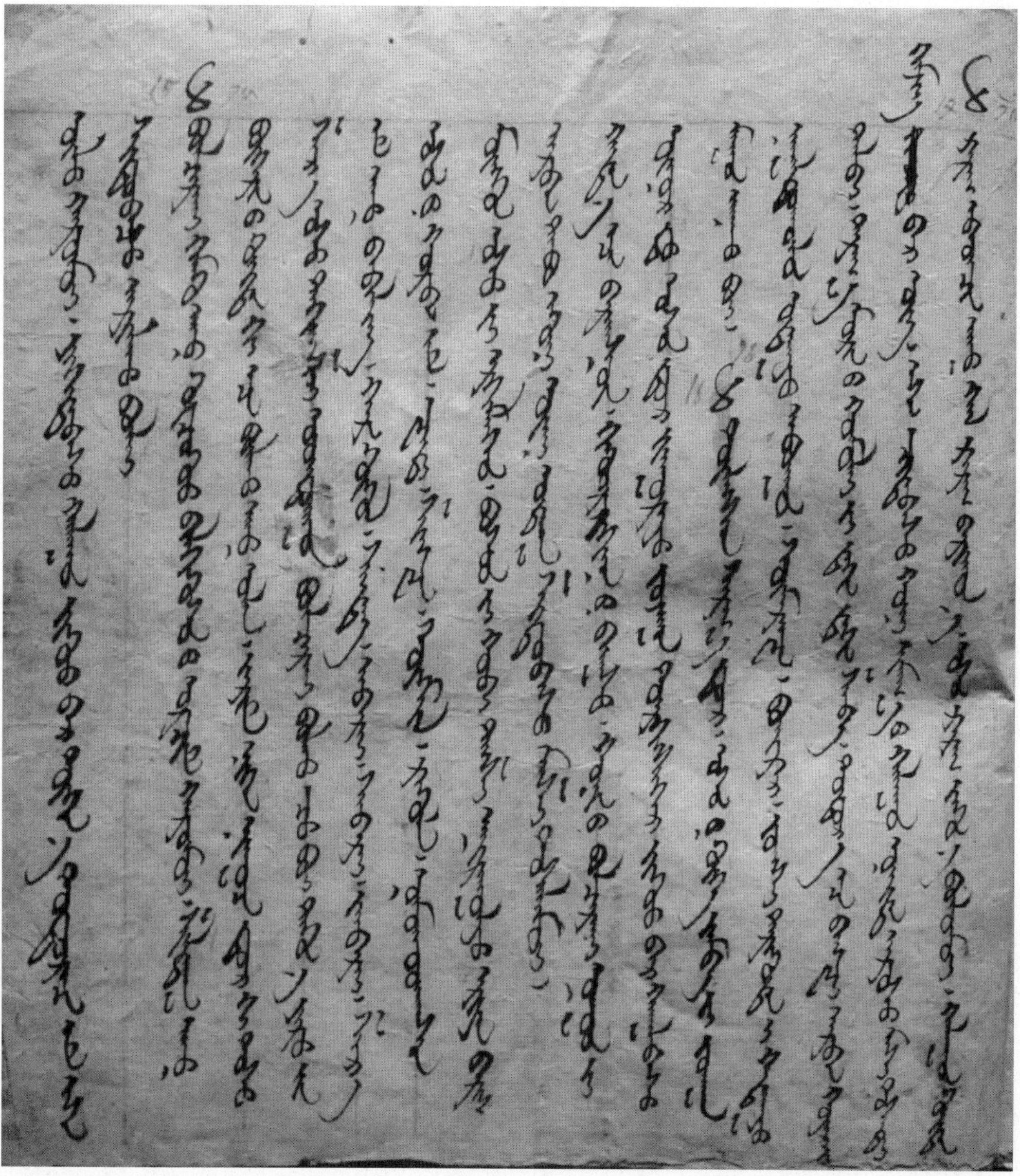

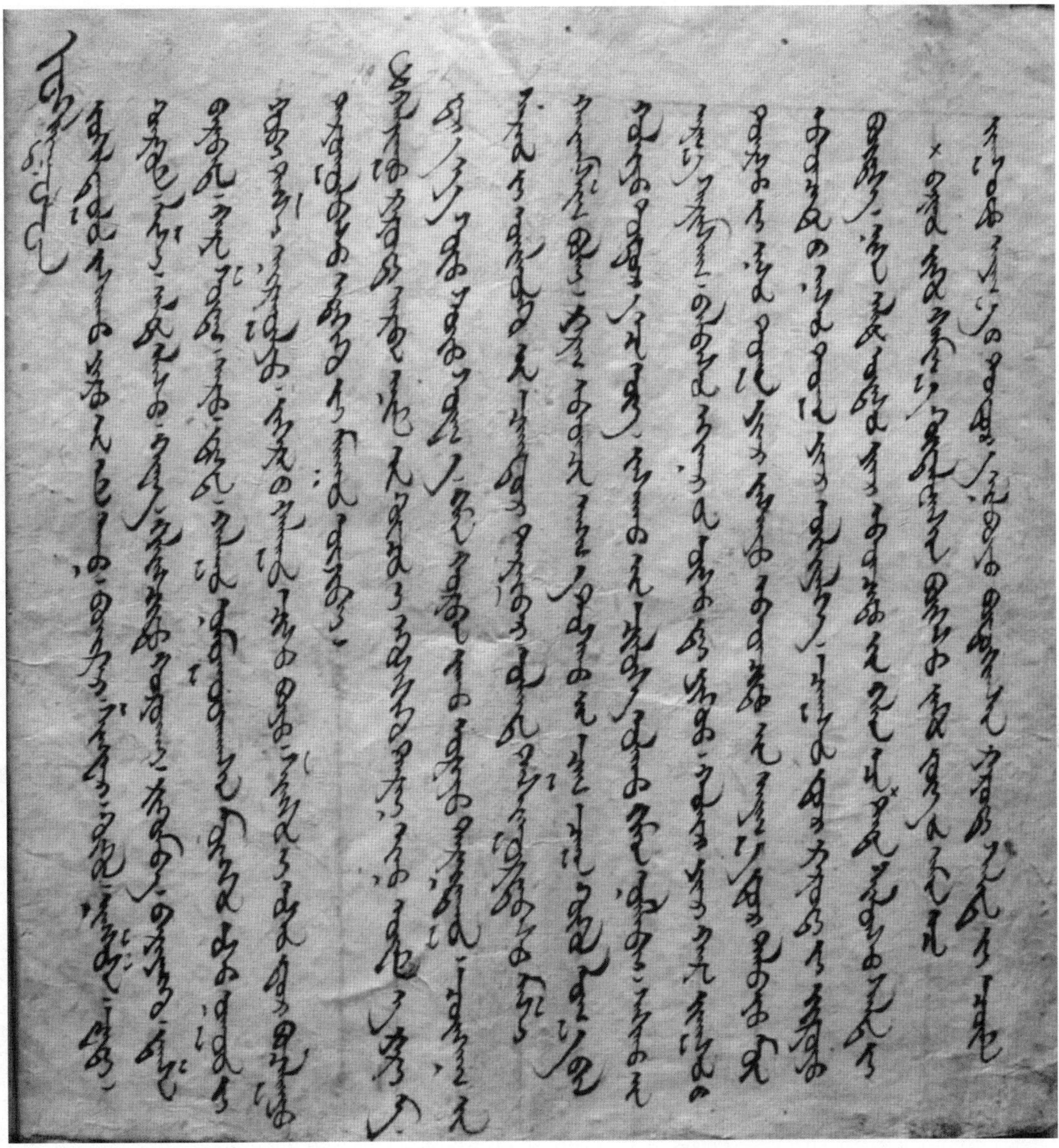

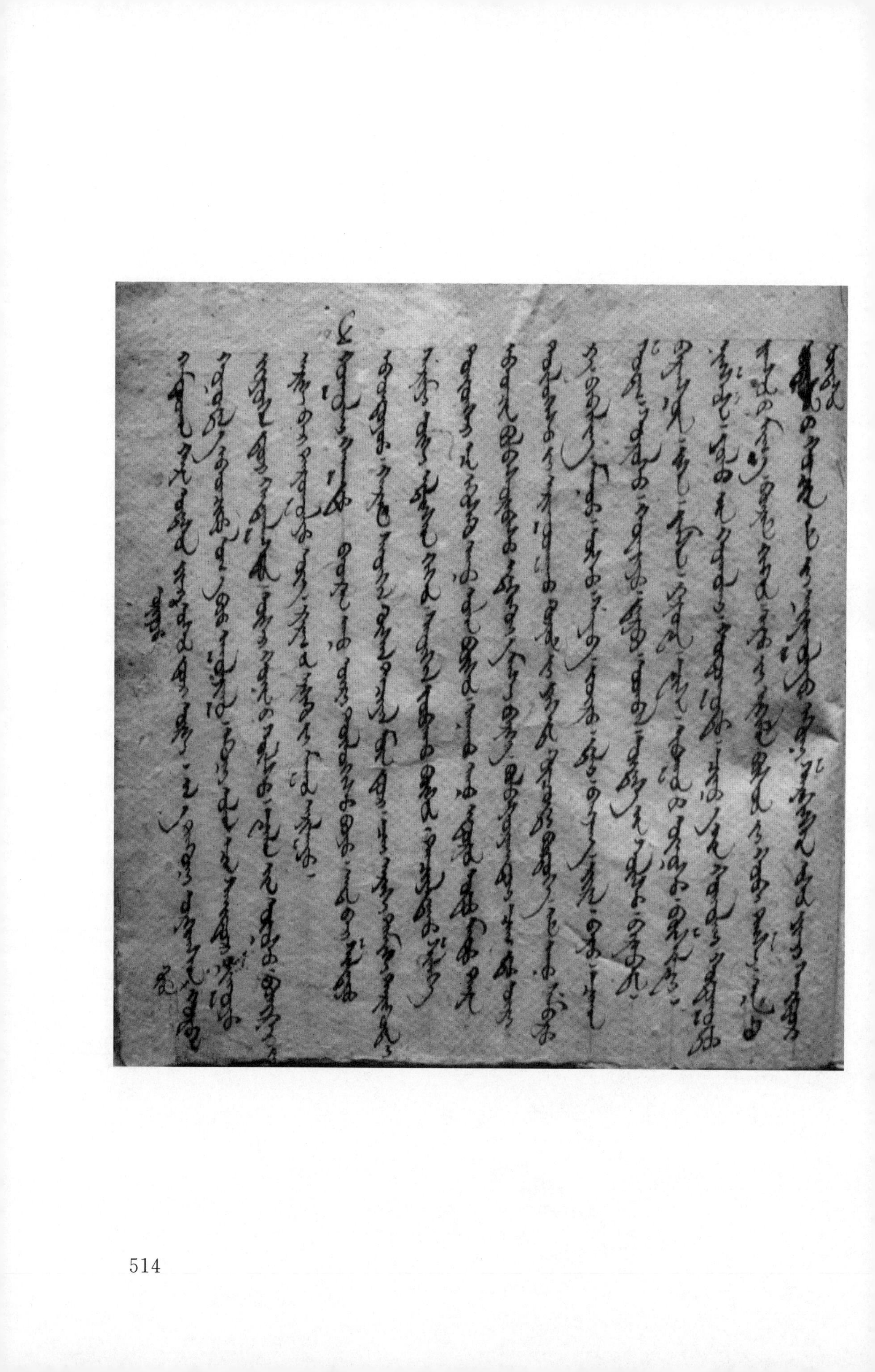

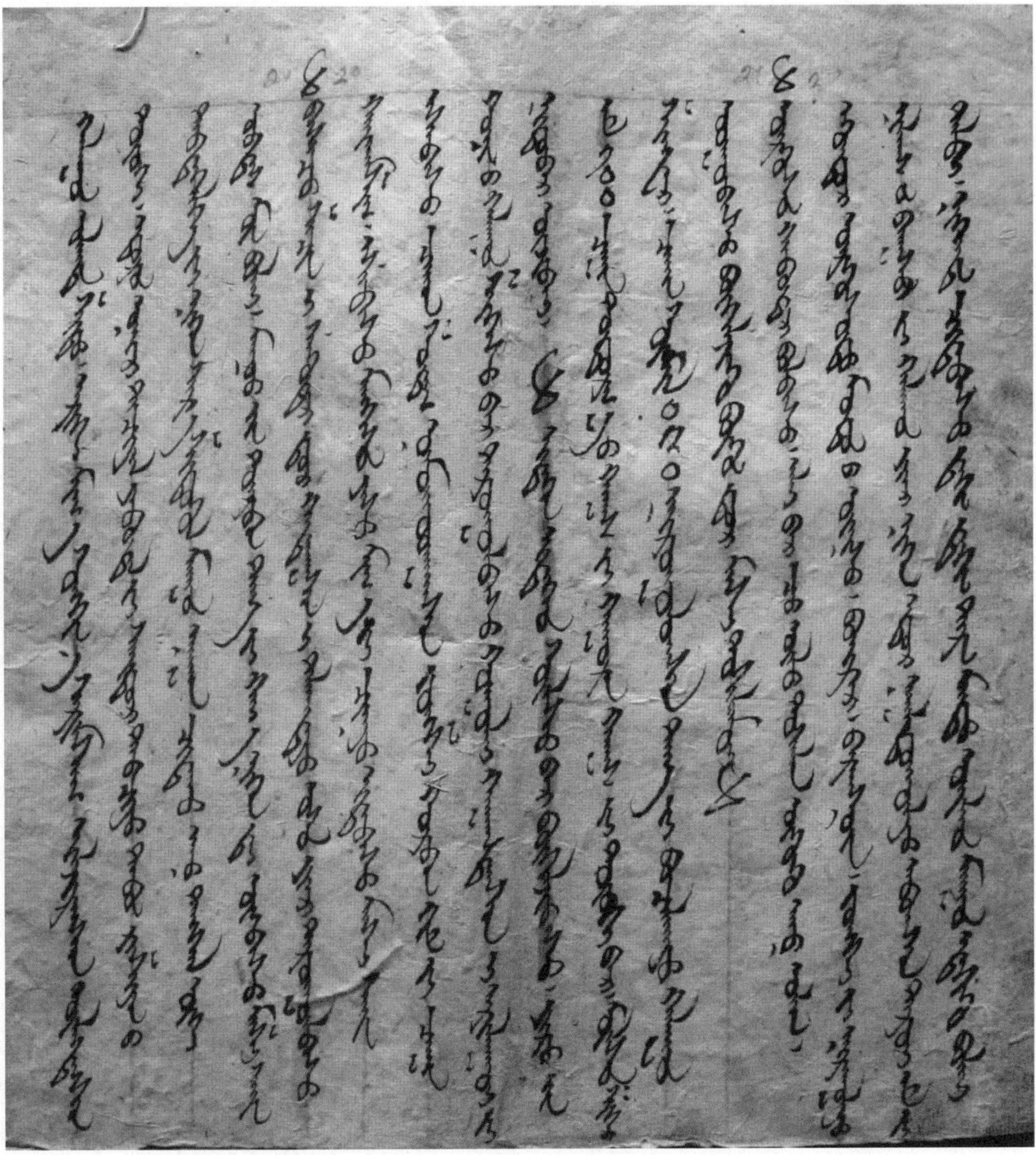

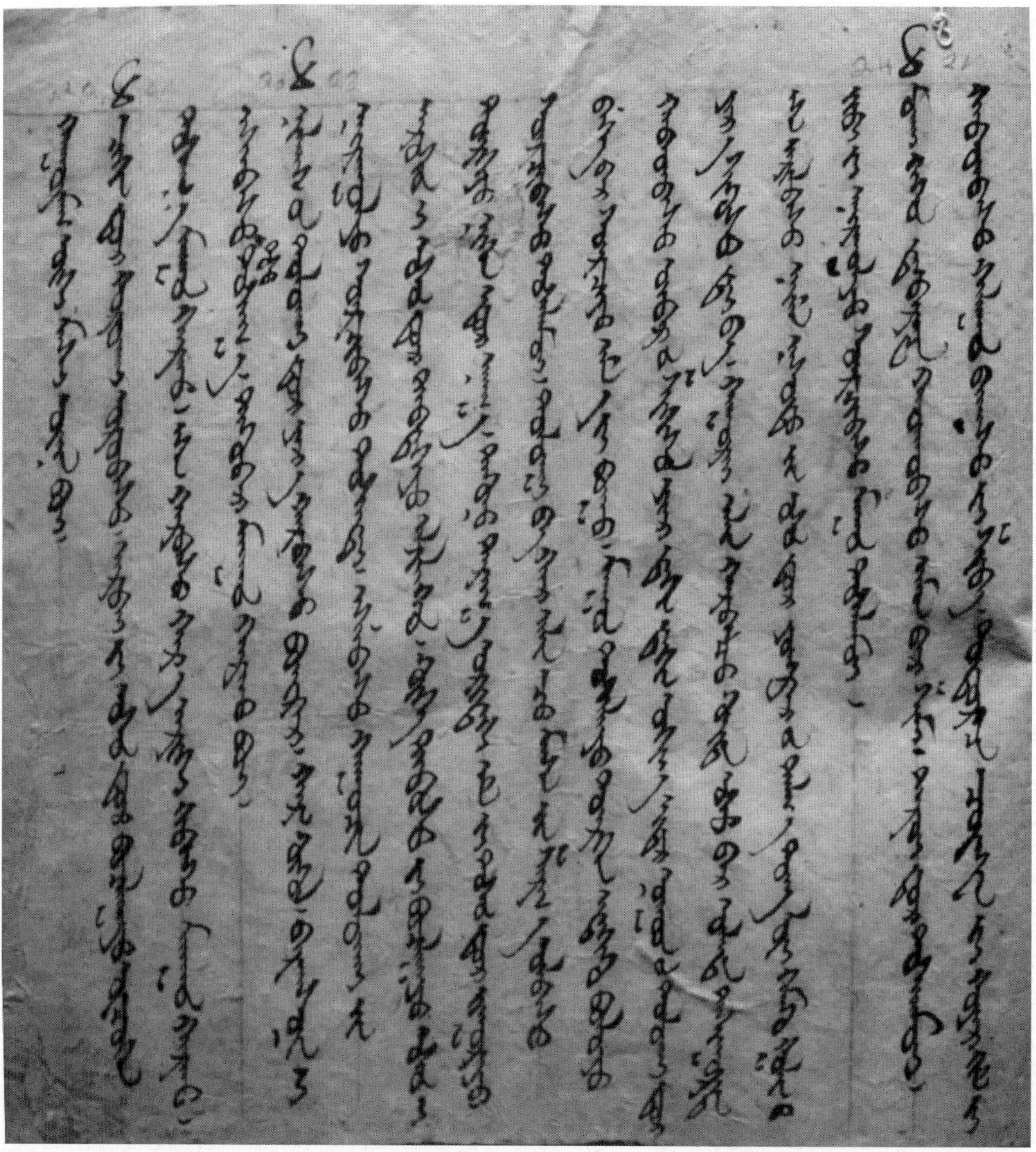

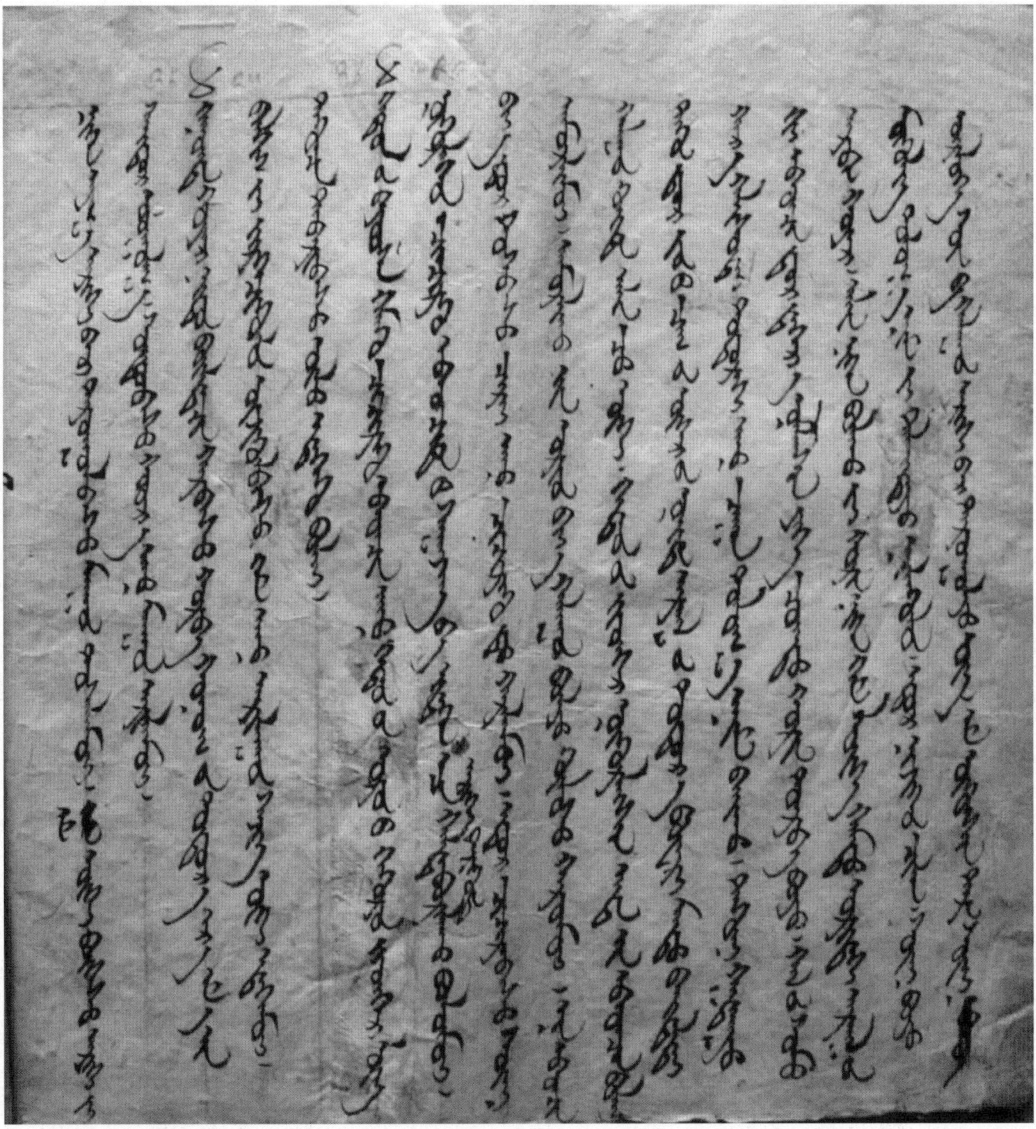

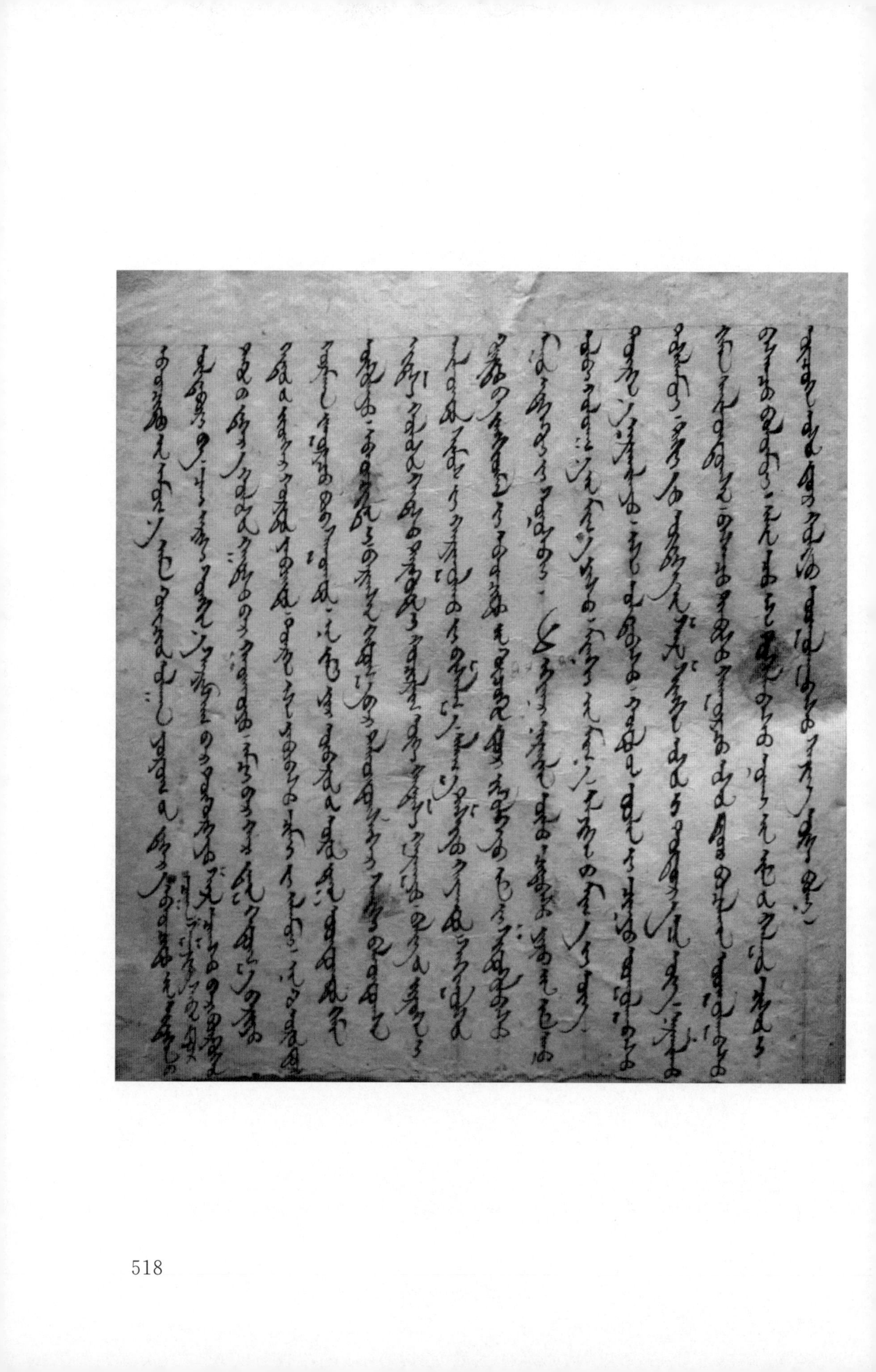

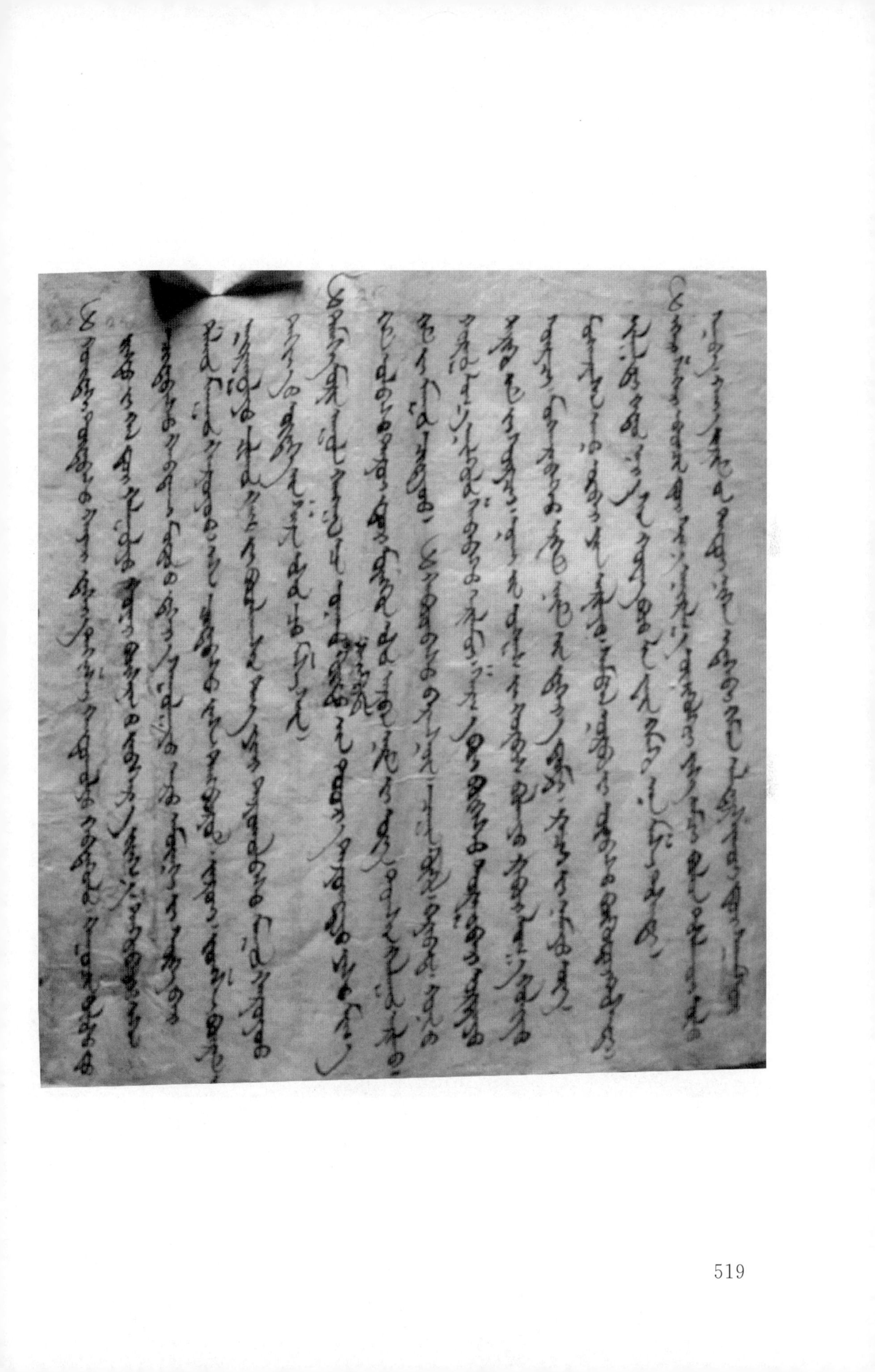

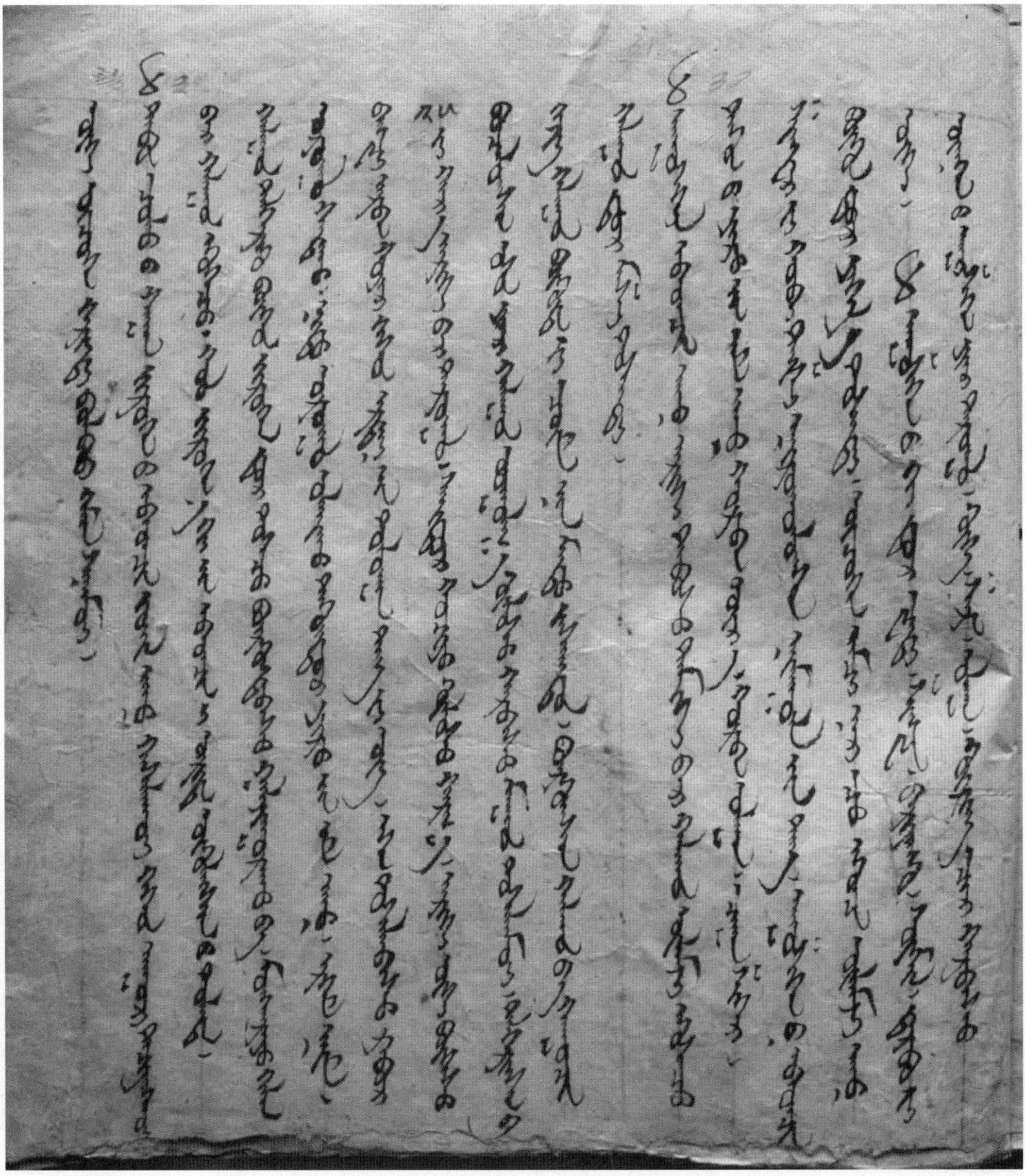

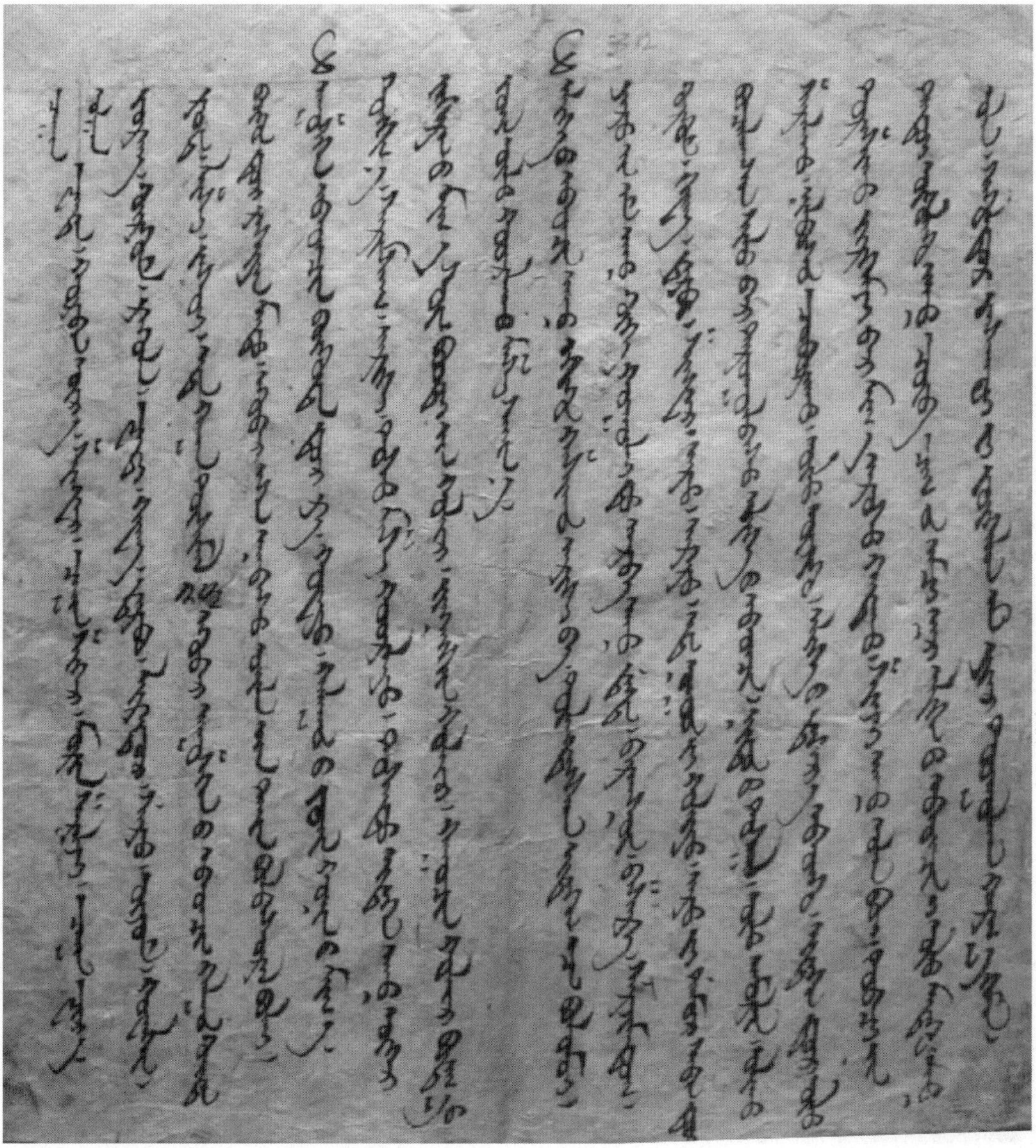

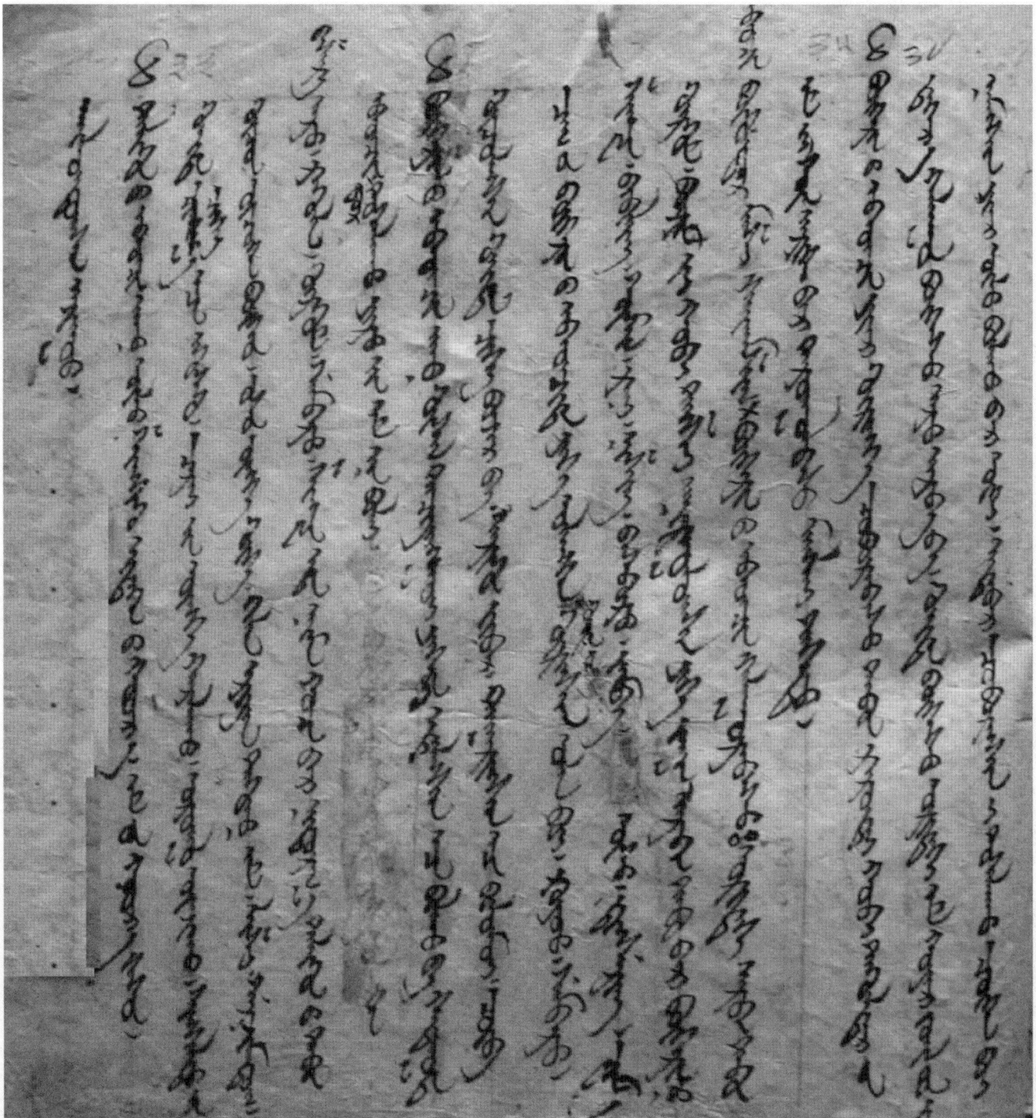

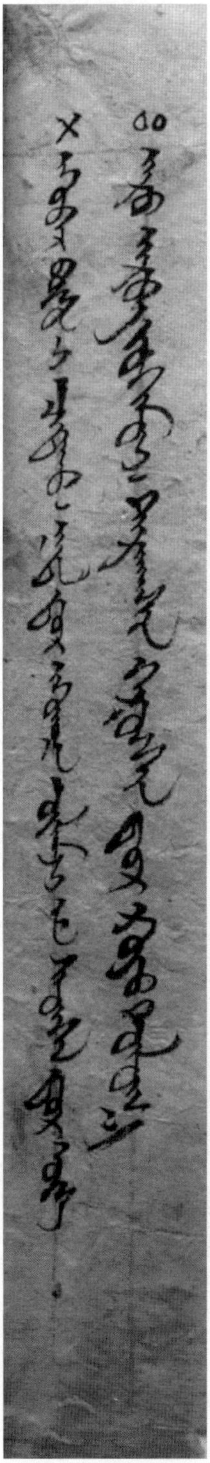

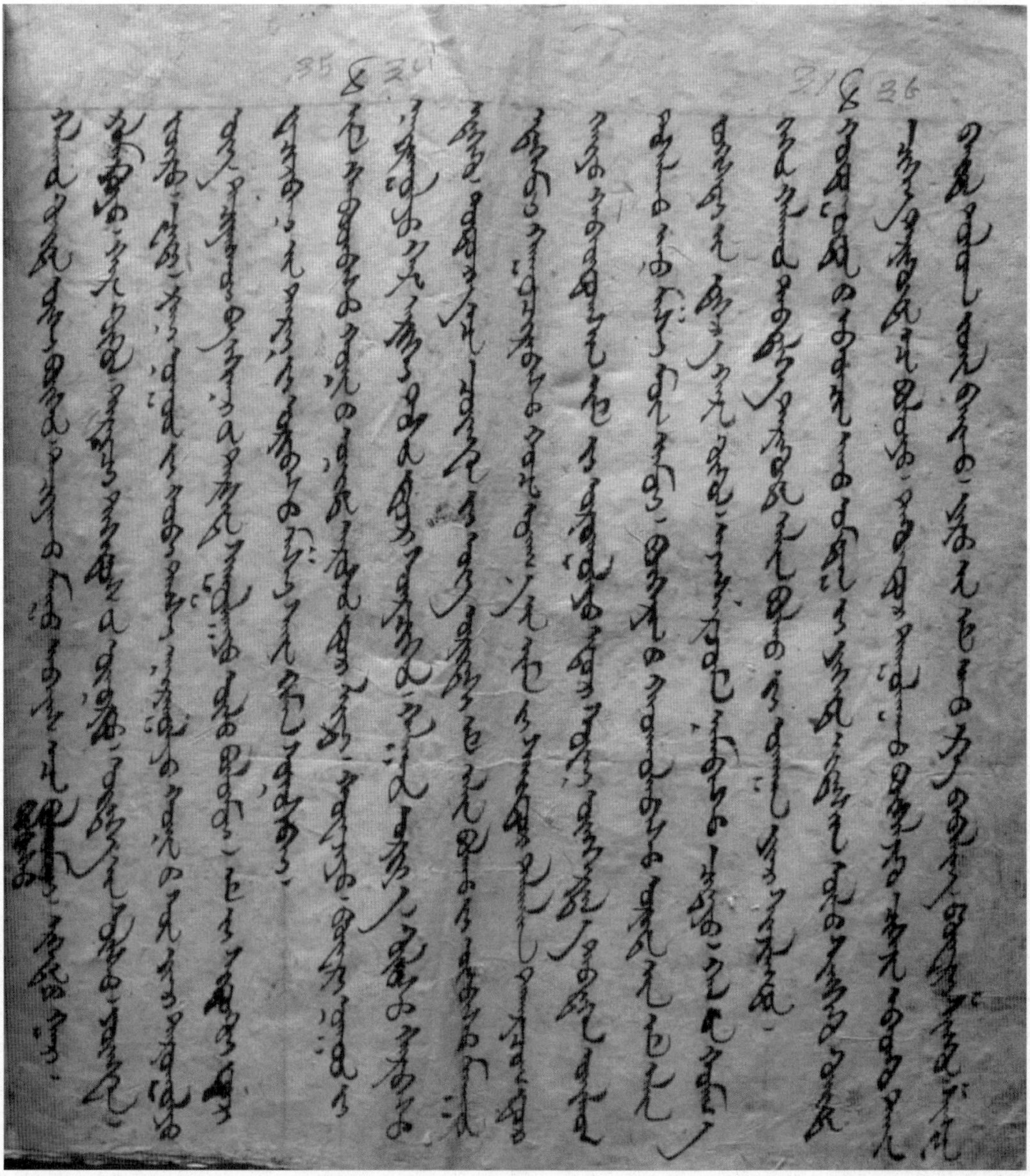

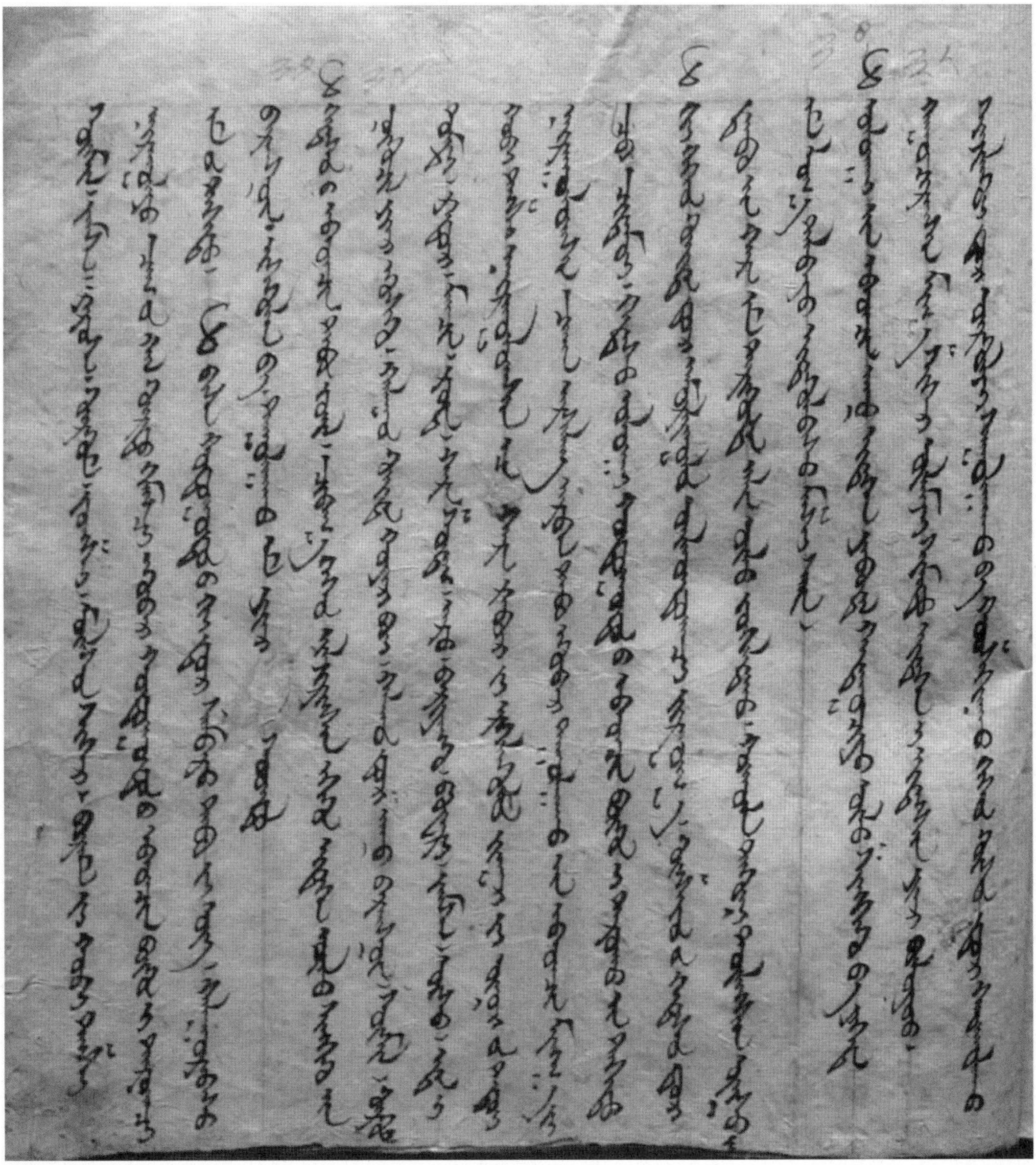

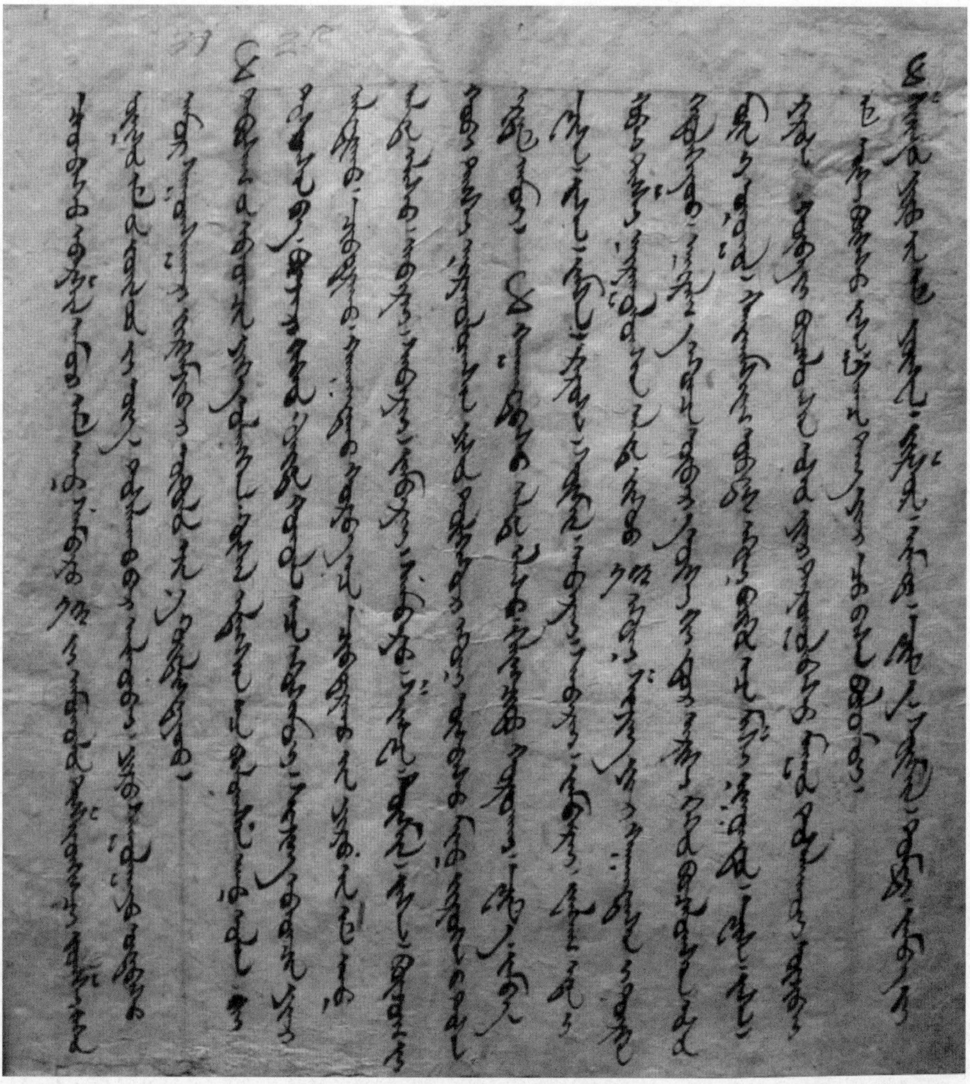

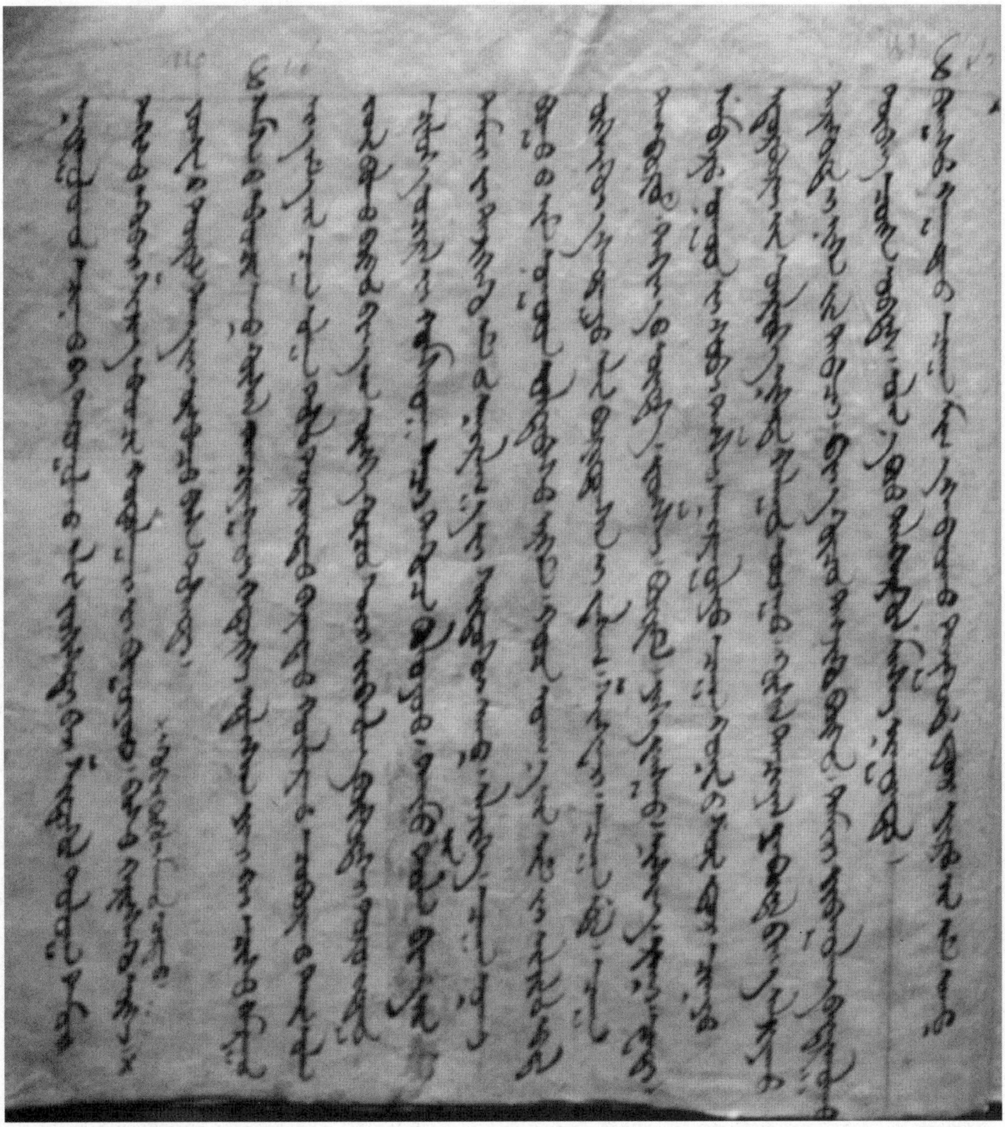

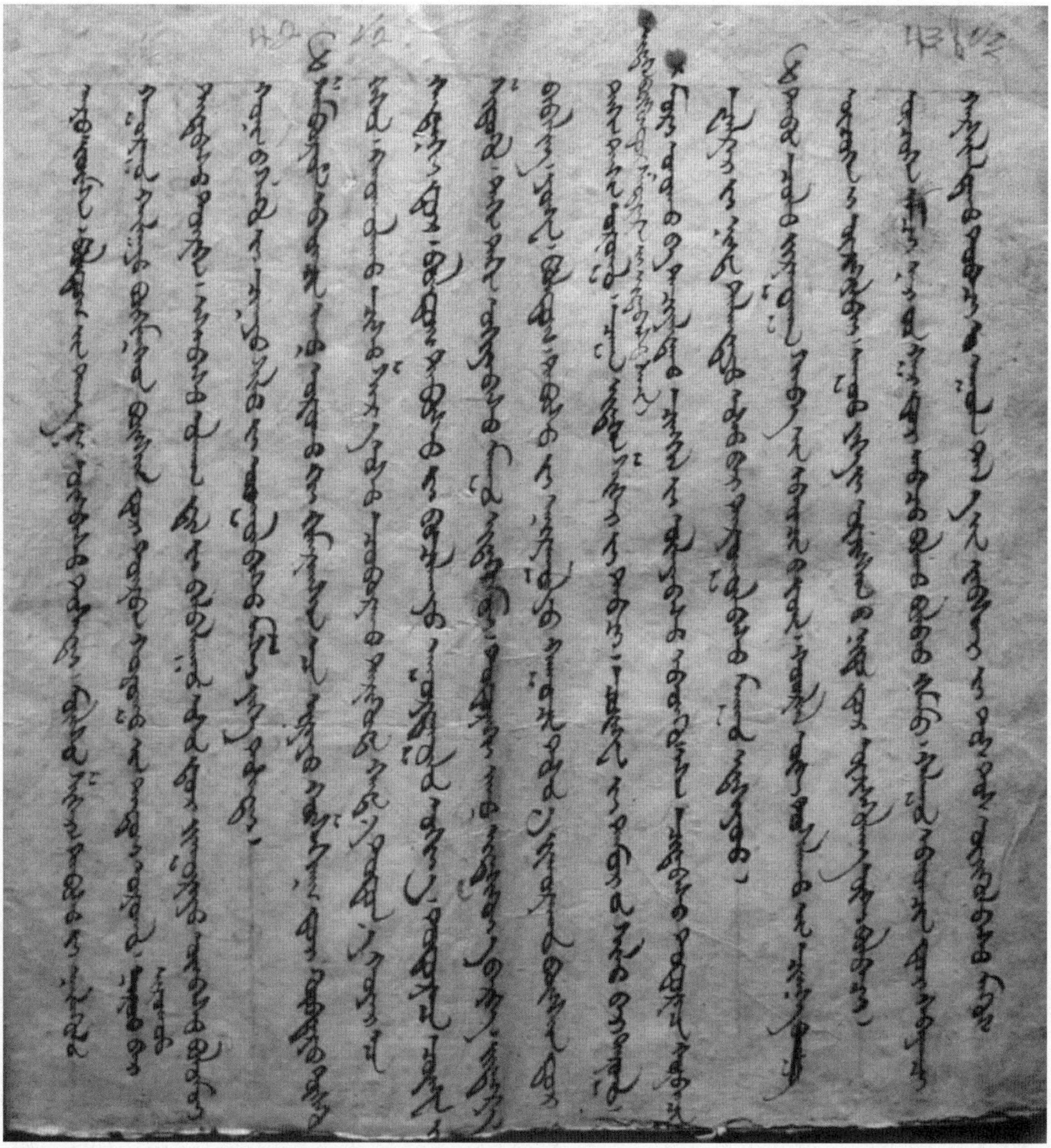

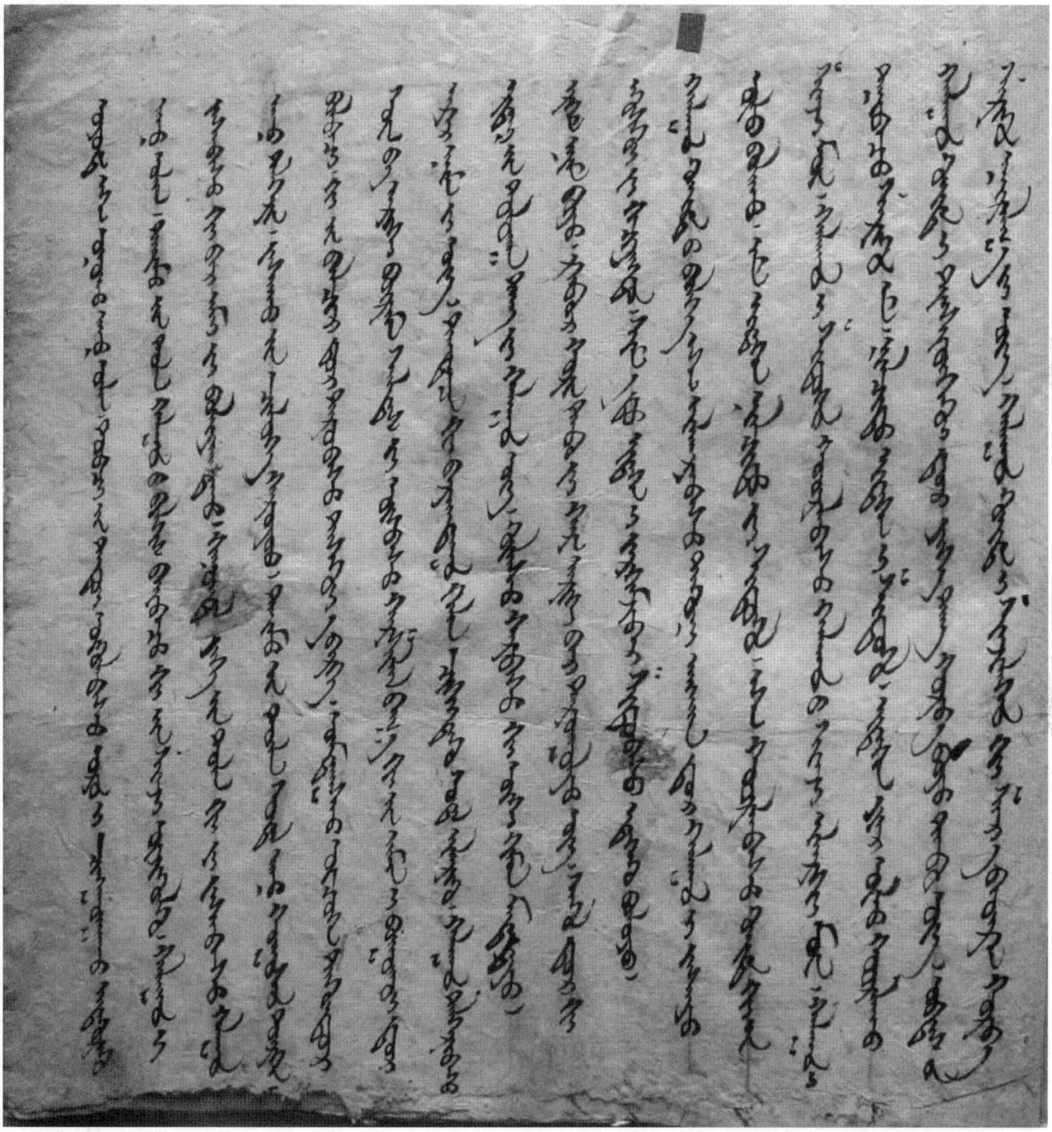

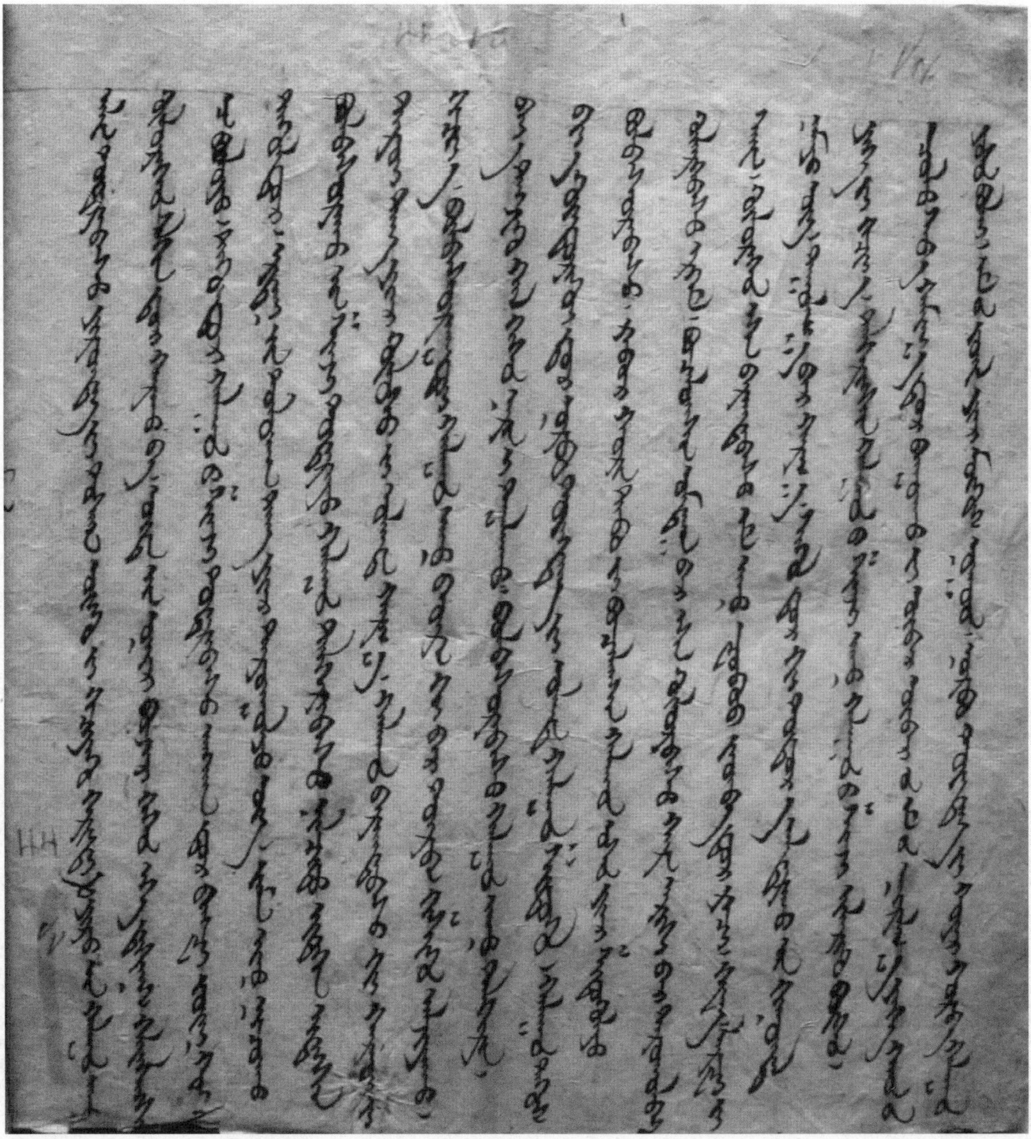

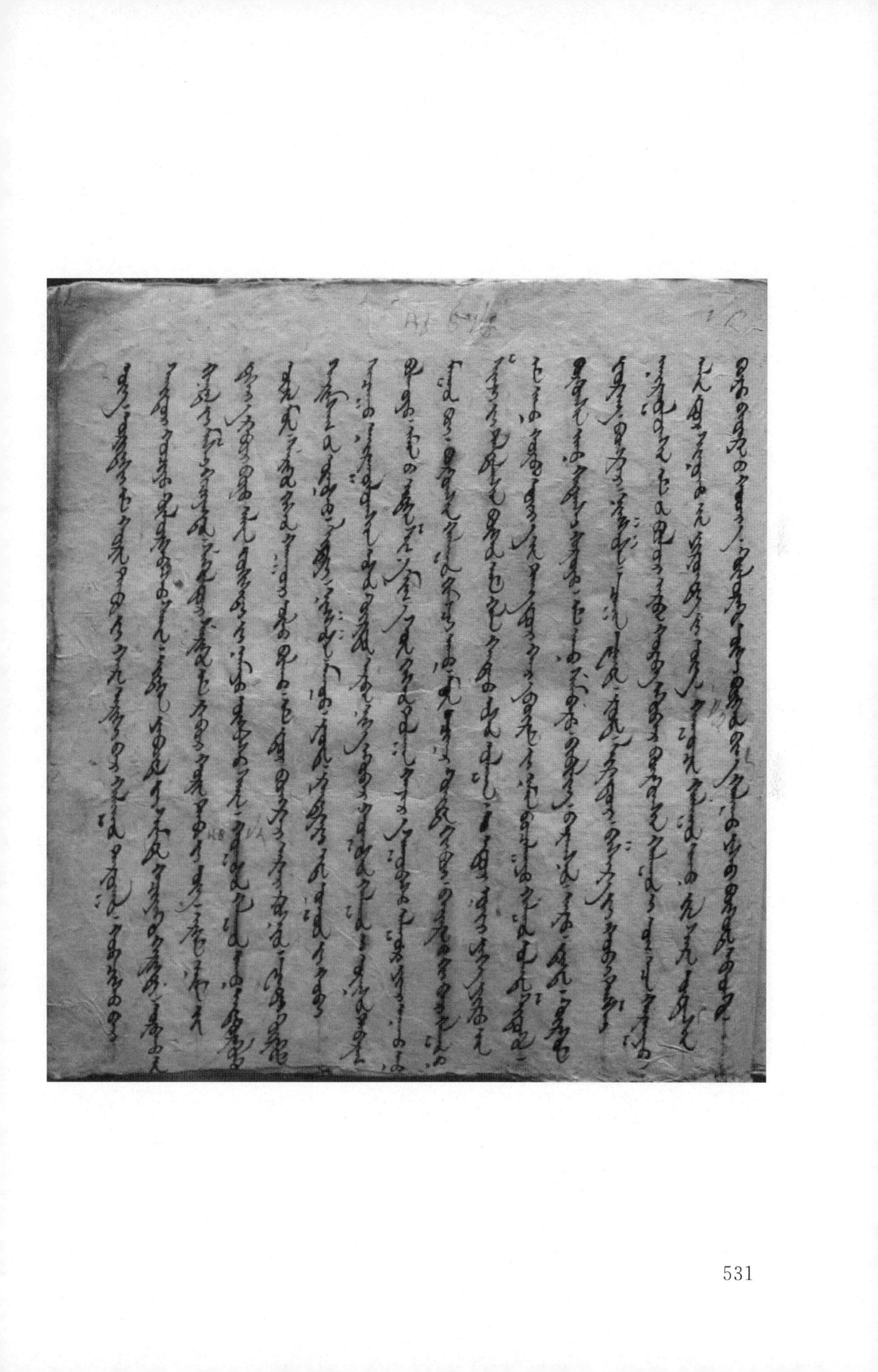

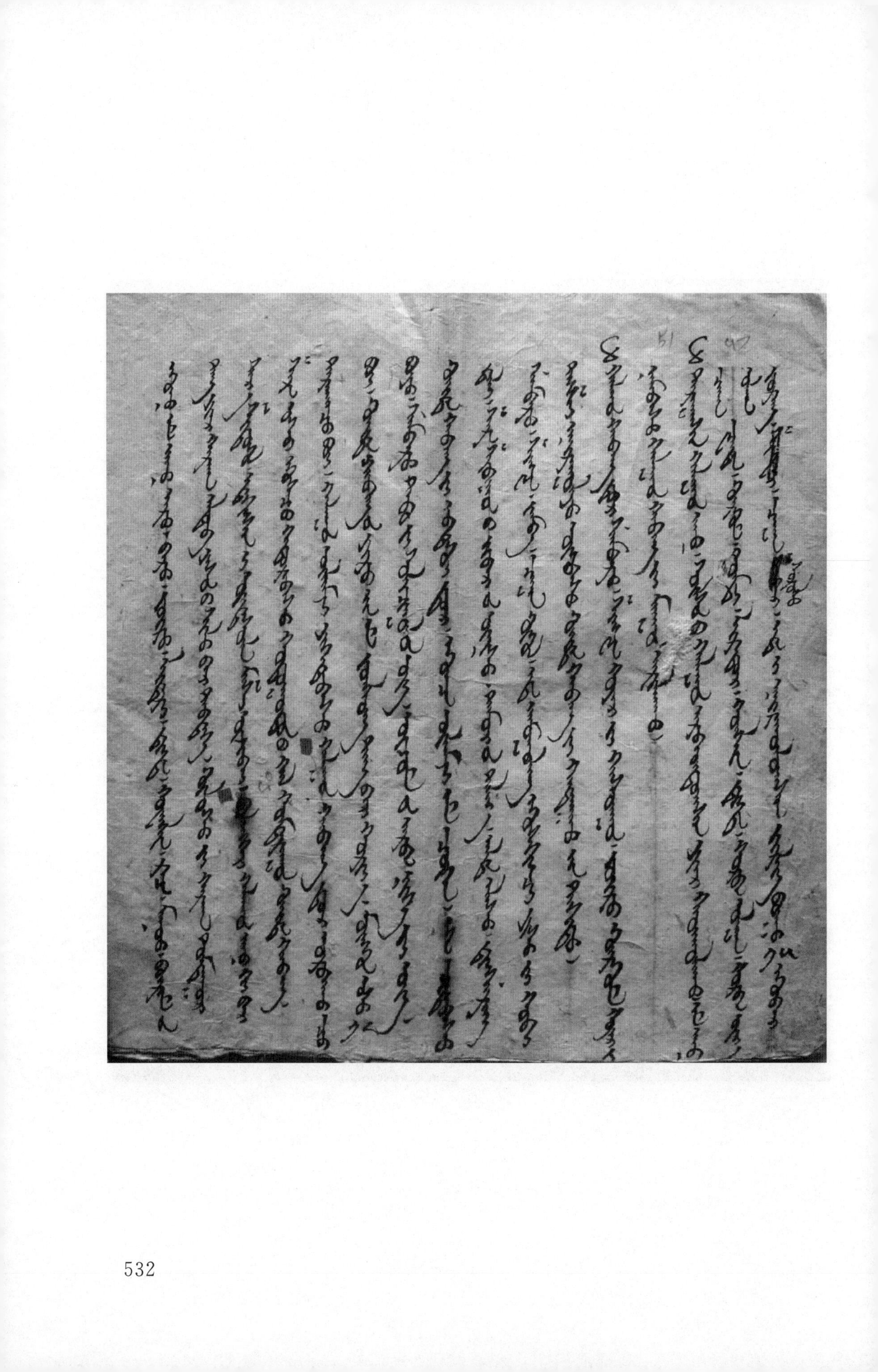

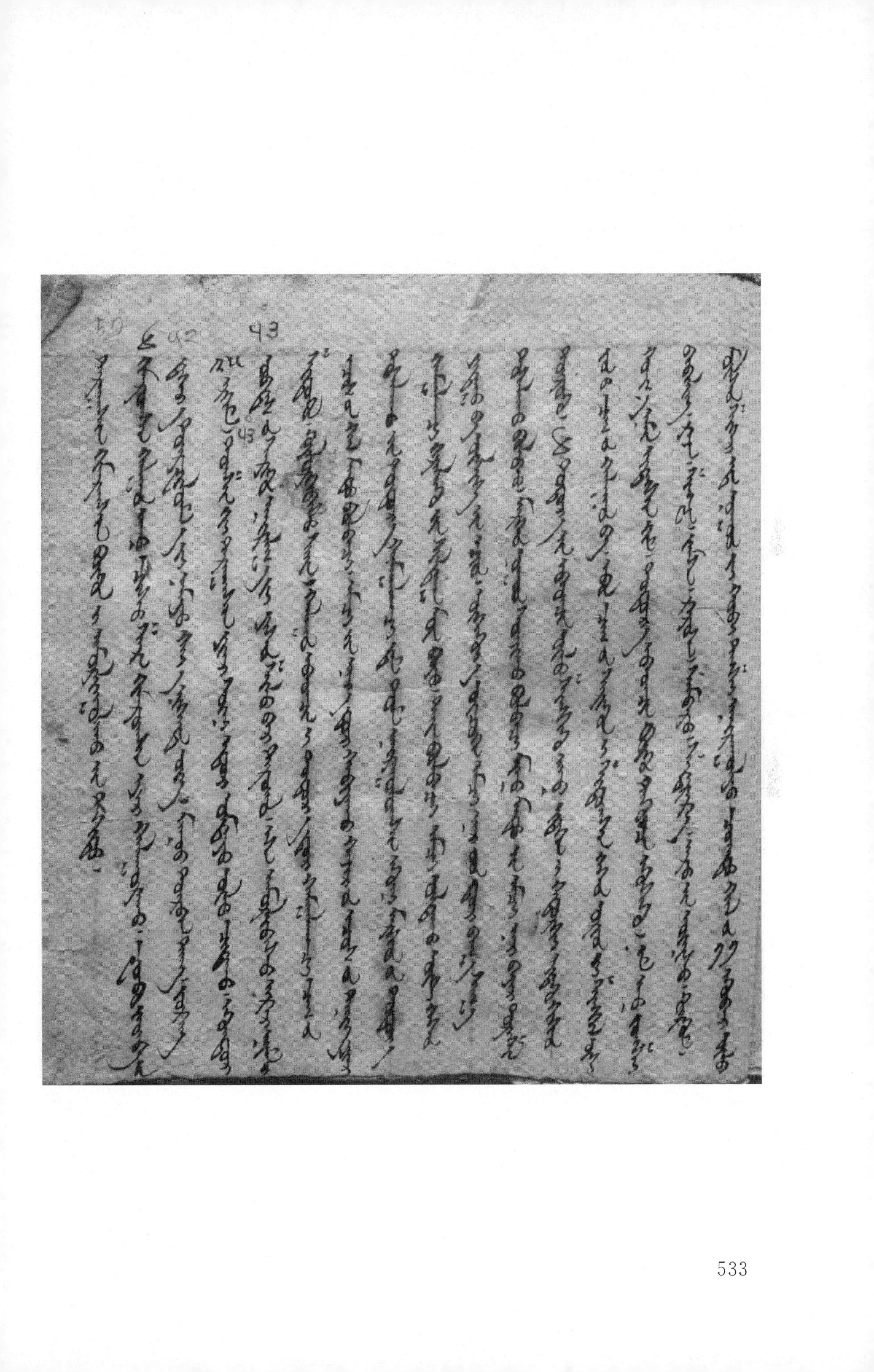

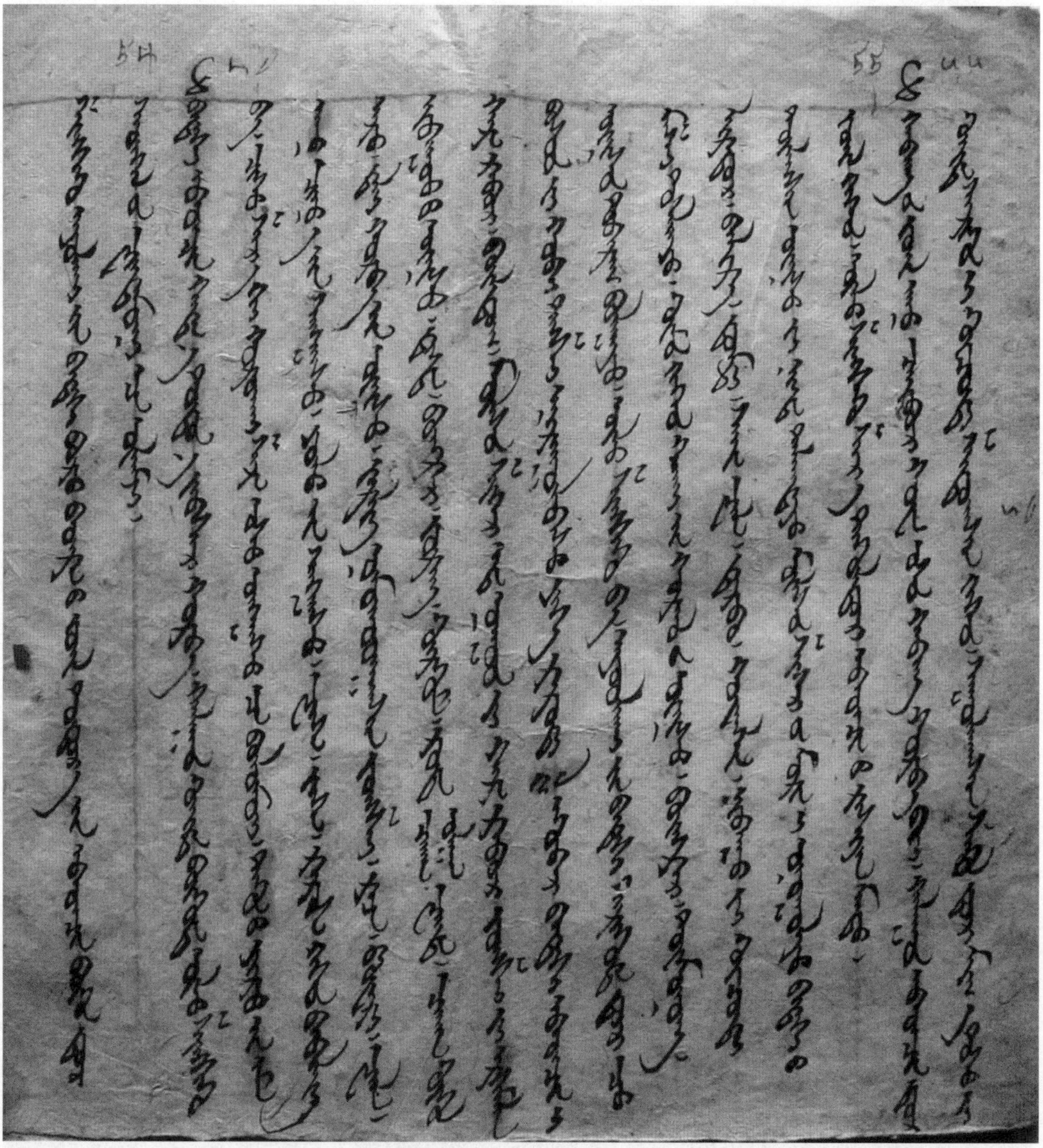

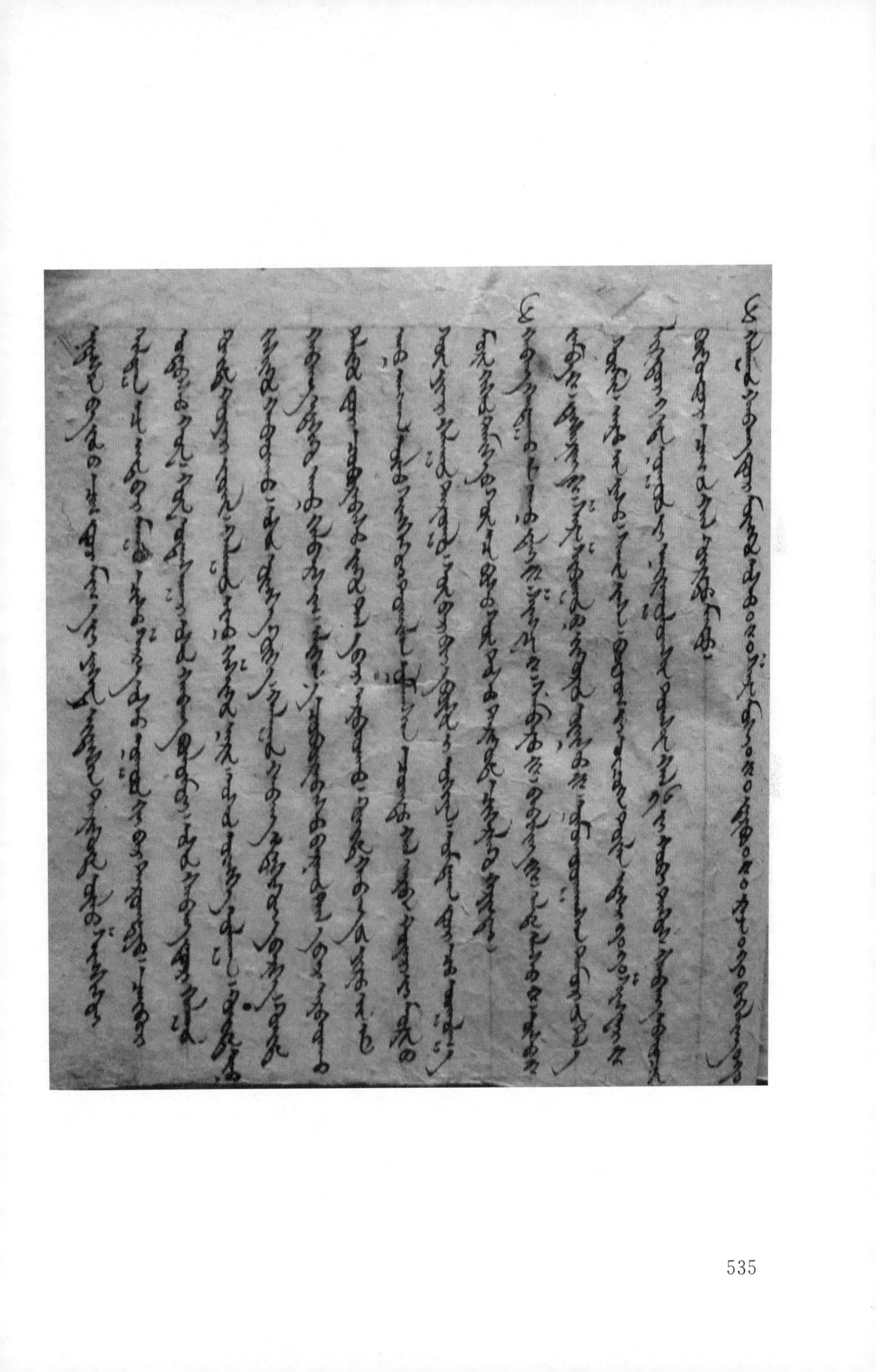

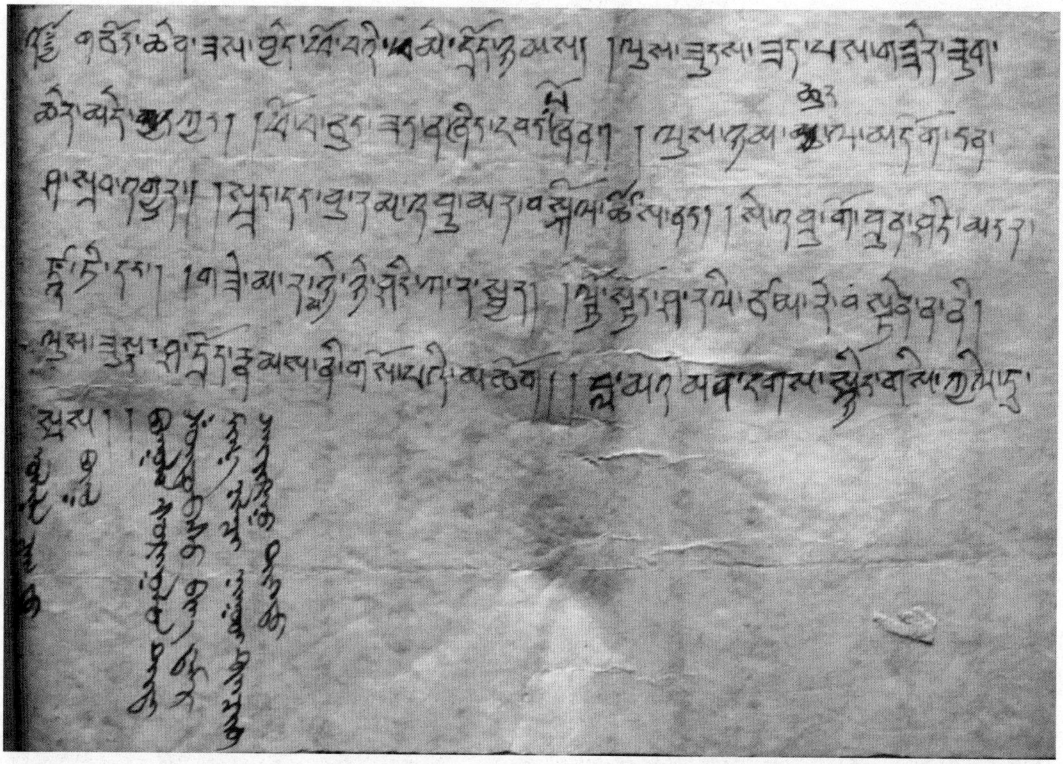

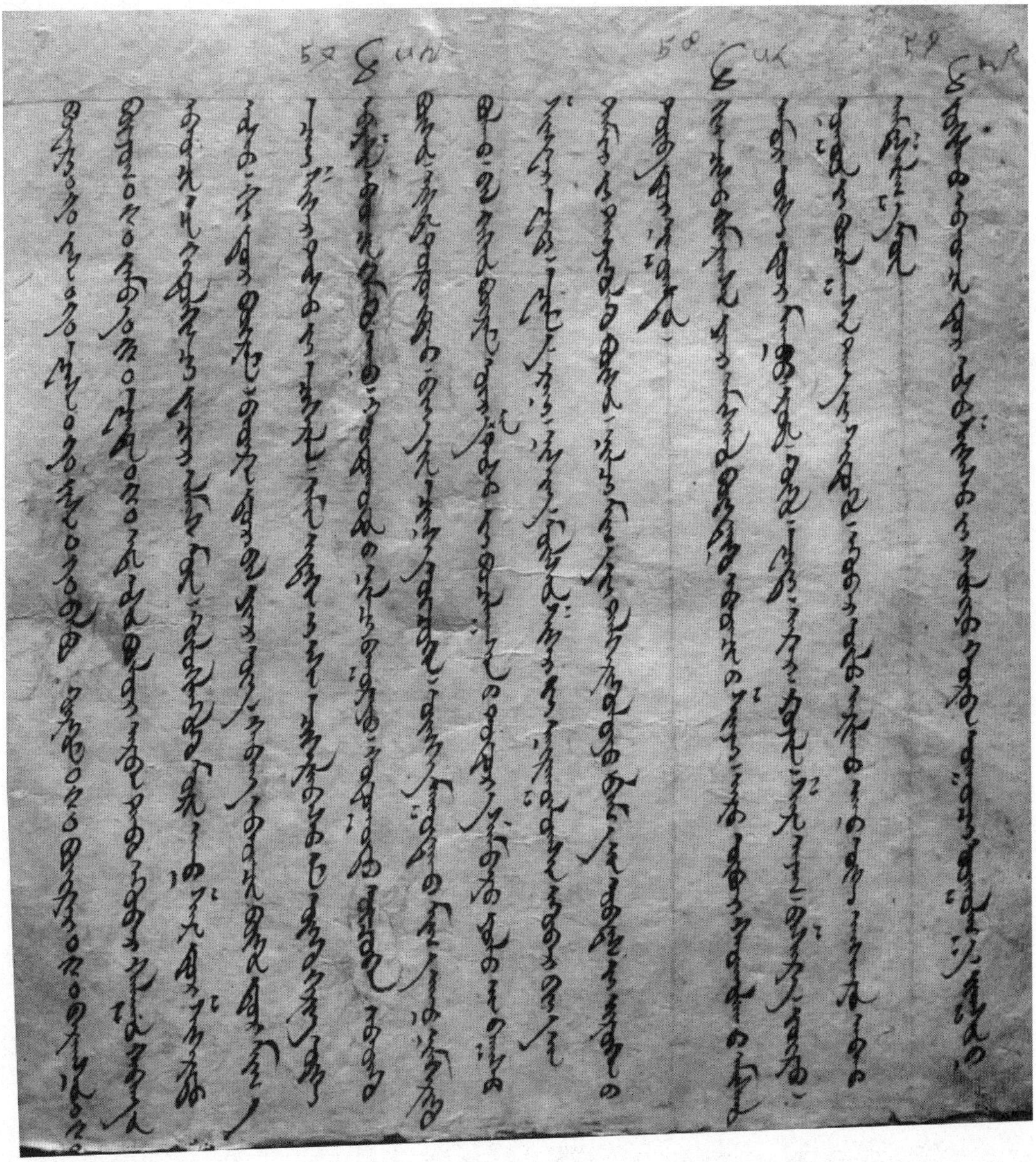

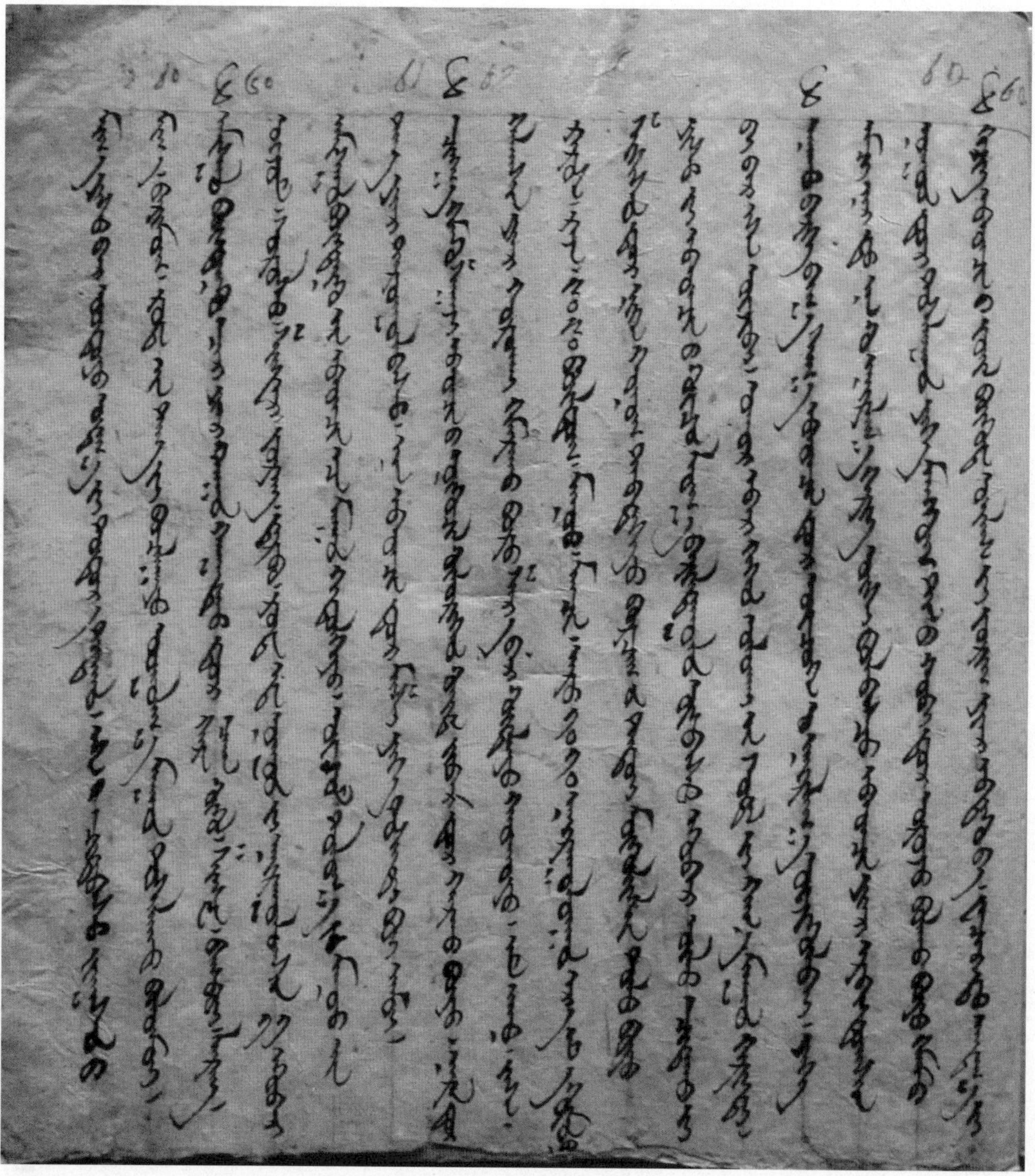

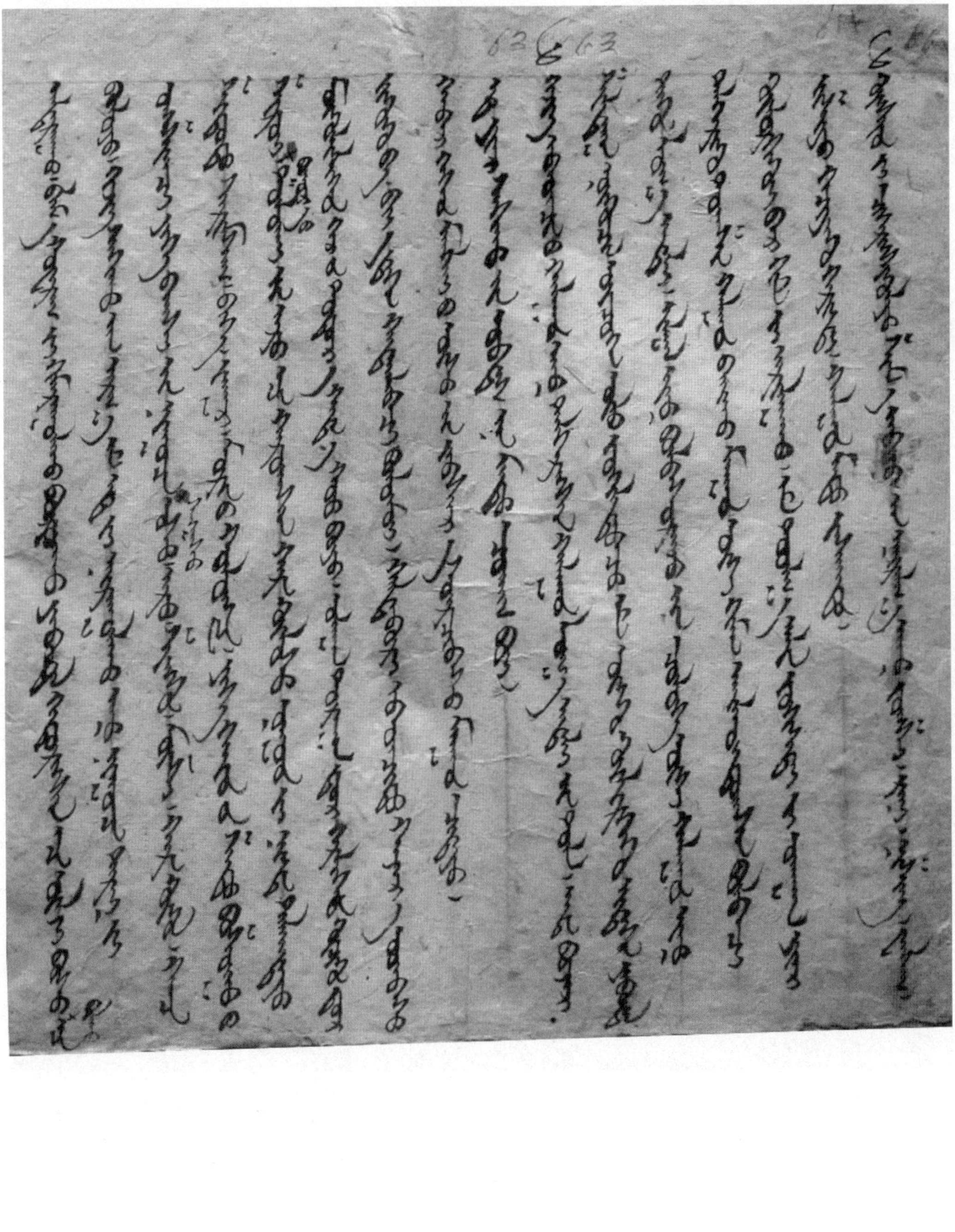

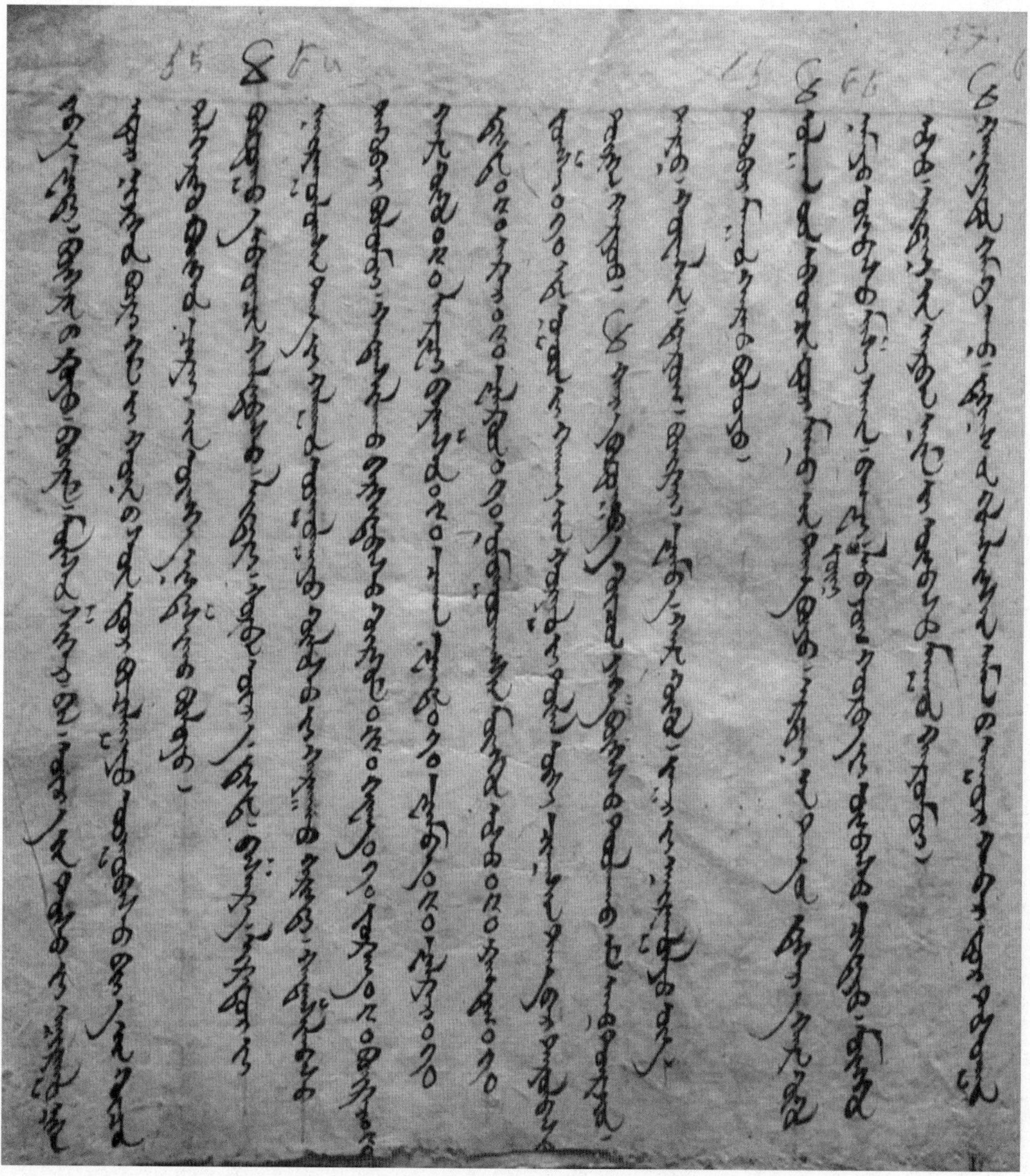

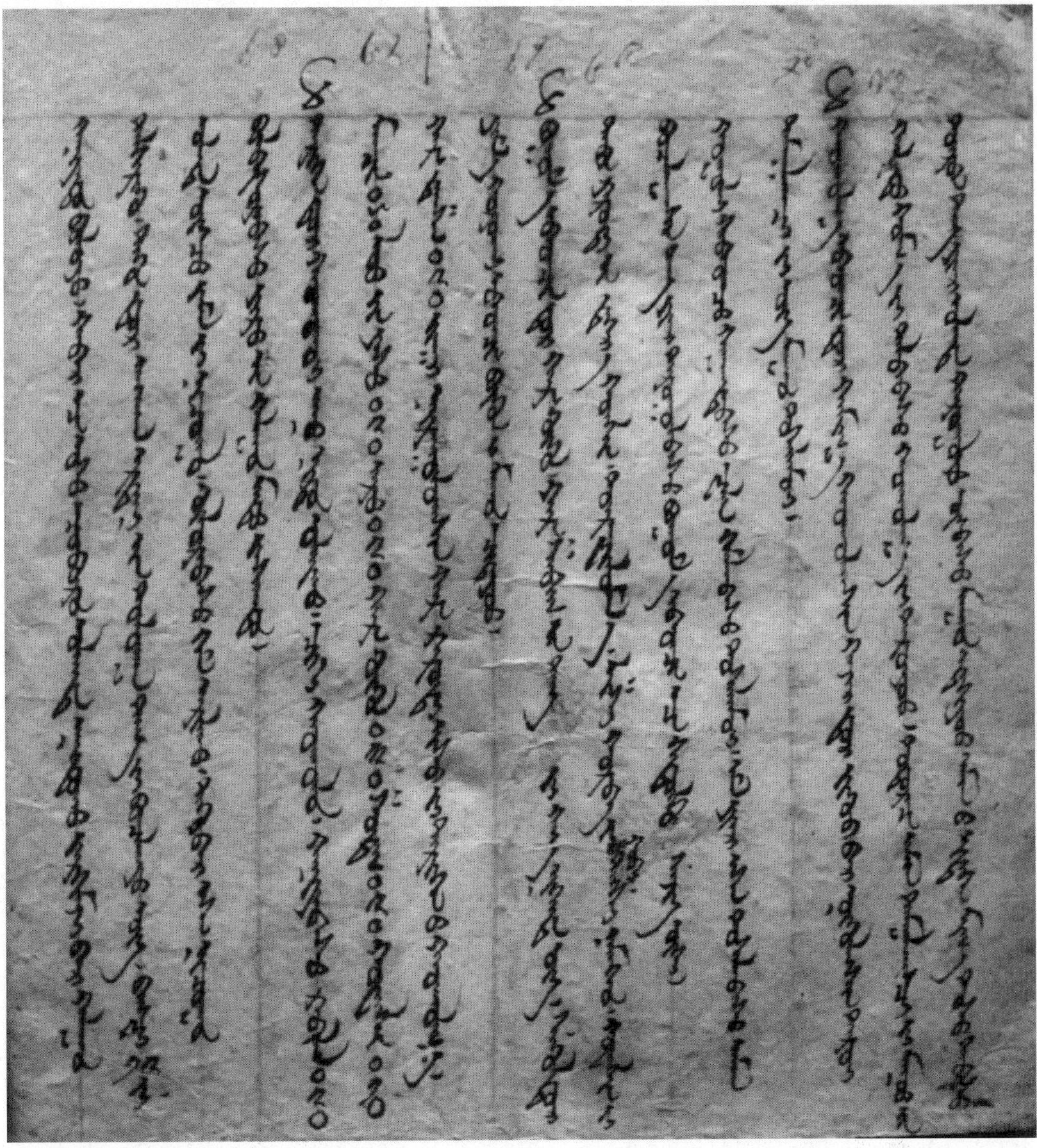

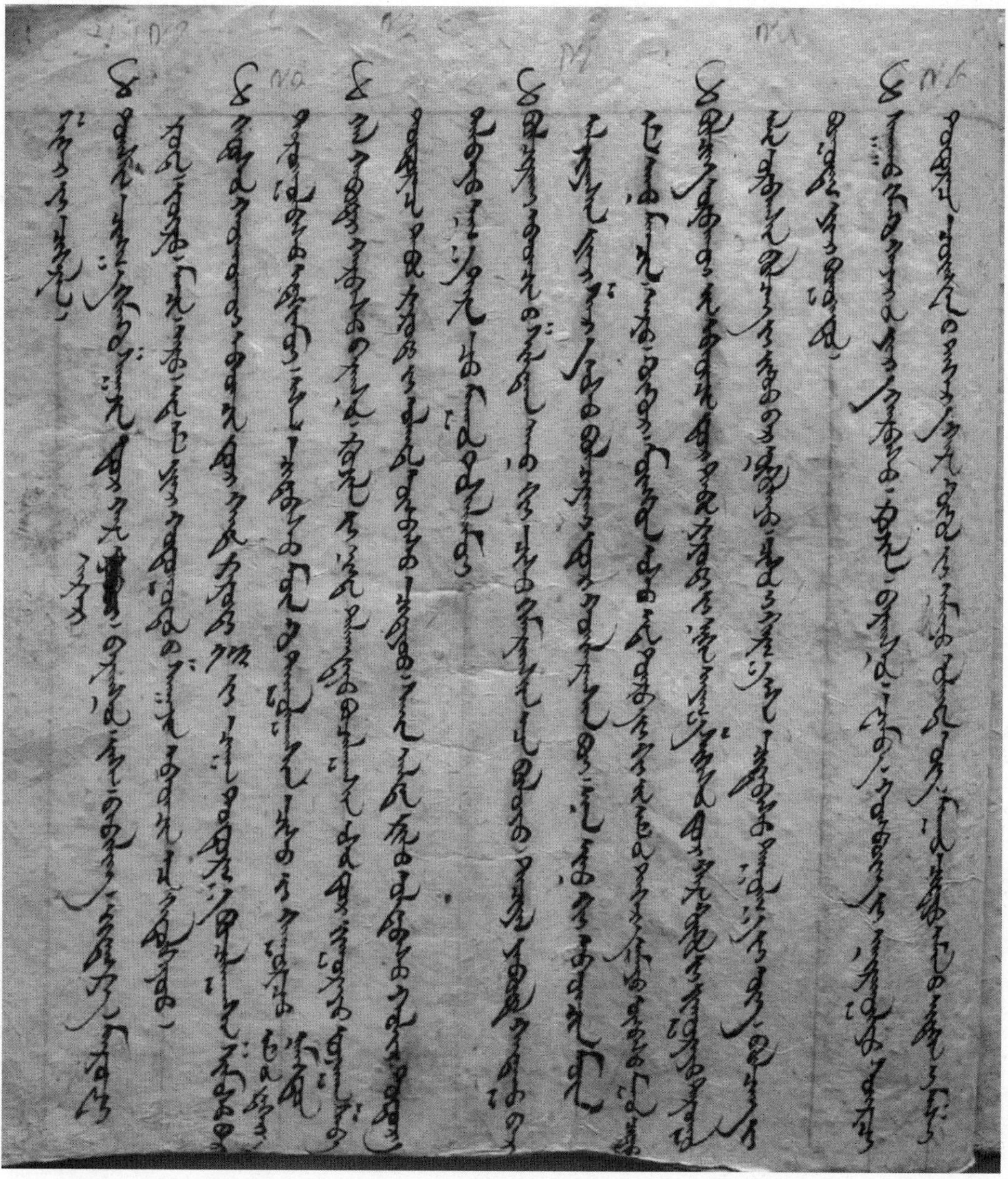

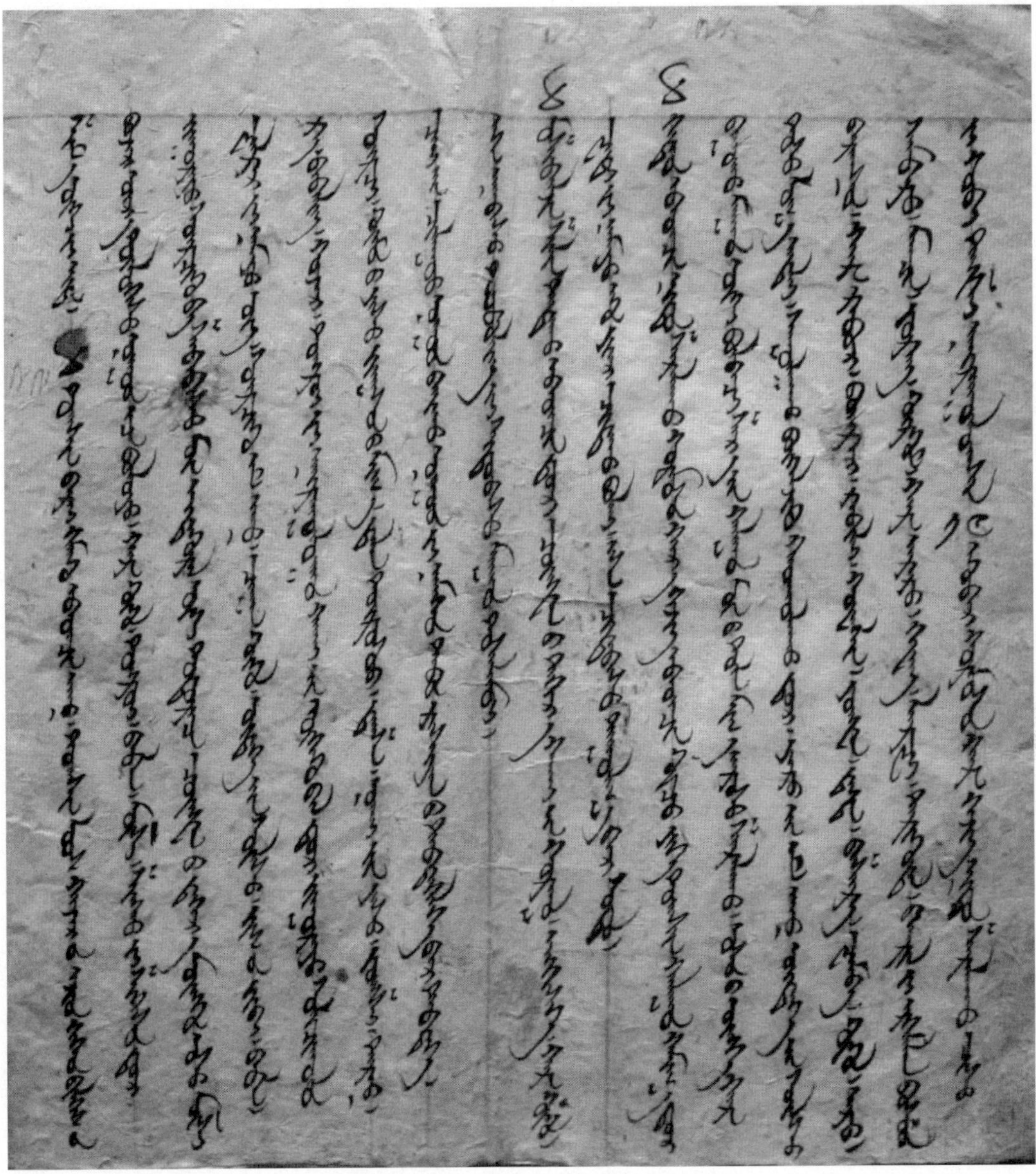

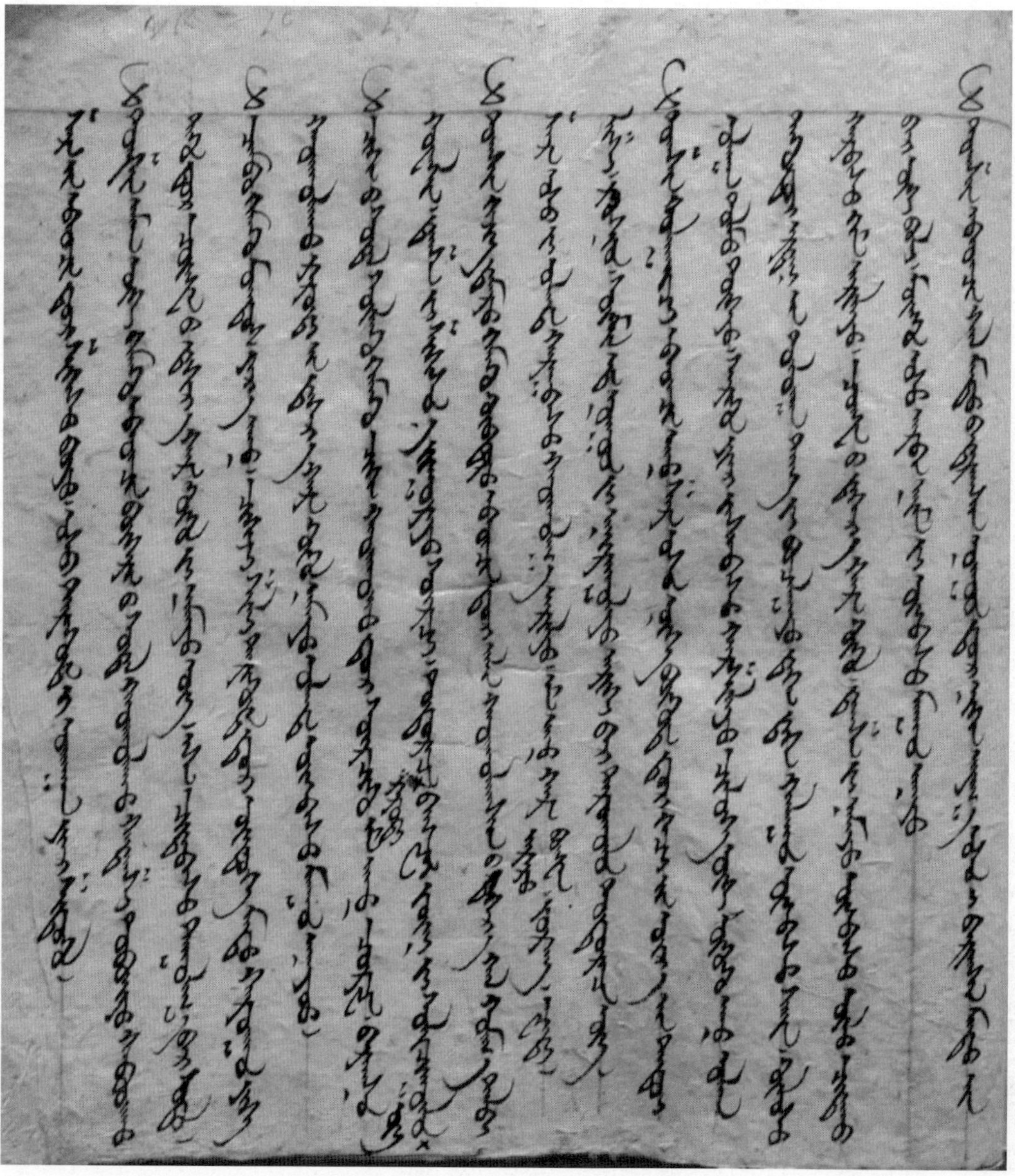

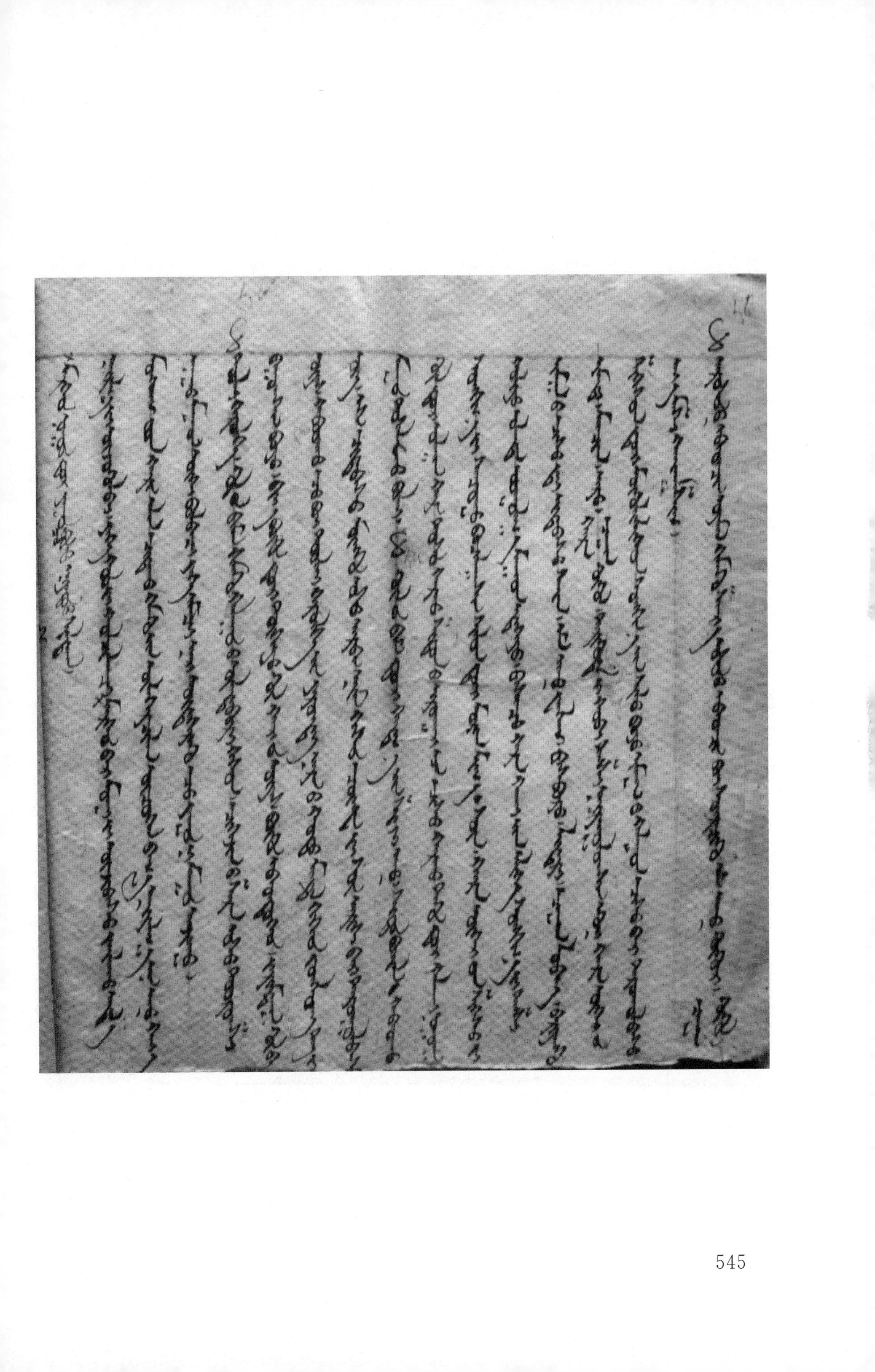

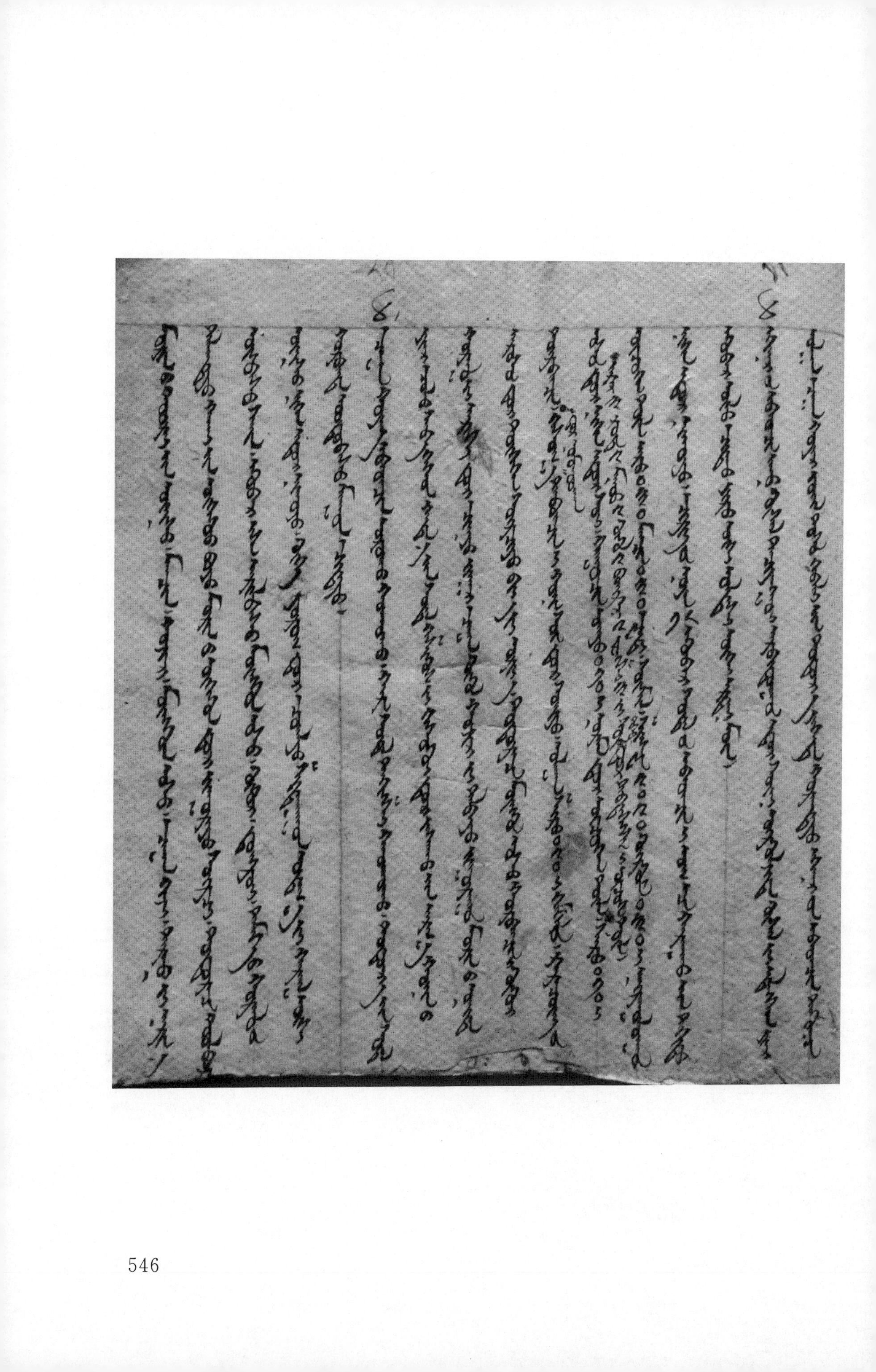

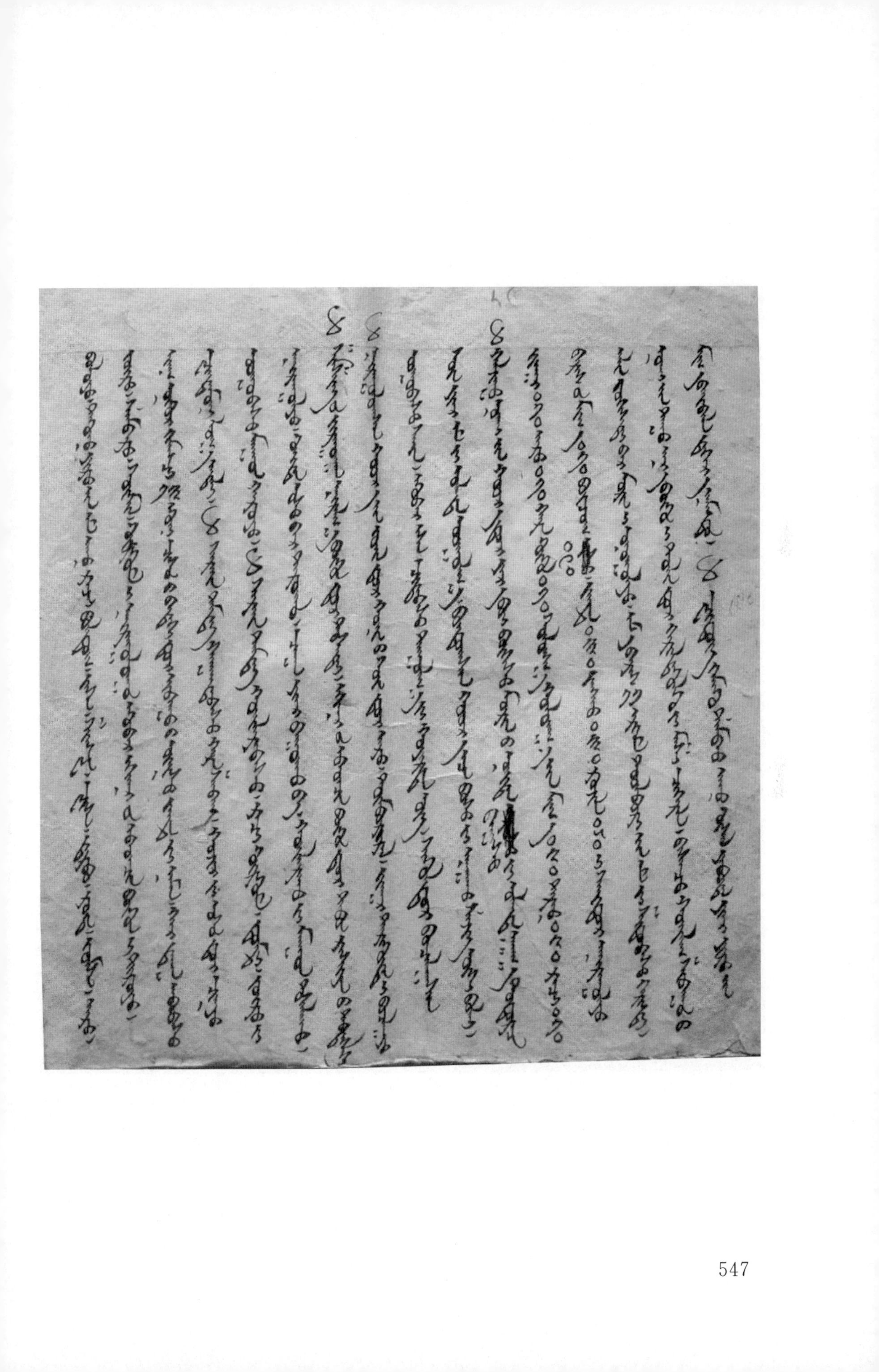

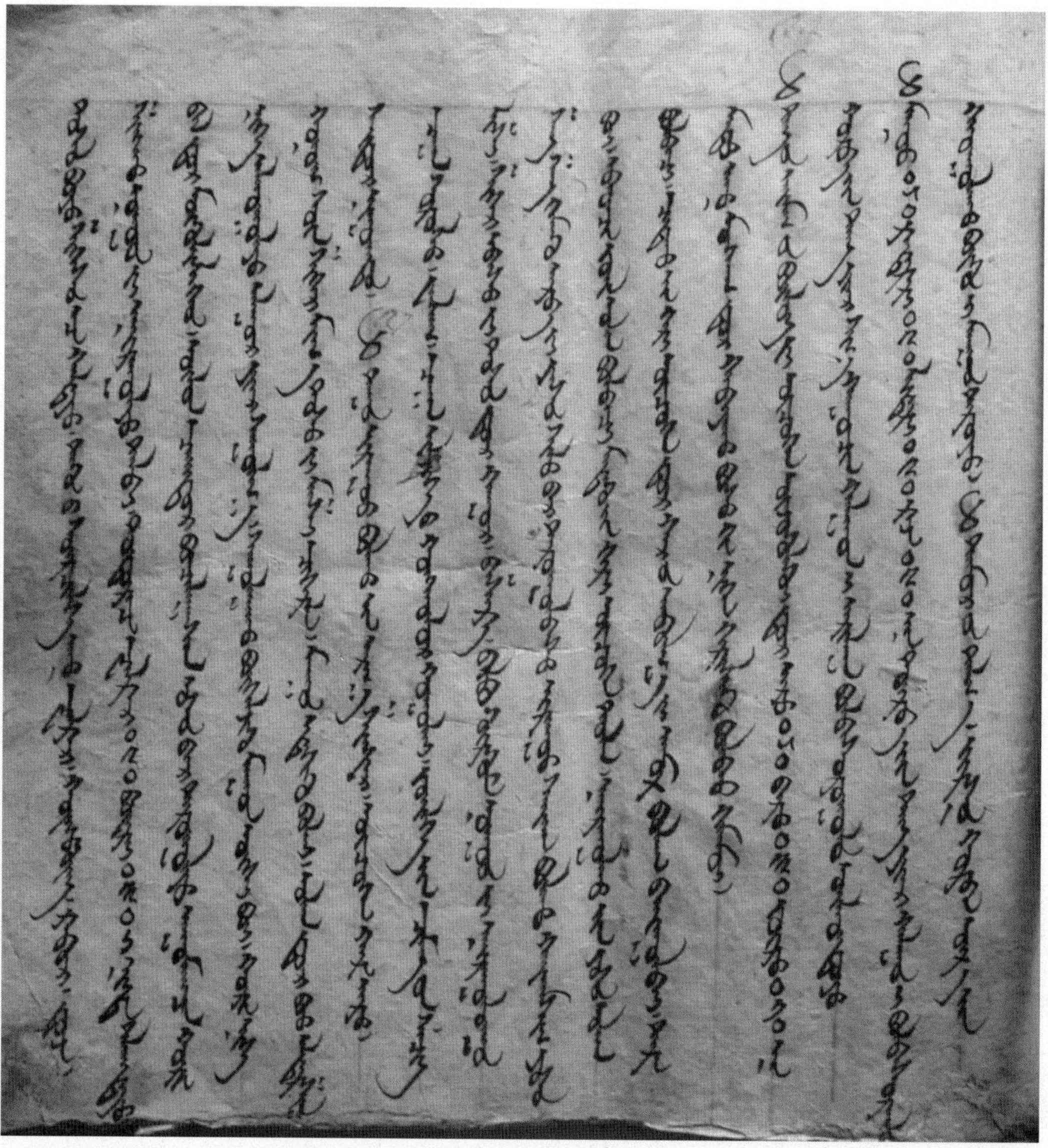

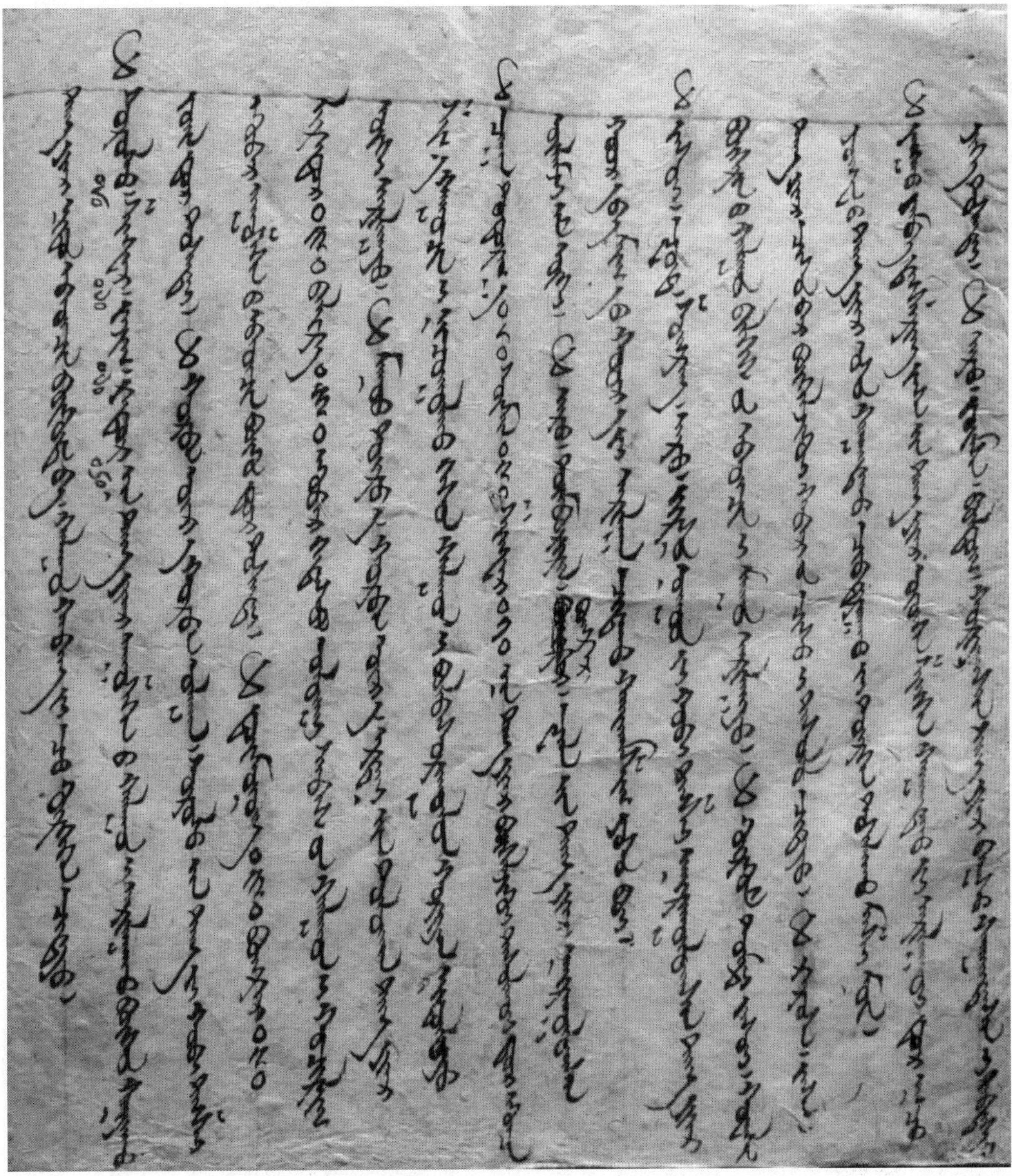

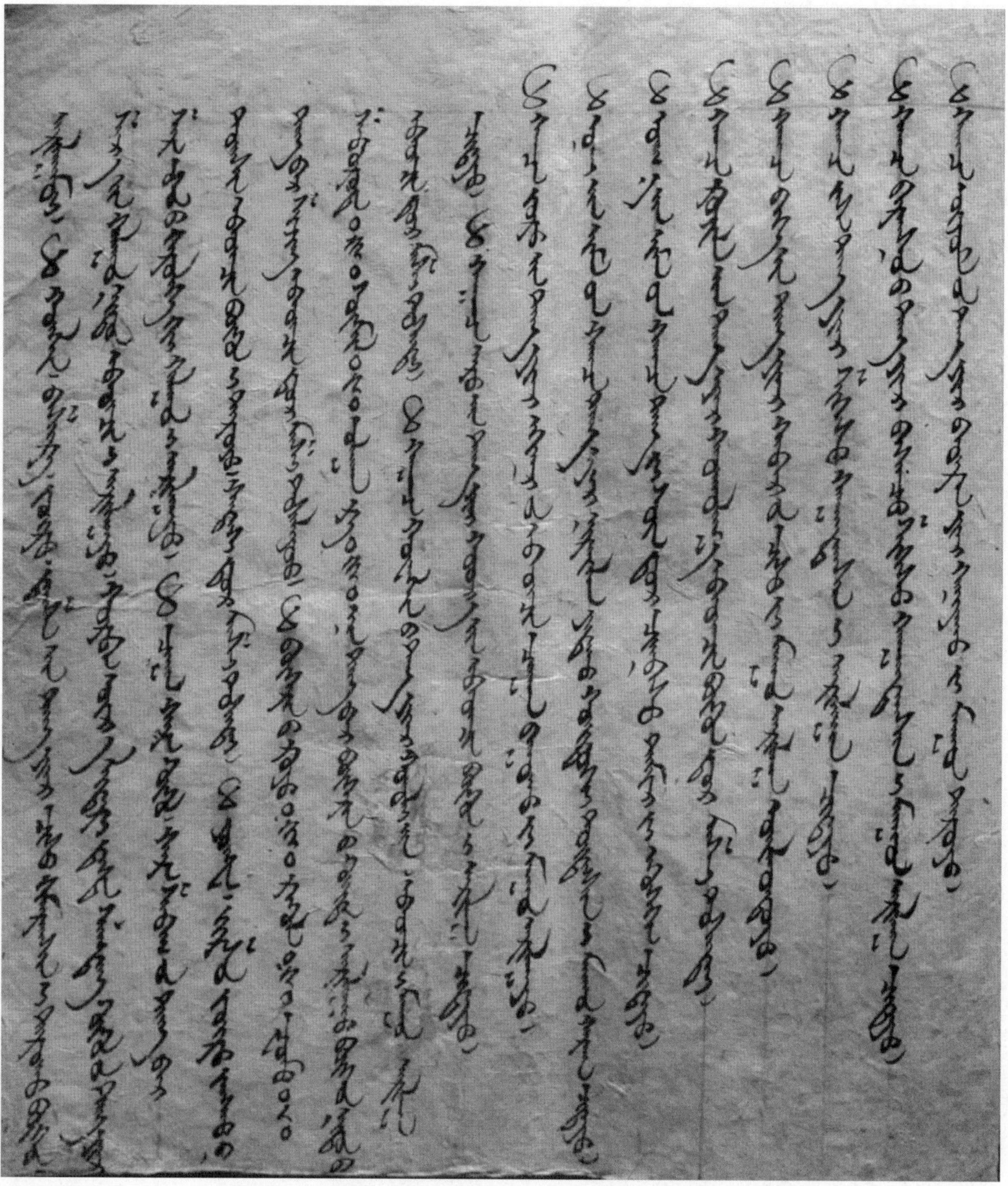

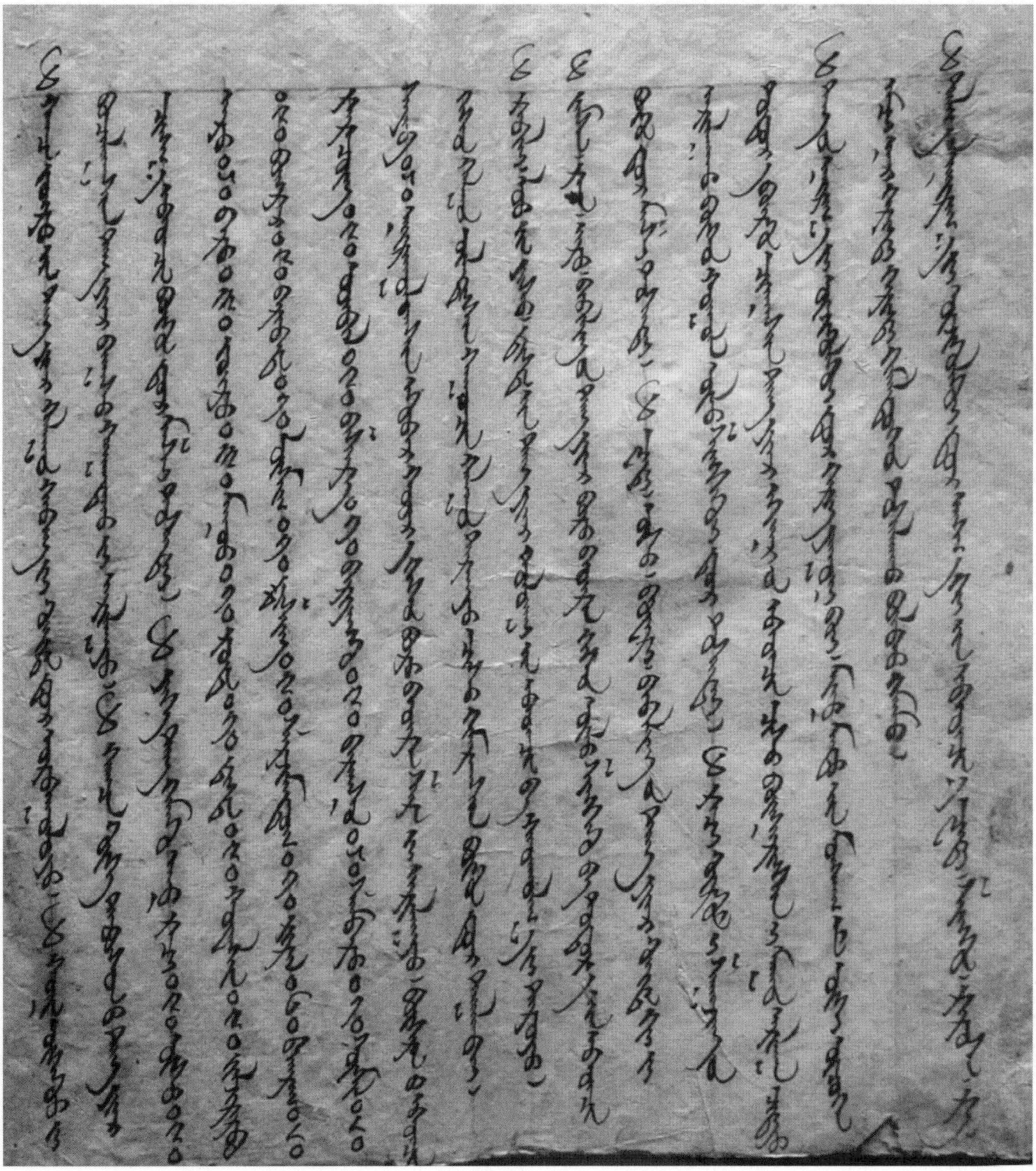

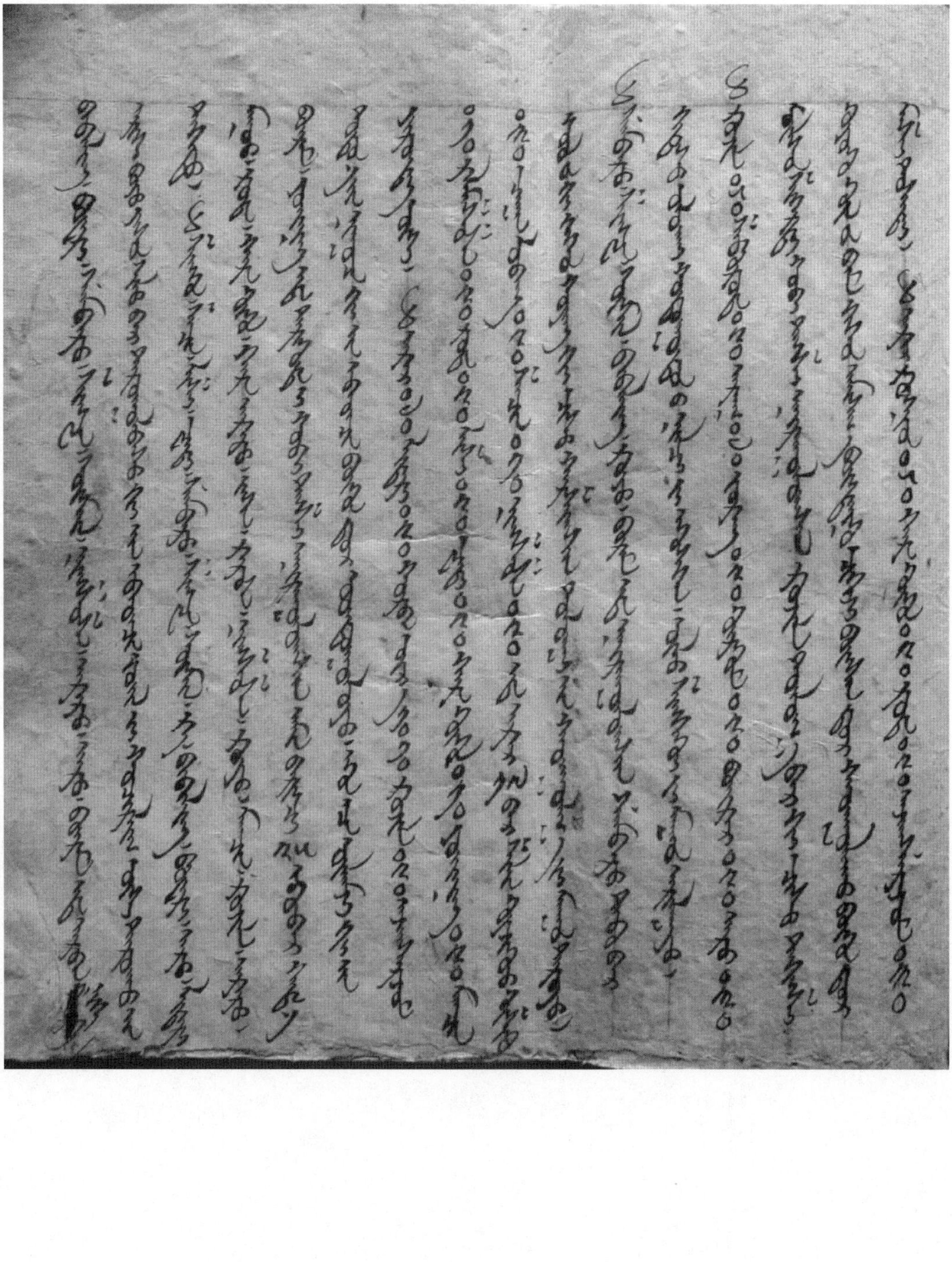

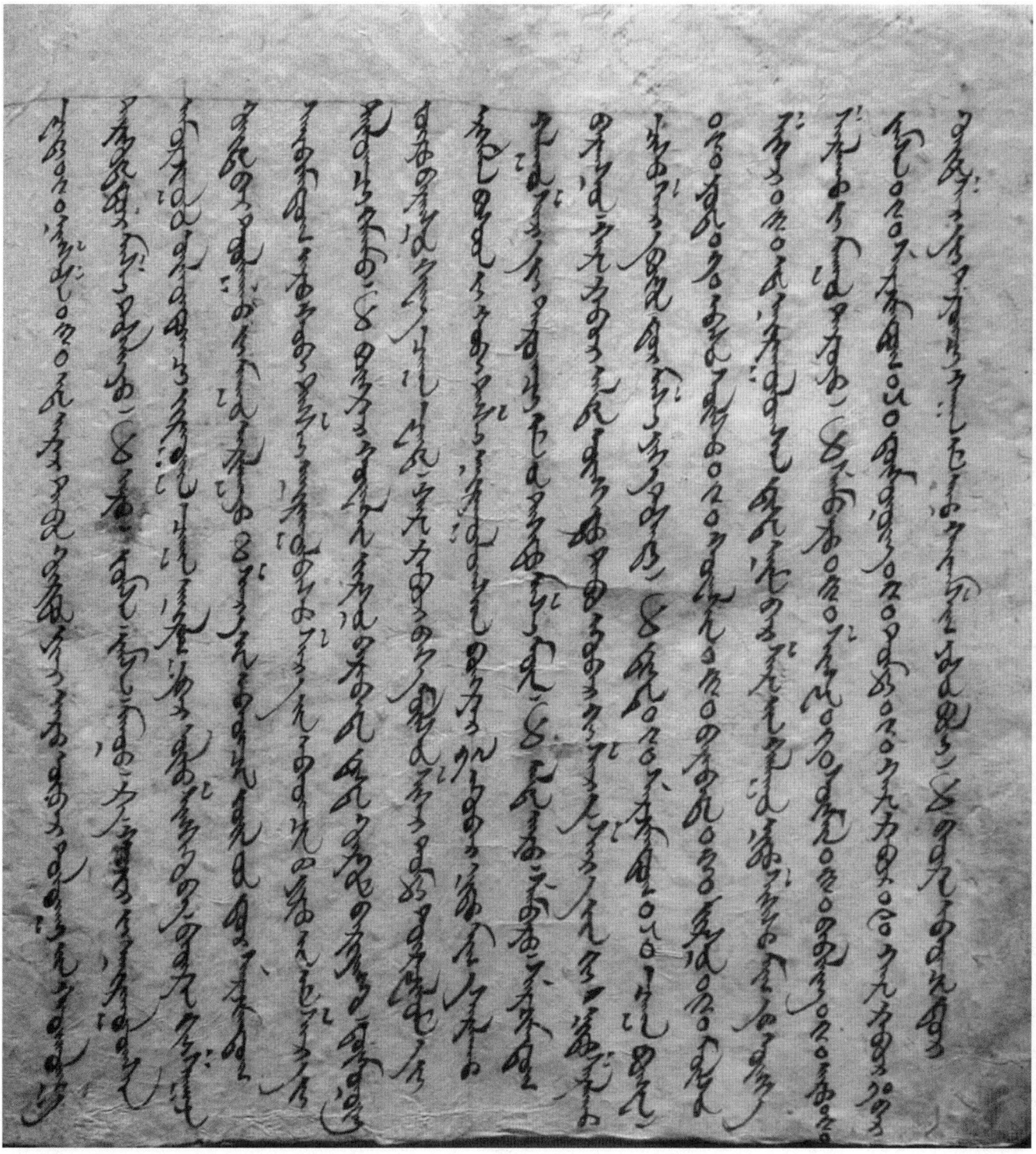

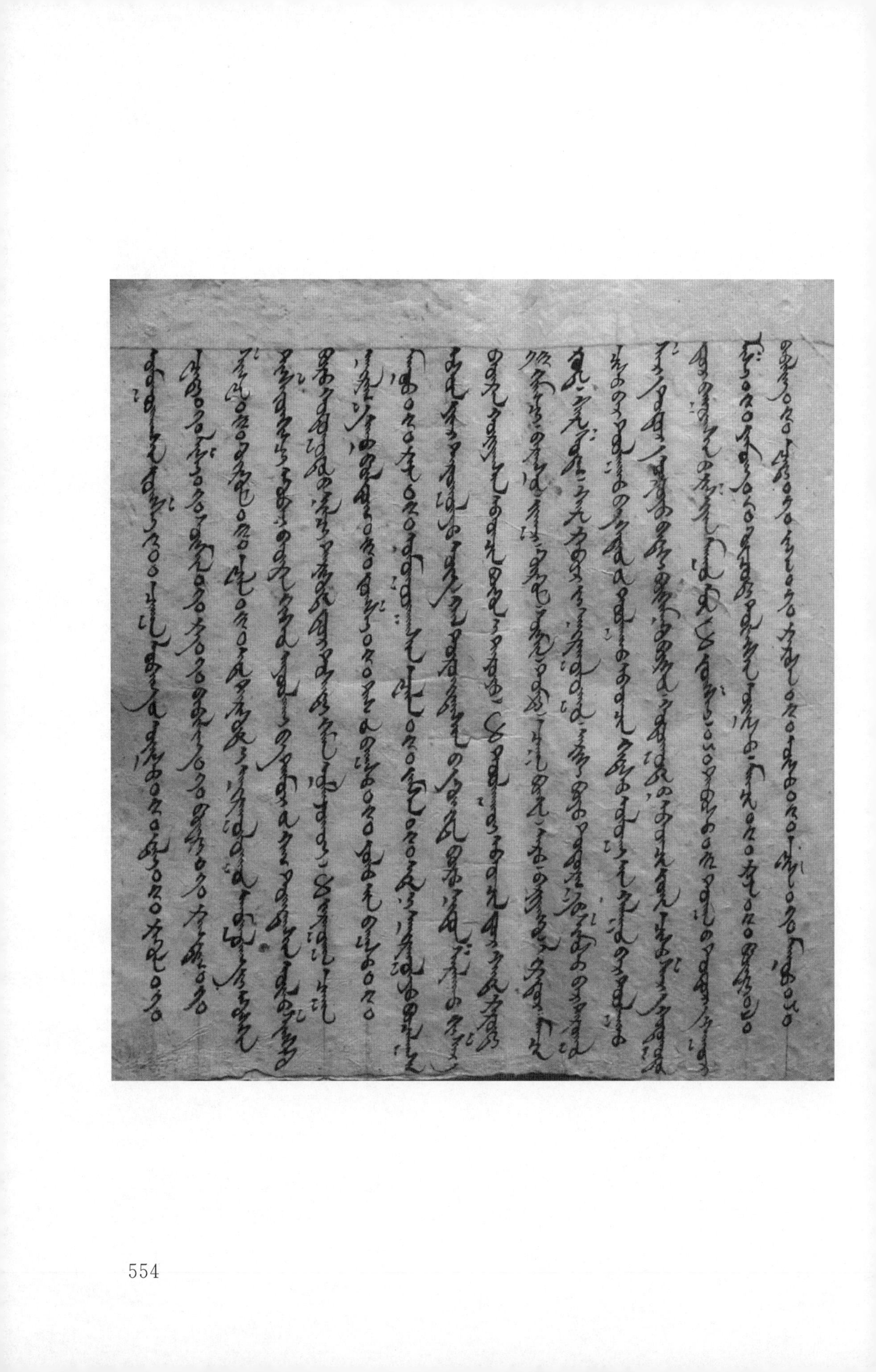

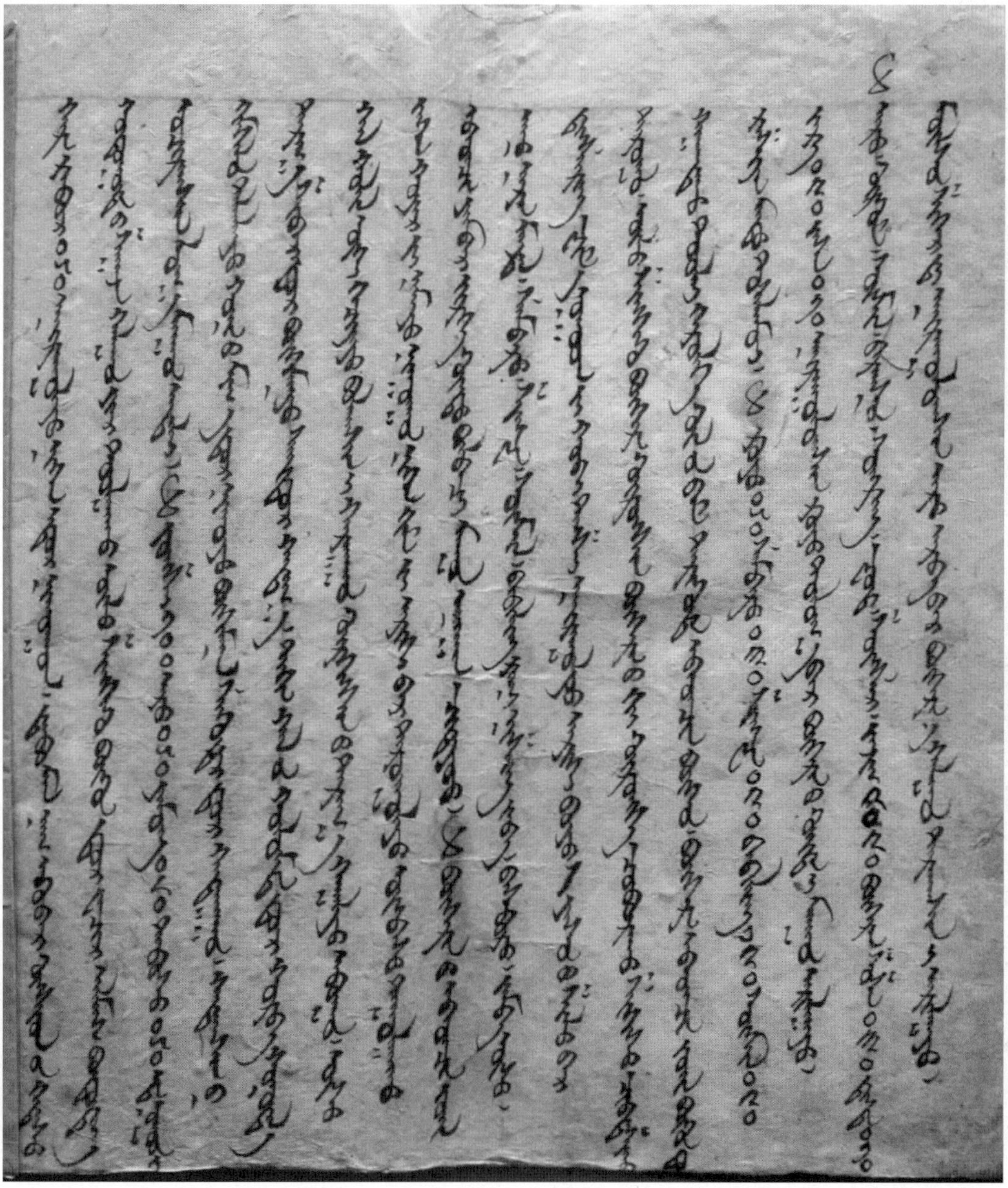

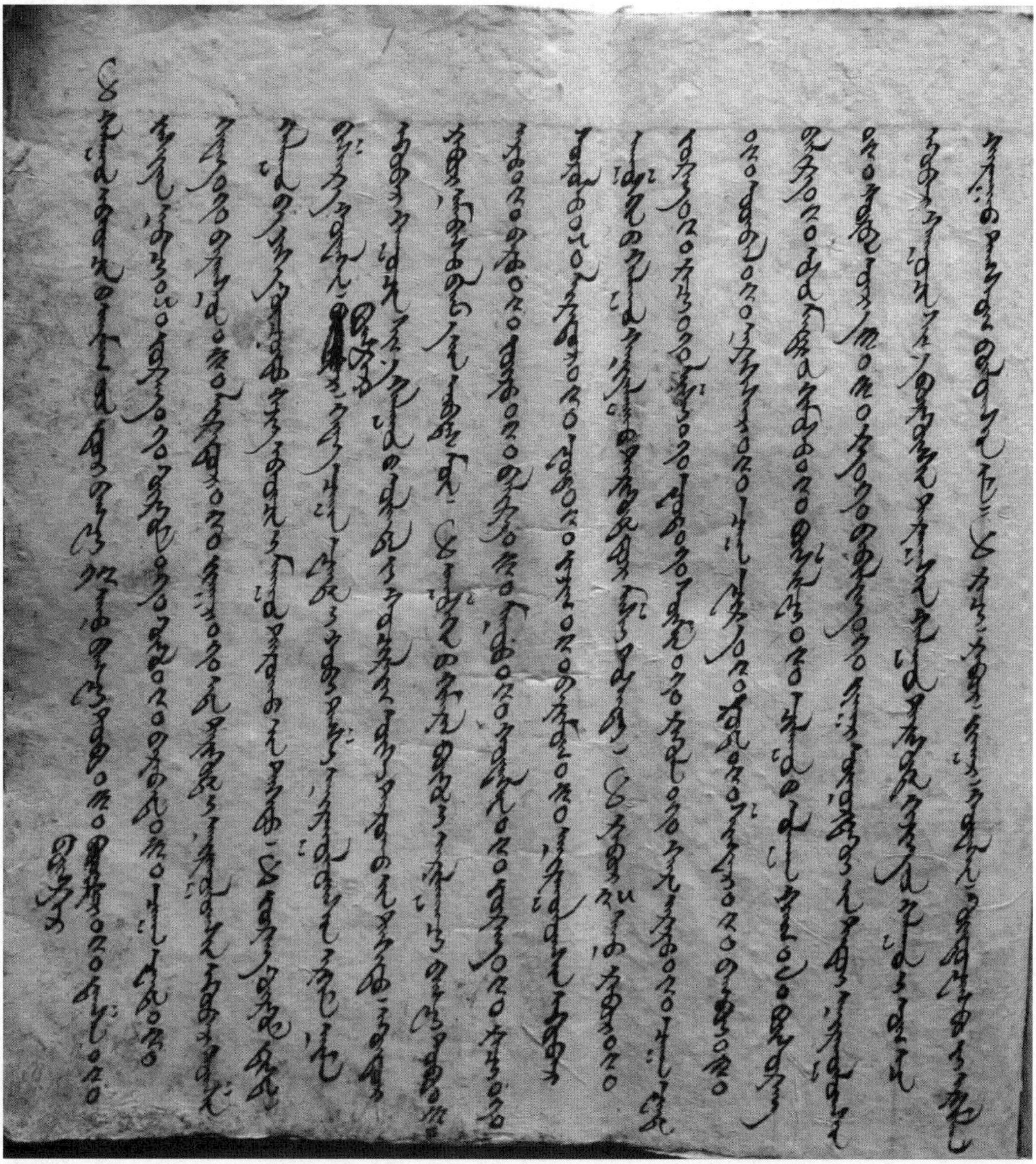

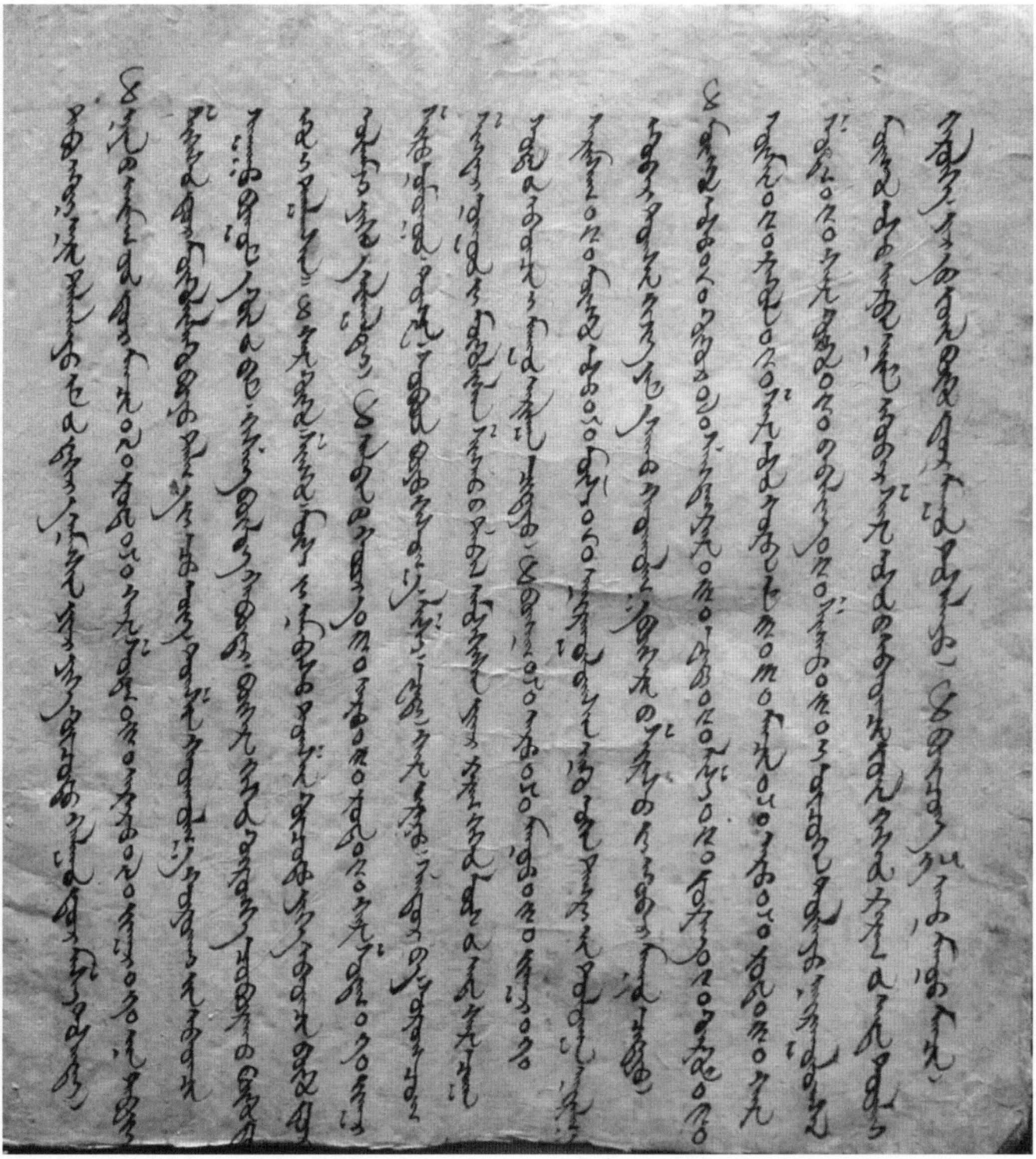

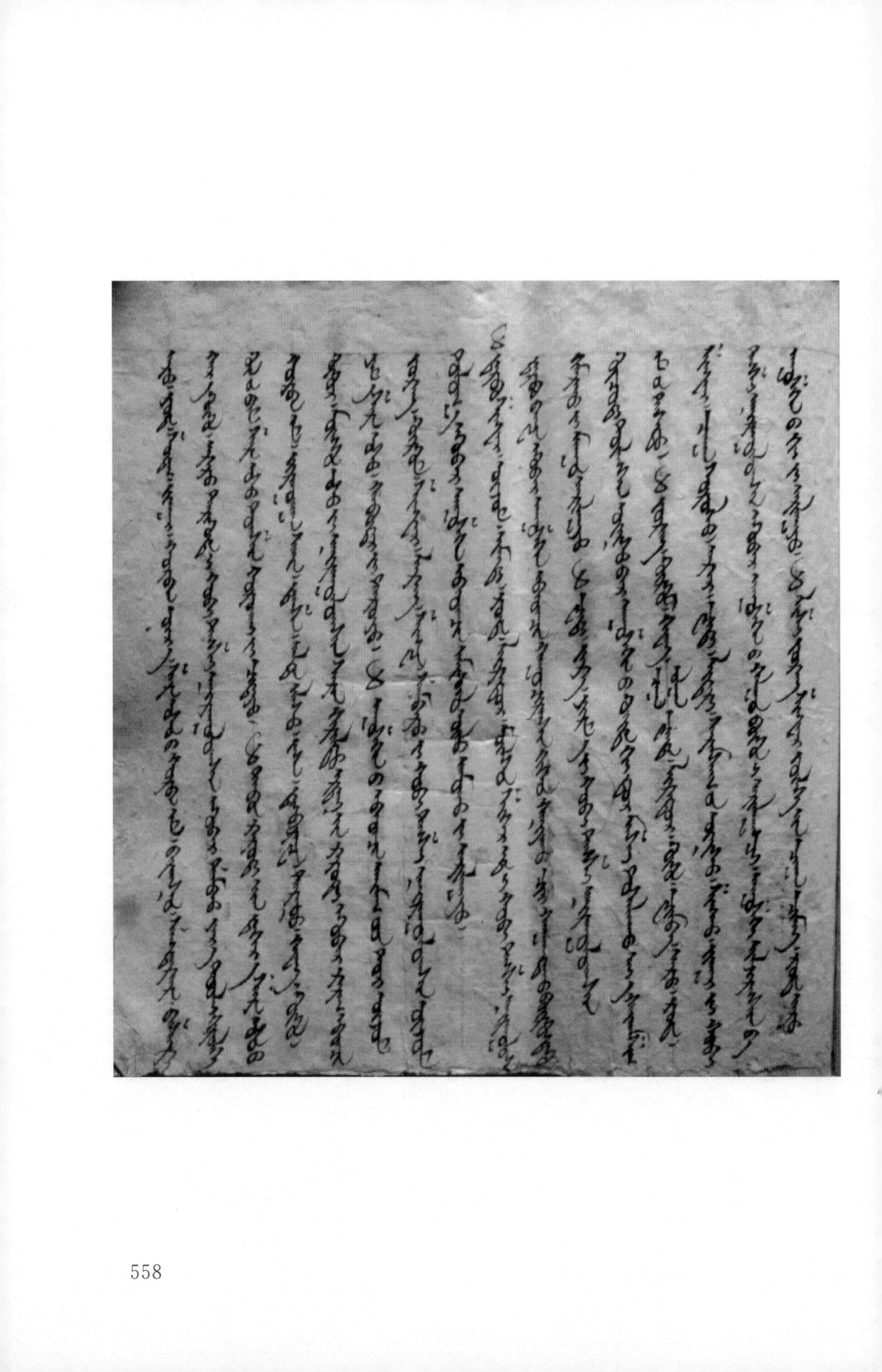

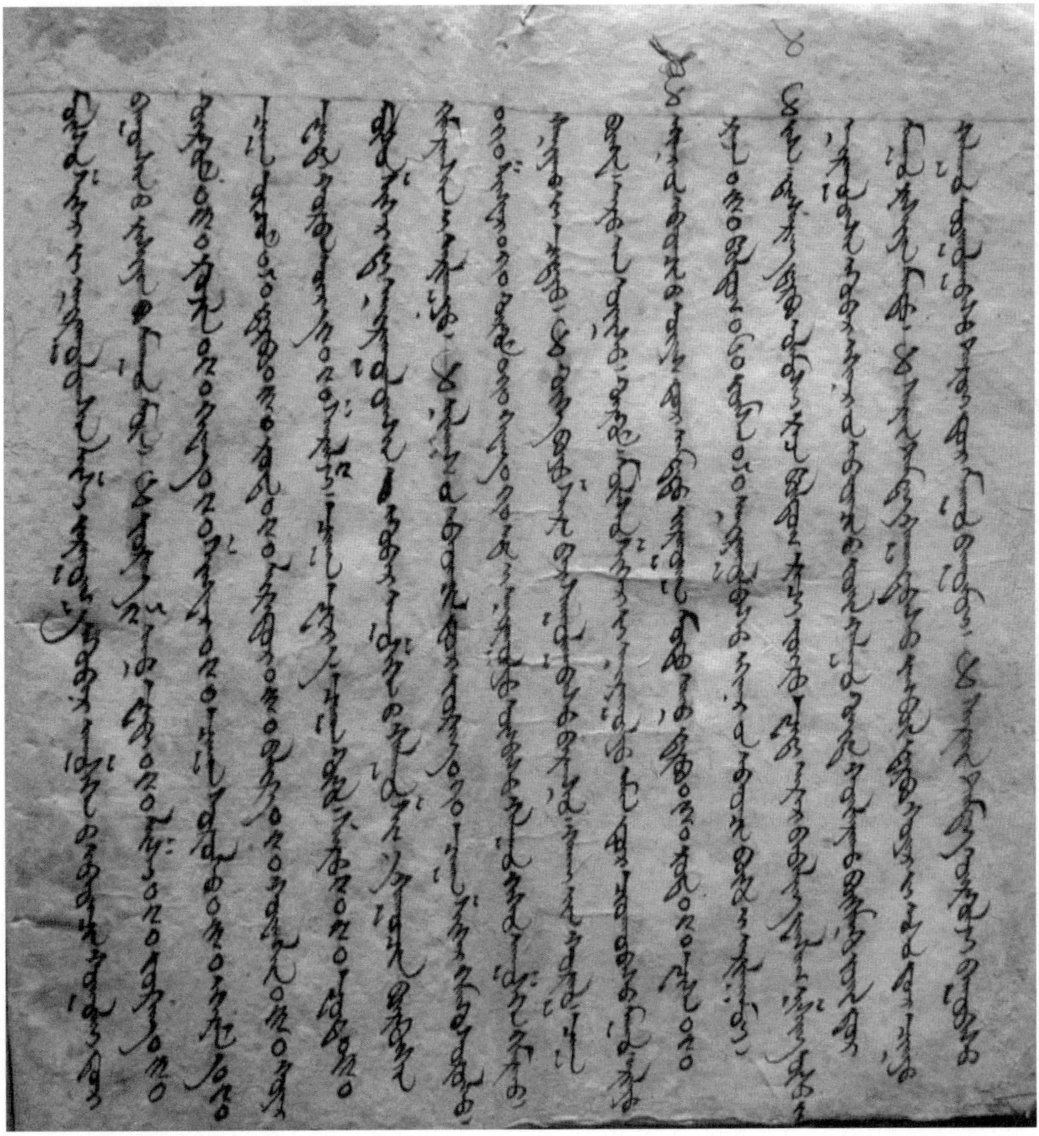

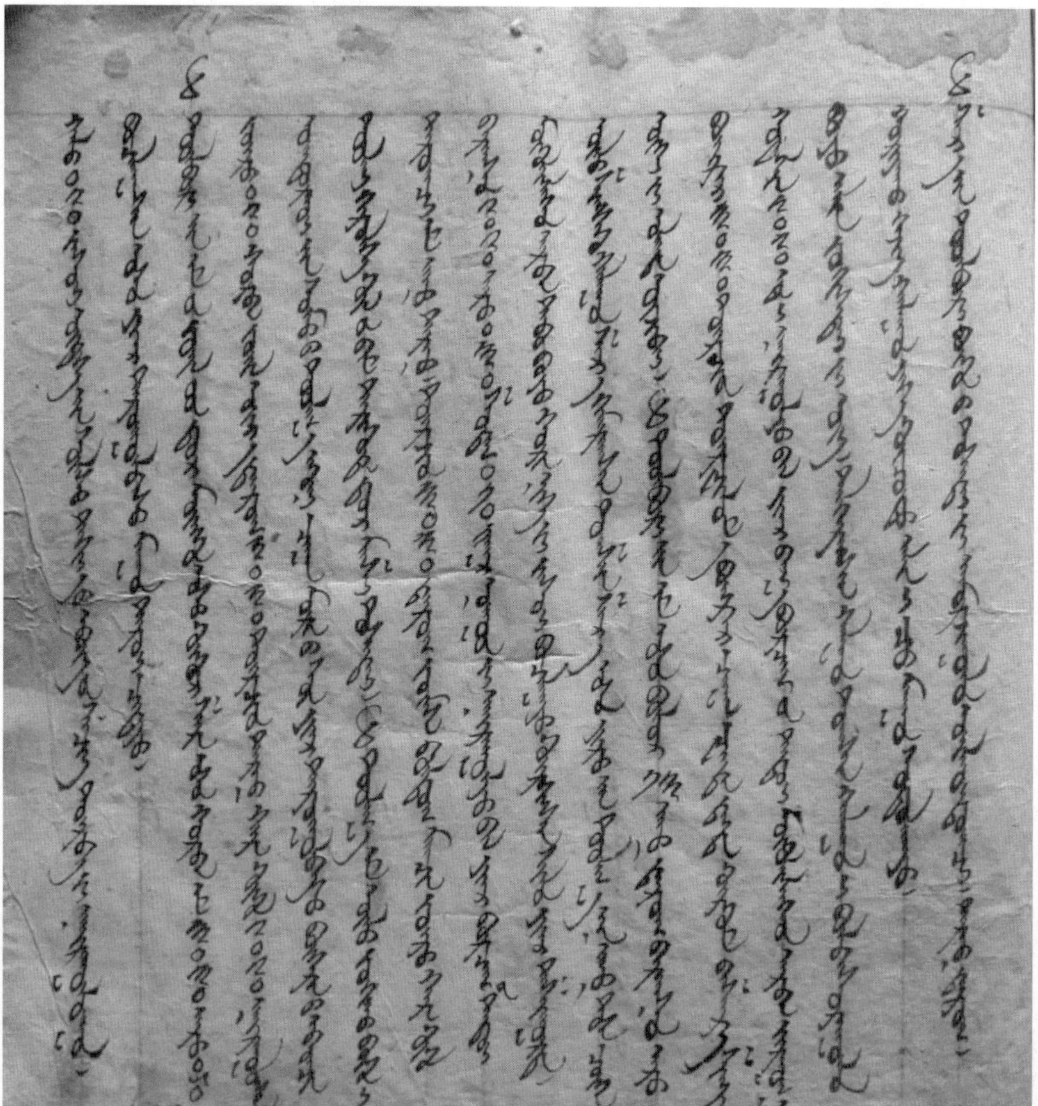

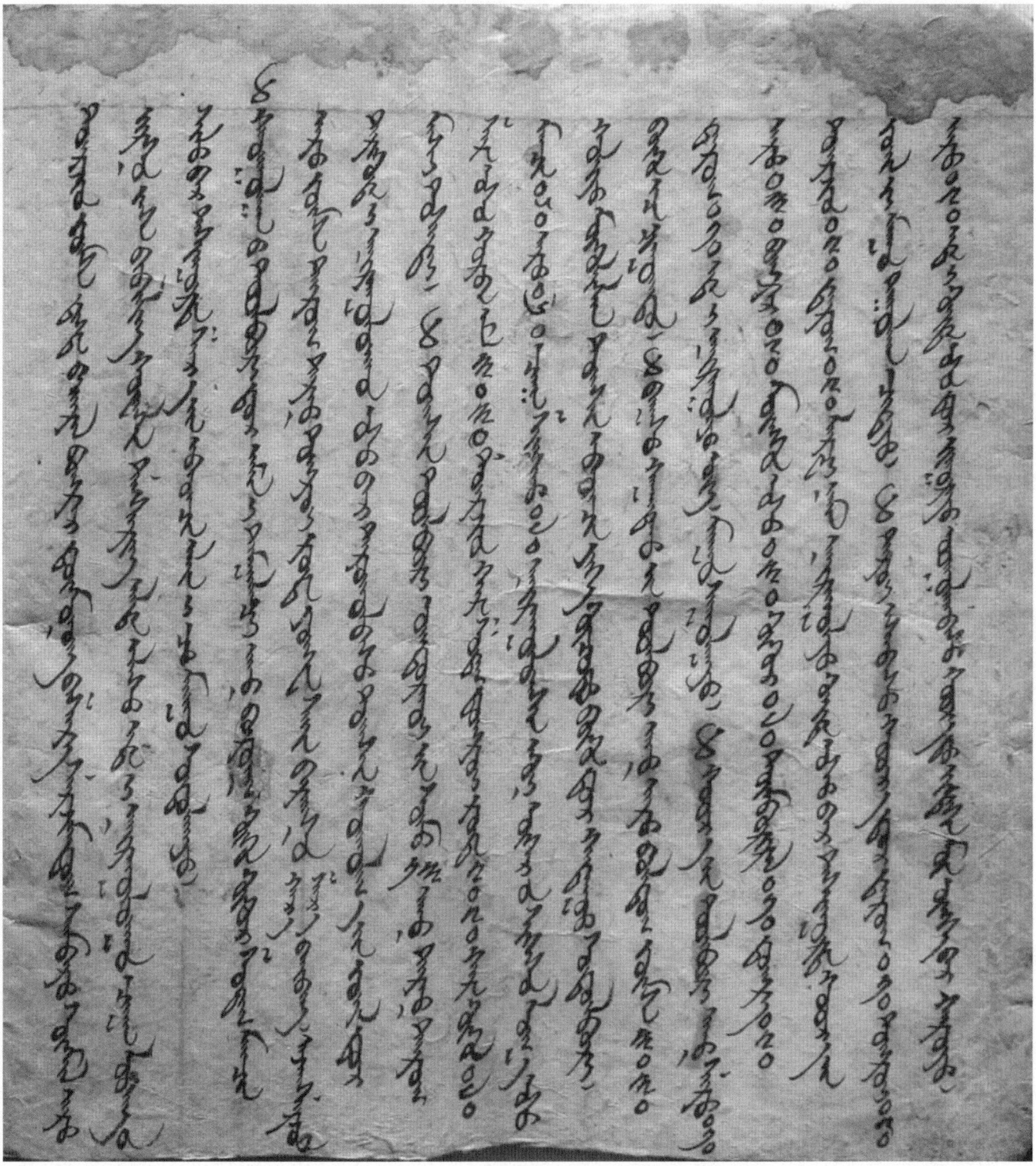

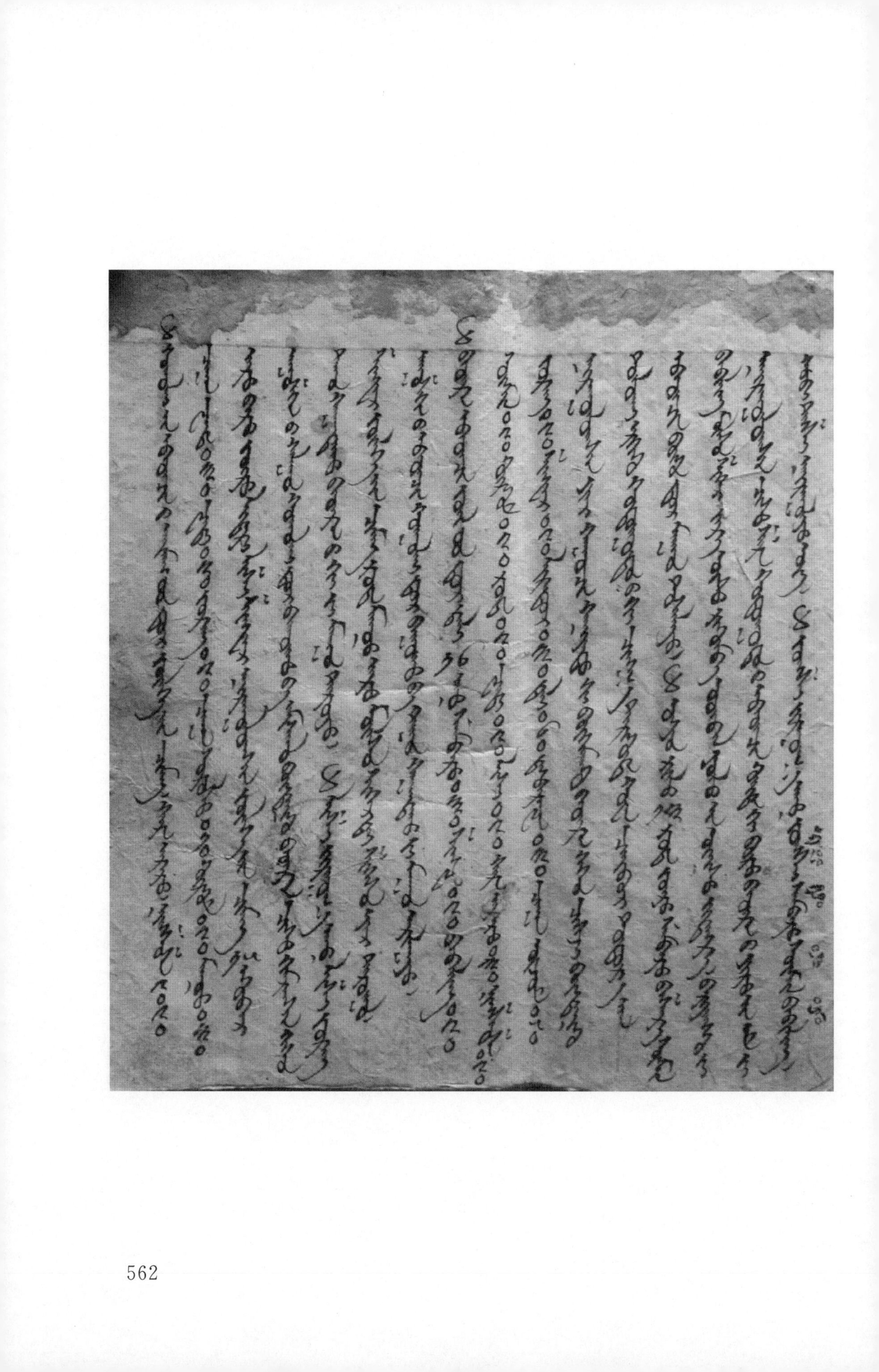

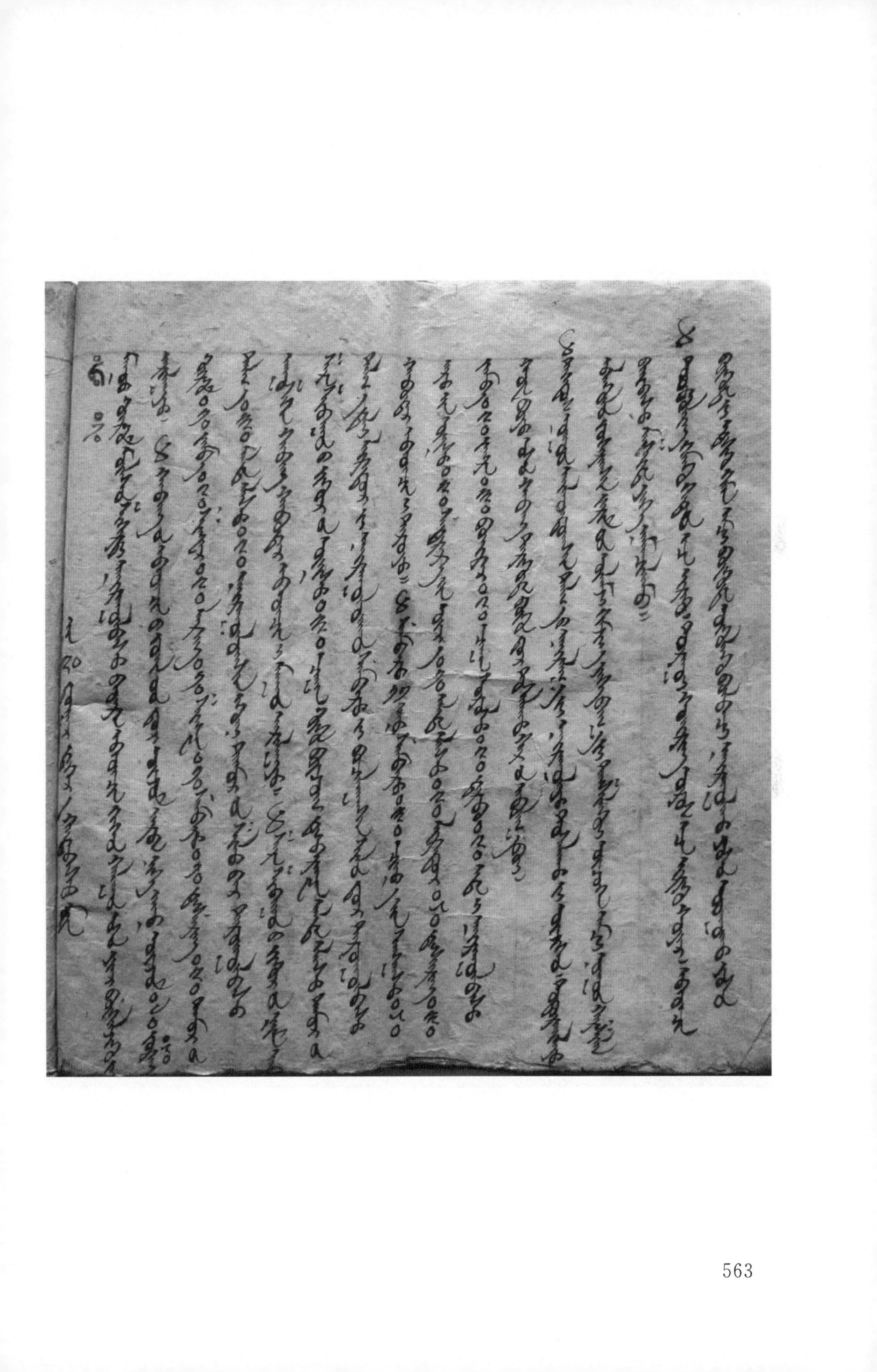

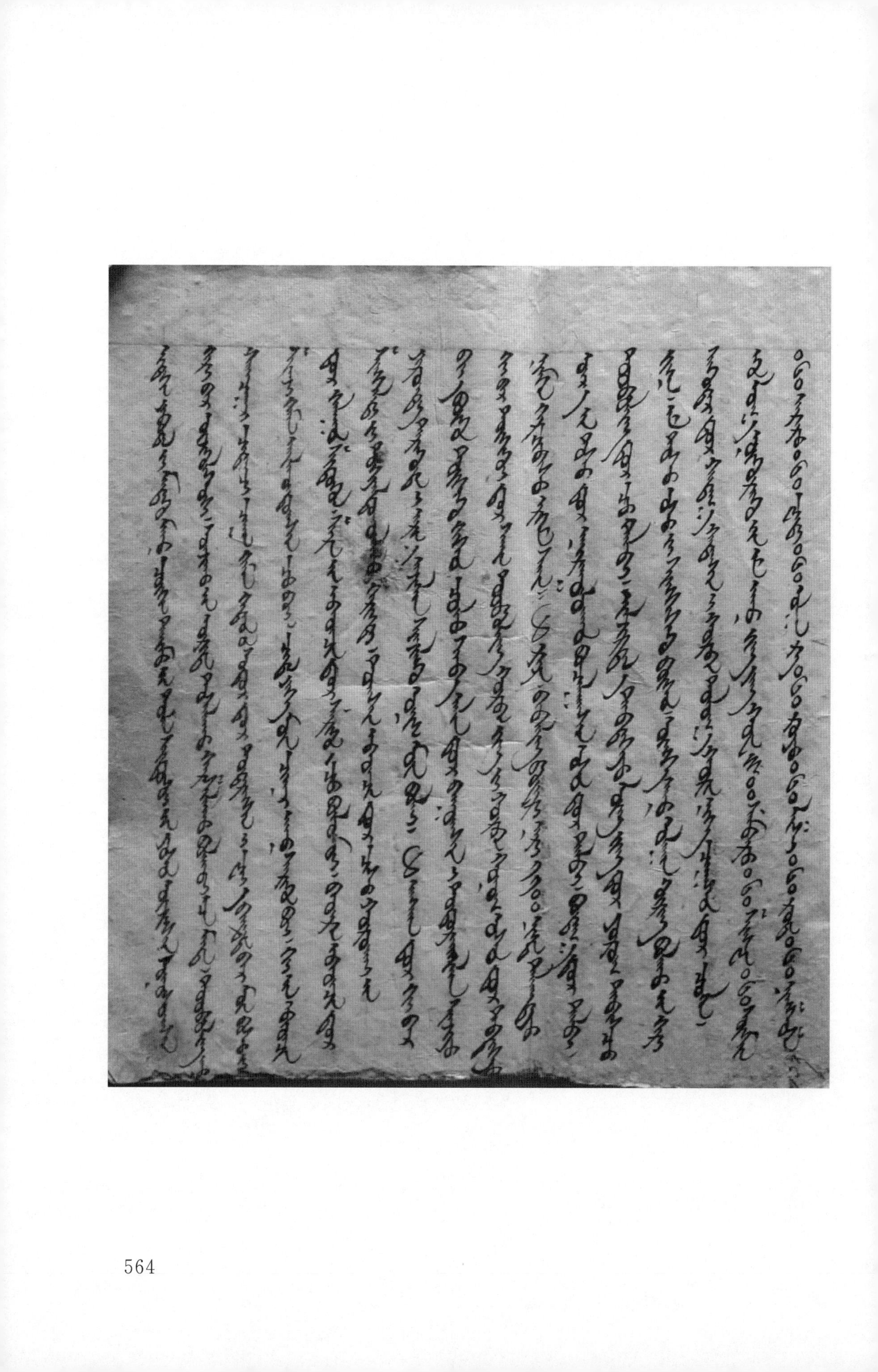

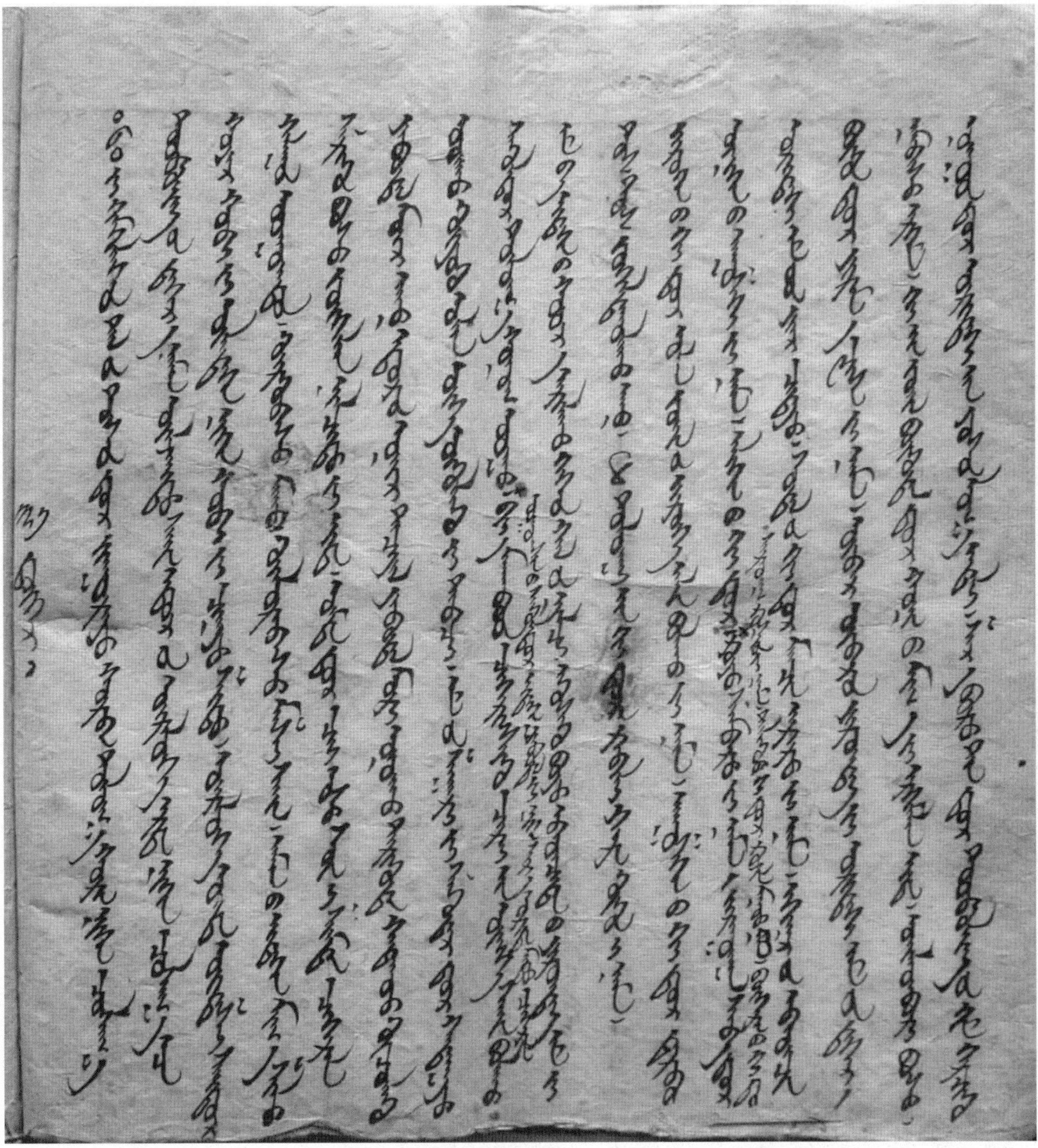

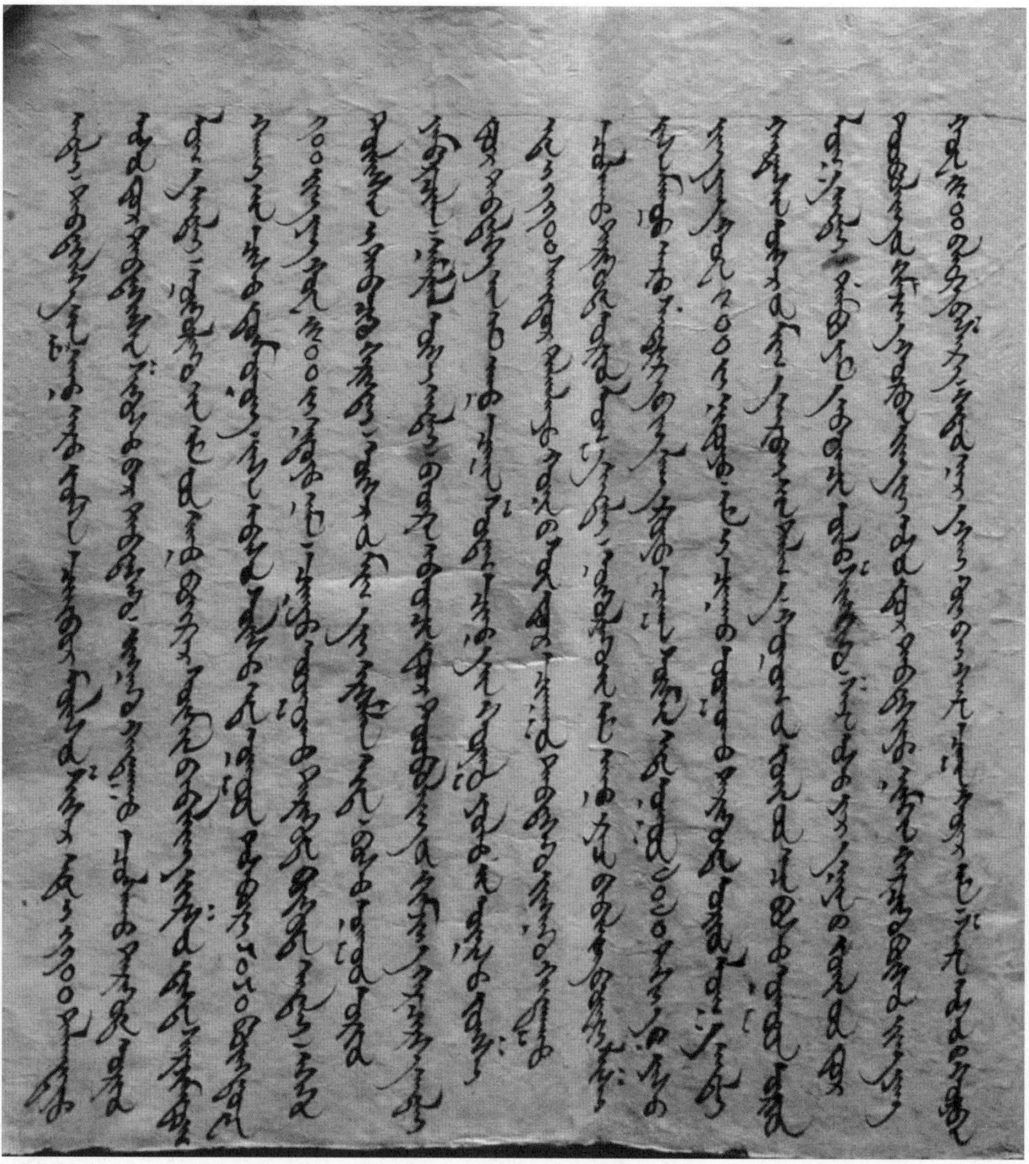

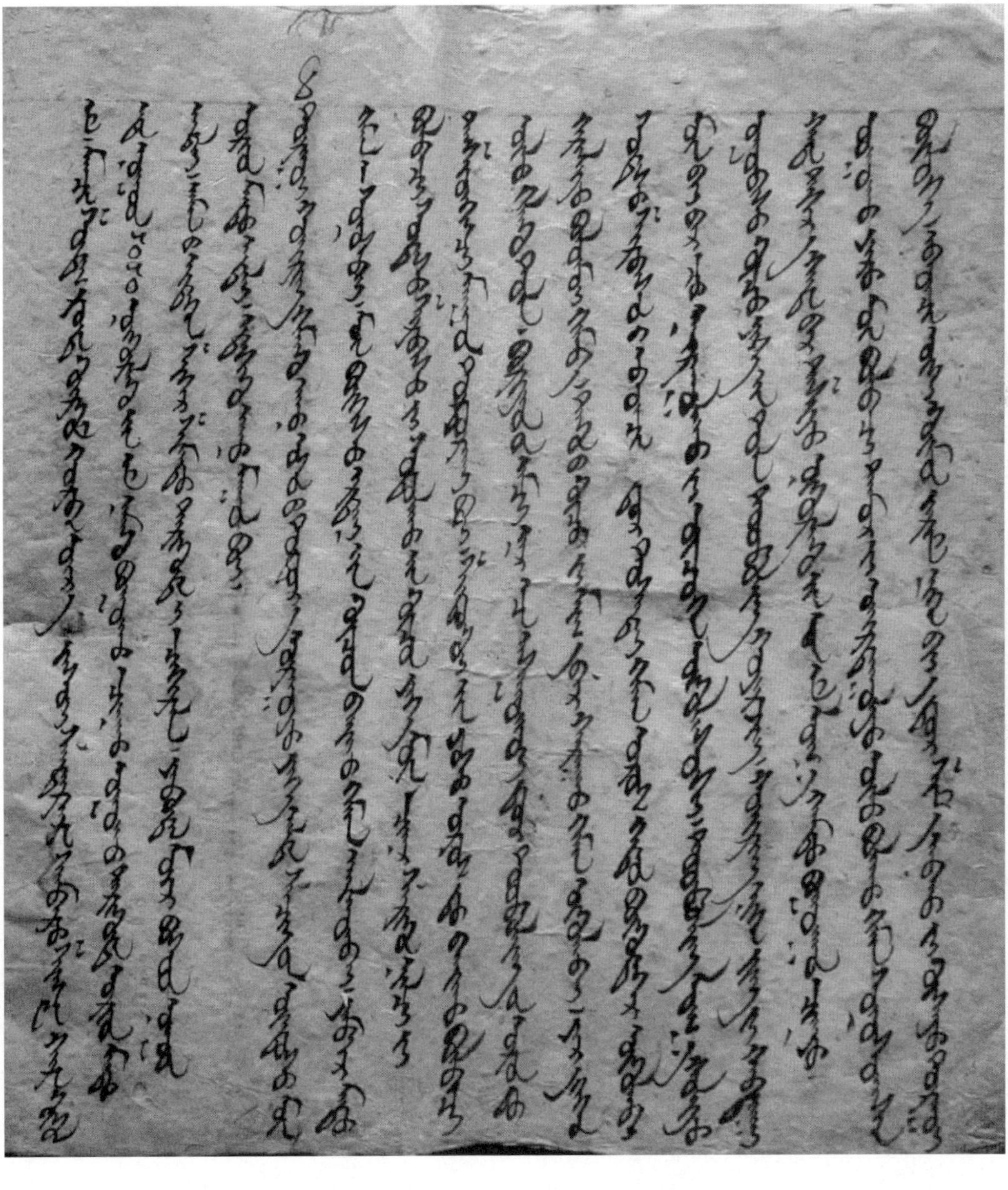

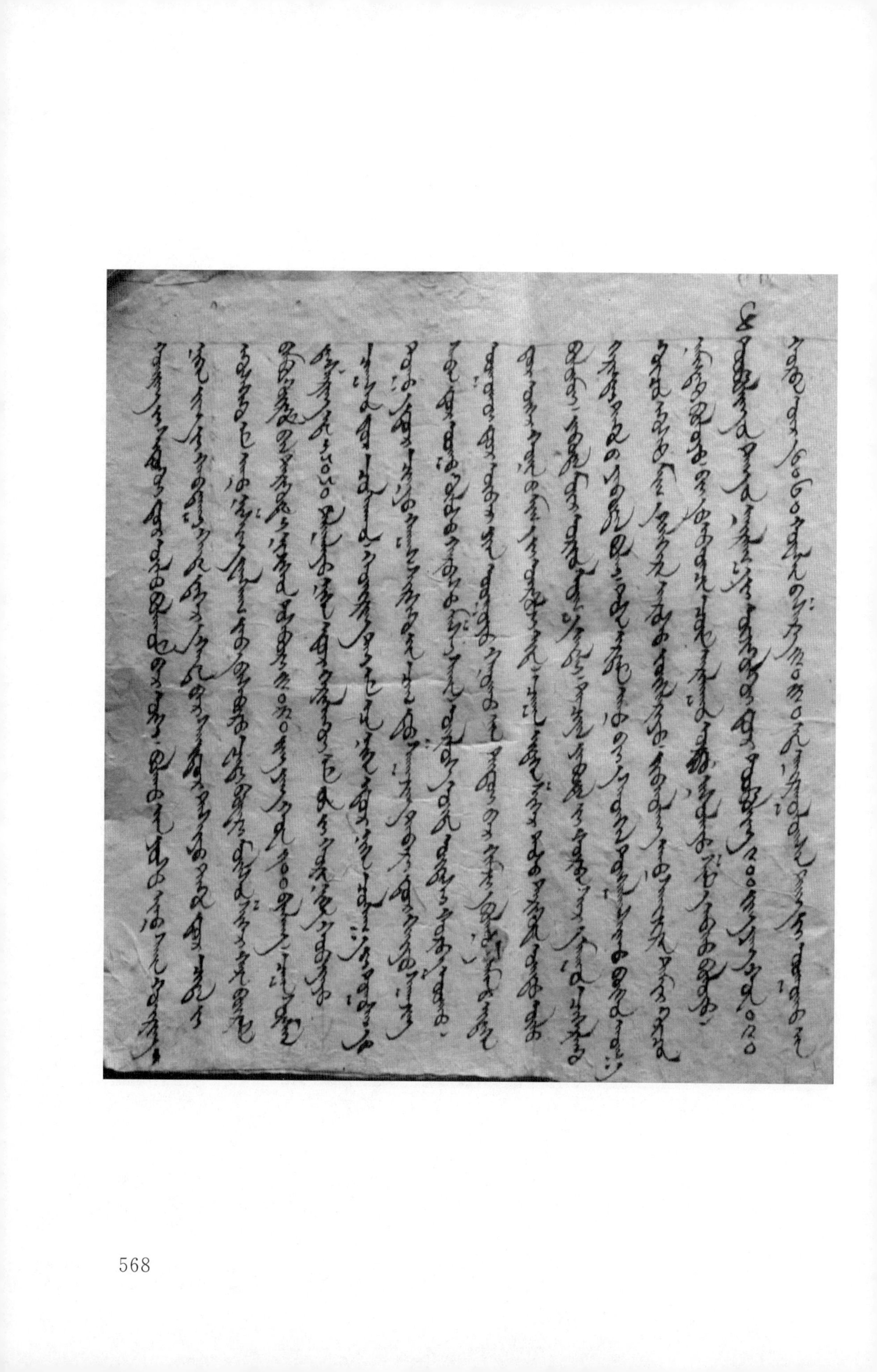

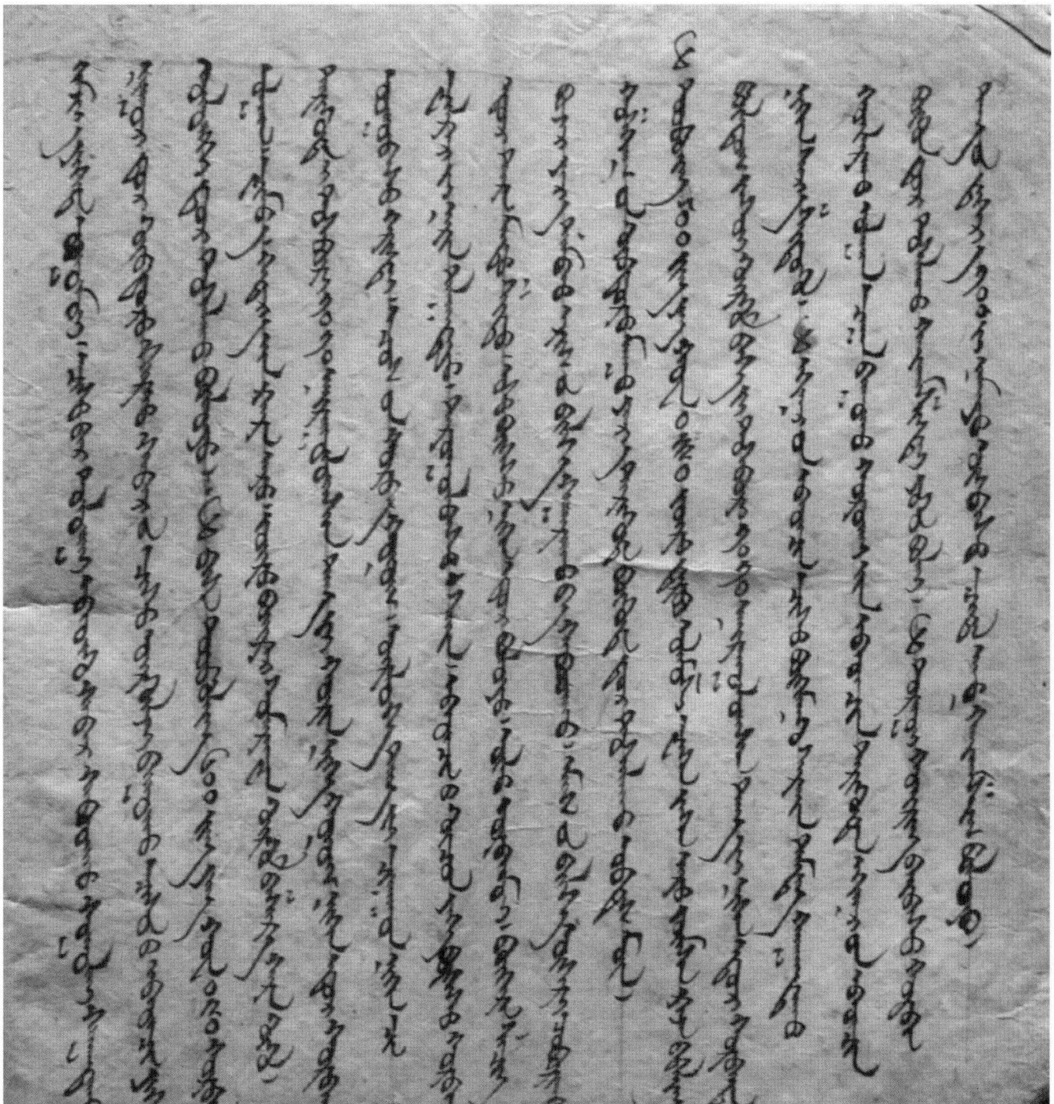

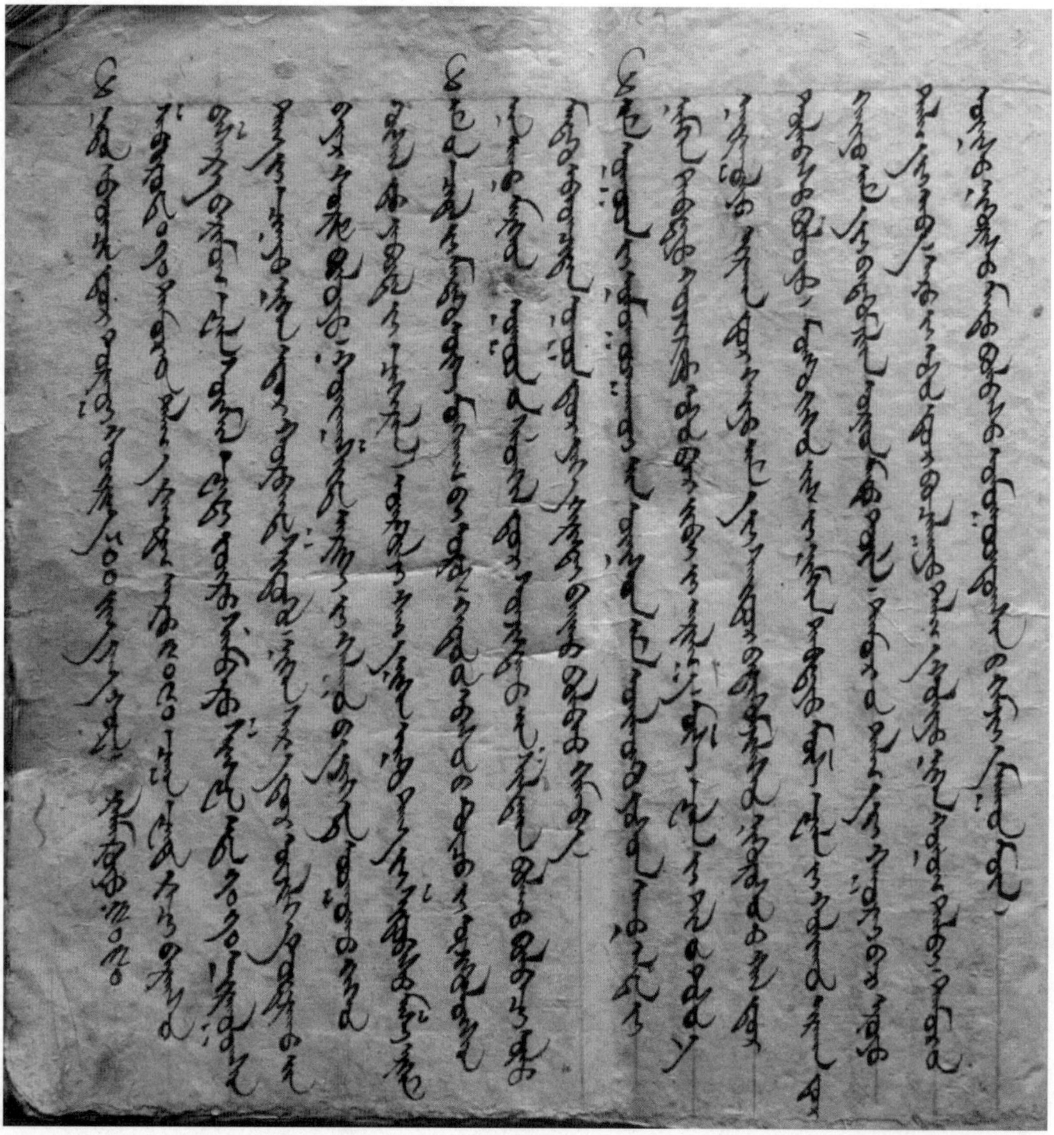

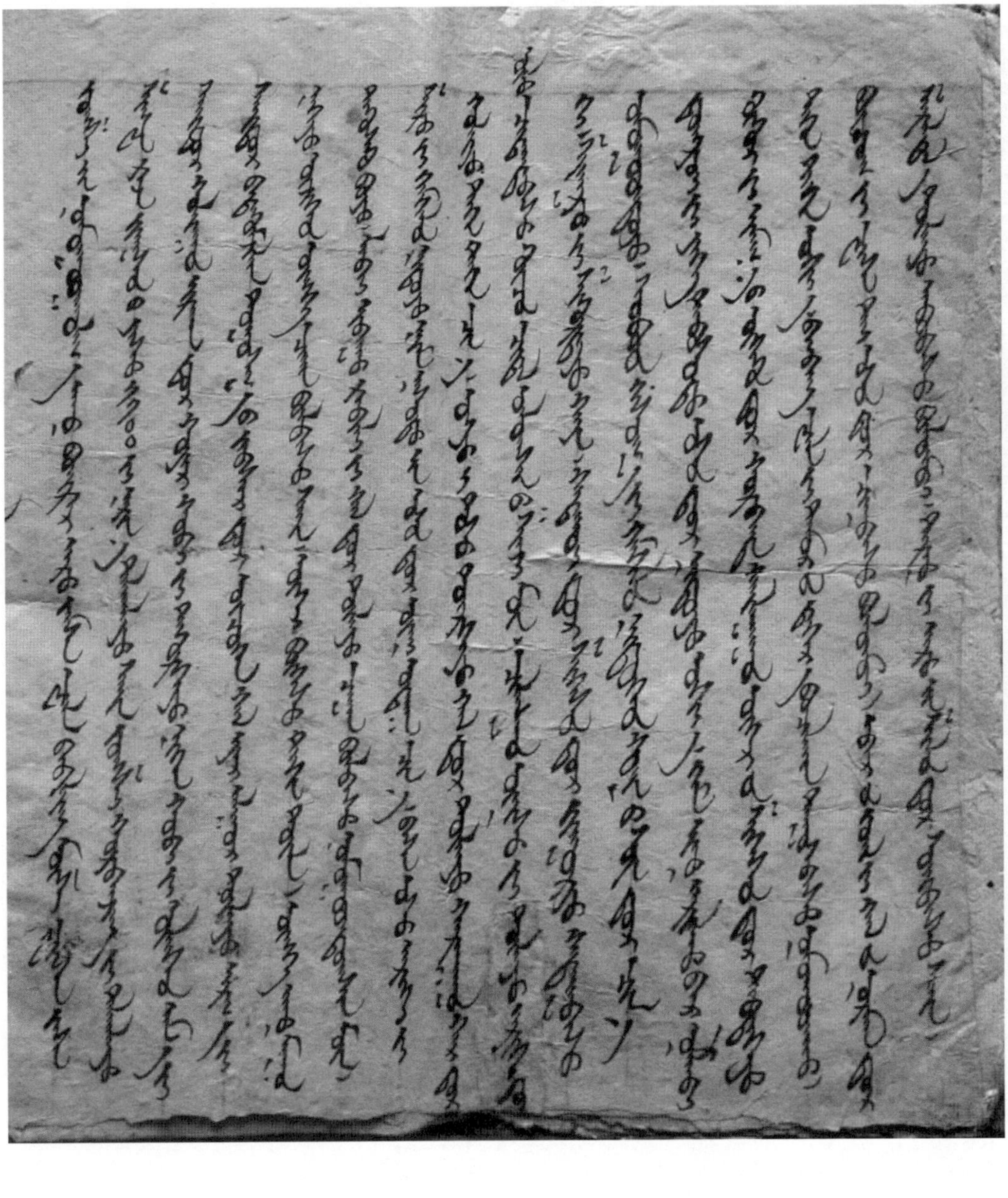

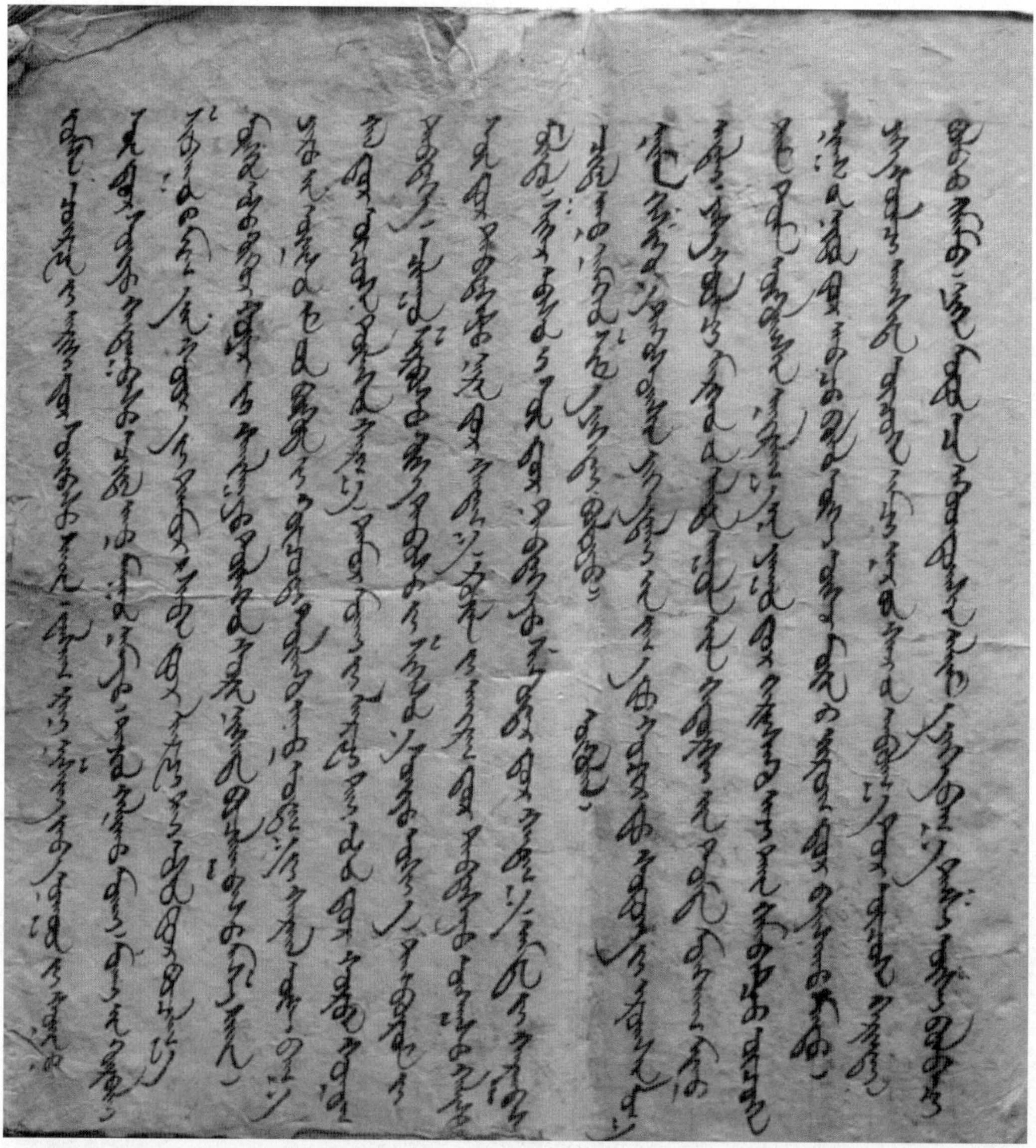

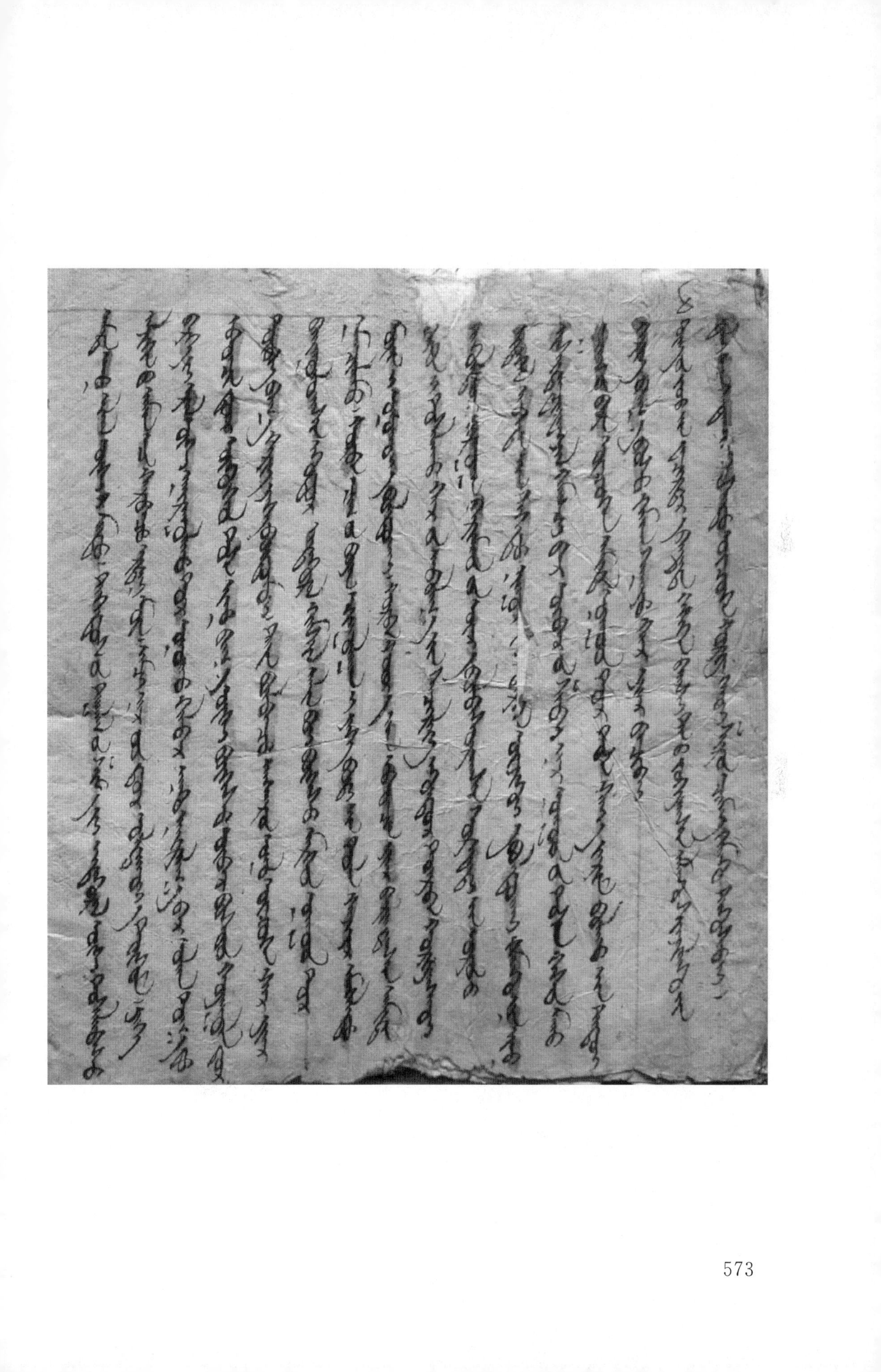

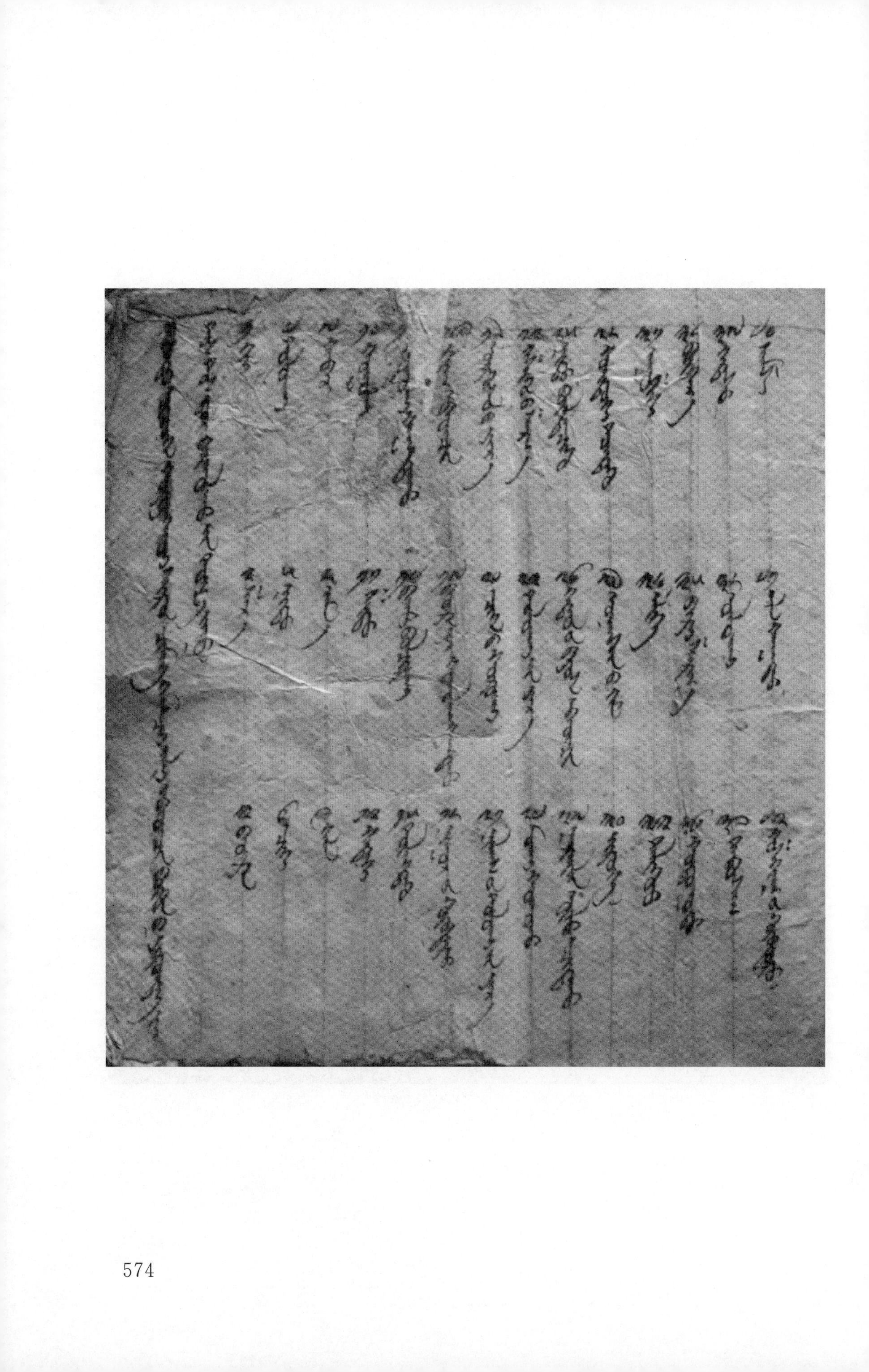

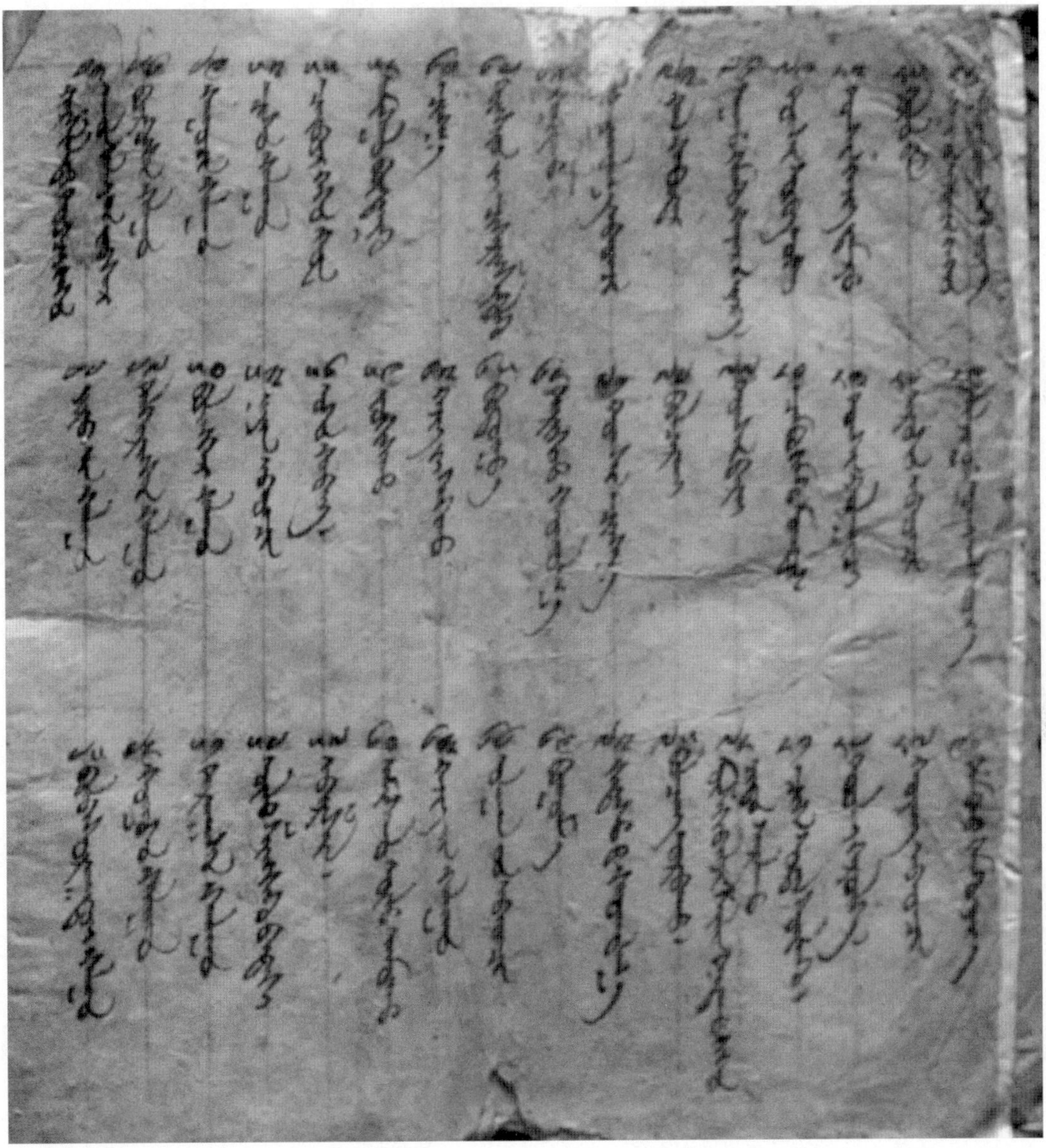

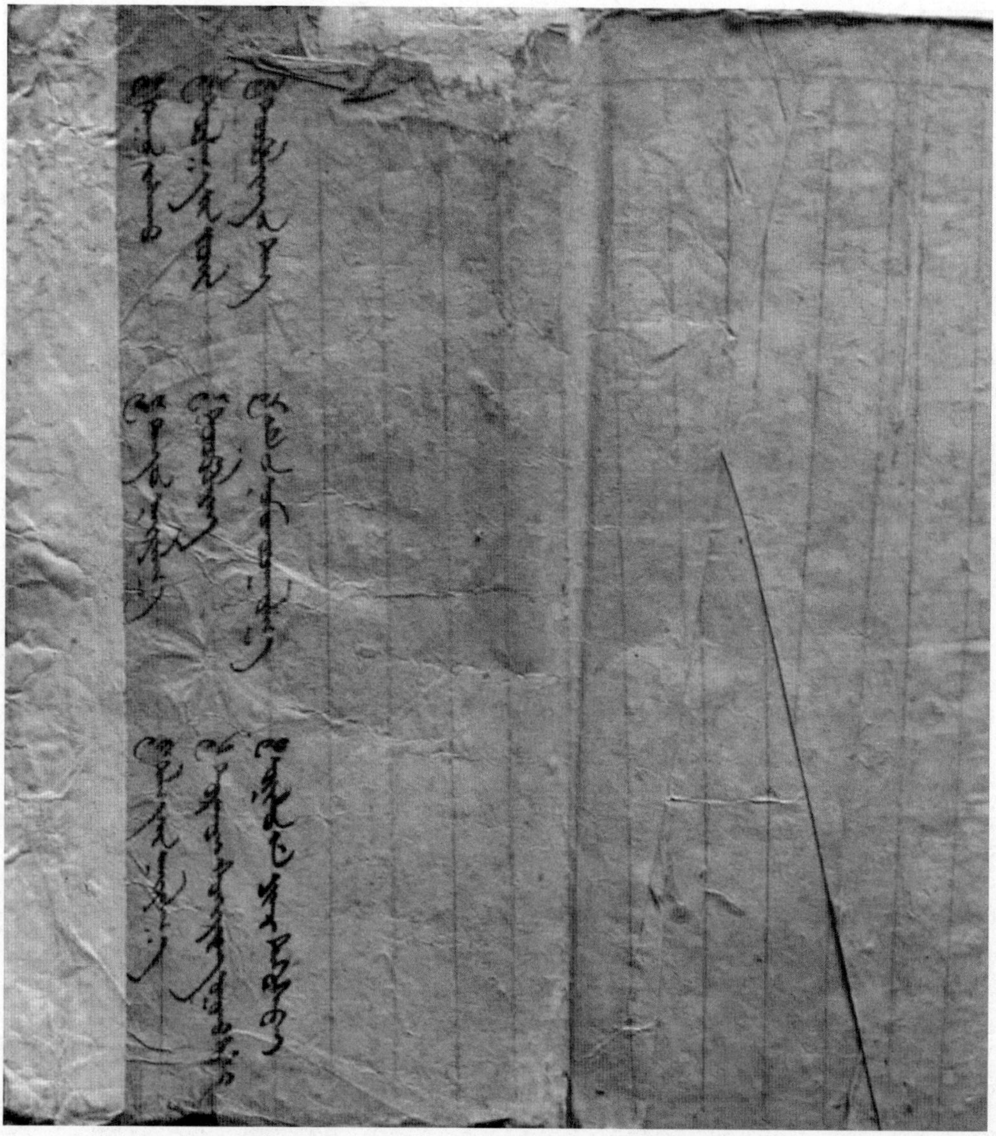

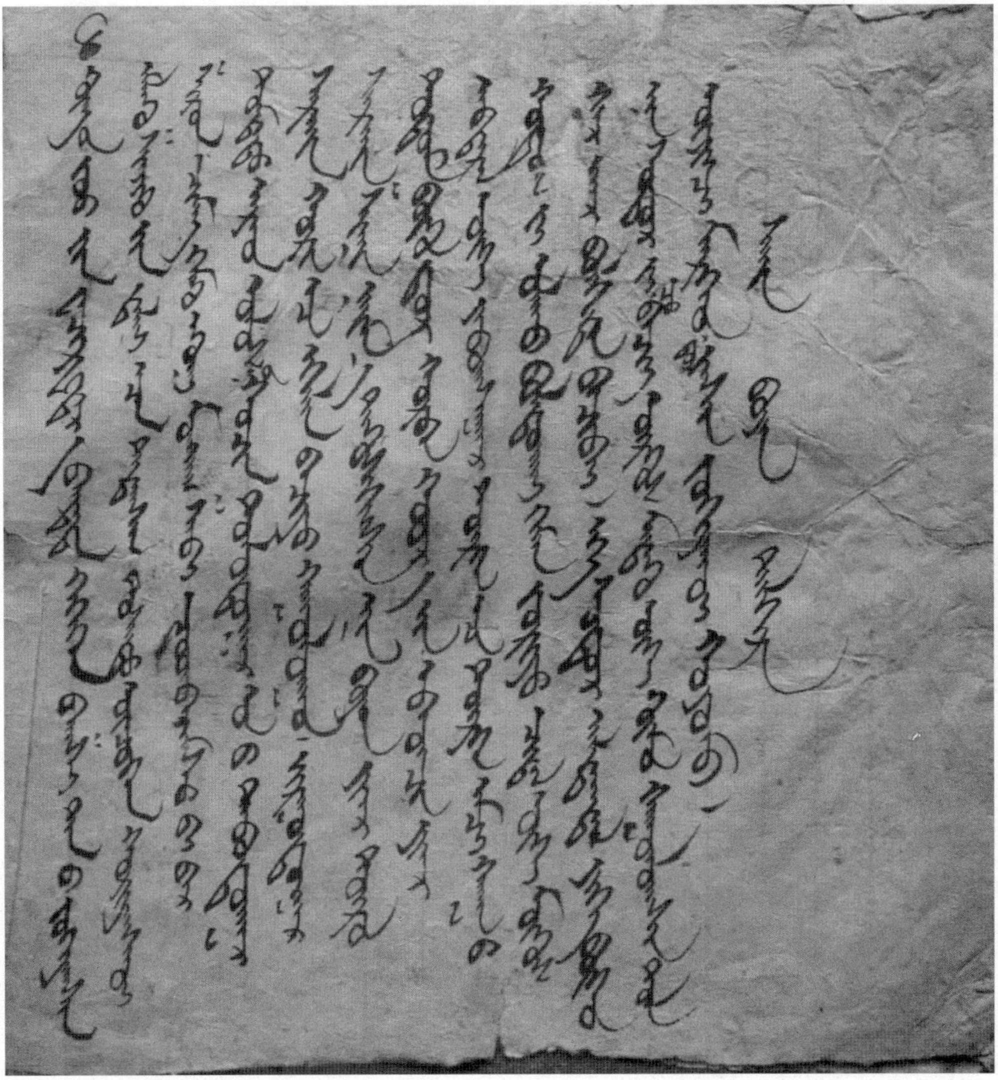

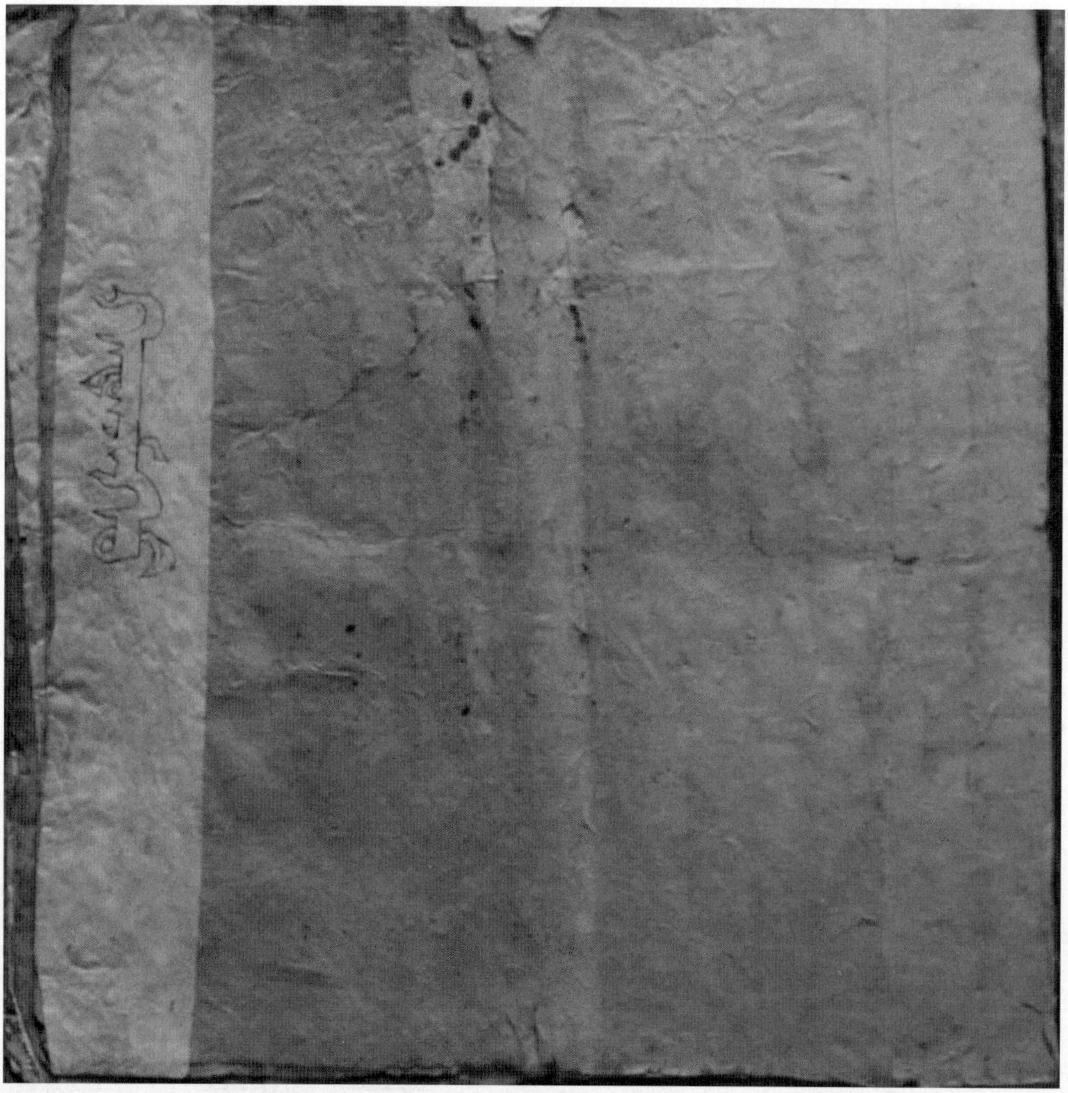

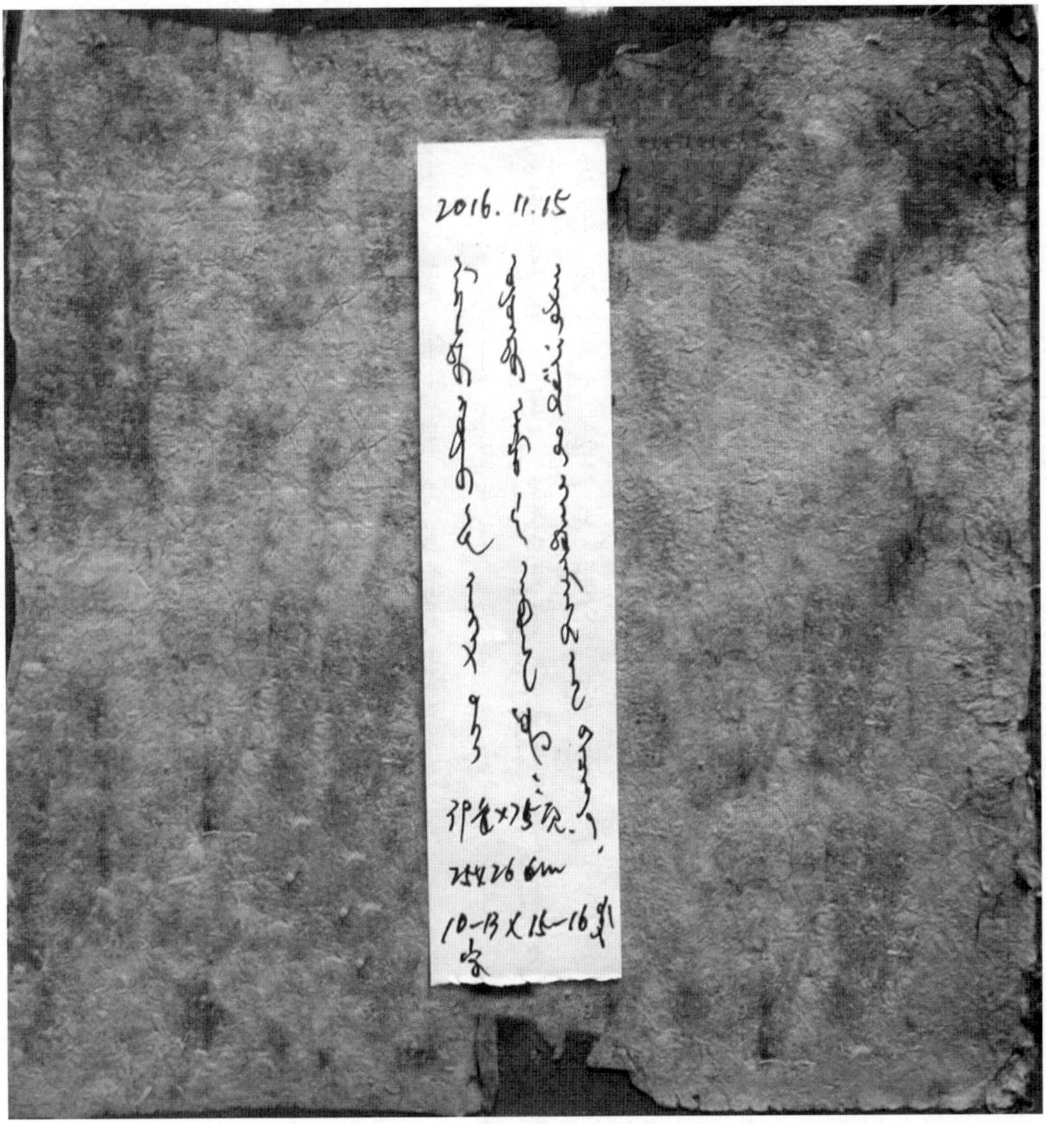
2016. 11. 15
25×26 cm

ᠪᠢᠴᠢᠭ ᠪᠠᠷ ᠤᠨ ᠬᠡᠪᠯᠡᠯ ᠤᠨ ᠲᠠᠯ᠎ᠠ ᠤᠨ ᠲᠠᠷᠬᠠᠭᠠᠭᠰᠠᠨ ᠮᠡᠳᠡᠭᠰᠡᠨ ᠲᠠᠯᠠᠷ ᠳᠤ ᠰᠤᠷᠤᠯᠴᠠᠭᠰᠠᠨ ᠪᠠᠢᠭᠰᠠᠨ ᠨᠣᠮ ᠪᠣᠯᠠᠢ᠃ ᠡᠨᠡ ᠨᠣᠮ ᠤᠨ ᠦᠨᠳᠦᠷ ᠨᠢ 18cm᠂ ᠥᠷᠭᠡᠨ ᠨᠢ 11cm᠂ 1954 ᠣᠨ ᠤ 12 ᠰᠠᠷ᠎ᠠ ᠶᠢᠨ 2 ᠤᠨ ᠡᠳᠦᠷ ᠡᠴᠡ 12 ᠤᠨ ᠡᠳᠦᠷ ᠬᠦᠷᠲᠡᠯ᠎ᠡ ᠬᠡᠪᠯᠡᠭᠰᠡᠨ ᠰᠤᠷᠤᠭᠴᠢᠳ ᠪᠠᠢᠭᠰᠠᠨ ᠨᠣᠮ ᠤ ᠲᠠᠯ᠎ᠠ ᠰᠤᠷᠤᠨ ᠲᠠᠢ ᠪᠣᠯᠤ ᠶᠢᠨ ᠰᠤᠷᠭᠠᠭᠤᠯᠢ ᠰᠤᠷᠤᠯᠴᠠᠭᠰᠠᠨ᠂

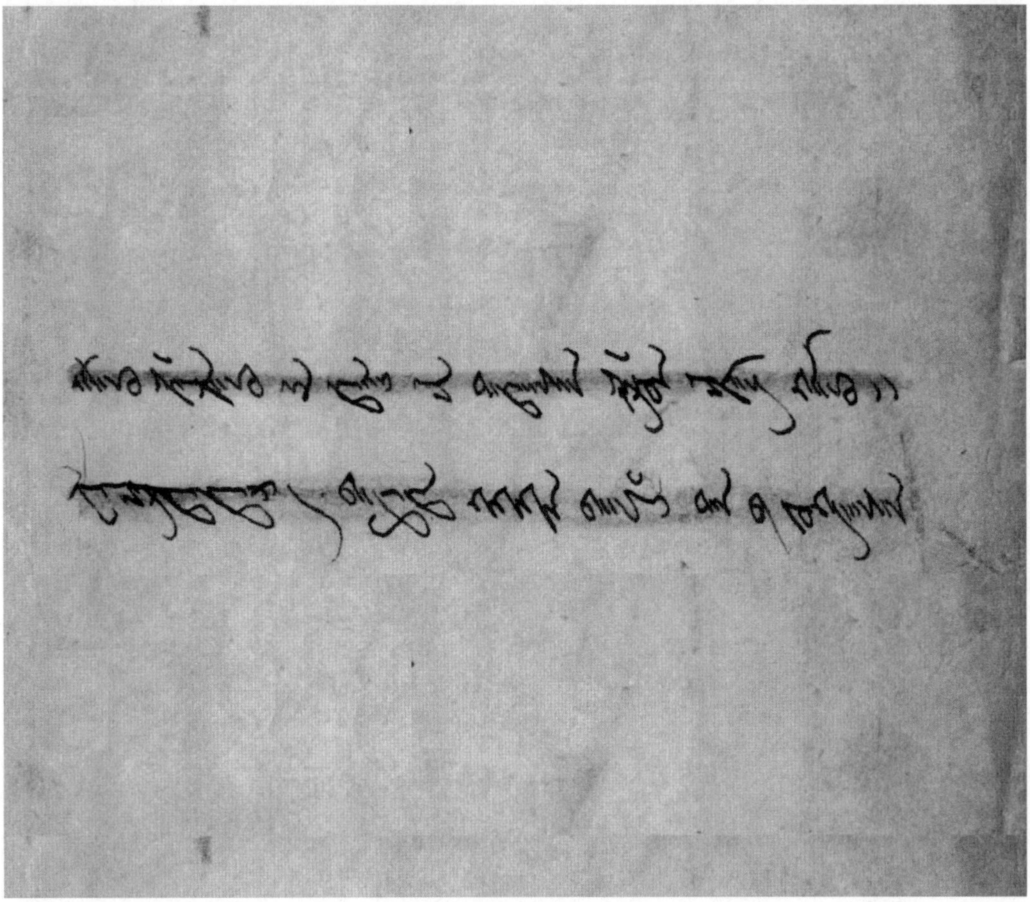

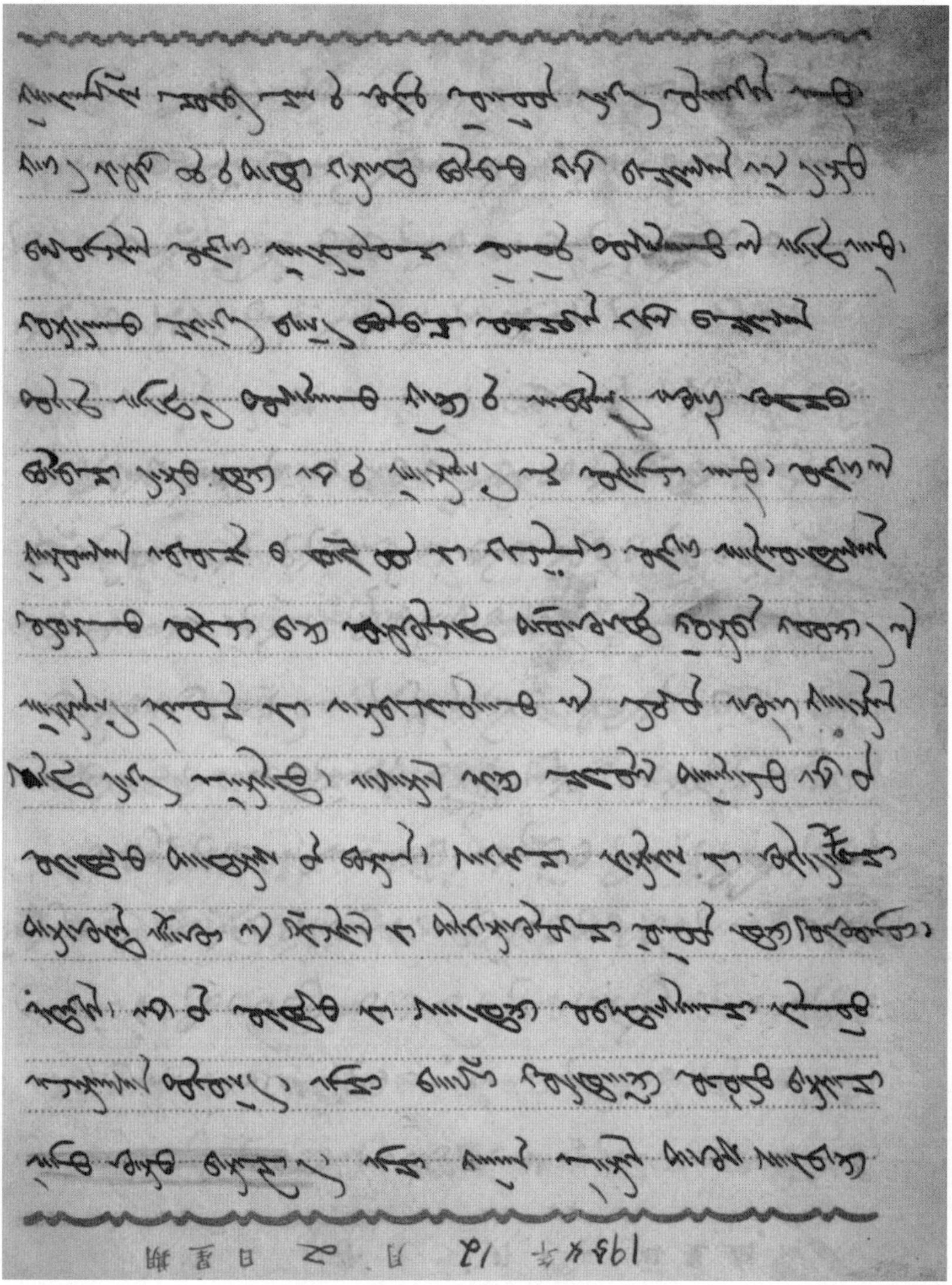

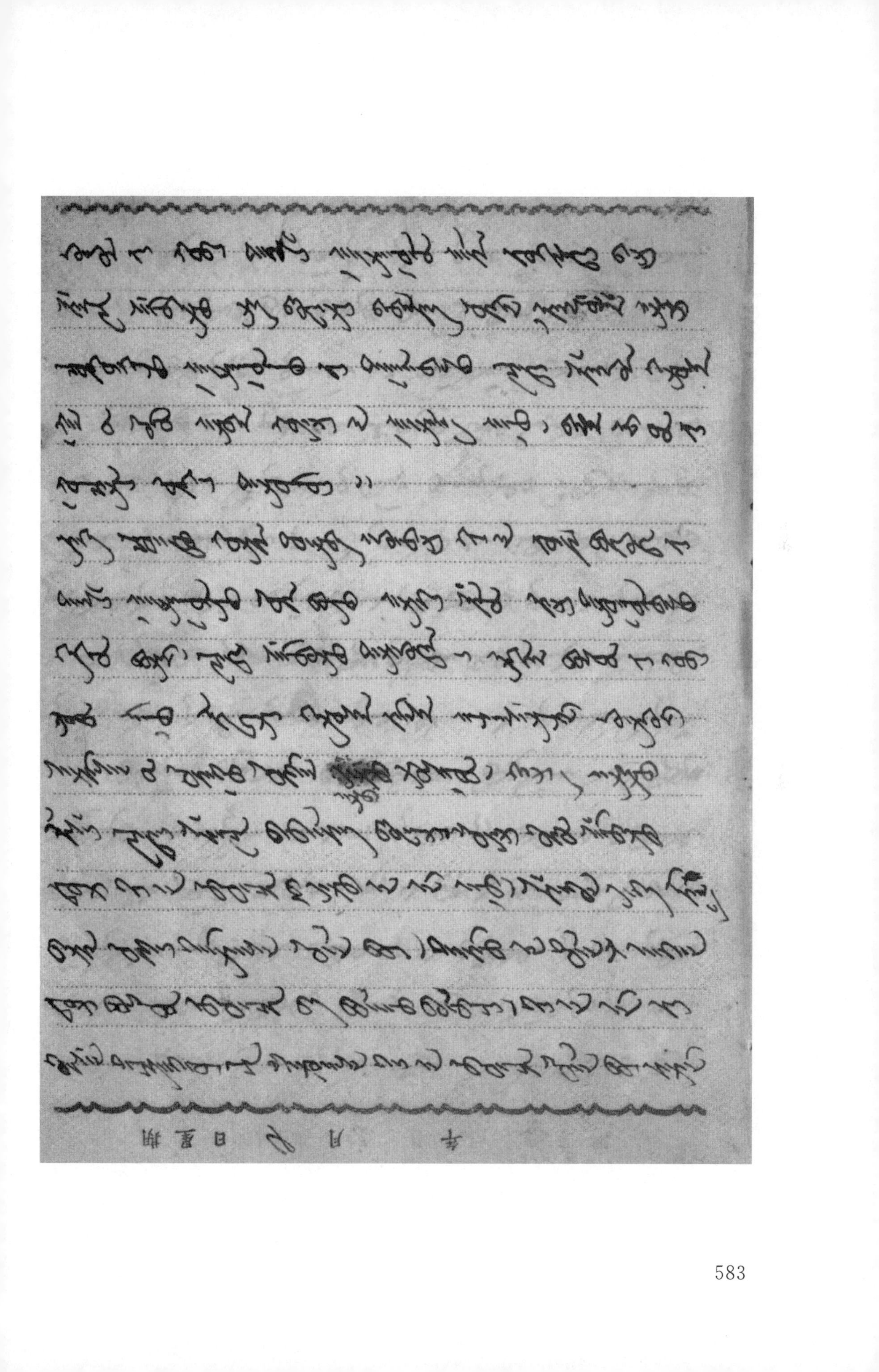

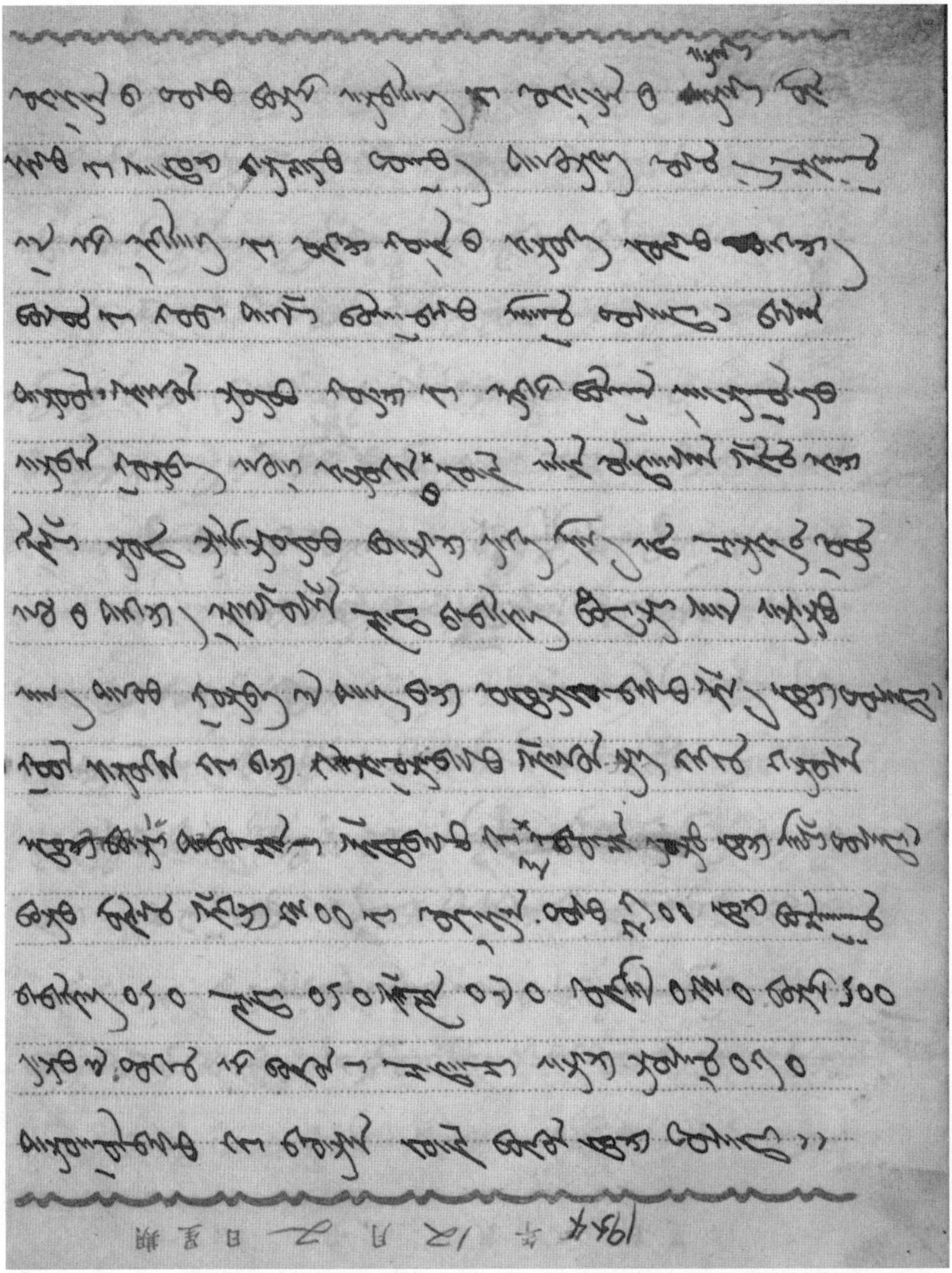
1954 年 12 月 日 星期

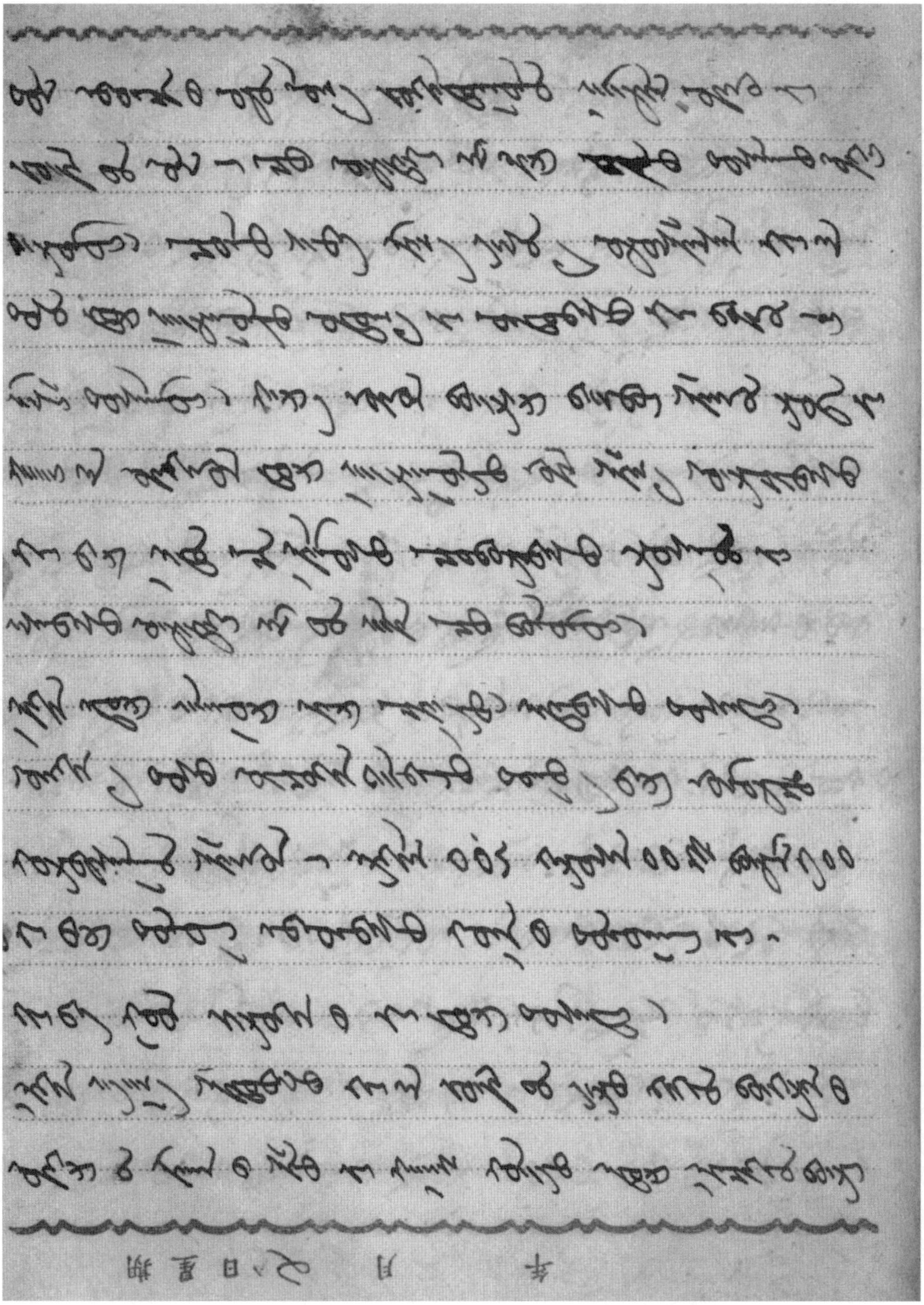

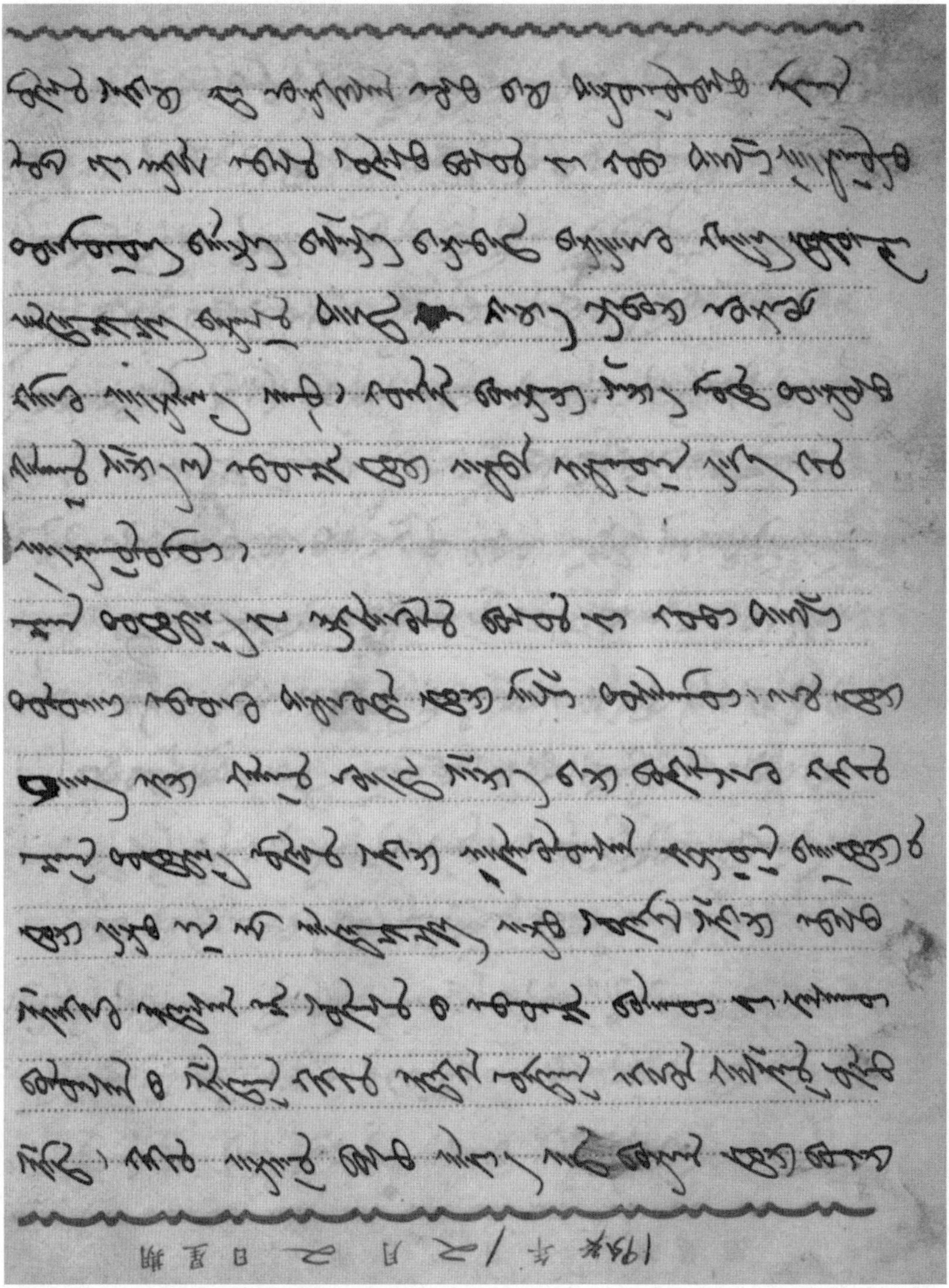

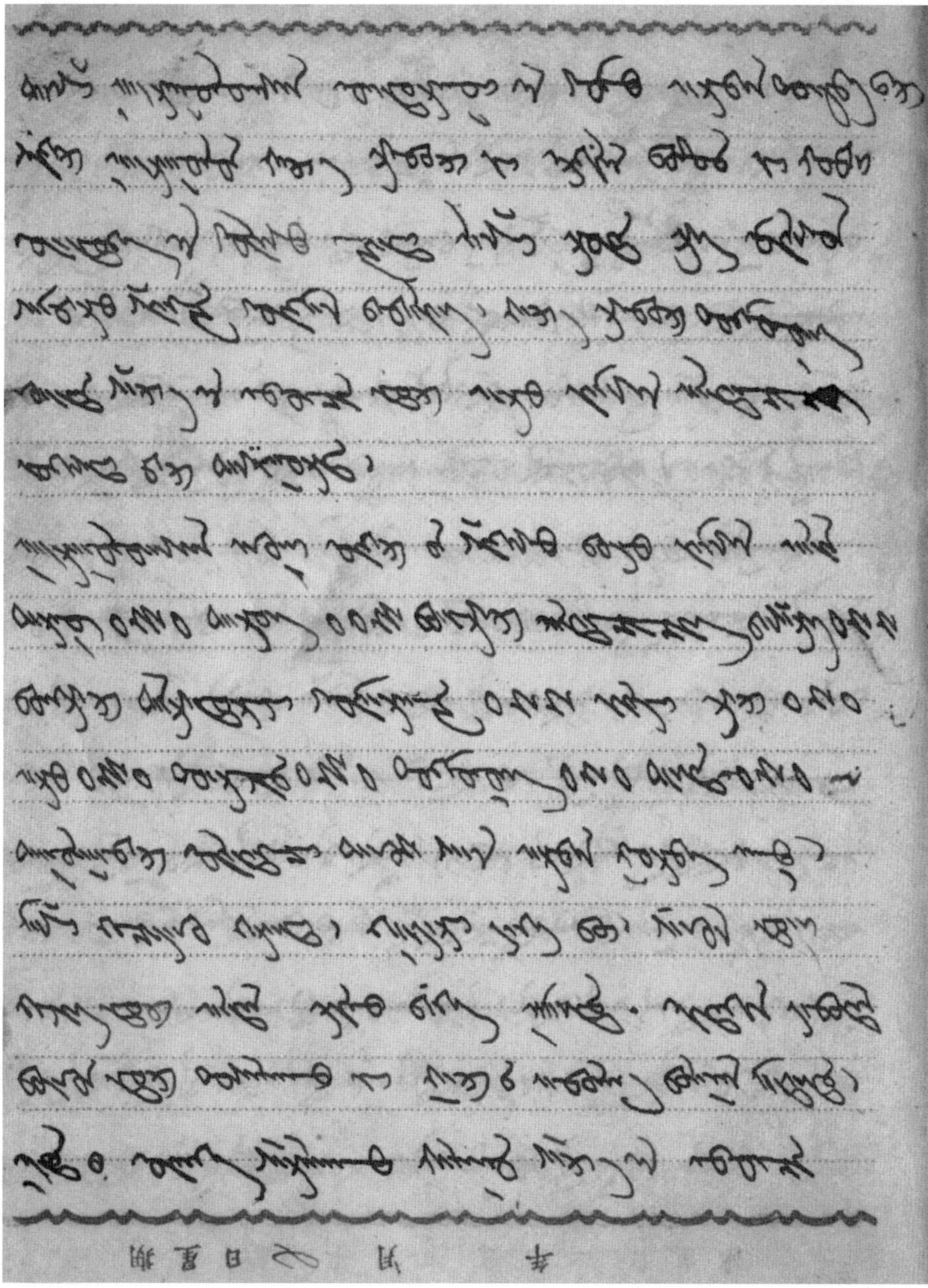

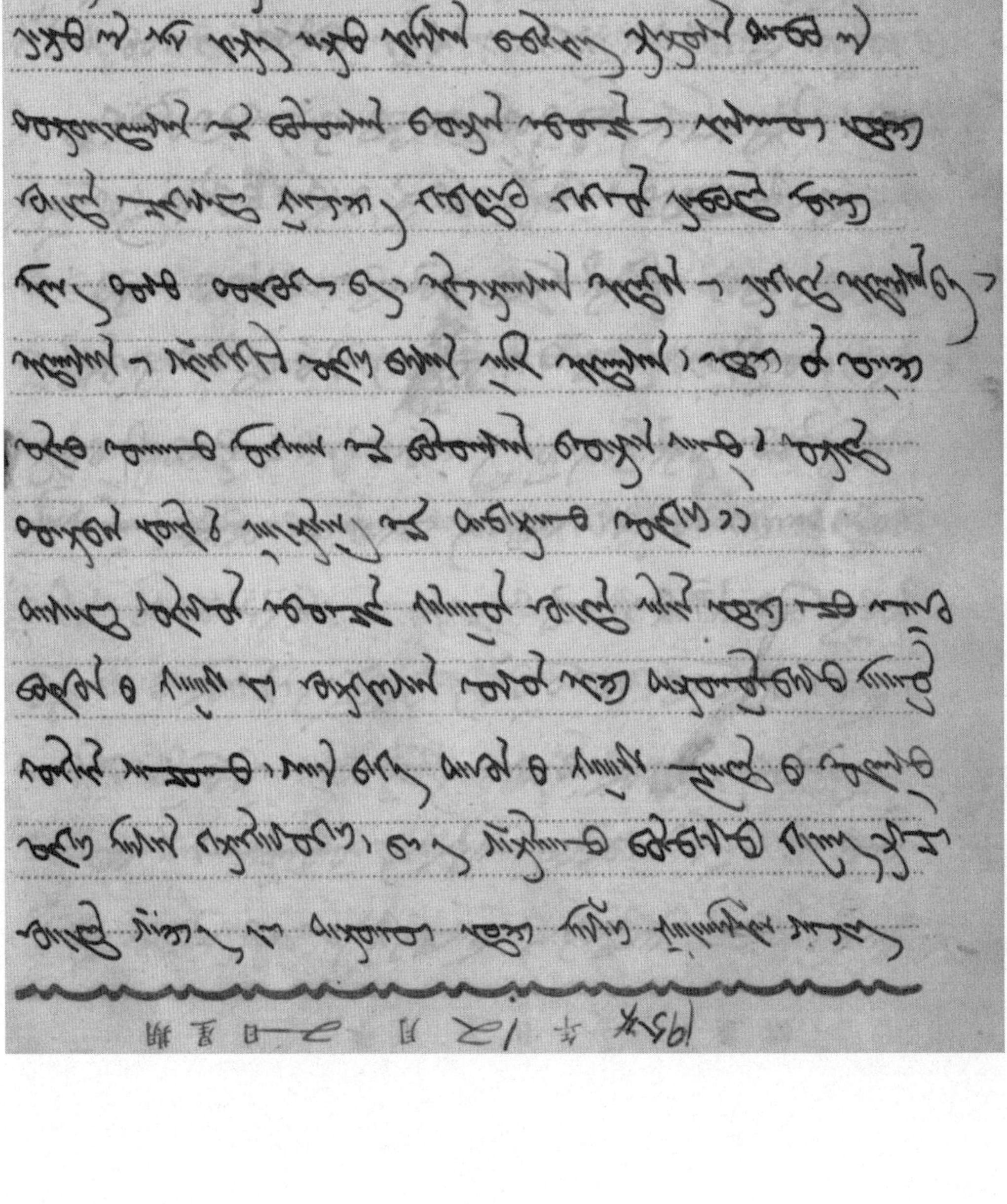

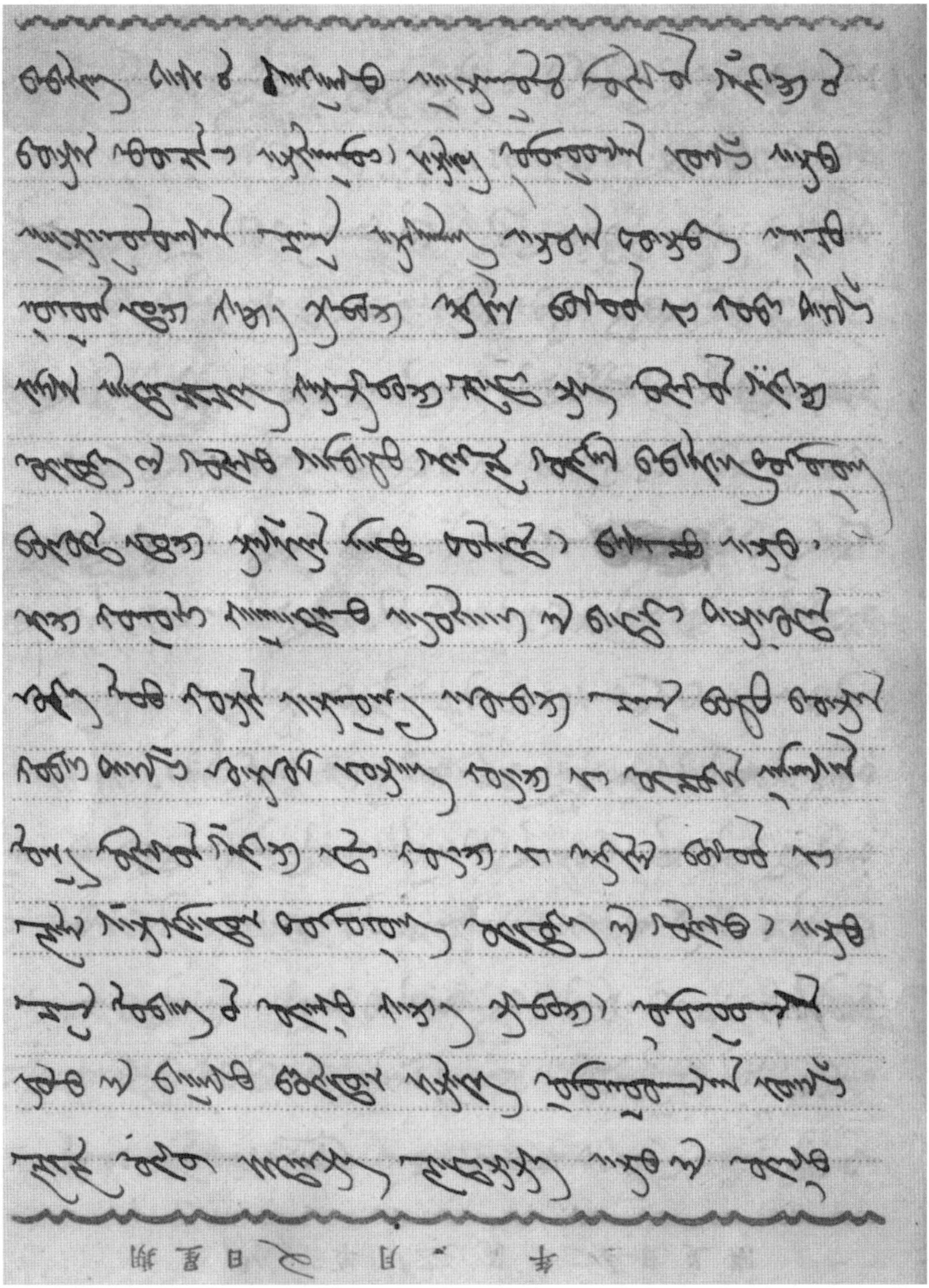
年 月 日 星期

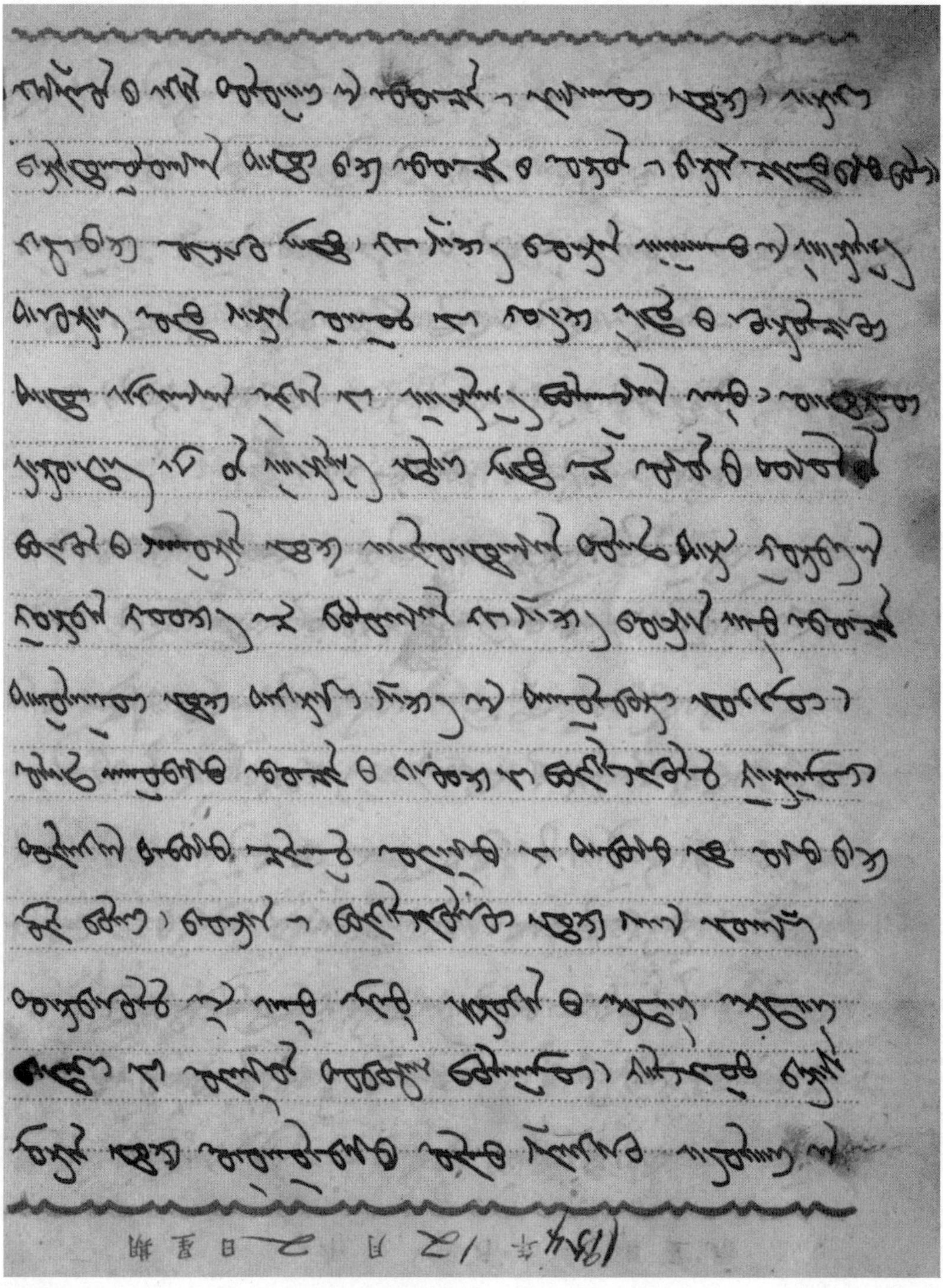

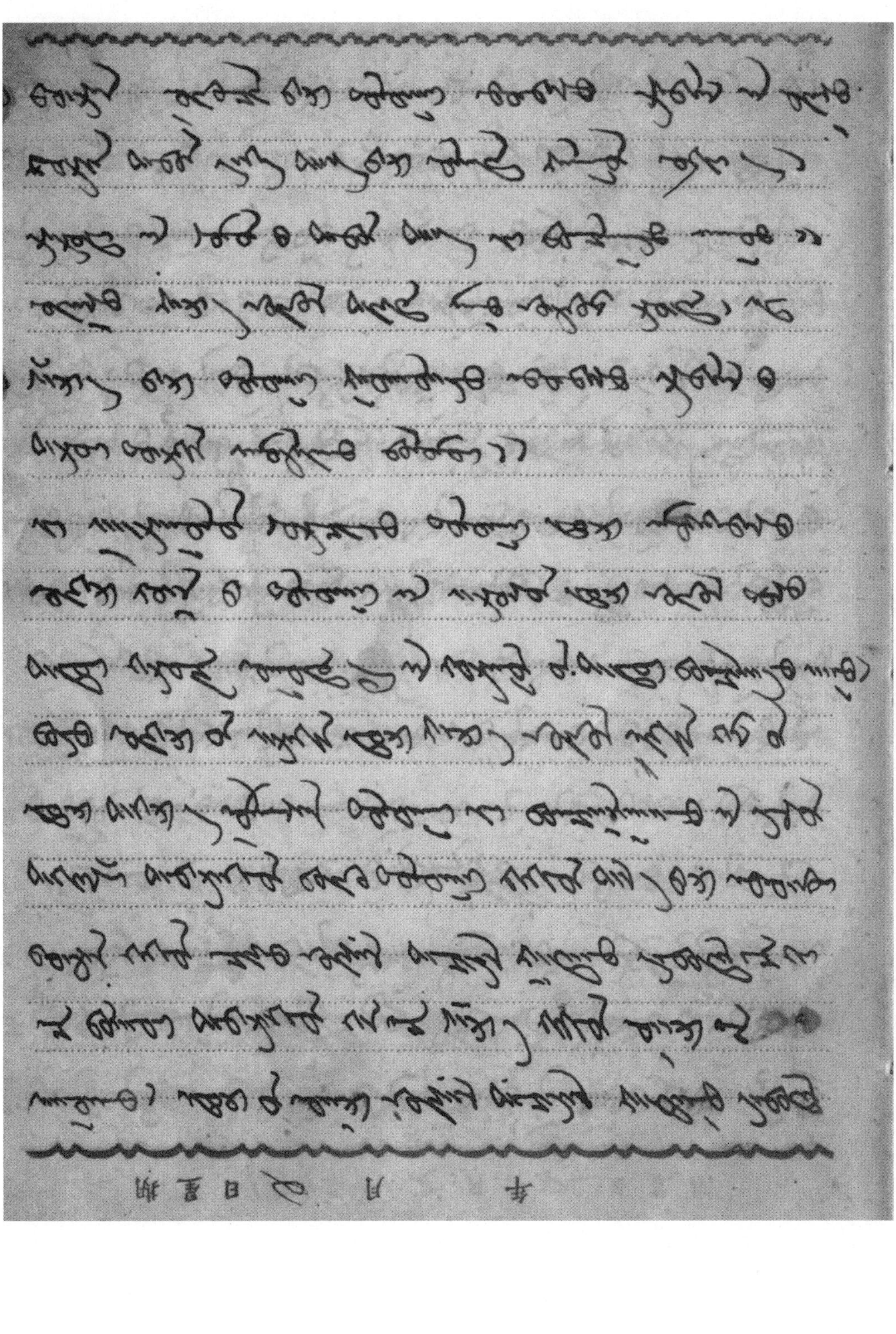

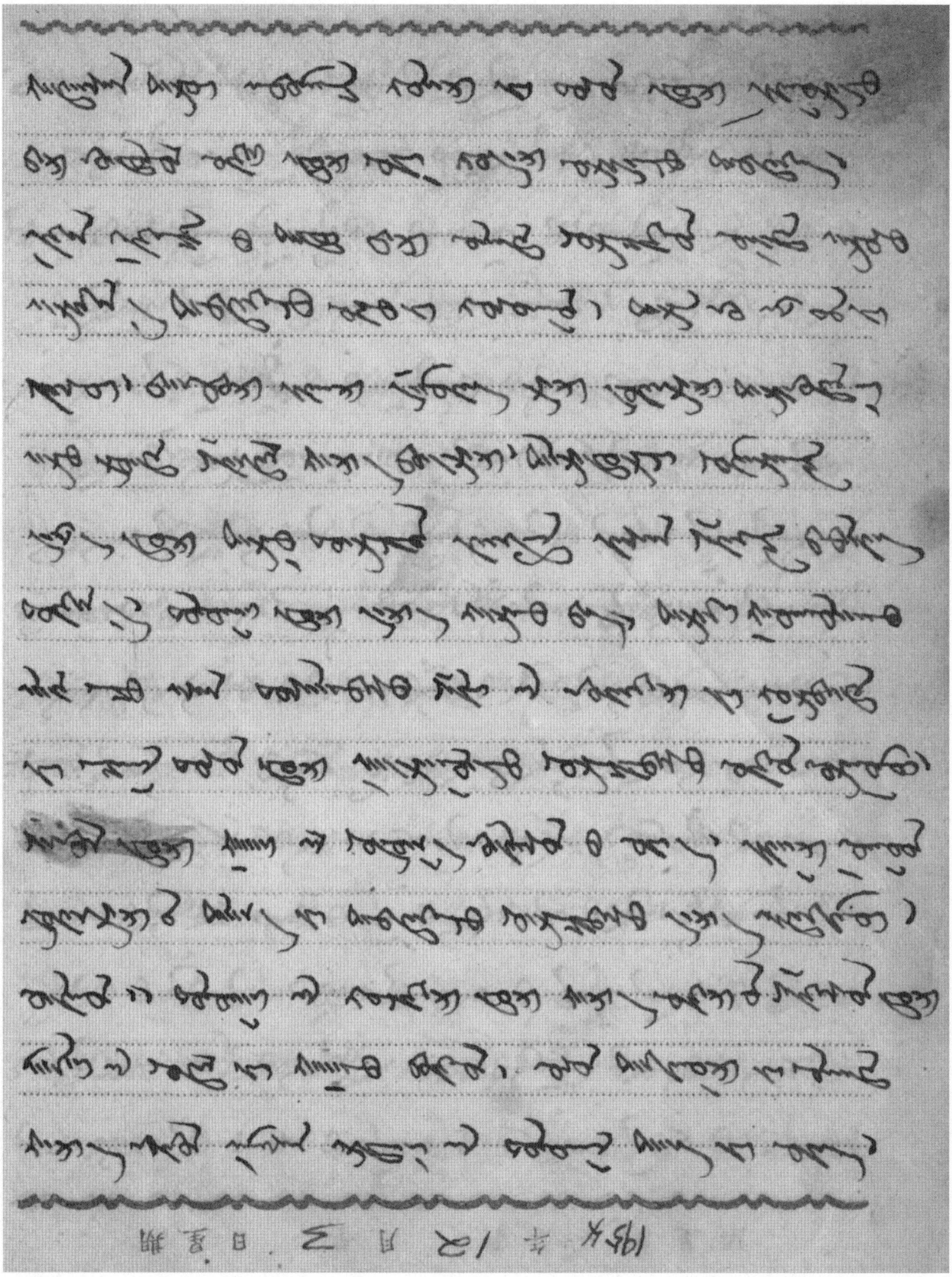

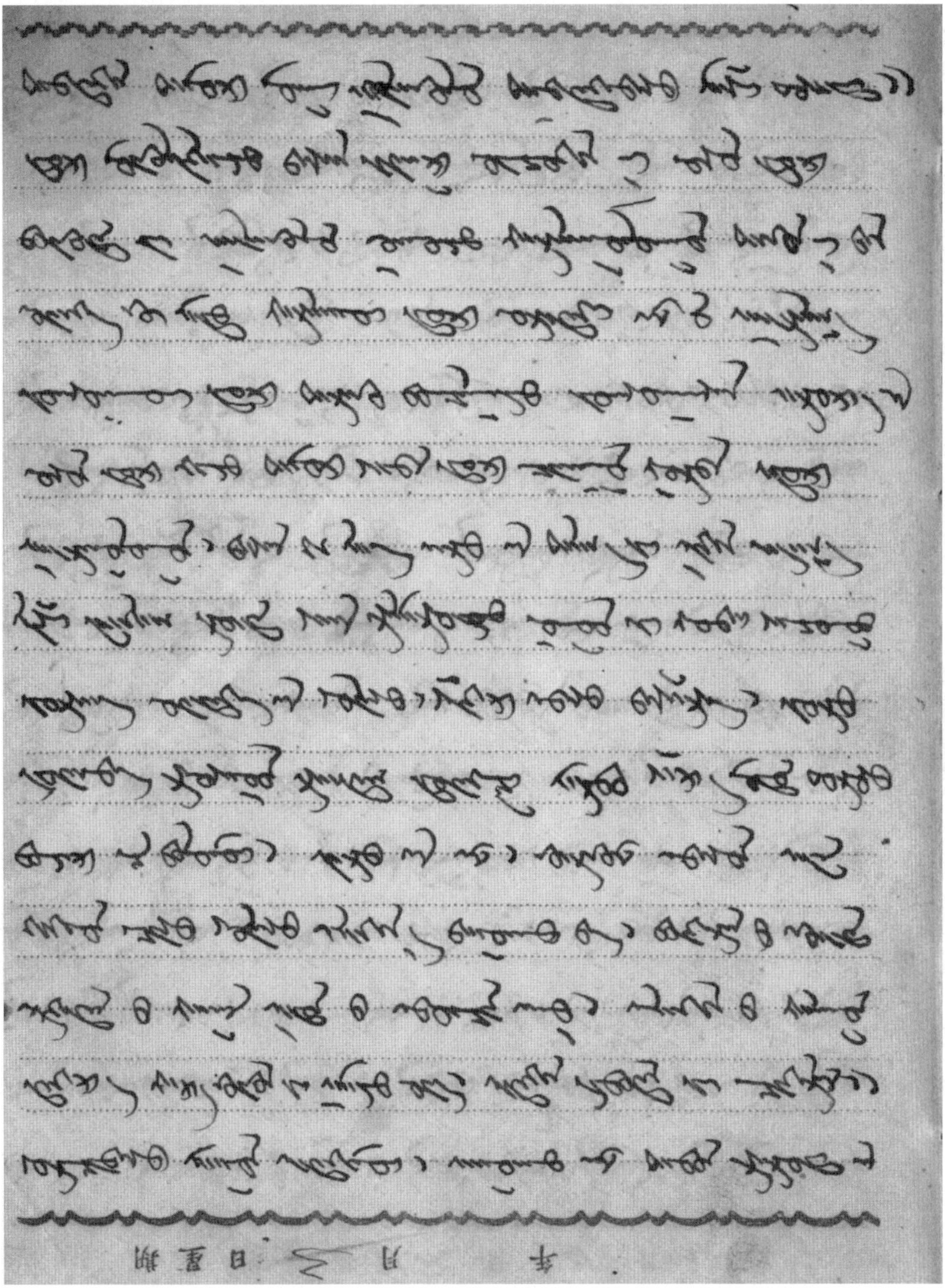

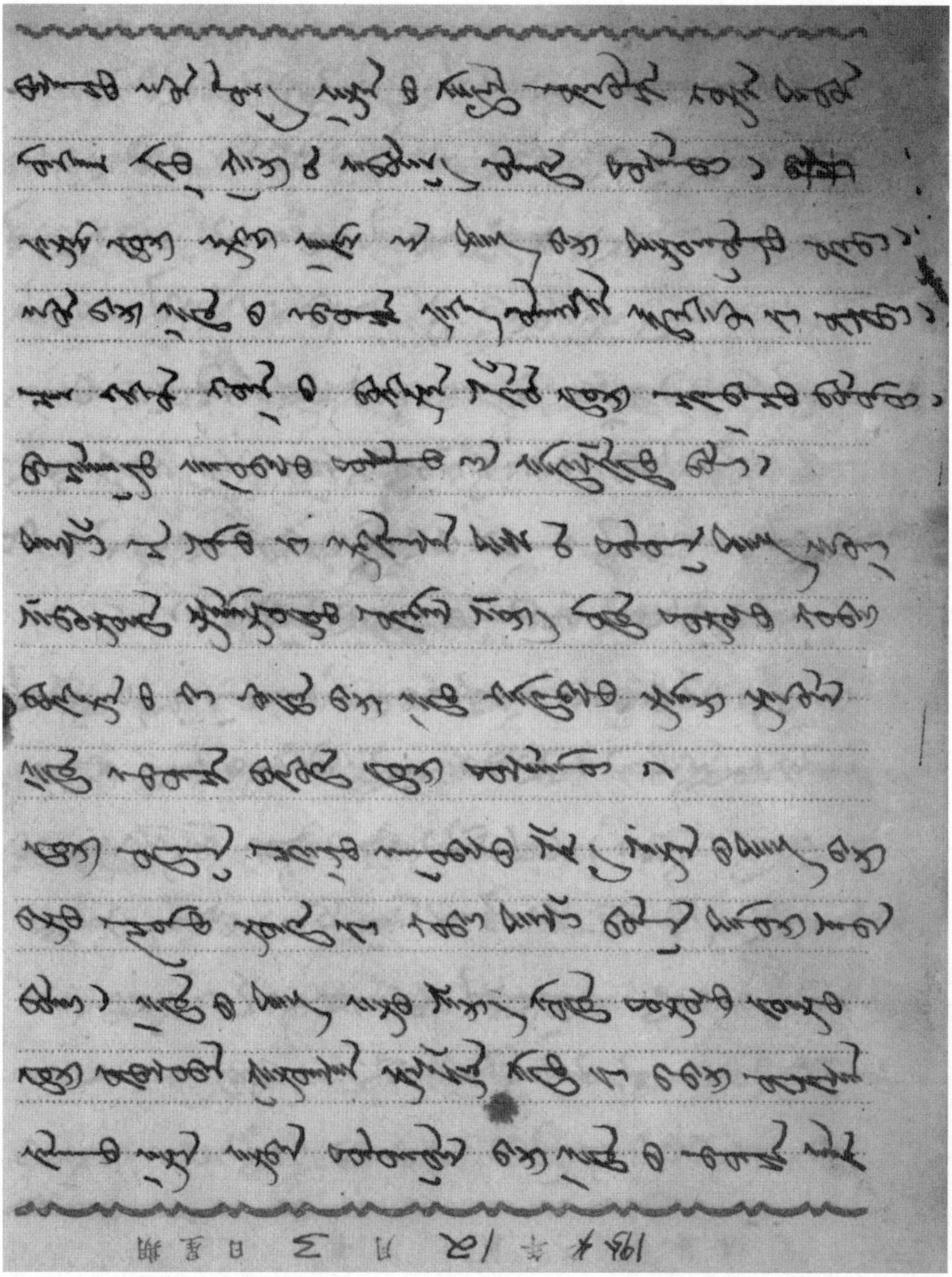

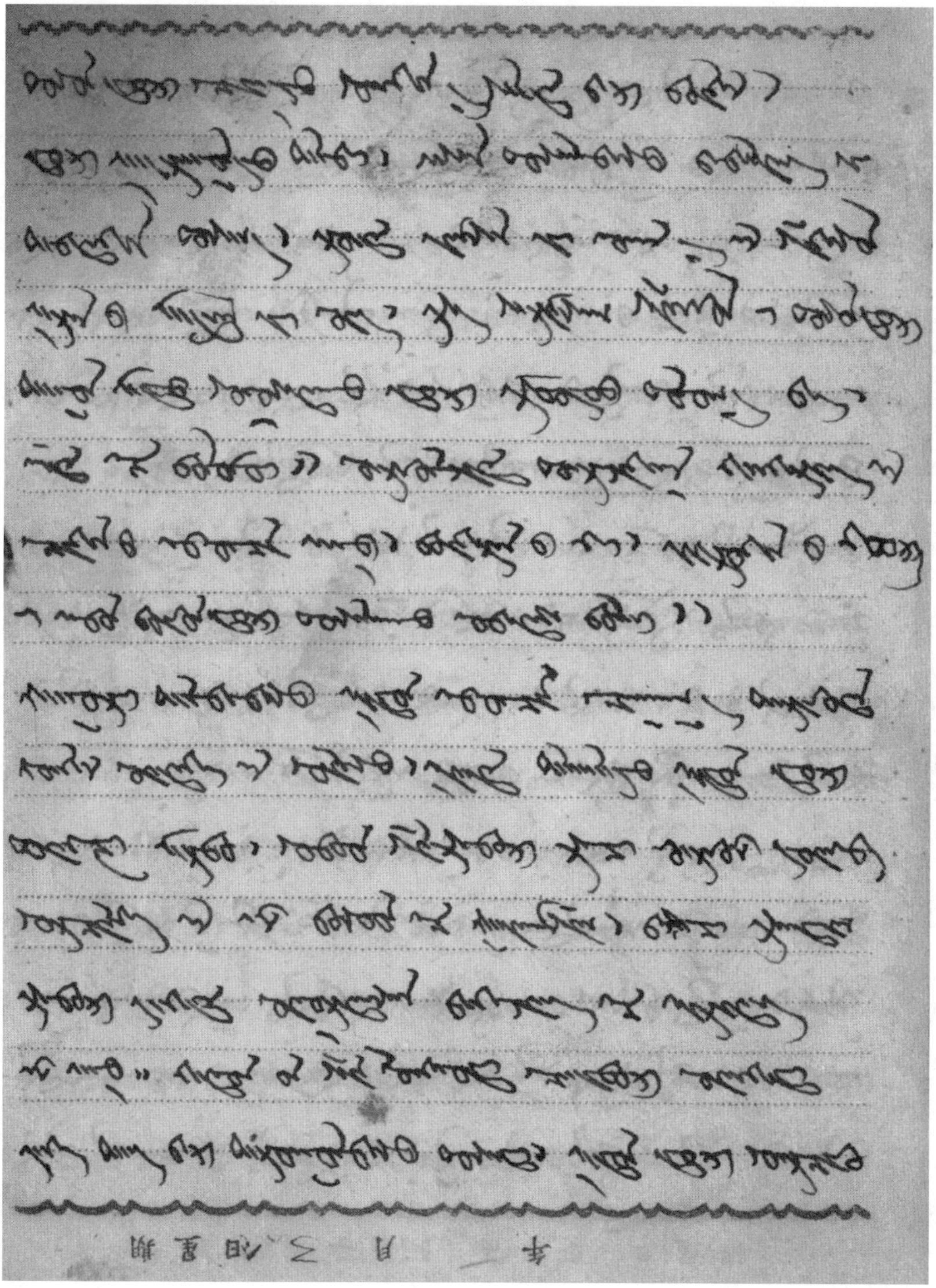

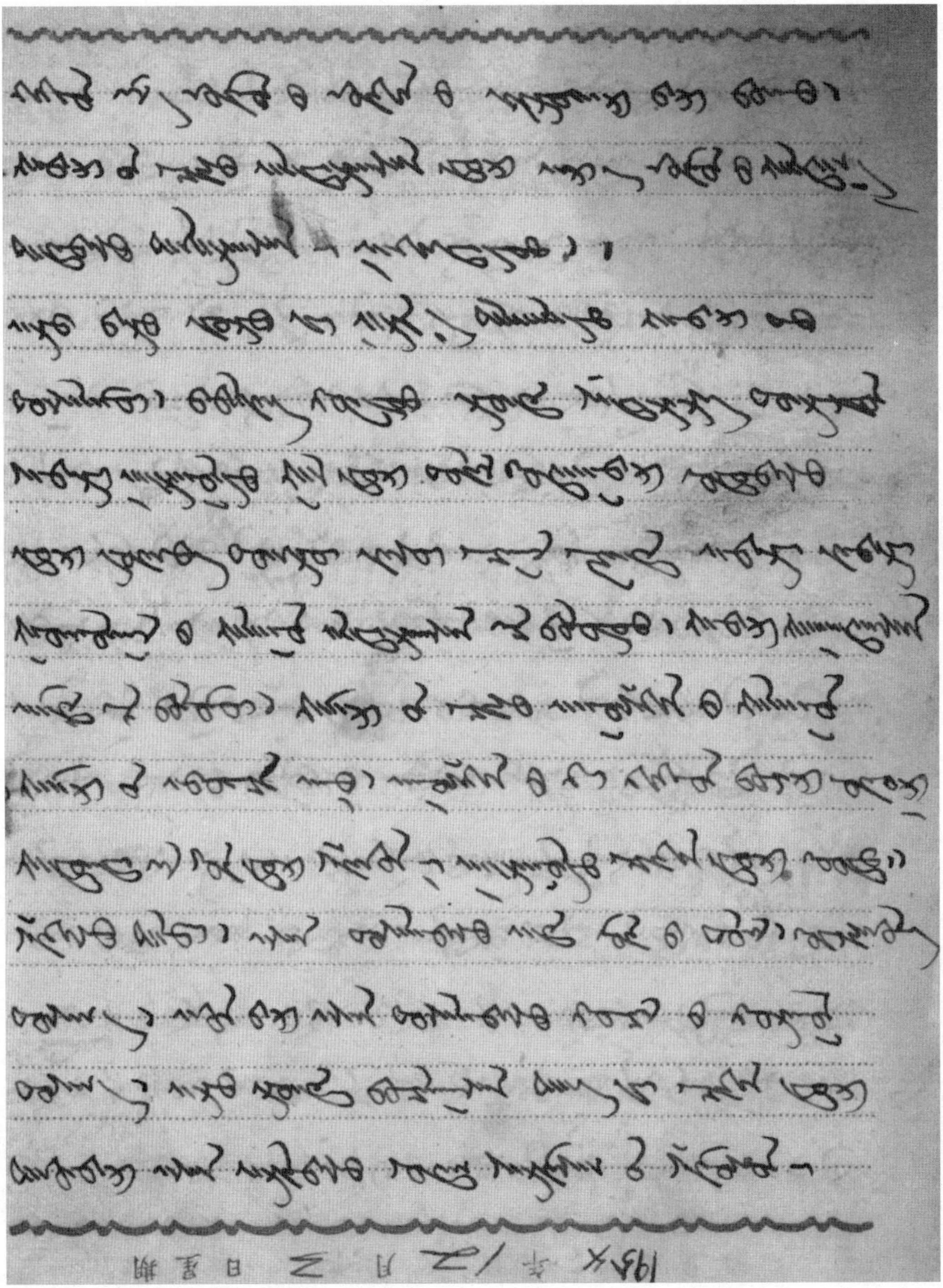

193x 年 12 月 3 日星期

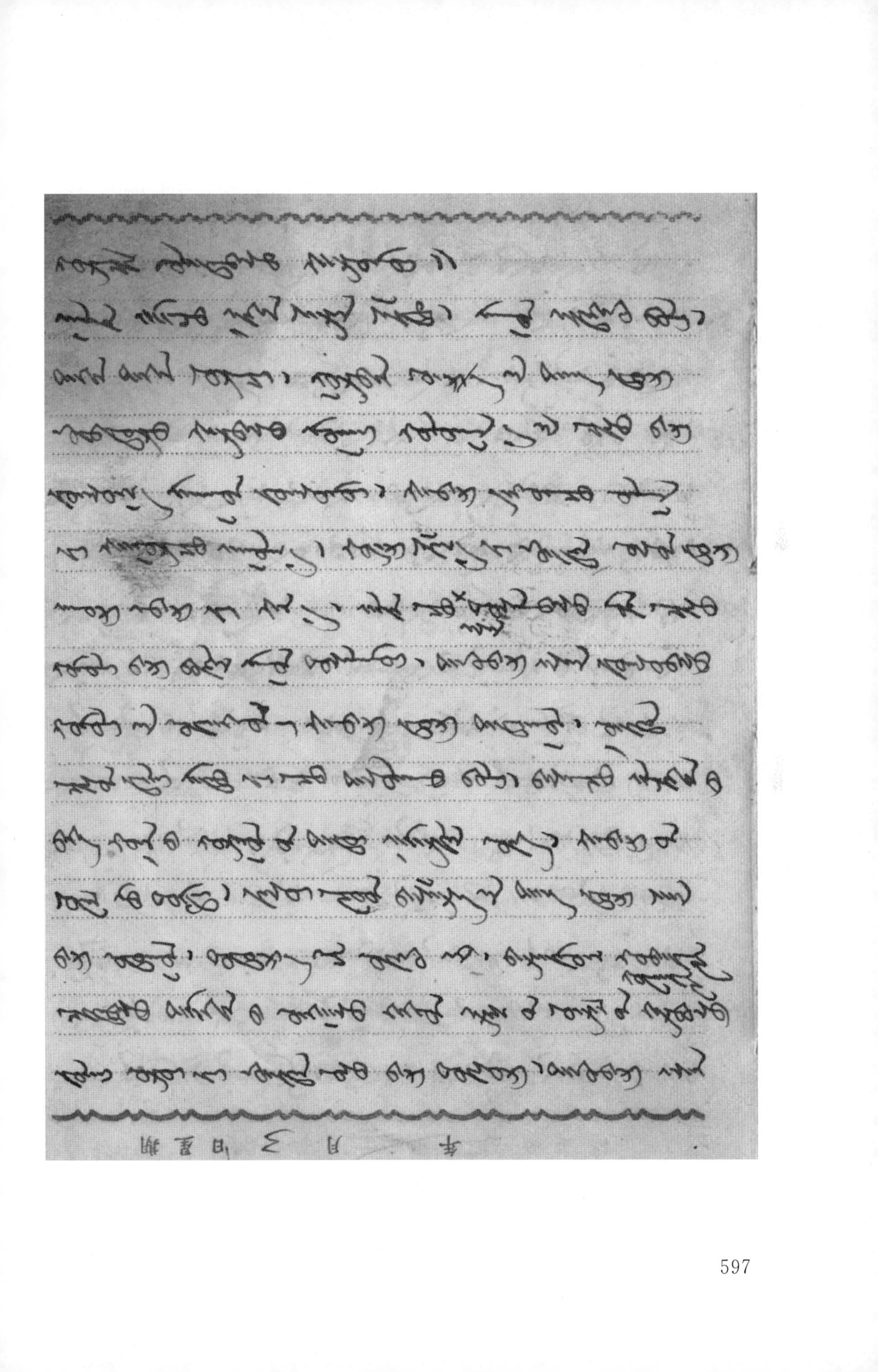

[illegible]

年 月 3 日 星期

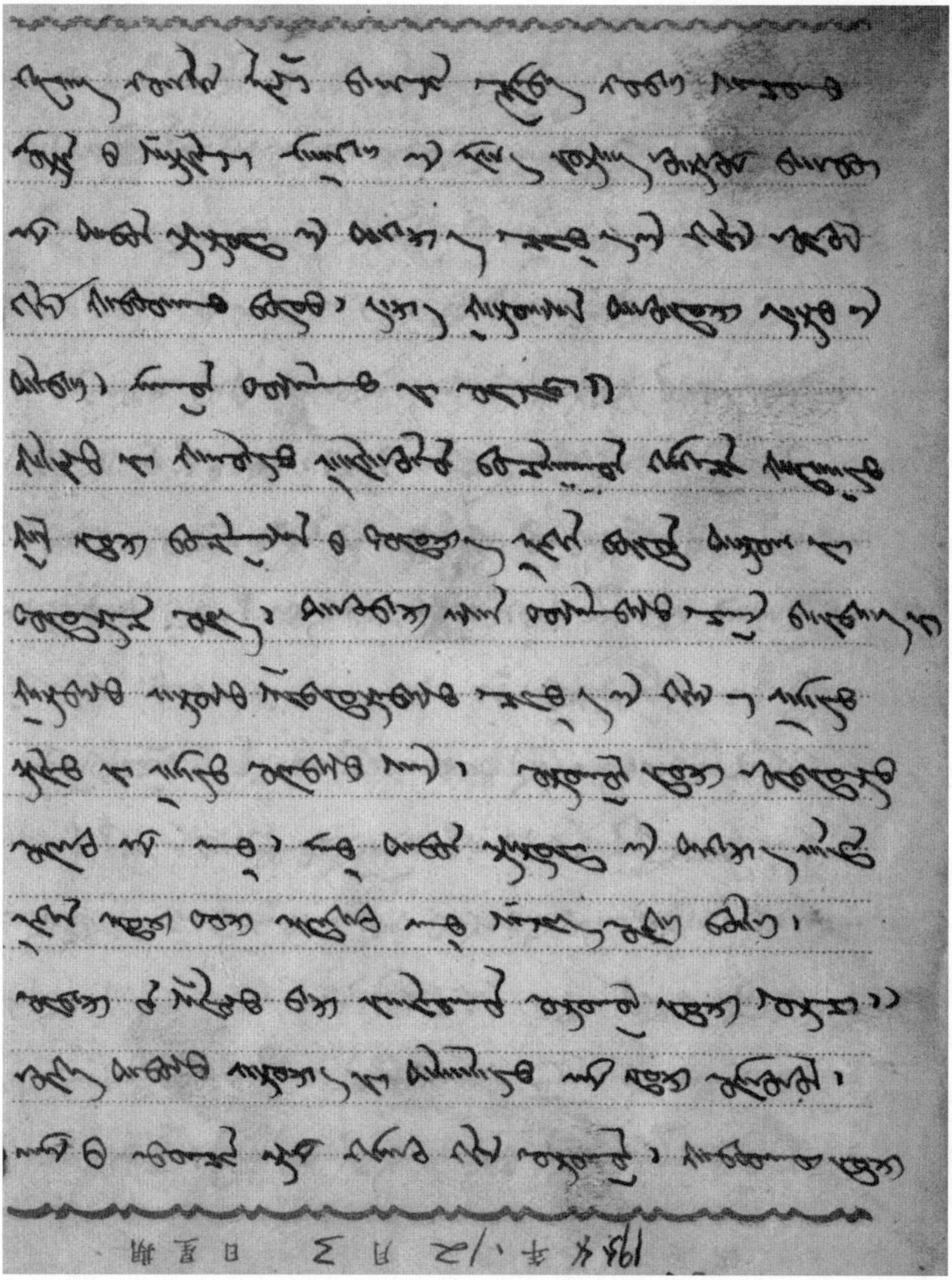

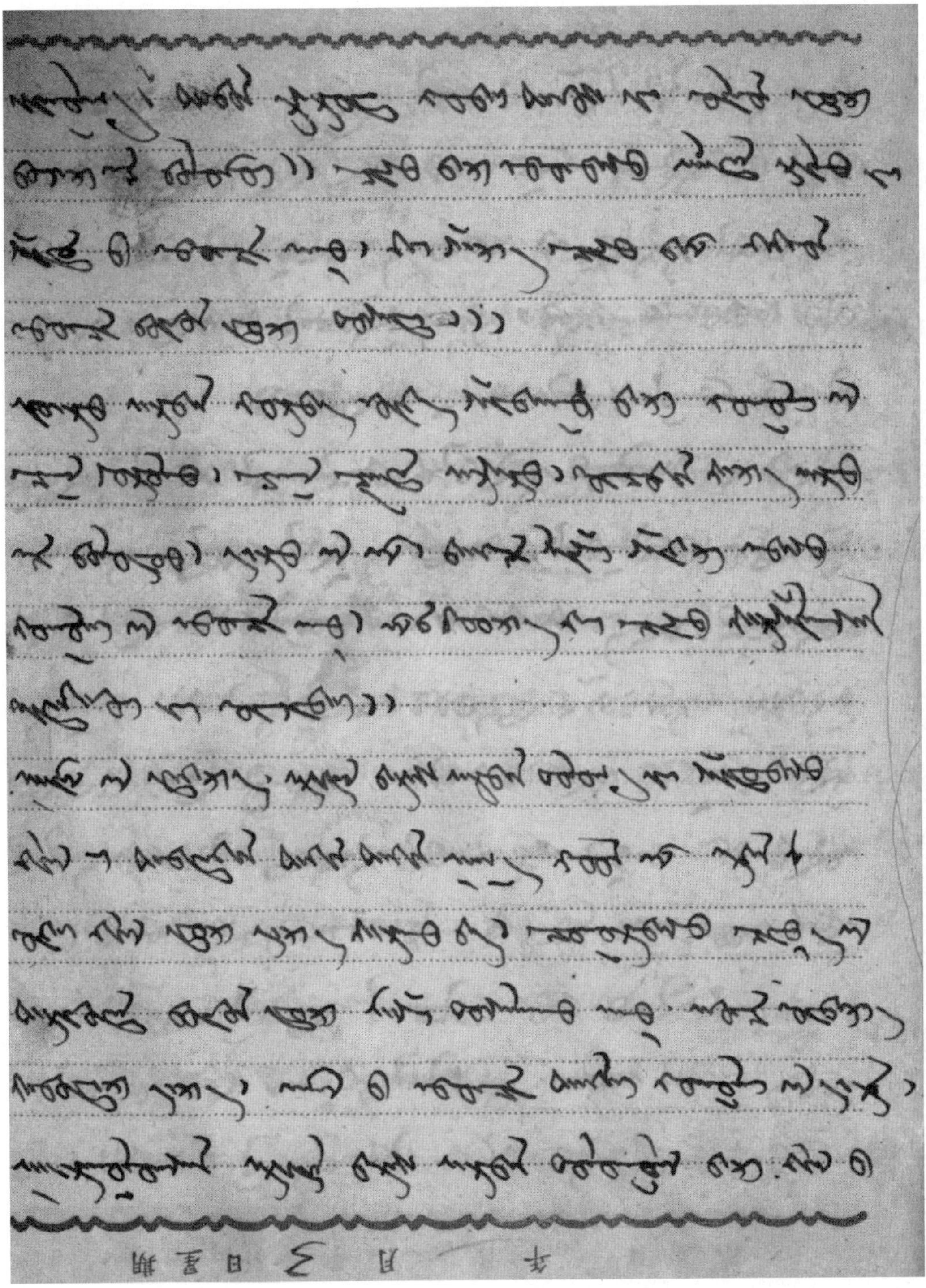

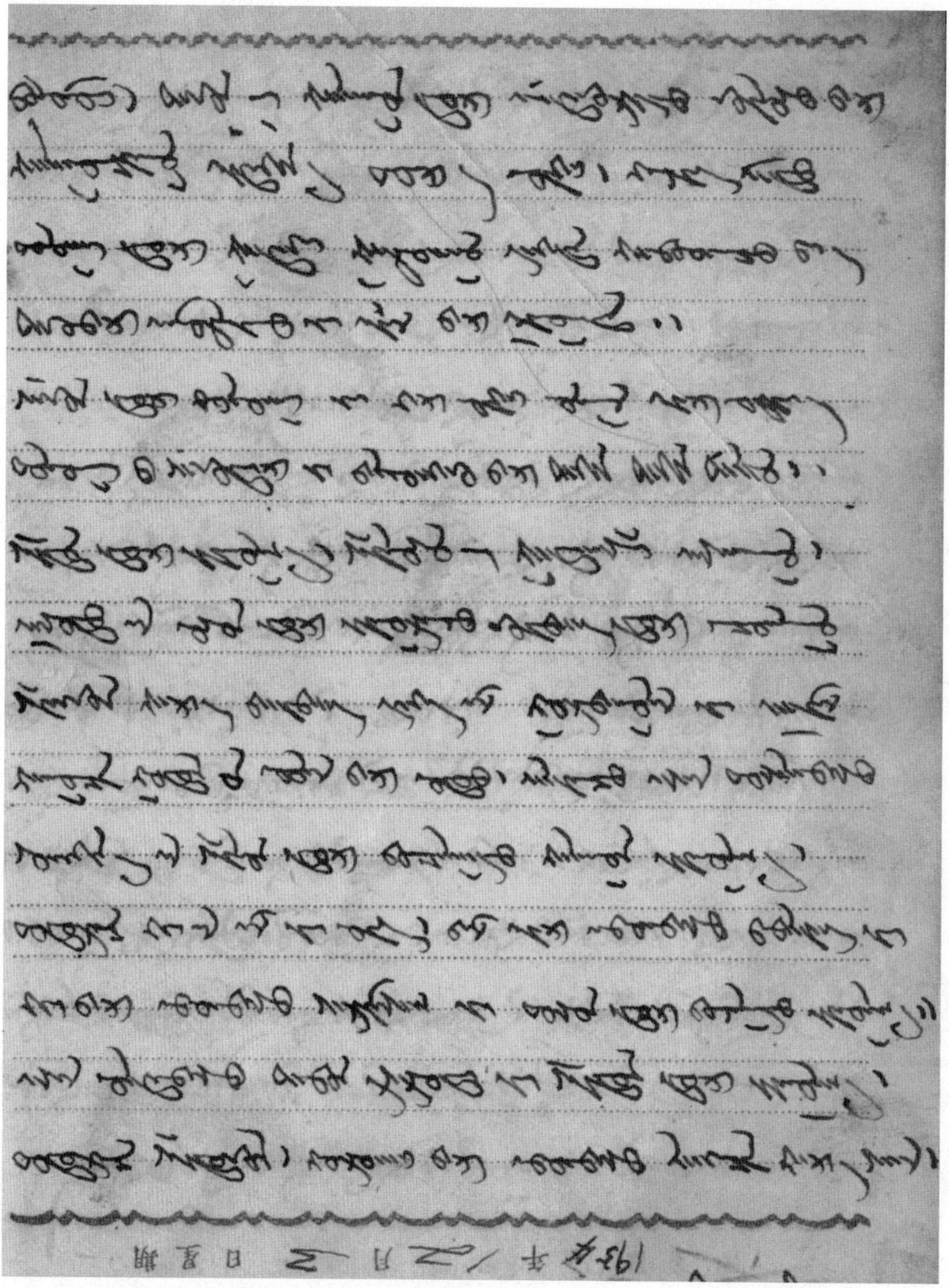

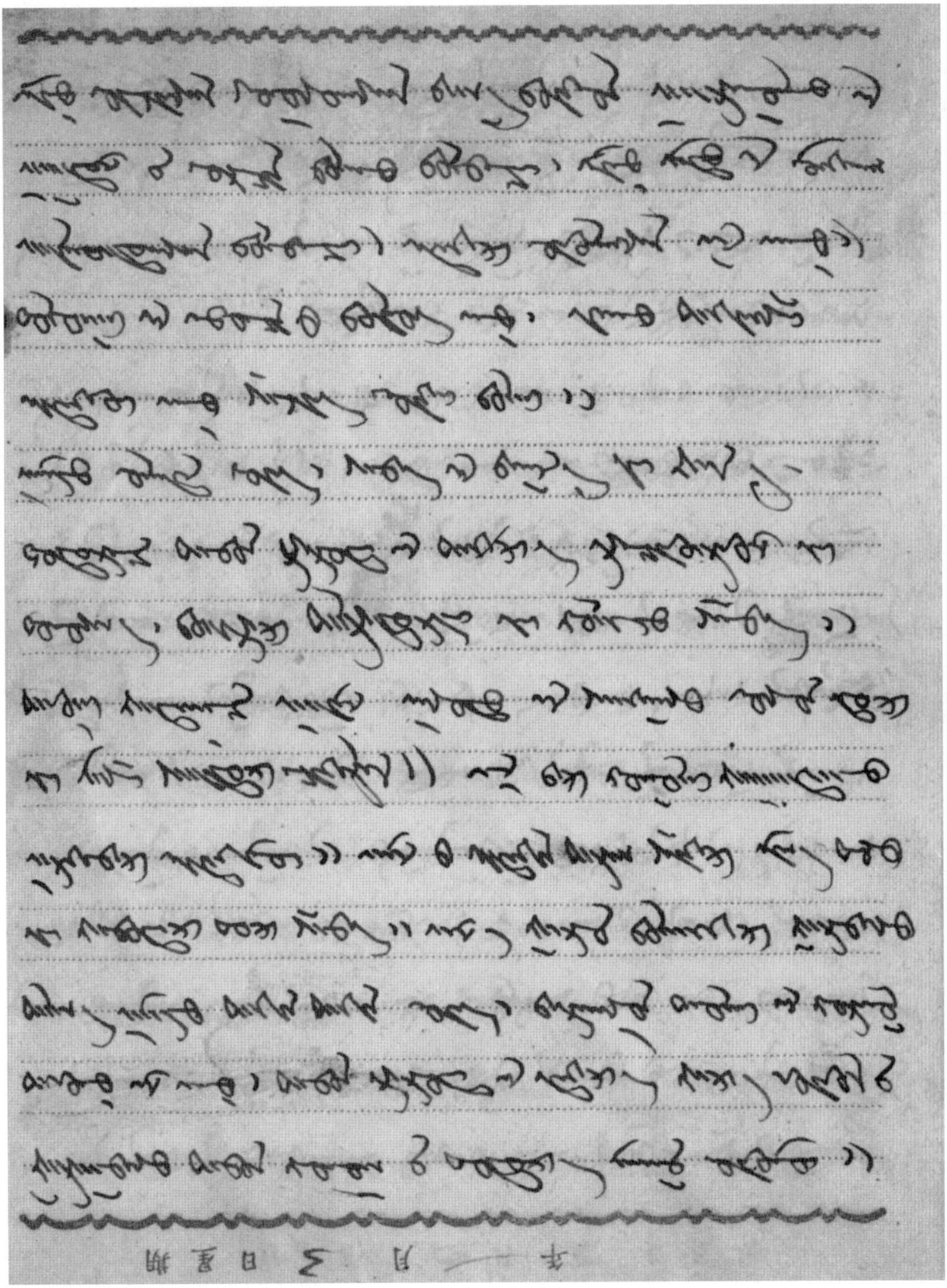

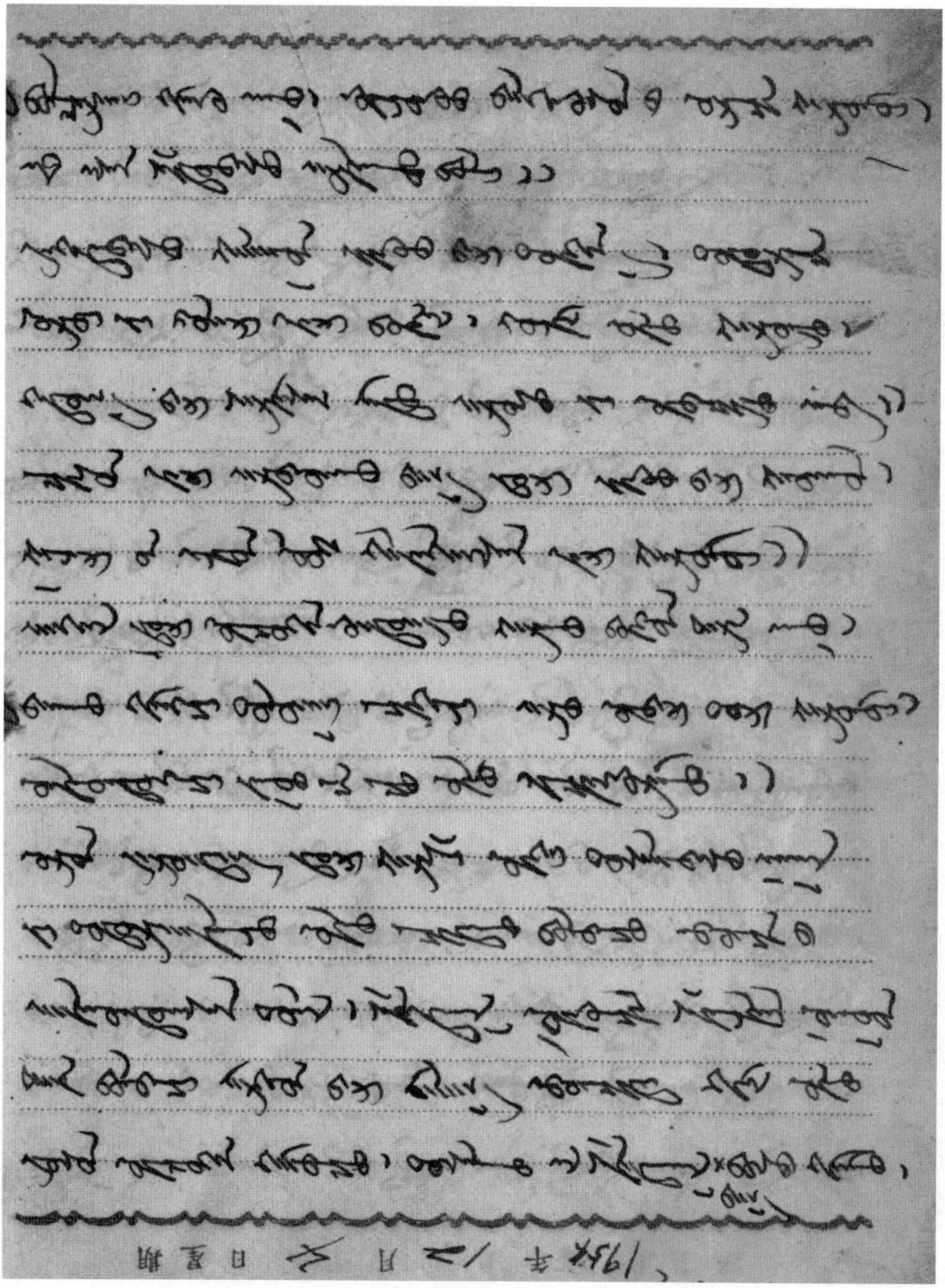

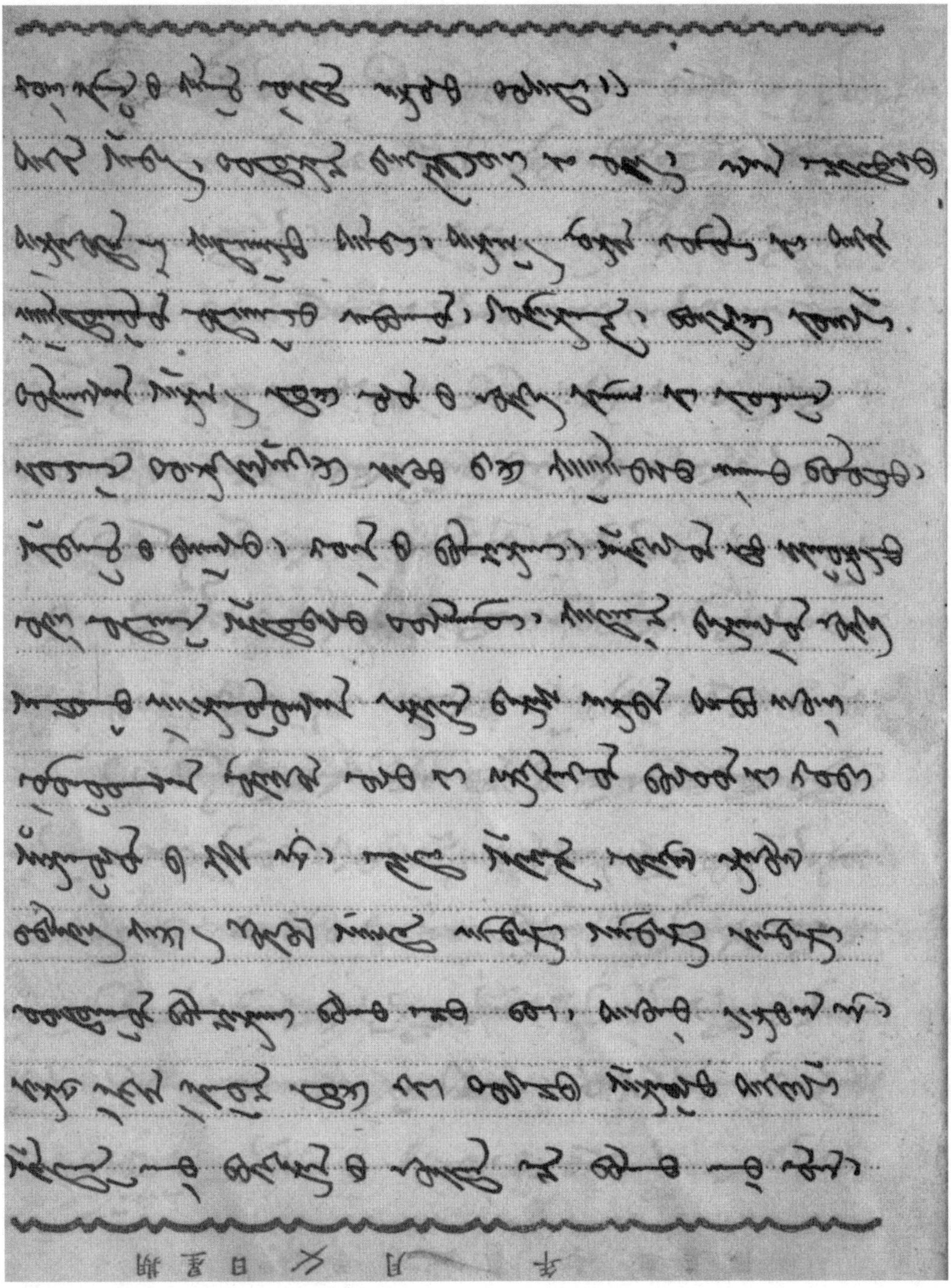

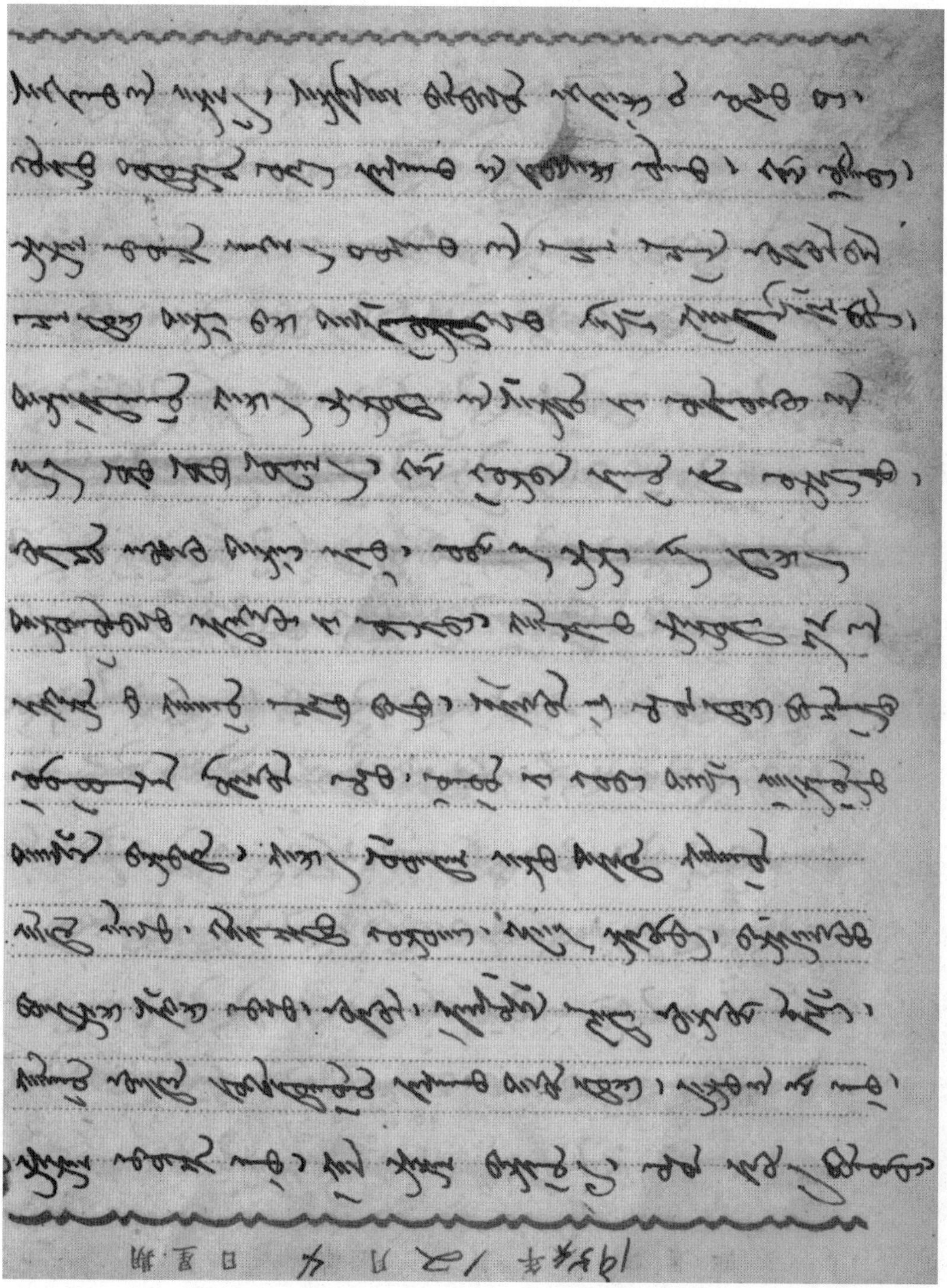

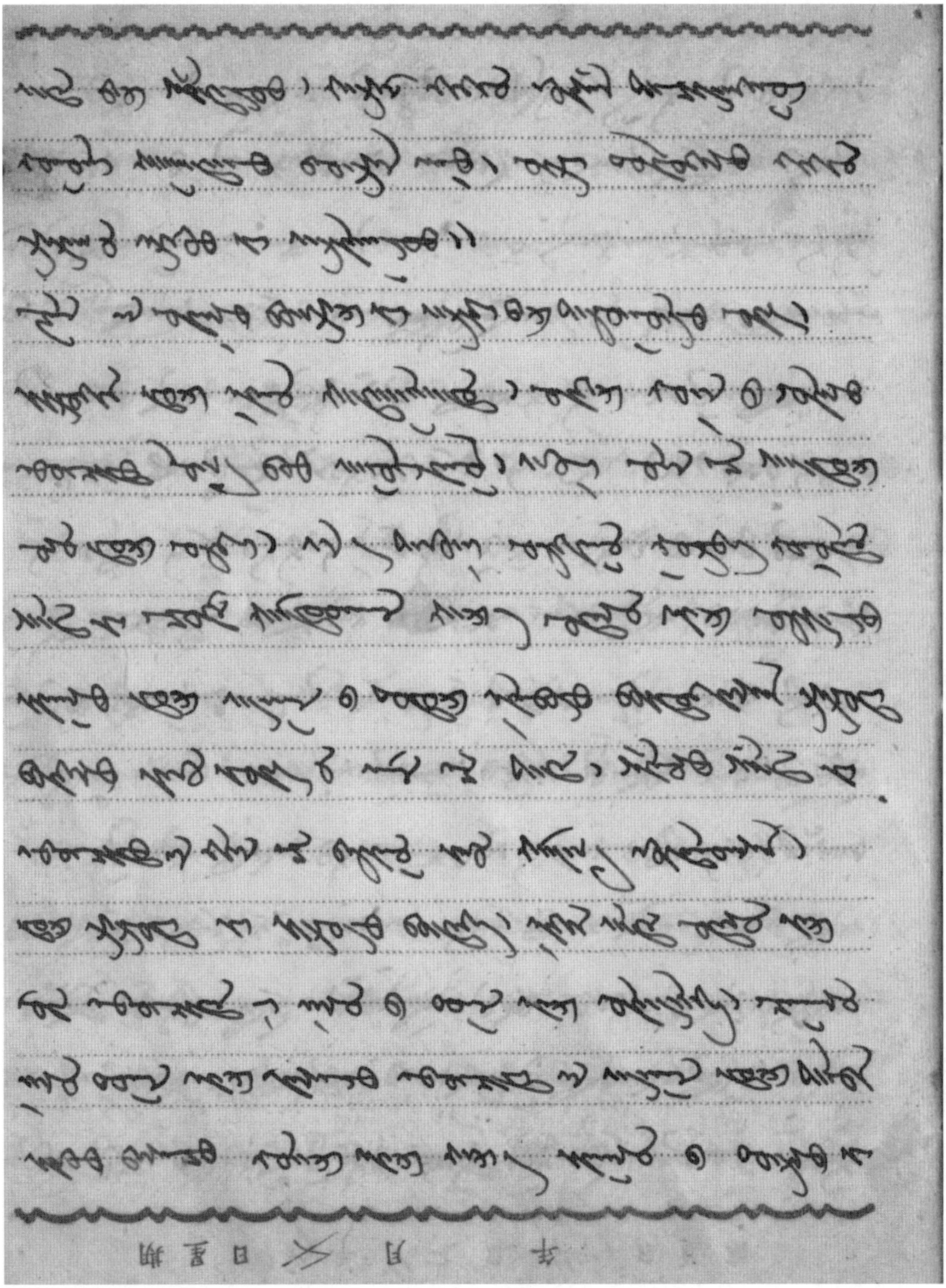

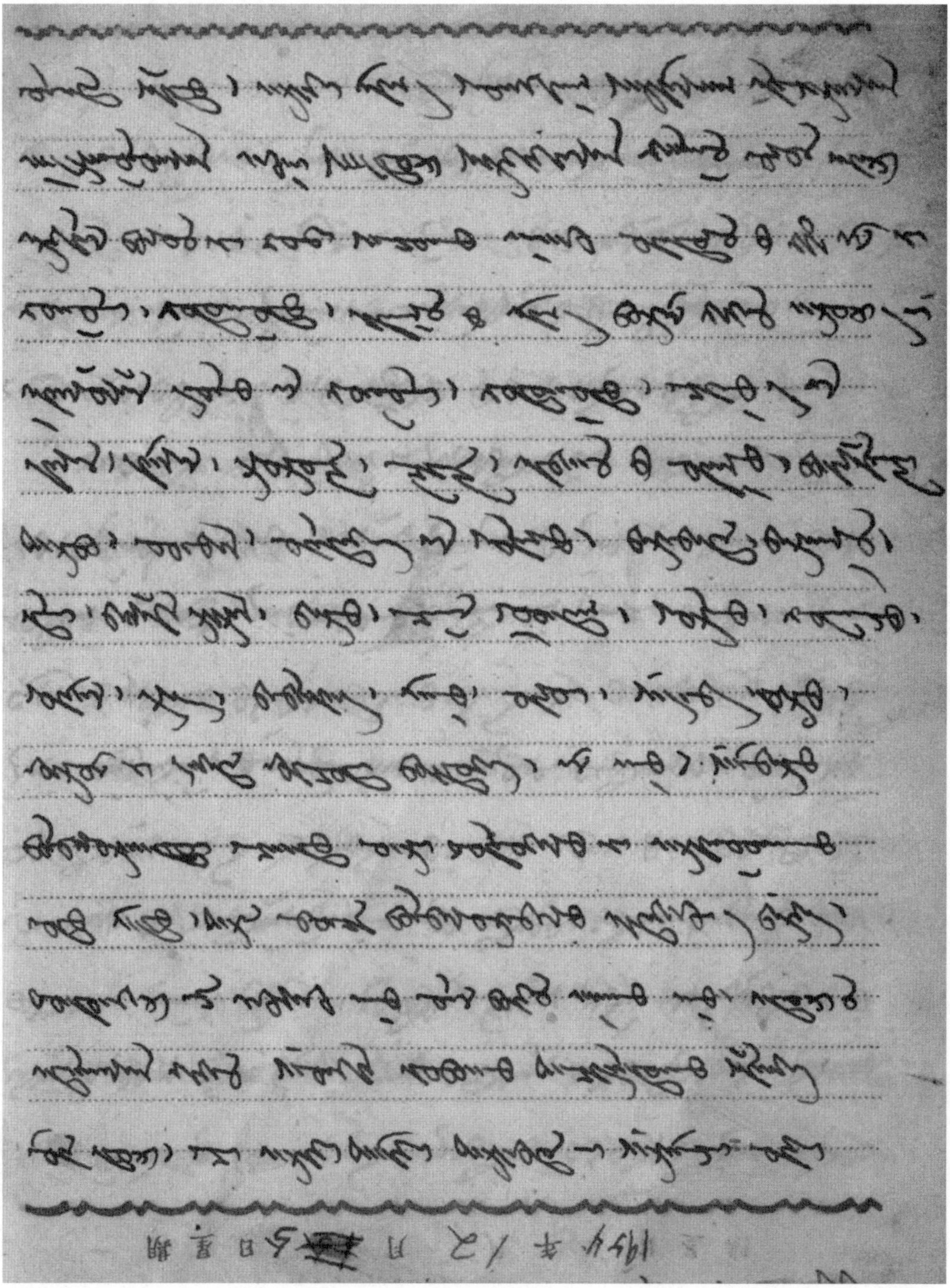

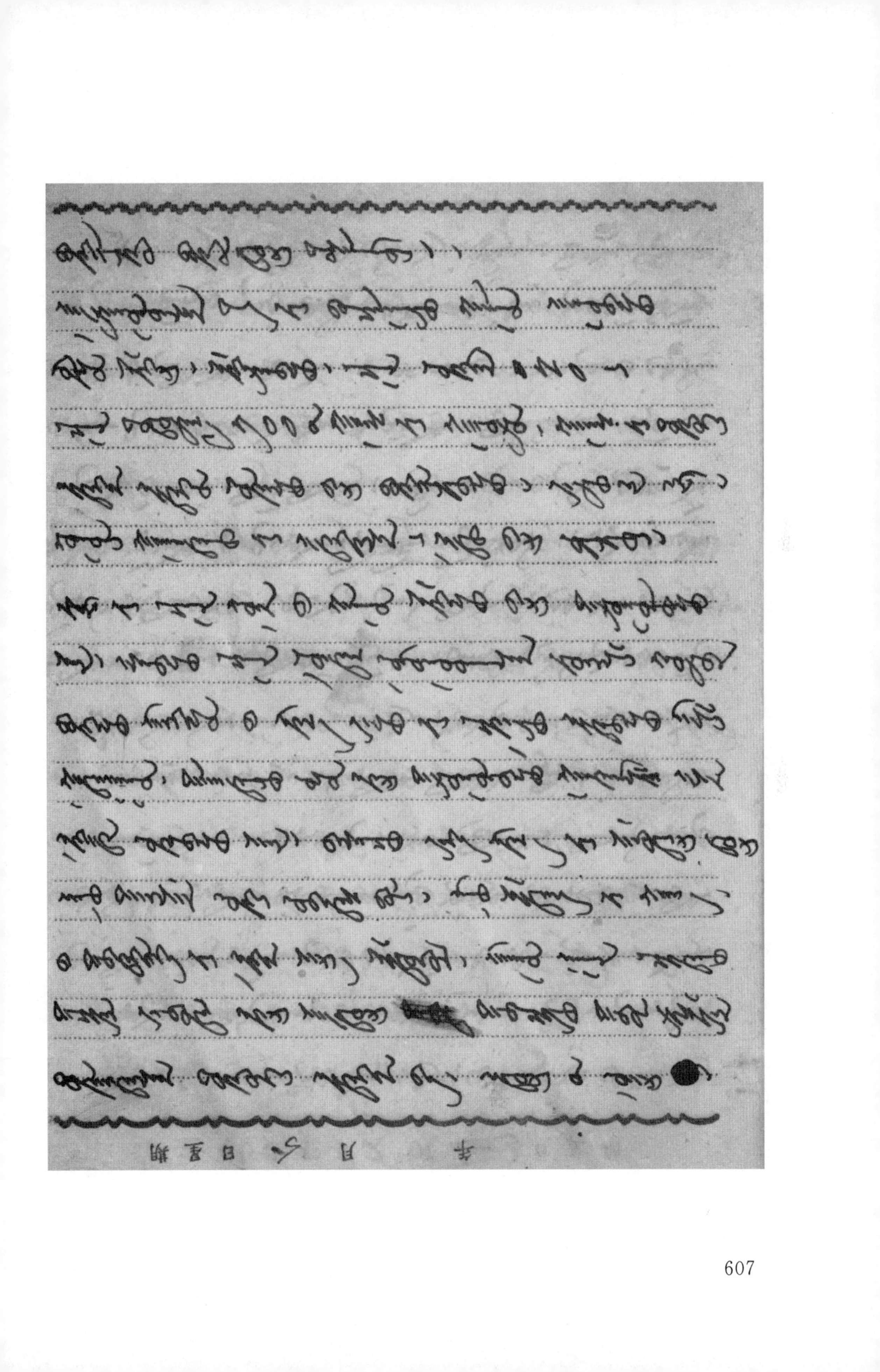

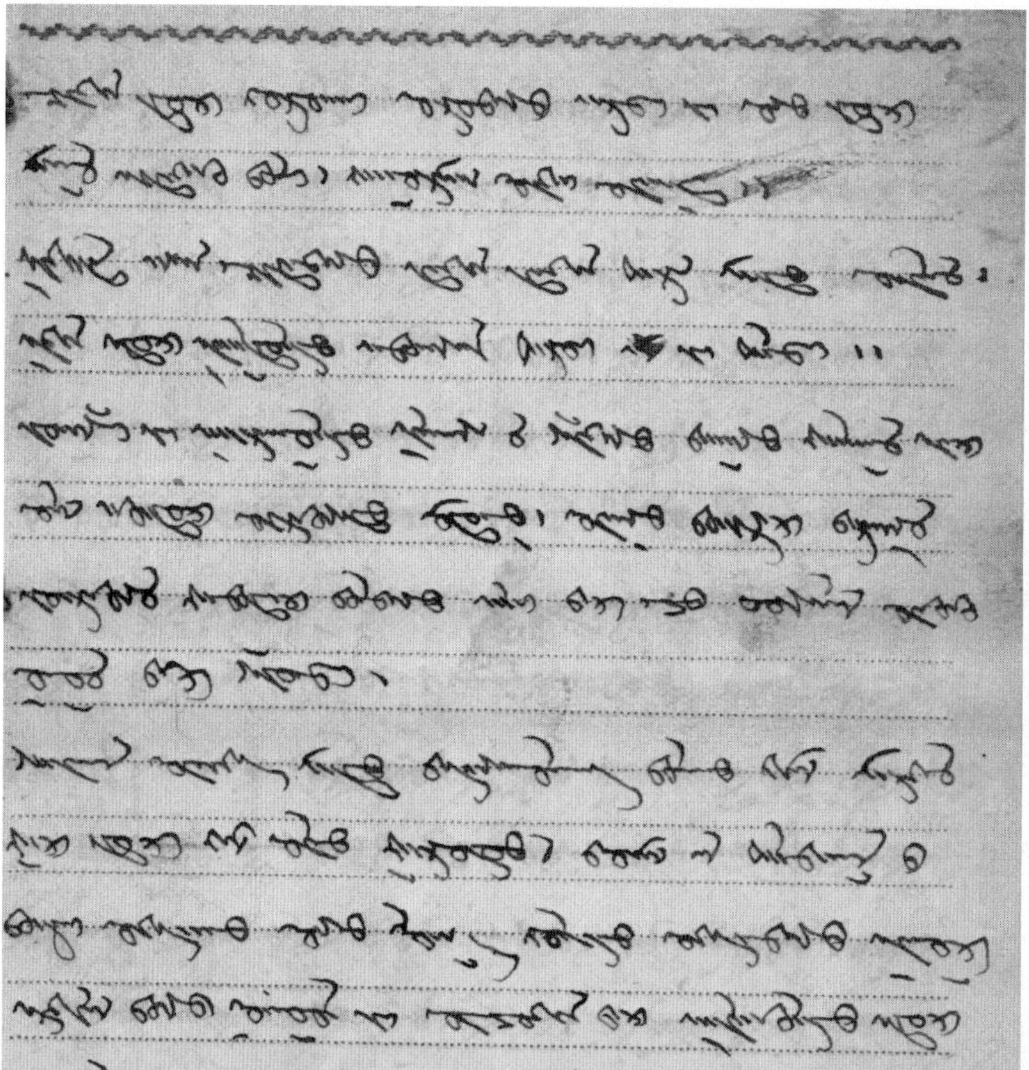
1934年12月6日星期

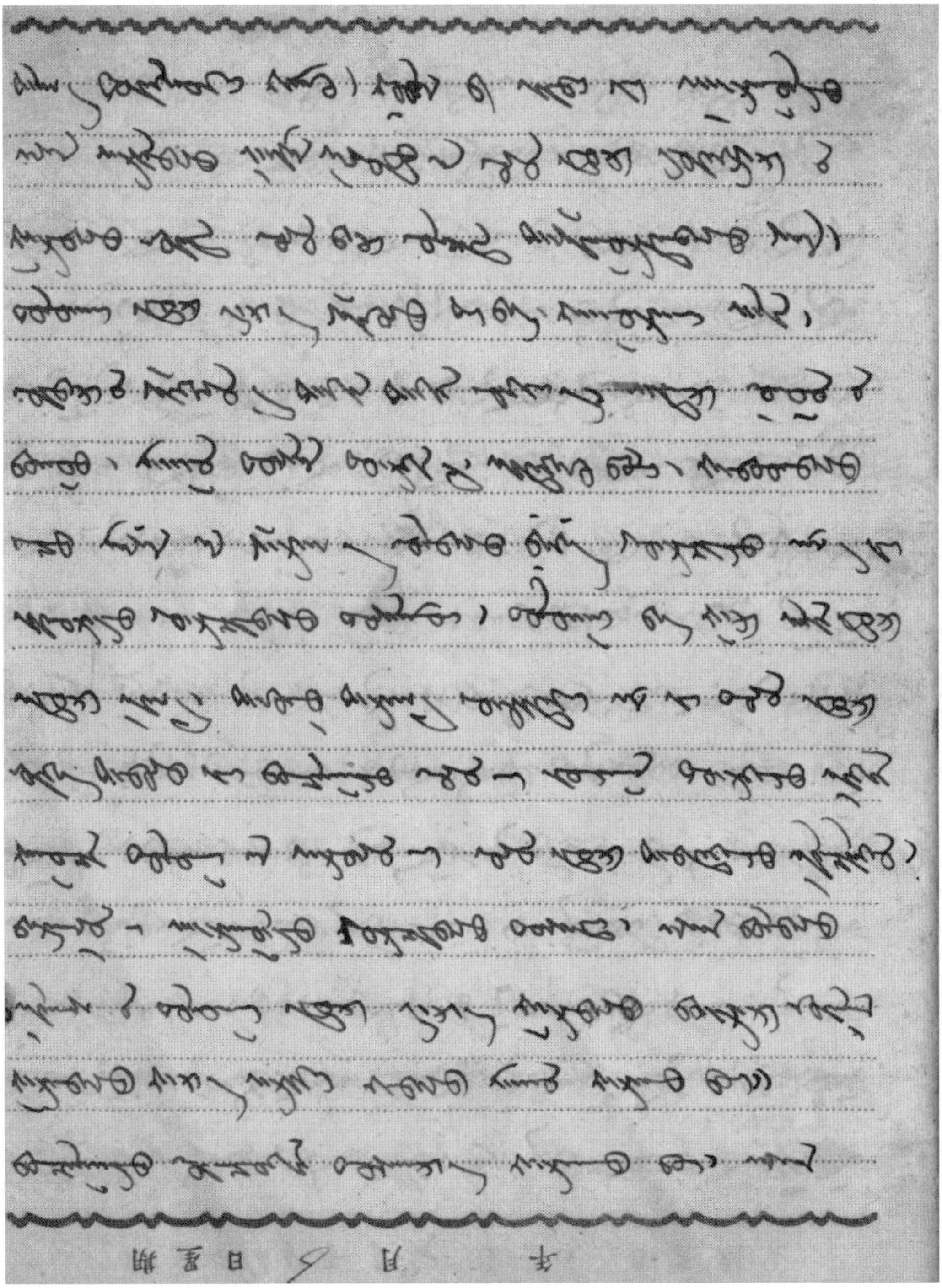

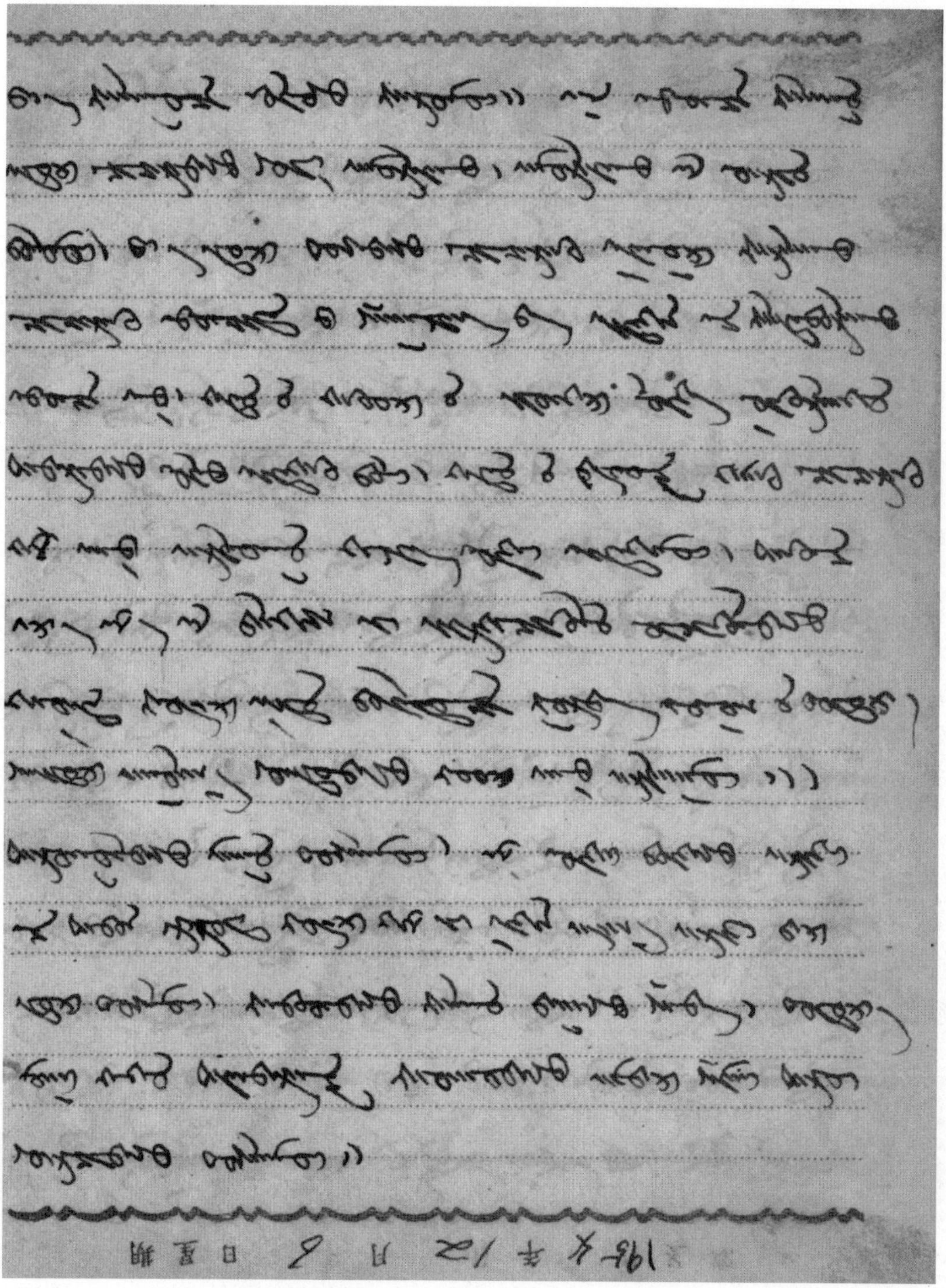

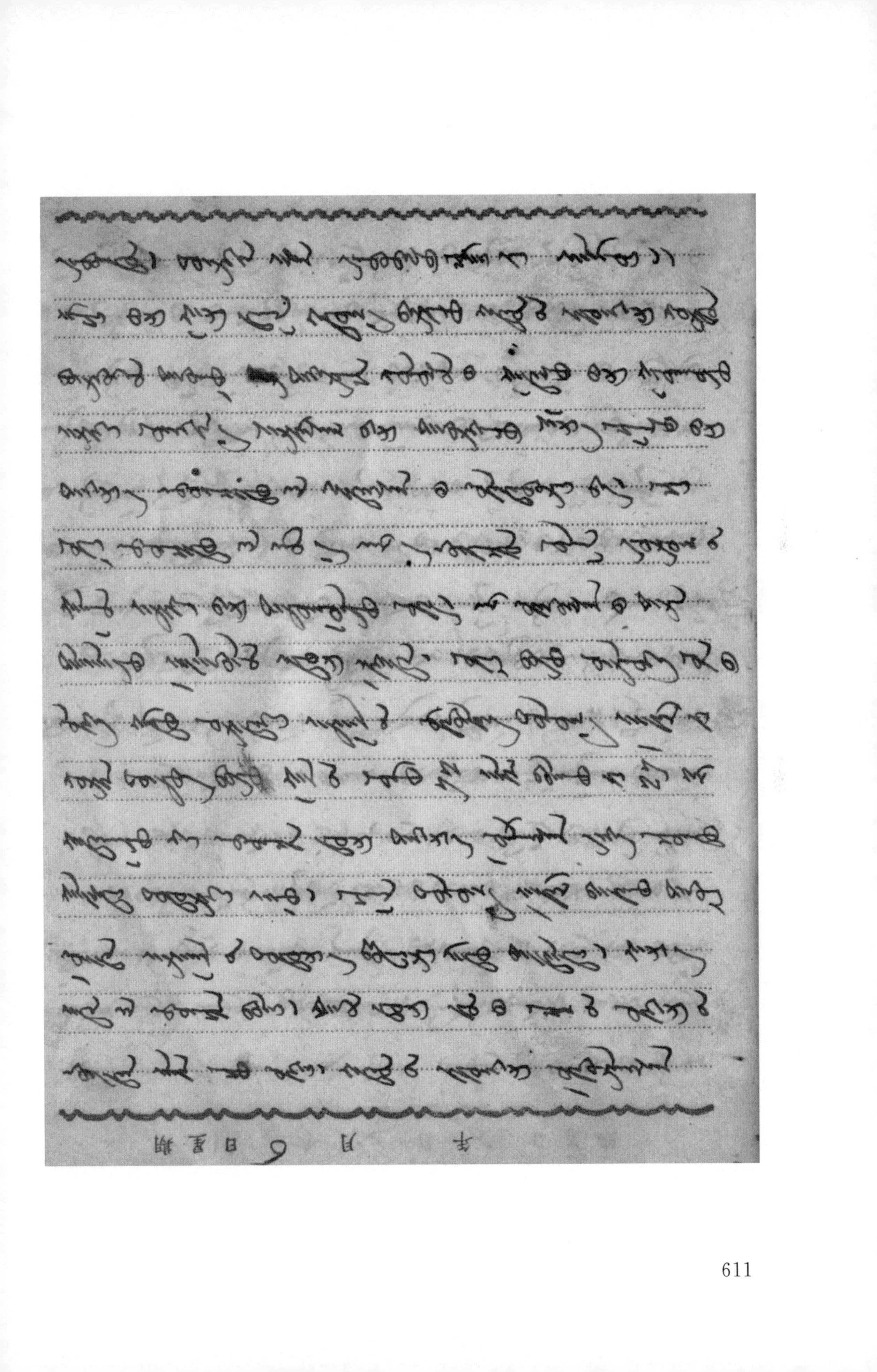

年　月 6 日 星期

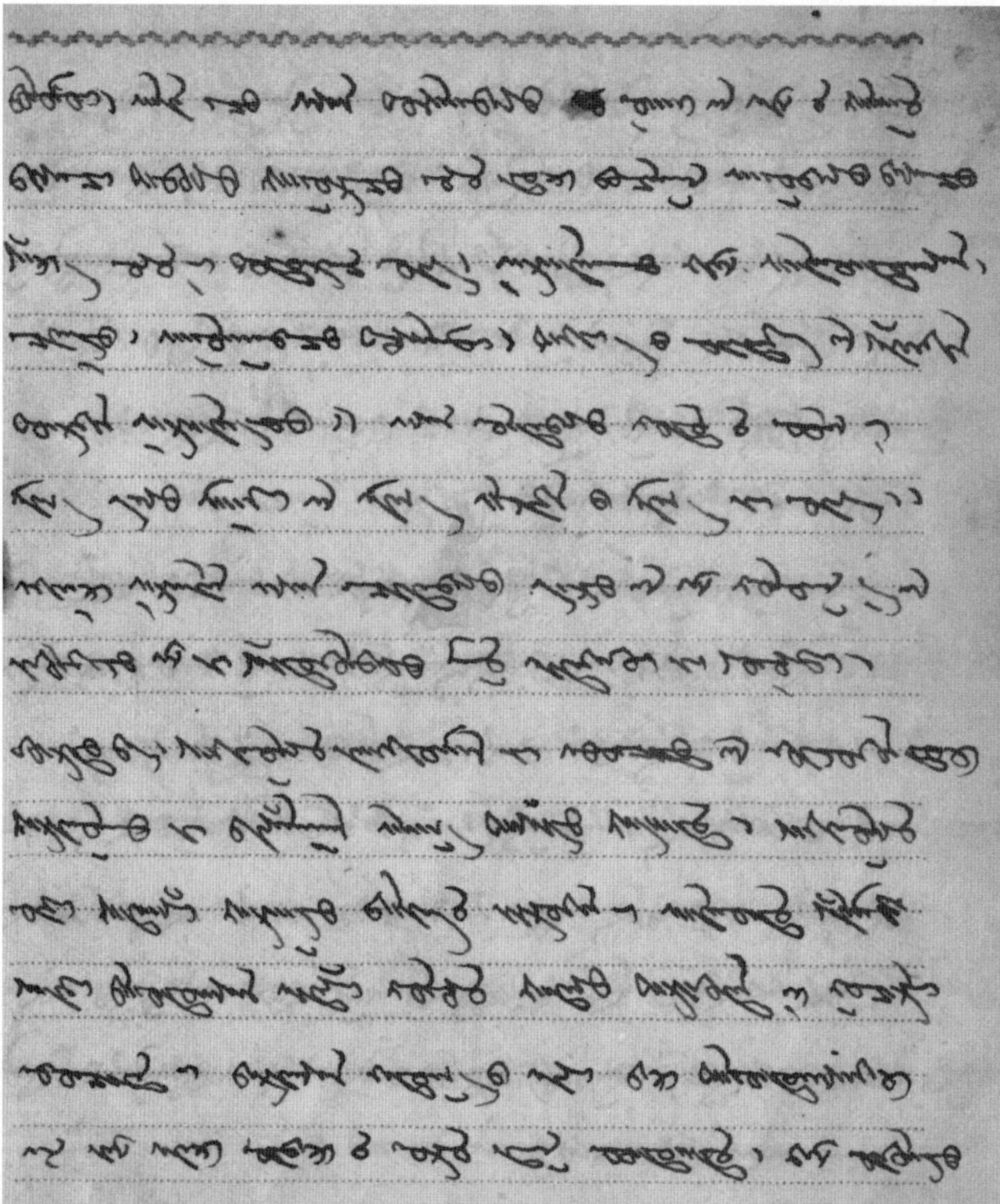

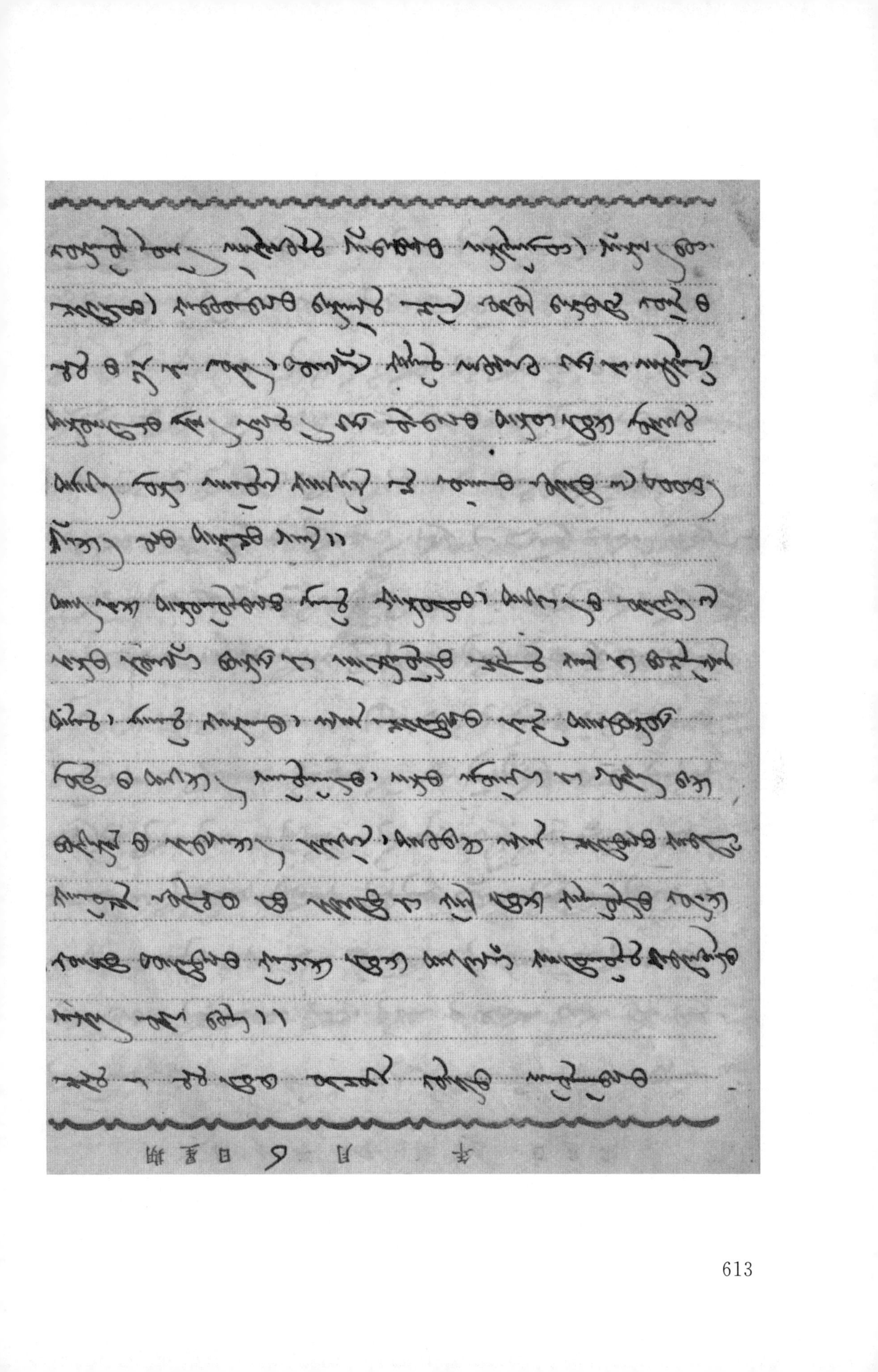

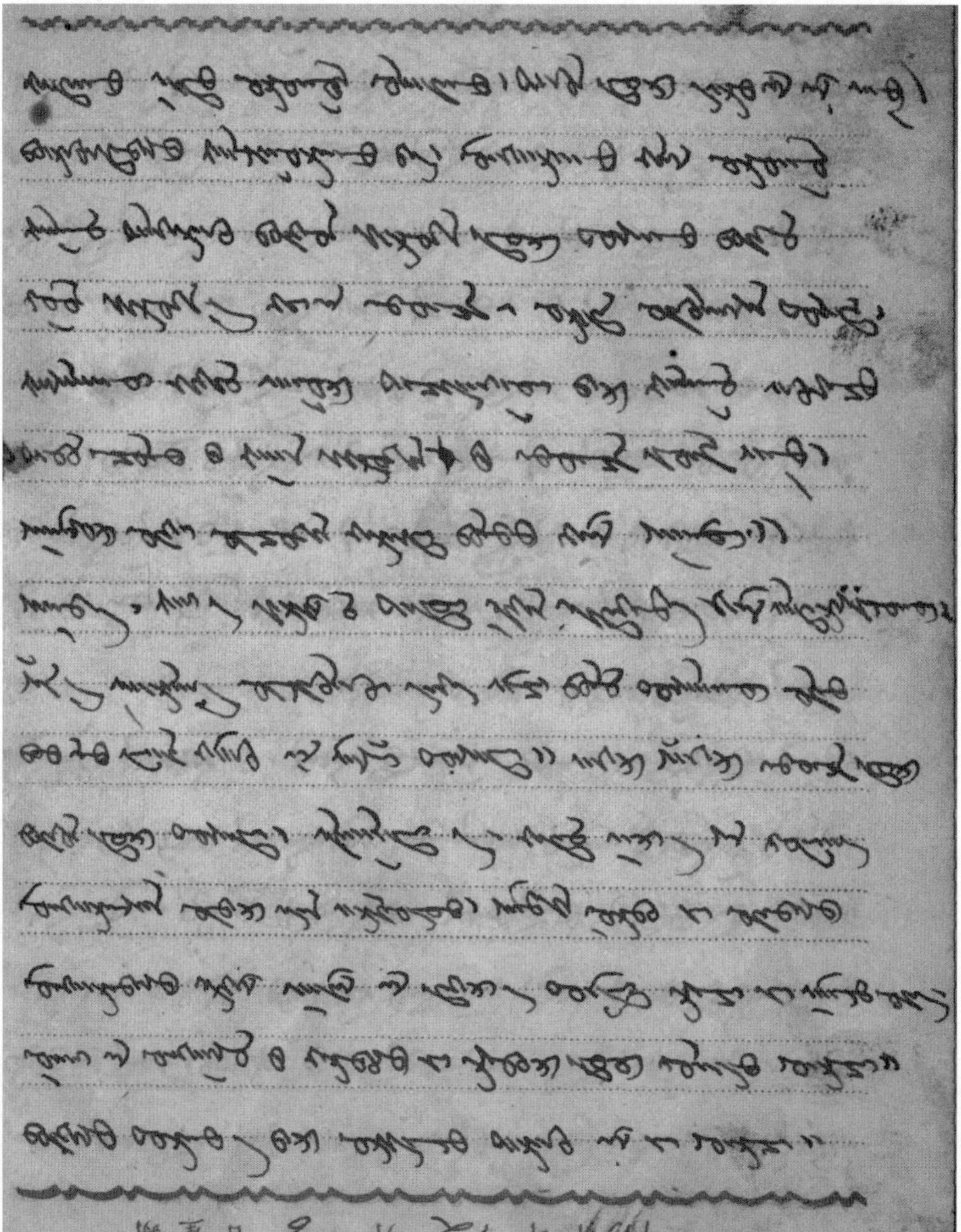

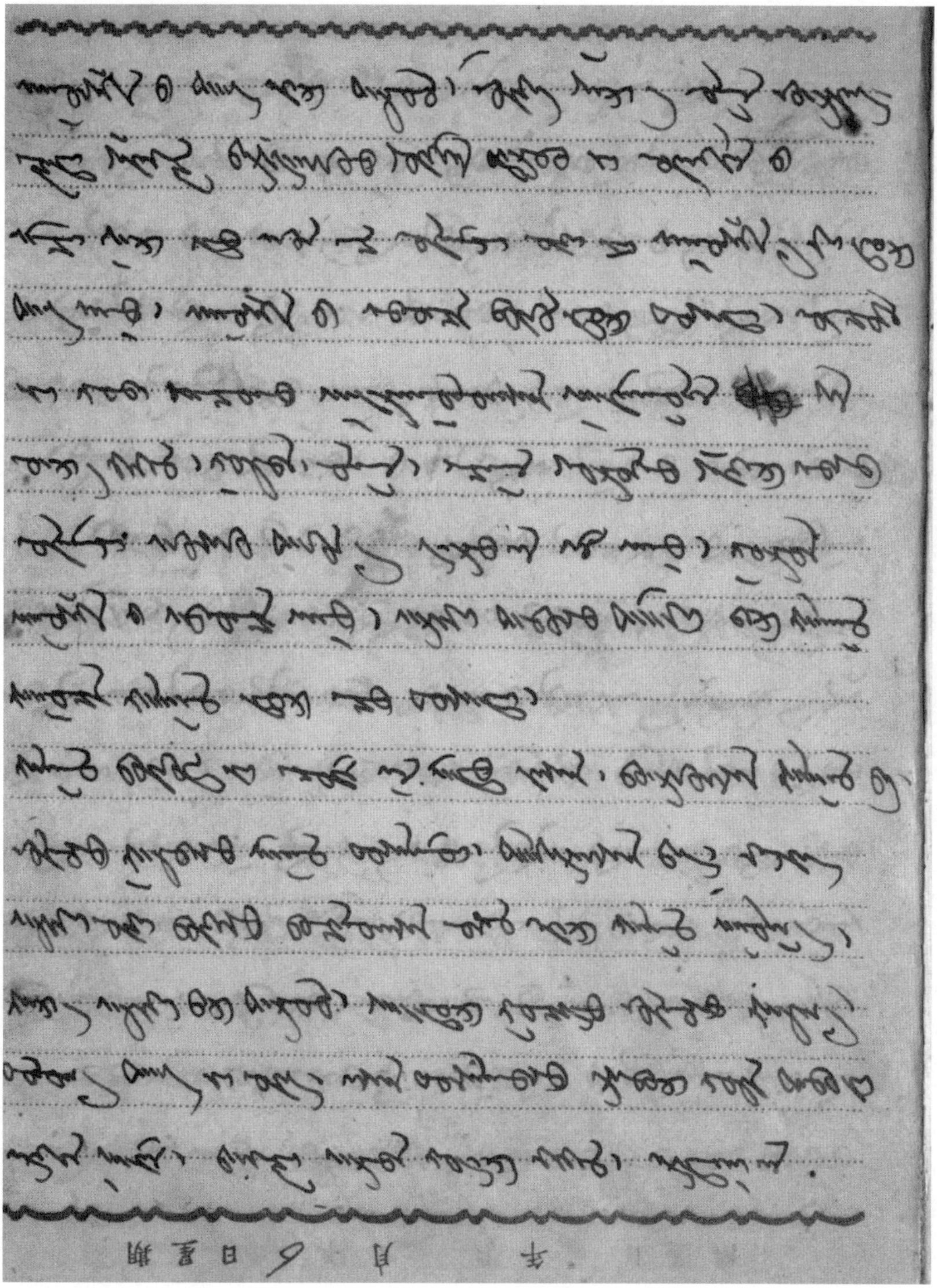

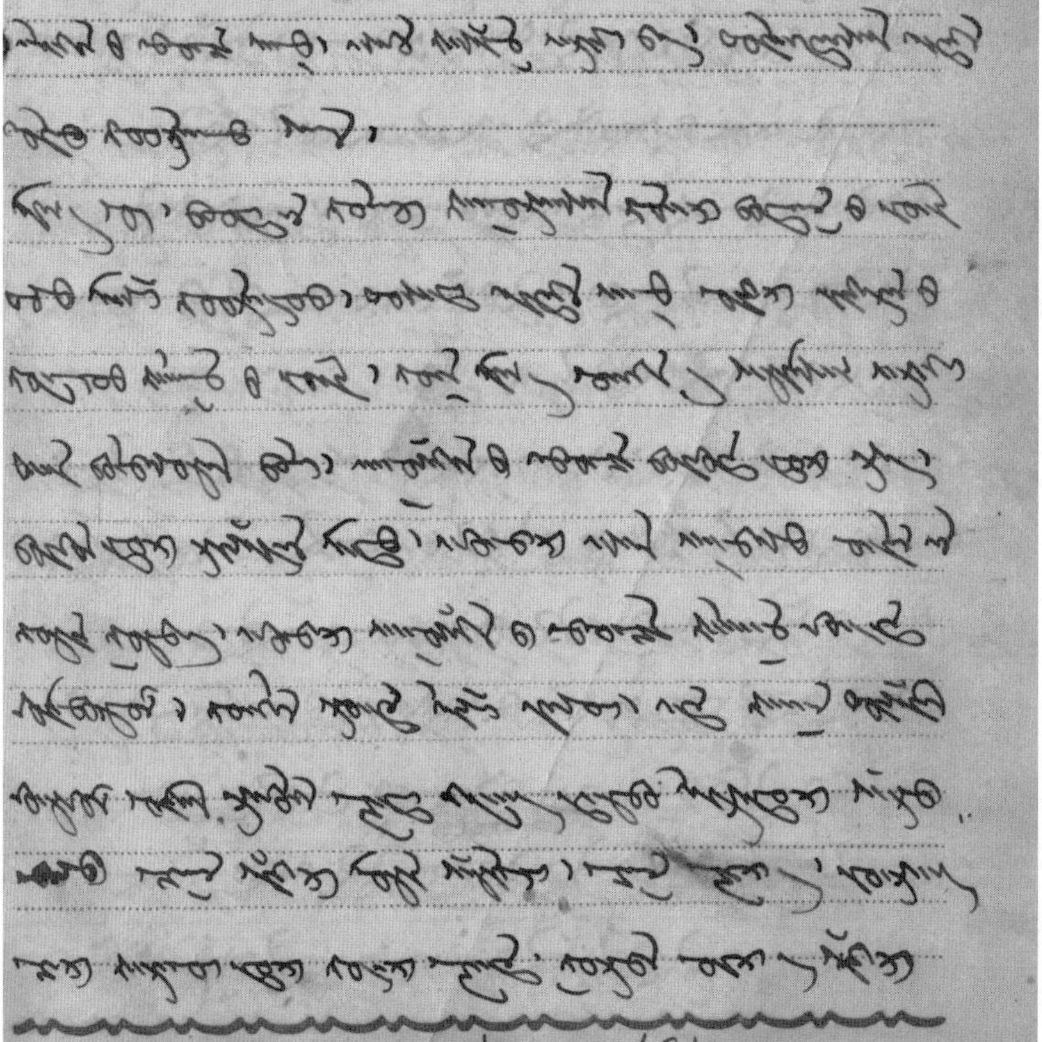

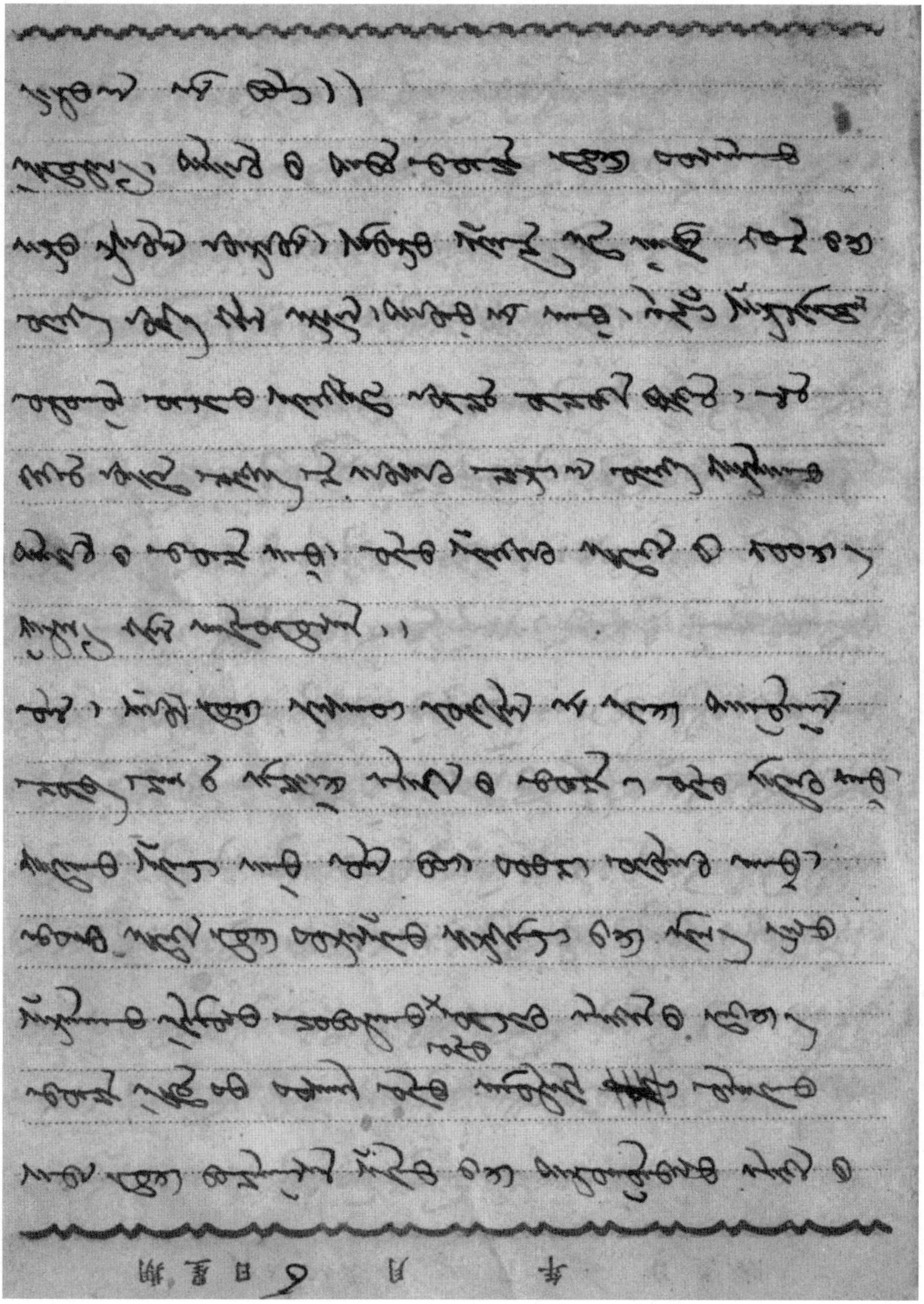

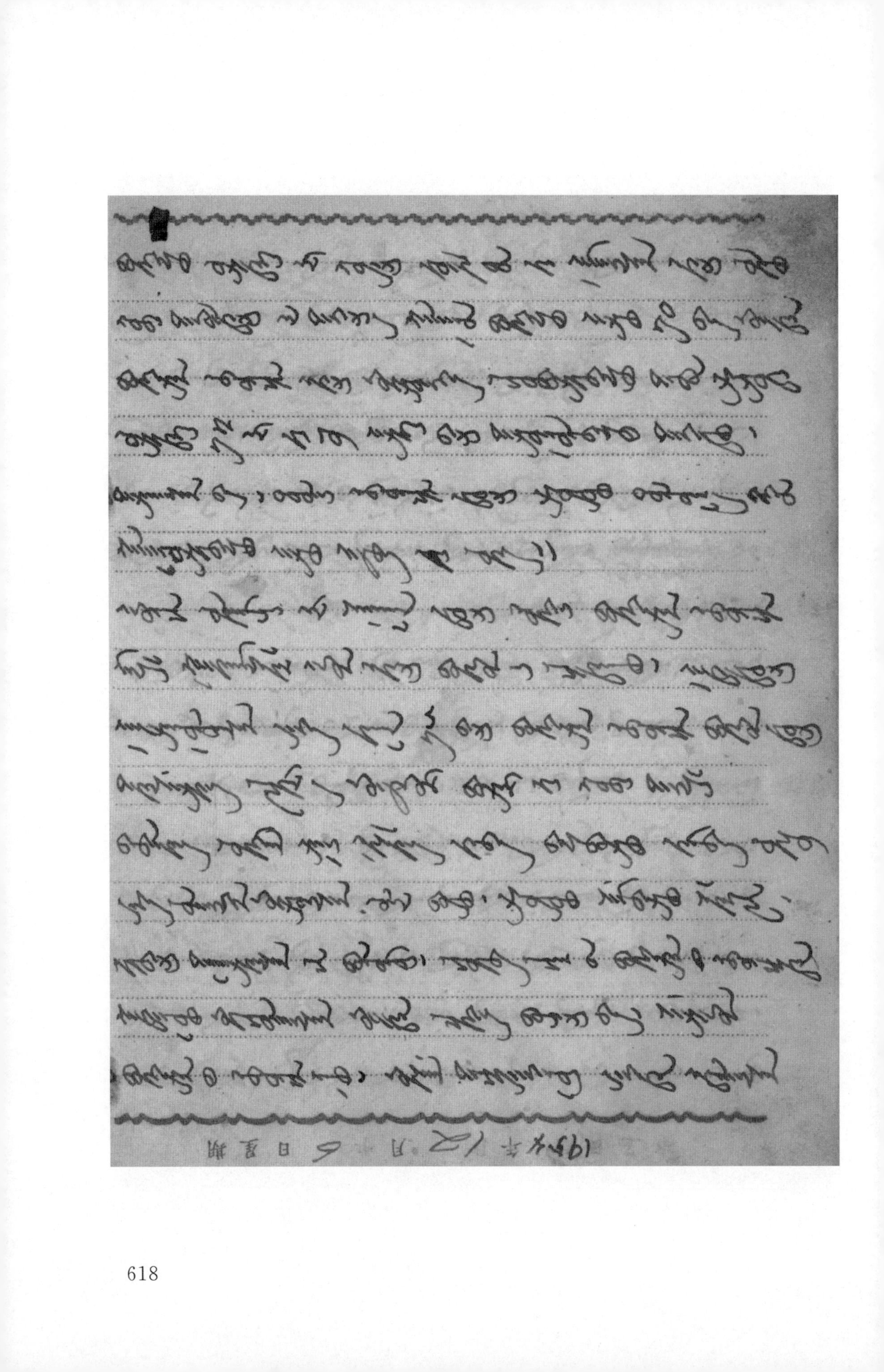

[illegible]

19?4年 12 月 6 日 星期

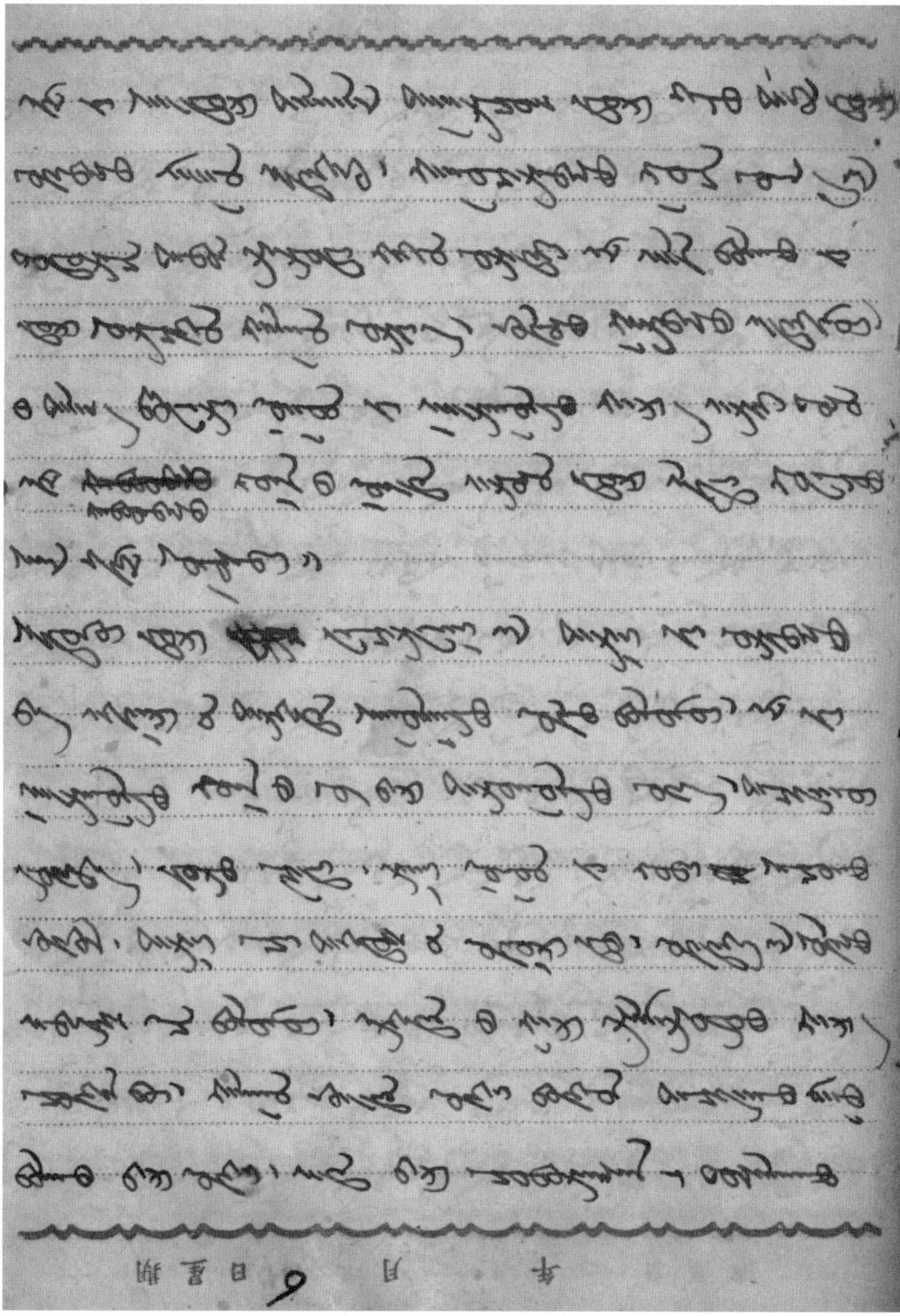

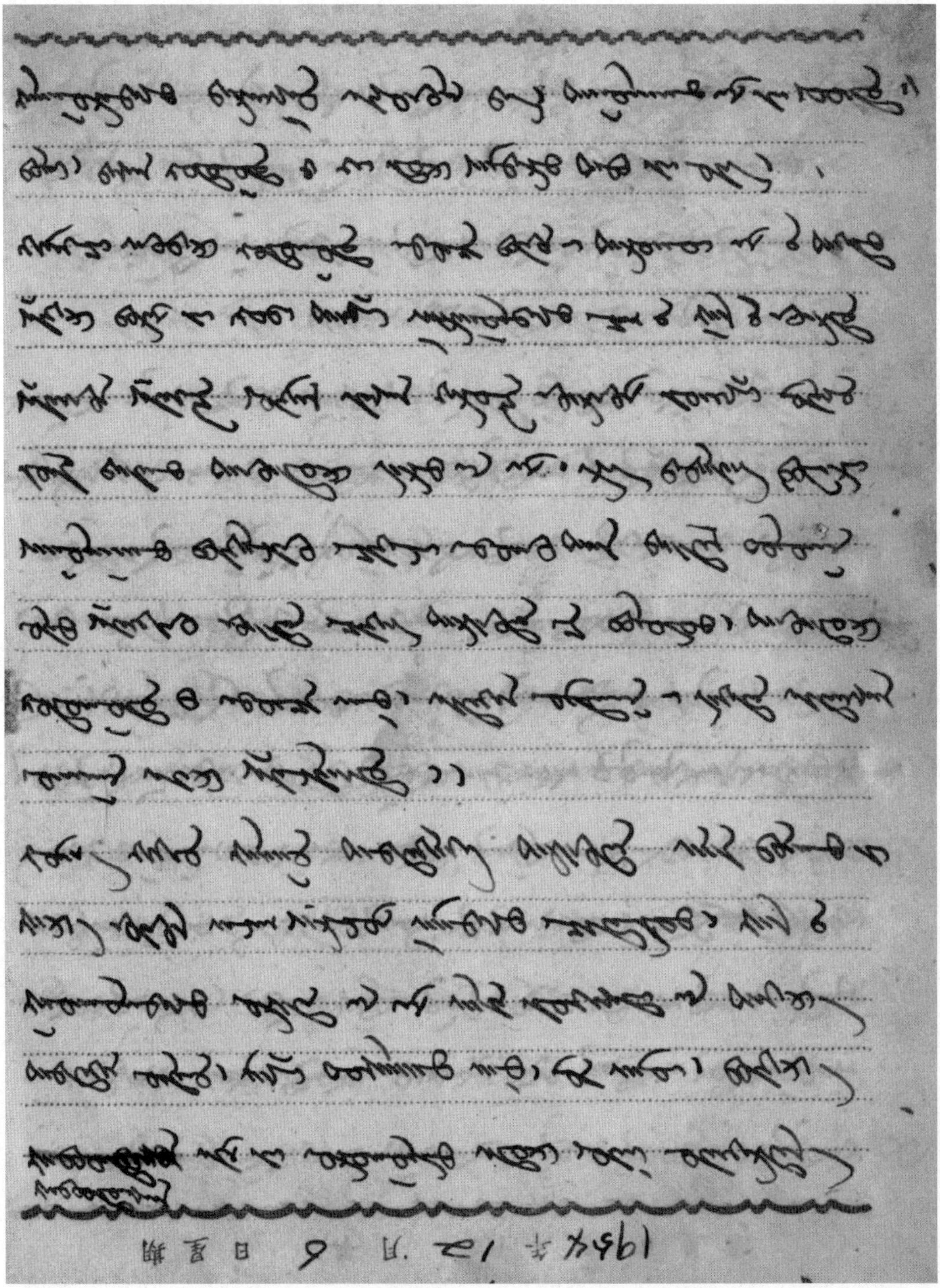

1954年12月6日 星期

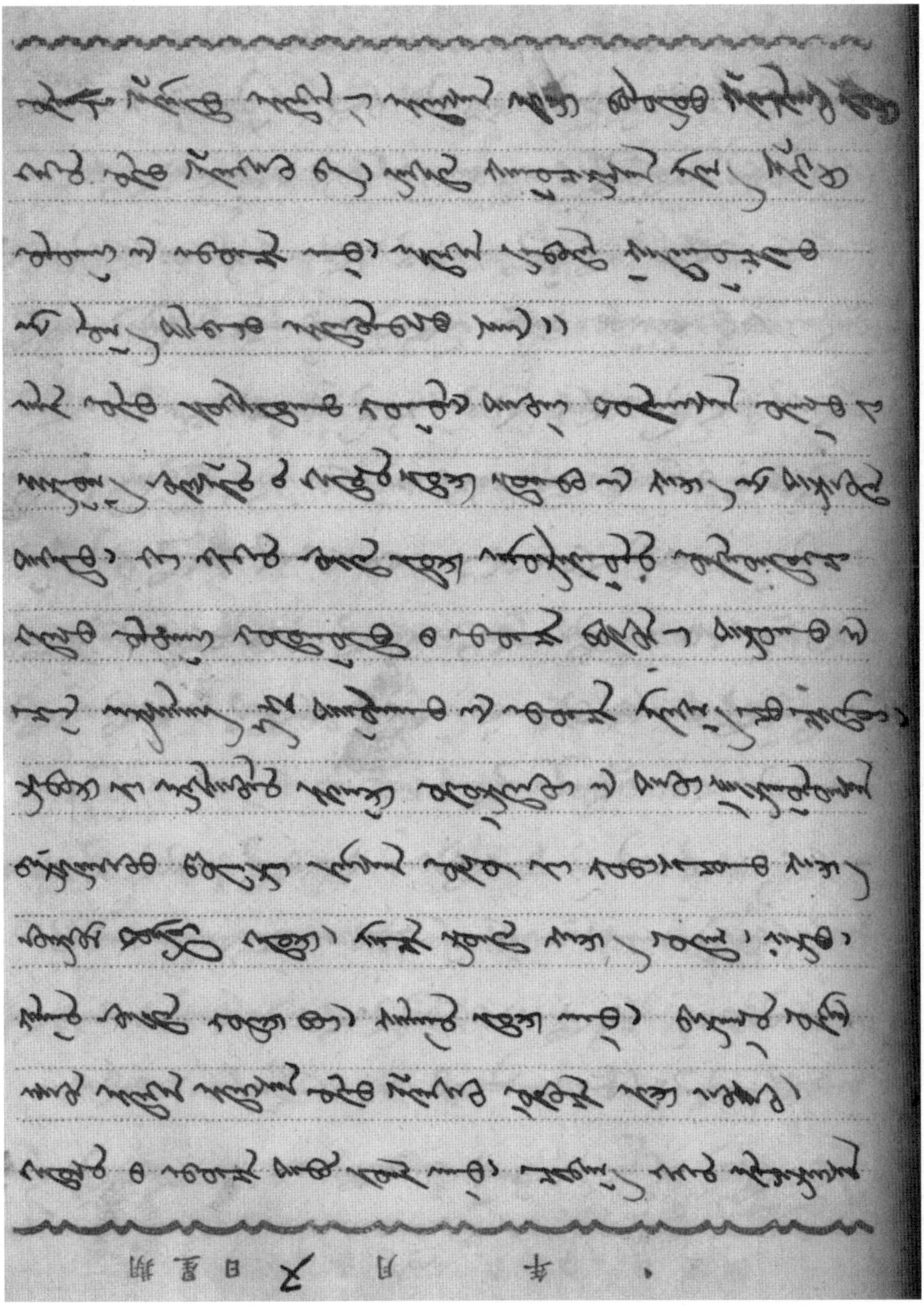

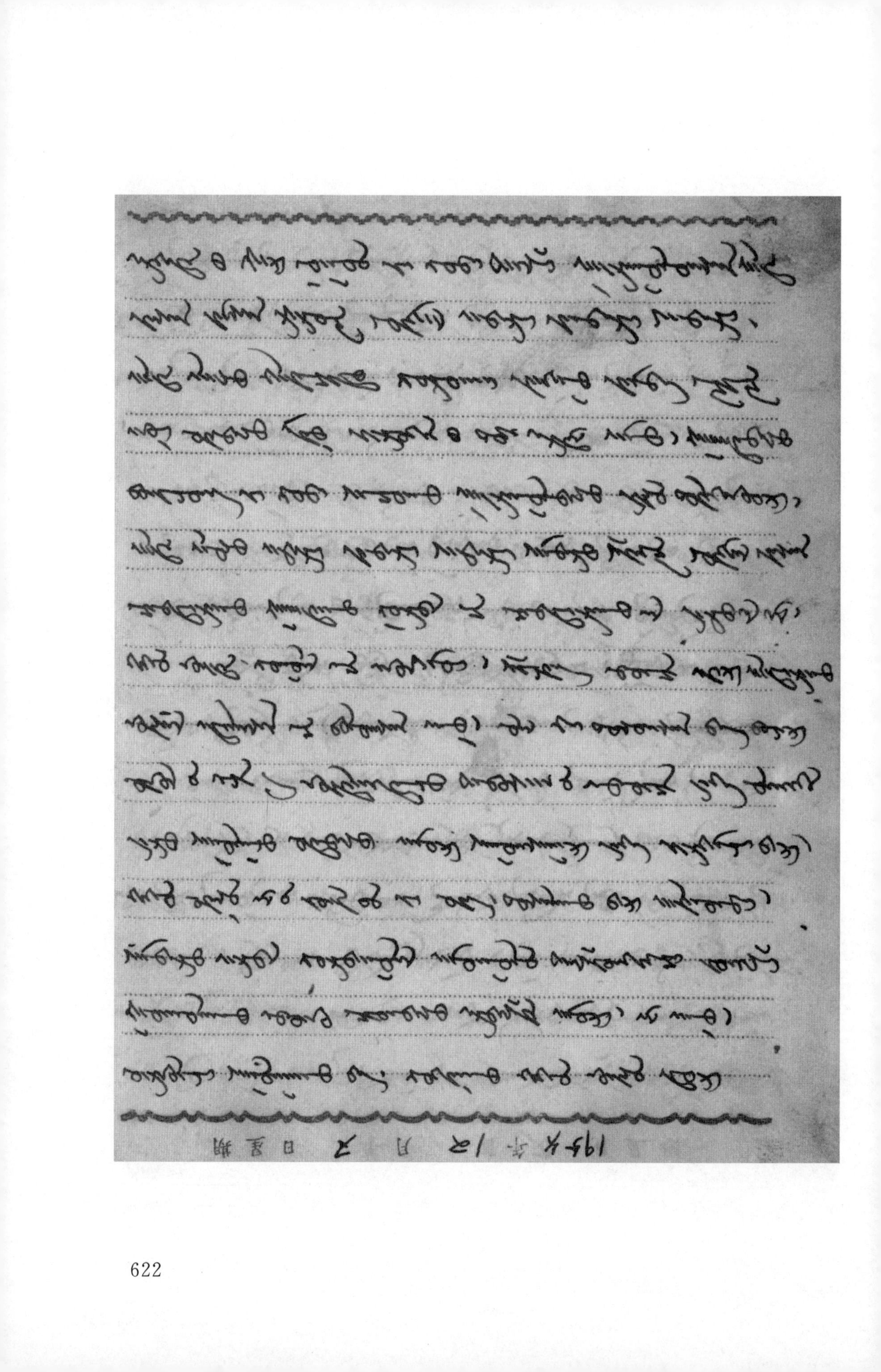

1954 年 12 月 7 日 星期

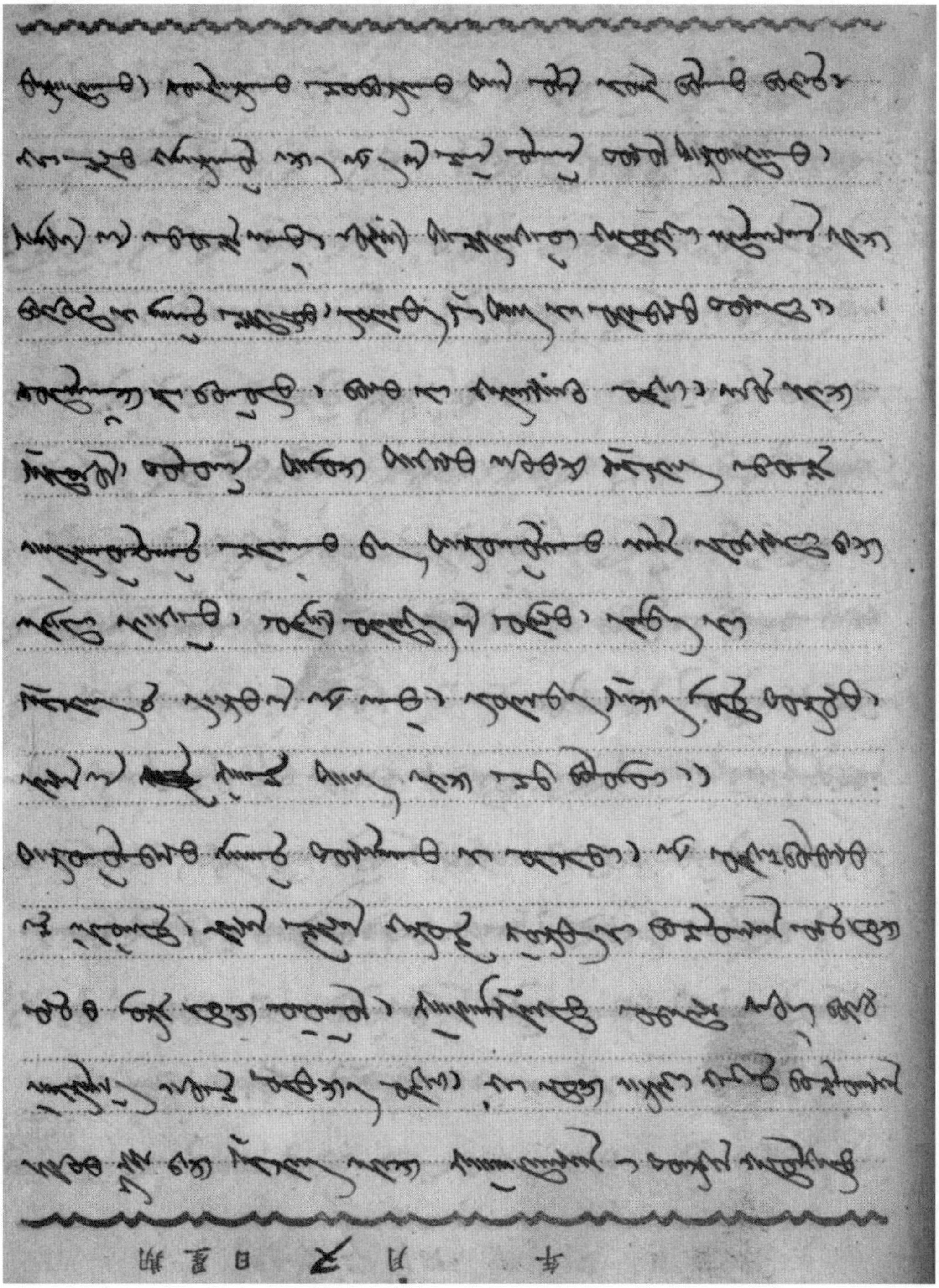

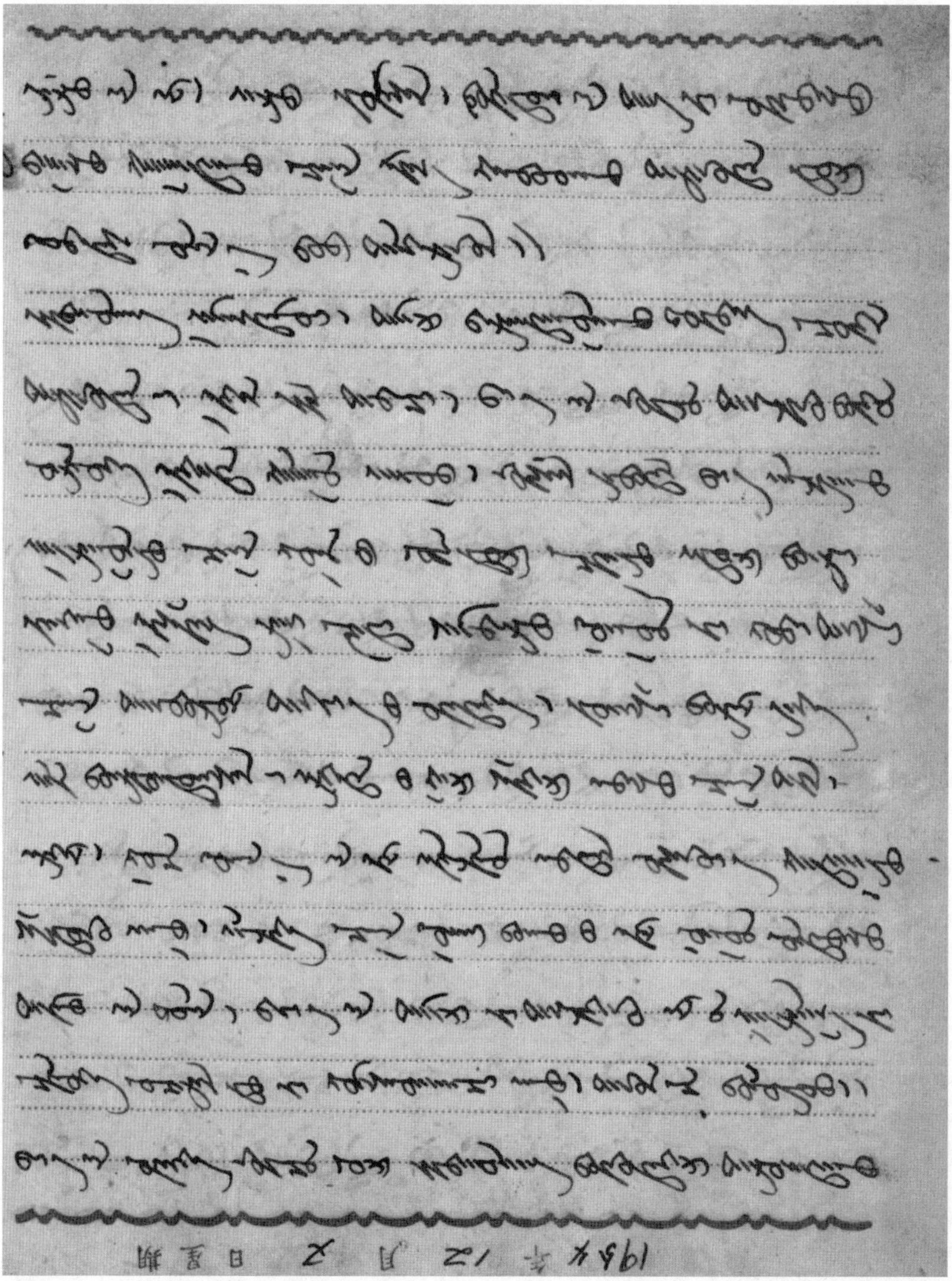

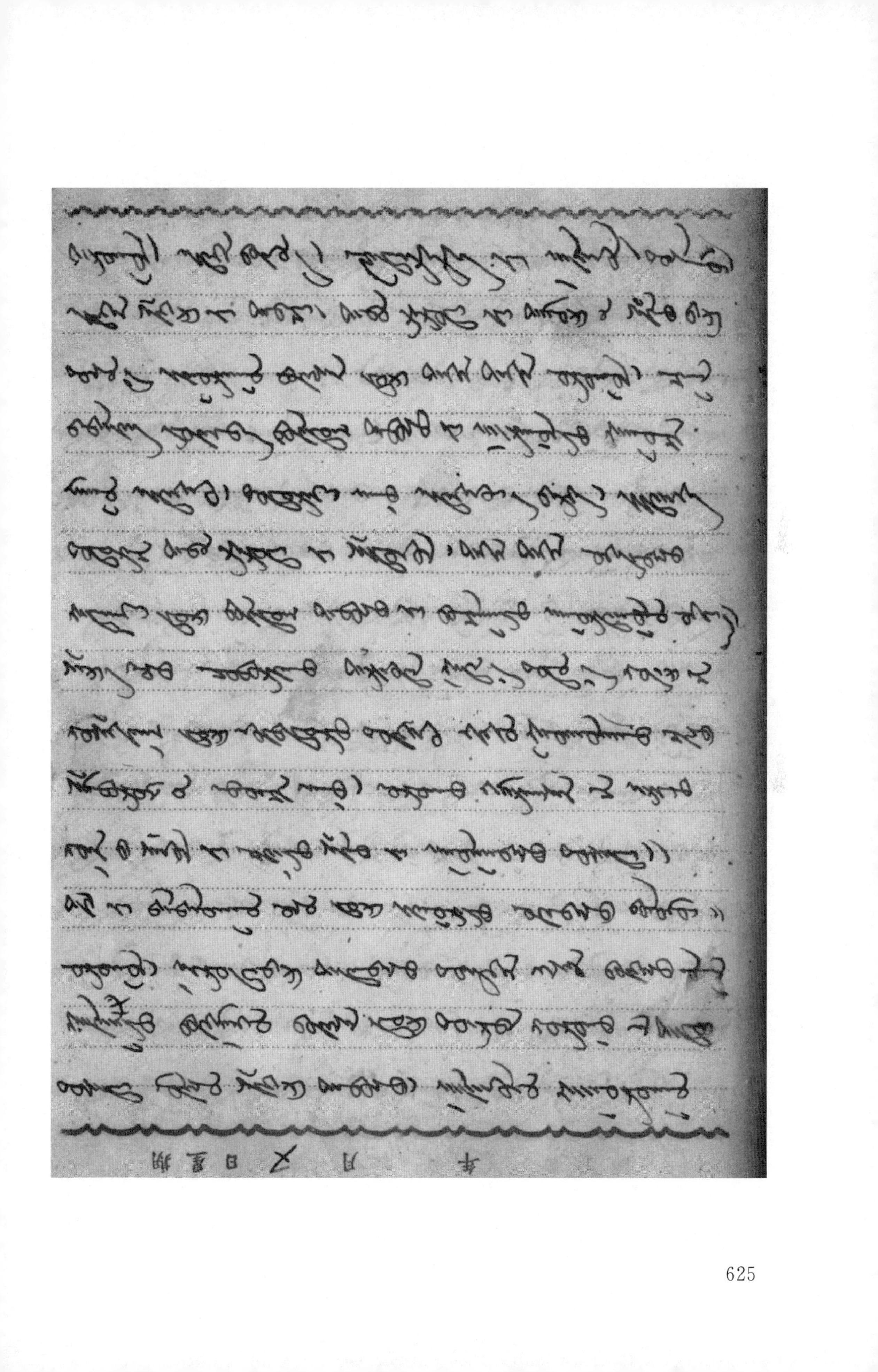

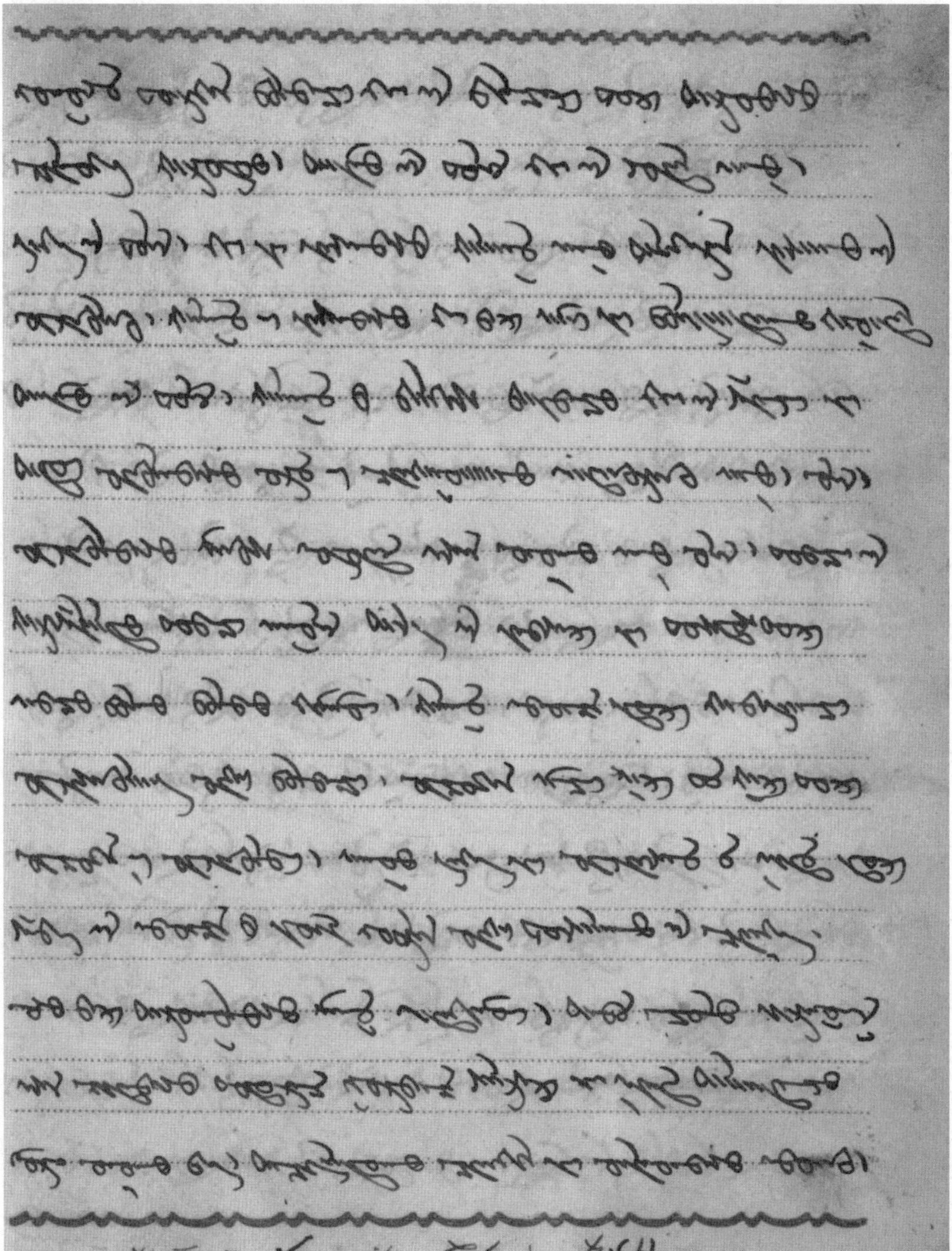

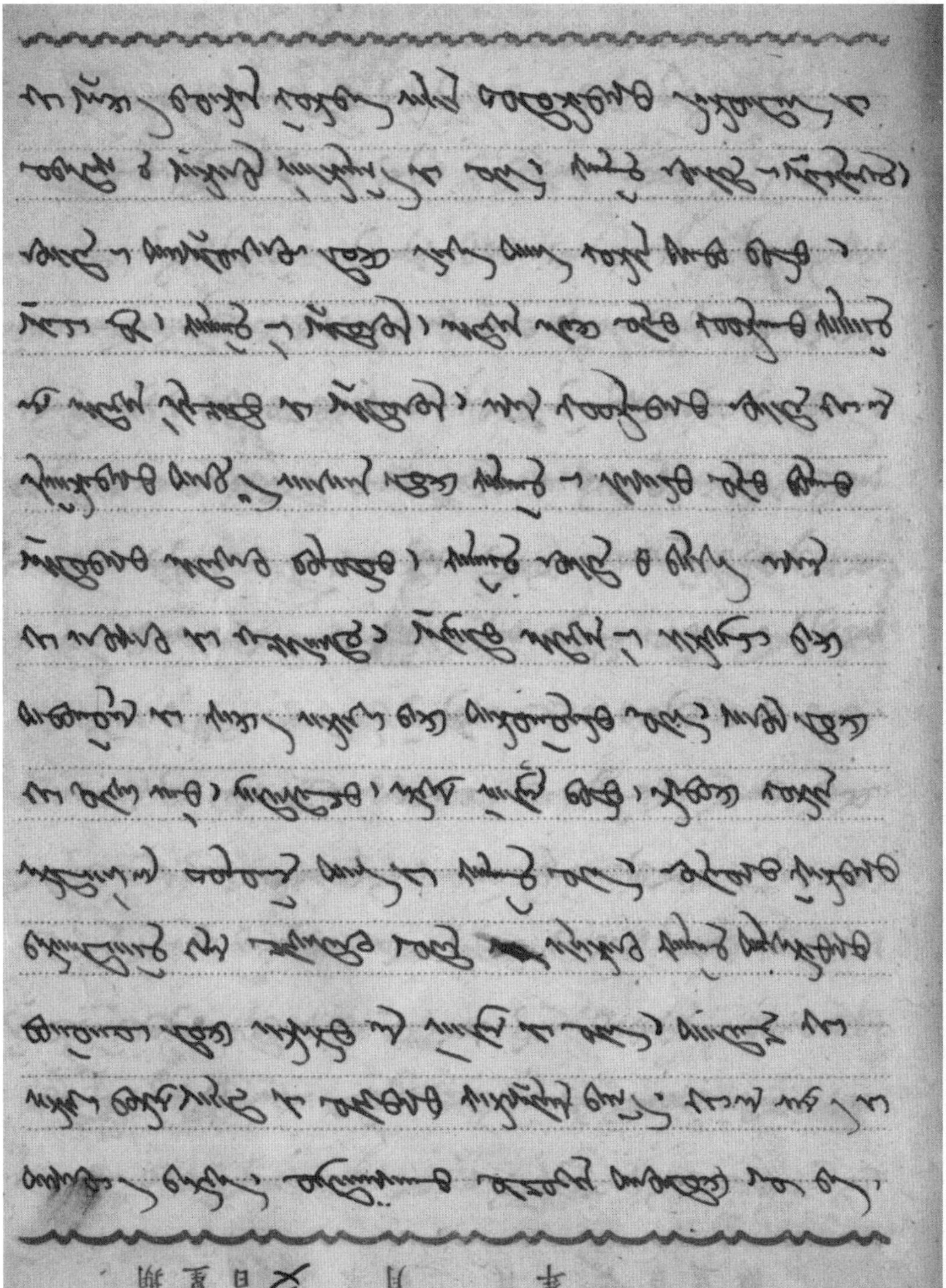

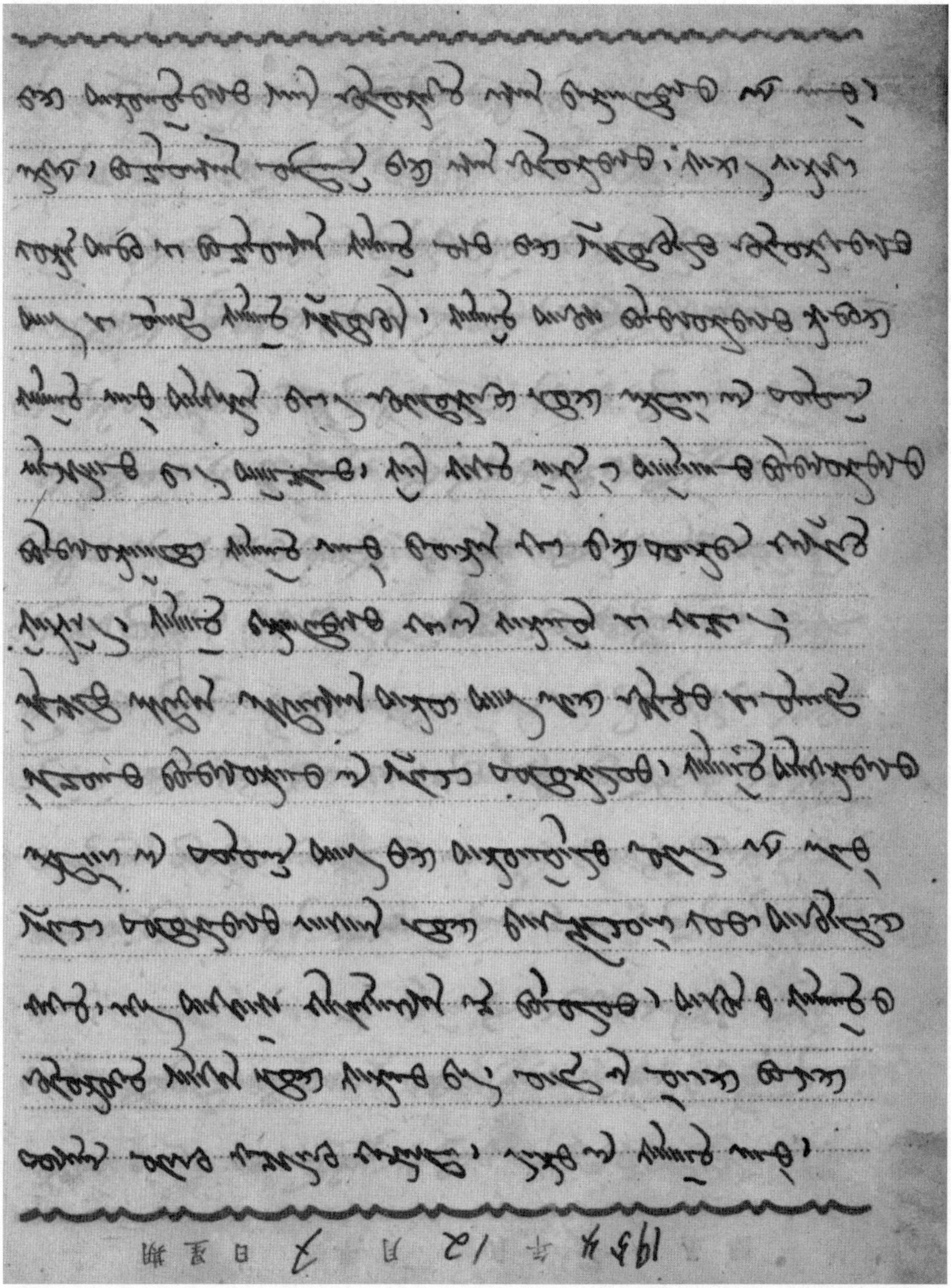

1954 年 12 月 7 日 星期

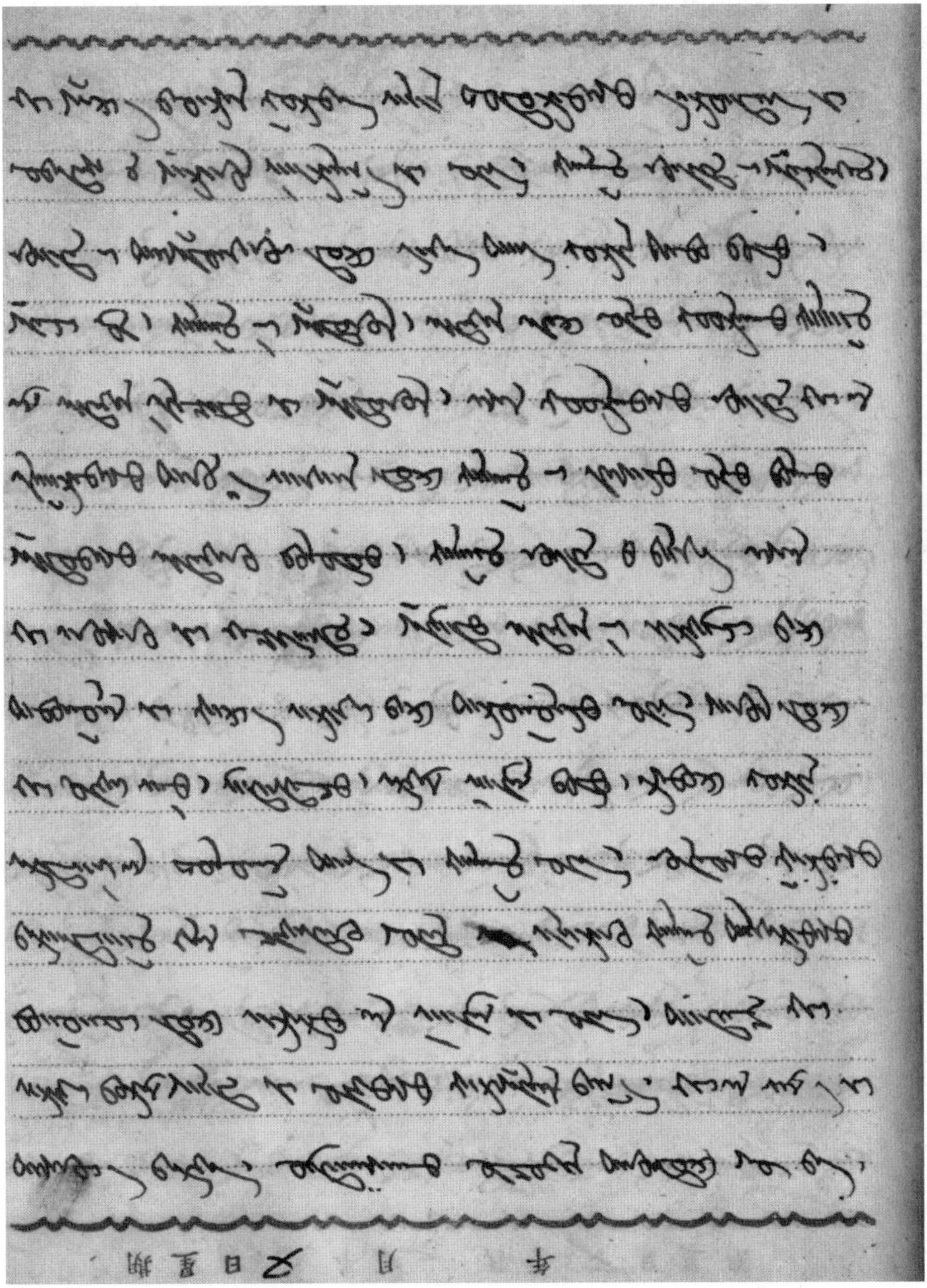

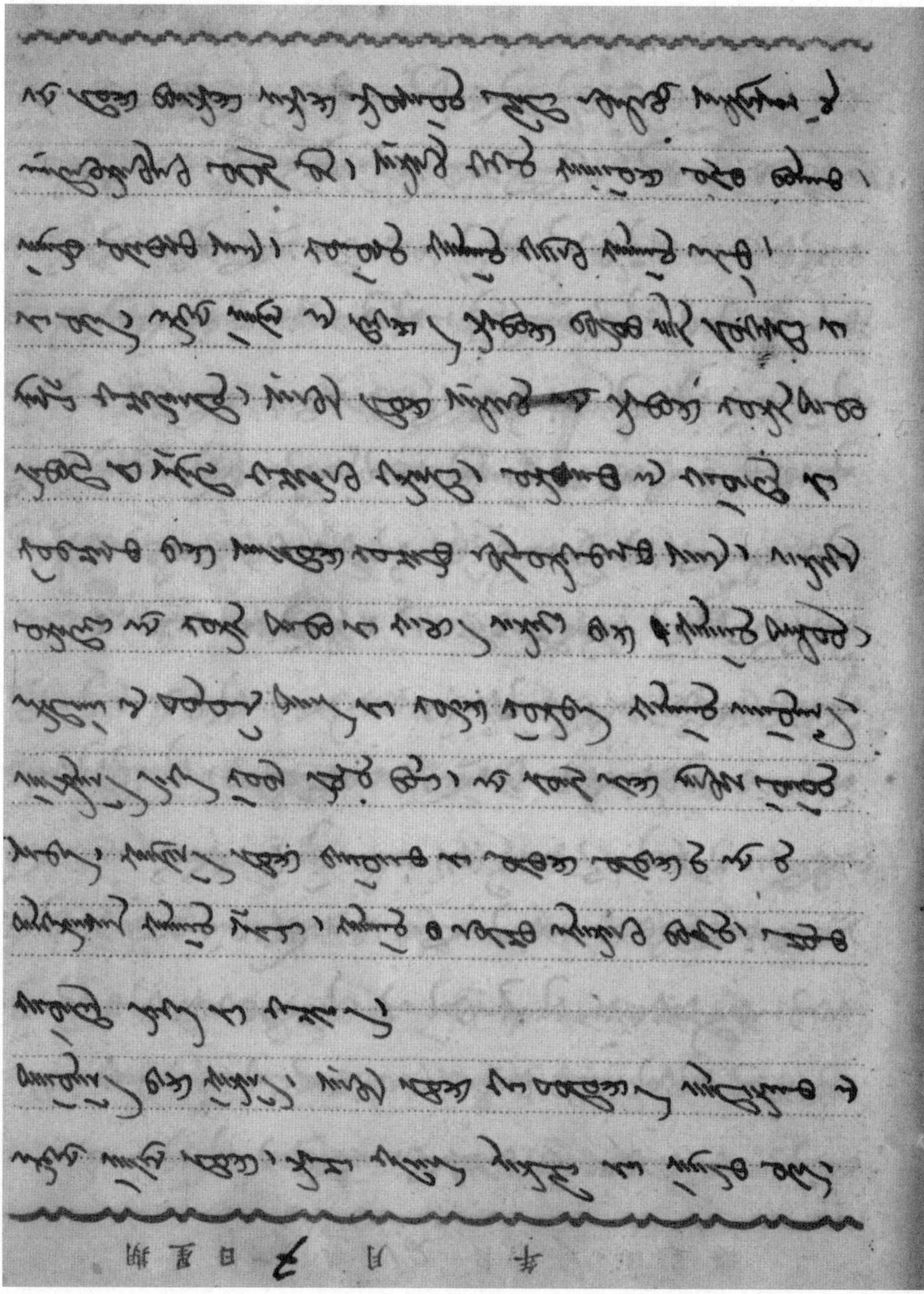

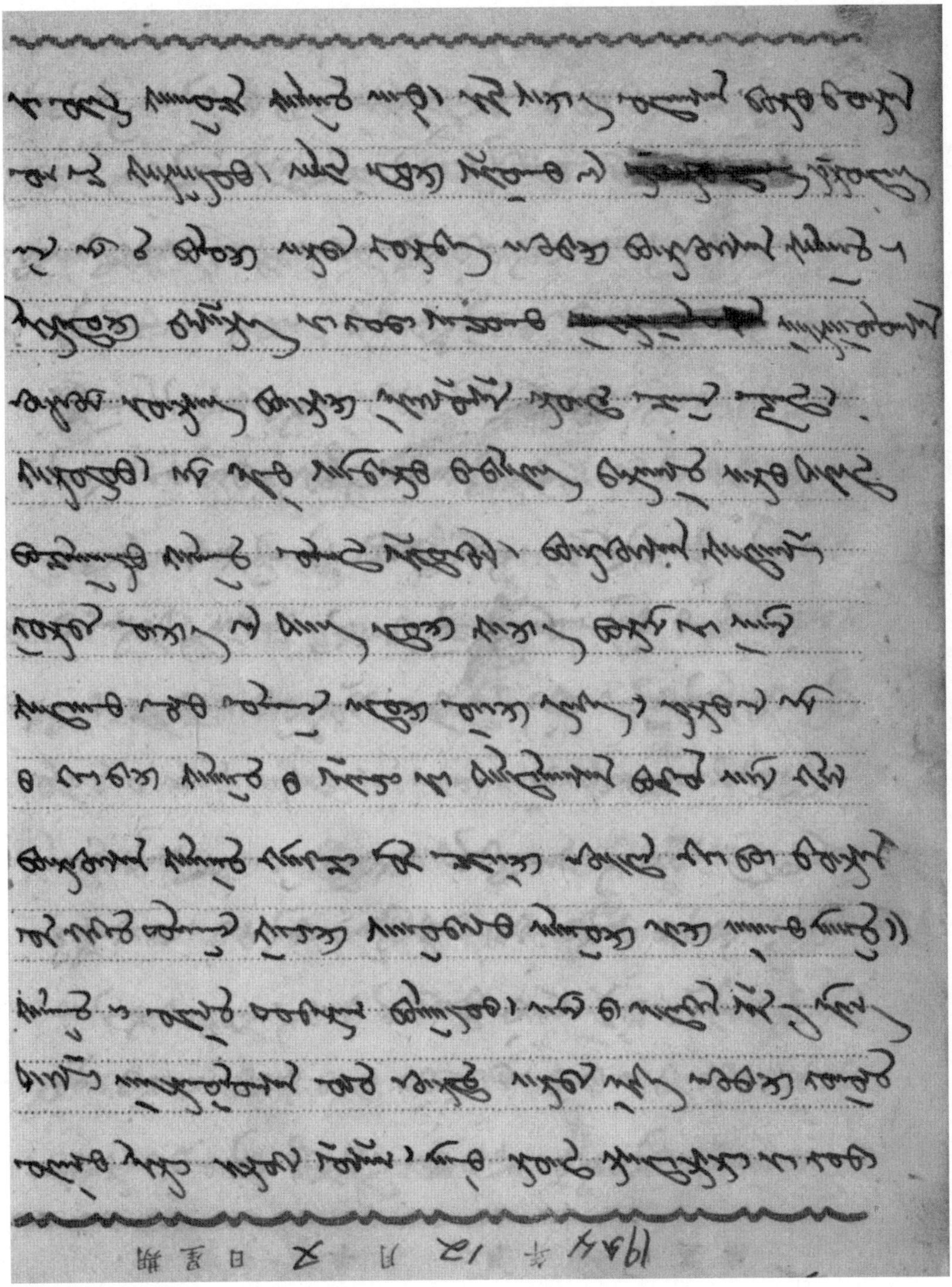

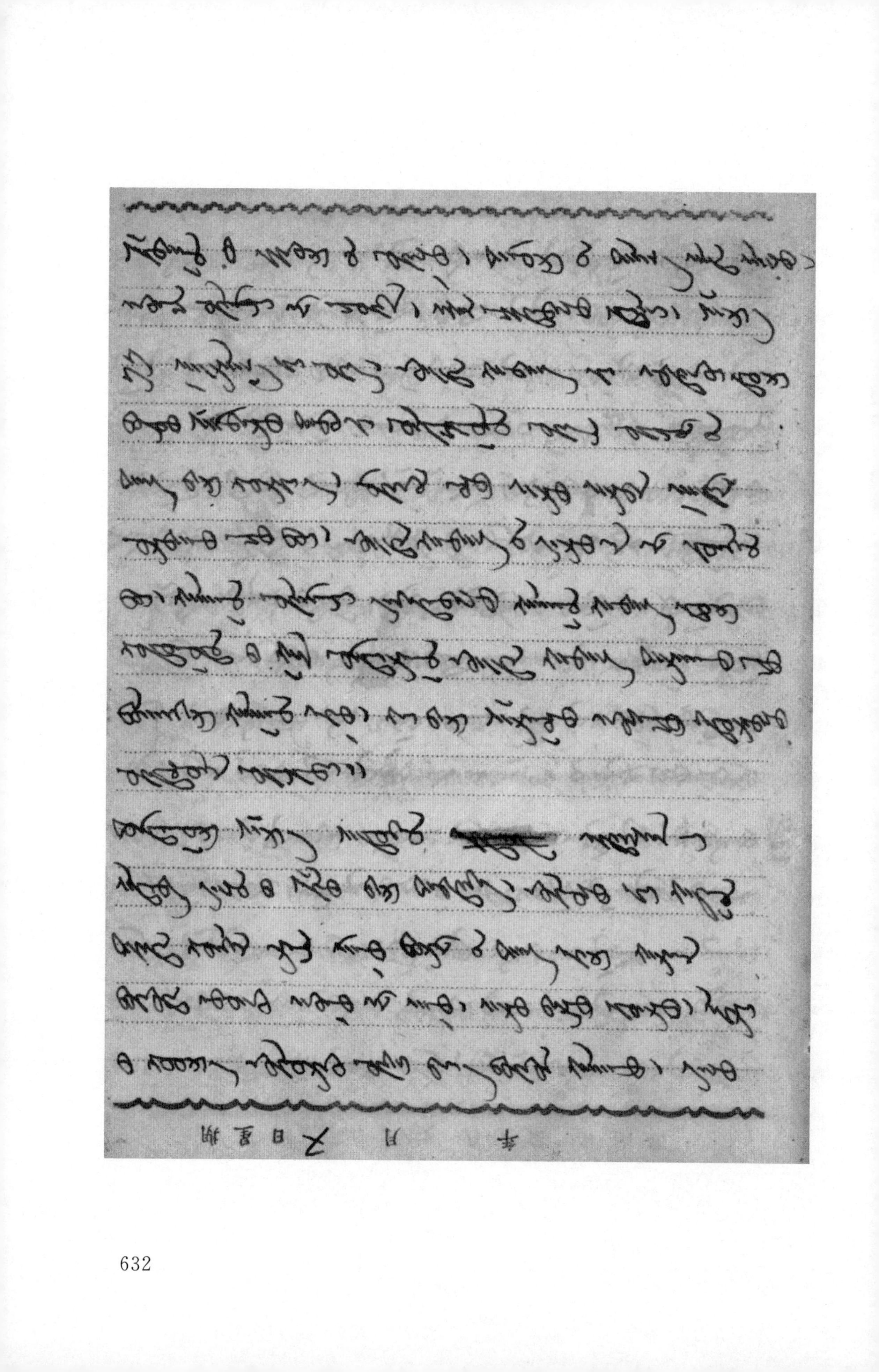

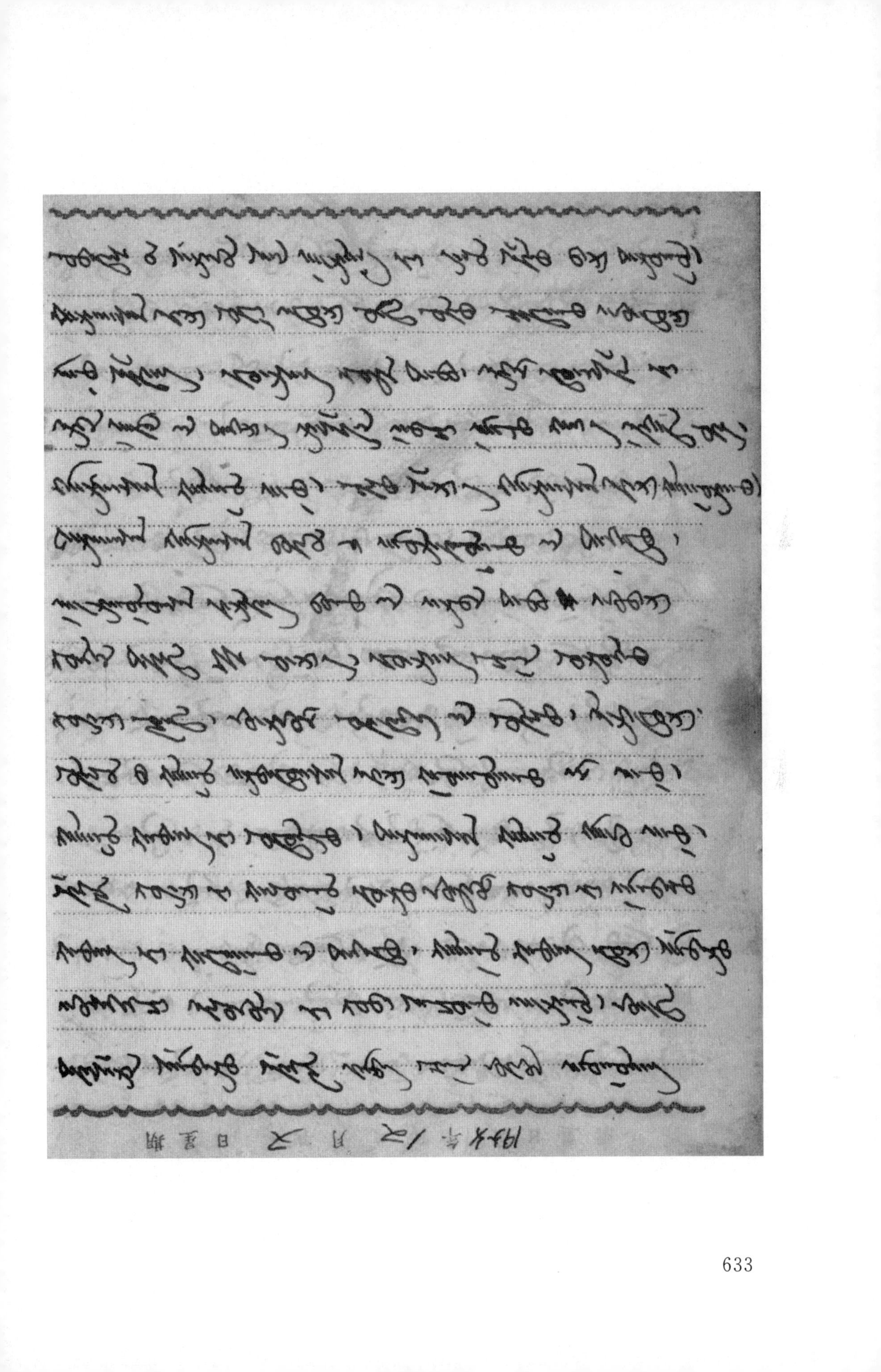

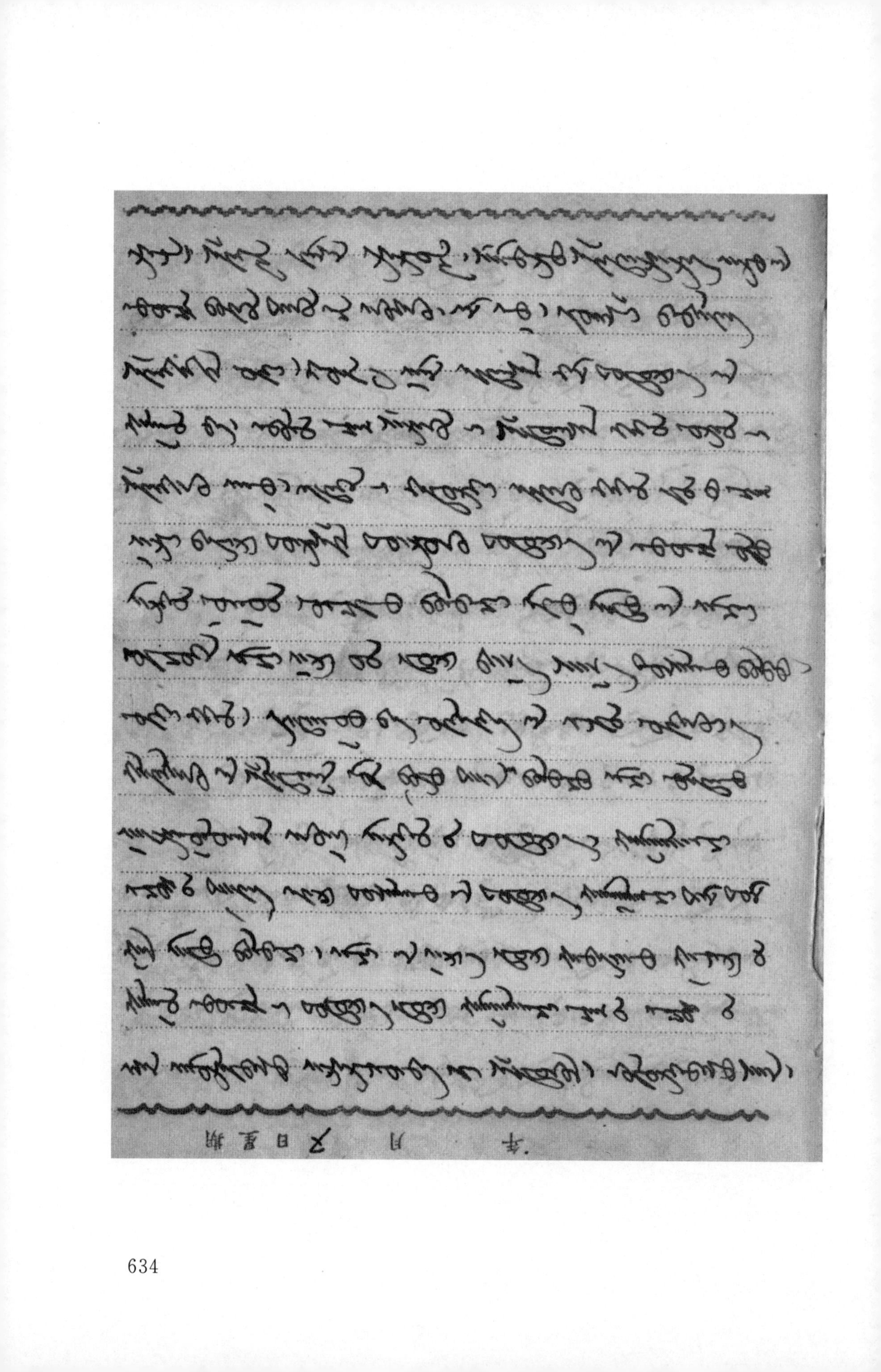

年 月 7日星期

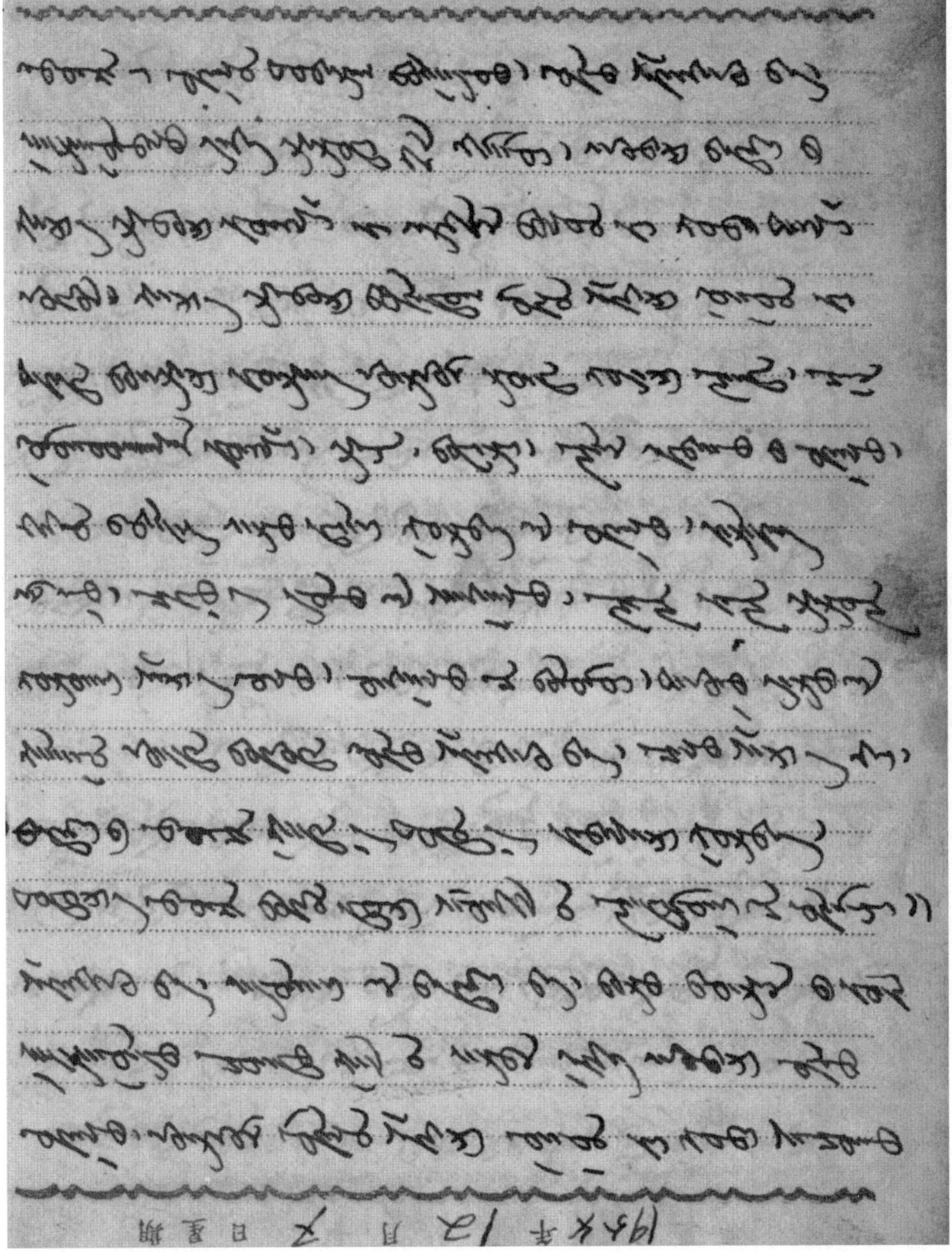

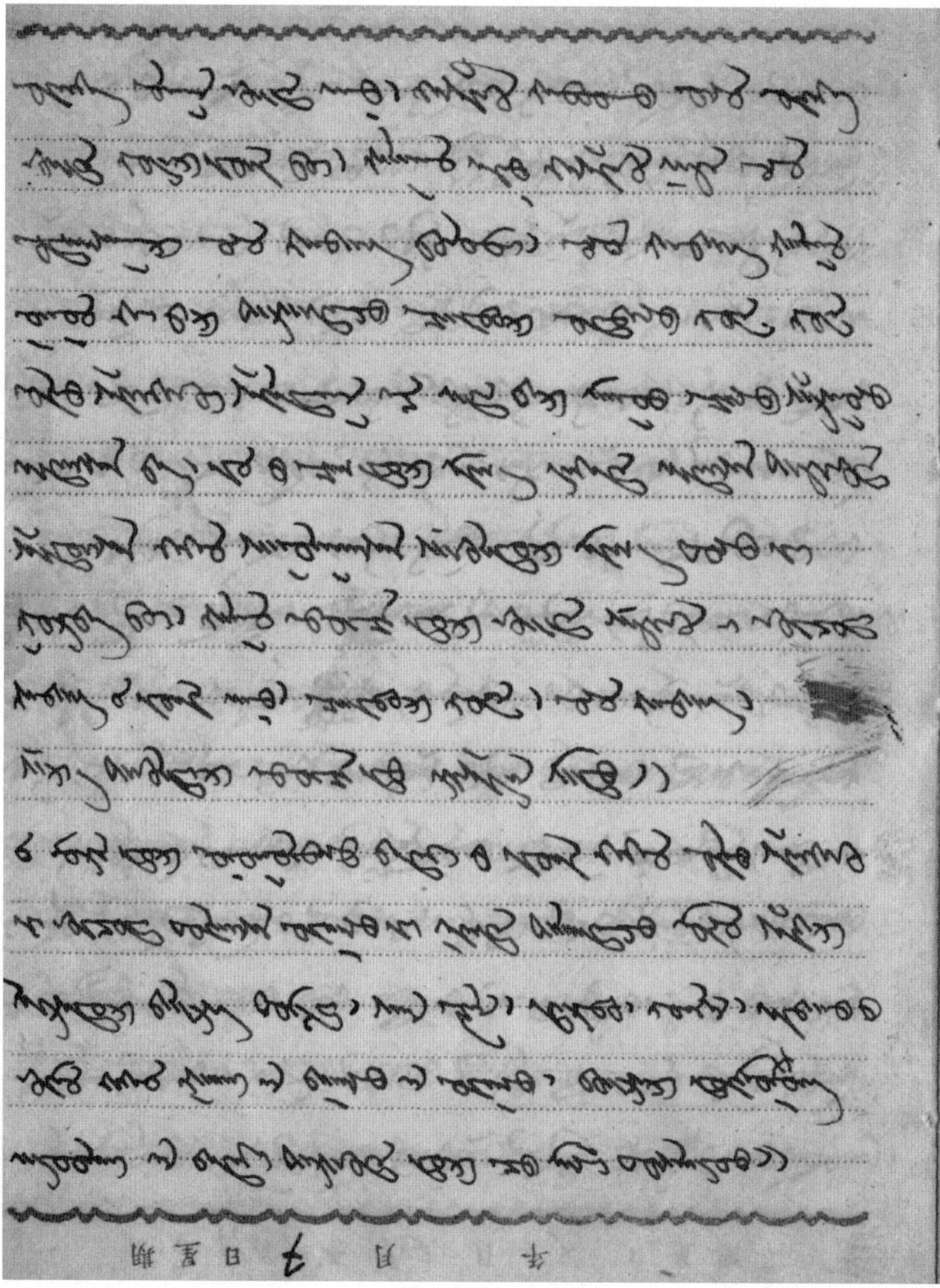
年 月 7 日星期

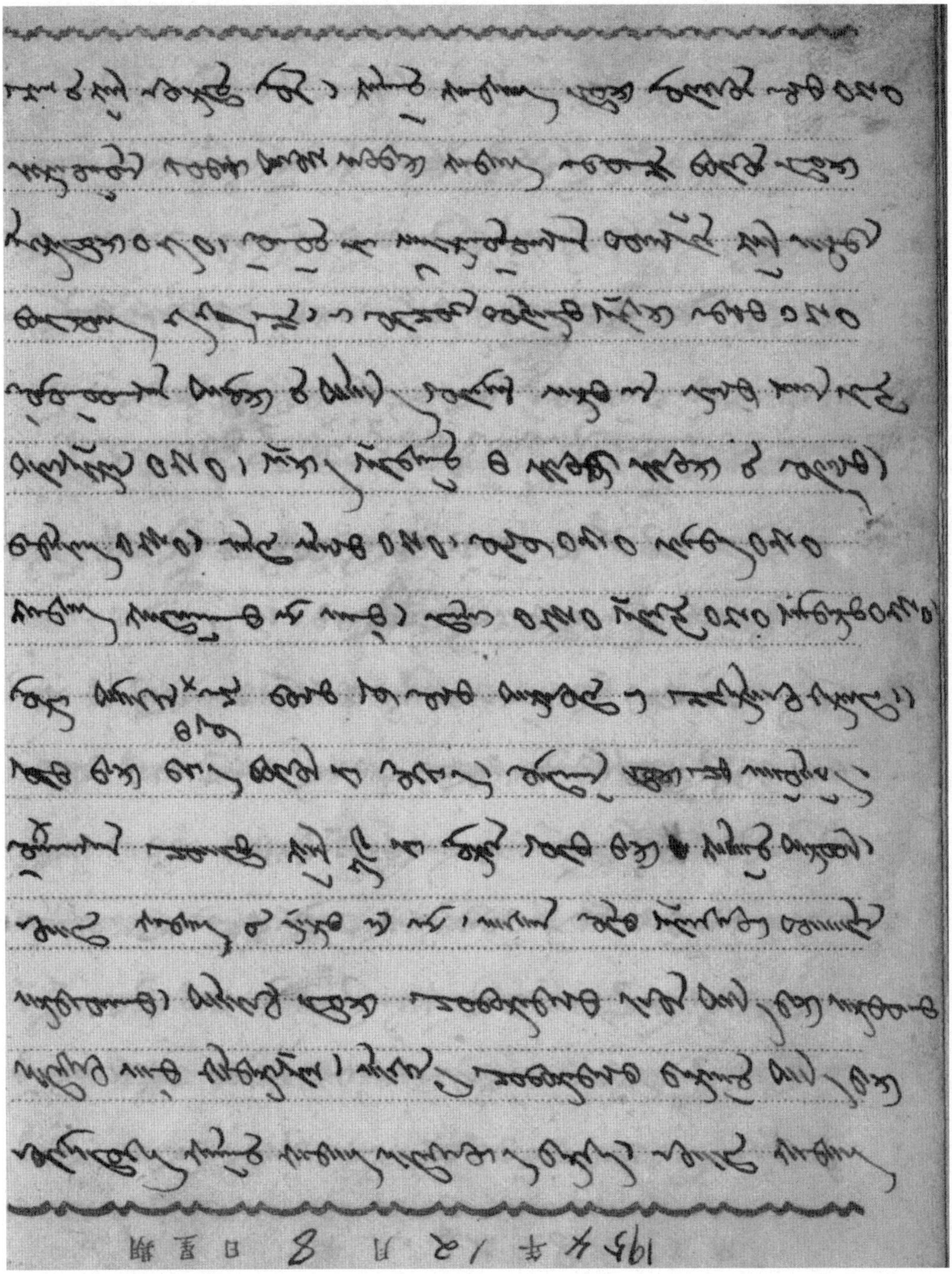
1954年12月8日星期

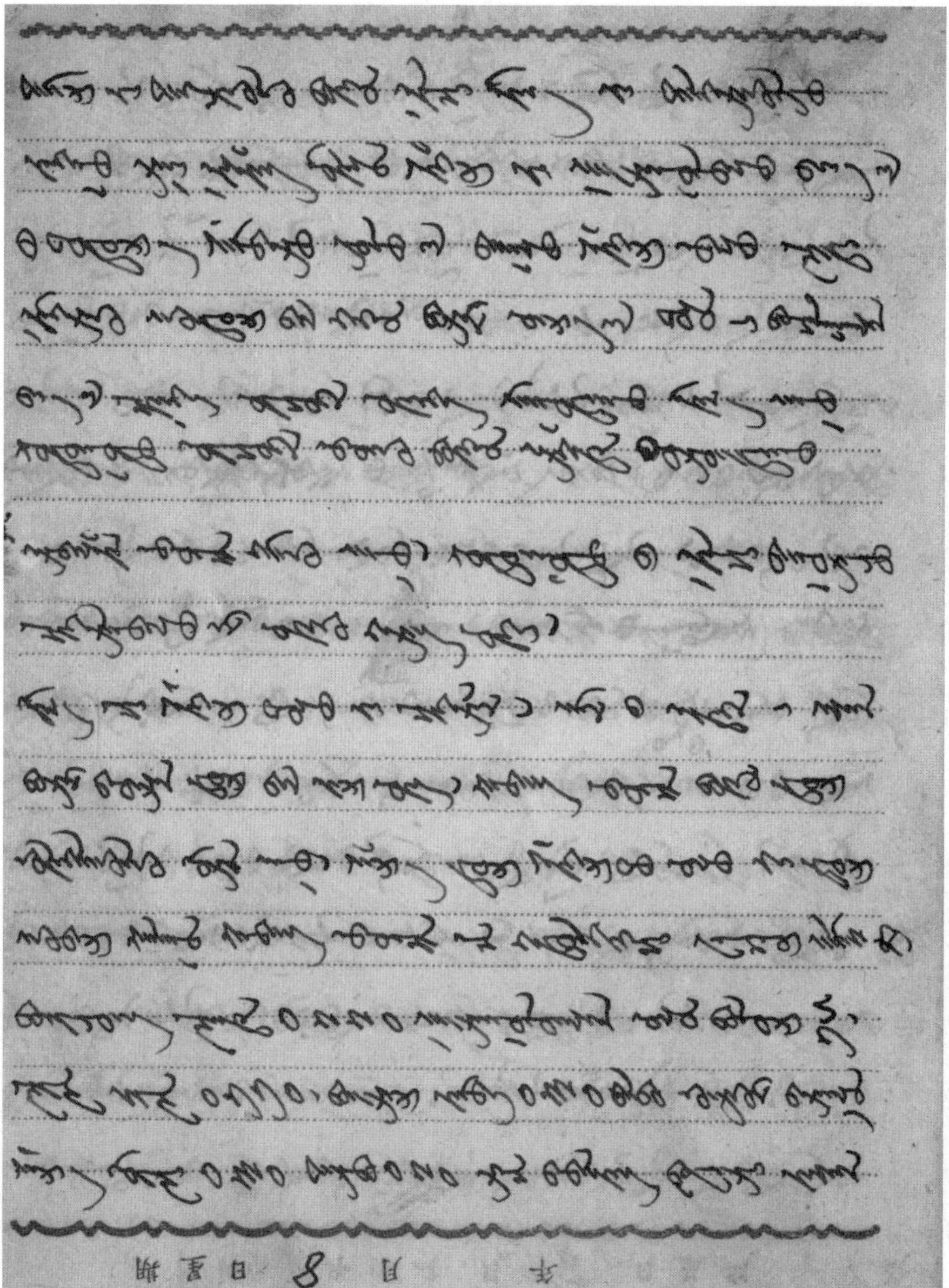

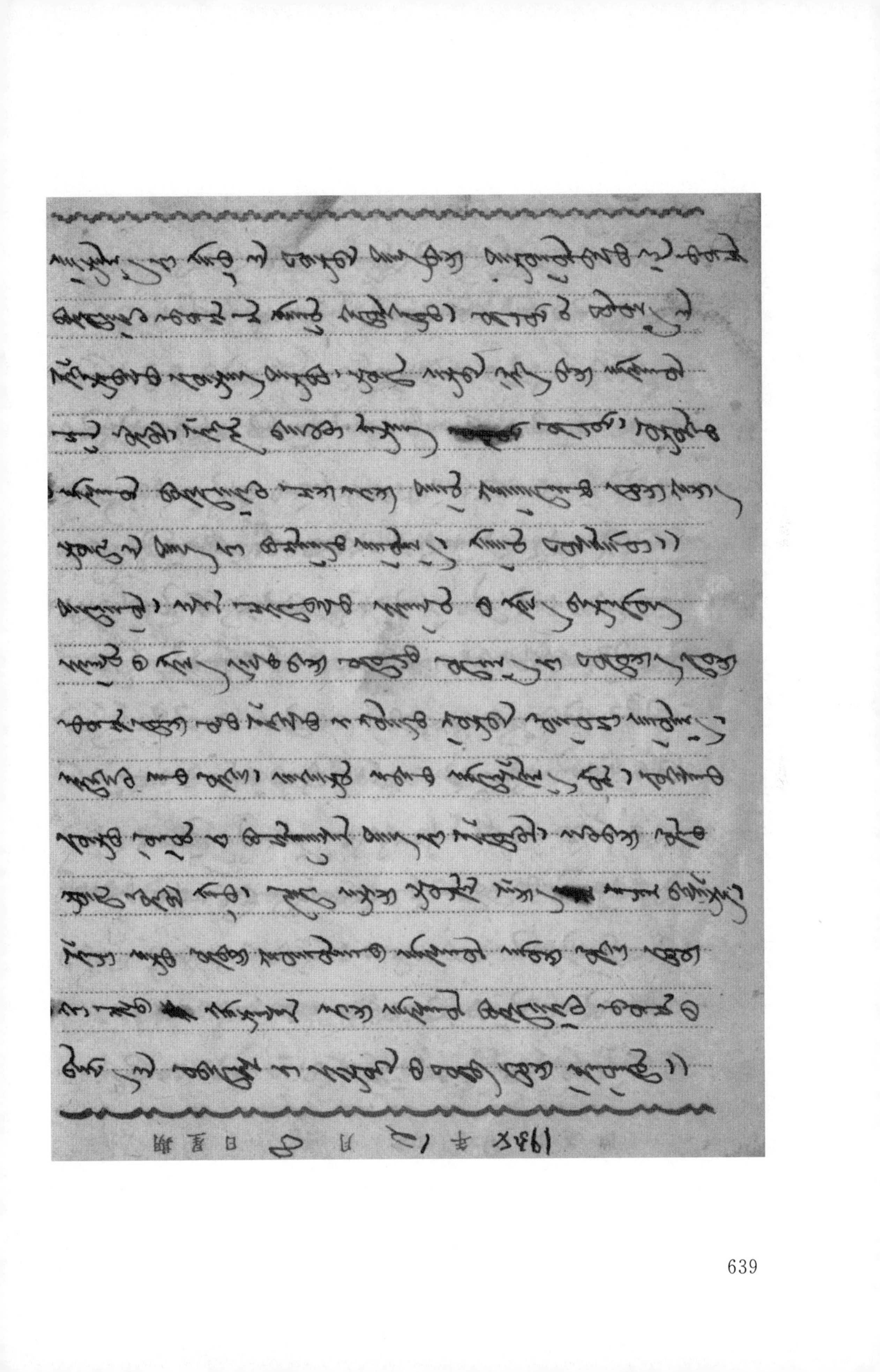

1958 年 12 月 8 日 星期

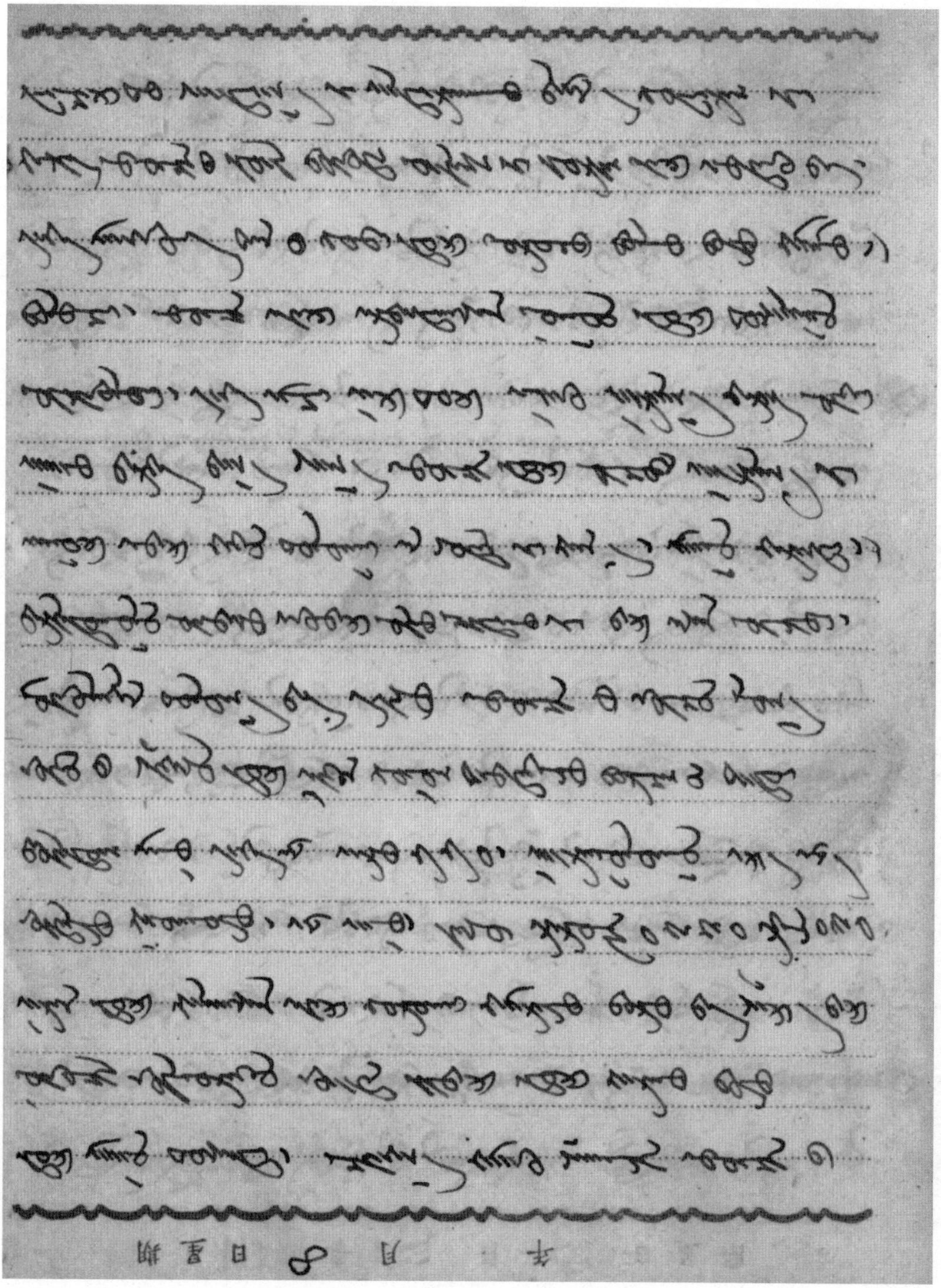

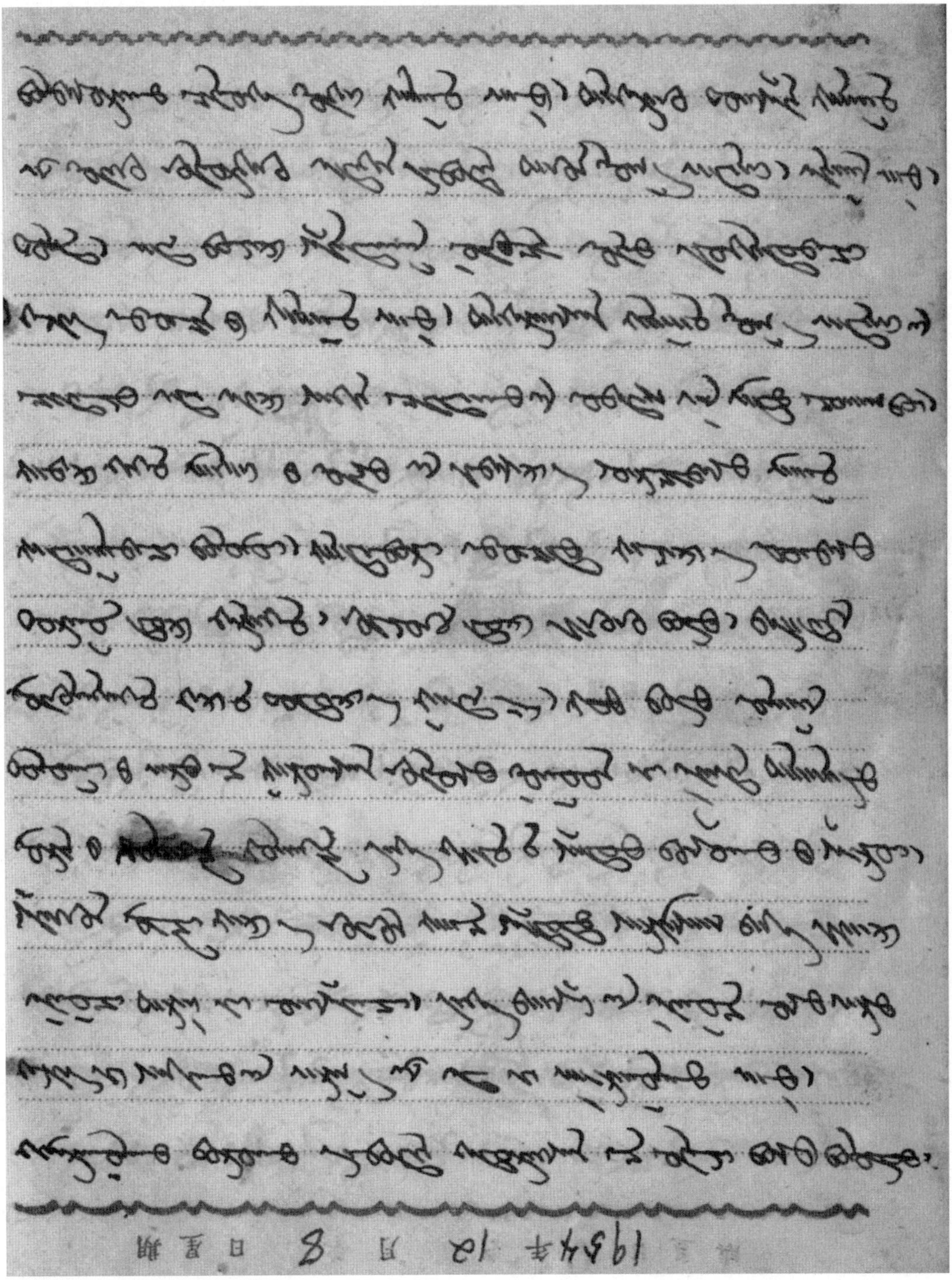

1954年 12 月 8 日 星期

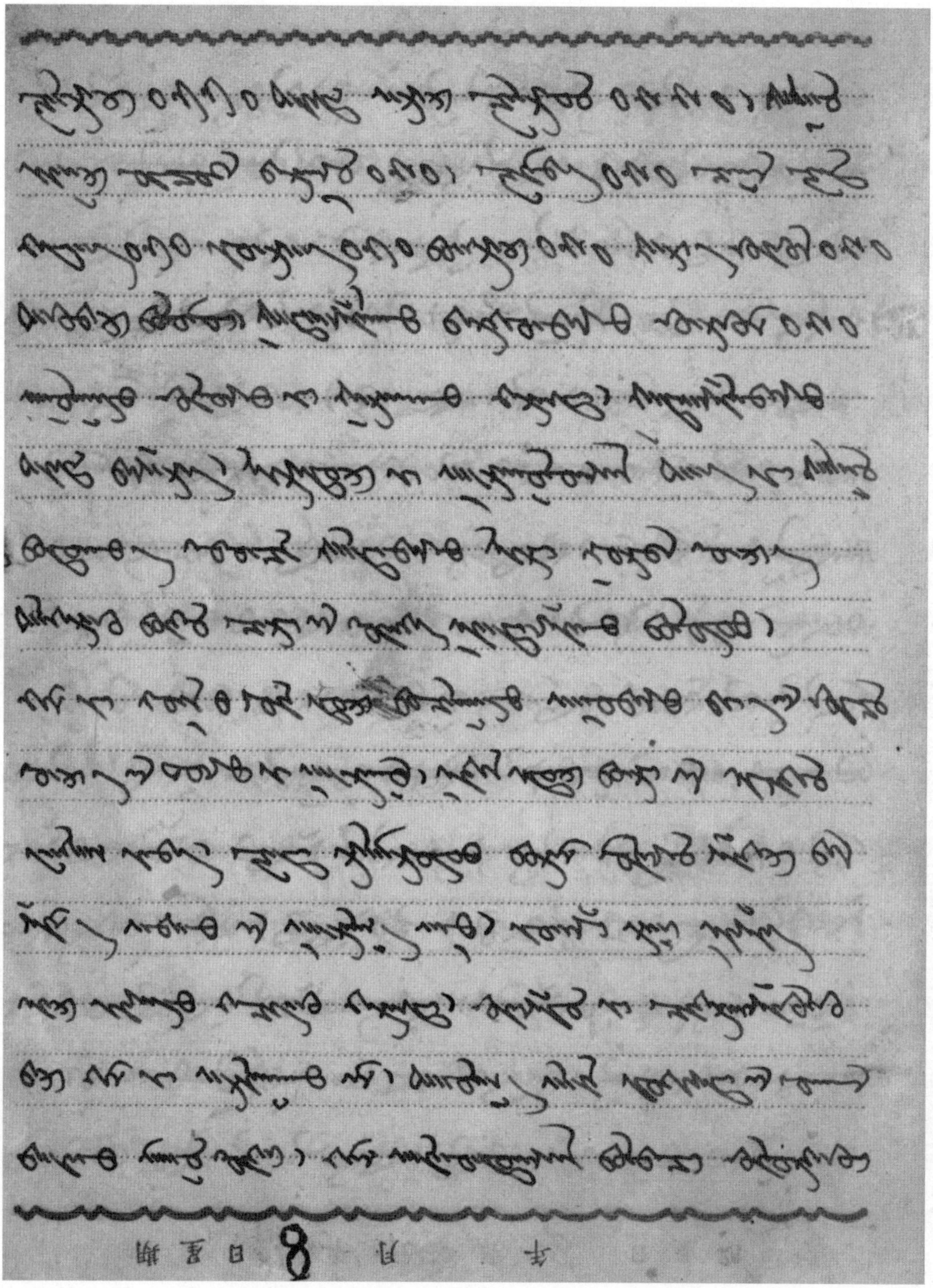

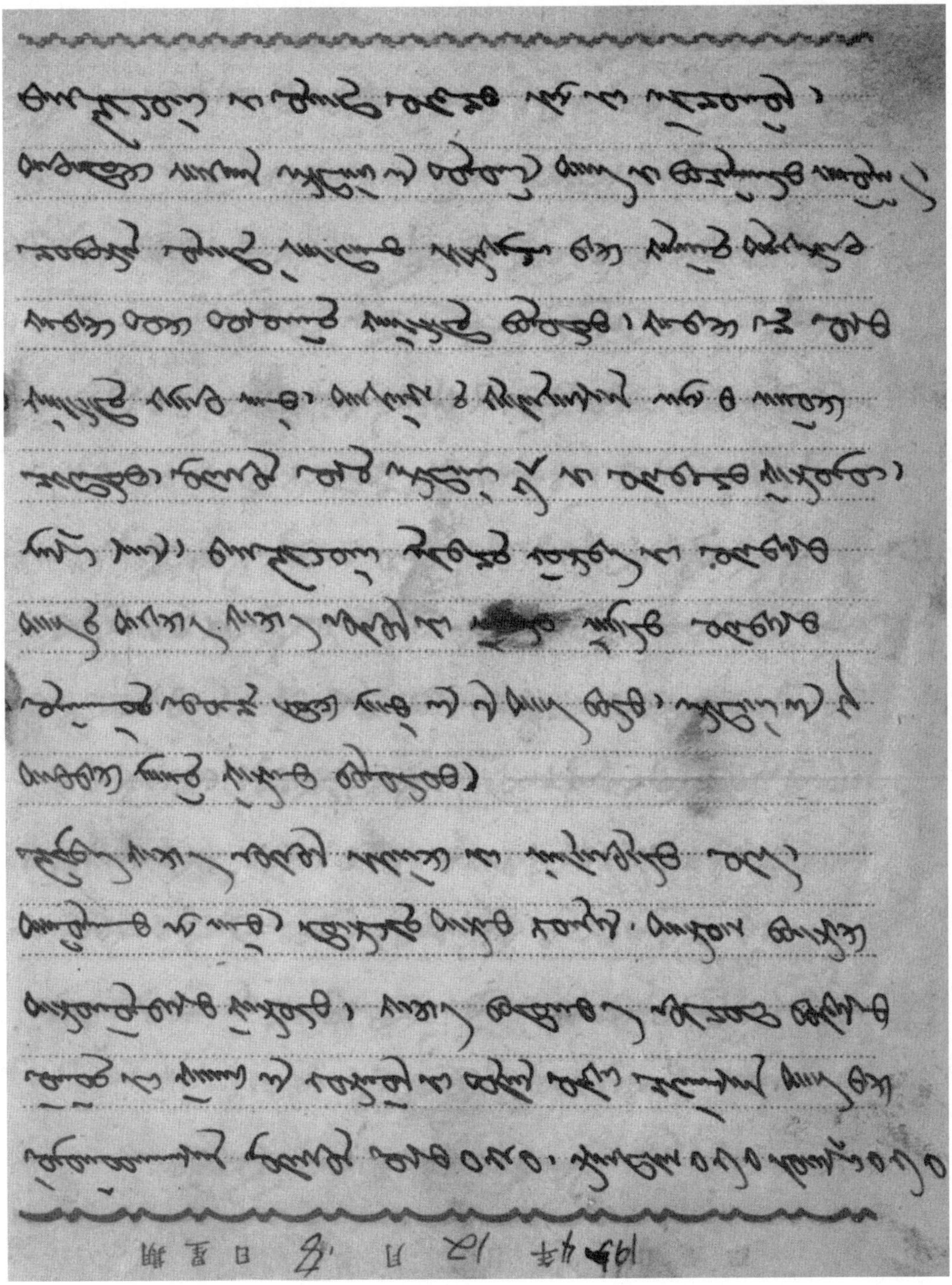

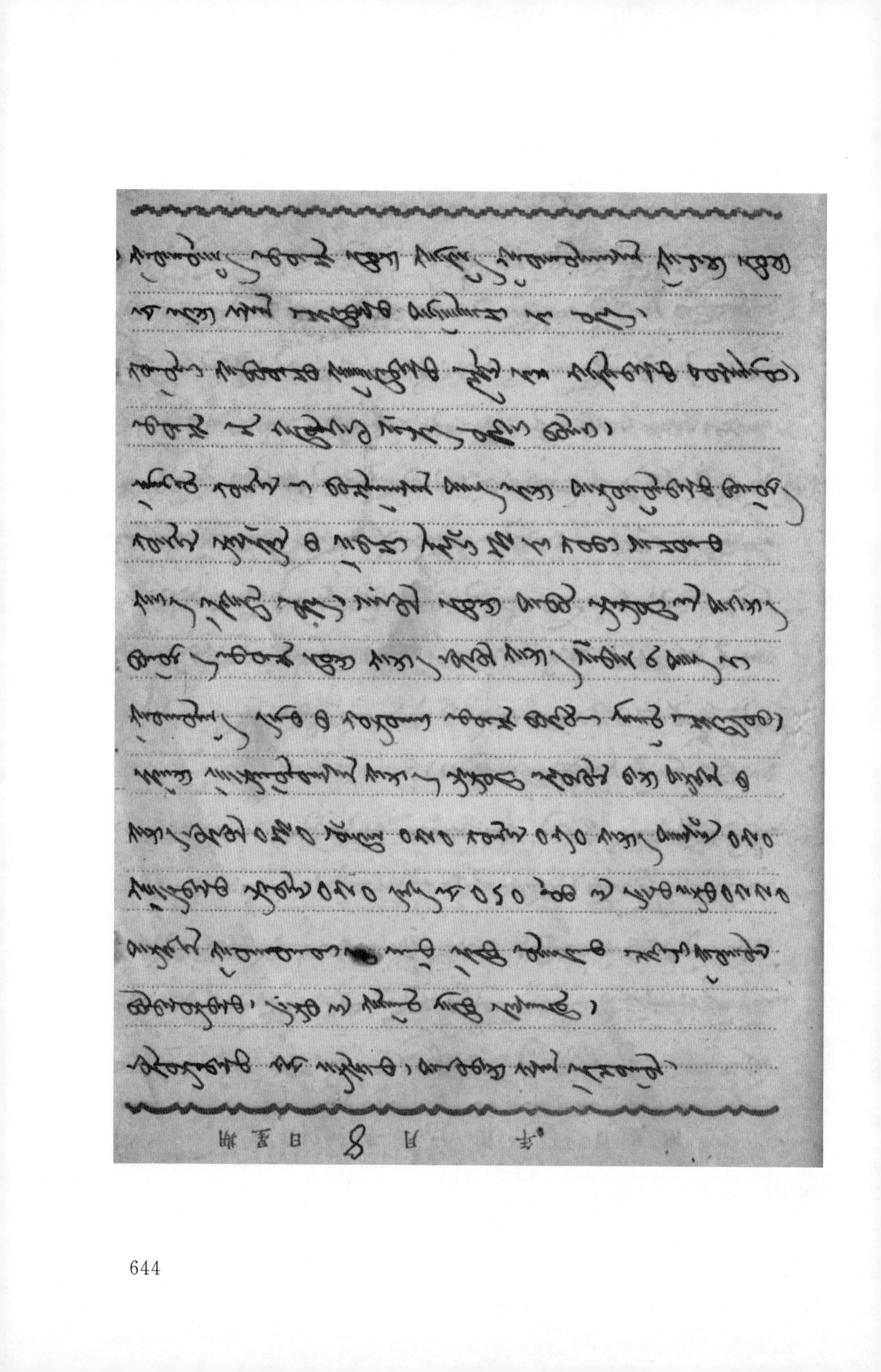

年 8 月 日 星期

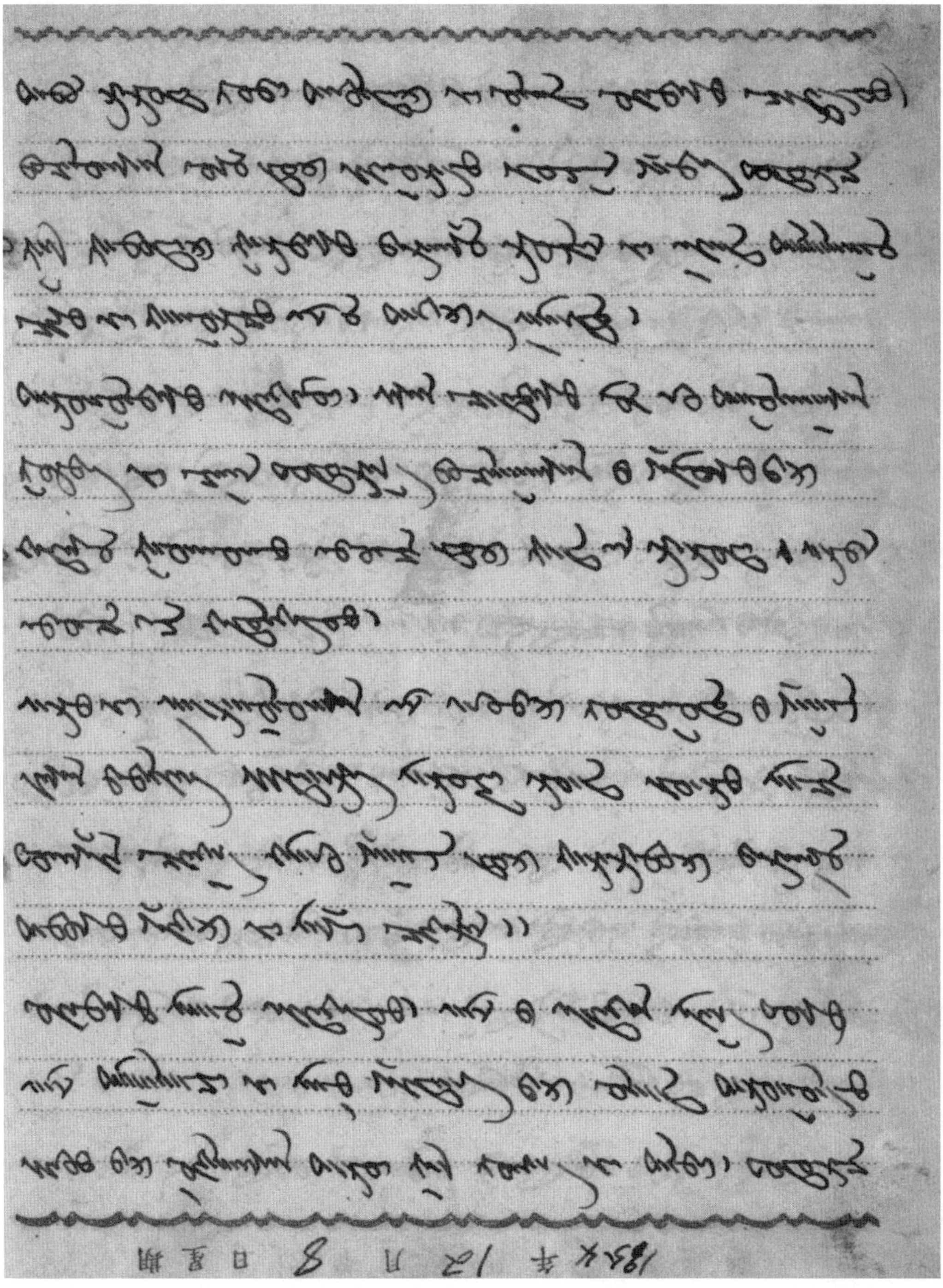

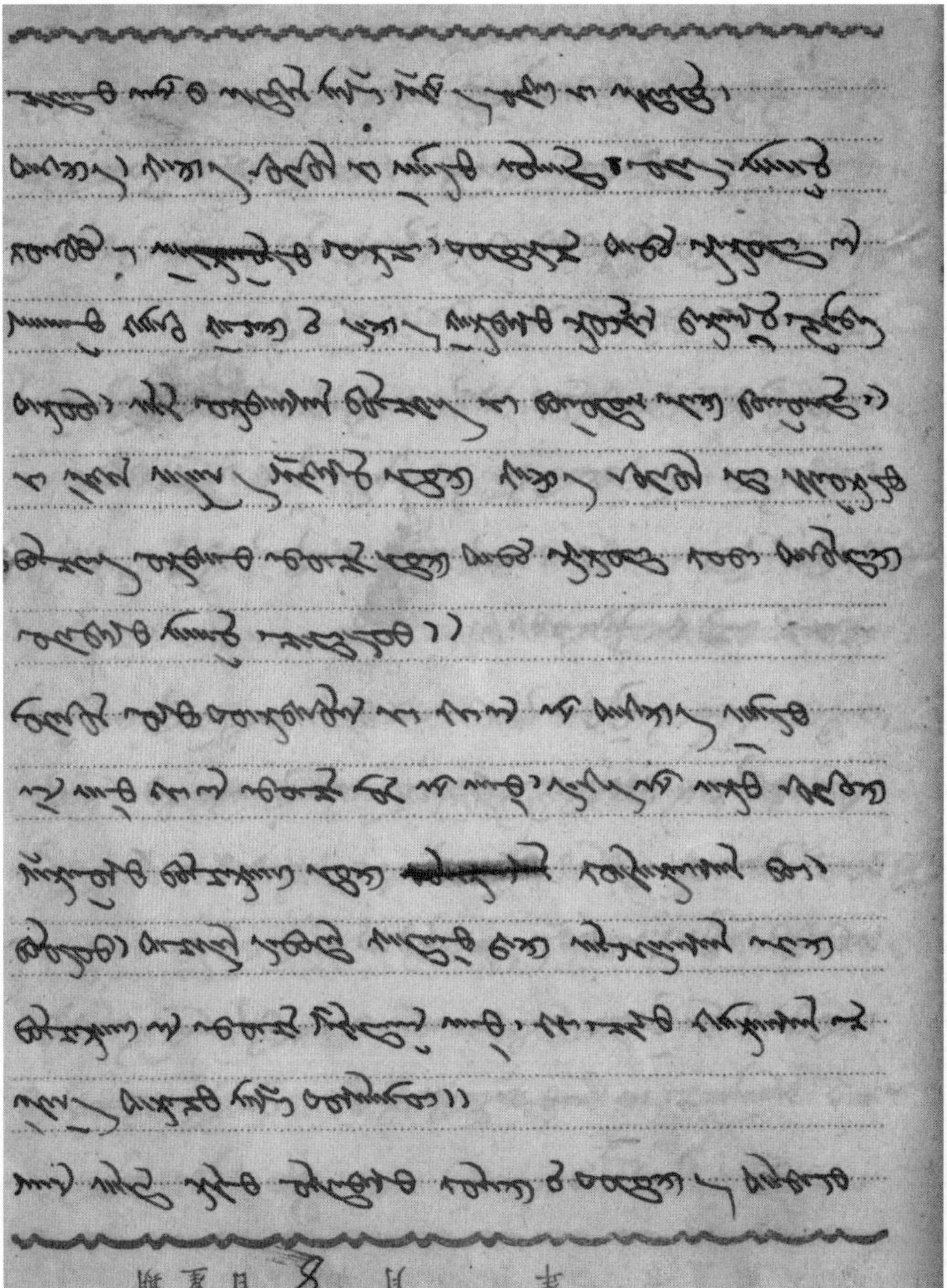

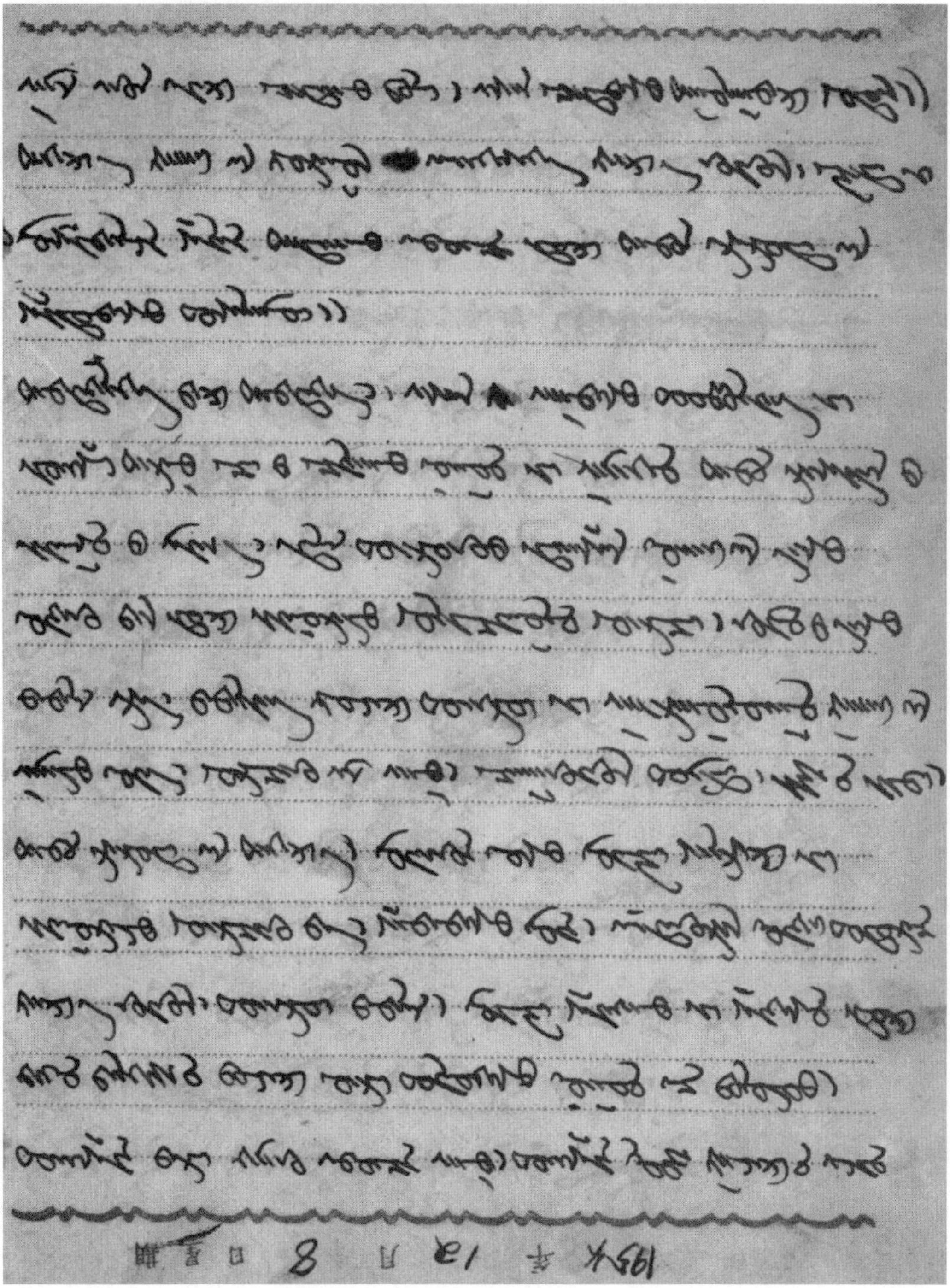

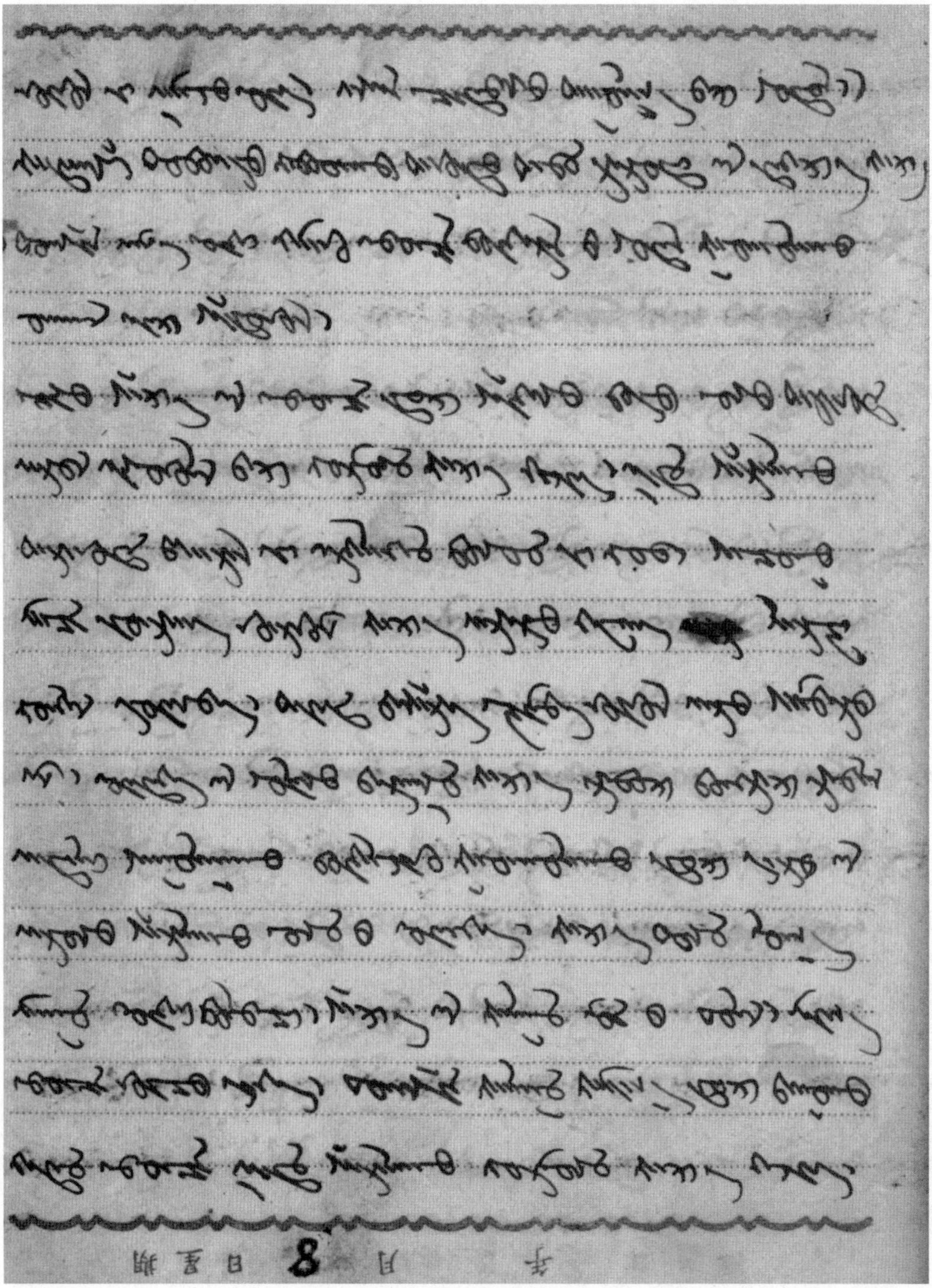

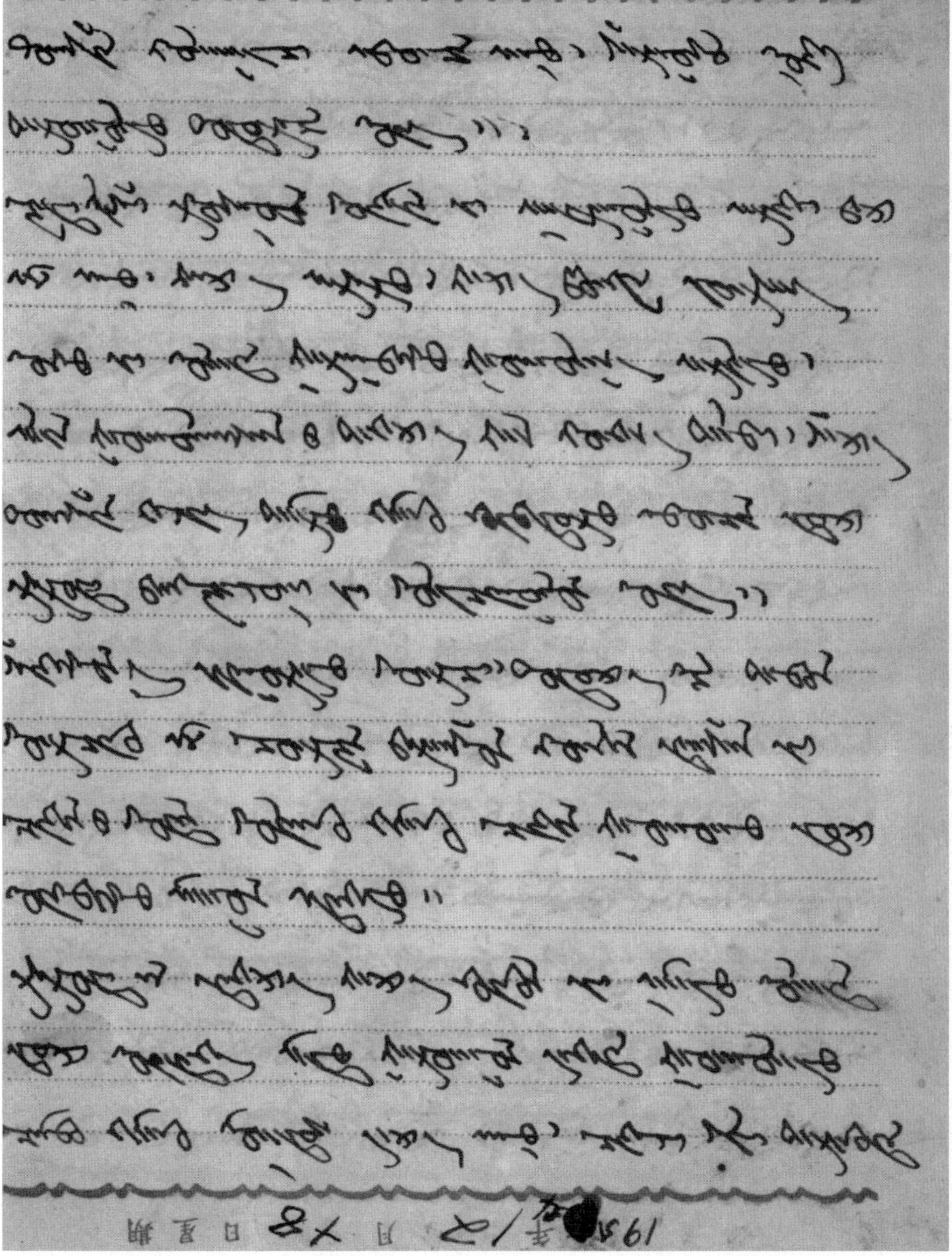

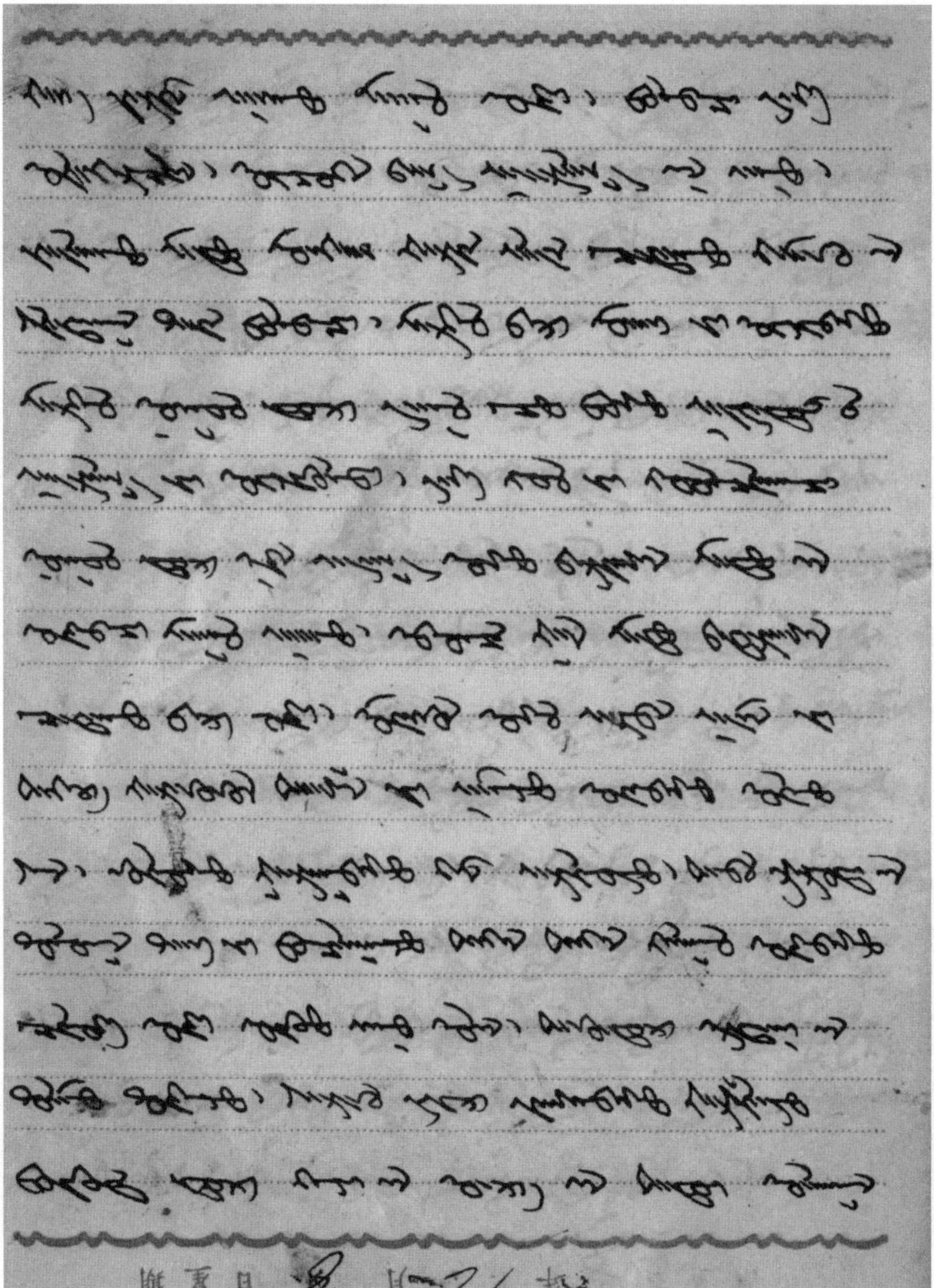

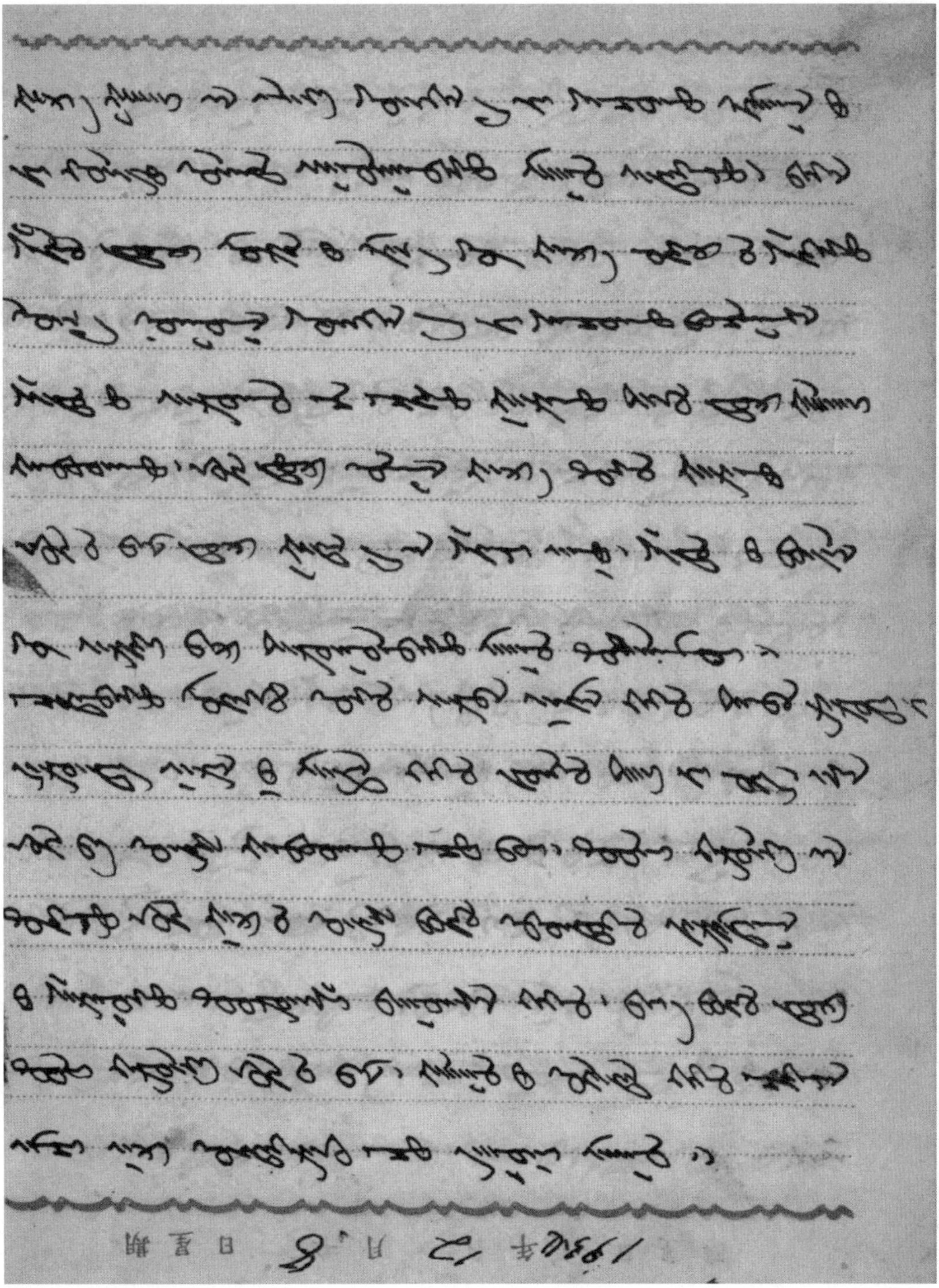

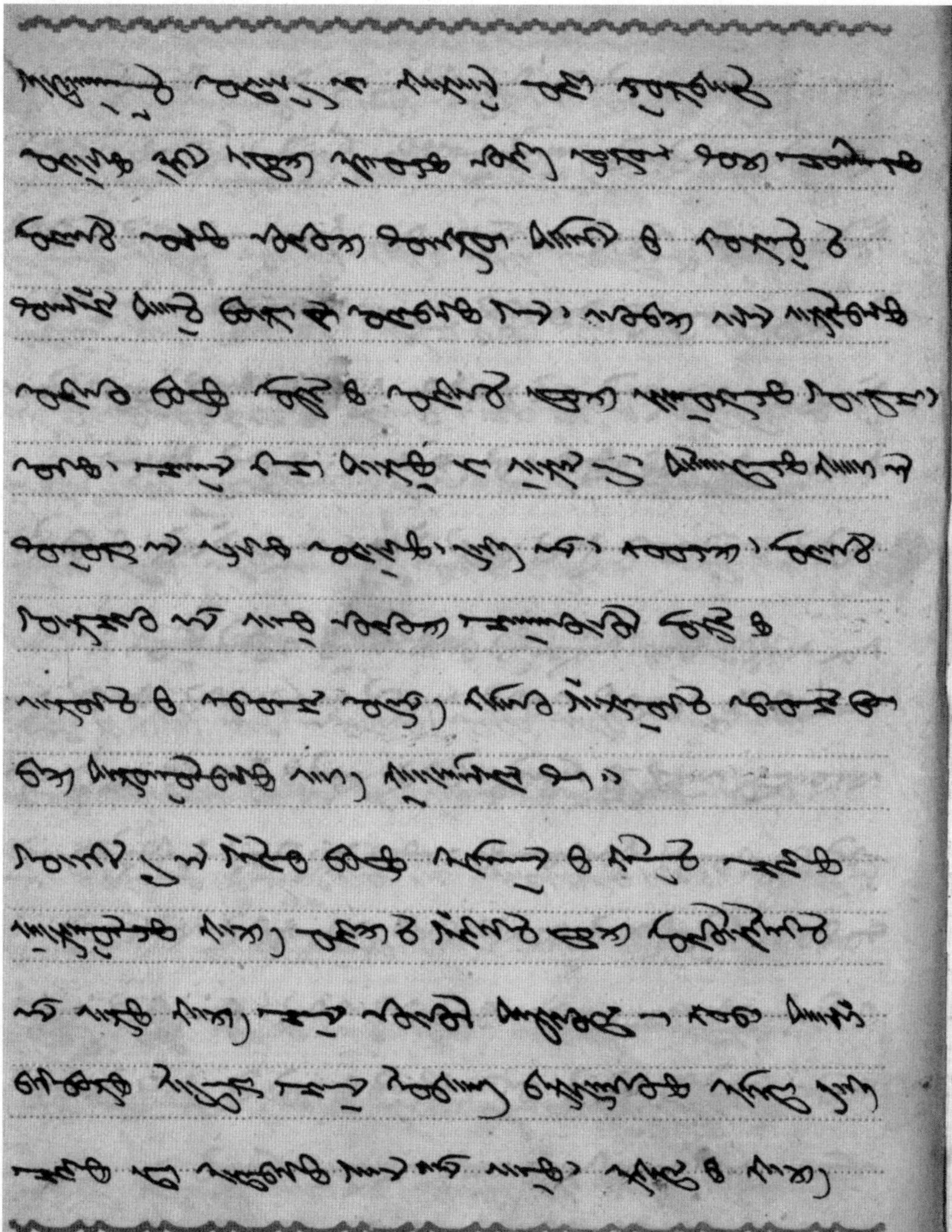

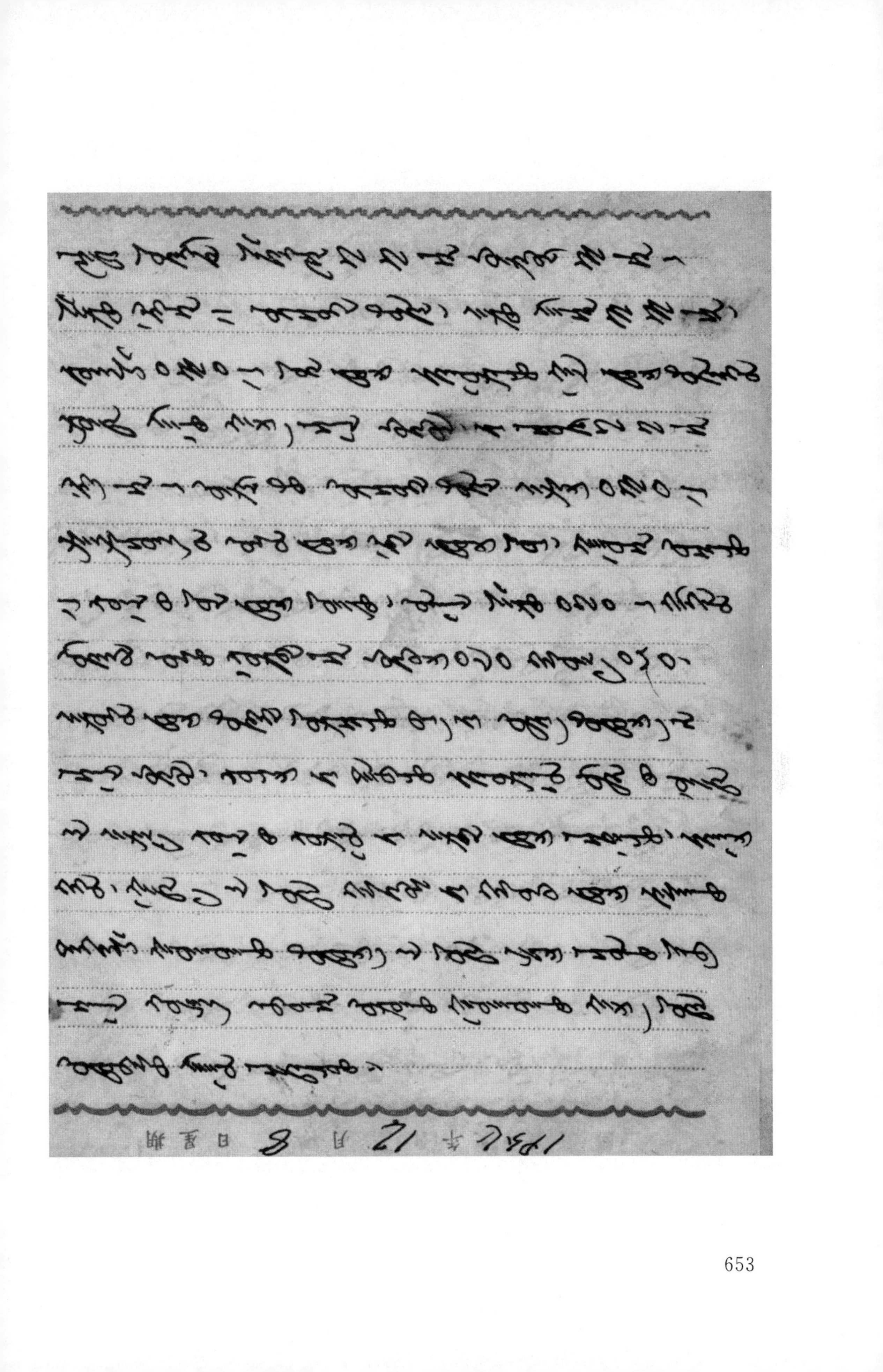

1964 年 12 月 8 日星期

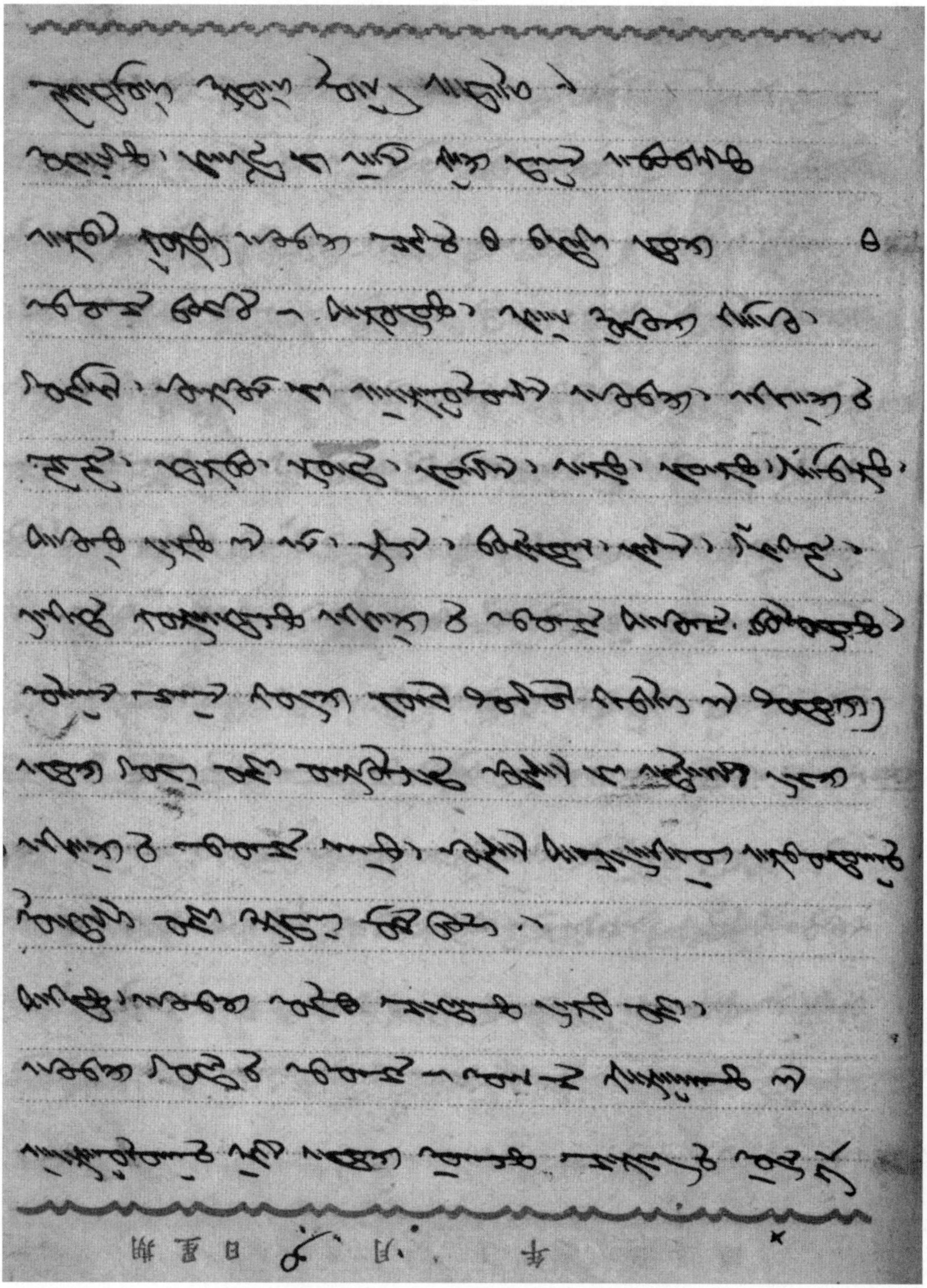

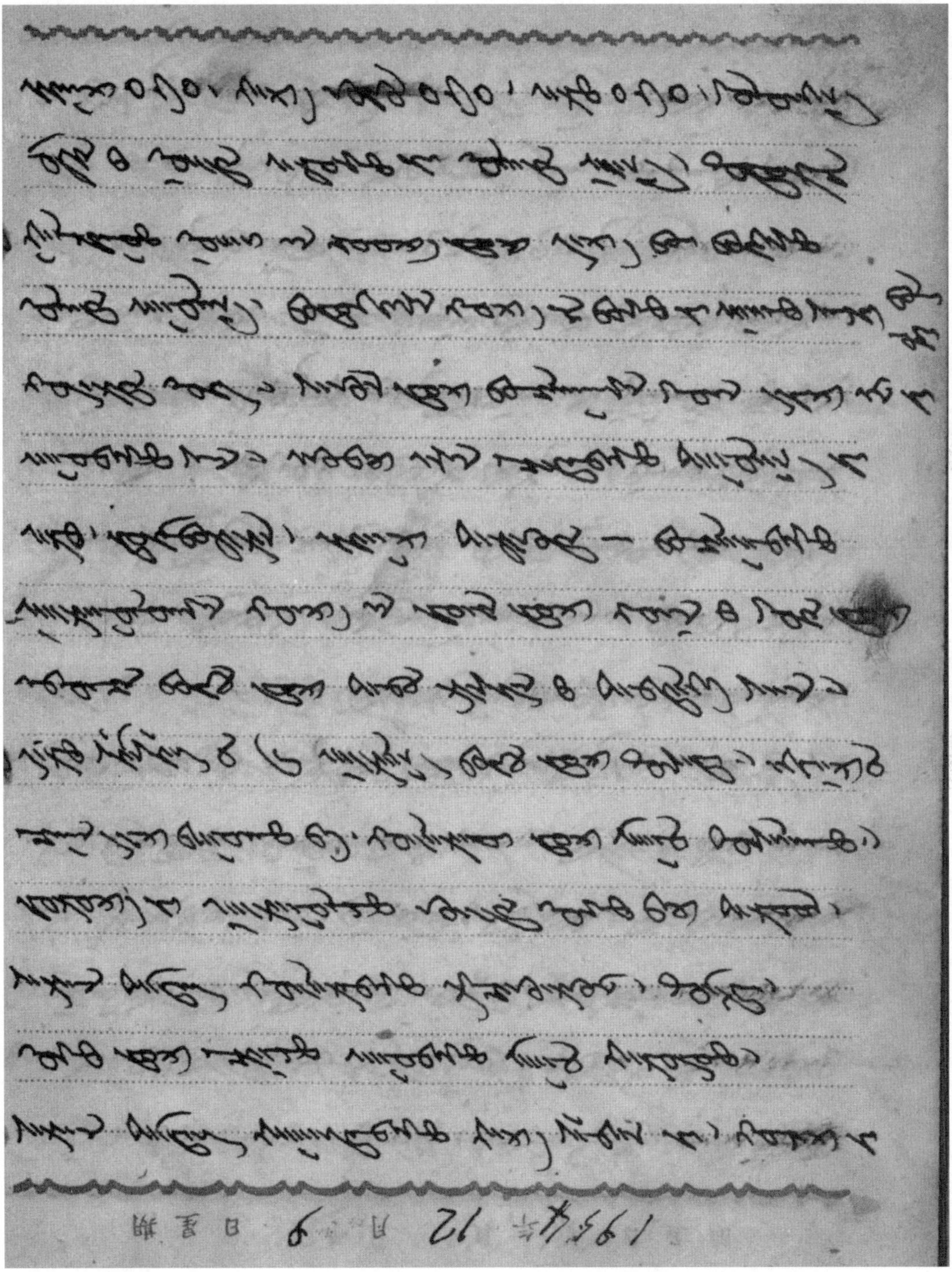

1954年 12 月 9 日星期

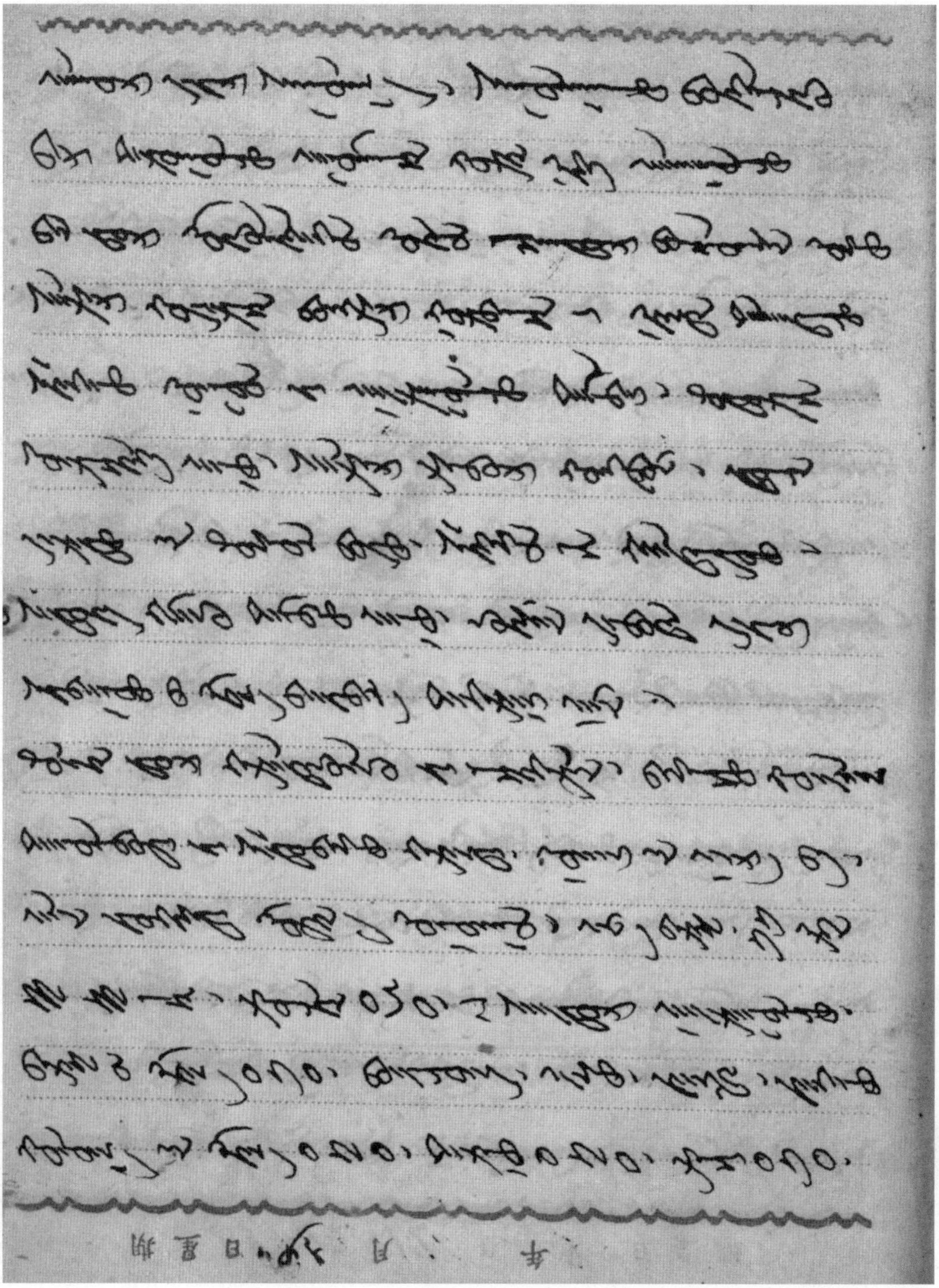

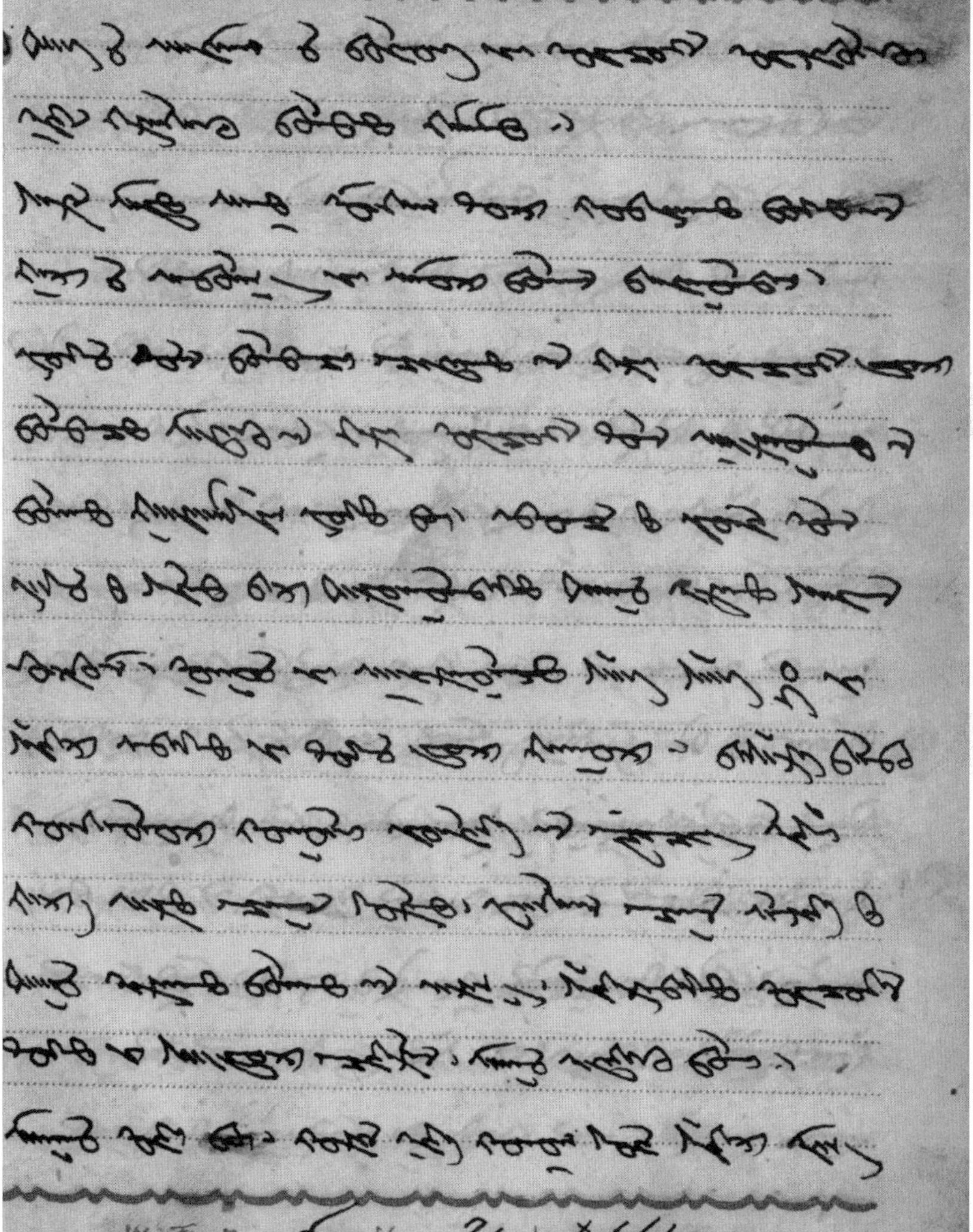
1984年12月9日星期

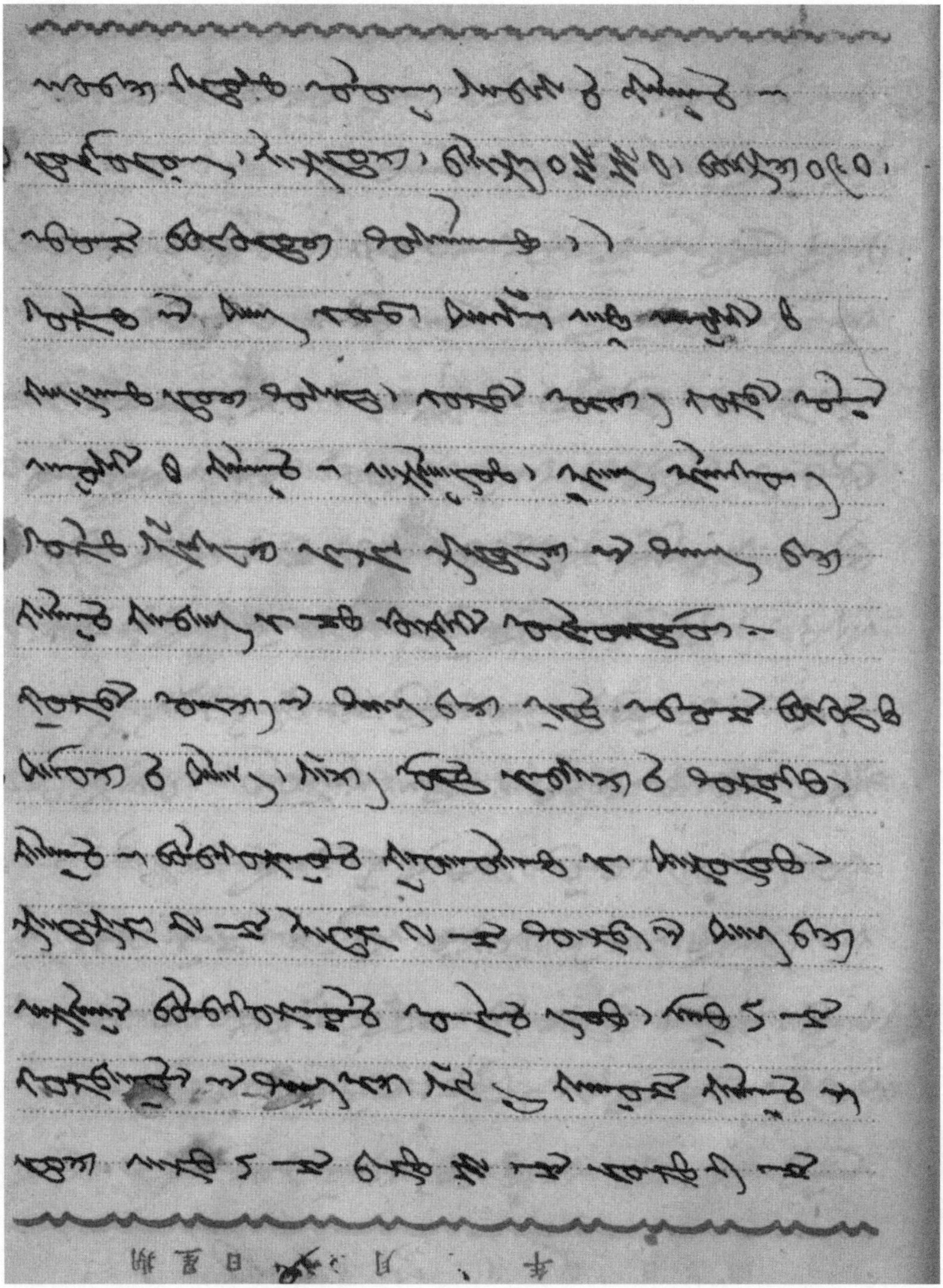

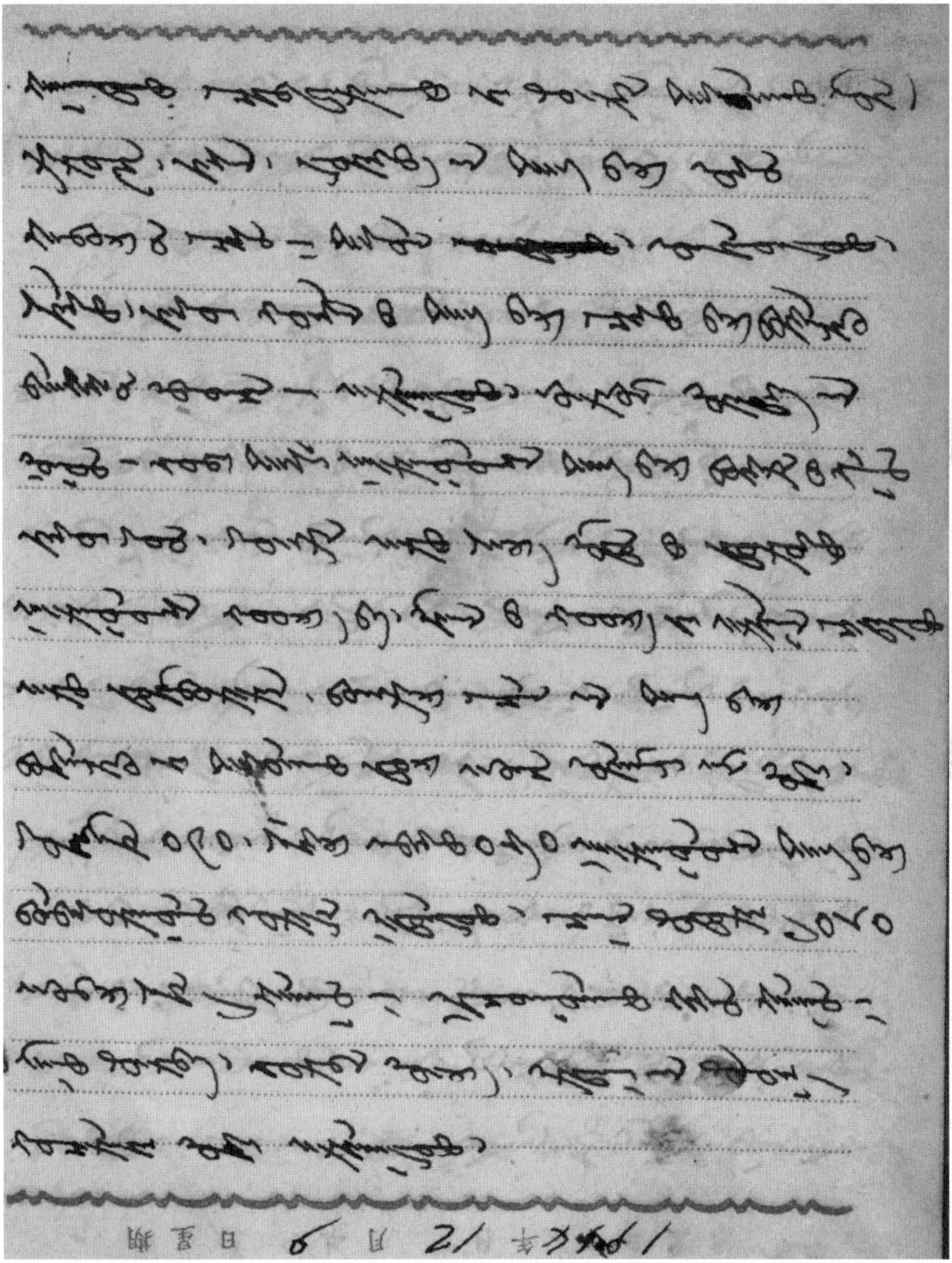

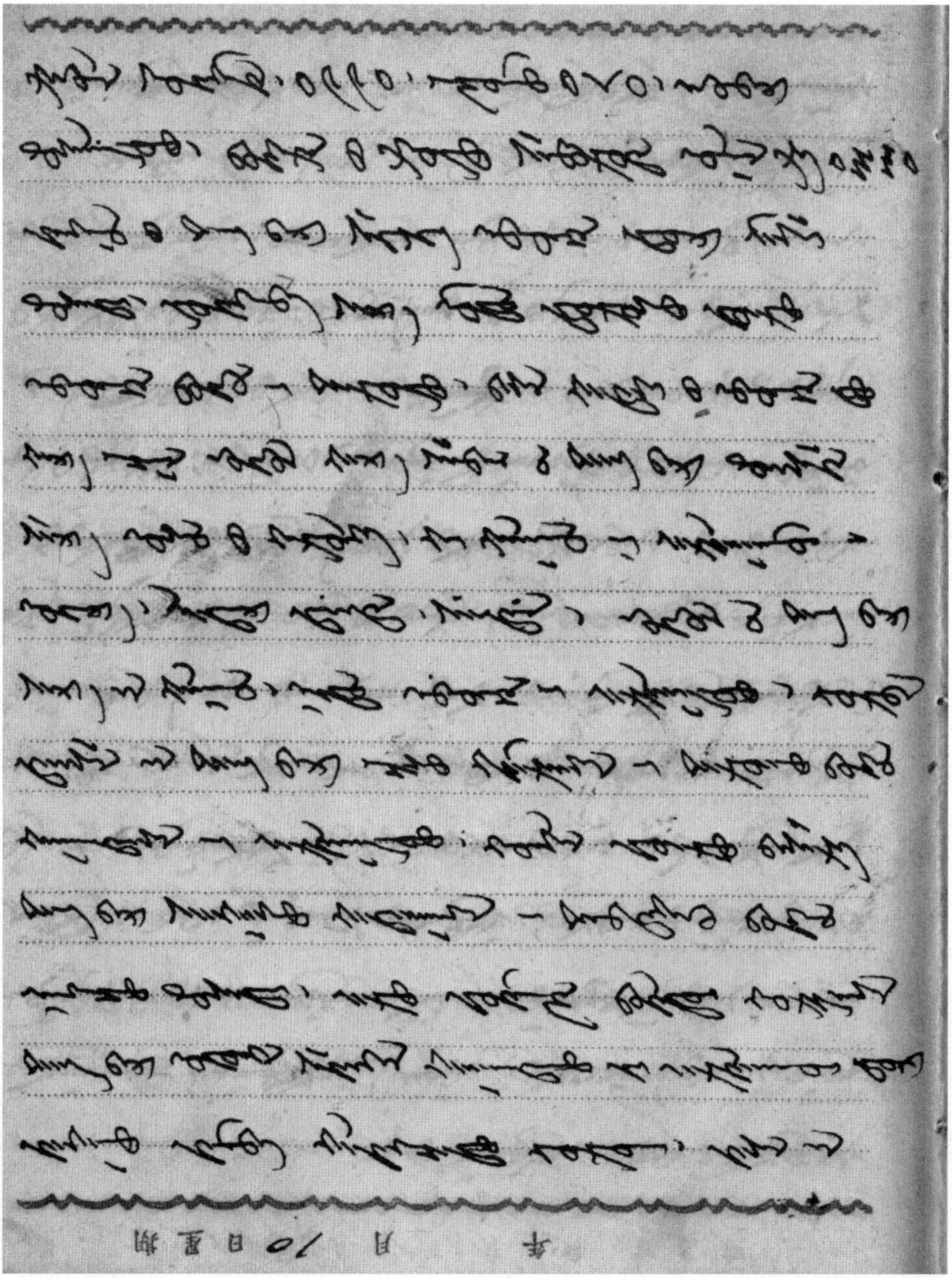

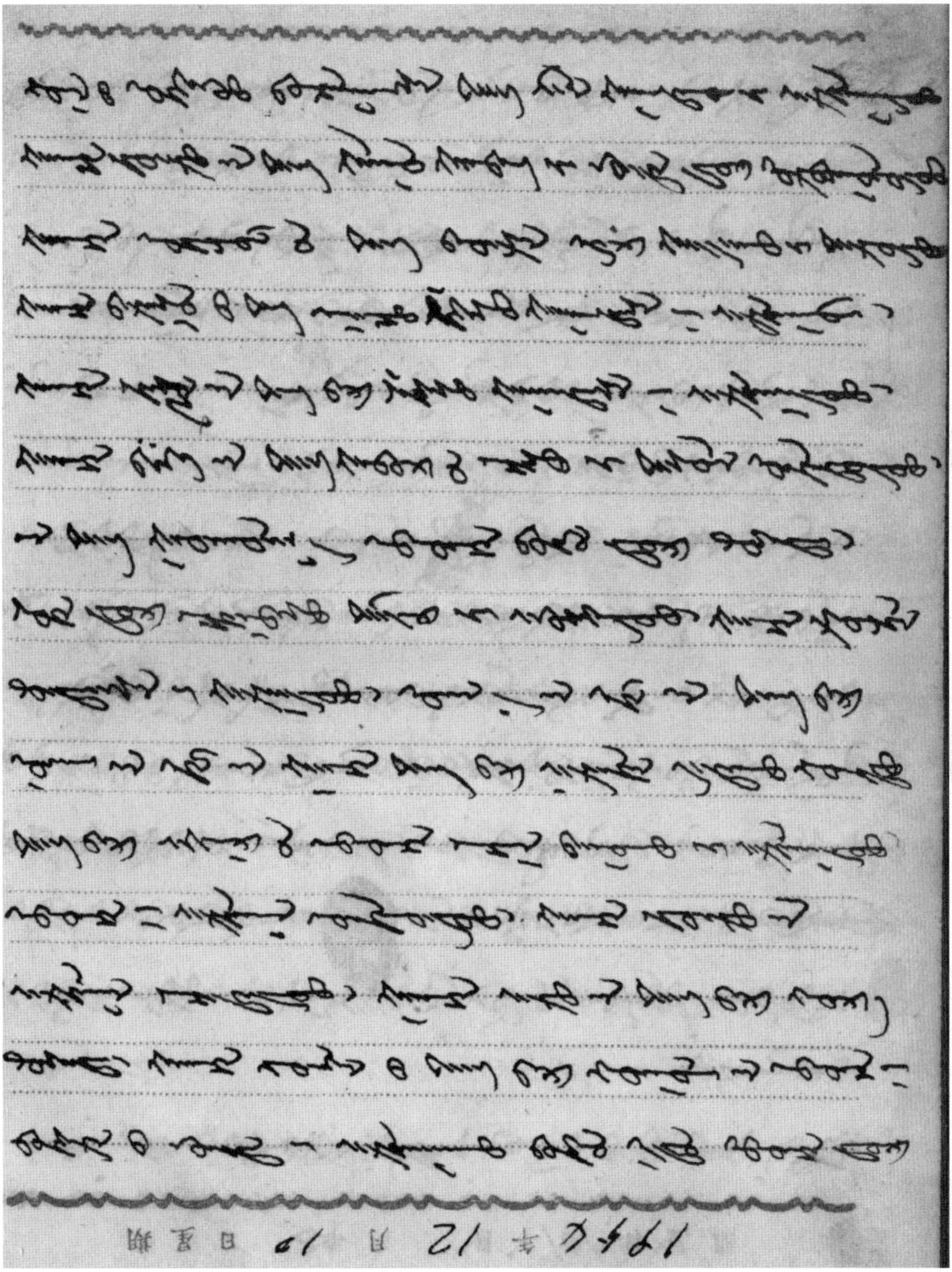

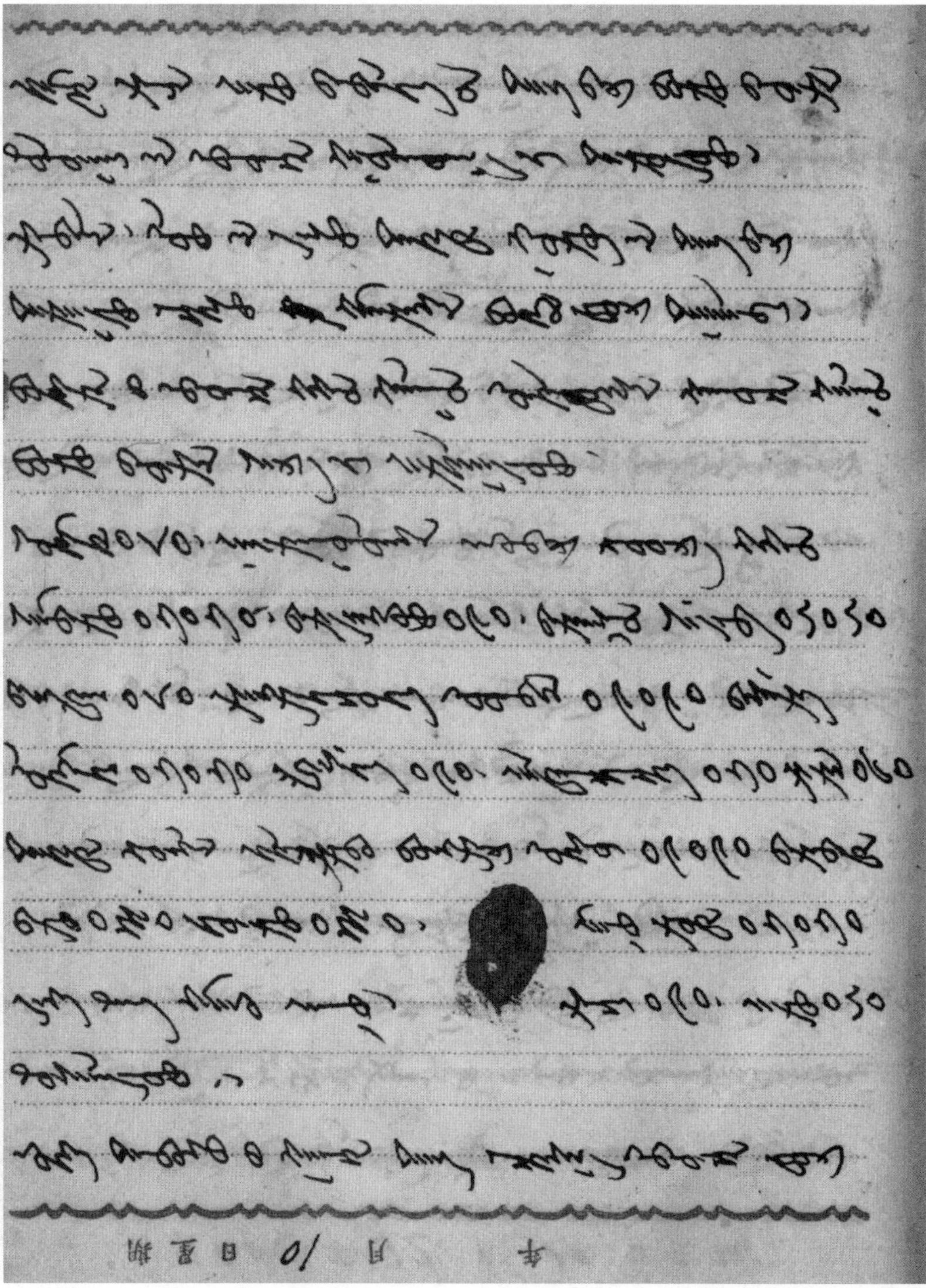

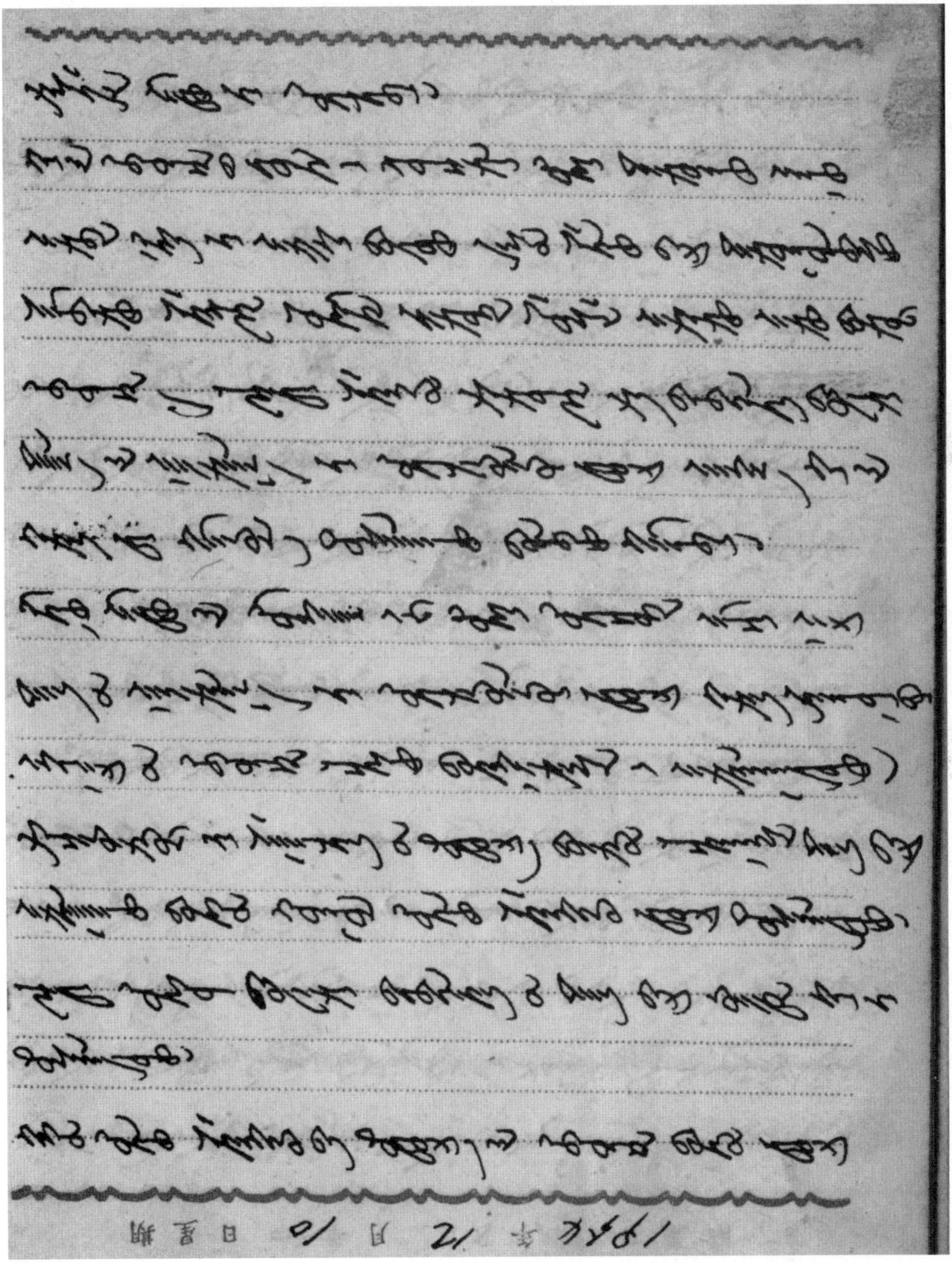

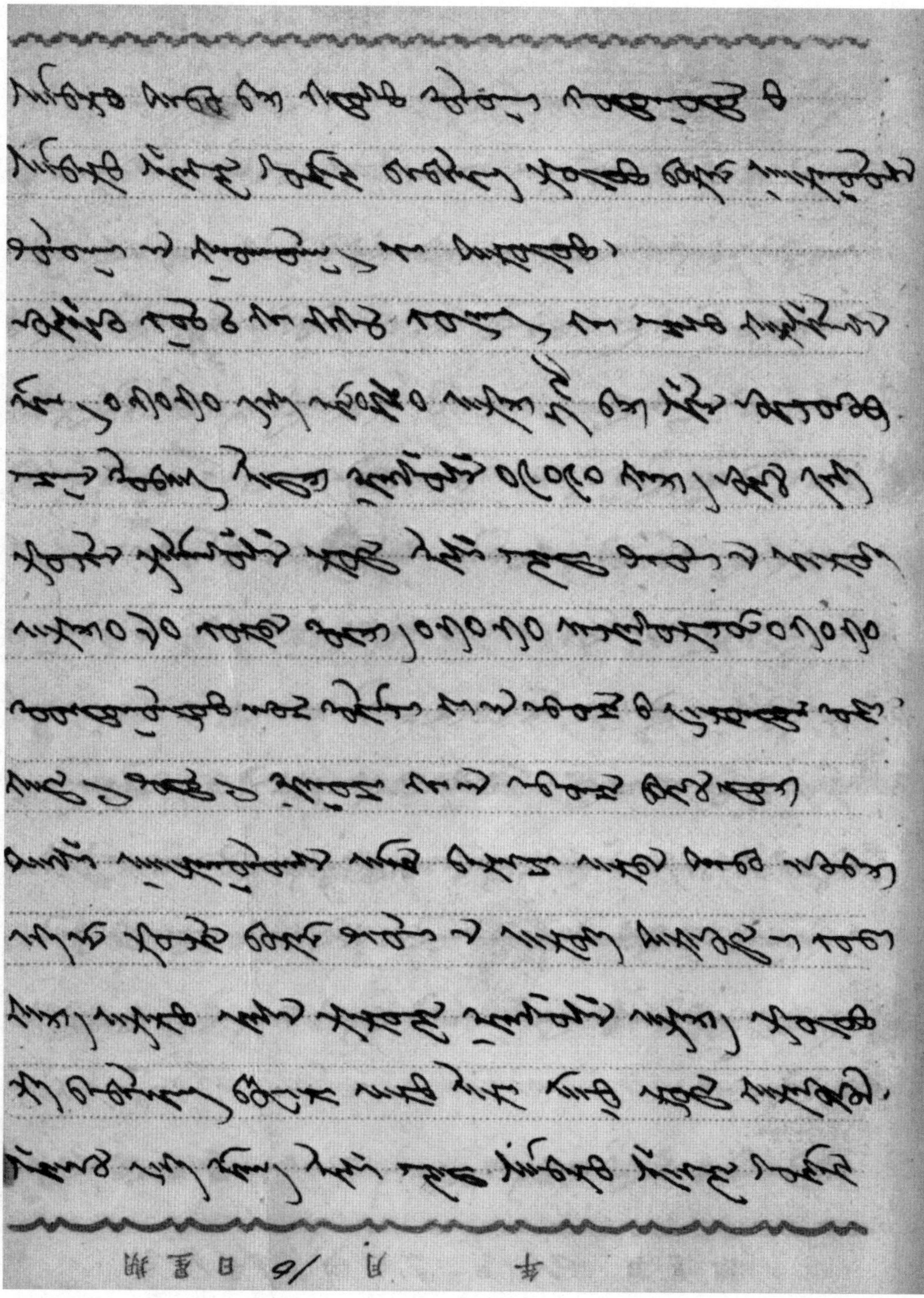

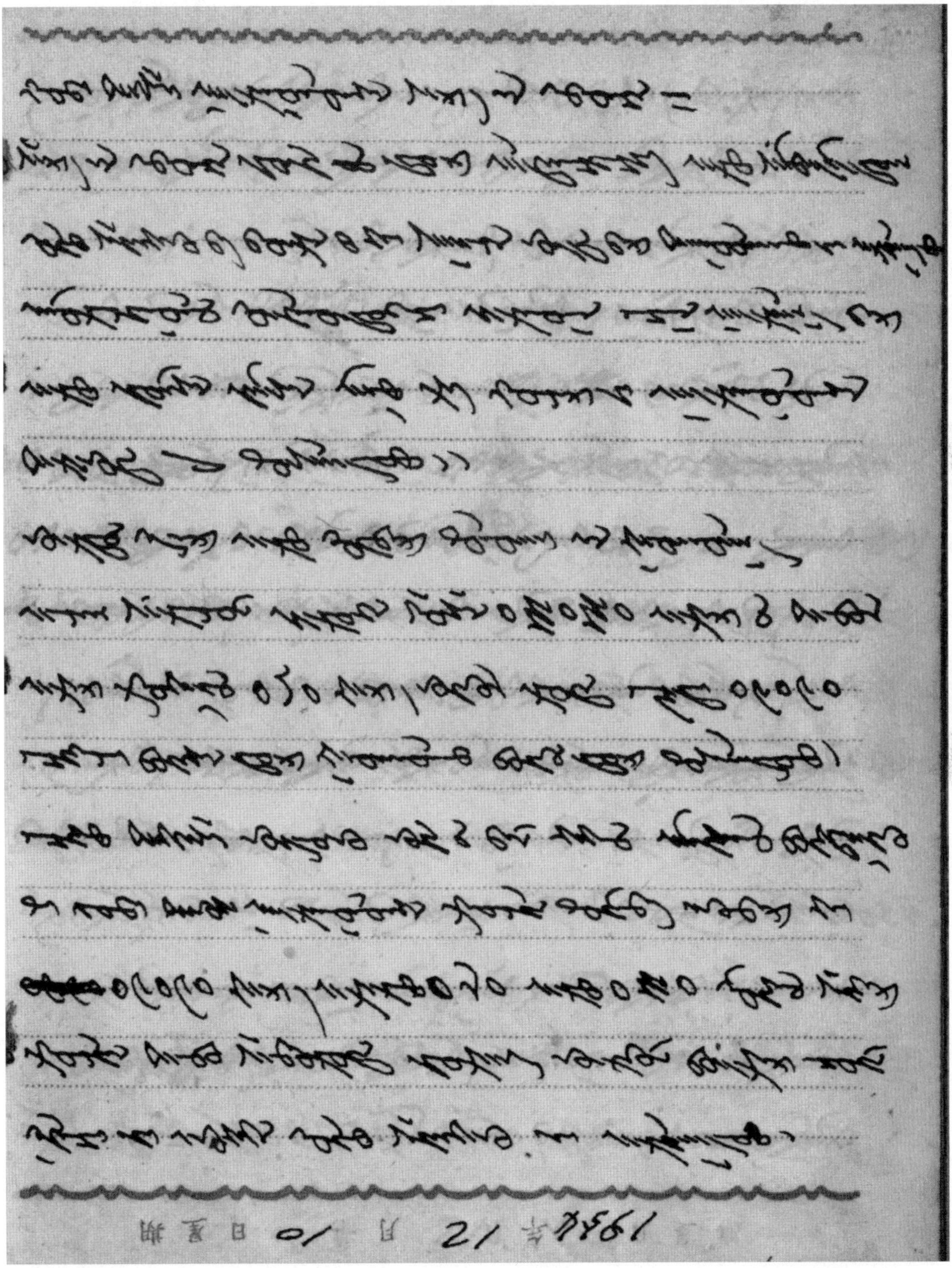

1954年12月10日星期

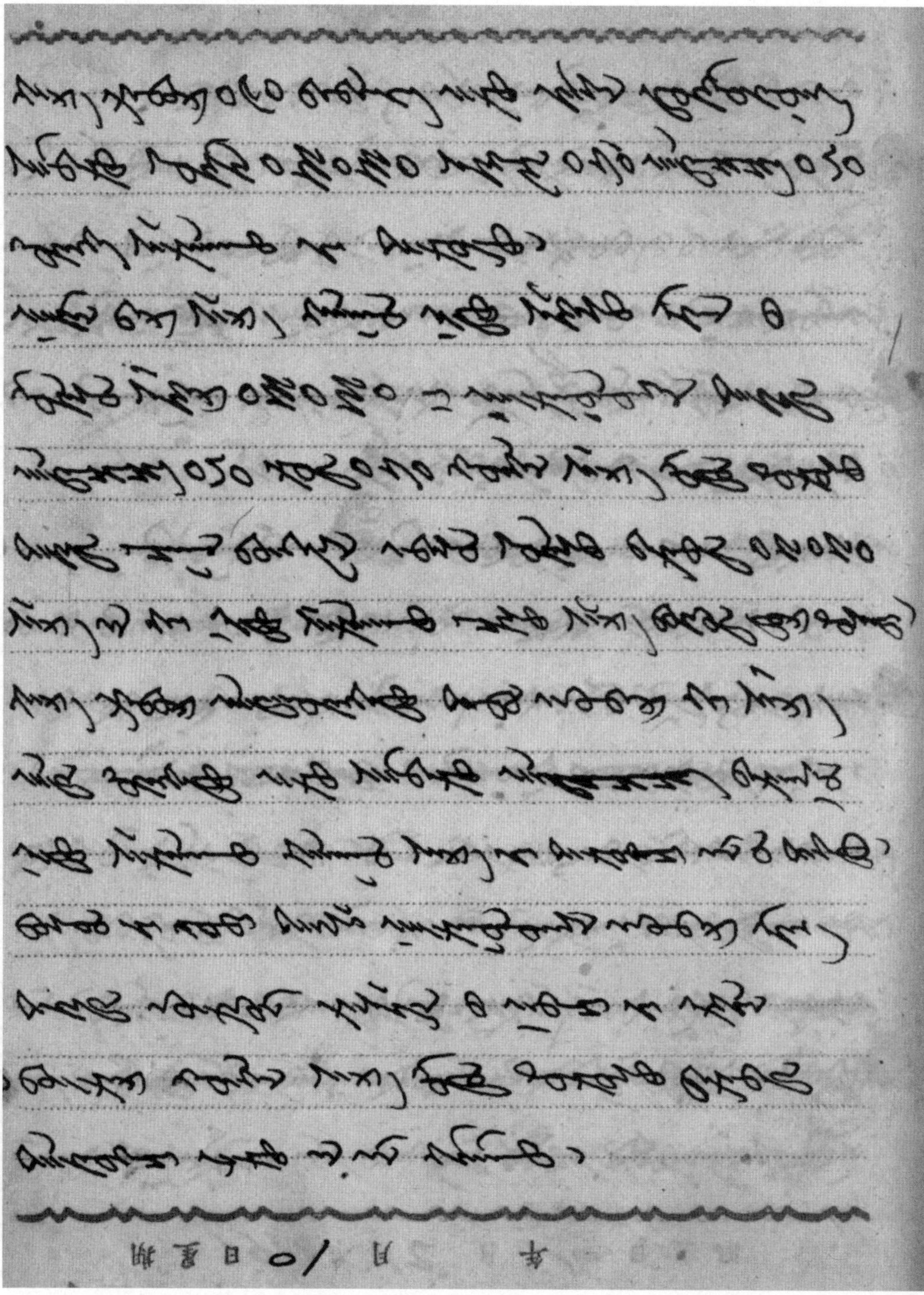
年 月 10 日 星期

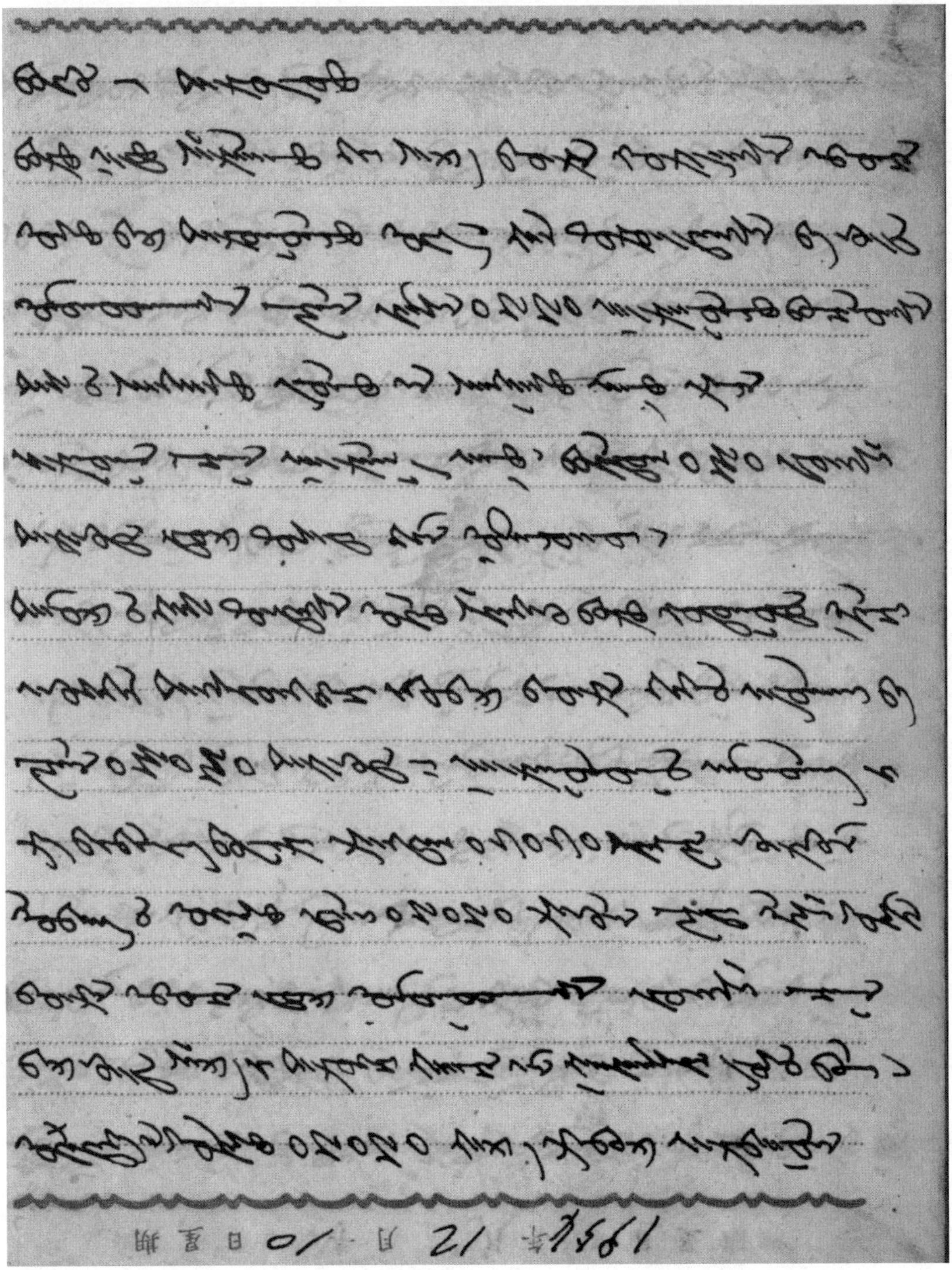
1954年 12月 10日 星期

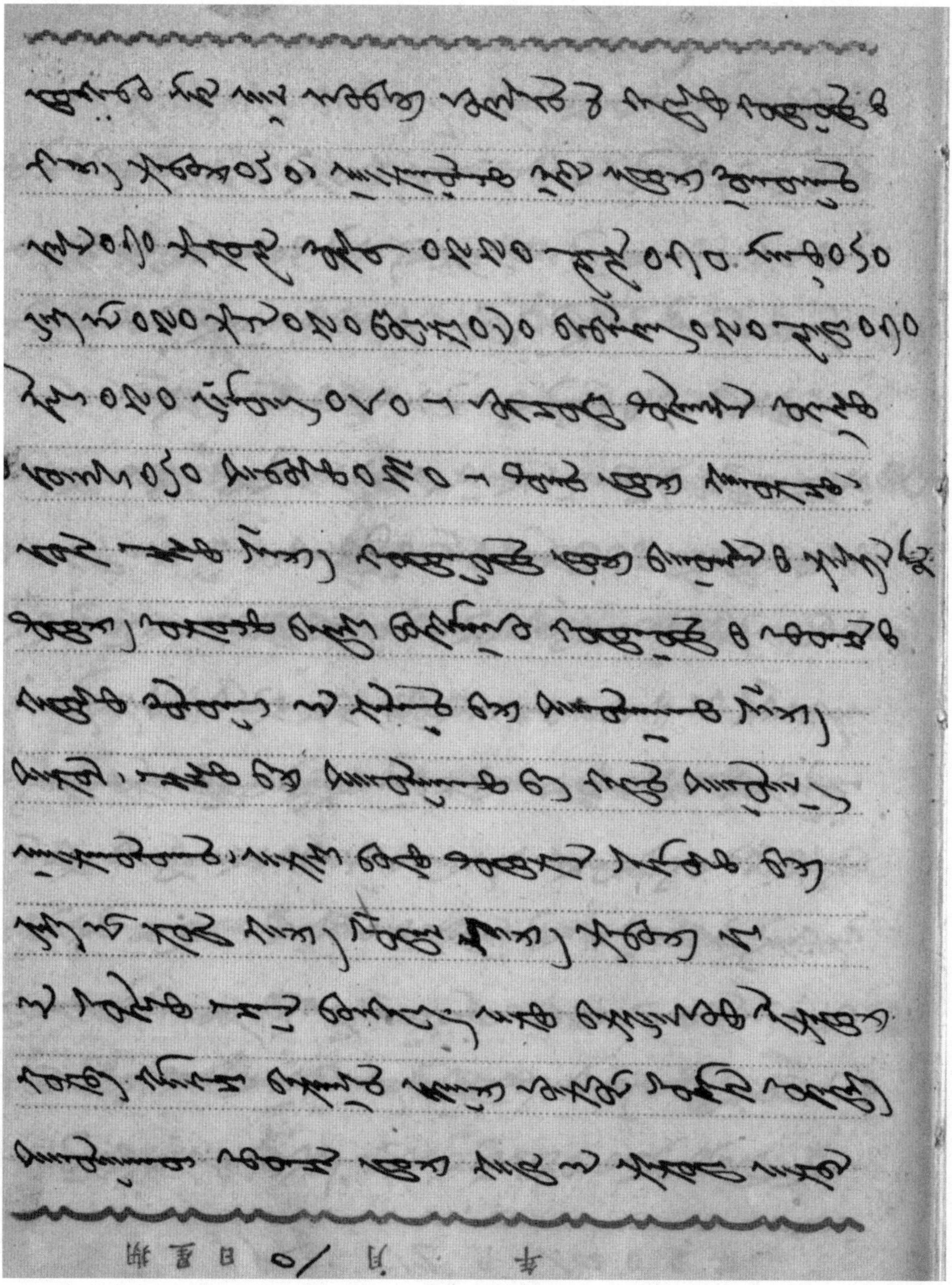
年 月 /0 日 星期

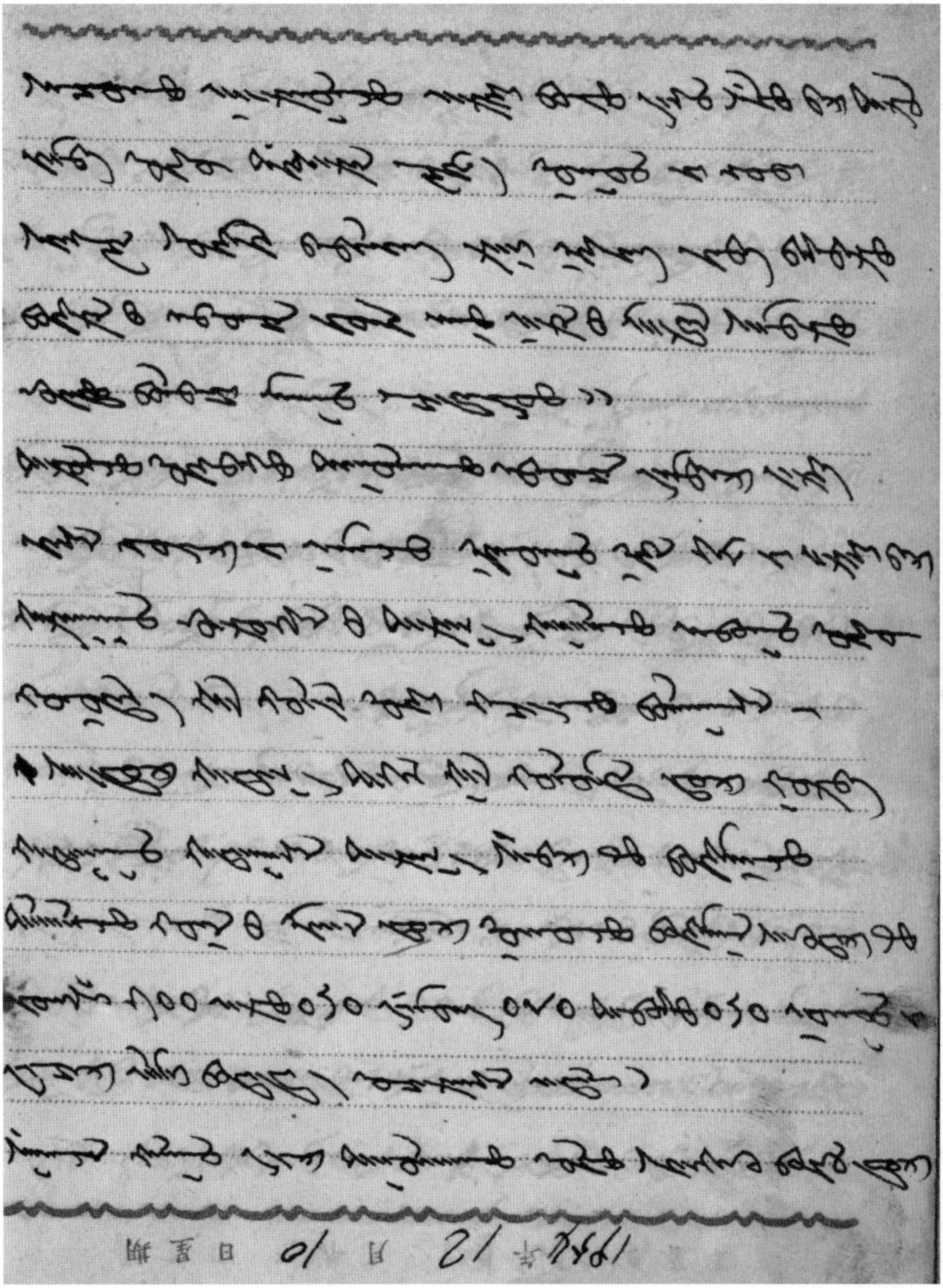

1984年12月10日星期

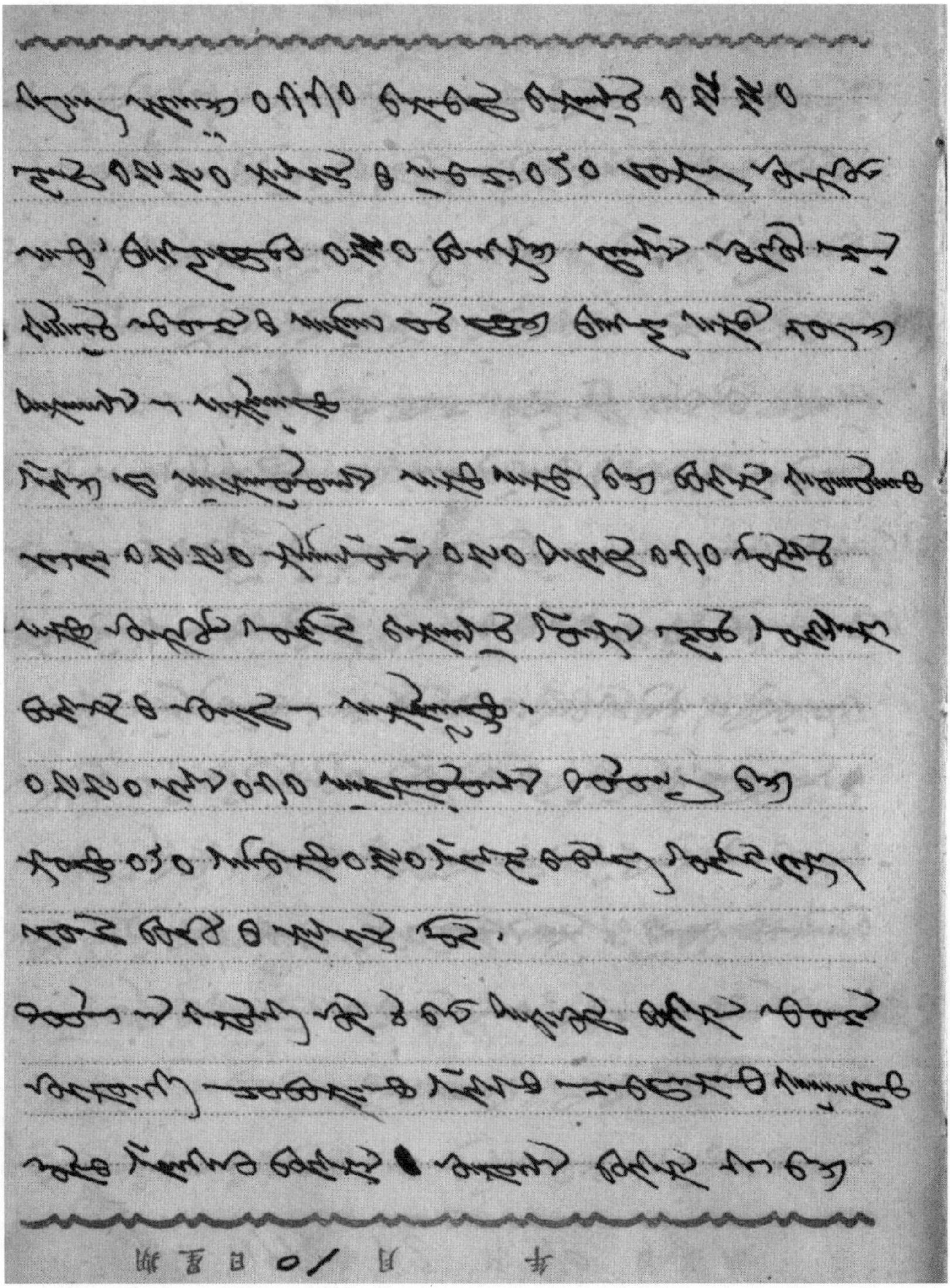

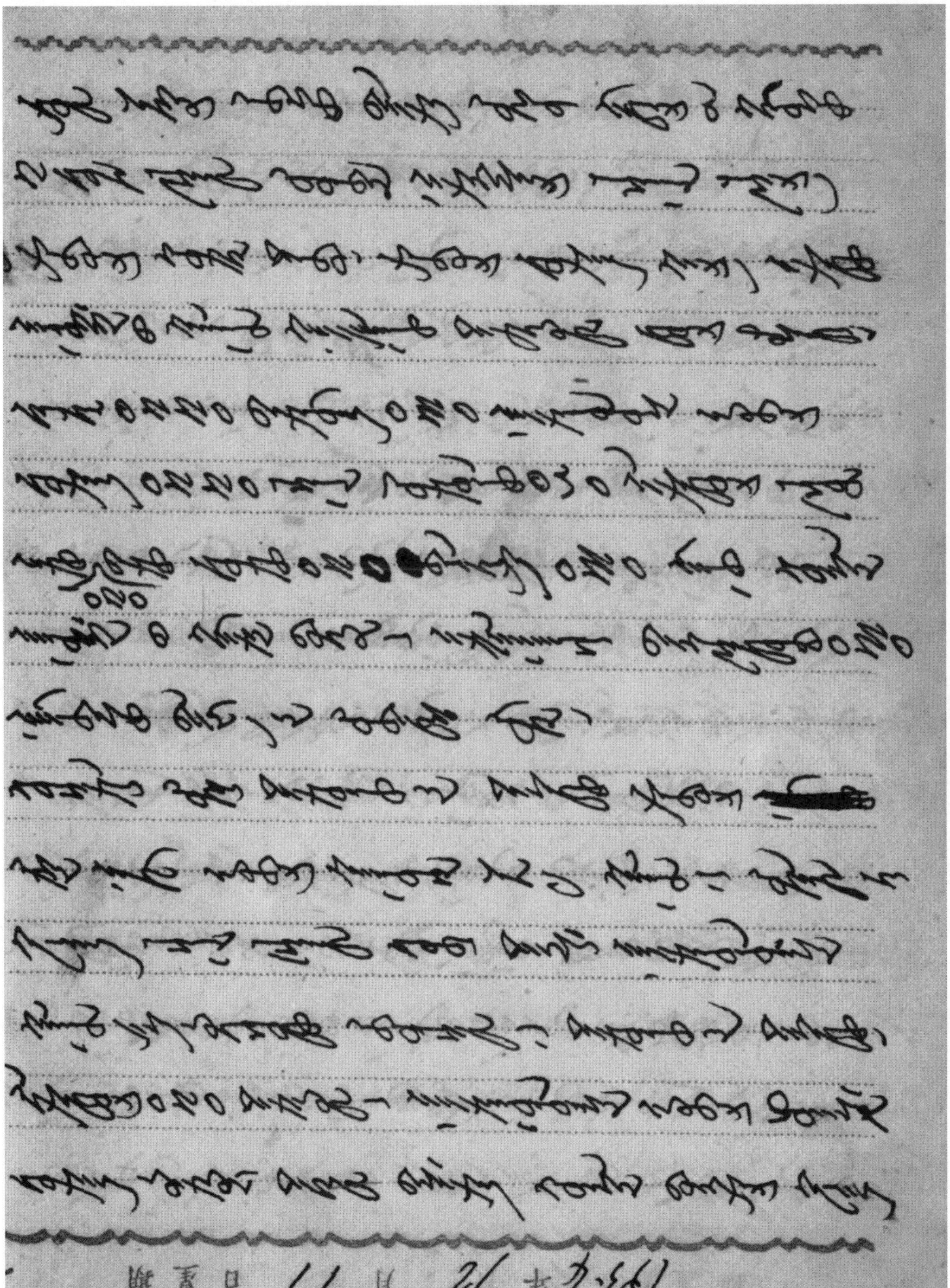

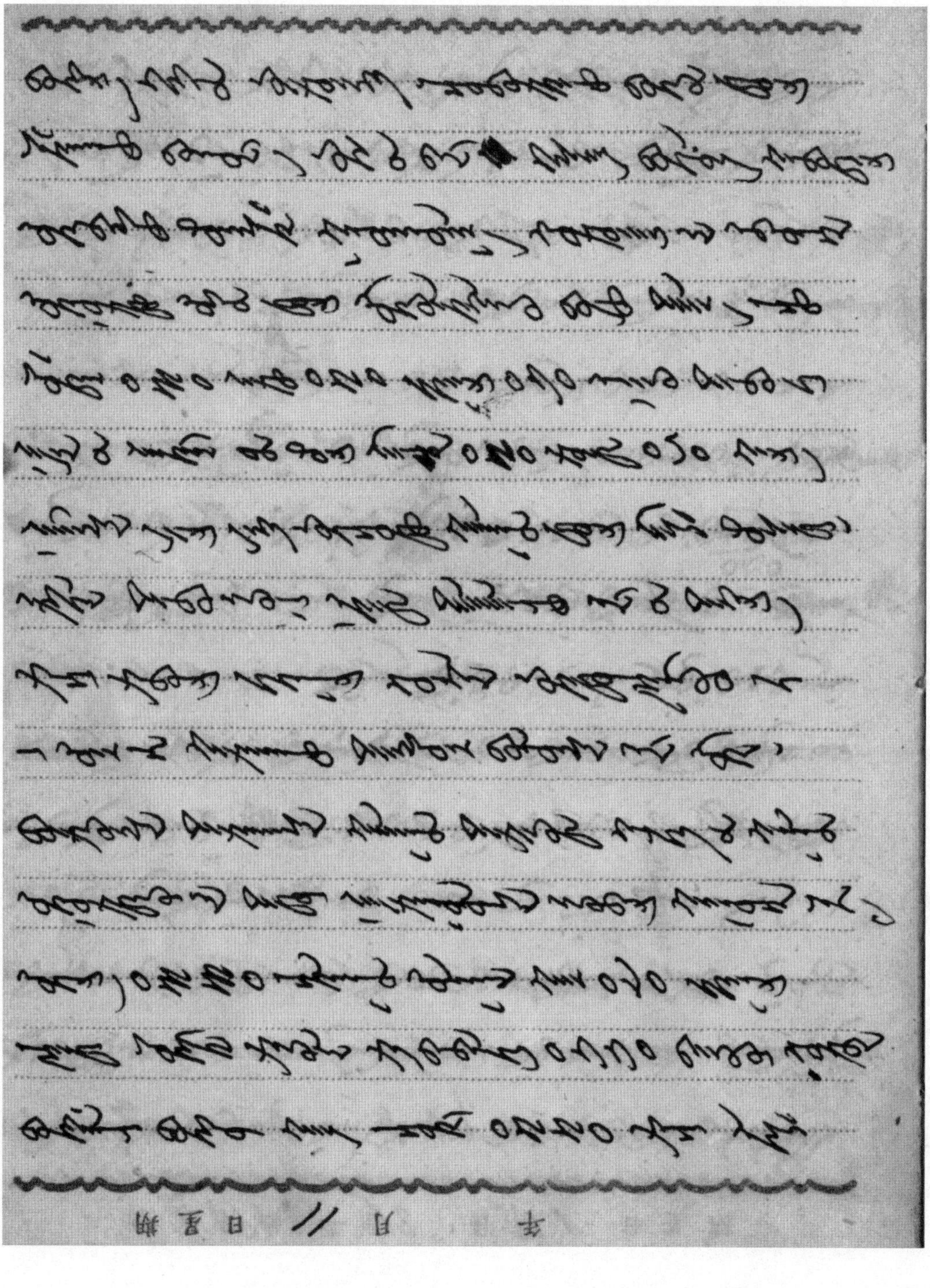

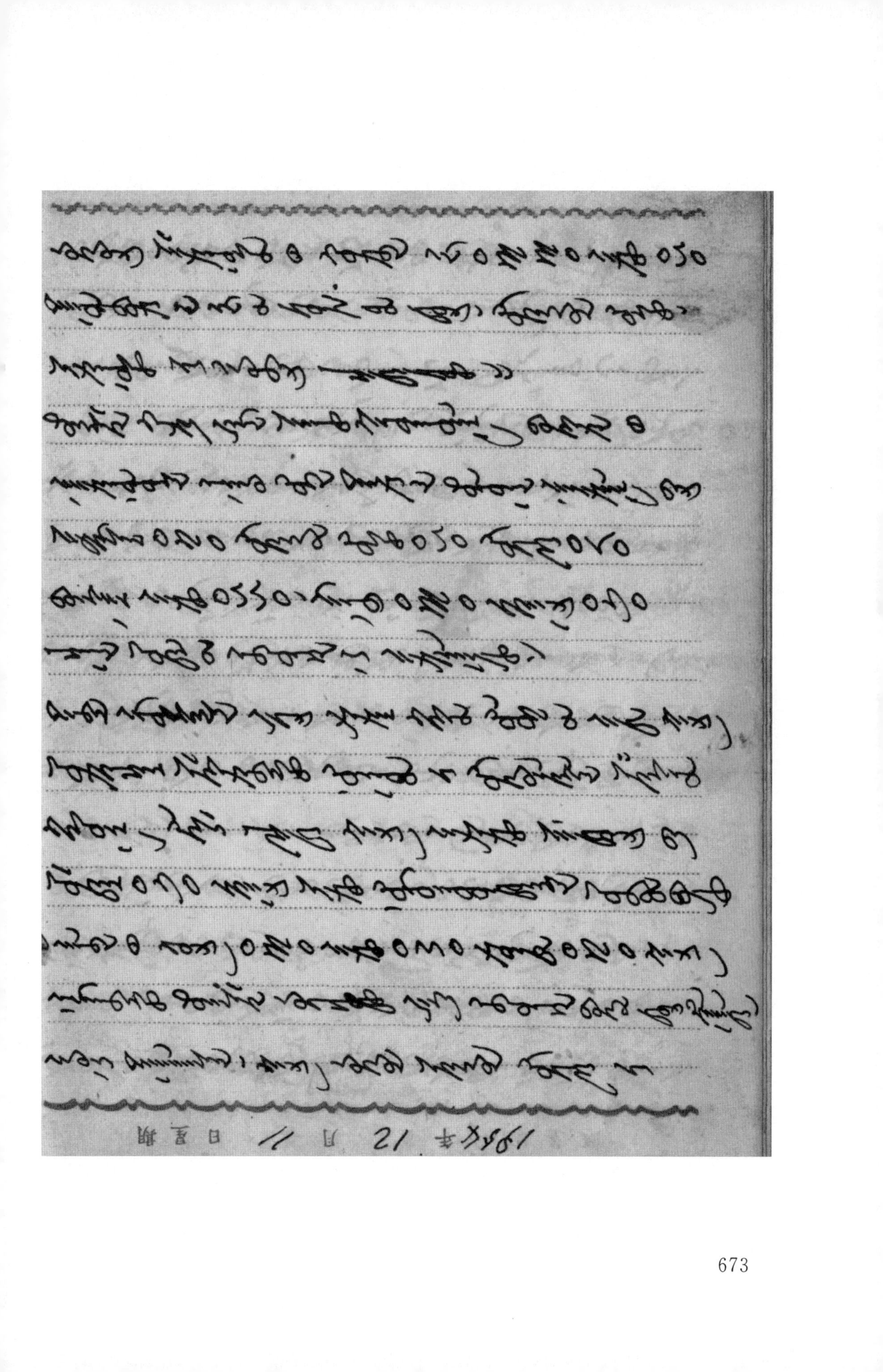

1964年 12 月 11 日星期

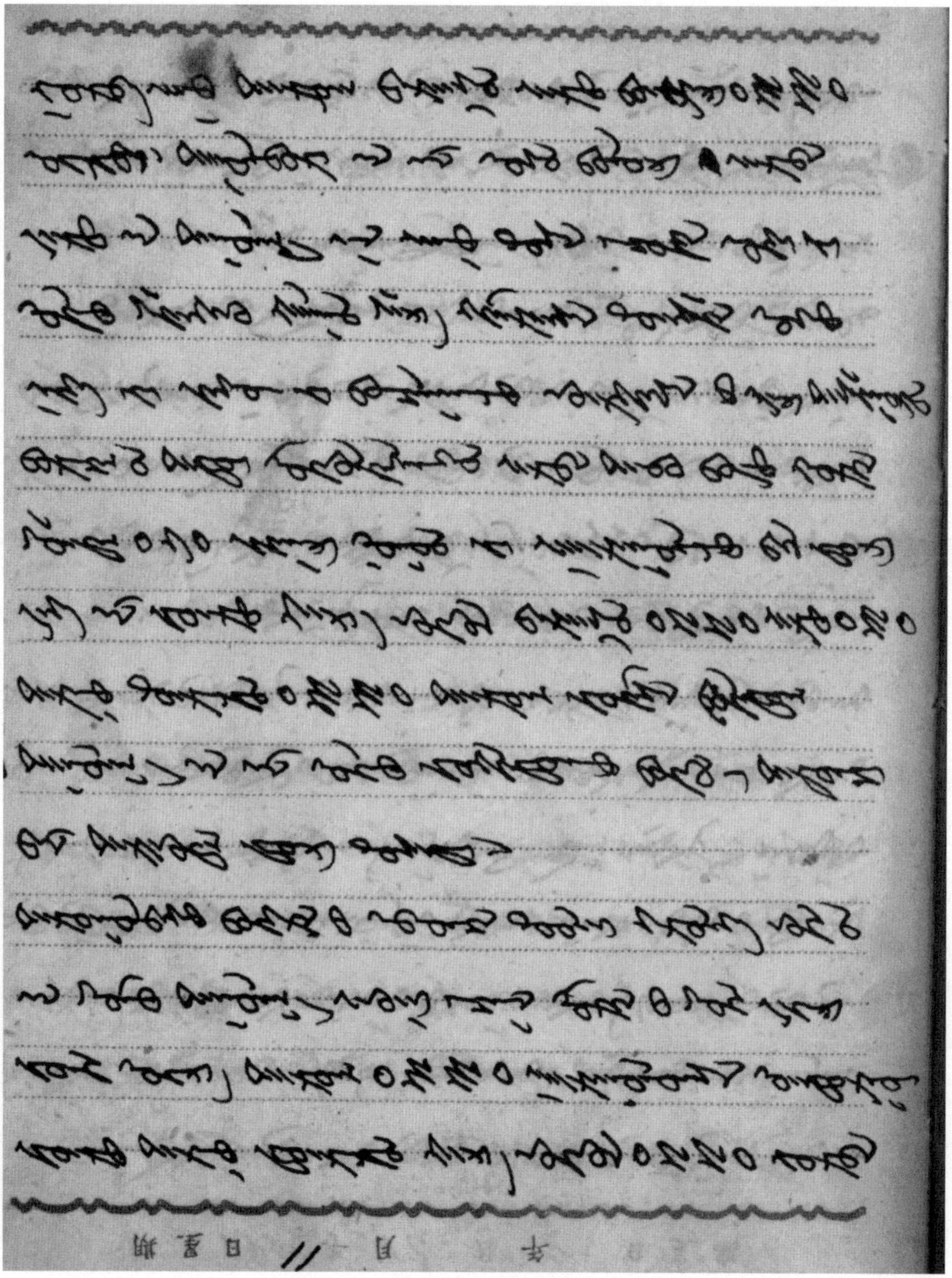

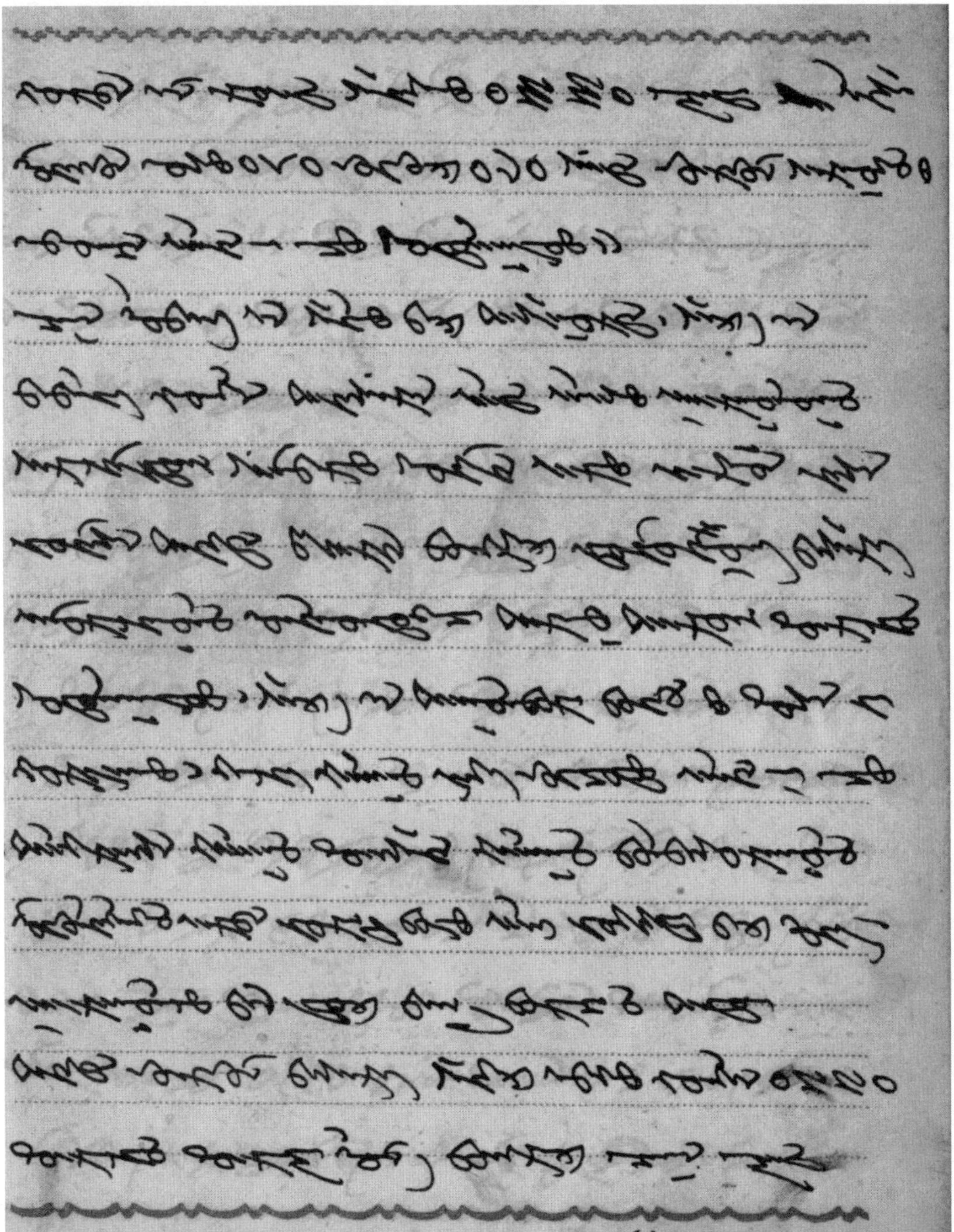

1954年 12 月 11 日星期

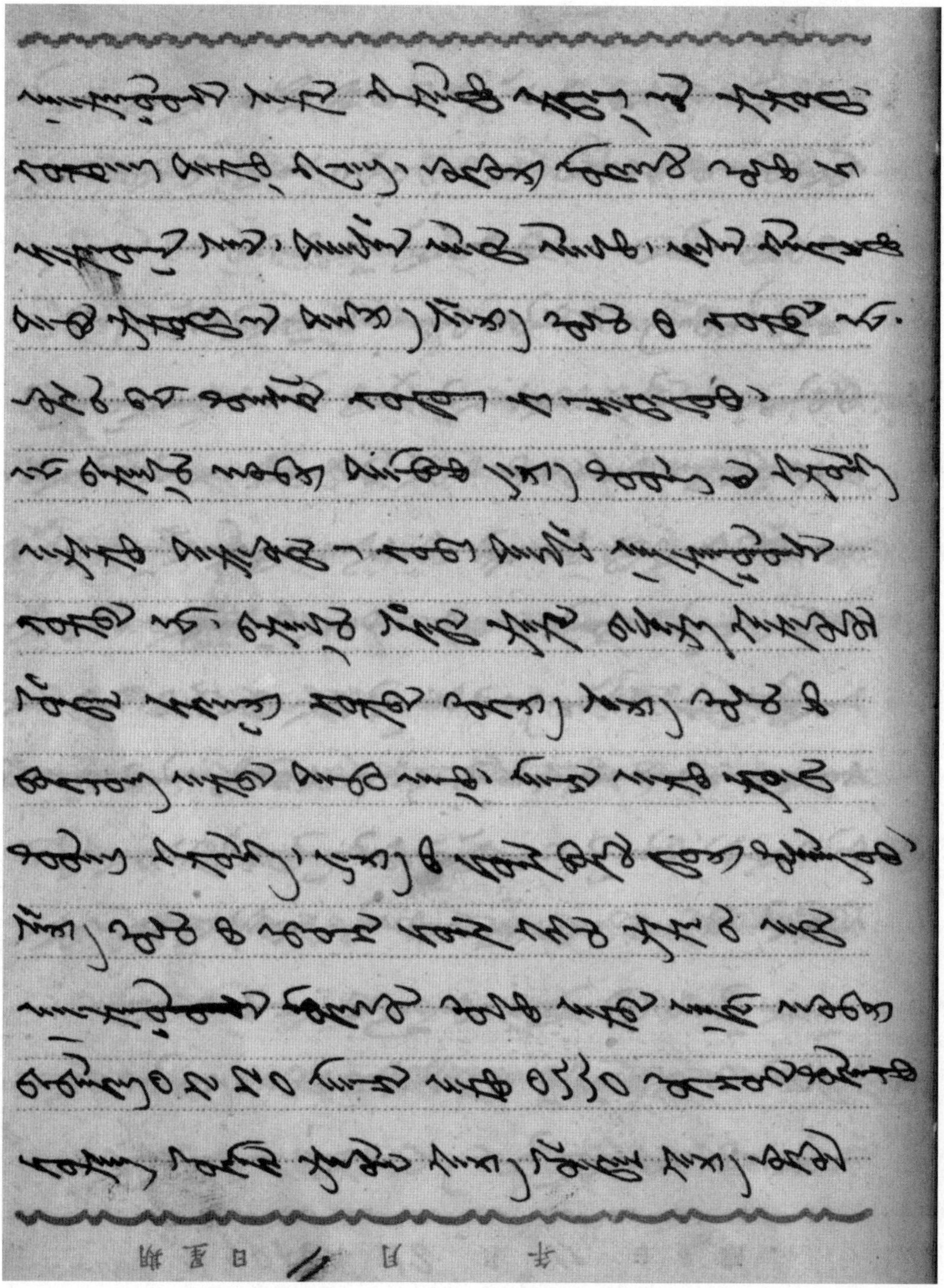

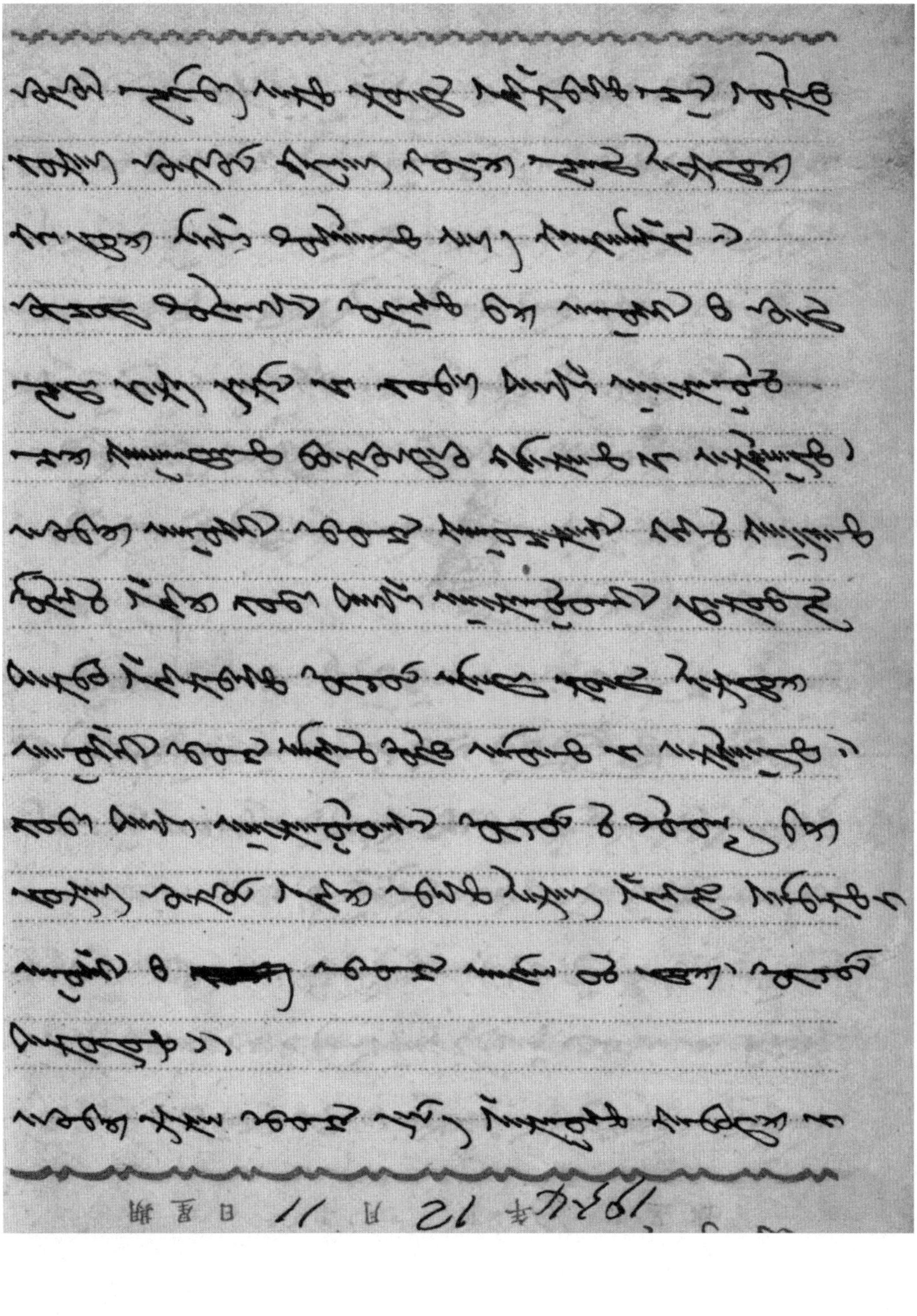

1934年 12 月 11 日星期

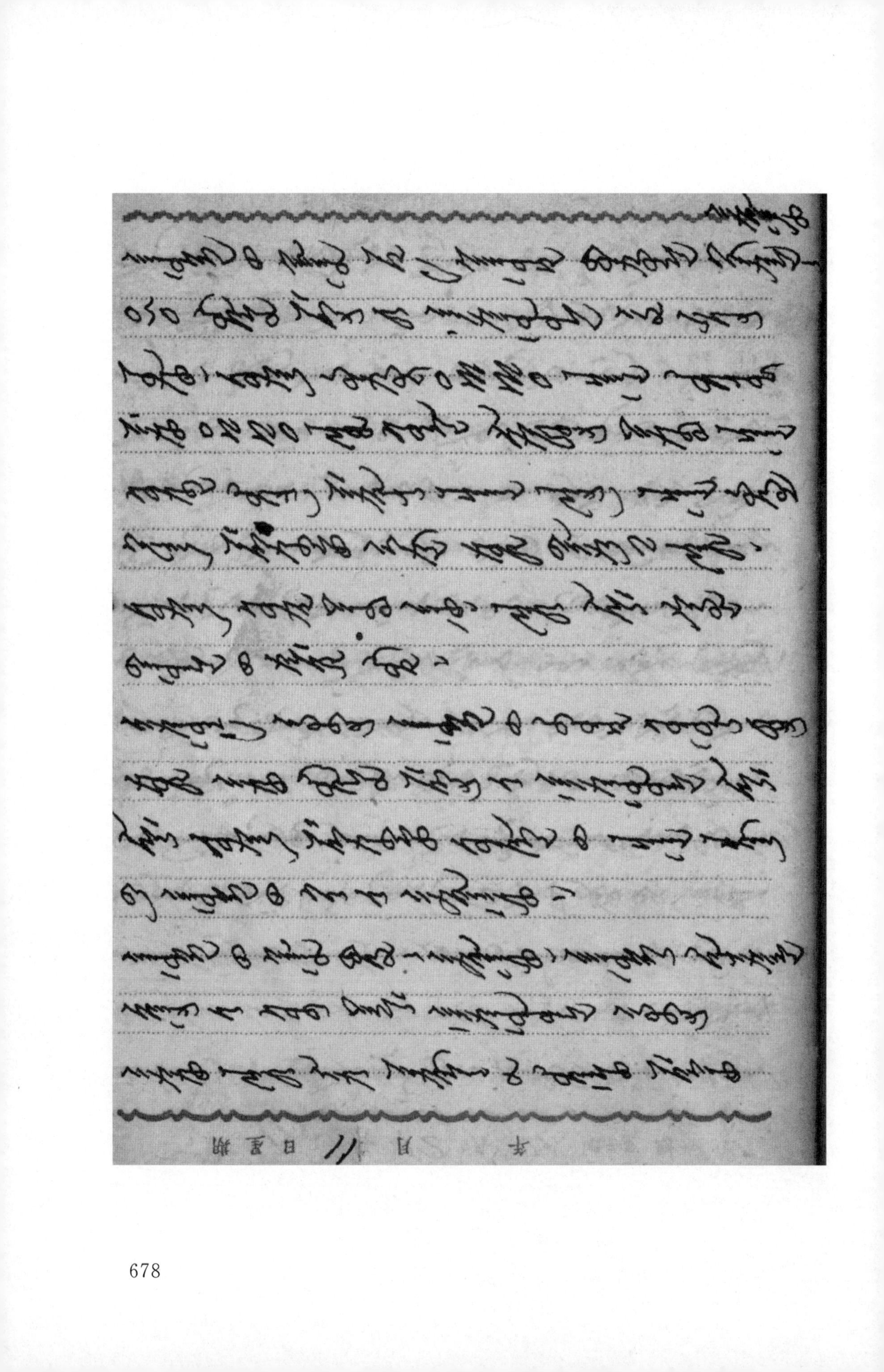

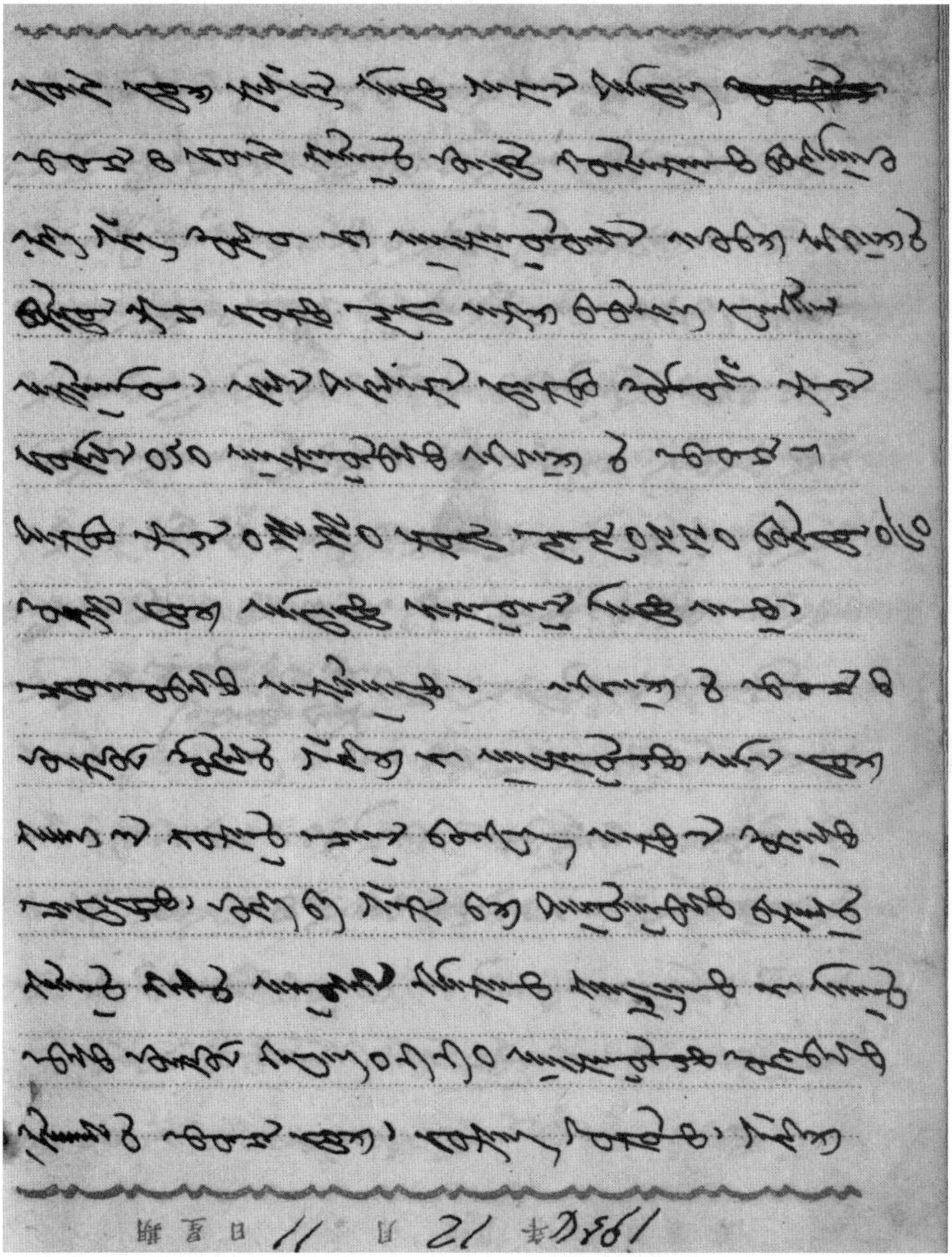
1984年12月11日星期

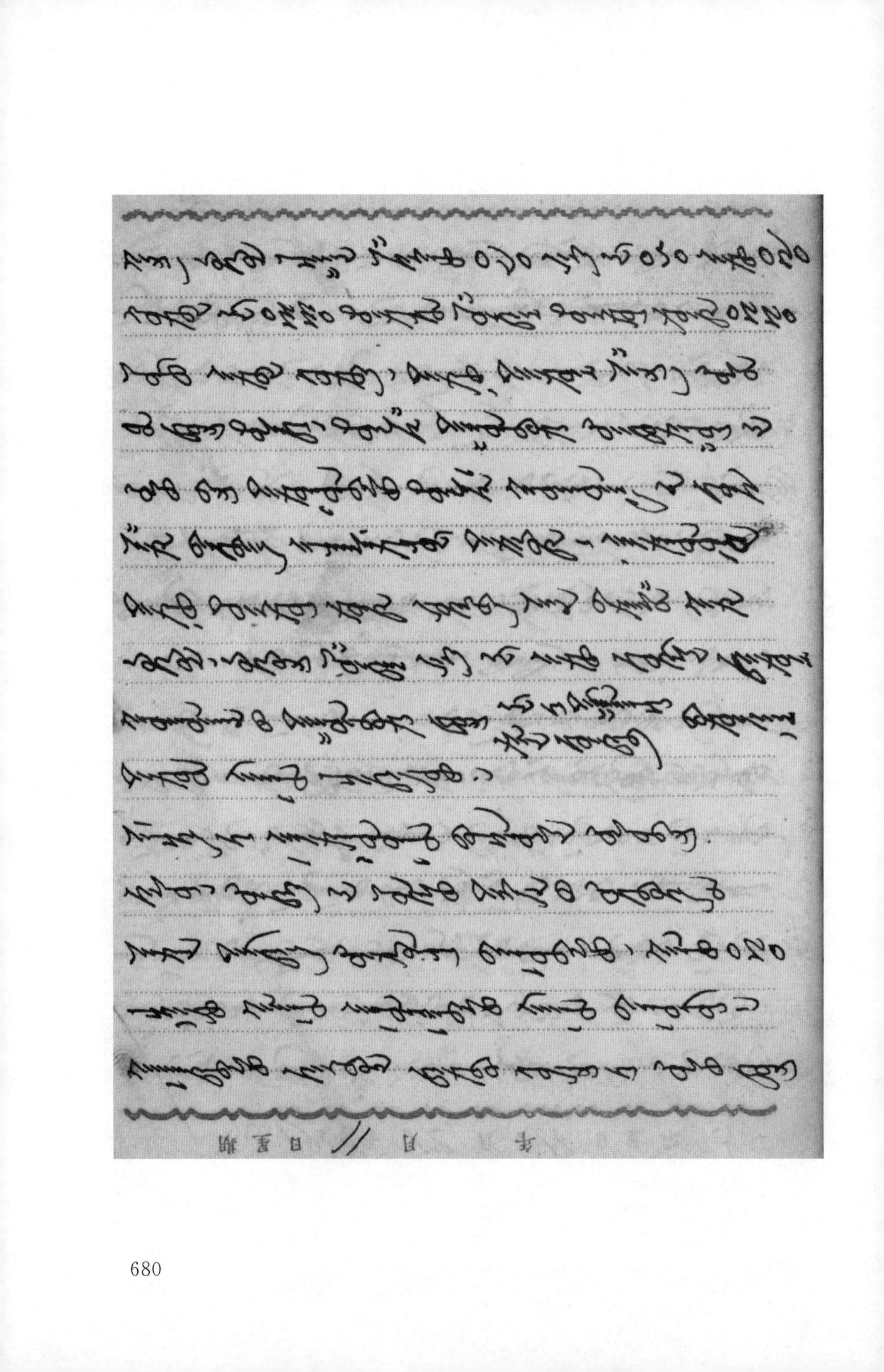

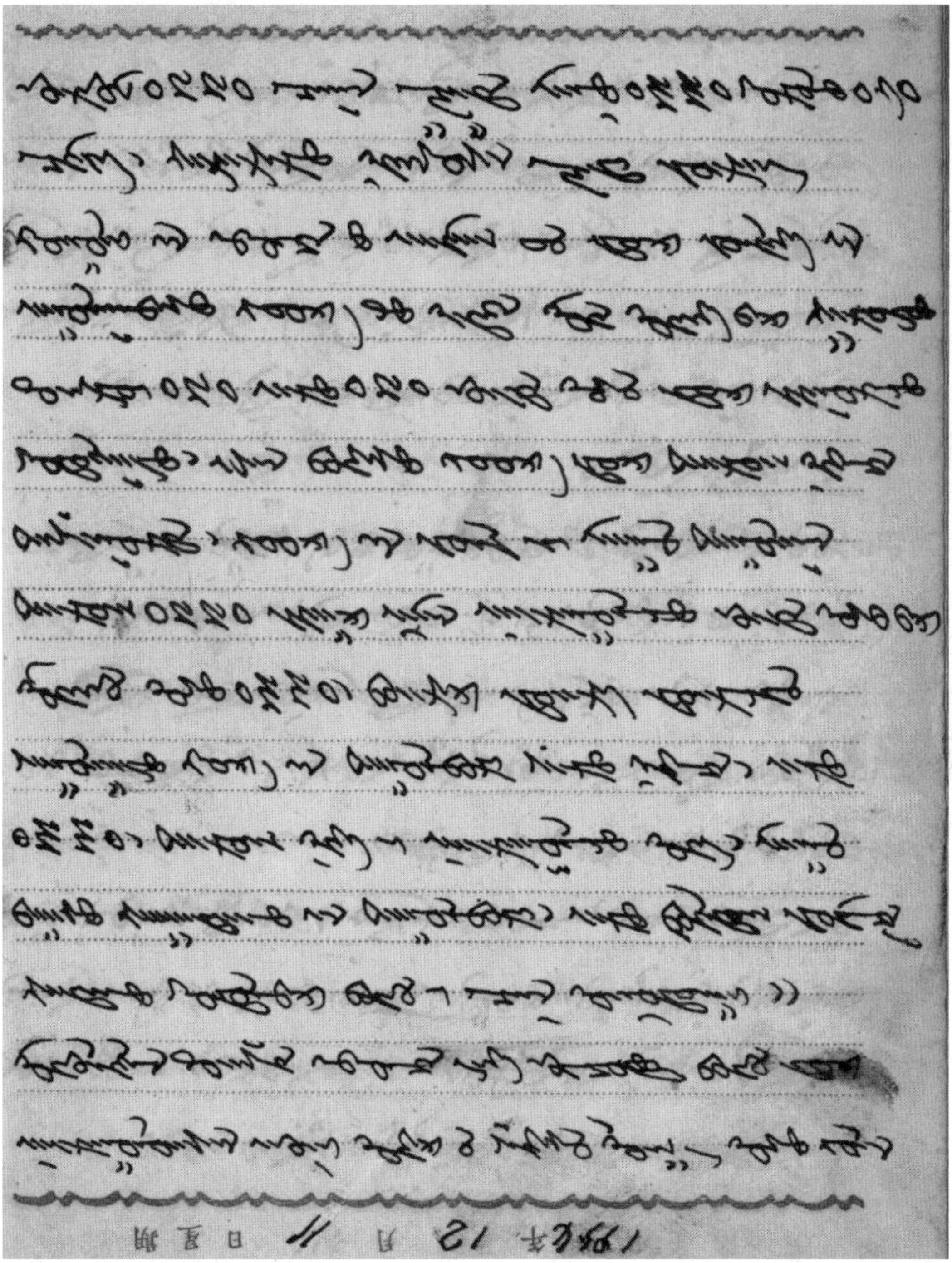
1966年 12 月 11 日 星期

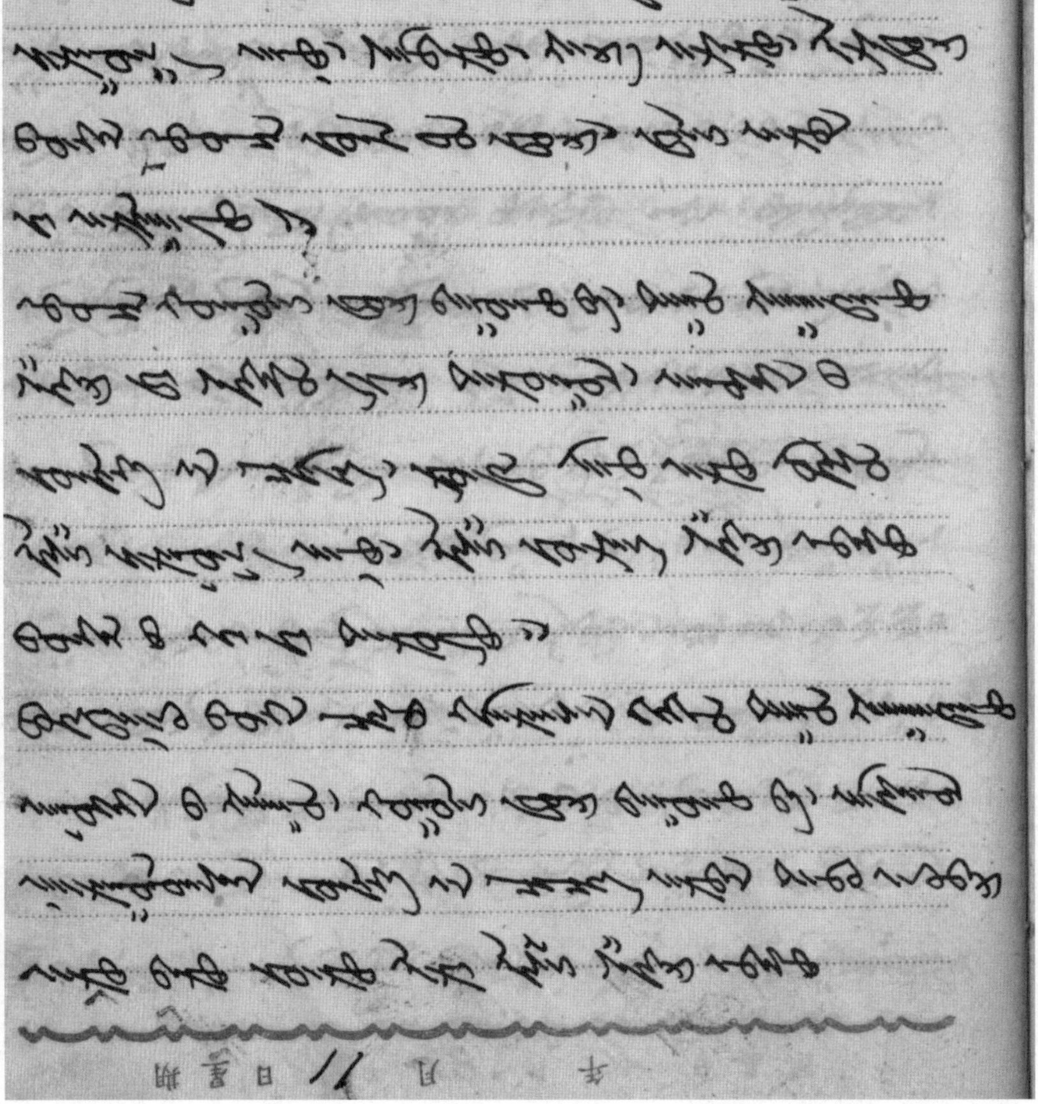

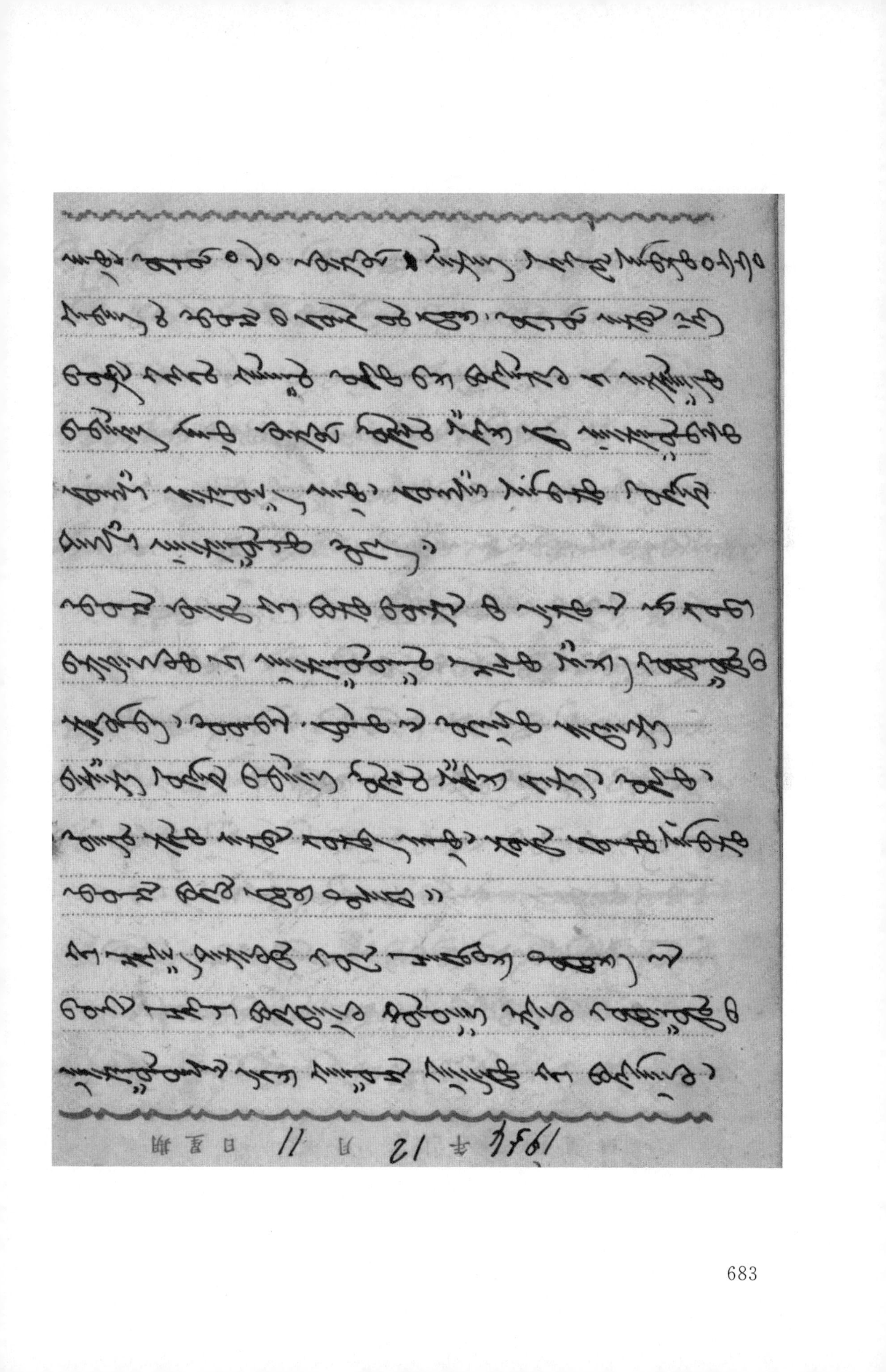

1954 年 12 月 11 日 星期

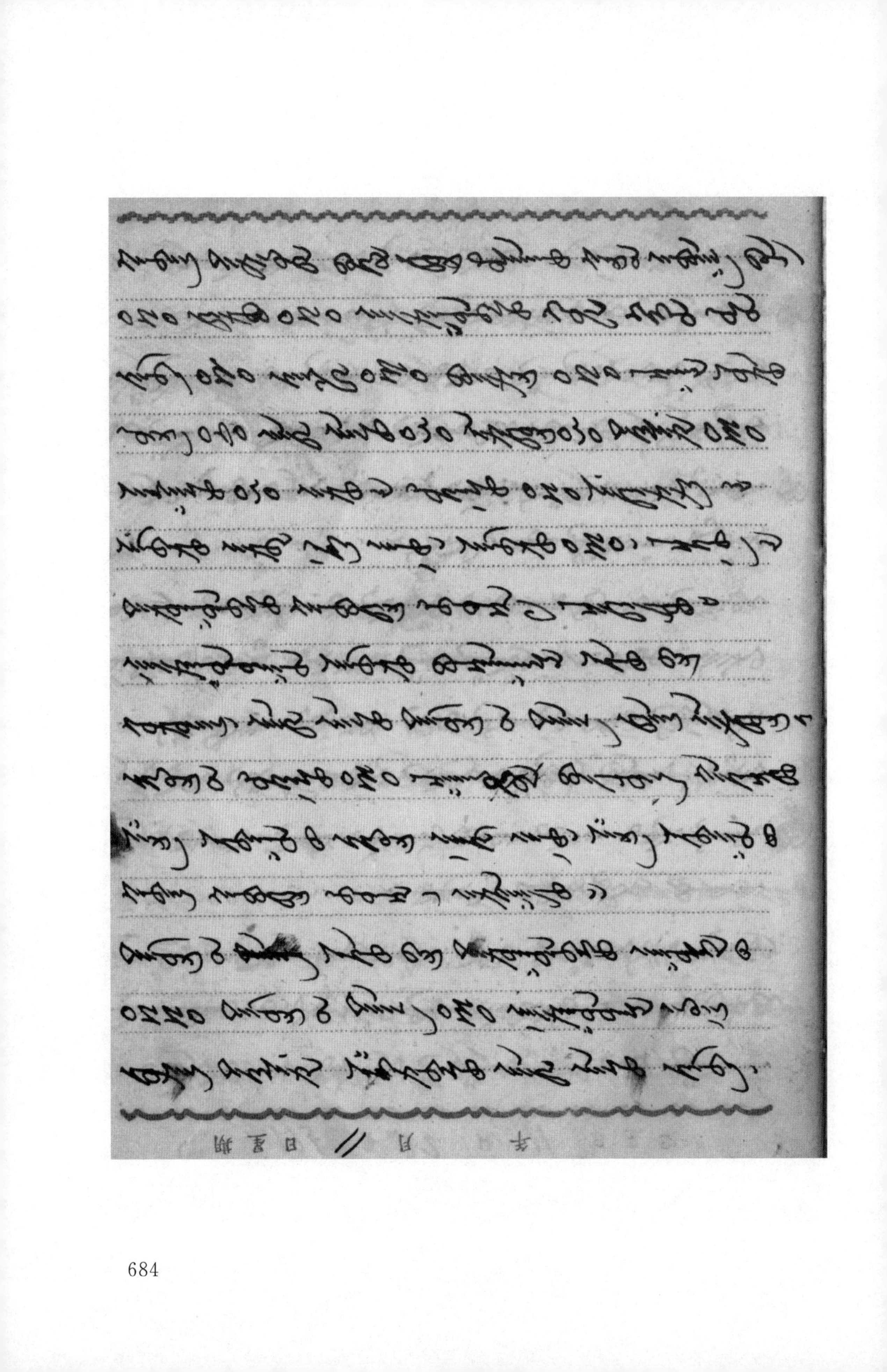

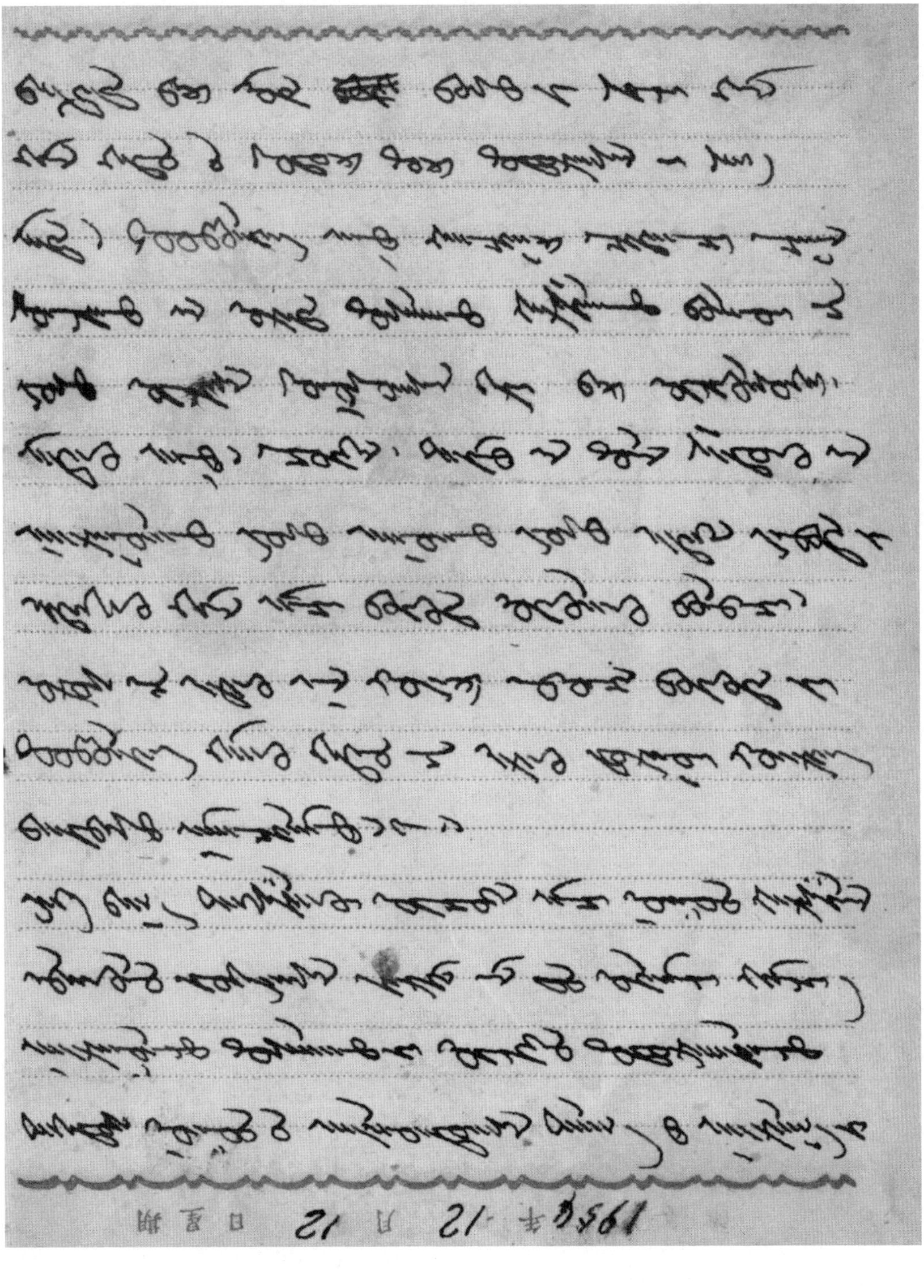
1956年 12 月 12 日 星期

ᠭᠤᠷᠪᠠᠳᠤᠭᠠᠷ ᠪᠦᠯᠦᠭ ᠣᠷᠴᠢᠭᠤᠯᠤᠭᠰᠠᠳ ᠤᠨ 《 ᠲᠣᠪᠴᠢᠶᠠᠨ (ᠶᠤᠸᠠᠨ ᠴᠠᠤ) 》 ᠳᠤ
ᠣᠷᠣᠭᠤᠯᠤᠭᠰᠠᠨ ᠬᠡᠯᠡᠨ ᠪᠢᠴᠢᠭ ᠤᠨ ᠬᠡᠪ ᠤᠨ ᠪᠣᠯᠪᠠᠰᠤᠷᠠᠯ

ᠮᠣᠩᠭᠣᠯ ᠶᠢᠨ 10cm · ᠦᠷᠭᠡᠨ 33 ᠰᠠᠨᠲᠢᠮᠧᠲᠷ · 65 ᠨᠢᠭᠤᠷ ᠲᠠᠢ :: ᠪᠣᠳᠣᠯ ᠤᠨ ᠲᠤᠰ ᠪᠢᠴᠢᠭᠰᠡᠨ ᠰᠤᠷᠭᠠᠭᠤᠯᠢ ᠪᠣᠯᠤᠨ ᠪᠢᠴᠢᠭᠰᠡᠨ :: ᠪᠢᠴᠢᠭ ᠪᠣᠯ ᠲᠤᠰ ᠤᠨ ᠬᠡᠪᠯᠡᠯ ᠮᠣᠩᠭᠣᠯ ᠪᠠᠢᠨ᠎ᠠ
ᠨᠢᠭᠤᠷ · ᠮᠣᠩᠭᠣᠯ ᠬᠡᠪᠯᠡᠯ ᠦᠨ ᠪᠢᠴᠢᠭᠰᠡᠨ · ᠮᠣᠩᠭᠣᠯ ᠪᠣᠯ ᠪᠢᠴᠢᠭ ᠰᠤᠷᠭᠠᠭᠤᠯᠢ ᠪᠣᠯ ᠤᠨ ᠭᠠᠵᠠᠷ ᠪᠠᠢᠭ᠎ᠠ ᠤᠨ ᠪᠣᠳᠣᠯ ᠬᠡᠪᠯᠡᠯ ᠪᠣᠯ ᠪᠢᠴᠢᠭᠰᠡᠨ ᠮᠣᠩᠭᠣᠯ ᠪᠢᠴᠢᠭᠰᠡᠨ :: ᠮᠣᠩᠭᠣᠯ ᠶᠢᠨ 36cm ·

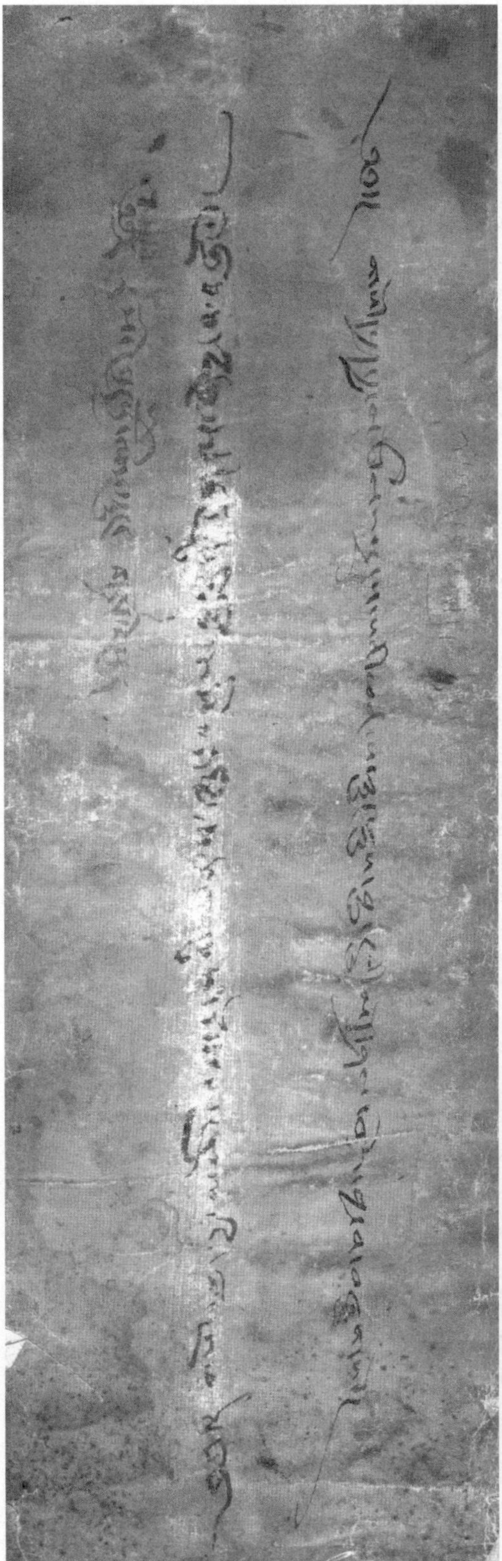

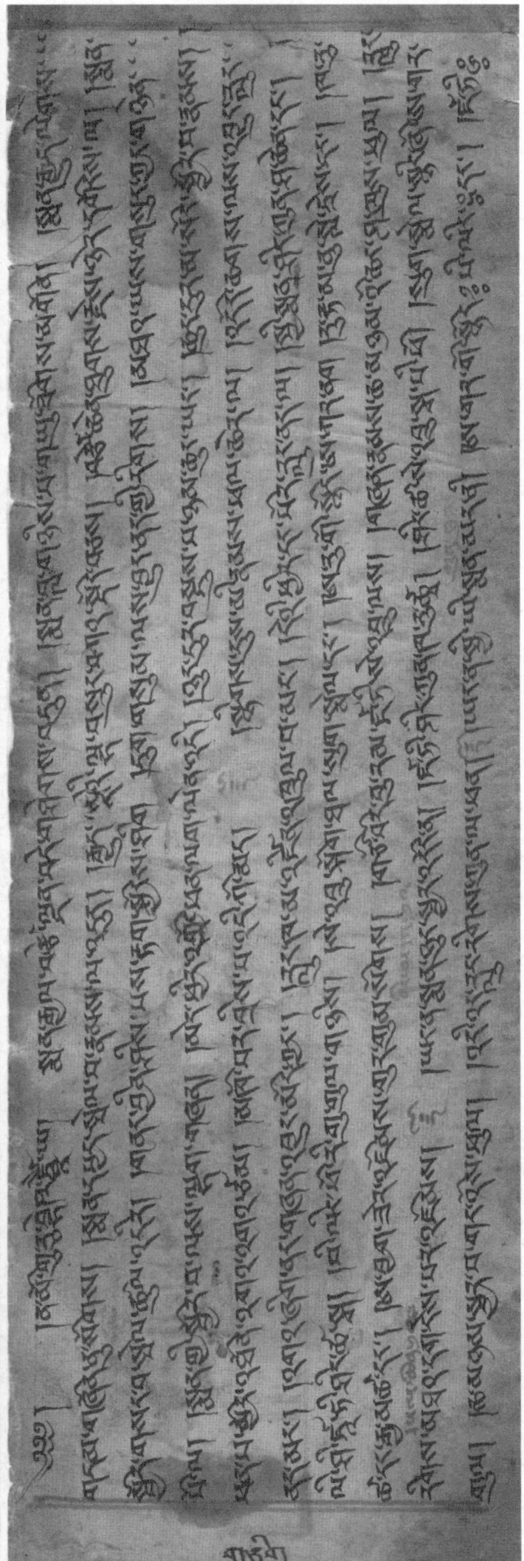

གཉིས

༄༅། །ཧྲི་ཚོཿ་སྲུ་གཱ་སྐྱོལ་དང་། །ཀྱུ་རམ་ཿཀ་ར་ཿཕ་ཡན་ཿཝན་། །བསྐྱིལ་ཙོམ་ཅེན་རེ་ར་ཞེ་ཡ་ཏྲེས། །ཧྲུ་ང་རྒྱལ་གྱི་ཕྱིན་ཀུ་ཤན། །ཧཱུྃ་སྲོ་
སྐྱེ་ཧྲུ་གཞིས་སྐྱི་འབེབ་ལ། །ཧྲི་ཀུན་སྒྲ་དང་ཁུ་ཅི། །ཕར་གིས་སྤྲུ་འཛྲེན་པ་སར་རུས་ཤན། །དེའི་སྐྱེ་སྐྱེར་ཞེ་ཧོ་ཏི་དང་། །མི་ཕར་ཕྲི་རེ་ཞམ་གར་
བཟང་། །ལི་ཀྲི་ཏུ་ཀ་མཁའ་ལ་གི་ཡུ། །ཕྲིས་དཀར་ ཀྲ་ཆེན་བདུ་སུམ་འདྲ། །སྐྱེར་སྤྲུ་གར་འཛོམ་སྐྱོལ་ཕྱུ་ལ་ཕུལ། །ཧྲི་ཀུན་གི་ཡུ་གཙོ་བའི་སྒྲར། །
གཞན་རྣམས་ཚ་མ་ཉམ་རེས་པར་ཤན། །ཡང་ནམ་ཁ་འདྲེ་སྐྱུར་གར་ཉེ་ར། །ཀླུ་ལུག་སྐྱེར་དགུ་མཁའ་ལ་མ་དགུ། །ཡེགས་པར་བཏུབ་སྐྱེ་ཀླུར་དཔའ་ཝན་། །
རྒྱུ་གཙར་གར་ཞེར་བཙོམ་པ་ལ། །ཁ་མར་བུ་རམ་སྤྱར་བདུ་བཙུ། །ཁ་འཇི་ཚར་ནི་ཕྲ་ཁྲུ་ཧི་ཕྲུར། །ཕྲེས་ལ་ཉེན་རེ་ར་ཕིར་གར་ཏྲེས། །ཧྲུ་རེགས་སྐྱིད་ར་མཁལ་
ཧྲུར་དང་། །ཕྲིག་སྐྱེར་ཧྲུར་ལ་ཤན་སྐྱེ་གྲུབ། ཿ །མགོ་ཕོ་ཧྲུར་སྐྱིན་པ་ལ། །ཕྱུག་མགོ་ཚེར་མཚེ་སྲ་ཕྱེགས་པ་མ། །བཙོན་པར་ཧྲི་ཀུན་ཿ་ས་ཏུ་ཀཿ་བུ་རམ༔
བཙིར་མར་ཧྲུར་ཟར་རྩ་ཙས། །ཁཏབ་ལ་སྒྲ་དལ་བ་སྦུབ་ཀྱིན། །ཅིན་གཅིག་དལ་བུམ་སྐྱིལ་ཏྲེས་ཤན། །མེན་ཀར་གོར་སྦུན་གར་ཡར་ཚེག །མིག་ཧྲུར་
མཆེམ་འཛོག་པ་ལ། །གི་སྐྱི་ཁབ་ཚོལ་ལ་སྦྱར་བ། །རྐར་གིས་ལ་སྦུགས་ཀྱི་ཁུ་ཤན། །བུ་གྲུལ་ཕྲིས་དཀར་སྤྱར་ཕྲིས་དང་། །ཧྲི་ཀུན་ཏུ་ཀ་མར་སྦྱར་པའི།
ཧུབས་གཏུག་ཏ་ཧྲུ་ཀུན་བཙོམ། །དེན་སྐྱི་ཀྲ་ཏུས་ལྷགས་པ་ཡི། །ཧྲུར་གིས་མར་ཡར་ཕོར་སྦུན་གྱིས། །མ་ཤན་མི་སྤྲེ་ནར་གཞི་དང་། །མཐུན་པའི
ཁ་ཚར་ཕུལ་སྦྱེར་ཟབ། ཧཱུྃ །ཞེ་སྡང་མི་གཙེ་འདྲེ་གདོན་དང་། །ཀླུ་བསྐྱིལ་རྒྱེ་གྱིས་ཟམ་སྐྱེམ་དང་། །ཚེ་སྤྲུར་མཁུ་ཟམ་མི་ཕྲེ། །ཁམས་འདུར་མཁྲེལ་ནད་

བཅེས་པ་ལ། །སྤྱི་སྨན་གསེར་གྱི་ཕོ་ཧྲིག་དང་། །ཨ་རུ་སུ་སྐྱེ་ལ་ཕྲེར་མར་ནར་དང་། །འབྲས་དཀར་ཀ་ར་ཏྲག་སྦར་གིས། །ཚ་གྲུར་མཁྲིས་པུས་སྐྱུགས
པ་དང་། །མགོ་ན་སེག་ས་ལ་ཀྲིན་ཧུ་ཤན། །འབྲས་དཀར་གཙོ་བྱེར་གཞན་ཚ་མཉམ། ཿ །མཁྲིས་ནད་ཚ་བར་ཧོ་རི་ལའི་བེ་ར་དཀར། །སྐྱེར་སྦྲུན
གསེར་མེ་ཏྲག་ཞུན་ཧྲིག་ཧ་དང་། །ཤག་རེ་ལ་གུར་གུམ་ཏྲག་ཟུར་བ་ལི་ཀ། །ཁ་ཀྲ་པར་ཏ་གི་ལྷར་སྤྲ་ཡཏྲ། །འཇུ་ཏྲེ་ལི་ཕོ་གཙོ་བྱེ་ར་མཁྲིས་སེལ། །
ཚ་མ་ཉམ་སྦྱར་བཀར་ཕྲར་རྒྱས་ཕྱུལ། །ཀྲ་སེར་མིག་སེར་ཚི་མཁྲིས་ནད་ཀུན་ལ། །ཤན་པ་སྤྱིར་གྲུབ་ལག་ཧྲུ་ལི་ར་ཏ་ཀྲེས། །དེ་སམ་ལ་གསེར་གྱི་རིལ་
དར་སྦྲུག་ཚ་བསྐྱད། །ནས་སྤྱི་ཀྲི་ཧུ་ཟབ་སོགས་ཉེན་ཆེའི། ཿ །མཏྲག་ཧུ་སྤྲུར་པཀྲལ་ཆུ་ཏུ་ར། །ཧྲུན་ཧྲེར་ཏུག་ཞུར་ཏག་ཧྲི་དང་། །ཕྲེས་གྲི་སེ་གསུ
ཀྱི་སྐྱེ་དཀར། །ཕྲིར་ཕུ་རེ་སྐྱེ་པོར་ར་དཀར། །གསེར་མེ་པ་ཀྲ་སྦྱར་པ་འདྲི། །པ་ཚུ་རྒྱལ་ཚྭ་གར་ཉེས་ལུགས། ཿ །མཁྲིས་ནད་གྲར་བར་འགྲོ་སྨན་ནི། །སྐྱ
ཏུ་རྒྱལ་ཚ་གསེར་མེ་དང་། །སེ་འབྲུ་ཧྲེར་ཚ་སྐྱུ་སྐྱོལ་པོ། །ཤག་བ་ལ་ཏྲག་ཞུ་རེམ་མཁྲེལ་དང་། །ཧཱུྃ་ཧྲི་ལི་ཀྲི་ཏུ་ཀ་སྨ །ཀ་ར་ཤག་བ་ལ་གཙོ་བྱེ་གཞན། །
ཚ་མ་ཉམ་གནམ་ལྕགས་བཙུ་བཞི་འདྲི། །གྲང་མཁྲིས་འཛོམས་པར་ཕྲེ་ཧྲུ་ཤར། །ཕྲེ་སོམ་མེད་པའི་སྦྱིར་འཕྲེན་ཟབ། ཿ །ལུས་ནི་སེར་པོར་འགྱུར་པ་
ལ་ཧ ཿ ཀླུ་ལྷར་ལ་ཚེ་ཧྲེ་ལེར་མཉམ། །སྨུག་ཚོ་བཟར་པོ་སྦྱེར་ཚོད་དང་། །ཙོན་དམར་ཕལ་པཀྲུན་གྱི་སྦྱེ། །རྩ་གྲུར་གིས་ཕུལ་དེས་པར་ཤན། །མཁྲིས
ནད་ཚ་གྲུར་གར་ལ་ཡང་། །སྨན་སྦྱོར་བཞི་ལས་འདས་མི་སྲིད། ཿ །རྒྱུ་ཏྲེ་མདེ་ག་ཀ་ཏི་ལུག་ལས་ཧྲུར་སྐྱེ། །སྒྲ་ཏྲེས་མ་ཡུ་ཕྲི་ཏྲེས་ཉེན་གཅིག་ཏེར་ཕེག །

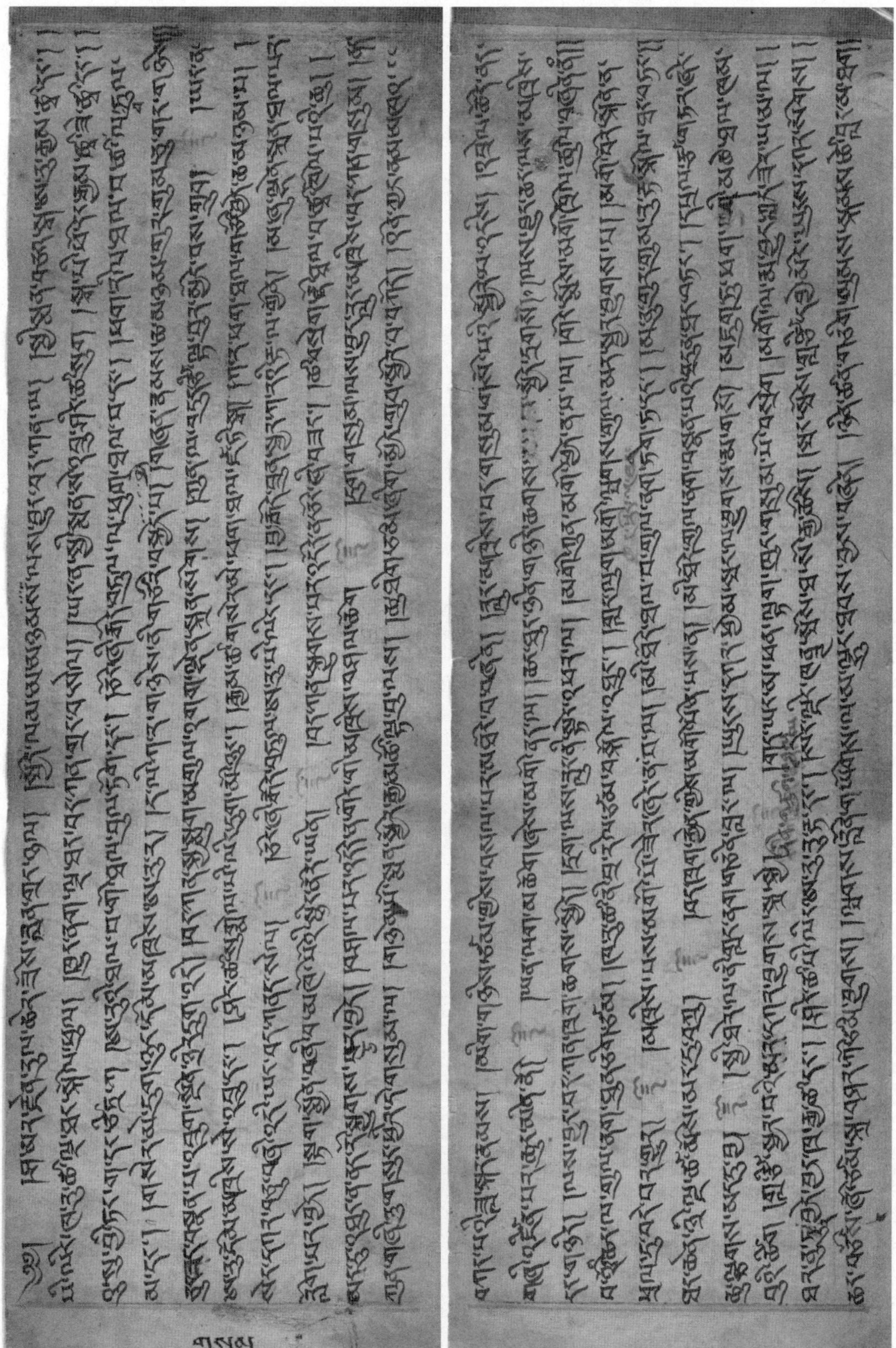

༄༅། །ཐག་ཟན་ཨར་སྨུར་ཞེ་ཐུག་རེས་པ་རེ་ཤག་སོ། །སེར་སྨན་ཟུར་སྔེར་ཀྲུལ་བ་སྟུན་ཟམ་སྤྱི་ར་ཧོམ། །ཏབ་ཀྲ་ལ་ལོག་ནད་ཁལ་ཚད་མཆེད།
ཚིར་དང་། །ཁྲག་མཁྲིས་མཆེད་བཀས་མཁལ་གྲུར་གྲིབ་ལས་བྱུང་། །མིག་ནད་སྤྱི་ལ་གྲུར་གྲུམ་རྒྱ་ཚབ་པ། །ཕུར་བ་གཞི་སྤྱི་གར་ཐེག་ཨ་རུ་རྩེ་དམར། །སྤྱིར་
ཕུན་བུ་ཤར་དེམ་མཁྲིས་ཤིར་ཨར་ར་དང་། །བསམ་པ་དང་སྒྲ་ར་ཤེ་གྲིད་དང་། །ཏབ་ལ་ལག་ཉུ་རུ་མཁལ་ལམ་གྲི་ཕྱུ་བཟར། །དེ་རྣམས་ཚ་མཉམ་ཞིབ་བཏགས་
སྤེ་མ་ནི། །སྐྱུ་རུ་རུས་འདིར་སྦྱར་གར་བཏགས་ལ་ཞེ། །མིག་གར་རྒྱུ་ལ་ལྷུགས་སྤྱི་ར་རྩུ་བ་སྐྱིལ། །བསྐྱིལ་རྒྱུ་སྒྲོར་ཚུས་ཞག་གསུམ་བཏབ་པ་ལ། །སྐྱུ་རུ་ར་
ཚེ སྐྱིལ་རྒྱ་ཏུ་ཕུ་ཏྲར་ཞག་གྲུར། །ཏེ་ལ་སྨན་སྤྱི་ཀུན་ཀླུག་བསྡེར་དམ་བཏགས། །ནག་པོར་སེར་བར་སྨུར་རྩེ་ཞི་ཞེ་ལ་བསྲུ་ར་ལ། །ཀླུ་རྩེ་རི་རྒྱུར་སྨར་ལྷུགས་སྐྱུ་ལ་
བསྲུན་ན་རབ། །ཙི་ཞེན་བརྩུ་བདུན་མིག་ནད་གར་ལཧར། །རང་བྱུང་འཛུ་རྩེ་ཀླུ་བུར་མཁོ་ཐིས་མཐིར། །མིག་ཕྲ་རེས་ནུ་སྦྱིར་ཞུན་སྤྲ་ཟུ་དར། །བ་རུ་རྩེ་ཨོ་
རུ་ར་ཚ་མཉམ་འདི། །ལྷུགས་སྦྱིར་ན་རྩུ་ཡུན་སྐྱིལ་འཁྲུར་ན་བཟར། །ཀླུ་གཞིའི་དུག་ཐར་མིག་ནད་ཀུན་ལ་ཕན། །མཁལ་ལྷུང་བྲར་བས་མིག་ལ་སྤྱིད་
ཕྱུང་ན། །སྐྱ་དམར་དག་གི་ལ་ཁ་ཕྱིས་རུ་རྩ་དང་། །མཁལ་མ་གི་ཡུ་སྐྱུ་གྲོལ་སྦྱིར་བའི་ཐུན། །ཚ་མ་ཉམ་མཛེ་ཟེ་ཧོ་རྩེ་ཧེ་ཧེ་ཀི་བདུག །ཐར་ཞེ་བསྐྱིལ་
འཁྲུར་ཐན་པ་སྦྱིར་བྲུབ་ཡིན། །ཛང་ལུག་མཁལ་ཤ་བྱུར་བཙོས་ཁུར་བྱུང་། །ཁུལ་འདི་མིག་ནད་ཐལ་ཆེར་གསོ་བར་མཐིར། །ཧག་ར་ལ་གཙོ་པོ་བརྒྱུ་
པ་ཐར་འདྲེས་ཁྲུལ། །སྨན་པོ་ཐང་གི་ལག་ལེན་པན་མར་བྱུང་། །ཡང་ན་འདི་ལྡན་ཉེ་མ་ཧིང་ཀུ་འཆིར་ཉེ། །ཐར་ཆེན་ཉི་ལྷུམ་སྒྲུལ་པ་ཡང་ཐན་སྟེ།

མིག་ལ་ཐུགས་སྨན་རྒྱ་ཡི་སྐེལ་སྦྱུམ་ཅན། །ག་བུར་ཆེ་བ་དཀར་པོ་ཁ་ཆེར་ལས། །ཧོར་བ་དེ་འདྲ་རི་ཐུགས་སྨན་དེ་མཆེད་མེད། །ཡང་ན་གསེར་ཐིག
ཨ་རུ་རྩེ་དམར་པོ་དང་། །ཨུ་ཏྲིག་ཤེལ་གསུར་དང་ཁ་ཆེ་གུར། །ཕུར་བ་ཧི་ལེ་དེམ་མཁྲིས་ཞིབ་བཏགས་པ། །སྐྱ་འདེབ་ཐུལ་ཡང་མིག་ནད་ལིར་ཧེ་ཀི
སོགས། །ཀུན་ལ་ཕན་པ་ཕྱིར་འཐེན་མན་ངག་གི །ཛེ་ནད་མཁལ་ལྷུང་ཆར་ཐུག་ག་དེ་ལས་བྱུང་། །ཀྲིན་ཏུ་འུར་ཞེར་ར་སྐྲ་ཐེམ་པ་ལ། །གི་ཕྱུ
བཏུན་པ་ཉེ་མ་འདི་དེ་ཀྱི་ལ་འཕྲེར་བཏང་། །སྐྲ་སྒྲིག་ཁེར་ཀུན་མར་སྦྱར་ཟེམ་སྦྱུ་ཐུག །ཉེ་ཧྲ་རྒྱལ་ཀྱི་ཟེར་ཐུག་ཙེན་སྦྱུར་ཐུག །མ་ཐན་པ་ལ་འར་མར་བསྐྱིལ་
གཙོར་བཙས་འཁུག་གས། །འདི་ཡངས་མ་སོལ་ཕྱུང་ནག་སྒྲིག་ཐུ་ཐུག །ཙ་རུ་རུ་ཏྲ་བསྐྱིལ་ཐར་ཚ་བར་ཐུག །གར་ཡར་མ་ཐན་ཁུག་ཧུག་རེལ་ཙེན་ཐུག
མ་སོལ་ག་དེ་ཡིན་ཕྲུར་མེར་མཛེས་མ་ཡིད། །ཛུ་ཞེར་ཤེར་ཀུན་སྦྱར་བ་སྦྲ་བར་གཏུག །སྦྲ་ཀ་ཀླུ་ཞུར་ཟོ་རྡེ་མཐེལ་བས་བྱུང་། །སྦྲ་ཐག་ཀླུ་ཆེ་བྲེ་རཚེར
ཤིར་ལ་སྦྱར། །སྦྲ་འགགས་ལ་གི་ཕུར་བ་ཀླུར་ནིས་དང་། །རྒྱ་ཚིས་ཙན་དན་དཀར་པོ་འབྲས་བུ་གསུམ། །ཕྲུར་བ་མེར་བ་སྦྲེག་ཏུ་བས་གཏུག་ན་ཐན།
པི་ལིར་ག་ཡེར་ཨ་རུ་རྩེ་ཏྲ་ཀ །ཙུར་ཏེ་ཞིབ་བཏགས་སྦྱར་འཐེན་སྦྱུབ་པ་སོལ། །སྦྲ་ཐག་ཤིར་པར་བོ་ཡེ་ཉེག་པ་དང་། །སོ་ཡི་ཉུ་མ་བཙོ་རས་ལ།
ཧྲུལ་སྤྱི་ཐེར། །རྩུ་སྦྲུང་ལྷུགས་ཙུ་རེ་ཡིས་མཐུབ་ན། །ཙ་ཤོ་རྡུ་དང་ཉེག་སྦུ་སྦྲེགས་ལས་གཏུགས། །ཐེར་སྨན་འགྲི་མེག་ཐུལ་ཟ་སྦྲ་སྐྱི་དང་། །རྩིམ་མཁྲིས
ཚོས་བཙོད་བ་ཐག་ཡི་ཐར། །སྨུག་ཕྱ་བཟར་པོ་ཀྱུག་རེལ་ཙམ་ཐར་གིས། །ཕྱུ་ལ་སྦྲ་ཐག་རྒྱ་མཚོ་ཙེ་མ་ཡང་ཚེ། །ཡང་ན་ཐེར་སྦྲུ་ཐར་ཐལ་སྦྲ་རུ་འཐེན།

༄༅། །ཕྱུར་བློན་གྱིས་འགགས་ངེས་པར་ཕན་ཕྱིར་སྒྲུབ། །ངེས་གྱུར་མ་ཆེར་ལག་པའི་ཐུ་སྦུར་གཏད། །གང་ཡང་མ་ཕན་ཞིག་ན་ནི་འཛིན་པ་ནུར། །
སྣང་བོ་ལ་གཉིས་པོ་གྲང་རྒྱུར་སྲ་ཐུག་ངེས་ཆེད། །སྨུ་ཆེ་ཞེས་པ་ལྕུམ་དམར་འབྱུང་བ་ལ། །ཕྱུལ་དང་བྱེ་བའི་ཁྲག་འཐེས་ཡང་ཡང་རྒྱུགས། །བུ་ཕུ་ལེར་
དང་འབྲས་གསུམ་བླ་གཅིག་བསྐྱེན། །གསོ་བར་ངེས་སོ་ཆགས་སྤྱོད་ཡང་ན་བྱུང་། །ཁེན་དྲུམ་ཞེས་ལྕེ་མཆུ་སྐྲང་ས་པ་ལ། །ཉུ་ཕྱིན་ཤ་ཏུ་ཞེབ་
འཐགས་ཞོར་བླུག་སྟེ། །དང་མཆིལ་དེ་གས་ཁལ་ཁལ་མཆུ་ལ་བླུགས། །ཉིན་ཞག་གཅིག་ལ་གསོ་བར་ཐེ་ཚོམ་མེད། །ཤིང་སྨན་ཧྲུང་ལྷ་ཁ་སེར་
གྱི་རིལ་བུ་བཟར། །མཆུ་ལ་འབྲུམ་ཕྲུང་ལྷགས་པ་འབྱུང་ན་ཕར། །ཕྱུར་ལྡེ་ཆུར་ཕྱར་སྐྲན་ཇི་སྲིག་ནག་སླགས། །ཤིང་སྨན་ཧྲུང་ལྷ་ཕྱུར་ལྡེ་བསྣན་པ་
བསྐྱེན། །དེ་ཡིས་མ་ཕན་ཆུ་རིང་དཀར་མེར་སྐྱོལ་ཅར། །དན་རིག་ལྷགས་འབྱུང་གཅིག་བཙུག་སྐྲ་མཇུམ་བཏགས། །སྐམ་འདྲེན་ཟུས་པས་ངེས་པར་
ཕན་པ་མཐོང་། །ལྕེ་ནི་སྐྲངས་སམ་ཟླ་ཕྲུར་དེ་ལ་ནི། །ཕྱིའི་སྨན་ཧྲུང་ལྷའི་སྣར་དུ་སྦྱར་བ་ལྡེ། །ཁུ་ཁྱུལ་ཚེར་ཁྲེ་སྤལ་ཁྲུ་གར་དུར། །ཁྱུར་ཁྲུམ་
ཕྱར་སྤྱིས་བ་ལྦུར་རྩི་ལེར་དང་། །འཛིན་པ་ལི་ཤི་ཕྱར་རྒྱ་ཚ་མཉམ་སྦྱར། །ཀྲི་སྨག་བཙུ་བདུན་ལྡེ་སྐྲུངས་ལྡེ་མ་དང་། །ལེ་ནར་ཀན་ཏེ་བ་གྲེ་བར་ཟ་ཕྱུང་རེས།
གུ་དུ་ལ་ཤིན་ཏུ་ཕན་ཕྱིར་འདི་འདྲ་མེད། །ལྕེ་མ་ཕྱུང་ཞེང་ཐུག་པར་ཕྱུར་ལྡེ་ཕར། །ཡང་ཡང་གླན་ཇི་ཁ་ཞུར་སྨན་གཅོ་བརྒྱུད་སྐྱེར། །ཀྲི་སྨག་བཙུ་
བདུན་བསྣུན་གཏེར་གསོ་བ་མཐོང་། །གྲི་ཤར་སྨན་ཕྲུག་ཉུ་ཁྲག་འཐབ་ཡས་ཕྱུང་། །ཕྱི་སྨན་ཕྱར་རྒྱུན་ལི་ཤི་ཤིང་མར་དང་། །ཕྱི་ཕོ་རྩ་ཐེ་དབ

དཀར་པོ་ཨ་དཀར་དང་། །ཨ་རུ་ནག་ཆུར་སྦུ་རུ་ཡུར་བ་སེར། །མ་ནུ་རུ་རྟ་འབྲི་མོག་རྒྱུ་སྒར་ཟུམས་ས། །ཆ་མཉམ་སོ་ཕག་ཕྲུར་གིས་ཕུལ་བཟར་འདི། །ཁྲ་སྤྱིན་བཙུ་
གསུམ་གྱི་ནད་ཀུན་ལ་ཕན། །སོ་ནད་ཁྲག་སྤྲིན་བམ་ལྷུང་གྲིབ་ལས་བྱུང་། །ཁྲག་གིས་ན་བར་གསེད་གྱི་རིལ་[illegible]འཛིན། །ཤིང་སྨན་ཧྲུང་ལྷ་ཚད་
ལྡན་ལྡེ་སྐྱེར་བསྐྱེན། །སྤྲིན་གྱིས་ན་བར་སླར་ཆེན་ཁ་ཏྲུ་བཟར། །མཆེད་ན་ནི་ཧྲུང་ལྷ་སོ་ཁར་འཛིན། །ལྷུར་གིས་ན་བར་སྐྲག་སྒྲ་མར་བཙོས་པ། །སོ
བར་འཛིན་ལ་ཞུར་སྨན་ཞེར་ནས་གཏེར། །བམ་གྱིས་ན་བར་པོ་ལེར་བཙའི་ཁུར་སྐྱོལ། །ཚ་མིས་སོར་འཛིན་ལྕུམ་གོལ་རྣེར་བསྲེག་གཏུག །གང་ཡང་མ་
ཕན་སྒྲེ་ཀུན་ནག་ཆུར་དང་། །སྨན་ཆེན་གསུམ་པོ་ཡི་བརྒྱར་རྟི་རྒྱུད་སྦྱར། །སེར་བ་ལ་ཞར་བཏུལ་སོར་འཛིན་མཆིལ་མ་དེ། །མགོ་བོའི་གྲིབ་ལ་དབུགས་པས་
ཡང་ཡང་བཏུས། །རྗེས་སུ་མགོ་བོ་རས་དམར་གཅིའི་ཐེས་ལེབས། །དེ་ཡིས་ཕ་རེ་བར་མ་དེའི་ཉི་མ་སྐྱོལ་ཟབ། །མགོ་ལ་བར་བུར་བྲུང་སྐྱེ་ཆེར་སྐྲངས
སེར་ཟུ་ཟུ་ཕུས་ཚིལ་ཟས་མི་འདོད་དེ་མས་ལྷར་གྱུར། །དེ་ནི་ཚ་བར་འཁྲུལ་ཞེང་རྒྱལ་འབྱུང་ན། །ཞག་ལྷ་ཕན་དུ་རེས་པར་འཆི་བར་གྱུར། །དེ་ལ་སྨན་ནི་ཧྲུང་ལྷ་
ཚད་ལྡན་སྐྱེར། །རྒྱུ་ལ་ནག་ཕྱེ་མ་ཆེར་བསྣུན་ཡང་ཡང་གཏེར། །ཕྲག་ཞུན་རི་བོང་རོ་ལ་མས་སྐྲངས་པར་བླུགས། །ལེ་བརྗེ་ཡི་ནག་འབྱུང་ན་ནི་ངེས་པར་གསོ། །
ལེ་ཟས་དཀར་མར་ར་ཤ་ཕྱར་ཟླ་ཧྥུ་འཛིན། །གཉན་གྱིས་གྲི་བ་འགགས་པ་དེ་ལ་ནི། །ཕྱི་ནས་ལི་བརྒྱད་དྲི་ཆེན་དྲི་ཆུ་ཡིས། །སོ་ཕག་སྤྲིས་ཁྲལ་བསྲེས་པས
ལྷུམས་འཇུ་ཞེང་། །ཞེང་ནས་ཧྲུང་ལྷ་ཁ་ཚེ་བསྣུན་ཡང་གཏེར། །སྡེར་ཀ་བཏང་ནས་གསོ་བར་ཐེ་ཚོམ་མེད། །མགོ་བོའི་ནད་ཚབ་ནད་ནི་བརྒྱད་ལྡན་གསུངས། །

༄༅། །འདིར་སྨྲས་འདི་ནི་ཞིང་གར་གནས་ཡིན་གྱུར། །བདག་འདྲའི་བླུན་པོ་མཐིར་ཁྲོས་ཆུང་ངུ་ལ། །སྐྱི་ཚུལ་ཆུ་ཡར་ཕན་རྒྱལ་ཆུང་མིན་སྨྲམ། །
འཇིག་རྟེན་མ་ཞེས་པ་ཞུན་དང་མ་གསུང་ཕྱིར། །རྒྱུ་རྐྱེན་རྟགས་རྣམས་གསལ་པར་མཚོར་སན་ཡང་། །ནང་གཞི་གཅེན་པོར་མཁའ་ལ་ཕན་སྤྲོད་ན། །གསོ་བྱེད་གཞི
བུ་ལུས་ཡ་ཤར་དེ་མི་ཆོས། །ལྷ་དང་ཞེས་པ་མགོ་སྨྱོ་མདུན་རྒྱལ་དུ། །དང་པོར་རྒྱུ་སྐྱེས་རིམ་པར་ཆེར་སོར་བ། །དེ་ནི་གླུ་དང་ས་བདག་ཁྱུགས་པ་ཡིས། །
མ་ལྷག་ཕྱུང་ཞིང་ཁྲག་གཅིས་འཕེལ་བར་བྱེད། །ཆུ་དང་དུས་སྤྱན་མ་རལ་གྲིས་ཁ་འཐུར་སྐྱེ། །སྐྱི་ཤ་མ་ལྷ་སྲུ་ལྷགས་ཅན་བསྒྲུབས་ཏེ་སྐྱར། །མ་ཁེང་བག་ཟན་གྱིས་
འགག་ཁྱེས་མ་སྒྱེ། །ཆེར་རིང་པ་ལ་ཞབ་ཀྱིས་མི་ཐུར་བསྒྲེག །ནང་ནས་སྨན་སྐྱེན་མི་དགོས་ཕྱི་ནས་ལ་ཁོ། །མེད་བུ་ཞེས་པ་སྐྱེ་མཁྲིས་སྐྱིར་ནས་
ལྡང་། །ཁྲུ་ནི་མཁལ་གྲང་བྱུང་ལས་འབྱུང་བ་མར། །འགག་འཛེག་ཆེན་མར་བྱུང་ཁོག་ཕུ་ལྷ་གམ། །ཆུ་སེར་སྐྲེར་སོར་མེན་ཕུར་འགྱུར་པ་འདང་ཕྱིར། །རོ་ལ་སྤྱི་སྨན་
པོ་ལི་ཀྱེ་བཀྲལ་ནག་དང་། །སེར་ལྗི་ར་འབྲས་སྣ་གསུམ་དང་སྒོས་བ་སོ། །ཧོ་ཏ་ཏེ་ར་ཚ་སྨུག་གྲོལ་ག་གི་ལ། །ནུལ་ཆུ་མུ་ཟེ་ཚ་བསྟུལ་གཙོར་བྱེད་དེ། །གཞན་ནས
ཚ་མཉམ་ཁྲ་སྐྱག་བཙོ་ལྡེ་འདེས། །ཡུན་རིང་བསྟེན་ན་ཕན་ནོ་ཞེ་ལ་ནི། །ཁྲག་ཅན་ཐེ་བྲུན་ལུག་ཟེའུ་དྲེ་ཇུར་སྦྱར། །ཕུག་པའི་ཁུངས་ཀྱིས་ལེ་བཏེལ་གསེར་
གྱུར། །མེས་ཚིག་ཐ་ལ་རྒྱུ་ཆུམ་སྐྱོད་པོ་ནི། །ཕྱུག་པོའི་འཁྱར་ནུབ་ཡུན་སོང་ཕྲར་ལ་ཐབ། །སོ་མ་ར་ཛ་སྲེས་དཀར་ཙེ་ར་ཞི་སོགས། །སྐམ་འདེབ་
སྙེ་ཙུ་ཏྲ་སྤར་ཡར་ཡར་ལྡུག །ཞིར་ནས་སྨ་རྩེ་བཅུ་གཅིག་ཙོད་ལྡན་གཏོར། །མཁྲིས་ར་ལུག་ཕྱགས་བྲུམས་ཏེ་ནི་མི་ཕན། །གཟའ་ནད་མེ་གཟའ་

གཡས་དང་ལྷུ་གཟའ་ཡི་ཡིན། །ཚ་བྲང་ཆོས་མཐུན་རེ་ལ་སྤྱི་སྨན་ནི། །ཕྱིས་དཀར་ནེར་མཁར་གྲོལ་ནག་སྨྱུར་ཞི་ཁ། །ཧོ་ཏེ་སྦྱར་བྲུམ་ལི་ཤི་གསེར་ཏེ་མ། །སྨྱིག
སྲིན་གྱི་ལྷང་རི་སྒོ་ཕྲུ་ཡ་རྒྱ། །སྐྱ་ག་ཤ་པ་ར་པ་ཏ་ཤུ་སྐྱ་ནས། །བ་ཙ་ཧེ་ག་ཏ་དང་ལུ་ཆུ་བཏུལ་ནམས། །ཚ་མཉམ་སྤྱར་པ་སོ་ཝེའི་ཁྲག་རྡེ་ནམ། །སྒོར
ཀུན་སྐྱོ་ལུམ་ཕུལ་ན་གསོ་བ་མཐོང་། །ཕྱུར་སྨྱོན་བཙོ་ནས་ཀྲུས་པ་བསྐྱེད་ཐུགས་ནི། ཨོཾ་ཀྲི་མཧྲཱ་ཤུ་སུ་སྭཱ་ཧཱ། ཞེས་བརྒྱ་རྩ་གསུམ་བཟླས་ཕས་སྤུར།
བཏབ་ནས། །ཕྱུང་ནག་གི་བསྟེན་པ་བྱེད་དུས་སུ་ཤུགས་སུ་ལྷགས་ན་སྨན་ཕུ་རི་མཆེར་ལ་བགས། །གཟའ་ནད་ཕྲག་མར་ཕྱུང་དུས་ཕྱིས་དཀར་ནི། །སྤྲུང་
སྤུར་ཁེར་བཙང་བཙོས་སྦྱགས་ཧུ་ཞེས་གསུང་། །སྨུར་ཐབས་སྨོག་སྒྲ་ཡུགས་ཀའི་སྤྲ་ལེབ་བཏགས། །ཡང་ན་ཟན་གྱིས་ཙ་ནག་གཟུགས། །ལོ་ཕྱུར་ས
བཙོས་ལ་རང་ཁོར་ཞག །ནད་རྩུབ་ལོ་བྱང་སྐྱབ་དེ་ཉིད། །ཏོག་བུར་ཕྲུང་བྲིས་རེ་ཡིས་ཞེབས། །སྨུག་འཇོམ་གར་ཕར་པའི་ལྷོ། །གཡས་གཡོན
གར་གཡོ་གཡོ་ཕྱོགས་ནས། །ཁ་ནས་འཐེན་ཙེར་མཆེལ་མ་བཙས། །ཞ་ཁོན་ནང་བཙུག་ཕྱུར་ལེབས་ཏེར། །སྐྱུར་ནག་གིས་དགྲིས་ཕུད་རྒྱུན་ཆ་བརྩི།
ཁོན་མ་ཁེན་ཞག་གསུམ་མ་ཡ་རྐྱལ་དགོས། །མར་པོར་མ་སྡོལ་སྐྱེར་ལ་འཚོར། །སྨར་ལུག་མཐྲིས་པ་ཚལ་བསྒྲེག་ཐལ་གཅིས། །ཕྱིས་དཀར
ཆང་གིས་སྦྲུལ་ནག་གཟའ་རྩིས་ར་སོལ། །བར་གན་མཐུལ་དགག་ལྡང་ཆགས་གདོན་ནད་ལྡུ། །སེར་སྒྲུ་ཧྲི་ཆགས་ཡིན་ལ་ཧ་ཆར་དང་། །ཐ་མ་ལེ་སོགས
བག་མེར་ཕྱིར་པ་དང་། །སྔུ་རན་སེམས་དང་ཆགས་སྤྱོད་དགེ་སྒྲིབ་པས། །བསྒྱེར་པ་མང་སྐྱེ་གསོ་བ་ཉེན་སྐྲར་ཅམ། །དང་དེ་སྨྲེ་ན་གསོ་དཀའ་མ་སྨིན་དུས།།

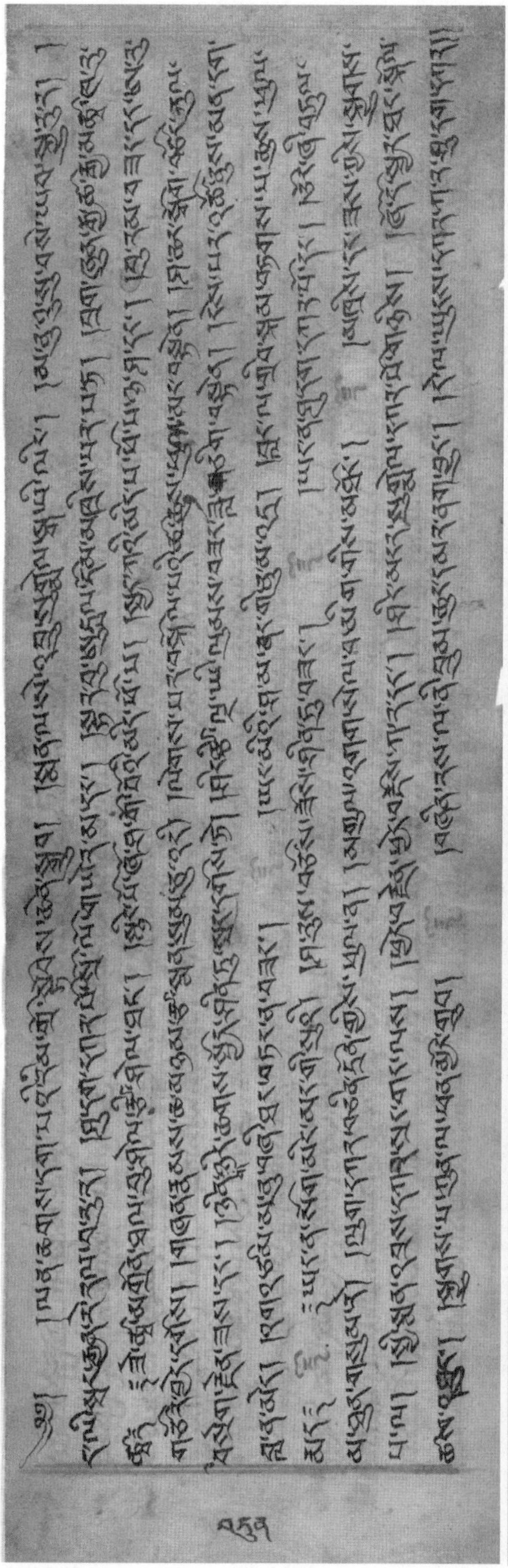

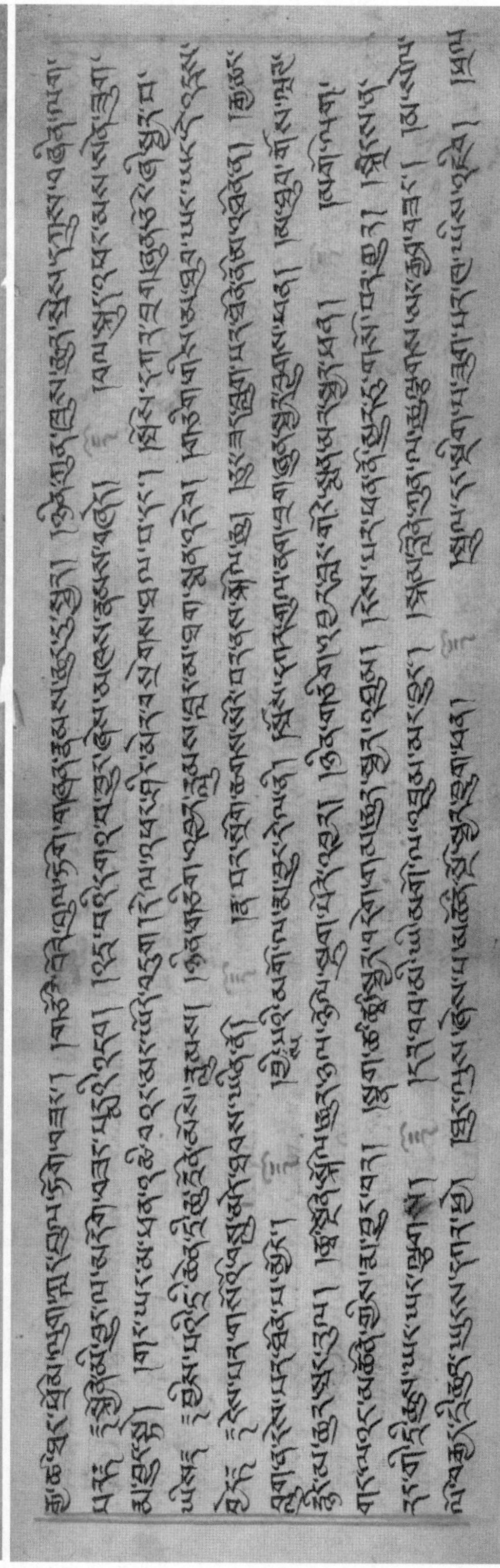

བརྒྱད

༄༅། །ཁ་རེ་ཁན་སྣང་ས་བརྡ་ཆེན་རྫོང་། །འབྲུར་ལ་ཆོ་རྡོ་རྗེ་ལྷ་སྒྲུབ་གཉིས་མི། །ཕོ་རི་གང་ཆར་གསེ་ཁྱུ་ལ་ན་རེ་སེ་པར་ཕབ། །སྨན་མེད་
ན་ཡང་ཆང་བཟང་མར་འབྲུར་སྐྱེ། །བཟི་ཞིང་མོ་རིས་པས་རྟག་ཏུ་སྐྱིད་ཐོབ་རེས། ༣ །སྐྱོ་བྱུར་མིག་ནི་འཁྱུད་པར་སྒྱུར་པ་ལ། །ཞགས་སུམ་
ནང་ལ་ཕོ་མཚན་སྨན་ཆེན་གཉིས། །རྟུས་གཅིག་མཐོང་ན་སྐྱིད་སོལ་བྲེ་ཟོམ་མེད། །དེ་ལས་འདས་ན་གསོ་བར་མི་འགྱུར་རོ། །རྒྱ་ནང་
ཕུ་ཡུ་ཟ་ཞེས་འདྲར་པའི་ནང་། །རྒྱ་ཡུལ་གཟའ་འགོ་རྟུན་ས་ལས་བྲིགས་དང་། །འདྲ་ནང་ཅན་པས་རྣམ་ཕོར་ཆར་སྐོར་ལས། །འགོ་ཐས་ནང་ཕོག་
ཀུ་ལུ་དྲར་བཞིན་མདོག་ནས། །ཉི་མོ་འདྲར་སྨན་ཆེན་མོར་བདེ་བར་འགྱུར། །མཚན་མོར་འདྲར་པ་ཉི་མོར་བདེ་བར་འགྱུར། །བདེ་བར་ཞུར་ལ་ལུས་ཚོ་
རྟུལ་ཡང་འགྱུར། །ནད་དེ་ཚ་གྲང་གང་ཡང་མེད་པ་ཡིན། །རྒྱ་འགོར་སྡོང་ས་པ་ཁ་རོག་ནང་ཡིན་དེ་ལ། །ནཱ་ར་རུ་ས་བ་ཀུར་ཀྱི་བ་ཟླ་ཞིང་བ་སྦྲེལ་འདྲ།
ལྕག་སྐ་ནག་ནང་དཀར་དེ་ནི་བདུན་བརྒྱ་སྡོ་སྐེམ་འཇ། །རྡུར་སྐ་བས་བསྟན་པའི་དཔལ་ཆེན་ཉེར་བཞི་འམ། །མེ་མདའ་ཏུ་གཉིས་ཀར་རུ་ཚུན་
ཉེར་ཅིག །ལྷན་ཏུ་གོར་གི་ཕོ་རེ་ལ་འདམ་བཏགས་སྒྱུར་ལ་དེ། །ཉིན་རེར་ལན་གཉིས་ཕྱིར་དང་ཕོ་ར་ལ། །དེ་མ་རྟེན་ཚ་སྐོལ་ཆོ་མེས་ཁྱུ་ལ་ལ་
གཏོར། །སྨན་བཏོར་ཉིན་གྱི་ཕྱི་ལ་ནང་པའི་མདུན། །རས་དམར་ཞ་གར་སྐྱེར་དུ་དཀར་གཡོལ་ནང་། །ཆང་པའི་ཟས་ལྷག་རྒྱ་ཆར་སྣིགས་བཅོར་བཀར།།
གོག་སེར་གྱིས་གཡས་སྐྱེར་དུ་སྦྲུག་སྒྲུར་བཞག །སྨན་པ་ལག་ཏུ་ཀྱི་གཅིག་བཟུང་བཞིན་ཏུ། །རྒྱ་འགོར་སྒྲུར་སོར་མ་སོར་དུས་བཤད་དོ། །ཡུལ་འདི་

ཡུར་ཅོམ་མ་བདུག་ལམ་དེ་ཡིས། །རང་སྐར་སོར་ཐིག་སེར་ཀྲིག་ཅེས་ལབ་ཀྱི། །ཟླ་ལྷག་ས་གྲིར་གསེ་ནད་པ་འཛེག་བརྟུངས་ཕཅས། །མ་རུར་ཀྱི་
ཡས་ཆ་མ་ལུས་སྨྱེར་སྨུར་ཞིང་། །སྲེས་རབ་སྐྱེ་པོ་འཁུར་ཞིག་ཐལ་མོ་བཏབ། །བསྒུར་དུར་བསྒུར་འཇིབ་ཡིད་ནི་མགྱོལ་དུ་བཏགས། །སྨན་ནི་འཚོ་
བར་གཏོར་ན་ངེས་པར་ཕྲེས། ༣ །ཟུར་མེད་སྨུལ་མ་བཅའ་བར་མི་རྨུབ་པར། །སྤྱི་སྨན་རྒྱ་མཁྱེ་ཡི་ཐ་རྩུ་དེ། །ཕལ་སྣ་བེར་ཁ་གཏོར་བ་ཤིན་ཏུ་སྨྱུག།
མ་རྨུབ་མ་རྟོ་ནི་ལྷམ་འགོལ་བཅད། །སྐོལ་རྒྱུ་ཐབ་ནི་ཡང་ན་རྒྱ་མི་སྐྱེ། །རྒྱ་སེར་ཁེར་བཏང་ངེས་པར་བཅའ་ལེ་གསུངས། །ཡང་ན་རྒྱུ་བརྡེས་
རྒྱུར་བསྐོལ་འཁྱུད་ན་སྨུབ། །གང་ཡང་མ་ཐབ་ཕྱི་ནྱིག་ཁྲག་སྐྱེ་རྒྱུར། །རྒྱུར་སྐྱེས་འཁྱུར་རྒྱུག་དེ་ལ་ཟྲེ་སེམ་མེད། ༣ །ཁ་མ་མ་ཐེབ་སྐ་ལ་
སྐལ་རྒྱ་བཅུ། །མཁལ་མ་གཉིས་ཀྱི་མཚམས་ས་ཁར་སེག་སྣ་དུ། །ཅེར་སྒྲུབ་རྩན་རྒྱེར་མ་མེར་སྲེས་ཐུག །དེ་ཡིས་མ་ཐུབ་ཤིར་ལེབ་སྐྱེར་འཇུག
ལད་ ཛོ་བ་ས་ཤྲི་བརྟུར་བརྡུན་རྒྱུ་བ་ཐེབ་པར་རེས། །ཡང་མ་ཐུབ་པར་རྒྱ་ཚོ་ཐར་ཕྲམ་དང་། །རྒྱ་རུ་ཅེར་ཞེ་བུ་རམ་སྦྱར་བ་ནི། །ཛོ་རྡེག་སྐྱོལ་ཐར་
ཀྱིས་ཁྱུལ་ངེས་པར་ཐེབ། །ཟླ་སྐོར་སེར་ཐིག་ཞོར་བཏང་དེ་ཡང་བཟར། ༣ །རྟ་དང་རྔ་མོར་རྣམ་པར་ཞེར་བསོགས། །མཐོ་ཁས་ལུར་ཞེ་ཕྲག་ཡར་
ནུ་སེ་ལ། །སྐྱིན་ཐུར་མ་ཕྱུར་མོར་ས་པ་ལ། །གསར་རྟུས་རྟུལ་སྦུ་རེ་ཆེན་ཐོ་བརྒྱད་བཏོར། །ཚོ་གཉན་མ་བསྐྱེ་སྤྱིན་ཀུན་སེལ་པར་ཞུས། །སྐྱུར་ས་
ན་སྐྱེས་དཀར་ཐུག་ཞུན་པར་པ་ཏ། །ལྕག་རེལ་བཅས་འཛར་ཕྲོལ་བ་རྒྱུ་ལེར་སྐོམ། །མ་ཡིད་ན་ཡར་དར་གབ་སྨྲུ་འདི་འཇར། །ཐི་སྨུ་སྤེག་གཞིབ་

༄༅། །ག་བུར་སྦྱོར་བ་བཞུགས། །མཚོ་རིས་ན་གཙོ་བོ་བརྒྱད་སྐྱེ་རྡོ་མཁྲིས་དང་། །ལེ་ཚེ་བསྡུན་གཉེར་སྨིན་རིས་པ་དང་གསེར་སོལ། །འབྲུམ་
འཕེལ་ཉེར་ལྔ་གཉེར་ཡར་ཀུན་ལ་ཕན། །ཁྲིད་པར་རྒྱུའི་མིར་ཚད་ཏུར་སྦྱོར་ལ་ལྷར་། །ཐེར་བ་འདིའི་རྒྱུད་ཤེས་ཏུ་ཕན་ཀྱིས་གྲུབ། །སྨན་ཐུའི་
ནད་ལ་གསར་བྱུའི་སྦྱོར་བ་བསྟན། །སྨན་པར་ཁས་ཆེ་ཕན་པར་བསམ་མི་ཐེམས། །ཀུ་ཀུ་ཏ་ཙམ་ཞིག་འཚོ་འཚོ་ཞེས་སྨྲགས་པར། །ཚོས་
ཚོས་མེད་པར་རྒྱུར་རྒྱུ་དགོས་ལམ་སྨམ། །དེའི་ལྷའི་རྒྱལ་པོ་སྐྱེར་གི་བདུད་ཀྱི་རིགས། །སྤྲ་དན་སོལ་དང་ཁྲི་ཚིགས་ཚ་བས་བསྐྱེད། །སྐྱེ་
སྤྲོ་ལྷུང་བད་ཀར་ཧུ་སྨོས་ཟིན་ཕྱིར། །ཚ་བརྒྱས་ཕྲིན་སྤྱི་ལ་ཐེབ་པ་དང་། །གབ་ཙེར་ཁྲིས་ལམ་འཁྱིམས་པས་ལྟེ་མཆུ་སྐམ། །མིག་དང་ཙུད་མར་
དེ་ལ་སྤྱི་སྨན་ནི། །གཙོ་བོ་བརྒྱད་པ་ཕར་རྩེ་བཅུ་གཉིས་དང་། །ཞེར་བུ་བཙུན་ཐང་གཉེར་པར་མ་ཕན་ན། །ག་བུར་ཉེར་ལྔ་ཚད་ནགས་གསེལ་འཇུལ་ཏོ། །
གོས་ཀྱིས་ལེགས་པར་རབ་ཀྱི་རྐྱལ་མར་བྱུར། །ཚང་མེད་རྒྱུར་བསྒྲིལ་ཚ་ཚོས་འཕྲུར་དུ་འཇུག །རྩལ་ཕྱུང་རིམ་པར་ཕན་པ་ཡིན་པས་འབྱུང་། །
རྒྱས་ཚད་རིམ་ས་ཚད་ཀུན་ལ་འདི་སྦྱར་བཅོས། །ཚ་བ་གབ་བཙེར་སྐྱེ་པར་ཡང་ཕན་ནོ། །སྒྲིབ་ནད་ཚ་དང་རྒྱུད་དུ་ཐ་མ་ལ། །ཚད་ལྡག་རྒྱན་གྱིས
བསྐྱེད་པ་དེ་ལ་ནི། །སྤྱི་ལ་ཤ་རུ་བ་རུ་སྐྱུ་རུ་དང་། །ཚེམས་བཙོད་ཞུ་མ་ལེན་བྱི་ལི་དཀར་པོ་དང་། །ཤིང་མངར་ཡམ་ཉམ་བརྒྱད་ཐར་ཀུན་ལ་ཕན། །སྨན་
པ་རྒྱུད་དུར་འདི་ལས་ལྷག་སྨན་མེད། །ཀླུ་སྒྲོལ་རྡོ་རྗེའི་རྩ་སྒྲོ་ཡ་སྐུ། །ཡུ་སྒྲོལ་སྦྲང་ཐུ་ལྔ་སྒྲོ་ཐེར་གསེལ་ཐུལ། །ཁྲུད་པ་

ཆུ་སེར་དམར་སྨུག་ཁྲུང་པ་ལ། །ཙན་དན་དཀར་དམར་ཤ་རུ་བ་རུ་སྐྱུར། །ཤིང་མངར་སྤྲོ་ལི་ཚ་བའི་ཐེ་ཏ་དཀར། །ཐུགས་ཀྱུ་ཀུ་མ་སུ་ལྒ་ལ་ཀ་ཀོ
ལ་རྡ་ རྡོ་རྗེ་གི་ཡུང་སྨར་བུ་ལེ་ཤ་ཏུར། །ཀ་བེ་ཏ་ཀྲུན་འབྲུམ་ཏུ་ཏ་དོའི་ལེར་དང་། །ལེ་ཤི་རྒྱ་ཆོས་རྒྱལ་ལྔའི་ཉེར་གསུམ་འདི། །ཚ་གྲུར་སྒྲོ་ཏད་ཀུན་ལ་
ཐུར་ཅིག་འཐུང་། །དེ་ཡིས་མི་ཐུབ་ཁས་ཀྱི་ནམ་སྨིན་གི། །སྒྲོ་ཏད་ཀུན་ལ་གཡེར་མ་སྨ་ཆུ་རིགས། །ལུག་ཤ་སྦྲིག་འཚོ་ཚང་མར་ཤིང་ཏུ་གནོད།།
ཕན་ནས་དགོས་བཀྲུད་ཤ་འུམ། །ཁྲི་ཐན་མཁྲིས་ཐན་ཁྲེས་རིགས་བཟང་མ་གནོད། །མཆིན་ནད་ཚ་སྐྱུར་ཚང་འཕྲུག་ཐམས་ཡངས་འབྱུང་། །
སྤྱི་སྨན་ཏིག་ཏ་ཐག་ཞུན་བ་ཤ་ཀ། །གསེར་གྱི་མེ་ཏོག་གུར་གུམ་གི་ཡུང་དང་། །སྐྱུར་བུ་ཤིང་མངར་ཤ་ཏུ་ཤ་དཀར་ནམས། །ཤ་བུ་ལྕགས་ས་སྡོད་ལ་
བསྒྲིལ་ཐུ་བས་སྦྱུལ། །མཆིན་ནད་མིག་ལམ་མི་འདོད་ལྡར་སེར་གྱུར། །མཆི་མ་འཛག་གམ་མ་མཁྲིས་མཆིན་སྐྲན་ན། །ཞེ་ཐས་མི་འདྲེ་རིམ་པར་
ཐ་ཞུགས་པ་སྐམ། །རྟགས་ལ་ཞེ་མར་དེ་མི་དེ་ཚོམ་སྐྱེར་བའི། །རྩ་དང་སྨན་པ་མཆིན་ནད་མི་སེལ་མར། །མཇུག་བཅོས་བསྐལ་སྨན་འཇམ་སྦྱོར་
དགོས་པར་གསུང་། །མཆེར་ནད་མཁུ་ཐས་ཏུག་སྨན་ཏུག་དང་། །ཀླན་གྲང་ལས་བསྐྱེད་བཞིན་མདོག་མཆུ་ནག་འགྱུར། །འཛུ་
སྐྱ་ས་ཆུང་ཞེ་ཚུ་སྤྲོ་ལྕེ་ཁྲ། །དེ་ལ་སྨན་ནི་ལི་ཤི་གསེར་མེ་ཏོག །ཤ་རུ་ཀ་ཀོ་ལ་གུར་གུམ་བ་ཤ་ཀ །སེ་འབྲུ་ཤ་ཙ་ལུག་ཁྲག་བརྒྱད་པ
སྦྱོར། །མཆེར་ནད་ལྷ་བར་ཕན་པའི་སྤྱི་སྨན་ཡིན། །མཁལ་མ་ནད་ནི་ཆགས་སྐྱེད་གྲག་པ་དང་། །གྲང་གཞར་གྲིབ་ཀ་དོན་ལྟར་

༄༅། །སེར་པོ་ཀ་ལས་འབྱུང་། །ཧུས་དམ་ཡ་ཞལ་ནད་པ་ལ་ཆེར་གྲུར་བ་མར། །གི་ཝང་སེ་འབྲུ་གུར་ཀུམ་སྨན་གྱི་ལ་དང་། །ར་མཉེ་
ཉེ་ཤིང་ལྡུམ་བ་■སྐྱ་དང་། །ལྡུམ་པ་ཙུ་ཙུ་སྤོག་སྤྲིན་མཛེ་ལ་དང་། །པོ་ལི་དེ་གུར་གུམ་བྲུ་རམ་ཚ་བཅུམ་སྦྱར། །སྐྱར་ཆེན་བཅོ་ལྔ་མཁལ་མའི་
ནད་ཀུན་ལ། །གྲིན་རྡུ་ཙི་མི་ཚེར་འདི་ཡིས་ཀུན་འབྱུང་བྱེར། །ཏ་ལ་འདི་ལས་ལྷག་སྨན་སེ་ཐུལ་མེད། །མཁལ་ལ་ནད་ཆ་ཐར་ཚམ་རུ་བརྒྱུ་སྐ་
སྦྱིར་རྒྱ། ཉི་གྲུམ་དང་སྒྲུམ་ལ་གི་ཝུ་བདུན་པ་དང་། །གོར་སྨན་བཅོ་ལྔ་ལྷེ་ཆེར་གསེར་ཁུལ་མཆོག །མཁལ་ལ་ནད་འཛག་པ་ར་བྱུང་
ལྔ་ཆར་ལྔན་སྐྱེར། །ཚེ་ནད་ཚ་རུ་བརྒྱུད་དང་ཁྲུར་པ་རབ་གི །གོར་སྨན་གཉིས་གར་བསྟུན་པས་མི་ཚེག་མེད། །གཉེན་འཛག་ཀུ་ཤིག་འཆེར་
པར་ཕན་པ་འབྱུང་། × །ཚ་གྲང་སེ་ངེ་བཀག་ཆག་ནད་ལ་ལས་བྱུང་། །ངབར་ལག་མ་ཞལ་ལ་མ་གི་ཝུ་གྲུལ་ཞག་དང་། །སྐྱགས་པ་དམ་པའི་རྡུ་ཆེན་དམ་
ཀྱི་མཁྲིས། །ཡུང་བ་སྐྱུ་རུ་ཏིག་ཏ་དང་མཉེ་རྣམས་ནས། །ཚ་མཉམ་སྦྱར་བ་ཞུག་རྟེས་ཞུལ་བཏང་བསྐྱེ། །ཚགས་སྤྱི་སྨུར་མེད་གཟུར་དུ་འདུག་མི་རུང་། །སྨན་
བསྙེན་ཞུག་རྫི་རི་སྤྱགས་བཅུད་ལ་མཆོག་ཞེས་གྲིས། །འབྲས་བུ་སྐྲོས་པར་ཞུག་ལྟགས་སྙིང་པའི་ནང་། །ཤི་གྲི་ཉམ་པོ་ཀ་པར་སྐྱེ་པོའི་ཁ་རྣམས། །
ཚང་ཞག་ཡར་སྲུར་སྦྱར་ཞུག་རྟེན་ལུམ་ས་བ། །རྩལ་སྲུར་ཟད་འཚོ་བའི་སྨན་རྒྱུ་ལྔ་དང་། །གོར་སྨན་གར་འདུར་བཏང་བས་དེས་པར་གསོ། །རྟེར་ནར་
ལུགས་སྒོག་འབྲས་བུགས་ལ་ནུ། །ལེགས་པ་བརྡུང་དེར་བཙུག་ནས་ཉིད་ཞག་འདྲས་པར། །ཐུམ་ས་བཅེར་གོའི་རྡུ་པན་ཐོ་སྦྱོར་གྲུབ་པ་ཡིན། །

མཁལ་ལ་གཟེར་ལ་ནི་གོར་སྨན་ཀར་རྡོ་སྐྱེར། །གྲུལ་ནག་ཞ་ཟུག་གཟེར་བཅོམ་བསྟུན་ནུ་བྱུང་། །མེ་བྲུམ་ཚ་ནུམ་ས་ལ་སོགས་རིགས་པས་དཔྱད། །
ཕོ་བའི་ནད་ནི་ཕོ་ཟད་འཕྱུར་ཆེར་རྟག་དང་། །མ་ཞུ་རྒྱན་གྲང་སེ་སོགས་ལས་བྱུང་བ་དེར། །འབྲུ་སྤུགས་སྐྱེག་ནང་ནུམ་འགྱུར་བདུན་ཡོད་དོ། །སྤྱི་
སྨན་སྨ་པ་ཕོ་བའི་ཁ་ཕྱིར་ཀུན་དང་། །གི་ཝང་ཚ་སྲུ་སྐྱོལ་རྒྱ་མཚོ་བདུད་རྩི། །ཟུར་ཀུམ་ཙེར་ཞིབ་ཀ་ར་བུ་རམ་སྦྱར། །ཆ་མཉམ་བསྐྱལ་མི་འཕྲང་ལོ་ཞེས་
པ་འདི། །ཕོ་བའི་ནད་ཀུན་འཇོམས་པའི་སྨན་[...]ཡིན། །ཡང་ན་ཕོ་ཟུར་སེ་འབྲུ་ལྔ་ཡང་ཕན། །ཚ་བར་བྲག་ཞུན་དགུ་པ་བཏག་ལ་སྨན་སྦྱོར། །
རྒྱ་མའི་ནད་ལྔ་ཤིང་ཏོག་རྫེ་ནུ་ལ་ནས། །མཉེ་ནི་ཆེན་གྱིས་བསྐྱེ་པ་ཚ་གྲང་གཉིས། །ཚ་བར་བྲག་ཞུན་ཀུར་གུམ་སྐྱོལ་རྡོ་མ་མཁྲིས་དང་། །གཉེར་
སྨན་ཆེན་རུ་རྟ་སྤྲ་དགག་ཞག །སྐྱ་རུ་སྐྱེ་པར་ཀུ་དང་ཕོ་བ་རེ། །རྒྱ་མཚོ་ཏུ་ལུ་ཚམ་མཉམ་བཏག་དེ་ལ་བཟའ། །གཅེར་ཐེ་ཏྲིག་སྦྱི་ཐུ་ཙེ་མ་སྦྱར་བ་འདི། །
སེར་དཀར་བཅོ་ལྔ་འབྲུ་ཞར་སྐྱེར་ཡང་ཐུབ། །རྒྱ་ལེར་ཕོའི་ནད་ཀུན་འཇོམས་པའི་མཆོག །ཀླུར་དང་གུར་བར་ཞི་ཐེར་རྟུག་པ་དང་། །རྒྱ་ཚན་
ལ་ནི་རྣགས་པ་ཡི་སྨན་ཐག་མཆོག །ཟས་མི་རྡེར་ལ་ཁར་ཡིན་དེ་བསྲེག་ཐལ། །སྨན་དང་བསྲེས་ཤམ་ཟེར་ཕྱུ་བཙུག་པ་བཟར། །ལིར་ནད་
ཟས་སྐྱེར་དགས་པ་དང་མཁྲུ་དང་། །བགོམ་པ་ཚེབ་མར་བ་འཛུག་ལྷག་སྐྱེ་ཕུ་པས། །འབྲུར་ཡར་རྩགས་ཉི་རྒྱ་ནུ་ཏུ་འབྲུ་སྐྱེག་དང་། །ཟུར་འབྲིག་ལྷ་ཟུར་ཞ
ཞེར་གྲང་ས་ལྡོག་སྐྱ། །སྨན་ལ་ཟས་འབྲུ་ཕུགས་སུམ་བདེ་རྗེ་སྙེམས། །ཅེར་ཞི་བ་ལ་སྨན་རིགས་གཏོར་ཕན་པར་གསུང་། །སྤྱི་ལ་བཟུག་ལ་སྒྲི

བརྒྱ་གཅིག

༄༅། །རིང་དུ་སོང་བ་༎ན། །བདེ་བར་འདུག་ཞུ་རེ་མི་གྲེས་འཆི་བདག་བྲིད། ཧཱུྃ། །ལྷར་ནད་ཐག་ལ་ཆེ་ཆགས་སྒྲིབ་ཁས་ཧུར་ཕད་ཀ །
ཀླུང་ཞིག་གཞིབ་གཏོད་ཀྱིན་སྲང་ཟམ་སྒྱིད་པ་ལ། །གཙན་སྲི་གཙན་སྲ་གཙན་འགག་གསུམ་ཡོད་ཁམས། །སྒོ་བར་ཕྱི་སྨན་གསེར་ཆེ་འདྲུས་
སྨན་གསུམ། །སེ་འབྲུ་དཀར་རྡོ་སྨུག་རྒྱ་རྡོ་དང་། །འབྲུ་སྣ་མེ་ཀ་ཆམ་ལ་ཕྱི་མིག་དགུ་པ་སྲིད། །རྒྱན་དུ་བསྐྱེད་པར་ཐབ་འཁྲིད་ཕྱི་སྒྲ་ནི་ལ་ཧ།
ཧཱུྃ འགག་པར་སྤྱི་སྨན་གསེར་གྱི་ཕྱེ་མ་དང་། །སྒྲིག་སྐྱེན་གཟེ་ལ་ལྦུམ་པ་ཟླ་ཚྭ་དང་། །རྒྱ་རྡོ་རྒྱ་མཚོ་ཞོ་དུ་རྡོ་སྨུག །འབྲས་སྤུ་གསུམ་
དང་དབང་ཁ་ཚ་མཉམ་སྦྱར། །ག་སེར་ཕུར་བཅུ་གསུམ་གཙན་འགག་ལྷུར་ཏུ་གྲོལ། །ཕྱིར་གྲུབ་སྒྲིབ་ཁ་གཞན་ན་ཡོད་མ་ཡིན། །ཀླུ་ར་ལ་
ཆར་དང་རྒྱུ་སྒྲོལ་རྐ་ལ་སྒྱིད། །རི་མཚར་མན་ངག་ཀུན་ལ་མ་སྤེལ་ཟབ། ཧཱུྃ །རྒྱ་རྡོ་ཞོ་ཁ་ཏུ་རྡོ་གསུམ་མཱི། །རྒྱ་ཁ་ཚྭ་[illegible]་ཐུལ་
ཡར་དེས་པར་ཐན་མ་མཐོང་། །སྨན་མེད་ཏུས་སུ་རྒྱ་རྡོ་གཅིག་ཀྱང་ཏུང་། ཧཱུྃ །གཙན་སྐྲ་སྤྱི་སྨན་ཡུར་བ་སྦྱོར་པ་འདྲ་སྟུབ། །སྨྲུ་ཏུ་༎
གཟེ་མ་སུ་སྨུག་ལ་རྡེ་མ་མཐིས་དང་། །ལུམ་པ་སྦྱར་བ་ཐར་སྒྲོག་རྩེས་བསྐྱེད། ཧཱུྃ །ལུགས་ཐ[illegible]་བརྟན་པ་གཙན་སྐྲ་མཐའ[illegible]་དག་སྦོམ། །སྨན་
གཞན་མི་གསོས་ཏེ་ཡེས་ཀུན་ཐུབ་དེས། ཧཱུྃ །ཡུར་བ་བཞི་ཐར་བཏང་འདར་ཐབ་ཀྱི་སྒྲུབ། ཧཱུྃ །བསམ་སེམས་ནང་ནི་ཆགས་སྤྱི་
སྤྲག་པ་ཡིས། །ཀླུང་ཁྲག་འཁྲུགས་པས་ཕྱི་མོ་བྲེལ་མས་དཀར་དམར། །ཉམས་རང་འཁྱིལ་འཛག་ཉམས་པ་མང་འགྱུར་ཞིང་། །ཤུས་སྤོ་མདངས་

སྐྱིབས་གཟི་བརྗིད་ཀུན་ཉམས་ཏེ། ། །དལ་འབྲིར་ལྕུ་རྩེས་གྱི་མ་དེ་ཁམས་ཧུང་། །དེའི་ཕྱིར་ཁུས་བཟུང་གསོབ་ཐར་སྨན་སྒྲིན་བསྟན། །ཤིང་ཐུབ་ཅེ་དཀར་སྨུ
བོ་ཧི་ཀླུ་རིག་འབྲས་རྣམས། །རྟེང་ཞ་པར་བ་ཡིན་ར་ལུག་ཕུག་ཀླིག་འབྲས། །ས་རུལ་མ་ཤི་ག་ཁིགས་སྨན་གར་འཛོམ་དང་། །དབང་ཁག་ཤིང་མངར་
ཏི་ལ་དཀར་ཐང་ཕྲེམ་དཀར། །ཙ་སྨྲི་རྩེ་ཡོ་ཞོ་བུ་རམ་གཟི་པ་རླེད། །མཆི་ཤིང་རམ་ཆེ་ཛྙེ་ཀེ་འབྲུ་རྣམས། །ཚ་མ་ཉམ་ཕུར་པ་ཁུག་དཀར་ཐི
མར་བཙོས། །ཁེན་རེར་སྤྲ་ཧྲེ་རྣམས་ལ་ཆགས་སྒྲིན་དང་། །དལ་ཏུབ་ཁམས་ཀུན་ཕར་པ་ཡི་གཅིག་དགོས། །ལུས་སྐྱོབས་རྒྱས་ཞིང་ཟུངས་མདངས་
འཕེལ་བར་བྱེད། །ཚིགས་ཆུར་མན་ངག་མར་ཕོའི་མ་སྤེལ་ཟབ། ཧཱུྃ །ཀྲི་ཚེན་འགག་པར་སྐྱུགས་དང་སྨྲ་མ་པ་སོགས། །སྤྲི་སྨན་ཨ་རུ་༎
ལྷུམ་ཕུར་སྤྲུལ་ཧིག་ཐར་ཅེ། །བསྐྱེད་པ་ཐན་ཞིབ་ཀུ་ཀ་རེ་གཉིས། །མེར་བརྗིས་ཞུ་བར་ཁག་འདྲེལ་སེར་སྦྱར་ཅན། །ཞིང་ས་བཅུག་ནི་དུ་རས་
དྲངས་གཞི་ཏུ་སྦྱར། །ཡང་ན་ཧ་ལ་མར་རྒྱུར་དཀྲུགས་བརྫུར་ཡང་འབབ། །ལྕུག་གི་མ་ཧུག་ཚོལ་བཙོས་ཁུ་འཐུང་ཡང་ཐན། ཧཱུྃ །གཞུང་
འབྲུམ་ཀ་ཤི་ཕྱུར་སྐྱོལ་འཁྲུགས་ལས་ཧུང་། །འབྲུམ་གྱིས་བཀྲར་ལམ་གར་ཞིང་གཟེར་ཐབ་ཧུང་། །རྒྱུ་སེར་འཛག་པ་ཕྱིར་གཉིས་ཡོད་དོ། །
ཕྱིར་ཁྲུས་བྲལ་ཧིག་ཁན་ཚུ་བསྐོལ་རྒྱུ་ཡིས། །ཀླར་ས་བཏུག་དགུས་ཞིང་ཕོའི་ལྕུ་ཧྲུང་ལྷ་བསྐྱེད། །ཡང་ཡང་དགུ་ན་རེས་པར་གསོ་བར་བྱུར། །
ནར་ཧུད་གསོ་དཀའ་ཕྱི་ཧར་པེ་པེ་ལིང་། །ཡུང་བ་བྲུལ་ཧིག་ཁན་ཚྭ་སྦུར་པ་ཅེ། །མར་རྩེ་ལ་སྦྱར་ཡང་ཡང་འཐོར་ཀ་སུ་བཏུག །དཀར་༎

༄། །ཨ་དར་ཟླས་སྐྱར་ཁྱུར་ལྷ་ཕྱུགས་ཁྲུམས་ཕུག ། ཟླས་ཚེ་ཀུན་ལ་ཤྲཱི་ཏྲི་ཀ་ཟླེས་པ་ཟླ། །རྗེ་ཞིན་ཆགས་སྤྱིར་ཀློང་ཆས་འབྲུར་
པ་དན། །མ་ཤུབ་ཚེར་དུ་རྒྱལ་དཀར་ཤོག་སུ་ཡ་ཤ། །ཞེ་བཏགས་སྒྲོལ་རྒྱས་ཕྱུལ་ནང་དེས་པར་གསོ། ཧེ་ལྷ་སྤྱིར་དྲུག་ནང་ཆེན་ནར་
རེགས་ལ། །ཕན་ནམ་གཉེར་ཡིན་སྤྱིར་པ་ཅམ་ཆུར་བསྐྱན། །མཐིར་རྒྱ་ཆེ་པའི་མིག་ལ་མཛེས་མེན་ཏར། །སྨན་པ་ཆུར་དུ་འཁྱིལ་གདུང་ལེན་
ནུར་སྐུམ། །ཚ་བའི་ཤར་གཉེན་ཀལ་མདོ་རི་ཤར་མཚམས། །སེ་སོར་བསྐྱན་པ་རྟོགས་ཆུར་མགོ་སྐོར་མར། །མདོ་ཏིམ་སྐྱུགར་
གཞི་ལྡིར་འཁྲུལ་བ་མར། །དེའི་ཕྱིར་ཚ་རྟགས་ཡིད་ཀྱར་ལུར་རྟགས་སྟོན། །ཚ་བཅོས་ཀླུར་གསོ་སྨུག་འཕྲིག་ཆེན་ཆེ་བས། །ཀླུར་བཅོས་
ཚ་བ་རྒྱས་པར་བཅོས་གླགས་ཁུར། །དེའི་ཕྱིར་ཀླུར་རྟགས་ལུ་སྨམ་ཙ་བའི་སྐྱེར་སྨུར་ཁུང་། །མཐའ་པར་མི་བཟིར་སྨོན་དར་ཆུར་བ་དེར། །དེ་
ཆར་བུ་རམ་བཅས་བཞེར་འགལ་ཆུར་ན། །ཀླུ་རླབ་བསྡོན་པར་ཕ་གར་བརྒྱར་པ་ཕྱིར། །དེས་ཀླུ་ཟར་ལུ་ཀླུན་ཙ་སྨུམ་ཞིར། །ཚ་བ་རྒྱས་
པར་བདུན་ཕར་ཚ་མེར་གཏེར། །རྩལ་ཁུར་ཀླུར་ཡིད་གསལ་ལ་ནས་གཙོ་འགྱུར་དམ། །ཀ་སུར་ཅེར་ལྷ་ཚར་གསེས་ཕྱུལ་ལ་གཏེར། །མཇུག་ཏུ་
ལུར་འདིར་དེ་ལ་ཟབ་དགོས་ཏེ། །ཚུར་ཟླས་རེམ་པར་གཏེར་བར་འཚོ་དེ་ཁུར། ། ཚ་སྲར་རྟགས་ཀྱིས་གསལ་དེ་ལ་ནི། །
དར་པོར་ཚ་བཅོས་མི་ཏུར་ཟླས་སྨན་གཉིས། །ཧེར་བསྐྱེད་མ་གཉེར་གྲར་ལུར་རྟགས་ཡིན། །ཧེར་བསྐྱེད་གཉེར་ཚེ་ཚ་རྟགས་མཐེ་གསལ་ནི།།

ཚ་ཐར་རྟགས་ཀྱར་སྨན་བསོལ་ཟླས་ཧྲེར་བསྐྱེད། །ཟླས་ཀྱིས་མ་གཉེར་ཚ་གྲར་ཅམ་པ་ལ། །ཤར་ཆེན་ཅེར་ལྷ་སྨན་དག་བསོལ་སྤྱིར་ཕྱིར།།
ཚ་གྲར་རྟགས་ཡུ་ལུར་མཐིས་ནར་ཀན་གསུམ། །གར་གསལ་གཉེན་པོ་ཕྱིར་པར་ཟབ་དགོས་སོ། །ཚ་བ་སྨིན་ན་རྩལ་ཁུར་ཀླུར་
གིས་སྨུར། །དགུར་གཉེར་གྲིབ་དུར་མ་མི་མཁའ་འགྲིར་འཁྲུགས། །ཁས་ཀྱར་ཞིར་དེར་ཚ་བའི་རྟགས་གསལ་པར། །ཕྲིན་མར་ཤར་ཅེ་འཁྱིལ་
ཆར་ལྷན་ཅེར། །ཞིར་བདུན་ཐར་གསེས་ཕྱུལ་གཏེར་ལམ་ནས་ལྷིག །སྨིན་རྟགས་གསལ་ལམ་ཚ་བ་ཕྱུར་རྒྱས་པར། །ཧེར་ཟླས་ཟེས་ཐག་
ཐར་གིས་རྩལ་མར་འབྱུར། །ཚ་བ་ཟར་པར་ཀླུར་གི་ཁྱེར་ཟབ། །མ་སྨིན་ཚ་བས་བར་ཀླུར་རྟོགས་བཞིན། །གྲར་ཁུམ་ཁེར་ཅེར་
མེ་དར་ཅེ་མཐེར། །སྨིན་ན་ཚ་བ་རྒྱས་ཞིར་འཐིབས་ཁྱུར་ལ། །བདུན་ཐར་ཁན་མར་ཚ་མེར་བསྐྱེད་ཆེ་རྟོགས། །ཀ་སུར་ཅེར་ལྷ་སྒྲོལ་ཕྱུས་
རྩལ་ཁུར་མཆེག །བསྒྲོལ་བཏུར་མ་རྩལ་ཅར་ཞག་གསེས་ཕྱུལ་བཟར། ། རྩལ་གྱིས་ཚ་བ་མ་ཟར་དེ་ལ་སྨན། །གཙོ་བོ་བརྒྱད་པ་ཞེ་ཆེ་
སྒྲོ་ལྡར་དར། །ཀླུ་ཧྲི་བསྐྱན་གཏེར་བཞག་ཀྱིས་སྦྱར་པར་བྱ། །མཇུག་ཏུ་ལུར་གིས་ནར་འདིར་ཅེན་ཆེ་ཟབ། ། །རྒྱལ་ཚད་རྟགས་ཚར་
ཚ་སྟོབས་མཐེ་རྒྱས་ཏེ། །དེ་སྤྱིར་གར་བཅས་དར་རར་སྨན་སྦྱིར་པ། །གཉུར་ཆེན་ཕྱུགས་ས་ཐ་སྨན་དར་ཟླ་བཞི་ཁུར་ན། །ཞིར་ཤུ་བདུན་ཐར་
གཉིས་གསུམ་ཚ་མེར་གཏེར། །གིར་སྨན་ཅེར་ལྷ་ཚར་ནག་ཚ་ཡིས་ཕྱུལ། །གིས་ཀྱིས་ལེགས་དཔྱིན་ས་རྩལ་ཏི་ལེགས་པར་ཁུར། །

ཐུབ་གསུམ

༄། །ཟས་སྐྱོ་འབར་ཕྱིར་ཁེབ་ཆེན་གདེང་ཅན་ཟབ། །མ་ཧཱ་ཀཱ་རུ་བཀོལ་སྤྱུན་བཀའ་སྲུང་ཉེར་ལྔ་བཞེངས། །གཙོ་ཁ་རྒྱུད་བཀའ་སྲུང་བཀར་འདེབས་
བསྟན་གཏེར་སྲོས། ཧཱུྃ །སྐྱེར་ཚོགས་ཞེས་པ་ཚོབ་འཕྲུལ་སྤྱང་ཡིན། །བསེལ་གཟར་མི་རུང་སྨན་ལ་ཕྱིས་དཀར་དང་། །ཞོ་དཀར་གོ་སྣྲེར་
ཛ་ཏི་རུ་ཤུ་ར་ཤུ་ལ། །སྐྱེ་གི་ཐལ་ལྡེ་སྡེས་སྐྱེར་ཚྭ་མ་ཐུ་དང་། །རུ་རྟ་གཟུགས་རི་ཚ་མཉམ་སྦྱར། །ཚོ་རི་བཅུ་གཅིག་སྐྱེར་ཚོད་ཐལ་བཀྲེག་ཐེར།།
ཁ་ཟས་སྤྱ་གསར་འཕེལ་བསྐྱེད་པ་ཡིས། །དྲི་སར་འཚུག་ཀྱང་དལ་ཕྲུམ་གསོ་ཁར་རེས། ཧཱུྃ །གབ་ཚད་ཟེར་མ་རང་བཞིན་གྲུར་རླུང་ཡི།།
བདུད་རྩི་ཚད་རྟགས་བབ་ཁ་ཉལ་པ་སྐྱེ། །ཞོ་ཐེ་སྐམ་ཞིབ་ཚུ་རམ་ཉེན་ཟླུམ་ཚེ། །སྦྱི་སྨན་འབྲས་གསུམ་ཐང་ལ་ཤུ་རམ་བཅས། །བསྐོལ་
བ་མད་བསྐྱེན་ཀ་བཅུམ་ཤིང་ཏུ་བཏེན། །སྨན་ལ་སེ་འབྲུ་ཡི་ལེ་བྲག་ཞུན་དང་། །ཤ་རུ་ཏིག་ཏ་ཀྲུན་གཟུམ་ཚུ་ཁ་དང་། །ཞིར་དཀར་སྐྱེར་ཞོ
རུ་རྟ་ཙན་དན་དཀར། །ག་བུར་བཞི་ཆ་མཉམ་སྦྱར་བ་འདི། །སྨན་ཤེལ་བཅུ་གསུམ་གབ་ཚད་གཏེར་ནས་བཏོན། །འཐོན་ལ་ཚ་ཆམ་སྲུང་བ་ཁང་
ཡིན་པ་ཉེན་པོ་ཡིར། ཧཱུྃ །ཚེམས་ཚད་ལོ་ཐྲི་ལོན་པ་མང་སྨུག་ཅན། །རྩལ་མེད་ཕུང་ཁྲག་ཚ་བར་ཅུས་ཀྱི་ཟས། །ཐིར་སྨན་འབྲས་
གསུམ་སླེ་ཏྲེས་ཏིག་ཏ་དང་། །ཏི་ལ་ཞི་སྤྲ་ཙ་ཞུ་ཤུ་རམ་སྦར། །གཏེར་གྱི་ཆུས་པ་སུ་ཚོགས་བསྐུས་ཀུམ་བྱས། །རྩལ་ཐུར་ཟླ་ཕྱེད་བསྐྱེན་
ན་འཚོ་མཐེར་རྒྱུད། ཧཱུྃ །སྐྱིག་ཚད་བུད་ཡོས་ཟུང་ནི་སྐྱེད་ཐལ་ན། །ཕོ་བའི་ཉེ་མི་གྲང་ཆུར་འཁྱེར་པ་འདང་ཡིན། །ཚོད་ལྷུག་ཆེ་ཕ་

ཚ་རྒྱར་བཞུར་པ་ཡིན། །གྲང་བར་སྤྱི་ཡི་སྨན་གྱི་ཟུག་ཐང་གསེ་འཚུག །རྩལ་ཆུ་བཅོ་བརྒྱད་སེ་འབྲུ་ལྔ་པ་གཉིས། །ཐེལ་མར་གཏེར་བཞིན་རྒྱུ་
ཟླུམ་བཅུ་གཅིག་ཕྱིར། །གྲང་རྒྱུ་གཞི་ཕྱུར་དེ་ལས་ལྡུག་སྨན་ཅུང་། །མཁྲིས་དང་ལེ་ཐུག་སྦྱོར་ཐལ་པ་དང་། །ལྷག་གསེ་གསེར་ཐེ་ཕྱིག་
སྤྱེན་སེ་འབྲུ་དང་། །གྲིར་ཚ་ཕྱུམ་པ་ཕྱིས་དཀར་བདེ་བསྐྱེད་དགུ། །ཆམ་ཉམ་སྦྱར་པ་གྲང་རྒྱུ་སྐྱེམ་པའི་མཆོག ཧཱུྃ །ཚ་རྒྱར་སེ་འབྲུ་
གྲིར་ཚོ་གཉིས་དེ་ཏེ་ལ། །སྤྲུ་རུ་ཤུར་ཤུལ་བསྟན་ན་ཚ་རྒྱ་སྦྱོར། ཧཱུྃ །འགྲམ་ནས་ཚད་མཁྲིས་པའི་ཚད་འཕེལ་ཟུག་གཟེར་ལྡང་། །
སྨན་ལ་ཙན་དན་དཀར་དམར་ཤུར་རྩེ་མཁྲིས། །ག་རུར་རྡོ་ལེན་ཏིག་ཏ་དམར་པོ་གསུམ། །འབྲས་བུ་གསུམ་དང་རྒྱ་སྐྱེག་སྤྱི་ལི་དཀར། །
སྦྱུ་རྩིར་བཅོ་ལྔ་འགྲམ་ནས་འཁྲུགས་ཀུན་སེལ་མཆོག ཧཱུྃ །འཁྲུགས་ཚ་ཁྲག་མཁྲིས་ལྷུགས་པའི་ཚ་བ་ལ། །གཙོ་བོ་རྒྱ་བཅུ་གསུམ་
ཡི་ལ་ཁན་ཏ་ཀར་བཏང་། །མ་ནུ་བཞི་ཐང་ཙུ་གར་ཉེར་ལྔ་མཆོག ཧཱུྃ །ཀླུ་ག་ཅན་ཐེར་ཏྲུར་ཉེན་ཚན་གཉེར་མི་ཐུབ། །དེ་ལ་སྨན་རས་
བསེལ་སྦྱིར་ནུས་ཕུས་ཕུལ། །མ་ཞི་རླུང་ཁྲ་བཅུ་ར་སྐྱེན་རྩལ་ཕྱུང་བྱ། ཧཱུྃ །ཚ་པའི་ནད་བཏགས་རྩལ་མཐའི་ནི་ལྷུ་ལུ། །སྨན་
པའི་མི་བརྟགས་ས་མཐའ་ཕྱུན་པོ་ཡིས། །ཁན་པའི་ནང་བརྟགས་ཐམ་ཐེམ་སྦྱོར་བསྟན་འདི། །མཁས་པའི་ནང་བརྟགས་ཁྲེ་རྒྱ་ཡིན་
ནམ་སྐམ་པ། །འདི་ཡང་སྨན་པ་མ་རྟེར་དཔྱལ་པོ་དང་། །སྤྲོ་བཀག་མེད་པའི་སྨན་པ་རྒྱུད་རྣམས་ལ། །ཕན་པ་ཅུང་ཟད་འབྱུར་བར་མཁས་པ

ཤུ་ཞི

༄༅། །ཚོམས། །ཁྲོལ་གྱིར་སྣང་བ་བ་དབང་འདྲར་དགའ་སྐྱོ་སྐྱེ། ༔ །ཞེར་ནང་མ་ཞུ་ཟམ་ཟེས་ཐལ་པ་དང་། །དབྱར་ཏུས་
ཆལ་དགུན་ཏུས་བསོལ་བསྐྱེད་རྟགས། །སྨེ་ཨ་མ་ཞུ་གྱིམ་ཟེལ་པའི་སྐྱེ། །ཞེར་ནང་ཀུན་བསྐྱེད་དེ་ལ་ཅེར་ཞེ་དང་། །པོ་ལེར་སྣ་ཙ་
གེར་ཚ་རྒྱ་མཚོ་དང་། །ཞེ་ཏུ་ཚེ་དང་སེ་འབྲུ་ཙེ་དྲལ། །སེ་ཏུ་བསྒྲེག་ཐལ་ཤུར་ཀ་ར་རྣམས། །ཚ་མཉམ་སེ་དཔལ་འདུ་གཅིག་སྦྱོར་པ་འདི། །
མ་ཞུ་ལྡེན་སྣུན་སྨུག་པོ་བར་ཀན་རེགས། །ཞེར་ནང་ཀུན་ལ་ཡིད་བཞིན་ནོར་ལྷས་ལྷག ༔ །སྣུན་ནང་སྦྱོར་བར་གསུམ་ཚོ་གྲུར་ཀྱུས།།
མ་གྱུས་ཐབ་མཁྲིས་ཧྲུར་སྲིན་ཀྱུ་སེར་སྨུ། །ལས་འབྱུང་དེ་ལ་གྱི་སྨན་སྦྱར་བྲུན་དང་། །གོ་ཐལ་ཟེ་ཛུ་ཀྲ་ཀྱི་ཞེ་ཏུ་ཛྷི། །པོ་ལི་ཨ་རུད་ལི་
གསུམ་གྱི་ཐལ། །ཙེར་ཞེ་རྐོ་འཕྱལ་སྣ་ཙ་བེ་པ་དེ། །ཚེ་ལ་མགྲིན་ཐལ་ཧེ་ཀ་ཕ་བེར་དཀར་དང་། །ཅུ་གར་གུར་གུམ་ཏུ་རྟ་ཙན་དན་གཉིས།།
གྲིས་དཀར་ཕབ་རེལ་བྲུལ་རྟེ་ཀ་ར་རྣམས། །ཕབ་རེལ་ཙེ་རེ་ཞེ་གཙེར་ཟེར་ཚ་མཉམ་སྦྱར། །ཁྲུར་ཆེན་ཉེར་བཞེས་སྨན་རེགས་ཐལ་པར་
བཏྟོག །མ་ཞུ་ལྡེན་སོགས་ལ་ཡར་གྲིན་ཏུ་ཕན། ༔ །མི་ཕབ་ཟུན་ཐལ་བེར་དཀར་ཏུ་གྲ་ཨོ་རྩུར་། །གཏུར་བ་ལེ་ཏོམ་མཁྲིས་
ཚ་ལ་བཟར། ༔ ཀླར་བུ་ཏེར་ལེན་འགྲིན་བུ་གྱུལ་བསྲེགས་ཐལ། །ཞེ་བཏགས་ཀ་ར་རྡོ་རྗེ་གྱི་ཞེ་སྨན་རེགས་དང་། །མ་གྱུ་མཁྲིས་ལྡན་ནང་ལ་
བདུད་རྩི་འདྲ། ༔ །སྐྱ་ནབ་ཀྱི་རེ་དང་དབྱུ་ཚུའི་ནང་གྱི་རེགས། །ཚ་བའི་ལྷགས་མ་གྲང་བསོལ་བསྐྱེད་རྟགས་དང་། །བཐལ་རྗེས་ཤ་

མར་ཟེས་དང་དཔར་ཏུས་ཤ། །ཚེར་གྱིའི་མ་ཞུའི་རྒྱུ་རྣམས་ལས་གདོན་གྱིས། །ཁྲིག་དང་ཀྲུ་སེར་ཧྲུ་གཞིས་ཁྲབ་དེ་ཡིས། །སྨྱུ་ནབ་ཧྲུ་རེས་
ལ་བིར་འགྱུར་ཏེར་རྐྱེས་པས། །དབྱུ་ཅུར་འགྱུར་ལ་ཚུལ་ཚོ་གྲུང་གཉིས། །ཚེ་ཀྱུ་ཡང་ལག་ཤུ་ལ་ཀྱུ་མ་རིག་དམར། །གྲུར་ཀྱུ་ཡན་ལག་
སྐྲང་ལ་ཚེ་ཀྱུ་མ་རྡེག་སྐྱི། །ཚ་ཀྱུ་གསེ་དཀར་གྲུར་ཀྱུ་ཟ་ཚེ་སྣུ་ཙམ། །མཆེན་ཟགས་པ་ག་ཡས་འཕེལ་མཆེར་ཟགས་ག་ཡོན་ནས་འཕེལ། །
སྒར་ཅུར་གྱི་སྨན་དང་པར་མ་ཞུའི་སྣབས། །ཨེ་དཔལ་བཙུ་གཙེ་གཀྲ་ཏེ་རྡེན་ཨེས་ཐུལ། །ཁྱིམས་ལུས་དགྲུ་སྐྲོམ་ཏུས་ཏེ་མ་འབྲུར་། །ཀྲི་དང་
ཛ་མེར་ཏི་མ་འདེ་ལས་གཞན། །ཏེ་མ་ཀྱུ་སོགས་འཛིམ་དགོས་ཀྱུ་སྐྲེལ་རྨ། །ངོ་ལི་ཤེར་ཚེ་སེ་འབྲུ་པོ་པོ་ལིར་། །གསེར་ཏེ་ཏུ་སྐྱུ་
ཕྲུམ་པ་སྤྲེག་སྲིན་དང་། །ཀྲུག་སྦྱིའི་ཐལ་བ་ལྷ་གོས་ཐེ་བཏུལ་བ་དང་། །སུ་སྐྱོ་ལ་ཙམ་ཏུ་འིཏུས་པ་ཀྱུ་ཚོ་བ་ཟར་། །བུ་སྨྱིག་ཀྱུ་བསྲེགས་
ཐེར་མེ་དར་ག་ཏུར་རྣམས། །སྦྱར་བའི་ཚེ་རེ་མེ་བཏུ་རྟུག་ཚད་ལྡན་འདི། །ཀྱུ་ཏར་ཀུན་ལ་བསྐལ་མེ་འཁོར་ལི་ཡིན། ༔ །ཚ་ཀྱུ་དཏུལ་
ཀྱུ་གྱུ་ཟེ་སེར་པོ་དང་། །ཀྲི་ཟུ་སྒྲོ་ཙ་པོ་ཏིལ་ཕེ་ཕོ་དེ། །ཀྲུ་ཚ་ཟེ་ཚ་ལྡེ་ཚ་ཐལ་གྱིར་གྱུལ། །ཁྲིས་དཀར་ཟོག་ཀྱུར་ཏུ་སྦྱིགས་ཀྱུལ་པོ་དང་། །
ཙཕྲིན་སྦྱར་བ་ཀྱུ་ཀེལ་བཙོ་ལྡུ་འདྲ། །ཚེ་ཀྱུ་ནང་ལས་གྲོལ་པའི་ཐ་ལམ་ཡིན། ༔ །ཕུལ་ཏེར་རྟ་ནི་མཁྲིས་ཕར་ཀ་དར་ཀྱུ། །སྐྱུ་སྣན་
བུ་རམ་བར་ལྡན་སྦྱར་རྗེ་ཞེས་གཏེར། །ཀྱུ་དར་ཀུན་ལ་དྲ་རྡ་མ་ཏ་མར་འཇོམ། །ཞེ་ཟམས་མ་འཇོམ་སྨན་གཏེར་མི་དགོས་སོ། ༔ །ཀ་ཙེར་ཆེན་

ཆེ་ཐུ

༄༅། །ཟངས་ཐེད་ཞི་མ་རི་མེ་ཏྲི་ཙམ་ས། །ཕོ་བཙུན་ཟན་ཁྲིད་དབོན་ཡིད་མཁྱེན། །ཕྱུས་ཙམ་ས་ཆུར་ལ་མདོག་ངན་ཕ་སྲབ་འགྱུར། །སྨྲ་དང་
བུ་རམ་འབྲུ་ཡར་བསྐོལ་ཚིལ་ཞང་། །སེ་འབྲུ་བཀའ་བྲུན་སྐྱེས་ཁ་ཚར་ཛཱ་ཏི་དང་། །བཞི་ལ་ཁ་མཆེ་ཏེ་བྲིར་ཀ་ར་སྦྱར། །ཕྱུས་ཟུངས་བསོ་བྱེད་
ཐ་ཧྲིད་རྒྱས་པར་འགྱུར། །བླུ་མའི་ཤན་རག་སྨྱེར་བ་དེ་ཀྱེ་ཕ་རྡུ་སྐམ། ཐ ། །ཁྲག་ལྷུང་འཁྲུག་མཆེ་སྐྱེད་ཚོར་བ་ཉི་ཀྱི་རྟགས་ས། །མཚུན་
རྒྱས་གཞེར་ཞེར་རྩུབ་ཀས་མ་ཕ་དེ་བ་ལ། །མ་ནུ་རུ་ར་སྐྱུལ་ཞག་རྡོ་རྗེ་དང་། །ཨ་དཀར་གི་ཧྲི་ཕས་ཞིམ་གཞེར་འཛོམས་མེད། །ཁ་ཏ་
ཀ་དང་སྨུ་ཏུ་བསྐོལ་ཐང་བསྟེན། །འདི་ཡིས་མ་ཞོལ་ཡི་མེད་ཙམས་ཀྱིས་ཡིན། ཐ ། །སྐྲོག་ས་བུ་འི་ནད་ལ་རྒྱ་སྤྲུང་རྡེ་རྒྱུ་བསྲེས། །
རྩུབ་ཁ་ལུམ་ཤུར་ལ་ཙ་ཡི་ཐུམ་མེར། །བསྲེགས་པ་བཞི་ཏུ་བ་ཞེང་ཏུ་འཐོབ་ཞེན་སེལ། །མ་ཐུབ་ཙམ་འབྲི་ཐོག་ཏུ་རྩི་ཐང་། །བསྐོལ་
འབྱུར་རེས་པར་ཕན་ནོ་ཡི་ཀྱབ་ཡིན། ཐ ། །སྐྲངས་མི་བདེ་བ་ཁྱད་པས་སྐྱེ་དགགས་པར། །ཀུ་ཤུལ་དཀར་ནག་སྤུར་སྲེས་སྐྱ་
སྐར་དང་། །ཤིང་ཚ་རྒྱུན་འབྲུམ་སྤུ་ལོ་ཤིང་མངར་དང་། །ཐུ་གང་སྐྱར་བུ་རུ་ར་བཙུ་གཅིག་གིས། །སྐྲངས་མི་བདེ་བའི་ནད་ལས་རེས་པར་གྲོལ། །
རྒྱུན་འབྲུམ་འཐུན་པ་མཚུ་ཞི་ཐང་གིས། །ཕྱུལ་ནད་རེས་ཀྱི་ཕག་འདི་ཕན་པ་ཡིན། ཐ ། །སྐྱར་ཐབས་ནང་ཆེན་རྟུལ་གྲངས་ལྔ། ..
དེ་ལས། །སྨྲེ་འབྲུགས་སྨུག་པ་མཐྲིས་པས་ལྷང་ཞེ་ཟུག །སྨན་ནི་སྐྱེ་ཚ་ཁ་རུ་ཚ་སྣ་འཁུམ། །བྲོལ་ཏིག་མཚུ་སྨུག་ཆེན་མོ་ཏུ་སྦྱར། ◆

ཤི་མོ་མ་ཡི་རྡོ་ཞུར་ཞུག་གཅིག་སྤྱར་། །རེ་ལ་བུ་སྨན་ཙམ་བཙུན་ཕྱུགས་སྐྱེ་ལ་སྦྱར། ཏེ་ཡིས་མཐུབ་པ་རག་གིས་མ་འབྲིད་ལགས། །
ནུ་ཤུར་ལེ་རྒྱ་བཏར་བ་རེས་པར་དགེས། ཐ ། །ཀ་སེ་ཏ་ཀ་འཇུ་ཤ་འི་ནད་ལ་སྦྱིར་རྒྱུར་བསྟན། །སྨན་པ་ཆེན་པོའི་སྦྱར་རྒྱུ་ལ་འདི་དགེ་མེད། །
ནད་ཀྱིས་མ་ན་ར་བ་དག་ཀ་ལ་ཡན་སྲིད་ན། །སྨན་ཞུག་ཆེན་མོར་བཙུག་སྐལ་ཡོད་དམ་སྣམ། ཐ ། །རིམས་ནད་རིགས་
ཀུན་ལས་འཛམས་ཀླུ་ཕག་སོར་དང་། །རྡོ་རྗེའི་མཐའ་ཤིར་བླ་མ་དགེ་འདུན་འབྲུགས། །ཤིག་སྤྱི་ཐལ་པའི་བཀྲ་ཤིས་ལས་འཇུར། །
རིམས་བསྲུངས་ཐབས་ལ་རྫོང་སྨན་སྦྱིར་བཅུ། །ཁྲ་ཆེན་སྔགས་པའི་གསང་ཆེན་གསུང་དང་། །ཨ་རུ་ཤ་རི་ཀུན་ཨུ་ཏྲི་ཤུ་ཤུ་ལ་ནག །སྨིག་
པ་ཙོག་སྤྱི་སྣག་ཚ་སྐྱ་ཙེ་དང་། །རྩ་བའི་ཟེར་པ་ཀར་ནར་བྱུར་བ། །འཁྲུལ་ཞེར་ཆེན་པོའི་ཐྲེམ་ལས་རྩ་གསེབ་ཀྱི། །མགོ་རྒྱབ་ལས་བྱུར་ལུམ་ནག་
ལྷ་བུ་ཆུམ། །ཞེ་བཏགས་བདེ་ལ་སྦྱར་སྲེལ་པ་ཐེམ་ཀ་སྐམ། །གཡུ་དར་དམར་ཀར་ཐུར་གིས་འཁྱུམ་སྐྱེ། །མགུལ་དུ་བཏགས་སམ་ལུས་
ལ་འཆར་ཡར་ཐུར། །ཨཱོ་ཀར་ཡིད་སར་འགྲིབ་སྣར་ཐུག་དཔྲལ། །སྨིན་མཚམས་ཀ་ལ་ཡར་ཐུགས་ལ་ན་རེས་པར་ཐུབ། །རྫས་ཀྱིས་བསྲུང་
ཐབ་མན་ངག་འདི་འདྲ་དགའ་ཞེ། ཐ ། །རིམས་ཅད་ཙ་བ་རྒྱས་ཚད་ཐ་མཆིས་སྐྱེར། །གདོང་ནི་ཐྲིས་ཀྱི་སྐྱེ་སྤྱར་ཟད་མི་མཐུན་ཀུར། །
སྨན་བཏེར་རྒྱལ་ཕྱུང་ཟམ་སྐྱེ་རེ་དང་འདྲ། །ཁྱད་ནི་སྨན་ལས་མེད་པར་ཆ་བ་རྒྱས། །ཚ་བར་ཀ་ཅན་ཡིད་རེས་མེད་ཅེས་གསུང་ཀྱང་། །རྒྱལ་

ཞེ་དྲུག

༄༅། །སྟོང་པ་ལ་སྦྱིན་ལོལ་སྨན་འབྲུལ་ཀ་གར། །རིག་པས་དཔག་པར་བྱབ་དགོས་ཚ་གླུར་བཅོས། ༈ །རུས་པ་ཀ་སོ་
བར་བརྒྱུད་ཁ་ཡེན་སྦྱིར་པ་ནི། །ཅིར་ཞེར་མཆེ་ཅེ་ཤེར་དབང་པ་ཁ་ཀ་དང་། །ལྕེ་པ་ཧྃ་ཏྲི་མཁལ་ལ་མ་ཀི་ཡུ་དང་། །བུ་རམ་ཀ་ར་སྦྱར་རྒྱ་འབྲུ་མར་
སྦྱར་ཏེ། །ཞེན་བཞེར་སྦྱུན་གཅིག་ལུག་འདིར་བསྐོལ་འཐུང་ན། །ལུས་སྨིན་རྒྱས་ཤིར་བཞེད་མ་དགེ་བཟར་པོར་འགྱུར། ༈ །འབྲུམ་ནད་
འགོ་བར་ལྷོ་ཧྲས་འབྲུ་གསུམ། །ཞིག་ཏ་བཤ་ཀ་དང་ཡོ་གཉེར། །སྦྱར་བར་བསྐོལ་ཚིམ་ཕྱུར་ནས་རྐྱལ་འདི་དགོས། །ཞེན་ན་རེས་ཚིག་
ཞེན་དཀའ་གྱུར་ཏེ་དང་། །མོ་ལྷར་རྒྱུ་གར་བེར་དཀར་ཀླུ་ཀླུ་ལ་ནག །ཀླུ་ཧྭི་ཐུག་ཁྲུན་འཛིན་པ་ཙན་དན་དཀར། །ཚིག་དཀར་ཧ་གི་ཧ་ཤུ་ཀར་
ཚིལ་ཀྱི་རི་དང་། །རྒྱལ་ཚུ་ཚ་བསྲལ་གཏེམ་ཐིག་ཅེར་ཞིང་ནམས། །ཕབ་ཏེལ་ལ་བརྟེག་ཐར་གིས་ཕྱུལ་སྤུར་ཐེད། ༈ །འབྲུམ་ནག་
ཚིམས་ཆེན་ལ་ཉི་བཞི་ལ་སྨིན་ནི། །དུར་ཁེ་ཐར་རྒྱུ་དེ་ལེར་དབན་ཀོ་དང་། །ཐིམ་དཀར་འཛིན་པ་ཀླུ་ལུག་ནག་ཀླུ་ཧྭི་སྐྱུར། །དེ་ཡིས་མི་ཞེ་ཉེ་རེས་མེད་
ཉམས་ཀྱིར་ཡིན། ༈ །ཞེག་གིའི་ནད་ལ་མཁུ་བཞེད་ཐར་དམ། །བཏུན་ཐར་གྲུལ་བསྐུན་གཏེར་བཤེན་ཧུ་བཟར། །ཐར་ཧྭི་བཅུ་སེ་
ལྷེབ་ཚིག་གསུམ་གཏེར་མཆེག །ཏུལ་རྒྱུ་ཉིན་ཆེན་ཀླུ་བཅུ་གཏེར་ཡང་ཐེའོ། ༈ །ཀོ་པ་སྦྱར་མ་ཨོལ་འབྲུ་གལ་ཏེ་ལྷུས། །
ཐིག་པས་སྦྱུ་ཕམ་ཕྱུར་ཁ་སྦྱར་ནས་ཅུ། །འཛིན་ཅེར་སྦྱི་མར་རེམ་གྱིས་ཚ་བ་རྒྱས། །རེ་ལ་ཐིག་མར་བཏུན་ཐར་བསྐོལ་བ་ཡིས། །ཐར་ཧྭི

བཅུ་གཉིས་ལུར་གཏེར་ལ་མཁལ་ལྡོག །རྒྱལ་ཁུར་སྦྱིན་ལོལ་དེ་ཡིས་ལ་ལྷོག་པར། །སྨིན་ན་ཚ་བ་སྦྱི་བཞེད་བཅོས་པར་བྱ། །
ཀླུ་གཏེར་ཤིག་དམར་སྐྱེར་གཏེར་ཀླུ་མར་པར། །མི་ཐིར་སྨྱུར་ཆེན་འབྲུ་ཀོ་ཏུལ་མ་རྒྱུ་ར། །གྲུ་ལ་ནག་སྦྱུ་རིག་ཧིར་ལར་ལྷོག་ཐ་ནག །
ཀླུ་ཧྭི་སྐྱུར་མ་ཁུར་ནག་དགྲུ་བ་འདི། །ཀླུ་གཏེར་ཡ་མཐེན་ནད་ཀུན་སྦྱུབ་རེས། ༈ །ཀག་པའི་ནད་ལ་གུ་གུལ་ཕྱུར་ནག་
ཐར་། །ལན་འགག་བསྐྲ་ཧེས་ཁུར་ལུའི་སྐྱེར་ཏུ་ནི། །ཏེར་ལར་བཅུ་ཧྭི་ཀོ་མ་ལ་ཤི་གསུམ། །ཚ་མཉམ་བསྟུན་པ་ཏེར་ལར་བསྐོལ་
ཐར་གིས། །ཕྱུལ་ན་ཀག་ནད་ལས་གྲོལ་བྲེ་ཚིམ་མེད། ། ༈ །མེར་པ་སྐྱུར་ལ་གག་ཚིལ་ཕུར་ན་ཐན། །སྨན་གྱིས་མ་ཐུབ་ཞུ་ལ།
རྒྱལ་འདྲེན་གཏེར། ༈ །གཏེར་ཐུར་ནད་ལ་གར་གཏེར་པ་ལ་ནི། །ཞབ་གཏར་མ་ཐུག་ཅེ་ཉུམ་བཏབ་གཏེར་བཅོམ། །
ཞེར་སྨན་ཞེ་ལ་རྒྱལ་འདྲེན་མཐུ་བཞེད་དོ། །ཐར་གིས་ཡང་གཏེར་རེས་པར་གསོ། ༈ །ཞེ་རྣམ་ཐ་མར་ཀླུ་མར་ར་ཐེན་ཧུ་
འཛིམ། ༈ །གཅན་གླར་ནད་ལ་གར་ནག་ཐག་ཁྲུན་དང་། །རྒྱ་ཚ་པ་ཡིར་ཅི་ཏིང་མ་རུ་རྩེ། །ཙཏ་སྦྲུ་ཙུ་སྨན་ཆེན་མ་རུ་སྦྱར། །སྨན་
འདྲེས་ཞེ་གླར་ནད་ལས་གྲོལ་བར་འགྱུར། ༈ །རྒྱུ་གཏེར་ནད་ལ་ཐག་ཧུར་བཅུ་གསུམ་ནི། །འབྲས་དཀར་བསྐོལ་ཕྱུས་ཕྱུལ་ན་འཚོ་
བ་སྦྱིར་། །མཐུབ་འཁྲི་ཐག་འཛིམས་ཡ་སྨན་སྙིང་བསྟུན། ༈ །མི་དཔལ་ཕྱུར་བར་ཐག་ཁྲུན་གཏེ་ཡི་ལ། །ཞེན་བཏགས་སྐྱོལ་ཕྱུར་

བཅུ་བདུན

༄༅། །སྤར་བ་སྨུག་པོའི་འདུར། །ཞིང་ནས་ཕྱུང་ལྷ་ཚོར་ལྡན་མར་གཏོར་ཞུབ། །གསེར་དངུལ་བཟང་པོ་རྒྱན་ན་ཟན་སྐོར་ཕར་། །
ལྷན་འབྱར་དེ་ཡར་ཕྱིན་རྩ་ཕན་སྐྱེར་ཞུབ། །མེད་བུའི་རྒྱུ་ནི་ཐུར་ཁྲག་འབྲུག་ས་ལས་འབྱུང་། །ཚགས་སྦྱིར་ཕྲག་པོས་དཔལ་
པའི་རྒྱུ་སེར་ནི། །མེད་བུར་རྩོལ་པ་འདི་ནི་ཐུར་ནར་ཡིན། །སྨན་ལ་སྨན་ཆེན་ཨ་རུ་ཨུ་ཟེ་རྒྱལ་རྩ་བཞི། །ལྷ་སྨན་སྐྱེ་རུ་བསྣན་
གཏོར་དེས་པར་ཞུབ། །ནུ་ཡིག་ནད་ལ་ཕྱུང་ལྷ་ཚད་ལྡན་ནི། །གུ་གུལ་རྡེ་རྩར་དགུག་ས་པ་ར་གར་ཞུགས། །ནུ་འདི་བྱུང
གར་ལ་འདར་ཞུལ་རྩེ་ཡི་ཞུག་ཁྲག་ཕྱུར། །མ་ཞུབ་བསྐལ་གཏོར་ལྷ་ནམས་ཚེ་ཟུམ་བཅའ། །གློག་པ་འབྱུང་བར་གོ་ཐེལ་
ཟག་ཞུན་དང་། །འཇོམ་པ་རྩུང་ཕུང་སྤུར་རྒྱུ་མས་ཁོང་བཏང་སྨན། །ཕྱུང་ལྷ་ཟུལ་བསྣན་མར་གཏོར་ཏེས་པར་ཞུབ། །ཁ་ནས་གཞིན་རྫུ
བཟུར་མེད་ཐེས་སུ་ཐེལ། །གཅན་འབྲས་ཅར་ཞེས་མདག་ཀླུ་གཅན་དང་། །མཚན་མའི་མགོལ་གཞི་ལད་ཆགས་རྒྱལ་ས་ཁམས་
འཁྲུང་། །ཟུལ་ནག་སྐྱིར་དེས་བ་བླུ་ཨུ་ཟེ་མཆོལ། །རྡེ་རྒྱུར་སྤུར་ཐུག་འཛར་ན་ཡིན་འབྲུལ་མེད། །ཞིང་སྨན་ཕྱུང་ལྷའི་སྤྱེར་དུ་དཀྲུལ་
ཆུད་དང་། །ཨུ་ཟེ་མཆོལ་དཀར་བསྣན་གཏོར་ཞུག་སྨན་ནི། །སྲིམ་དཀར་དེམ་འཁྲིས་ཟངས་ཕྱེ་བ་བླ་དང་། །སྐྱ་པོ་བུལ་ཏིག་ལྡེར་དེས་
སྤུར་པ་ཡིས། །ཕག་ཚིལ་སྨུར་རྩི་སྲོལ་མར་སྦྱར་བ་ཞུག །མི་རུས་ཅ་ག་རེ་ལྷུག་སྨག་ཤ་དང་། །ཞི་རུས་ཅེར་ཞི་སྤྲང་རྒྱ་ཧི་ང་ནམས། །

ཡིར་ཚེར་བསྣན་པ་བདུར་རྩི་ལྡེའི་ཟུམ་བསྐེན། །མ་གསོ་སྦྲུ་སྦུ་ལེར་རྒྱན་བན་སྐྱེར་ཏེ། །འཇེ་ཨ་ལུ་ལྷག་དབྱེའི་ནད་ལ་ཕྱུང་ལྡའི་
སྐྱེར། །ཕག་ཟུན་སྦ་སྤོགས་ཞུལ་ནག་རྫོ་ཏི་བསྣན། །ཏེ་ཡིས་སྦུབ་པོ་མི་སྦུབ་བཤལ་གྱིས་སྦྱར། །རྒྱ་ནག་ཤིག་སེར་
ཤིག་གསུམ་འཁྲིལ་ནད། །སྟོབ་ལ་ཆེན་གཅན་ཚད་གར་བབས་དེས་མེད་ཀྱང་། །མཁྲིས་ཚད་ཡིན་པར་ཤ་ལྷགས་སེར་པོ་ནེར་། །
རྒྱུ་མདོག་མར་ནག་འདུ་ལ་འབྲུ་སྐྱུགས་གཟེར། །སྤྱི་སྨན་དམེ་མཁྲིས་ཟླག་ཕྱུན་ཕག་རོལ་དང་། །ཞིར་དཀར་མི་ཐྲིད་རྡེར་ལེར་ཡུང་
ཏ་སེར། །ཤིག་ཕ་བཤ་འཇོམ་པ་གུ་གུལ་དང་། །ཨ་རུ་ལེ་འབྲུ་སྨན་ཆེན་རྩུ་གར་དང་། །གུར་གུམ་ཨར་ནག་གི་ལྷར་སྨྲ་སྒྲོམ་མེ་ཏོག །ཟག
རོལ་གཙོར་སྦྱིས་ཚ་མཉམ་བཙུ་དགུ་འདི། །ནག་པོ་གསུམ་འཁྲིལ་མིག་སེར་ཁྲག་མཁྲིས་ནད། །ཀུན་ལ་རྡི་རྩུ་རྒྱ་སོགས་རྒོལ་ས་
པས་ཕྲི། །གཅན་ནད་ཁ་མེད་ཟེར་པ་མཁལ་ཚུ་གཟེར། །གྱི་ཏུ་སྨུར་ས་འབུར་དེ་ལ་ཕྱུར་ལྡའི་སྐྱེར། །ཟུལ་ནག་བསྣན་བཏོར་
མ་ཞུབ་བསྐལ་གྱིས་སྦྱར། །འཁྲིམ་པོ་ཉག་གཅིག་སྣོ་སྣོག་མདེར་སོགས་ལ། །སྦི་ར་འཕྲ་མའི་སྨྲ་རས་ཐུར་ཟུག་གཟེར་ཅེ། །
ཕྱུང་སྤྱེར་ཟུལ་བསྣན་ཡང་གཏོར་དེས་པར་གསོ། །ནུ་རྩོ་སྦུས་འཇོམས་ཟེར་པ་ནུ་ཞུག་གཟེར། །ཐུག་སྨན་རྒྱ་རྩ་ཟག་ཞུན་
དེར་ལེར་དང་། །རྨུག་ཤ་རྡི་རྒྱུར་སྦུར་ཐུག་ཞེད་སྨན་ནི། །ཕྱུང་ལྷ་ཕར་རྩི་རུ་གཅེས་སྦྱོལ་བར་གཏོར། །གཅན་དམེས་

ཕྱི་བརྒྱ

༄༅། །དམར་ཐུ་འབྲུམ་ནད་ཐུར་བའི་ཉིད།། ཤ་ཀ་ཐུ་གཞེར་པ་འབྲུམ་སྐྲེར་མོ་སྦྲུམ་རྒྱབ། །ཆུ་སེར་ནད་འཛོག་གཞེར་སེལ་
ཁྲེར་སྨན་ནི། །ཨར་ནག་བེ་རི་ནག་ཐུ་ཀར་རྡོ་རྗེ་དང་། །ལི་ཁྲི་གོ་སྙེར་ས་ཤུ་སྐྱེ་ལ་སྦྱར་ཚར་སྤུ་ལ། ཟ །གཅན་ནད་རྒྱུར་ཡོ་བ་ཤུ་གུ་ནུ་ཁྲེབ་
པར་དེ། ཟ་དམར་ཐིག་ཡུར་འབྲུ་འབྲའི་བཞི་མ་སེལ་བཅོས་འགལ། །ལིར་མེད་འཚེ་མར་དེ་ལ་བོའི་བདུན་བྲང་། །བསྐོལ་ཚེས་ཡར་ཡར་
འབྱུང་ལ་རྩུལ་ཐུར་བཟང་། །སྨན་ལ་ཐུར་ལྡ་སྐྱེར་རྟ་གྱུ་ལ་ནག་དང་། །སྨག་ཤ་བསྟུན་གཏེར་མ་ཐུབ་མ་སྤྱིར་དེ། །རྩུ་ལ་ཚུ་བཅོ་བརྒྱད་
བཏང་ནད་འདྲ་ངེས་པར་གསོ། ཟ །གཅན་ནད་ལོ་ལྷར་འབར་བའི་ནད་རྣམས་ལ། །ཆུ་བོར་གཅིག་བཟུང་ལྷ་བྲའི་སྦྱོར་བ་བསྟུན། །
གཞུར་ཆེན་རྣམ་ས་སུ་ཁྲུ་ར་ཁྲེར་མཁྲིས་ལ། །རྣམས་པ་ལ་ཐེ་ཡར་མ་ཡིན་ཞར་གར་རྒྱུ། །ཉེ་ཤི་རྒྱ་མ་ཞེས་པ་དུག་སྤྲུལ་ལ་མཐེར་ཁྲིས་པར། །
ལྷུན་པོ་ལྷ་ཁྲིམ་ལས་ཁྱུས་དཔེ་དེ་བཞིན། །ཆུད་ཆུར་སྦྱོར་པས་འགའ་འགའ་འཚོལ་གསོ་པར། །སྨན་པ་ཆེ་པ་ཕྲེད་ལ་བོད་རེས་མེད། །
རྟོག་གྲུམ་རྐང་འབམ་ཚ་ཡིག་ལྷགས་ལ་དང་། །སྐྱེར་ཁྲི་ཆུ་སེར་སྨད་དུ་ལྷུང་བ་འམ། །ལུས་ལ་ཐེར་སྤུ་རྐང་ལག་ཚིགས་གུན་ཤ། །འགའ་ཞིག་
རྐང་རྡོ་ཚིགས་ལ་སྐྱུར་པའང་ཡོད། །ཐིག་གྲུམ་ལ་ནི་ཀྱི་མའི་དགྲོལ་འཁོར་དང་། །ཤིན་ཏྲོན་ཐར་པ་གཏེར་མ་སྦྱར་དཔལ་བཅོ་བརྒྱད། །ཆུད་
ལྡ་ཧེ་ཆར་གསལ་ཕྲུལ་ངེས་པར་པཎ། །ཧྲི། ཀར་འབམ་ལ་ཙོ་སྦྱི་བཏགས་ལ་ཡི་རྐྱེ་ལ་སྦྱར་ས། །ཀར་བར་དམར་ནག་ཐིག་འབྲུད་རྐྱེ་ལ་བྲེག་འཇིང་། །

དེ་ལ་སོགས་སྐྱ་ད་ལ་གླུས་པ་ཞེར་མ། །ཚོ་སྡིན་མཉམ་བཅོས་ཕྲུ་བར་རྒྱ་བ་འམ། །བསྐྱར་ནག་པོའི་བཅུད་བསྲེས་མར་དུ་འཁྱུར།།
ངེས་པར་གསོ་ཏེ་ཡང་ན་ཕབ་ཁྲག་མཆེད། །ཚེར་མཉམ་བཏུངས་ལ་ར་ཁྲག་བཅས་ཞེར་ཕན། །སྨན་ཀྱི་དཀར་ལག་བ་སྤྲུ་སྐྱེ་དེས་
དང་། །ལ་ཕུག་སྤྱི་ཡ་རྒྱུ་དང་སྤྲུ་ཐུ་ར། །སྨན་ཆེན་ཨ་རུ་གྲུ་ལ་ནག་པོ་སོགས་དཀར་སོགས། །ཆ་མཉམ་སྦྱར་བྱ་གླར་ནག་བཅད་ཏུ། །ཕྲར་ལ་
ཉེ་ལ་བུར་རྡོ་ལ་པ་ཅིར་བཅོས་པའོ། །ཁྲུ་འུམ་ར་ཁྲག་རྡེའི་མོས་སྤུལ་པ་བསེལ་མཆོར། ཟ །ལྷགས་ནད་མཛེས་ཆུ་སེར་ནད་དགོས་ལ།།
ཁྲུག་སྨན་སྤུ་ཞེ་ཕྲོས་དཀར་རྡའི་མིག་ཐལ། །སྨན་ཆེན་སྤུལ་ཏིག་དུལ་རྒྱ་ཡུར་དཀར་དང་། །ཐར་ཁུ་ཞིབ་བཏགས་ཕག་ཆོ་ལ་རྟ་ཆོལ་ལ།།
སྦྱར་ཁྲུག་ཁྲིར་ནས་གཉན་བསལ་གཏེར་ན་ཕན། །འདྲེ་ཡེས་མ་སོལ་ལུ་ཞེ་དུལ་རྒྱུ་དང་། །གླིར་ནིས་རྡ་མོར་རོལ་ཐལ་ཉེན་གཅིག་ལ།།
འདམ་བཏགས་རྒྱས་ཕྲེང་དམ་སྤྲིན་ལ་རྡོ་ལ་ནས། །མེར་ཁྱོག་དུ་བས་ཡ་གྲིར་ཏུ་བས་བཏུག །ལན་གསུམ་བཏུག་པས་ངེས་པར་ཐུབ་ཀྱིར་
གྲུབ་ཟ ཟ ཟ་ཙ་དཀར་ཕྲུར་ཞུག་ཙ་དག་གྱིན་ཏུ་ཞུག །ནར་རྩ་དེའི་སྤྱིར་སྤྱི་རྩ་ཡན་ལག་སྦྱིས། །བཅོས་ཐབས་ལུག་རིལ་ཚར་དུ་བཅོས་
པ་ལ་ཟ ཟ་སྐྱུ་ཤྐེ་སྤྲོས་དཀར་སྤུལ་ཏིག་བརྟབ་ཀུག་ཅེར། །ཏ་ལྷགས་རླིན་པར་ཁྱབ་ཐུག་ལུས་ལ་དགྲོལ། །ཁྱེར་སྨན་དཀྲུ་ལ་ཚུ་ལུ་
ཞེར་བཏུལ་བ་དང་། །ཏོ་སྤྱི་མདོག་ལྷན་ལུག་ཕྲི་བཅོས་པ་དང་། །ཁྲི་རྩི་དམར་པོ་ཀར་རྒྱ་ཕྱུར་ཅིན་བཅོས། །ཀ་ཡུ་རྒྱ་ཏི་མོ་ཤུར་ཚུར་

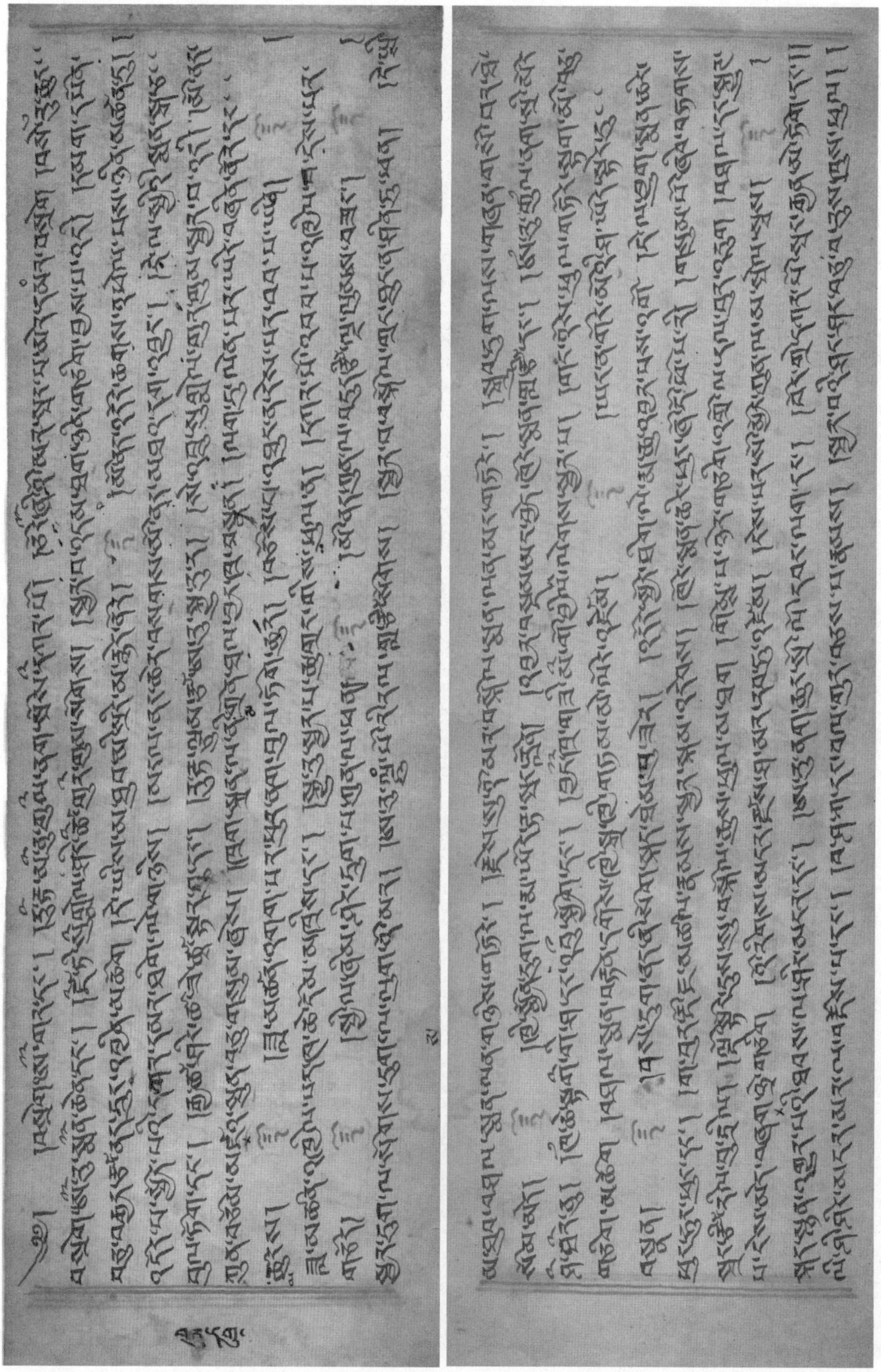

༄༅། །སྐར་ཕྱུན་འཛིན་ས་པར་བཀྲུར་བའི་རི་མཆོད་ལུགས། །བདར་རིགས་ཡང་ཡང་སྦྱོས་ཆེ་དུར་བའི་ཕྱིར། །ཕྱིར་
ཐུལ་མར་ཡང་སྦྱིར་ཆེར་ཆུར་བ་ལ། །ལག་ཏུ་བླང་བདེ་བ་གོར་པ་འདི་འདུག །ལྷན་པོ་ཉིད་དང་གཉིས་སུ་ཞིག་མཐོ་འམ་སྨྲ། །
ཐར་གི་སྟེ་ཚོན་ཐུར་ཀྲ་བསྙན་པ་ལ། །ཨོཾ་རུ་ཙ་རུ་སྦུ་ཏུ་གསུམ་ཐར་གསེས། །ཚེར་པ་གསར་རྣྡེ་སོལ་ཞིར་སྨིན་པར་བྱེད། །
མ་ཤུ་ཀ་ཏྲ་ཀ་རི་སླེ་ཏྲེ་སོ་དང་། །སྐྲ་སྦྲ་རི་ཐར་གིས་ཆོ་སྨིན་ཟུག་ཀ་ཟེར་འཛོམས། །སྐྱེར་གི་ཀྱུ་ཁྲིག་འབབ་དང་བད་ཀླུང་སེལ། །
ལུགས་ཀྱི་སྦྱོར་བའི་བར་བྲུན་འབྲས་གསུམ་ཐང་། །མིག་ནད་ལ་ཕན་ཚ་རྒྱུ་གྲར་བར་བྱེད། །སྲེ་ཁ་པུ་ཤིར་མདར་སྒྲ་སྦྱོར་ལུས་
ག་ཏུར་ཐང་། །ཀླི་ཆད་སོལ་ཞིར་ལུད་པ་ཕྱུ་པར་ཕན། །འབྲས་བུ་གསུམ་དང་དམར་གསུམ་སྒྲོ་ལའི་ཐང་། །
ཆ་མཉམ་བླ་ཤིང་ར་ཤུན་ལ་ཕན་སྦྱོར་སྦྱབ། །ཏུག་ཙུ་ར་བོ་ར་དཀར་གཡུང་རུ་བ་ལོ་ཀ་འི། །ཐང་གིས་རྒྱ་ཁར་སྐྱུར་ཚད་མ་ལུས་
སེལ། །མ་ནུ་བཞི་དང་འབྲས་གསུམ་ཐེར་ནུ་བཙུན། །ཚད་གསར་ལྷོག་དང་ཚོ་བཙན་སྐྱུར་གསེར། །འབྲས་
དཀར་སྤྱི་སྐྱོལ་ཤིར་ཞང་ར་སྐྱུར་བའི་ཐང་། །སྐྱུགས་པ་ཁ་ཅིར་པར་འདྲེན་པས་ལྷག་སྐམ་མེད། །ཕ་རུ་ལྷུམ་ར་ཀ་པ་བོར་དཀར་
ཀྱི་པའི་ཐང་། །སྐྱུར་ཏུག་ཤ་ཏུག་སེལ་ཕུས་ཧི་མཆོད་ལུགས། །ཆོས་བཅོ་ཉུ་མཁན་ཨ་རུ་སྦྱོར་ཐུན་ནམས། །

ཆ་མཉམ་ཐར་གིས་མཁལ་ཚད་མཆན་ནད་སེལ། །ཤུར་ཤུལ་དྲི་མ་མཁྲིས་བྱ་སྐྱེས་ཏྲེ་ཁ་པར་ཐང་། །ཁྲག་གིས་སྨུགས་
པ་སྨྱུ་ཁྲག་གཅོད་པར་བྱེད། །སེ་རུ་ཚ་དང་སྐྱུ་ཚོ་ཡུང་བའི་ཐང་། །རྒྱ་ཤག་ཆུ་སྒྲི་སྦྱུར་ཕན་སྦྱོར་སྦྱབ་ཡིན། །
གཟེ་མ་ལུམ་པ་སྤྲོག་སུན་རྒྱ་ཚོའི་ཐང་། །ཏི་རྒྱུ་འགག་པ་སེལ་པར་འདི་ཡང་ཕན། །ཨ་རུ་ལུམ་རྩ་སུལ་ཏིག་བསྡུས་པའི་
ཐང་། །དྲི་མ་སྨལ་མ་བླ་ཞིར་རྡིག་ག་སེལ། །ཀོ་ལར་སྦྱུ་ཏུ་ཏིག་ཏ་བ་སའི་ཐང་། །ཁྲག་འཁྲུགས་བཙེམ་ཞིར་མཁྲིས་ཚད་
མིག་ནད་སེལ། །འབྲས་གསུམ་སྒྲོ་དྲེས་ཏིག་ཏ་སེར་ལྡེར་ཤུལ། །ཐར་གིས་ཆུ་སེར་གྲུམ་པོ་རྣུར་ཚད་སེལ། །
ཤུལ་ནག་ཕུར་ནག་སྦྱིས་དཀར་གསུམ་ཐང་གིས། །གཉན་ཙད་ཤུན་འཛོམས་འབར་བྲུར་ནད་ལ་ཕན། །ཡུར་བ་སྐྱེར་
ཞུན་སྦྱུ་ཏུ་གཟེ་མའི་ཐང་། །གཅེན་སྐྱེའི་ནད་ལ་ཐེན་ཏུ་ཕན་སྦྱོར་སྦྱབ། །མཁལ་མ་ཟི་ཡུ་ཀི་ཀ་ལ་མཛོ་མོ་ཤིང་། །
ཐ་ཝི་རུ་རྟ་སུ་གྲོ་ལི་སྨ་དམར་ཐང་། །མཁལ་གྲར་སེལ་ཞིར་མིག་ནད་ལ་ཕན་མར། །ཏེ་ཡིར་ཚིག་ཐུར་ཁྲི་ནད་སེལ་
བར་ཤུས། །ཨ་རུ་ཚིག་ཐང་ཏུག་ནད་སེལ་བར་བྱེད། །སྐྱུ་རུ་ཚིག་ཐང་མི་ནད་དཀར་པོ་བས་སེལ། །
ཧེ་ཏྲིག་གཅིག་ཐང་སྦྱུལ་བཙོས་ཤ་མ་ཐིན། །ར་ཏྲིག་གཅིག་ཐང་འདིར་བཙོས་རི་སྟོང་བྱེད། །གི་ཝཾ་ལ་ཚིག་ཐང་གཉེར་ཁད་

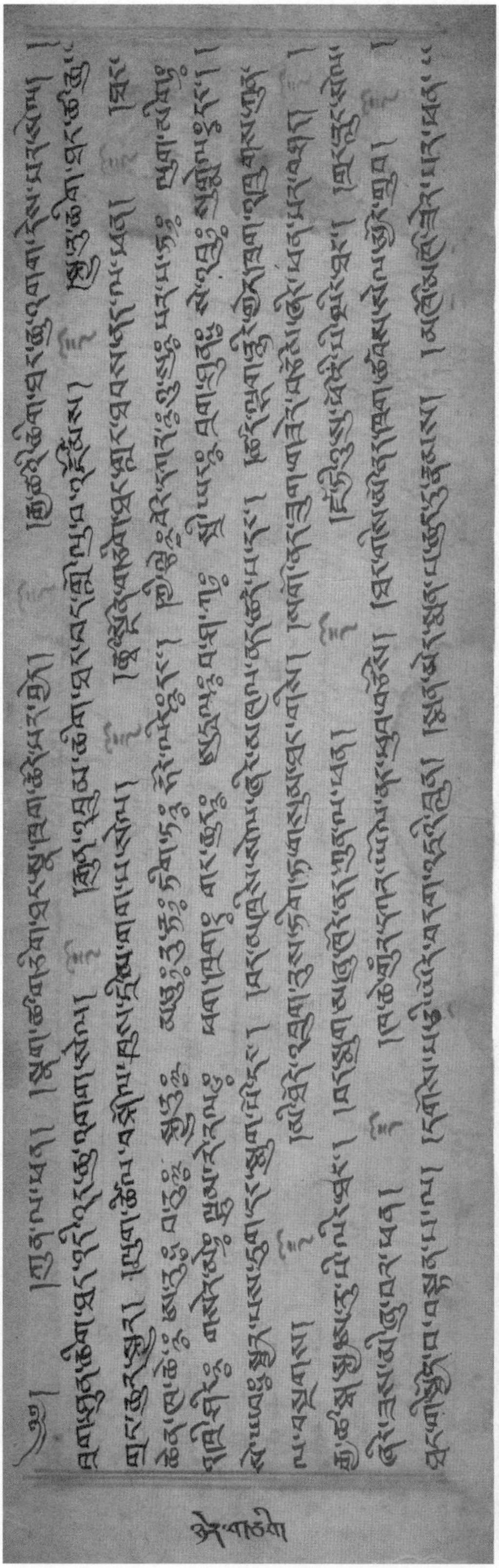

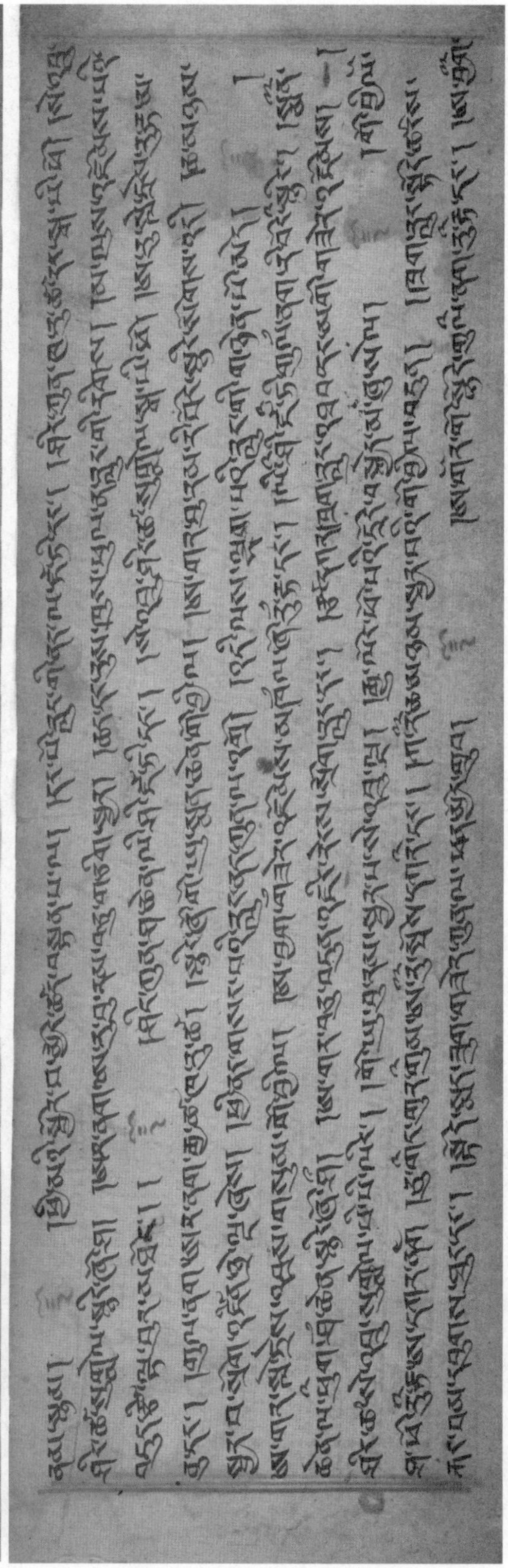

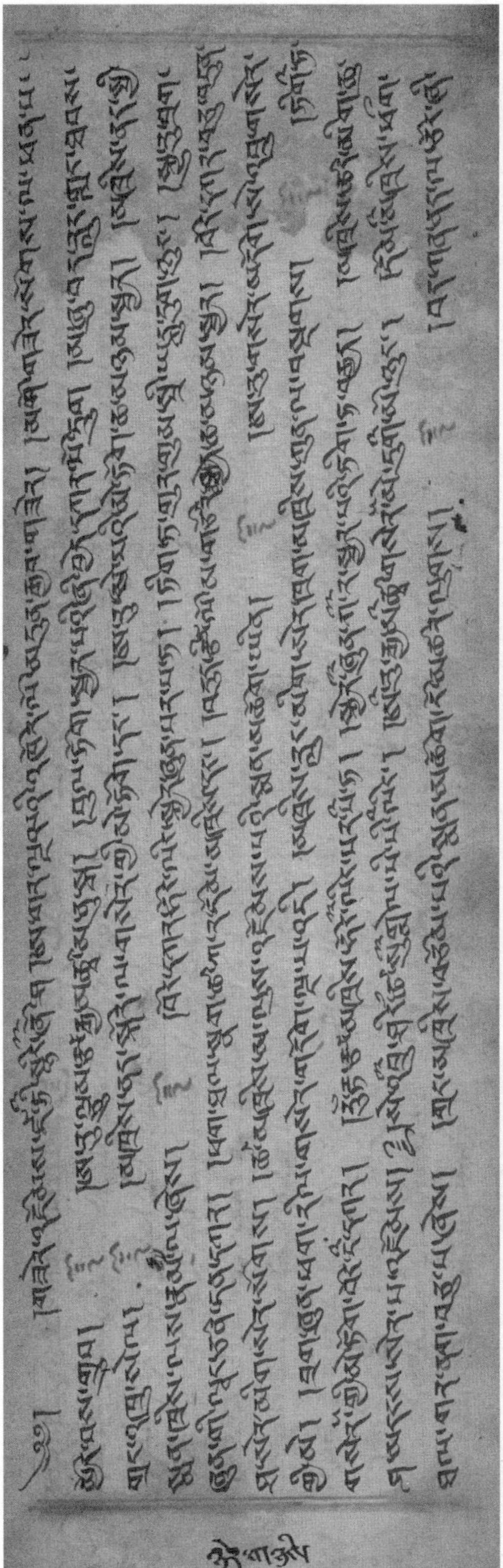

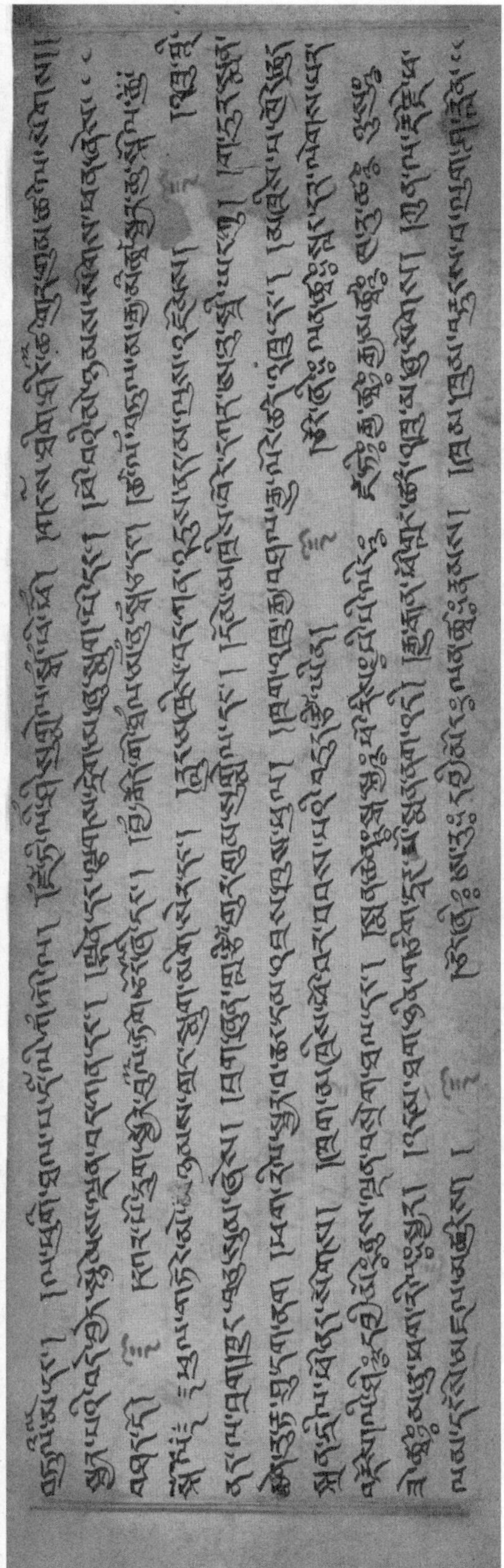

ཤེ་གསུམ

༄། །པར་སྐྱུས། །རྩམ་པོའི་རྩམ་པ་གྲོའི་སྐལ་རྗེས་པས་ཐུབ། །ལེགས་པར་སྐལ་ཁ་མེད་བསྒྲིམ་མ་གས་འབྱ།།
ཐབ་བྱུང་རྣ་བཅུག་བཞག་གསུམ་བསྒྲིགས་ཁ་སྐྱར། །གྲུང་བར་རྟུལ་བྱུང་ཤུ་རྒྱ་ཚོ་གཅིག །བསྟན་འཆགས་ཕྱུག་དེ་ཚར་གིས་
ཐུབ་པ་ལ་བཏང་། །འབྲུ་ནར་རྡོ་ལྷུར་བུ་ཡང་དེས་པར་ཐུབ། ༈ །མཁའ་ལ་མཐེན་དར་སྔོན་ཀྱི་མའི་དཀྱིལ་འཁོར་ནི། །
སེ་འབྲུ་གྲིར་ཚོ་སྤུ་གླུ་ལ་པོ་མི་ལིར། །ར་མཆེ་ཆེ་གྲིར་ལུ་པ་པ་སྤྱུ་དང་། །ལྷུམ་པ་ཞུ་སྤུ་སྒྲིག་སྤྲིན་གཞི་ལ་ནུམས། །ཆུ་མཛུམ་ཕྱུར་
པ་ཚར་དང་ཕུས་ཁྲུས་ཕྱལ། །མཁུ་མཁལ་གྲར་མཁལ་བྱུང་ལ་བཞིན་འཛག །རྒྱ་སྤྱི་རྒྱ་འགོག་རྟེགས་གྲུམ་ཀྱང་བབས་སོ་གོལ། །མཁལ་
མཐེན་དར་རིགས་ཀུན་ལ་བཏུད་ཅིང་ཡིན། ༈ །གོ་ཡི་ །སེ་འབྲུ་གྲིར་ཚོ་པི་པི་ལིར། །སྲིན་གླིང་[illegible]སྔོ་རྒྱ་ཕྱི་ཕྱུར་བ་འདི། །
གོ་ཡུ་བདུན་པ་མཁལ་མའི་གུར་ནར་སོལ། ༈ །ཨ་རུ་གུར་གུམ་སུ་གླིང་བྲག་ཞུན་དང་། །ཏི་ག་ཏ་ལ་ཞིམ་མ་ཞིམ་
ཞུ་མེ་ཞིན་བཅོས་ད། །རྒྱ་ཚེར་སྤྱི་སྤྱོགས་ཀར་ཕྱུར་པ་འདི། །ཨ་རུ་ཅུ་པ་མཁལ་ཚོར་འབྲུམ་བ་སོལ། ། ༈ །ཆེ་བའི་ནད་ཀྱིར་
ཕྱར་ཅི་བཙུ་གཅིག་ནི། །ཕོར་ཅེ་དེ་བ་བའི་དཀོར་སྨག་གི་དང་། །བཙོད་ཅི་ལོ་ས་རུ་གོང་ཀུར་ཀྱིས་སྦྱལ། །པ་རི་པ་ཏ་ཚེ་དོན་དཀར་པོ
དང་། །གོ་ཁར་བྲག་ཞུན་གཏེར་ལྷ་ཅེ་སོགས། །སྐྱུར་བ་གཅན་ཚད་རིམས་ནད་རྒྱ་སྐྱེས་ཅན་འཛེ་ལོ་པའི་མཆོག ཐུགས་

ཀུར་གུམ་ཏིག་ཏ་བ་རྒྱ། །ཏེར་ལིར་ཞིར་དཀར་གི་ལྦུར་ཅན་དན་དཀར། །ཨ་མཆུམ་ཕྱུར་བའི་གཅོ་བོ་རྒྱུད་པ་འདི། །ཚད་ནོགས་
གསར་རྟེར་མ་ལུས་འཇོམས་པའི་མཆོག །ག་བུར་བསྟན་པ་ལྷ་མའི་མན་ངག་ཡིན། ༈ །འབྲུགས་གྲི་ཀུན་སོལ་
ཞེས་པ་ཕྱར་ཅེ་དི། །ཨ་རུ་མ་རུ་སྐྱུ་རུ་བ་ལི་ཀ །སེ་འབྲུ་ཏེ་ལི་ཤུ་གོར་སྨྲིག་ལེ་དཀར། །ག་བུར་བཙོད་ཏེར་རྒྱ་སྐྱེ་གེ་ས་ཞི་བྲ་ཤིང་ཕྱུར། །
གླི་ཚོད་ལུང་ལུ་ཚེ་སུ་སྨྲུ་ཀུན་ལ་ཕན། ༈ །ག་བུར་ཅེ་ལྷ་ག་བུར་ཞུ་གར་དང་། །ལེ་ཚེ་ལི་ཤི་རྡོ་ཧ་སུ་སྨུལ་དང་། །ཀོ་
ཀེ་ལ་ཤར་ནག་[illegible]ཀེར་ཚོར་དང་། །ཨུ་ཏྤལ་ན་ཝ་ཝ་ཤ་ཞི་དེ་དཀར། །རྒྱ་ཚེ་གྲིར་མདར་ཕུར་སྤྲིས་ཞི་ལེ། །ཀུ་སྤྲིན་སྤྱེར་མོ
སྤྲུ་ཤེལ་རྡོ་རྡེག་ཏོ་ཁམ། །འབྲུ་སྤྱི་ཏར་ང་ར་སྤྲིས་གཞི་ཤུམ་སྨ་ཕྱི་ལྷུར། །སྐྱུར་བ་ཚེར་པ་གསར་རྟེར་གོ་བ་ཞེར་སོགས། །རིམས་ཚད་
གཏེར་ནས་འཇོམས་པ་མར་ཁུར་སྨན། ༈ །ལེ་ཆེ་ག་བུར་སྦྲ་རྩེ་ཏེར་ལིར་དང་། །ཀུན་ཏུ་བཟང་པོ་གཙོ་བོ་ཁྲ་ལྷ་པ་འདི། །
ཞིབ་བཏགས་སྦྱིན་སྐྱེར་ལ་ཚར་བསྟུན་པ་ཡིས། །ཚ་བ་སྤྲེབས་ཅན་ལ་ནི་སྨིན་ཏུ་ཕན། ༈ །གཅན་སྐྱེར་ལ་ནི་སྨྱུན་ཅན་
ཀུ་ཏེ་དང་། །སྲུ་རིག་ནག་པོ་སོ་རུ་སྣ་ཆེ་ལྷ། །ཏྲི་ཀུམ་རི་ལ་བུར་ཏེ་ལ་ལས་སྒྲེ་མ་བཅོར། །སྨན་ནད་གཅན་གཟེར་ཀག་ཀ་སྒྲོགས་
ཀར་ཁམ་དང་། །འབར་འབྱུར་མཁལ་འཛག་ཀུན་ལ་འདི་དང་ལྷག །ཀུ་ལ་ཕུག་གི་ཀུན་སུ་ཟི་བསྟན་པ་ཡིས། །གཅན་ནད་

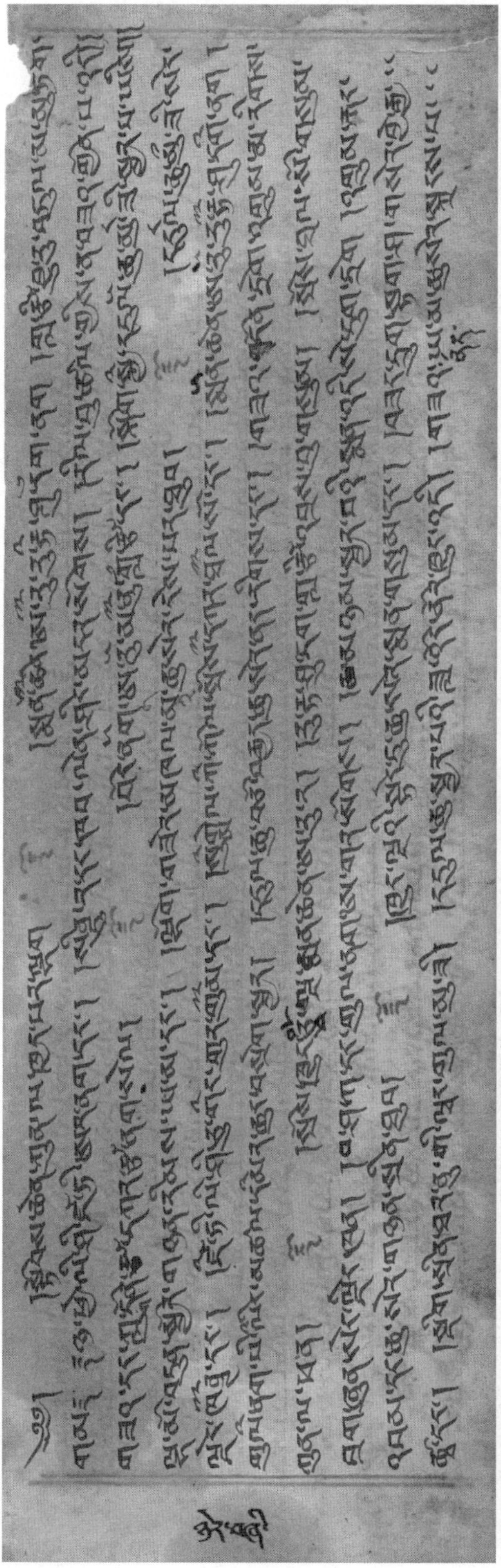

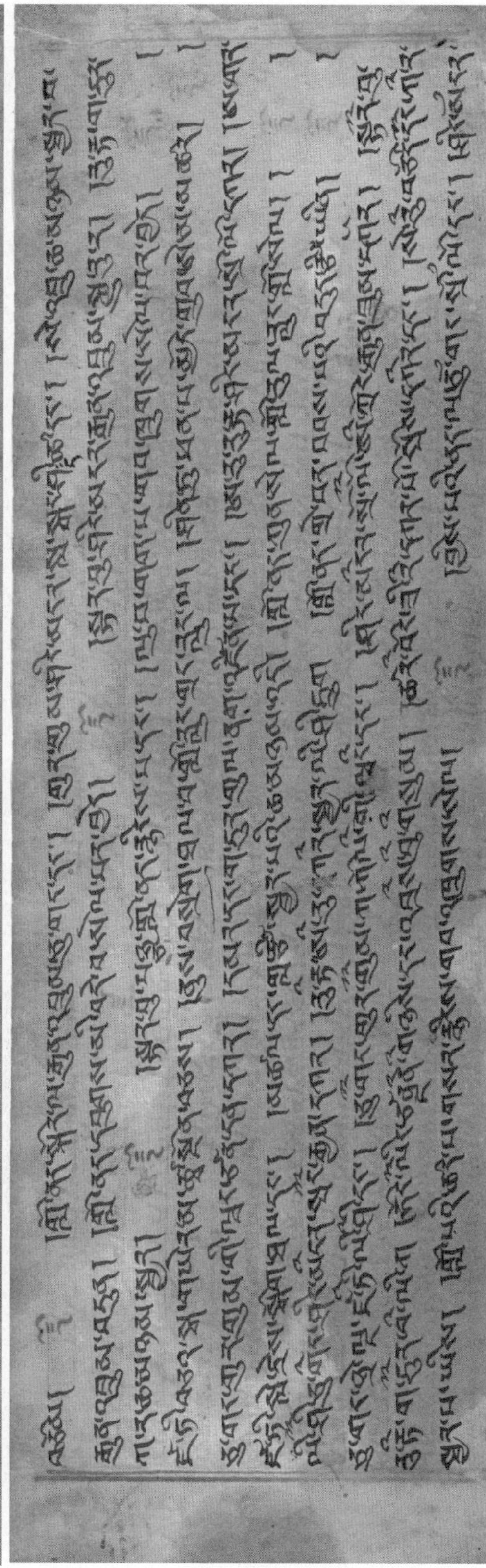

༄། །ཁུར་གྲུམ་སྐྱི་ལྡོང་སྨྱུར་པ་ལེར་ལྷུག་ན། །ཚད་པ་གློ་ལྷུབ་ལུགས་ཆམ་པ་དེས་པར་ཐུབ། །སྤྱིས་པར་འབྲུ་
པར་བྲག་ཞུན་ཕག་རེལ་དང་། །ཁྲིད་དཀར་ཨ་རུ་རི་ཐལ་ལས་ཤིང་ནང་། །ཀར་སྨྱུར་པ་ལེར་ལྷུག་འབྲུ་པ་སེལ། ། །སེ་ཙན་
སྐྱེར་ལ་ཞིམ་པ་རིང་ལྷག་པ་ནི། །སྐྱེར་ཤུ་ཙུ་ཏྲ་ནེ་ཚྭ་ས་སྐྱུར་དང་། །སྦྲུལ་རྟེས་ལུམ་ཅེ་སྨྱུར་པ་མེ་ཚད་སེལ། །རྒྱ་སྐྱུ་སྐྱི་ཀ་པྲིན་སྐྱུར་
ཐུ་འོལ་མོ་སེ། །སྨྲ་སྐྱ་བུལ་རྟེན་ལེ་ཚེ་སྦྱང་ཏུ་ར། །ཛ་ཏི་ཤ་ག་ར་པི་ལི་ངར་དབར་ལག་དང་། །ཤེ་ཤ་རི་ཙུ་སུ་སྨྱུར་པས་མེ་ཚད་དེགས།།
ཚ་ཁྲང་ཆབས་ཐུལ་ཀུན་ལ་འདུད་རྩི་ར་མཆོག། །བླ་མ་ཆེ་འགག་པར་བྲང་གྲིལ་སྦྱར་ཐུབ་ཀྱིས། །རྒྱུ་སྐྱི་པ་ཚ་མེས་ལྷུལ་
ན་དེས་པར་བབས། །བླ་མཆན་རྒྱུ་ནུ་ཏུ་བབ་པར་འདི་ལ་དང་། །རྒྱི་ཆེས་དམ་མཐྲིས་ཀྱི་ཕི་རྩི་བཞི་སྦྱར། །རྒྱུ་བསྐྱིལ་
ཐུལ་གཏེར་དེས་པར་ཐུབ་ཀྱིར་ཐུབ། །ཁྲག་ལ་སྨན་སྐྱེར་ལ་དཀྲུལ་རྒྱུ་སྦྱུ་ནེ་དང་། །སྟེས་ཐྲིལ་སེ་ཤ་སྤྱི་ས་ཏུ་སྤྱི་ཏུ་ར།།
འབྲིས་སྐྱེ་གསུམ་དང་དབེ་རིག་ཏུ་རེ་ཐེར་དང་། །ཐེ་ནེ་སྦྱ་ལྕུ་ལི་ནག་སྨྱུར་པ་ནམ་ལུག་ལབྲལ། །ཀོ་དཀར་འབྲིས་ཤུལ་ཐེ་མཁལ་
ནད་དང་། །རྟིག་གྲུམ་ཁར་ནམ་སོགས་ལ་དེས་པ་ཡིན། །ཁྲག་ལ་སྨན་ལ་མཐུན་ཀུན་བཅོས་ཐར་བུ་དང་། །ཏུ་རེ་ཐེ་རྟེན་རྟེ་
ལུ་མ་ཙ་ཀྲ་བུ་ལི་རྟེག་དང་། །སྨན་ཆེན་ཨ་རུ་ཙུ་ཏྲ་ཤུ་དག་དང་། །སླེ་ཏྲེ་གུ་གུལ་བྲག་ཞུན་སྨྱུར་བུར་སྤྱར། །རོ་ལ་བུ་སྨྱུར་ཙམ་བཅོ་ལྔ་ཀྱི་གཅིག

ནེ་ ཀྲུ་ཆེའི་འགྲོ་ལ་རྒྱ་གུར་ཙམ་ལུགས་གསེས་ཐུབ། །མ་ཁུ་ཚད་པ་མཁྲིས་འབྲུགས་གཉན་རུ་སེར། །སྤྱི་བཤལ་འདི་ནི་ཕན་པ
མ་ཐུར་མཐེར་། །བཤལ་སྨན་ཀྲུ་ཐུལ་བཅུ་ལུམ་ནེ་རེག་དང་། །ཏུ་རེ་ཐེ་བཏུད་རྩི་ཀ་མ་བེར་དཀར་དང་། །ཙྭ་ཐིན་དཀར་པོ་
ཏིག་ཏ་ཀྲུ་ནེ་དང་། །བྲ་གོ་ཞུན་ཨ་རུ་སྐྱེས་དཀར་བསྐྲེག །ཤིང་མངར་ཏིག་ལིད་སྨྱུར་པ་སྐྱར་ཏུར་ཐལ། །ཐལ་བུ་སྲན་རྒྱུར་བཅུ་ལྷུག
གང་འུས་གཏེར། །ཚ་བ་རྒྱས་པ་གཉན་ཚད་སྨིན་བསྐྱེད་དང་། །རིམས་ཚད་སྐྱེ་བས་ཆེན་གང་ཡར་སྨྱུར་ཏེ། ། །མཁྲིས་བཤལ
ཀུན་ཕན་བདེ་ཐེར་ཐར་ཏུ་དང་། །རད་རེག་ཏུར་ཐེར་ལུམ་རྩེ་ཏིག་ཏ་དང་། །ཕག་རེལ་བེར་དཀར་སྨྱུག་ཏུར་བ་ཤ་ག །གསེར་
ཨ་རུ་ར། །སྐྱེར་ཤུན་རྒྱ་ཚ་པི་ལི་ངར་ཁེར་ལེར་དང་། །སྣ་ཏྲི་གསེར་ཐེ་སྨྱུར་བ་ལ་ཐུག་ནི། །རྒྱུ་བས་ལུགས་ཐེ་མཁྲིས་ནད་གང་
ཡར་སྦྱར། །གཞིར་བཤལ་ཁ་ལ་རྒྱས་འདེབས་སྦྱུ་ཞག་དང་། །སུ་རྣི་གུ་གུལ་བུ་དག་སྨན་ཆེན་དང་། །ཨ་རུ་ལུམ་རྩེ་པདྨ་
རིག་ཐར་ཏུ་དང་། །ལྡེར་རེས་ཏུཀྲ་ཡུང་བ་བྲག་ཞུན་བཟང་། །སེར་ཆུན་ཏག་ཀྲུ་རེ་ཤ་ཐག་གཞིར་འཛོམས་སོགས། །གཅན་གཞིར་
རིགས་ལ་རྒྱས་ཁྲུལ་ཕན་ཀྱིར་ཐུབ། །གཅན་བཤལ་ཐིག་མདར་བཅུ་གསུམ་ཐར་ཏུ་དང་། །ནེ་རེག་ཙ་རི་ཐེ་སྲིས་ཐལ་
སེ་མོ་ར། །གླུ་ལོ་ནག་སྨྱིན་ཆེན་ཚ་ཏུ་བུ་དགེ་ནག །ཙུ་ཏྲ་ལྡེར་རས་མཆིལ་དཀར་སྨྱུར་པ་འདི། །བ་རྒྱ་བཞྲེས་པ་འཇུ་ཡིས་དེལ་བུར་ཐེལ།།

ཨེ་རྡུག

༄༅། །གཉན་ནར་སྐྱོབས་ཆེན་ཀུན་ལ་རྟག་སྐྱེ་སྐྱོར། །ཤེན་ཏུ་ཕན་འདོགས་ཀུན་ལ་མ་ཕྱོགས་སྒྲུབ། །ཏྲི་གག་བཀྲལ་བར་
ཨ་ཏུ་བུ་ལི་རྟེག་དང་། །ལྷུ་མི་རྩུ་དོན་རིག་སྒྱུར་གཏེར་དེས་པར་འཁྲུ། །ཏུག་བཀྲལ་བསེ་ཏུ་ཨ་ཏུ་བེ་རི་དཀར་དང་། །
དཏུ་ལི་ཚུ་ཕྱུ་ཞྭེ་ལྷུ་མེ་རོལ་རྟེར་གོ་དང་། །སྒྲ་རྩེ་ཏུ་རེ་ཐེར་དན་རིག་རྒྱུ་གྲུང་ཀེས། །ལྷུ་གསུ་ཞུ་ཏུག་རིགས་ལ་དེས་པར་བཀྲལ་གྱིས་
སྒྱུར། །ཡར་ནུ་ཏུག་ལ་དོན་རིག་ལྷུར་རེས་དང་། །ཨ་ཏུ་ར་འདི་གྲུང་ཀྱུན་དགུ་གསུ་དམུ་གས་འཁྱུང་། །ཏུག་ཟས་དར་དང་
མདེག་གེལ་འཁྲུང་བར་ཤུར། །སྲོ་ནར་སྲོར་ལ་ཕྱུར་རྒྱན་ཨ་གིར་ནམ། །སྐྱེར་ཞེ་ཙུན་དཀར་དང་ཧྲི་ཏི་དང་། །ཏུ་གར་
སྤྱེ་ལི་ཤུར་རི་ལ་ཁྲུ་དང་། །ཨེ་ཏུ་བི་ཏུ་སྤྱུ་ཏུ་སླེ་ཧྲེ་སེ་དང་། །ལི་བྲི་ཤིར་ཡེ་རར་ཕྱུར་རྒྱན་ཙེ་ལྷ་འདི། །སྒྲེ་ཆར་གྲེ་བར་བཞམས་པ་དམུགས་
ཡེ་བདེ། །ནར་ཁྲིག་འཁྲུགས་དང་སྐྱར་འགག་བདུད་ལ་འཇམས། །ལི་ཞི་ཏུག་པ་ལི་བྲི་ཏུ་གར་དང་། །མེར་མདར་
ཕར་རྒྱན་ཏུ་ཧ་ཨ་ཏུ་དང་། །ཨ་ཏུ་ཀར་སྒྱུར་པ་དྲི་ཆུལ་ཕྱུལ། །སྒྲོ་ནར་གྲོ་བར་བབས་དང་སྐྱར་འགག་སེལ། ◎ །བར་ནར་སྒྲེ་
ལ་དུ་ལི་ཏུ་ཏུག་ནི། །སེ་འཁྲུ་ཤིར་ཆེ་པི་ལིར་ཕྱུ་གླེ་ལི་དང་། །ཤུ་རི་ཏུ་ཧྲི་ཧྲ་ཧྲི་ལི་སྒྲི་དང་། །ཨོ་ན་ཨག་སྐྱེར་ཞེ་ཏུ་གར་ཤྲིང་མིང་ན་དང་།
གཙུར་དང་ལི་སྐྱེག་སྲིན་རྒྱན་ཕྱུ་མ་དཀར། །སྒྱུར་བསྐྱེ་ལ་ཆམ་ལྷུར་ཚོབ་བདག་ཀན་དང་། །སྐྱིར་ཚེས་མགོ་དྲེ་ཞེར་ཟེ་ལྷུ་སྐར་ཐབས་

སོགས། །ཧྲི་ནར་སྒྲ་ཐབ་ཞེར་ནར་ཀུན་ལ་ཕན། །ཀ་ཡུ་རི་ཡ་ཏུ་གསུམ་ཏུ་ཧ་སྒྲུ་ཏུ་ར། །སེ་འཁྲུ་བཙན་སྲུ་སྒྲོལ་པོ་པོ་
ལིར། །ཀ་ར་ཕཙན་སྒྲ་ཀུ་སུ་ཏེ་སྒོམ་པ། །ཨུ་དུལ་གོ་ཐལ་གྲི་ཧར་སྤྱི་ཡ་ཀྲུ། །སྒྱུར་པ་ཁྲག་ཁྲིས་ཕོ་ཤིར་གྲང་ལྷུར་དང་། །སྒྲུག་པོ་
སྤྱི་སྨན་ཆ་མཉམ་སྒྱུར་བ་ཡིན། །ཙེར་ཞི་ཏུག་པ་ཙེར་ཞེ་སེ་འཁྲུ་དང་། །སུ་སྒྲོལ་པོ་ལིར་ཡ་ཏུ་གྲུང་ཀྱུམ་ཀར། །སྒྱུར་པ་
བདག་ཀན་རྒྱུ་ཆེན་སྒྲུགས་པ་སེལ། །རྒྱུ་ནར་སྒྲིར་ལ་རྒྱུན་འཁྲུམ་ཏུ་གཅིག་ནི། །རྒྱུན་འཁྲུམ་ཏུ་ཡིག་ཤུ་རི་ཤིར་མོ་དར་དང་།།
ལྷ་སྐར་ཤིར་ཆ་སེ་འཁྲུ་ལྷུ་ཤིག་སྲིན་དང་། །ལྷུག་ས་ཁྲེ་གསེར་ཁྲེ་ལྷུ་མི་པ་སྒྱུར་པ་འདི། །ལྷུགས་སུ་ཁྲུས་ཞུལ་ན་ཀླི་ཀྲུ་སྐྱ་རས་བཏང་སེལ། །
ཙུག་སྒྲི་ཕཀྲར་པ་ཙུག་སྒྲི་ཐ་ལི་བ་དང་། །ཤོ་སེ་དཀར་འཁྲུ་སྒྲིགས་ལ་ཤུག་སྲིན་གསེར་ཐེལ། །ལྷུག་ས་ཁྲེ་དུ་ལི་གཏུར་སྒྱུར་
པ་ཡིས། །སེ་འཁྲུ་བསྒྲོལ་ཆུས་ཐུལ་ཕ་ནི་སྐྲངས་ནད་ཐུབ། །སེ་འཁྲུ་བཅུ་གཅིག་སེ་འབྲུ་ཤུར་བུན་དང་། །ཨ་ཏུ་རི་ཐ་ལི་པ་
ཙེ་རྟེ་ཀ་ཡི་འཁྲུ། །གསེར་གྱི་ཐེ་མི་གུ་རུར་སྒྲོ་ཤིན་དང་། །ལྷུ་མི་པ་ཐུར་ཁྲ་སྲིས་དཀར་ཤྲེ་ལི་དཀར། །སྐར་སྒྲུ་སྒྱུར་བས་འདིར་དང་
དམུ་ཕ་ཆུ་སོགས། །ཀུན་ལ་ཕན་པ་སྒྱུར་ཐུབ་ལག་ལེན་ཡིན། །རྣམ་པ་ཐམས་ཀྱིས་གསུངས་པའི་ཕྱི་མ་སྤྱིར། །
སྤྱིར་ནས་ཕན་པ་ལགིར་ཡགས་ལ་སྤྱིབས་སུ་བཀོར། །དགའ་ཙམ་སྨན་ལྷག་ཆར་ནི་ཆེ་རྒྱུར་མཉམ། །འགྱུར་པ་སྨན་པ་རྒྱུར་ཏུའི་དགག་ལ་

༄༅། །ཞེ་རེལ་ཁ་བཀས། །བྲུ་ཤ་ཡུལ་ཞེས་རྒྱ་ནག་ཡས་འདི་དང་། །དེ་རིང་ཆུ་ཁྱེད་རི་རྒྱ་ཡོད་ཡས་ལྡིར་གཅིག །འདུ་ལུང་
གསོ་ཉེལ་སྨན་པ་ཀུན་གྱི་ཀླུར། །སྐྱུར་ཚྭ་ཁྱུར་རྒྱལ་ཟས་སྒྱེ་བོས་པ་ཅུར། །དེའི་ཕྱིར་བསྟེན་རྒྱལ་མཐོང་ཐོས་ཚོར་ཞེས་བརྗོད། །གྲོལ་
པའི་མདོན་དུ་ཕན་གནོད་འགྱུར་ལས་ཤེས། །བྲུ་ཤ་ཡུལ་ནི་དཔྱད་ཀྱི་གཅིག་བྱུང་ཞེས། །རྒྱ་ནག་དཔེར་གསལ་རྗེ་ཡ་བོ་ཧྲུ་ཀུས། །ཡིན་ལགན
བརྟགས་ལ་ཞེས་གསུང་པའང་ཡོད་པ་ལ། །ཞུས་པ་ཚོ་བ་རང་བཞིན་བསོལ་བ་ཡིན། །ལྷུང་བར་ཅན་ལ་ཕྲུག་སྲིན་གཉེན་པོ་རྟོགས། །རྟགས་
དཔྱད་ཞིབ་དུ་ཐེར་པ་གནད་ཡིན་ནོ། །ཞིབ་མར་ལྷུང་གིས་ལུས་ཀུན་ཁྱབ་པ་དང་། །དེ་ནི་སྨུག་ཕྱིས་པ་རྟགས་གསལ་བར། །ལྷུང་ཁྲག་ལ་ནི་
ཐུ་ཤུ་ཡུལ་བཟང་སོ། །རྒྱལ་གསུམ་པོ་བཞུགས་སུ་ལ་རྒྱུར་ཕྱང་ལ། །སྦྱོབ་བརྟུགས་སྔ་ཅ་པོ་ཡིད་བྱེད་ན། །དེ་ནི་སྤྱོར་གར་ཞིབ་བརྟགས་ལྡུ་
མར་ཕྱུར། །བསྒྲི་ལྕུར་ཞུག་བར་ཐུ་ཤུ་ཡུལ་ཡང་ལུག །ཁལ་ཅིག་སྦྱར་པ་རྒྱ་སྐྱད་ཙི་ཡིན་ཟེར། །རྒས་བཏད་བཅས་བཅོས་སྨན་ཡར་རྒྱ་ཐེལ་
ཞེར་ཟ ཟ་འདིག་ནི་དམར་སྨུག་འགྱུར་བར་བྱེད་མར་སྐམ། །སྐམ་པར་བཏུན་གསུམ་སྲོག་བྲུལ་ཅེར་རྨུ་ཅིག་བསྲུལ། །གྲི་གླུ་སྨན་ཅེར་ཡང་དུ་ནི
སྲང་གསུམ་དང་། །སེ་འབྲུ་སྐྱེར་ཚ་སུ་སྐྱེ་ལ་ཞ་གར་དང་། །རྫོ་ཏི་སྨ་དམར་གི་ཡུ་ལི་བྲི་དང་། །ཙྪ་ཧྲ་སྐྱེ་ཞི་དེ་རེ་ཞི་དུག་པོ། །ཁམ་ཁྲིམ་བརྟུལ་པ
ཏོལ་མར་ལ་སྐུས་པ། །ཁཏུན་གསུམ་ཐེ་གཅིག་ཐུ་ཤུ་ཡི་སྐྱེར་བསྟུན། །བསྟེན་ཅེ་བཟང་པོ་དེ་སྦྱ་ཧྲི་བཅོས་པ་ལ། །གསུམ་ཚེ་གཅིག་

ཀེ་བདུན

ལུས་པར་ཆེན་གཅིག་ལ། །སྣ་རྡོ་ཅེན་ཕྱུར་སྐྱོད་ལ་ཚ་ཆས་འབྲུར། །འབྲུར་པར་ཧུ་ལ་ཕྱུར་བཟར་རྡོ་འཁྲིས་སུ་ཤ །ཕྱུ་པར་བསོལ་མཐེན་དྲི་འཛུམ་
ཟེར་པ་དང་། །གཅུད་བ་ཏྲ་ཀུ་དོ་ལ་འཛུམ་སྐྱེ་འབད། །སྤྱི་ལམ་ཅེན་གཉེར་ཆགས་སྐྱེ་རྨ་ཞེན་སོགས། །དུག་ལུག་ས་འགྲོ་རྒྱུག་ལང་སྐྱ
ལ་སོགས་ཕྱུར། །སྨན་ལྕ་གཟི་བ་སྐམ་མཐུག་ཏུ་བཞག་བདུན་སྦྱུར། །འབྲུང་ཟེན་ཟས་སྐྱེ་བླ་གཅིག་སྦྱར་བཞིན་འཛུམ། །ལུས་ལམ་ས
བཏམ་ཕྲེར་བཞིན་མདོག་བཟང་པོར་ཁྱེར། །སྨན་དུག་ཟས་དུག་སོལ་ཞེར་སྤྱོད་རིམ། །སྨན་ནད་གཉེན་པོ་སོ་སོར་བསྟུན་རྒྱལ་ནི། །ལག་
ལྷུང་ལ་ནི་མི་ཐོར་ཀྱུ་ཀྱུ་ལ་བསྟན། །སྐྱེར་ལྷུ་ལ་ནི་ཕྱུར་སྣ་གར་འཛིམ་བསྟན། །ཀློ་ལྷུང་ལ་ནི་སྐྱ་བུ་ཁ་སྒྲི་བསྟན། །མཆེན་ལྷུང་ལ་ནི་ཕྱུང་
ནག་ཀྱི་ཕྱིར་བསྟན། །མཆེར་ལྷུང་ལ་ནི་མི་ཁྱེ་ཕ་མཇུ་བསྟན། །མཁལ་ལྷུང་ལ་ནི་སེ་འབྲུ་གི་ཡུང་བསྟན། །ལྟོ་ཕྲུག་ལ་ནི་གར་གི་སྨན་
གྱིས་སྤྲུ། །ཙོ་ལྷུང་བད་ལ་སྨན་ཆེན་མ་གར་བསྟན། །མིན་ལྷུང་ལ་གསེར་མེ་ཟེ་ཚྭ་བསྟན། །རང་རང་གཉེན་པོ་གེར་སྨན་སྐྱེར་བསྟུན་ཅིག །
ལྷུང་རིགས་ཀུན་ལ་ལུགས་ཤ་གཙོ་བའི་ཟེས། །ཁ་བ་གཞུན་ནམས་གོར་གི་ལུགས་དང་མཐུན་ས། །མཁྲིས་སྨུག་ཅན་ལ་
ཐུ་ཤུ་ཡིད་ཚོད་བཏུབས། །འདྲ་ལ་སྤང་སྨན་ཙ་དུ་ལུམ་ཙྪ་དང་། །ཀར་དཀར་པོ་དེ་རེ་སྤྲུངས་བཏགས། །རྒྱུར་བསྒྲི་ལ་ཕུ་པར་སྐྱུར་བཅོས་
སྐམ་བརླམ་སོགས། །གོར་འདྲ་གྲིགས་སྨན་འདི་དཀར་སུ་སྐྱོལ་དང་། །པོ་ལེར་སྐྱེ་ཕུང་ཧ་གི་ཧ་གསེར་ཀྱི་ལ། །ཕག་ཁྲག་རྒྱུག་ཅུ་

༄༅། །རྒྱུ་ཆེ་ཅུ་ཨ་ཕྲེས་ནམས། །རི་རི་ཞི་ཁུ་ཕྱུང་བྱུ་ཟླ་ཕྱུར་བགར། །ཅིར་ཡི་དེ་ནི་ཕྱུར་གསུམ་བཅུར་བསྟན་དང་། །བཅོམ་
ལྡན་ལ་སོགས་ཀུན་འདུ་ཞེ་ཟམ་ལ། ངར་བསྒྲེགས་པ་དགོས་གླུ་ངྷ་གཙོ་ཡིན་ནི་བྱེས། །གཞན་རྣམས་གོར་སྐྱེས་རྡུལ་ཞིབ་ཆེ་ཡིད།
བདག་གཞན་དར་ཁ་སྤྲུ་ཕྲ་ལིར་ཆེར་བཧུབས། །འདུ་ཁ་སྤར་སྨན་ཕྱུ་དག་དཀར་པོ་དང་། །སྤྱ་སྤྲུན་གསེར་ཁ་ཅི་རི་ཞི་ཕྱུར་བཀར་ར། །ཞེ་བཏགས་ལུག་དཀར་
ཏི་མར་བསྐྱིལ་པ་པར་སྤར་། །བཅོམ་སླམ་བསྐུམ་སོགས་གོར་འདུ་གྲེགས་ལ་སྨན་ནི། །སྨ་བཅའ་པོ་ལིར་གོ་ཏེ་པ་ཁ་ལེ་ཤི་དང་། །རྒྱ་སྤྱི་མ་ཏུ་ཚམ་ཏུ
ཙ་ཧྣ་ཀ །མེར་ཁ་ར་སྨུག་དཀར་རི་རི་ཞི་བཞི་དང་། །ཀྱེ་སྨུ་རི་ཤ་དང་ཕྱུ་བེ་ཤི་ཏུས་པ་ཅི་ཡི་ཏྲ། །རི་རི་ཕྱུར་ཏེ་བཧུས་བསྟན་བཅོས་འབྱུར་
སོགས། །གོར་འདུ་ཞེ་ཟམ་གླུ་ཕྲ་སྨལ་པོ་དང་། །ཀུས་ཟིན་ཀླེ་ཤ་རོགས་གཞན་རྣམས་གོར་སྐྱེས་བཞིན། །བསེ་རུ་གམ་རྫོང་
གླུར་སྐུ་ཀྱུ་སེ་རམ། །གཞན་རོགས་ལ་ཏི་སྤྲུ་ཕྱུ་ལིར་ཀྱི་ཚོད། །ཀྱི་མ་གསུམ་པོ་ཆུར་ཕྱར་སྤྲབ་བཧུབས་ཀྱི། །ཅིར་ཡི་ཏྲ་སྤྲ་གསུམ་དབལ་
ལེཔ ཿ བཤ་ཀ་དང་ཕྱལ་ཤུལ་པས་ཤུས་གཉིས། །ཕྱིས་དཀར་ཐལ་ཁ་སེ་ཤི་རཧ་དང་། །སྨན་ཆེན་ཤུ་དགུ་ཏྲ་ཤུ་ར་དང་། །ཟབས་བུ
གསུམ་དང་རྒྱ་ཚོས་སེར་ལྟར་མཉན། །སེ་ཤ་བུ་ཤ་རིར་ཚོ་གྲུལ་ནག་རི་རི་ནས། །ཞི་ཁྲ་གྲིགས་སྨན་བསྟན་བསྐུམ་བཅོས་འབྱུར་སོགས། །གོར་
འདུ་ཞེ་ཟམ་མདར་བཙུད་སོགས་འཛོམ་དགོས། །སྤྱི་ཁམ་གཞན་རྣམས་སྤར་ཕྲར་འཚེ་བར་དེས། ། །ཏིར་ཀླེ་སུ་ཀྲི་རི་ཟེར་ཁ

རྒྱུ་ཁ་ར་སྐྱེ། །མི་རྟོགས་གསེར་ཆེན་ཆུ་པ་ཡིན་ཞེས་ཐོས། །ཡིན་ནར་ནི་ཆེན་ཏུས་པ་ཡོད་པར་གསུངས། །ཤར་ལྷ་ར་ཏ་ཡར་ཙྂ་རྒྱུད་སྤྱིར་ཏུས་ཅེ།
ར་བཞིན་བསེ་ལ་རྡོ་མཆམ་པ་དེས་གསལ་ལ་པས། །བརྟེན་རྒྱུ་ལ་རྒྱུ་སེར་ལ་ཡི་དྲི་སྐྱེས་མ་ཁབ། །སྨུ་དྲི་སྨན་པ་དག་ལ་ས་དྲིས་པ་ལ།
སྤུ་ཕྲ་ལིར་གོ་འདྲི་ཏུ་མ་ལེ་ཏུར་ཟེར། །ར་ཡེས་ཏུས་པ་ཕྲ་ཡེས་འདྲེན་ཞེས་སྐྱུས། །མ་དར་ཙྂ་རྒྱུ་ར་ཏར་ལ་ཁབ་ཞེས་པ། །རྒྱུ་སེར་རྒྱུ་ནག
ཀུན་གྱི་ལ་བ་རྒྱུ་ཡིན། །བདག་གི་སྐྱིར་གྲུབ་ཏུར་ཟད་བརྗོད་པ་ལ། །སྤུ་ཕྲ་ལིར་དང་བསྲེས་འབྱུར་ཏུས་པ་ཅེ། །དེའི་གིར་སྤུ་ཕྲ་པར་ནི་རྒྱུ་ཡ་དེ།
ཏེས་ཧ་རི་རྒྱལ་གཅིག་ནི་རྡོ་ཕེབ་སྐྱེར་། །རྡོ་ཡེས་ལེགས་པར་བཧུས་ལ་གྲིགས་སྨན་དང་། །ལྷན་བསྐུམ་བཅོས་འབྱུར་སྤྱི་ཕྱུར་ཡིན་ཏེ
ཀྱར་ཟི ཿ ཁྲིགས་དགོས་ཅེར་མ་ཏུར་ཞེས་ཐོས་པ་ལགས། ཧྲཱི། །དར་མེར་འགར་ཞིབ་ལུས་ཀྱི་བཙུར་ལེགས་ཏུ། །ཏི་ཀླེ་སུ་ཏེས་དེ་
བསྐེན་པར་འདྲི་པས་ན། །མི་ཏུར་མ་ཡིན་ཏུར་བར་ཀྱི་ལ་ཀླར་དགོས། །ཏེས་ར་རི་བཟར་པོ་རྒྱལ་གཅིག་པོ་ཉིད། །རྡོ་ཕེབ་སྐྱེར་ཏུ་རྡོ་ཡེས
ལེགས་པར་བཧུར་རམ། ཕྱུབ་བ་བསྐྱེ་སྨན་ཅི་ཤ་ཏེ་ཕབ་ལགས་དང་། །ལྷུ་པ་པ་སྤུ་རྫི་ཏེ་ཤི་པ་ཏ། །གར་ཤུ་རམ་སྤྲ་ཙྂ་ཁམ་ཤུར་སོགས། །རི་རི་ཞི
གསུམ་ཅིར་ཡི་ཏྲ་ཕྱུར་བགར། །པི་ལར་སྨུག་དཀར་སྨུག་སྒྲིན་ཞི་ལྡར། །ཁྲིམ་ཕྲེལ་བཏགས་ལ་ཚོས་ར་ཏི་གཅིག་བགོས། །སྨན་རྣམས
ཅི་གཅིག་བགོས་པ་གྲོག་ཤུས་བསྐུམ། །ཚོས་དེར་སྨན་ཁམ་ཉིན་གཅིག་ཤི་ཤ་བསྐུམ་གཅིག །བཅོས་པར་རྫས་བུམ་ལ་སྤྲར་ལྷ་ཏུར་བཅོས།

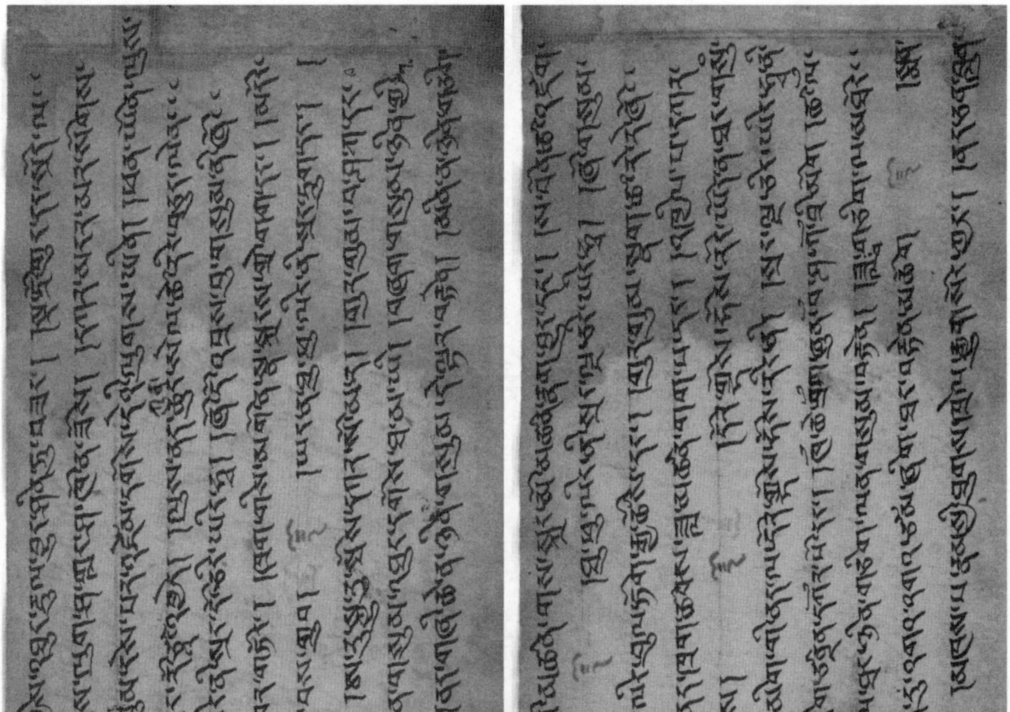

༄། །ཡོ་དག་ཀ་ལ་མ་ལེ་འབུམ་སྐུམ། །སྨན་ནམས་བཅུལ་ཀྱིས་ཐ་ལ་སྨན་བྲ་ཀྱ་པ་ནི། །ཀ་སེར་གྱི་སྦྲ་བ་བཏུར་ནས་ཟླུ་ཕྱུས་དྲི་མ་བྲ་ལ། །
ཨུ་ཏྲི་ཀཱ་ཡ་ཏི་ཡ་ཨར་སྦྱར་ཐུག་ཀ་ལ། །གོར་བུ་ཏེ་ཁ་བཅད་ཀྱི་པ་ཡེས་བསྲེག་པར་ཆོས། །ཏུ་ཏུལ་ལམ་ཟེ་རས་ནི་སྦྲ་བ་བཏུ་ཏས་ཨུ་ཏྲི
ཨུ་ཏྲི་ཀ་ཡ། །བསྲེས་པ་གོར་བུར་ལ་བཅད་སྨྲ་བཞིན་བསྲེག །ལྕགས་ཁྱེ་ཡེ་སྐད་ཏུ་རས་ཀྱི་ཨ་བྱར། །ཨ་རུ་ར
ཆུར་བསྐོལ་བཞག་གཅིག་བཏབ་པ་ལ། །ལྕགས་ཨང་སོལ་བར་ཀྱུར་ན་བཏུལ་རྟགས་ཡིན། ◦ །ཚོ་ཞེ་འབྱུ་པ་ཐལ་
བོ་དཀར་ཇམ་བུ་ར། །ཀྱུ་རྡོ་ཚ་ལ་པི་ཅི་ལིང་ཨུ་ཏྲི་དང་། །ཙེ་ཏྲ་ཀུ་ཀྱུ་ཏྲི་ཀ་ཚེ་སྨྲ་བཅད་དང་། །ཤ་ཏུལ་རེ་རེ་སྦྱར་བ་ཞེ་བ་བཏགས་ནས། །
ཙེར་ཞི་བཟར་པོ་ཀྱི་མ་གསུམ་པོའི་བཏགས། །ལེགས་པར་བསྲེས་ལ་ཀོར་བུ་ཤུ་གསུམ་ཚ་ལས། །གཅེས་ཆར་ལྷུག་ལ་ཁྲ་གཅིག
སྙིང་བར་ལུས། །ས་འདི་ལེགས་པར་བཅད་དེ་ལོ་ཐབ་གི །སེབ་ཏུ་མེ་སྐྱོ་བལ་ཆུར་པར་བསྲེགས་ལ་སྦྱོར། །གོར་བུ་ཞེར་ཞིར་འདེག་དཀར་
དཀུར་ན་བཟང་། ◦ །མེན་ན་ཡང་བསྲེག་དེས་པར་འདོགས་ལྡན་འགྱུར། ◦ །ཏུར་འགྲོན་ལོ་ཐེར་མེར་བསྲེག་དཀར་སེར་བཏུལ། །
ཏུ་ཏུ་ལི་བཀྱར་དྲི་ཀྱུར་ཕུན་རེ་འཆེད། །ཡང་ན་ཆུ་ཡང་བསྲེས་པར་ལེགས་པར་བཙོས། །གཡུ་རིགས་ལྕུམ་ཐུག་མེར་བསྲེག
ཆུར་བ་ལ། །ལག་པས་མི་ཆུགས་ཀུས་པ་ཡོད་པའི་རྟགས། །དེ་ཞུན་བསྲེག་པ་ཆར་འབེབ་ལྡང་གཉུལ་དེར། །སྨྲུམ་ལ་ཏྲི་ཆུས

སྦྱར་བ་ཡང་སྐམ་བཏུལ། །ཨུ་ཏིག་ཙ་ཕྱེ་ཁྲོལ་བཏུར་ཕྲུག་འདིར་བཅོས། །ཕྱིར་རེས་ལན་ཀྱི་ཆེར་བཏབ་ཀྱུར། །བཏུར་བཞེ
དགུལ་བ་ཉེས་མེད་པ་བཤད། །ཨུ་ཏྲི་ར་ཚོལ་མར་ཏར་ལན་གསུམ་ཕྱུ། །བ་ཀྱུར་སྦྱར་ལ་བཅོས་ཞེར་ཡང་ཡང་བཀྲུ། །
མཆུར་དཀར་ཚ་ལ་ལྕགས་སྐྱེ་ལོ་ཟེན་བཏུལ། །ཏྲུ་སྐྱོགས་ཟེ་ཀྱུ་ཀྱུར་བཅོས་ཏུར། །ཁྲ་རེག་ས་མེ་ཕྱུར་སེར་ཚམ་བསྲེག
ན་ཏྲ་བུབ། །ཐར་བུ་ཀུ་ཏུ་བཏུ་བར་བཅོས་ན་བཟང་། །ལྕུམ་ཀྱུ་ཆར་ནར་བཅོས་ན་བཟང་། །དབར་ལ་གར་ཨཆེ
ཉེ་གྲིར་ལྷུ་པ་རྣམས་ལ། །ལུག་ཞིར་བཅོས་སྐམ་ཞུས་ན་ཁུས་པ་བསྐྱེད། །ཏ་ཤེ་སྲམ་ཕྱུམ་ཚོར་ལ་པ་ཐ་སྲ་རྡུག །ལྕག་ཕྱི་ཁ་རུ
ཀླུ་རྩེ་བཏབ་ཆུར་བསྐོལ། །ཏུལ་ཀྱུ་ཟླེ་ཞུས་བསྲེག་ཞེར་གཅིག་སྐོལ། །ཕྱི་ཡི་ནམ་མཁའ་ཟིན་ཀྱུལ་ལྡན་བསྲེག་ཞེས་པ། །
ཏུ་བ་མ་ཕྲིར་ནན་པར་ཆུ་བསྲེག་དེན། །ལྕགས་སྐྱུལ་ཀླུ་ཚོ་ཀུ་ཞག་གསུམ་སྦྱར། །དཀྱིལ་མཐའ་ཀུས་དྲེ་ཀྱུར་བཅོས་
ཞེར་དགུ། །ཕར་བྲིམ་ཞེ་མར་ཕྱར་ལས་ཉེ་མར་སྐམ། །གོ་ཐེ་པ་བ་དར་ལ་ཕྱར་སྤུ་ཕྱེས་ཕྱུར། །སི་ར་མ་ར་ནི་ལན་
སྦྱར་ལ་བཞིན་སྐམ་ཐེ། །ཨར་ར་འཇམ་བུས་པ་བསྐྱེད་ཚེ་བཅུད་ལེན་འགྱུར། ། ༄། །སྨན་ནམས་ཀྱིད་ཀྱིས་
བཟླས་ཀྱི་པ་ནི། །སྨན་ཐུག་གི་ཙ་ཕྱེ་པའི་སྐྱེ་དྭ་ཏྲ་དམར་པོས་ཞེབས་མཐུན་ཏུ་མཆེད་པ་རྒྱ་ནོམ་ཆེན་བྱི། ཀར་ཡོས་ཆུར་ཏུ་གཅིན་མཐའ་ཉེར་ཀྱུ་

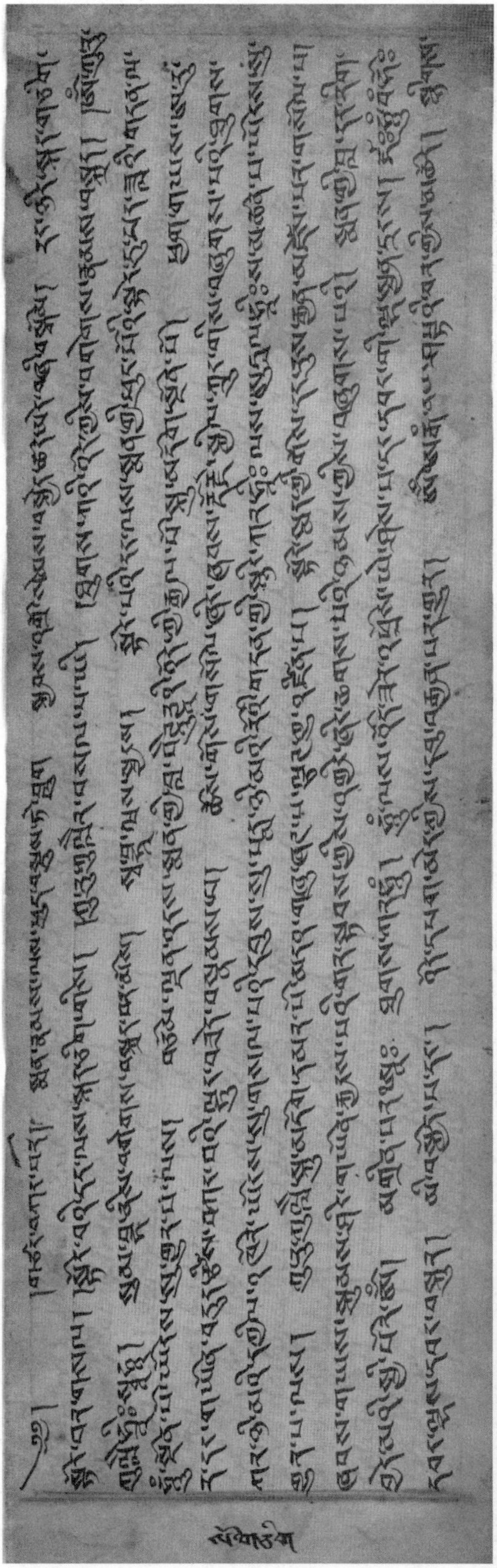

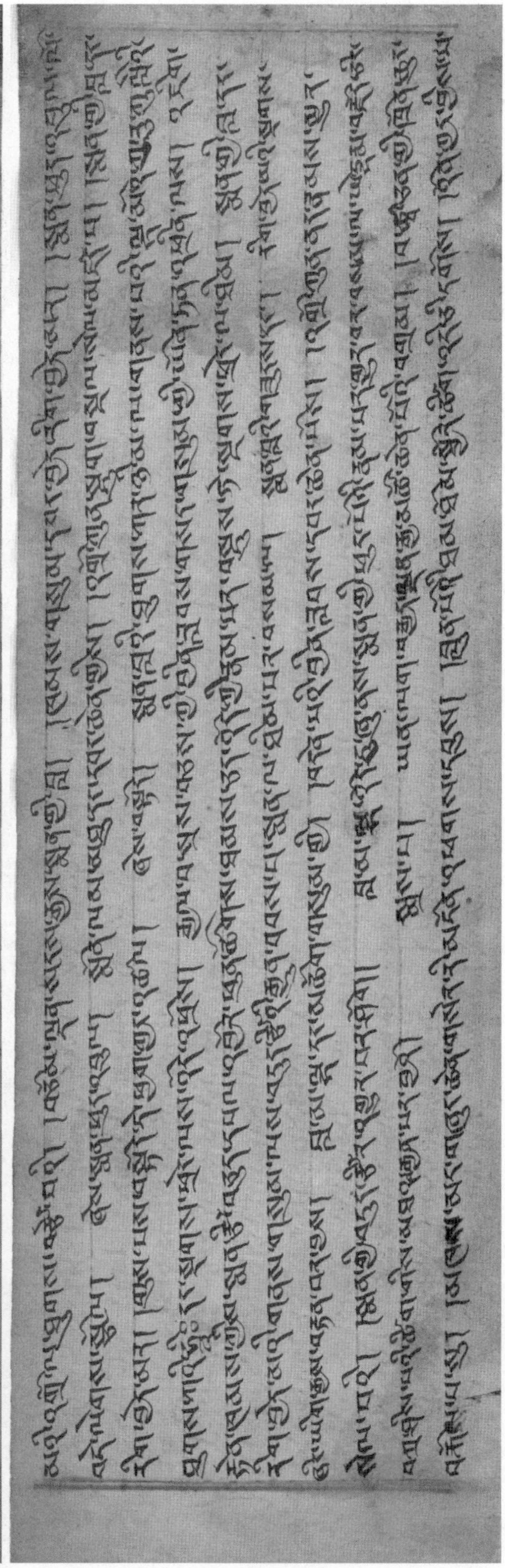

༄༅། །རྒྱུར་ཏུའི་ཨོག་ཁ་མདུ། །རྐ་སྐྱར་བ་སླར་དེ་ཨོརེ་དགའ་པ་བཞིན། །གཞུར་ཆེན་ཨ་རྟོགས་སྤུན་པ་རྒྱུར་རྣམས་ལ། །
ལག་དུ་བླར་ཡ་རེ་དེ་ཕྱུར་ཟུར་མ་ལེ་འ་མ་སྨྲ་མ། །ཕྱི་ནི་གཅིག་ལས་འཁྱུར་ཨ་ལྷ་ཚེ་རྒྱུར་ཡར། །མདར་དར་[illegible]ཁྲུད་པར་པར་[illegible]
པས། །དལ་པའི་དགོརིས་བཅུད་ཕན་པ་མ་འཁྲུལ་ན། །བེར་བུའི་ལེ་ནས་ཕྱུར་ཡར་དོན་ཆེན་ཡིན། །སྨན་རྣམས་རྣེ་སླ་ཆེས་དགེན་མ་འཆོལ་
ཏེ་ ཟླྀ་པ་རྟོགས་སླ་སྐྱུར་བར་གྲུར་མ་ཡར། །ནད་ལ་བཏར་ཁར་ཕན་པ་མ་རྒྱུར་ན། །དར་གཞན་གཅེས་ཀར་ཚིགས་རྒྱུ་དོན་ཆེན་སྒྲུབ། །
ཉེན་ཁྱར་ཉམས་རྟོགས་རྒྱུད་པའི་ལག་སྨྲས་འདི། །བོར་ས་འཁྲུལ་གང་མཆེས་མཁས་རྣམས་བཟེར་བཙོས་ན། །དུས་གསུམ་དགེ་
ཚིགས་ཟར་ཆེན་སྒྱུར་ཁ་མདུ། །གཞན་ཕན་སྨྲ་སྲབ་ལྡན་པའི་ཧ་ཞེན་ཐོག །དུག་གསུམ་ནད་ཀྱིས་ཟིན་པའི་འགྲོ་ཁུན་ལ། །ཕན་པའི་
ལག་ལེན་ཕྱིར་གྲུབ་པར་ཤོག་འདིར། །བསྟུ་རྡེས་བཞི་ལྡན་ཕྱིན་དུག་འབྲས་སྨིན་པས། །བདེ་ལྡན་ཞིང་མགོན་ཞལ་མཆོག་ཕྱུར་མཐོང་
ཤོག ཅེས་པ་འདི་ནི་ཡི་གེས་བསྐྱན་འཇོན་དབང་རྒྱལ་ཡེ་ཤེས་ཀྱིས་རང་གི་སློབ་བུ་རྣམས་ལ་ཕན་པ་དང་། ཚུལ་དན་ཉམ་རྒྱུར་འཁྲིབ་རྣམས་
ལའང་ཕན་པ་འགའ་ཙམ་ཕྱུར་བརང་དགོས་པ་རྒྱུར་ཏུ་སྨིན་པར་བསམ་ནས་ཕྱག་བྲིས་སུ་བཀྱི་བའོ།། དགེ་ལེགས་འཕེལ། །
༄༅། །ཕན་པ་ཅུར་བསྡུས་བྱུ་ཟུའི་དོས་ལ་ཀྱི། །ནར་གར་གཅེན་པོ་ལེ་ལྟེར་བགོར་པའི་སྒྲོམ། །རིམ་པ་རྒྱུར་མཁྱེས་པར་དཀན་མགོ

དར་མ་ཐོ། །ནོ་དར་སྣ་པ་ཞ་དར་ལྷོ་ཡི་ནད། །གྲི་བ་མི་དར་འབར་འཁྲུར་འགག་པ་དང་། །ཁྱ་པ་སྨེན་བུ་མེས་ཚིག་གཟར་ཡི་ནད། །
མགུལ་འགག་གཟེར་འབྲུམ་འཕང་མ་ནུ་སྲིན་དང་། །ཐེས་མགོ་མ་དང་ཡན་ལག་མ་མགོ་མ། །སྨུ་ཁ་ཟུག་ལོག་བཀྲུར་རྒྱུན་
སྨྲ་ཕྱུ་ཟ། །མཚོན་མི་ཐུབ་དང་ཕྲ་མ་མ་ཐོན་པ། །ལྕུར་སྐྱེན་སྐྱེར་དར་གླི་པ་མཆིན་པའི་ནད། །མཆེར་ནད་མཞལ་མ་འབྲས་སྐྲངས་ཕོ
ནད་དང་། །རྒྱུ་མ་ལོར་ནད་ཀྱར་པ་བསམ་སེའི་ནད། །དྲི་འགག་གཞར་འབྲུམ་གལ་མདྲི་རི་ཐུར་མཆམས། །ཚ་བ་གྱི་དར་མ་སྨིན་རྒྱས
ཚ་དང་། །སྙིར་ཚད་གབ་ཚད་རྣེར་ཚད་རྣྲོགས་ཚད་དང་། །འགྲམས་ཚད་འཁྲུགས་ཚད་སླག་ཅན་འཐོར་བུ་དང་། །མ་ཞུ་སྐྲན་དང་སྐྱ་ཐབ་
ཏེར་དམུ་ཆུ། །གཅེར་ཆེན་སྐྲེར་ཚར་སྐྱོགས་བུ་དབུགས་མི་བད། །ཕྲུར་ཐུམས་རེམ་བསྒྱུར་རིམས་ཚད་རྨས་པ་གསོ། །འབྲུམ་དང་
ཞགས་གོ་ཆམ་པ་གླར་གཟེར་དང་། །གག་པ་གཟེར་བུར་གཅན་གླར་རྒྱ་གཟེར་ནད། །ཐེ་དཔལ་སྨེན་བུ་ལྷ་ཁེག་ལྡོག་པ་དང་། །གཅན་འབྲས་
འཛུམ་ལྷག་ཀྱི་ནད་ལིག་སེར་དང་། །གཉན་ལ་མེད་དར་ཟཙྪ་ཅག་རྦུ་ལྦུ་ཕུལ། །དམ་ནུ་རྒྱུན་པོ་དྲིག་གྲུམ་ཀར་ཞབ་དང་། །ལྷགས་ནར་ཕྱི་ཀ་ར་ཨི
ནར་སྒྲུ་ཐུག་དང་། །ཟི་ཐུག་སེ་ཐུག་སྐྱར་བཙོས་ཐར་སྦྱོར་དང་། །གྱེ་མས་སྦྱོར་པ་བསྒལ་སྨུབ་སྐྱིར་བསྐུན་དང་། །སྨུ་ཕྱུ་ལེར་དར་དེར་གྲོས་འཕྱུར་ཚོད་
དང་། །སྤུ་ཕྱུ་ལེར་ཐར་སྐྲན་འཛུལ་ཐལ་སྦྲན་དང་། །སྨན་གྱི་བྱེད་ལྦས་ཟུ་རྒྱལ་འདར་རྫོགས་སོ། །

༄༅། །ཕྱོགས་མའི་མགོན་པོ་བཅོམ་ལྡན་བདེ་གཤེགས་ལ་འདུད། །ཀུན་ལ་ཕན་པའི་སྙིང་སྟོབས་ལྷག་པར་འཆང་བ་གཟིས། །སྨན་སྨྲེ་ཡིད་
བཞིན་ནོར་བུ་རྒྱ་མཚོ་ལྟར། །རྒྱལ་བར་མཛད་པ་དེ་ལ་གུས་ཕྱག་འཚལ། །ཐར་གཉིས་འཇིགས་པ་[illegible]་ལས་གྲོལ་བའི། །རྫུས་སྐྱེས་
འཕྲུལ་སྨྲེ་བདེན་ཚིག་ཐེག་ཆེན་ཐབས་ཀྱིས། །ཀུན་གྱི་སྡུག་བསྔལ་སེལ་བའི་སྤྲུགས་པ་སྨོན་ལྟར། །སྨན་སྨྲེ་ཉེར་ཞི་འདི་ཚམ་སྤྲོལ་པ་ལ། །
མི་ནོར་རྫས་ལྷུར་གཏོགས་དགེ་སྨྲེ་སྣེར་མཆོག་གི །ཞབས་རྡུལ་སྤྱི་བོར་ལེ་ཤེས་བསྟན་འཛིན་གྱིས། །རྒྱུ་རྐྱེན་སྒྲུབ་སྐྱེ་བར་དུ་ཀོ་པ་ཏི། །ཚིས་རྫེ་
ལྷ་ཁར་འདི་ནོར་བསྒྲིས་པ་ཡིན། །ས་མྱེགས་ཉེའུ་ལེར་ཤར་གྱི་ཚ་གདུང་ཀུན། །སེལ་བའི་གདུགས་རྒྱུན་འདི་ནི་སྤྲོལ་ཞིང་། །འགྲོ་ཀུན་བདེ་ལ་སྦྱོར་
བདུན་གྱི་གོ་འཕང་མཆོག །བགེགས་མེད་ལྷུར་དུ་ཐོབ་པའི་རྒྱུར་གྱུར་ཅིག །ཞེས་པའི་དཔར་སྤྲུང་མིན་ཚིག་ལ་རྒྱ་ནི་ཞབས་རྡུལ་སྤྱི་བོར་ལེ་ཤེས་བསྟན་
འཛིན་གྱིས་བསྒྲུབ་པ་ལྟར ~ སྤྲུལ་མིང་ལེ་ཤེས་བསྟན་འཛིན་དབང་རྒྱལ་གྱིས་བགྱིས་པའོ།། བཀྲ་ཤིས།

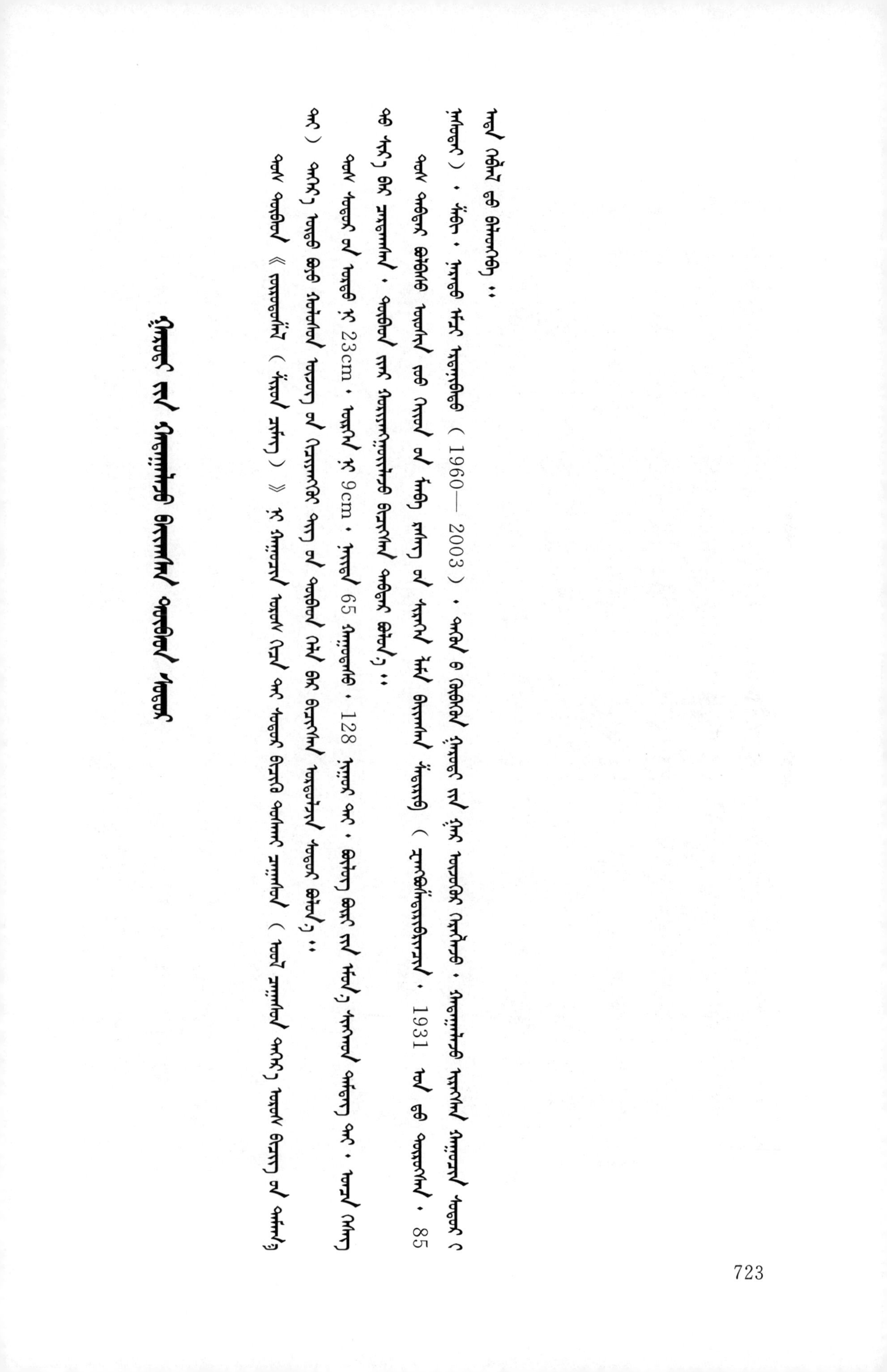

[illegible] ::

[illegible] 《[illegible] ([illegible])》 [illegible] ([illegible]) [illegible] ::

[illegible] 23cm᠂ [illegible] 9cm᠂ [illegible] 65 [illegible]᠂ 128 [illegible] ::

[illegible] ([illegible]) [illegible]᠂ 1931 [illegible]᠂ 85 [illegible] ::

[illegible] ([illegible])᠂ [illegible]᠂ [illegible] (1960— 2003)᠂ [illegible] ::

བརྒྱ།

༡༢༢། །ན་མོ་གུ་རུ་བཻཌཱུརྻ་ཡ། སྨན་རྒྱལ་བཻཌཱུརྻ་འོད་ཀྱི་གཟིགས་ལ་འདུད། །སྨན་བླ་གཉིས་པ་
གཡུ་ཐོག་པ་མགོན། །སྨན་རྒྱུད་ཡིག་ས་གདམས་གཞན་ཀྱི་ཡིག་ས། །སྨན་དཔྱད་ཕྱི་ལ་པ་རྣམས་ལ་ལ༑
འདུན་ནི་ རྒྱུད་འདི་ཡི་ལྷ་ཞལ་ལུང་བཀའ་སྒྲོན་བཅས། །བཅོ་ཆེན་ཐུག་ལ་རྗེ་ལ་རྗེས་དགོངས་ལ། །སྨན་
སྦྱོར་གཡང་སྤྱིལ་རྒྱལ་འདི་འི། །གཞན་ཡིན་ཤེས་པ་ལ་རྟག་སྦྱོར་ལ་ཤིག །ཟུག་གཞུམ་ལ་ཀ་ཐུར་
ནད་ཀྱི་རིགས། །མཐའ་ཡས་གསུང་ཀྱང་གཉེན་པོ་ལ། །སྨན་གྱི་སྦྱོར་བ་ལས་ལྷག་གཅེན། །
མེད་ཕྱིར་འགྲོ་ཕན་ལག་ལེན་འདི། །ཅི་དགར་བསྡུས་པ་ཙམ་རྒྱུད་ཡང་། །རྒྱུད་དུར་མ་ལོར་སྦྱར་པ་
ནམས་ནི་ ཤེས་པ་རྒྱུར་འཛིན་དགའ་དགའ་འཚམ། །མཁོ་བར་བྲིས་པ་འདི་ཀ་མེད།། སྙིང་ཐུག

བཀྲ།

༡༢། །མི་ཉམས་ལྷ་ལ་ཆེར་ལ། །འདོད་ཆགས་ལས་བྱུང་རླུང་ནད་མང་། །འགའ་ཞིག་ནར་…
གཅན་འབྱུང་མོད་ཀྱང་། །རླུང་ཁམས་མ་འཛོམ་འཁྲུལ་པ་མང་། །དེའི་ཕྱིར་དང་པོར་རླུང་ནད་ལ།།
སྤྱི་སྨན་ཟེར་ཀུན་ཟ་ཆེན་དང་། །ལི་ཤི་ཛཱ་ཏི་ཟེར་ཆུ་སྣ། །པི་པིང་པོ་རི་གུ་གུལ་གཉིས། །སེ་འབྲུ་
སྙིག་ཐལ་ལུག་སྨྱལ་དང་། །ཨ་རུ་གོ་སྣོད་ཤ་གར་ནག །ཙི་ཏྲ་མ་ནུ་སྙེ་དྲེས་དང་། །ཁ་རུ་ཚྭ་དང་
རྒྱ་མཚོ་དང་། །ཤ་ཐུག་རྩེར་འཛོམས་པ་ཀུན་ཀུམ་ལོགས་ལ། །གཙོ་བོར་ཞུ་རམ་ཛཱ་ཏི་སེ་འབྲུ་ལ་ས།།
གཅན་ཉམས་ཚམས་ཙམ་རོ་ཆར་ཟ་ཁྲུས་ལུས། །རླུང་རིགས་མཐའ་དག་སེལ་བར་འཛོམས། །
ཡང་ན་སྨན་ཙུར་སྦྱར་ཞོ་ཅན། །ཛཱ་ཏི་ཟེར་ཀུན་ཁ་རུ་ཚྭ། །ཟེར་ཆུ་ལི་འབྲུ་སྣ་པི་པི། །ལུག་སྙིང་

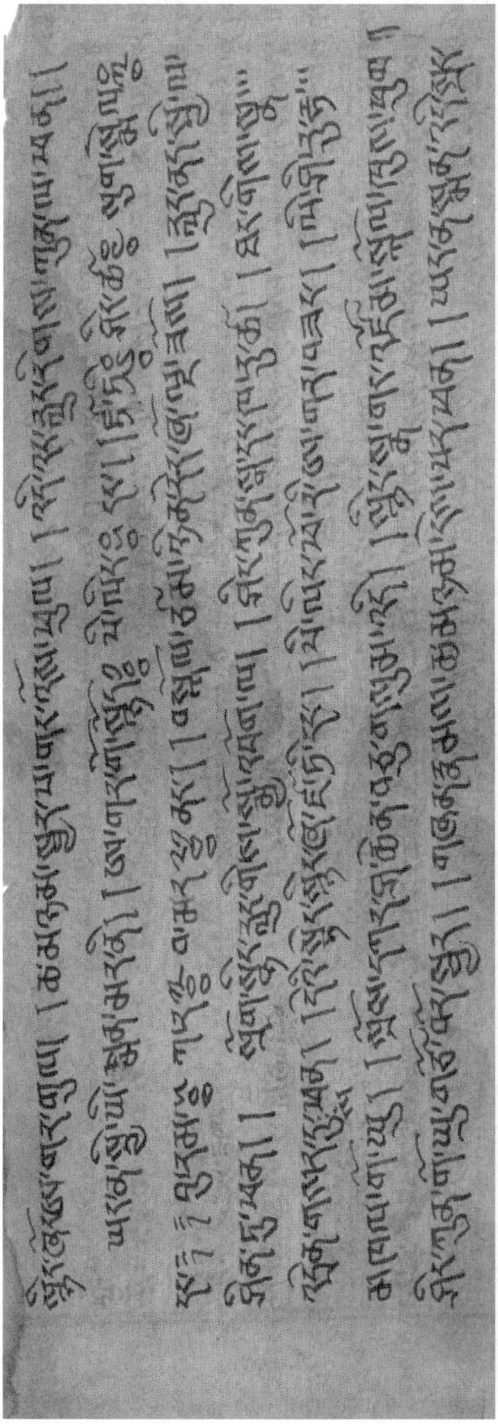

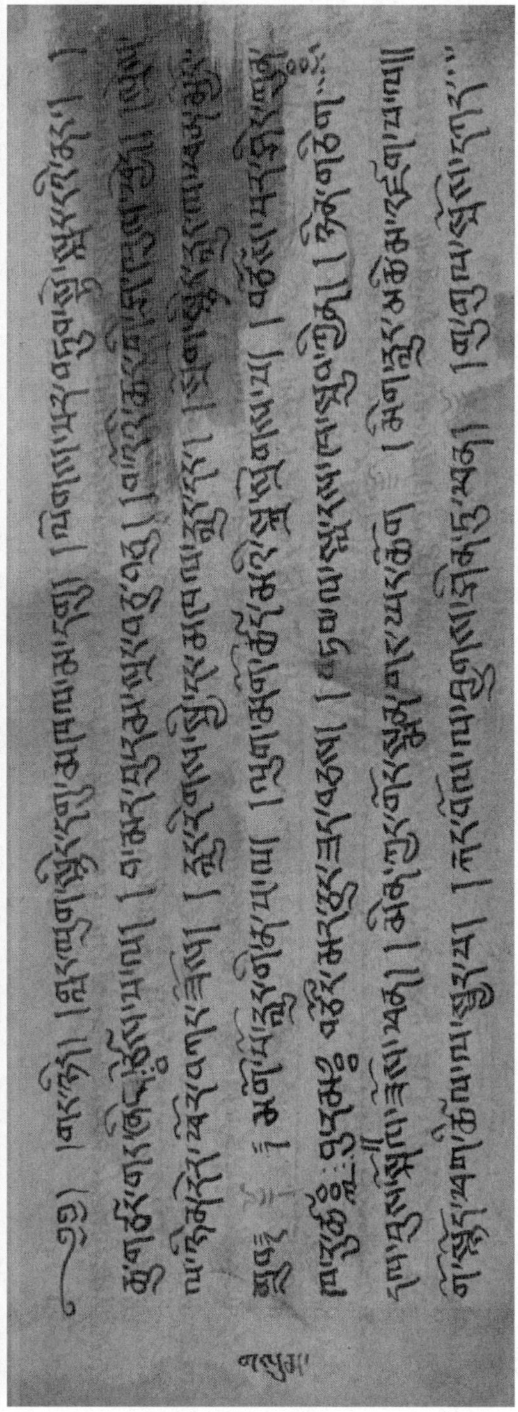

ཕྱར་ཕྱོགས་དང་། །ཟེར་ཀུན་ཟུར་མར་ཕྱུར་བའི། །ཏུ་བལ་གདུག་ནུས་ཀུན་བཅོམ། །རོ་ཁྱོད་ཟ་ཟུག
ཕྱུག་ཀ་ཡ་ཡི། །ཀླུ་རིགས་མང་ཡང་གོ་སྣན་གྱིས། །མ་ཁན་མི་ཕྱིར་ནང་གཞི་དང་། །མཐུན་ཕྱི
ལ་ཚོར་ལུས་ཀྱིར་ཟབ། །ཞི་ལྟར་མི་གཙོར་འདི་གདོན་དང་། །ཕྱི་བསྐོལ་རྒྱན་གྱིས་ཟིལ་སྐྱེམ་དང་།
ཚ་སྐྱུར་མ་ཞུ་ཟལ་མི་ཁྲོད། །ལས་འབྱུར་མཁྲིས་ནད་བཅོས་པ་ལ། །སྤྱི་སྨན་གསེར་གྱི་མེ
ཏོག་དང་། །ཨ་རུ་ཕུག་སྨོ་ཟེར་མར་དང་། །འབྲས་དཀར་ཀར་རྡུག་ཐར་གིས། །ཚ་གྲང
མཁྲིས་པས་སྐྱུགས་པ་དང་། །མགོ་ན་ཞིག་ལ་ཟིན་དུ་ཡན། །འབྲས་དཀར་གཙོ་བྱེད
གཞན་ཆ་མཉམ། །མཁྲིས་ནད་ཚ་བ་ཏིར་ལེར་བའིར་དཀར། །སྤྱིར་སྨན་གསེར་མེ་ཏོག

༄༅། །ཞུན་ཏིག་ཏ་དང་། །ཡག་རིལ་བུར་གུམ་དུག་ཙུར་བ་ལི་ཀ །བ་ཀྲ་ཡར་ཏ་གི་ལྦུ་སྤྲི
ཡལྟི། །བཅུད་ཟི་ལོ་མ་གཙོར་བྱེད་ཅི་མཁྲིས་ལོ་ལྷས། །ཆ་མཉམ་སྦྱར་བ་ཀར་ཤྲ་ཀྲུས་ལུ།
ཟ་ལེར་མེག་ཁྲེར་ཚ་མཁྲིས་ནད་ཀུན་ལ། །ཡན་པ་སྦྱར་གྲུབ་ལ་ག་དུ་ལོར་ནས་ཟེ་ལ། །རིམས་ལ
གསེར་གྱི་རིལ་དར་སྨུག་ཚོ་བ་སྨན། །ཟལ་སྤྱོད་ཟེན་དུ་ཟབ་དགོས་ཅེན་ཆེར། །མཕྲུག་ཏུ་སྤྱུར
བསྐལ་ཨ་ཟུར། །ཐུར་བྱེད་ཏུག་ཟུར་ཏིག་ཏ་དང་། །སྦྱོལ་ཐ་སོ་གསུམ་ལྡི་ལྦུ་དཀར། །ཤིར་ཏུ
དབུ་རོག་འདར་དཀར། །གསེར་མེ་བཙྭ་ཕྱུར་པ་འདི། །བ་རྒྱུ་མཚུ་གར་རིལ་ཕུག་ལ། །མཁྲིས
ནད་ཤར་བར་འགྲོ་སྨན་ནི། །ཨ་རུ་རྒྱ་མཚོ་གསེར་མེ་དང་། །ལི་འབྲུ་ཟེར་ཚ་ལུག་སྨོ་པ་མི། །ཡག

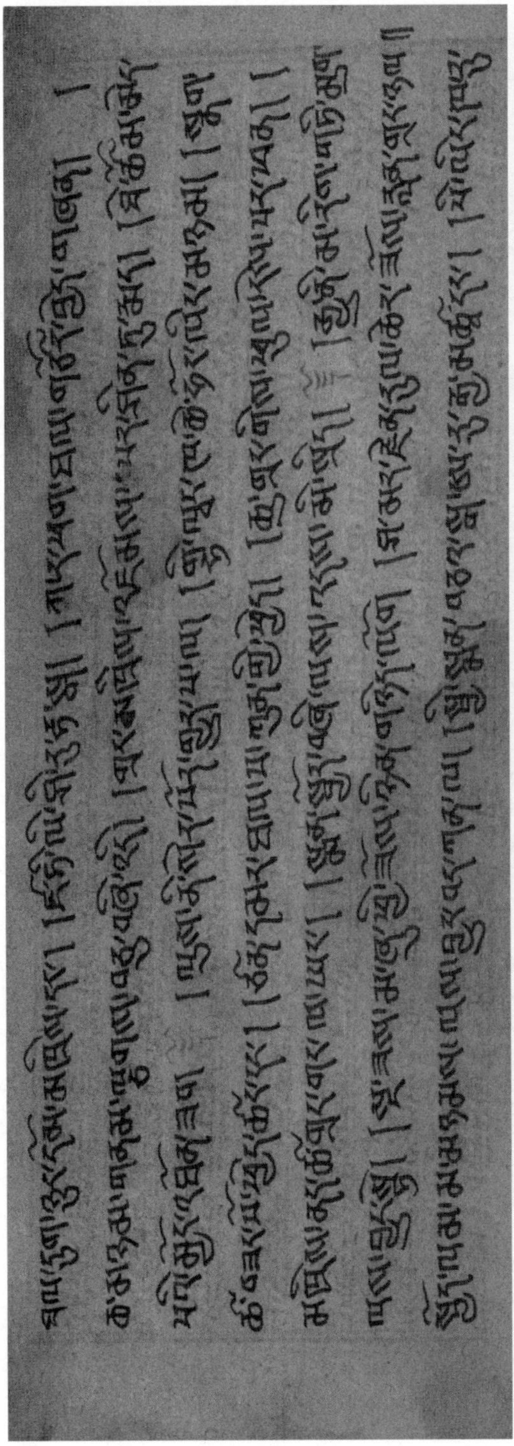

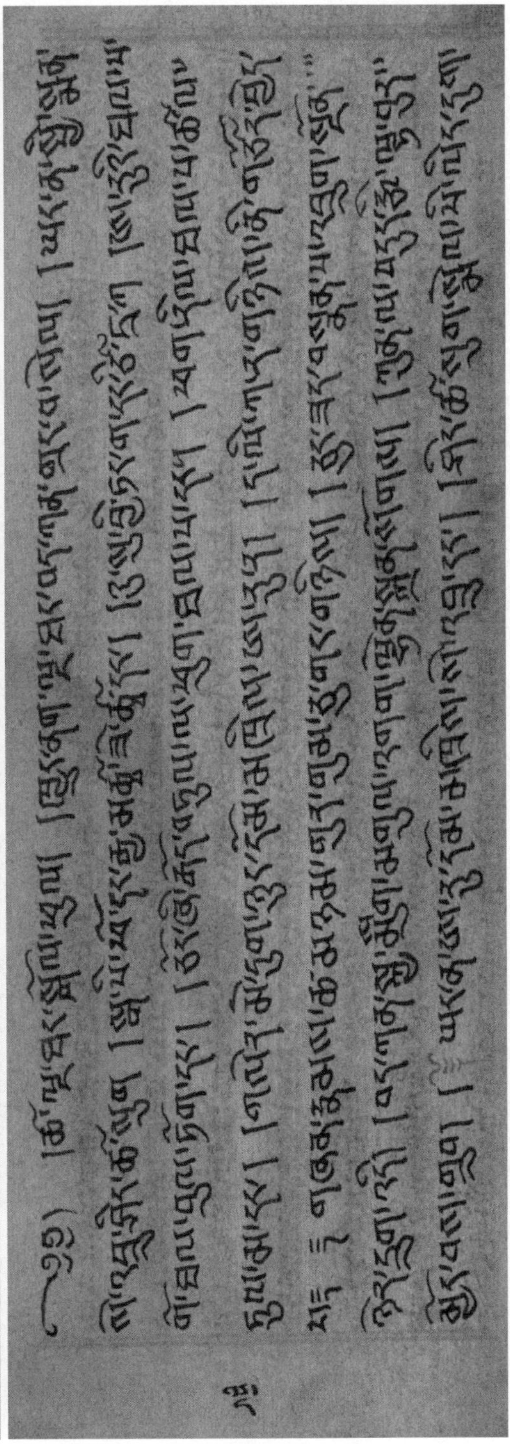

མོ་ཟུར། །རྒྱ་མཚོ་གཞིར་མེ་ཤལ་ཐལ་རྡོ་རྗེ་སྐྱ། །ཀ་དར་ཤལ་ཐལ་གཙོར་བྱེད་ཙམ་ཙ་མ་ཡ། །ཁྱིད་༔
དཀར་འབྲུ་བཞི་ལྡེ་ཡར་བདུད་ཀྱི་ཏོག་ལ། ། ཙོར་ཞི་ཀེད་འབྲུ་ལ་ཞག་ཏུ་ཡི་ཕིར་དང་། །རྒྱ་མེད་བྲམ་སྦྱར་
ཀ་ར་འི་ཧྲ་ལ་བཀྲིན། །མ་ཞུ་ལྷེན་སྐྲུན་ཐལ་པར་རྣག་པར་བྱེད། །སྐྲན་སྨྲིན་བཞི་བ་མཁྲིས་པའི་སྨྲེར་
ནད་ཡིན། ། །འདུ་ཀྱིས་སྐྱུ་གལ་པར་འདོད་ཀྱི་ཙོར་ཞི་བཟང་། །ཚོ་བསྲེག་རྡོ་ཐལ་བ་རྒྱ་ཁུལ་སྣེ
ཀུན་ ༔ མར་དུ་སྐྱུར་ནས་འོ་སྐྱུ་གལ་པར་བྱེད། །འགྲོལ་པར་འདོད་ན་གོང་གི་མཁྲིས་འགྲོལ་ཆོག།
ཏུག་གསུམ་ཁལ་སྦྱར་རྒྱུར་མཁྲིས་བདུད་ཀྱི་གསུམ། །ནག་ཟུན་གཞི་ཏུ་གསུང་ཕྱིར་དེ་བསྐུ
ཡང་ ༔ གཅིན་པོ་སྨན་སྦྱར་རྒྱ་མཚོ་ལྷ་བུ་ཡིན། །རྒྱུ་ཐིག་ཙམ་ཞིག་སྨྲིར་གླུ་བ་སྦྱར་པ་བཀོད།།

ཞིབ

༡༡། །རོ་ཟུར་ནམ་མཁའ་བཀར་བའི་ལྷ་སྐར་ནམ་ལ། །མིག་གཉིས་ཙམ་གྱིས་གཡལ
བར་མཐོང་བ་བཞིན། །རླུང་མཁྲིས་བད་གསུམ་གསོ་བའི་སྦྱོར་བ་འདི། །འབྲེལ་ཆོད་ནད་གཞི
འཛིན་པར་ཀུན་མིན་ནོ། ། །ལག་ལེན་མཆོག་ཞལ་མགོ་ནད་ལ། །ཆར་རླུང་ཉིན་གཉིད་ཆང
སྦྱོང་དགལ། །ལས་གྱུར་ཆང་ལས་མཁྲིས་དང་གཉེར། །ལས་གྱུར་བད་ཀན་ཁྲིག་ཆགས་སྦྱོད།།
དག་ལས་རླུང་ནི་སྦྱོར་འཁར་ལ། །མགོ་ཀུན་མགོ་སྦྱིད་ན་པ་ལ། །གང་སྨྲེལ་མགོ་ཁྲེལ་རྒྱུ་པོ
རྒྱལ་བཞིན་ནམ། །བ་རོ་ཆར་ལ་གུལ་ནག་སྨན་ཅིག་ཙམ། །ཁུ་ཏུ་ཚོ་ནི་བྲ་དེལ་ཙམ་བསྲོལ
འབྱུང་ ༔ སྣར་ལུག་མགོ་ལྷག་ལ་གུལ་མར་སྦྱར་བྱུག་ལ་ཡ། །མགོ་ཚད་སྙན་ན་ཟླ་ལ་ཏུ་འདི

བར་གྱུར། །མཁྱེན་པས་མགོ་པོ་ཉེར་ཞེར་ན་པ་ལ། །མི་ཐོད་ཐལ་བ་གུལ་ནག་རིག་ཏ་དར།།
མ་ཏུ་གུར་གུམ་ཙུ་ཏ་སྐྱོ་པ་ཐང་བཏང་། །ཐང་ཆེན་ཏྲི་ཕ་ལ་ཀ་མོ་ལ་མར་དུ་བཀྲུ། །བད་ཁྲག་ཀྱེན་
ཀྱིས་མགོ་པོ་ན་པ་ལ་ནི། །མི་ཐོད་གུལ་ནག་བཙྭ་ནག་པའི་འདུས་ཐང་བཏང་། །དམར་ལ་རྩ་གཏར་
ཞེར་རྒྱུ་ཕྱོགས་ལ་མར་དུ་བྱ། །ཕྱི་ཐེར་ལ་མེ་བླུ་ར་ནག་གཅིན་བླུར་ལ། །ཡུངས་ལ་དཀར་ཕྱེ་མ་
སྦྱར་ལ་བྱུགས་ལ་རྨ་གསོ། །མདུག་ཏུ་ཞག་པའི་མཆི་ཐལ་ཁམ་བུའི་ཆེག །སླ་ཚེ་སྦྱར་པའི་
མར་དཀར་བྱུགས་ལ་སྨྲ་སྐྱེ། །གང་ཡང་མ་ཡན་ལྷག་ཁྲུང་གསུམ་པོ་བསྲེག །མགོ་ལ་རྨ་
བྱུར་ལྷད་ཉེར་ཡ་མ་ལ། །ཐར་བུ་ཙུར་ཏེར་ཟུར་ཁ་ཀྱུ་ཚོ་དང་། །ཞིང་ཚ་པི་ལིང་ཀ་ཙུ་ཙུ་ཏ་དང་། །

༢༡། །ཞེར་ལྕེར་ཁ་རྫ་ཕྱོལ་ཐ་ལོ་ཀྱུ་ཚོས། །ལྤུར་སྦྱོལ་གླ་ཙེ་དཔྱེ་མོང་ཡུངས་ལ་དཀར་ཞོགས།། །
ཅང་བཙོས་ལ་ཞི་ཙམ་སྣ་བཀྲར་ཀོ་ཙམ་བྱུགས། །སྐགས་ཟྭེན་གཡོགས་ལ་མ་ལྷུང་ཐབས་གྱུབ་
བཞེན་ ༔ ༔ ཅེན་ཚན་གཅིག་ལུམ་ལ་སྨན་ལ་ཀོ་ཆྭང་མ་ཐག །བག་ཟན་མར་སྦྱར་ཞིབ་བྱུགས་ལ་དོལ་
༡༦༨ པར་གསོ། །ལྡིང་སྨན་ཁྲུར་ལྟེར་གུལ་བསྣུན་ཟས་སྤྱུར་འཛེམ། །དཔང་རྒྱལ་མི་བ་ནད་ཡལ་ཆེར་
མཆིན་ཚད་དང་། །ཁྲག་མཁྲིས་མཆིན་བབས་མཁལ་གྲང་གྲིབ་པས་ཟུང་། །མིག་ནད་སྐྱོ་ལ་གུར་
གུམ་རྩ་ཨ་བ། །ཡུངས་བ་བོ་སྨྱིད་བང་ཐེང་མདུང་རྩི་དམར། །སྐྱེར་ཤུན་ཟུ་གར་དམེ་མཁྱེན་ཞེར་
མངར་དང་། །ཨ་བར་ལག་ཙུ་རྟ་མཁལ་མ་གོ་ཡུ་བཟང་། །དེ་རྣམས་ཆ་མཉམ་ཞིབ་བཏགས་ལ་སྦྱིམ་ཡི།།
ལོ་རྟ་གདང་རྒྱུ་རུ་ལོ་ཤི་དང་།།

ཨ་རུ་རུ་ལ་དོར་ལྷུང་གང་འཆགས་ལ་པ་ཉིད། །ཕོར་གང་རྒྱུ་ལ་ལྟ་གས་ལ་སྟོད་ནང་དུ་འཁྱོལ། །འཁྱོལ་
ཀྱུ་སྟོད་འཆལ་ཞབ་གསུམ་འཆའ་པ་ཁ། །ཨ་རུའི་སྐོལ་ཀྱུད་ལྟུ་ལྟར་ནག་གྲུར། དེ་ལ་
ལྷན་སྐྱེ་ཀུན་ཀླུག་བཀྲེར་རམ་འཆགས། །ནག་པོར་ལོར་བར་སྤྲར་རྩེ་རིལ་བུར་རིལ། །ལྷ་རྩེ་རི
རྒྱུད་ལྷར་ལྟུ་གས་ལ་སྐྱ་ལ་འབྱུན་ནར་བ། །ཨོཾ་ཨཱཿ་འཆུ་འདུན་མིག་ནད་གས་ལ་དང་། །རང་སྦྱུར་འཁྱུ
རྩེ་ལྷ་ཕུར་ཁ་ལེ་པེ་ལ་མཐོར། ༈ །མིག་ཐར་ཨ་རུ་སྦྱོར་ཞུམ་སྦྲུར་རུ་ར། །འདུ་འཛོ་མོ་རུ་ཧ་
ཆ་མཉམ་རིད། །ལྟུག་ལ་སྟོད་ནང་དུ་ཡུན་སྐོལ་འཐུང་ན་བཟར། །ཚེ་གཅིག་ནུག་ཐང་མིག་
ནང་ཀུན་ལ་ཕན། ༈ །མཁལ་ནུར་གྲང་བལ་མིག་ལ་སྨན་ཐུར་ན། །ལྷུ་རམ་ར་ཀ་ཀོ་ལ་

༄༅། །རྣ་ཡོ་བྲུ་ཏ་རར། །མཁལ་པ་མ་བོ་ཡུ་ཡུ་སྦྱི་ལ་སྦྱོར་པའི་རྒྱུན། །ཆ་མཉམ་མདོ་མོ་
གཙོར་བྱེད་བུ་ཚོད་འདུན། །ཐར་ཆེ་འཁྱལ་འབྲུ་ཞན་པ་སྦྱོར་བྱུབ་ཡིན། །ཧྲང་ལྕུག་མཁལ་ལ་ཕྱ་
ཉེར ཕྱུར་འཚོས་གྲུས་རུར། །དུལ་འདིར་མིག་ནད་ཞལ་ཆེར་གསལ་བར་མཐར། །རྒྱུར་ཁ་གཙོ་མོ་
འབྱུད་པ་ཐར་འདི་ལྡུལ། །ལྷན་པོ་འདག་གི་ཁག་ལེན་ཞམ་མར་སྦྱུར། ༈ ཡར་ན་འདི་ཕྱིན་
ཉི་མའི་དཀྱིལ་འཁོར་ཉེ། །ཐར་ཆེམ་རྩེ་ལྡང་ལ་ལུ་ལ་པ་ཡར་ཞན་སྦྱོར། །མིག་ལ་རྒྱུ་ག་ལ་སྨན་
རྒྱུ་ཡིས་ཟེ་ལ་བུམ་ཅན། །གསུར་ཆེ་བ་དཀར་པོ་བི་ཅེར་ལས། །ནར་བ་དེ་འདྲེའི་བུ་ག་ལ་སྨན་ར་...
མཆོད་མེད། ༈ །ཡར་ན་གདར་ལ་ཐིག་མདུར་རྩེ་དམར་པོ་དར། །སྨ་དེག་སྙེ་པ་ག་ཕུར་དར་ཁ་ཆེ

ཀུན་ཏུ། ༈ ཡུང་བ་རྫོང་ལིང་དམོ་མཁྲིལ་ཞིབ་བཏགས་པ། །སྐམ་འདེབ་འདི་ཡང་མིག་ནད་ལིང་ཐོག་
ལོག་པ་ནི། ༈ ཀུན་ལ་ཕན་པ་སྦྱོར་འབེན་མན་ངག་གི ༈ །ནི་ནད་མཁལ་ལ་རླུང་ཆར་དུག་གཉེན་
ལ་ལ་ཕྱུར། །ཀྱི་མ་ཏུ་ཙུར་ཞེར་རྫ་སྒྲ་ཐལ་པ་ཀ། །གི་ཝང་འདུན་པ་རྟེ་མའི་དཀྲོལ་འཁོར་བཏང་།།
སྣ་སྨིག་སྐྱེར་ཀུན་མར་སྦྱར་ཟིལ་ལུ་བཏུག །ཙུ་རྣ་རྒྱ་མཚོ་ར་བྲུག་བཅེན་སྦྱར་བླུག །མ་ཕན་
པི་ལིང་མར་བསྙིལ་གཙོར་བཅལ་འབག་ཀ་ལ། །འདི་ཡི་མ་ཤེལ་ལ་སྐྱུ་དག་སྨིག་ལུ་བླུག །ཤ་རུ་
ཙུ་རྣ་བསྙིལ་ཐང་རྣ་བར་བླུག །གར་ཡང་མ་ཕན་ལུག་བྲུག་རིལ་བཅེན་བླུག །མ་པེ་པ་གཉེན་
ཡིན་བཟུང་མེད་མཛོལ་མ་ཡི། །ནུ་ཞེར་སྐྱེར་ཀུན་སྦྱར་པ་ལྔ་པར་གདུག ༈ །སྣ་ནད་སྤྱི་རླུང་དང་

༡༢། །དེ་མཆི་ལ་བལ་ཕྱུར། །ལྕི་ཁྲག་སྣ་ཚོད་ཟེར་ཚོད་ཟེར་ལ་སྦྱར། །ལྕེ་དག་གསལ་ལ་ནི་
ཡུང་བ་ལྡོར་རོས་དང་། །རྒྱ་ཚོས་ཙན་དན་དཀར་པོ་འབྲས་བུ་གསུམ། །སྦྱར་བ་མེར་བསྲེག་དུ་བལ་
གདུག་ཏུ་ཕན། ༈ །ཡི་ལིང་གཡེར་མ་རུ་ཏ་ཙི་ཏྲ་ཀ །དུར་ཁྲིད་ཞིབ་བཏགས་སྦྱར་འབེན་ལུབ་པ་
ཉེ ལ་ནི ༈ ༈ ལྕེ་ཁྲག་ཟེར་པར་ཡོ་ཡི་ནྲིག་པ་དང་། །མོ་ཡི་ནུ་མ་བཅེར་ལ་ལ་དམྲལ་སྦྱི་བར། །
ཆུ་ཕྲང་ལྷུག་ལ་བྲུ་དེ་ཡིལ་མ་ཐུབ་ན། །ཧ་མོར་སྦྱ་དང་ནྲིག་སྦྱ་སྦྲིགས་པ་པ་གདུགས་ལ། །ཁོར་སྨན་
འཕྲི་མིག་རྒྱལ་ཟ་ལྷ་སྙོ་དང་། །དམོ་མཁྲིལ་ཚལ་འཇིད་བ་སྐྲ་ག་ཡི་ཐང་། །ལྕུག་རྩ་བཟང་པོ་
ལུག་རིལ་ཙམ་ཐང་གསེས། །ཕུལ་ན་ལྕེ་ཁྲག་རྒྱ་མཚོ་ཙམ་ཡང་ཆོད། ༈ །ཡང་ན་བོང་པོའི

ཕྱར་ཐལ་སྨ་རུ་འཕེན། །ཕྱར་ནོན་གྱིས་འགག་ཁ་དེ་ལ་པར་ལྷན་སྦྱོར་གྲུབ། །དེ་ལ་ཐུར་མ་ཆོད་ཁབ་
པའི་རུ་སྦྱར་གཏར། ། ༄ གདང་ཡང་མ་ལྷན་ཁྲིག་དེ་འཇོམ་པ་བྱུར། །ནད་པོ་ལ་གཉེས་པོ་གྲང་
ཀྱུར་བཅུག་ཏེས་ཆོད། ༄ །སྨ་ཆེ་ཞེས་པ་ཟུམ་དམར་འཇུར་བ་ལ། །བྱུ་ལ་དང་གྱི་པའི་ཁྲག་བསྐྱེས་
ཡར་ཡར་བྱུགས། །བུ་སྐུ་ལེར་དང་འབྲས་གསུམ་རྣ་གཅིག་བསྙེན། །གསོ་བར་དེ་ལ་ལོ་ཆང་
སྦྱིད་མར་ན་བྱུར། ། ༄ ལ་ནད་བྲུམ་ཞེས་ལྟེ་མཆུ་སྐྲང་ལ་པ་ལ། །ཀྱི་སྨྲན་ཡ་རུ་ཞེབ་བཏགས་
ཁར་རྒྱག་སྤྲོ། །དང་མཆེ་ལ་དེ་ཀ་ལ་ཤག་ལ་ཇག་ལ་མཆུ་ལ་བླུགས། །ཉེས་ཞག་གཅིག་ལ་གསོ་
བར་ཐེ་ཚོམ་མེད། ༄ །ཁོང་སྨན་ཁྱུར་ལྡང་གཞེར་གྱིད་ལ་ཕུ་བཟར། ། ༄ མཆུ་ལ་འབུམ་

༡༢། །བྱུར་ལྒག་ལ་པ་འབྲུད་ན་བར། །སྐྱུར་ལྡེ་ཀུར་སྤར་གླུམ་ཏེ་རྫོབ་ནབ་གླན། །ཁོང་སྨན་
ཁྱུར་ལྡ་སྐྱུར་ལྡེ་བསྣུན་པ་བསྒྲིམ། །དེ་ཡོས་མ་ལྷན་རྒྱུར་དཀར་མེར་སྒྲོ་ལ་ནས། །རུ་རོབ་ལྡགས་
འབྲུད་གཅིག་བཙུག་སྐམ་ཏུལ་བཏགས། །སྨམ་འདེབ་ལ་བྱུལ་པ་ལ་དེ་ལ་པར་ལྷན་པ་མཐིར། །
༄ ལྟེ་མི་སྐྲང་པ་ལམ་ཨ་བྱུར་དེ་ལ་ནི། །སྤྱི་སྨན་ཁྱུར་ལྡའི་སྤུར་དུ་སྦྱུར་བ་ལྟེ། །གུ་གུལ་ཆོར་
བེར་སྨུལ་རྒ་ཙུ་གར་དང་། །གུར་གུམ་སྤར་སྒྲོལ་བ་ཡུར་རྫེར་ལེར་དང་། །འཇམ་པ་ལེ་ཛི་སྨར་ཀུན་
ཚམ་ཉམ་སྦྱར། །ཀུ་ལྡུག་བཅུ་བདུན་ལྟེ་སྐྲང་ལ་ལྟེ་ཨ་དང་། །ཁ་ནད་ཀན་དེབ་གྲོ་བར་ཨ་བྱུང་སོར།།
ཀུན་ལ་རྙེན་ཏུ་ལྷན་སྦྱུར་འདི་འདྲ་མེད། ། ༄ ལྟེ་ཨ་བྱུང་ཞེར་ཕུག་མར་སྦྱུར་ལྡེ་སྐྲང་། །ཡར་ཡར

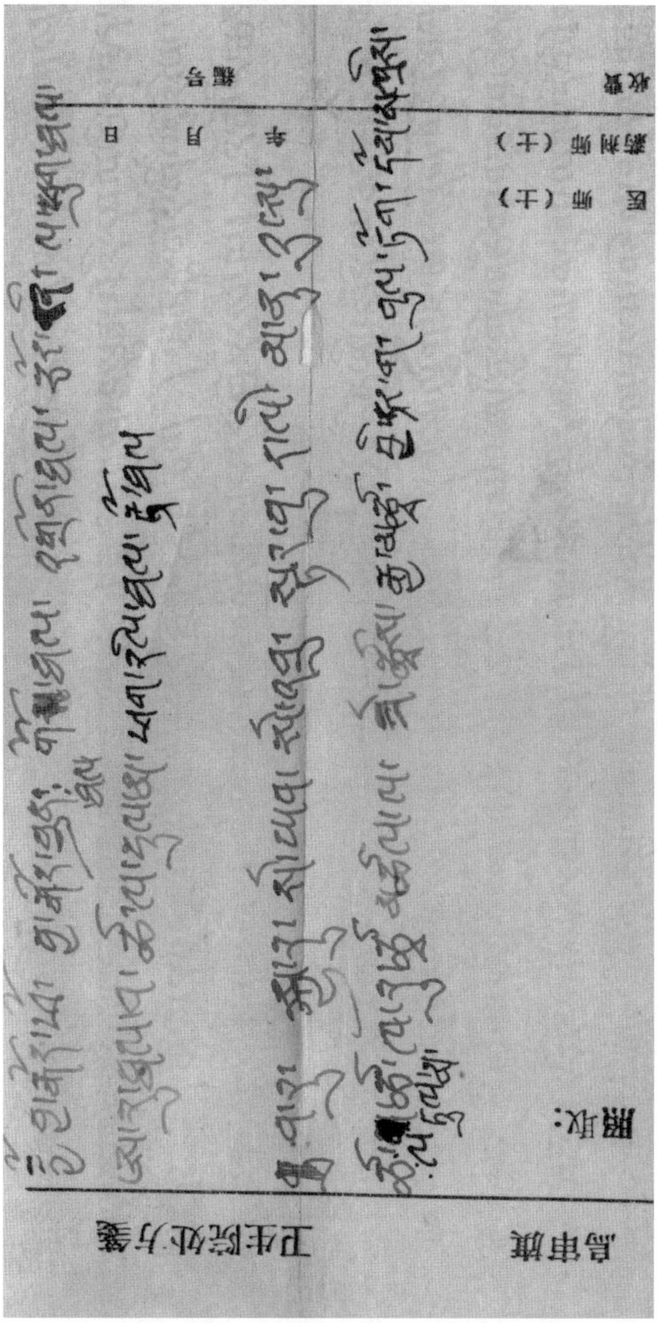

烏审旗　　卫生院处方箋

照取:

医　师（士）

药剂师（士）　　年　月　日

收費　　編号

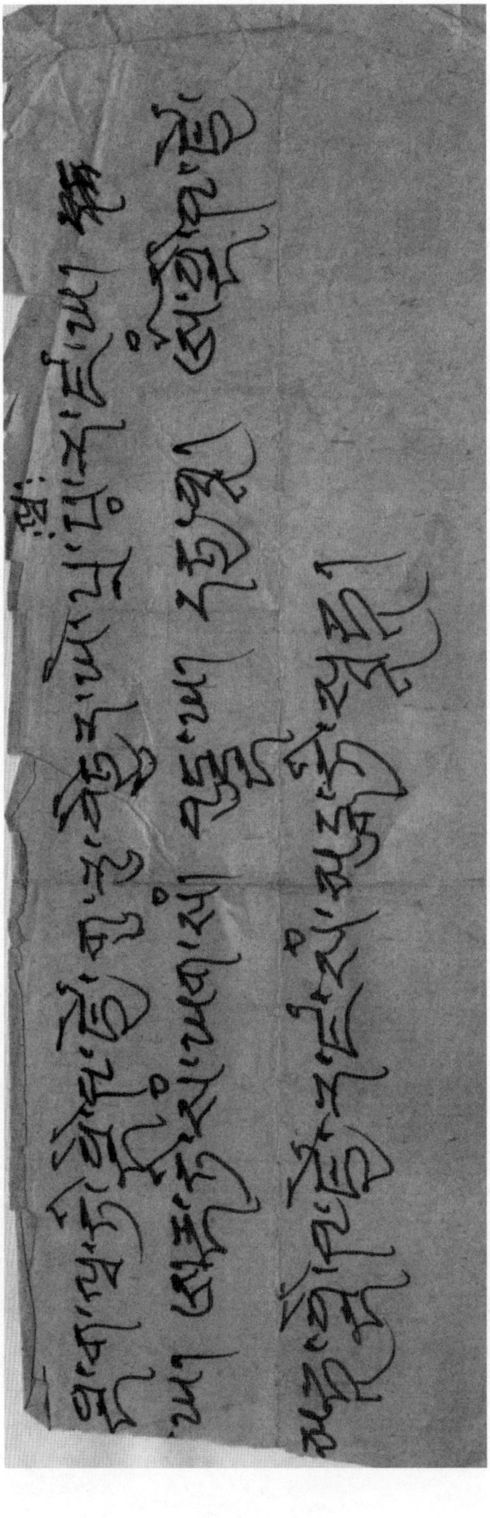

ཀླུ་མ་ཏི་གཞུང་སྨན་གཙོ་བརྒྱུད་སྦྱོར། །རྒྱུ་སྣྲིག་བཅུ་བདུན་བསྣུན་གཏོང་གསོ་བ་མཐོང་། ། །ཁྲི་ནད་
སྨན་དུག་ལྡུར་ཁྲག་འཐབ་ཁལ་ལས་གྱུར། །སྤྱི་སྨན་སྤུར་རྒྱན་ལེ་ཞི་མེར་མདར་དང་། །སྤྲོ་ལོ་ཚན་དན་
དཀར་པོ་ཨ་དཀར་དང་། །ཨ་རུ་ནག་རྒྱུར་སྤྱུར་ལྕུར་བ་ཞེར། །མ་ནུ་རུ་ཏ་འབྲི་མོག་ཧུ་གར་ནམ་ཁ།།
ཚ་མ་ཉམ་ལོ་ཕག་ཚར་གཏེ་ཡུལ་བཟང་འདི། །རྒྱུ་སྣོན་བཅུ་གསུམ་ཞྲེ་ནད་ཀུན་ལ་ཕན། །
ལོ་ནད་ཁྲག་ཞྲེན་བམ་ལྡུར་གྲིབ་ཁལ་ལས་གྱུར། །ཁྲག་གཏེར་ན་བར་གཏེར་གྱི་རིལ་པོར་འཛིན།།
ཕེར་སྨན་ཁྱུར་ལྷ་ཚོད་ལྷན་སྦྲོ་སྦྱོར་བསྐྱེན། །ལྡེན་གྱིས་ན་བར་གླུར་ཅེན་ཁ་ཏྲ་བཟར། །མ་ཉེ་ནམ་
ཁྱུར་ལྷ་ལོ་བར་འཛིན། ། ལྡུར་གཏེས་ན་བར་སྨོག་སྐྱུ་མར་བཙོགས་པ། །ལོ་བར་འཛིན་པ་ལྡུར་སྨན་

བཅུ་གཅིག

༡༡། །ཕེར་ནལ་གཏོང་། །ཁམ་གྱིས་ན་མར་པེ་ཕེར་ཚེར་ཁྱུར་སྒྲོལ། །ཚ་མེད་ལོར་འཛིན་
ལྕུམ་བལ་ཉེར་བསྲེག་གཏུག །གང་ཡང་མ་ཕན་ཞེར་ཀུན་རྩུར་ནག་དང་། །སྨན་ཆེན་གསུམ་པོ་
ལོ་བརྒྱུད་དེ་རྒྱུར་སྦྱར། །ཞེར་བ་ཕར་བདུམ་ལོར་འཛིན་མཆེལ་མ་དེར། །མགོ་པོ་རི་བྲིབ་མ་དགུགས་
པགས་ཡར་ཡར་བཏྲུངས། །རྫེས་ལུ་མགོ་པོ་རྩལ་དམར་གཙོར་པོས་ལེབས། །དེ་ཡིས་བདེ་བར་
མཐོང་ཏོ་མ་སྐྱེ་ཡ་ཟབ། །མགོ་ལ་བར་ལྡུར་ཁྱུང་སྤྲེ་ཅེར་སྨྲར་ལས་ཞེར། །ཁུས་ཚ་ལོ་ཟབ་
མི་འདོད་རེམ་ལ་ལྡུར་གྱུར། །དེ་མི་ཚོ་བར་འཁྲུལ་ཞེར་ཏུལ་འབྱུང་ན། །ཞག་ལྷ་ནར་དུ་རེལ་པར་
འཆི་བར་གྱུར། །དེ་ལ་སྨན་ནི་ཁྱུར་ལྷ་ཚོད་ལྷན་སྦྱོར། །གུལ་ནག་ལྡེ་མ་ཆེར་བསྣུན་ཡར་ཡར་

གཏེར་ཉ ༄ ཟླ་ཕྱེད་ཀྱི་འོད་ཟེར་ལ་མས་སྒྲུབས་པར་ཟླུམ་ས། །ས་བརྟོལ་ནག་འབྱུང་ནི་རི་མོ་ཡར་
གཏེར་ཉི ༄ ལ་ཟས་དཀར་མངར་ཞོ་མར་ཞིམ་དུ་འཛོམ། ༈ །གཉིས་ཀྱིས་བྱི་བ་དབག་གསོ་པ་དེ་ལ་ནི། །
སྐྱེ་ནས་ལོ་བརྒྱད་དེ་ཆེན་དེ་ལྟ་ཡིས། །ལོ་ཕྱེད་སྒྲོས་ཐ་ལ་བགྲོས་པས་ཟླུམ་ས་སྤྲ་ཞིང་། །ནར་ནས
ཁྲུང་ལྷ་ཁ་ཆེ་བསྟན་མར་གཏེར། །སྨྲོད་ཀ་བཏང་ན་གསོ་བ་ར་ཐེ་ཚོམ་མེད། ༈ །མགོ་བ་རི་ནར་ཚེན་
ནར་གི་བརྒྱ་ལྕུག་གསུངས། །འདི་སྨན་འདི་ནི་ཞང་གང་གནས་ཡོད་ཀུར། །བདག་འདྲ་ལྡུམ་པོ་མཐོར་
ཐོས་རྒྱང་དུ་ལ། །ཕྱིར་རྒྱལ་རྒྱུར་ཡར་ལམ་རྒྱལ་རྒྱུར་མེད་སྒྲུམ། །རིམ་ཀུར་མཁས་པ་ལྷ་ནད་མ་གསུང་
སྨེར་ཉེ ༄ རྒྱུ་རྩེན་རྟག་ལ་རྣམས་གཞལ་ལ་པར་སྨྲེས་ན་ཡར། །ནད་གཞི་རི་གཉེན་པོར་མ་གལ་ལམ་

བཅུ་གཉིས།

༡༢། །སྲིད་ཀ། །གསོ་བྱེད་བཞིན་དུ་ལས་ཀུར་ར་མི་ནོར་ས། ༈ །ལྷ་ནད་ཞེས་པ་སོ་མགོ་སྐྲེ་
མདུན་རྒྱུ་བ་དུ། །དང་པོར་ནད་སྐྱེ་ལ་རིམ་པར་ཆེར་འོང་བ། །དེ་ནི་སྣ་ངང་ལ་བདག་སྤྲུགས་པ་ཡིས། །
ཤ་ལྷུག་བུར་ཞིང་ཁྲག་གིས་འཁྱིལ་པར་བྱེད། །ཀུར་དུ་ལ་བུར་མ་རལ་ཞིབ་ལ་ཁ་འབྱུང་བྱ། །སྐྱིགས་མ་
ལྷུ་བུ་འབྲུག་ལ་ཅན་འཛག་ལ་ཏེ་བླང་། །སྨ་ཁར་བག་ཟན་གྱིས་དཀག་ཁྱེལ་མ་སྐྱོ། །ཆེར་འོར་པ་ལ་
ཁབ་ཀྱིས་མི་སྦུར་བསྲེག །ནར་ནས་ལྷམ་སྟེན་མི་དགོས་སྨན་ལོ་ཕ་ལོ། ༈ །མེ་ཆུ་ཞེས་པ་སྐྲེ་མགུལ་
སྐོར་ནས་བུར། །རྒྱུ་ནི་མཁལ་བུར་ནུ་ལས་འབྱུང་བ་མར། །དཀར་ཞིག་མཚན་མར་ནུ་ཡོག་ལྟ་
ལྟུག་མ། །རྒྱ་ཤེར་སྤྲུང་ཤོར་ཟིན་བུར་འགྱུར་པར་ས་ཤྲེད། །དེ་ལ་སྦྱི་སྨན་པོ་ཁེར་གུ་ལ་ནག་དང་། །

ལེར་ལྡིར་འབྲལ་སྨུ་གསུམ་དང་ཕྲོལ་བ་སོ། །རྫོ་རྗེ་སྙིང་པོ་ལུ་ཀྲི་པ་ཀ་ཀོ་ལ། །དཔལ་ཀུ་རུ་ཀུ་ལྲེ་
ཚོ་འདུལ་གཅོད་བྱེད་དེ། །གཞན་ནམས་ལ་ཚམ་ཉམ་ཁྲ་སྒྲུབ་བཙོ་ལྷ་འདེས། །ལྷུན་དེར་བསྐྱེད་ན་
ཡན་མི་ཤིག་པ་ནི། །ནག་ཞུན་ཐི་བྲན་ལུག་མེ་དེ་རྒྱུར་སྦྱར། །སྨུག་པོར་བྲམ་ལ་གཉིས་ལ་བཟློ་པ་
གསོ་བར་བྱུར། ༔ །མེ་ལ་ཚོག་རྨ་ལ་རྒྱུ་ལྟུམ་སྔོན་པོ་ནི། །སྨུག་པོར་འབྲུར་རྣམ་ལྔུན་ལོར་ཞུར་
མ་ཐག །ལོ་མ་ར་རྫོ་སྦྱོལ་དཀར་ཙིན་ཞི་ལོགས། །སྐམ་འདེབ་སྦྱིར་དུ་ཏ་སྤར་ཡར་ཡར་ཞེན།།
ལོར་ནས་སྤུར་རྩི་འཛུ་གཉིས་ཚོད་ལྡན་གཏེར། །མ་བྲུབ་རལ་ལྭ་ལྷག་ལ་རྣམས་ལ་དྲིན་མི་ཡན། །
༔ གཟའ་ནད་མི་གཟའ་གཡལ་དང་རྒྱ་གཟའ་གཙོན། །ཚོ་བྲང་ཚོལ་མཐུན་དེ་ལ་སྦྱི་སྨན་ནི། །ཕྱོལ་

ཨུ་ཤོག་བཞུས།

༡༡། །དཀར་ཞིར་མངར་གུལ་ནག་སྙེར་ཞིམ །རྫོ་རྗེ་གུར་གུམ་ལོ་ཟི་གསེར་ཆེམ། །སྡོག་
སྲིན་གི་ལྦུར་རེ་སྐྱོན་སྤྲི་ཡཀྲུ། །སྨུག་ཞ་པ་ར་པ་ཏ་ཀླུ་དག་ནག །ཨ་རུ་ཏིག་ཏ་དཔལ་རྒྱ་ཚོ་འདུལ་
ནམས་དེ། ། ཚམ་ཉམ་སྦྱར་བ་དགོ་བའི་ཁྲག་དྲིན་ནམ། །ཞིར་གུན་བསྐོལ་རྒྱལ་ལུལ་ན་གསོ་བ་
མཐོར་དེ། ། ཕྱུར་སྨིན་བཙོ་བརྒྱད་རྒྱལ་པ་བསྐྱེར་ལྷག་ལ་ནི། །ཨོཾ་ཏྲི་མ་ཏ་ཨ་ཡུ་ལུ་སྭཱ་ཧཱ། ཞེས་
བརྒྱ་རྩ་གསུམ་འབུམ་པས་ལྷག་ལ་བཏབ་ནས། །ཕྱུར་ནག་གི་བསྐྱིན་པ་བྱེད་དུས་ལུ་ཕྱང་ལྷུང་ན
ཞིན་དུ་དེ་མཆོར་ལགས། ། ༔ གཟའ་ནད་ཐོག་མར་བྱུང་དུས་སྦྱར་བ་དཀར་ནི། །སྦྲུར་སྦྱུར་ལོར་འཇར་
བཅལ་གླག་ལ་བྱུར་ཞེས་གསུངས། །བསྡུར་ཐབས་སྐོག་སྐྱ་ཡུགས་མདེ་སྣ་ཚེའི་འདུགས།། །

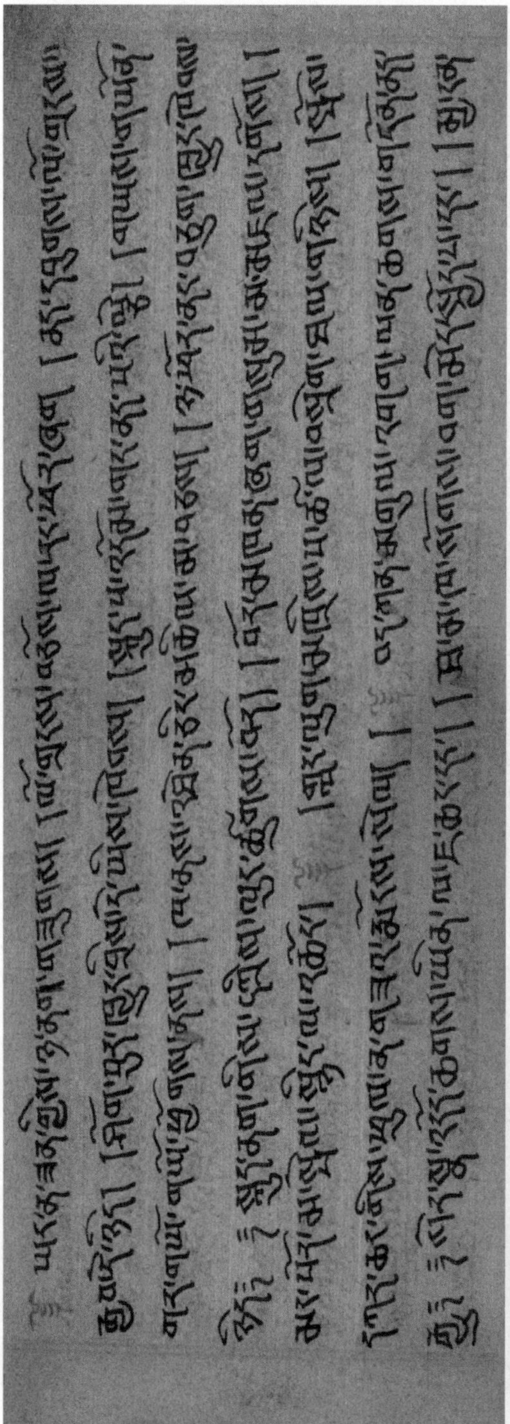

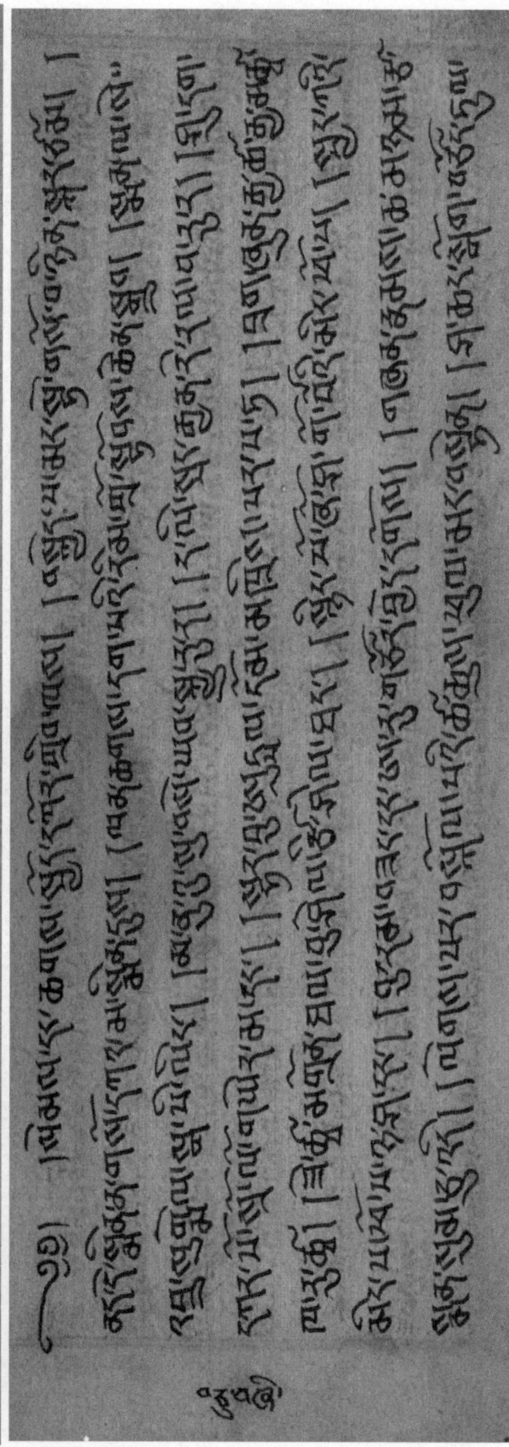

བསྒྲིག་རྟེན་ཟབ་པ་དང་། །ཉིན་གཉིད་ཆགས་པ་སྤྱོད་ཤིན་ཏུ་སྤྱང་དགོས་ཏེ། །ཤིང་རྩེ་ལྷ་ཡི་ཡུམ་ཚལ་བཟང་
ཟླ་གཅིག་བསྟེན། །ཞིམ་པར་འཚོ་བུལ་མར་དང་ལྷན་མེད། །ཏག་ཏ་ཙམ་མ་ཀུ་བཞི་ཐང་བཏང་ན་བཟང་།།
པར་མ་ཀེ་ཤ་མཁར་ནི་ཀུ་མ་ར། །ཆུ་དང་ལ་བྲིབ་སྨན་བཏགས་པ་ཀུལ་ལུལ་མེད། །ཡང་ན་
ཤོག་མེན་མར་ནི་ལུ་རི། །ཤ་ཏུལ་བཙོས་ཟས་ཤིན་ཏུ་བཟང་། །ཡང་ན་སྐྱུ་དག་དཀར་པོ་དང་། །
ཙེར་ཞི་བཏུལ་མ་ཐུན་གསུམ་རེ། །ལུག་དཀར་བཙན་དྲོན་གྱིས་ཁྲུས་ན། །མཁྲིས་འགག་ལེལ་བ་མེག
གིས་མཐོང་། །མཁྲིས་དང་ཟས་ཀྱིས་སྐྱུག་ལ་ཡ་ལ། །ཐུ་སྨན་འབྲས་དཀར་ལྗར་གར་ལག །
སྦྱིད་བརྟེན་སྦྱིད་བརྟེལ་ཀ་པ་དང་། །ཤིང་མངར་ཀླུ་ཀྱི་ལ་དཀར་པོ་གཉིས། །ཞོ་དང་སྦྱོར་ཐང་སྐྱོལ་ཆོག

བཞི་བརྒྱ།

༄༅། །འབྲུང་ཙ་ཙ་ཀླུ་གལ་པ་ཀུན་ལ་ཕན་སྦྱོར་བྱུབ། །བཞིན་རས་ལ་ནི་ཟླུམ་ཀྲང་དམར་
ནག་ཆུར། །དེ་ལ་ཡུངས་ལ་དཀར་ཀ་ཕྲ་སྣུ་དག་དཀར། །ཀུ་ཚ་ཐང་ཕྲེམ་ལུག་སྐྲད་བུལ་ཏིག་བཟང་། །གཙོ་
བོར་བུལ་ཏིག་གཞན་རྣམས་ལ་ཀྱང་དུ་སྦྱར། །ཉིན་ཀུན་ཁྲུས་ཀྱང་སྲོལ་དགྲུལ་བཞིན་ལག་པར། །སྨྲིན་
མི་སྦུར་ལ་མདོག་བཟང་ཡུད་རི་འདབ། །འཕྱ་པ་རི་དཀར་པ་བྱུར་ཞེལ་མཁལ་རྣམས་ལ་འཇེར། །བལ་
སྐྱུད་འཕར་མ་ལ་ལེན་ཟུག་ཆ་སྦུར་སྦྱི། །གང་ཡང་མ་ཕན་འཆི་བདར་མང་ཡོད་བདུག །དེ་ལ་འཕར་
ཤིང་མེར་བསྲེག་ཐབ་པ་བ་དང་། །སྐྱེལ་དཀར་སྤྲག་ཞུན་ཙེར་ཞི་སྦུར་པ་ཡེལ། །བྱིས་པ་འདི་རྡོ་ཆེན་
དེ་ཀུ་དོན་མེ་ཡ་རྣམས་ལ། །ཉིན་གཅིག་འབྱུར་རྣམས་ལྷར་མ་ཐག་སྨན་འདེབ། །གཅིག་གེལ་མ་

སྦྲུལ་ཡང་ཡང་དེ་འཕྲལ་སྐྱེ། །རིལ་པར་གསོར་བསླུ་མེད་ཐབས་ཡིན་ནོ། ། །ནུ་འདར་ཕྲིག་ཆགས་ལ་
ལོང་པར་ནས་སྐྱོལ་རྒྱུ། །རྒྱུ་ཟད་ལྷུག་པར་ཨོ་ཐོམ་མོ་མ་འཐོམ་ན། །རྒྱུ་ཆར་ལྷུག་ན་རིལ་པར་ཐོན་པ་
སྐྱེར་ཧྲཱིཿ ཧྲཱིཿ ཐེ་པའི་མགོ་ལ་མ་ཧུར་དེ་ཀ་ནི། །ཕྱིལ་དཀར་ཤུལ་ནག་ཐྲག་ཞུམ་སྦྱར་སྦྱུ་ལ་ཕན།།
མ་སྦྲུབ་གལ་ཁྱགས་ལ་རྩེར་མ་རྒྱུར་སྦྱར་ཟུལ། །རྩ་སྔོན་སྐྱོལ་རྒྱུར་ཟལ་ཏེལ་ལྷུག་ཡོར་འབྱུར། །ཐེན་
གཅིག་འབྱུར་བླར་གོར་སྨན་མར་སྦྱར་ཕན། ། །མགོ་ལག་གང་ལ་འདང་མཆེམ་གྱིས་མ་ཧུར་བར། །
སྔ་ཆོ་སྣ་སྦྱར་བཏེག་གམ་རྒྱུར་སྦྱར་འབྲུམ། །རིལ་པར་ཕན་ནོ་སྦྱར་དུ་གསོ་བར་གྱུར། །སྐྱར་ལ་ན་
དང་གི་རྡེ་རྒྱལ་ཡང་ཡང་ཁུག་ག། ། །དང་བབ་མི་ཡི་མགོ་ལ་སྲུམ་མར་ཧུར། །སྐམ་ལྕོན་ཀུན་ལ་

བཅུ་དྲུག

༄༅། ༢༩། །རྒྱ་ལྷག་ལ་མང་རྒྱབ་བཟར། །མ་ལེབ་ལོ་བརྒྱད་རྡེ་རྒྱུར་ཡུངས་དཀར་སྦྱོ། །སྦྱར་ལུས་
ཞེས་པ་མཆིན་ལྦོ་སྦྱར་བྱུག་ཕན། ། སྦྲུལ་དང་སྦྲིག་པ་ནྲུག་པར་ཁ་ཡིས་འཛིབ། །སྦྲུལ་ལ་དེ་
ཕན་སྐྲར་ལ་ནད་རྡེ་ཆེན་རྡེན། །འབྱུར་ལ་ཁོང་དུ་ཁྱུར་ལྤ་བྱུན་གཅེལ་ལོ། །ཡོར་གང་གེལ་ཤུལ་ནདེལ་
པར་ཕན། །སྨན་མེད་ན་ཡང་ཅང་བཟང་མར་འབྱུར་སྦྱོ། །བཟེ་ཞེར་མོ་རལ་པལ་དུག་མི་སྦྱེར་ཐོན་རེལ།།
གློ་བུར་མེག་མི་བགྲད་པར་གྱུར་པ་ལ། །ཞག་གསུམ་ནས་ལ་ཡོ་མཆན་མོ་མཆན་གཅེལ། །
དུལ་གཅིག་མཐེར་ན་སྐྱེན་ལེལ་ཐོ་ལེམ་མེད། །རེ་ལལ་འདུལ་ན་གསོ་བར་མི་འགྱུར་དོ། །
ཀྱི་ནར་ཤྲཱ་ཡུ་ཟ་ཞེལ་འདར་པའི་ནད།། །རྒྱ་ཡུལ་གཉེད་འགོར་དུར་ཤ་པལ་གྲོག་ལ་དང་།། །འདར་

ནད་ཙམ་ཡལ་ཡ་ཟལ་ཕོར་ཆང་རྫོང་ཁལ་ལ། །དགེ་པ་ཡ་ནད་ཤོག་ཡུལ་འདྲ་འཆིམ་མདོག་ནག །
ཉེམ་མོར་འདྲ་པ་མཆེན་མོར་འདི་འདར་གྱུར། །མཆེན་མོར་འདྲ་པ་ཉེན་མོར་འདི་འདར་གྱུར། །
འདི་འདར་ཁར་ལ་ཡུལ་ཚོ་རྗེ་ལ་ཡར་བྱུར། །ནད་དེ་ཚོ་ཐུར་བར་ཡར་མེད་པ་ཡིན། །རྒྱུ་དགོང
ཕྱོང་ལ་པ་བརྡེན་ནད་ཡིན་དེ་ལ། །དབྱར་དུལ་བ་གླང་ལྟོ་བ་རྣམ་ནད་ཕོ་རོ་ལ་འདྲ། །ལྷག་ལ
ནག་ནད་དཀར་རེ་ཀེ་འདུམ་བཀྲུད་ནོམ་སྐམ་འདྲ། །རྩུར་སྐབ་ལ་འབུམ་པ་རི་དཔལ་ཀིན་ཏེར
བཞི་འདམ། །མེ་མདའ་བདུ་གཅེལ་གར་ཏུར་སྨན་ཏེར་གཅིག །ལྕམ་དུ་གོར་གི་ཕོ་རེ་ལ
འདམ་བཏག་ལ་སྦྱུར་པ་དེ། །ཉེན་རེར་ཁན་གཅེལ་ལྟོད་དང་ཐོ་རྡུལ་ལ། །ཏོ་མ་རི་ཆར

༄༅། །སྣོལ་ཚོ་མོལ་ཕྱུལ་ལ་གཏེར། །སྨམ་གཏེར་ཉེན་གྱི་ལྟོད་ལ་ནད་པའི་མདུན།
དལ་དམར་ཁ་གར་ལྷེར་ཏུ་དཀར་གཡོ་ལ་ནད། །ནད་པའི་ཟལ་ལྕག་རྫ་ཆར་སྨོག་འཚོར་བཀར།
རྐེག་ཁེར་གྱེལ་གར་སྐྱེར་ཏུ་ལྕུག་སྨུར་བཞག །སྨན་པ་པག་ཏུ་གྲི་གཅིག་འཇུར་བཞིན་དུ།
རྒྱུ་དགོས་མུར་ལོར་མ་ལོར་རལ་བལྡ་དོ། །ཡུལ་འདྲེ་ཡུར་ཚོམ་མ་འདུག་ལམ་དེ་ཡིན།
རར་སར་ལོར་ཟིག་ལོར་ཟིག་ཙེལ་ལབ་ཀྱེམ། །གྲི་ལྕག་ལ་ཞིར་གེལ་ནད་པ་འཇེག་བཏུད་ལ་འཆལ།
མདུམ་གྱི་ཡལ་ཀ་མ་ཡུལ་ཕྱིར་ཕྱུར་ཞེར། །ཞིལ་དབ་ལྟེར་པོ་འདུད་བླུག་ཐལ་མོ་འཏབ། །
བལྟུངས་འབྱུང་དགོར་ཡོད་ན་མ་གུ་ལ་དུ་བཏག་ལ། །སྨན་ནི་དཚོ་བར་གཏེར་ན་ཉེལ་པར་ནྲོལ། །

འབུ་འདུམ།

ཤུར་མེད་སྲུམ་མ་འཚོང་བར་མི་བྱེད་པར། །སྤྱི་སྨན་རྒྱ་མ་ཁྲེ་ཡི་ཟ་ཚུལ་དོར། །སྤུལ་ན་
བོར་ཀླ་གཏོར་བཟེམ་ཧུ་རྒྱུར། །མ་རྦུབ་མཛེད་ནད་ལྷམ་པོ་ལ་འཚེད། །སྐྱ་ལ་བྲུར་ཕན་ནོ་ཡང་
ནད་མོ་ལ་སྐྱོར་ན། །རྒྱ་ཕྱིར་བོར་བཏང་རིལ་ཡར་འཚོ་གླུ་རིལ། །ཡང་ན་སྤྱི་འཕྲོལ་རྒྱུར་
སྐྱོལ་འབྱུང་ན་བྱུག །གང་ཡང་མ་ཁམ་ཁྲེ་ཞིག་ཁྲག་རྡོ་མ་རྒྱུར། །རྒྱུར་ལྟེ་ལ་འབྱུང་བཙུག་དེ་
ལ་བྲི་སྦོམ་མོད། ཁ་མ་མ་བོན་ལ་ལ་སྐྱ་ལ་རྒྱབ་ཏུ། །མཁལ་མ་གཉིས་ཀྱི་མཚམས་སུ
ལར་ལོག་སྐྱེད་དུ། །ཚེར་བུ་མ་ཡ་ཙན་རྩིར་མ་མེད་ལྦ་ལ་བྱུག །དེ་ཡིས་མ་བྱུང་བཞིན་ལེ་
སྐྱེར་འཐུག་ལ། །བོ་བཟེར་བཏུང་འབུམ་རྒྱ་ཐེན་པར་ངེས། །ཡང་མ་སྦྱར་བར་རྒྱ་ཚོ་ཐང་བྲིམ་

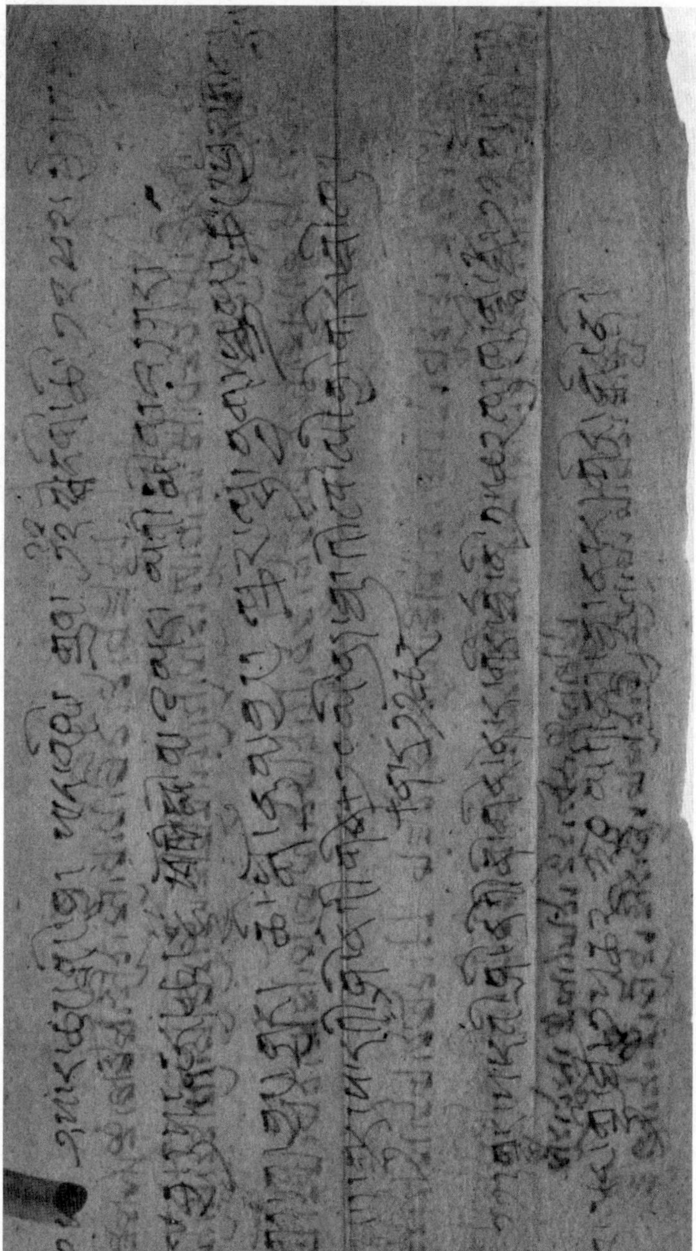

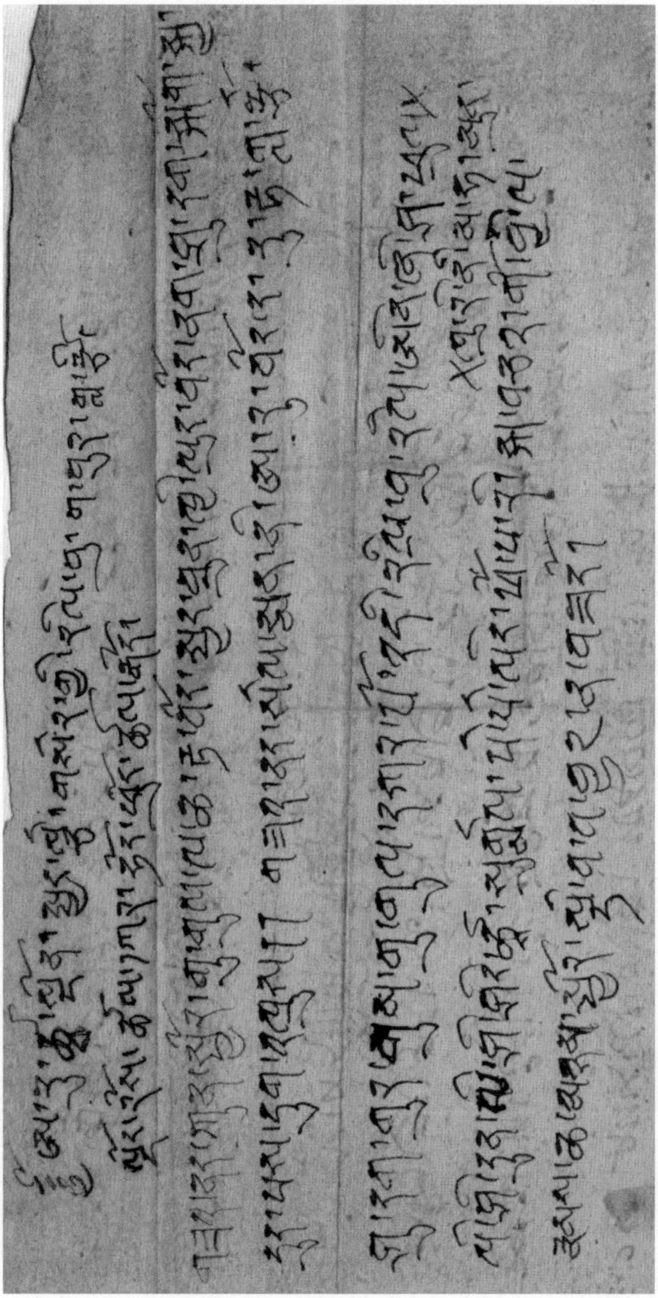

བཞི་བརྒྱད

༄༅། །དཔེ་ཆ ཙཱ་རུ་ཙེ་ཤེ་ཕྱུ་རམ་ཕྱུར་པ་ནི། །རྣོ་རིག་བློ་ཐང་གྱིས་ཕྱུལ་དེས་པར།
ཐོ་ཆེ་ ཙེ་སྔོར་ཤེར་ཐིག་ལེ་འདང་དེ་ཡང་བཟང་། །ནི་དྭང་མོར་རིག་ཡང་ཁར་བ་ཤོག་ཀ།།
མཐོ་ཁལ་ལྷུར་ཞིང་ཞ་ཕྱག་ལ་ ཀུ་ལོ་ཁ། །སྐྱིན་བཟུང་མ་བཟུང་མོ་ཁམ་པ་ལ། །གཞར་ཙུལ་རྫུལ་
རྒྱུ་རིན་ཆེན་འབྲུ་བརྒྱད་གཏོང་། །ཆོ་གཉན་མ་འབྱུང་སྐྱིན་ཀུན་ལེགས་ནད་ཐུལ། །སྐྱུར་ཁ་ནུ་སྐྱེ་ལ།
དཀར་ཟག་ཞུན་པར་བ་ཏ། །ལུག་རིལ་བཅལ་འཆུར་རིལ་བཀུ་ལེར་སྨེམ། །ཙ་ཡོད་ན་ཡང་དར་
གལ་ལྷུམ་འདི་འགྱུར། །ལྕེ་སྨུ་ཕྲིག་གཞིས་ག་ཟུར་སྦྱར་པ་བཟུགས་ལ། །མོར་ལ་ན་གཙོ་བོ་བརྒྱུད་སྤྱོད་དོམ
མཁྲིས་དང་། །ཁ་ཆེ་བལྟུན་གཏོང་སྨོན་ལ་པ་དང་གེས་ལེལ། །བཏགམ་འབེལ་སྐྱུ་ལྷུ་གཏོང་པར་ཀུན

ལ་ཕན། །ཁྲིད་པར་རྒྱུའི་མེད་ཚོད་བྱུང་སྟོ་ལ་ལྷུང་། །ཟེར་པ་འདི་སྔོན་ཞེན་དུ་ཕན་སྦྱོར་གྲུབ། །
སྨན་ཐུའི་ནད་ལ་གཞར་ཐུའི་སྦྱོར་པ་དང་། །སྨན་པར་ཁལ་ཆེ་ཕན་པར་བཀམ་མི་ཁྲུབ། །དཀར་
དཀར་ཙམ་ཞིག་འཚོ་འཚེ་ཞེ་ལ་སྨུག་ལ་པར། །ཚམ་ཚམ་མེད་པར་ཚད་རྒྱུད་དགོས་ལམ་སྨམ། །
དོན་ལྷུའི་རྒྱལ་པོ་ལྷེར་གི་ནད་ཀྱི་དིགས། །སྦྱུ་རྣ་ལེམ་ལ་དང་ཁྲོ་ཆག་ལ་རྩོ་བལ་འབྱུད། །སྨྱེར་
སྔོག་ལྷུང་ནད་གོར་དུ་སྨོལ་ཟེམ་ཁྱེར། །ཆ་བ་རྒྱལ་སྣེར་སྦྱོར་ལ་ཕོག་པ་དང་། །གབ་རྩེར་སྒྲུགས་པམ་
འཐེབ་ལམ་པགས་ལྷུ་མཐུ་སྨམ། །མིག་དང་ཀུན་མར་དེ་ལ་སྦྱུ་སྨན་ནི། །གཙོ་བོ་བརྒྱུད་པ་ཕྱུང་ཙེ་བཅུ་
གཉིས་དང་། །ནེར་ལུ་གདུན་ཐར་གཏོང་པར་མ་ཕན་ན། །ག་ཟུར་རྩེ་ལྷུ་ཆར་ནག་གིས་འཁྲུལ་ཏེ། །

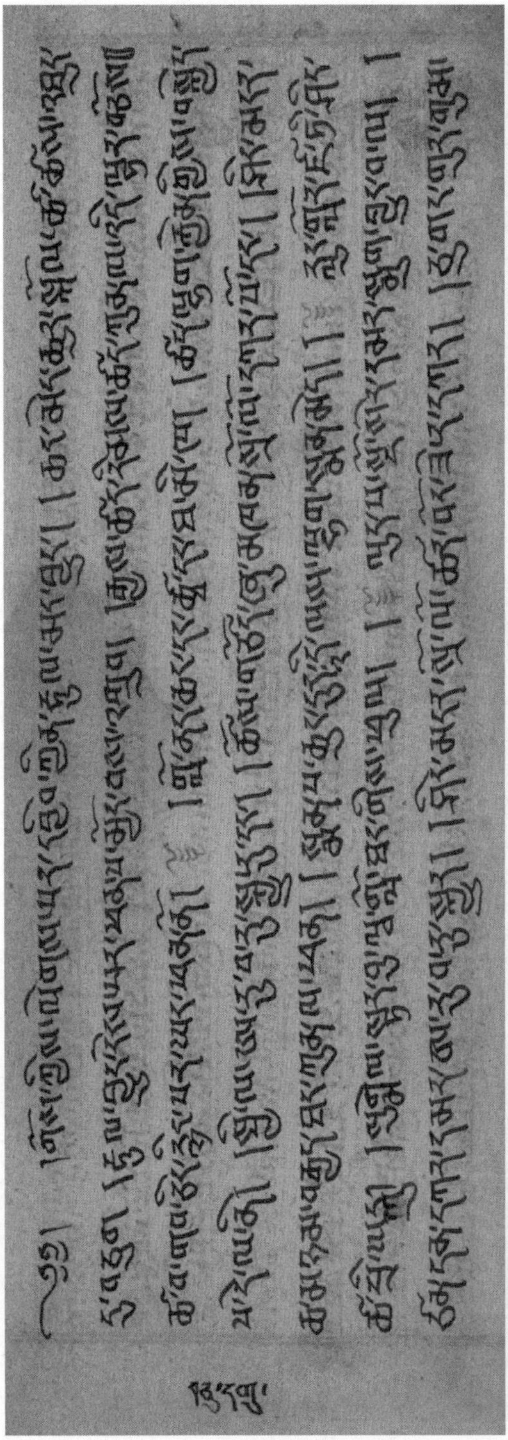

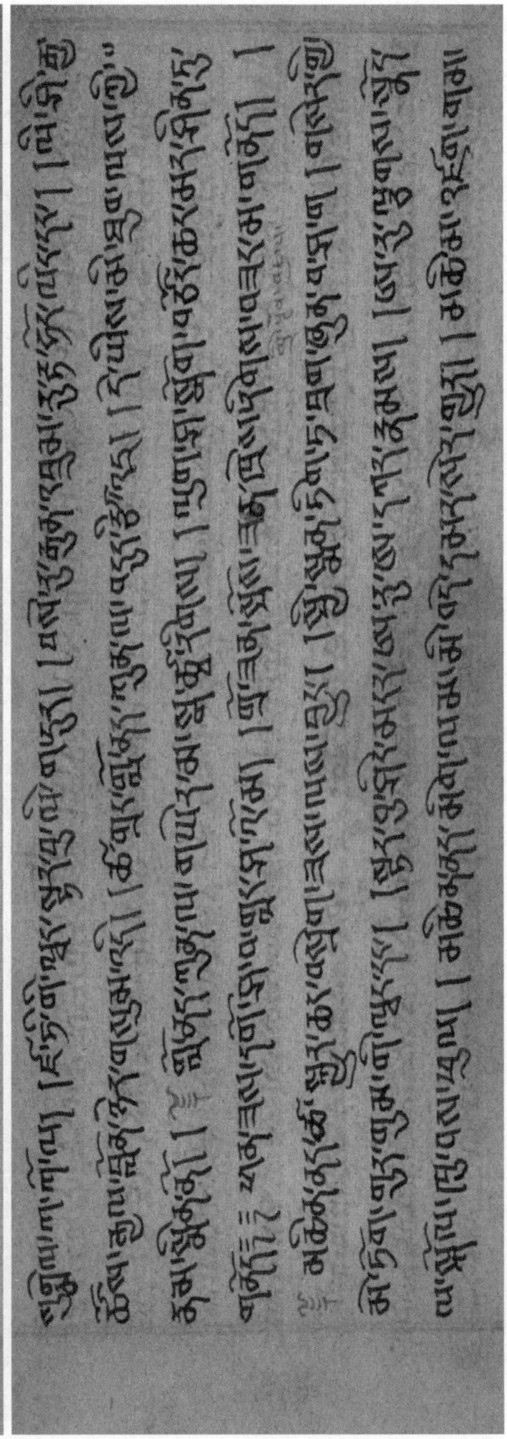

ཞེ་ཐུ

༡༡། །མ་མཐོང་མཆིན་སྐྲངས་ན། །ཁ་ཟས་མི་འདོད་རིམ་པར་རྐ་ལྕག་སྐམ། །ཏིག་ལ་ནི་
མང་པོ་མདོ་ཚོམ་སྐྲེ་པ་ནི། །ཏུལ་རན་སྨན་པ་མཆིན་ནད་མི་ཟོས་མང་། །མདུག་བཙོས་འབྲས་
སྨན་འཇམ་སྦྱོར་དགོས་པར་གསུང་། །མཆེར་ནད་མཁྲུ་ཟས་ཏུག་སྨན་ཏུག་དང་། །རྣམ་གྲང་ཡལ་
འཁྲུད་བཞིན་མདོག་མཁྲུན་བ་འཁྲུར། །འདྲ་སྦྱོར་བས་རྒྱུ་ཞིང་རྒྱུ་སྦྱོ་ལྟེ་ནི་ཐ། །དེ་ལ་སྨན་ནི་ལི་
ཤི་གསེར་མེ་ཏོག །ཨ་རུ་ཀ་ཀོ་ལ་གུར་གུམ་འབྲ་ག །ལེ་འབྲུ་ཤིང་ཚ་ལྕག་ཐུག་བརྒྱད་པ་
སྦྱོར། ། མཆེར་ནད་ལྷ་བར་ཕན་པའི་སྦྱོ་སྨན་ཡིན། །མཁལ་མའི་ནད་ནི་ཆགས་ལ་སྦྱོང་
ཟག་པ་དང་། །རྣམ་གྲང་གྲིབ་གདོན་རླུང་ཤེར་ཡོག་ཁལ་བྱུང་། །ཏུལ་རན་མཁལ་ནད་ཁལ་ཆེར

གྱུར་བ་མང་། །གོ་ཡུ་ལེ་འབྲུ་ཤིང་ཚ་ལུག་མེལ་དང་། །ར་མཉེ་ཉེ་ཤིང་ལྷུ་བ་སྦྲ་སྦྲུ་དང་། །ཕྱུར་མ་པ
ཏུ་རུ་སྡིག་ལྕེན་མཐེ་མ་དཔ། །ཞི་ཡིར་གུར་གུམ་བུ་རམ་ཀ་མཉམ་སྦྱར། །སྨན་ཆེན་བཙོ
ལྔ་མཁལ་མའི་ནད་ཀུན་ལ། །ཤིང་ཏུ་ཕན་འདི་ཡིད་ཀུན་སྡུབ་གྱུར། །ཟ་ཁ་འདི་ལས
ལྷག་སྨན་ལེམ་ཁ་མེད། ། མཁལ་ནད་ཆ་བར་ཨ་རུ་བཙུ་པ་སྦྱོད། །འབྲས་ལ་དང་བྲམ
ལ་གོ་ཡུ་བཙུན་པ་དང་། །གུར་སྨན་བཙོ་ལྔ་རོ་ཆར་གསེལ་ཐུལ་མཆོག །མཁལ་ནད་
འཇིག་པར་ཕྱུར་ལྔ་ཚོད་ལྕག་ལྷོར། །ཚོན་ཨ་རུ་བཅུ་དང་གྲུར་བཅེ། །གུར་སྨན་གཅིག
ནང་བསྣུན་པས་མི་ཆེག་མེད། །གདོན་འཇིག་ཕྱུ་ཞིག་འཚོར་པར་ཁམས་པ་འགུར། །ཆོ་བུར

༄༅། །མིང་དེ་བཟང་ཆགས་དང་བྲལ་བ་ཕྱིར། །དབང་ཕྱུག་མཁའ་ལ་མ་གོས་ཡུད་ཙམ་གྲུབ་པ་ཉིད་དང་། །
ལྷག་ལྡན་པ་དམ་པའི་རྡོ་རྗེ་ཅན་མཆོག་གི་མཁྱེན། །ཡུང་བ་སྒྲུ་ཙུ་ཧ་ཧི་ར་མཛེ་ནམས། །ཚམ་ཉམ་
སྦྱོར་བ་ལུག་རོལ་ཕྱག་འཆང་སྐྱེ། །ཆགས་པ་སྤྱོད་སྤྱང་མེད་མ་ཁ་དུ་འདུག་མི་ཟུར། །སྐྱམ་བསྐྱེད་ཕྱག་རྡོར་
ལྷག་ལ་བརྒྱལ་མཆོག་ཞེས་གྲགས། །འཕྲལ་བུ་སྐྱ་རས་པར་ལུག་ཕྱག་ལ་རྫོན་པའི་ནང་། །ལི་ཁྲི་དམར་
པོ་གཡེར་སྐྱེ་པོ་རོལ་ནམས། །ཅང་ནག་མར་ཁྲེང་སྦྱར་སྒྲུབ་རྡོ་རྗེ་ནམས་གྱི། །རྒྱལ་བཟུང་ནང་འཚོ་ཁོར་
སྣམ་ཁྲུར་ལྷ་དང་། །གོར་སྨམ་གང་ཟུར་འཆར་བ་རོལ་པར་གཡོ། །རྒྱུད་མར་ལུག་སྨིག་འཕྲས་ཁུར་
མ་ཟུ། །ལེགས་བཟུང་དེར་བཞུགས་གལ་ཅན་ཞག་འདས་པར། །རྣམ་པ་གྱེར་ཟིམ་དུ་ཡམ་ནི་སྦྱོར།

ཅི་གཅིག

ལྷག་ཡིན། ༔ །མཁའ་ལ་གཉེར་ལ་མེ་གོར་སྐྱམ་གང་རོལ་སྐྱེ། །གྲུབ་ཆུག་ཞལ་བྱུག་གཉེར་འཛོམས་
བསྐྱམས་སུ་བ། །མི་ནུམ་ཚོ་ཟུམ་པ་ལ་ཤོག་ལ་དགེ་པས་དབྱུངས། ༔ ལོ་བའི་ནང་ནི་གཟའ་བཞུར་
ཆེར་དགའ་དང་། །མ་ཐུ་རྣམ་གྲངས་པ་རྣོགས་པ་ཕལ་ཟུར་བ་རྡེ། །འཕྲུ་སྒྲུབ་ཕྲེགས་ནམ་རྒྱུར་བརྡུན་
ཡོད་དེ། །སྐྱོ་སྐྱམ་སྣ་པ་ལོ་རོལ་གཟེར་གུན་དང་། །མེར་ཆོ་ལུ་སྒྲུབ་རྒྱ་མཚོ་ཁ་དུ་ཀོ། །ཤུར་གུམ་ཙར་ཞི
ཀར་བུར་མ་སྦྱར། །ཚམ་ཉམ་བསྐྱལ་མི་འཁོར་ལོ་ཞུས་པ་འདི། །ལོ་བའི་ནང་ཀུན་འཛོམས་པའི
སྐྱམ་མཆོག་ཡིན། །ཡར་ན་ལོ་རྒྱུད་སེ་འཕྲུ་ལྷ་ཡར་ཡན། །ཚོ་བར་ཕྲག་ཕྱུན་དགུ་པ་བསྐལ་སྐྱ
སྦྱོར་ཧ ཧ རྒྱ་མའི་ནང་ལྷ་མེར་ཐོག་རྫིམ་རུ་པ་ཟས། །མ་ཐུ་རྗེམ་གྱི་ས་བསྐྱོར་པ་ཆོ་གྲུར་གཅིག། །

ཉེར་གཅིག

༢༡། །ཚ་བར་ཟླ་ག་ཞུན་ཀུར་གུམ་ལུ་གུ་ལ་དམར་མཁྲིས་ལ་དང་། །གཉུར་སྨན་ཆེན་དུ་རུ་ཀ་སྨུ་དག་
ནག ༈ ཞལ་དུ་སྦྱི་ཡར་ཀྱུ་དང་པོ་བ་རེ། །རྒྱ་མཚོ་དུ་ལུ་ཙ་མཉམ་ཡག་རིལ་ཐལ། །བཅོས་ཐེར་ལྷ་ཆེ
དེ་ཙམ་སྦྱར་པ་རེ། །ཁེར་དཀར་བཙོ་ལྔ་རཀྵ་ནད་སྤྱོར་ཡར་སྨུག །ཀྱུ་ཡིར་མཐེ་རེ་ནད་ཀུན་འཇམ་པ་ཡི་
མཆོག ༈ ཆུར་དང་སྐྱར་བར་ཞི་བྱེད་དྲག་པ་དང་། །ཀུན་ནད་ལ་ནི་དུག་ལ་ཡོ་སྨན་ནག་མཆོག །
ཟས་མི་ཞོན་དལ་གར་ཡིན་དེ་འབྲེལ་ཐལ། །སྨན་དང་འབྲེལ་ལམ་ཟིལ་ལུ་འཛུག་པ་བཟར། ༈ །ཡོད་
ནད་ཟལ་སྦྱོར་དགལ་དང་མ་ཞུ་དང་། །འདམས་རྩ་ཆེ་བ་མདང་འབུར་ཕུག་སྦྱོར་ཁལ། །ཐུར་མར་རྦུར་
ནི་ཤུན་དུ་ཏ་ལྷ་སྨུག་དང་། །ཨོ་ཏྲིག་ལྡེ་ཟུར་ན་ཞིར་གྲུང་ལ་ལྡིག་སྨ། །སྨན་ལ་སེ་ཏྲུ་བཙུ་གསུམ་

བེད་ཏྲིར་སྦྱིམ་ལ། །ཙེར་ཞི་བྲལ་སྨན་རིལ་ལ་གཏེར་ཡན་མར་གསུར། །སྦྱི་ལ་འབྲལ་སྦྱོར་རེར་དུ་བཏང་བ
ཡན་༈ ༈ བདེ་བར་འདུག་ན་རིམ་གྱིས་ཆེ་བདག་བྲིད། ༈ །ལྷར་ནད་ཁལ་ཆེར་ཆགལ་སྦྱོར་ལས་ཞུར།
ཆར་༈ ༈ ཆུར་མཐེ་གནོད་གཉེན་གྲུང་ཟལ་འབྱུང་པ་ལ། །གཅིག་སྤྲ་གཅིག་སྦྱོ་གཅིག་དགག་གསུམ་ཡོད་
ལས་༈ ༈ ལྷ་བར་སྦྱི་སྨན་གསེར་ཀྱི་ཏྲིལ་སྦུ་གསུམ། །ལེ་ཏྲུ་ཛེར་ཚོ་སུ་སྨེལ་རྒྱུ་ཚོ་དང་། །དབྱི་སྦྱོར་
ཙ་མཉམ་སྦྱི་མིག་དཀུ་པ་སྦྱོར། །ཆུ་ནད་འབྱིན་པར་ཡན་སྦྱོར་སྐྱེར་མཐེར་ལག་ལ། ༈ རག་ག་ཡར་སྦྱི་
སྨན་གསེར་ཀྱི་ཏྲི་མ་དང་། །སྦྱིག་སྦྲེན་གཟེ་མ་ལུམ་པ་ཟེ་ཚོ་དང་། །རྒྱ་ཚོ་རྒྱ་མཚོ་ལ་དུ་ཆུ
སུ་སྨེལ། །འབྲལ་སྦྱུ་གསུམ་དང་དབང་ལག་ཙ་མཉམ་སྦྱར། །གསེར་ཐུར་བཙུ་གསུམ་གཅེན

ཀྱེ་བལུམ

༄༅། །དགག་སྒྲུར་དུ་གྲོལ། །སྤྱོད་གྲུབ་སྒྲོན་པ་གཞན་ནས་ཡོད་མ་ཡིན། །རླུང་ལ་ཆས་དང་རྒྱུ་སྐྱོང་
རྟགས་ཀྱིན། །ཏོ་མཚར་མཐུན་དགེ་ཀུན་ལ་མ་སྤྱོད་ཟབ། ༔ །ཀྱེ་ཀྱེ་རེ་ཀྱེ་ཁེ་ཅུ་ཀྱེ་གསུམ་པོ། །སྐྱོང་
རྒྱལ་བཞུལ་ཡང་དེ་ཡང་ལམ་པ་མཐོང་། །སྣང་མེད་དུལ་སུ་ཀྱེ་ཀྱེ་གཅིག་ཀུར་ཙུང་། ༔ །གཅིན་སྐྱོར་
སྒྲོ་སྣང་ཡུར་བ་སྐྱོར་བའི་རྣམ། །སྤྲུ་ཏུ་གཟི་མ་སུ་གླིལ་དམོ་མཁྲེལ་དར། །ལྕམ་པ་སྒྲུར་པ་ཐར་སྒྲོ་
གར་རོལ་བསྒྱིན། ༔ ལྕགས་ལ་ཐག་འདུན་པ་བཙིན་སྡེ་མཐག་དག་སྔོམ། །སྨན་གཞན་མི་དགོལ་རེ་
ཡིལ་ཀུན་སྐུ་བ་དེལ། ༔ །ཡུར་བ་འབྱེ་ཐར་བ་ཏར་ནར་ལམ་སྒྱོར་གྲུབ། ༔ །བལ་མ་ལེ་རི་ནང་ནི་
ཆགས་ལ་སྤྱོད་དྲག་པ་ཡིལ། །རླུང་ཁྲེག་འབྲུག་ལ་པས་པོ་མེ་ཏོག་ཁམས་ལ་དཀར་དམར། །ཙམ་ལ་ཟད་

འཁྲིལ་འཛག་ནམ་པ་མར་འགྱུར་ཞིང་། །ལུས་ཀྱི་མདངས་ལ་སྦྱིབས་གཟི་འཇིད་ལུས་ཅམ་ལ་ཏེ། །དཔལ་
འབྱོར་རྒྱས་ཟེལ་ཕྱིར་པ་དེ་ཁལ་ལ་བྱུར། །དེ་དེ་ཕྱིར་ལུས་ཀྱང་གསོ་བར་སྨན་སྦྱོར་བསྟན། །འོར་བུ་ཕྱེ་དཀར་
སྣ་ལྔའི་ཟླུག་འབྲས་ནམས་ལ། །རྡིང་ནུ་རབ་ཡིན་འཁྱུག་སྲུག་རྫུག་འབྲས། །མ་རུལ་མ་རྙིག་ཕེ་གས་
སྐམ་གར་འཛམ་དར། །དབར་ལག་ཀྱི་མདར་ཏིལ་དཀར་ཐར་ཞོམ་དཀར། །ཕྱེ་སྐོར་ཙི་བཞི་ཕུ་རམ་གཟི་
ཡར་ཅེན། །མཉེ་སྐྱེ་ར་མཉེ་ཛ་ཏི་ལི་འབྲུ་ནམས། །ཆ་མཉམ་སྦྱར་པ་ལུག་དཀར་རོ་མར་བཙོས། །
ཉིན་དེར་ཤུ་རྡེ་ཟེལ་ལ་ཆགས་ལ་སྤྱོད་དར། །དཔེ་ཅུབ་ལས་ཀུན་སྤུར་པ་ལོ་གཅིག་དགོས། །ལུས་
སྟོབས་རྒྱལ་ཀྱི་ཀུས་མདངས་འཕེལ་བར་བྱེད། །ཅིག་ལ་རྒྱུ་མཐུན་གང་པོར་མི་སྤྱོད་ཟབ།

ལྷ་ཞི

༄༅། ། དེ་ཆེན་འབག་པར་སྒྲུབ་ལ་དང་སྣམ་པ་ལོངས། །ཀྱི་སྨྲ་ཨ་ལ་ཛུ་ལུམ་ཏཱ་
ཕུལ་ཏིག་ཐར། །འཕྲེན་པ་ལམ་གྱི་བ་རྒྱུ་ཀ་ར་བཞིས། །མེར་འཛིན་ལྷ་བར་ལག་འབྲེལ་ལོད་
བཞིའི་ཆོས། །ཡོངས་བཏུགས་ཀྱི་རུ་ཏལ་དྲལ་ཕྲིན་དུ་སྒྲུབ། །ཡར་ནི་ཏལ་མར་རྒྱུད་འགུགས་པ་འདུར་
ཡར་དབབ། །ལུགས་ཀྱི་མཐུག་ཅིག་འཛིན་ལྕུ་འཁྲུར་ཡར་ཐམ། ། གཞུར་དབྱམ་ནང་མི་སྐུར་
ལེ་ལ་འཁྱུགས་པ་ལས་བྱུར། །དབྱམ་གྱིས་འཁྲར་ལམ་བཟ་ཞེར་བཞིར་ཁྲིག་བྱུར། །རྒྱུ་ལེར་
འཛག་པ་ཁྱི་ནར་གཉིས་ཡིད་དེ། །ཕྱིར་སྦྱུར་ཕུལ་ཏིག་ལམ་འཕྱོ་སྣོལ་རྒྱ་ཡིས། །རྒྱངས་བཏུག་
དཀྱིལ་ཞེར་ཁོང་དུ་ཀྱུར་ལྟ་འཁྱེམ། །ཡར་ཡར་དགུ་ནི་རིལ་པར་གསོ་བར་གྱུར། །ནར་བྱུར་གསོ་

དཀར་ཁྲི་ཏར་ཡེ་ཡེ་ཁོད། །ཡུར་བ་ཕུལ་ཏིག་ལམ་འཕྱོ་སྦྱུར་བ་ཉི། །མར་རྒྱེད་ལ་སྦྱུར་ཡར་ཡར་
འཁོལ་ལུ་བཏུག །དཀར་མརར་ཟལ་སྦྱར་ཕྱུད་ལྟ་ཕྱུགས་ལུལ་སྒུལ། །ཟལ་ཆོད་ཀྱུན་པ་
ཙོ་ཏྲ་ཀ་ཟོལ་ཐམ། །ཏ་ཞེན་ཆགས་ལ་སྤྱོད་རོལ་ཆལ་འཁྱུད་པ་དམ། །མ་སྒྲུབ་ཁོང་དུ་མཚལ་དཀར་
ཞོ་གསུམ་ནི། །ཞིབ་བཏགས་ལ་སྣོལ་རྒྱལ་ཕྱུག་ནུ་རིལ་པར་གསོ། ། རིམ་ལྟ་སྦྱོར་ཏུག་ནར་ཚམ་
ནར་རིལ་ལ་པ། །ཐམ་ནམ་གཏོར་མི་མ་སྦྱོར་པ་ཉམ་རྒྱུར་འབྱུན། །མཐོང་རྒྱུ་ཆེ་བའི་མིག་ལ་མཛེས
མི་ཤུར། །སྨན་པ་རྒྱུར་དུ་ལི་ཕགས་ཧུ་ལིམ་རུར་སྨྲམ། ། །ཆོ་ཕའི་ནར་གཏིག་གལ་སོད་རེ་ཐར་
མཚམས་ལ་དེ ། ལོ་ལོར་བསྒུམས་རྟེགས་ལ་རྒྱུར་མགོ་སློར་མར། །མདའ་ཙམ་སྦྲ་བར་གཞི་ལྷོད་འཁྱུགས་

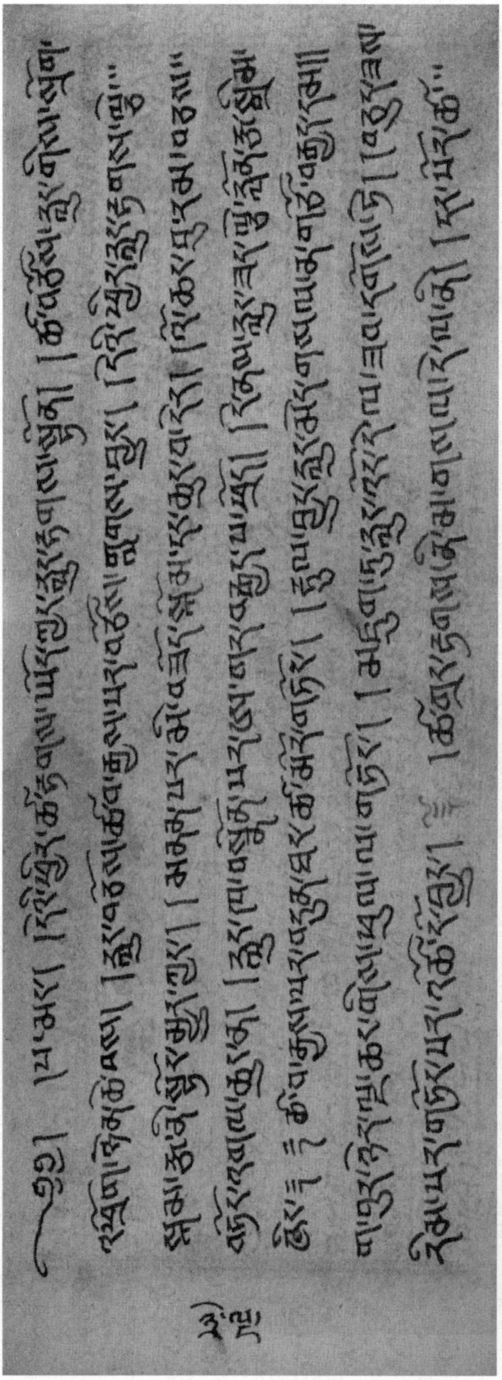

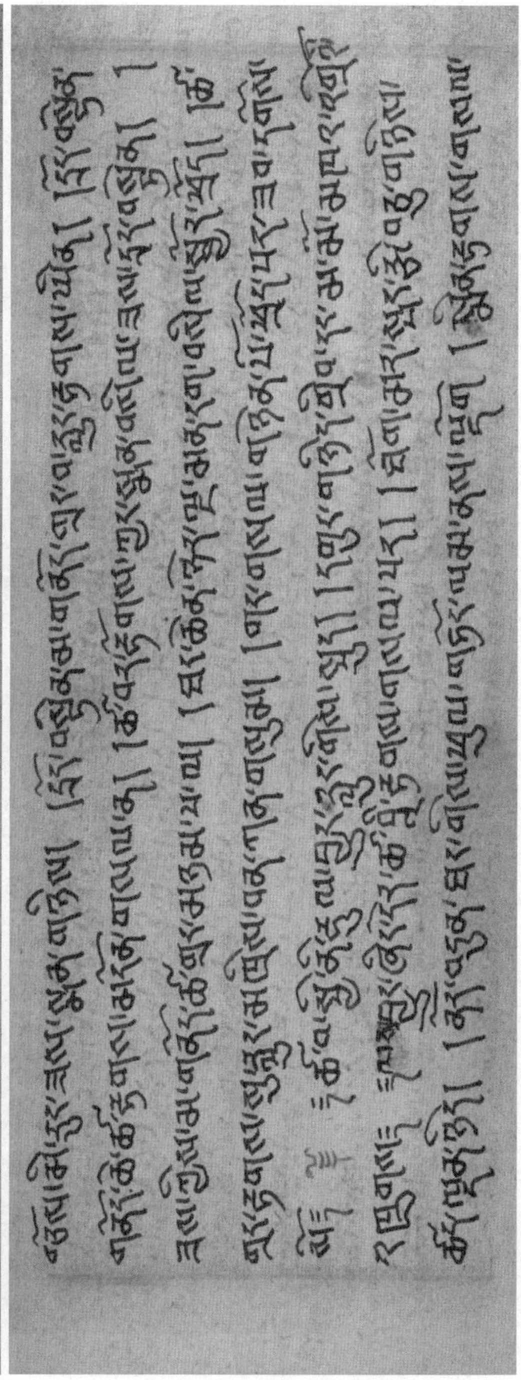

༧༢། །ཡ་མཚོ་བ་སྒྱུར་རྒྱལ་པར། །དྲི་ཟས་རྩེས་ཐབ་ཐར་གིས་རྒྱལ་མར་བྱུར། །ཚིག་ཟད་པར་
རྒྱུར་གི་བྱུར་ཟབ། ༔ །མ་སྨིན་ཚོགས་བདུད་ཀྱི་ཚིག་ལ་བཞེན། །ཤྲཱི་ཧཱུཾ་མ་ཧེ་ཙེར་མེ་དང་ཉི་མའི་འབར།།
སྨིན་ནས་ཚོ་བ་རྒྱལ་ཞེར་འཐིབས་གྱུར་ལ། །འདུན་ཐར་ལམ་མར་ཚོ་མེར་འབྱེན་ཚོ་རྫོགས། །ག་བུར་རྡེ་ལྷ་
སྣེ་ལ་སྒྲོལ་རྒྱལ་བྱུར་མཆོག །འསློལ་འདུར་མ་རྒྱལ་ཆར་གྲུག་གིས་ཕྱུལ་བཟར། ། ༔ རྒྱལ་གྱིས་ཚོབ་མ་ཟད་
རེ་ལ་སྨྲན། །གཙོ་བོ་བརྒྱད་པ་ཁ་ཆེ་གི་ལྭར་དང་། །ཀླུ་ཙོ་འབུམ་གཏེར་འཛྲལ་གྱིས་ཕྱུར་བར་བྱ། །
མཐུག་ཏུ་ནུར་གིས་ནར་རྫོར་ཉེན་ཆེ་ཟབ། ༔ །རྒྱལ་ཚོད་རྟགས་ཚོར་ཚོ་བྱིབས་མདོན་རྒྱལ་ཏེ། །
དོན་སྨོན་གར་འབབས་དར་དང་སྨན་སྦྱོར་པ། །གཞུང་ཆེན་ཡུག་ལ་ཡོ་སྨན་དང་འཕྲོར་ཆུར་མ། །ཆེར་བུ༔

འདུན་ཐར་གཅིག་གསུམ་ཚོ་མེར་གཏེར། །གོར་སྨན་ཉེ་ལྷ་ཆར་རྣག་ཚོ་མོས་ཕྱུལ། །གོས་གྱིས་
ཡིག་ལ་དབྱིབས་རྒྱལ་སྡེ་ཡིགས་པར་བྱུར། །ཟས་སྦྱོར་དབོད་ཙེར་ཡོག་རྗེ་མཇིན་ཏུ་ཟབ། །མཐུག་
ཏུ་འཕེལ་སྨན་ག་བུར་རྗེར་ལྷ་འཇོར། །གཙོ་བརྒྱད་ག་བུར་གར་དེས་འབུམ་གཏེར་ཟླས། ༔ །སྦྱོར་
ཚོར་ཞེས་པ་ཚོ་བ་འཕྲུལ་སྣར་ཡིན། །འཕེལ་གཏར་མེ་ཏུར་སྨན་ལ་སྦྱོས་དཀར་དང་། །ཨ་དཀར་
གོ་སྙོད་རྡོ་རྗེ་ཅུ་བུར་གུམ། །སྒོག་ཐལ་སླེ་ཏོག་སྐྱེར་ཞོ་མ་བུ་དང་། །ཙུ་ཏ་ཀ་བྲུ་ཀ་རི་ཀ་མ་ཙམ་སྦྱར།།
ཀུ་སོར་འབྱུ་གཅིག་སྦྱོར་ཚོད་ཐལ་འཛིག་ཏེ། །ཁ་ཟས་ཤ་ག་ལར་རོ་མ་འབྱུམ་པ་ཡིས། །རྩོར་ཞར་
རྡུག་ཡ་དལ་བུལ་གཡོ་ཁར་དེས། ༔ །གབ་ཚོད་ཟེར་པ་རང་བཞིན་ཤར་ནུར་ལ། །འདུ་ཚུར་ཚོ་རྟ༔

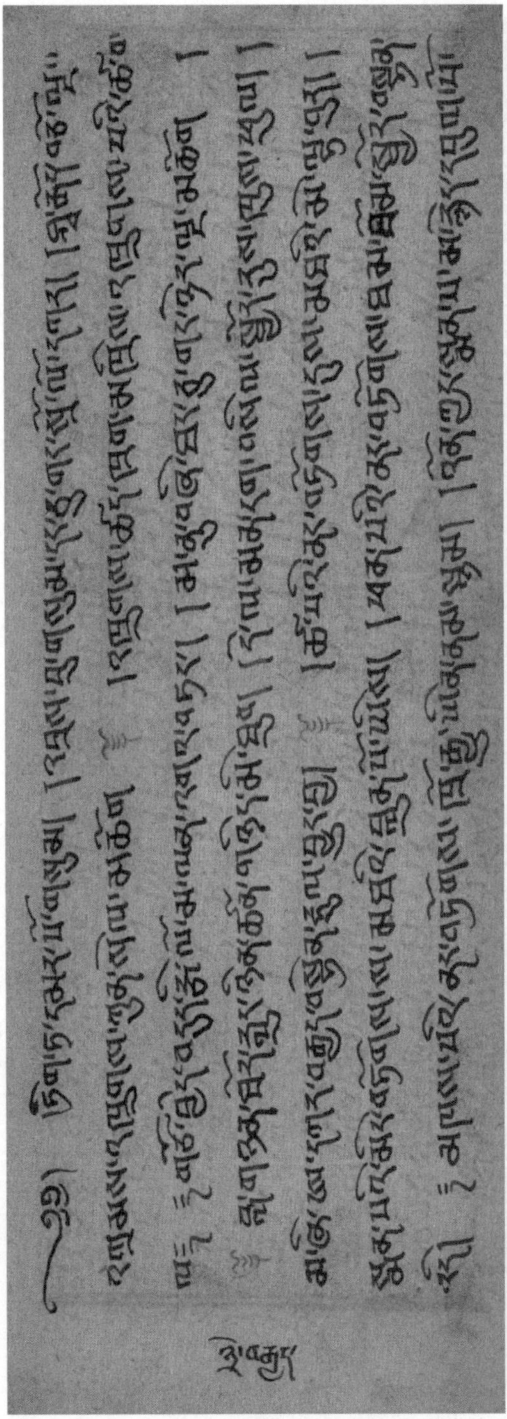

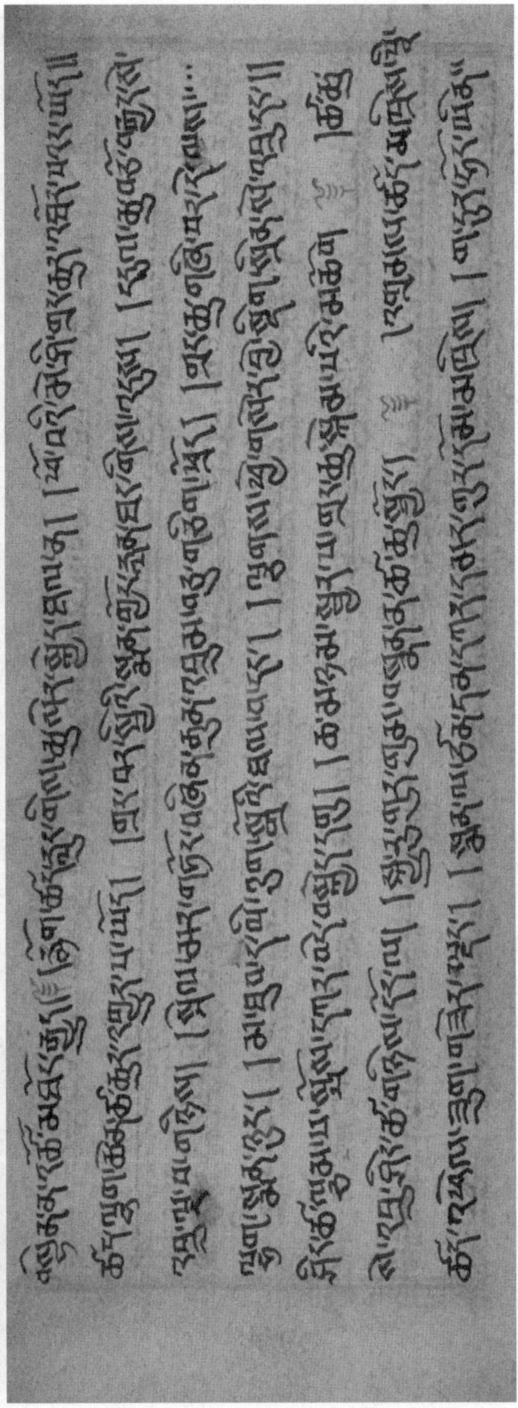

༄༅། ཅིག་ཏ་དམར་པོ་གསུམ། །འབྲུལ་བུ་གསུམ་དང་ཧུ་གར་སྔོ་ལོ་དཀར། །སྲུ་ཚེར་བཙོ་ལྡུ་
འབྲུམས་ལ་འཁྲུགས་ལ་ཀུན་ལ་ཡ་མཆོག ། །འཁྲུགས་ལ་ཚད་ཁྲག་མཁྲིས་ལ་འཁྲུགས་ལ་པའི་ཚ་བ
ལ་དང་། ། གཙོ་བྱེད་འབྲུ་ཨ་ལོ་མ་ལག་ལྔ་འཁྲ་འཐར། །མ་ནུ་བཞི་ཐང་ཧུ་གར་ཉེར་ལྔ་མཆོག །
ཟི་འབྲུད ། ཀླུ་གཅན་ཐོར་ཀླུར་ཉིམ་ཚོས་གཉིད་མི་ཐུབ། །དེ་ལ་མནར་དག་བསིལ་སྦྱོར་ཐུལ་ཁུལ་ཕུལ། །
མ་ཉེ་ཨ་དཀར་བརྒྱད་བསྲེན་རྟུལ་ཕྱུར་བྱ། ། །ཚ་བའི་ནད་བཏགས་ཐལ་མཐའི་མི་ལྡུ་བྱ། །
སྨན་པའི་མིང་བཏགས་ལ་ལ་མཐའི་ཐུན་པོ་ཡོས། །ཡན་པའི་ནད་བཏགས་ཐམ་ཕྲམ་སྦྱོར་བསྐུན
འདི། ། མཁས་པའི་ནད་བཏགས་ཁྲི་རྒྱ་ཡིན་ནམ་སྨུམ། །རིན་ཆེན་སྨན་པ་མཉེར་དགུ་པོ

དང་། ། སྦྱིན་བདག་མེད་པའི་སྨན་པ་རྒྱུ་ནམ་ཁ་ལ། །ཡན་པ་ཅུར་རྣམ་འབྱུང་བར་མཁས་པ་རྣམས། །
ཁྲིལ་ཀུར་སྨན་པ་བདག་འཛར་དགར་སྦྲ་སྨྲ། ། །ཡེར་ནར་མ་ཉུ་ཟབ་ཟིལ་ཐག་པ་དང་། །རྒྱ
རྟུལ་ཚ་བ་དཀུན་རྟུལ་བསིལ་བསྲུམ་རྒྱས། །ལྷ་མ་མ་ཉུ་ཤུ་མ་ཟིལ་པའི་སྦྱོང་། །ཡེར་ནར་ཀུན
བསྐྱེད་དེ་ལ་ཙོར་ཞི་དང་། །པོ་ཡར་སྨ་ཙ་ཕྲར་ཚ་སྒྲུ་མཆུ་དང་། །ཁ་དུ་ཚ་དང་ལེ་འབྲུ་ཙི་ཏི་ཀ །ཨ་རུ་
བསྒྲིག་ཐལ་ཀུར་ཀུམ་ཀ་ར་རྣམས། །ཆ་མཉམ་མི་དཔལ་བཅུ་གཅིག་སྦྱོར་བ་འདི། །མ་ཉུ་
ལྡུན་སྨན་སྦུག་པོ་བར་ཀན་རེགས། །ཡེར་ནར་ཀུན་ལ་ཡིད་བཞིན་ནོར་ཡལ་ལྡུག ། ། སྨན
ནར་ཁྲིམས་བར་གསུམ་ཚ་གྲར་ཀུན། །མ་ཉུ་ཁྲག་མཁྲིས་རླུང་སྲིན་རྒྱལ་པོར་སྨ། །ཡས་འབྲུད

༄༅། །ཀ་སྲི་སྐུམ་སྲུང་བྲན་དང་། །གོ་ཐལ་ཟེ་ཁྲ་རྒྱ་ཁྲ་ཁ་རུ་ཁྲ། །སེ་ལེ་ཞལ་རུ་ར་ལི་གསུང་
གྱི་ཐལ། །ཙར་ཞི་ཆོད་འདུལ་སྐྲ་ཙ་ཡོ་ཁ་རི། །ཅོ་ལ་མགྲོན་ཐལ་ཏིག་ཏ་འོད་དཀར་དང་། །ཙུ་གར་
གུར་གུམ་ཙན་ཏ་ཙན་དམ་གཅེས། །སྤོས་དཀར་ཞག་རིལ་ཀུ་ཡ་ཏིག་ཀར་ནམས། །ཞག་དྲིལ་ཙི་
ཞི་གཙོར་བྱེད་ཆམ་ཙམ་སྦྱར། །ཕྱུར་ཆེན་ཟེར་བཞིལ་སྨན་རིགས་ཐལ་བར་བཙོག །མ་བུ་ལྷན་
སྦིགས་ལ་ཡར་ཟིན་ཏུ་ཁན། ། མེ་ཡག་སྨན་ཐལ་འོར་དཀར་ཏུག་མོ་ཟུར། །ག་དུར་གཡི་
དོམ་མཁྲིས་ཅོ་ལ་བཟར། ། །སྣུར་བུ་ཏེར་ལེ་རབྲིམ་བུ་ནུལ་བསྲེགས་ཐལ། །ཞིབ...
བཏགས་ལ་ཀ་ར་འི་དྲི་ཤུན་སྨན་རིགས་དང་། །མ་བུ་མཁྲིས་ལྷམ་ནར་ལ་བདུར་ཙི་འདྲ། ། །སྐྱུ་རུ

ཞེར་དང་དཔྱུ་རུའི་མར་གྱི་རིགས། །ཅོ་བའི་ལྷག་མ་གྲུར་བསྐོལ་བསྲེན་ཏུ་གལ་དང་། །འབྲས་ཏྲེ་ལ་ཟ
མར་ཟྲིལ་དང་དཀར་ཏུལ་ཟ། ཅིར་སྦྱོར་མ་བུའི་རྒྱུ་ཚམས་ལ་ཕལ་གདེན་གྱིས། །ཁྲག་རམ་རྒྱ་ལེར་ཟུར་
གེལ་བྲུལ་འདི་ཡིས། །སྐྱུ་རྩབ་རྒྱེས་ལ་ཞེར་གུར་འོར་ཟྲེས་པ་ཡས། །དཔྱུ་རུར་དགུར་ལ་རྒྱལ་ཅོ་བྲར་
གཅིག་དང་ ༢ ཅོ་རྒྱ་ཡམ་ལག་ཞྭ་ལ་རྒྱ་མདོག་དམར། །གྲུར་རྒྱ་ཡམ་ལག་སྨྲར་ལ་ཆེ་རྒྱ་མདོག
ཕྱི་ ༢ ཅོ་རྒྱ་གསོ་དཀར་གྲུར་རྒྱ་ཚོ་ཚམ། །མཆེན་ཟགས་གཡལ་འཁེལ་མཆེར་ཟགས་
གཡོན་ནལ་འཁེལ། །གྲུར་རྒྱ་སྐྱུ་སྨན་དང་པོ་ར་མ་བུའི་སྨན་པ། །མེ་དཔལ་བཅུ་གཙིག་རྒྱ་རེ་དྲིལ་
མོལ་ཕུག །རོ་མལ་ཁུ་དཀྲུ་སྨྲིན་ཏུ་རོ་མ་བྱུར། །རྒྱ་དང་ཟ་མེ་ཡ་རོ་མ་དང་ལ་པ་གཞན། །

༄༅། །དེ་མ་ཐག་ཀུན་ཤེས་ཀ་ལ་འཇམ་དཔལ་རྒྱུ་སྐར་མ་ལྷ། །དེ་ལྟ་ཟེར་ཚོགས་འདུ་ཡི་ཡི་ཞིང་། །
གསེར་ཕྱི་ཕྱི་ལུ་ལྷུམ་པ་རྟོག་སྒྲོན་དང་། །ཕྱག་རྒྱ་ཐལ་བ་སྦྱུགས་སྒྲ་འཇུག་པ་དང་། །སྙིང་སྙིང་ལ
ཨ་ཧཱུྃ་རི་རུས་པ་རྒྱ་ཚོ་བཟར། །ཕྱི་སྐྱེ་ཀ་ཀ་རྒྱང་བསྒྲགས་ཟེར་མདང་གཏུར་ནམ། །སྤྱི་ཡིད
ཅེད་མི་འཕྲུལ་ཚོད་ལྷན་ངེ། །རྒྱུ་ནང་ཤུན་ལ་བལྟ་ལ་མི་ཊ་ཡིད་ལོ་ཡིན། ། །ཚོ་རྒྱ་ར་དྲུལ་
རྒྱ་སྒྲ་ཉི་ཤེར་པོ་དང་། ། ཕྱིར་ཕྱི་སྐྱ་ཙ་མི་ལེར་ཡོ་ཡོ་རེ། །རྒྱ་ཚོ་ཉི་ཚ་ལྷུ་ཚོ་བལ་ཤུར་ཤུམ། །
སྐལ་དཀར་ཟླ་བ་ཞུན་བུ་སྐྱིགས་ཕྱུམ་པ་དང་། །ཙན་དན་སྦྱོར་པ་རྒྱ་ཟེལ་བཙོ་ལྷ་ངེ། །ཚོ་རྒྱ་ནང་
ཕལ་གྲོལ་ཕྱིའི་ཡ་ཁམ་ཡིན། ། །ཕྱག་ཕྱེད་ཧ་ཀེ་མཐེལ་པར་ཀ་ར་རྒྱ། །རྒྱུ་ལྷན་ཕུངས་

བར་ལྷན་སྦྱར་ཟེལ་གཏོར། །རྒྱ་ནང་ཤུན་ལ་ཟ་ཧ་མདང་མར་འཇམ། །ལ་ཟས་འཇམ་ལྷན་གཏོར
མི་དགོས་སོ། ། །གཙོར་ཆེན་ཟད་ཧྲེང་ཤོ་པའི་མེ་དོང་ཙམ། །ཤོ་བཅུར་ཟད་ན་ཞིང་དབང་པོ་ཞེན།།
ཕུལ་ཙམ་ལ་རྒྱུར་ལ་མདོག་ངན་ཁ་ཕྲ་བ་འགྱུར། །སྐྱར་དང་ཕུངས་མ་འབྲུ་མར་བསྐོལ་ཚོས་ནང་། །
སེ་འབྲུ་གོ་སྣུ་གོ་སྙན་ཟེར་མདང་རྡོ་ཏི་དང་། །གཞི་མ་ད་མཆེ་རྩེ་ཟེར་ཀ་ར་སྦྱར། །ཕུལ་ཟུར་ལ་
གསོ་ཟེར་ཁ་དོར་རྒྱལ་པར་སྤྱར། །ལྷ་མའི་མཁན་རྒྱ་སྐྱེར་བ་དཔྱིད་དུ་སྨྱུས། ། །ཕྲ་གཅུར་རབ་ཕུར་
པའི་སྦྱོད་རྐྱར་ནང་གྱི་རྣ་བས། །མདུན་རྒྱབ་གཞེར་ཞིང་ཕྲུར་མི་བདེ་བ་ལ། །མ་ནུ་རུ་ར་ཤུལ་ནག་
རྡོ་ཏི་དང་། །ཨ་དཀར་གོ་ཐེལ་ཨ་ཤུག་གཞེར་འཇམ་མལ་སེར། །བ་ཁ་ཀ་དང་སྦྱུ་རུ་བསྐོལ་པ་སྦྱར

ལོ་བཅིག།

༡༡། །འཕྲིན་ནི༔ ༔ དེ་ཡིས་མ་ལུས་ལ་ཡེ་མེད་ཉམས་སྤྱོད་ཡིན། ༔ །སྐྱེ་གས་ཕྱི་རྒྱལ་
རྒྱ་གར་དེ་རྒྱ་འཕྲེལ། །ཕྱུག་གསུམ་བུམ་ལ་ཉ་ཡི་རྐ་དུས་མེད། །འབྲེགས་པ་འི་དུ་བ་ལོ་དུ་...
འཐེམ་སྟེལ། །མ་སྣུབ་ནས་འབྲི་ཤོག་རུ་ཧ་འི་ཐར། །འཁྱོལ་འཁྱུད་དེས་པར་ལག་ནི་སྤྱོད་གྱི་
ཡིན༔ ༔ ༔ དཔུག་ལ་མི་འདེབ་ལུད་པས་སྣང་འགགས་པར། །གུ་གུ་ལ་དཀར་ནག་སྣང་
སྤྱེལ་གྲ་སྣང་དང་། །མིར་ཚོ་རྣམ་འབྲུམ་སྟོ་ལོ་ཀྱིར་མང་དང་། །ཏུ་གར་སྣ་རྒུ་རུ་ཀྱ་འདུ་གཅིག་
གིས༔ ༔ དཔུག་ལ་མི་འདེབ་འདི་ནས་པ་ལ་དེས་པར་གྲོལ། །རྣམ་འབྲུམ་འདུས་པ་མ་ནུ་བཞི་
ཐར་གོལ། །ཕྱུ་ལ་ནི་དེས་ཀྱང་ནད་འདི་ལག་པ་སྤྱོད། ༔ །སྣང་ཐབས་ནད་ཀྱི་ཧུ་ལ་...

གྲུལ་ཉི་ཟོ་ལལ། །ཁྲིན་འཁྲུག་ལ་ལྷག་པ་མཁྲིས་པས་ལྷང་ཞེར་རྒྱུག། སྨན་ནི་ཀུ་ཀོ་ལ་དུ་
ཚ་སྨ་བཙལ། །ཤུ་ལོ་ཏོག་མ་ཀུ་ སྨན་ཆེན་ཞ་དུ་སྦྱར། །ཤོ་མོ་མི་ཡི་དྲི་ཀུར་ཞག་གཅིག་སྦྱར།།
དེ་ལ་བུ་སྣ་ནུ་ཙམ་འདུན་དགུ་ནས་སྦྱིབས་སྦྱར། །དེ་ཡིས་མ་སྣུབ་འདག་གིས་མ་མཐོར་ཁར།།
ཐུ་སྤུར་ལོད་ཨ་གཏར་བ་དེས་པར་དགོས། ༔ །གསོ་དཀར་ཏུ་ཟླས་ནད་ལ་སྦྱོར་ཀུ་དང་། །
སྨན་པ་ཆེན་པོར་སྦྱར་ཚལ་འདི་ལོ་མེད། །ནད་ཀྱིས་མནར་པ་དག་ལ་ཕན་ཐྲེངས། །སྨན་ལྷུག་
ཆེན་མོར་འདུག་སྣ་ལ་ཡོད་དམ་སྨམ། ༔ དེ་མ་ལ་ནད་རིགས་ལུན་ཕལ་འབྲས་ཕྱིད་འགོད་
དང་༔ ༔ དོ་ཧེ་ནི་མནར་ཟེར་སྣ་མ་དགེ་འདུན་ལྷུགས་ལ། །ལོག་སྦྱོང་ཐལ་འདི་བཟླ་མི་ཟིལ་

ཉེར་བཞི།

༡༡། །ཡུལ་འཁྱུར། །རི་མོ་ལ་འབྱུང་ལ་ཐབ་ལ་ལ་རྫོང་ལ་ལྷུན་གྱི་སྒྲོན་མ་ཏེ། །ལྷ་ཆོས་སྤྱོད་
པའི་གཡང་ཆེན་གཡང་རྒྱུད་ད། །ཨ་ཙུ་ཀི་ར་ཀུན་སྤྱ་ཞི་གུ་གུ་ལ་ཕན། །སྔོན་པ་ཆེན་གྱི་སྤྱན་
ཆོ་ལྷ་ཨེ་དང་། །རྗེ་འོད་ཟེར་པ་རང་ནང་ཟླ་རྒྱལ་བ། །འདུ་ཡང་ཆེན་པོ་འི་བྲིམ་ལ་རྣམ་གསལ་བ་ཀྱི། །
མགོ་རྒྱལ་བ་ལ་ལ་རྒྱུར་ལྷུམ་ནག་ལྷ་བུ་ནམ་ལ། །ཞི་བ་བདག་ལ་དེ་ལ་ཕུར་རིལ་པ་གླིམ་ཏུ་
སྙམ་ཟ ཟ་ཀ་ཙུ་དར་དམར་གར་ཟུར་གིལ་འཁྱུམ་སྟེ། །མགུ་ལ་དུ་བདག་ལ་ལམ་ལུས་ལ་ལ་
འཆར་ཡང་ཟུར། །འགོ་ནང་ཡིད་པར་འགྲིམ་སྦྱར་ཕྱུག་འཕྲུག། །སྐྱེ་མ་མཆིམས་ལ་ལ་ཡར་
ཕྱུག་ལ་ན་རིམ་པར་ཕྱུག །རྫོང་ཀྱིལ་འབྱུང་ཕྱུག་མཐར་འབག་འདི་འདུ་དགོན། ༔ །རི་མ་པ་

ནས་[illegible]ལ་ཚོ་བ་རྒྱལ་ཚོད་དང་མཆུ་ལ་ཕྱིར། །གདོན་ཕྲིན་རྒྱུ་ཅན་ཅུང་ཟང་མི་མཐུན་ཀྱང་། །སྐྱོན་
བཅོད་རྒྱལ་བྱུང་ཟལ་སྦྱོར་དེ་དང་འདྲ། །ཕྱག་གི་སྨིན་ལྡང་མེད་པར་ཚོ་བ་རྒྱས། །ཚོ་བར་གཉན་ཡོད་
རེལ་མེད་ཅེལ་གསུང་གྱུར། །རྒྱལ་བྱུང་བ་ལ་སྨིན་ལོག་ལྷུན་བཟལ་གར། །རིག་པ་ལ་དཔག་པར་
ཟབ་དགོལ་ལ་ཚོ་ལྷུར་བཅོལ། ༔ །རྐལ་པ་གསོ་བར་བཙུད་གིམ་སྦྱོར་པ་ཏེ། །ཙོར་ཞིར་མཚེ་ཉེ་
ཀྲིར་དབར་ལག་དང་། །ལྷུ་པ་རྡོ་རྗེ་མཁའ་ལ་ཨ་གོ་ཡུ་དང་། །ཤུར་མ་ཀར་ལྷུང་ཨོ་འབྲུ་མར་
ཕྱུར ཟ ཟ་ཉེན་རེར་ཕྱུན་གཅིག་ལུག་ཏེར་བསྐྱེལ་འབྱུང་ན། །ལུས་སྟོབས་རྒྱལ་ཀྲིར་བཅིན་
མདོག་བཟང་པོར་གྱུར། ༔ འབུམ་ནང་འགོ་བར་སྨྲི་དེལ་འཕྲུལ་བུ་གསུམ། །ཉིག་ཏ་བསྐ་

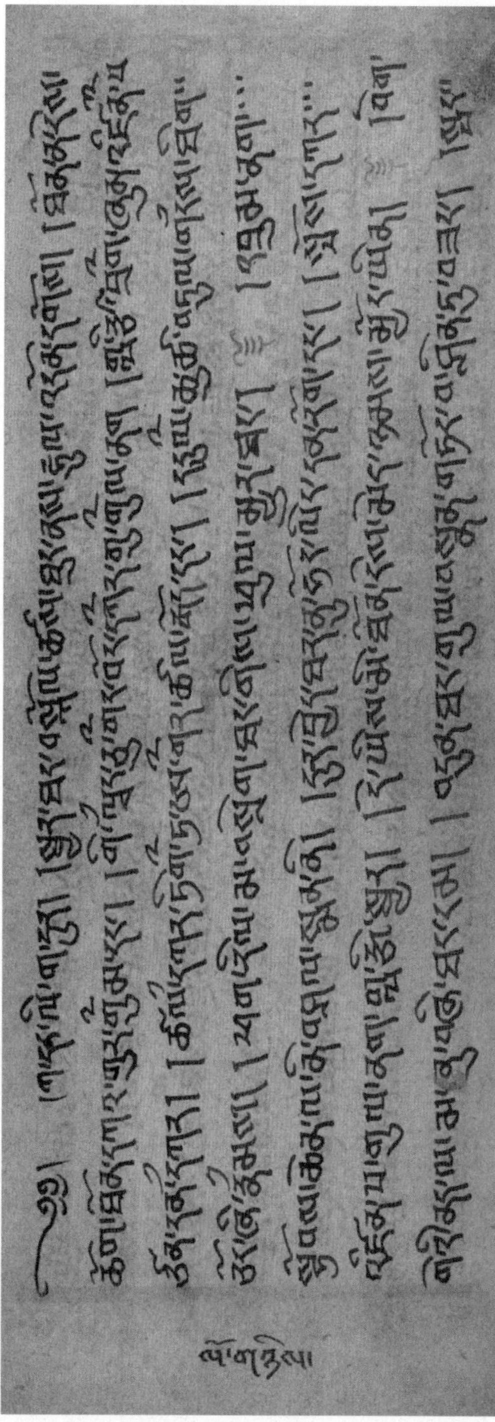

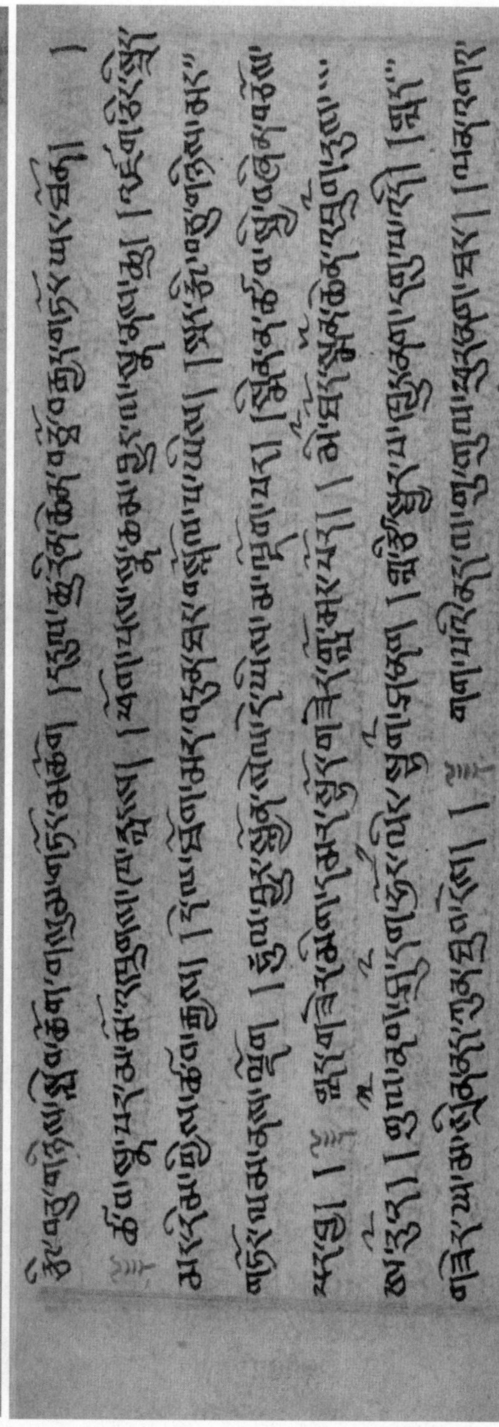

ཀོ་གསུམ།

༄༅། །བདུད་རྩི་ཕྱུར་ལྷུའི་རྒྱུད་ཏུ། །ཏིང་ལེར་འདུ་ཅི་ཡོ་མ་ལི་ཏྲི་གསུམ། །ཆམ་ཅམ་
འབྱུང་པ་ཏིང་ལེར་འཁྱིལ་ཐང་གེལ། །སྤུལ་ཀུ་གཞུང་ལལ་གྲོལ་བ་ཆོམ་མེད།། ༈ །མེར་པ་སྐྱིལ་
གཞག་ཅི་བ་མཚུར་ཤ་པན། །སྐུམ་གྱེལ་མ་སྤུབ་ཁ་ལ་རྒྱུལ་འདེབས་གཏོར།། ༈ གཉེར་སྤུར་ནང་ལ་གནང་
གཉེར་ལ་ལ་ནི། །ཁབ་གཏེར་མ་ཐག་མི་ཐུམ་འདབ་གཉེར་འཆམ། །ཁེར་སྐུམ་ཁ་ལ་རྒྱུམ་འདེབས་
མ་ཏུ་བཞེའི། །ཐང་གེལ་མར་གཏོར་རེལ་པར་གསོལ། ༈ །ཁ་ཟལ་ཇ་མར་ཀྲུ་མདར་ཞེན་ཏུ་འཛམ།།
༈ གཉམ་སྐྱུར་ནང་ལ་གཏན་ཤག་ཐག་ཞུམ་དང་། །ཀུ་ཙོ་ཡི་ཁེར་ཧྲི་ཏང་མ་ཏུ་ཚོ། །ཙུཏ་སྐུ་ཙུ་སྐུམ་ཆེམ་
ཨཔ་ཙུ་སྐུར། །སྐུམ་འདེལ་ཡོ་སྔར་[illegible] ལས་གྲོལ་བར་གྱུར།། ༈ །རྒྱུ་གཉེར་ནང་ལ་ཐག་ཕྱུར་འཚུ་གསུམ་ནི།།
ཕྱིར

འཁྲུལ་དཀར་བསྐོལ་ཁྲུལ་ཟུལ་ནུ་ཚོ་བ་མཚེར། །མ་སྤུབ་འཕྲུ་ཁྲག་འཐོལ་པ་སྐམ་ཕྱིར་འབྱུང་། ༈ །མི་
དཔལ་ཕྱུར་བར་ཐག་ཞུན་གི་གྱི་ལ། །ཞེ་བཏགས་སྐོལ་རྒྱུར་སྤུར་བ་སྦྱུག་ཡོར་འབྱུར། །ཁེར་ནལ་ཕྱུར་ལྷ་
ཚོད་ལྷུམ་མར་གཏོར་སྤུབ། །གཡེར་རེལ་འཛར་པོ་རྗེར་ན་ཟན་ཀེར་ནང་། །ནམ་འཕྱུར་དེ་ཡར་ཤེན་ཏུ་ཡན་སྦྱུར་
གསུབ་ཉི། ༈ མེན་ཕུ་རྒྱུ་མི་ལྷུར་ཁྲག་འཁྲུག་པ་པལ་བྱུར། །ཆགས་སྐྱུར་དག་པའི་དབལ་ཡེའི་རྒྱུ་ལེར་ཉེ།།
མེན་ཕུར་རི་ལ་པ་འདེ་མི་ལྷུར་མདར་ཡིན། །སྐམ་ལ་སྐམ་ཆེམ་ཨཔ་ཙུ་མུ་ཟེ་དཔུག་བཞི། །ཀླུར་སྐམ་སྤྱིར་
ཙུ་འབྱུམ་གཏོར་རེལ་པར་སྤུབ། ༈ །ཟུ་ཡོག་ནང་ལ་ཕྱུར་ལྷ་ཚོད་ལྷན་ནི། །གུ་གུལ་ཧྲི་རྒྱུར་དཀྲུག་ལ་པ་
འོར་གར་ཟུལ། །ཟ་འགྱུར་གར་ཡུངས་སྤུལ་ཚེ་ཕུག་ཁྲག་འབྱུང་། །མ་སྤུབ་བསྐལ་གཏོར་ཟུ་རྣམས་པ་

ཞེ་བཞི

༄༅། །ཀིར་ཏིའི་བཅིང་། ༈ །ཕྱོགས་པ་འགྱུར་བར་གོ་སྐྱེ་ཟླ་གཞན་དང་། །འཇིགས་པ་དབང་ཕྱུར་
ཕྱུར་ཀླུམས་ཁྱིམ་བཏང་སྨན། །ལྷུར་ལྡེ་གུག་བསྐུམ་མ་ཤ་གཉིད་ངེས་པར་སྤྱོད། །ཁ་ཟས་ཉིམ་བཅུད་མེད་
ཟས་ལུ་ཟེལ། ། ༈ གཉམ་འབྲས་ནད་ནི་ས་བདག་ཀླུ་གཉམ་དང་། །མཚན་མའི་མནོལ་གྲིབ་ལས་
ཆགས་ཉམས་ཡས་འཁྱུར། །ཤུལ་མཁ་ལྡེར་ངོས་བ་ལྷ་མུ་ཟེ་མཆིལ། །དེ་ཀྱང་སྦྱུར་ཕྱུག་འཁྱུར་ན་
ཡིན་འབྱུལ་མེད། །ངོར་སྨན་ཕྱུར་ལྡའི་སྦྱོར་དུ་འཚལ་ཆུ་དང་། །མུ་ཟེ་མཆིལ་དཀར་བསྐུམ་གཉིད་ཕྱུག་
སྨན་ནི། །ཐུས་དཀར་རྗེམ་མཁྲིས་ཟས་ཐིག་པ་ལྷ་དང་། །ལྷ་ཡི་ཤུག་ཏིག་ལྡོང་རོས་སྦྱར་པ་ཡིས།
ཡག་ཅིལ་སྨར་ཀྱི་ ་ ་སྦྱིལ་མར་སྦྱར་པ་བཏུག །མི་ཐུལ་ཅ་ཀའི་ལྕགས་ཕྱུག་ཀ་དང་། །གྲི་ཐུས་

ཙེར་ཞི་སྦར་བུ་རྡོ་ཛ་རྣམས་ལ། །ཡོད་ཅོད་བསྐུམ་པ་བདུར་ཚི་ལྡའི་རླུམ་པ་བརླུམ། །མ་གསོ་སྦུ་ལུ་ཡིར་བསྐྱེན་
པན་སྦྱོར་རོ། ། ༈ འཇོམ་སྤུ་ལྷག་དབྱེའི་ནད་ལ་ཕྱུར་ལྡའི་སྦྱོར། །ལག་སྣུན་སྤྲུ་སྐྱོག་ལ་གུ་ལ་ཤུག་
རྡོ་ཏི་བསྐུམ། །དེ་ཡིས་སྦུབ་པོ་མ་སྦུབ་བཀྲལ་གྱི་སྤྱུར། ༈ །རྒྱུ་ནད་མིག་ལེར་ནག་པོ་གསུ་
འབྲེལ་ཀྱང་། །སྦུབ་ལ་ཆེམ་གཉན་ཚོད་གར་བབས་དོས་སྨེར་འཇུར། །མཁྲིས་ཚོད་ཡིན་པར་ཀླ་
ལྷགས་ལེར་པོར་ལོར། །རྒྱུ་མདོག་མར་ནག་འདྲ་ལ་འབྲུ་སྐྱུག་ལ་གཟེར། །ཕྲེ་སྨན་རྗམ་
མཁྲིས་ཟག་ཐུན་ཡག་རིལ་དང་། །ཞོར་དཀར་མི་ཐོད་རྗེ་ལིར་ཡུར་ར་ལེར། །ཅིག་ཏ་བཀྲ་
འཇོན་པ་གུ་གུལ་དང་། །ཙབ་ཙུ་ལེ་འབྲུ་སྨུམ་ཆེམ་ཏུ་གར་དང་། །གུར་གུམ་ཨར་ནག་གི་ཕྱུར་སྦྱི་ཚེ

ཤོ་ལྷ།

༄༅། །ལེགས་ཀྱི་ ཕག་རིལ་གཙོར་སྨྲ་བ་ཆུ་མཚམས་བཅུ་དགུ་པའོ། །ནག་པོ་གསུམ་འཁྲིལ་
མིག་སེར་འཕྲུག་མཁྲིས་ནད། །ཀུམ་པ་དེ་རྒྱུ་རྒྱུ་ལོག་ཕྱིད་པ་པས་འབྱེད། ། ཟེ གཉན་ནད་
ལ་མེད་ཟེར་བ་མཁལ་ཚ་གཟེར། །སྐྱེ་དུ་སྐྲངས་ལ་འབུར་དེ་ལ་སྲུང་ལྡེའི་སྦྱོར། །སྒུལ་ནག་
འབྲུན་བཏོར་མ་ཐུབ་བསྐལ་གྱིས་སྤྱད། ཟེ །དབྱེ་མ་ཡོ་ཉག་གཅིག་སྐྱེ་སྐྱོན་མཛད་ལོག་ལ་ལ།།
སྨོ་ར་དད་བའི་སྐྲང་ལ་བྲུང་ཟུག་གཟེར་ཆེ། །སྤྱང་སྤྱེ་ཤུལ་འབྱུན་མར་གཏོར་ཁོལ་བར་གཏོ། ཟེ །
ན་ཚ་ལུག་ལ་འདི་བལ་ཟེར་བ་ཐུ་ཕུག་གཟེར། །སྒུག་སྨན་རྒྱ་ཚ་ཟབ་ཞུན་ཆེར་ལེར་དུ། །སྐྲག་ཤ
དེ་རྒྱར་སྦྱར་ཐུག་ཀོར་སྨན་ནི། །སྤྱང་ལྡེ་ཕྱ་རྩེ་བཅུ་གཉིས་སྤྱེལ་བར་གཏོར། ཟེ །གཉན་རིམས་

དམ་ཟུ་འབྲུམ་མར་སྦྱར་བཏགས་དེ་ཀྱི། །གར་དུ་གཟེར་བ་འབྲུམ་སྐྱེར་མེ་ལུམ་རྒྱག །ཆུ་སེར་མར་
འཛག་གཟེར་སེལ་ཁོར་སྨན་ནི། །ཨར་ནག་བོར་ནག་ཐུར་གར་ཇོ་ཏི་དང་། །ཡི་ཀྲི་གོ་སྙོད་ལུ་གུ་ལ་
སྦྱར་ཆང་ཞུ་ལ། ཟེ །གཉན་ནད་རྒྱུན་པོ་བསྐྱུ་ཀུན་ཁྲུ་བ་ཡར། །དམར་ཐིག་ཡུང་འབྲུ་འཚོར་བཞིན་
བཞི་ལ་བཙོལ་རྒྱ་ལ། །ཁོར་མེད་འཆི་མར་དེ་ལ་ཅེར་འདུན་པར། །བསྐོལ་ཚོལ་ཡར་ཡར་འཁྱུད
ལ་རྟུལ་བྱུང་བཟར། །ལྷ་ནུ་ལ་ཕྱུར་ལྡེ་སྦྱར་དུ་ཤུལ་ལག་དང་། །སྤྱུ་ཧྲ་བསྐྱུན་གཏོར་མ་ཐུབ་མི་
ཕྱིར་དོ། །ཁུལ་རྒྱ་བཅོ་བརྒྱད་བཀར་ནས་རིལ་པར་གཏོ། ཟེ །གཉན་ནད་མི་ལྡར་ཐབ་མའི་ནད་
རིམས་ལ། །རྒྱ་ཁོར་གཅིག་བཟུར་ལུ་ཕུའི་སྦྱོར་བ་བསྐྱུན། །གཞུང་ཆེན་རྣམས་ལ་ལུ་བུ་ཕྱུར་མཁས་

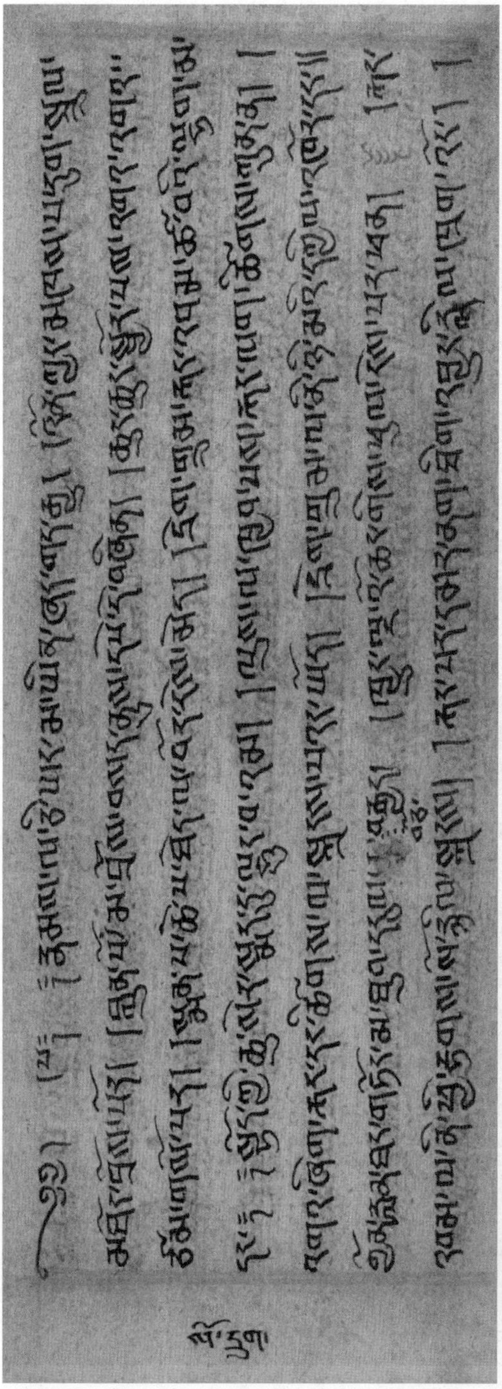

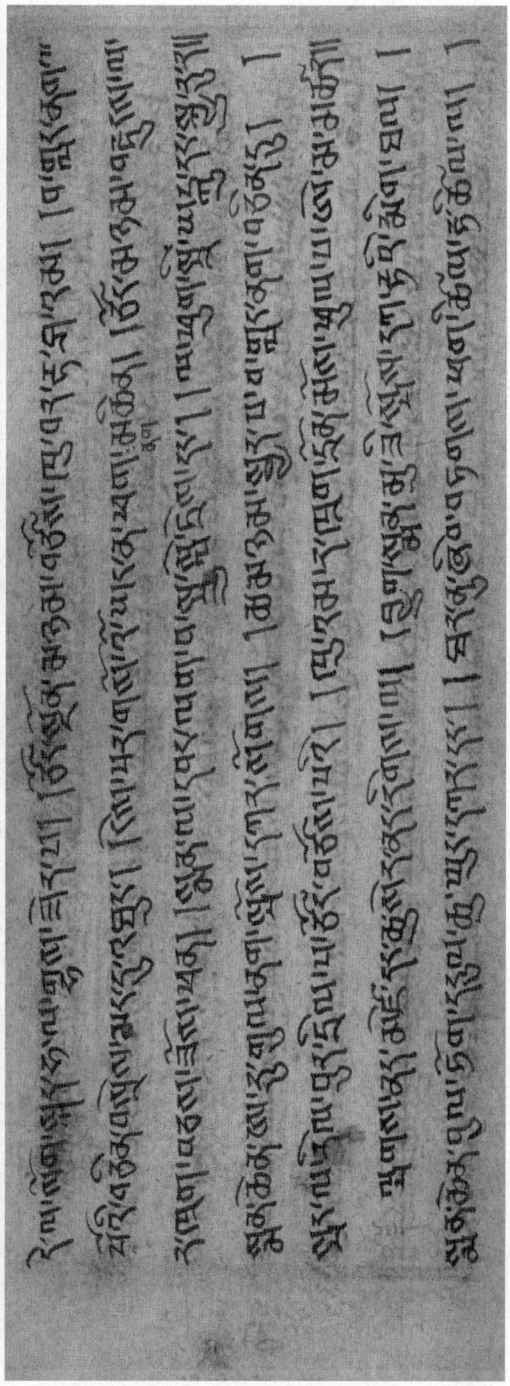

༡༢། །ཕྱུར་རླུག་ཁོར་ནག་གཉན་འཁྱལ་གཏེར་ཉ་ཁན། །ཨེ་ཡི་ལ་མ་ལེ་ལ་སྨུ་ཙེ་ཙུལ་ཙུ་དུ།།
ཕྱོར་རོག་རྣ་མོར་རོལ་ཐལ་ཉིན་གཅིག་ལ། །འདྲམ་འཐགས་ལ་རྒྱལ་སྲིད་དག་སྤྱོན་ལ་དྲིལ་ནས། །མེར་
འཁྱིག་ཏུ་ལ་མ་སྐོར་ཏུ་བཏས་འདུག །ཡན་གསུམ་འཛུམ་པལ་རོམ་པར་བསྐུལ་གྱིར་གླུབ། །ཙ་དཀར་
སྦར་རླུག་སྔོ་ནག་གྱེམ་ཏུ་རླུག །ནར་ཙ་དོན་སྤྱད་སྤྲེ་ཙུ་ཡན་ལག་སྐྱེམ། །འཆལ་ཐབས་ལུག་རོལ་
ཀར་ཏུ་འཚོལ་པ་ལ། །སླུ་ཏྲེ་སྲོལ་དཀར་ཝུལ་ཏེལ་འཆའ་དཀྲུག་ཅེར། །ཧ་ལྷགས་ལ་ལྟོས་པར་ཁྱབ་
ཐུག་ལུ་ལུ་དཀྲིལ། །ལོར་སྨན་དཙུ་ཀུ་མུ་ཟེར་འཐུལ་པ་དང་། །ཨོ་སྤྱི་མདོག་ལྡན་ལུག་རོར་འཚོལ་པ་
ཏྲ་ཧྲ ། ཤེ་ཏུ་དམར་པོ་གར་ཀུར་ཀུར་ཉིན་འཇོལ། །གཡུ་ཀྲེར་མེ་མུར་ཀུར་འཁྱིག་ཁ་གཏེར་དང་། །ཙུ་ཏ

ལོ་འདྲུམ

མི་ནུ་གུལ་ནག་སྒྲིམ་དཀར་པོ། །ཅེར་ཞེ་འོ་མར་སྤྱང་པ་མེར་དམར་འཁྱིག །འལོ་ཙུ་ཀུང་འཁྱིག་ཨོ་ཙུ་
སྨན་ཅེམ་དང་། །ཛོ་ཏི་ལུ་གླུལ་སྐྱེར་ཆོ་གུར་གུམ་ལོག་ལ། །ཕྱུར་པ་འདམ་ཐག་ཉིན་གཅིག་བྱ་ལ་པ་
འདི་ནི ། དམག་དཔོན་བཅུ་བརྒྱད་ཙ་ཚང་དུར་འབྱིན་མཆོག །དེ་ཡི་ལ་མ་ཐུབ་མི་སྲིད་མཉེན་ཏེར། །
མི་ནད་འདོད་ཆགས་ལ་འཁྱིལ་པལ་ཉིན་ཆོམ་དུ། །འདོད་པ་སྤྱོད་པའི་དཀར་དམར་ཐིག་ལེ…
གཉིས་ཡ་ཧྲ ། མར་ལ་ཁར་ཆེར་ཤལ་གལ་མོ་ནད་མཐར་དག་བྱུར། །དེ་ལ་ཕྱི་རི་སྨན་སྤྲེ་ཙ་ཟུག་ཧེག་
ཏྲ་ཧྲ ། ཀུ་ཆ་སྔེར་ཆོ་ཟེ་ཀྲྀ་སྦྱུར་ཤུ་དང་། །ཙུ་ཏ་ལུམ་ཙ་ཨ་ཙུ་སྐྱུ་ཙུ་ར། །ལེ་འབྲུ་ལུ་གླུ་གུད་གུམ
སྦྱུར་པ་འདི། །མི་ནད་ཀུན་འཆམ་མཛད་སྨན་བཅུ་གསུམ་ཞེས། །ཁྲིག་སྨན་ཁ་འདི་གྲིམ་ཐབ…

ལོ་འབྱུང་

༄༅། །བྱང་ཁྲ་འབྱུང་། །ལག་ཏུ་ལེན་པར་ཡིད་བཞིན་ནོར་དང་རྒྱུ་ལས། །ཟླ་མཚན་
རཀག་པར་ལྷུར་ནག་བུལ་ཏིག་ཀྱི། །འཚོལ་བ་རབ་དུ་ནི་རེས་པར་བབ་པ་ཡི། །ཟླ་མཚན་
འཁྲིལ་པར་ཁ་ཆེ་དོམ་མཁྲིས་དང་། །ལྷུ་རུ་སྦུར་པ་རྒྱ་གྲར་གེས་ཕྱུལ་ན། །དཀར་པོ་རབབ་པ་
འཁྲིལ་པ་རེལ་པར་གཅོད། །སྤྲི་ལ་ཞིམ་སྐྱེར་དུག་པ་ཀུན་ལ་ཕན། །མོ་ནད་ཀུན་ལ་
འདུད་ཏེ་ལྷ་ཁྱུམ་ལ་བཟར། །ཕྱུར་དུག་ལ་ལོག་ལ་དུག་ལ་ལྷག་དེ་མར། །ཨ་རུ་ཏཱུ་
པོ་རི་རབ་ཀླུ་རྗེ་ལོག་ལ། །ཕྱུར་པ་བསྐོལ་བ་གྲར་གྲུང་མཇེན་ཏུ་ཕན། །དེ་ཡི་ལ་མ་ཐུབ་བརྒྱག་
སྨན་ལན་གཅིས་གཏོར། །རྫིག་ལུ་རོ་མར་བསྐོལ་སྨན་ལན་མར་གཏོར། །སྨུག་དུག་ལས་

གཞན་གསོ་བར་ཐེ་ལེམ་མེད། །ཧི་སྨྲིན་དུག་ལ་ཤ་ཡོད་ཀྱི་སྤུར་རྩེན། །འབྲུར་འབྲུམ་
མར་བྱེད་ལེར་སྨན་ཀླུ་རྗེ་དང་། །ཨ་རུ་གུར་ཡོན་ནག་སྤྲེ་མེར་ཀ་ཕར་བུ། །ཤ་ཆེ་ལྷུག་གཡུང་དང་དམུ་
སྐྱིག་དང་། །བྱང་ཁྲ་གཟི་མཱ་གོ་ཧྲི་ལི་ལེགས་སྦྱར་པ། །གང་རེས་ཕྱུལ་གཏོར་སྨུག་མོ་བཙུ་
གཅིག་མཆོག །འཇལ་སྨན་བརྟེན་དགོས་སྤྲི་སྨྲ་ཧྲི་གཏམ་མེ་ལེར་འདེམས། །ཡར་ནུ་གོར་
མོ་རི་ཀླ་ཡོད་སྦྱོར་དུ་འབྱུང་། །སེ་དུག་ནར་ནི་ལོ་སྨར་ཐེམ་པུ་ཟེར། །ཨོར་སྦྱར་ཐེག་ལེ་ཨ་
རྒྱ་སྦྱུར་པས་འགོ །དེ་ལ་ཧྲུག་སྨན་ཅེར་ཕུར་ཏུར་ཕུར་དང་། །ག་དུར་རྡོ་རྗེ་མཆོལ་རྣམས་སྦྱར་
སྐམ་འདེབས། །ཤེར་སྨན་ཅེར་ཕུར་ཞེ་དེ་ཡོ་པ་རི། །གསུམ་པོ་ཞིབ་བཏགས་ལ་སྦྱར་རྐྱེ་རིལ་བུ་ཏྲིག།

ཞེ་དགུ

༄༅། །རྡོ་སྐྱོར་དུག་ཀྱུ་འཕྲུལ་ཀུལ་ཁུལ་མ་ཐག །གཉེན་པ་ཐེར་གཅིག་རགྱོ་ལ་དལ་ཕྱུར་རྡུག།
བཀྲལ་དང་སྐྱུག་ལ་པ་རྩེ་མེད་བཞག་ཐེ་གཅིག །རིགས་མང་ཐོག་ཐ་མར་དབ་ཏུ་འཇོམ། །རིམ་པར
སོ་སྦྱོར་ཀུན་ལ་མ་ལྟོས་སྤྱད། ། སྐྱར་སྨན་ཐུར་པའི་ཐབ་ལ་ཐེར་མངར་དང་། །ཡ་རུ་ནག་ཆུར
སྦྲ་ཤོ་དབར་ལག་དང་། །བར་བྲ་དཀར་པོ་ཤུར་ཀུན་མེ་ཏོག་དང་། །ལི་ཤི་ཤེ་མངར་མར་ལ་བརྡུང་བ།
དང་ཉེ ཉེ བ་ཤ་ཀ་དང་བལ་བུར་བཟས་པ་རྣམས། །སྨྱུར་པའི་ཤར་ཤར་བཅུ་པ་ཉལ་ཁུལ་ཁུལ། །
སྐར་སྨན་བཏབ་པར་འགྱུར་པའི་དོ་མཆོད་ལུགས། ། ནད་རིགས་མང་ཡང་ཤེས་ཆེད་ཙུར་པའི་སྤྱིར།།
སྦྱོར་རྒྱལ་མང་ཡང་སྦྱོར་ཚོད་ཆུར་བ་ལ། །ལག་ཏུ་བླང་བདེར་བཀོད་པ་འདི་འདྲ་ནི། །ཀླུ་ཡིད་ནད་...

གཏོགས་ལ་ལུ་ཞིག་མཁོ་རམ་སྨམ། ། ཐར་གི་ལྷེ་ཚོན་ཏུང་ཟད་འབྱུན་པ་ལ། །ཨོཾ་རུ་འདུ་སྤྱུ་རུ
གསུམ་ཐར་གིས། །ཚོད་པ་གལ་ཏེ་རྒྱེར་འཕེལ་ཞེར་སྨིན་པར་བྱེད།། །མོ་ནུ་གནུ་ག་དེ་ལྷེ་ཏེལ
དང་ཉེ ཉེ ལྷ་སྨུ་ཏེ་ཐར་གཏེ་ཚོ་སྨིན་ཟུག་གཉེར་འཇོམས། །སྒྲེང་གི་ཀུ་ཁྲག་འབབ་དང་བར་ལུར་ཤེལ། །
ལྷུགས་སྤྱི་སྒྲེར་པའི་བར་སྨན་འབྲལ་གསུམ་ཐར། །མིག་ནད་ལ་ཕན་ཚོ་ཀྱུ་ཤར་བར་བྱེད། །
སྦྲ་ཤོ་ཤིར་མངར་སྐྱ་སྐྱེ་གས་གཏུར་ཐར། །སྣེ་ཚོད་ཤེལ་ཞེར་ལུད་པ་ལུ་པར་ཕན། ། །འབྲས
བུ་གསུམ་དང་དམར་གསུམ་སྦྲ་ཤོ་ཐར། །ཚ་མཛམ་སྤྲིན་ནད་ཀུན་ལ་ཕན་སྦྱོར་གྲུབ། ། །ཏིག་ཏུ
བེར་དཀར་གཏུར་བ་ལོ་ཀ་རི། །ཐར་གིས་ཀྲུ་ཡིར་སྒྲུར་ཚོད་མ་ལུས་ཤེལ། ། །མ་ནུ་བཞི་དང་འབྲས།

ཞི་ཚེ

༄༅། ༡༢། །གཞུམ་ནོར་བུ་འདུན། །ཚོད་གཡར་ལྡོག་དང་ཚོ་བ་སྨེམ་སྣུད་ཞལོད། །འབྲལ་དཀར་
ཕྱུགྨ་ལ་རྒེའི་མེའང་ཕྱུར་པའི་ཐར། །སྒུ་གལ་པ་གཅིད་པར་ལྷུལ་ལྷུག་སྨན་མེད། །ཨ་ཙུ་ཀྲུམ་དལ་
བོར་དཀར་ཚོ་ལའི་ཐར། །ཕྱུར་དུག་ཀ་དུག་ཞེལ་བུལ་རོ་མཆར་ལུགས། །ཚོལ་འཚིད་ཞུ་མཁན་
ཨ་ཙུ་སྐྱེར་སྐུམ་ནམས། །ཚ་མཙམ་ཐང་གེལ་མཁལ་ཚོད་མཆོམ་ནང་ཞེལ། །ལུར་གུམ་དེམ་
མཁྲིལ་རྒྱ་ཚོལ་རྗེད་ལའི་ཐར། །ཁྲག་གེལ་སྐུགལ་པ་སྦྱུ་ཁྲག་གཅིད་པར་བྱེད། །ཁ་རུ་ཚོ་
དང་རྒྱ་ཚོ་ཡུང་པའི་ཐར། །རྒྱུ་གག་རྒྱུ་ཞིན་སྦུར་ཡམ་སྦྱོར་གཞུ་ཡིན། །གཉེ་མ་ལྕུམ་ཡ།
ཕྱིག་ཞྲིན་རྒྱ་ཚའི་ཐར། །དེ་རྒྱུ་ལྷག་པ་ཞེལ་བ་རེ་ཡར་ཡམ། །ཨ་རུ་ཀྲུམ་ཛ་ཕུལ་

ཏོག་སྦལ་པའི་ཐར། །དི་མ་སྐམ་པ་ནུམ་ཞེང་དྲིག་གཞེལ། །རྗེང་ལེར་སྦུ་རུ་ཏིག་ཏ་བཀྲའི་ཐར།།
ཁྲག་འཁྲུགས་འཚམ་ཞེང་མཁྲིལ་ཚད་མིག་ནད་ཞེལ། །འབྲལ་བུ་གཞུམ་དང་ཏིག་ཏ་ལེང་
ལྡེང་གུལ། །ཐང་གེལ་རྒྱུ་ལེར་གཞུམ་པོ་ལྷུང་ཚད་ཞེལ། །ཤུལ་ནག་ཕུར་ནག་སྤྱོས་དཀར་གཞུ་
ཐང་གེག། །གཅན་ནད་ཀུན་འཇོམས་ལ་འབར་བུར་ནད་ལ་ཡམ། །ཕུང་བ་སྐྱེར་ཞུམ་སྦུ་རུ་གཉེ་
མའི་ཐར། །གཅིན་སྐྱེའི་ནད་ལ་རྨེན་དུ་ཡམ་སྦྱོར་གཞུ། །མཁལ་མཱ་ཞོ་ཡུ་ཀེ་ཀེལ་མརྡཱི་
མོ་རྗེང་། །ཤཱ་ལ་ཙུན་ཏ་ཕྱུགྨ་ལེ་སྨྲ་དམེ་ཐར། །མཁལ་གཞང་ཞེལ་ཞེད་མིག་ནད་ལ་ཡམ་མར།།
རྗེང་ལེར་ཚེག་ཐང་གྲེ་ནད་ཞེལ་བར་བུལ། །ཨ་རུ་རི་ཚེག་ཐང་དུག་ནད་ཞེལ་བར་བྱེད། །སྦྲུ་རུ

༄༅། །ཚིག་ཐར་མོ་ནད་དཀར་འབབ་ལ་ཞེལ། ། །ཡིད་བཞིན་གཅིག་ཐར་སྒྲུམ་འཚལ་ཀྵ་མ།
ཐིམ་རྣ། ། །རབ་སྔོན་གཅིག་ཐང་འདྲ་འཆོལ་དྲོ་ཚ་བྱེད། ། །ག་བུར་ཅིག་ཐང་གཉེར།
ནད་ཀུན་ལ་ཕན། །ལྕུག་ཚ་གཅིག་ཐང་སྣ་ཁྲག་ཚེར་པར་བྱེད། ། །རྒྱ་ཚའི་ཅིག་ཐང་རྒྱ་སྒྲོག་རིལ་
པར་ཞེལ། ། །བྲག་ཞུན་ཅིག་ཐང་འདི་འདྲ་རྒྱུ་རྒྱ་གར་ཞེལ། ། །རྒྱུ་འབྲུམ་ཅིག་ཐང་བད་
ཀླུ་ལུ་བ་འཇོམས་པ། ། །སྟག་རུ་ཅིག་ཐང་ཚ་རྒྱལ་བ་རྒྱུ་སྐྱུར། །ལུག་ཀྲོ་ལ་བསྲོལ་ཀུས་དྲེ་མ་
གག་པ་ཞེལ། ། །སྤོས་སྔོན་གཅིག་ཐང་སྣུར་ཐབ་ལ་ནད་སྨན། ། །ཐར་ཆེན་ཁ་ཆེ་ཨ་རུ་
བ་རུ་སྐྱུ་རུ་མ་ནུ་རུ་ཏ་ཏིག་ཏ་ཏ་ར་ལི་ར་དང་། །ཤིང་ཀུན་བོང་དཀར་བུ་སུ་པར་པ་ཏ་
ལུག་མིག་འཁྲི་ཤིང་གསེར་མེ་ཧུམ་དེ་རལ་ཡག་ཁྲག་གར་ཀུར་ཨུཏྤལ་བ་ཀྲ་ཀ
སྤྲི་ཡ་ར་བྲག་ཞུན་ལི་ཁྲི་སུག་སྨེལ་དང་། །ཤེ་ཡབ་སྦུར་ཡས་དུག་དང་སྨུག་པོ་དང་། །
བར་མཁྲིས་ལ་ཞིབ་ཞིང་མཁལ་ནད་ཚད་པ་དང་། །ཚད་ལྷག་རྙིང་གྱུར་ཁྲག་འཁྲུགས་ཀུན་ལ་འབྱུང་།
མི་ཐོད་འབུག་རུལ་ཏིག་ཏ་གསུམ་ཐང་གིས། །མགོ་ནད་ཟུག་གཟེར་འཚེམ་ཞིང་ཕན།
པར་འགྲོ། ། །རྒྱ་ཚ་སྦ་སྐྱུ་ཨ་རུ་པི་ཏི་ཐང་། །འདུས་སྨུག་མ་ཞུ་ཕོ་ནད་ཀུན་ལ་ཕན། །
རྡོ་ཏི་རུ་སུ་ཡོ་རི་པི་ལི་ཐང་། །སྒུར་བླུ་སེལ་ཞིང་ཟས་མི་ཞུ་བར་ཕན། ། །ཁ་ཆེ་གུར་གུམ་
དཀར་ཡོལ་ནང་ལྕུབ་འཚོས། །ཐར་གེལ་སོ་ནད་ཁྲག་ཚབ་སེལ་སྦྱོར་བྱུང་། ། །ཐར་གི་སྦྱོར།

༄༅། །པ་འབུམ་པ་ལ། །དགོས་པ་ཅི་ཡོད་འདུག་འཕྲི་སྣུན། །སྨན་མེད་སྨན་པ་རྒྱུད་དུ་
ནམ་ལ་ཇི ཇི་མཁོ་མཁོ་ཞེར་པར་ཕན་ནམ་སྨམ། །སྤྱི་མའི་སྦྱོར་པ་སྦྱོར་ཚོད་འབུམ་པ་ལ། །
དར་པོ་ལྷུར་བེ་ནད་ལ་ཇ་ཏི་དང་། །ཤིང་ཀུན་ཁ་རུ་ཚ་དང་སྣ་པི་ཡི། །ལི་ཤྲ་ཤེར་ཚ་ལུ་གུ་ལ་སྐྱེར་ཞེ
ཤ ཱི ཨར་ནག་ཨ་རུ་གུར་མ་བཙུ་གཅིག་སྦྱར། །ཆར་དར་ཟུལ་ཁུལ་ཡུལ་མ་ལྷུར་གི་རིགས།།
མ་ལུལ་འཛམ་ལ་པའི་འདུད་ཙི་ལྷ་ཕུར་མཐར། །ཤིང་ཀུན་ཤ་ཆེན་ལི་ཤི་ཇ་ཏི་དང་། །
ལི་ཤྲ་ཤེར་ཚ་ལུ་གུ་ལ་སྣ་པི་ཡི། །ཨ་རུ་ལྡེ་དེལ་ཙུ་ཏྲ་མ་ནུ་དང་། །གུ་ལ་ནག་ཨར་ནག་རྒྱ་ཚ
ཁ་རུ་ཚ། །སྤྱིར་ཞེ་ག་ཡུ་སྨན་ཆེན་བ་ཀྱེ་ལ། །ཨ་གར་ཕུ་རམ་ཉི་བར་སྦྱར་ལེགས་ལ་འདི། །ཆ

མཉམ་སྦྱར་པ་སྒྲིལ་འཛིན་ཙི་ལུ་ཞེས། །ཁྱིམ་དང་གཡང་འདི་རྒྱུ་ནས་ཀུན་ལ་འགྲོ། །འདི་ལག་ལྷག
པའི་རྒྱུད་ཀྱི་གཉེན་པོ་མེད། །ཨ་གར་སོལ་ཉིལ་འབྲུ་གསུམ་གོ་ཞི་ལ། །ཨ་ཤྲུག་གཞིར
འཛམ་ལ་མཁལ་ཞེ་རུ་ཏ་དང་། །ལི་ཤི་ཇ་ཏི་ཀུ་ལ་ནག་དེ་བ་སྐྱེར། །སྨན་ཆེན་ལ་ཕུག་ཤ་ཆེན
སྐྱེར་ཞེ་ཤ །ཨ་གར་འབུ་འདུན་འཛིན་རེལ་སྦྱིག་ལྷུར་དང་། །ཙ་དཀར་ཁྲག་ལྷུར་འཐབ་དང་མགོ
གཟེར་འཛམ་ལ། །ཤིང་ཚ་ལི་ཤྲ་ལུ་གུ་ལ་པི་པི་ལིང་། །ག་ཡུ་ཕུ་རམ་སྦྱར་པ་ལི་ཤྲ་ལྷ། །
རྒྱ་ཚར་པོ་འདི་ཟུར་འབྱུང་མ་ཞུ་ཞེལ། །ག་བྱི་ལ་ཤ་ཕོ་རུ་ཏི་ཨ་དཀར་ནག །ཙན་དཀར་གུར་གུམ་
ལ་རུ་སྨུ་ལ་དཀར་དང་། །ཀ་ཚ་མཉམ་སྦྱར་བའི་གོ་ཞི་ལ་བཙན། །ཁྲག་ལྷུར་སྦྱོད་ཚད་ལ་རྒྱ

ཞེ་གསུམ།

༄༅། །རྩབ་མ་དབུགས་ལ་སྦྱང་དང་། །སྔོ་སྐྱར་ཐུག་གཉེར་ཀུན་ལ་ཕན་སྦྱོར་བྱ། །
ཨ་གར་གོ་སྣོད་ཀུ་ཤ་ཙན་དན་རྩི་རྩ་དང་། །ཨ་རུ་གཉེར་འཛིམ་ག་ཛི་ཏི་སྣོད་ཞེ་ཐ། །ཚ་བ་གར་ལྕ་ལྕེ
ར་ལྡེར་ལོ་མ་རྐྱང་རྒྱུ་བ་གཉེར། །མགོ་གཉེར་སོག་ལ་ལ་ཕན་པ་སྦྱོར་བས་སྒྲུབ། །ཨ་རུ་ཀུམ
ཙེ་ཀྲ་མཆོད་ན་ནུ་ཤ། །ཀླུ་ཕ་ཏིག་སྦྱར་པའི་ཞི་བྱེད་དཀར་པོ་དྲུག །མ་ཞུ་བར་བསྒྲུར་སྐྱུར་ཐབས་ལ་གྲང་༔
འཁྲུ་ལོ་ག། །མཁྲིས་ནད་སྣོར་ལ་གསེར་གྱི་མེ་ཏོག་དང་། །ཨ་རུ་ལི་པའི་མེ་ཏོག་ཚ་མ་ཉམ་
སྦྱར་རོ༔ མཁྲིས་ནད་སྦྱི་སྨན་མཁྲིས་ལས་རྣམ་ལ་ཞེལ། ། འབྲས་དཀར་རྡོ་ར་ལོད་སྦྱོར་གླུམ༔
ཕར་པ་ཏ། །ཏིག་ཏ་གུར་གུམ་བྲེ་ཡ་ལྡུ་དུག་རུ་ར། །སྐྱ་རུ་བྲག་ཞུན་གི་ཁར་ཙམ་དན་དཀར། །ཁག

ཐལ་སྐྱུག་ཆོ་ཀ་དང་རིམ་མཁྲིས་དང་། །འབྲུ་ཙྪ་ལོ་མ་བཙོར་བྱེད་ཆ་མཉམ་སྦྱར། །འབྲས་དཀར་བཅུ
བདུན་སྦ་ལེར་སེག་ལེར་ལོག་ལ། །ཆོ་མཁྲིས་མ་ལུས་འཛམས་པའི་སྨན་མཆོག་ཡིན།།
ཨ་རུ་གསེར་མདོག་ལེ་འབྲུ་གསེར་གྱི་མེ། །བྲག་ཞུན་ཁ་བ་རི་ལ་གསེར་མདོག་ལྡ
པ་འདི། །མཁྲིས་རྩུར་སེག་ལེར་ཁྲག་མཁྲིས་ཀུན་ལ་འཁྲུག་ས། ། ཏིག་ཏ་གསེར
གྱི་མེ་ཏོག་འབྲས་དཀར། །ཙནྡན་མཁྲིས་ཆེ་ལོད་ཕར་པ་ཏ། །སྐྱེར་ཞུན་ཀེ་ར་སྦྱར་བའི་ཏིག་ཏ
བརྒྱད་༔ མཁྲིས་ཚད་སེག་ཀྲུམ་མར་ཁ་ལེར་བ་འཛམས་པ། ། །ལི་རམ་ཛཱ་ཏི་ཆོ་ལྦུ་ལ་ཡོ
ཡི་ཁར། །ཨ་རུ་རྒྱ་མཚོ་གསེར་མེ་ཏོག་མོ་ཏྲུ་ར། །རིམ་མཁྲིས་ཕག་ཐལ་ཁར་ནག་བརྒྱུ་ས༔

༣༣། །ཞིབ་ཉིད་ ༔ ཕྱིར་མཁྲིས་བཙེམ་པའི་སྨན་མཆོག་རོ་མཚོར་ལུགས་ལ། ༔ །འདུ་ཀན་
ནད་ལ་ཙེར་ཞི་འདུལ་མ་དང་། ། ལ་ཟུག་ཐལ་པ་དུ་ལི་ཀོ་ཀོ་ལ། །ཧོ་ཏི་ལི་ཤི་ལུ་གླེ་ལ་སྨྲ་པི་
ཡོ་ཏི་ ༔ གཏེས་ཐིག་སྔོར་ཀོ་ཀུར་ཀུམ་ཀོ་ལ་ལོགས་ལ། །སྦྱུར་པའི་འདི་ཐྱིད་སྒོམ་ལ་ལྡན་བདུ་ཀན་
དང་ ༔ སྤྱིན་དང་ལུག་ལ་དྲེག་མ་ཞུ་སྐུག་པོ་དང་། །ཡོ་བའི་མི་ཙམ་ལ་ལོག་ལ་ཡན་ཞེས་བཀྲད་
དེ་ ༔ ༔ དཀར་པོ་དུག་སྦྱུར་བུལ་ཏིག་ཙེར་ཞི་དང་། །ཐུ་རྣ་གི་ཐལ་མི་བུ་སྨི་ཙ་དང་། །ཀོ་ལ་
འདུལ་མ་ཀྲུ་མོ་ཀྭ་སྦྱུར་ཀྲུ་སྐོལ་ཀྲུ་སྐོལ། །ཟུལ་གཏེར་མི་ཙམ་ལ་བྲང་སྨུག་མིག་ལེར་དང་། །ཀྲུ་
མཁྲིས་བད་ཀན་རྩུབ་ནད་མ་ལུས་འཇོམས་ལ། ༔ །རབ་ཞུ་པའི་ནད་ལ་ཐག་ཐུར་བཅུ་གསུམ་ཞེས།།

ཐག་ཕྱིན་ཞུ་ཙི་ཀུར་ཀུམ་ལུ་གླི་ལ་དང་། །དོམ་མཁྲིས་བོད་དཀར་ཚལ་རུ་སྦྱི་ཡ་ཀྲུ། །ག་ཙུར་སྨན་
ཅེན་རུ་ཏ་སྐྱུ་དག་ཞག །ཟག་རིལ་སྦྱུར་པ་ཅར་དམ་རབ་ཏལ་ཁུལ་ཟུག་ལ། །ཁྲག་རབ་ཀྲུ་བཀྲལ་
ཀྲུ་ཏོར་ཚད་རབ་དང་། ། མཁྲིས་པ་ཁོར་ཀྲུར་སྨན་དྲིལ་ཡོ་ནད་ལོགས་ལ། །ཁྲག་མཁྲིས་ཡོ་བར་
བབ་པའི་བདུད་རྩི་ཡིན། ༔ །ཙེར་ཞི་ ལན་ཀྭ་ ལྡང་དར་ཏོ་ལ་ལ་པར་འདུལ། ལི་ཤི་
ཤྲི་མེ་ཏོག་ ཀུ་ལ་ལྡན་བཀྲེག་ཐལ་དང་། །སྨན་ཆེན་ སྨ་སྨྲ་ ཡོ་རིམ་ པི་པི་ལིང་
ཧོ་ཏི་ ཀྲུ་ཀྭ་ ཀྲུ་མཚོ་ ཁ་རུ་ཚ་ ཙུ་ལུ་ སྣེ་ཀྭ་ མ་ནུ་ཟག་རིལ་ སྦྱུར། །
ཏང་མ་ཐག་ཙེན་གཅིག་དུག་ལ་ཡོ་སྨན་ནག་རབ། །ཀྲུ་ཆེན་ཡོ་ལྷུར་ཚད་རབ་མ་ཞུ་ལོར།

ཤ ཉེ

༄ ༢༡། །ཀུན་ལ་རྡོ་རྗེ་ཕྱ་ཁམ་དཀར་པོ་ཁྲ་ཏིལ་མཆོད་ཏོ། ། ཙར་ཞིཾ་ ཨ་ཏུཾ་ ཕྱི་མེ་རཾ་
ལམ་ཀྱོཾ་ ཟམ་ཏཱ། །ཁྲམ་གླུམ་བཙུད་ཏཱ་པ་ལུག་སྤ་ཇིན་པར་སྐུ་ཏཱ། །རུམ་ཡོར་དུམ་པ་གྲི་བ།
སྐམ་ཧྲི་མ་ཕྲུ་ཁྲུམ། །ཁེལ་ཏཱ་པར་སྐམ་པ་སྐྱེར་འགྲོས་མ་གེ་ཏཱ་པར། །ཐབ་ཁྱུང་ནུར་བཙུ་པ།
ཞབ་གསུམ་འཁྲིག་ཏཱ་ཡ་ལྡིང་། །གྲུར་བར་རྡུ་ཡ་ཕུར་ཙུ་ལུ་ཀྱུ་ཚོ་གཙེ་ཏཱ། །བཞུན་འཆག་ཏཱ།
སྐུན་རི་ཅར་གེ་ཏཱ་ཁྱུ་ཡ་ལ་འཆར། །རབླུ་ནད་ཧྲི་ཕྱུར་ཐུ་ཡར་དེས་པར་ཐུབ། །མཁའ་ཡ་མཁའི་
ནར་སྐོར་ར་ཉི་མའི་དབྱི་ལ་ར་ཁོར་ཀི། །ལི་རབ་ཕྱིར་ཚོ་ལུ་གླུ་ཡ་ཡི་ཡི་ཏི་ལིང་། །ར་མཆི་ཉི་སྐྱེར་ལུ་
བ་ཡ་སྐྱ་དང་། །ལྗམ་པ་ཨུ་ལུ་སྤྱི་ཏཱ་ལྷིན་མ་ཁྲི་མ་ཟམ་ཏཱ། །ཞི་མཙམ་ཕྱུར་པ་ཆར་སྤྲུང་ཙུ་ཏཱ།

ཡུལ་ཧཱུཾ་ ཧཱུཾ་མ་ཞུ་མཁའ་ལ་གྲུང་མཁའ་ལ་ལྡིང་ས་ལ་འབེན་འཛོག །ཀུ་སྤྲེ་ཀུ་རབ་ཀ་དྲེག་གླུམ་ཀྲར་བཙམ།
སོག་ལྷ་ཧཱུཾ་ ཧཱུཾ་མཁའ་ལ་མཁའི་ནད་རེག་ལ་ཀུན་ལ་བཙུད་ཅོ་ཡིན། །བོ་ཡུ་ལེ་རེ་བྲུ་ཕྱིར་ཚོ་ཡི་
ཡི་ལིང་། །ལུ་གླུ་ལ་བཙེར་སྐྱ་ཀྱུ་ཀྱི་ཕུར་པ་རེ། །གོ་ཡུ་བཙུན་པ་མཁའ་ལ་མཁའི་གྲུར་ནད་ལེལ། །
ཨ་ཙུ་ཀུར་ཀུམ་ལུ་གླུ་ལ་བྲག་ཞུན་དང་། །ཏིག་ཏ་མཁོ་ལ་མ་ཚི་ཛ་ཞུ་མཁན་འཙོད། །སྐུག
ཅེར་སྐྱུ་སྐྱུ་གེ་ཏཱ་ཀར་ཕྱུར་པ་རེ། །ཨ་ཙུ་བཙུ་པ་མཁའ་ལ་ཚོད་འགྲན་པ་ལེལ། །ཚོ་པའི་ནད་
སྐྱེར་ཕྱར་བཙུ་གཙེ་ལ་ནི། །ཕྱར་ཅོ་དེ་ཕུར་དཀར་ཕྱུག་དང་། །འཙོ་ལྷོ་མ་ཙུ་གེར་ཀུར་ཀུམ་ཀྱུ་ཡ། །
པ་ར་ཡ་ཏ་ཙན་རན་དཀར་པོ་དང་། །གེ་ཕྱར་བྲག་ཞུན་ག་དུར་བླ་ཅོ་ལུག་ཏཱ། །ཕྱུར་པ་གཙན་ཚོད་རིམ།

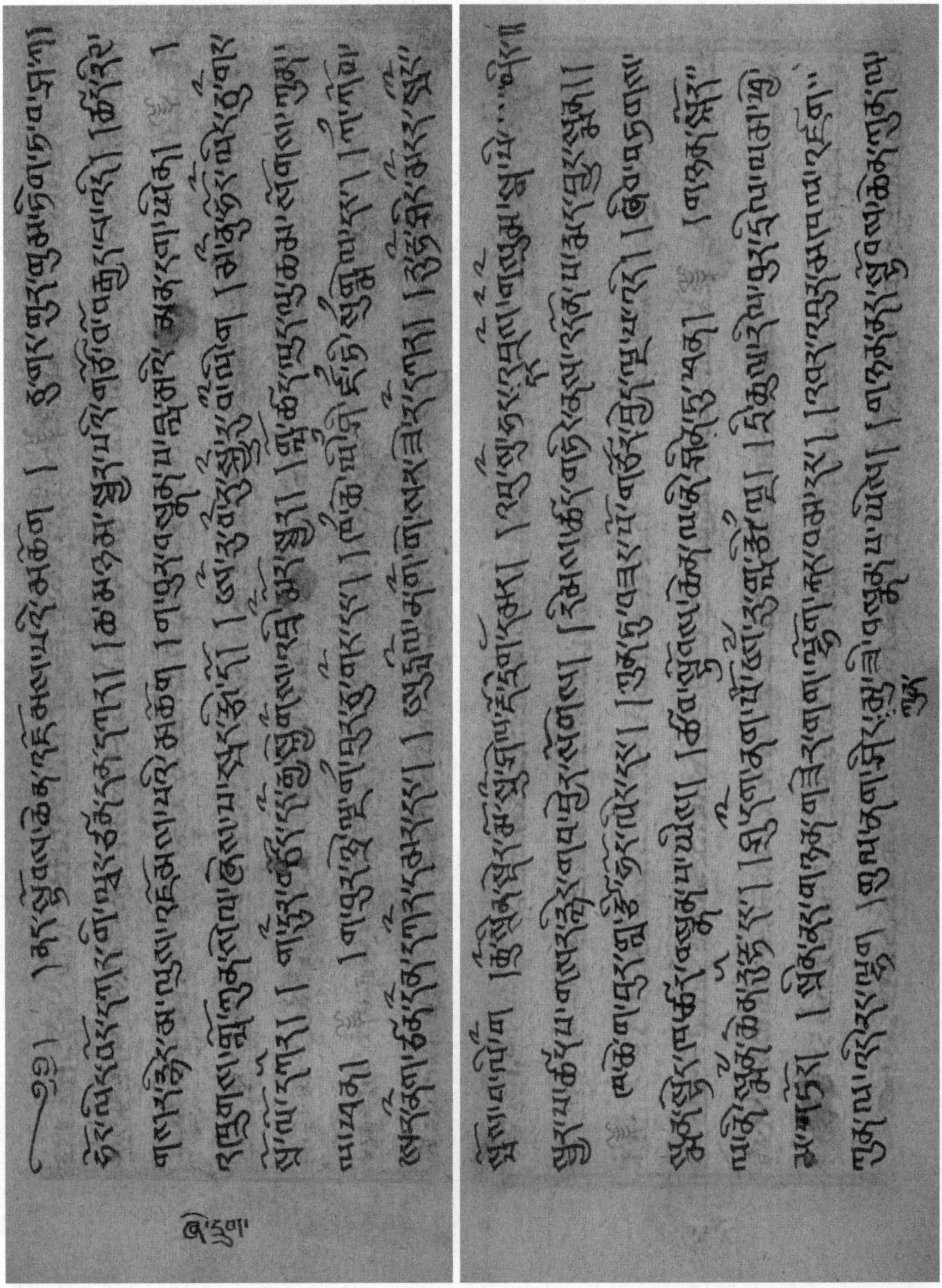

ཞེ་འདུས།

༄༅། །ཁྲིད་པར་འཇུག ། །སྨན་ཆེན་ཨ་རུ་རུ་ར་སྒྲུ་དག་ནག །ཤ་ཅི་ཏྲུ་ཏུ་བཙན་དུག་མ་སྐྱུ
ཏིག་ཀམ། །ཨ་རྒྱ་ལི་ཤི་རྡོ་རྗེ་ཨ་ར་ནག་དང་། །ལི་ཁྲུ་ར་དང་ཁབ་ལེན་ཤེར་མདར་ལོ་ཁ། །རིལ་བུ
ཀོ་ལ་གྱིས་སྦ་བཟང་བྱུ་རུ་ར། །གཟའ་དང་ཀླུ་གདོན་ཚད་ཀར་ཚ་ནག་སེལ། །འོད་ནག་ཨ་རུ
མ་ནུ་གླ་རྩི་དང་། །སྐྱོག་སྐྱུ་དབྱུ་ཀུ་མྱུ་ཟེ་སྦྱར་པ་ཡིས། །ལྷ་མོ་འདུས་སྦྱོར་གཉན་རིམས་ཡ་མ
དང་རྟེ ༔ གློག་གཟེར་མཁལ་མ་ཆུ་སེར་རེངས་པར་ཕུབ། ། །དབྱུལ་ཀུ་མྱུ་ཟེ་ལེ་ཤུན་ཕྱེད་ཞོ་དང་།།
རྡོ་རྗེ་ལི་ཤི་ཏུ་གེར་གུར་གུམ་དང་། །ཀླུ་བླུ་ལི་ཀ་ཀོ་ལ་སྒོ་ལ་དཀར་ཐལ་སོ་དང་། །སྨན་ཆེན་ཨ་རུ
རུ་ཏྲ་སྒྲུ་དག་ནག །བུ་ལེ་ནག་པོ་ལེར་མཆོད་དམར་ཀུར་བཞིག་ཕྱུར། །དབྱུལ་ཀུ་བཅོ་བརྒྱད་ཀུ

སེར་ནད་རིགས་དང་། །གཟའ་གདོན་དྲེག་འབྲུམ་སྐྲ་རིགས་ཀུན་ལ་ཕན། ། །སྦྱོལ་ཕྱུར…
བཅོ་ལྔ་སྨན་ཆེན་ཨ་རུ་ར། །རུ་ཏ་སྒྲུ་དག་གླ་རྩི་འབྲས་བུ་གསུམ། །ཕྱེལ་ཐལ་ལོ་གསུམ་བྲག
ཞུན་ལེས་ཕྱིར་ཁེན། །པ་ཏྲ་ཀ་དང་གུལ་ནག་ཨ་གར་ལོ་ཁ། །ཆ་མཉམ་སྦྱར་བའི་སྨན་འདི་ལེ་དུག
རྗེན ༔ འབྲུམ་ཆད་འབམ་དང་ཆུ་སེར་གཉན་ཕྲེན་ཕུབ། ། །སྤུར་ལྡིའི་སྟེང་དུ་ཆུ་སེར་སྨན་གསུམ་དང་།།
བཟང་དྲུག་ཕྱུག་ཤ་གསེར་བྱེ་ཀུ་ཤ་དང་། །ཏིག་ལེམ་ཐང་ཀུ་གི་ལྦང་གུལ་མུ་ཟེ། །དབྱུལ་ཀུ་སྦྱར་པའི
ཟླ་འོད་ནོར་ཕྲེང་འདི། །གཟའ་ནད་ཡ་མ་ཆུ་སེར་སྐྲང་ལ་པ་བཅོམ། ། །ཀླུ་ནད་སྐྲང་ལ་ཀུན་འབུམ
ཏུ་གར་དང་། །གུར་གུམ་ཤེར་མདར་སྨ་སྨར་ཤེར་ཚོ་དང་། །ལི་འབྲུ་ཆ་མཉམ་སྦྱར་པ་ཀུན་འབུམ་ཅན།།

༄༅། །བློ་ནད་དབུགས་ཀྱི་མི་བདེ་བ་ཞི་བ་པར་བྱེད། །ཕྱིར་ཐུབ་མེར་མདར་ཀུན་འབུམ་
སྐྱུར། །ཙུ་ཏྲ་གཡུར་ཀར་ཆ་མཉམ་སྦྱར། ། ཕྱིར་ཐུ་པཉྩ་སྤོ་ནར་ཀྲེ་ཤ་པ་དང་། །ལུ་བ་
ཀག་པ་གབ་འགྲུགས་ལ་ཞི་བ་པར་བྱེད། །རྡོ་རྗེ་བཙར་ཤ་གཡེར་མ་ཀུ་སྨན་བཙལ། །
ཟུལ་བའུགས་ཐལ་པ་སློ་ཀླུར་གྲུར་ཀྲུར་ལ། །མེ་ཏོག་ཡན་པ་སྨྱུར་གྲུབ་ཚེ་མ་མཆོད། །ཟུ་གར
ཀུར་ཀུམ་གི་ཕྱུར་ཙམ་དན་དཀར། །ནམ་དང་གཡུར་གུལ་ནག་འཛིན་པ་དང་། །ཨ་རུ་རུ་ཏྲ་མེར་
མདར་སྤྲོ་ལོ་དཀར། །ཨ་གར་རྡོ་རྗེ་སྨན་རྡེལ་སྨིག་ཐལ་དང་། །མཆོག་དང་སླ་ཏྲེ་སྦྱར་པའི་ཆ་
མཉམ་བྱེད། །བློ་ནད་ཀུན་ཞི་ལ་བློ་ཟུལ་ཀྲུར་བློ་ཞི་ལ། །ཡི་སྨི་ཟུ་གར་ཕྲེ་མདར་སྤར་ཀུན་དཀར།།

ཞེ་བཞི

ཙུ་ཏྲ་ཨ་རུ་ག་ར་སྦྱར་ལི་ཤི་དུག །བློ་ནད་གློ་བར་བབས་པའི་འདུ་ཤེ་ཡིན། །ཟུ་གར་ཀྲེ་ཤུ་
རྡོ་རྗེ་ལི་ཤི་དང་། །ཟུ་གར་གུར་གུམ་ཀ་ཀོ་ལ་ནི་ལྦུར་དང་། །མེར་མདར་ཤུ་ཀྲ་ཀུན་འབུམ་དཀར། །
ཕྱིར་ཐུ་ཙུ་ཏྲ་གཡུར་བ་ལི་ཤ །ཅེར་ཡིད་ཙམ་དུ་གཞིས་དང་འབྲས་བུ་ཀ་གུམ། །ཚར་འབད་ཟེར་
དཀར་པོ་སྤྲིལ་དཀར་དང་། །ལི་ཟུ་བཙོད་དང་ག་ར་སྦྱར་པ་ཡིས། །བློ་པའི་ཚད་པ་གསར་རྙེངས་གཞི
འགྲུགས་ལ་ཞི་ལ། །ཕྲིས་པའི་ནད་ལ་ཟུ་གར་སྤྲོ་ལོ་དང་། །མེར་མདར་གུར་གུམ་གི་ཕྱུར་སྦྱར་བ
ལར་བླུག་ན། །ཚད་བློ་འགྲུགས་ཆམ་པ་རིམས་པར་ཐུབ། །ཕྱི་ཤིར་འབུ་པར་སྨུག་ཀུན་
ཀུར་ཀུམ་སྨི་ཕྱུར་སྦྱར་པ་ཁར་བླུག་ན། །ཚད་པ་བློ་འགྲུགས་ཆམ་པ་རིམས་པར་ཐུབ། ཡོ་ག་རྗེ་ཡི་དང་།།

ཀེ་དགུ

༄༅། །འོད་དཀར་ཨ་ཙུ་རེ་ཐལ་པ་གུར་གུམ་དང་། །ཀ་ར་སྦྱུར་པ་ཁ་ར་ལྷུག་རབླུ་བ་ལེལ། །
མོ་ནས་སྐོར་ལ་ཞེམ་གྱིར་དུག་པ་གཞི། །སྟར་བུ་རུ་ར་ཟེ་ཚྭ་ཤ་སྒྱུ་དང་། །བུལ་ཏོག་ལྕུམ་ཙ་སྦྱུར་པ་མོ་ནད་
སེལ། ༄ །རྒྱ་མཚོ་སྦྲིག་ལྷན་སྦྱར་བུ་རིལ་མོ་ཡི། །སྣ་སྒྲ་བུལ་ཏོག་ཁ་ཆེ་སྒྲུ་རུ་ར། །ཛ་ཏི་ཨ་
གར་ཡི་ལིར་དབང་ལག་དང་། །ཤི་ཀིར་ཅུ་ལུ་སྦྱུར་པས་མོ་ནད་རིགས། །ཅོ་གྲུར་ཚ་བས་དྲིལ་ཁུམ་ལ་
བཙུར་ཅིར་མཚུངས། ། ༄ སླུ་མཆན་དགག་པར་ཤུར་བུལ་སྟུར་བུ་གཅིལ། །ཆུ་སྣོལ་ཚ་མོས་
ལྡུ་ན་རིལ་པར་བབས། ༄ །སླུ་མཆན་ཀུན་དུ་བབ་པར་ཏིལ་དང་། །ཏི་ཚོལ་ཏེམ་མཁྲིས་གྱི་
ཁོ་ཙོ་བཞི་སྦྱར། །ཀླུ་སྦྲིལ་ལྷུལ་གཏེར་རིལ་པར་སྦྱབ་གྱུར་གླུབ། ༄ །བགལ་ལྷམ་སྐོར་ལ་དཀྱུལ་

ཅོ་ལྷུ་ཟི་དང་། །སྐྱིམ་ཐལ་ལོ་གསུམ་ཨ་རུ་སྐྱུ་རུ་ར། །རྒྱལ་ལྕུ་གསུམ་ཏ་དུག་རོག་ཏུ་རུ་ཐིད་
དང་ཉ་ཉ་ཐར་བུ་གུལ་ནག་སྦྱུར་པ་ནམ་ལུགས་བགལ། །ཅོང་དཀར་རོ་མལ་ལྕུལ་གྲིད་མཁལ་ནད་
དང་ཉ་ཉ་དྲིག་གླུམ་ནར་བམ་ལོགས་ལ་རེལ་པ་ཡིན། ༄ །བགལ་མི་མཐུན་ཀུན་བཅམ་ཐར་བུ་
དང་ཉ་ཉ་ཏུར་ཁྲིད་དཀར་རོག་ལྕུམ་ཙ་ཤུལ་ཏིག་དང་། །སྒྲིམ་ཅེམ་ཨ་རུ་རུ་ར་སྐྱུ་དག་དང་། །སླེ་ཅེ་གུ་གུལ་
བྲག་ཞུན་སྤྲུར་ཤུ་སྦྱུར། །རིལ་བུ་ལྟུན་ཙམ་བཅོ་ལྔ་གཅིག་ནི། །ཀྱི་ཚ་རི་བཀྲོལ་ཀུ་གྲུར་ཙམ་ལུགས་
གིལ་སྦབ། །མ་ཞུ་ཅོད་པ་མཁྲིལ་རླུགས་གཉན་ཀུ་ལེར། །སྐྱི་བགལ་དེ་ཀྱི་ཕན་པ་
མ་ལུར་མཐོང་། ༄ ། བགལ་ལྷན་ཀུན་བལ་བཅུ་གསུམ་དན་རོག་དང་། །ཏུར་ཁྲིད་བཙུར་ཅེ་

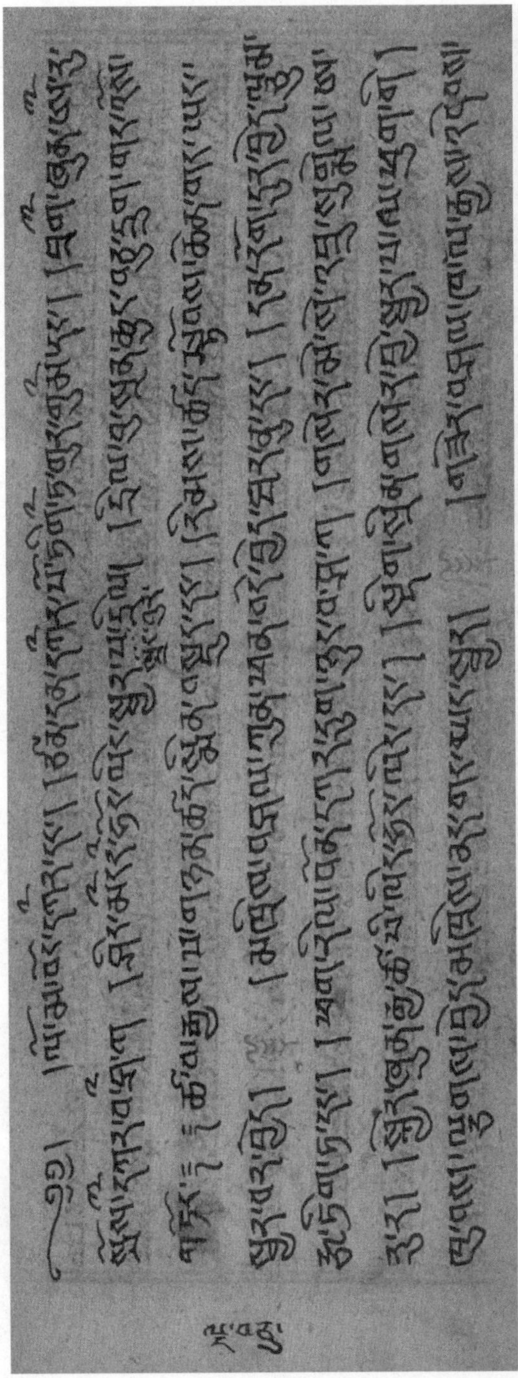

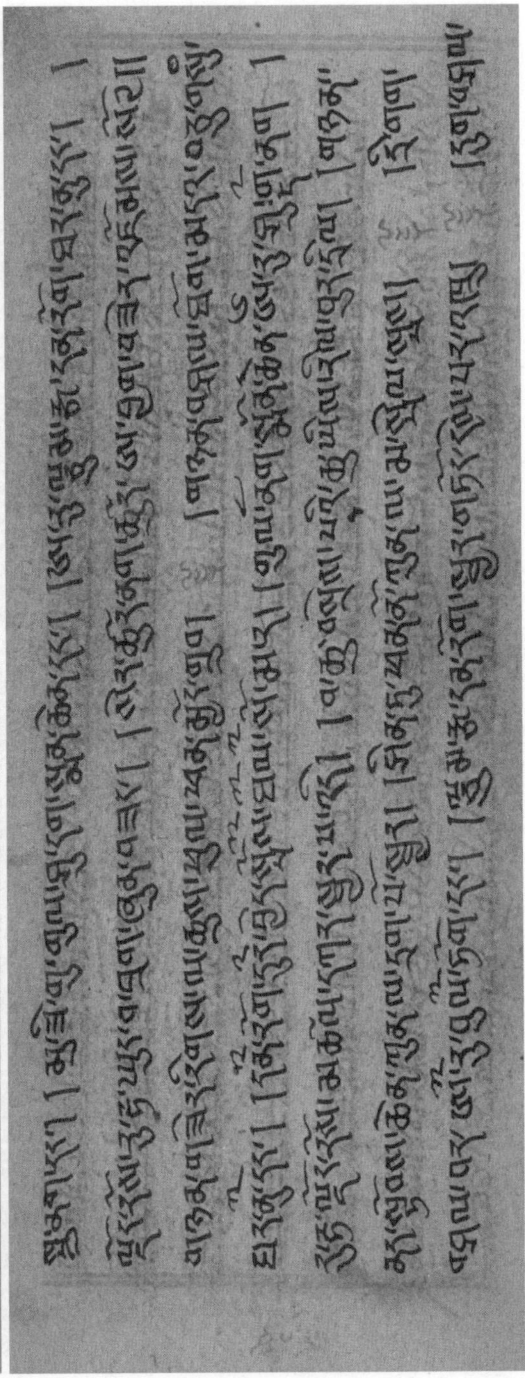

༢༢། །བལོ་ཏུ་ཨ་རུ་པོར་དཀར་དང་། །ཏུ་ལ་ཀུ་མུ་ཟེ་ལྕུམ་རེ་ལ་དེ་ར་གི་དང་། །གླུ་ཅི་
ཏུར་ཕྱེད་དམ་རོག་ཀུ་གྲང་བེལ། །ལྕག་ལ་བྱེ་དུག་དེགས་རེས་པར་འགྲལ་གྱེས་སྤྱུར་། །ཡར་
མ་ཏུག་ལ་དན་རོག་ལྡེ་ར་ཏེལ་དང་། །ཨ་རུ་ར་མེ་གྲར་ཀུར་དཀུག་ལ་དཀུག་ལ་འབྱུར་། །ཏུག་ཟླ་ལ་དང་
རས་མདོག་གེལ་འབྱུར་བར་གྱུར། །ཤྲི་ནས་སྐོར་ལ་སྤུར་ཀྱིམ་ཡཔ་གར་ནག །སྐྱེད་ཚོ་ཚན་དན་
དཀར་དང་ཛ་ཏི་དང་། །ཙུ་གར་སྤོ་ལོ་གུར་གུམ་མ་ནུ་དང་། །ཨ་རུ་བ་རུ་སྐྱུ་རུ་སྨེ་ཏི་ལ་དང་། །ལི་ཤི་
ཤིང་མངར་སྤུར་ཀྱིམ་བཅོ་ལྔ་འདི། །སྨན་ཚད་གྲི་བར་འབལ་པ་དཔུགས་པ་མེ་བདེ། །བར་ཁྲེག་འཁྲུར་
དང་སྐྲད་འགག་པ་འདཀྲུར་འཇོམས། །ལི་ཤི་དུག་པ་ལི་ཤི་ཙུ་གར་དང་། །ཤིང་མངར་སྤུར་

༢་བཞིག།

ཀུམ་ཏུ་ཧ་མ་ནུ་དང་། །ཨ་རུ་ཀ་ར་སྦྱུར་པ་དྲི་ཀུ་ལ་ཐུལ། །གློ་ནད་གྲི་བར་འབལ་དང་སྐྲད་འགགས་
སེལ་ཡ༔ ༔ འདི་ནས་སྐོར་ལ་ད་ལི་འབུ་དུགས་ནི། །ལི་འབྲུ་ཤིང་ཚ་ཡོ་ལིང་སུག་སྨེ་ལ་དང་། །ཀུ་རུ་
ཀ་ཛ་ཏི་ལ་ཤི་དང་། །ཨར་ནག་སྐྱེར་ཚོ་ཏུ་གར་ཤིང་མངར་དང་། །ག་ཏུར་དེ་ལི་སྦྱེ་ག་སྤྲེལ་ཀུམ་ཏྲུམ་
དཀར༔ ༔ སྦྱུར་བཅེད་ཀྱམ་ཀྲུར་ཚབ་བར་ཀམ་དང་། །སྤྱོད་ཚང་པ་མགོ་འཁོར་ཕོ་ཀྲུར་གླུར་ཐབས་
ལོགས་པ༔ ༔ རོ་ནད་ཕྱུ་ཟབ་ཁོང་ནད་སྒུར་པ་ཞན། ། གཡུ་རིལ་བཅུ་གསུམ་ཏུ་རུ་སྦྱུར་དུ་པ།།
ལི་འབྲུ་བ་ཤ་སུག་སྨེ་ལ་པི་པི་ལིང་། །ཀ་ར་བཅར་སྣ་ཨུ་སུ་དེ་སྦྱེམ་པ། །ཨ་རུ་ལ་གི་ཐལ་ཅི
ཏར་སྒྲ་ཡཀྲུ། །སྦྱུར་པ་ཁྲག་མཁྲིས་ཕོ་ནད་གྲར་ཀྲུར་དང་། །སྨུག་པོ་ལྕུ་སྐམ་ཆ་མཉམ་སྦྱུར་

ཉེར་གཅིག

༡༢། །ཡ་ཡིན། །ཚེར་ཞི་དྲུག་པ་ཚེར་ཞེ་ལེ་འབྲུ་དང་། །ལུ་གྲོ་ག་ཡི་ཁིར་མ་ནུ་བུར༔
གུ་མ་ཀར། །སྦྱོར་བ་འདུ་ཀན་རྒྱུ་ཆེན་སྒྲུབ་ལ་བ་ཁེལ། །ཆུ་ནང་སྐྱོར་ལ་རྒྱུན་བྲུམ་བཅུ་གཅིག
ནི། ། རྒྱུན་འབྲུམ་ཅུ་གར་གུར་ཟིར་མདར་དང་། །སྐུ་སྐར་ཟེར་ཚི་ལེ་འབྲུ་སྦྱིག་སྦྲིན་དང་། །ལྕུ་གི་ལ་ཁྱེ༔
གསེར་གྱི་ལྕུ་མོ་པ་སྦྱོར་པ་འདི། །ལྕུག་ལ་ཁུ་ལ་ལུག་ལ་ན་གླུ་རྒྱ་སྐྲང་ལ་ནང་ལེལ། །ཙུག་སྐྲ་བརྒྱད་པ
ཙག་སྒྲི་བོ་ལ་བ་དང་། །སྲིད་ལ་དཀར་འབྲུ་སྦྱིག་ལ་སྦྱིག་སྦྲིན་གསེར་ཏེ་མ། །ལྕུག་ལ་ཁྱེ་དང་ལེ༔
གཅུར་སྦྱོར་པ་ཡིལ། །ལེ་འབྲུ་བསྐོལ་རྒྱུ་ལ་ལུག་ལ་ན་སྐྲང་ལ་ནང་སྒྲུབ། ། ལེ་འབྲུ་བཅུ་གཅིག
ལེ་འབྲུ་སྦྱོར་བྲུན་དང་། ། ཨ་རུ་རི་བོ་ལ་པ་ཅི་དྲ་ག་ཡི་འབྲུ། །གསེར་གྱི་ཏེ་མོ་གཙུར་སྦྱིག་སྦྲིན་དང་།།

ལྕུ་མོ་པ་བྱིར་ཁྲ་སྲིལ་དཀར་སྒོ་ལོ་དཀར། །སྐྱེར་བུ་སྦྱོར་ལ་འདིར་དང་དམུ་རྒྱ་ལེགས། །ཀུན་ལ་ཕན་པ་
སྦྱོར་བྲུབ་ལག་ལེན་ཡིན། །དམ་པ་རྣམས་ཀྱིས་གསུངས་པའི་སྦྱིར་མ་སྦྱོར། །སྦྱོར་བ༔
ཕན་པ་མཐོར་གལ་ལ་སྦྲིབས་ལུ་བགོད། །དགུ་ཙམ་སྨན་ལུག་ཆོད་ནི་ཆེ་རྒྱུར་མཉམ། །འགྱུར་
པ་སྨན་པ་རྒྱུར་དུ་འི་འགག་ལ་སྟོང་ལ་ལགས། །ཕུ་ལུ་ཁིར་ཞིལ་རྒྱ་ནག་ལ་ལ་འདེར་དང་། །དེར་སྐྱེས
ཅེལ་དེར་རྒྱ་ཁེར་ལ་ལ་འདིར་གཅིག །ནད་ཀུན་གསོ་ཞིལ་སྨན་པ་ཀུན་ཟིར་ཏུར། །སྦྱོར་རྒྱལ་འབུར
རྒྱལ་ཟས་སྦྱོང་ཟིལ་པ་ཙུར། །དེའི་ཕྱིར་འབྱུན་རྒྱལ་མཐོར་ཐོལ་ཆོད་ཀྱིས་འབྱུན། །ཞེས་པའི༔
མཚན་དུ་ཕན་གཏེར་འགྱུར་ལ་ལ་ཟིལ། །ཕུ་ལུ་ཁིར་ནི་དཀར་པོ་གཅིག་སྒྲུབ་ཞིལ། །རྒྱ་ནག་དཔེར༔

ད་གསུམ

༄༅། །གསལ་ཛཱ་ཡ་པདྨ་ཏལ། །ཡིད་མེད་བརྟགས་ཞིང་གསུང་པ་དང་ཡོད་པ་ལ། །
ནུས་པ་ཆེ་བ་དང་བཞིན་བསིལ་བ་ཡིན། །རླུང་མཁྲིས་ཅན་ལ་ཁྲག་ལྡན་གཉིས་པོ་ལོག་ལ། །རྟགས
དཔྱད་ཞིབ་ཏུ་བྱེད་པ་གནད་ཡིན་ནོ། །ཐོག་མར་རླུང་ནི་ཐུལ་ཀུན་ཁྱབ་པ་དང་། །དེ་ནས་སྨན་དང་ལ
འབལ་བ་རྟགས་གསལ་བ་པར། །རླུང་ཁྲིབ་ལ་ནི་ཐུ་ལུ་ཁིར་བཟང་ལོ། །ཐྲིམ་གསུམ་པོ་འཚེར
ལུམ་ཀུར་སྦྱར་ལ། །ལྡན་འཇུབ་ལ་ཀྵ་ཙ་ཕི་ཁིར་ཡོ་བ་རི། །རེ་རེ་ཕྱར་གང་ཞིབ་བཏགས་འབྲུ་མར
ཕྱིར་རེ་ རེ་ བསྐོལ་ཀུན་ཕྱུག་པར་ཐུ་ལུ་ཁིར་ཡར་ཕྱུབ། །ཉལ་ཅོལ་ཕྱུར་པ་རྒྱ་སྣར་ཙེར་པེར་ཟེར།།
དལ་གདན་འཚལ་འཚོལ་སྨན་མར་རྒྱ་ཐིམ་ཞེར། །མདོག་ནི་དམར་སྨུག་དཀྲུར་པར་གྲོལ་མར་སླམ།།

སྐམ་པར་འདུན་གསུམ་སྒོག་ཕུལ་ཉེར་གཅིག་བསྒུམ། །གྲོག་ལ་སྨན་ཚེར་ཡེར་ཧྲུ་ཏེ་ཕྲས་གསུམ་དང་།།
ལོ་འབྲུ་ཛིར་ཚོ་ལུ་གྲོལ་ཚ་གར་དང་། །ཛ་ཧི་ལྷ་དམར་བོ་ཡུ་ལི་ཛི་དང་། །ཙུན་སྐྱེར་ཞེ་རེ་རེ་ཞེ་རྡུག་པོ།།
ཁྲམ་ཁྲིམ་བརྡུང་བ་པ་ཏི་པ་མར་སྐྱུ་ལ་པ། །འདུན་གསུམ་ཉེར་གཅིག་ཐུ་ལུ་ཁིར་སྦྱོར་བལྡུན། །
བལྡུན་ཉིན་བཟང་པོར་ལྷ་དྲེ་འཚོལ་པ་ལ། །གསུམ་ཆའི་གཉིས་ཆ་ཕྱུག་པར་ཉིན་གཅིག་ལ། །
ལྷ་དྲེ་ཉིན་བུར་སྦྱོར་ལ་ཚོ་ཚལ་འབུར། །འབུར་པར་རྩུ་ལ་བུར་བཟང་རོ་ཟལ་ཕྱུ་ཛྲ །ཕྱུ་པར་བསིལ་
མིན་དེར་འཛམ་ཟོལ་པ་དང་། །འདུར་བ་ཛ་ཀུ་རོ་མ་འཛམ་སྦྱེ་འབད། །སྦྱར་ལ་མ་ཉིན་གཉིས་ཆགས
སྦྱར་ཏ་ཞེན་ལོགས། །ཏག་ཀུགས་ལ་འགྲོ་རྒྱུག་མར་སྦྲུ་ལ་ལོགས་ལྷུར། །སྨན་ཕྱུར་གྲིབ་སྐམ་མཐུག

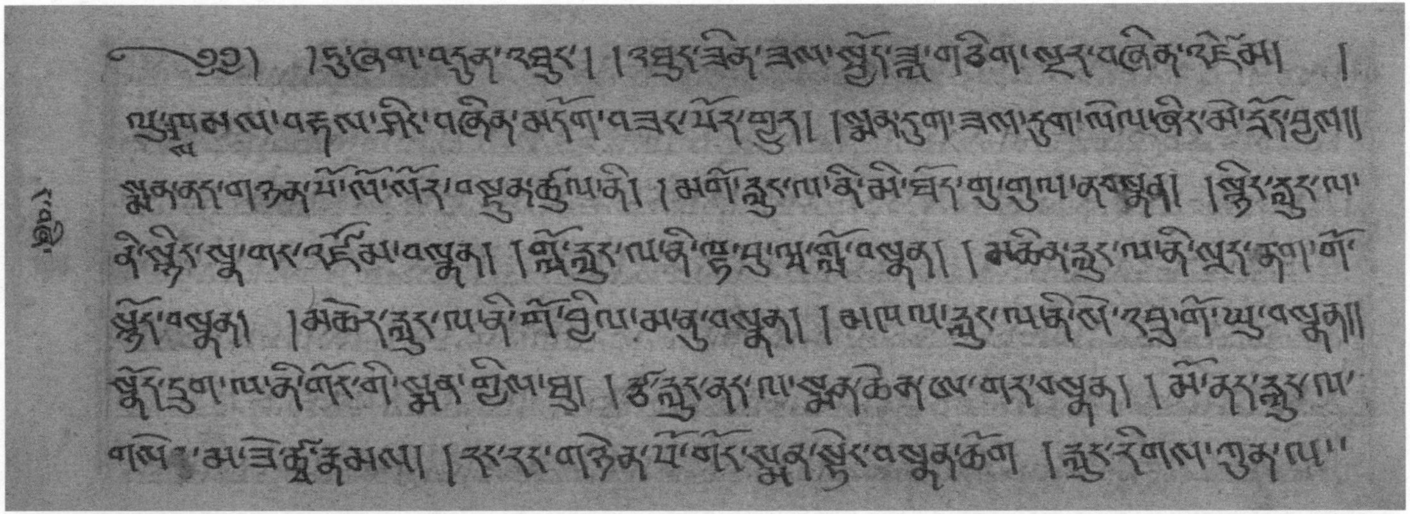
ར་བཞི

༡༢། །དུ་ཞག་བདུན་འབྱུང་། །འབྱུང་ཟིན་ཟླ་ལ་སྐྱོད་ཟླ་གཅིག་ལྷག་པར་ཞེན་འཇོམས། །
ལུས་སྐྱ་མ་ལ་བརྟལ་རིས་བཞེན་མདོག་བཟང་པོར་འགྱུར། །སྨན་དུག་ཟས་དུག་ལེ་པ་ཞེར་མི་དྲོ་བ་ལུས།།
སྨན་ཅད་གཉན་པོ་ལོ་ལོར་བཟླུམ་རྒྱུ་པ་ནི། །མགོ་ནད་ལ་ནི་མི་ཕོད་བུ་གུ་ལ་ནས་སྦྱར། །སྙིང་ནད་ལ་
ནི་སྙིང་ལྷ་གར་འཇོམ་བསྲུབ། །གློ་ནད་ལ་ནི་ལྡ་ཕུ་བམ་གློ་བསྲུབ། །མཆིན་ནད་ལ་ནི་ལྷུང་ནག་གོ་
སྙིང་བསྲུབ། །མཆེར་ནད་ལ་ནི་གོ་ཞིལ་མ་བུ་བསྲུབ། །མཁལ་ནད་ལ་ནི་ལི་འབྲུ་གོ་ལུ་བསྲུབ།།
སྟོད་དུག་ལ་ནི་གོར་གོ་སྨན་གྱི་ལ་བུ། །ཙ་ནད་ནད་ལ་སྨན་ཆེན་ཁ་གར་བསྲུབ། །མོ་ནད་ནད་ལ་
གཡེ་མ་ཟེ་ཀླུ་རྣམས་ལ། །རང་རང་གཉེན་པོ་གོར་སྨན་སྦྱོར་བསྲུབ་ཅིག །ནད་རིགས་ཀུན་ལ་

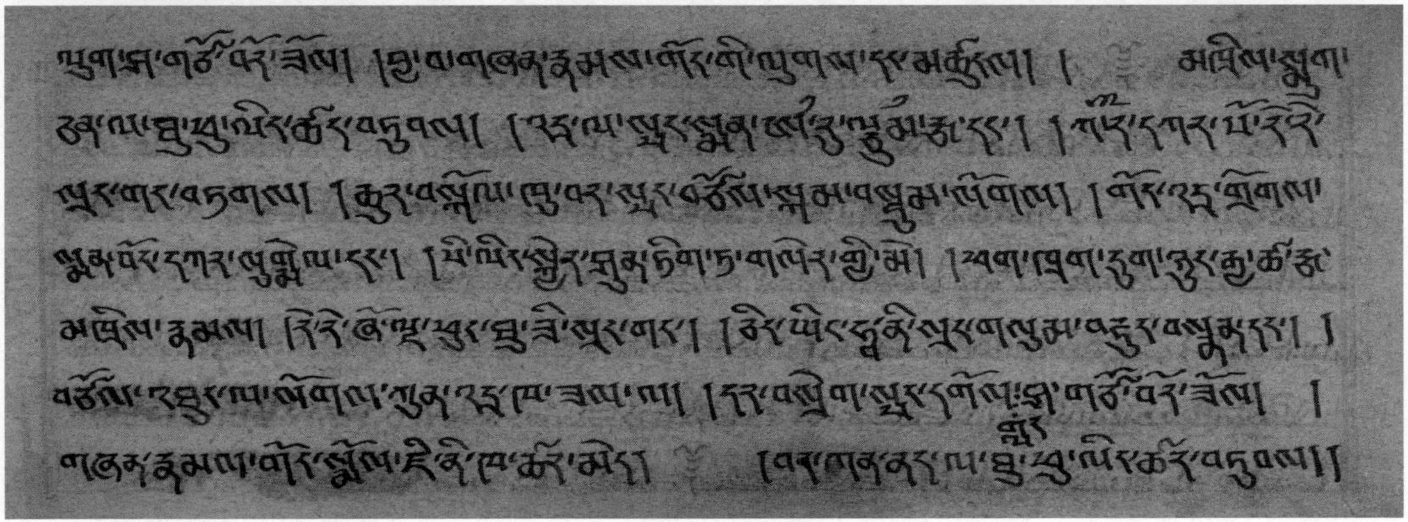
ལུག་ཕྲ་གཙོ་བོར་ཟློས། །སྤྱི་བ་གཞན་རྣམས་ཀོར་གི་ཡུག་ལ་དང་མཚུངས། ། མཁྲིས་སྨུག་
ཅན་ལ་བུ་ལུ་ལེར་ཚོར་བདུབ་ལ། །འདས་ལ་ལྷུར་སྨན་ཡོ་ཐུ་ཧུམ་རྩ་དང་། །གཞོ་དཀར་པོ་རེ་རེ་
ལྷུར་གར་བཏགས་ལ། །ཀྱུར་བསྒོལ་ལྕུ་བར་ལྷུར་བཙོས་ལ་སྐམ་བསྐུམ་ཞིགས་ལ། །གོར་རྡོ་གྲིགས་ལ་
སྨན་པའི་དཀར་ལུ་སྒྲིལ་དང་། །ཡི་ལེར་སྐྱོར་སྣུམ་ཏིག་ཏ་གལེར་གྱི་མེ། །ཤག་ཁྲིག་དུག་ཟུར་རྒྱ་ཀོ་ཚ་
མཁྲིས་རྣམས་ལ། །རེ་རེ་ཞེ་ལྔ་ཕུར་བུ་ཟེ་ལྷུར་གར་། །ཞེར་ཡིང་དྭ་ནི་ལྷུར་གཏུམ་བརྡུར་བསྲུབ་དང་། །
བཙོས་འབྱུང་བ་ཞིག་ལ་ཀུན་འདུ་ཁ་ཟབ་ག། །དང་བསྲེག་ལྷུར་དགོས་ཕྲ་གཙོ་བོར་ཟློས། །
གཞན་རྣམས་ལ་བོར་སྦྱོལ་རྗེ་ནི་ཁ་ཚོར་མེད། ། །བར་གན་ནད་ལ་བུ་ལུ་ལེར་ཚོར་བདུབ་ལ།།

ཉེ།

༄༅། །འཕགས་པ་སྒྲོལ་མ་དཀར་པོ་དང་། །སྤྱན་ཟླུམ་གོ་ཐལ་ཚོན་ཞི་སྤྱར་བ་དང་། །ཞབས་བཅུ་
ལྷག་དཀར་རོ་མར་བསྐྱིལ་པར་སྤྱར། །བཅོས་སྐམ་བསྐུམ་ལོགས་བཤོར་འདྲ་གྲོགས་སྨན་ནི། །
སྣ་བཙའ་ཡེ་ཤེར་མོ་རོལ་ལི་ཁྲི་དང་། །རྒྱ་ཚྭ་མ་ནུ་ཤ་རུ་ཏོ་དྲྭ་ག །ཕེ་ཡང་ཕྱུག་དཀར་རེ་རེ་ཞི་བཞི་
དང་ཧ ཧ ཤེར་སྨྲེ་ཤ་དང་བྱ་ཕོའི་རུལ་པ་ཙེར་ཡིར་བྲ། །དེ་རི་ལྟར་དོ་བཏུངས་བསྣུན་བཙོལ་འགྱུར་
ཤོགས་ཧ ཧ གོར་འདྲ་ཁ་ཟས་སྣང་ཤ་སྨམ་པོ་དང་། །ནས་ཟན་མགྲོས་རིགས་གཞན་ནམས་
གོར་སྨྱོས་བཞིན། །བསོ་དུག་མཚོན་བྱུར་སྐྱ་རྒྱ་སེར་མ། །གཉན་རིགས་ལ་ནི་བྲུ་ཟུ
ཡིར་གྱི་ཚོད། །རྒྱ་མ་གསུམ་པོ་ཀུར་སྤྲུར་སྦྲབ་བཏུབས་ཏེ། །ཚེར་ཡིར་དུ་སྦྱར་གསུམ་དང་བ་ལི་ག།

བསྐ་ག་དང་ཉལ་གུལ་པལ་གུལ་གུལ་གཅིག། །སྤྲོལ་དཀར་ཐལ་གར་ལོ་མ་དང་ཙོ་དང་། །སྨན་ཆེན་
ཤུ་དག་ཙུ་ཏྲ་གུར་དང་། །འབྲས་བུ་གསུམ་དང་རྒྱ་ཚོས་ལེར་ལྡེར་མཁན། །ལོ་འབྲུ་ཤིང་ཚ་ཤུལ་ནག་
རེ་རེ་ནས། །ཞི་ལྡེ་གྲིབ་ཀས་ལྷུན་བསྣུན་བསྐུམ་བཙོས་འགྱུར་ལོགས། །གོར་སྨྲེ་ཤ་འདྲ་ལ་ཟས་མང་
བཙུར་ལོགས་འཛམ་དགོས། །སྤྱོད་ལམ་གཞན་ནམས་ལྟར་ལྟར་འཚོ་བར་དེ། །དེར་སྒྲོལ་
ཚོས་དེར་ཟེར་པ་རྒྱུན་དུ་སྤྱ། །མི་ཏོག་གསེར་ཆེན་ཨུ་བ་ཡིན་ཞེས་བཟླ། །ཡིན་ན་རིན་ཆེན་ནུས་པ་
ཡོད་པར་གསུངས། །གར་ལྟར་ན་ཡང་ཨ་རྒྱུད་སྦྱར་ནུལ་ཀེ། །རང་བཞིན་བསོད་དྲི་མཆམ་པ་རོལ་
གལ་ཀ་པས། །འདྲེན་ཀྱི་རྒྱ་སེར་ལ་ཡོད་ཕྱིར་མ་ལབ། །ལུ་ཏྲི་སྨན་པ་དག་ཡས་དྲིལ་པ།།།

༄༅། །ཐུ་ཁུ་ཀིར་གི་འཇོར༔ ཨ་མགོ་ཐུར་ཟེར། །དེ་ཡིས་རྣལ་པ་ཏྲ་ཡིས་འདོན་ཞིག་སྒྲོག། །
མ་དང་རྩེ་རྒྱུད་ནས་ཡ་ཨམ་ཞེས་པ། །རྒྱ་ཡིར་རྒྱ་ནག་ཀུན་གྱི་ཡབ་རྒྱ་ཡིན། །འདག་གི་སྒྲོར་གྲུབ་ཐུར་
ཟད་འཛོམ་པ་ཡ། །ཐུ་ཤུ་ཀིར་དང་འབྲེལ་འགྱུར་རྣལ་པ་ཅི། །དེར་སྒྲོར་ཐུ་ཁུ་ཀིར་ནི་རྒྱ་མ་དུ། །
ཅོལ་དེར་རྒྱ་མ་གཅིག་ནི་ཏོ་ཀིབ་སྣེར། །ཏོ་ཡིས་ཕིགས་པ་ར་འཕུར་ལ་ལ་གྲིག་ལ་ལྷུན་དུ།།
ལྷན་བསྒྲུམ་བཙོལ་འགྱུར་ཐོ་ལྷར་ཡིན་མེད་ཅང་། །ཚུགས་རིགས་མི་ཐུར་ཞེས་ཐོས་པ་ཡང་།།
ནས་མེད་དགར་ཞིག་ཡུལ་གྱི་འཐུད་ཀེན་ཏུ། །དེར་ལྷོལ་ཅོལ་ཤེར་དེར་བསྒྲིན་པར་འདོད་པས
ན་ཧྲི ༑ མི་ཐུར་མ་ཡིན་ཐུར་བར་རྒྱལ་ལྷར་དགོས། །ཅོལ་དེར་བཟང་པོ་རྒྱ་མ་གཅིག་ལུ་རེད། །ཏོ་ཀིབ་

སྨེར་དུ་ཏོ་ཡིས་ཕིགས་ལ་འཕུར་བས། །རྣལ་པ་བསྒྱུར་སྨན་རྩེ་གེར་དབང་ལག་དང་། །ལྷ་པ་ལ་སྒྲུ་ཛོ་དེ
ཡོ་བདེ། །ཀ་དཔའ་ཐུར་མ་སྐྱུར་རྫོ་བལ་གུར་ཏོག་ལ། །དེར་ནི་གསུམ་ཅེར་ཡོད་རྒྱ་ཁྲུར་གང་། །ཡིད
ལར་ལུག་དཀར་ལྡིག་སྨིན་ཞི་ལྷ་རེ། །ཁྲིམ་ཁྲིམ་བཏགས་ལ་ཅོལ་དེར་ཉེར་གཅིག་བགོས། །
སྨན་རྣམས་ཅེར་གཅིག་བགོས་པ་ཐོག་ཡུལ་བསྒྲུམ། །ཅོལ་དེར་སྨན་ལས་ཉིན་གཅིག་ཐོག་བསྒྲུམ
གཅིག ༑ བཙོལ་པར་རྫོགས་ཞུམ་ལ་སྨར་ལྷ་ཐུར་བཙོལ། །ཕྱིར་སླམ་རྣལ་ལུ་འགྱུར་པར་རྫོགས་ཕྱི་དས།།
དཀར་ཡོལ་གྱིས་འགྱུར་རྩལ་བྲུར་ཐེན་ཏུ་བཟར། །ལྷ་དེ་གུར་དང་ལྡོང་ལ་ལན་གསུམ་འགྱུར། །
འགྱུར་ཚོད་དང་དར་དམིགས་ཚོད་བསྒྲུན་གྱིས་ཐུར། །ཁ་ཟས་ལུག་ཤ་སྐྱུར་ཤ་ཀོན་ཟོས། །དཀར་མདར

༡་བརྒྱ

༄༅། །མར་ལོ་ཟླ་གཏན་ཉལ་མི་རྒྱུར་རོ། །སྒྲོ་ཁམ་གོར་སྒྲོལ་བཞིན་ནོ་ཆགས་སྒྱུར་
མེཿ ཿ ཀླུ་གསུམ་རེས་པར་འཛོམ་དགོས་དེའི་ལུགས་ལ་ཡིན། །ཕན་ཡོན་ཕུལ་ལེམ་ས་རྡུལ…
ཞེར་ཟུལ་སྒྲུབ་པ་སྐྱེད། །ཟླ་རྒྱལ་སྨག་ལ་འཛོམ་མདོག་འཛར་རོ་ཐོ་རྒྱུད། །ལུལ་ནར་ཀུར་ཁེལ་
ཆོ་རིང་བཅུ་ཕིན་འགྱུར། ༄ །བུ་ཕུ་ཕིར་ཐར་སྒྱུར་པ་འབྱུང་པ་ལ། །བུ་ཕུ་ཕིད་རྗེ་ཕུར་རོ་ཚེར…
ཕིར་ཞུ། །ཞོ་དོ་འཁྲལ་ཞུ་གསུམ་ནི་ཞེ་གར་དུག །ཞོར་ཕིར་བཀྲ་ཤིས་ཞེ་གསུམ་པ། །སྦྱུར་པའི་
ཐར་ནི་སྨན་ཚོད་ཆེ་བར་གཏོར། །ཁྲག་ལ་མགོ་མ་སྨན་སྐྱུར་བ་སྐྱེ་གག་དང་། །མདོང་ལ་འབུམ…
ཐུར་ན་ཁྲག་རྒྱུན་བཅལ་དང་། །ཁྲག་ནང་ཡལ་ཆེར་ལ་ཡན་སྦྱོར་བལ་གུབ། ༄ ཡར་ན…

བུ་ཕུ་ཕིར་ནི་སྤྲར་དུག་དང་། །ཚེར་ཕིར་ཧུ་ནི་ཞོ་དོ་རྒྱ་ཚོས་བཙོད། །ཞུ་མཁན་འཛིན་པ་ཕིར་ལྡིར་
ཁ་བྱུ་དང་། །ཨ་རུ་སྐྱུ་རུ་སྒྲོལ་དཀར་ལོ་མར། །གུར་གུམ་བ་སྨ་ག་དང་གུལ་ནག་ཤོག་ལ། །རེ་རེ་
ཞོ་གར་སྐྱུ་ཐར་བཞེད་གཉེ་གཅིག །ཉིམ་གཅིག་ལན་གསུམ་འབྱུང་དགོས་ཐ་མ་ཡི། །བཞག…
གསུག་ཉིན་གྱི་སྤུ་དྲིས་ཐར་སྒྲོལ་ལ། །མཆོལ་དཀར་ཞོ་གར་ཞེབ་བཏགས་ལ་ཕུལ་ནབ་ཟེར། །
ནར་གཞི་ཆེན་ཉིམ་གསུམ་རེ་ལྷུར་བརྟེན། །མེན་ན་ཉིན་གཅིག་གེལ་ཆོག་ཕྱིར་མི་ལྡོག །མཁལ་
མའི་མེ་དྲག་གྲིབ་རྨ་བལེ་དུག་དང་། །ཡོ་མཆིན་གལ་སྐྱུར་མོ་མཆིན་རྒྱག་གུར་དང་། །ལ་ཕིན་ཆོ…
འཛག་བཞར་འབྲུམ་རྨ་རན་ཤོག་ལ། །ཀུན་ལ་ཕན་ནོ་སྦྱོར་གྲུབ་མན་ངག་ཡིན། ༄ །བུ་ཕུ་ཕིར་

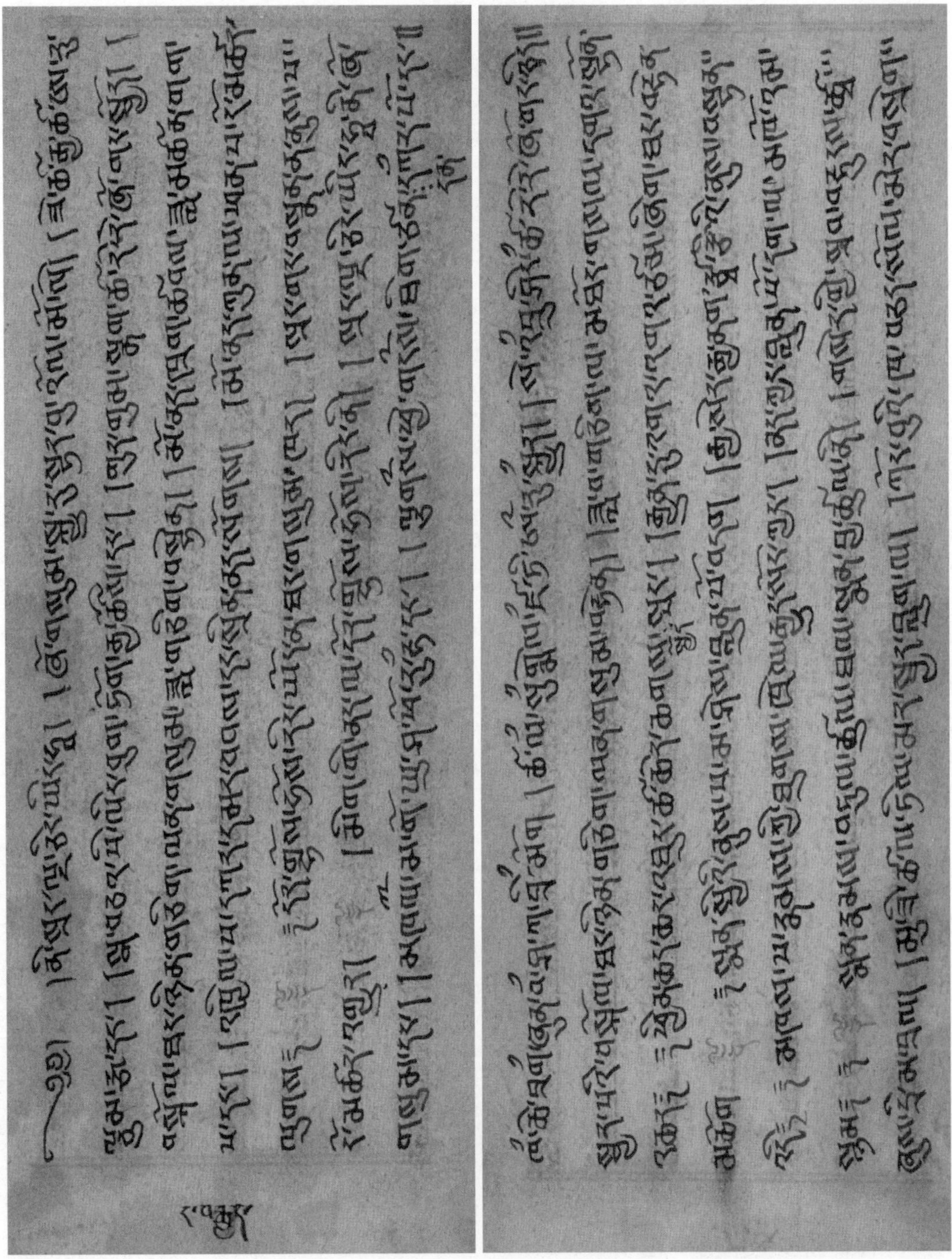

ང་དགུ་

༡༩། །ཕར་ཚིག །རྩལ་ལམ་ཟང་ཐལ་ཆེ་ལྡན་འཁྱུགས། མུ་ཏི་ཁོལ། །འཁྲུལ་པ་གིང
ཤར་ལ་འདར་ལྷགས་ལ་འཇིམ་འཁྲིབ །ཕྱུགས་ལ་མེ་ལོག་ལྡང་འབྲུ་རལ་ཁྲེ་མ་སྐར། །ལ་རྟུར་རྒྱུ
འཁྱིལ་འཇབ་གཅིག་འདབ་པ་ཏ། །ཕྱུགས་ལ་མེར་ལོལ་བར་གྱུར་ན་འབྲུལ་རྒྱལ་ཡིན། །
ཙེར་ཞེ་རཁྱུར་ཐལ་ཕིར་དཀར་ལ་རུར། །རྒྱ་མཚོ་ཀ་ལ་ཡེ་ཤེར་མུ་ཏི་དར། །ཏི་ཀྱི་རྒྱ་ཀྱི་སྐར་ཀ
སྨ་འཆར་དར། །ཨུ་རྩལ་རེ་རེ་ལྡར་གར་ཞིབ་འདགས་ནལ། །ཙེར་ཞི་འཛར་པོ་རྒྱམ་གསུམ་ཡོངས
འདགལ་ནི་ཡིགས་པར་འཁྲིལ་ལ་རོར་ཕུའི་གསུམ་ཅ་ལལ། །གཅིལ་ཅར་སྐུག་ལ་ཅ་གཅིག
སྦྱོར་ཕར་ལུས། །ལ་མི་ཡིགལ་པར་འཅད་དེ་ལོ་ཞག་གི །ལེབ་དུ་མི་ཐུབ་ལ་ཀུར་པར་འཁྲེར་ལ

ལྟེལ། །གིར་བུ་ལིར་ཞིར་མདོག་དཀར་རབྱུར་ན་འཇར། །མི་ན་ཡར་འབྱུག་རོལ་པར་མདོག
ཡུན་གྱུར། །ཧུར་རབྲོན་མི་ཐོད་མེར་འབྲུག་དཀར་ལོར་འདུལ། །བྲུ་རུ་ལོ་འཀྱུར་ནེ་རྒྱ
ཡུམ་རིར་འཚེར། །ཡར་མཆུ་ཡར་འབྲེལ་པར་ལེགལ་པར་འཚོལ། །གཡུ་རིགལ་ལྷམ
ཐུག་མེར་འབྲེག་ཕྱུར་བ་ལ། །ཕགས་པལ་མི་རྒྱལ་ལ་ཅུལ་པ་ཡོད་པའི་རྟགས། །རྟེ་ཞུན
འབྲེག་པ་ཆར་འབེབས་ལྷུར་གཅུལ་དོ། །སྨམ་ལ་དེ་ཀུལ་ཕྱུར་ཀ་ཡར་སྐམ་འདུལ། ། །མུ་ཏིག
ཨ་ཕྱེ་ཕྲེལ་འཇུར་ཕྱུག་ངོར་འཚོལ། ། །ལྷོར་རོལ་ཕམ་ཀྱི་ཅེར་འདབ་ཀུར། །འཇུར་འཞིམ་དཀྲུལ
པ་ཉིལ་ལེགལ་འགར། །མུ་ཏེར་ཀོལ་མར་ནར་ཕམ་གསུམ་ལུ། །བ་ཀྱུར་ལྡར་པ་འཚོལ་ཞིར

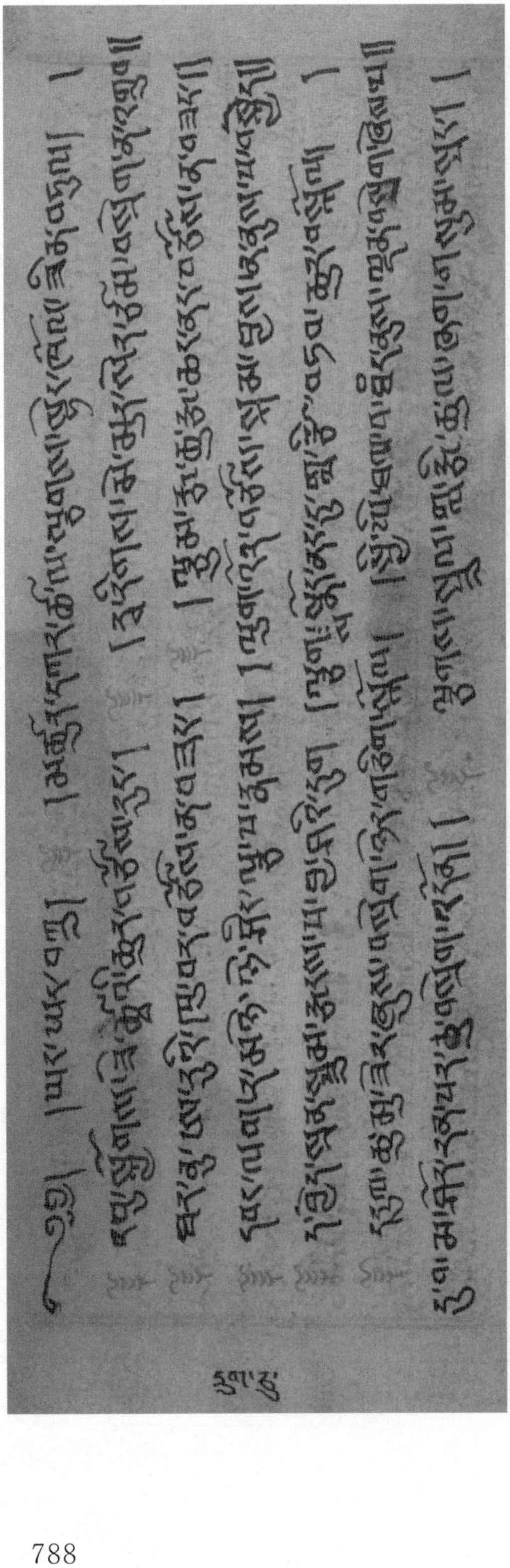

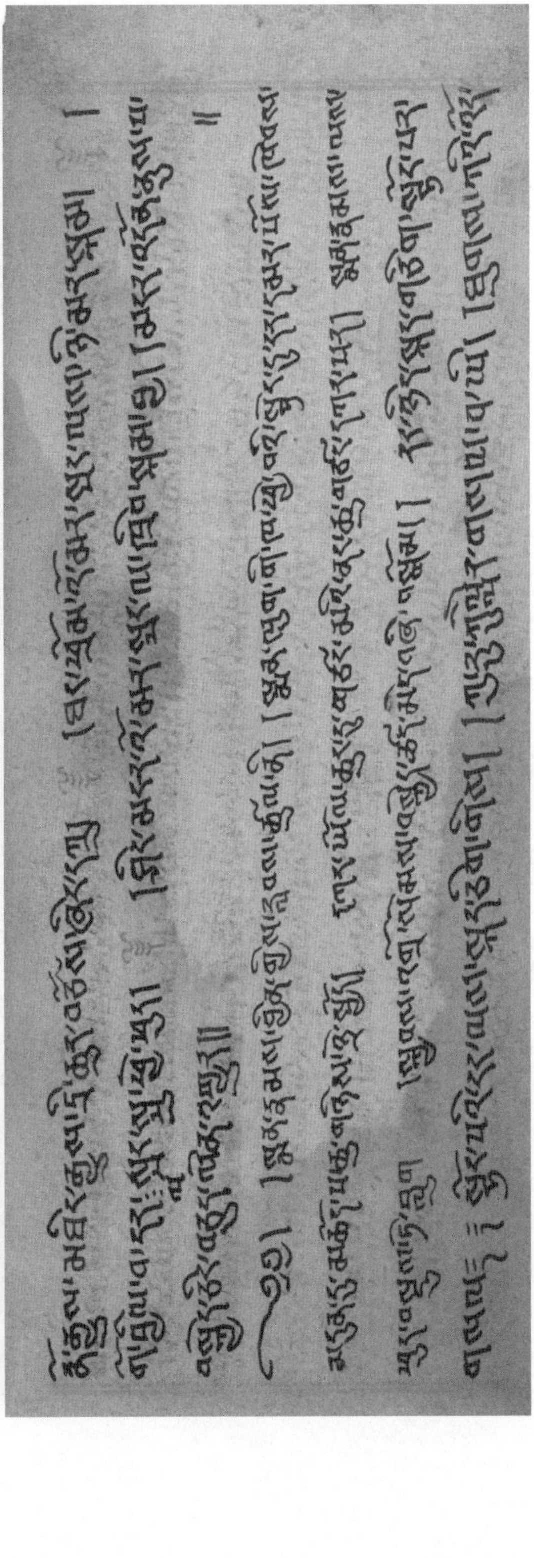

རེ་གཅིག

༄༅། །ཞེས་པ་བཀོལ་ལ་རྣམ་པ་བཞུགས།། །ཨོཾ་ཀུ་རུ་ཀུལླེ་ཧྲཱིཿ སྭཱ་ཧཱ། ལུས་ཀྱི་ཏེ་ལ་འགོར་
འབྱུང་བར་མཛོད། ལྷ་རྒྱ་ཀླུ་ལ་ཕྱག་འཚལ། ཕྱོར་བའི་དང་ཤ་ལ་སྨན་གྱི་སྤྱར་པོའི་སྤྱོད་དུ་བར་ཟླའི་གདན།
ལ་ཧྲཱིཿ སྐྱེ་མ་མོ་ཡོངས་ལ་ལྷ་གྱུར་པ་ལས། འཆི་མ་ཡུ་ཀ་ར་ཏཱ་ སྨན་གྱི་ལྷ་ཝེ་རུ་ཟུར་རིང་གི་རྒྱལ་པོ་
སྐུ་མདོག་ལྗང་ཁུ་ཡོ། ཕྱག་གཡས་ལྷ་ཨ་རུ་ར་དང་གཡོན་འདུད་རྩེ་ལ་གང་བའི་ལྷུང་བཟེད་འཛིན་པ།
ཆོས་གོས་གསོལ་ཞིང་ཞབས་རྡོར་སྐྱིལ་དཀྲུང་གིས་བཞུགས་པ་པའི་ཐུགས་ལ་ཀ་ར་སེ་མའི་དགྱེས་པ...
འཁོར་ཡོངས་སུ་གསལ་བའི་དབུས་སུ་པདྨ་ཉི་མའི་སྟེང་གི་གདན་གྱི་སྟེང་ཀ་ར་ཧྲཱིཿ ཡལ་ཨཱ་ཡུ་པ་ཧྲཱིཿ
ལ་མཚན་པ་ཡོངས་སུ་གྱུར་པ་ལས། ཀུ་རུ་ཀུལླེ་སྐུ་མདོག་དམར་པོ་མདང་ཞལ་གཅིག་ཕྱག་བཞི་

སྐུ་འཛིན་པ། སྟོང་སྣང་གི་གོས་དང་རུས་རྒྱན་མཛེས་པར་གསོལ་བ། ཞབས་གཡས་བསྐུམས་ལ་གཡོན་
གཡོན་བརྐྱང་བ་མའི་གར་སྟབས་ཀྱིས་དགྱེས་ཞིང་ཆགས་པའི་ཉམས་ཀྱིས་བཞུགས་པ་པའི། སྨན་གྱི
སྨང་རིག་བྱེད་མའི་སྒྲུབ་པ་ཨོཾ། མགྲིན་པར་ཨཱཿ ཐུགས་ཀར་ཧཱུྃ། ཧཱུྃ་ལས་འོད་ཟེར་འཕྲོས།
ཡེ་ཤེས་པ་དང་དབང་གི་ལྷ་སྤྱན་དྲངས། ཛཿ ཧཱུྃ་བཾ་ཧོཿ དབང་བསྐུར་དབང་བསྐུར། མི་བསྐྱོད་པ་དང་།
འོད་དཔག་མེད་ཀྱིས་དབུ་བརྒྱན་པར་གྱུར། ཨ་རྒྷཾ་ [illegible] སྐྱེ་ལ་མའི་འགྲོ
བ་ཐུགས་ཀྱི་པའི། །འཆི་མ་ལྷ་མ་སུ་རས་རྒྱལ་སྨན་གྱི་ལྷ། །ཁམས་གསུམ་དབང་བྱེད་རིག་བྱེད་
མ་ཧཱ་། སྨན་ལྷ་ཚུར་འཁུལ་ལོ་འདི་ལེགས་ལ་སྒྲུབ། [illegible] སྒྲོན་ལ་མ་མཐུ་དང་དབང་

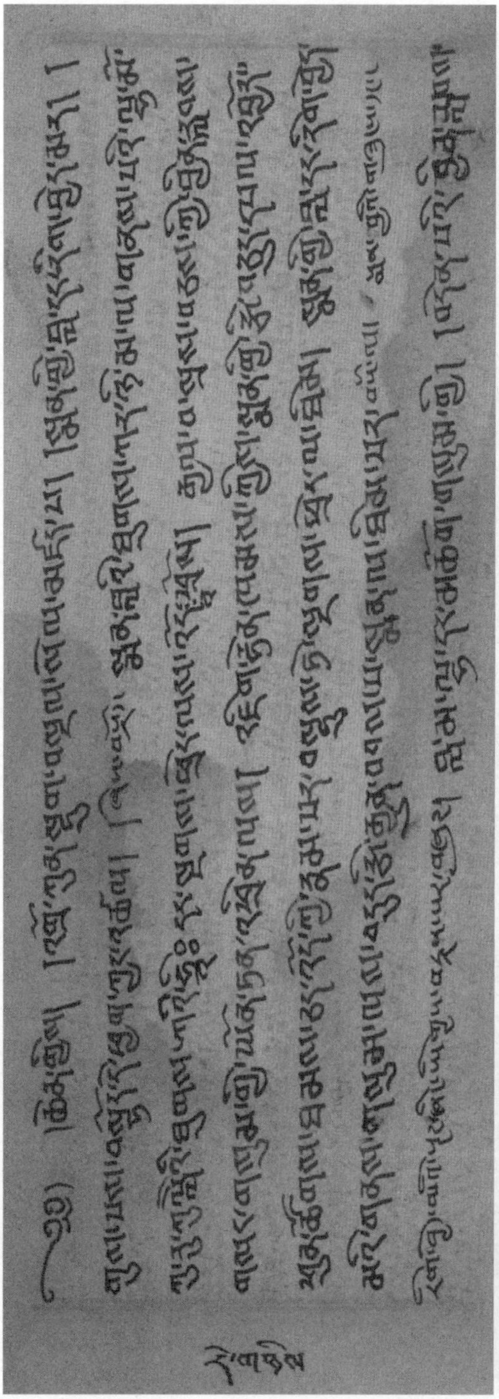

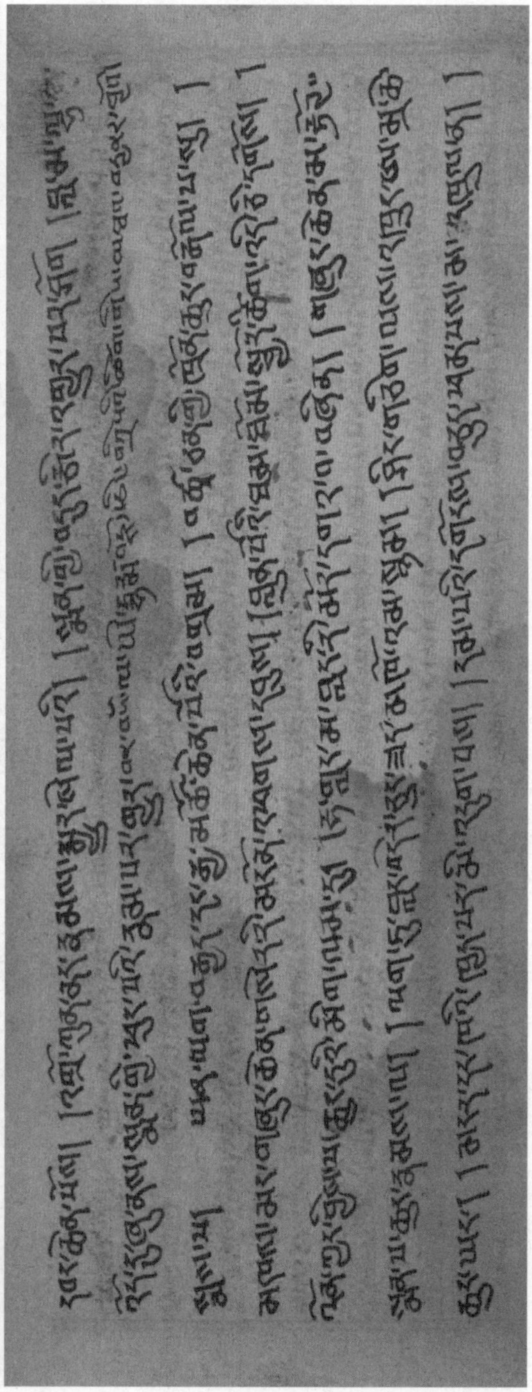

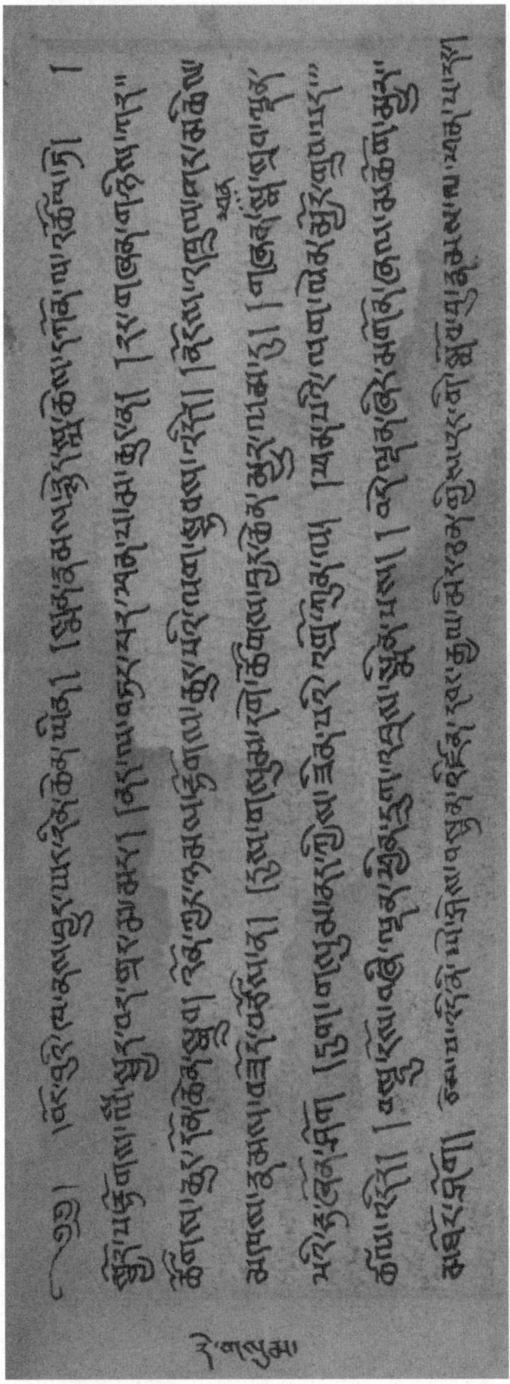

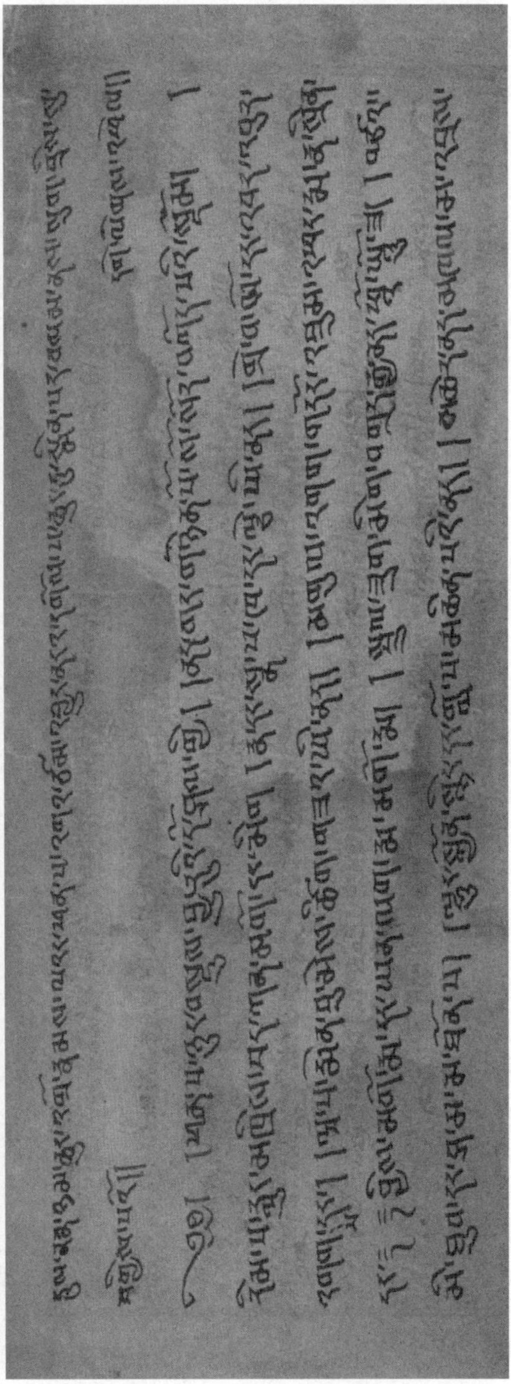

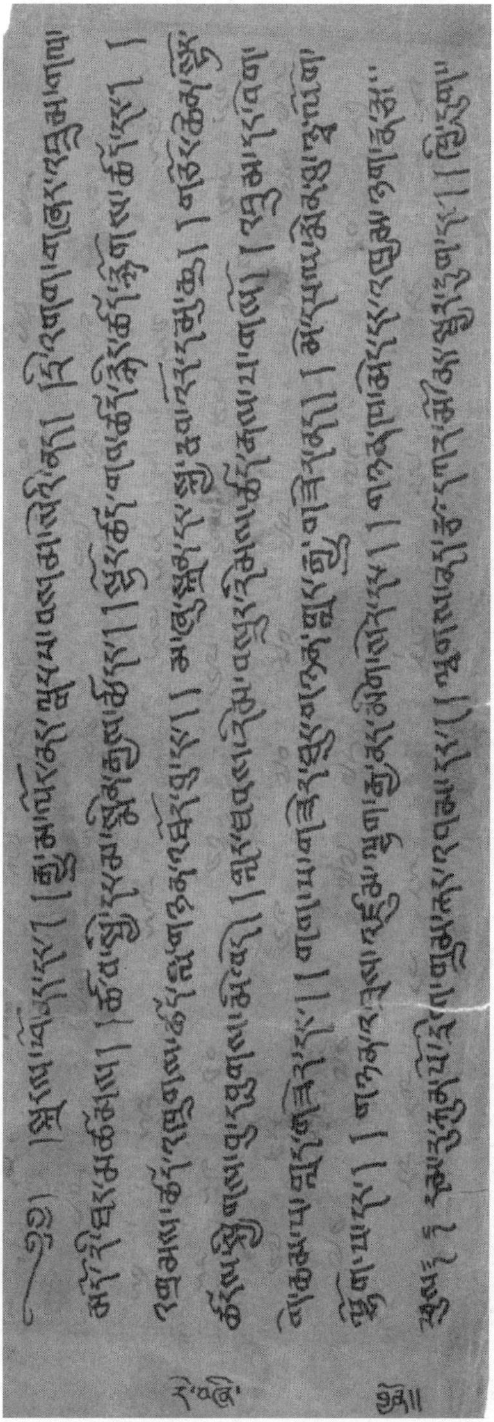

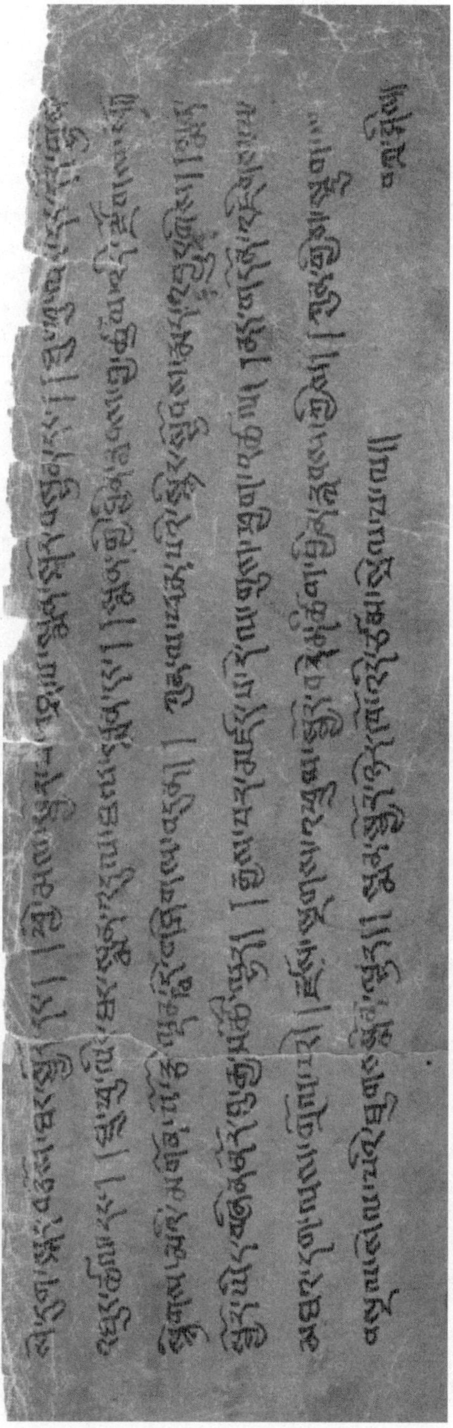

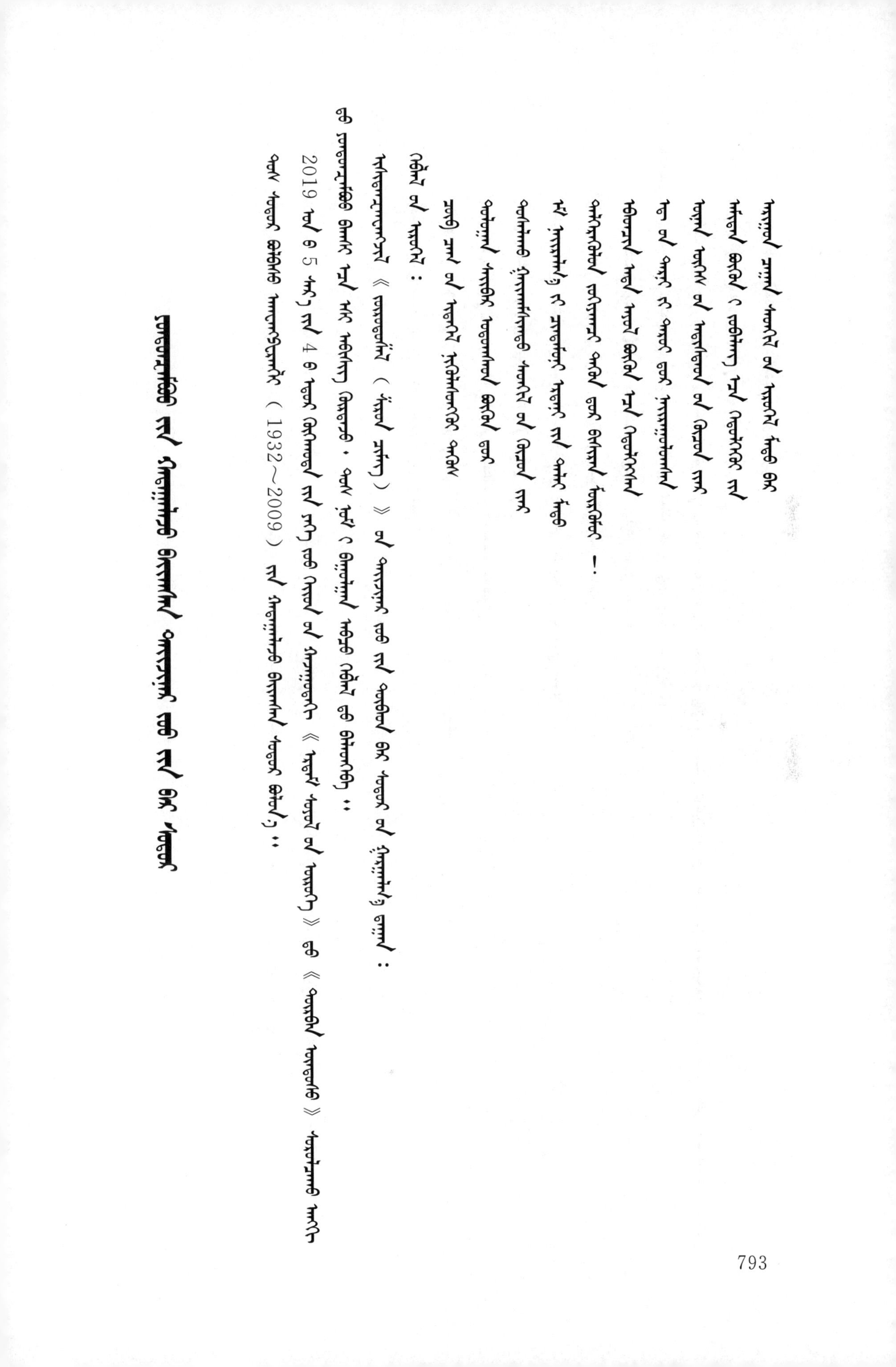

[illegible]

[illegible]

[illegible]

[illegible]

[illegible]

[illegible] !

[illegible]

[illegible]

[illegible]

[illegible]

[illegible] :

[illegible] 《 [illegible] ([illegible]) 》 [illegible] : [illegible] · [illegible] ::

2019 [illegible] 5 [illegible] 4 [illegible] 《 [illegible] 》 [illegible] 《 [illegible] 》 [illegible] (1932～2009) [illegible] ::

[illegible]

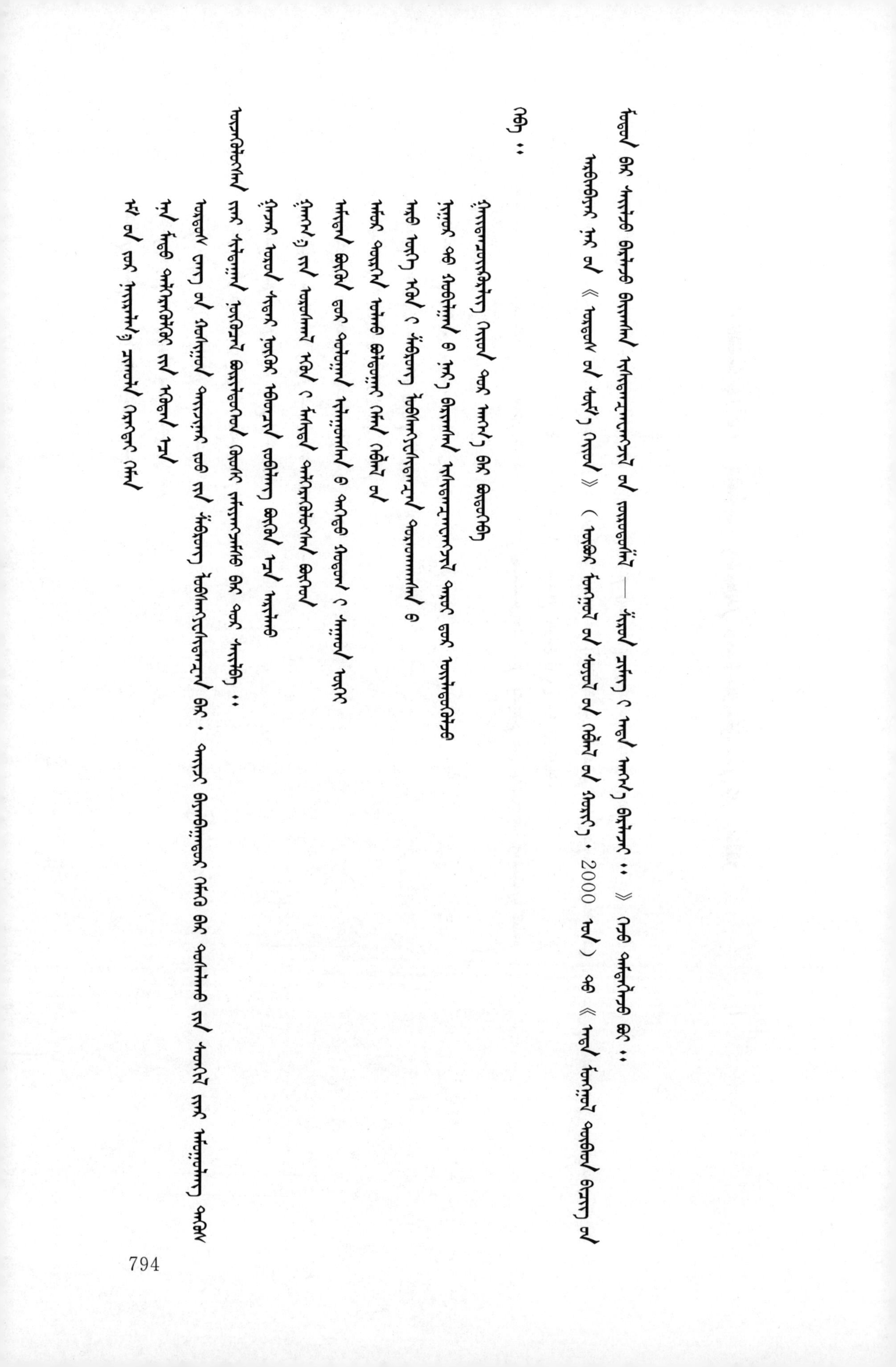

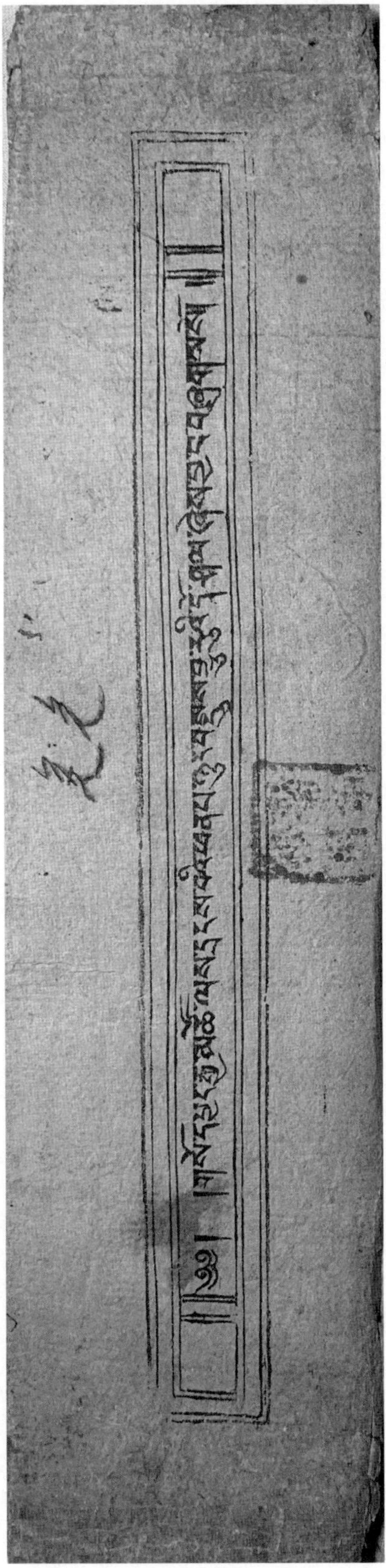

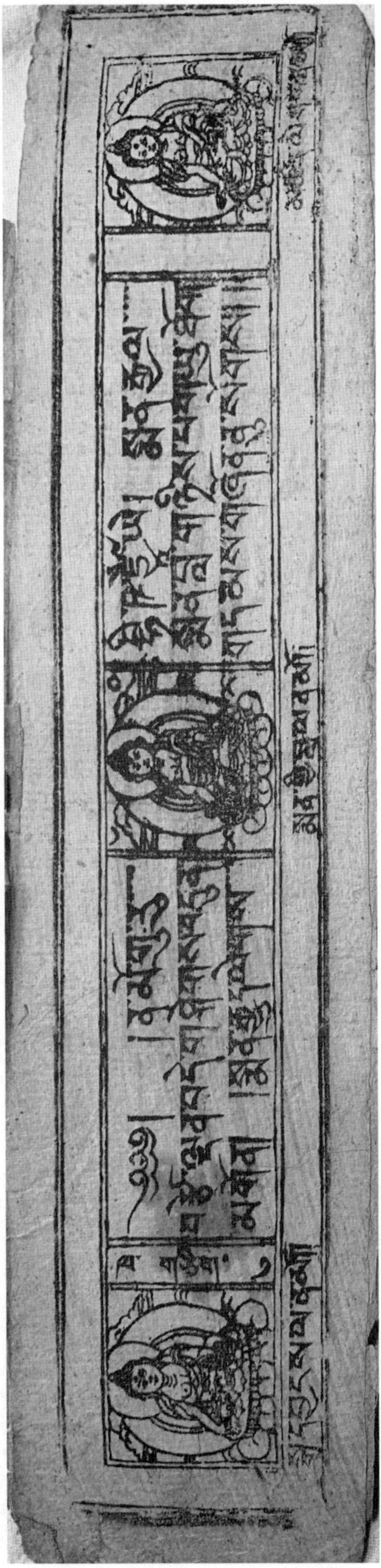

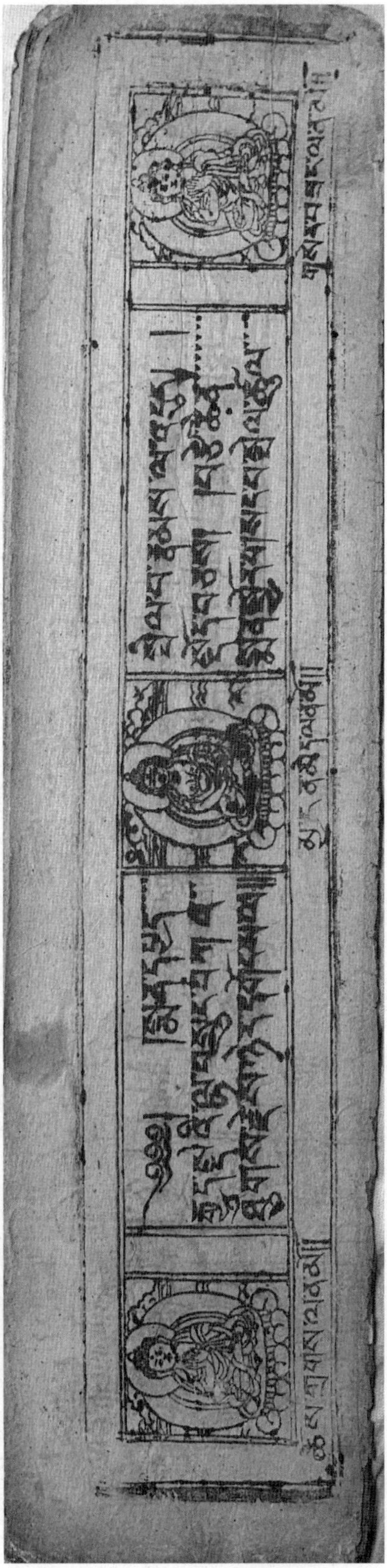

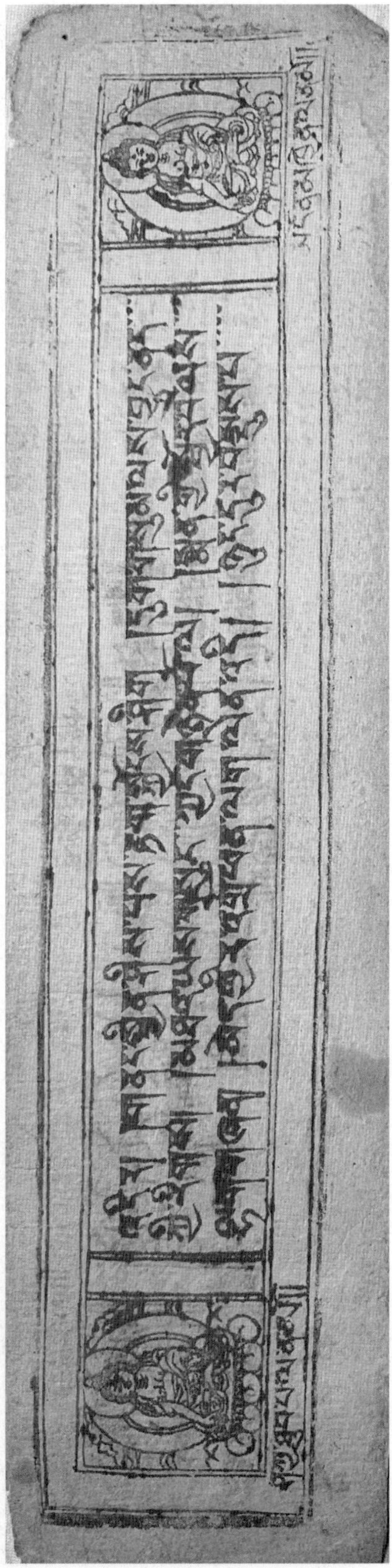

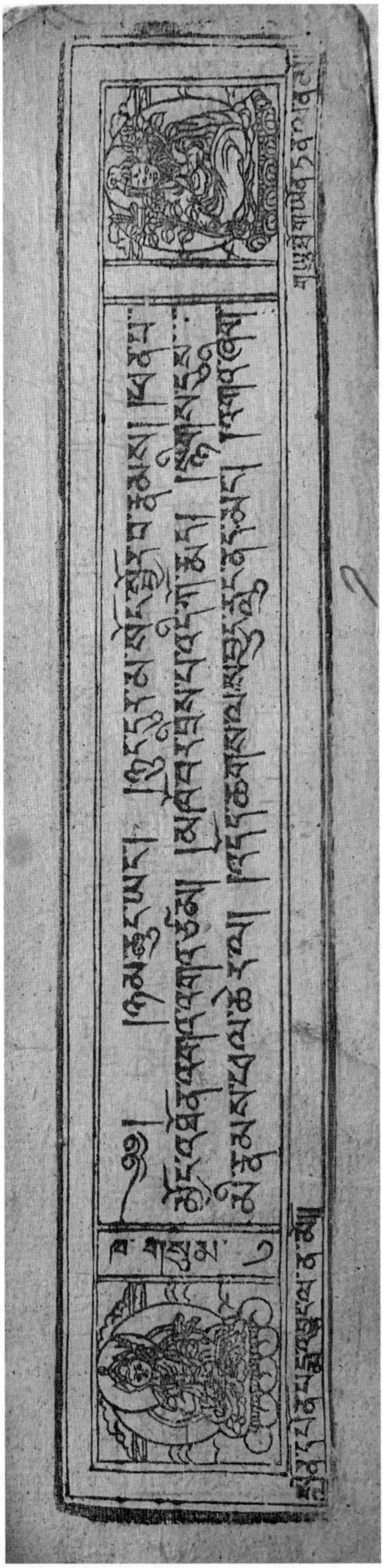

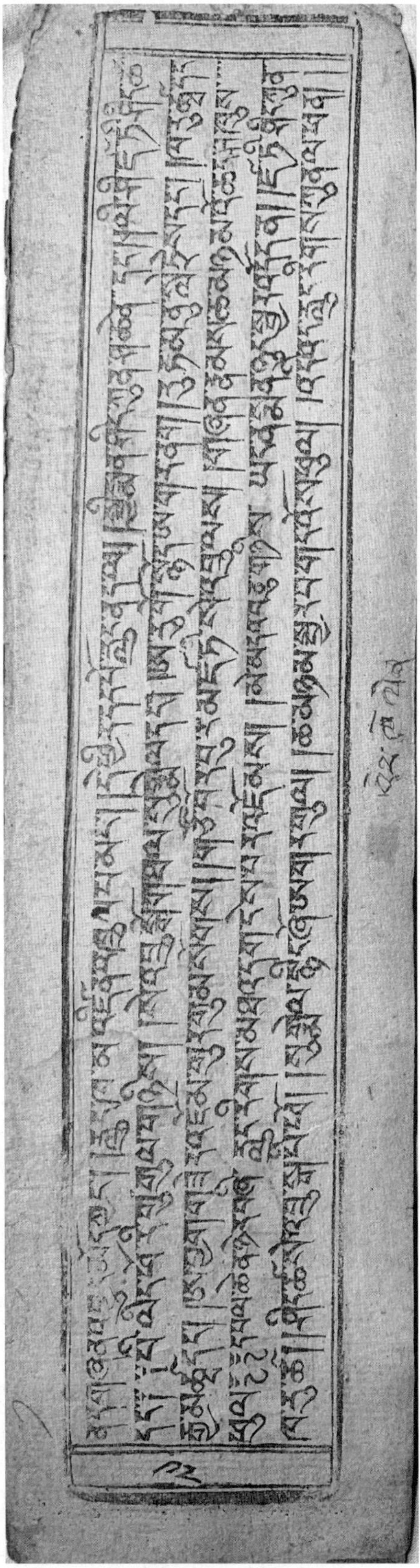

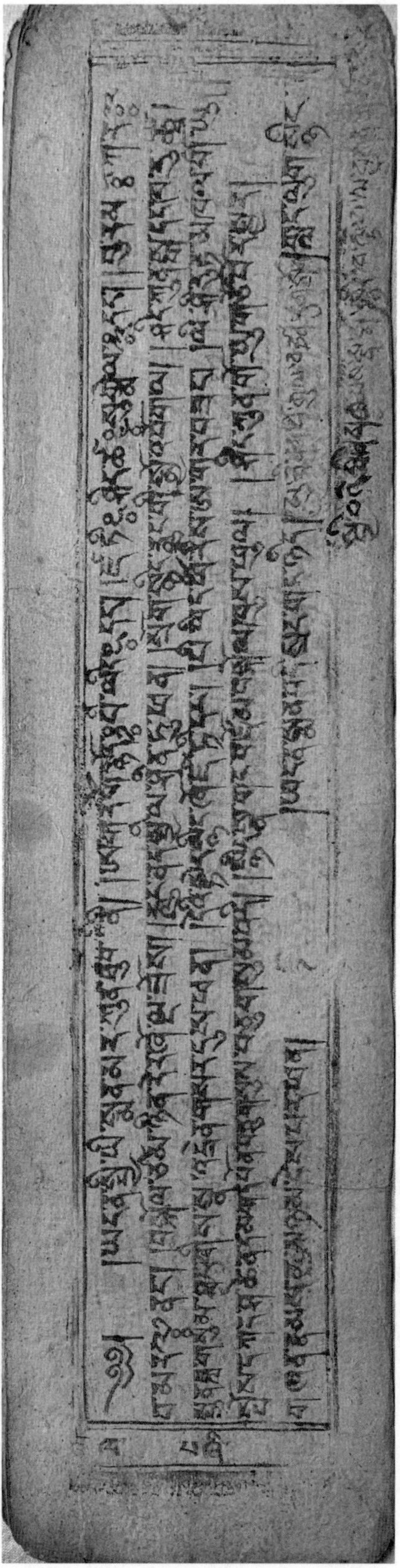

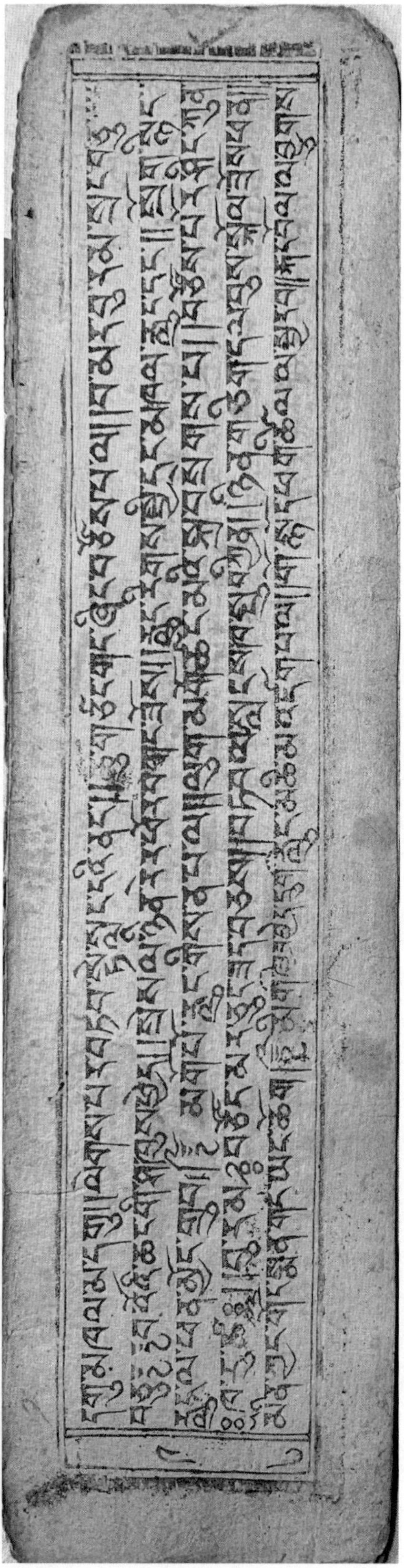

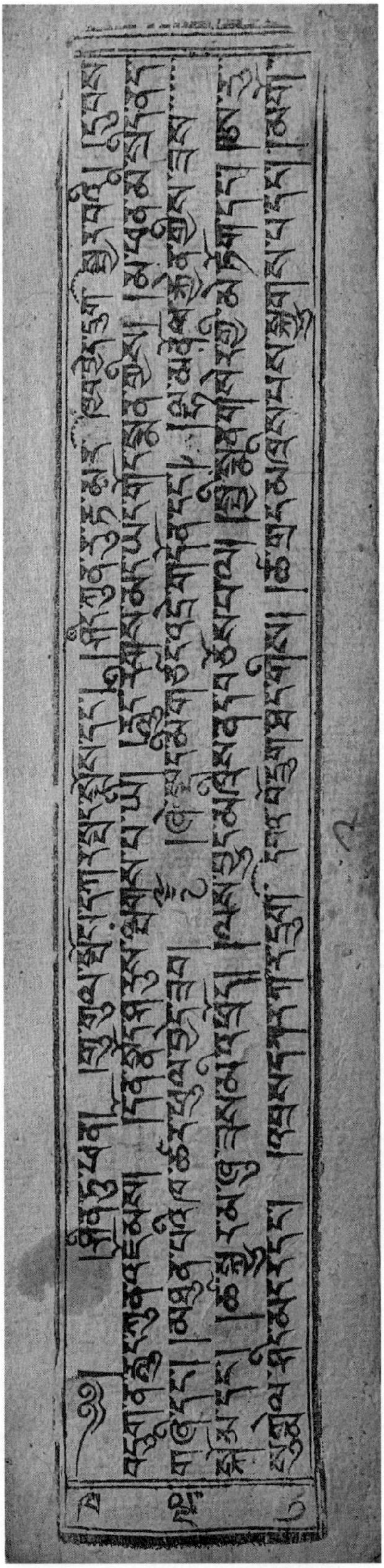

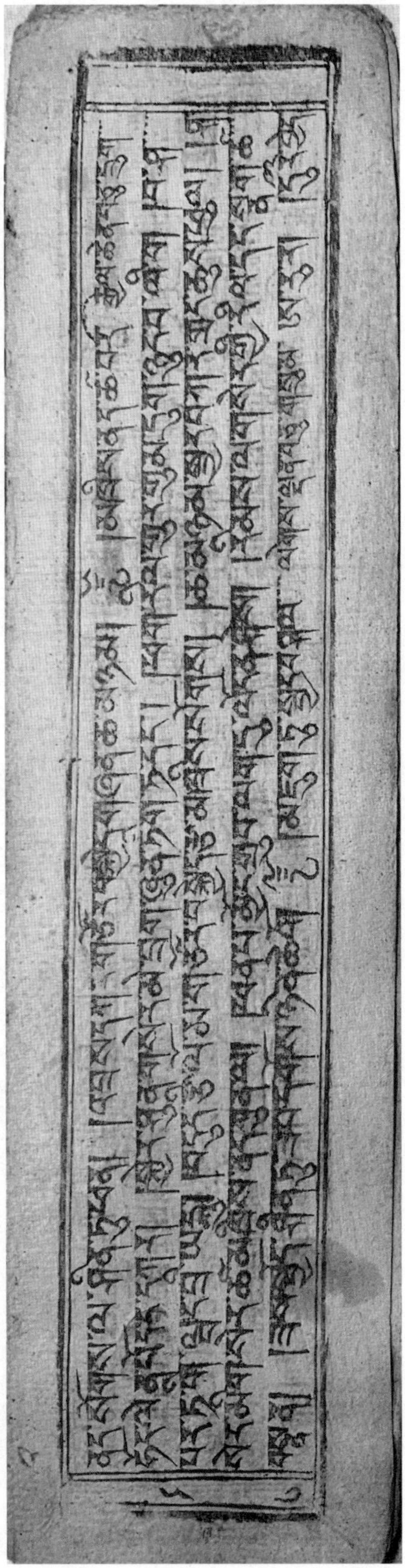

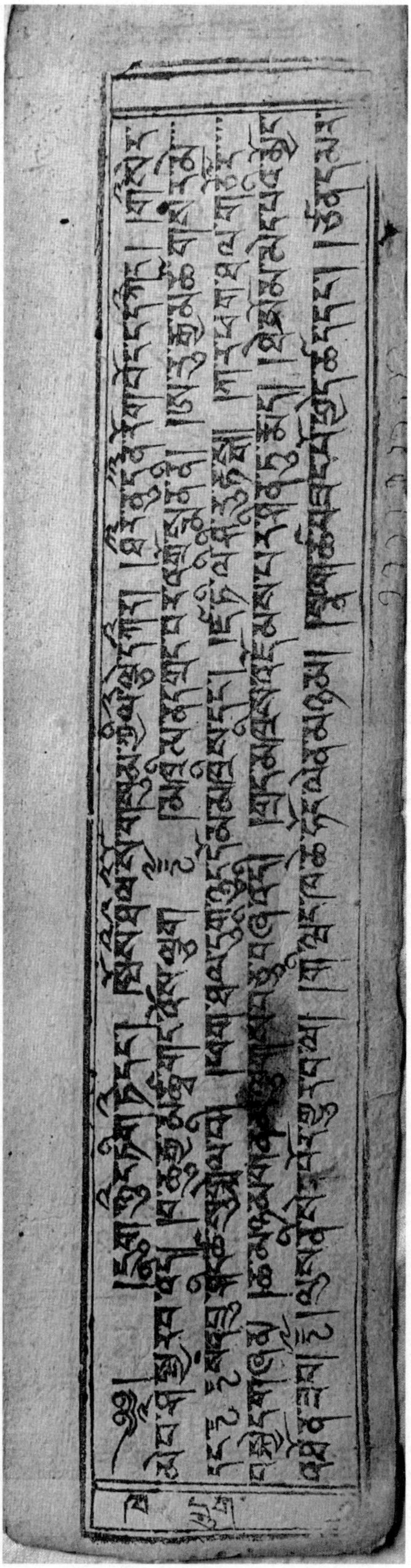

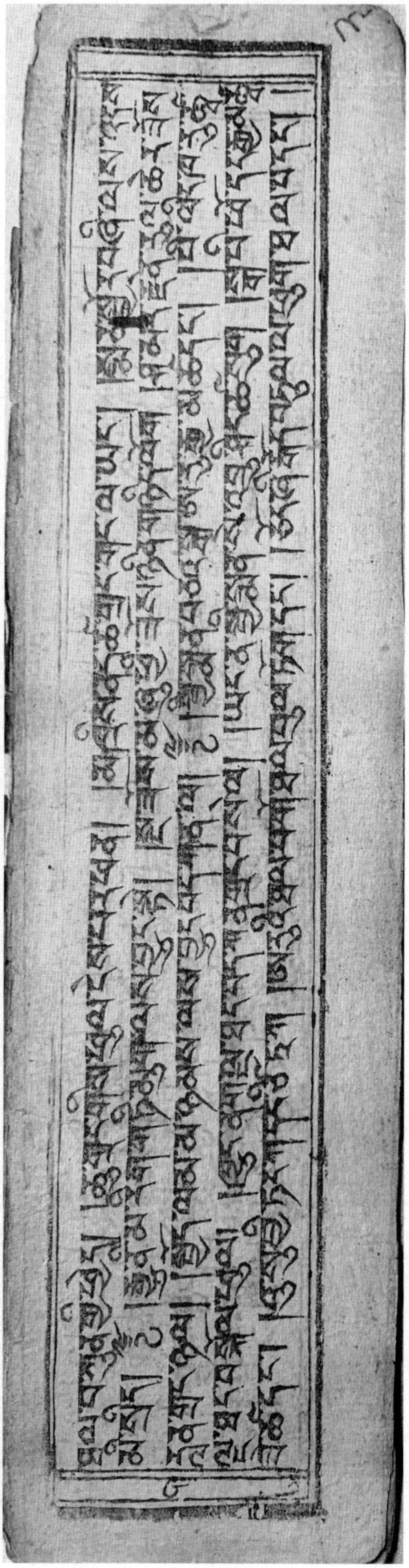

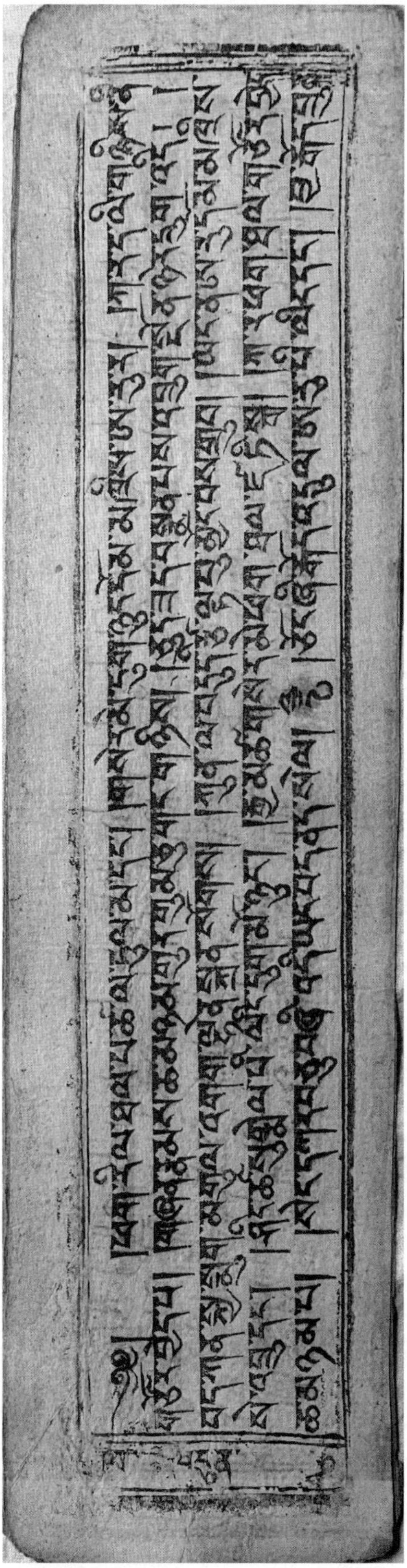

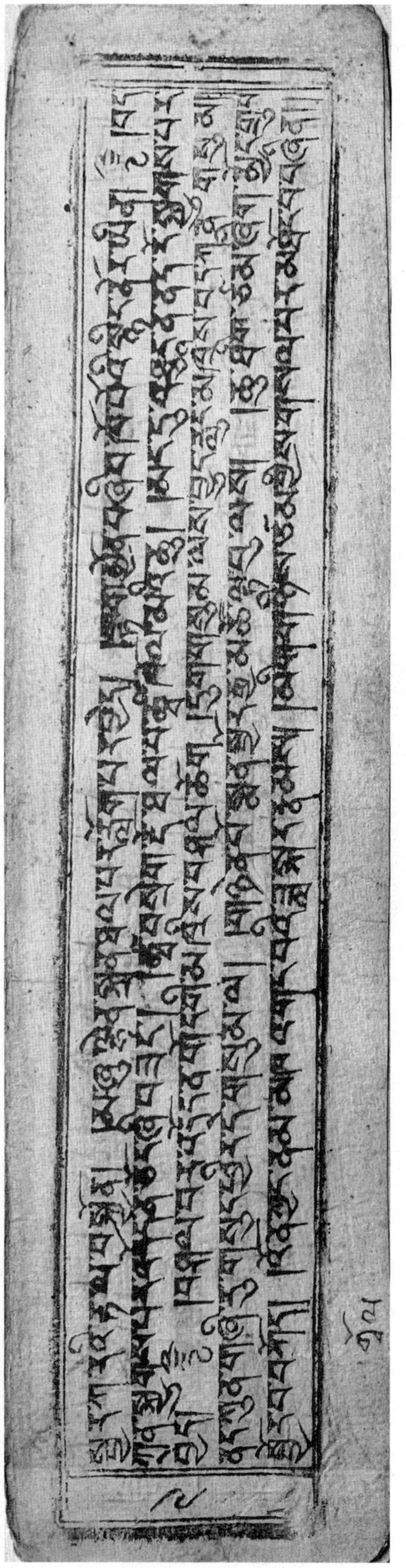

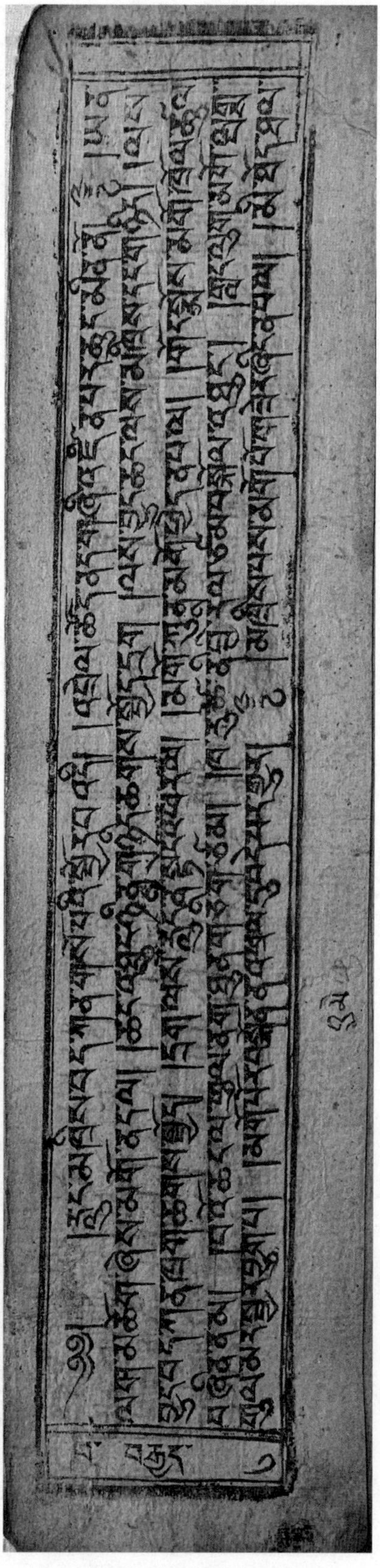

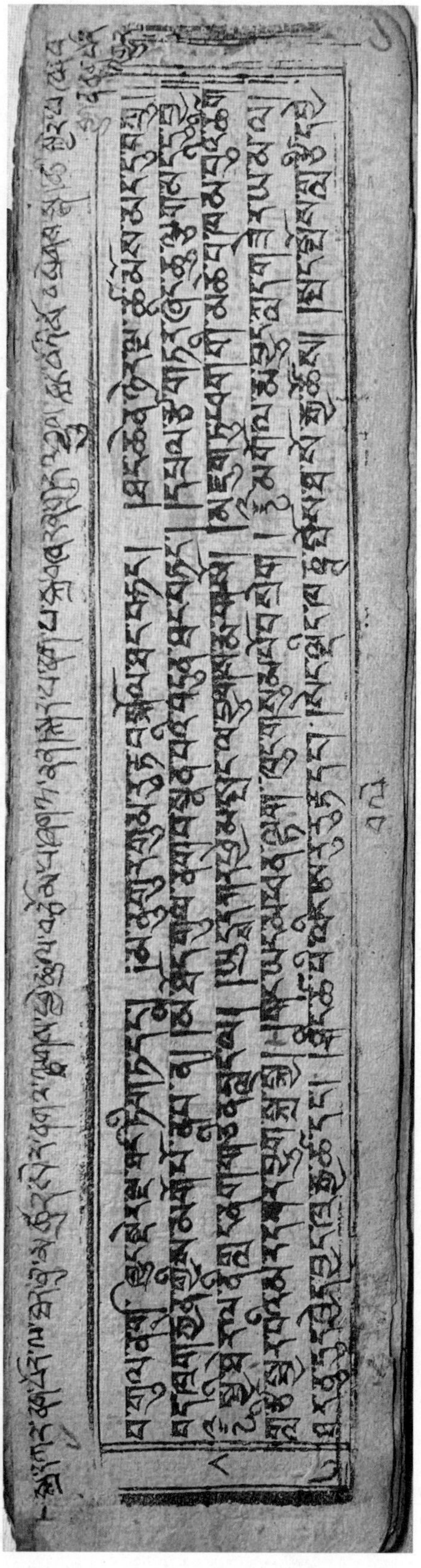

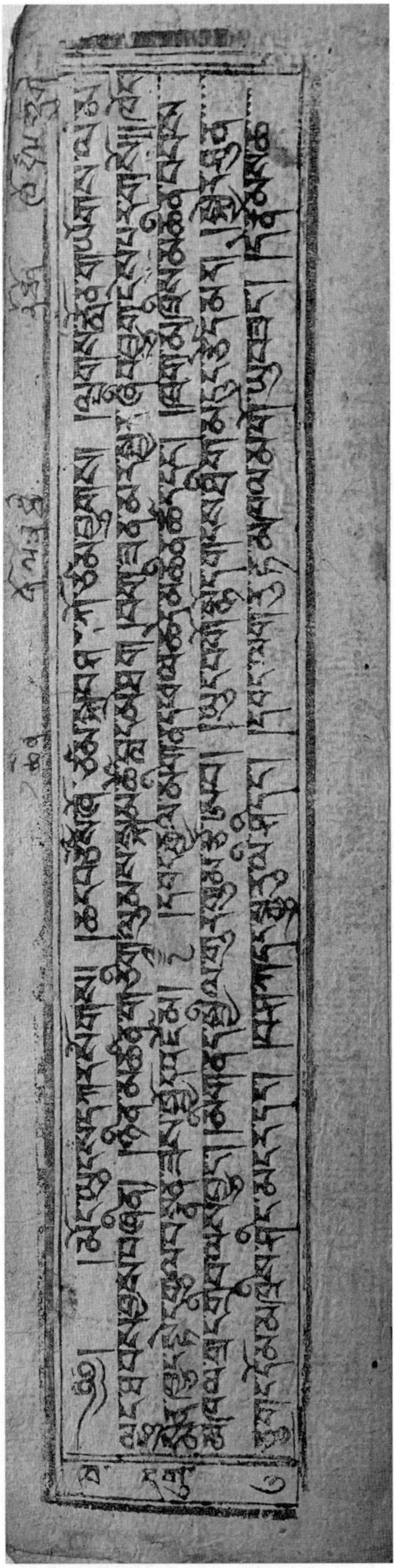

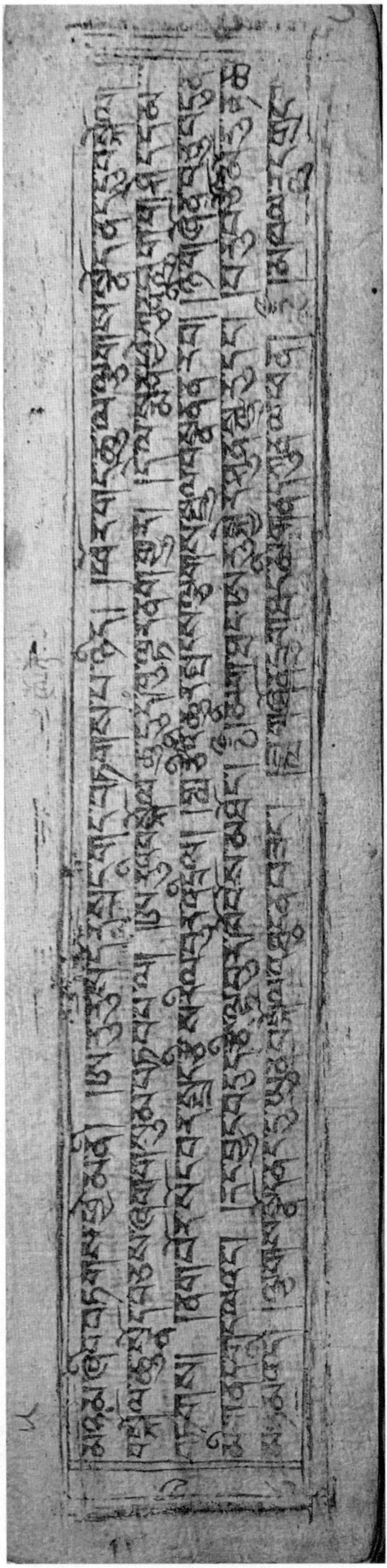

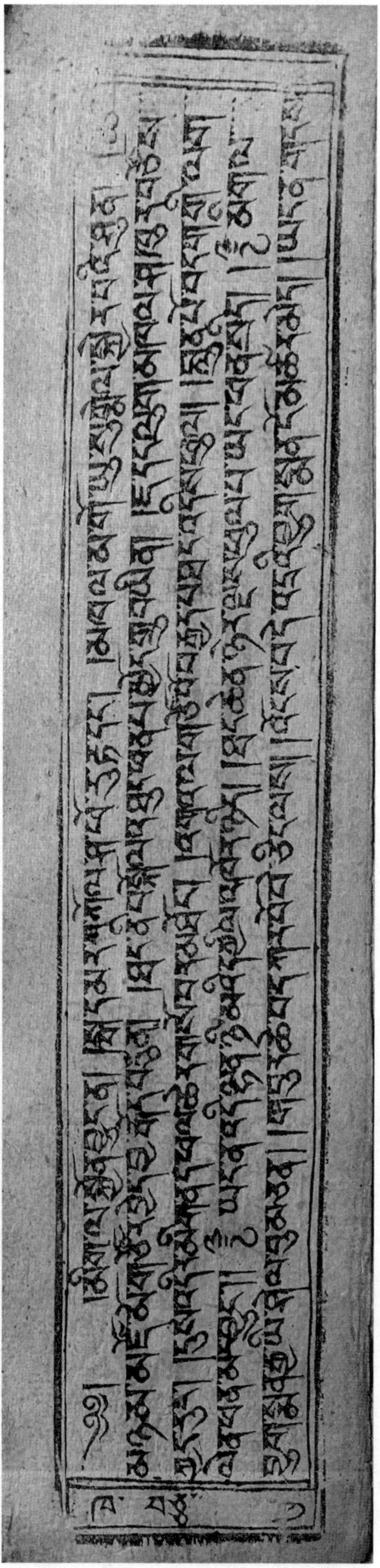

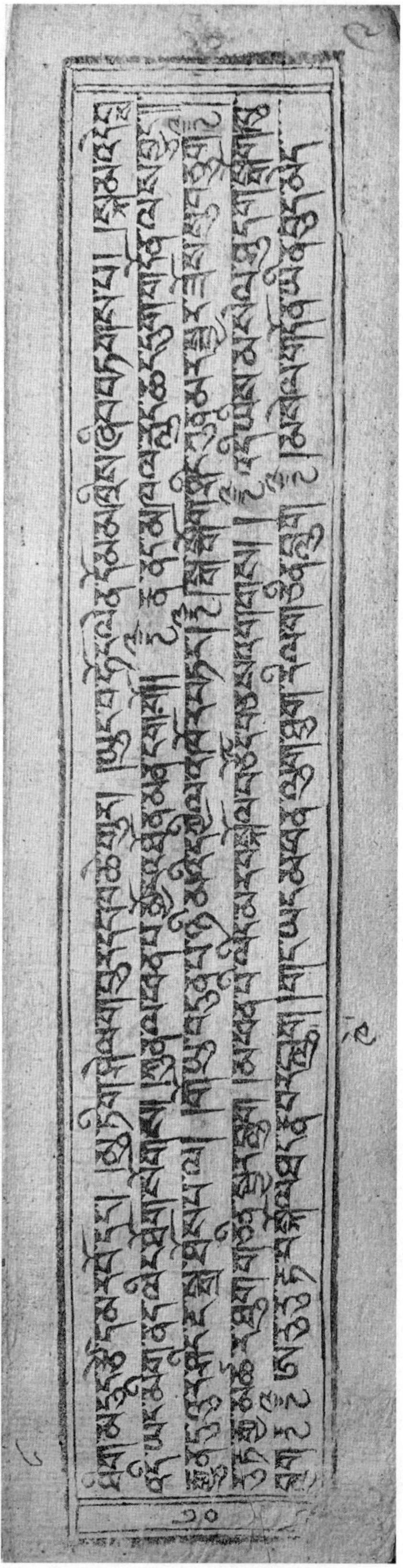

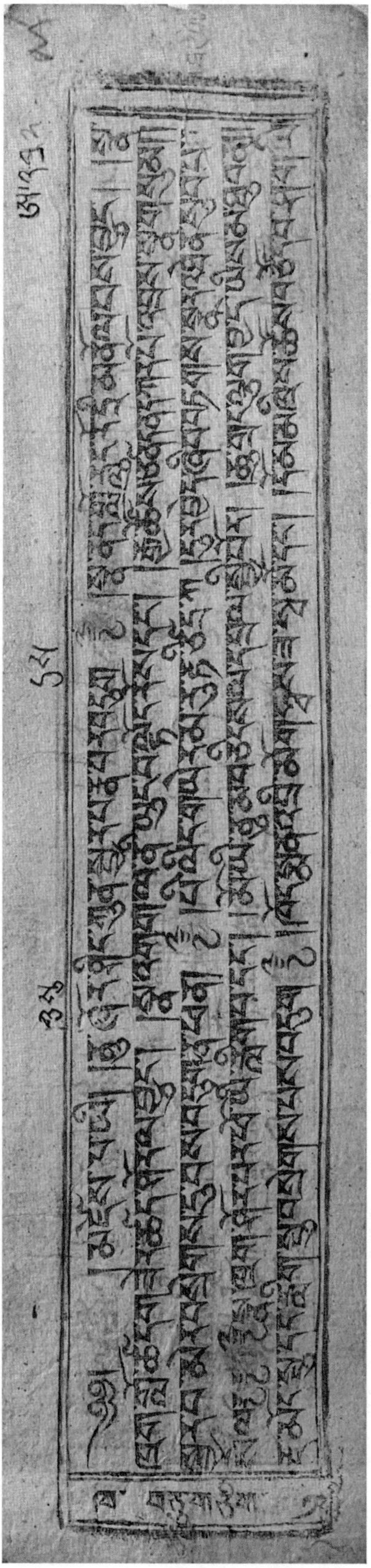

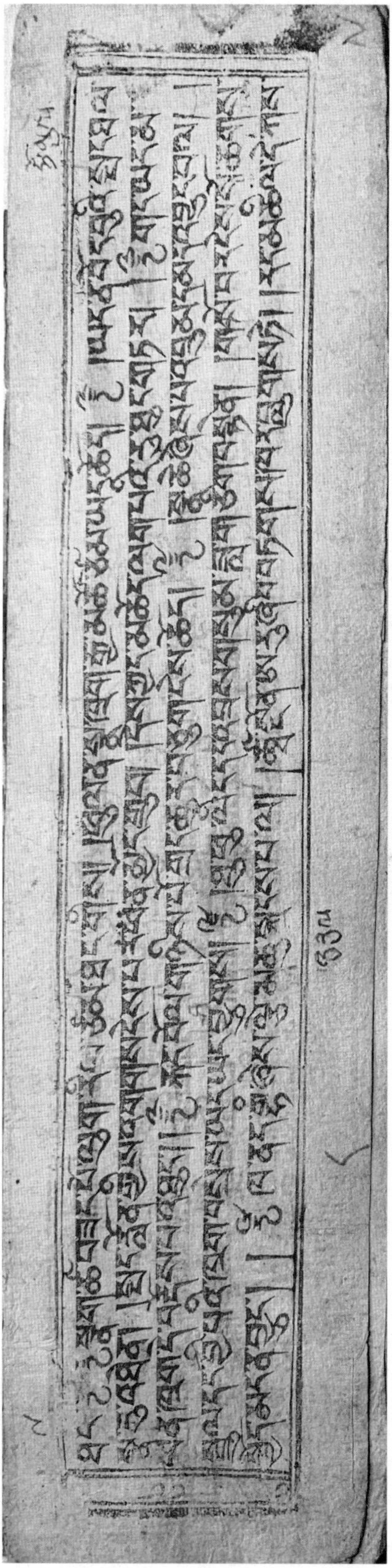

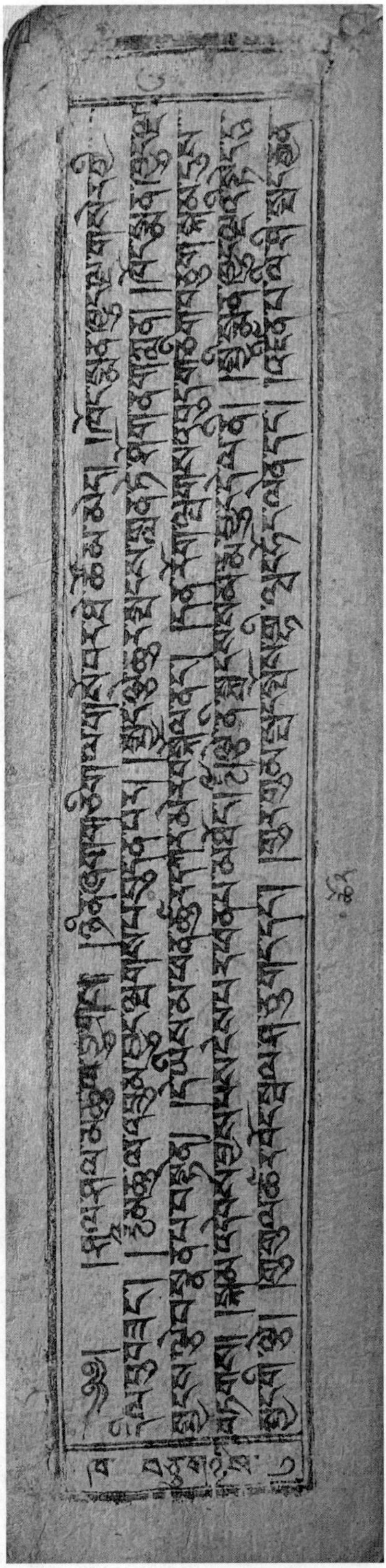

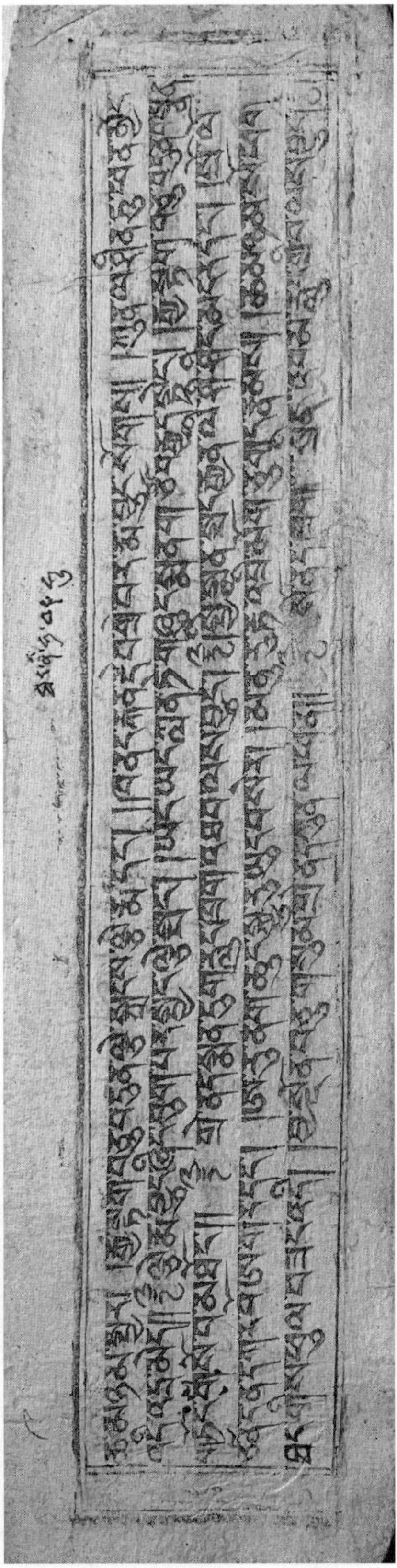

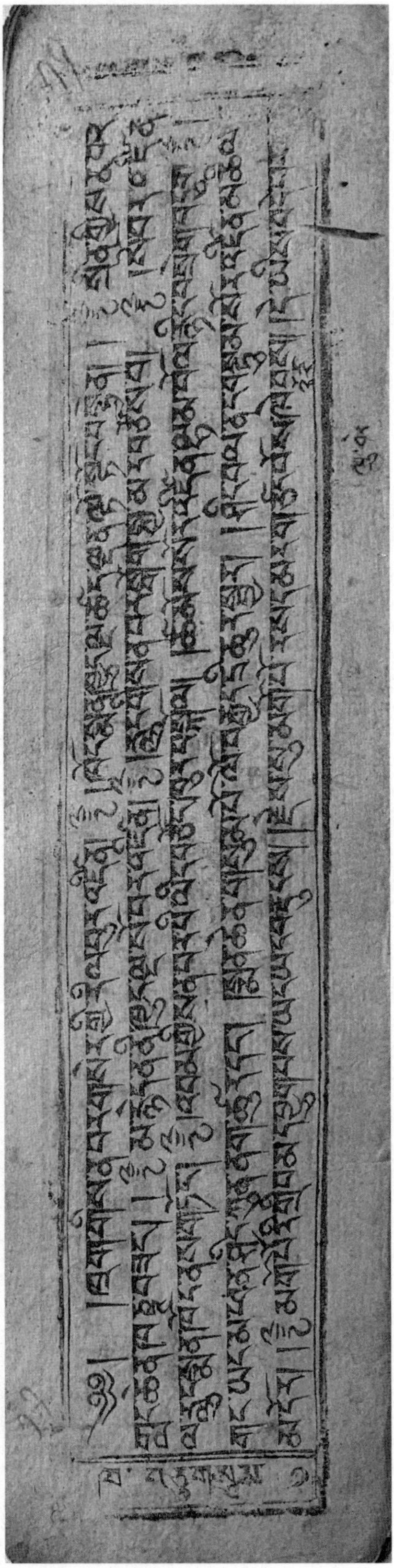

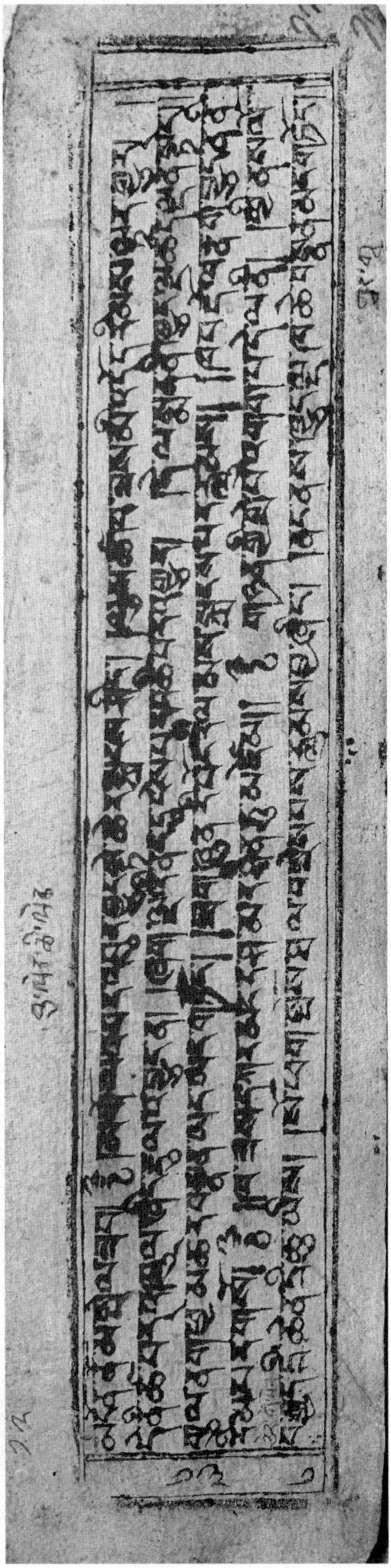

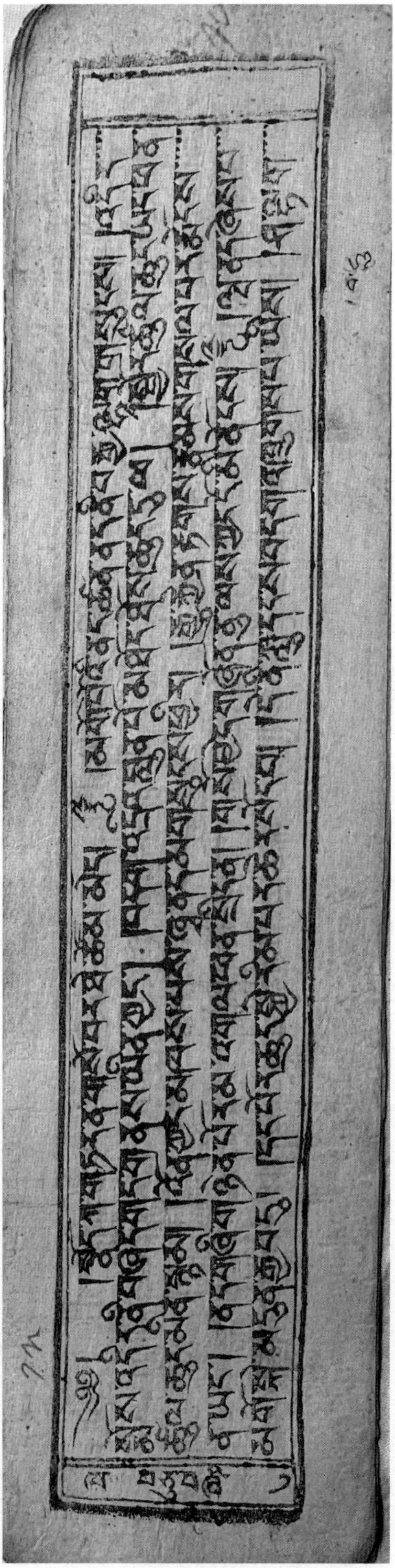

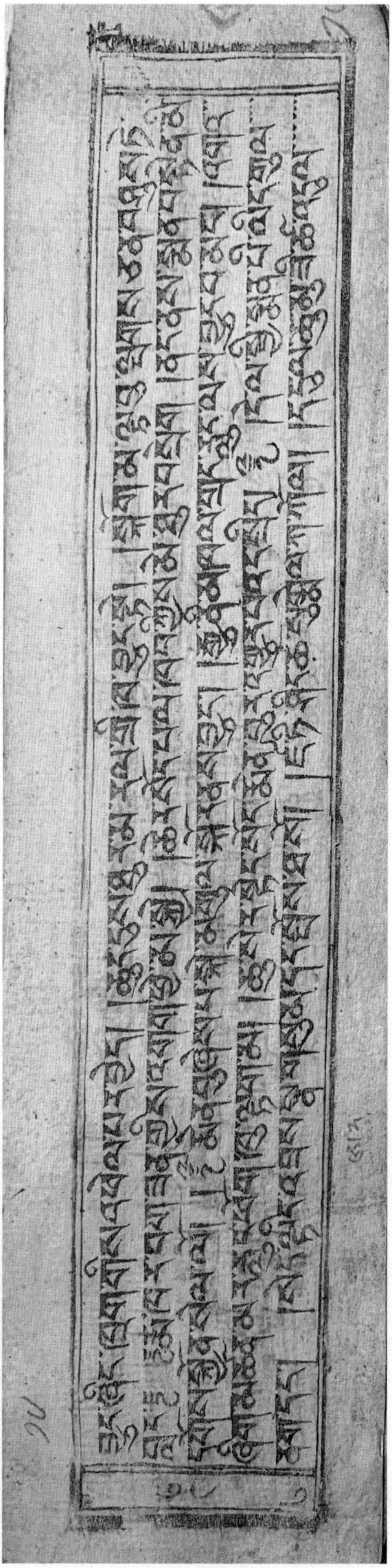

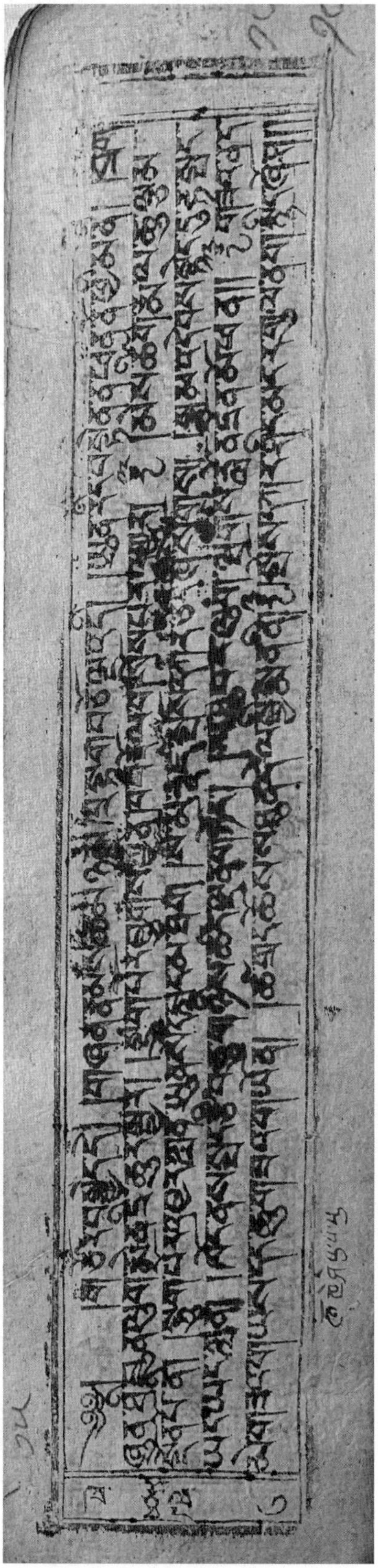

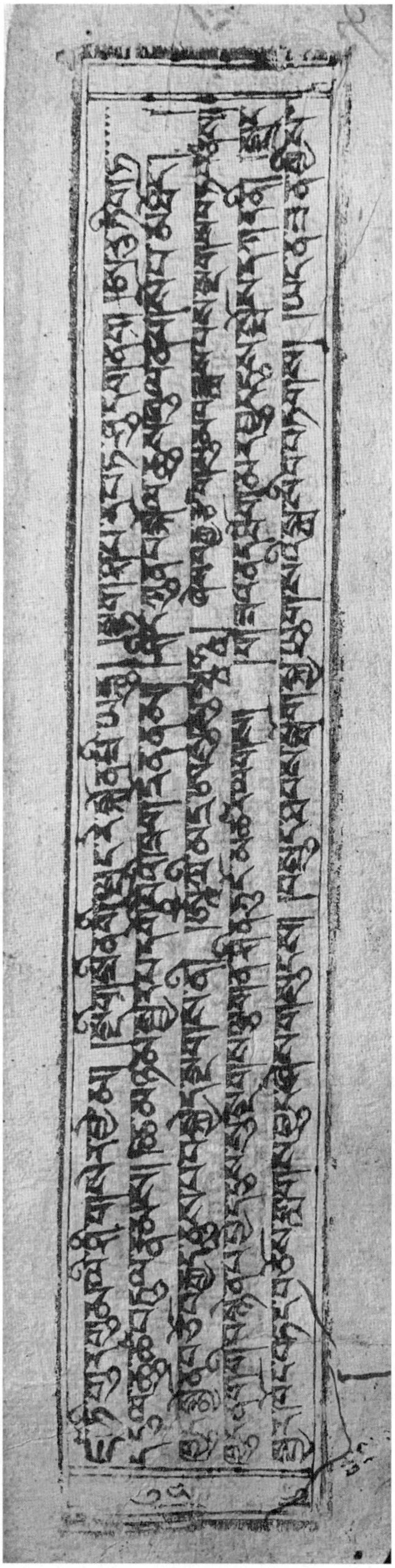

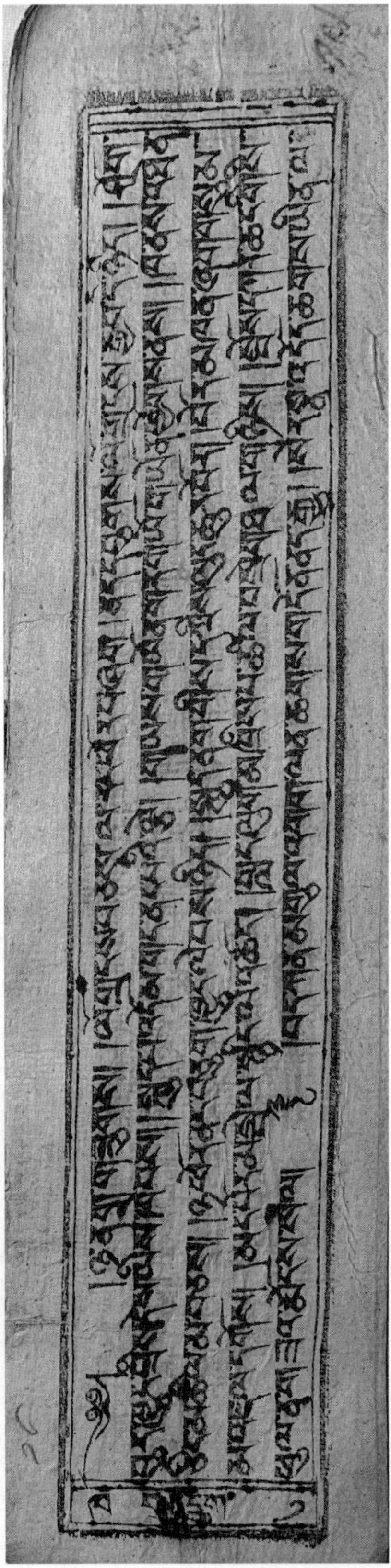

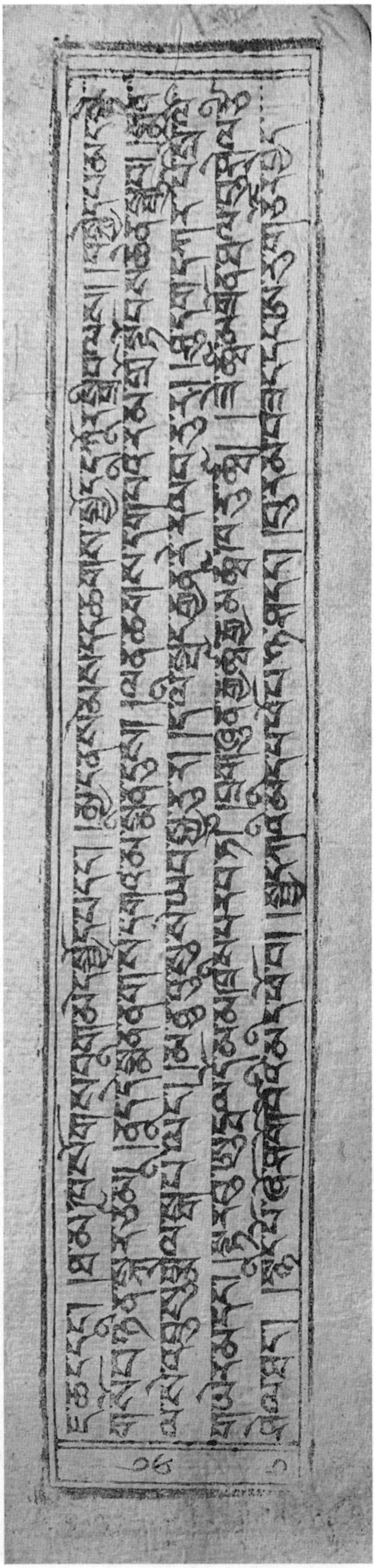

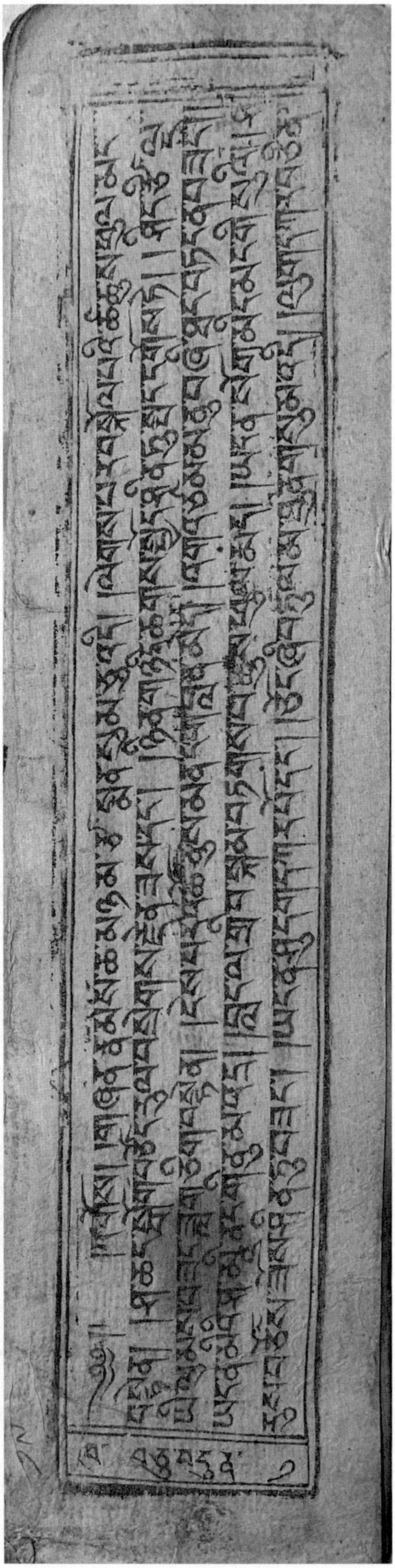

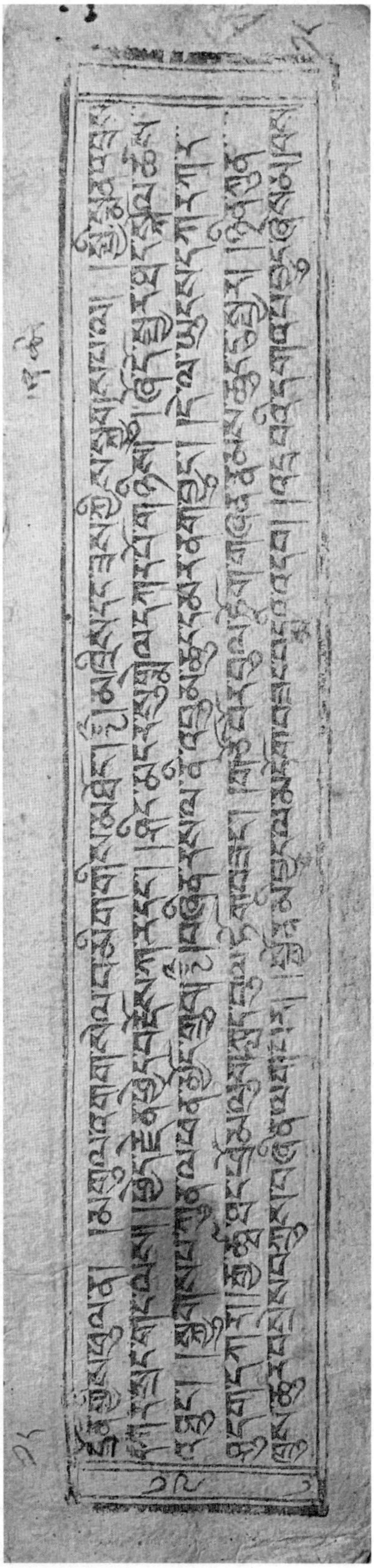

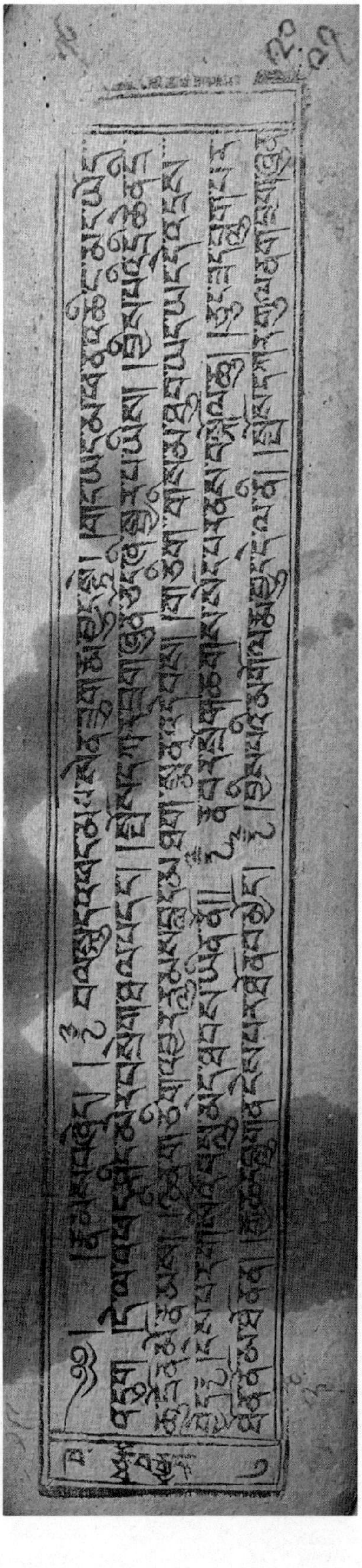

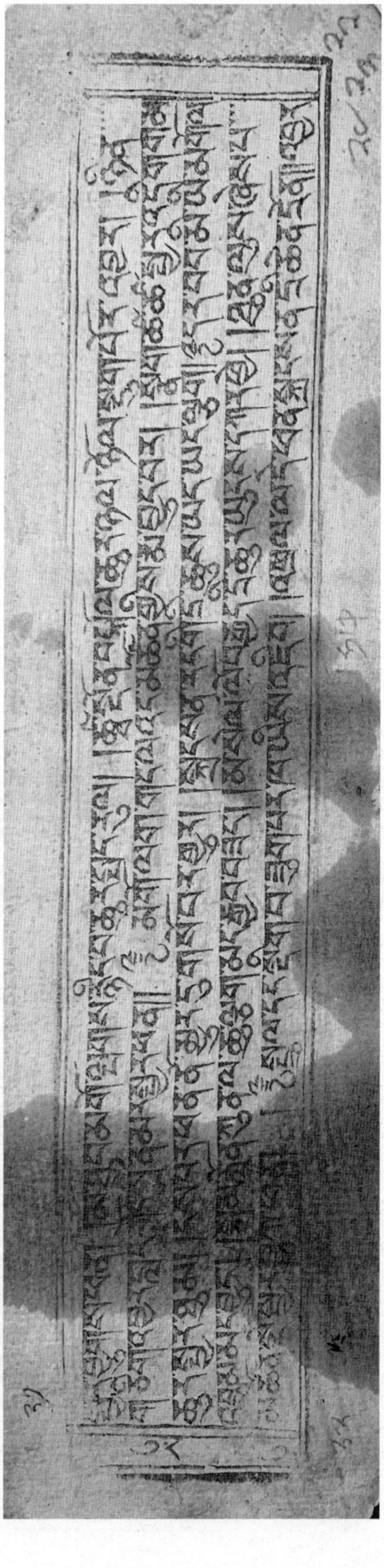

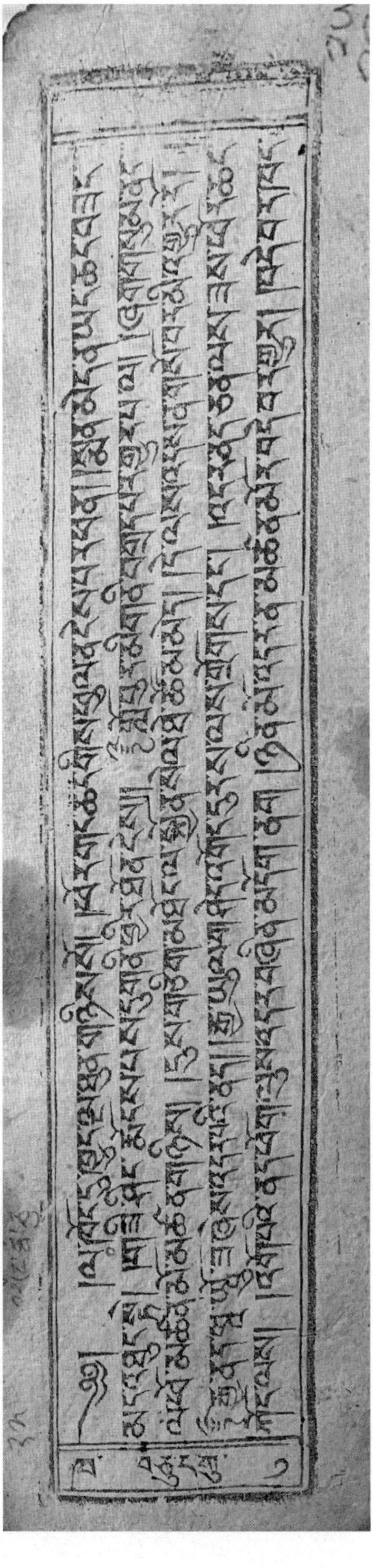

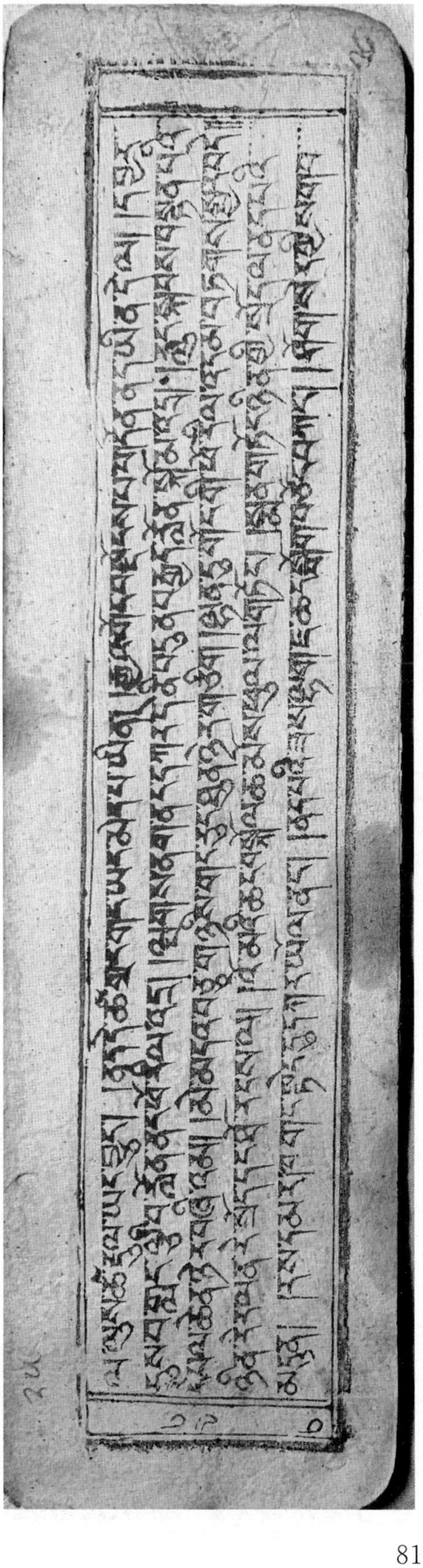

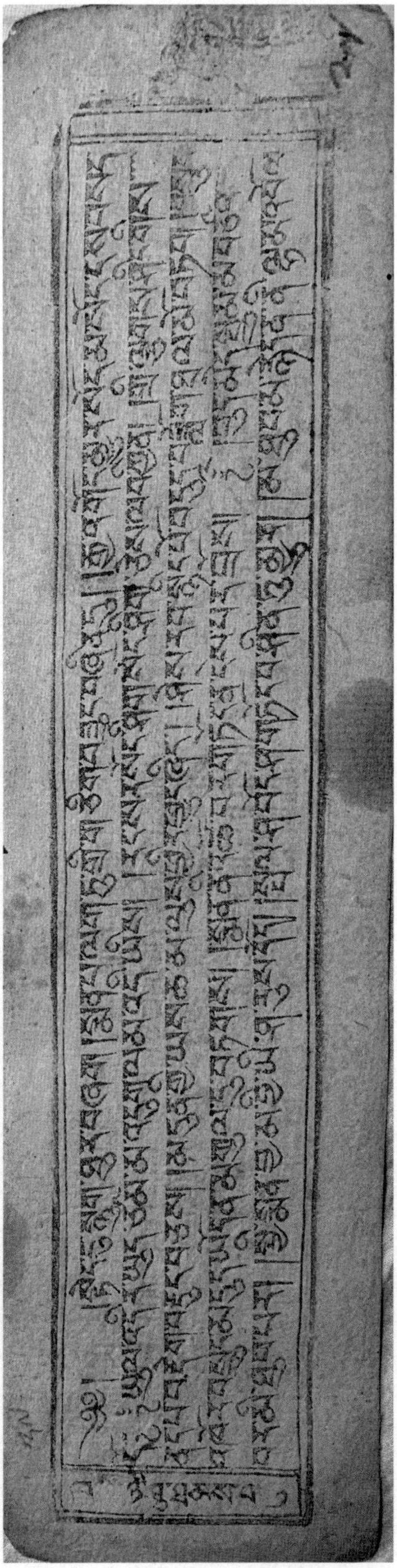
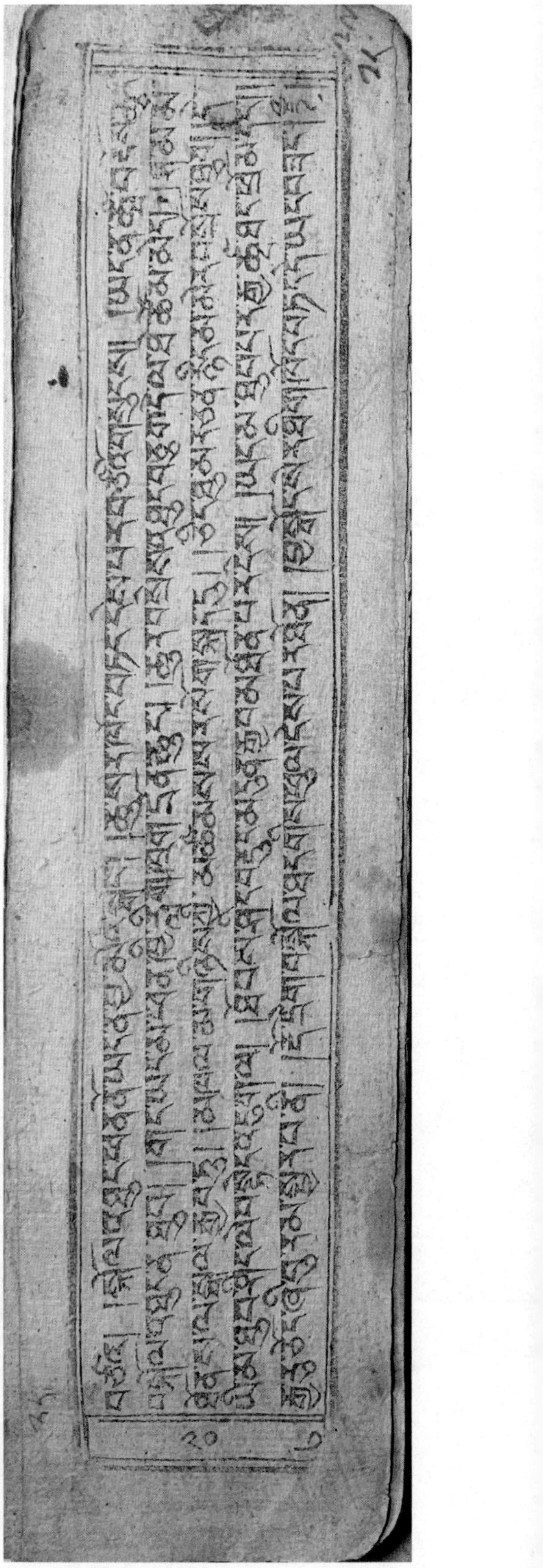

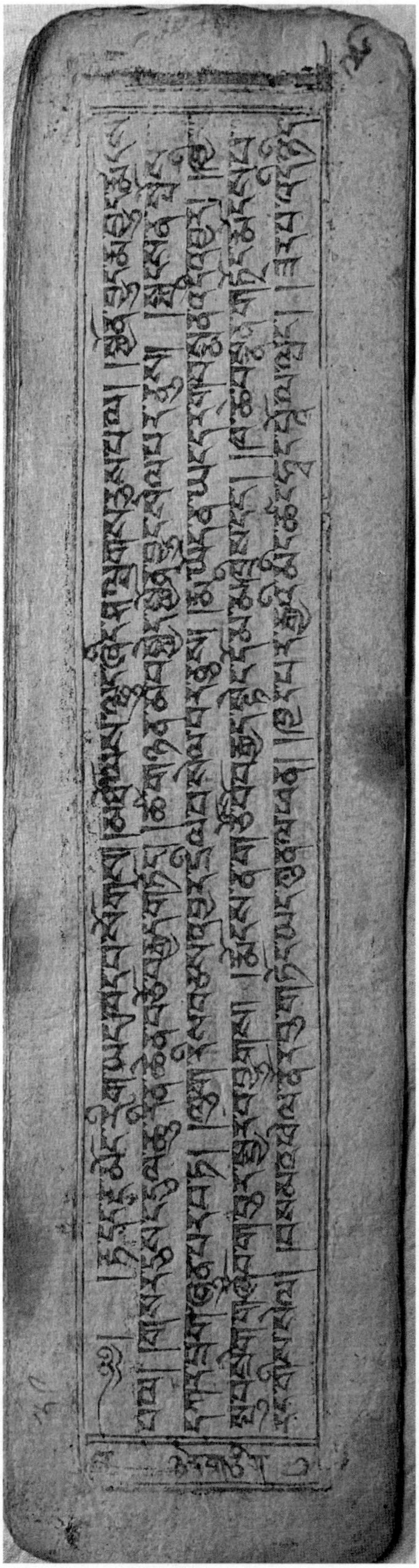
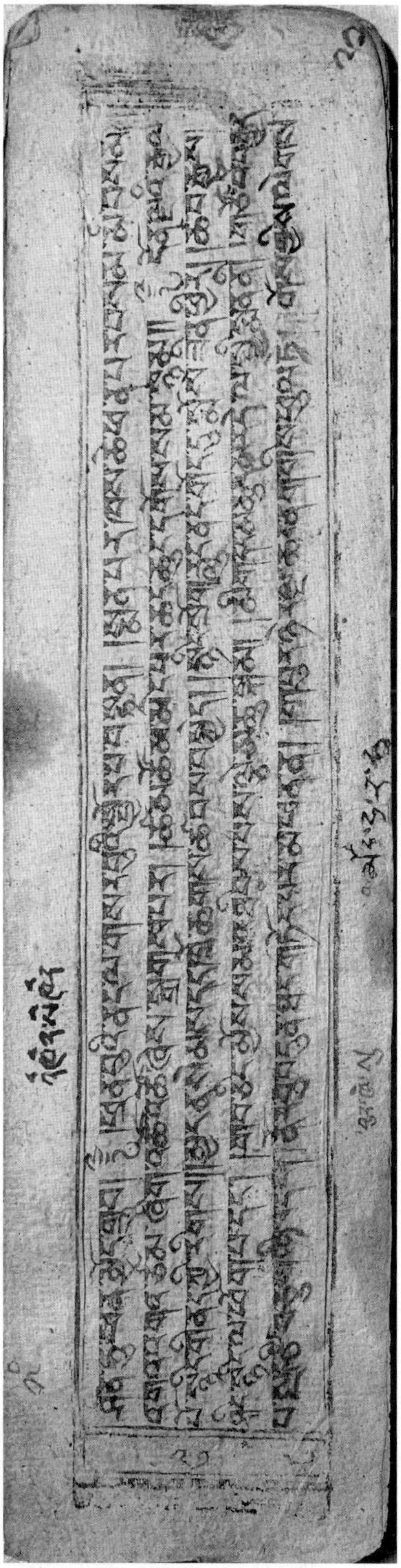

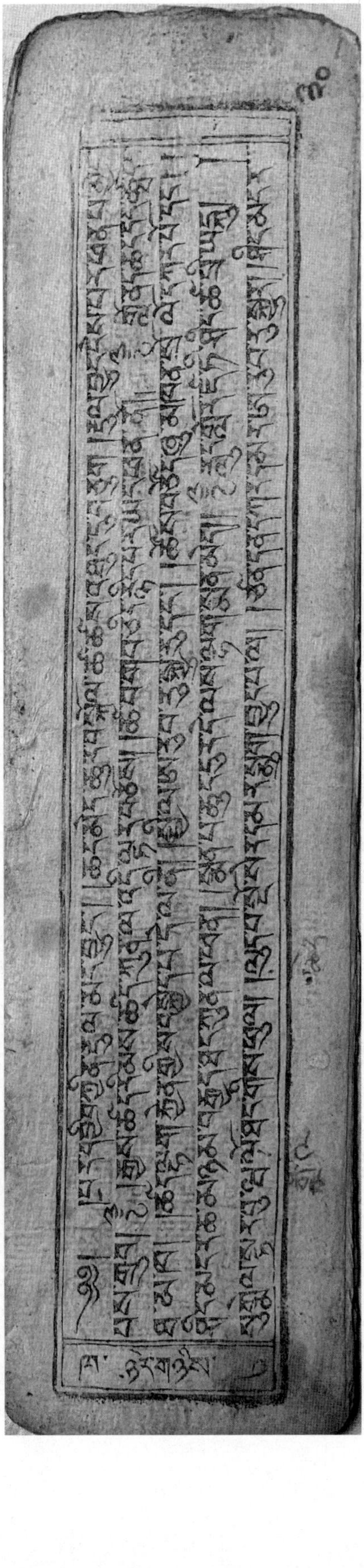

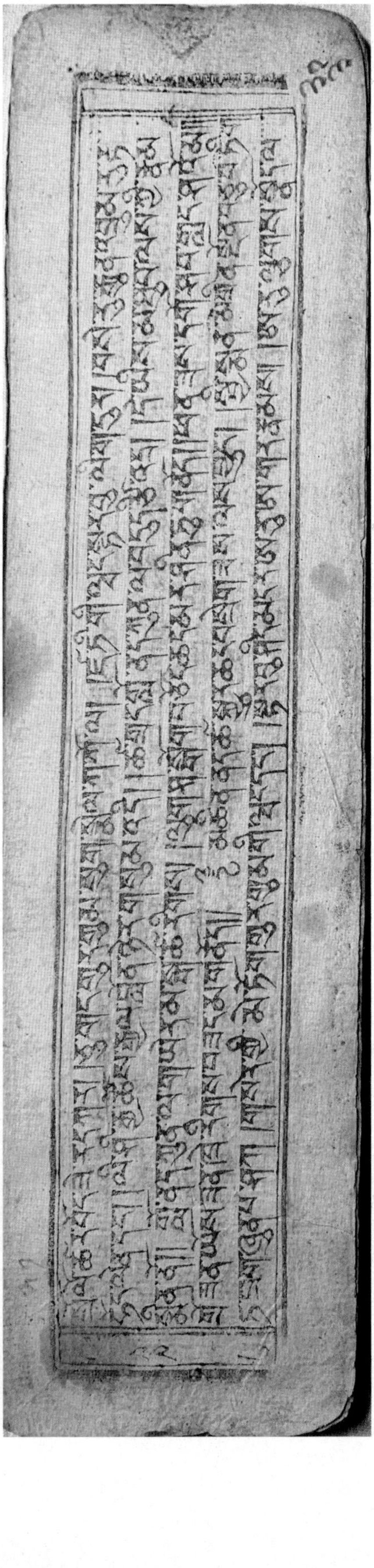

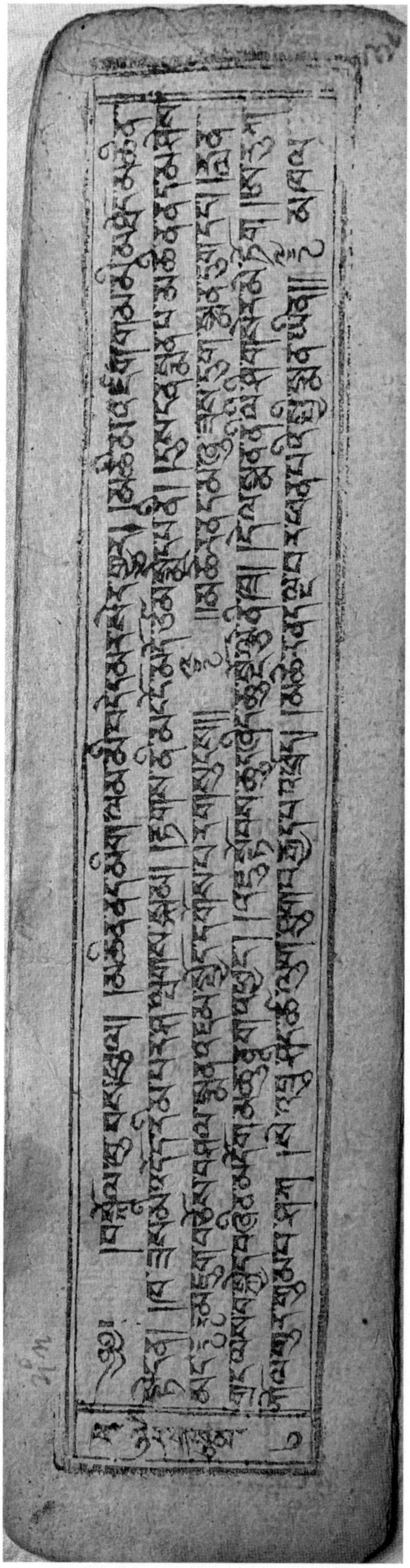

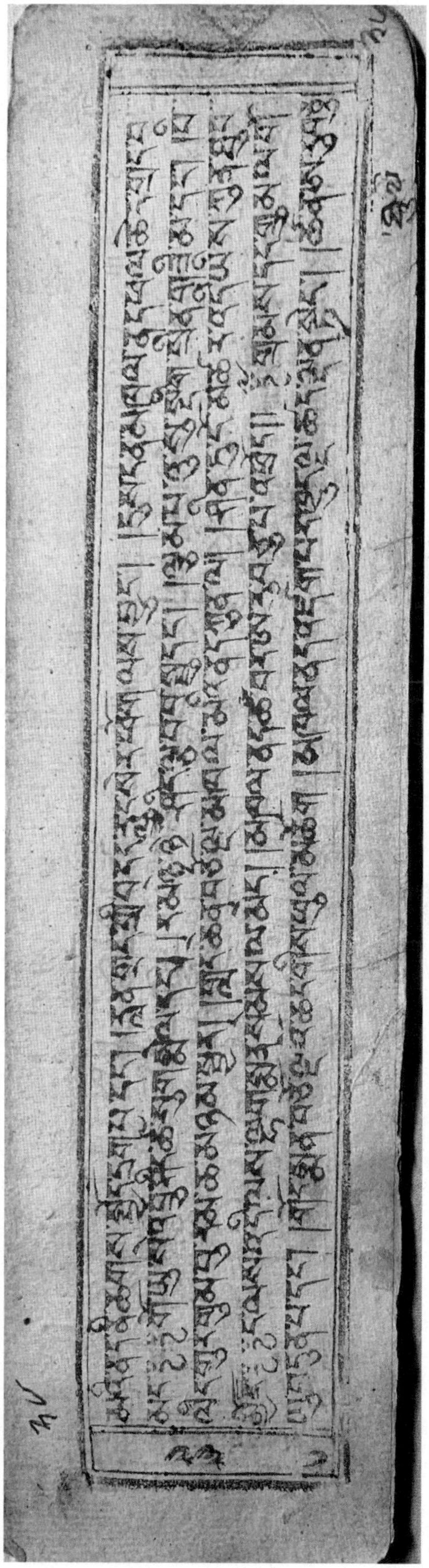

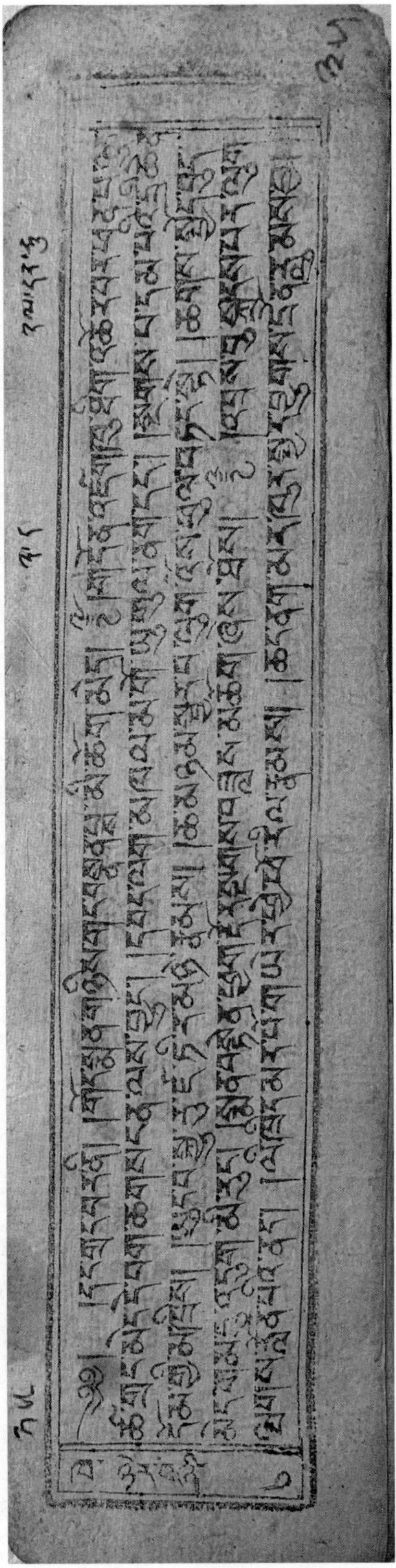

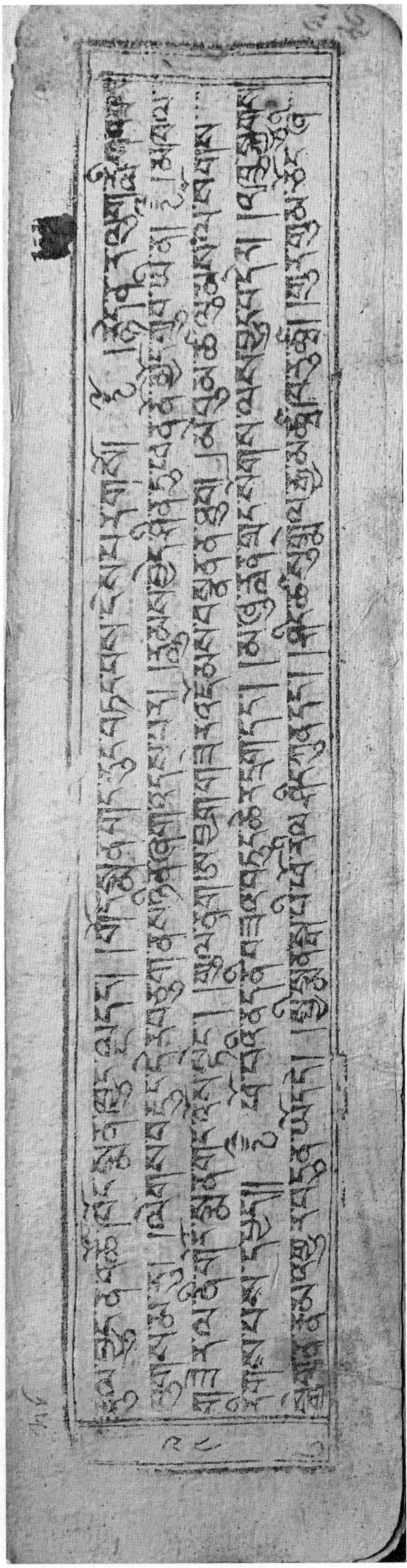

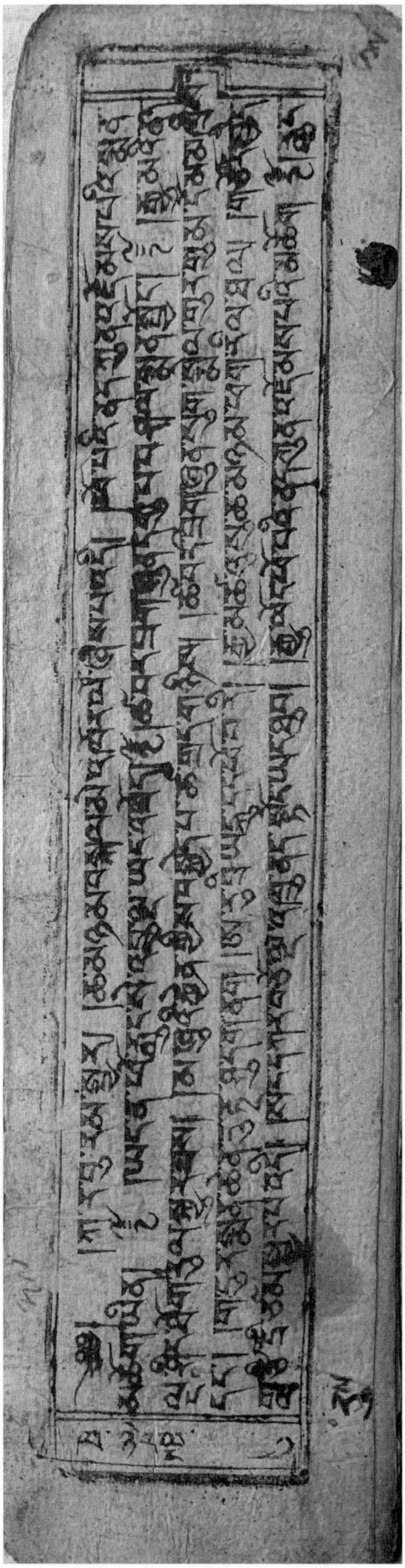

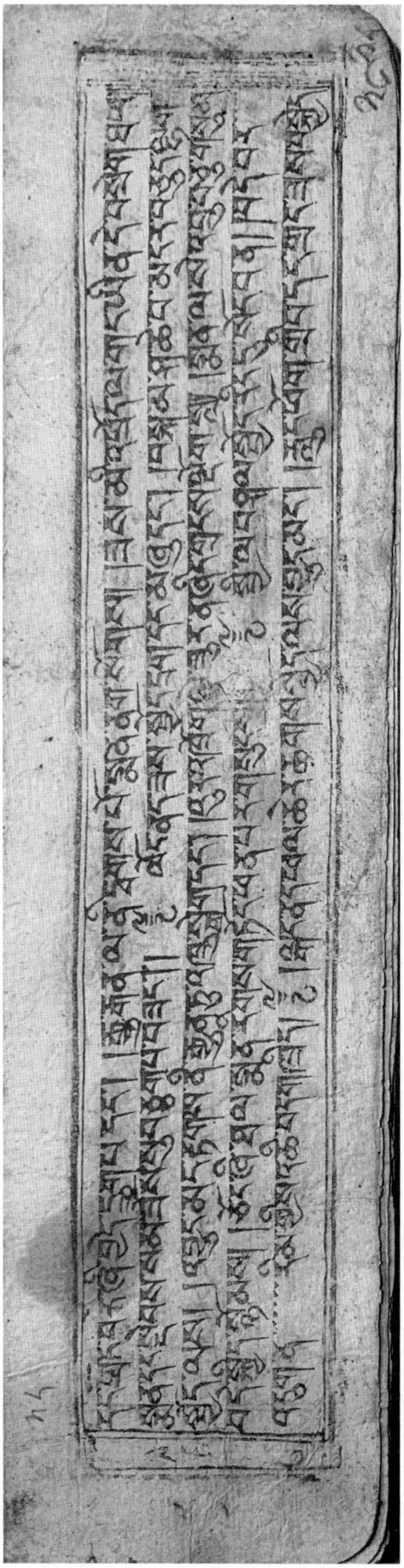

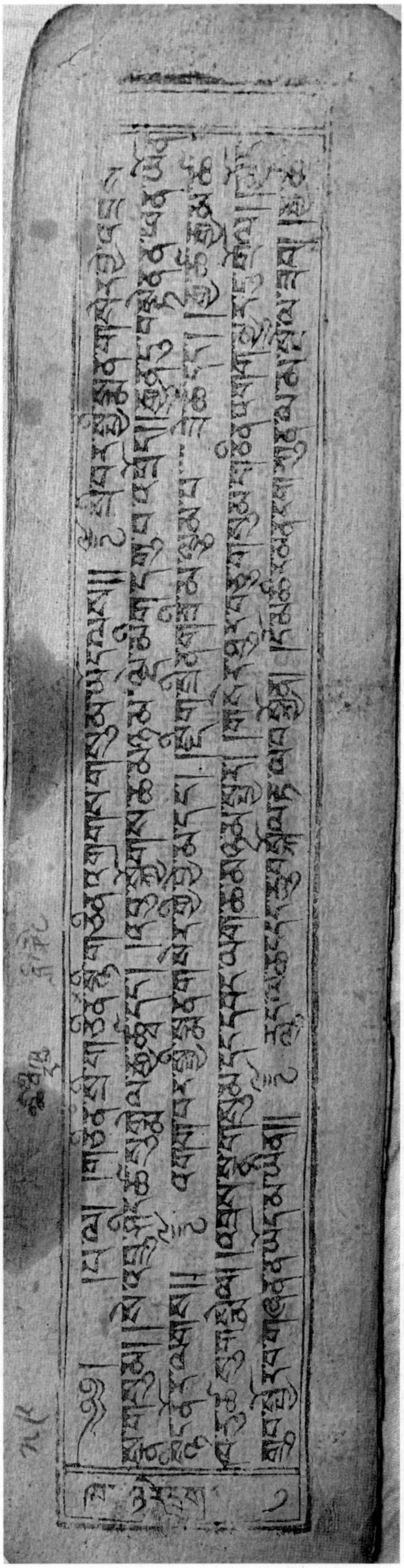

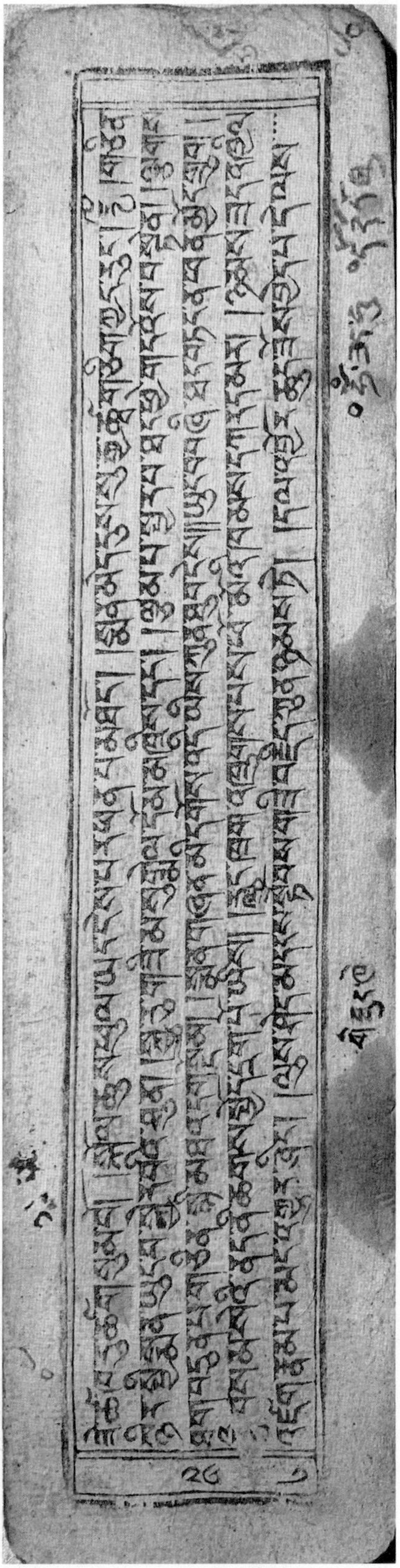

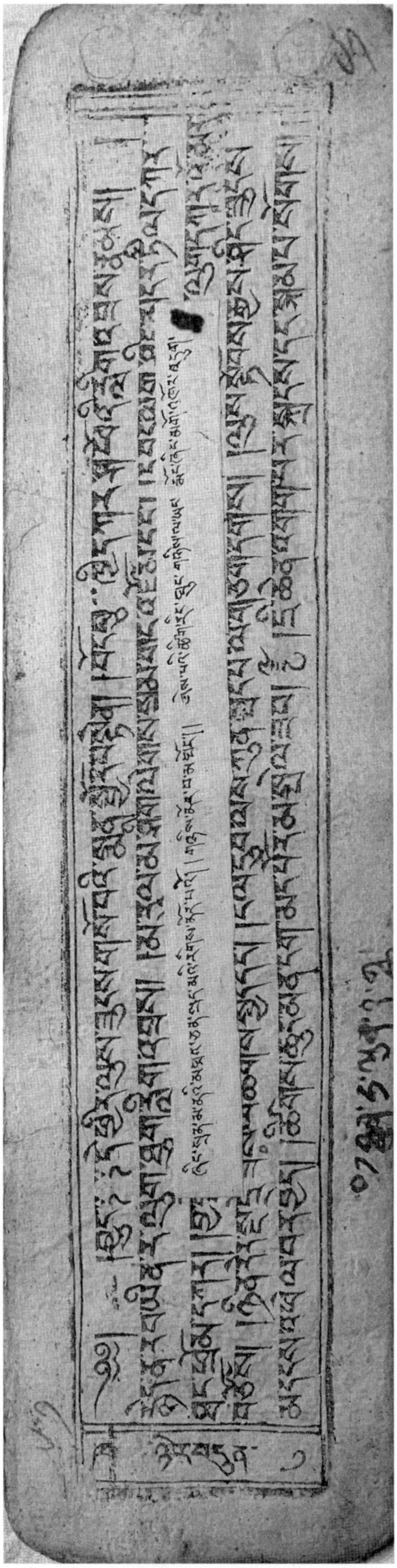

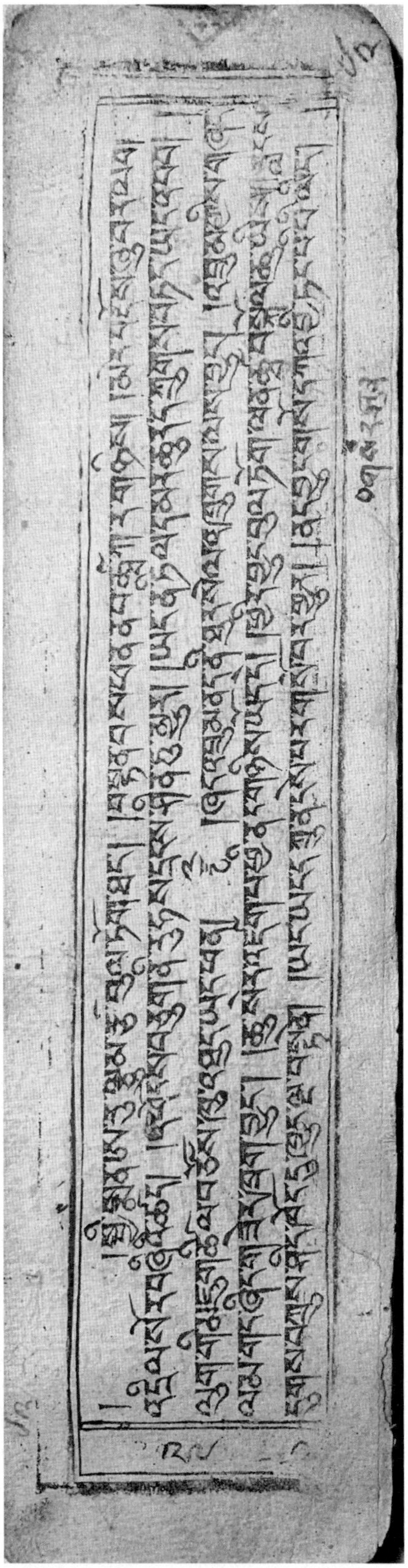

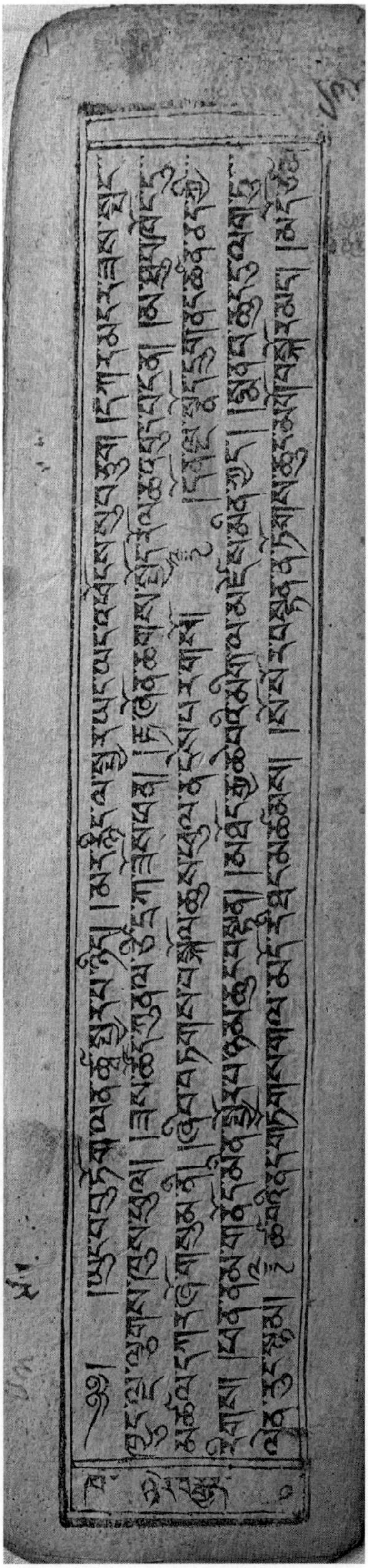

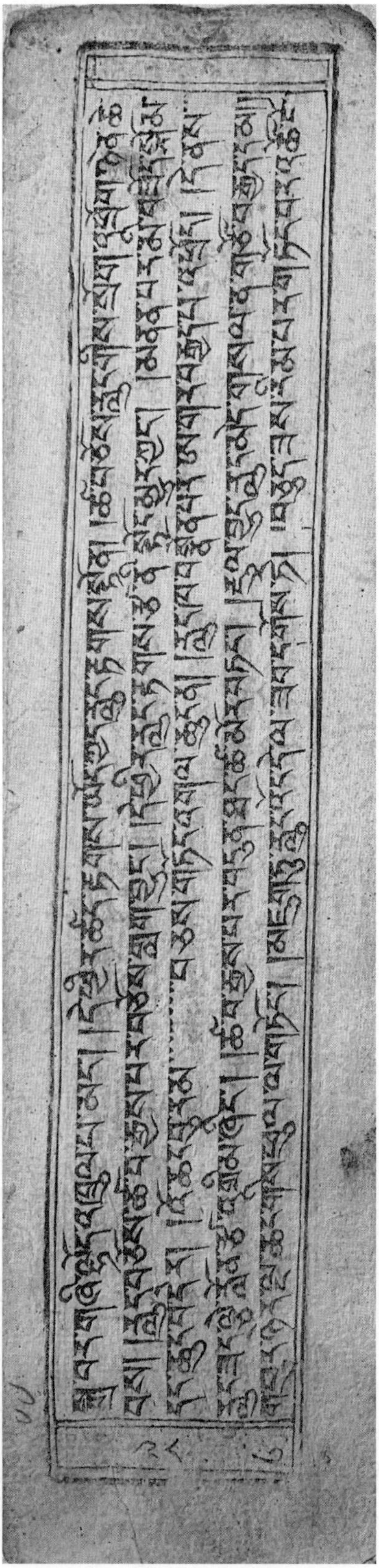

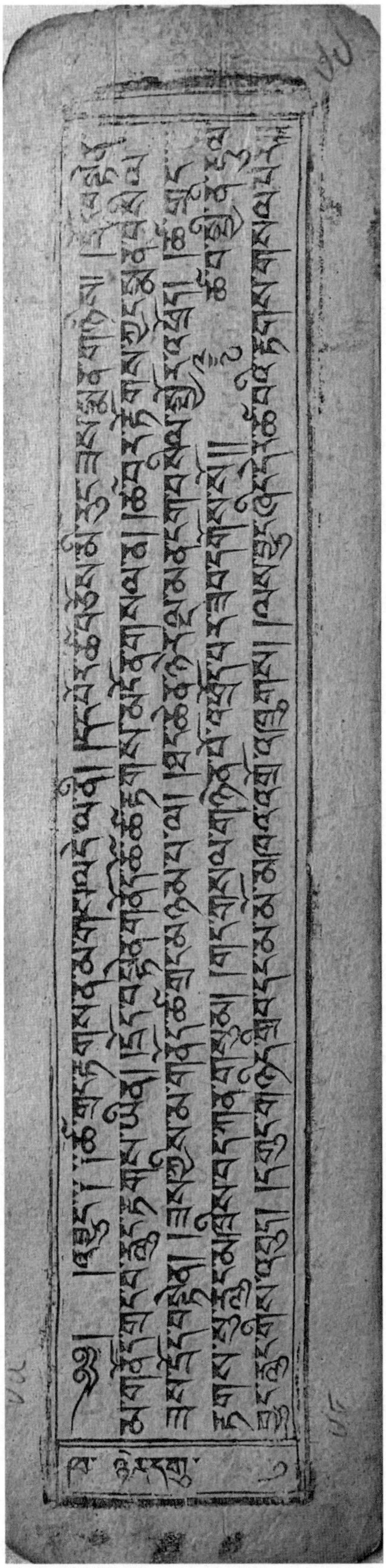

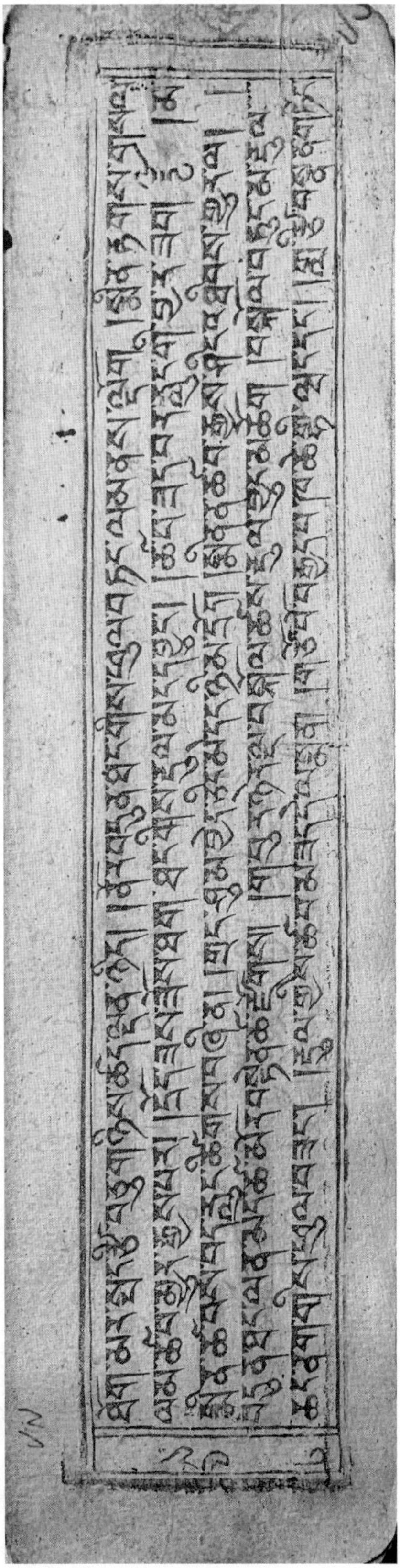

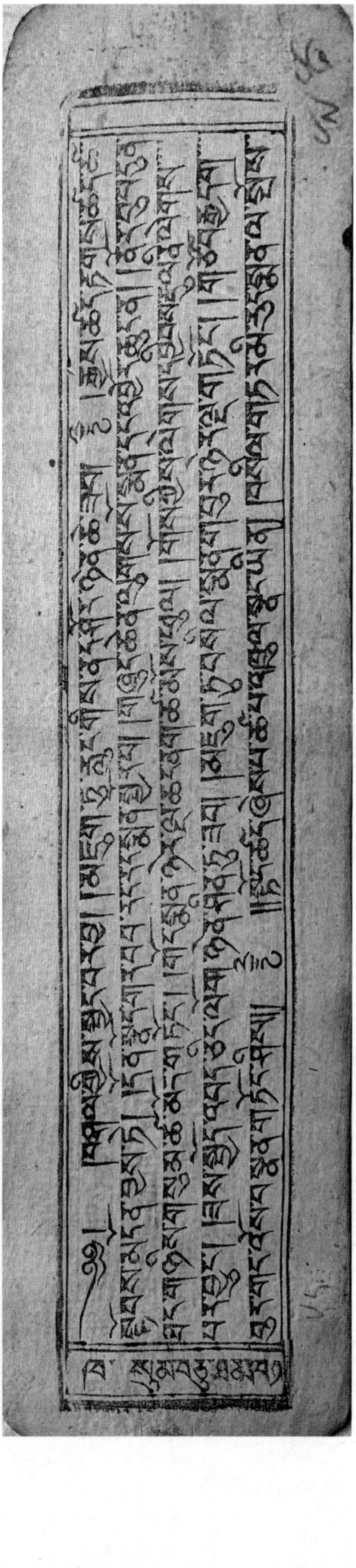

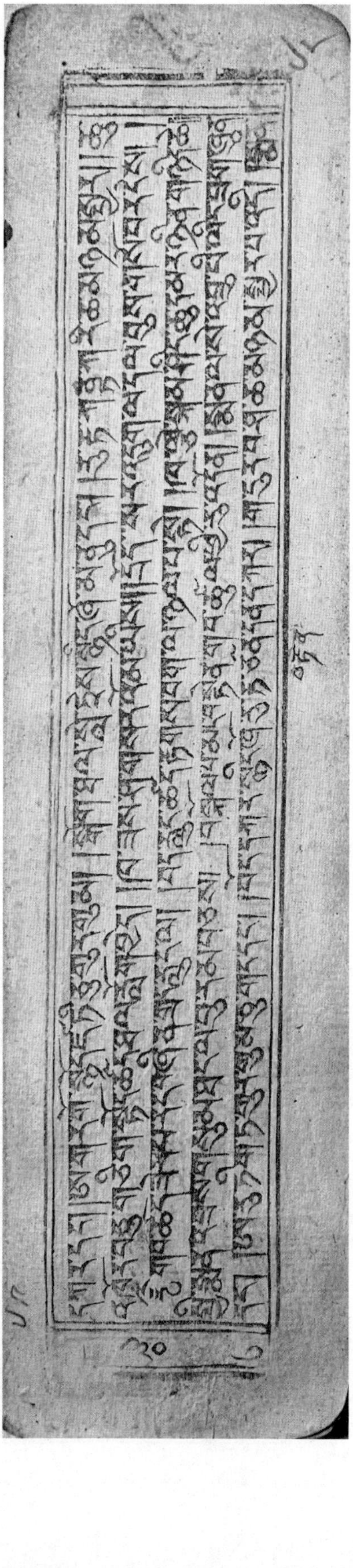

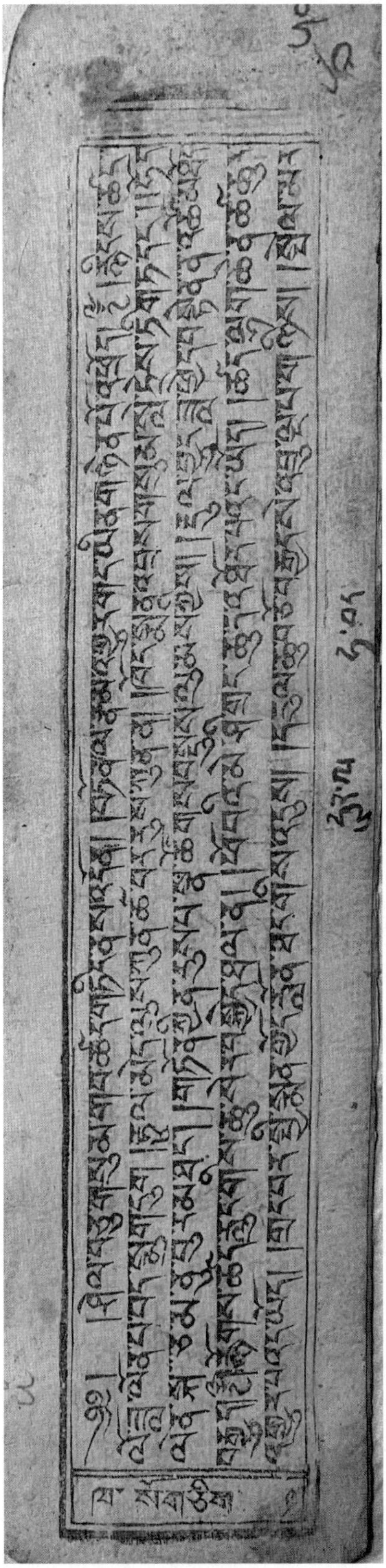

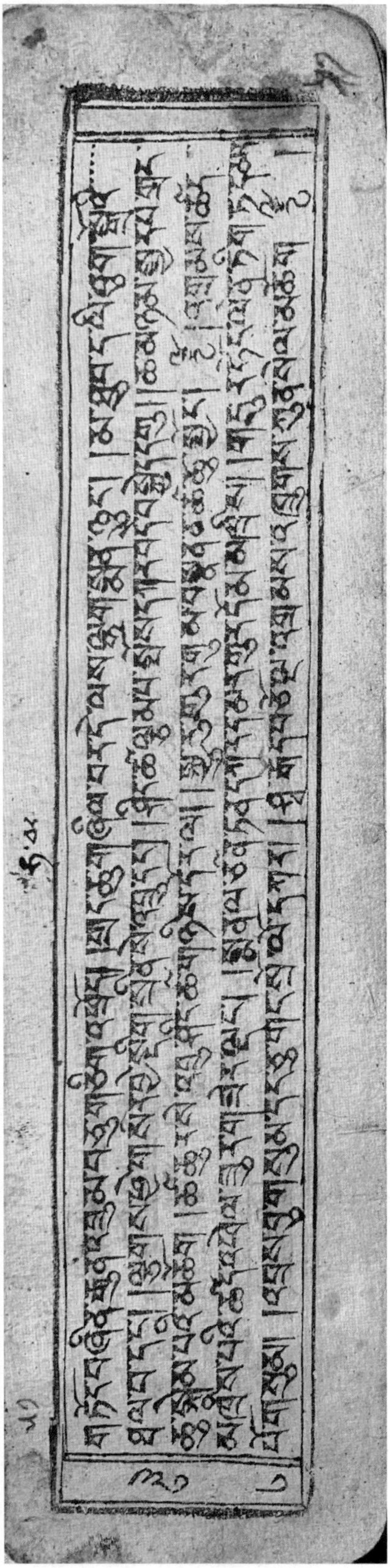

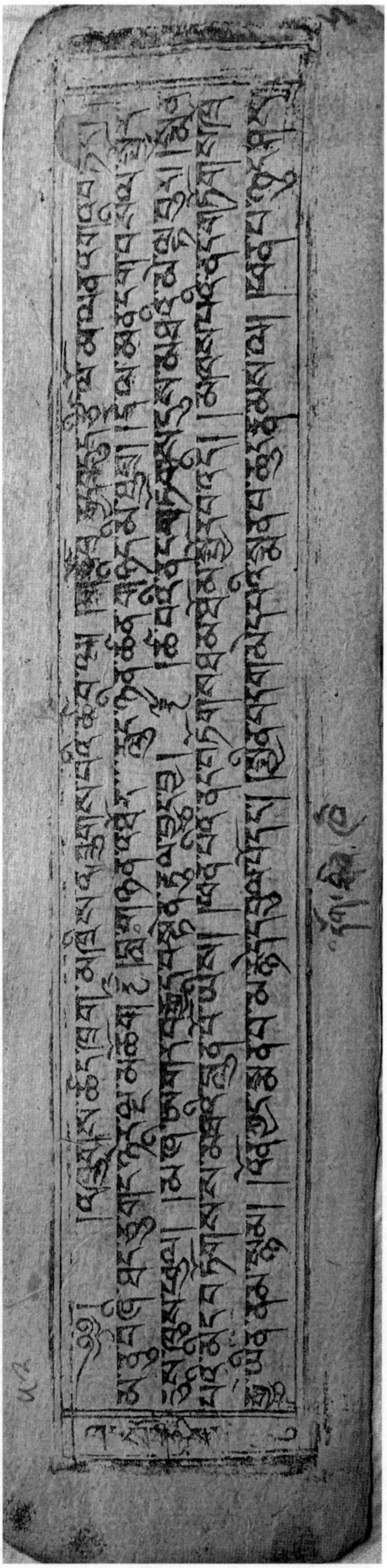

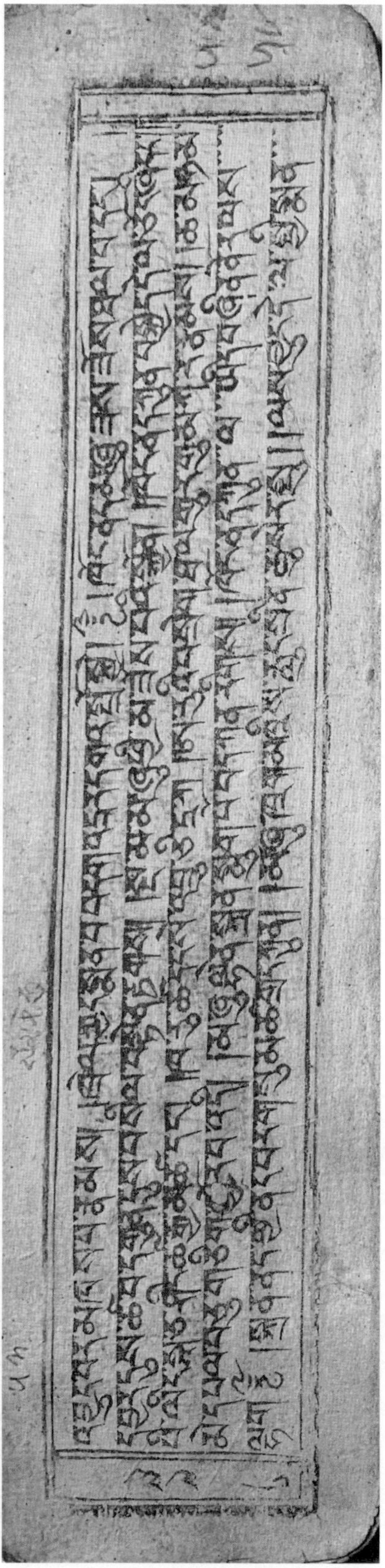

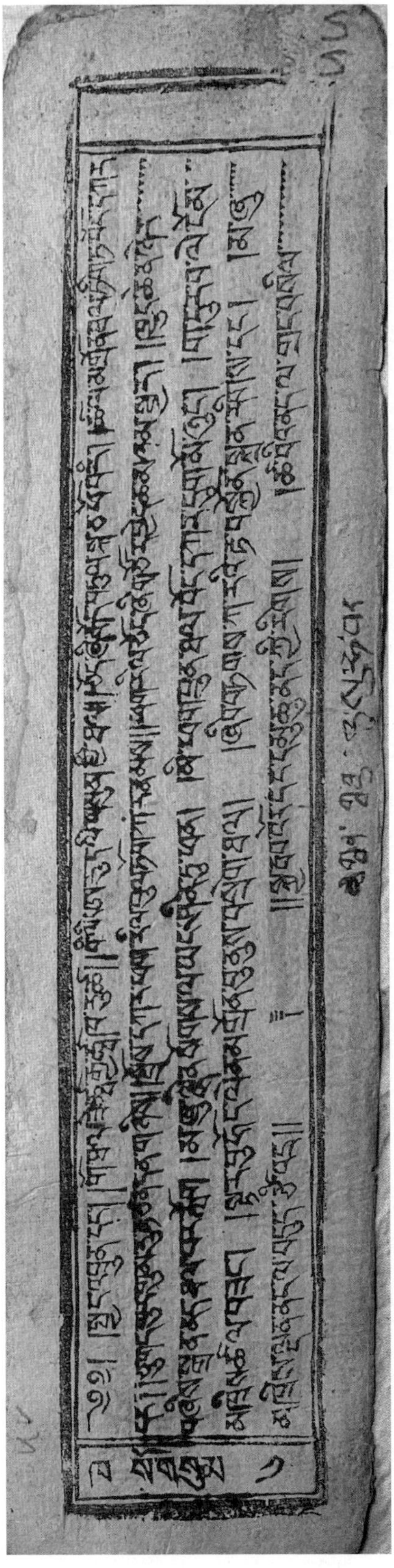

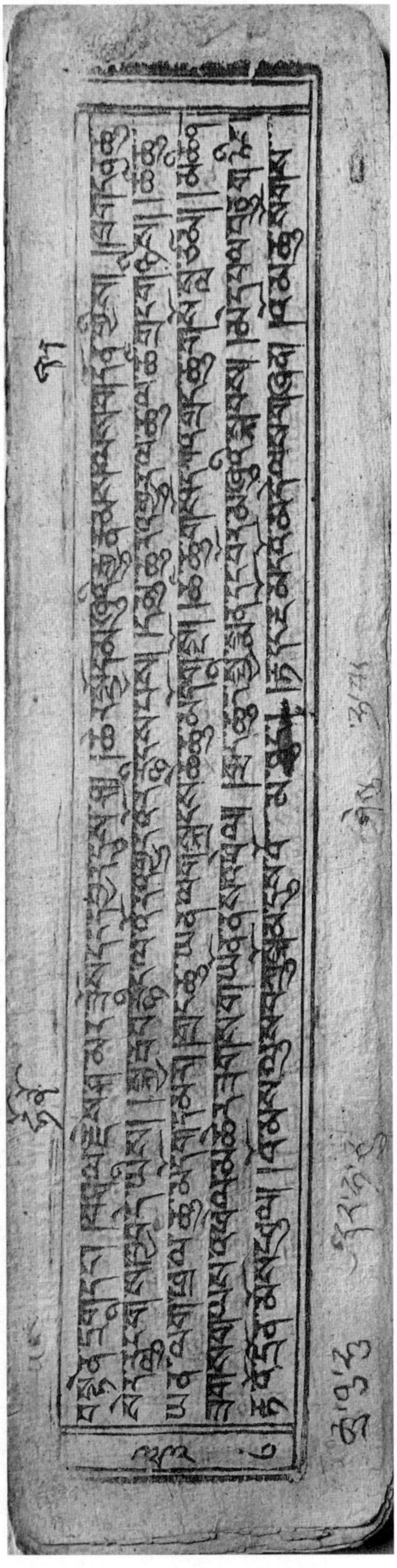

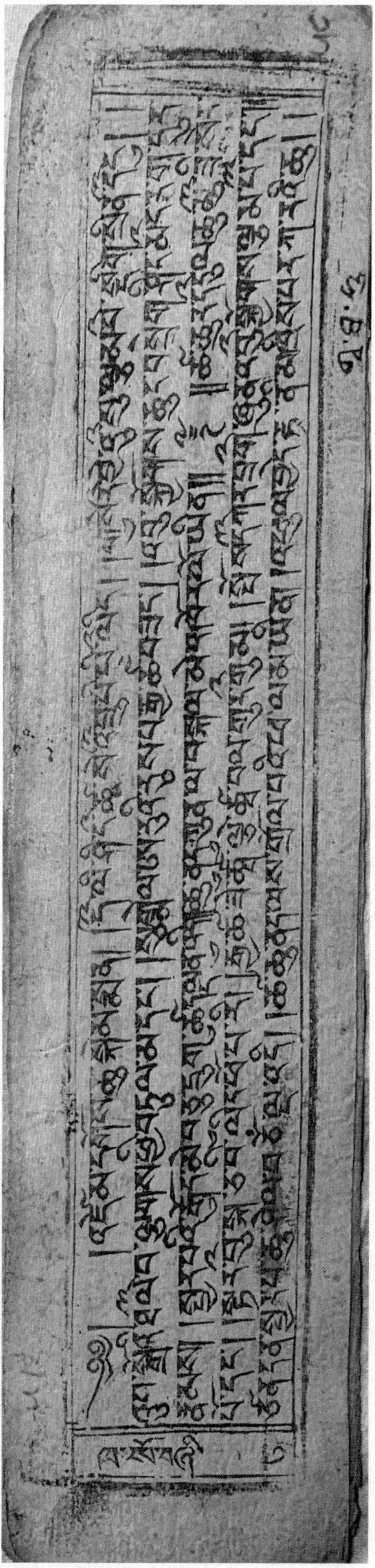

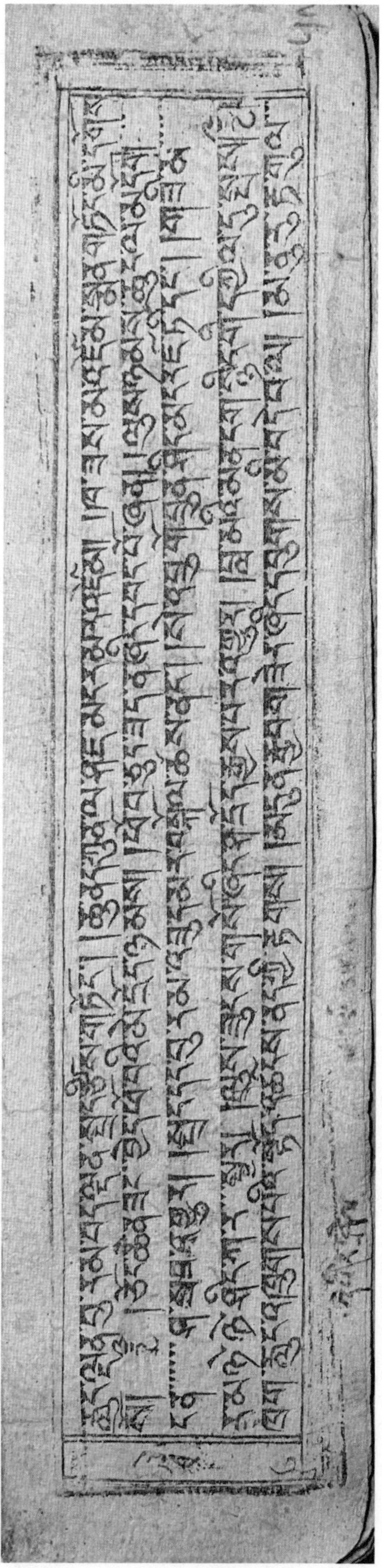

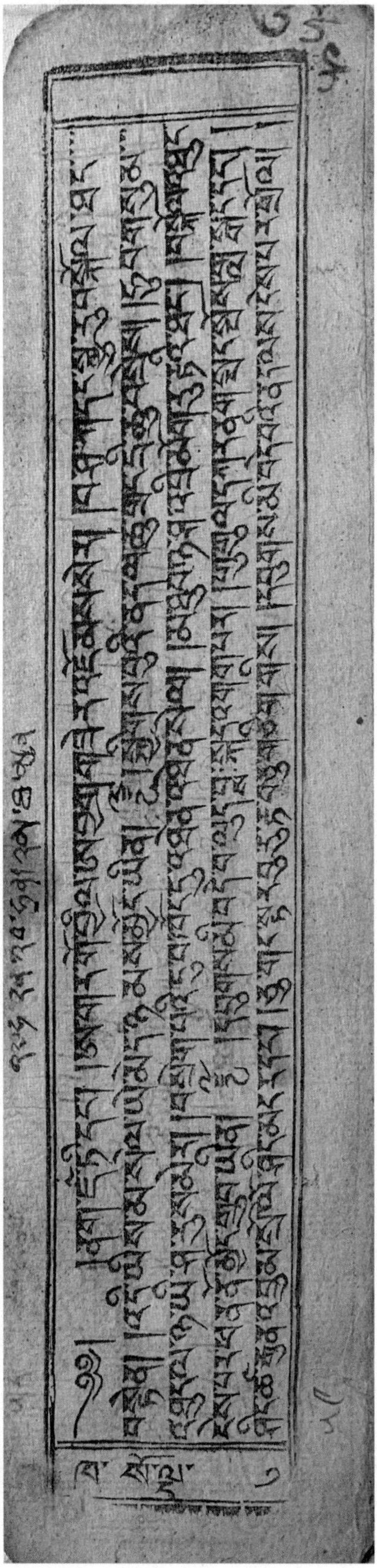

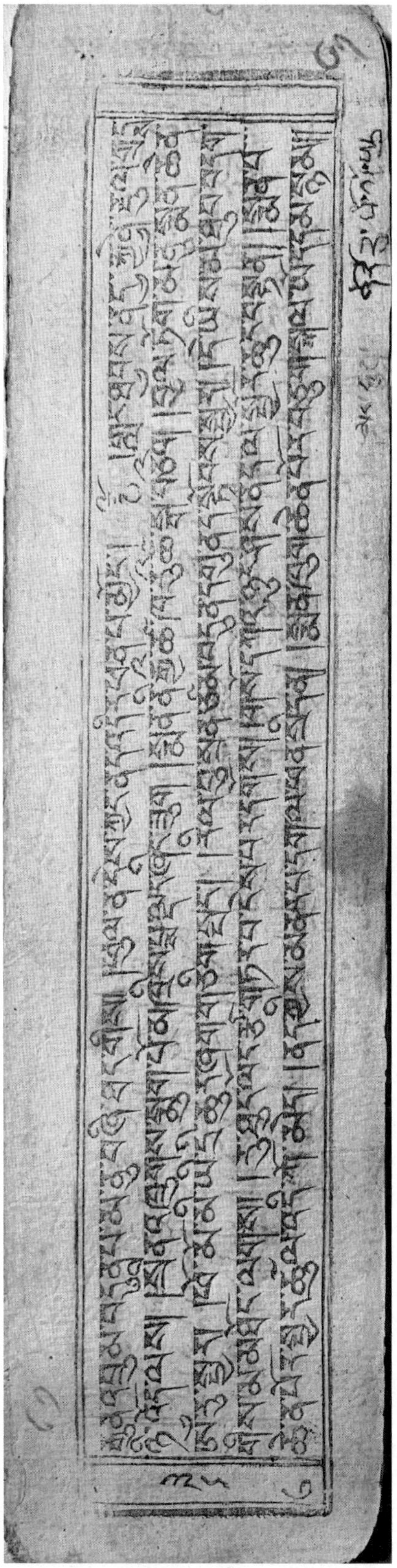

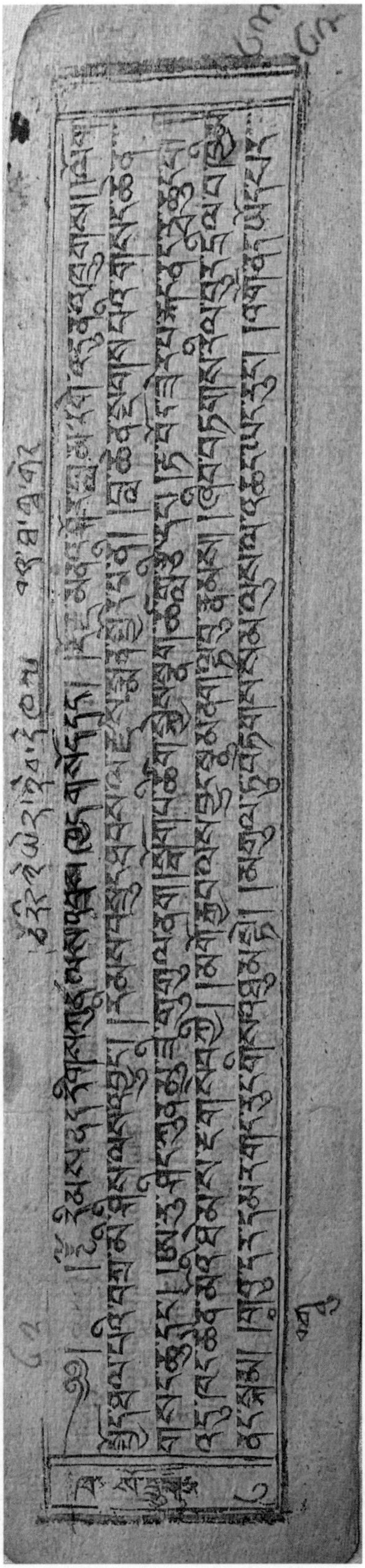

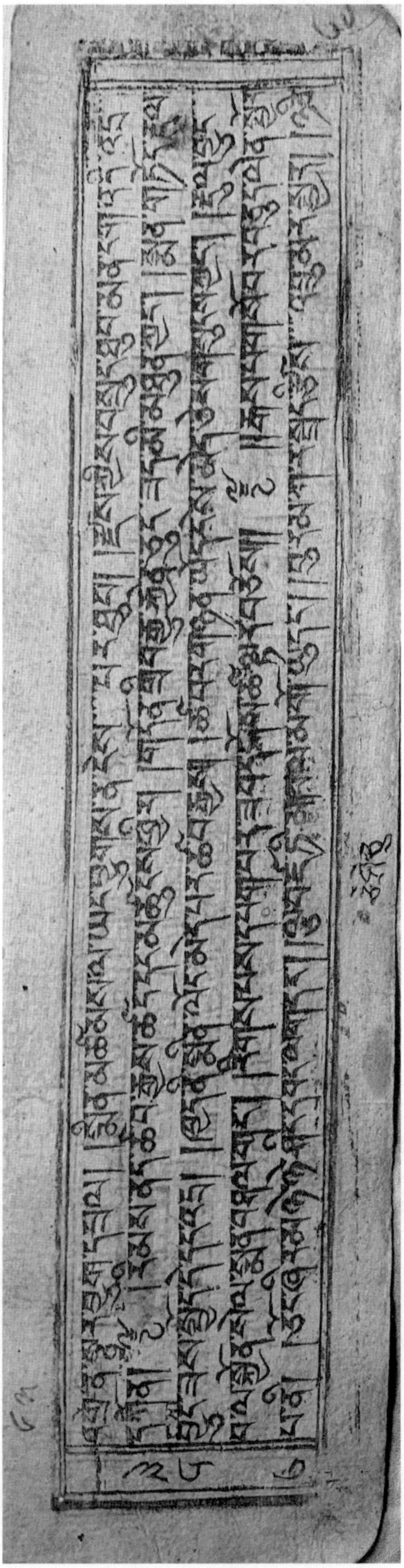

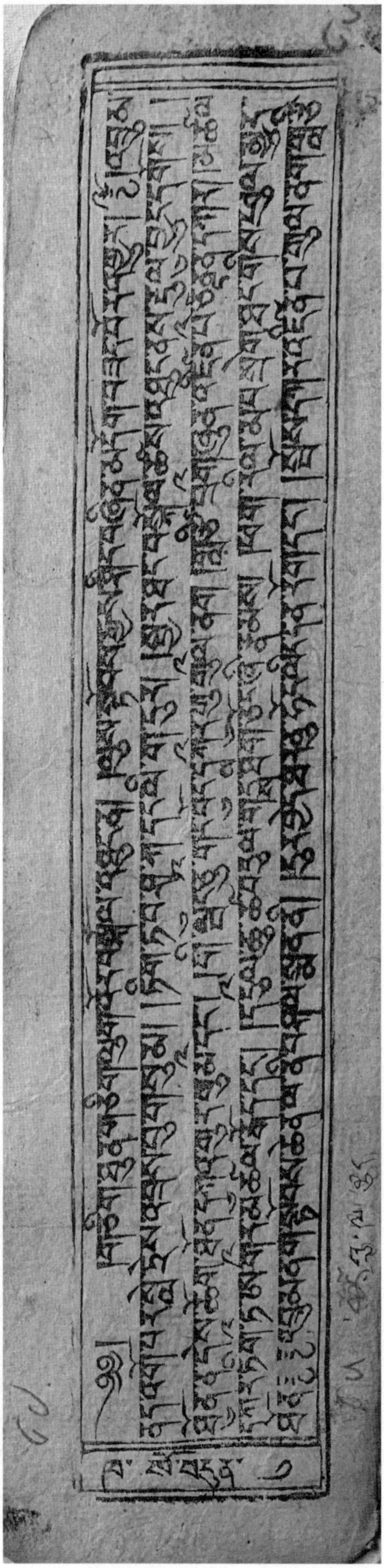

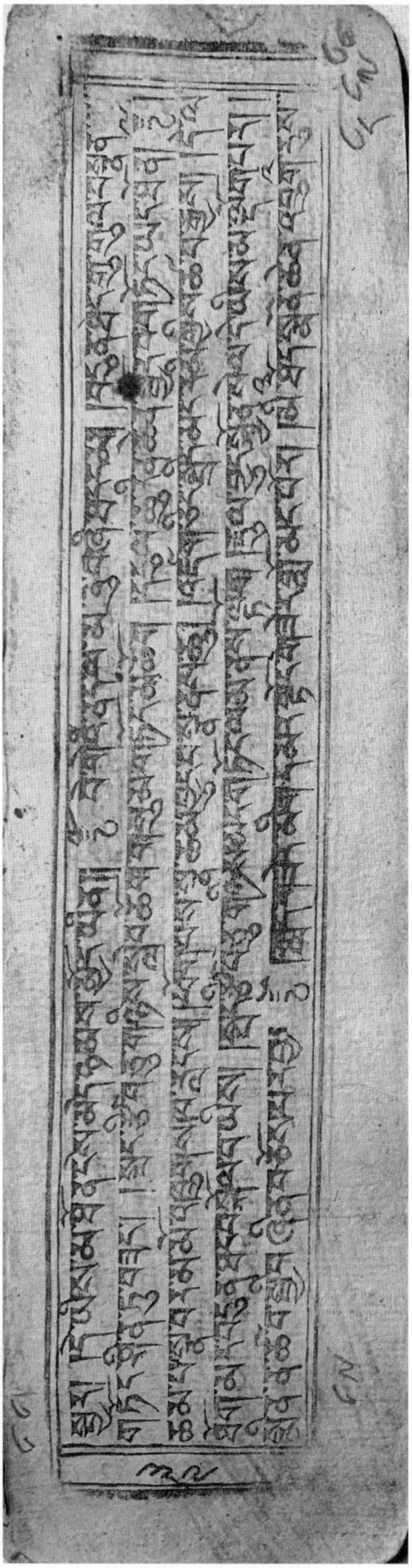

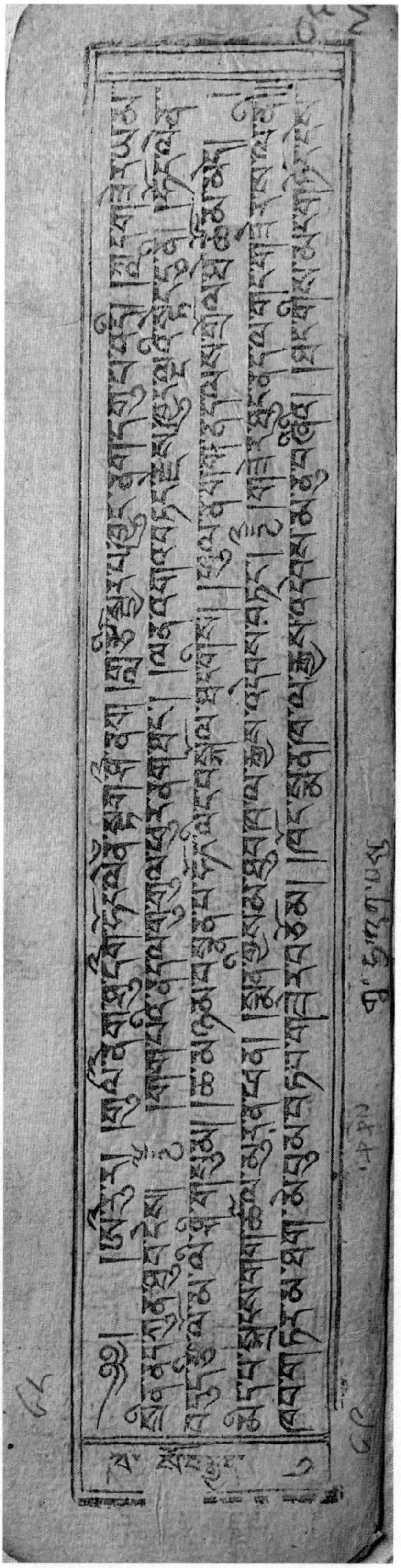
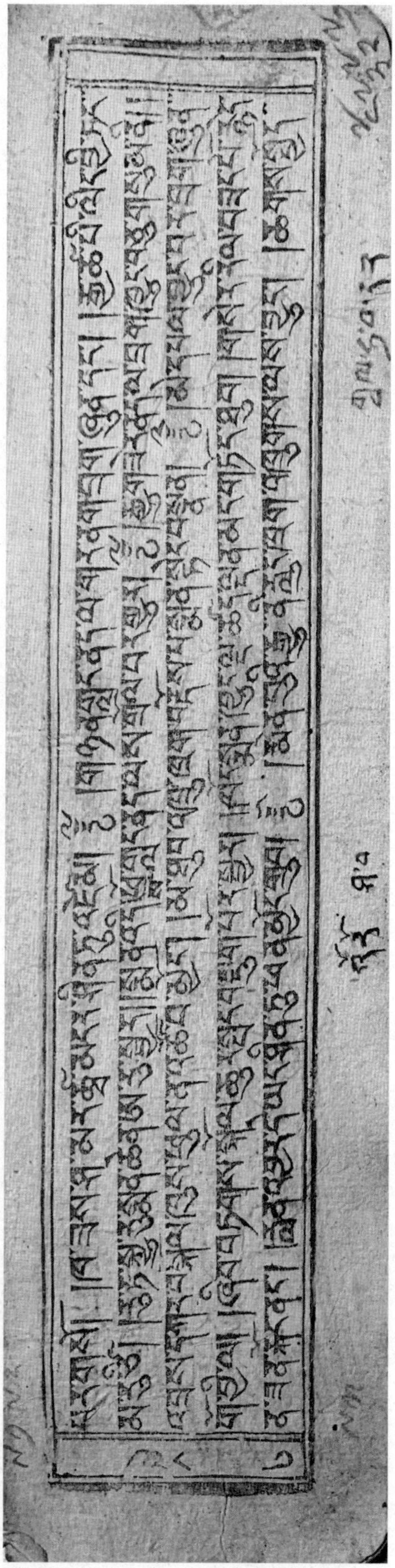

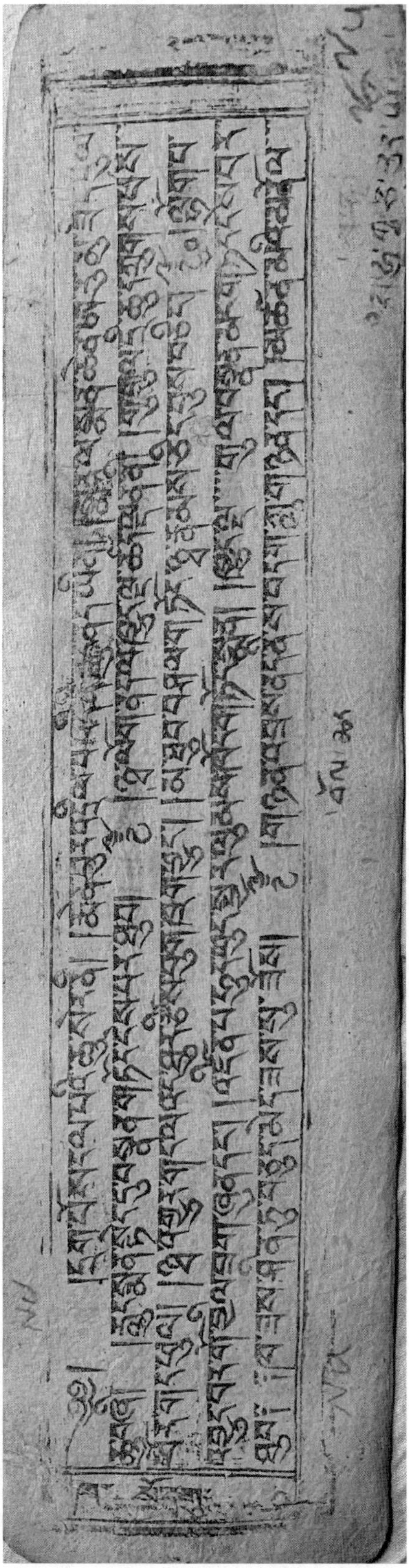

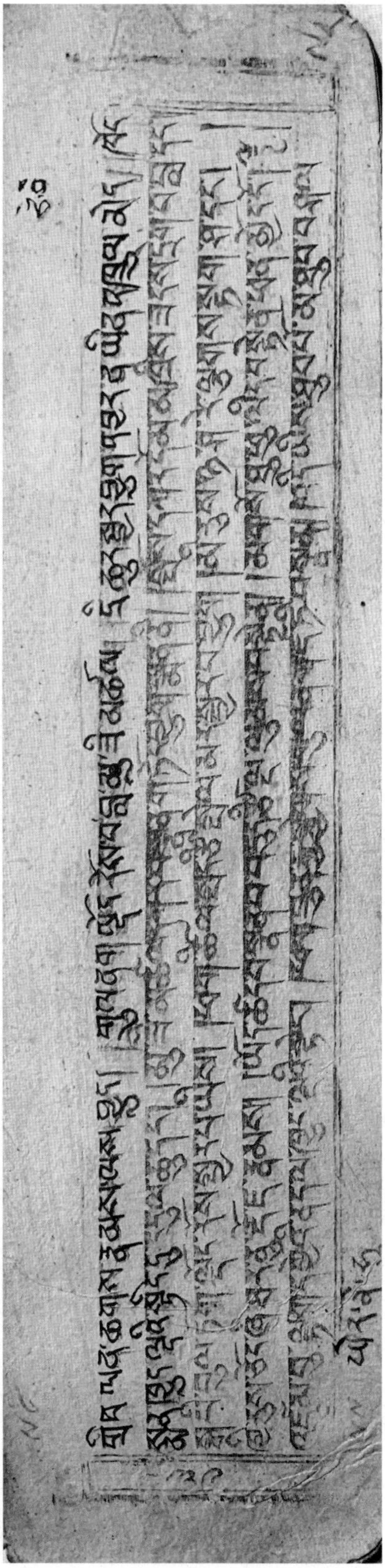

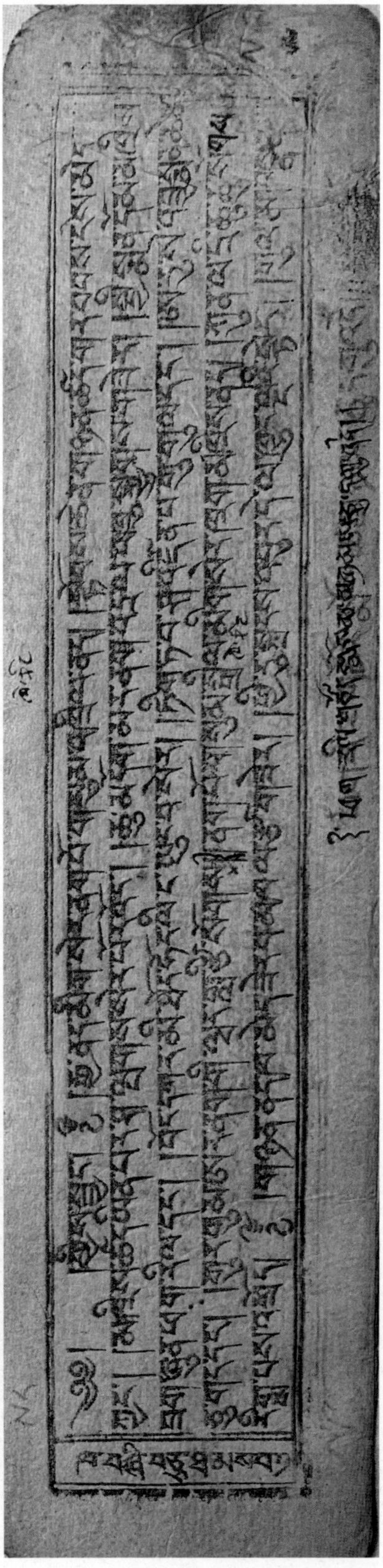
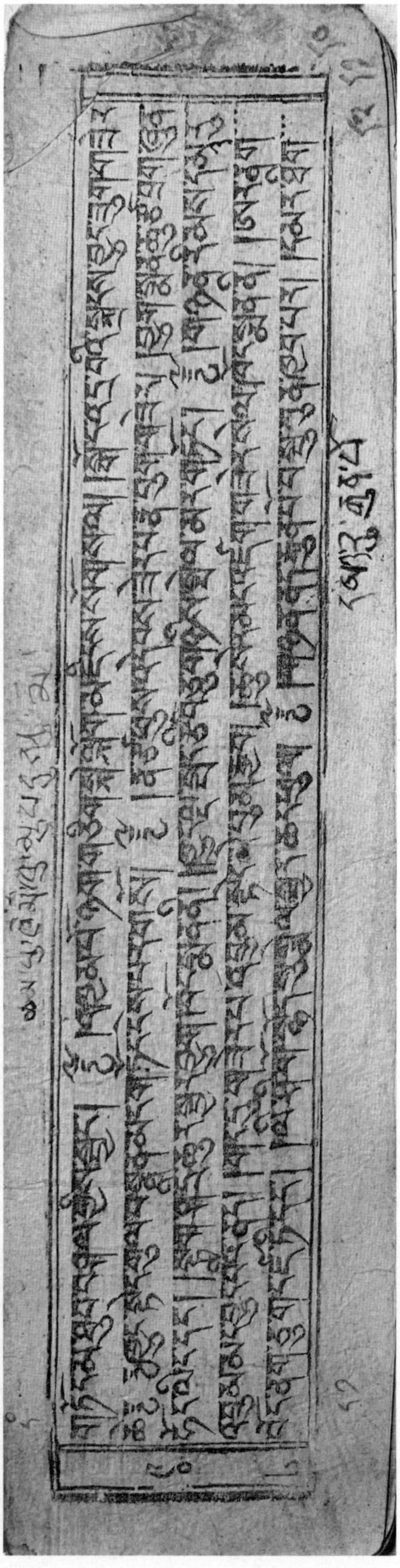

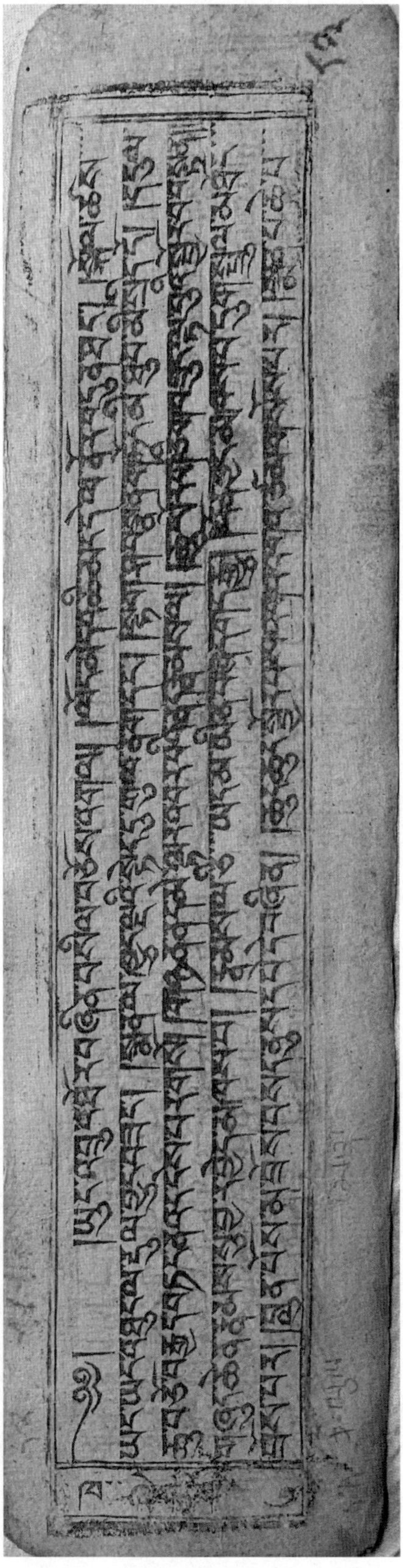

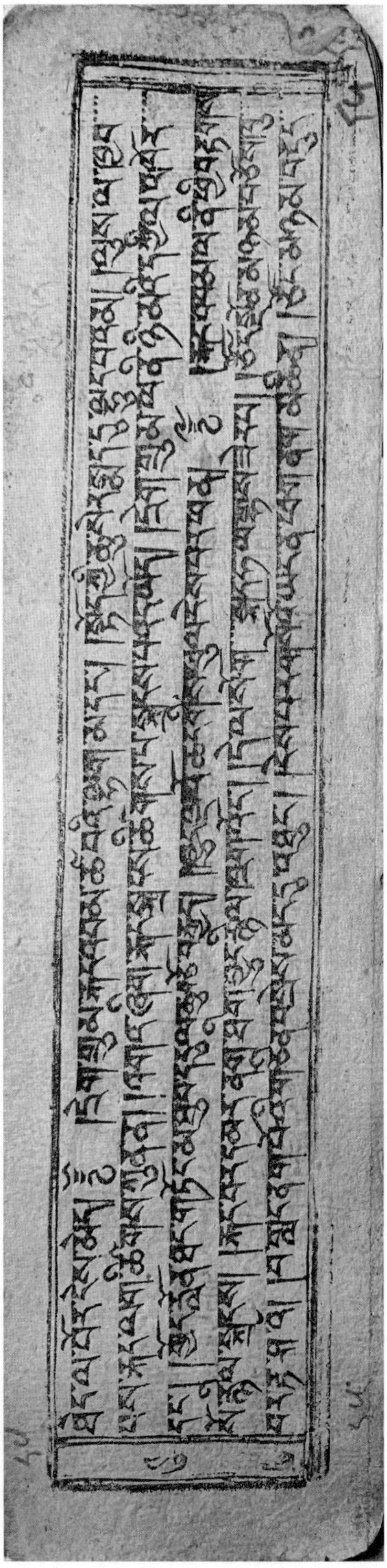

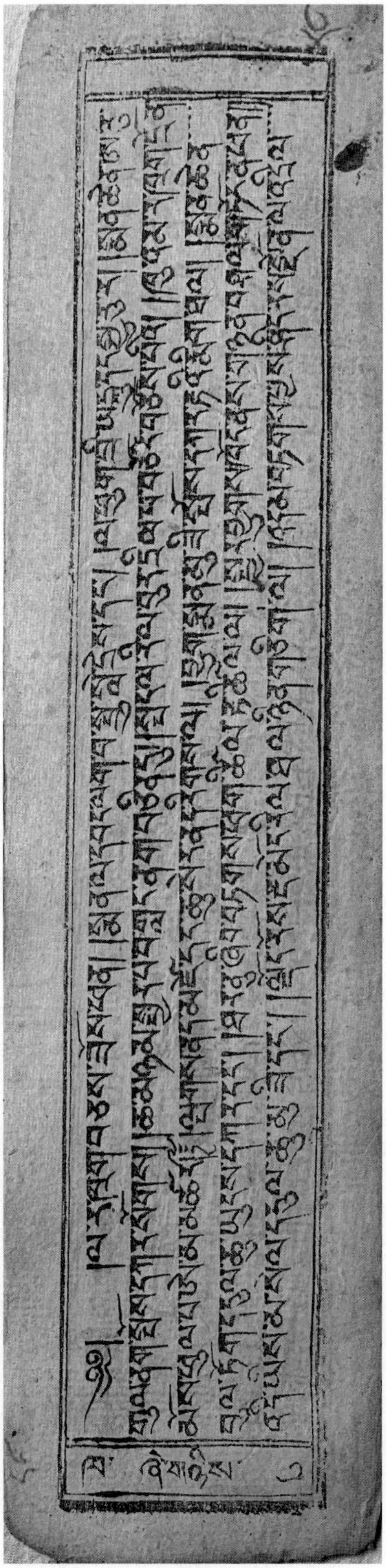

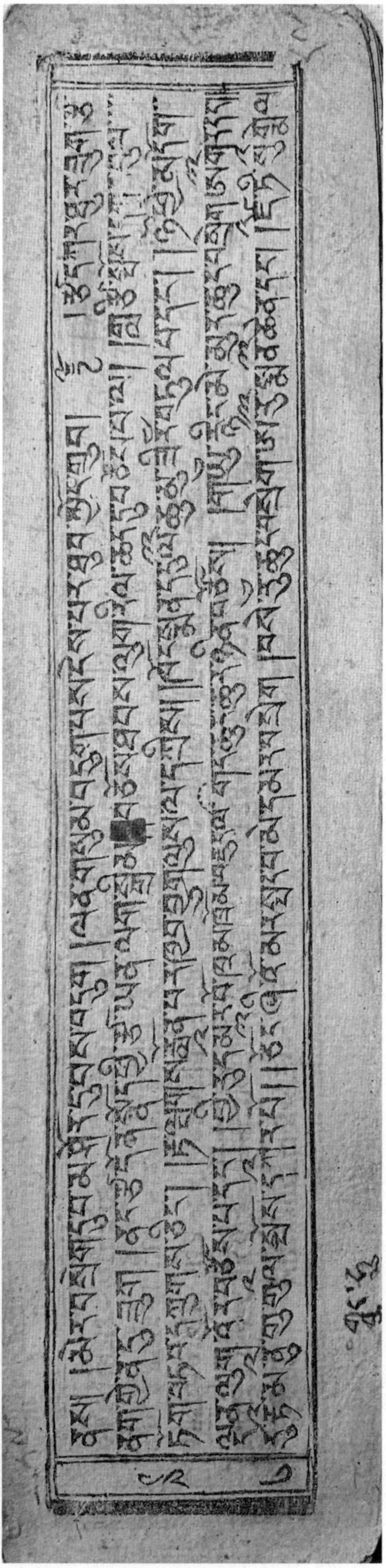

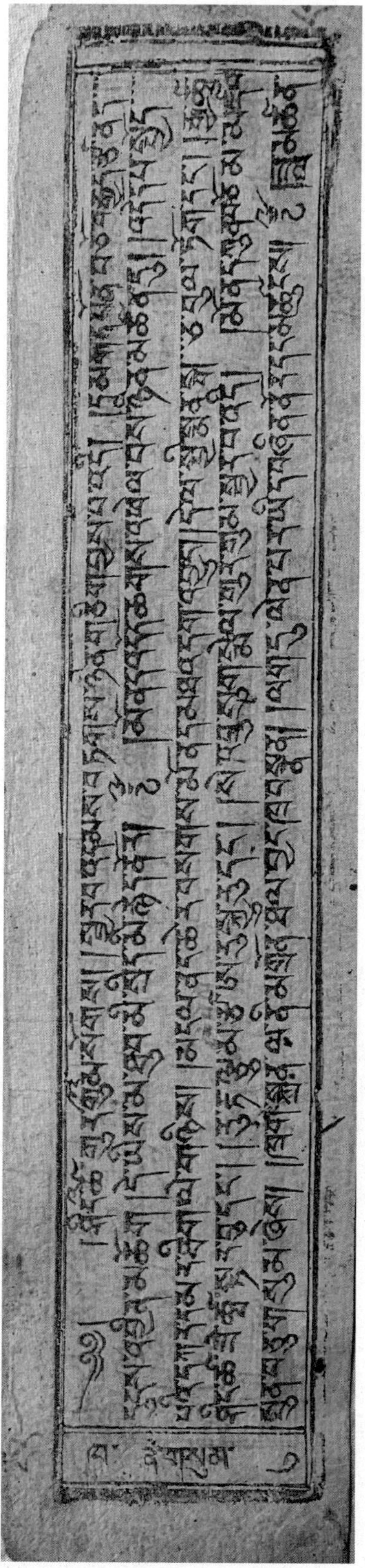

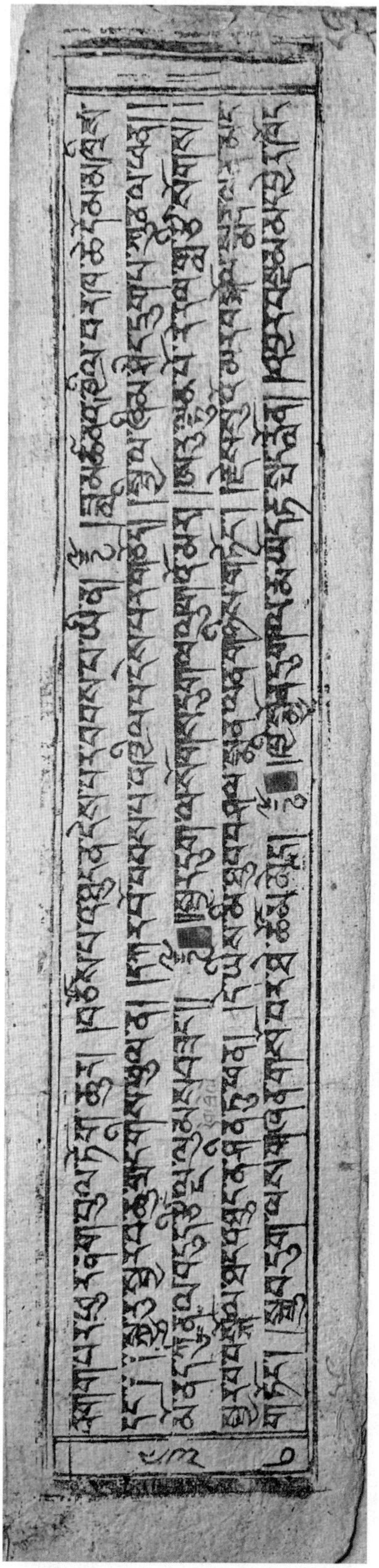

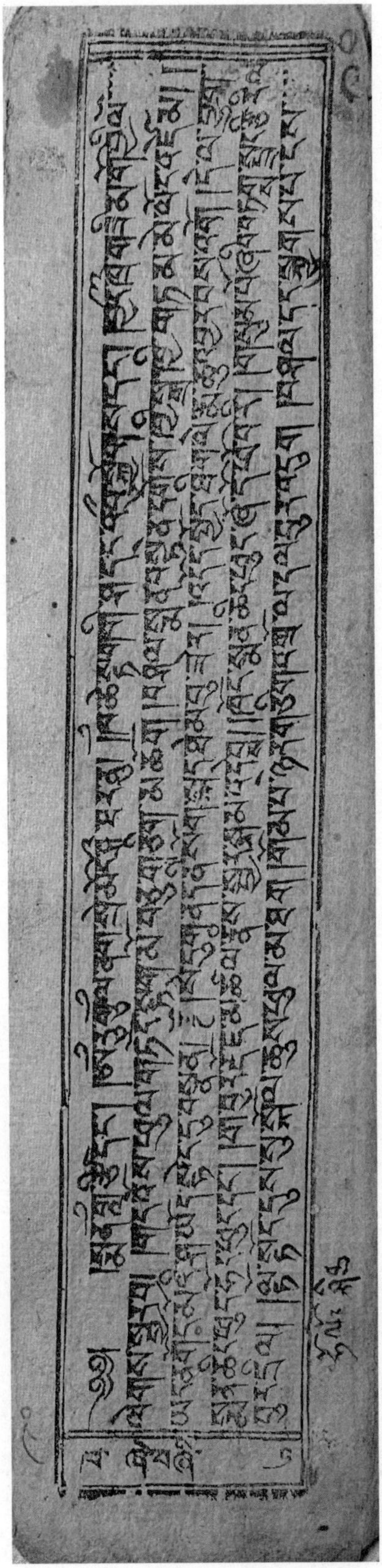

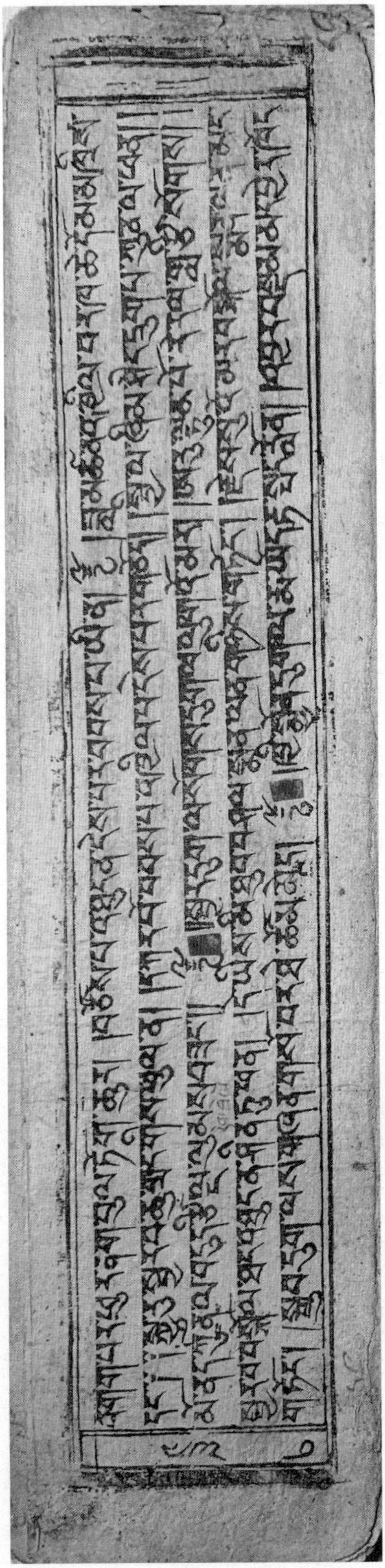

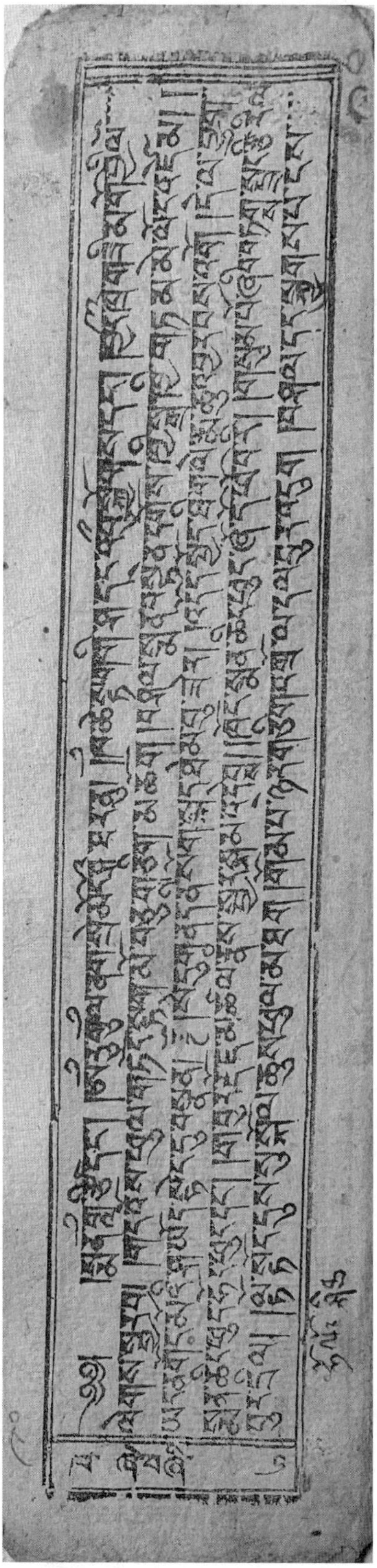

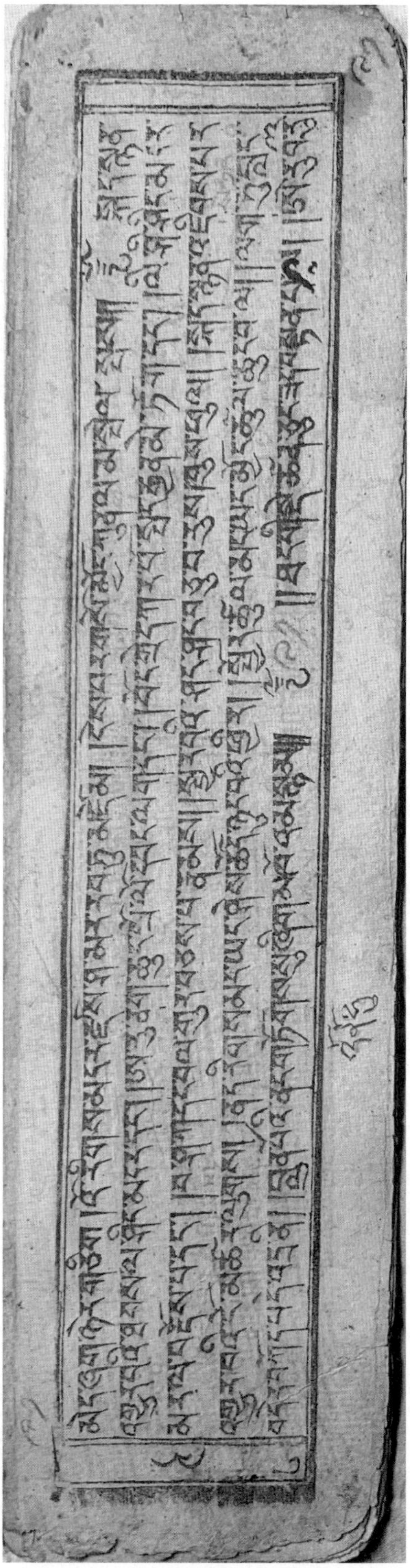

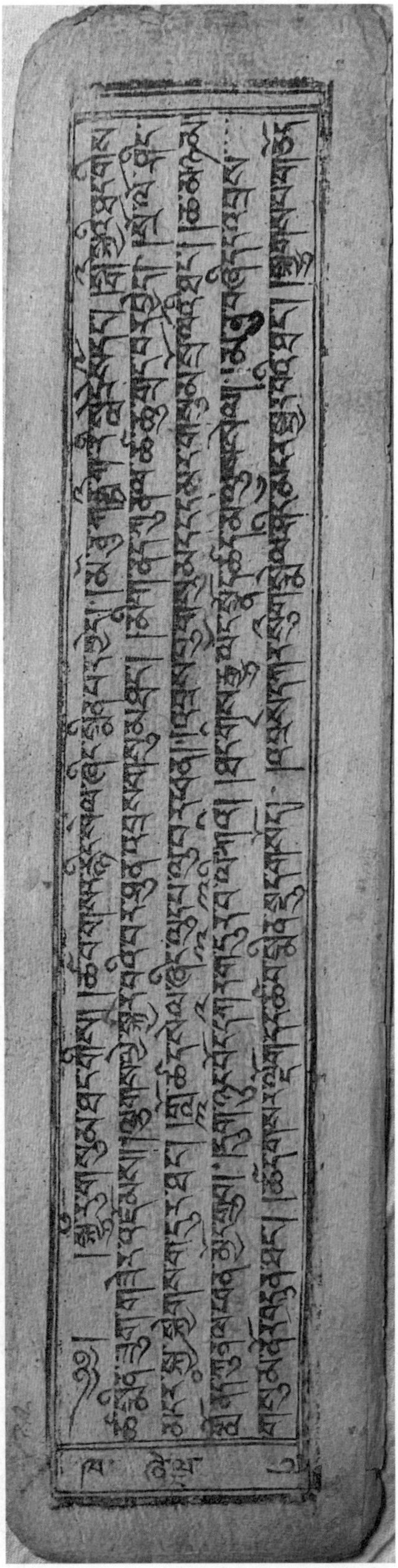

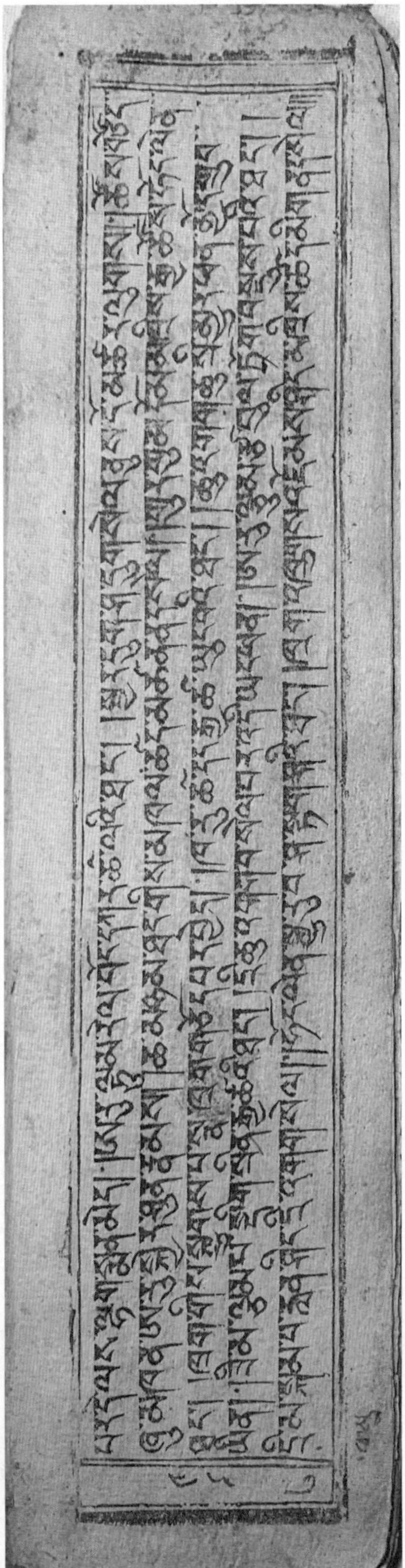

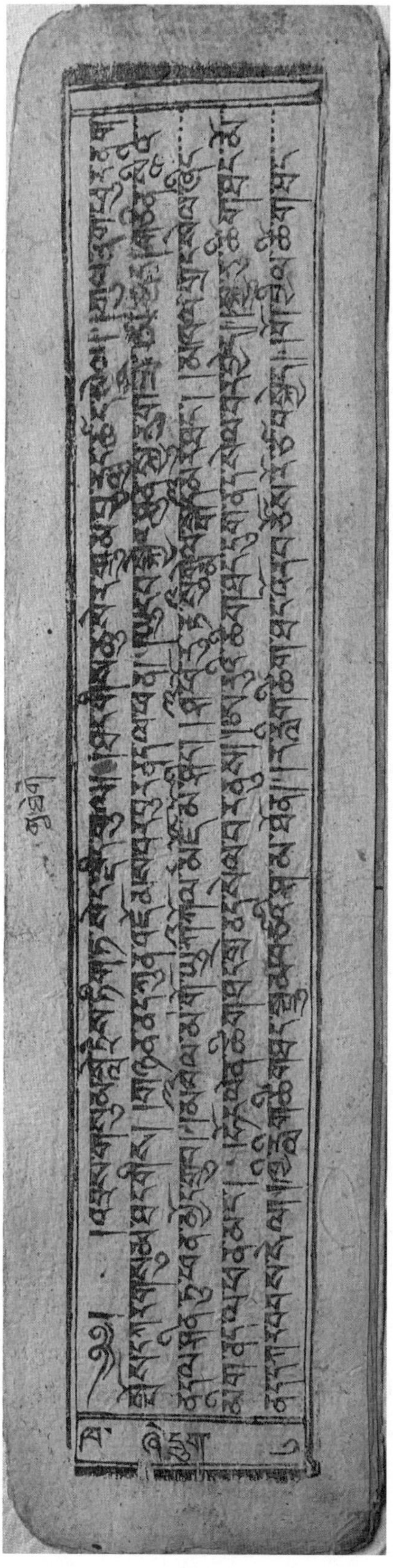

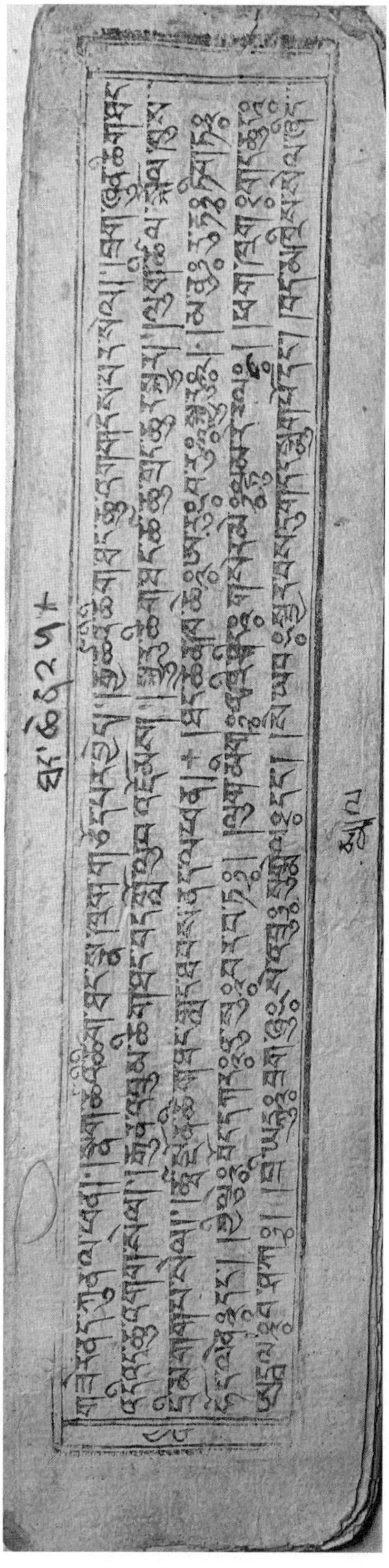

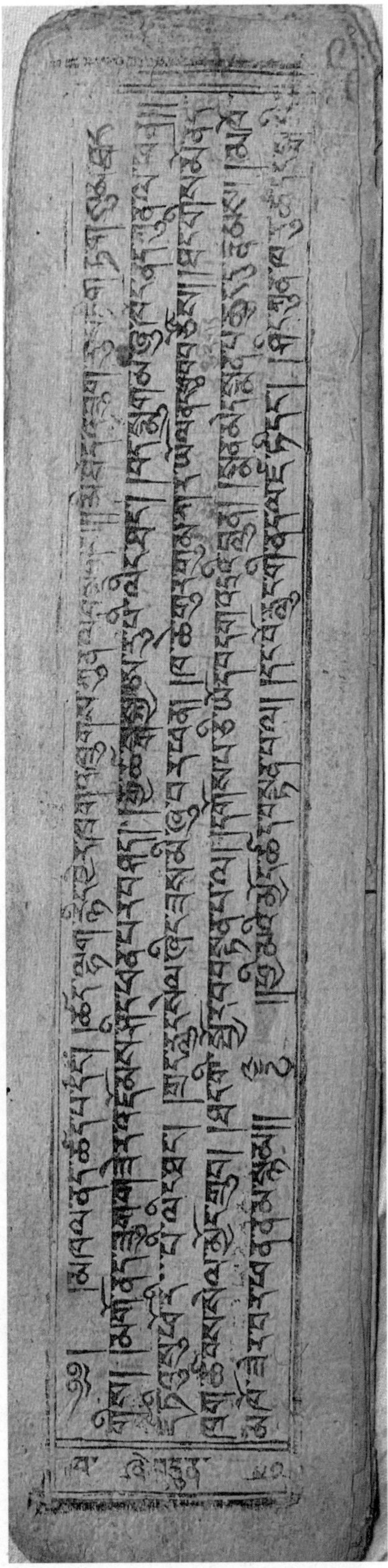

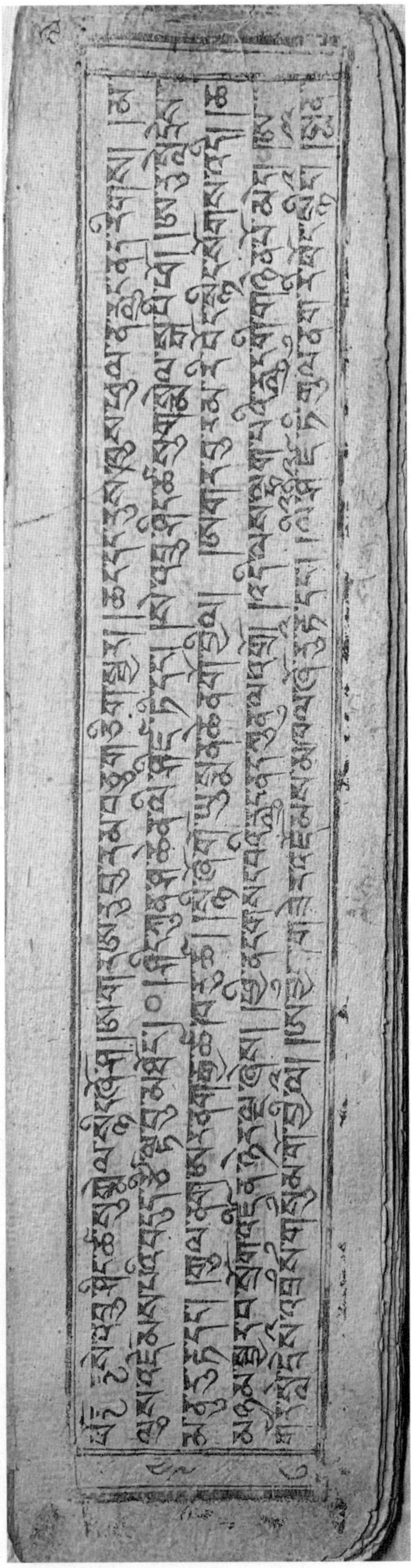

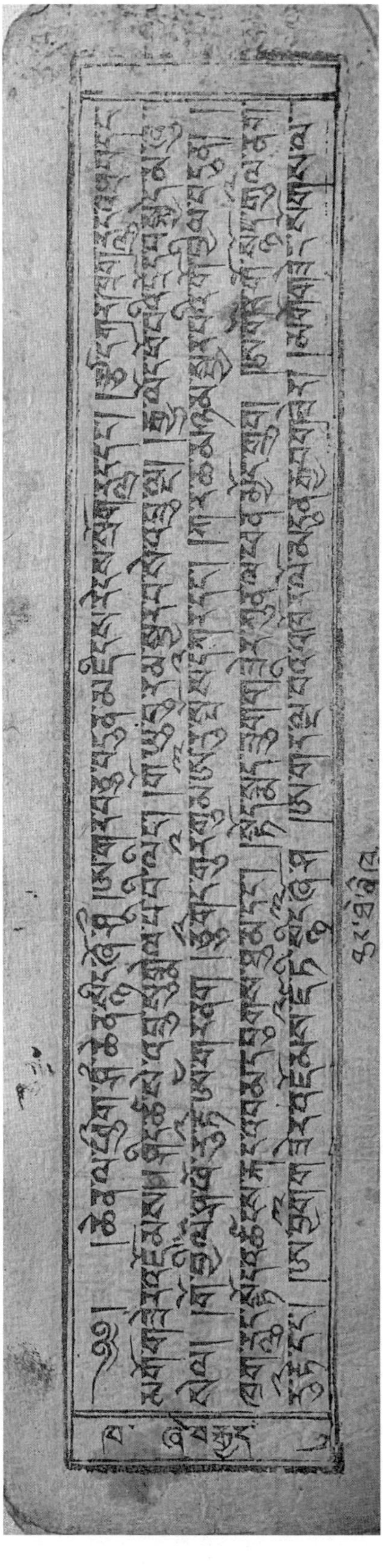

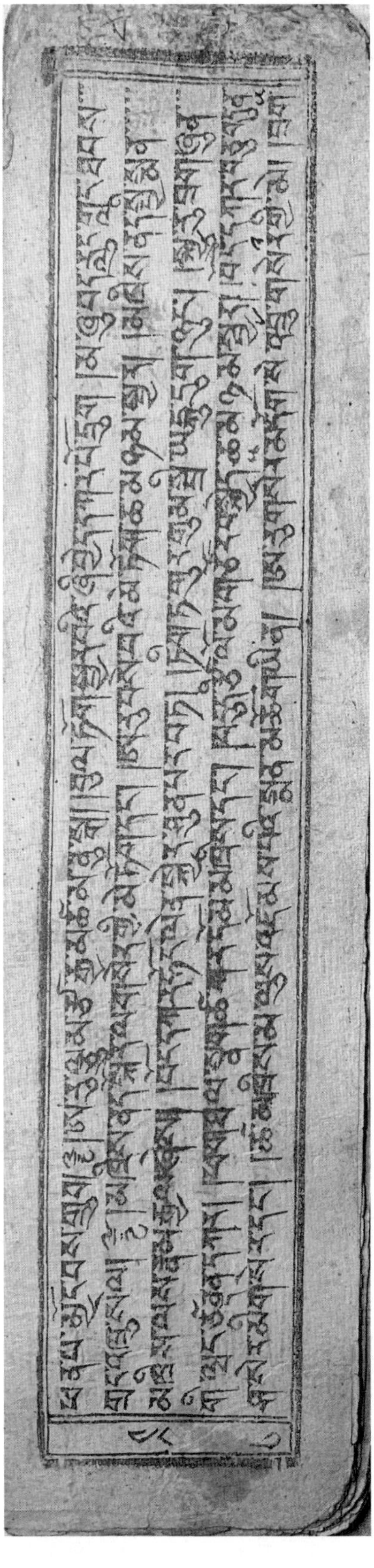

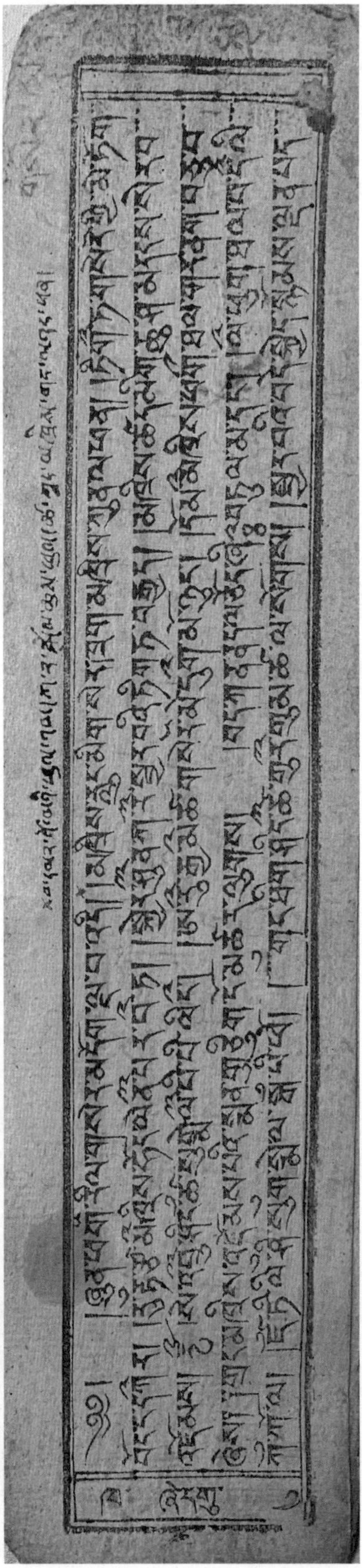

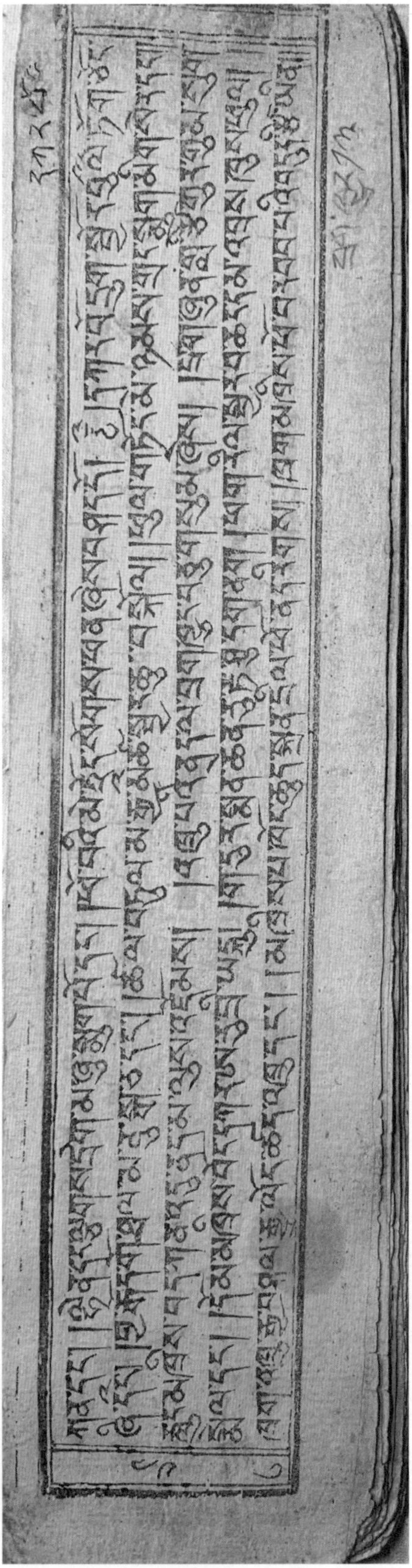

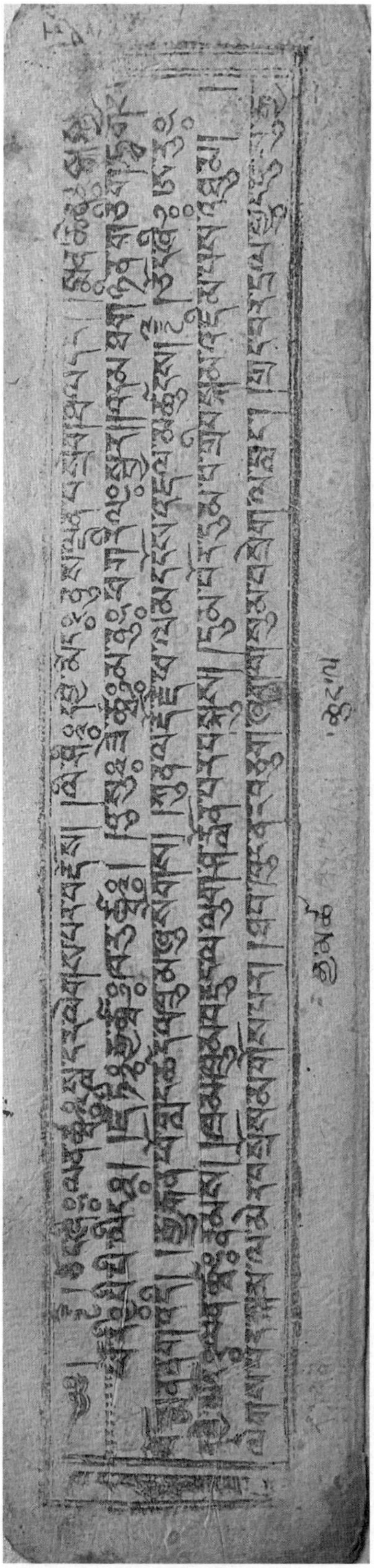

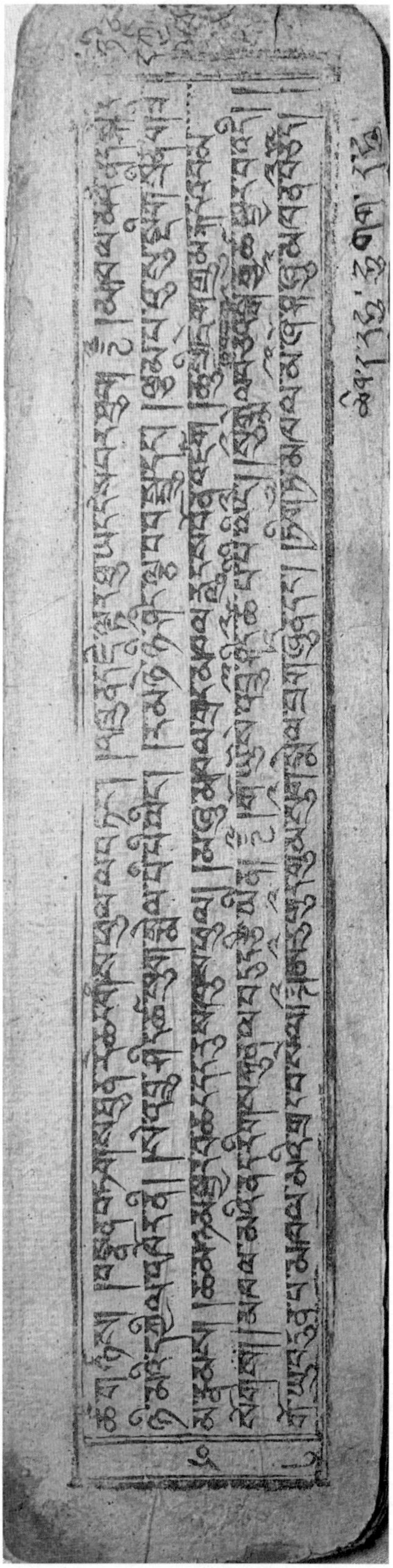

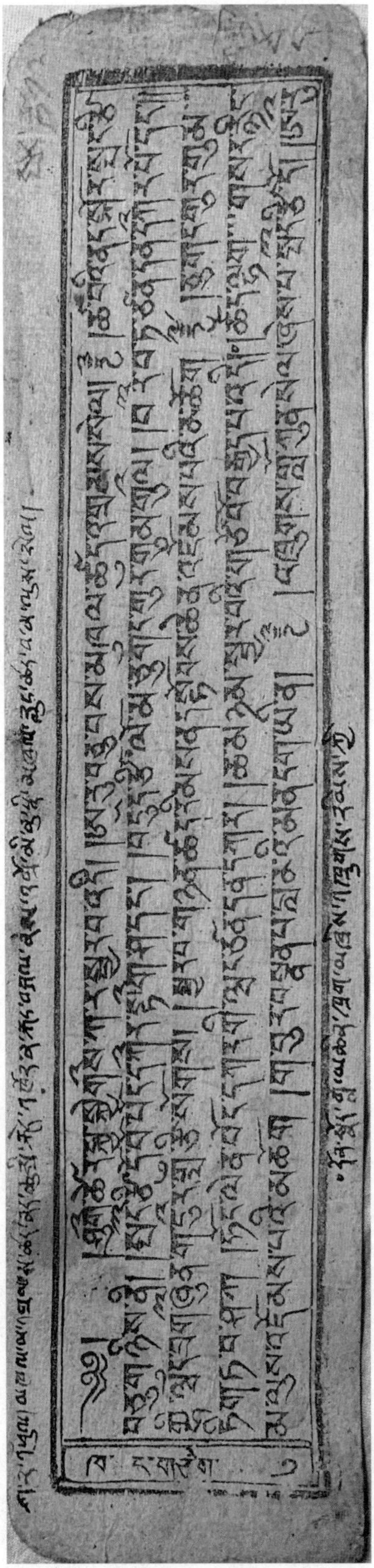

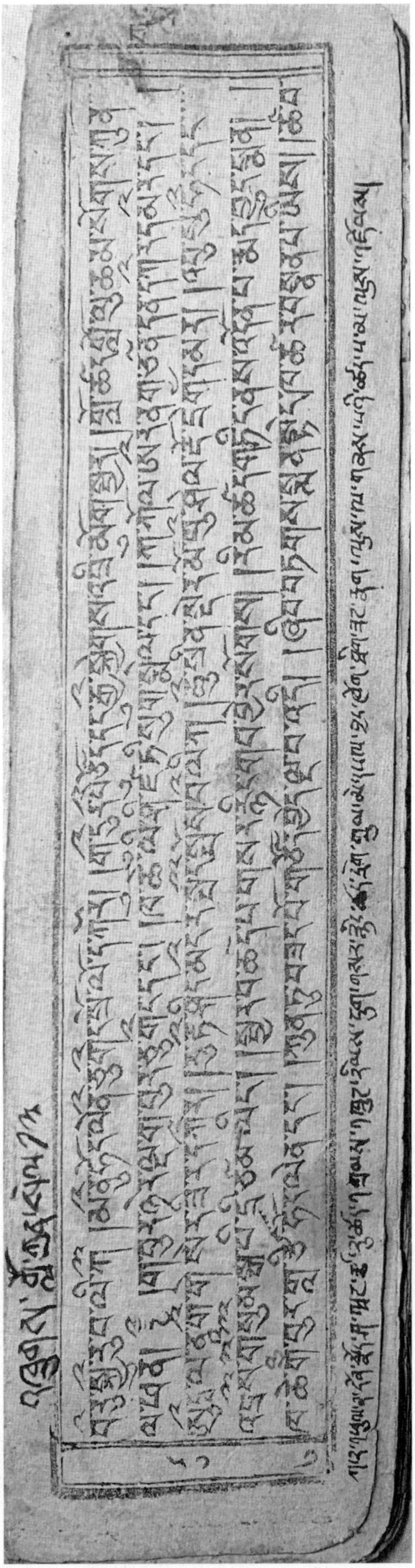

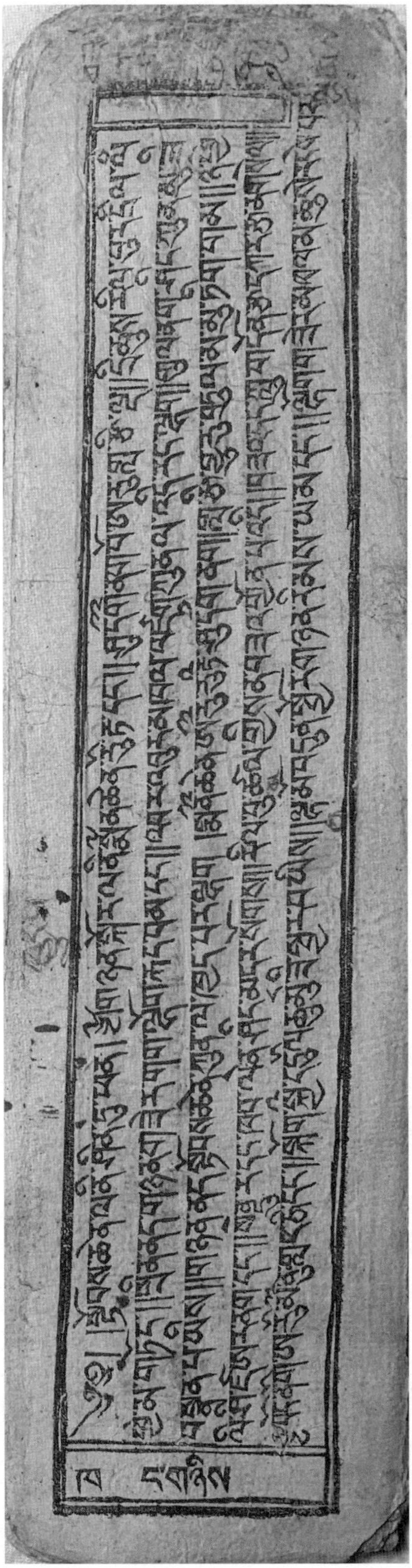

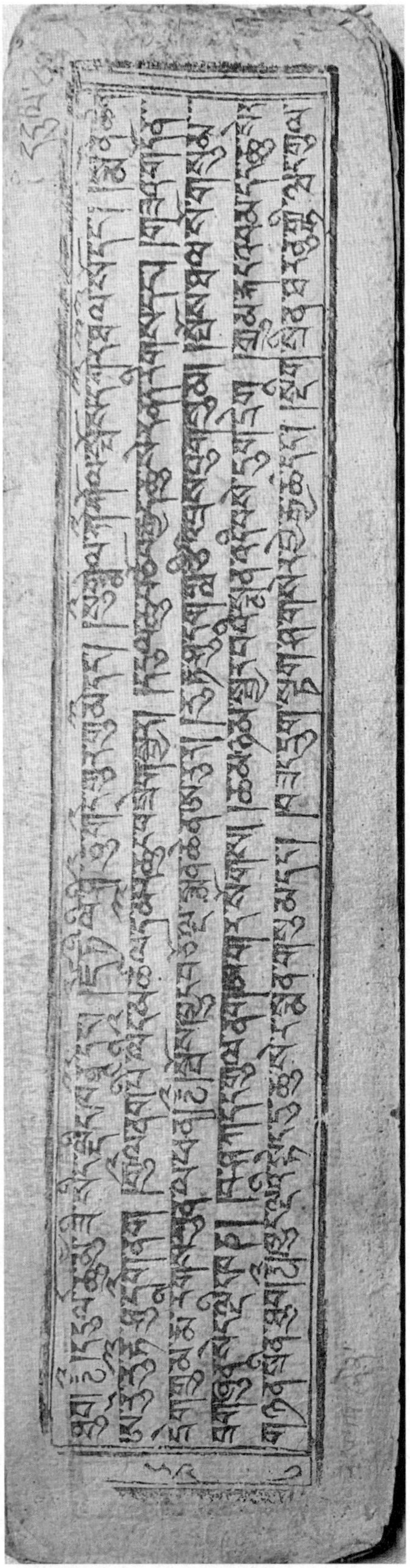

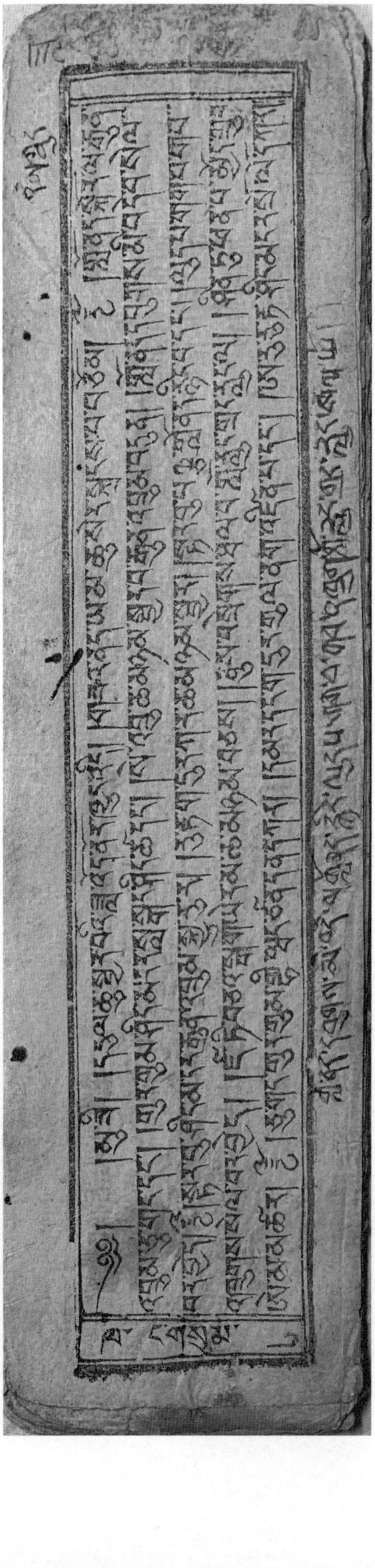

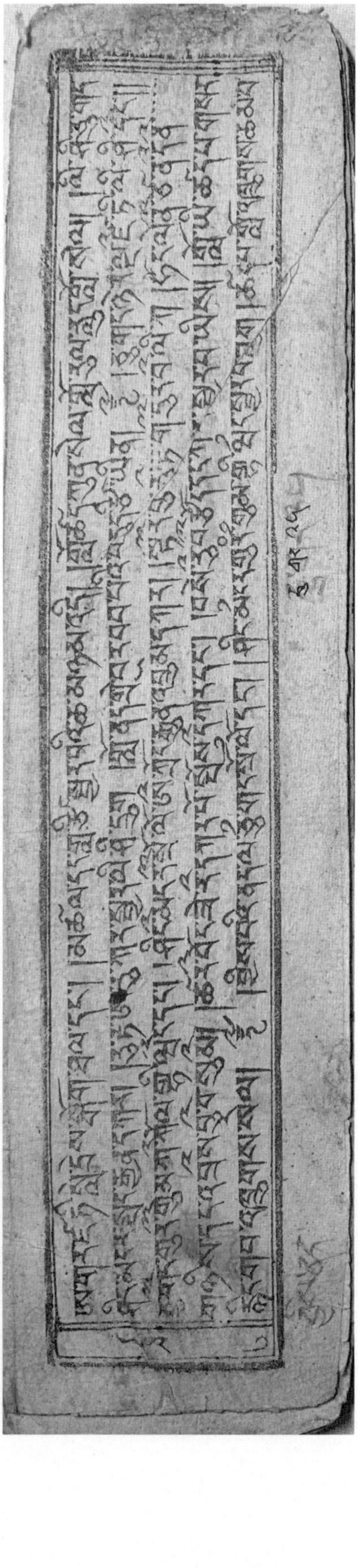

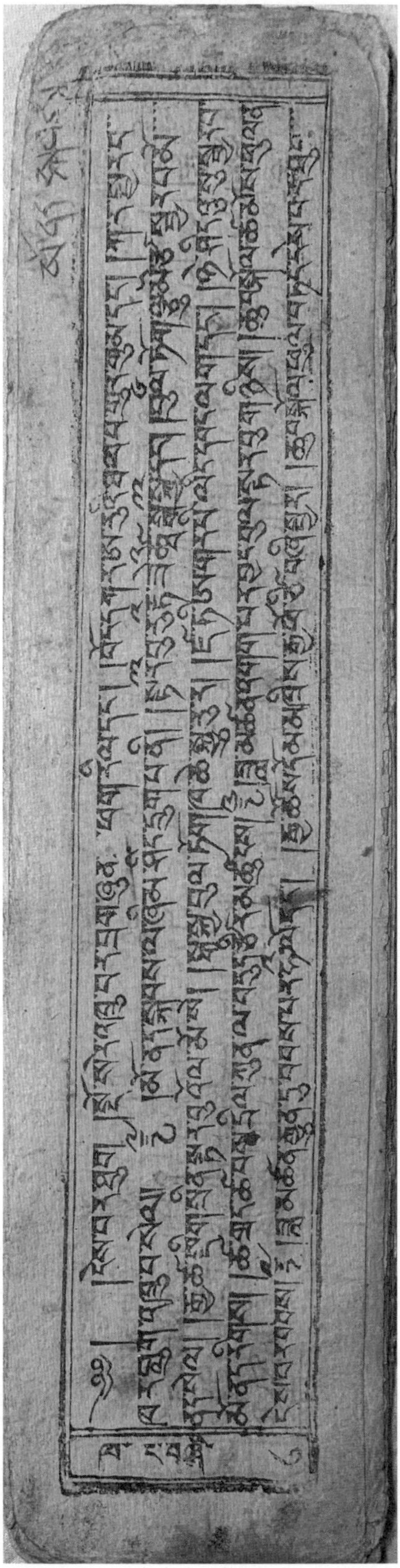

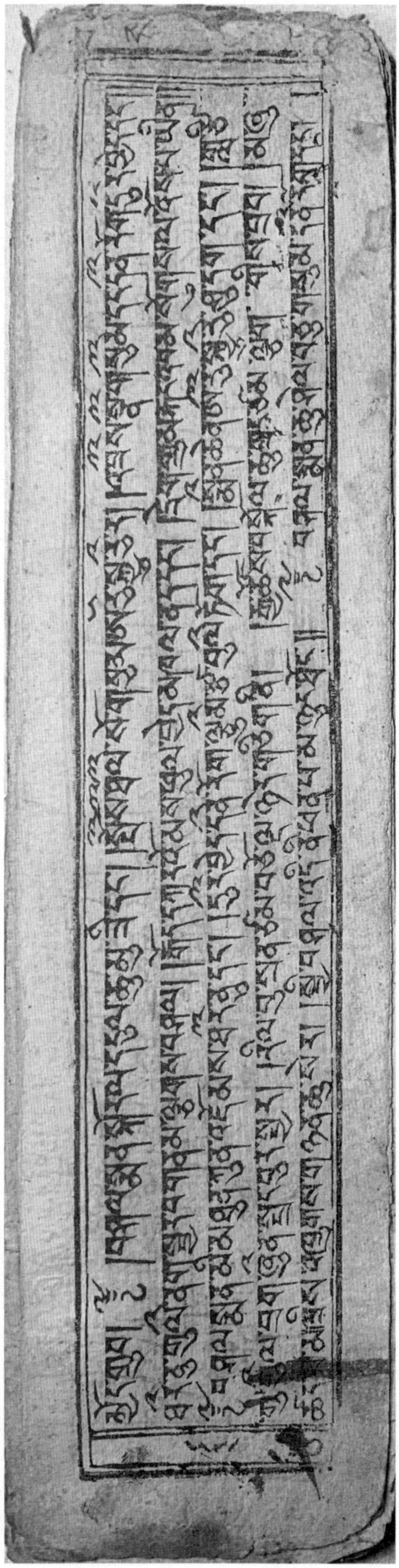

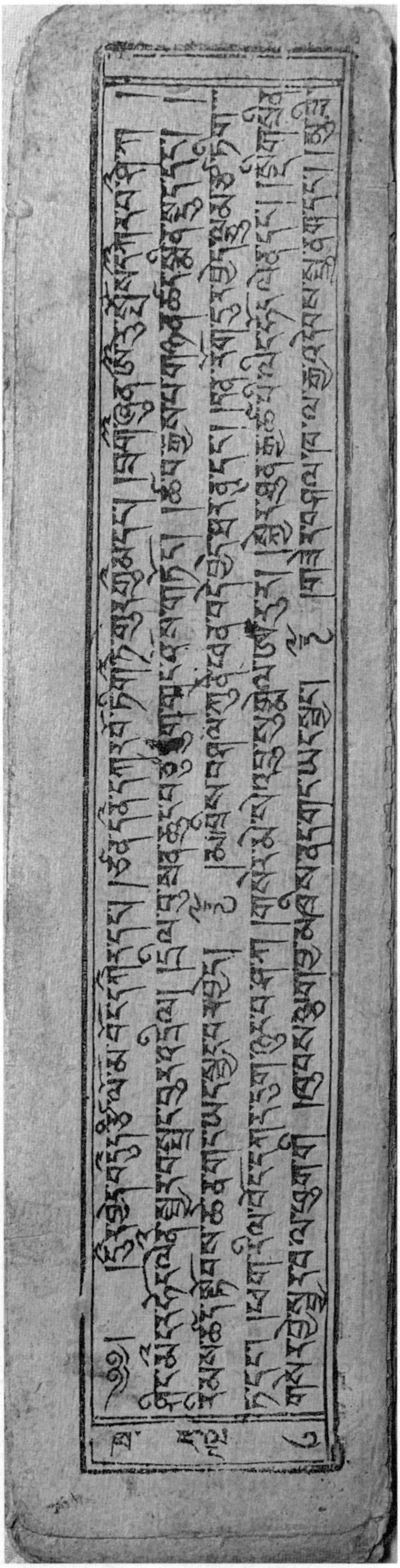

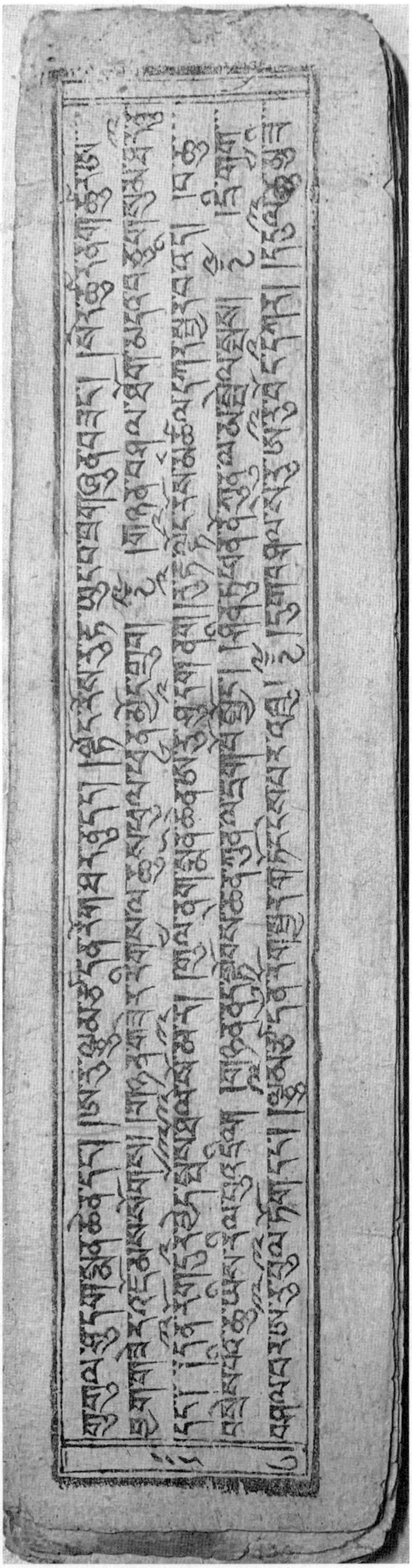

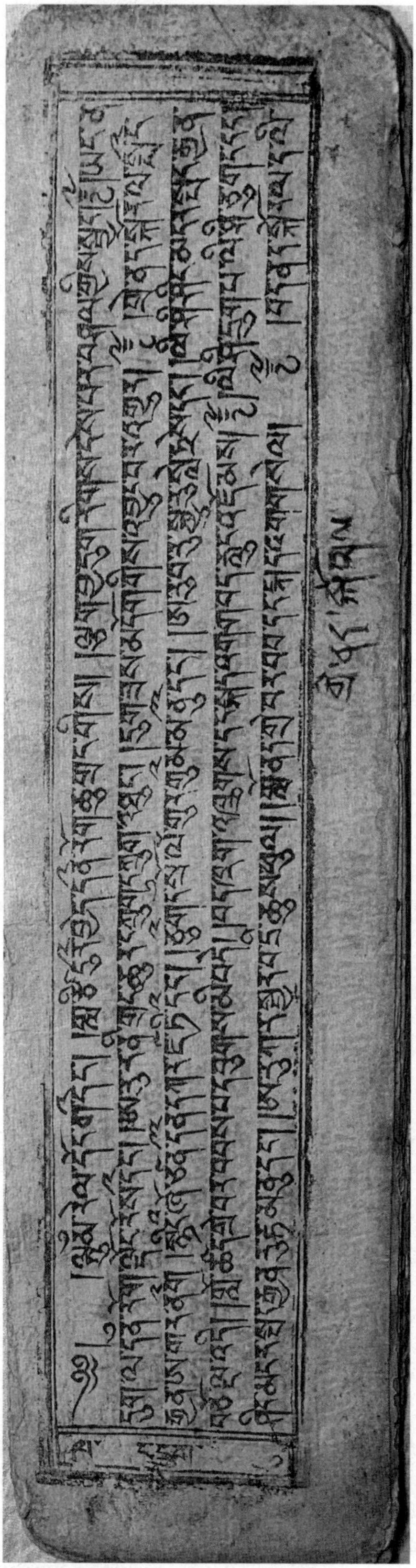

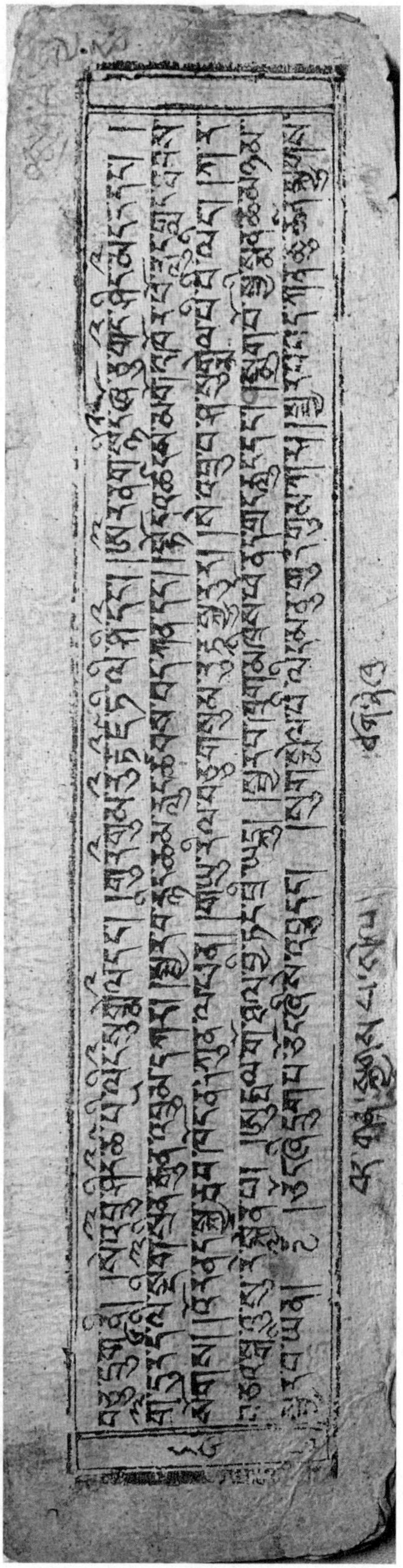

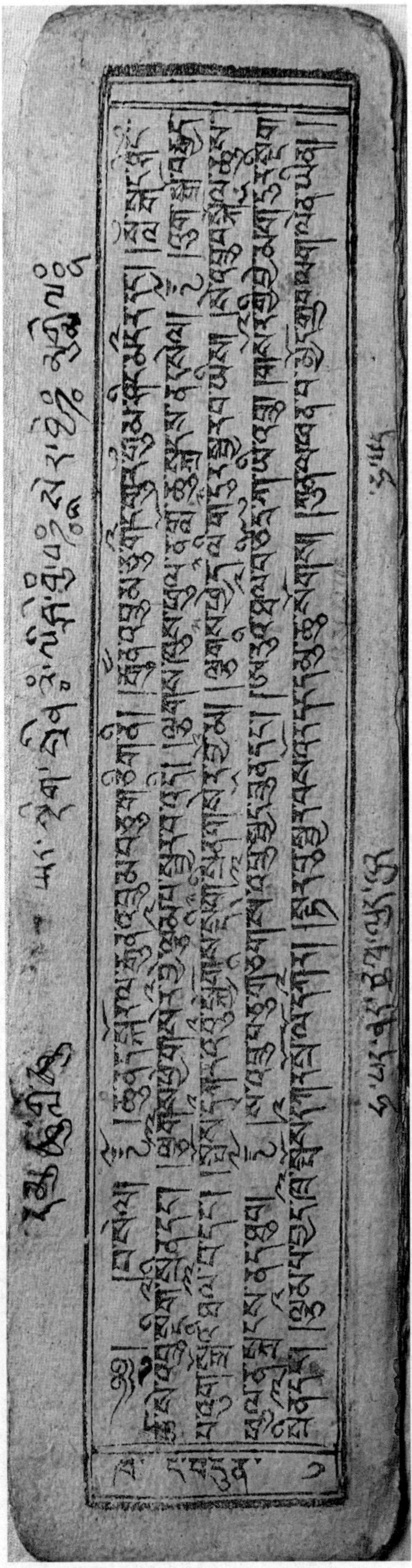

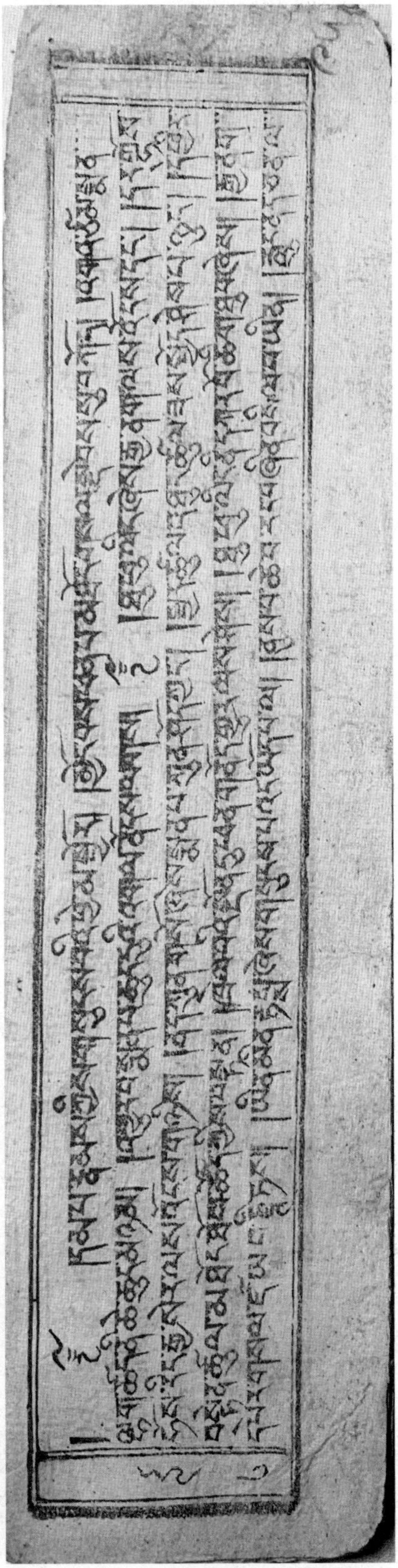

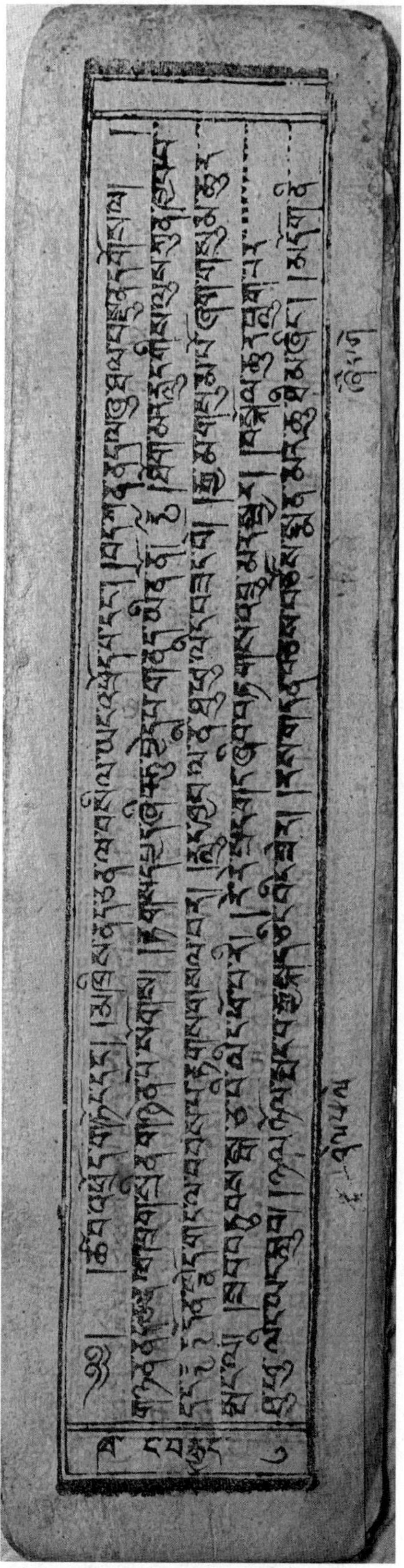

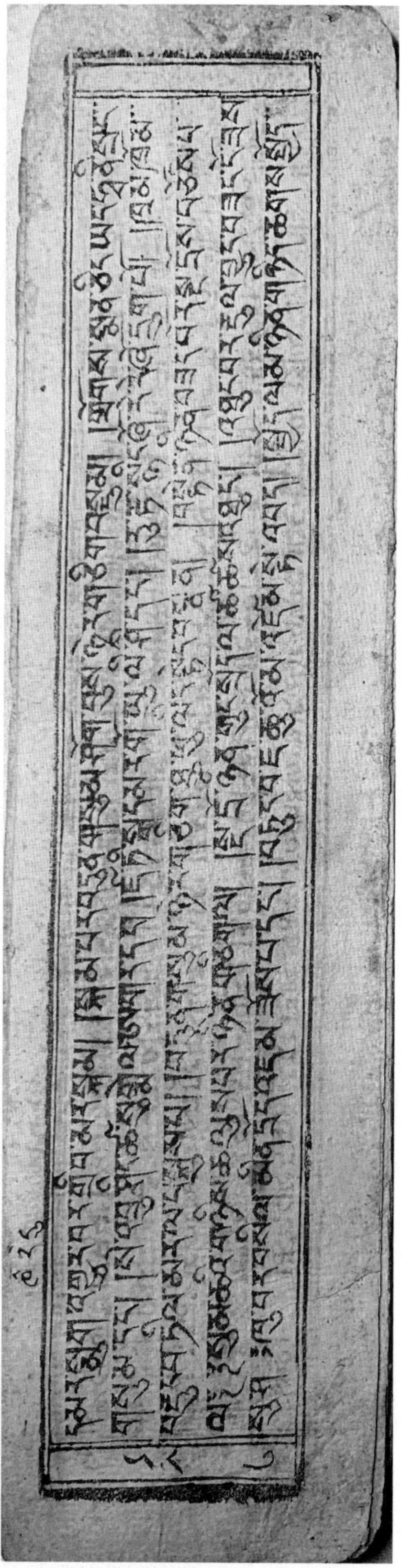

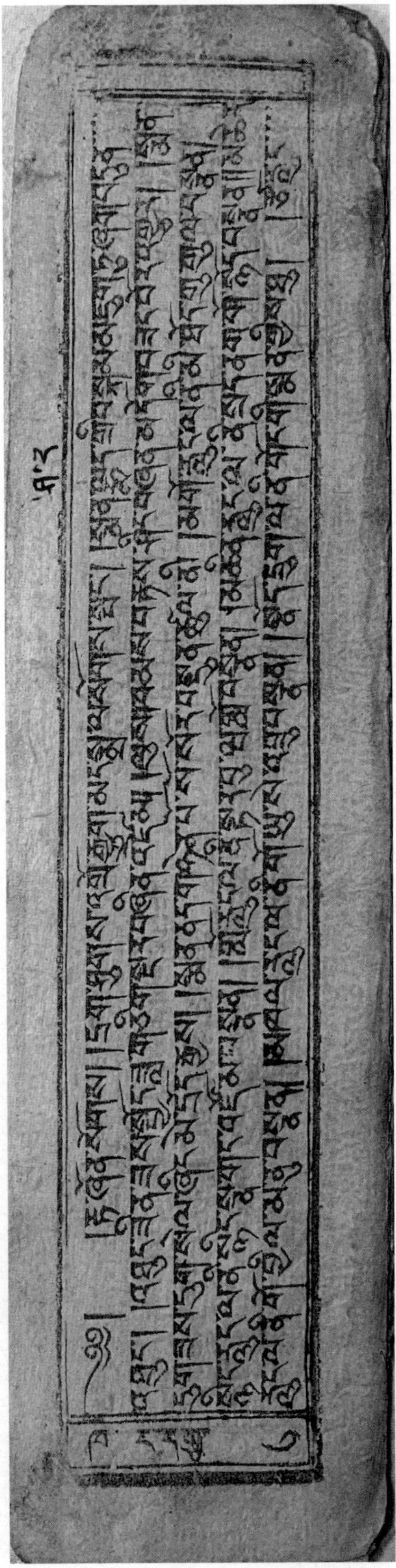

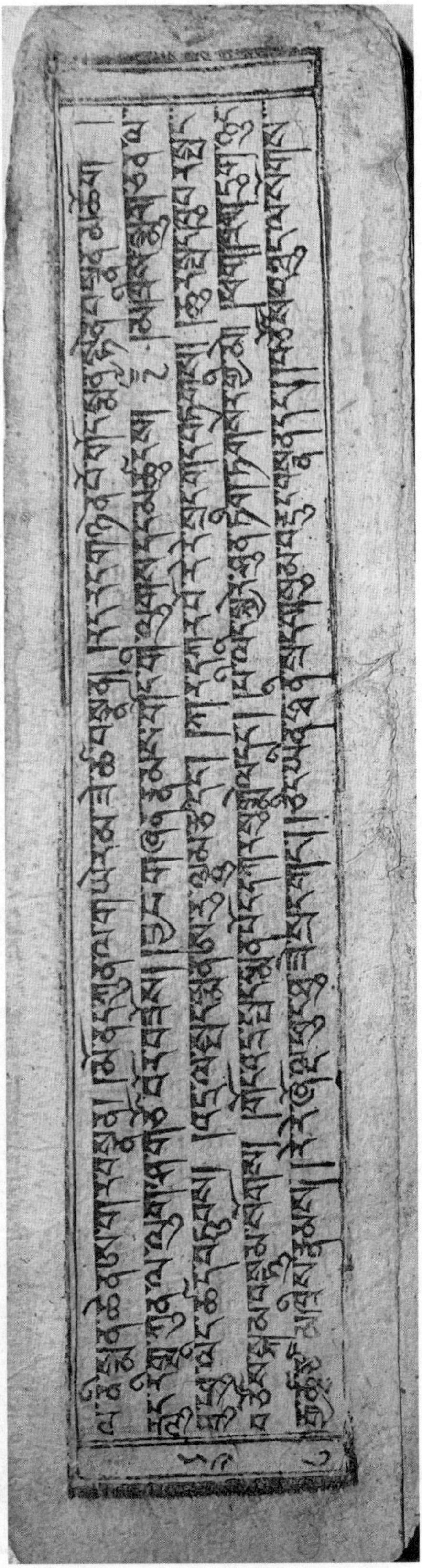

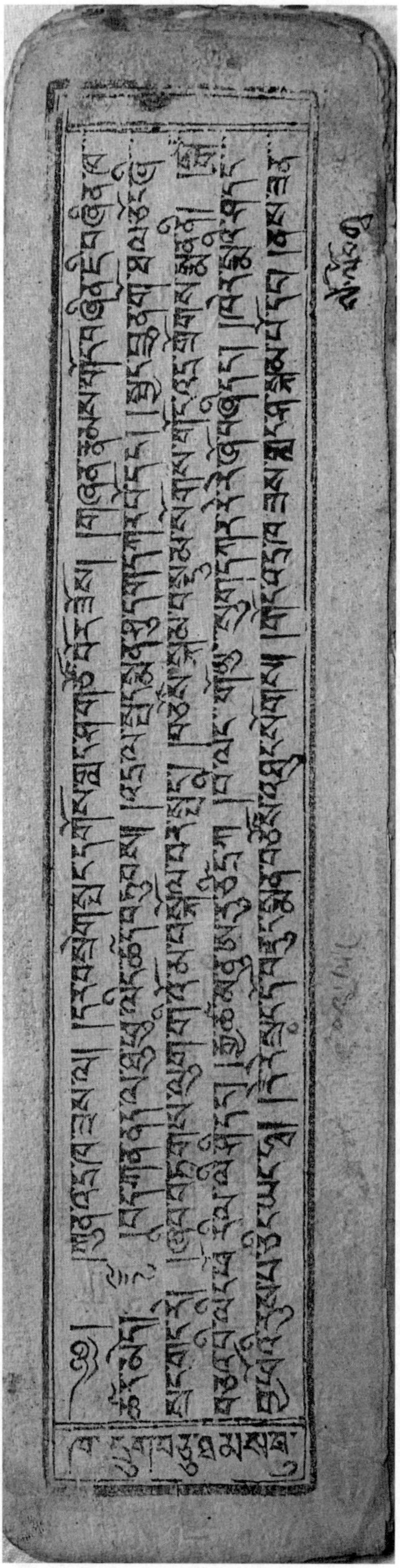

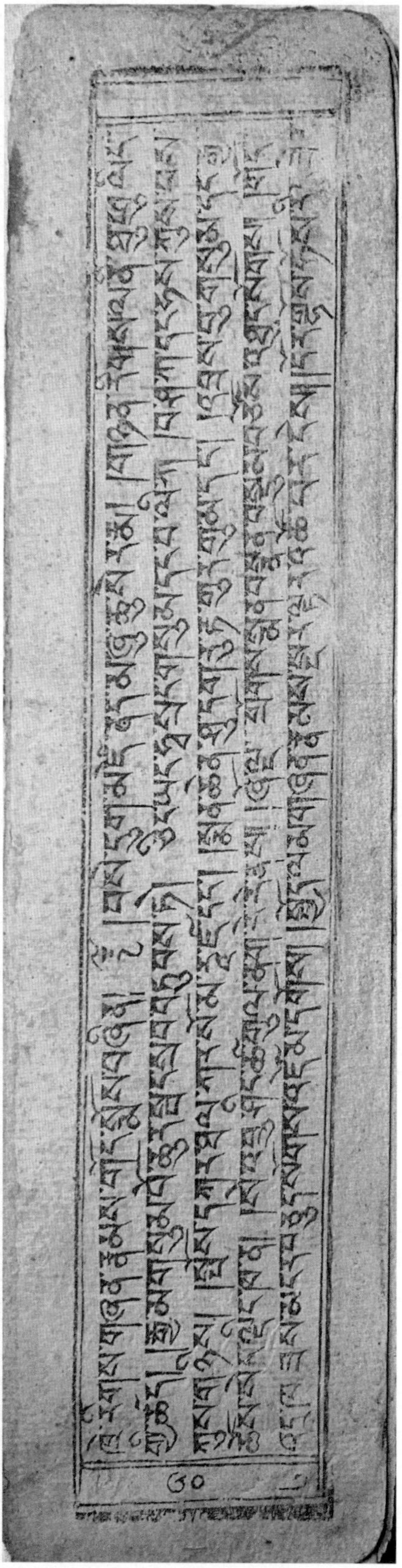

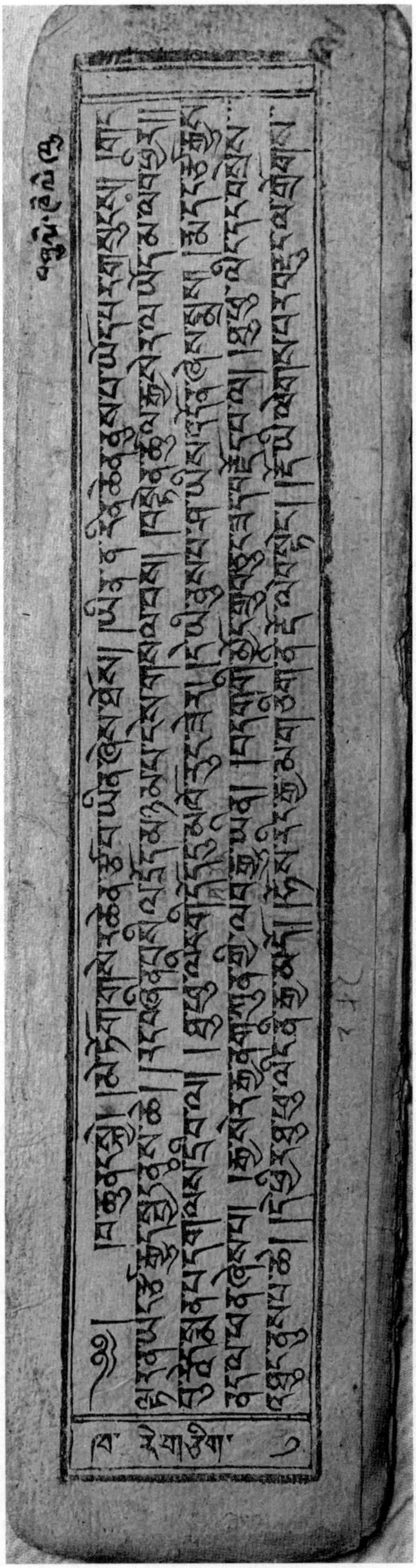

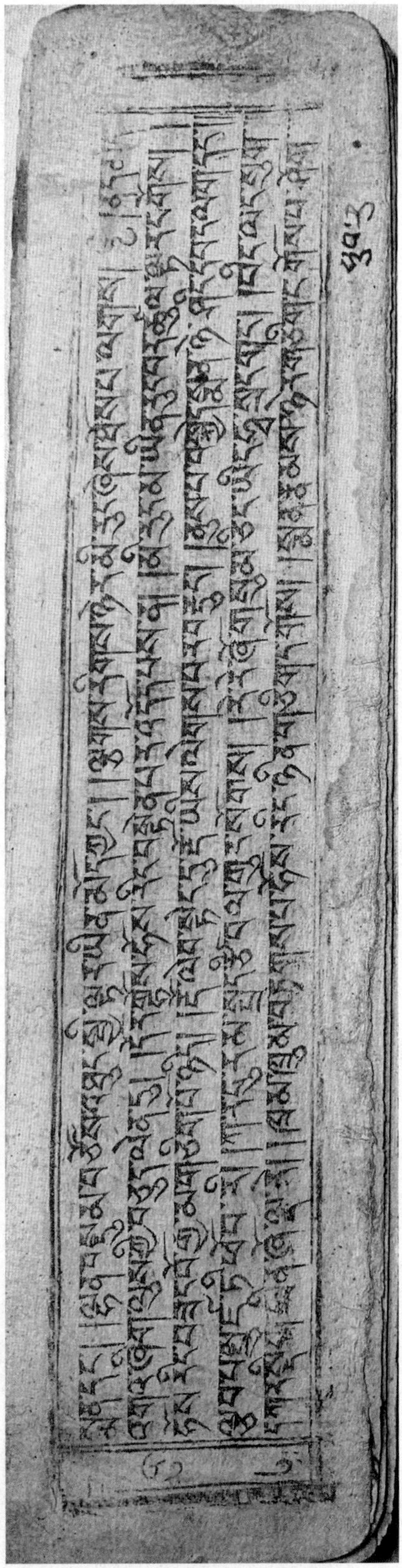

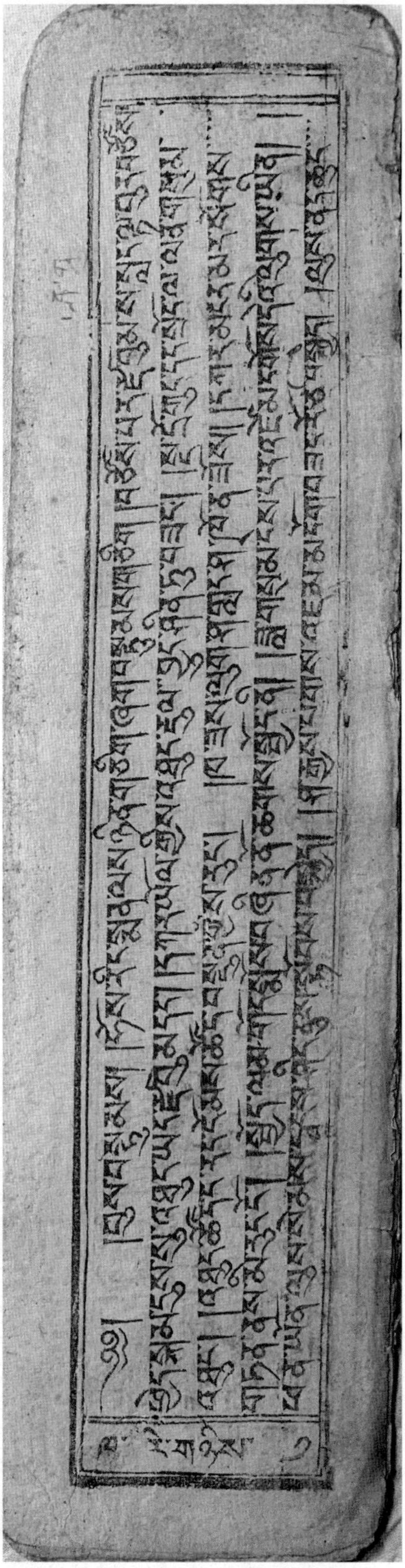

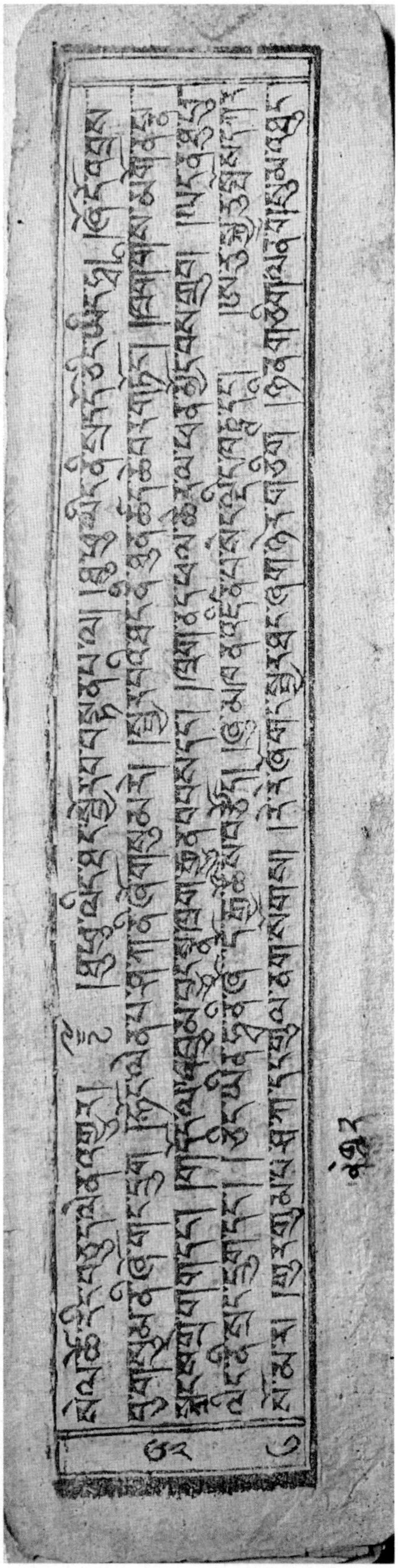

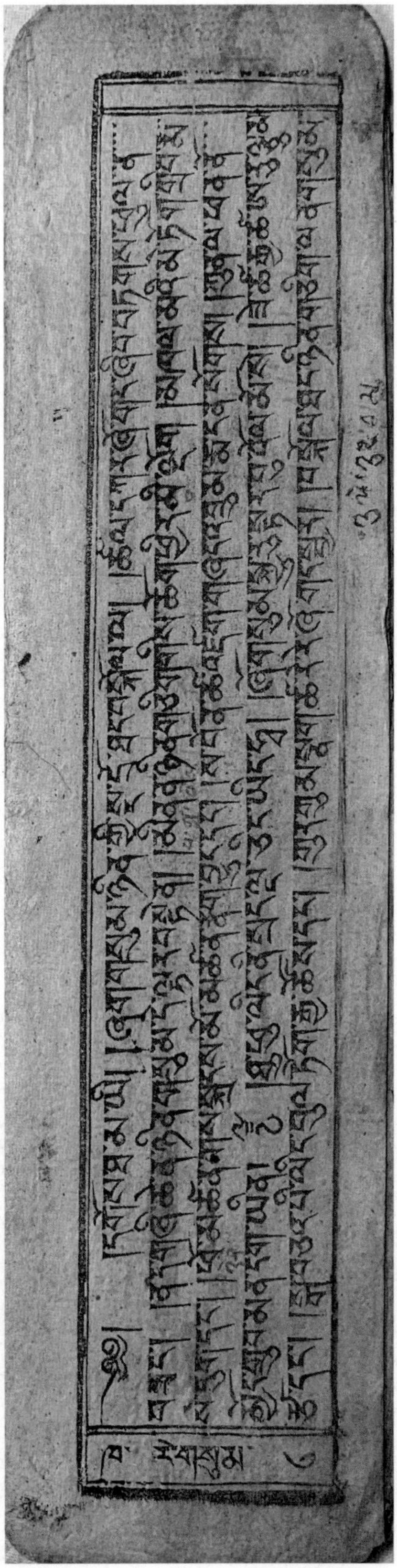
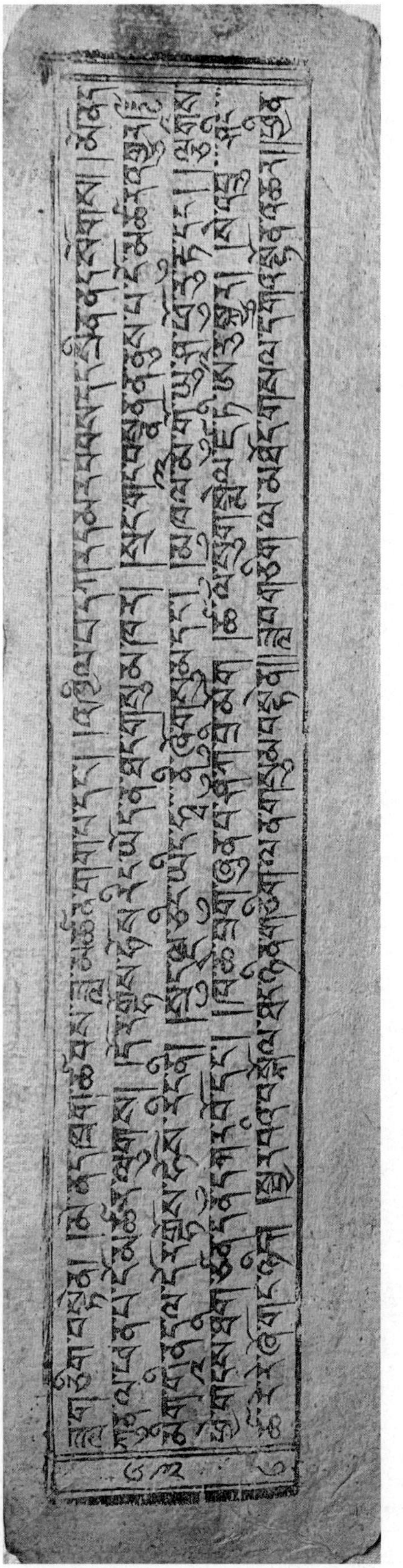

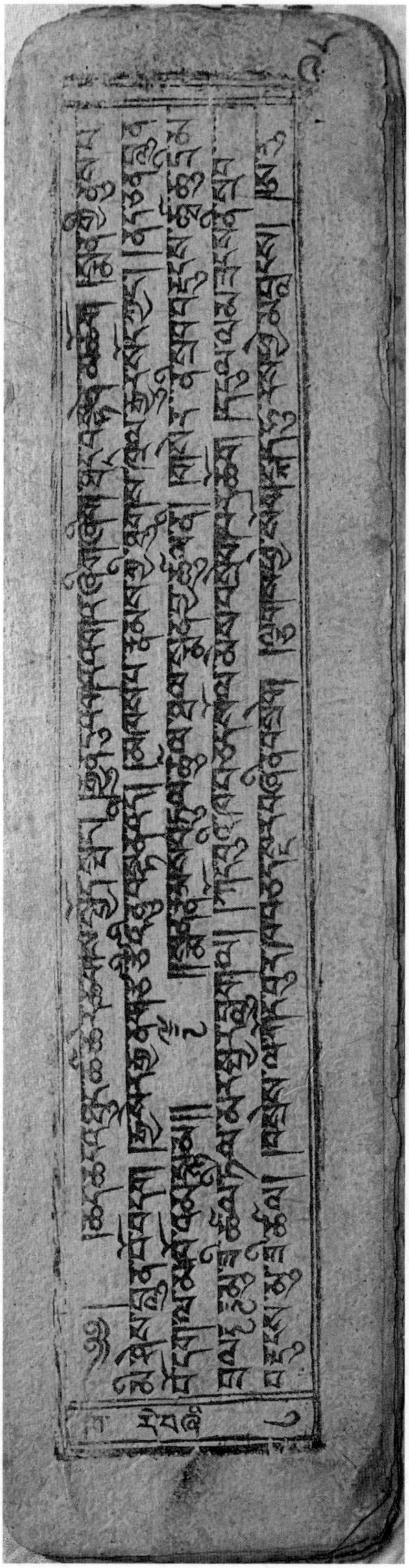

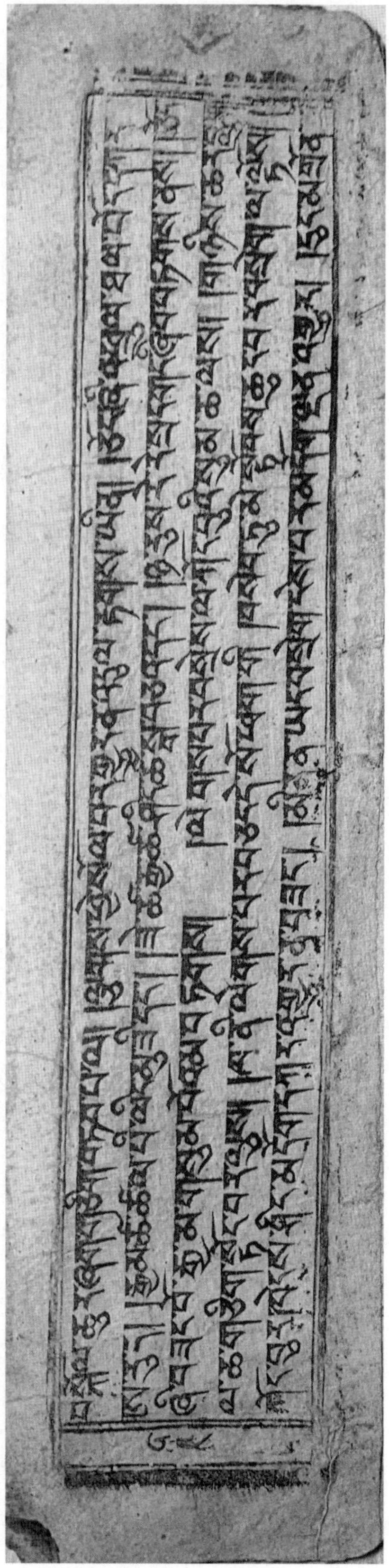

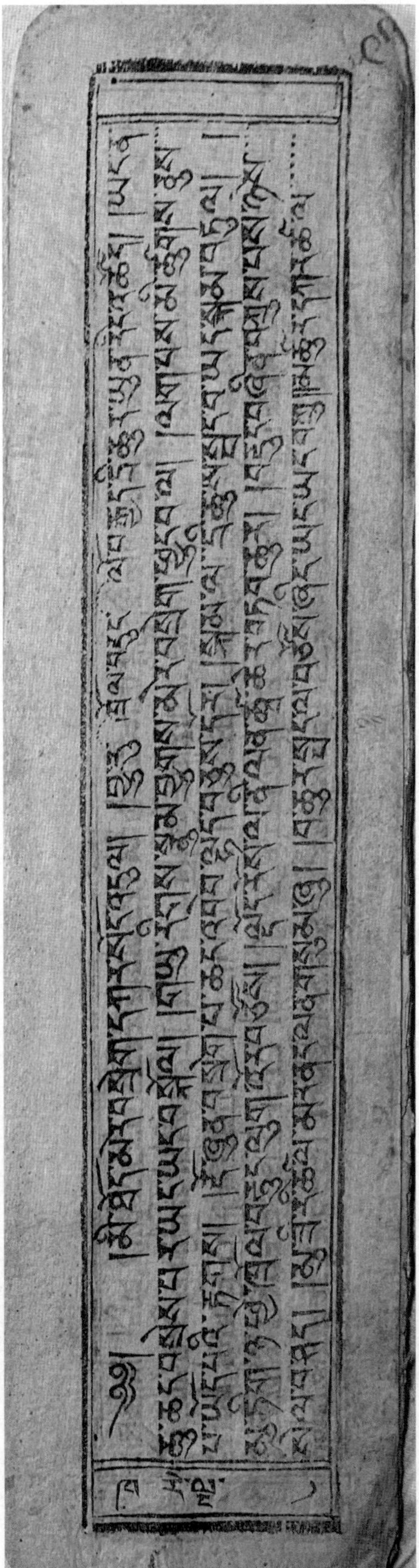

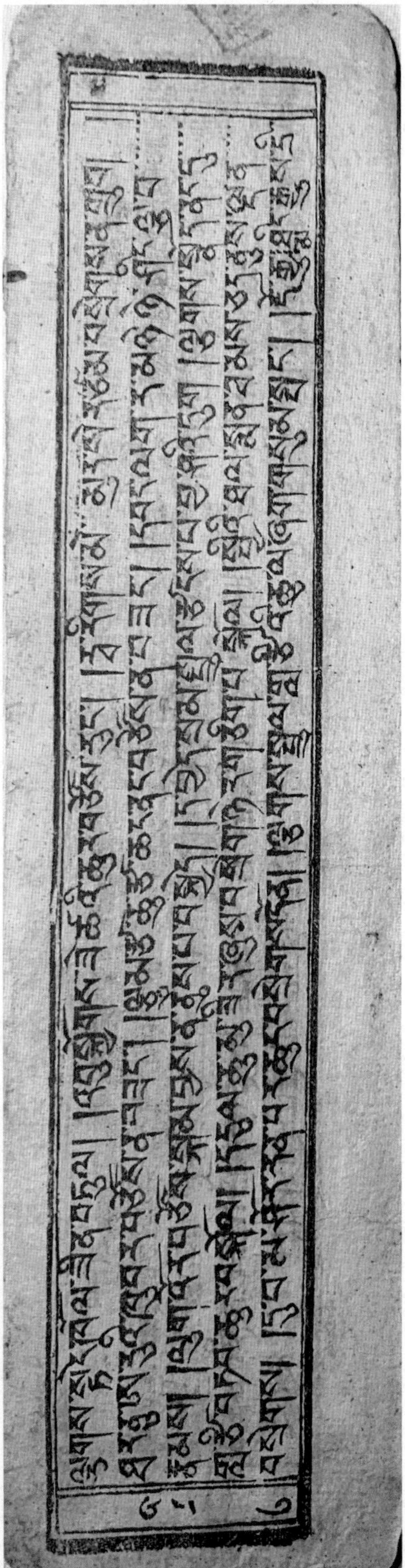

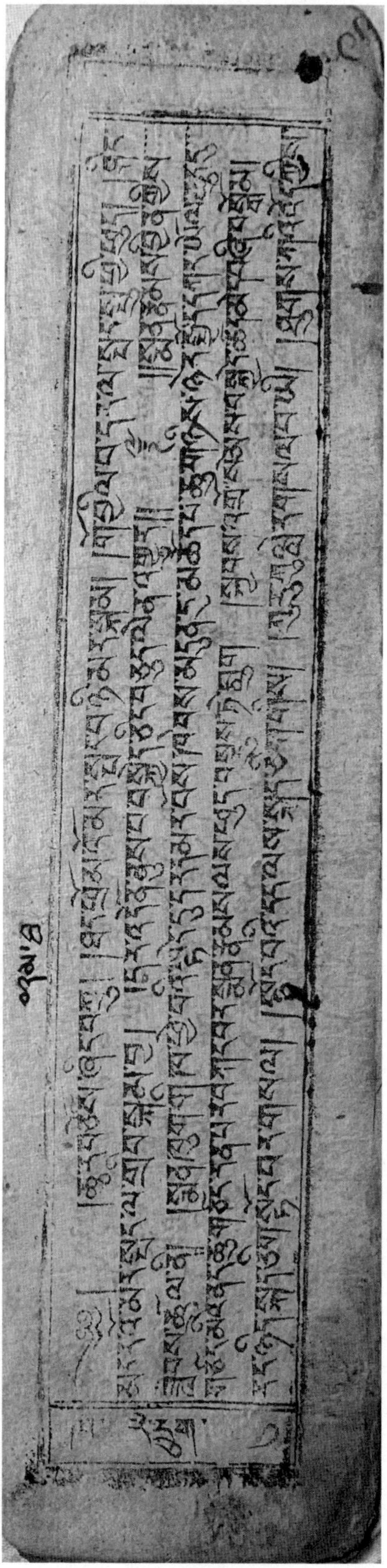

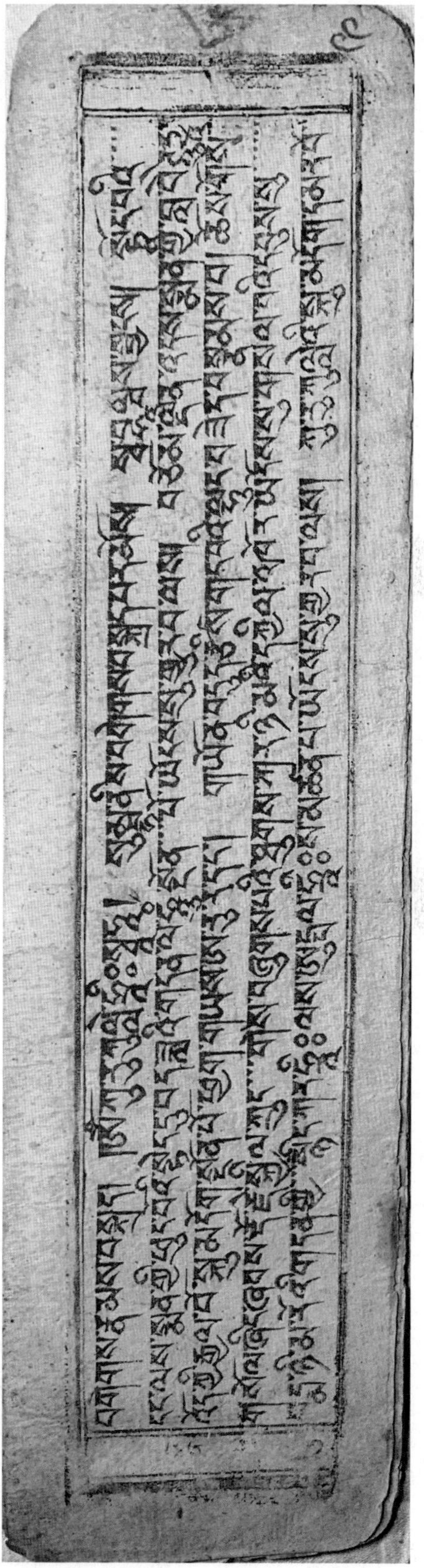

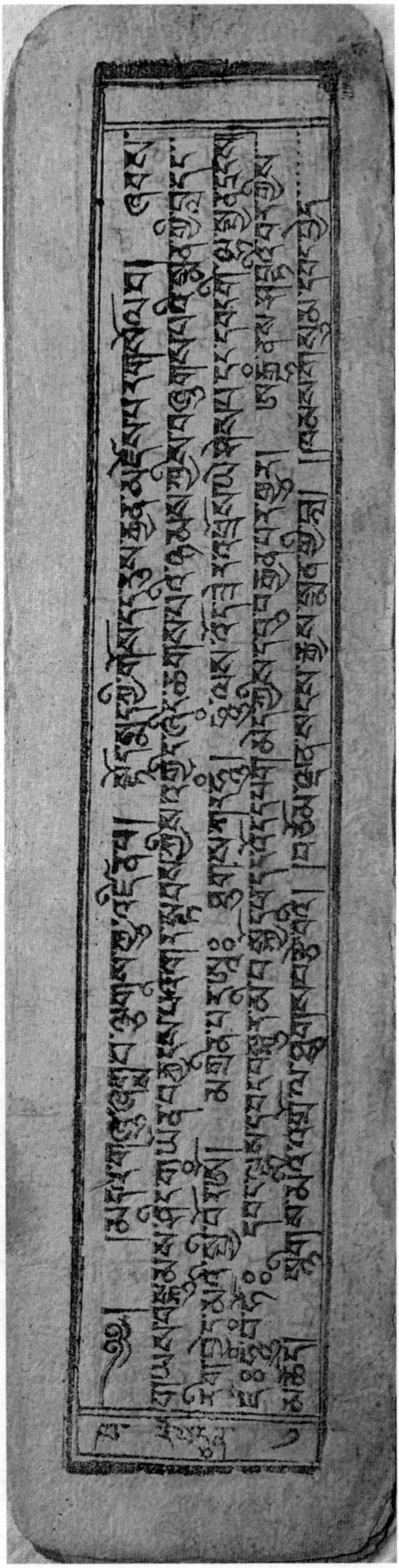

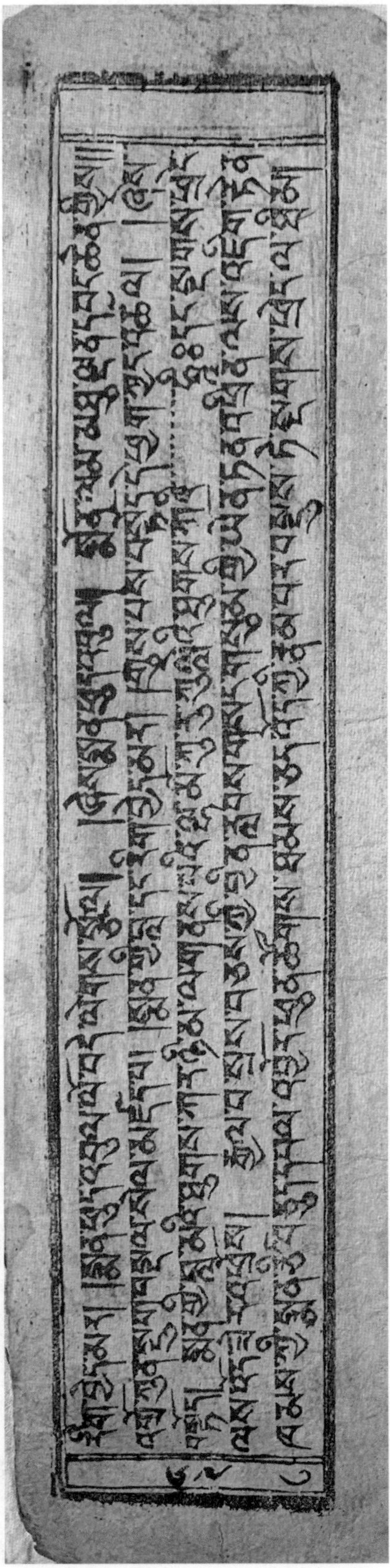

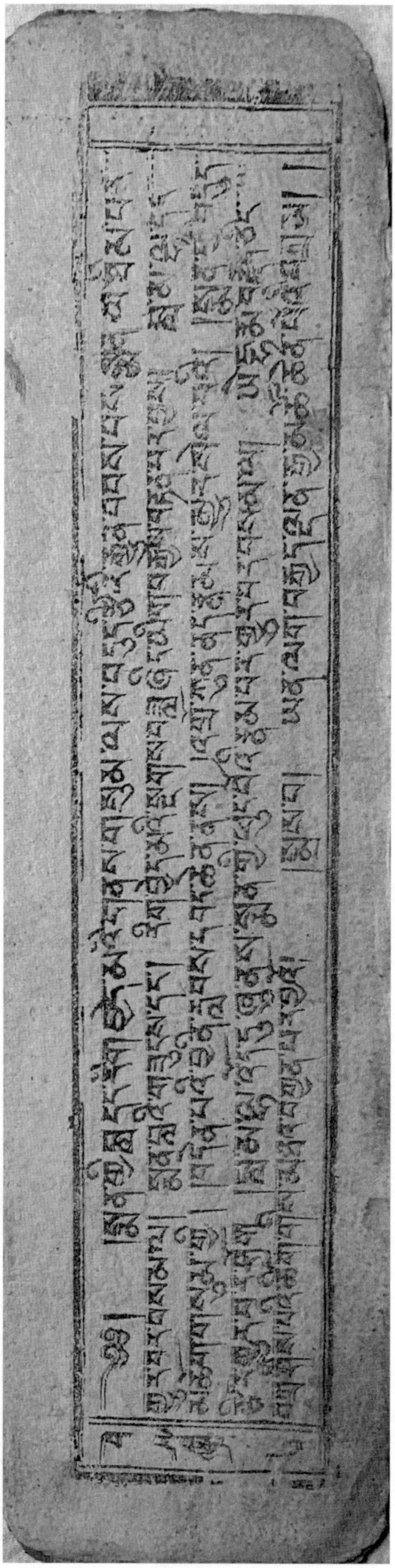

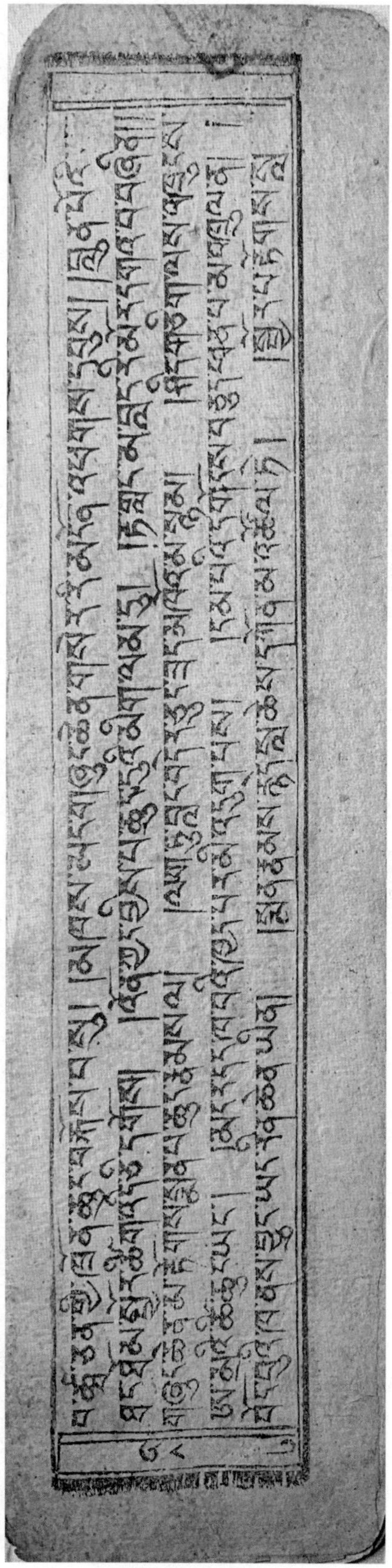

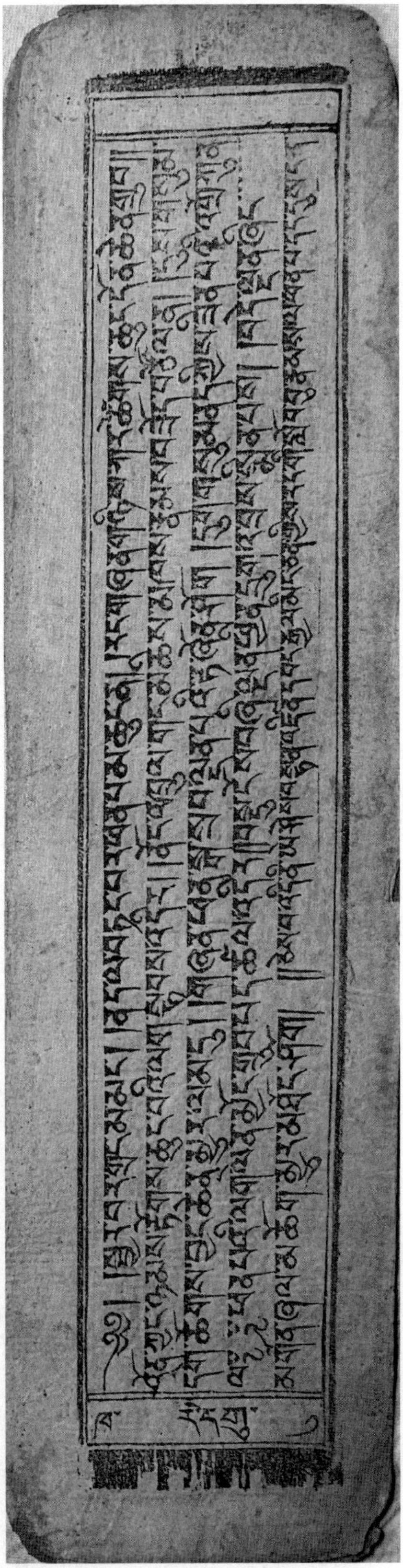

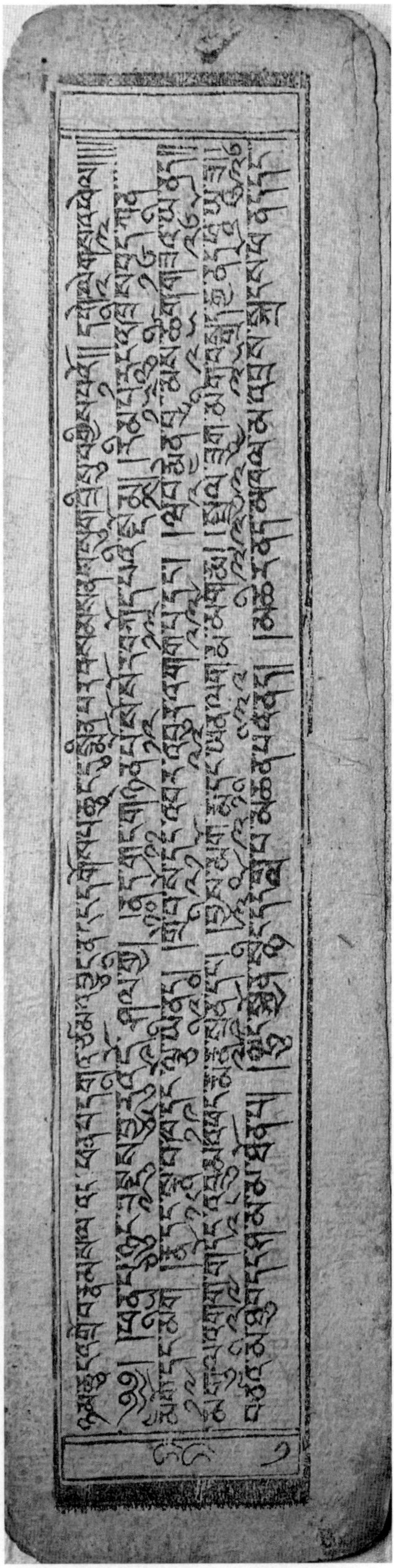

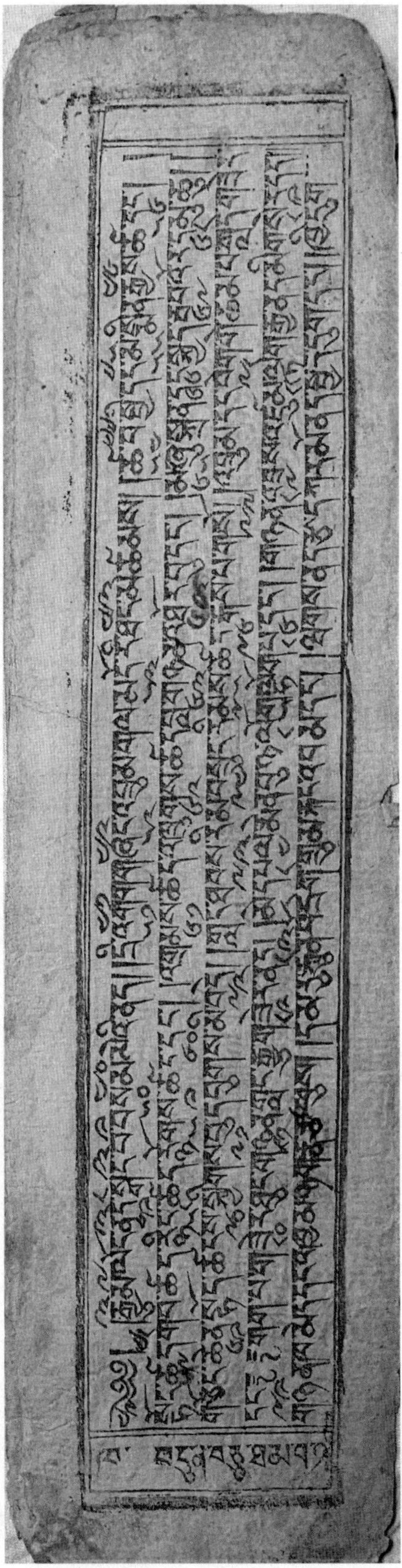

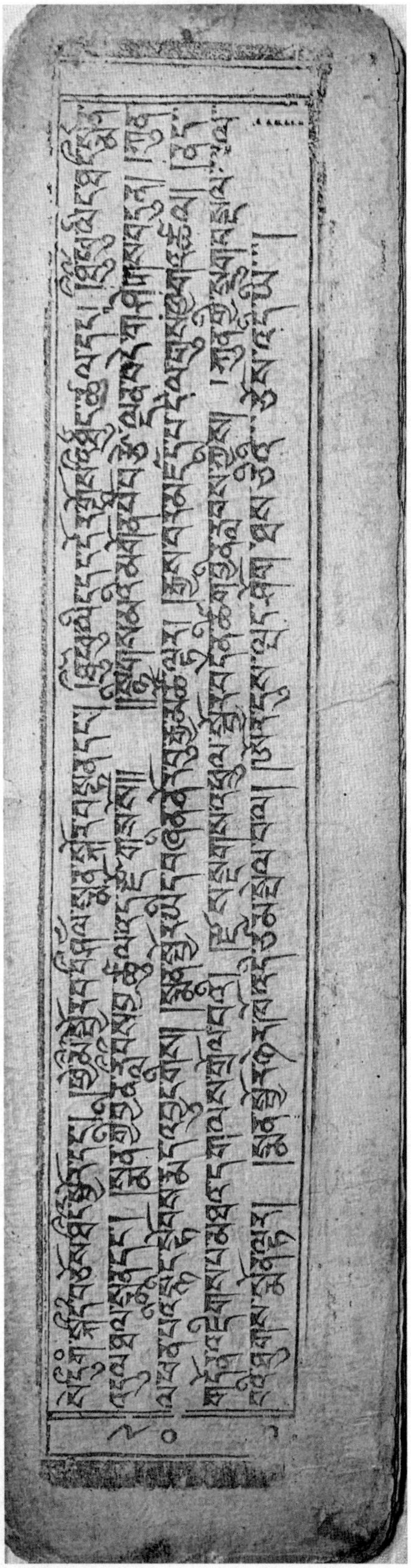

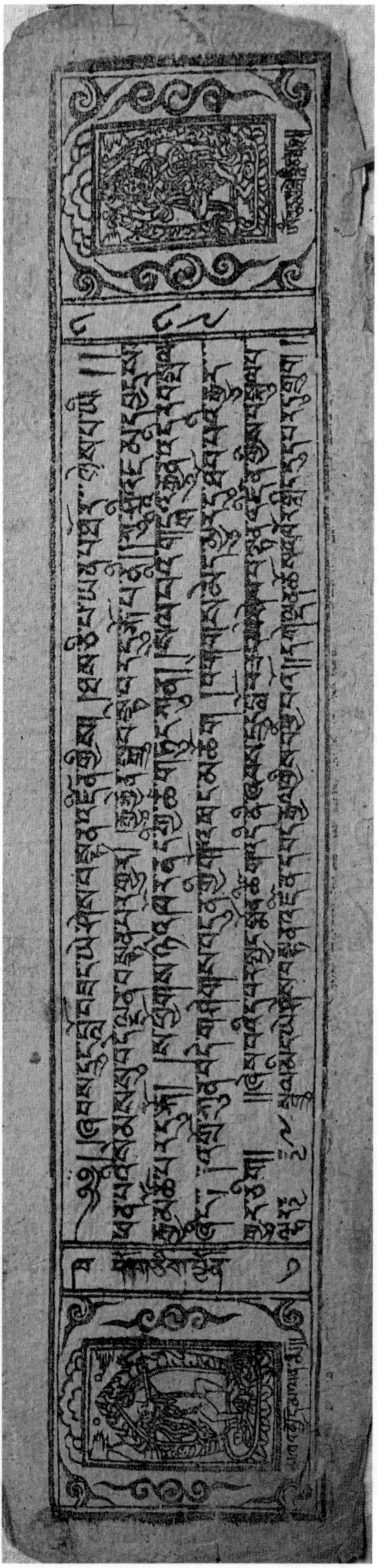

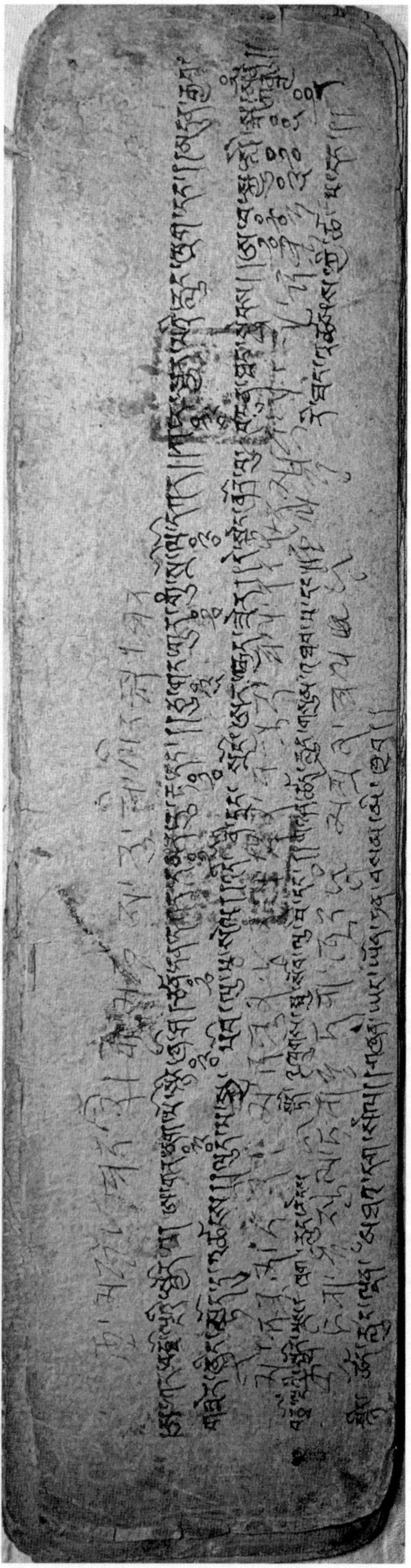

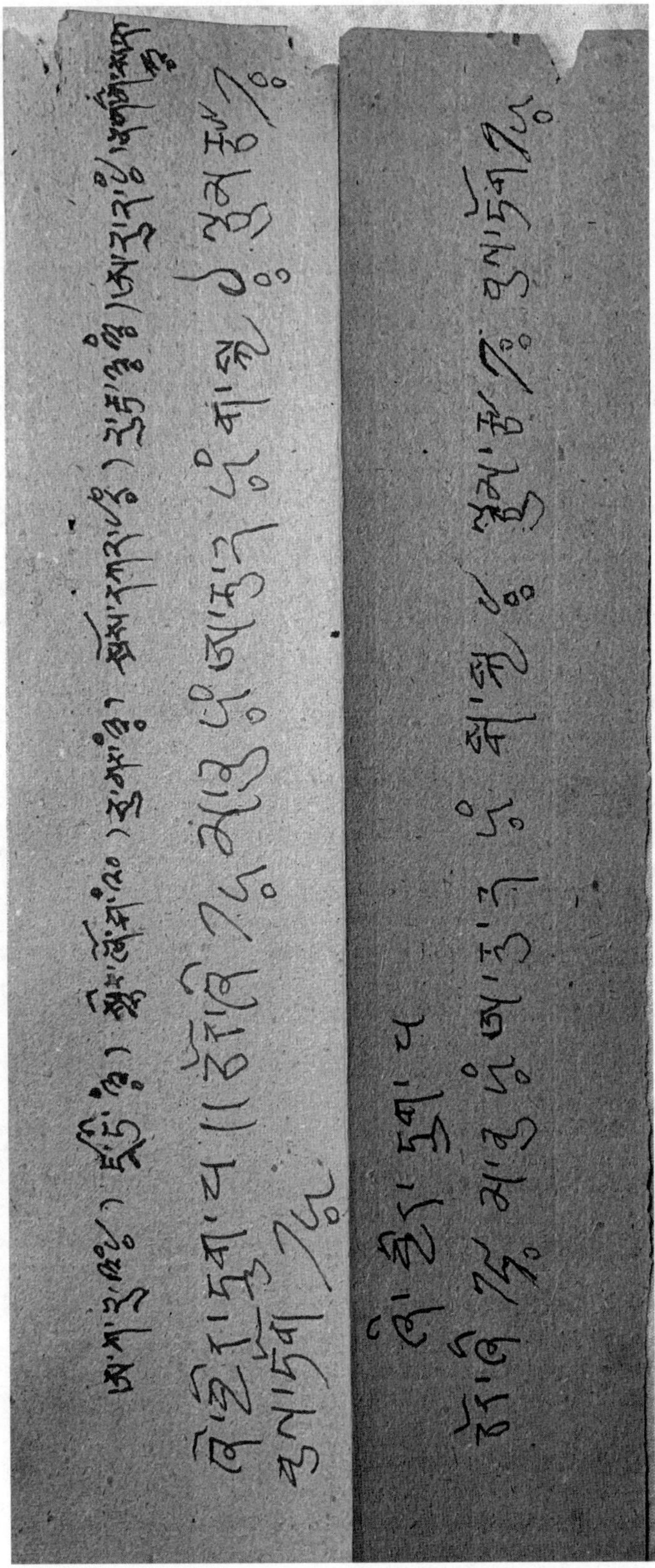

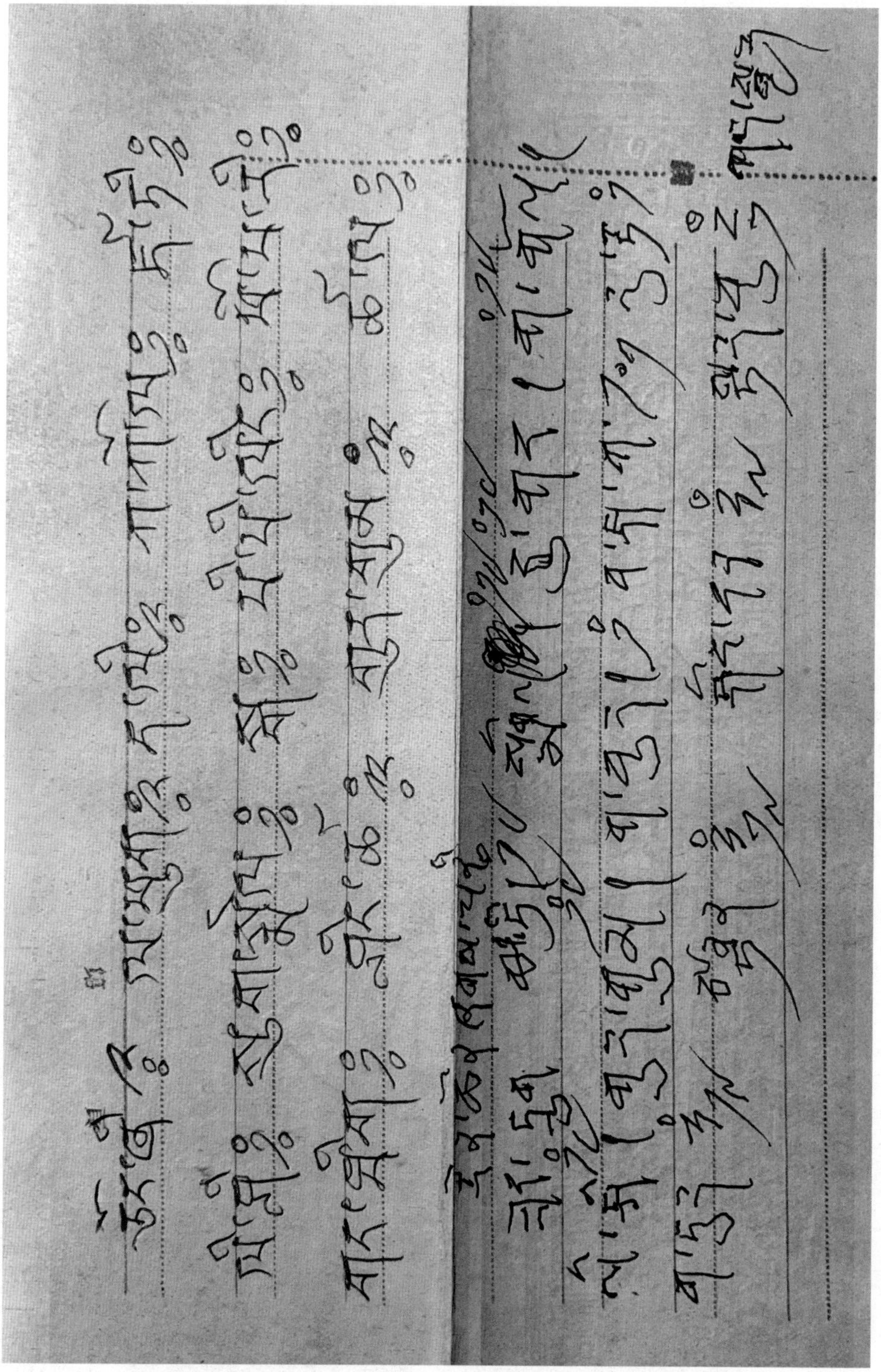

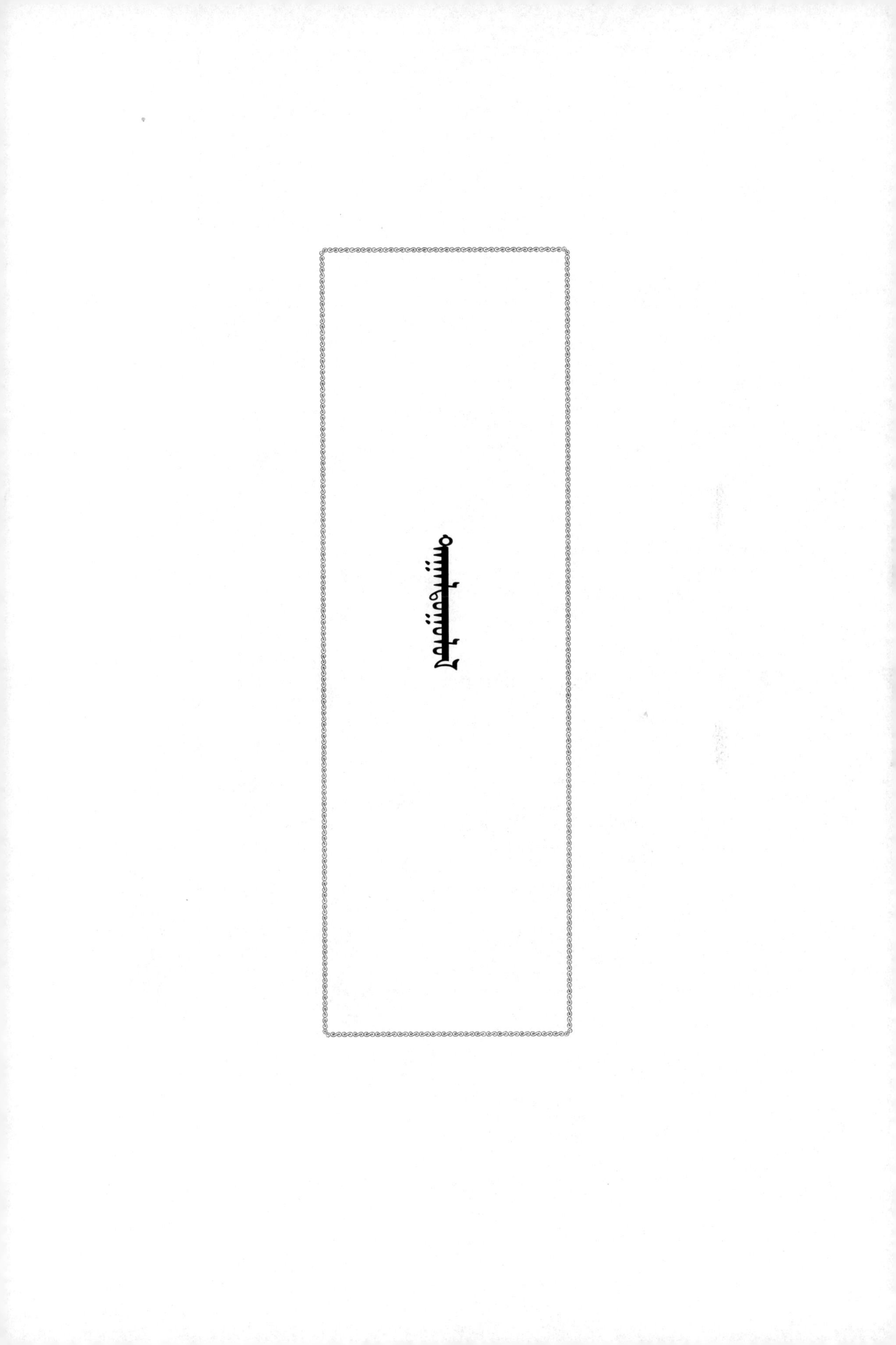

[illegible]

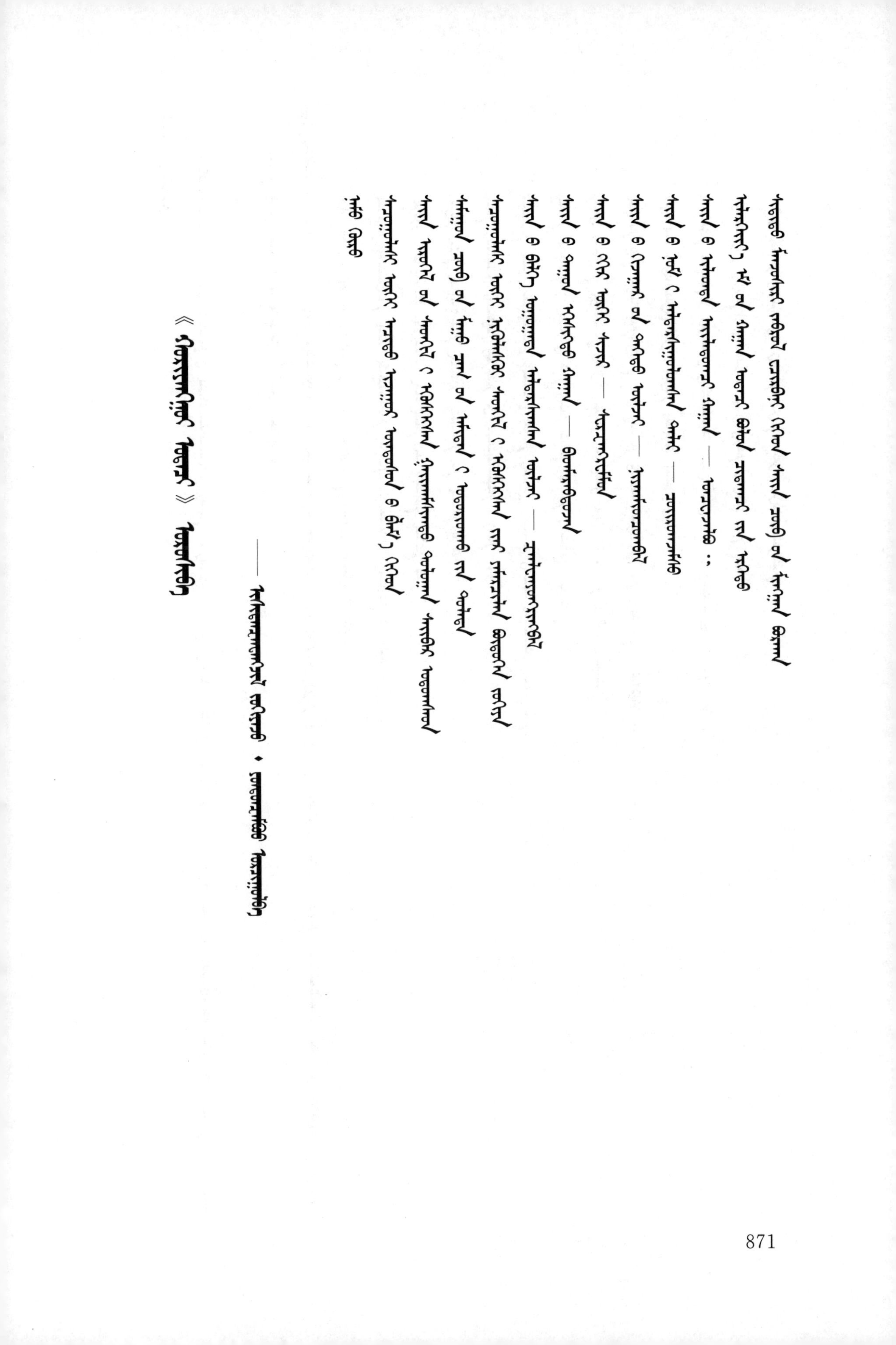

[illegible]

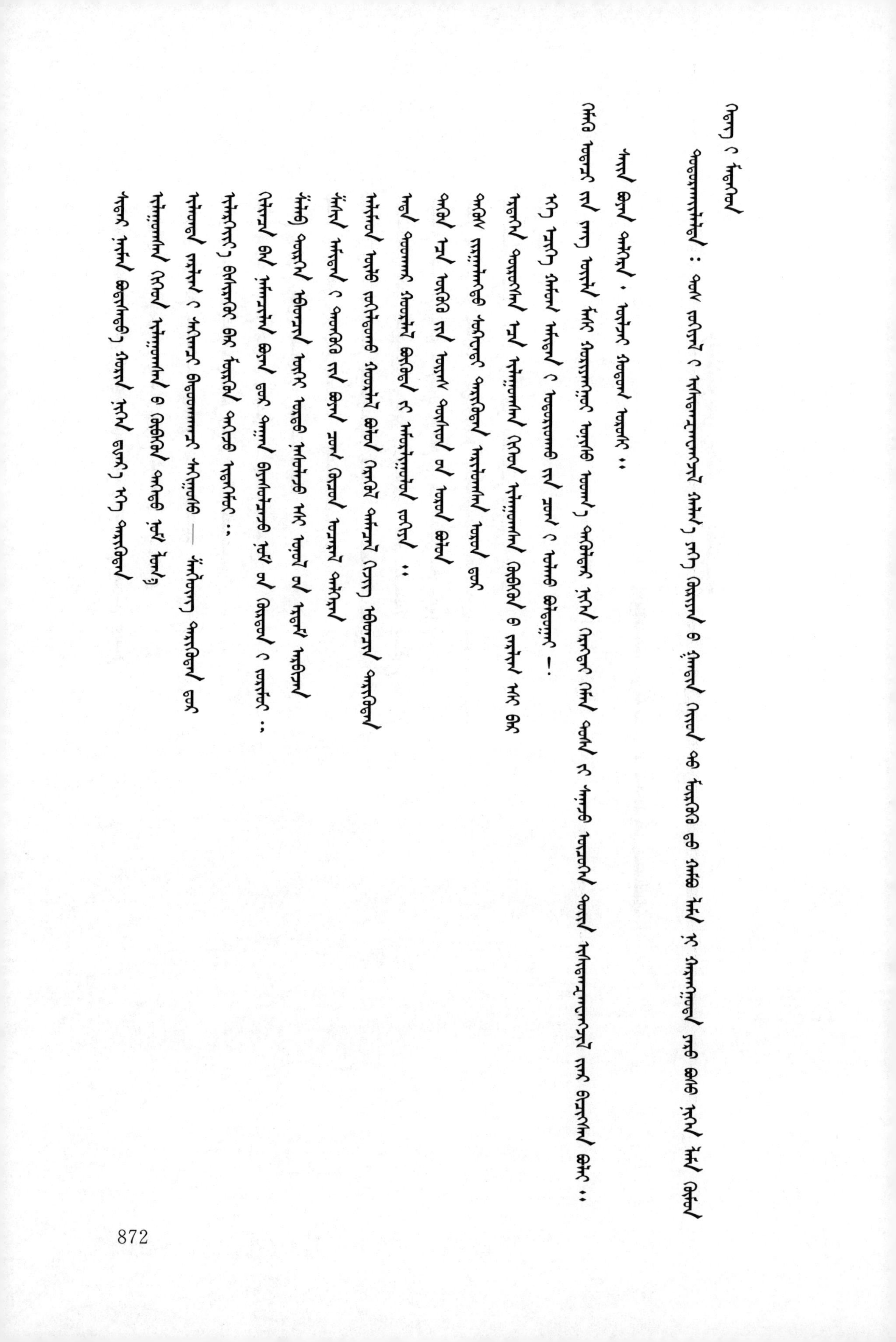

ᠪᠦᠯᠦᠭ ᠦᠨ ᠲᠣᠪᠴᠢᠶᠠᠨ

[illegible]

[illegible]

[illegible]

[illegible]

[illegible]

[illegible]

[illegible]

[illegible]

[illegible]

[illegible]

[illegible]

[illegible]

[illegible]

[illegible]

[illegible]

[illegible]

— [illegible]

[illegible]

[illegible] ::

ཐ་ཚིག་སྨོན

༄༅། །བཀའ་དྲིན་མཉམ་མེད་རྩ་བརྒྱུད་བླ་མ་དང་། །སྨོན་ལམ་ཐུག་བསྐྱེད་ཆད་བྱུང་བདེ་ཤེགས་
བདུན། །ཆེར་སྙིགས་སྟུས་ངན་འགྲོ་པ་འདྲེན་པའི་སླད། །བརྩེ་ལྡན་ཐུགས་བསྐྱེད་ཇི་བཞིན་བསྒྲུབས་པར་
མཛོད། །བཅོམ་ལྡན་བདེ་གཤེགས་མཚན་ལེགས་ཡོངས་གྲགས་དཔལ། །རིན་ཆེན་ཟླ་དང་པདྨའི་རབ་ཏུ་
བརྒྱན། །གསེར་བཟང་དྲི་མེད་མྱ་ངན་མེད་མཆོག་དཔལ། །ཆོས་གྲགས་རྒྱ་མཚོ་མཆོག་བློ་མངོན་མཁྱེན་
རྒྱལ། །སྨན་གྱི་བླ་དང་ཐུབ་པའི་དབང་པོ་དང་། །འཇམ་དཔལ་སྐྱབས་གྲོལ་བསང་བདག་སངས་རྒྱས་
སྟོང་། །ཉེ་སྲས་བརྒྱད་དང་སྒྲོལ་མ་ཉེར་ཅིག་སོགས། །རྒྱལ་དང་རྒྱལ་སྲས་དམ་པའི་ཆོས་རྣམས་དང་། །

བཀའ་སྟོད་གནས་བརྟན་བསྲུངས་མར་བཅས་པ་ལ། །གུས་པས་ཕྱག་འཚལ་མཆོད་དོ་སྐྱབས་སུ་ཆེའོ། །སྡིག་
བཤགས་དགེ་ལ་ཡི་རང་ཆོས་འཁོར་བསྐུལ། །གསོལ་བཏབ་དགེ་ཀུན་བྱང་ཆུབ་ཐོབ་ཕྱིར་བསྔོ། །ཚེ་རིང་ནད་
མེད་ཉམས་རྟོགས་ཡོན་ཏན་འཕེལ། །བསྟན་འགྲོའི་སྐྱོངས་བའི་དགེ་དཔལ་སྟོབས་འབྱོར་རྒྱས། །མི་མཐུན་ཉེར་
འཚེ་འཐབ་རྩོད་ནད་རིམ་སོགས། །གནོད་བགེགས་མནོད་པ་ཐམས་ཅད་ཞི་བར་མཛོད། །འདི་ནས་ཤི་འཕོས་
འགྱུར་ཚེ་དགའ་ལྡན་དང་། །བདེ་བ་ཅན་སོགས་དག་པའི་ཞིང་ཁམས་སུ། །སྐྱེ་ནས་རྒྱལ་དང་རྒྱལ་སྲས་བཀའ་
ལུང་གིས། །ཕ་མ་འགྲོ་ཀུན་འདྲེན་པའི་དཔལ་ཐོབ་ཤོག། ‖ སརྦ་མངྒ་ལཾ།། ‖

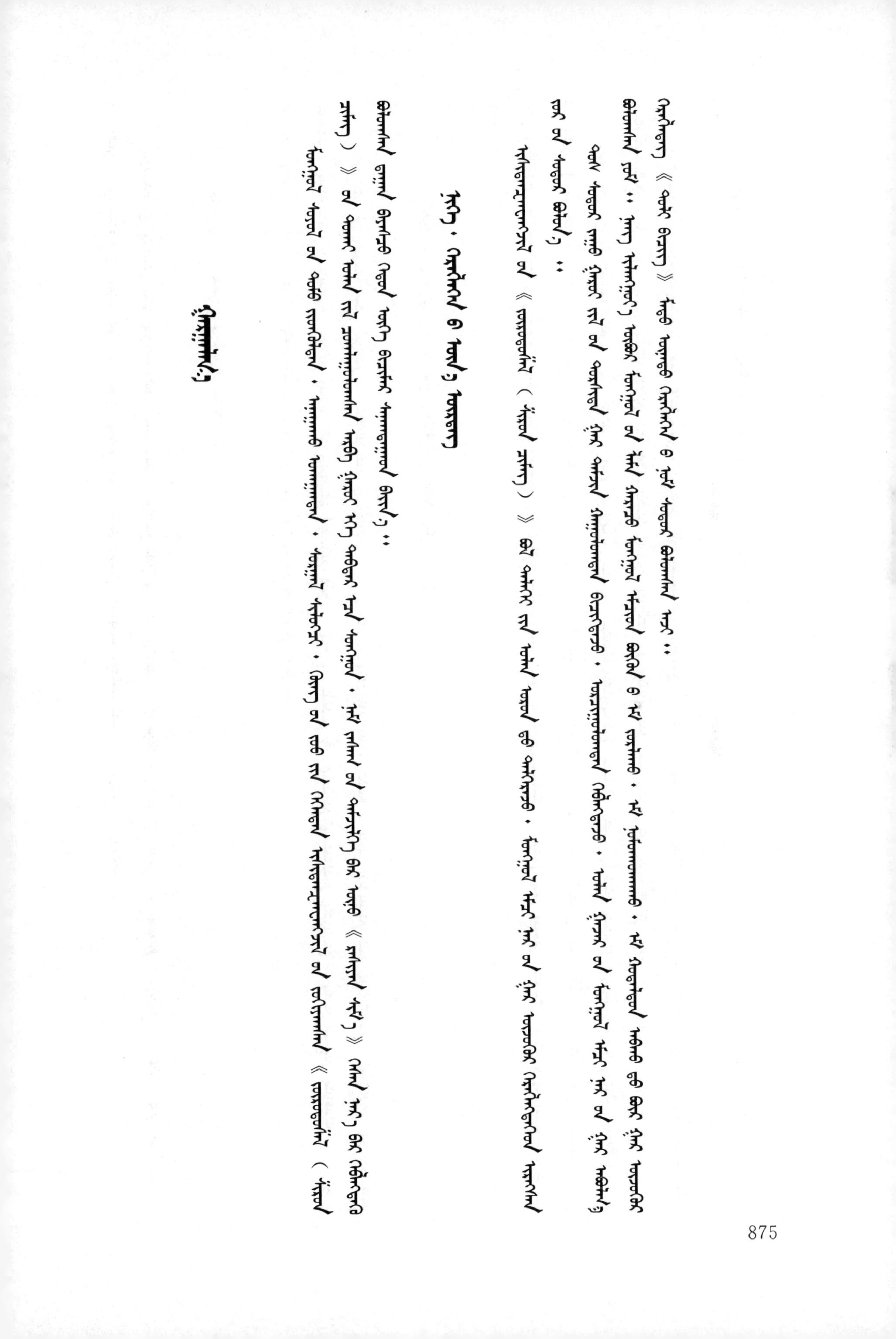

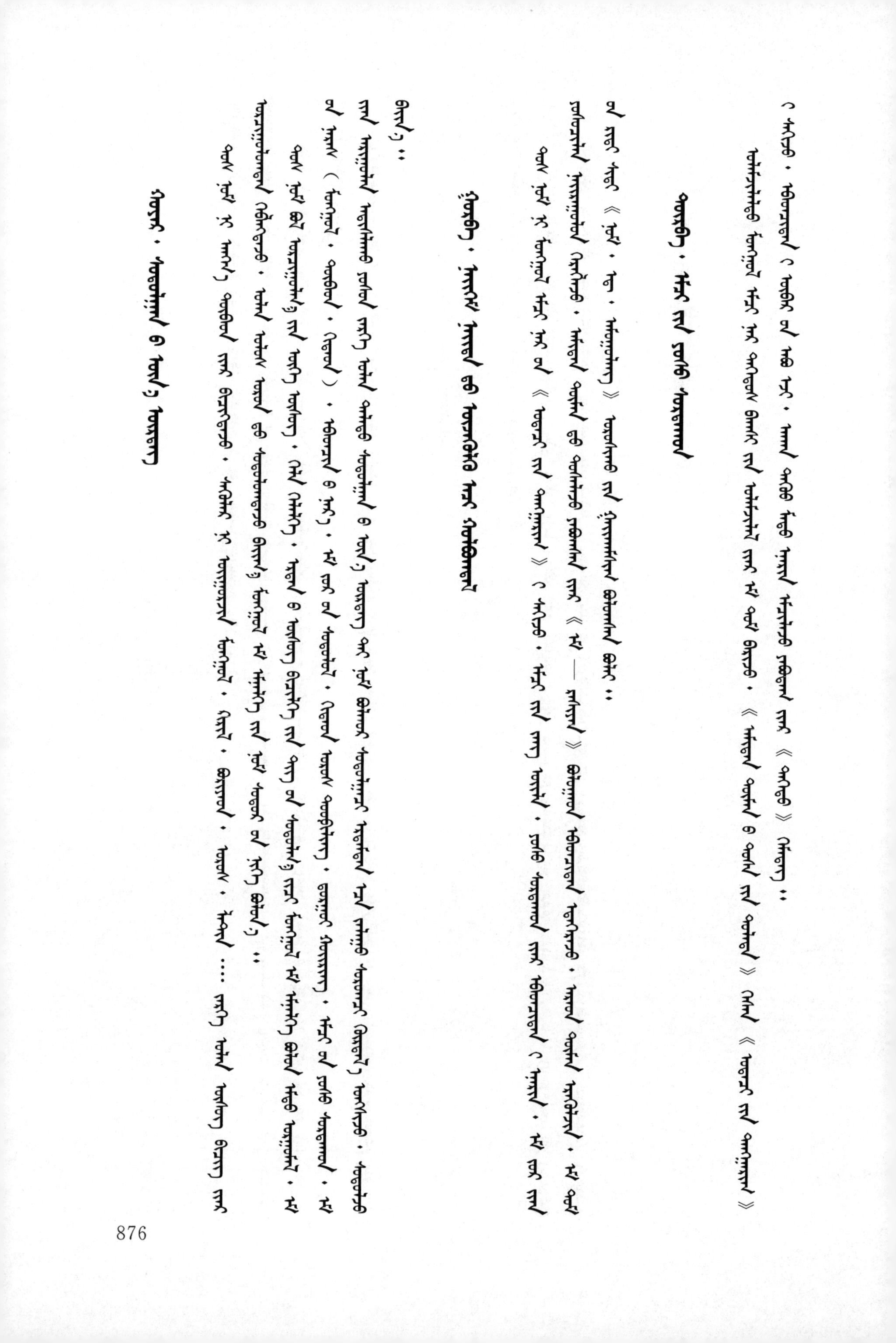

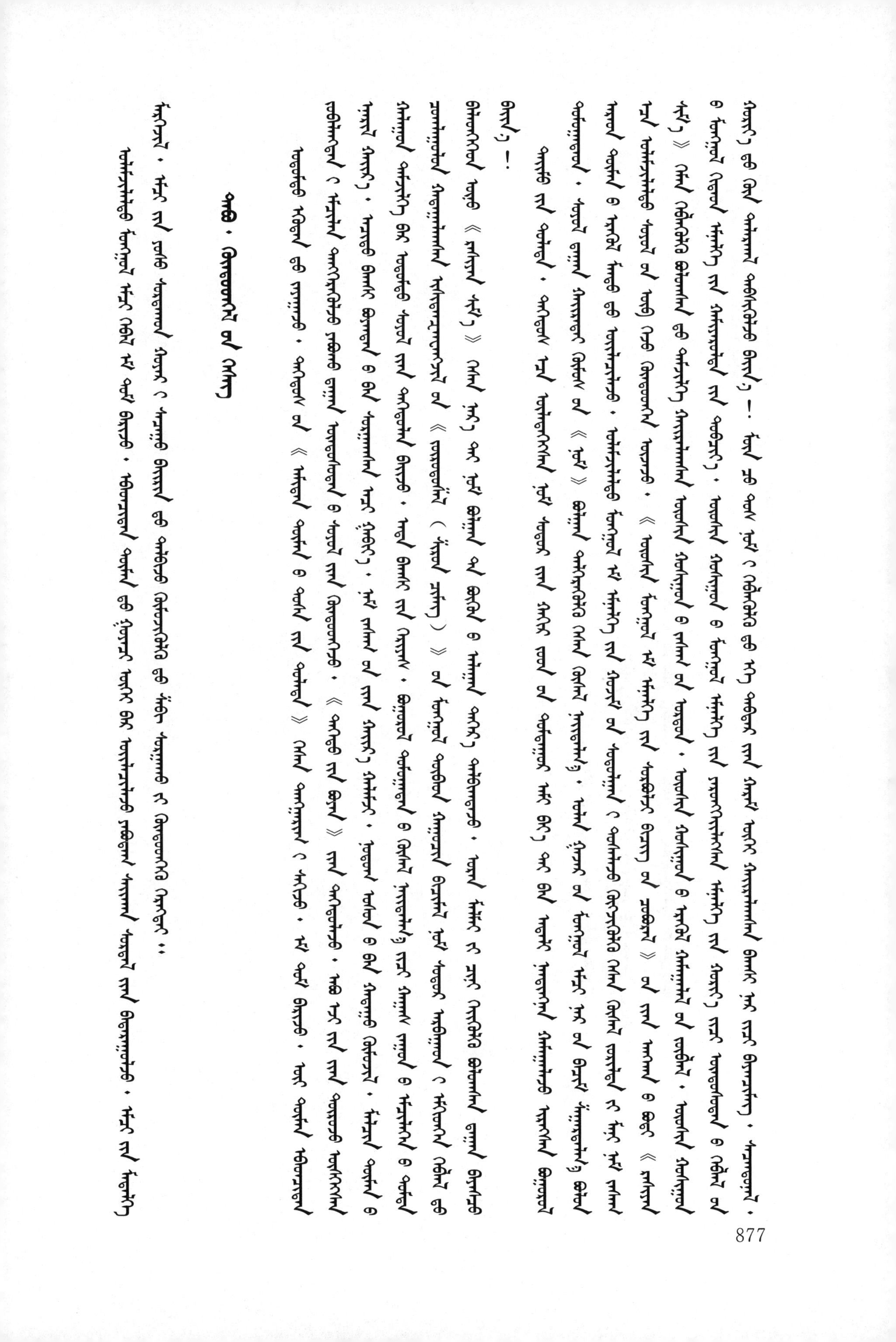

ᠲᠠᠨ ᠳ᠋ᠤ ᠲᠠᠯᠠᠷᠬᠠᠯ ᠢᠶᠠᠨ ᠢᠯᠡᠷᠬᠡᠶᠢᠯᠡᠶ᠎ᠡ!

ᠲᠠ ᠪᠦᠬᠦᠨ ᠡᠷᠡᠭᠦᠯ᠂ ᠡᠩᠬᠡ ᠲᠦᠪᠰᠢᠨ᠂ ᠠᠵᠢᠯ ᠲᠠᠨᠢ ᠠᠮᠵᠢᠯᠲᠠ ᠪᠣᠯᠲᠤᠭᠠᠢ!

2020 ᠣᠨ ᠤ 8 ᠰᠠᠷ᠎ᠠ ᠶᠢᠨ 23 ᠤ ᠡᠳᠦᠷ

ᠥᠪᠦᠷ ᠮᠣᠩᠭᠣᠯ ᠤᠨ ᠪᠠᠭᠰᠢ ᠶᠢᠨ ᠶᠡᠬᠡ ᠰᠤᠷᠭᠠᠭᠤᠯᠢ ᠳᠤ

ᠮᠣᠩᠭᠣᠯ ᠬᠡᠯᠡ ᠪᠢᠴᠢᠭ ᠦᠨ ᠰᠤᠳᠤᠯᠤᠯ ᠤᠨ ᠲᠥᠪ

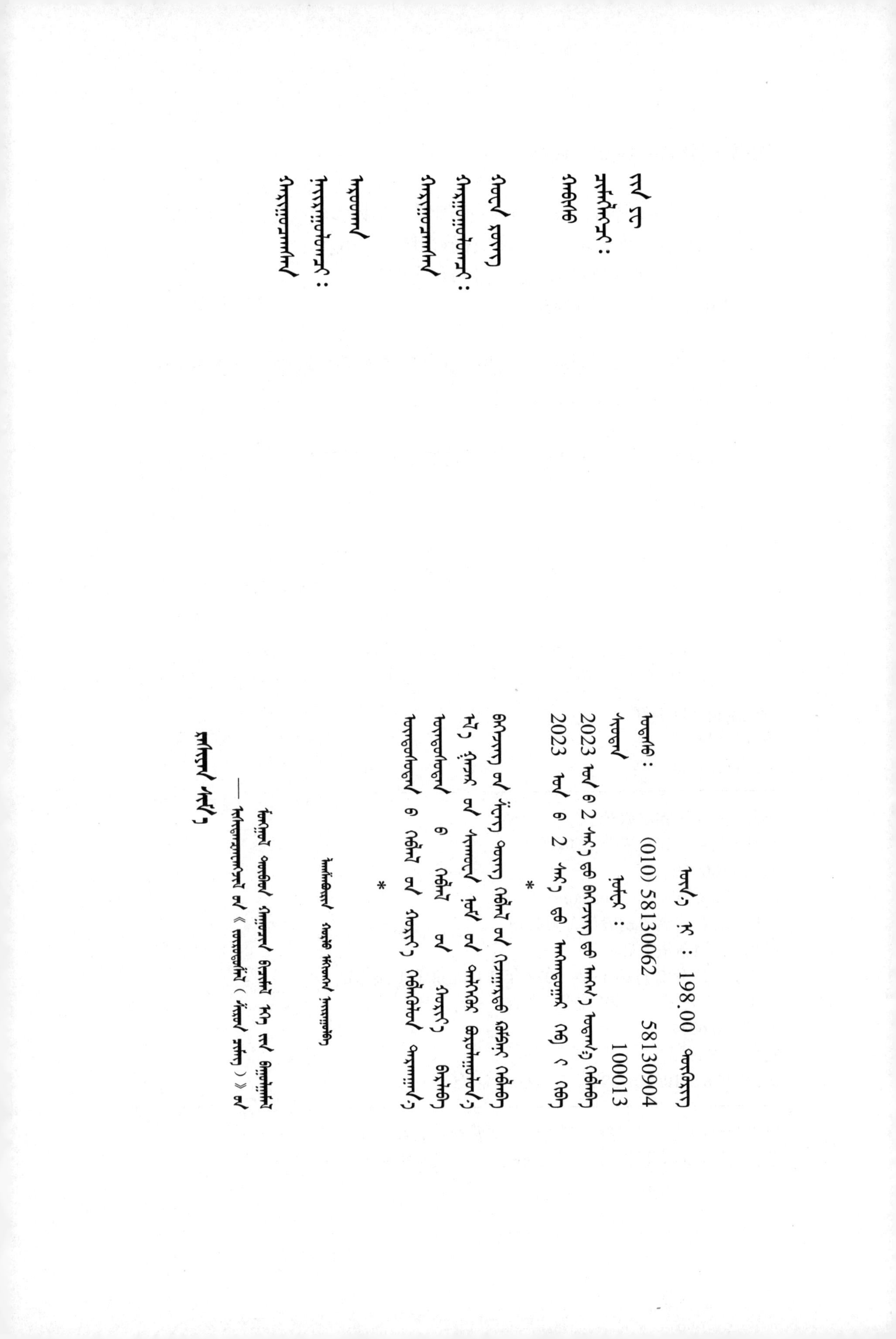

ᠤᠲᠠᠰᠤ : (010) 58130062 58130904

*

*

图书在版编目（CIP）数据

伊希丹金旺吉拉蒙医方剂《珊瑚鬘》手抄本集 : 蒙古文 / 拉格胜布仁 , 浩日勒整理编辑 . -- 北京 : 民族出版社 , 2021.6
（乌审蒙医古籍丛书 / 拉格胜布仁主编）
ISBN 978-7-105-16458-5

Ⅰ . ①伊… Ⅱ . ①拉… ②浩… Ⅲ . ①蒙医－方剂学－蒙古语 (中国少数民族语言) Ⅳ . ① R291.2

中国版本图书馆 CIP 数据核字 (2021) 第 124854 号

责任编辑：阿茹汗
责任校对：华　荣
封面设计：金　晔

出版发行 : 民族出版社
地址 : 北京市和平里北街 14 号
邮编 : 100013
网址 : http://www.mzpub.com
印刷 : 北京盛通印刷股份有限公司
经销 : 各地新华书店
版次 : 2023 年 2 月第 1 版　2023 年 2 月北京第 1 次印刷
开本 : 787 毫米 × 1092 毫米　1/16
印张 : 56.625
定价 :198.00 元
ISBN　978-7-105-16458-5 / R · 600（蒙 75）